编著·刘霞

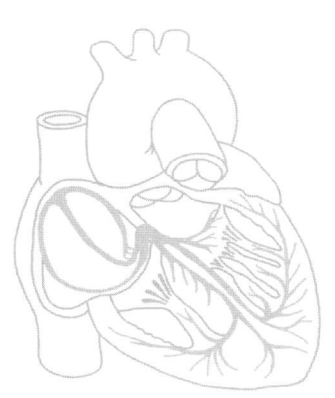

心律失常心电图图谱
从经典到疑难

ATLAS OF ARRHYTHMIA
ELECTROCARDIOGRAM

FROM TYPICAL TO
COMPLEX

上海科学技术出版社

图书在版编目（CIP）数据

心律失常心电图图谱：从经典到疑难 / 刘霞编著.
上海：上海科学技术出版社，2025.5. -- ISBN 978-7
-5478-7180-5

Ⅰ．R541.704-64

中国国家版本馆CIP数据核字第2025X4T482号

心律失常心电图图谱：从经典到疑难

刘　霞　编著

上海世纪出版（集团）有限公司
上 海 科 学 技 术 出 版 社　出版、发行
（上海市闵行区号景路159弄A座9F-10F）
邮政编码201101　　www.sstp.cn
上海普顺印刷包装有限公司印刷
开本 889×1194　1/16　印张 38.5
字数 390千字
2025年5月第1版　2025年5月第1次印刷
ISBN 978-7-5478-7180-5/R·3280
定价：198.00元

本书如有缺页、错装或坏损等严重质量问题，请向印刷厂联系调换

内容提要

心律失常可见于心脏和全身性疾病，是十分常见的临床表现，心律失常的诊断依赖于心电图。本书是一本集中阐释心律失常心电图诊断的图谱，内容涉及快速型心律失常、缓慢型心律失常和与心律失常相关的先天性或遗传性心电异常。全书包含约 800 份心电图实例，从经典到疑难，结合心电图的特点给出精练的解析，以读图代替读文，有助于读者轻松读懂心律失常心电图，并掌握用心电图诊断心律失常的精髓；同时针对每一类型特定的心律失常，阐述了其主要的临床意义。本书适合心电图医师和心内科医师阅读和参考。

前言

当在电脑键盘上敲完最后一个键，我的心情无法形容。这是我撰写的第6本心电图图谱，花费了将近4年时间，是我撰写图谱历时最长的一本。在过去的14年中，我已经撰写并出版了5本心电图图谱。

我是一名心脏内科的临床医生，从事心电学诊断和心律失常药物治疗30余年，深知心电图在临床医疗工作中的重要性。只有读懂心电图，才能给予患者精准的治疗。与此同时，只有将心电图与临床结合，才能读懂心电图。我最初撰写的2本心电图图谱分别是《经典心电图图谱》和《疑难心电图图谱》，遵循"心电图结合临床"的原则，给读者一条从临床出发综合分析心电图的思路，同时也给读者一条从心电图上认识临床意义的思路。

我也是一名医学院的教学工作者，从事医学教育25年，我撰写的第3本图谱是《英汉对照心电图教学图谱》。书中按照医学教科书的内容和要求，选择典型的心电图图例，旨在帮助医学生在学习理论知识的同时，提高对心电图图形的认识能力。我撰写的第4本图谱是《轻松阅读起搏心电图》。众所周知，随着起搏技术的发展和临床上的广泛应用，所有的临床医生都有可能遇见起搏心电图，而且起搏心电图较常规心电图更为复杂多变。与其他起搏心电图图谱不同，该图谱的着重点是在心电图上认识起搏器，读懂起搏心电图。我撰写的第5本图谱是《快速读懂心电图》，是一本为初学者撰写的"极简"心电图教程。

2020年我退休了，卸掉了繁杂的工作任务，面对硬盘中存储的大量的心电图资料（30余年临床诊疗和15年远程心电质控所积累的资料），于是决定再撰写一本图谱，一本专注于心律失常的图谱。心律失常在心电图诊断上有其特殊性，占据了临床心电图工作的大部分，也是容易误诊的部分。在本书中，针对每一种特定的心律失常，结合心电图图谱给出精练的解析，有助于读者轻松读懂心律失常心电图。

本图谱常规心电图主要来自上海交通大学医学院远程心电诊断中心数据库，在此对上海交通大学医学院远程心电诊断中心表示衷心的感谢。本书的选图和制图力求经典和完美，为此付出了很多时间，在此对家人的理解和支持表示衷心的感谢。

期盼各位读者对书中的心电图提出更多的意见（邮箱liuxia9110@163.com）。

刘 霞
2025年3月

目 录

第一章　心律失常概述 1

第二章　快速型心律失常 5
- 一、窦性快速型心律失常 8
  - （一）窦性心动过速 8
    1. 窦性心动过速 8
    2. 窦性心动过速与ST段和T波改变 9
  - （二）窦房折返性心动过速 11
- 二、房性快速型心律失常 12
  - （一）房性期前收缩 12
    1. 房性期前收缩 12
    2. 房性期前收缩二联律 13
    3. 多源性房性期前收缩 14
    4. 房性期前收缩连发 15
    5. 房性期前收缩与窦性心动过速 16
    6. 代偿间期完全的房性期前收缩 17
    7. 插入性房性期前收缩 18
    8. 房性期前收缩，P′R间期延长和未下传心室 19
    9. 房性期前收缩，二联律和未下传心室 20
    10. 房性期前收缩连发，三联律和未下传心室 21
    11. 房性期前收缩与心室内差异传导 22
  - （二）房性心动过速 30
    1. 短阵房性心动过速 30
    2. 阵发性房性心动过速 38
    3. 非阵发性房性心动过速 53
    4. 房性心动过速的定位诊断 56
  - （三）心房扑动 59
    1. 心房扑动1∶1房室传导 59
    2. 心房扑动2∶1房室传导 62
    3. 心房扑动不同的房室传导比例 68
    4. 心房扑动不等比房室传导 70
    5. 心房扑动不规则房室传导 72
    6. 心房扑动中长RR间期 73
    7. 心房扑动与缓慢心室率 74
    8. 心房扑动与心室内差异传导 76
    9. 心房扑动与室性期前收缩 78
    10. 阵发性心房扑动 79
    11. 阵发性心房扑动与窦房结恢复时间 80
    12. 心房扑动的转归 81
    13. 心房扑动分型 82
    14. 心房扑动颤动 83
  - （四）心房颤动 84
    1. 心房颤动的心室律和心室率 84
    2. 心房颤动与心室内差异传导 86
    3. 心房颤动与间歇性束支传导阻滞 95
    4. 心房颤动与间歇性分支传导阻滞 96
    5. 心房颤动与室性期前收缩 98
    6. 心房颤动与室性心动过速 103
    7. 心房颤动与心室预激 108
    8. 心房颤动与长RR间期 115
    9. 心房颤动与三度房室传导阻滞 119
    10. 阵发性心房颤动 124
  - （五）房性并行心律 134
    1. 房性并行心律 134
    2. 房性并行心律的表现形式 135
    3. 双重性房性并行心律 136

三、交界性快速型心律失常 137
- （一）交界性期前收缩 137
- （二）交界性心动过速 155
    1. 短阵交界性心动过速 155
    2. 非阵发性交界性心动过速 157
- （三）交界性并行心律 163
    1. 交界性并行性期前收缩 163
    2. 交界性并行心律与隐匿性传导干扰房室传导 166
    3. 交界性并行心律与隐匿性传导干扰窦房传导 167

四、室上性心动过速/阵发性室上性心动过速 169
- （一）房室结折返性心动过速 170
    1. 房室结折返性心动过速：慢–快型形成机制 170
    2. 房室结折返性心动过速：快–慢型形成机制 180
    3. 房室结多径路与折返性心动过速 182
    4. 房室结双径路与非折返性心动过速形成机制 184
- （二）房室折返性心动过速 186
    1. 房室折返性心动过速：顺向型形成机制 186
    2. 房室折返性心动过速：逆向型形成机制 195
- （三）其他类型阵发性室上性心动过速 202
    1. 常见其他类型阵发性室上性心动过速 202
    2. 其他类型阵发性室上性心动过速：长RP间期 203
    3. 持续性交界性反复性心动过速 204
- （四）阵发性室上性心动过速呈宽QRS波心动过速 207
    1. 阵发性室上性心动过速与心室内差异传导 207
    2. 阵发性室上性心动过速：Coumel定律概念和形成机制 209
    3. 阵发性室上性心动过速与原有束支传导阻滞 226
- （五）阵发性室上性心动过速与室性期前收缩 228
- （六）阵发性室上性心动过速与短阵室性心动过速 229
- （七）阵发性室上性心动过速终止后的室性心动过速 231

五、室性快速型心律失常 232
- （一）室性期前收缩 232
    1. 室性期前收缩 232
    2. 多源性室性期前收缩 233
    3. 多形性室性期前收缩 237
    4. 室性期前收缩二联律 238
    5. 室性期前收缩三联律 243
    6. 室性期前收缩连发 245
    7. 短联律间期室性期前收缩 247
    8. 室性期前收缩与"R on T"现象 248
    9. 舒张晚期室性期前收缩与心室融合波 253
    10. 室性期前收缩与"R on P"现象 254
    11. 室性期前收缩与房性期前收缩发生房室分离和心室融合波 256
    12. 室性期前收缩与室房逆向传导 259
    13. 插入性室性期前收缩与房室传导 269
    14. 室性期前收缩与心室内传导阻滞 274
    15. 室性期前收缩与心室预激 277
- （二）室性心动过速 278
    1. 短阵与非持续性单形性室性心动过速 279
    2. 持续性与阵发性单形性室性心动过速 282
    3. 多形性室性心动过速 284
    4. 双向性室性心动过速 292
    5. 室性心动过速的定位诊断 297
    6. 非阵发性室性心动过速 302
- （三）心室扑动和颤动 308
    1. 心室扑动和颤动 308
    2. 心室颤动与室性心动过速 309
    3. 心室颤动与急性心肌梗死 310
    4. 心室颤动与电解质紊乱 312
- （四）室性并行心律 313
    1. 室性并行性期前收缩 313
    2. 室性并行性期前收缩和逸搏形成连发 314
    3. 室性并行心律的最大公约数 316
    4. 室性并行心律与传出阻滞 317
    5. 室性并行心律与"R on T"现象 318
    6. 室性并行性心动过速 319
    7. 室性并行性心动过速与传出阻滞 320
    8. 室性并行心律的节律性 321

六、室性心动过速/阵发性室性心动过速/宽QRS波心动过速 323
- （一）V1～V6导联QRS波形态 324

1. V1～V6 导联 QRS 波形态：无 RS 波 324
2. V1～V6 导联 QRS 波形态：有 RS 波 331
（二）aVR 导联 QRS 波形态 333
1. aVR 导联起始为 R 波 333
2. aVR 导联起始 R 波或 Q 波 >40 ms 337
3. aVR 导联下降支起始有切迹 341
4. aVR 导联的诊断价值 343
（三）房室分离 344
1. 房室分离现象 344
2. 房室分离现象的诊断价值 345
（四）融合和夺获 346
1. 心室融合和心室夺获 346
2. 融合和夺获的形成条件 347
（五）胸导联 QRS 波同向性 348
1. 胸导联 QRS 波正向同向性 348
2. 胸导联 QRS 波负向同向性 349
3. 胸导联 QRS 波同向性的诊断价值 350
（六）与窦性心律比较 351
（七）与室性期前收缩比较 353
（八）Ⅱ 导联 R 波峰值时间 355
（九）胸导联 QRS 波形态 357
（十）起始和终末室壁激动速率比 358

第三章 缓慢型心律失常 361
一、窦性缓慢型心律失常 364
（一）窦性心动过缓 364
1. 窦性心动过缓 364
2. 窦性心动过缓伴窦性心律不齐 365
3. 显著窦性心动过缓 366
4. 窦性心动过缓与逸搏及逸搏心律 368
（二）窦性停搏 373
1. 窦性停搏 373
2. 窦性停搏与显著缓慢心率 375
3. 窦性停搏与逸搏及逸搏心律 376
二、窦房传导阻滞 378
（一）二度一型窦房传导阻滞 378
1. 二度一型窦房传导阻滞 378
2. 二度一型窦房传导阻滞中的 PP 间期变化 379
3. 不典型二度一型窦房传导阻滞 381
4. 二度一型窦房传导阻滞呈 3∶2 传导 382
5. 二度一型窦房传导阻滞与房性逸搏 383
6. 二度一型窦房传导阻滞与交界性逸搏 384
7. 二度一型窦房传导阻滞与室性逸搏 385
（二）二度二型窦房传导阻滞 386
1. 二度二型窦房传导阻滞 386
2. 二度二型窦房传导阻滞与窦性心率 388
3. 二度二型窦房传导阻滞的传导比例 389
4. 二度二型窦房传导阻滞呈 2∶1 传导 391
5. 二度二型窦房传导阻滞与房性期前收缩未下传心室鉴别 392
6. 二度二型窦房传导阻滞与房性逸搏 393
7. 二度二型窦房传导阻滞与窦性心律不齐和房性逸搏 395
8. 二度二型窦房传导阻滞与交界性逸搏 397
9. 二度二型窦房传导阻滞与交界性逸搏和窦性夺获心室 399
10. 二度二型窦房传导阻滞与室性逸搏 400
（三）高度窦房传导阻滞 401
1. 高度窦房传导阻滞与房性逸搏 402
2. 高度窦房传导阻滞与二度窦房传导阻滞并存 403
三、与窦性缓慢心律失常和窦房传导阻滞相关的逸搏心律 405
（一）房性逸搏心律 405
（二）交界性逸搏心律 407
（三）室性逸搏心律 409
（四）逸搏及逸搏心律与窦性夺获心室 411
四、心房内传导阻滞 413
（一）心房内传导阻滞 413
1. 不完全性心房内传导阻滞 413
2. 间歇性不完全性右心房传导阻滞 415
3. 间歇性不完全性左心房传导阻滞 416
（二）窦室传导 417
五、房室传导阻滞 419
（一）一度房室传导阻滞 419
1. 一度房室传导阻滞与 PR 间期显著延长 421
2. 一度房室传导阻滞与窦性心动过速 422
3. 一度房室传导阻滞与房性期前收缩 424
4. 间歇性一度房室传导阻滞与频率依赖性 425
5. 间歇性一度房室传导阻滞与 PR 间期跳跃现象 427
（二）二度一型房室传导阻滞 428
1. 二度一型房室传导阻滞的最大 PR 间期差值与阻滞部位 429

2. 二度一型房室传导阻滞与脱落QRS波后的第一个PR间期延长 431
3. 二度一型房室传导阻滞与脱落QRS波后的第一个PR间期显著延长 432
4. 不典型二度一型房室传导阻滞 433
5. 二度一型房室传导阻滞与房性期前收缩未下传心室 435
6. 二度一型房室传导阻滞与室性期前收缩 437
7. 二度一型房室传导阻滞与交界性逸搏 438
8. 二度一型房室传导阻滞与室性逸搏 439
9. 二度一型房室传导阻滞与频率依赖性 440
（三）二度二型房室传导阻滞 441
1. 二度二型房室传导阻滞的PR间期恒定 442
2. 二度二型房室传导阻滞与交界性逸搏 444
3. 二度二型房室传导阻滞与室性逸搏 445
4. 二度二型房室传导阻滞与频率依赖性 446
（四）二度房室传导阻滞与2∶1传导 448
（五）二度房室传导阻滞与逸搏夺获二联律 452
（六）高度房室传导阻滞 455
1. 高度房室传导阻滞与二度房室传导阻滞并存 456
2. 高度房室传导阻滞与交界性逸搏 457
3. 几乎完全性房室传导阻滞 458
（七）三度房室传导阻滞 459
1. 三度房室传导阻滞与房室正向传导 460
2. 三度房室传导阻滞与室房逆向传导 462
3. 三度房室传导阻滞与交界性逸搏心律 463
4. 三度房室传导阻滞与室性逸搏心律 464
5. 三度房室传导阻滞与多源性室性逸搏心律 466
6. 三度房室传导阻滞与心室停顿 467
7. 三度房室传导阻滞逸搏心律的鉴别 469
8. 三度房室传导阻滞与室性期前收缩 473
9. 三度房室传导阻滞与急性心肌梗死和室性期前收缩 475
10. 三度房室传导阻滞与加速性室性自主心律 476
11. 三度房室传导阻滞与QT间期延长 478
12. 三度房室传导阻滞与二度房室传导阻滞2∶1传导的鉴别 479
六、心室内传导阻滞 481
（一）束支传导阻滞 482
1. 间歇性右束支传导阻滞 482
2. 间歇性左束支传导阻滞 485
3. 间歇性交替性束支传导阻滞 490
4. 束支传导阻滞与室性期前收缩 492
（二）双束支传导阻滞 493
1. 一度房室传导阻滞伴一侧束支传导阻滞 494
2. 二度房室传导阻滞呈2∶1传导QRS波正常与双束支传导阻滞 498
3. 二度房室传导阻滞呈2∶1传导伴束支传导阻滞与双束支传导阻滞 499
4. 交替性双束支传导阻滞 501
5. 双束支传导阻滞的演变 509
（三）分支传导阻滞 513
1. 左前分支传导阻滞 513
2. 左后分支传导阻滞 513
3. 间歇性左前和左后分支传导阻滞 514
（四）双分支传导阻滞 516
1. 右束支合并左前分支传导阻滞 516
2. 右束支合并左后分支传导阻滞 517
3. 间歇性双分支传导阻滞 518
（五）三分支传导阻滞 521
1. 持续性右束支伴间歇性左前和左后分支传导阻滞 522
2. 左束支传导阻滞与左前和左后分支传导阻滞 524
3. 三分支传导阻滞的演变 526
4. 三分支传导阻滞的最终结果 531
（六）不定型室内传导阻滞 533
七、阵发性完全性房室传导阻滞与心室停顿 537
（一）传导阻滞在房室束内 538
1. 传导阻滞在房室束内与快频率依赖性 538
2. 传导阻滞在房室束内与慢频率依赖性 539
（二）传导阻滞在房室束以下 540
1. 传导阻滞在房室束以下与双束支传导阻滞 540
2. 传导阻滞在房室束以下与三分支传导阻滞 543

第四章 与心律失常相关的先天性或遗传性心电异常 545
一、心室预激（预激综合征）547
（一）典型心室预激 547
1. 典型心室预激的旁道定位 548
2. 间歇性典型心室预激 555
3. 典型心室预激与房室传导阻滞 559
4. 典型心室预激与束支传导阻滞 561

（二）变异型心室预激 567
二、房室结双径路 568
　　（一）窦性心律时的PR间期跳跃式延长 568
　　（二）其他PR间期跳跃式延长 569
三、QT间期异常 572
　　（一）长QT间期综合征 573
　　　　1. 一型长QT间期综合征 573
　　　　2. 二型长QT间期综合征 575
　　　　3. 三型长QT间期综合征 578
　　　　4. 长QT间期综合征实例 579
　　（二）短QT间期综合征 586
四、早期复极综合征 587
　　（一）早期复极综合征类型 587
　　（二）早期复极综合征与心率 589
　　（三）早期复极综合征与年龄 590

五、Brugada波与Brugada综合征 591
　　（一）Brugada波和分型 591
　　　　1. Brugada波的多变性和隐匿性 593
　　　　2. Brugada波的诱发因素 595
　　（二）Brugada综合征 596
　　　　1. Brugada综合征室性心律失常与前长心动周期 596
　　　　2. Brugada综合征与其他遗传性心肌细胞离子通道病 598
六、致心律失常性右心室心肌病 599
　　（一）致心律失常右心室心肌病与Epsilon波 599
　　（二）致心律失常右心室心肌病与室性心律失常 601
　　（三）Epsilon波 602
七、儿茶酚胺敏感性室性心动过速 604

第一章
心律失常概述

心律失常是重要的临床表现，可发生在任何心脏疾病和全身性疾病中。心律失常的诊断主要依赖于心电图。

与心律失常相关的心脏解剖基础

与心律失常相关的心脏解剖主要是心脏起搏传导系统。心脏起搏传导系统是由特殊心肌细胞构成的系统，能够产生和传导心脏的冲动，包括窦房结、结间束、房室结、房室束、左右束支及分支和浦肯野纤维等（图1-0-1）。

与心律失常相关的心脏电生理基础

心肌细胞具有四大生理特性：自律性、兴奋性、传导性和收缩性。前三大特性都以生物电为基础，称为电生理特性。心电图与心脏的电生理特性直接相关（图1-0-2）。

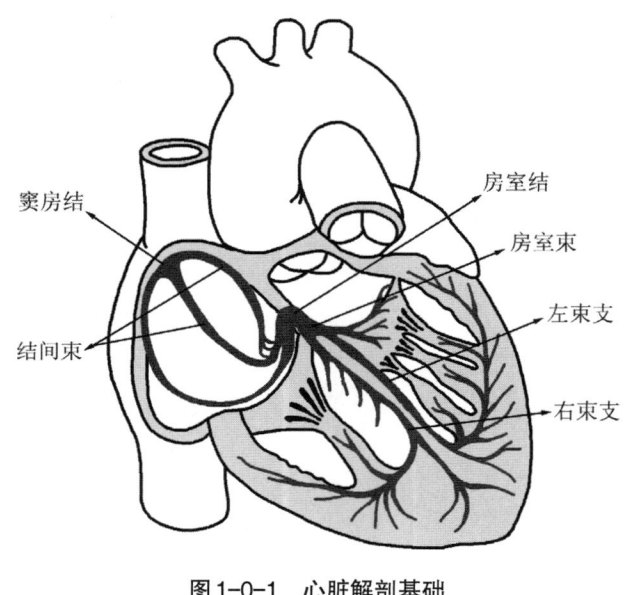

图1-0-1 心脏解剖基础

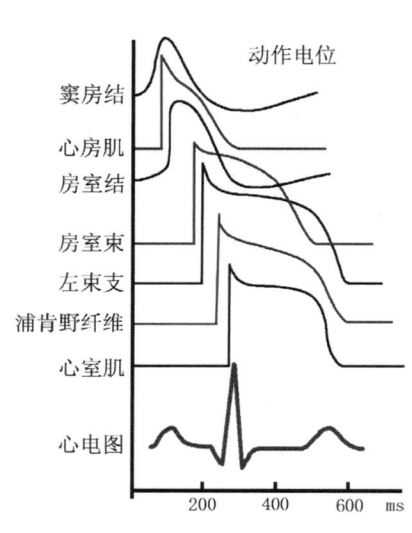

图1-0-2 心电图与心脏电生理的关系

- 自律性：自动发放节律性兴奋的特性。
- 兴奋性：对刺激产生兴奋的特性。
- 传导性：传导兴奋的特性。

心律失常的定义

正常时窦房结为主导起搏点。由窦房结产生冲动，经结间束传导至右心房和左心房，同时传导至房室结；然后经房室束、左右束支及分支和浦肯野纤维，最后传导至左右心室，为正常（窦性）心律。

凡与正常心律不同的心律，即为心律失常。心律失常形成原理包括冲动起源异常、冲动传导异常或两者兼有，造成心脏搏动的节律、频率异常或两者兼有。

心律失常的分类

- 按形成原理，心律失常可分为冲动起源异常和冲动传导异常两大类（图1-0-3）。
- 按心律失常时的频率或单位时间内的心动数，临床上常将心律失常分为快速型和缓慢型，以便快速决定处理原则。

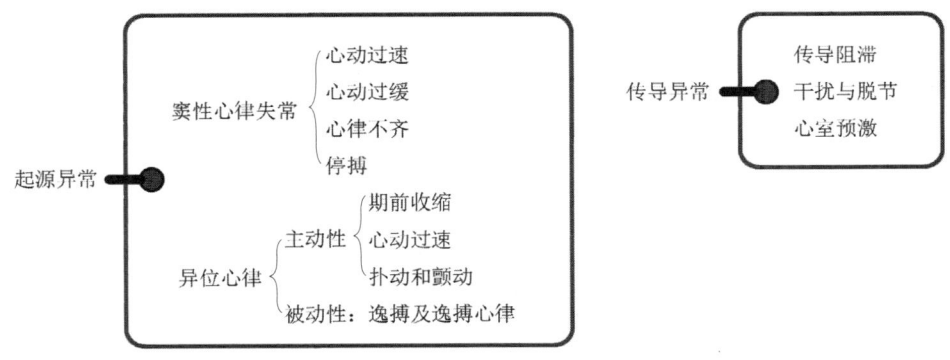

图 1-0-3　心律失常分类

- 按心律失常的起源部位，可进一步分为窦性、房性、交界性和室性。

心律失常的诊断

主要依靠心电图分析，结合临床资料，包括病史、体格检查、实验室检查和影像学检查。

心律失常的心电图分析

- 两项"金规则"（图1-0-4）：
  - 寻找P波，判断主导心律，并观察P波与QRS波关系，判断房室传导和房室关系。
  - 观察QRS波形态。若QRS波形态正常，意味着心室冲动循生理的通路传导；若QRS波增宽，提示束支传导或心室内传导障碍，或冲动起源在房室束以下。

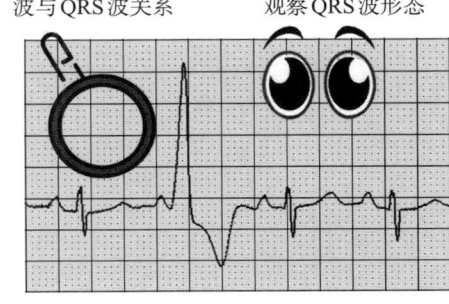

图 1-0-4　心电图分析的两项"金规则"

- 诊断和鉴别诊断的原则：
  - 以"最常见"的形成机制来解释。
  - 尽可能以"一元论"来解释。
- 分析心律失常的通用"语言"：梯形图。

用梯形图来解释和描述复杂心律失常心电图，是由心电大师Lewis开创的。梯形图的绘制方法是用横线来划分区域，分别代表心脏起搏传导系统中的各个部位，再用竖线或斜线代表各个部位之间的传导关系，箭头代表传导方向。最常用的梯形图是"四线三区"（图1-0-5），其次是"六线五区"（图1-0-6）。

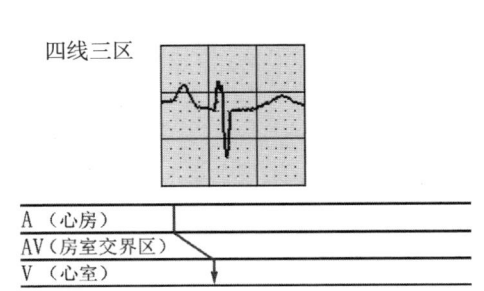

图 1-0-5　四线三区梯形图

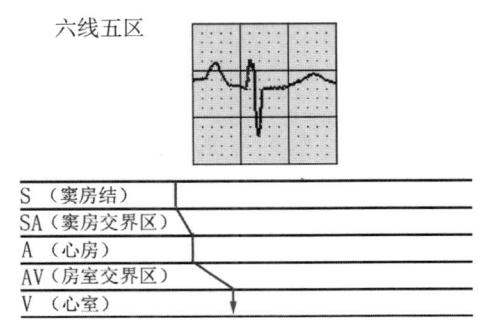

图 1-0-6　六线五区梯形图

第二章
快速型心律失常

心律失常发生时的频率快或单位时间内心跳次数增加，称为快速型心律失常。

表现形式和发生部位

表现形式有期前收缩、心动过速、扑动和颤动。

发生部位为窦房结、心房、房室交界区（房室结和房室束）和心室（图2-0-1）。

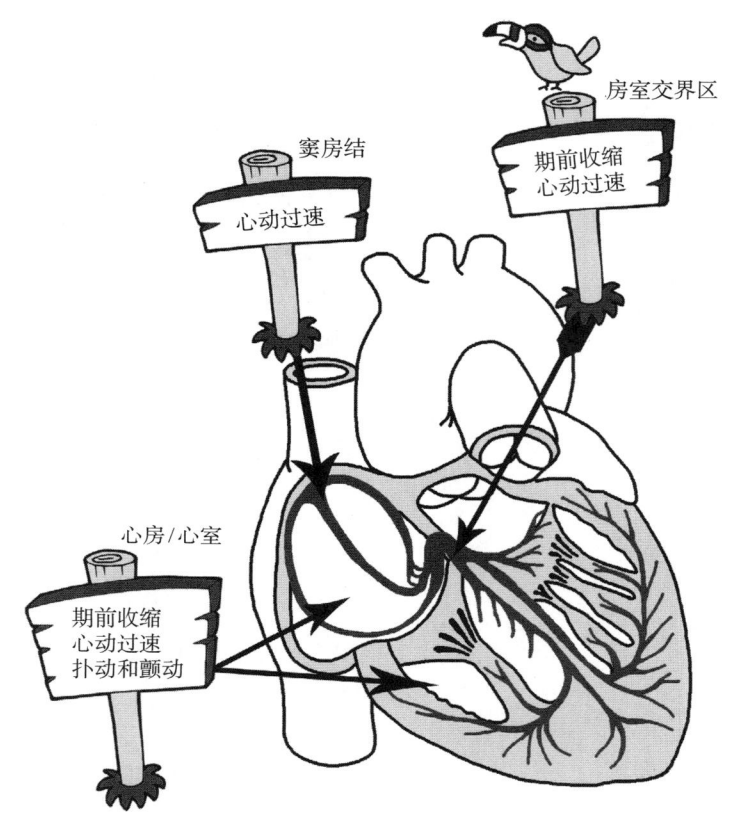

图2-0-1　快速型心律失常的表现形式和发生部位

- 期前收缩：单次或两次提前的搏动。
- 起源部位：除起源于窦房结的期前收缩未被公认外，其余心脏部位均可为期前收缩起源部位。
- 心动过速：3次及3次以上、提前的、连续的和快速的搏动，通常心率>100次/分。
- 起源部位：起源于窦房结的心动过速为窦性心动过速。凡起源于窦房结以外的心动过速，统称为异位心动过速，包括房性心动过速、交界性心动过速和室性心动过速。
- 持续时间：短阵或持续较长时间。
- 表现形式：阵发性和非阵发性。
  ○ 阵发性：突然发生和终止，发作时心率较快。阵发性心动过速是心动过速常见的表现形式，由于心率快速，有时在心电图上很难鉴别诊断，因此常仅分为室上性心动过速和室性心动过速。
  ○ 非阵发性：非突然发生和终止，发作时心率较慢。
- 扑动和颤动：比心动过速更快的异位心律。

- 起源：心房和心室。
- 扑动的心率较慢，节律相对规则。
- 颤动比扑动的心率更快，且节律不规则。

形成机制

快速型心律失常的形成机制主要分为兴奋产生异常和折返激动（图2-0-2）。

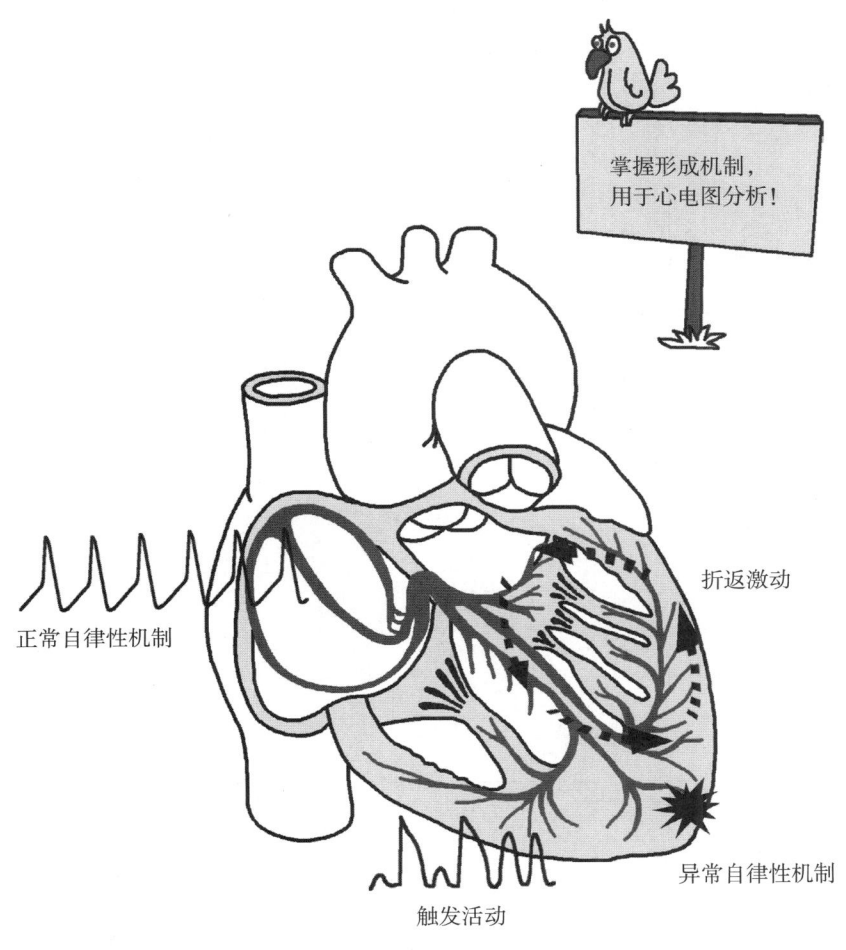

图2-0-2 快速型心律失常形成机制

- 兴奋产生异常的心律失常：
- 自律性异常：
  ○ 正常自律性机制：具有自律性的细胞（自律性细胞），其节律和频率发生异常。
  ○ 异常自律性机制：正常心房和心室的工作细胞并不具有自律性。在某些异常情况下，这些心肌细胞具有自律性，这一自律性称为异常自律性。
- 触发活动：指这一冲动必须由一正常动作电位所触发。触发活动不可能独立产生，总是发生在一次正常除极活动后，因此称之为后除极。
- 折返激动：在正常窦性心律时，来自窦房结的冲动，在依次激动心房、房室交界区和心室后兴奋终止，兴奋终止的原因是心肌细胞具有不应期，心脏每一次激动都必须等待来自窦房结的冲动。在某些特定的情况下，心脏一次活动完成后，仍存在兴奋的传导，并再次激动兴奋性已恢复的心房或心室，称为折返激动。

一、窦性快速型心律失常

窦性快速型心律失常被公认的是窦性心动过速。

（一）窦性心动过速

通常成人心率>100次/分为窦性心动过速。窦性心动过速的心率极少>200次/分。

1. 窦性心动过速

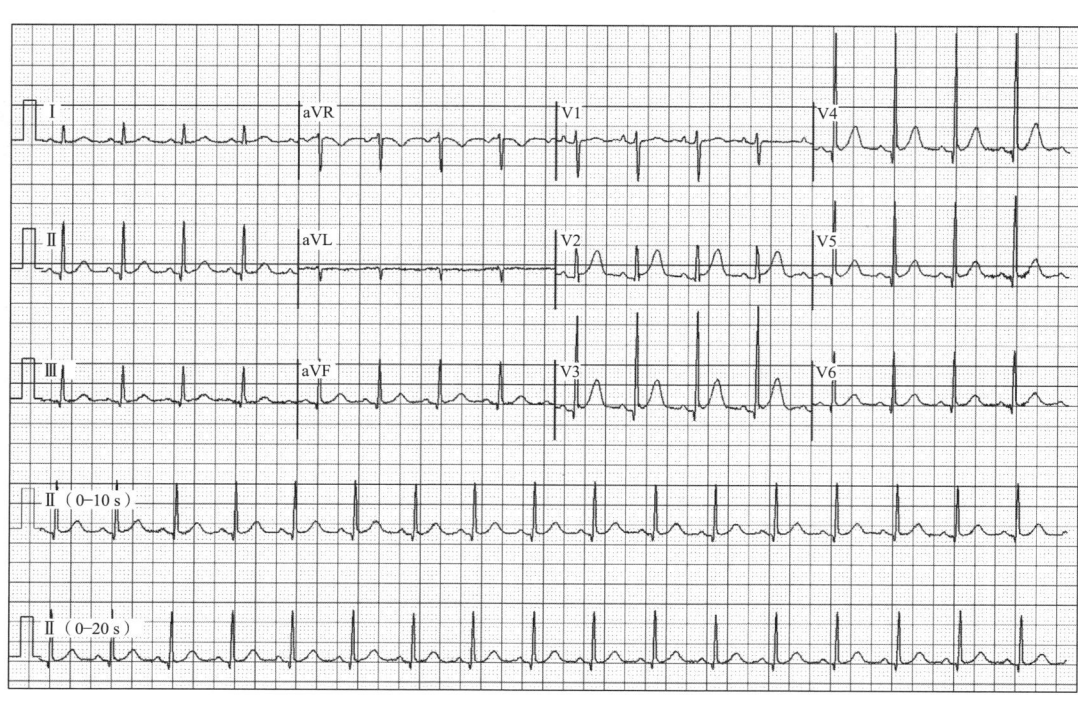

男性，76岁。
窦性心率107次/分；
PR间期134 ms；
QRS波时间79 ms。

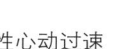

窦性心动过速

图2-1-1 窦性心动过速实例一

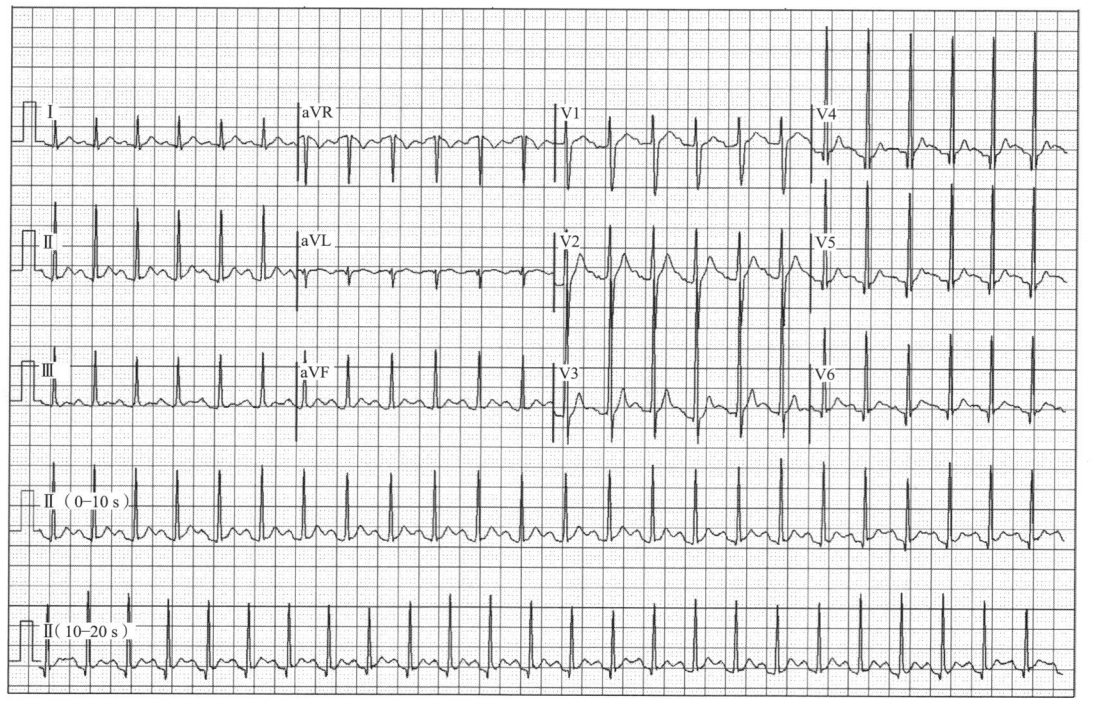

成人窦性心动过速的心率通常<150次/分，但有时也可达180次/分。婴幼儿的心率较成人略高，因此不同年龄窦性心动过速的诊断标准不同。

男性，26岁。
窦性心率150次/分；
PR间期153 ms；
QRS波时间90 ms。

窦性心动过速

图2-1-2 窦性心动过速实例二

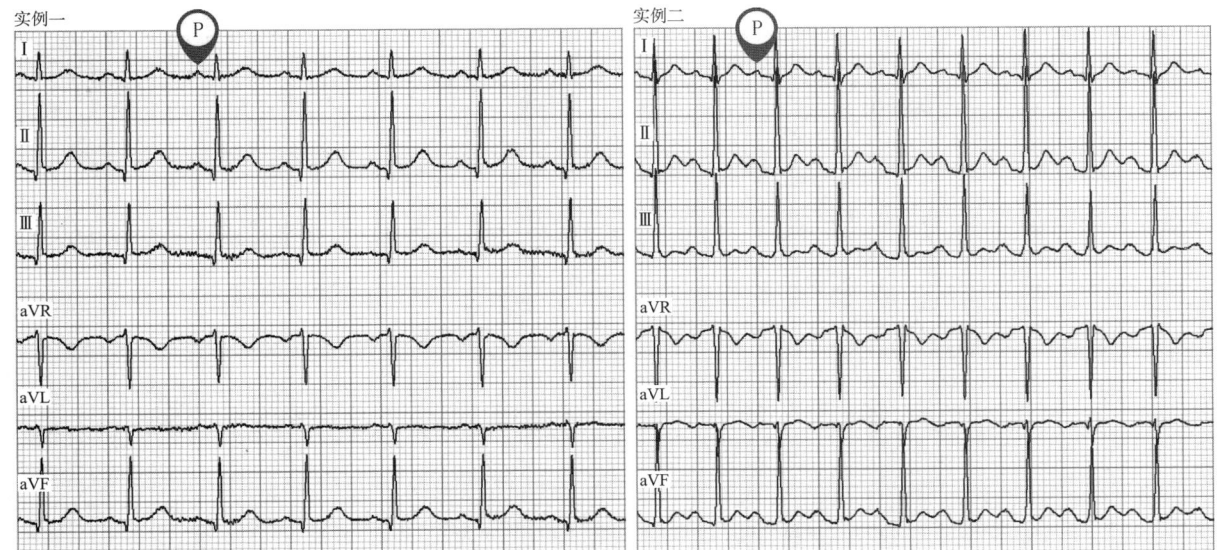

> 窦性心动过速心电图特点：P波在Ⅰ、Ⅱ和aVF导联直立，在aVR导联倒置；PR间期120~200 ms；心率>100次/分。

◎ 寻找和确认窦性P波是诊断关键。

临床意义 窦性心动过速可以发生在生理状态下和病理状态下。生理状态下常见于运动、紧张、激动和焦虑等情况。病理状态下可发生在心脏疾病和全身性疾病。心脏疾病所致者常见于各种心脏疾病的急性期和心力衰竭。全身性疾病所致者常见于发热、低血压、贫血、甲状腺功能亢进症和呼吸功能不全等。应用一些药物（如肾上腺素和异丙肾上腺素等）或摄入咖啡和茶等，也可发生窦性心动过速。

图2-1-3 窦性心动过速实例一和实例二图解

2. 窦性心动过速与ST段和T波改变

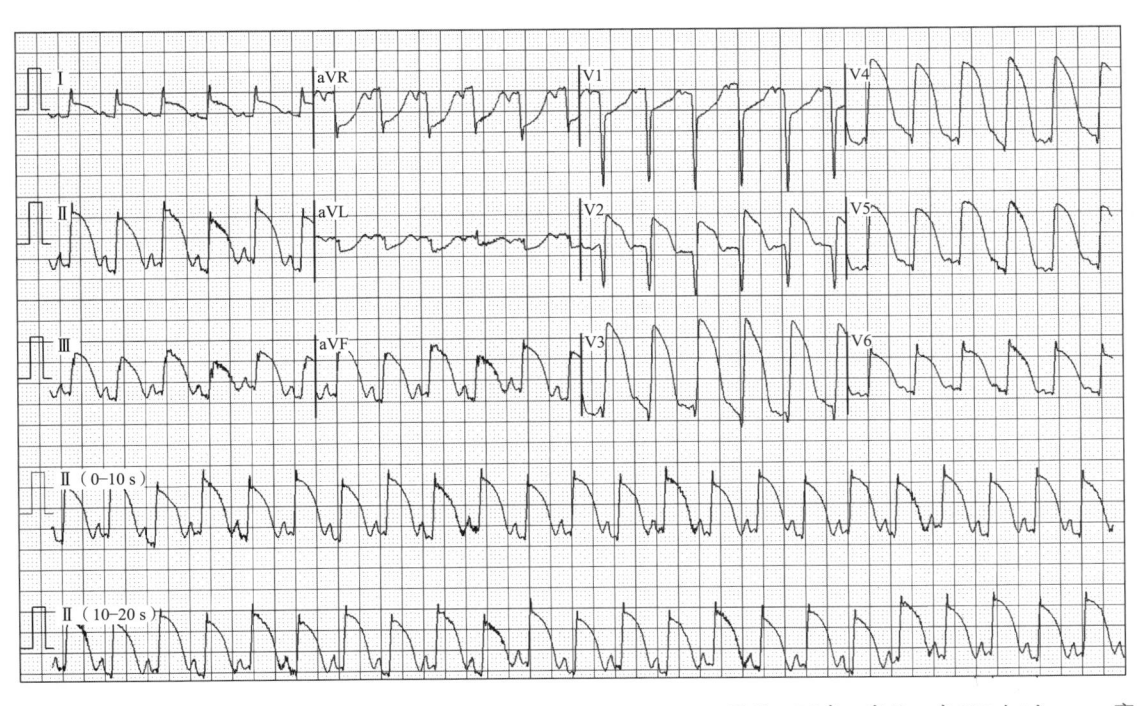

图2-1-4 窦性心动过速与ST段和T波改变实例一

男性，76岁。窦性心率137次/分；PR间期143 ms；QRS波时间70 ms。

> 窦性心动过速常与其他心电异常合并存在。一些心电异常的图形改变，有时可影响心电图分析。例如，QRS波、抬高的ST段和直立高耸的T波融合成单向曲线时，有时可能把这一单向曲线误认是"巨R波"，被误诊为室性心动过速。

窦性心动过速急性广泛前壁和下壁心肌梗死

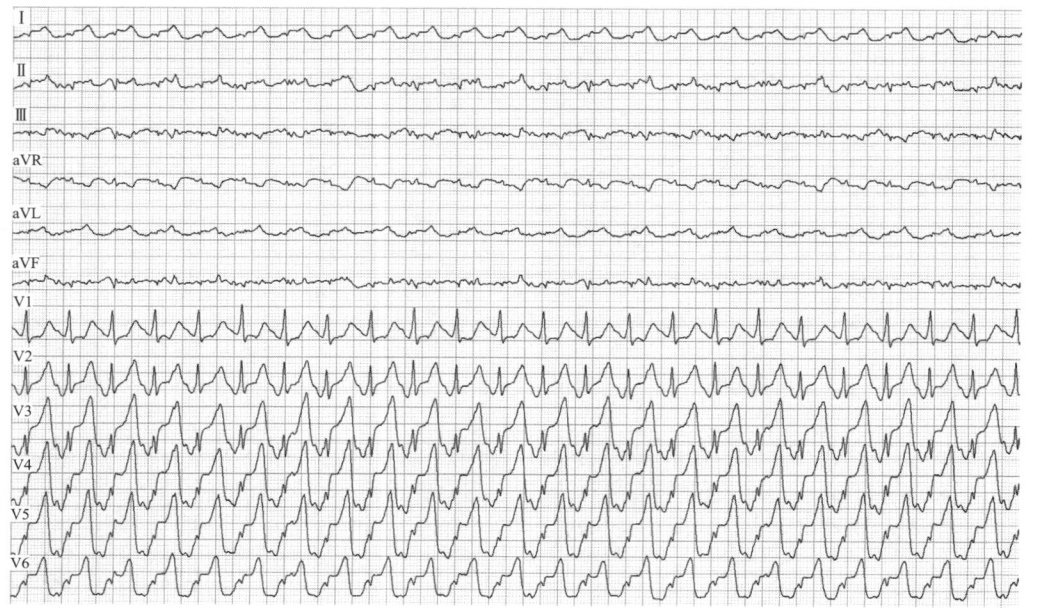

QRS波电压过低，若合并ST段抬高和T波直立高耸，更难判断QRS波的宽度，易影响心电图分析，被误诊为室性心动过速。

男性，86岁。
窦性心率120次/分；
PR间期130 ms；
QRS波时间110 ms。

窦性心动过速
急性前侧壁心肌梗死
提示后壁心肌梗死
肢体导联和左胸导联低电压

图2-1-5 窦性心动过速与ST段和T波改变实例二

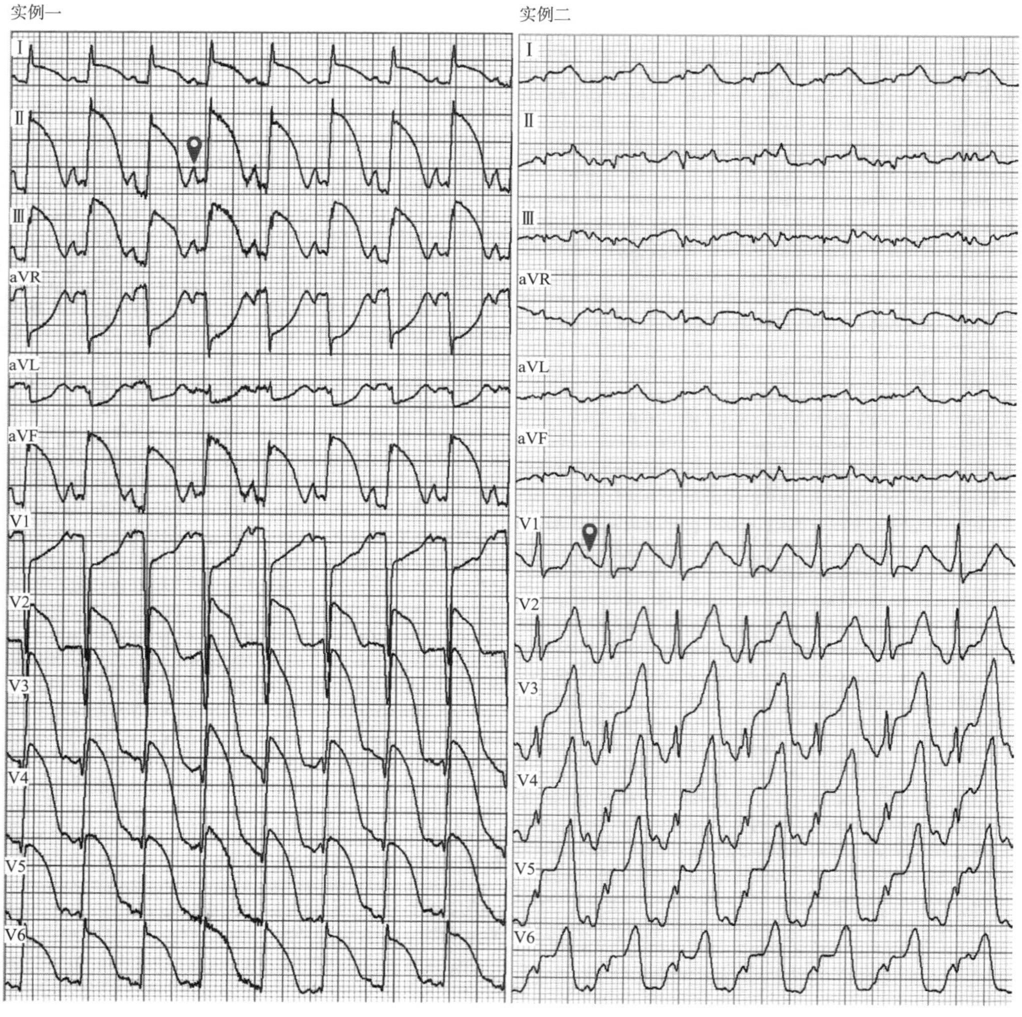

急性心肌梗死常出现窦性心动过速。实例一（左图）中QRS波、抬高的ST段和直立高耸的T波融合成单向曲线，酷似"巨R波"，易被误诊为室性心动过速。实例二（右图）同时合并QRS波低电压，难以判断QRS波宽度，更易被误诊为室性心动过速。12导联同步观察，有助于鉴别诊断。

◎ 确认窦性P波（标记处）和QRS波宽度是诊断的关键。

图2-1-6 窦性心动过速与ST段和T波改变实例一和实例二同步12导联图解

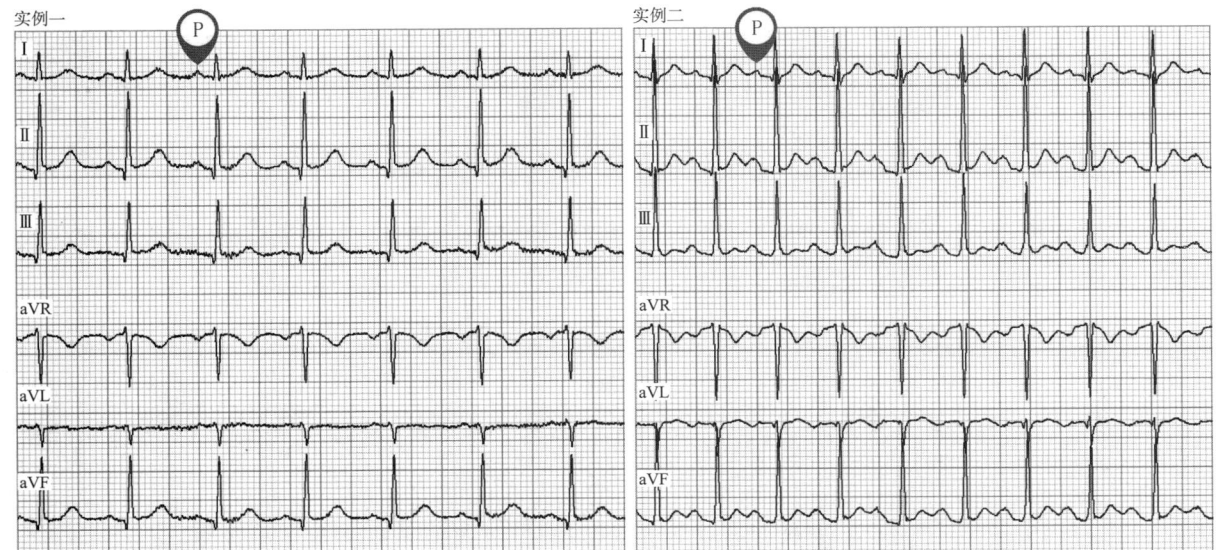

◎ 寻找和确认窦性P波是诊断关键。

窦性心动过速心电图特点：P波在Ⅰ、Ⅱ和aVF导联直立，在aVR导联倒置；PR间期120～200 ms；心率>100次/分。

临床意义 窦性心动过速可以发生在生理状态下和病理状态下。生理状态下常见于运动、紧张、激动和焦虑等情况。病理状态下可发生在心脏疾病和全身性疾病。心脏疾病所致者常见于各种心脏疾病的急性期和心力衰竭。全身性疾病所致者常见于发热、低血压、贫血、甲状腺功能亢进症和呼吸功能不全等。应用一些药物（如肾上腺素和异丙肾上腺素等）或摄入咖啡和茶等，也可发生窦性心动过速。

图 2-1-3 窦性心动过速实例一和实例二图解

2. 窦性心动过速与ST段和T波改变

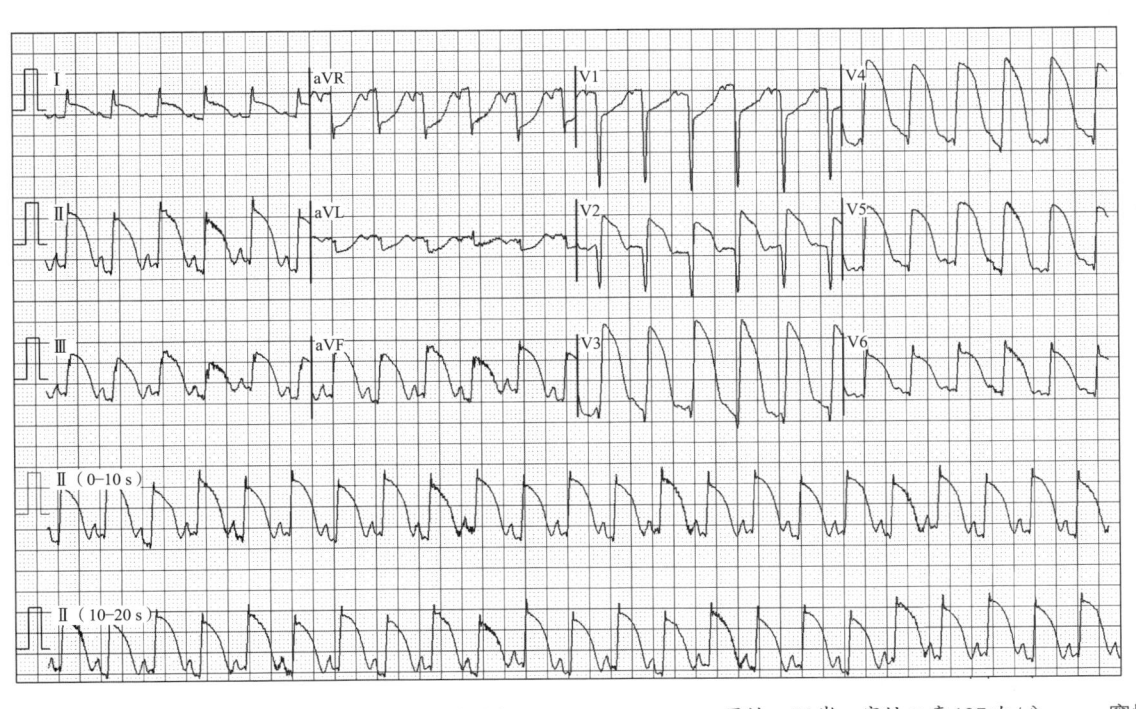

图 2-1-4 窦性心动过速与ST段和T波改变实例一

男性，76岁。窦性心率137次/分；PR间期143 ms；QRS波时间70 ms。

窦性心动过速 急性广泛前壁和下壁心肌梗死

窦性心动过速常与其他心电异常合并存在。一些心电异常的图形改变，有时可影响心电图分析。例如，QRS波、抬高的ST段和直立高耸的T波融合成单向曲线时，有时可能把这一单向曲线误认是"巨R波"，被误诊为室性心动过速。

10　心律失常心电图图谱：从经典到疑难

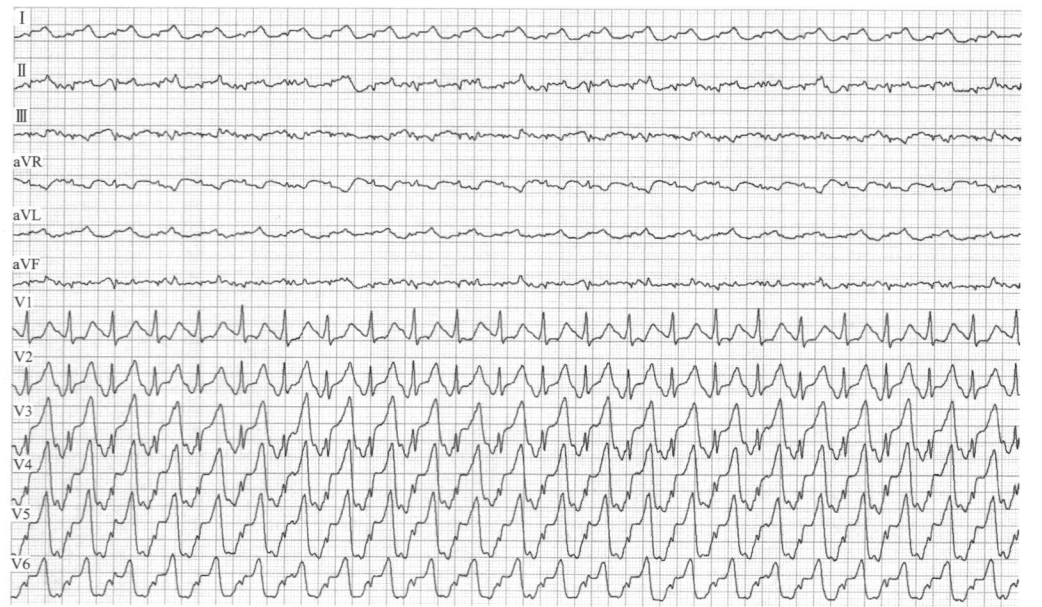

QRS波电压过低，若合并ST段抬高和T波直立高耸，更难判断QRS波的宽度，易影响心电图分析，被误诊为室性心动过速。

男性，86岁。
窦性心率120次/分；
PR间期130 ms；
QRS波时间110 ms。

窦性心动过速
急性前侧壁心肌梗死
提示后壁心肌梗死
肢体导联和左胸导联低电压

图2-1-5　窦性心动过速与ST段和T波改变实例二

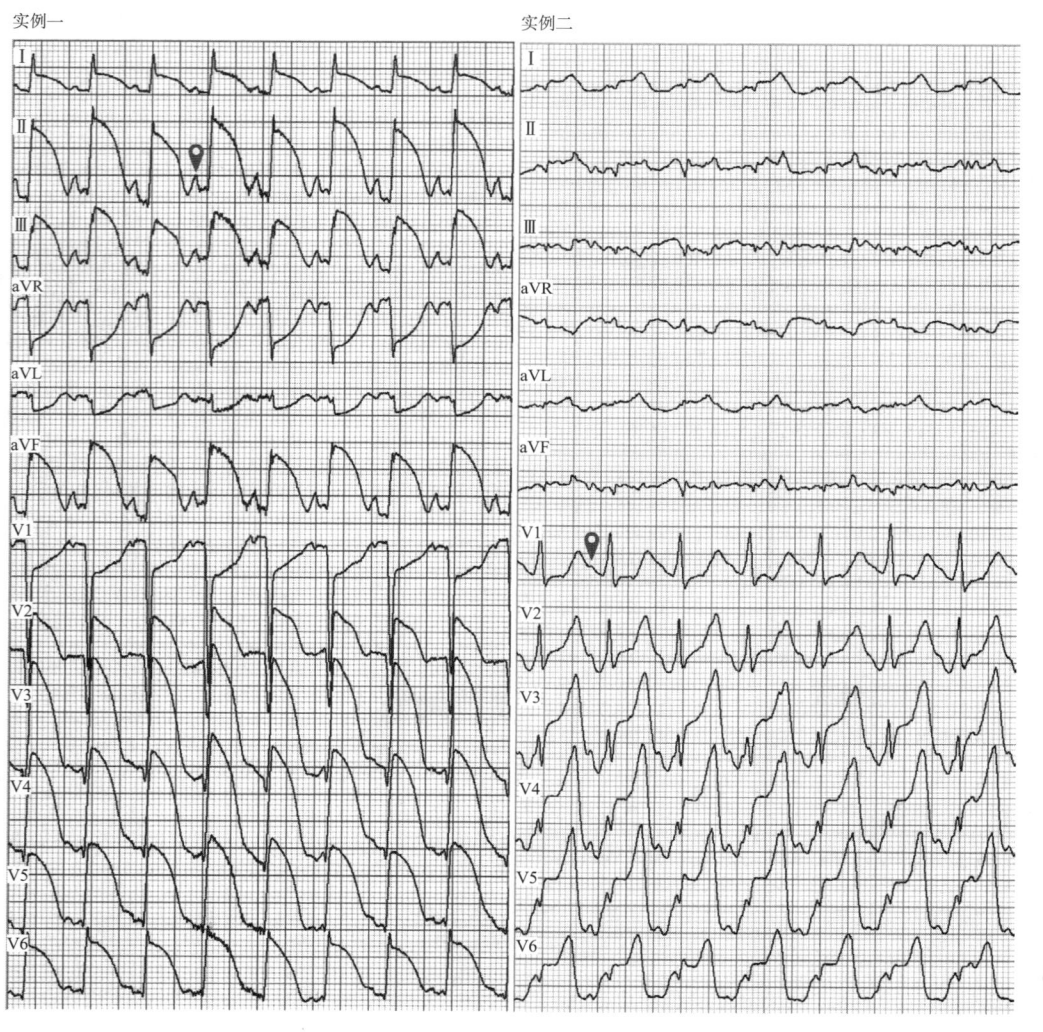

急性心肌梗死常出现窦性心动过速。实例一（左图）中QRS波、抬高的ST段和直立高耸的T波融合成单向曲线，酷似"巨R波"，易被误诊为室性心动过速。实例二（右图）同时合并QRS波低电压，难以判断QRS波宽度，更易被误诊为室性心动过速。12导联同步观察，有助于鉴别诊断。

◎ 确认窦性P波（标记处）和QRS波宽度是诊断的关键。

图2-1-6　窦性心动过速与ST段和T波改变实例一和实例二同步12导联图解

(二) 窦房折返性心动过速

窦房折返性心动过速又称为窦房结折返性心动过速，是指折返激动发生在窦房结内及其毗邻的心房组织之间。

窦房折返性心动过速主要发生在窦房结有病变的患者中，常见于老年人。心动过速发作呈阵发性，即突然发生、突然终止，每次发作持续时间不等。

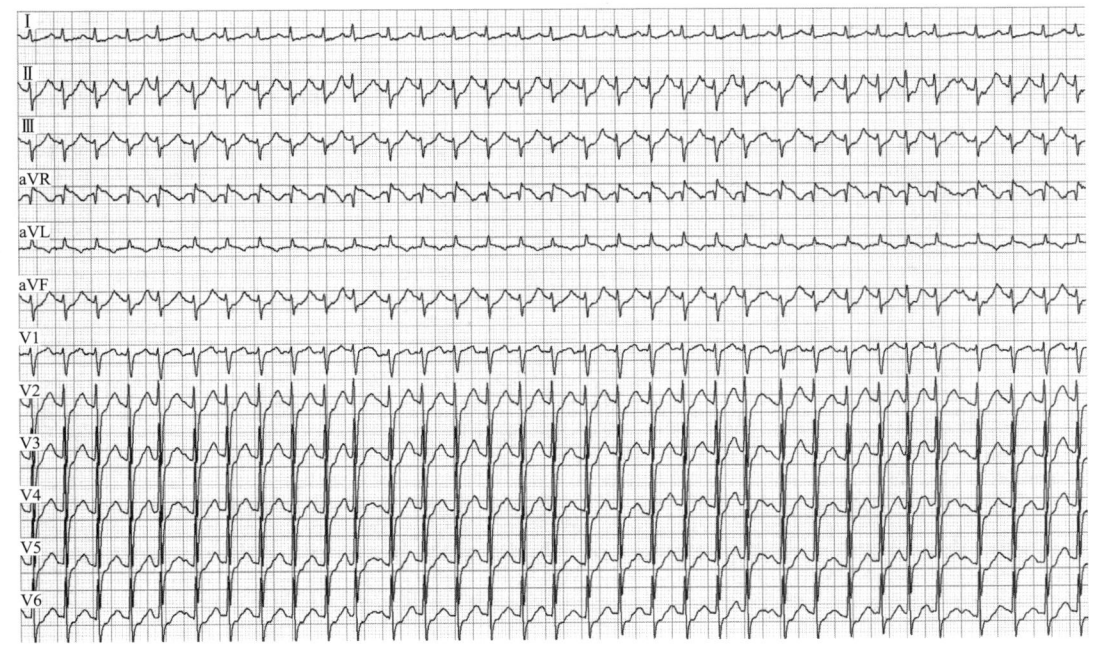

女性，81岁。
窦性心率166次/分；
PR间期130 ms；
QRS波时间98 ms。

窦性心律
窦房折返性心动过速
房性期前收缩

图2-1-7 窦房折返性心动过速实例

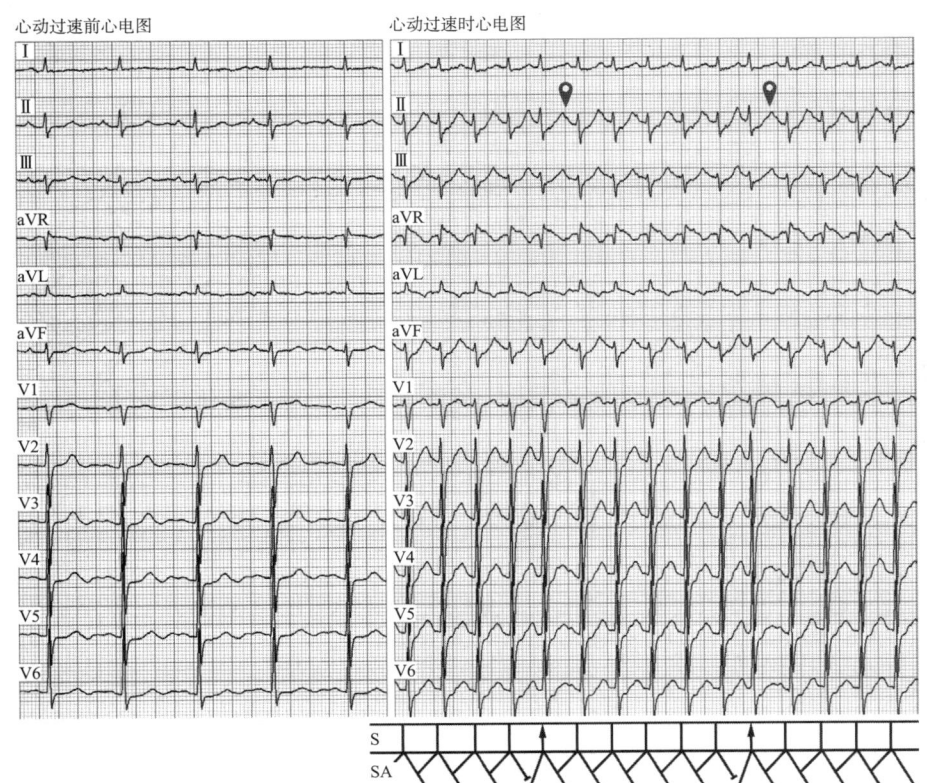

窦房折返性心动过速的心电图特点：心动过速中的P波与正常心律时的窦性P波相似。本图中心动过速的频率快，可见P波。尽管在心动过速前已有窦性心律的心电图（左图），仍难以比较P波形态。心动过速中房性期前收缩后P'P间期略有延长（右图标记处），此处便于观察P波形态，与正常窦性P波相似。心动过速呈阵发性，房性期前收缩可诱发和终止心动过速。

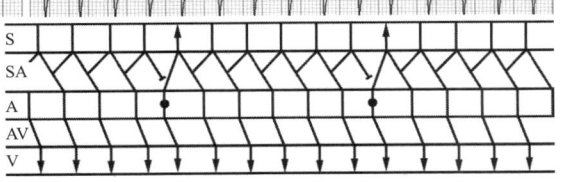

图2-1-8 窦房折返性心动过速实例的形成机制和同步12导联图解

◎ 记录到心动过速发生或终止，更能明确诊断。

二、房性快速型心律失常

房性快速型心律失常是指起源于窦房结以外的心房任何部位的快速型心律失常。

（一）房性期前收缩

房性期前收缩是指起源于窦房结以外的、心房任何部位的期前收缩。

1. 房性期前收缩

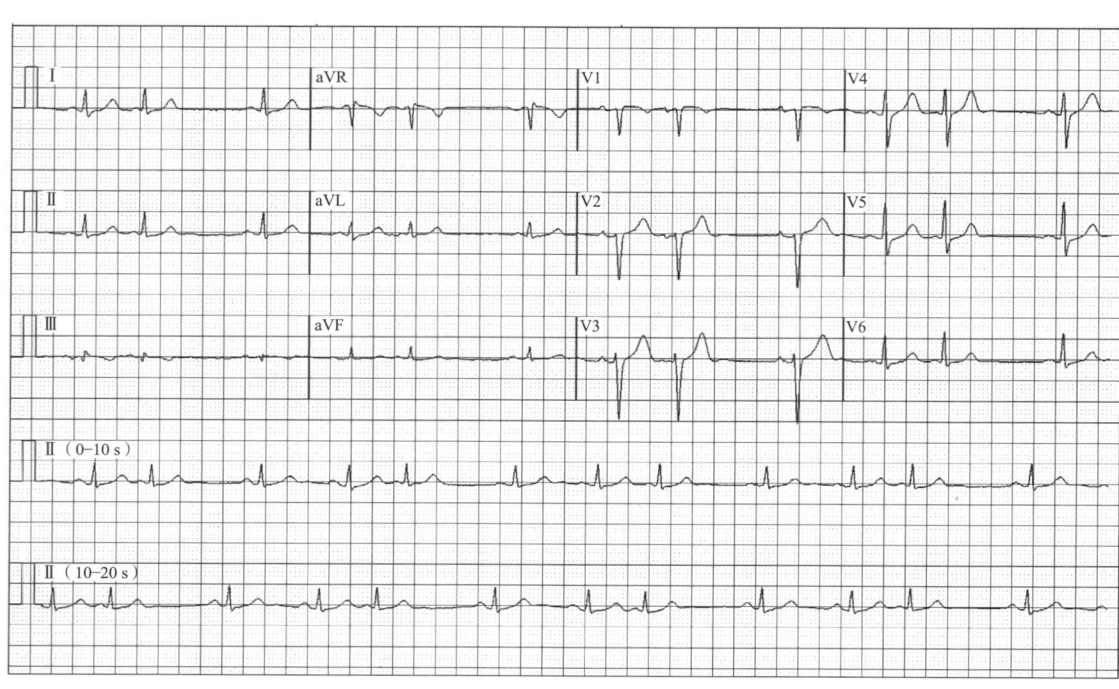

男性，59岁。
窦性心率74次/分；
PR间期160 ms；
QRS波时间97 ms。

窦性心律
房性期前收缩三联律

图2-2-1　房性期前收缩实例

房性期前收缩的心电图特点：提前的房性P波（P'波）-QRS-T波群；P'波不同于窦性P波；P'R间期>120 ms；通常QRS波形态与窦性QRS波形态相同；代偿间期通常不完全。

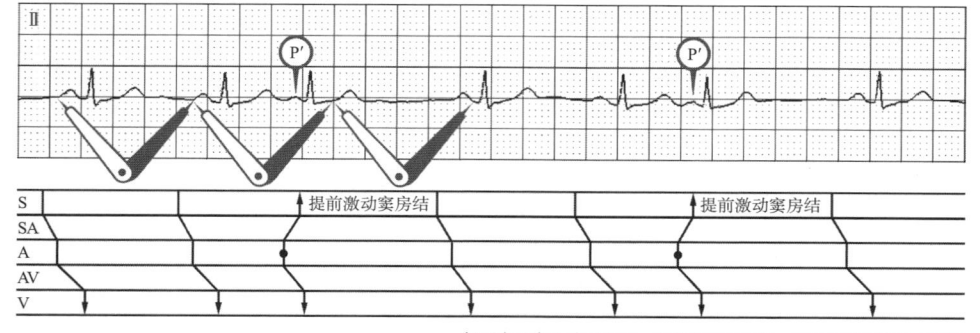

每两次正常心动后出现一次房性期前收缩，房性期前收缩呈三联律

图2-2-2　房性期前收缩实例形成机制图解

◎ 起源于窦房结以外的心房的任何部位

临床意义：房性期前收缩可见于各种心脏疾病，也可见于多种全身性疾病，正常人也可有偶发的房性期前收缩。频发的房性期前收缩，常是出现其他快速型房性心律失常的先兆。

2. 房性期前收缩二联律

房性期前收缩二联律是指每一次正常窦性心动后出现一次房性期前收缩。常规心电图记录时间短暂，可能在整个记录中房性期前收缩连续呈二联律。

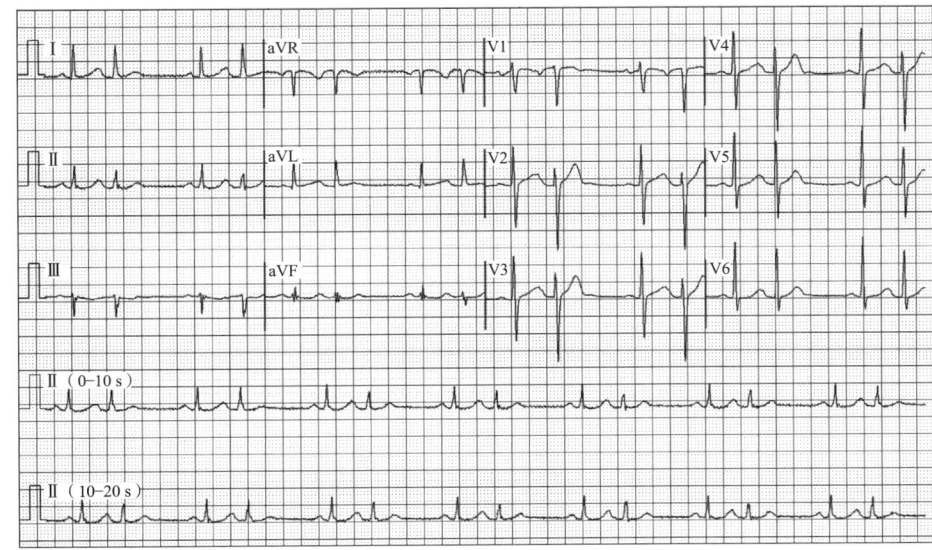

男性，75岁。
平均心室率84次/分；
PR间期200 ms；
QRS波时间87 ms。

窦性心律
房性期前收缩二联律

图2-2-3 房性期前收缩二联律实例

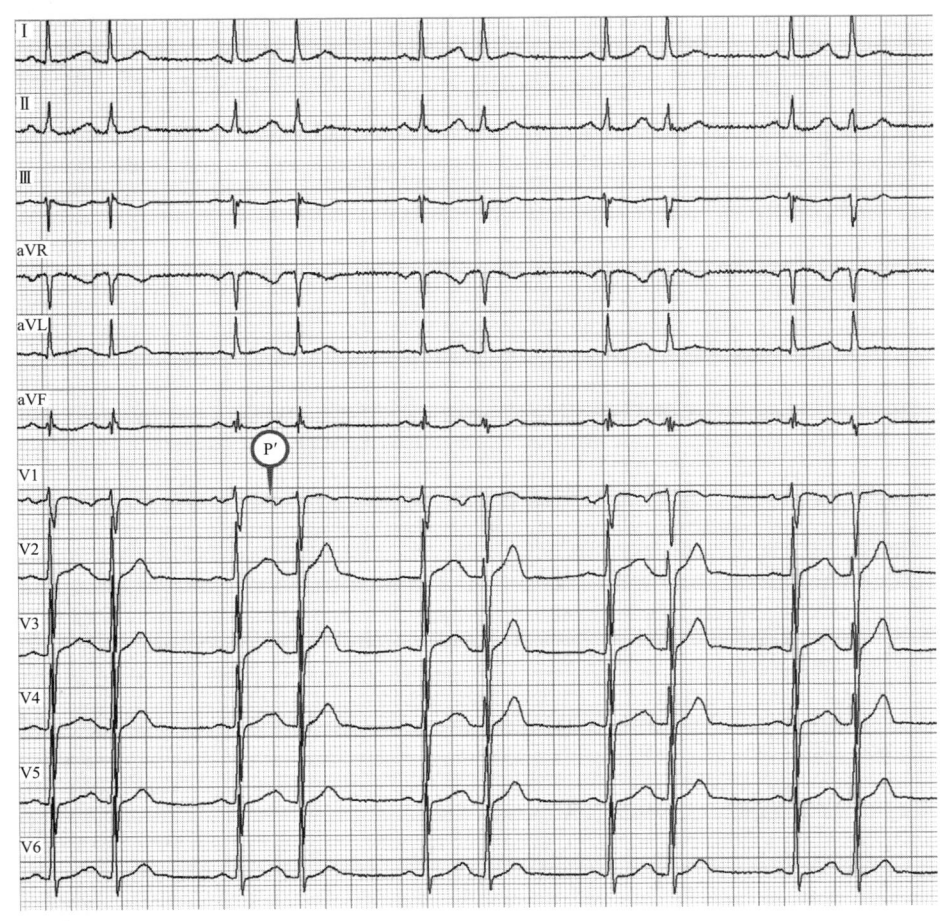

连续的房性期前收缩呈二联律，在心电图上呈现长短交替的PP间期。由于无连续的窦性心动，无法测量窦性的基本PP间期。此时心率用平均心房率或心室率来计算。本图中P'波在胸导联清晰，易于确认。

◎ 在V1导联上P'波清晰，不同于P波。

图2-2-4 房性期前收缩二联律实例同步12导联图解

3. 多源性房性期前收缩

心房不同部位起源的期前收缩,称为多源性房性期前收缩。

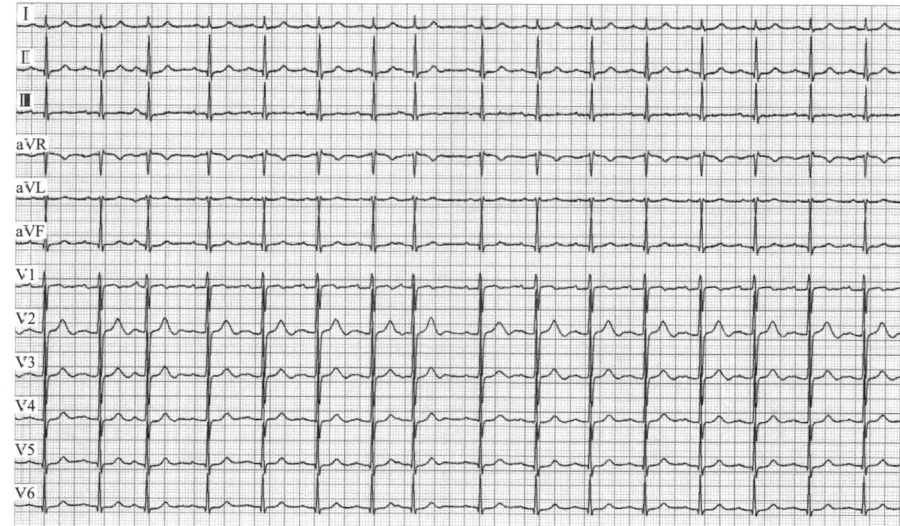

女性,61岁。
窦性心率82次/分;
PR间期200 ms;
QRS波时间99 ms。

窦性心律
多源性房性期前收缩

图2-2-5 多源性房性期前收缩实例

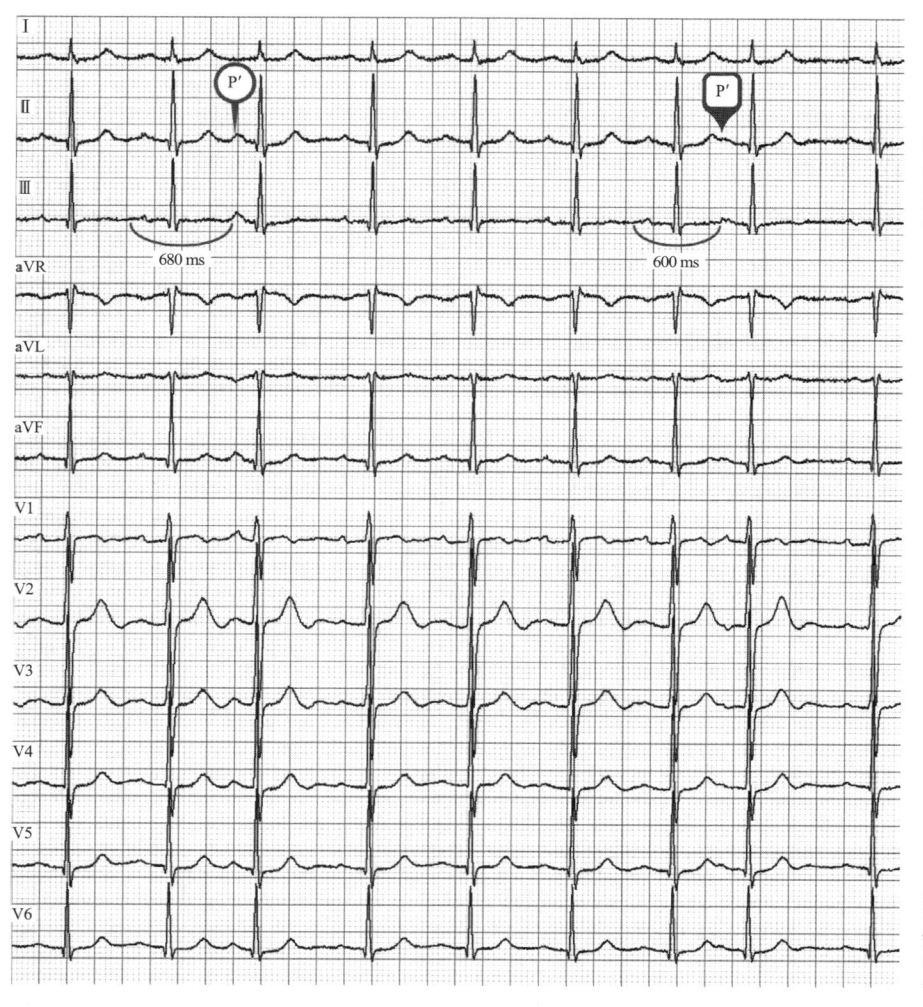

多源性房性期前收缩在心电图上表现为在同一导联上P'波的形态不同,联律间期不等。本图中有两次房性期前收缩,在12导联上,两次P'波形态不同,联律间期不等,为起源于心房不同部位的期前收缩。

◎ P'波形态不同,联律间期不等。

临床意义 | 频发的多源性房性期前收缩,常是出现其他快速型房性心律失常的先兆。

图2-2-6 多源性房性期前收缩实例同步12导联图解

4. 房性期前收缩连发

期前收缩连续两次称为连发或成对。连续两次房性期前收缩可以是心房内同一起源，也可是心房内不同起源。

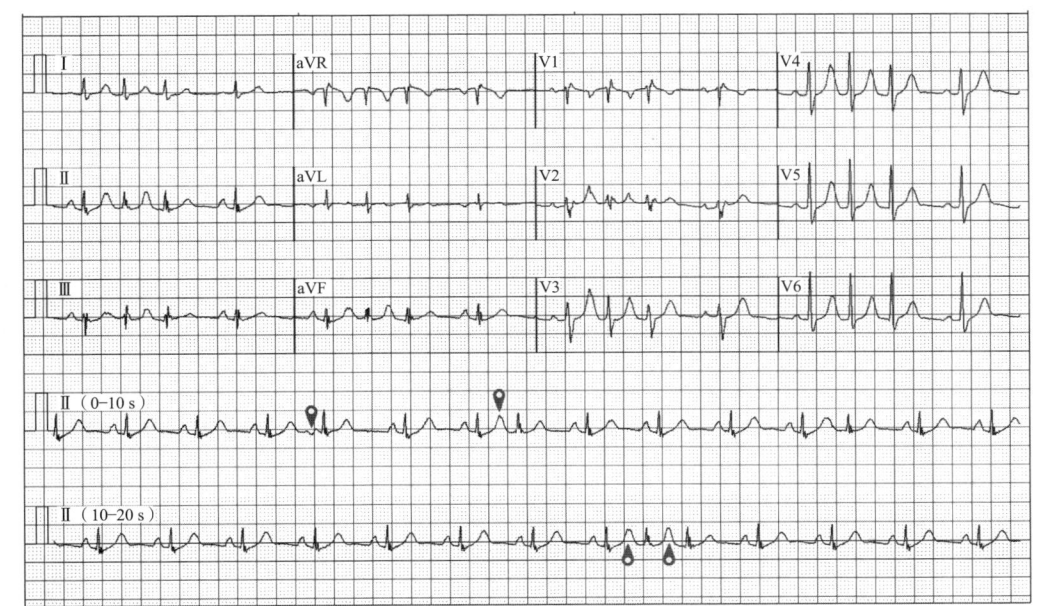

男性，75岁。
窦性心率79次/分；
PR间期158 ms；
QRS波时间103 ms。
标记处图解见图2-2-8。

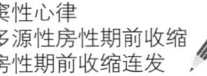

窦性心律
多源性房性期前收缩
房性期前收缩连发

图2-2-7 房性期前收缩连发实例

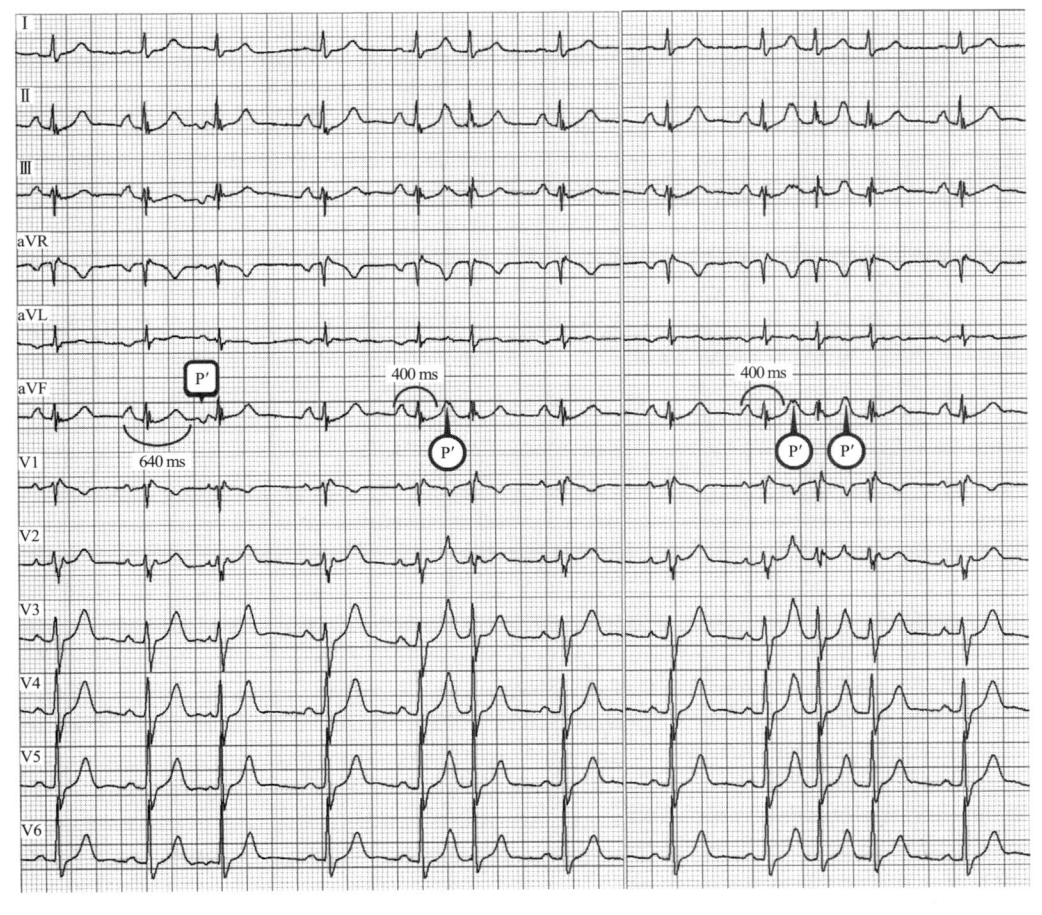

本图中房性期前收缩连发的两次P'波形态相同。另有一房性期前收缩的P'波与连发的P'波形态不同，联律间期不等，为另一起源的房性期前收缩。

◎ 确认P'波是诊断的要点。

图2-2-8 房性期前收缩连发实例同步12导联图解

5. 房性期前收缩与窦性心动过速

窦性心动过速时，房性期前收缩有时不易被发现，或被误诊为房性心动过速。

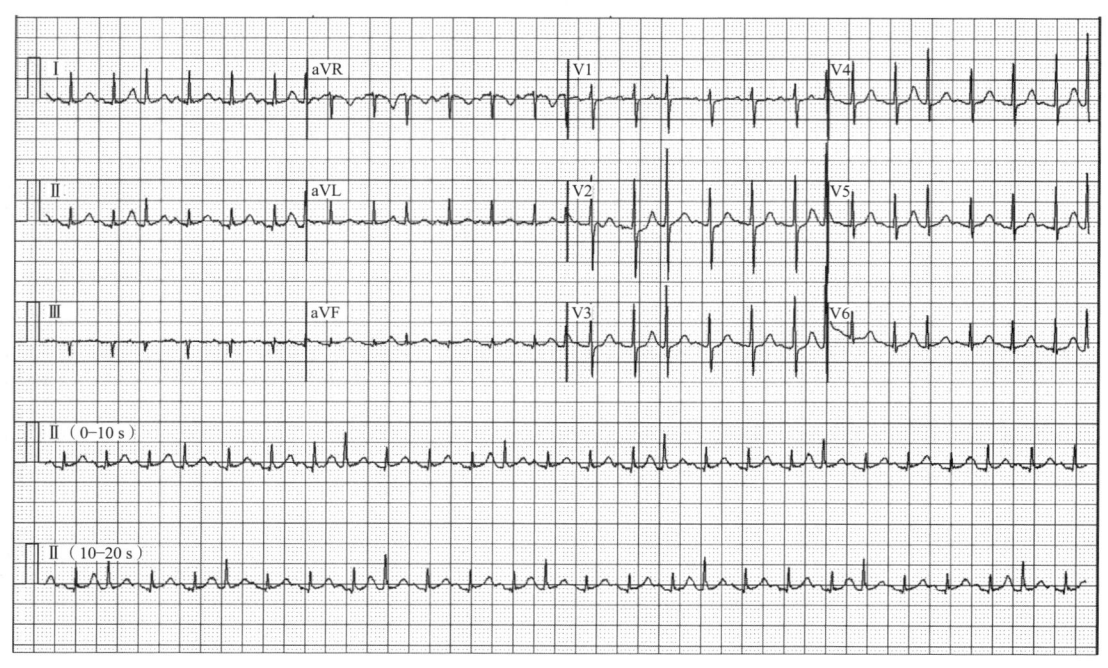

女性，68岁。
窦性心率145次/分；
PR间期129 ms；
QRS波时间65 ms。

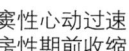
窦性心动过速
房性期前收缩

图2-2-9 房性期前收缩与窦性心动过速实例

> 窦性心动过速的心率快，房性期前收缩频发，P′波落在前一个心动T波上，不易被确认，易被误诊为房性心动过速。

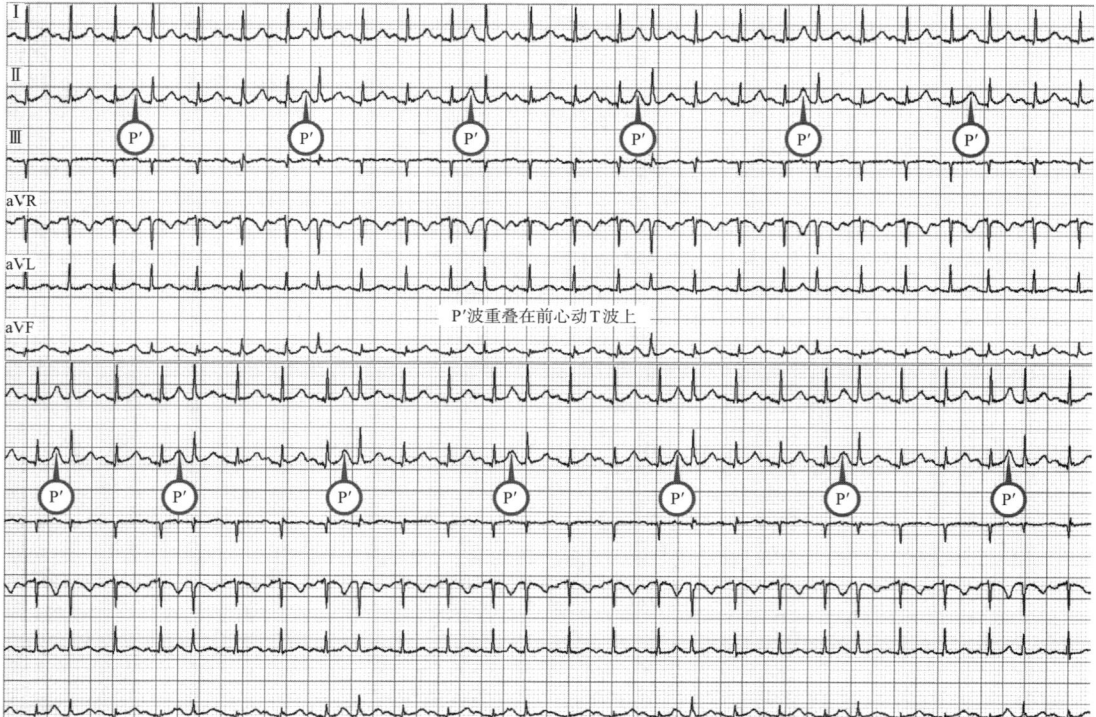

图2-2-10 房性期前收缩与窦性心动过速实例连续同步肢体导联图解

6. 代偿间期完全的房性期前收缩

若房性期前收缩发生较晚,或窦房结周围组织的不应期长,心房冲动未能逆向激动窦房结,窦房结仍保持原有的节律,结果是房性期前收缩前后的PP间期恰为窦性PP的2倍,代偿间期完全。

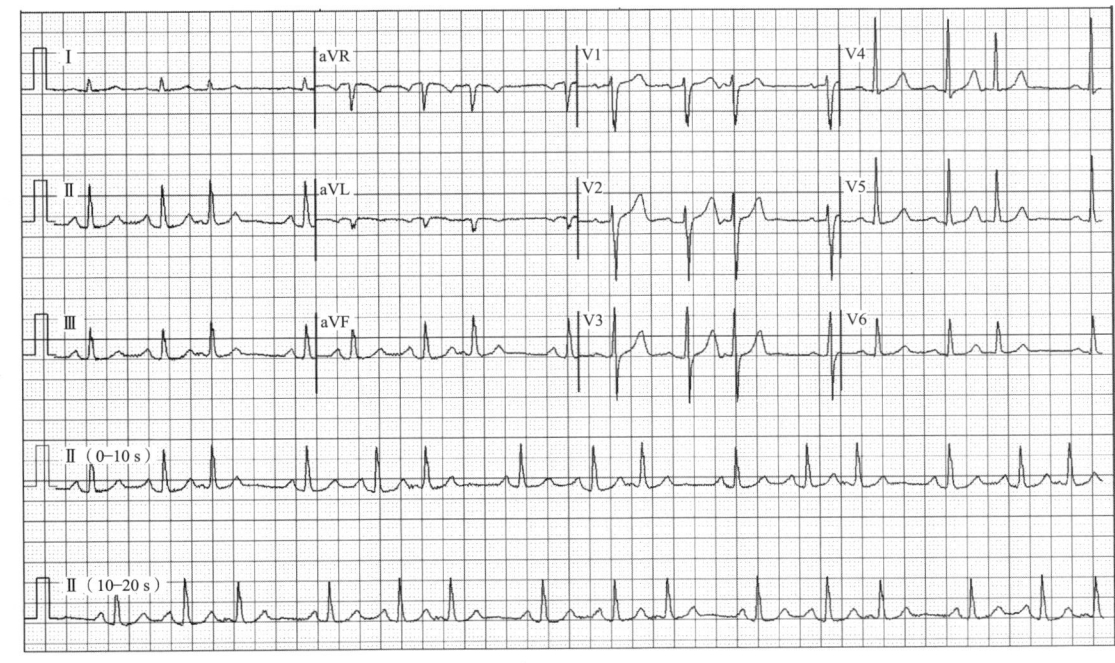

男性,80岁。
窦性心率85次/分;
PR间期153 ms;
QRS波时间104 ms。

窦性心律
房性期前收缩三联律

图 2-2-11　代偿间期完全的房性期前收缩实例

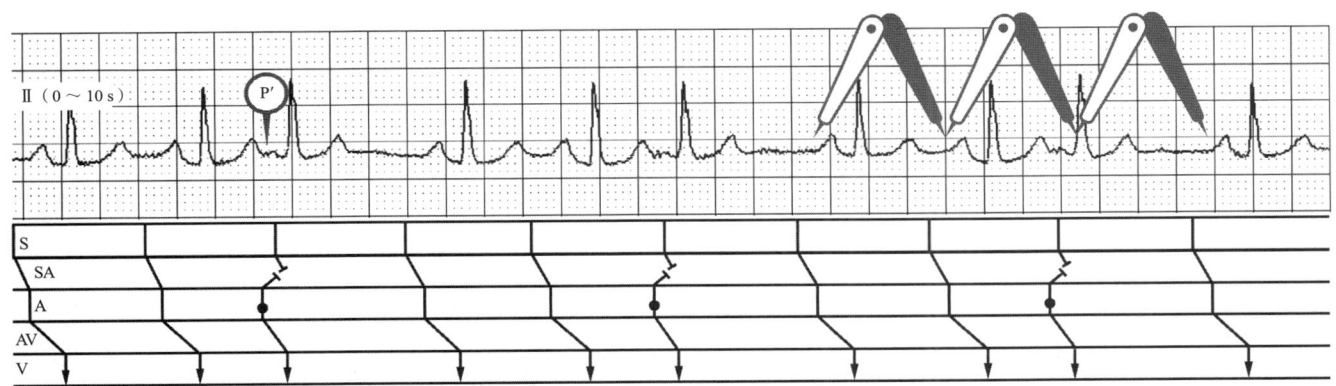

若不仔细测量,不易发现代偿间期完全。代偿间期完全的房性期前收缩应与交界性期前收缩进行鉴别。本图中P'波在Ⅱ导联直立,aVR导联倒置,PR间期>120 ms,为房性期前收缩。

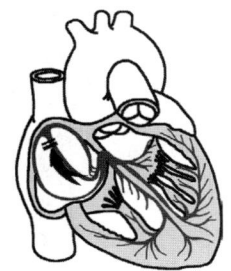

◎ 心房冲动未能向窦房结逆传,窦房结仍保持原有的节律。代偿间期完全。

临床意义　老年人房性期前收缩代偿间期完全,提示窦房传导可能存在潜在的传导异常。

图 2-2-12　代偿间期完全的房性期前收缩实例形成机制图解

7. 插入性房性期前收缩

若房性期前收缩发生极早，窦房结周围组织处于不应期，或窦房结周围组织的不应期长，心房冲动不能逆向激动窦房结，则窦房结仍保持原有的节律。若此窦性冲动下传心室，则房性期前收缩后无代偿，即为插入性。

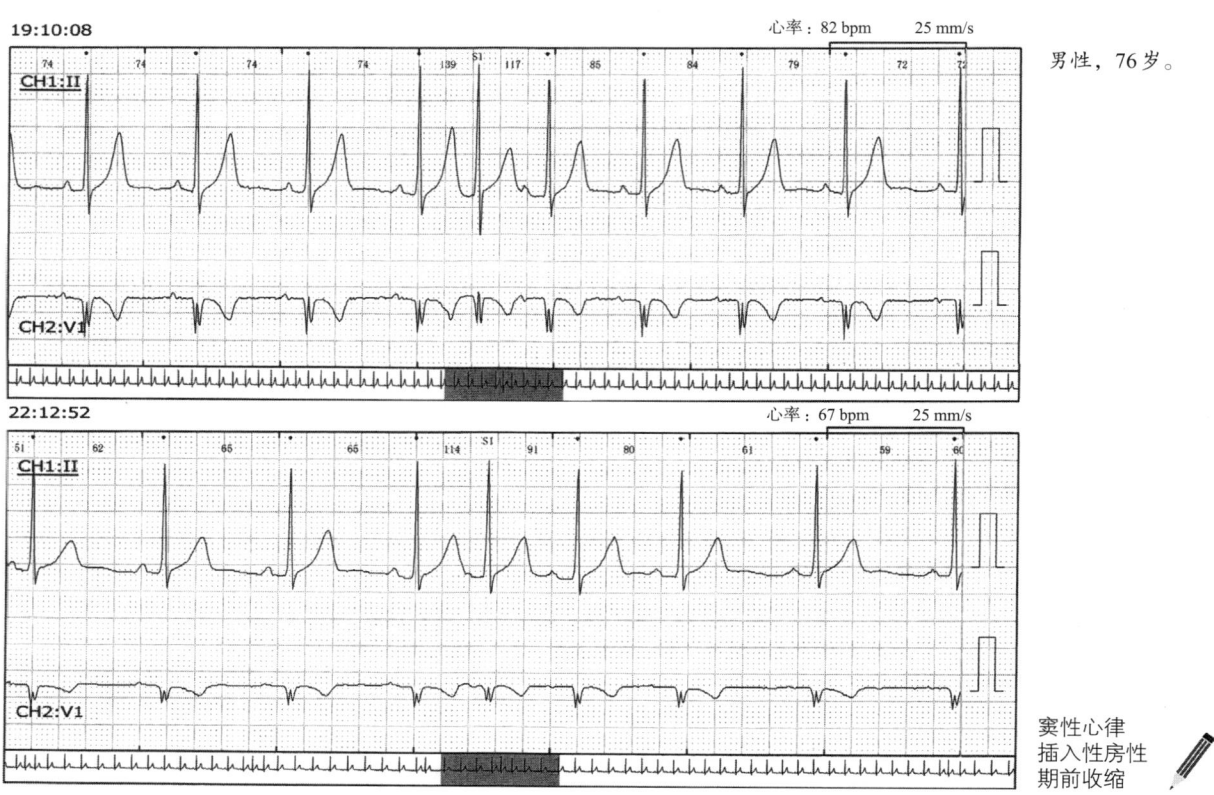

图 2-2-13　插入性房性期前收缩实例

窦性心律
插入性房性
期前收缩

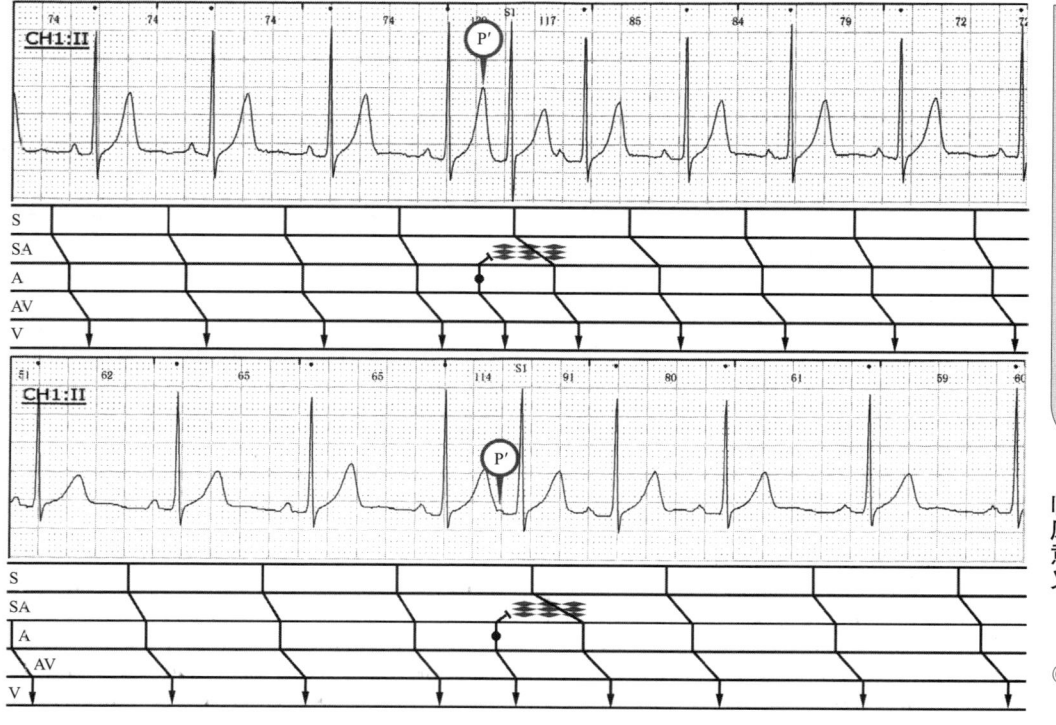

图 2-2-14　插入性房性期前收缩实例形成机制图解　　注：〰〰〰 为不应期。

本图中房性期前收缩呈插入性，插入房性期前收缩的窦性PP间期有所延长。形成机制：尽管心房冲动未逆向激动窦房结，但在窦房结周围组织中传导时，在该部位产生不应期，使其后的窦性冲动向心房传导时，落入相对不应期，窦房传导延缓，PP间期延长。

临床意义　老年人，房性期前收缩呈插入性，提示窦房传导可能存在潜在的传导异常。

◎ 心房冲动不能逆向激动窦房结。

8. 房性期前收缩，P'R间期延长和未下传心室

起源于心房的期前收缩，经房室交界区下传心室，通常所需时间>120 ms。

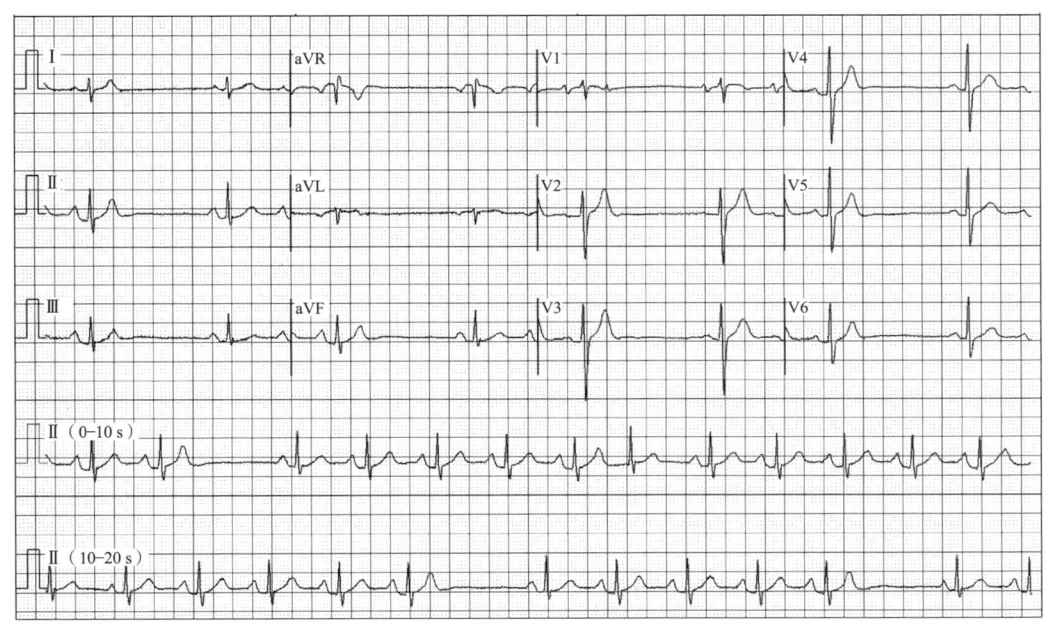

男性，82岁。
窦性心率83次/分；
PR间期185 ms；
QRS波时间91 ms。

窦性心律
房性期前收缩
部分未下传心室

图2-2-15 房性期前收缩，P'R间期延长和未下传心室实例

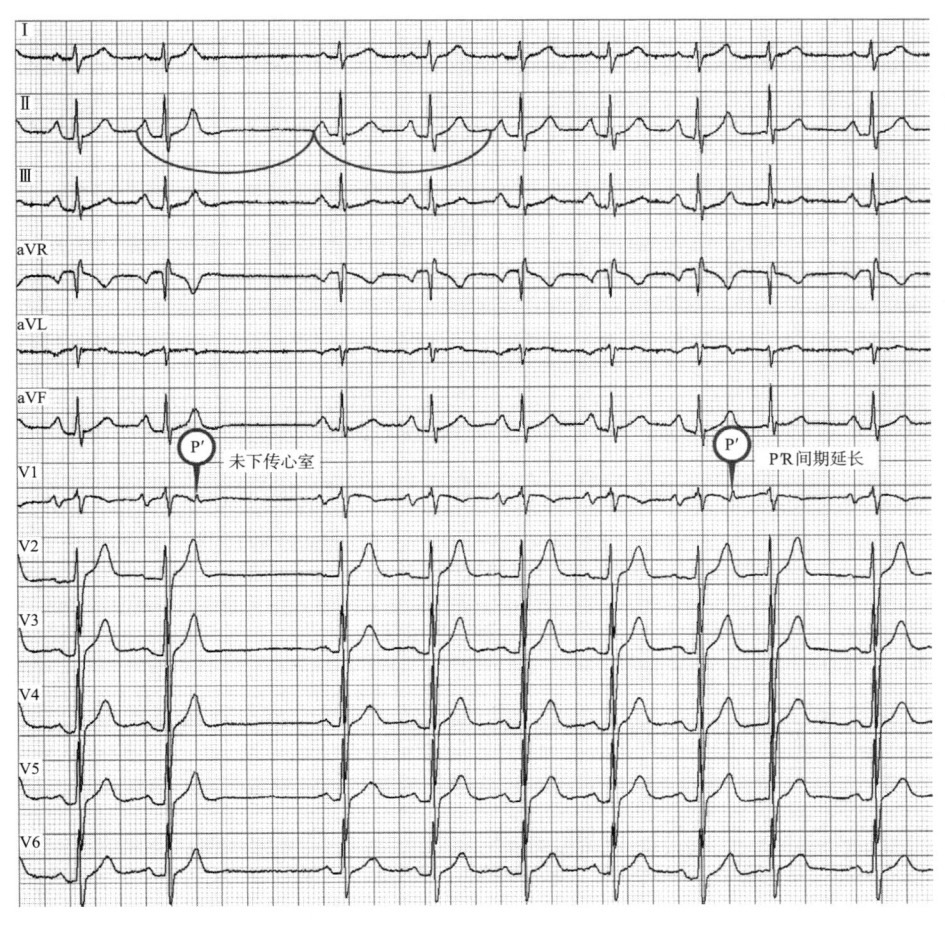

房性期前收缩的冲动是提前的冲动，到达房室交界区时，若处于相对不应期，下传心室的时间延长，表现为P'R间期延长；若处于绝对不应期，冲动不能下传心室，称为房性期前收缩未下传心室，表现为P'波后无QRS波。本图中房性期前收缩的代偿间期几乎完全，P'R间期延长的P'波和未下传心室的P'波，均重叠在前一个心动的T波上，不易被发现和确认，极易被误诊为二度二型窦房传导阻滞。

◎ 仅V1导联，P'波清晰可见。

图2-2-16 房性期前收缩，P'R间期延长和未下传心室实例同步12导联图解

9. 房性期前收缩，二联律和未下传心室

若房性期前收缩二联律，所有的期前收缩均未下传心室，将形成缓慢的心室率。

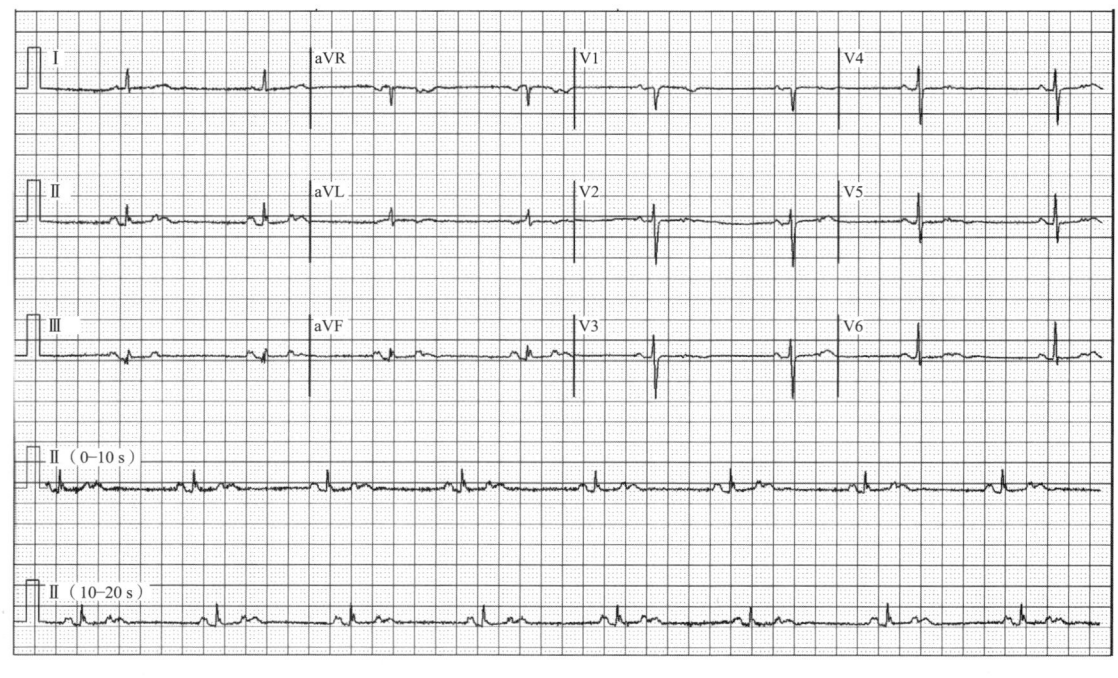

女性，81岁。
心室率53次/分；
PR间期144 ms；
QRS波时间82 ms。

窦性心律
房性期前收缩
二联律
未下传心室

图2-2-17 房性期前收缩，二联律和未下传心室实例

本图中房性期前收缩呈二联律，所有的期前收缩均未下传心室。P'波落在前一个心动T波的上升支上，不易被发现，易被误诊为窦性心动过缓。由于二联律均未下传心室，无法测量PP间期，此时用心室率来计算心率。

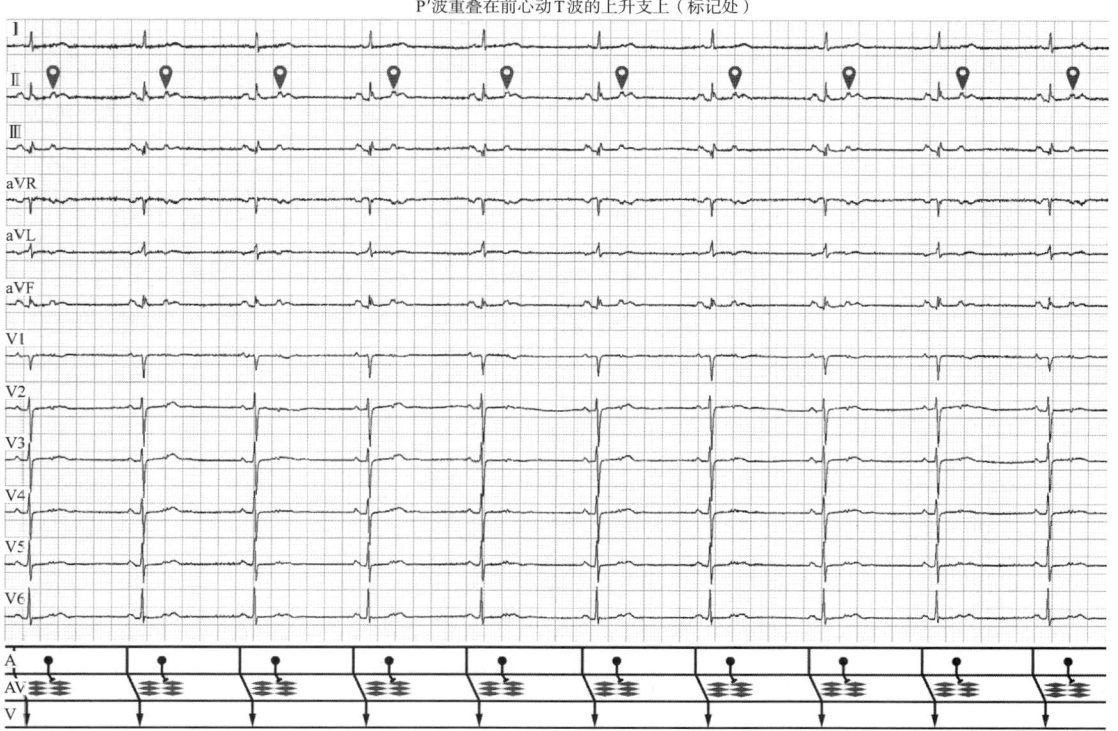

图2-2-18 房性期前收缩二联律、未下传心室实例同步12导联图解

10. 房性期前收缩连发，三联律和未下传心室

每一次正常窦性心动后出现成对期前收缩，又称期前收缩真三联律。

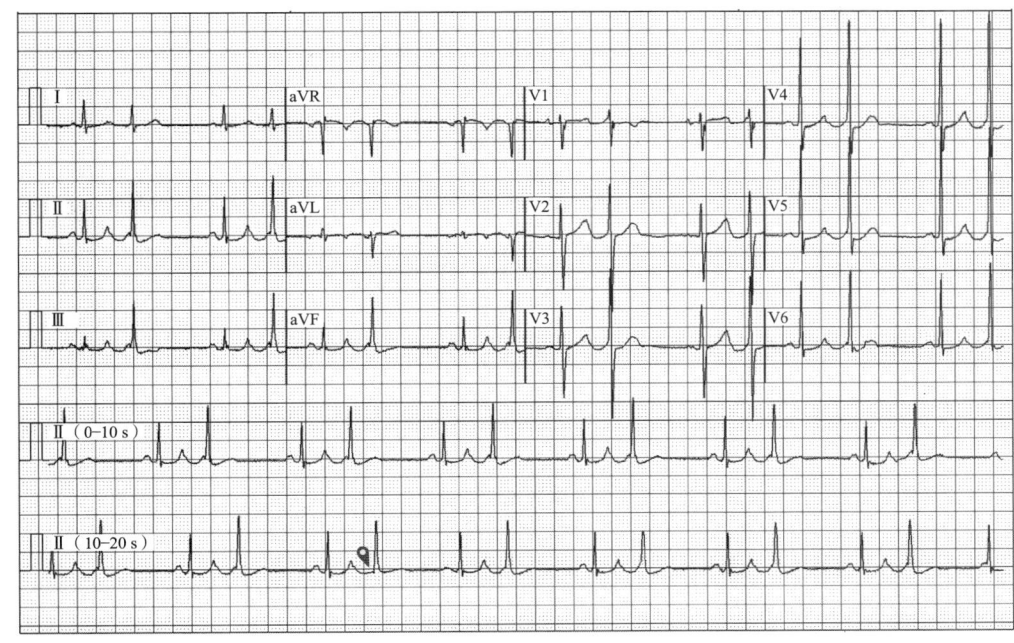

男性，73岁。
平均心室率85次/分；
PR间期140 ms；
QRS波时间90 ms。
标记处图解见图2-2-20。

窦性心律
房性期前收缩连发（三联律）
部分未下传心室

图2-2-19　房性期前收缩连发，三联律和未下传心室实例

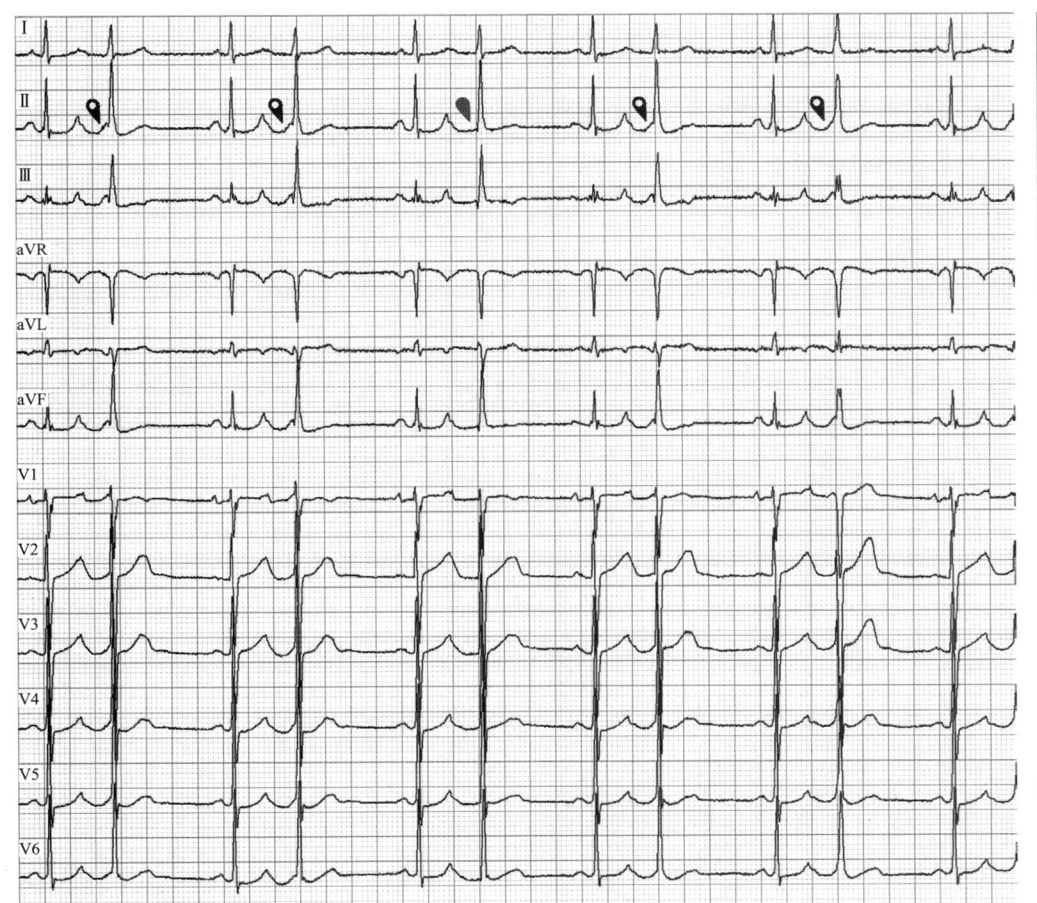

本图中房性期前收缩连发的第二个期前收缩均未下传心室，P'波与前一个心动的QRS波重叠（标记处），不易被发现。图中仅有一次期前收缩未连发（实心标记处）。

第二个房性期前收缩未下传心室

图2-2-20　房性期前收缩连发，三联律和未下传心室实例同步12导联图解

11. 房性期前收缩与心室内差异传导

提早的心房冲动经房室交界区下传至心室时，若遇到一处或多处心室内传导束仍处于不应期，心室内的传导速度将减慢或中断，表现为QRS波宽大畸形，称为心室内差异传导。

（1）心室内差异传导呈右束支传导阻滞图形

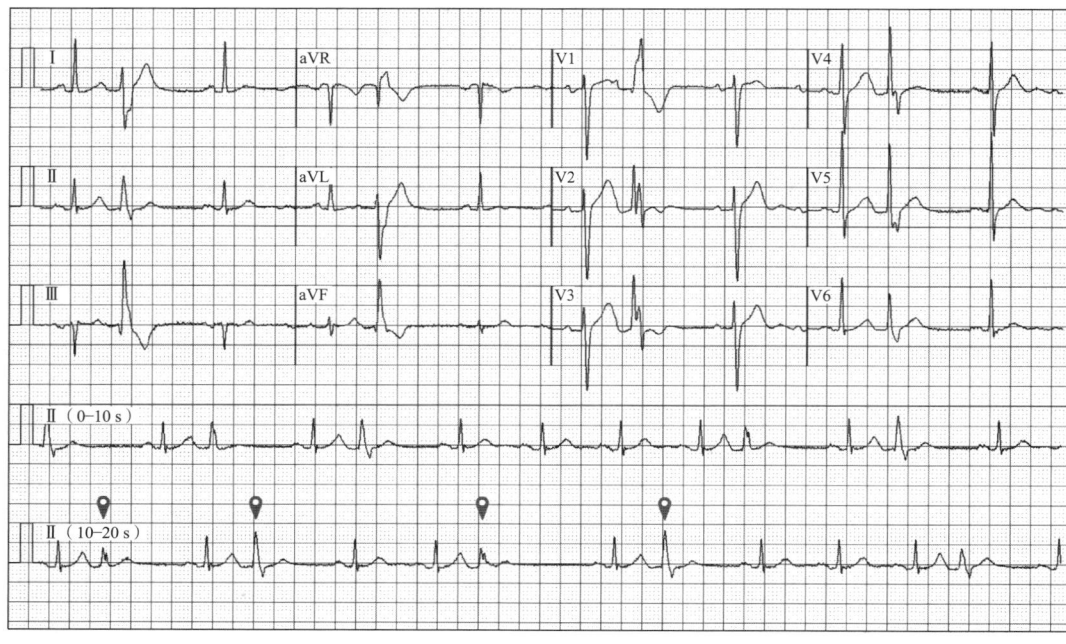

男性，65岁。
窦性心率75次/分；
PR间期170 ms；
QRS波时间90 ms。
标记处图解见图2-2-22。

窦性心律
房性期前收缩
房性期前收缩连发
部分未下传心室
部分伴心室内差异传导

图2-2-21　房性期前收缩心室内差异传导呈右束支传导阻滞图形实例

心室内传导束不应期与前心动周期的长度成正比，较长的心动周期产生较长的不应期，较短的心动周期产生较短的不应期。因此，房性期前收缩是否发生心室内差异传导与房性期前收缩的提早程度（联律间期）和前周期的长度密切有关。本图中房性期前收缩联律间期相等，形成心室内差异传导是由于前一次房性期前收缩代偿形成的长周期，为后一次房性期前收缩产生心室内差异提供了条件。通常右束支的不应期长于左束支，因此心室内差异传导常呈右束支传导阻滞图形。本图中宽大畸形的QRS波呈典型的右束传导阻滞图形。

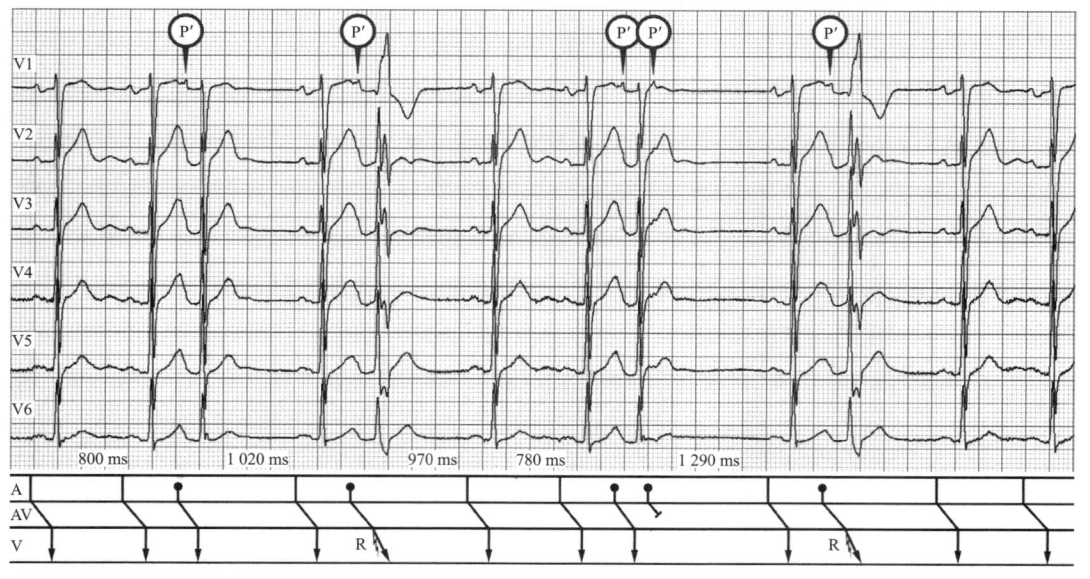

◎ 前周期长，发生心室内差异传导，呈典型的长-短周期规律。

注：R代表右束支；↯代表传导减慢。

图2-2-22　房性期前收缩心室内差异传导呈右束支传导阻滞图形实例形成机制图解

（2）心室内差异传导呈左束支传导阻滞图形

房性期前收缩伴心室内差异传导较少呈左束支传导阻滞图形。

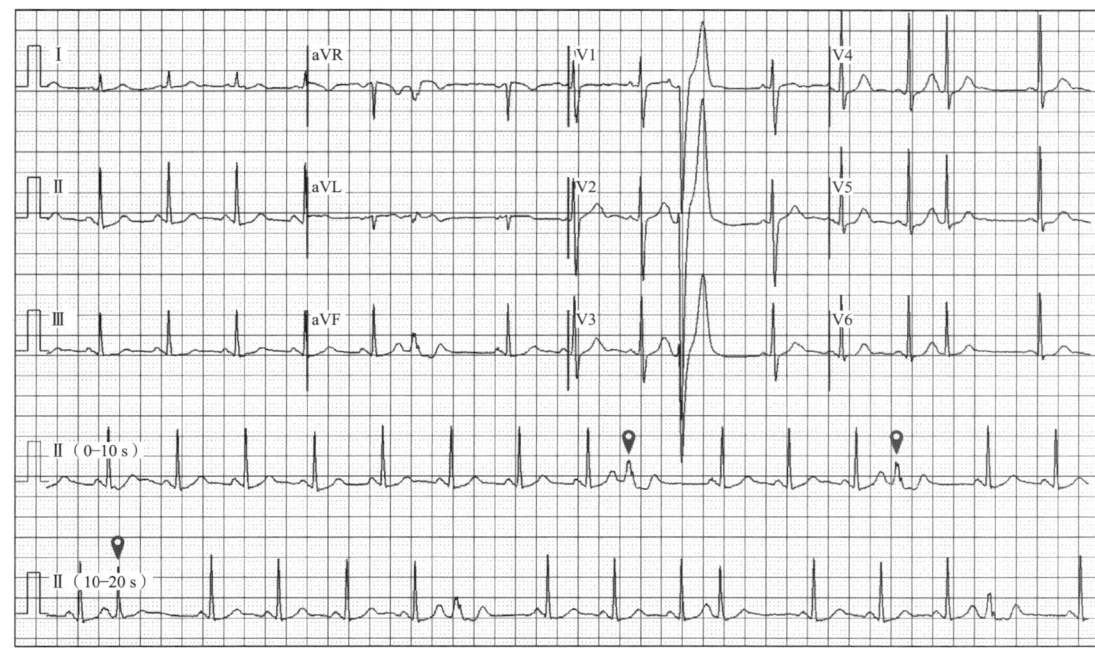

女性，53岁。
窦性心率91次/分；
PR间期120 ms；
QRS波时间86 ms。
标记处图解见图2-2-24。

窦性心律
房性期前收缩
部分伴心室内差异传导
ST段和T波改变

图2-2-23　房性期前收缩心室内差异传导呈左束支传导阻滞图形实例

> 宽大畸形的QRS波前均有P'波，P'R间期>120 ms，代偿间期不完全，为房性期前收缩伴心室内差异传导。图中另有两次房性期前收缩的QRS波与窦性QRS波相同。仔细测量可以发现，房性期前收缩发生心室内差异传导与房性期前收缩的联律间期略短有关，符合长-短周期的规律。本图中宽大畸形的QRS波呈典型的左束传导阻滞图形。

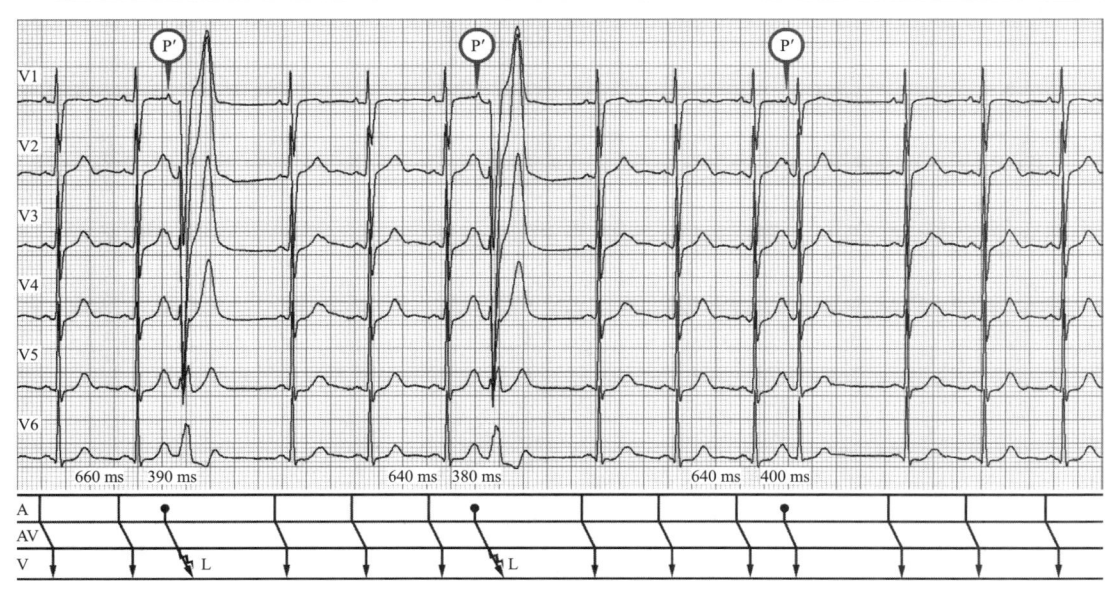

◎ 后周期短，发生心室内差异传导，呈典型的长-短周期规律。

注：L代表左束支。

图2-2-24　房性期前收缩心室内差异传导呈左束支传导阻滞图形实例形成机制图解

（3）房性期前收缩二联律与心室内差异传导

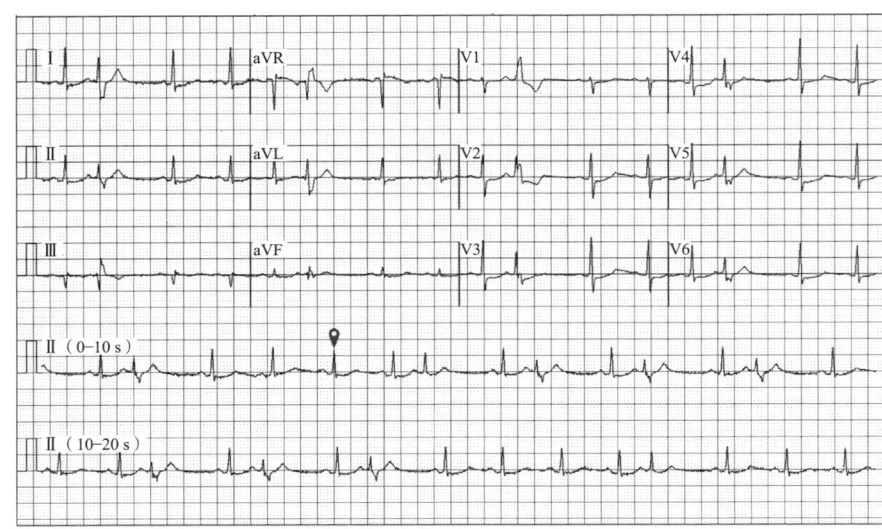

房性期前收缩二联律，代偿形成前周期长，期前收缩产生后周期短，形成特有的长-短周期，易发生心室内差异传导。

女性，67岁。
窦性心率88次/分；
PR间期167 ms；
QRS波时间78 ms。
标记后图解见图2-2-26。

窦性心律
房性期前收缩
部分二联律
部分心室内差异传导

图2-2-25　房性期前收缩二联律与心室内差异传导实例

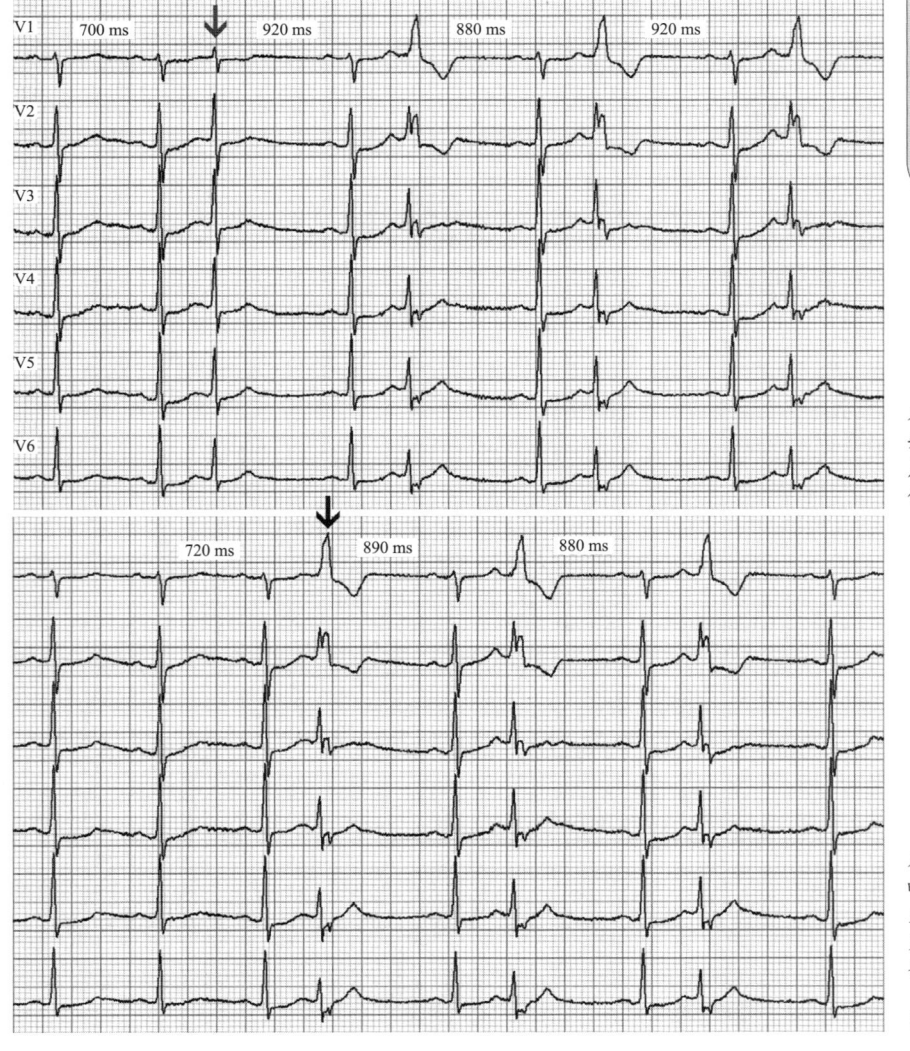

房性期前收缩的联律间期基本相等。前周期的长度决定了是否发生心室内差异传导。图中有两阵二联律，代偿形成的长前周期，使其后的期前收缩均发生心室内差异传导。

本段记录中，第一次房性期前收缩的前周期短，未发生心室内差异传导。其代偿形成前周期长，为其后的期前收缩发生心室内差异传导提供条件

本段记录中，第一次房性期前收缩的前周期略长于上段记录中第一次房性期前收缩，发生心室内差异传导，代偿形成前周期长，又为其后的期前收缩发生心室内差异传导提供条件

◎ 典型的长-短周期规律。

图2-2-26　房性期前收缩二联律与心室内差异传导实例形成机制图解

（4）房性期前收缩二联律与心室内差异传导呈左右束支交替传导阻滞图形

房性期前收缩二联律形成的长-短周期，发生连续的心室内差异传导，可呈左右束支交替传导阻滞图形，是蝉联现象的一种表现。

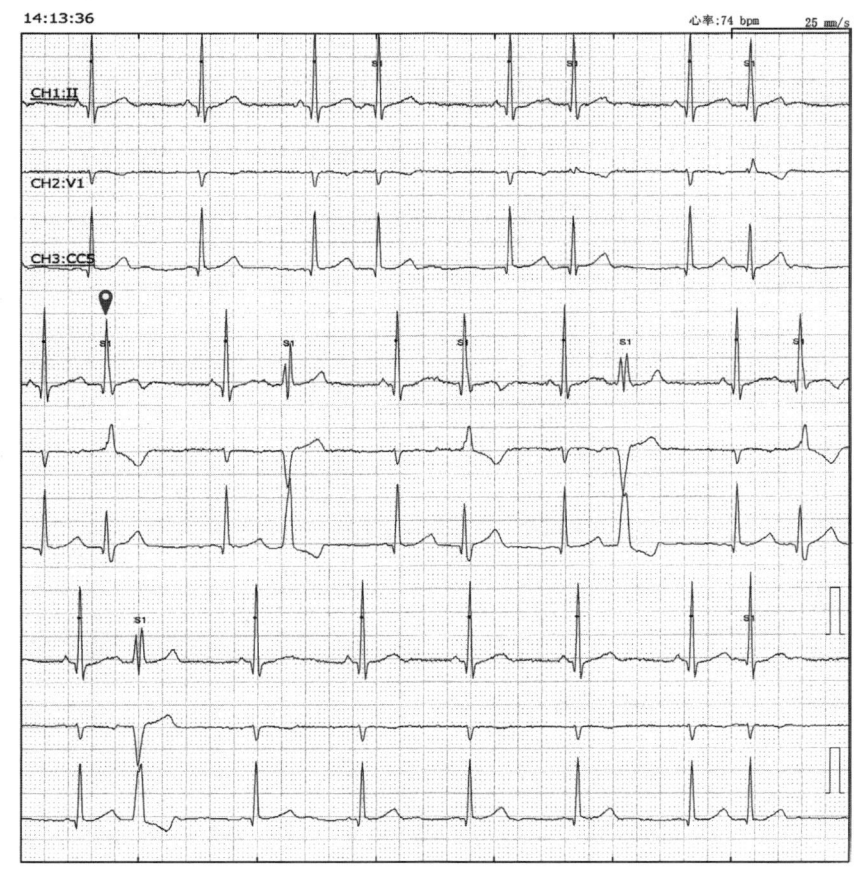

女性，44岁。
标记后图解见图2-2-28。

窦性心律
房性期前收缩部分二联律
心室内差异传导

图2-2-27　房性期前收缩二联律与心室内差异传导呈左右束支交替传导阻滞图形实例

> 蝉联现象的概念：冲动传导前方出现两条传导径路时，一侧径路处于不应期而发生传导阻滞，冲动经另一条径路下传，并向传导阻滞的径路产生隐匿传导，产生不应期，使得该径路在下次冲动到达时再一次发生传导阻滞。本图中房性期前收缩呈二联律时，心室内差异传导的QRS波呈左右束支交替传导阻滞图形。形成机制是经室间隔的隐匿传导使得左右束支激动有先后。在被窦性冲动同步激动后，当再次房性期前收缩达到时，原先下传的束支激动在先，前周期长，不应期长，发生传导阻滞；原先传导阻滞的束支激动在后，前周期短，不应期短，冲动经原先传导阻滞的束支下传。其心电图特点是左右束支交替传导阻滞，中间隔一次正常的QRS波，这是蝉联现象的表现之一。

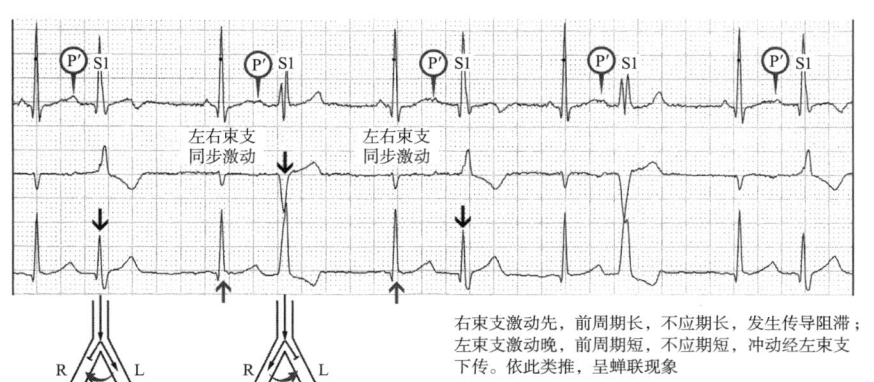

临床意义　房性期前收缩二联律伴左右束支交替性传导阻滞，是一种生理性的传导阻滞，并非病理性的传导阻滞。

图2-2-28　房性期前收缩二联律与心室内差异传导呈左右束支交替传导阻滞图形实例形成机制图解

（5）房性期前收缩二联律与心室内差异传导呈分支传导阻滞图形

左束支有两大主要分支：左前分支和左后分支。有时心室内差异传导也可呈分支传导阻滞图形。呈分支传导阻滞图形的差异传导，QRS波可增宽，也可不增宽，主要表现是QRS波电轴发生改变。

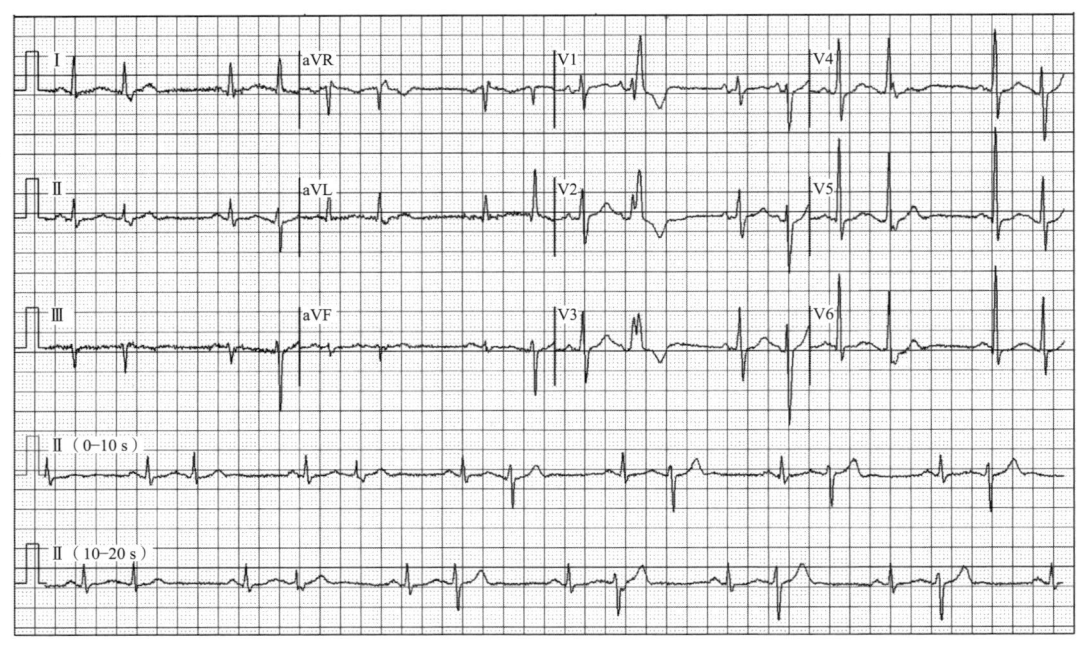

男性，55岁。
平均心室率75次/分；
PR间期146 ms；
QRS波时间105 ms。

窦性心律
房性期前收缩二联律
部分心室内差异传导

图2-2-29　房性期前收缩二联律与心室内差异传导呈分支传导阻滞图形实例一

呈分支传导阻滞图形的心室内差异，常见的是左前分支传导阻滞图形，少见为左后分支传导阻滞图形。

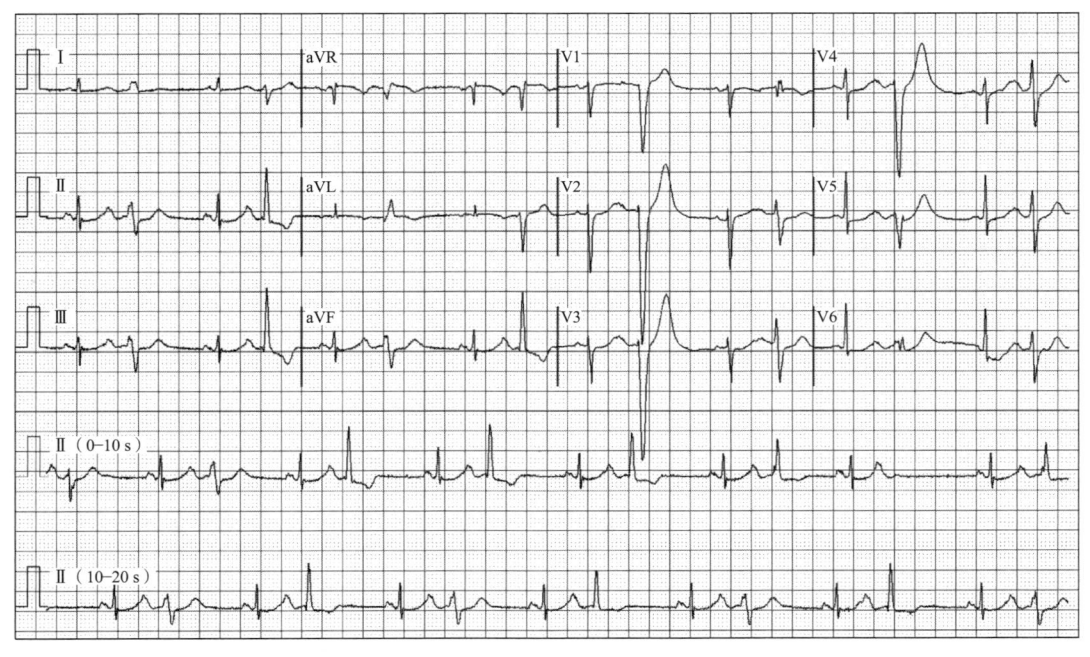

女性，66岁。
平均心室率86次/分；
PR间期120 ms；
QRS波时间74 ms。

窦性心律
房性期前收缩二联律
部分心室内差异传导
部分未下传心室

图2-2-30　房性期前收缩二联律与心室内差异传导呈分支传导阻滞图形实例二

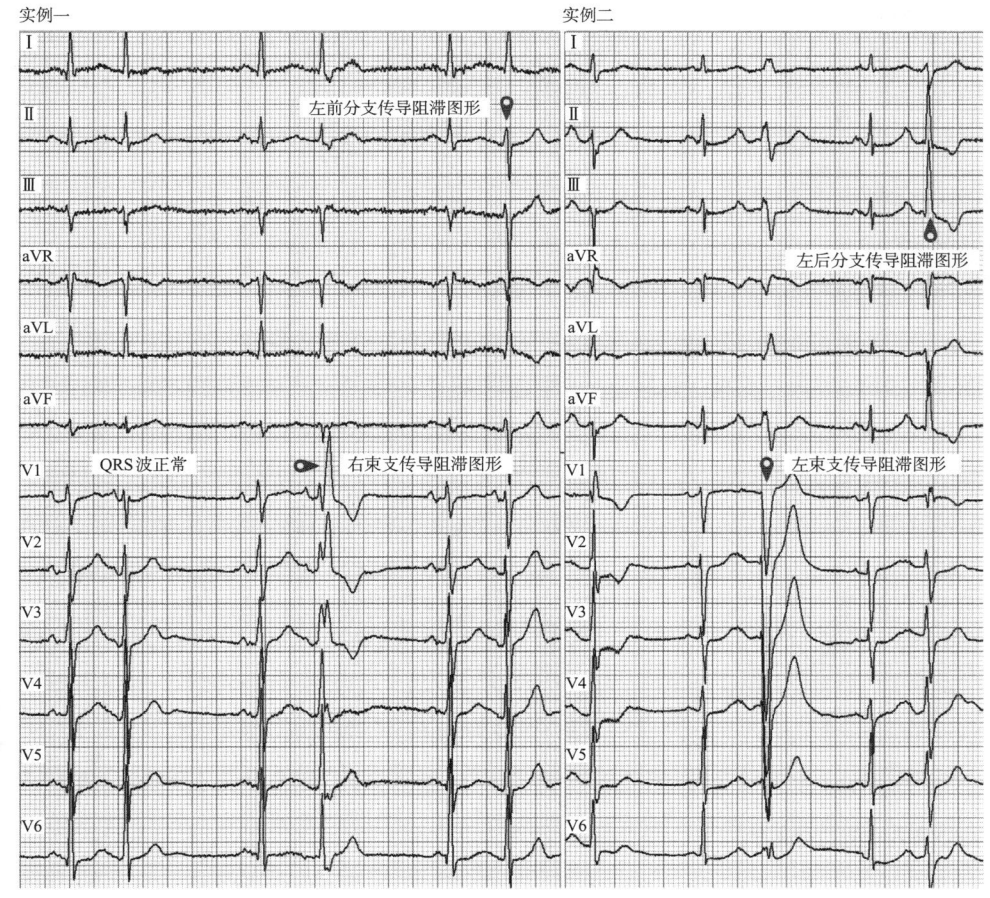

图2-2-31 房性期前收缩二联律与心室内差异传导呈分支传导阻滞图形实例一和实例二同步12导联图解

（6）房性期前收缩连发与连续心室内差异传导

房性期前收缩连发，两次期前收缩均可发生心室内差异传导。连续的心室内差异传导是蝉联现象的一种表现。

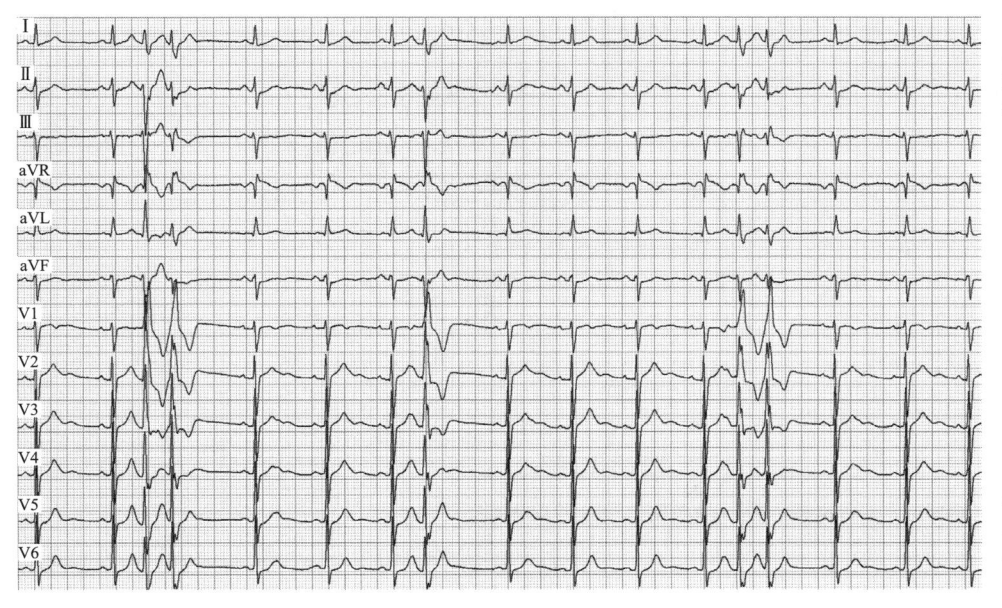

图2-2-32 房性期前收缩连发与连续心室内差异传导实例一

心室内差异传导应与室性期前收缩鉴别。鉴别诊断要点包括：P'波、长-短周期规律和宽大畸形QRS波的形态等。

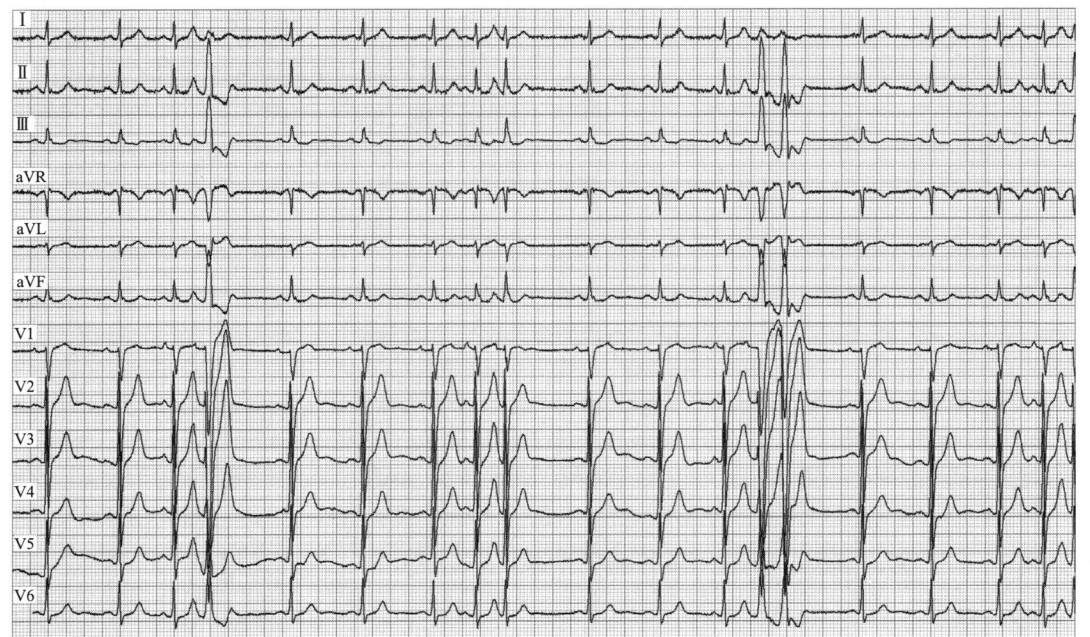

男性，69岁。
窦性心率75次/分；
PR间期150 ms；
QRS波时间105 ms。

窦性心律
房性期前收缩连发
部分心室内差异传导

图2-2-33　房性期前收缩连发与连续心室内差异传导实例二

房性期前收缩连发，连续发生心室内差异传导的形成机制是经室间隔的连续隐匿传导，是蝉联现象的一种表现。

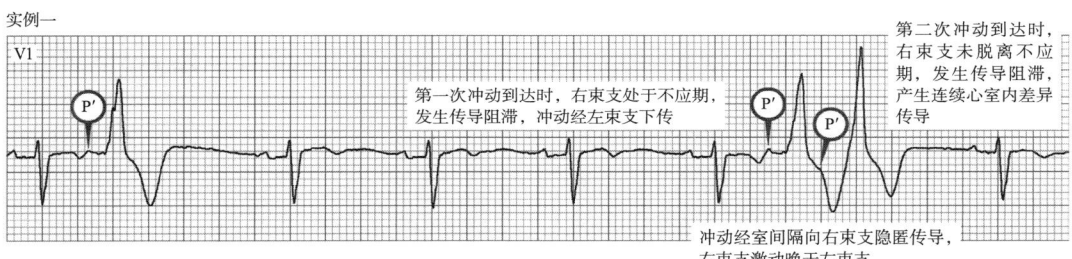

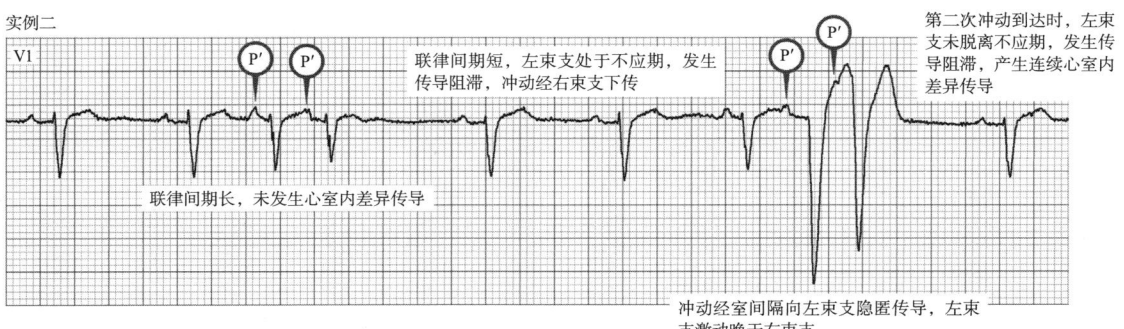

图2-2-34　房性期前收缩连发与连续心室内差异传导实例一和实例二形成机制图解

(7)房性期前收缩连发与心室内差异传导

房性期前收缩连发,即使第一次期前收缩发生心室内差异传导,对于第二次期前收缩而言,若未发生经室间隔的隐匿传导,第二次期前收缩可以不发生心室内差异传导。

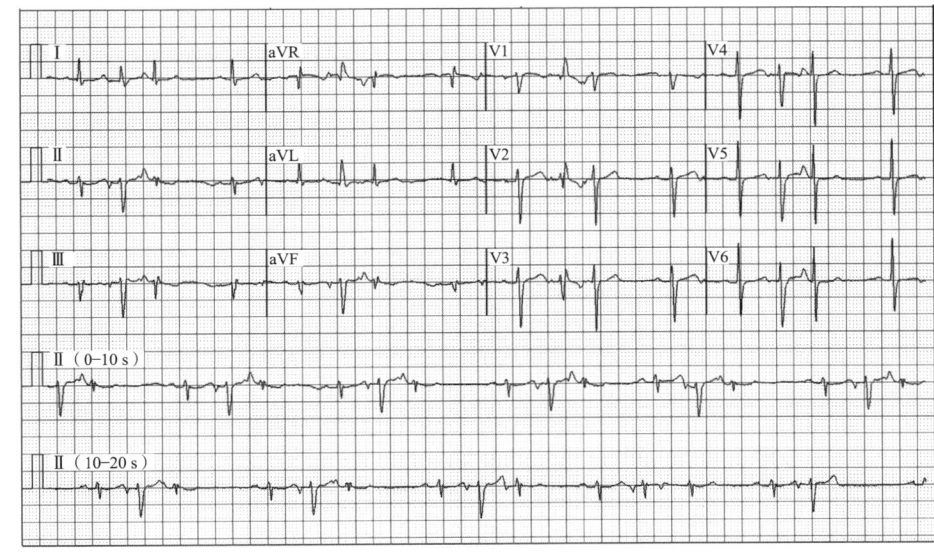

男性,69岁。
平均心室率86次/分;
PR间期160 ms;
QRS波时间87 ms。

窦性心律
房性期前收缩连发(三联律)
部分心室内差异传导

图2-2-35 房性期前收缩连发与心室内差异传导实例

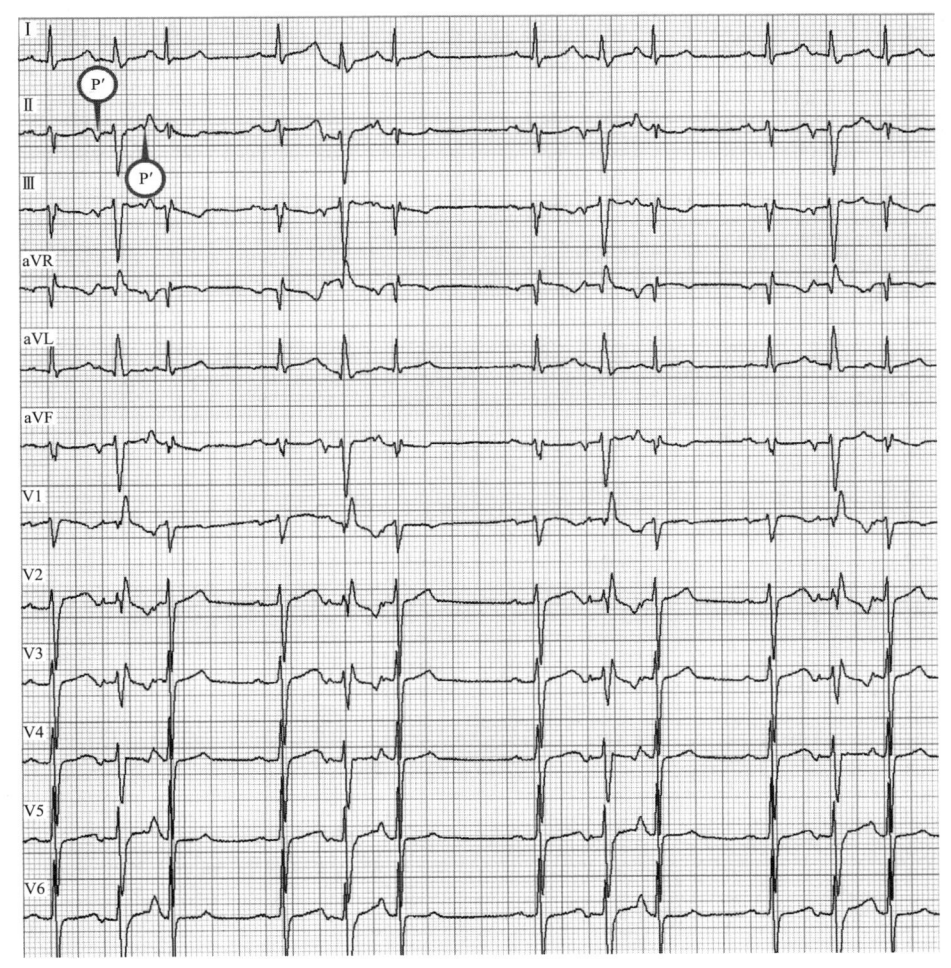

房性期前收缩连发,呈现连续的真三联律。此时无法测量窦性基本PP间期和代偿间期。心室内差异传导,使得每个宽大畸形的QRS波均在正常QRS波之间。应与插入性室性期前收缩进行鉴别。

◎ 第一次冲动到达时,右束支处于不应期,发生传导阻滞,冲动经左束支下传。尚未发生经室间隔隐匿传导,第二次冲动已到达。右束支未被激动,不发生传导阻滞。

图2-2-36 房性期前收缩连发与心室内差异传导实例形成机制图解

(二)房性心动过速

3次或3次以上连续出现的快速异位心动称为异位心动过速。起源于窦房结以外的、心房任何部位的心动过速,称为房性心动过速。房性心动过速常可分为短阵、阵发性和非阵发性。

1. 短阵房性心动过速

短阵房性心动过速的时间长度,尚无统一的标准。

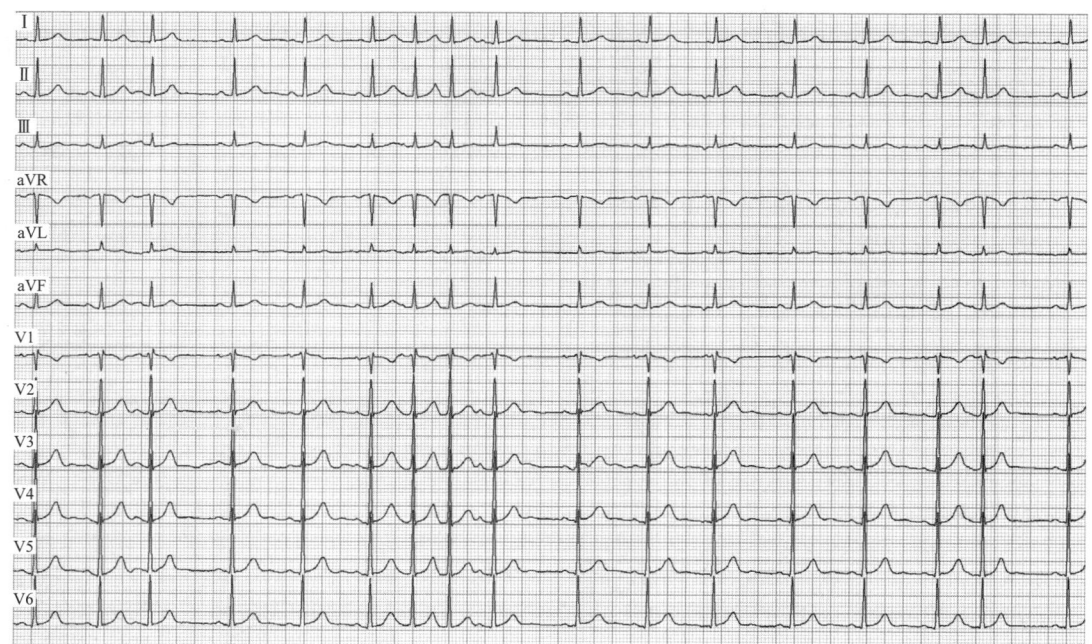

男性,73岁。
窦性心率83次/分;
PR间期151 ms;
QRS波时间74 ms。

窦性心律
多源性房性期前收缩
短阵房性心动过速

图2-2-37 短阵房性心动过速实例一

短阵房性心动过速常与房性期前收缩同时存在。在起源上,两者可同一起源,也可不同起源。短阵房性心动过速可频发。

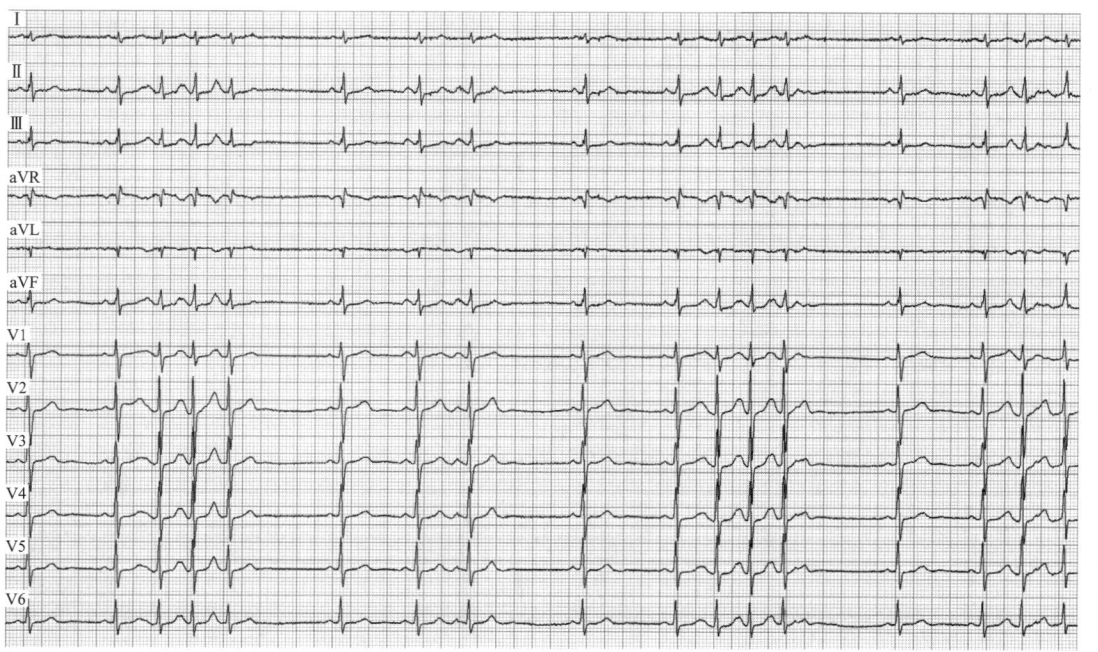

女性,63岁。
平均窦性心率62次/分;
PR间期148 ms;
QRS波时间92 ms。

窦性心律不齐
房性期前收缩
短阵房性心动过速

图2-2-38 短阵房性心动过速实例二

实例一（上图）存在两源房性期前收缩，从P'形态和联律间期来判断，短阵房性心动过速第一次心动的起源与其中一源房性期前收缩的起源相同。实例二（下图）从P'形态和联律间期来判断，短阵房性心动过速与房性期前收缩起源不同。当房性心动过速的心率较快时，P'波常重叠在前一个心动的T波上，不易被确认。Ⅱ导联和V1导联是辨认P波最常用的导联。

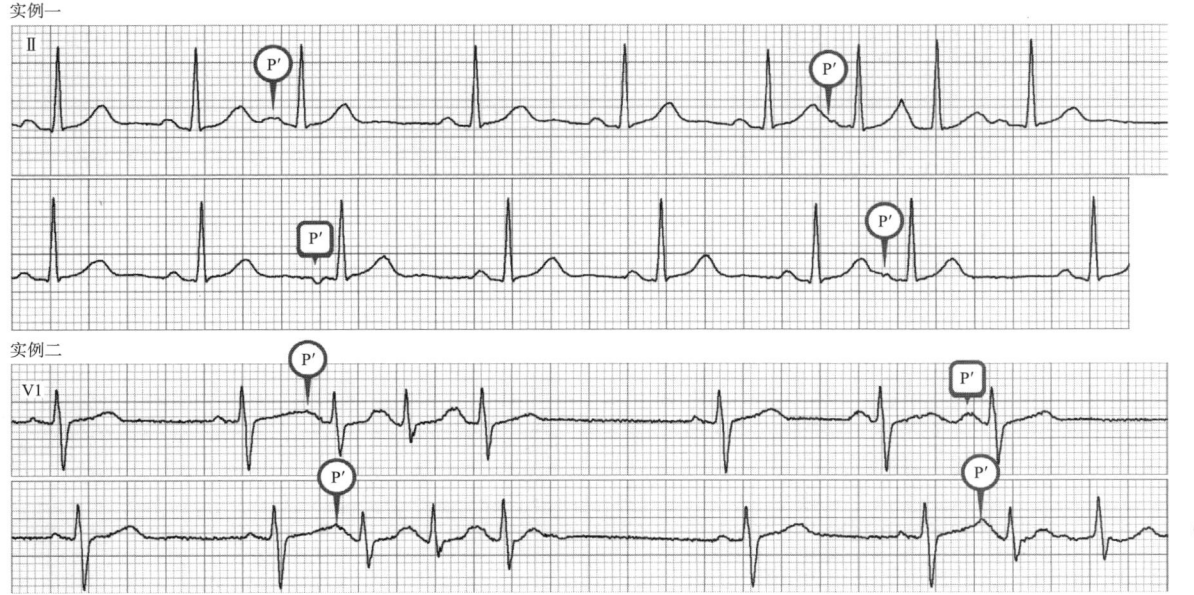

◎ 从P'形态和联律间期来判断起源。

图2-2-39　短阵房性心动过速实例一和实例二 P'波识别图解

（1）短阵多源性房性心动过速

多源性房性心动过速又称紊乱性房性心动过速。心电图特点是在同一导联上有3种或3种以上不同形态的P'波。P'P'间期、P'R间期和RR间期均不等。

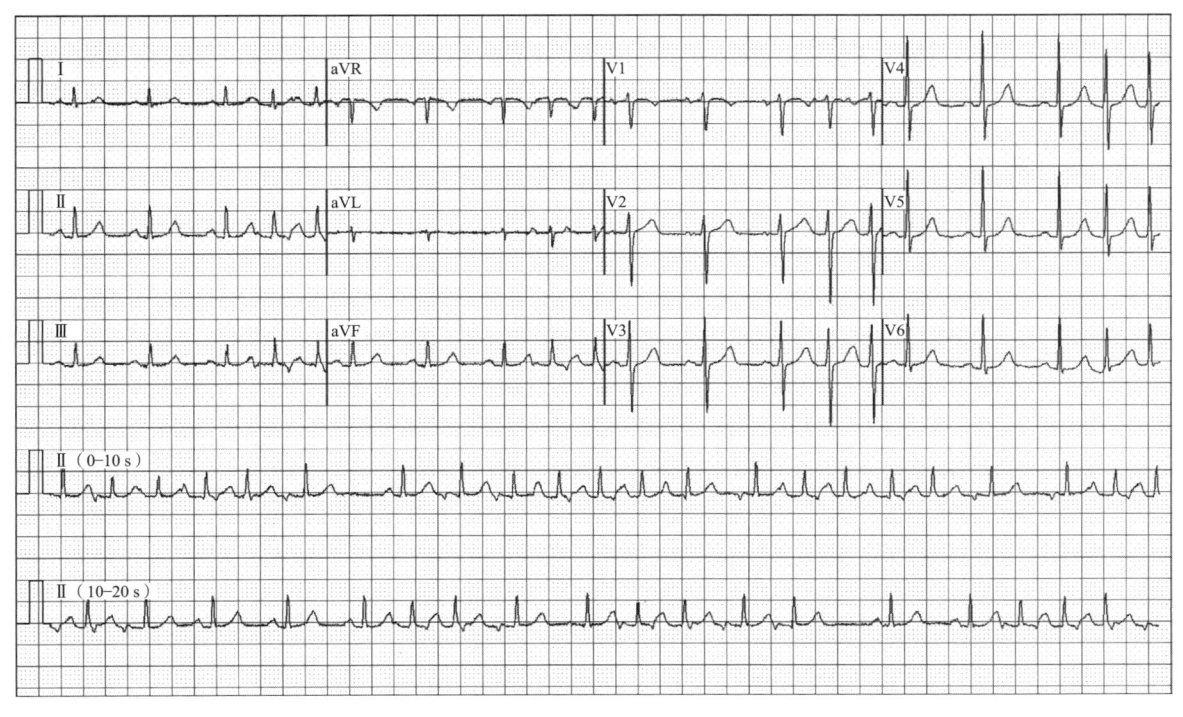

女性，83岁。
窦性心率88次/分；
PR间期140 ms；
QRS波时间100 ms。

窦性心律
短阵多源性房性心动过速

图2-2-40　短阵多源性房性心动过速实例

本图中共有6次窦性P波，余均为P′波。将Ⅱ导联放大观察，可以发现P′波形态多变，P′P′间期和P′R间期均不等。P′波形态不同，表明冲动起源于心房不同的部位，为多源性房性心动过速。

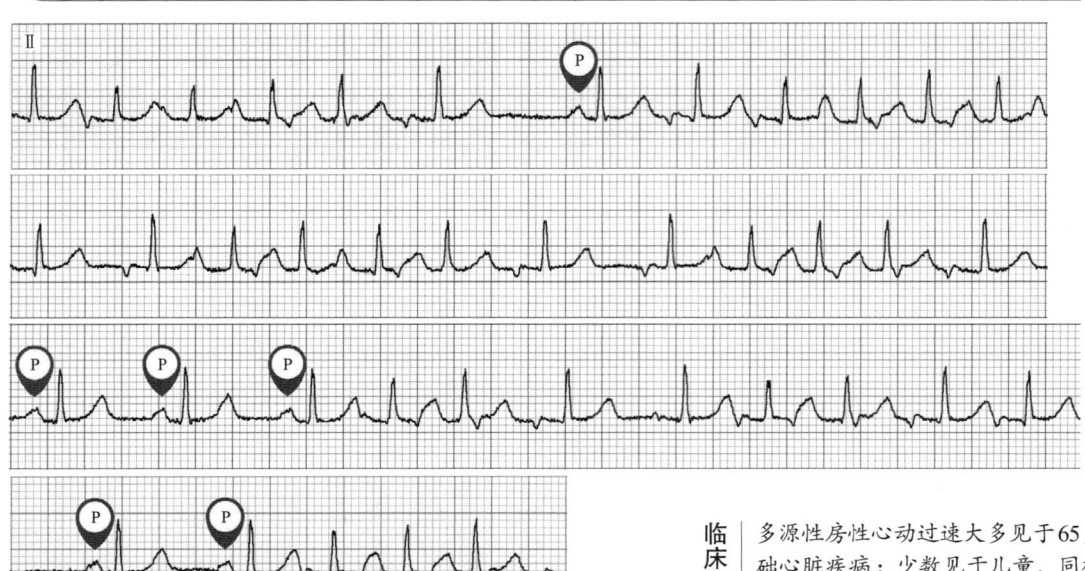

◎ 特点是P′波形态多变，联律间期不等。

临床意义：多源性房性心动过速大多见于65岁以上的老年人，常有基础心脏疾病；少数见于儿童，同样常有基础心脏疾病。在心电图上常同时存在其他快速型房性心律失常。

图2-2-41　短阵多源性房性心动过速实例P′波识别图解

（2）短阵房性心动过速与房室传导比例

　　房性心动过速所有的P′波均下传心室，称为1∶1房室传导。若部分P′波在房室交界区遇到不应期，不能1∶1下传心室，可出现不同比例的房室传导。

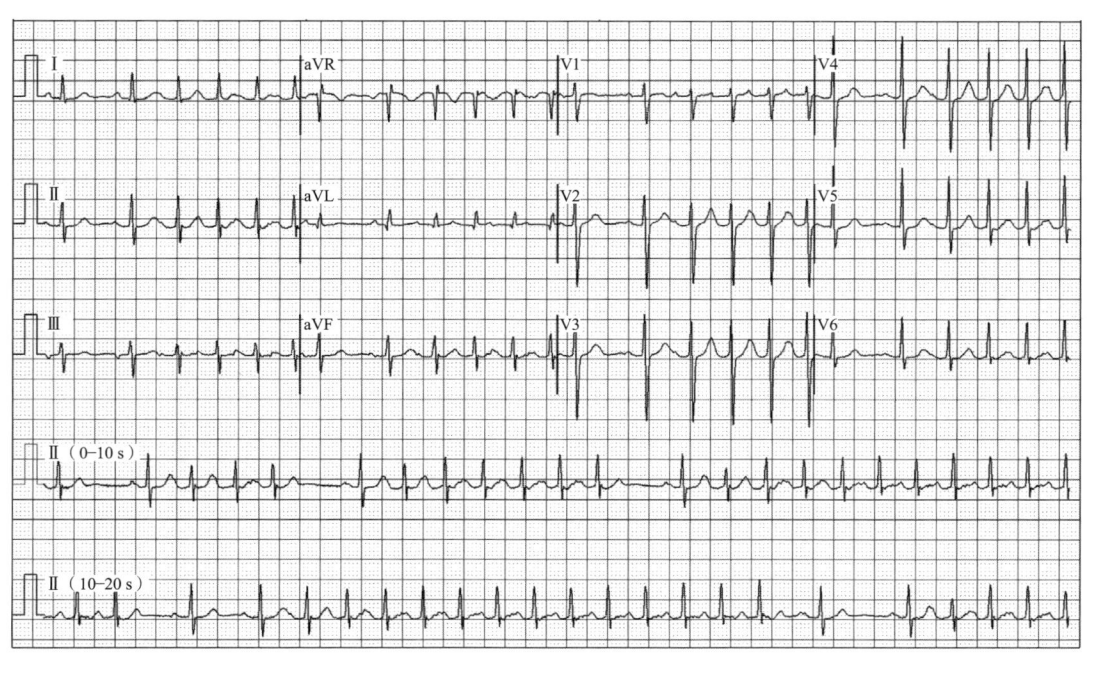

女性，54岁。
窦性心率88次/分；
PR间期170 ms；
QRS波时间70 ms。

窦性心律
短阵房性心动过速
不等比房室传导

图2-2-42　短阵房性心动过速与房室传导比例实例一

房性心动过速的房室传导比例相等,称为等比房室传导,如1:1房室传导;若传导比例不等,称为不等比房室传导。若房性心动过速的心房率较快,较多的P'波将不能下传心室,此时心室率可无明显加快,甚至出现缓慢的心室率。

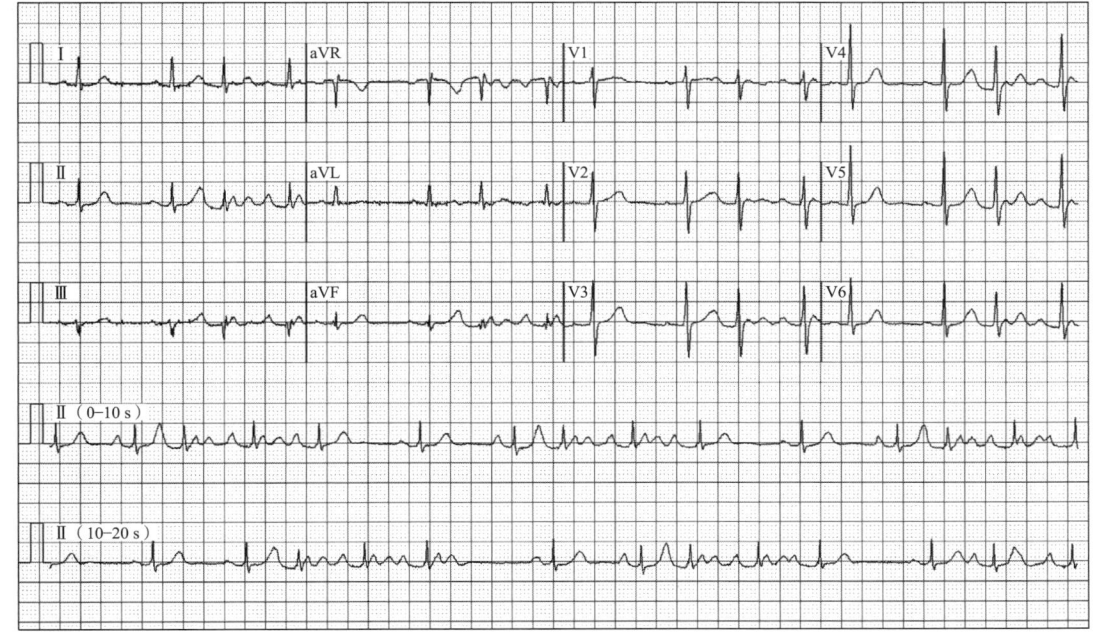

女性,79岁。
窦性心率65次/分;
PR间期178 ms;
QRS波时间90 ms。

窦性心律
短阵房性心动过速
2:1房室传导

图2-2-43 短阵房性心动过速与房室传导比例实例二

实例一(上图)为短阵房性心动过速不等比房室传导实例,标记处一次P'波未下传心室,余P'波均下传心室。实例二(下图)为短阵房性心动过速等比房室传导实例,均呈2:1等比房室传导。

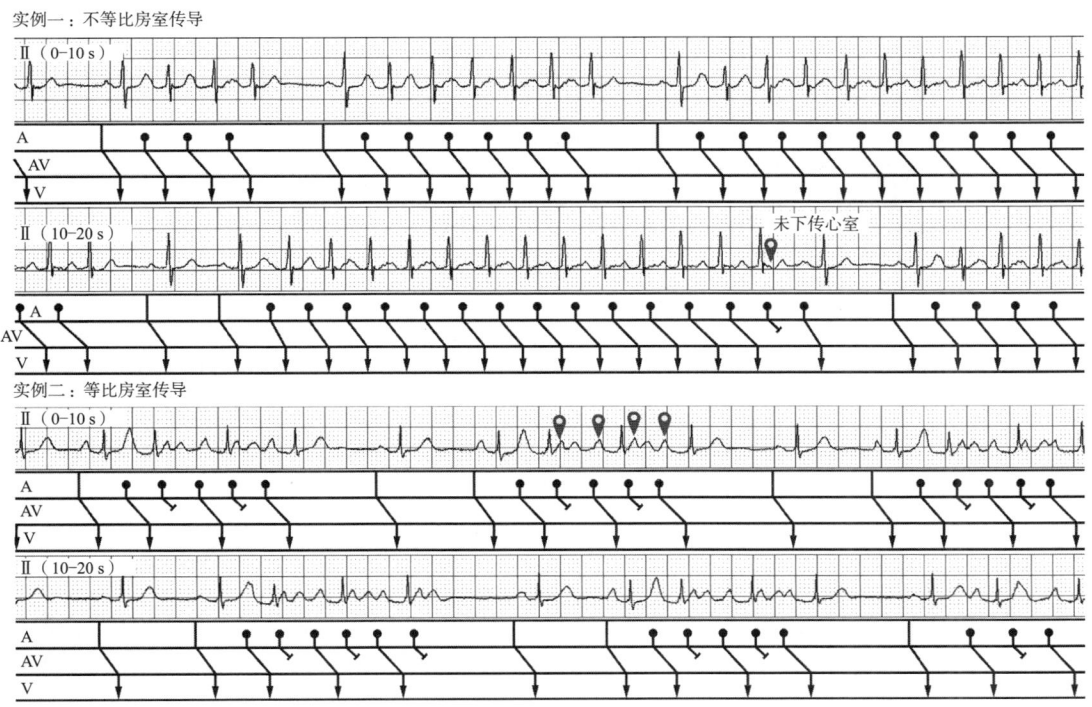

◎ 两次P'波,一次下传心室,呈2:1等比房室传导。

图2-2-44 短阵房性心动过速与房室传导实例一和实例二P'波识别图解

（3）短阵房性心动过速与房室隐匿传导

有时短阵房性心动过速所有的P'波均不能下传心室，形成长RR间期。连续不能下传心室的形成机制是隐匿传导。

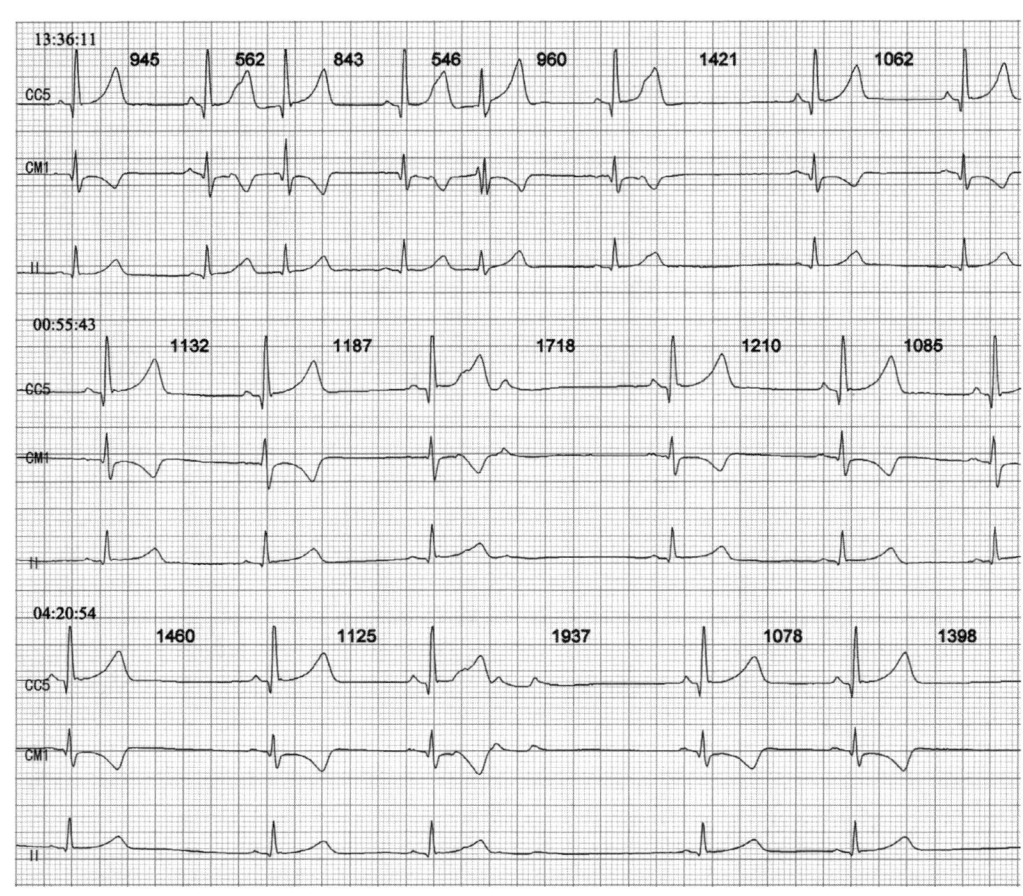

男性，56岁。

窦性心律
房性期前收缩
房性期前收缩连发
部分未下传心室
短阵房性心动过速
房室隐匿传导

图2-2-45　短阵房性心动过速与房室隐匿传导实例

隐匿传导是指一次窦性或异位冲动激动了传导系统，虽未传至心房或心室形成P波或QRS波，但在该区域产生不应期，影响下一次冲动的传导。隐匿传导的形成机制是当冲动到达某部位时，该部位正处在相对不应期，兴奋性较低，此时该部位动作电位0相上升速率和振幅均较低，使兴奋不能向周边正常扩散而形成正常除极，但是由于该冲动已兴奋这一部位，将产生不应期。这一不应期，使得随后一次冲动不能正常传导（传导中断或传导延迟）。隐匿传导在心电图上难以发现，只有根据对随后一次冲动的影响来分析。隐匿传导最常发生的部位是房室交界区。

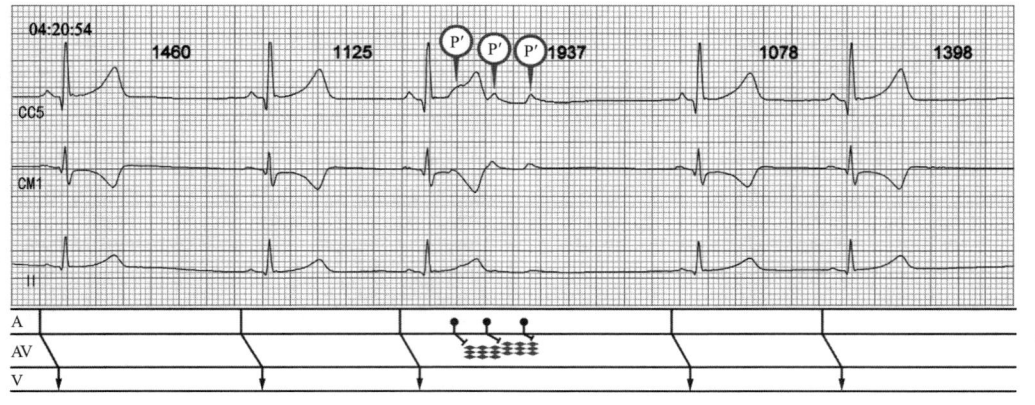

◎ 连续的隐匿传导，所有的P'波均未下传心室。

临床意义：隐匿传导常属于生理性干扰，少数与传导阻滞有关。

图2-2-46　短阵房性心动过速与房室隐匿传导实例P'波识别图解

（4）短阵房性心动过速与心室内差异传导

房性心动过速可发生心室内差异传导。有时可以出现连续的心室内差异传导（蝉联现象）。

1）短阵房性心动过速心室内差异传导的QRS波形态

在差异传导中，心室内的传导速度可以是不同的。因此若存在蝉联现象，其QRS波宽大畸形的程度可有所不同。

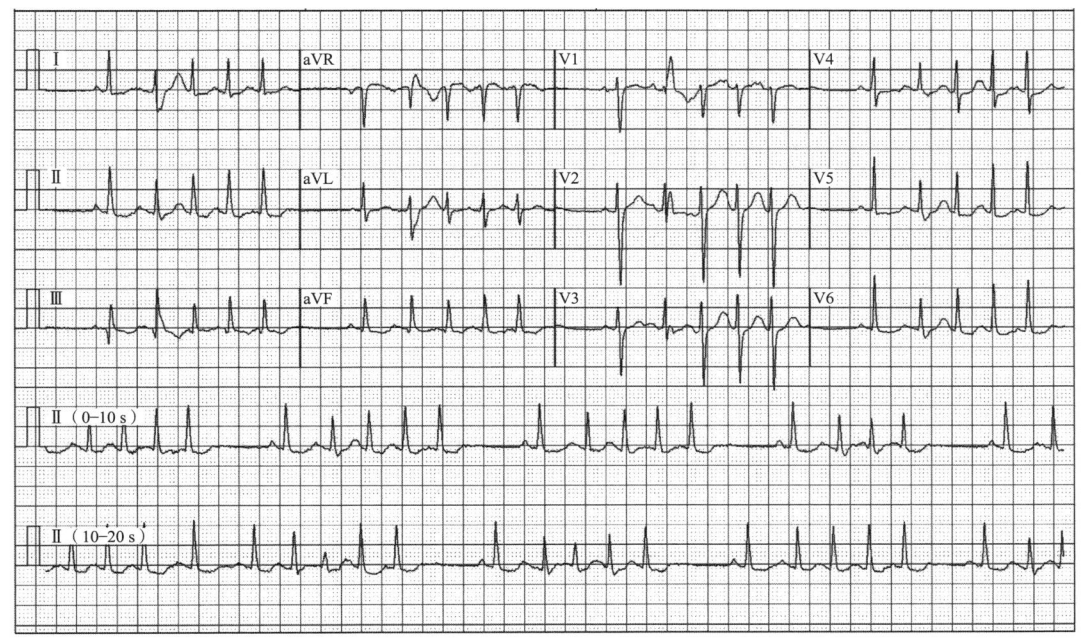

男性，64岁。
平均心室率128次/分；
PR间期140 ms；
QRS波时间95 ms。

窦性心律
短阵房性心动过速
心室内差异传导

图 2-2-47　短阵房性心动过速心室内差异传导QRS波形态实例

> 心室内差异传导常呈右束支阻滞图形，在Ⅱ导联节律图上，并不易观察QRS波形态改变，通常在V1导联上易观察QRS波形态。下图为V1导联，可见连续的心室内差异传导（蝉联现象），并可见QRS波的形态有所不同（标记处），原因是差异传导中，心室内传导速度不同。

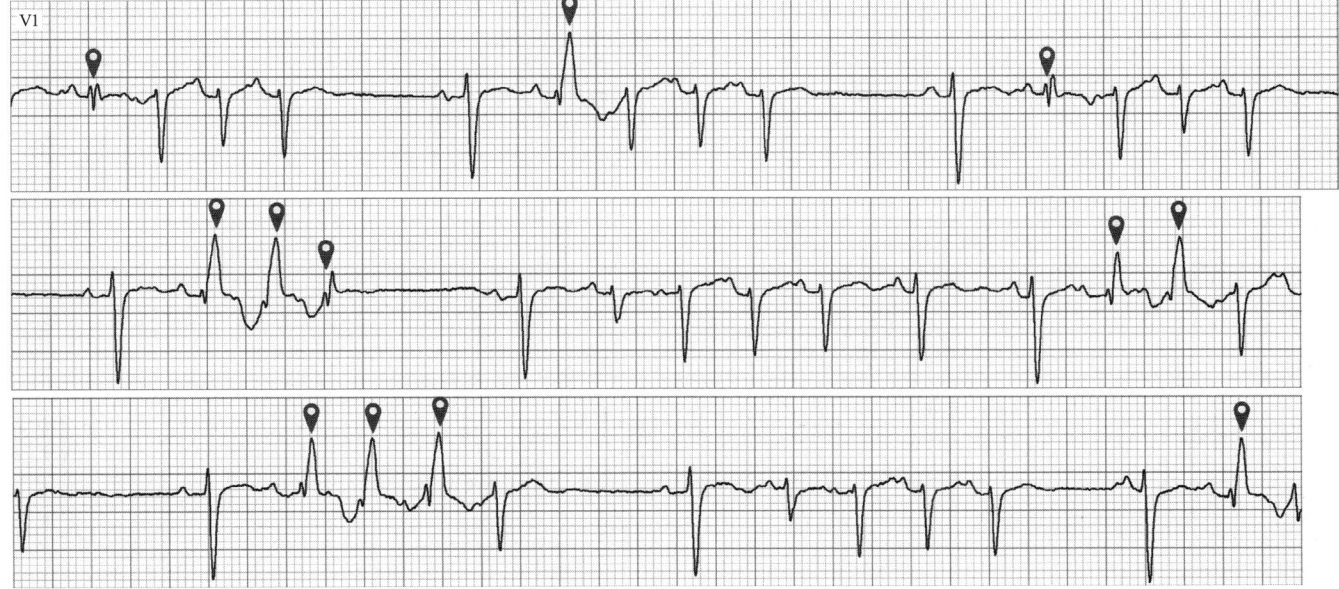

◎ 心室内差异传导的特点是QRS波形态可不同。

图 2-2-48　短阵房性心动过速与心室内差异传导V1导联QRS波形态识别图解

2）短阵房性心动过速与心室内差异传导呈蝉联现象

房性心动过速若心率不变，心室内差异传导可持续存在（蝉联现象）。

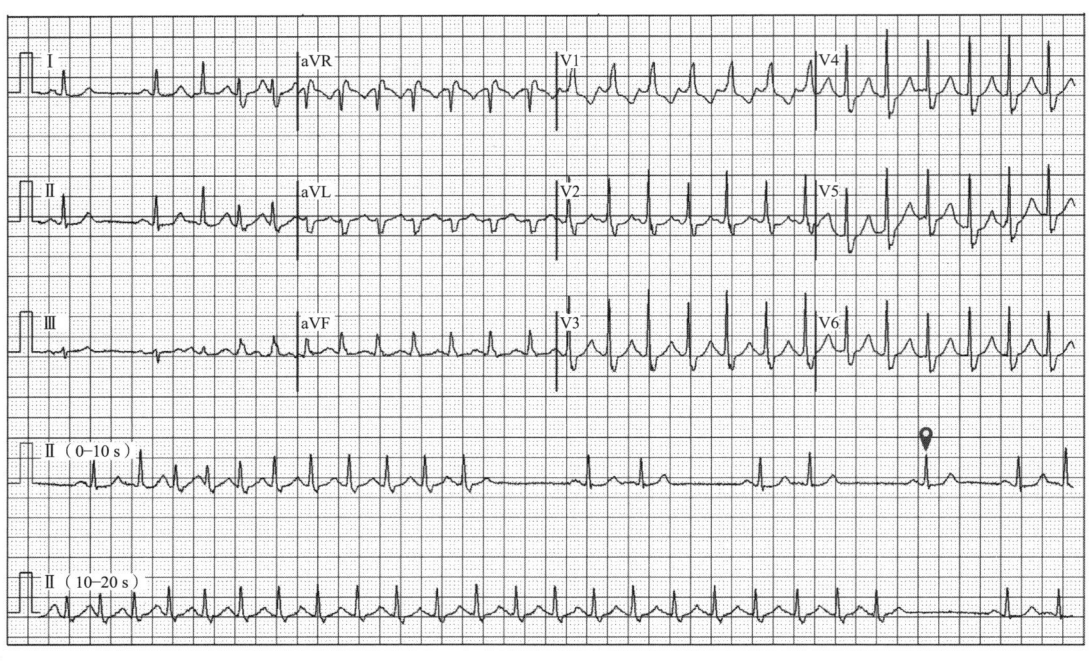

女性，70岁。
窦性心率68次/分；
PR间期153 ms；
QRS波时间100 ms。
标记后图解见图2-2-50。

窦性心律
房性期前收缩
短阵房性心动过速
心室内差异传导

图2-2-49　短阵房性心动过速与心室内差异传导呈蝉联现象实例

> 房性心动过速的心率基本不变，蝉联现象持续存在，直到心动过速终止。P′波重叠在前心动的T波上，仅在V2导联上清晰可见（标记处），应注意与室性心动过速和其他类型的室上性心动过速鉴别。

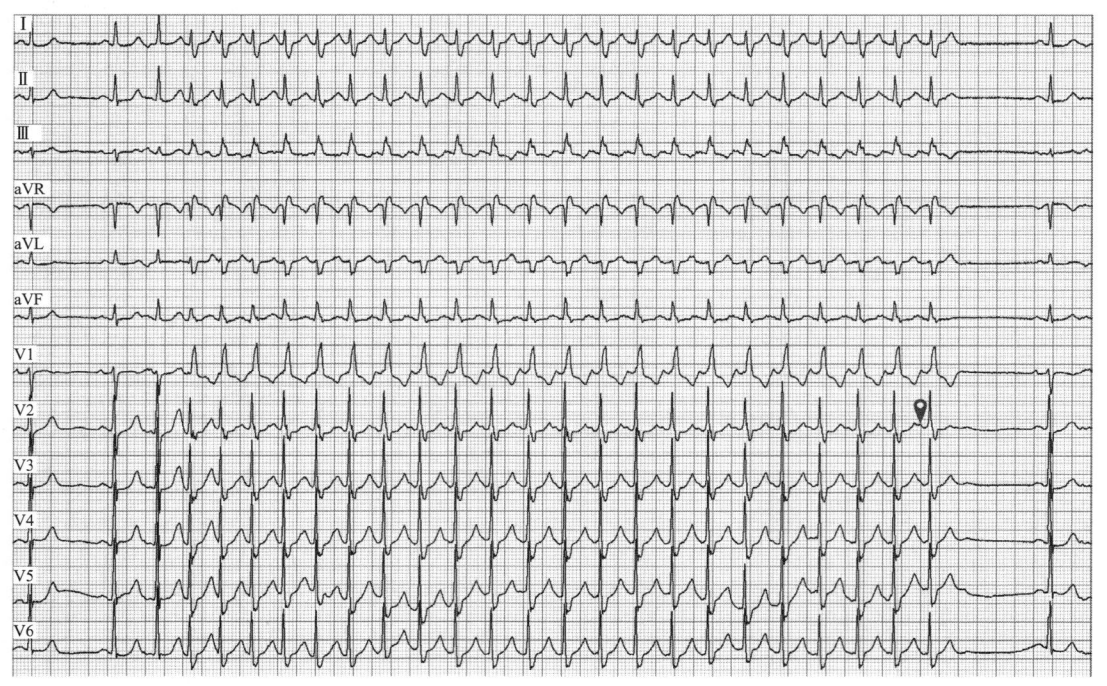

◎ 冲动经室间隔向右束支隐匿传导，产生不应期，形成连续右束支传导阻滞，心室内差异传导呈蝉联现象。

图2-2-50　短阵房性心动过速与心室内差异传导呈蝉联现象实例同步12导联图解

3）短阵房性心动过速与心室内差异传导呈左右束支传导阻滞图形

房性心动过速，心室内差异传导可同时呈左右束支传导阻滞图形。

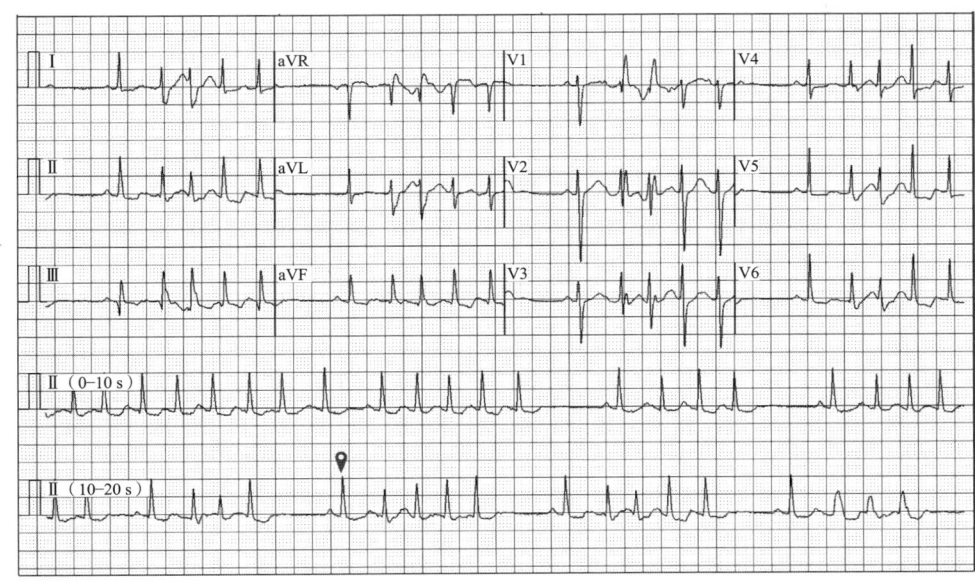

女性，49岁。
平均心室率123次/分；
PR间期160 ms；
QRS波时间94 ms。
标记后图解见图2-2-52。

窦性心律
短阵房性心动过速
心室内差异传导

图2-2-51　短阵房性心动过速与心室内差异传导呈左右束支传导阻滞图形实例

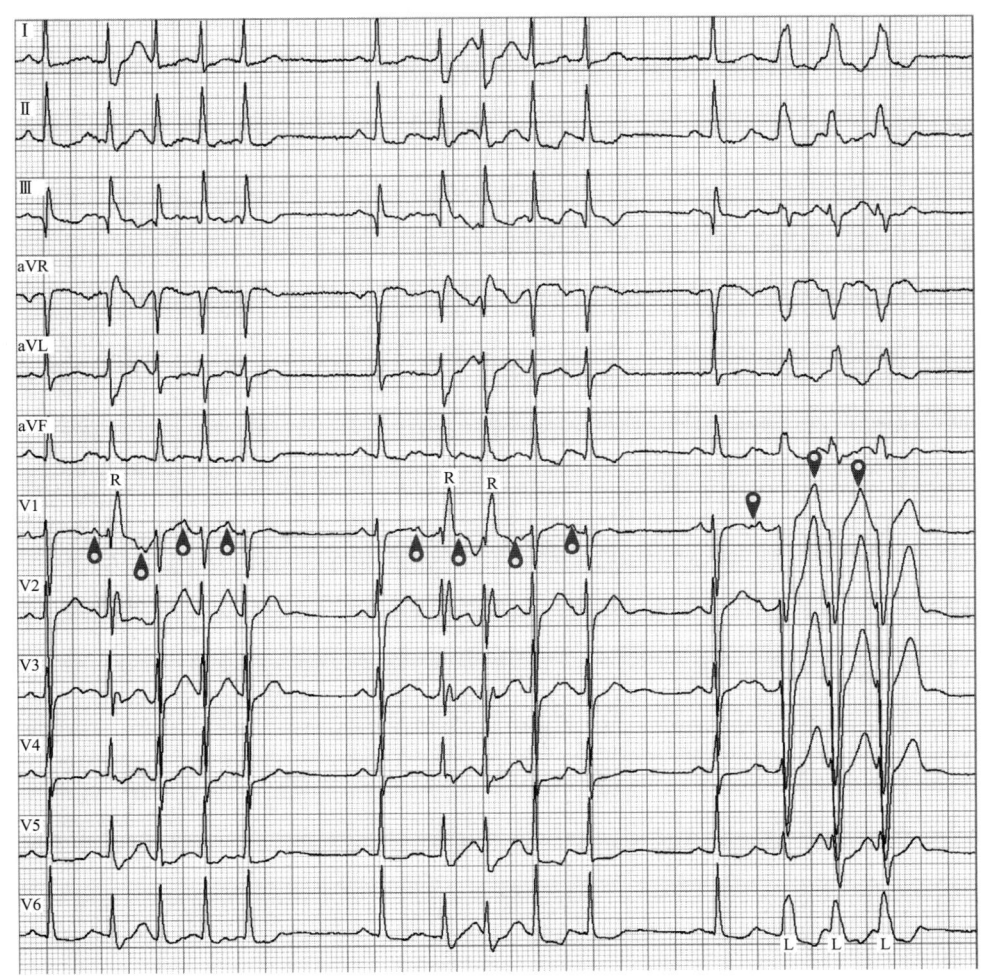

频发短阵房性心动过速伴心室内差异传导，大部分呈右束支传导阻滞图形，最后一阵呈左束支传导阻滞图形。判断P'波与QRS波是否相关，是诊断的关键。呈右束支和左束支传导阻滞图形的P'R间期均>120 ms，提示P'波与QRS波相关。

◎ 宽大畸形的QRS波前有P'波（标记处）。

图2-2-52　短阵房性心动过速与心室内差异传导呈左右束支传导阻滞图形实例同步12导联图解

2. 阵发性房性心动过速

房性心动过速长时间持续，按心房率分为阵发性和非阵发性两类。阵发性房性心动过速的特点是突然发生、突然终止，心房率快，通常在140次/分以上、220次/分以下。非阵发性房性心动过速无突然发生、突然终止的特点，心房率缓慢。目前尚无统一的频率的诊断标准。

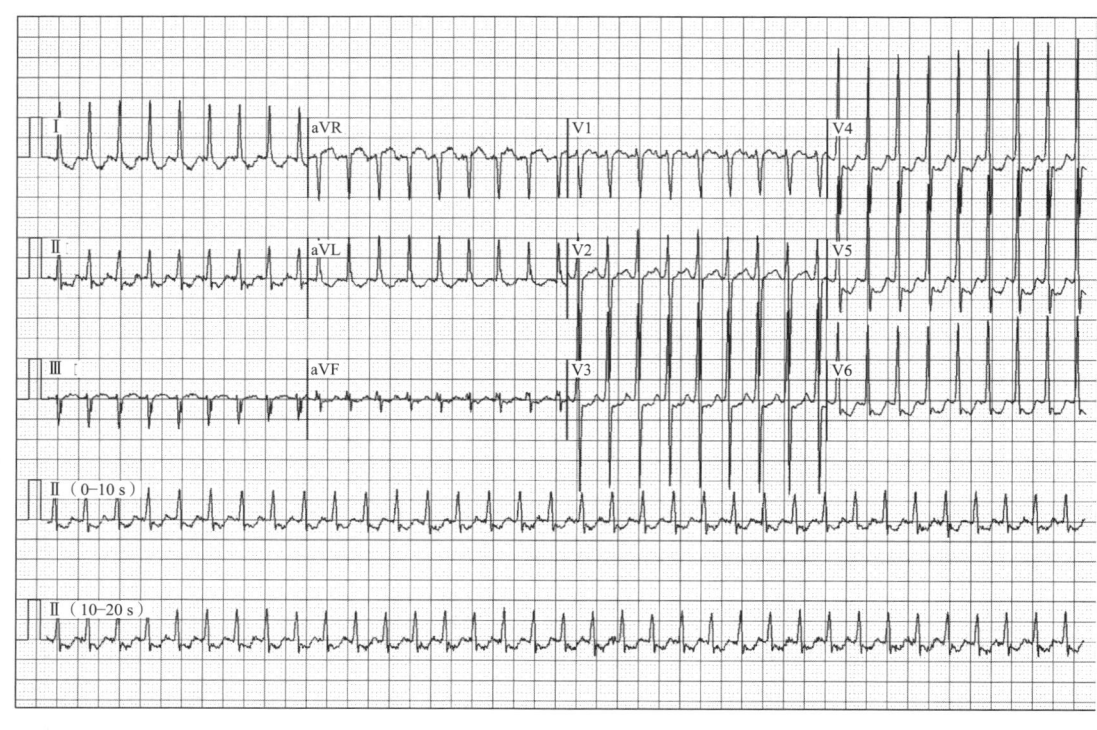

男性，53岁。
心房率211次/分；
P'R间期130 ms；
QRS波时间87 ms。

阵发性房性心动过速
左心室高电压
ST段和T波改变

图2-2-53　阵发性房性心动过速实例

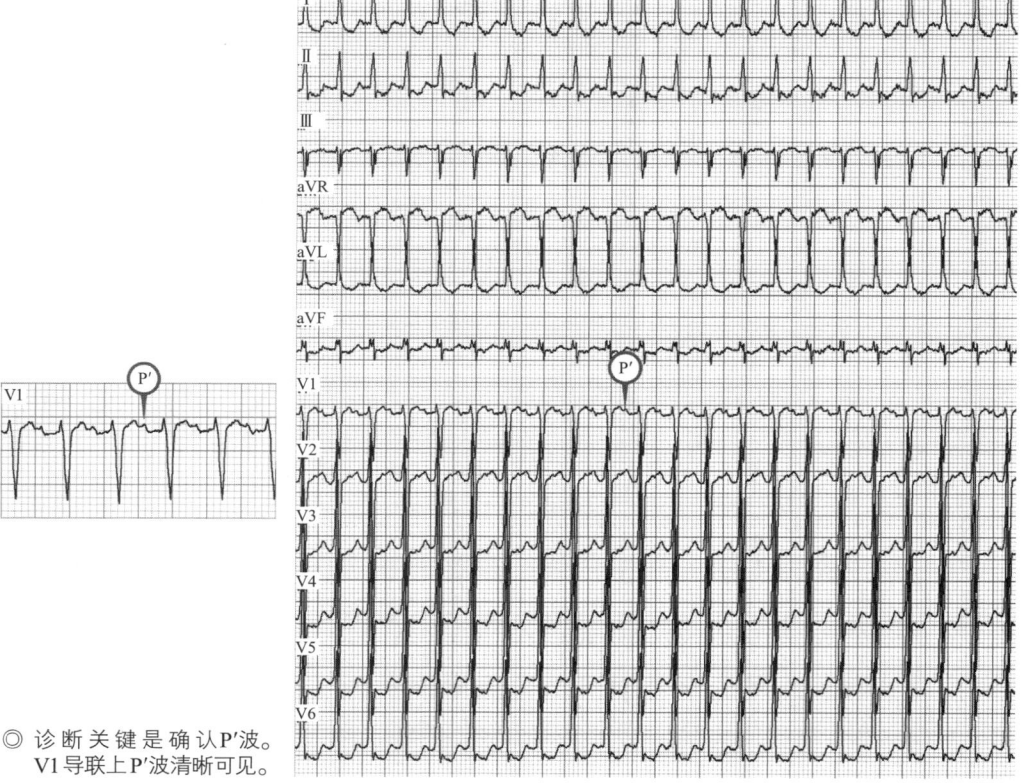

◎ 诊断关键是确认P'波。
V1导联上P'波清晰可见。

房性心动过速的形成机制包括心房内折返激动和自律性异常，其中主要是心房内折返激动。阵发性房性心动过速的节律常规则（P'P'间期相等）。P'波在QRS波前，且P'R间期>120 ms。当心房率快时，P'波可重叠在前一个心动的T波上，有时不易辨认。阵发性房性心动过速属于广义的阵发性室上性心动过速，这类心动过速常发生在病理状态下，心电图上应尽可能明确诊断。本图中P'波在V1导联上清晰可见，P'R间期>120 ms。在心电图上能确诊阵发性房性心动过速。

图2-2-54　阵发性房性心动过速实例同步12导联图解

（1）阵发性房性心动过速2∶1房室传导与Bix法则

当阵发性房性心动过速的心房率过快时，尤其是心房率>200次/分时，P'波不能1∶1下传心室，可出现不同比例的房室传导，如2∶1、3∶1和4∶1房室传导等，其中以2∶1最为常见。呈2∶1房室传导时，有时心室率<100次/分，易被漏诊。

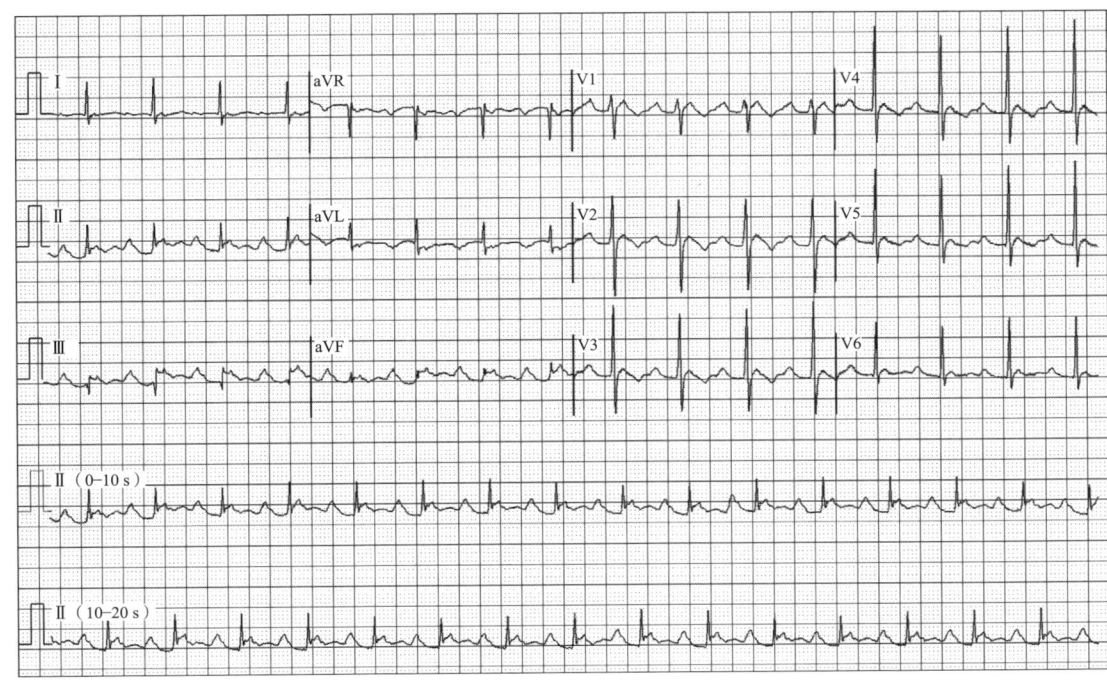

女性，81岁。
心房率188次/分；
心室率94次/分；
P'R间期280 ms；
QRS波时间90 ms。

阵发性房性心动过速
2∶1房室传导

图2-2-55　阵发性房性心动过速2∶1房室传导与Bix法则实例一

当阵发性房性心动过速呈2∶1房室传导时，每两次P'波下传一次QRS波，一次P'波可重叠在QRS波、ST段或T波上，有时不易辨认。在鉴别诊断时，可运用Bix法则。

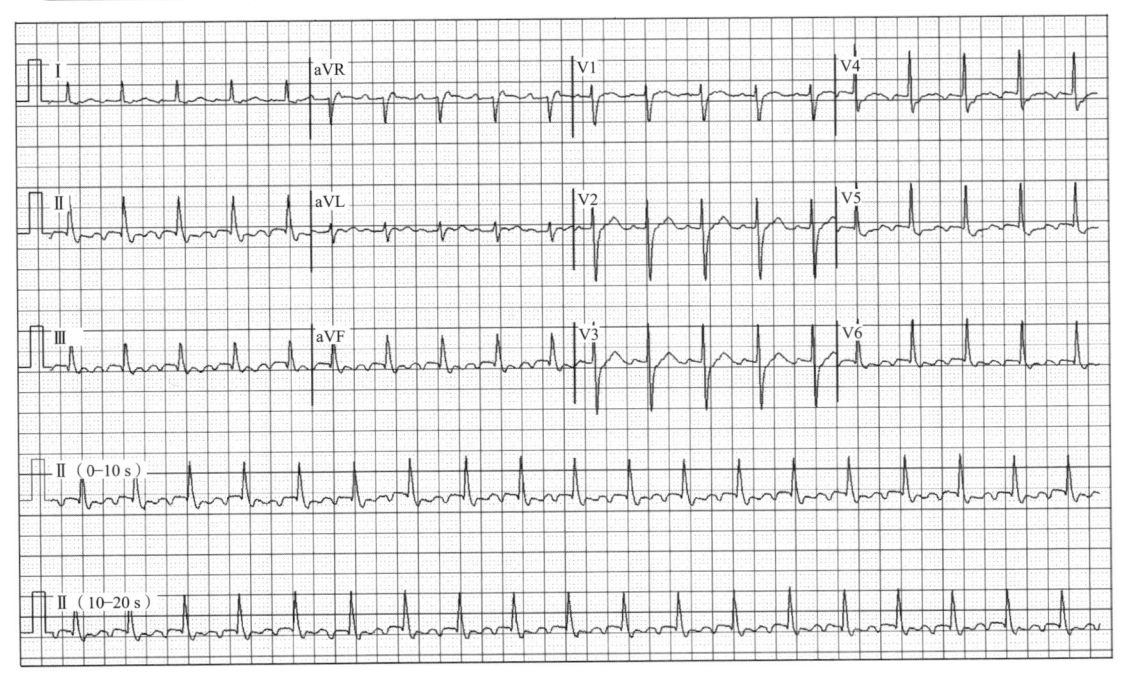

男性，83岁。
心房率228次/分；
心室率114次/分；
P'R间期200 ms；
QRS波时间91 ms。

阵发性房性心动过速
2∶1房室传导
T波改变

图2-2-56　阵发性房性心动过速2∶1房室传导与Bix法则实例二

当房性心动过速的房室传导比例为2∶1时，未下传的P'波可能恰好重叠在QRS波中，不易发现；另一个P'波则位于两个QRS波中间。Bix法则是指，当遇到两次QRS波中间可见P'波或F波的心动过速时，应该考虑可能有另一次P'波或F波隐藏在QRS波内。实例一（上图）中P'波在Ⅱ导联上直立，实例二（下图）中P'波在Ⅱ导联上倒置，一次P'波则位于两次QRS波中间，另一次P'波重叠在QRS波终末，不易被发现。

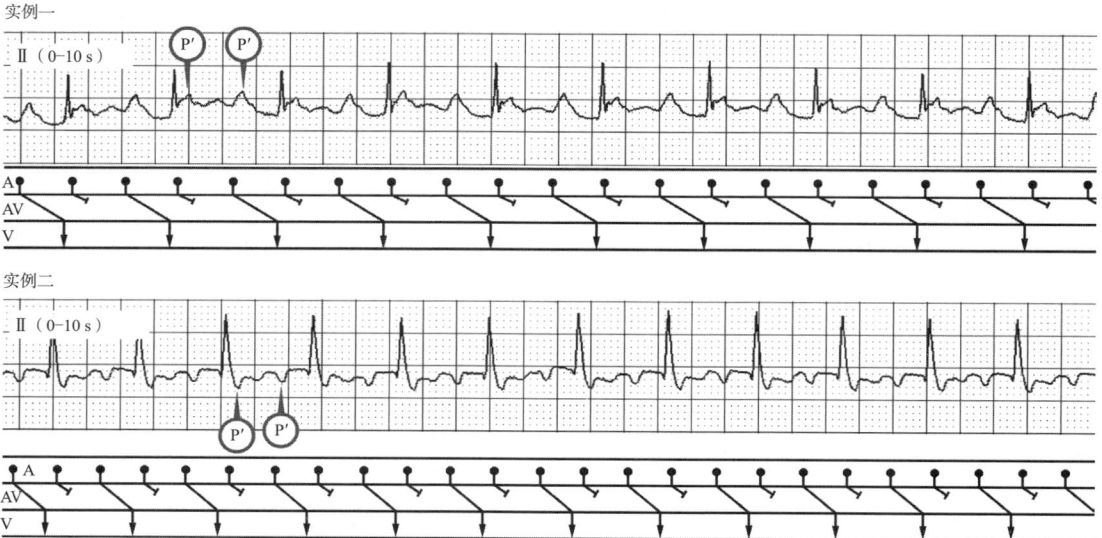

◎ 确认P'波和P'波与QRS波的比例和关系，是诊断的关键。

图2-2-57 阵发性房性心动过速2∶1房室传导与Bix法则实例一和实例二P'波识别图解

（2）阵发性房性心动过速与Bix法则运用

Bix法则的原则是：过快的房性冲动不能全部下传心室，若房室传导比例为2∶1时，未下传的P'波或F波可能恰好落在QRS波中，难以被发现，而另一次下传P'波或F波则位于两次QRS波中间区域。当遇到QRS波正常的心动过速时，若在两次QRS波中间区域似有P'波或F波时，应在QRS波中寻找另一次未下传的P'波或F波。运用Bix法则的目的是在正常QRS波心动过速中，正确识别心房波的频率，主要有助于心房扑动与阵发性室上性心动过速的鉴别诊断，也有助于房性心动过速与其他类型的室上性心动过速的鉴别诊断。

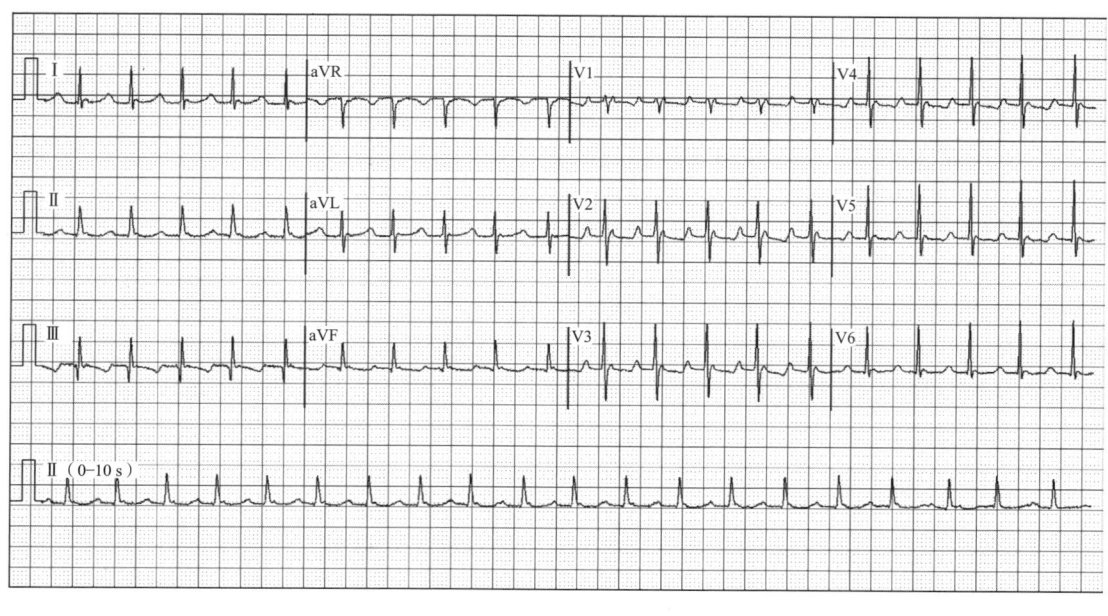

女性，76岁。
心房率240次/分；
心室率120次/分；
P'R间期200 ms；
QRS波时间73 ms。

阵发性房性心动过速2∶1房室传导

图2-2-58 阵发性房性心动过速Bix法则运用实例一

心房扑动和阵发性房性心动过速都有其被公认的常见和最高的心房率,因此在运用Bix法则鉴别诊断时,除了在两次QRS波之间和QRS波中观察有无P′波或F波外,还应关注心室率。

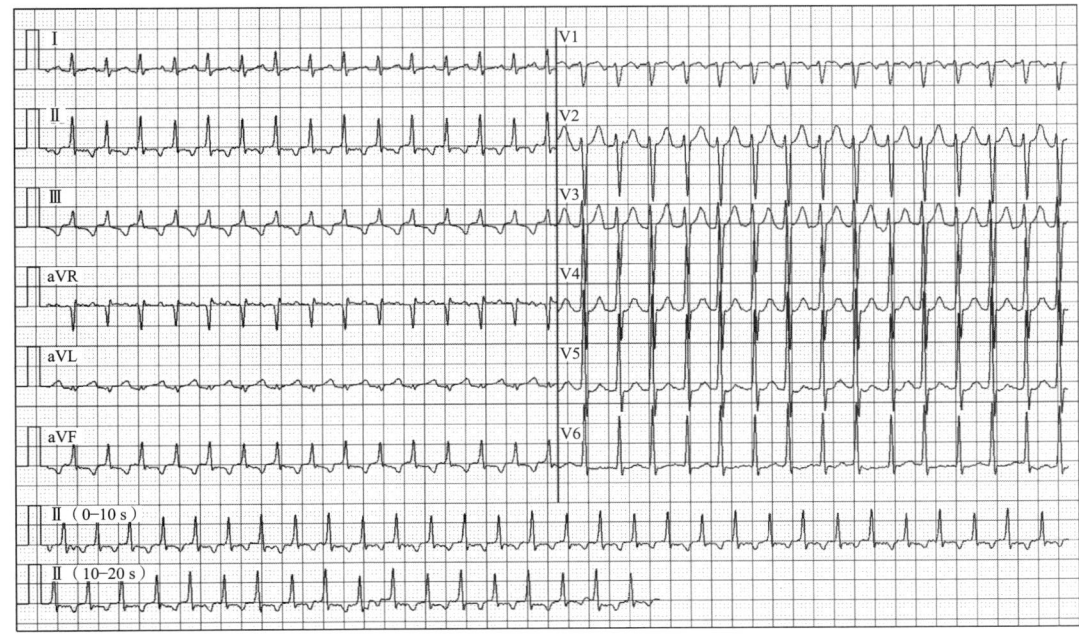

男性,54岁。
心房率/心室率181次/分;
P′R间期140 ms;
QRS波时间92 ms。

阵发性房性心动过速

图2-2-59 阵发性房性心动过速Bix法则运用实例二

阵发性房性心动过速的最高心房率,通常被认为<250次/分;心房扑动的最高心房率,通常被认为<350次/分。因此当心室率<175次/分,常见是150次/分时,才可运用Bix法则。实例一(左图)中心室率低,可见QRS波中隐藏着P′波,可运用Bix法则。实例二(右图)中心室率>180次/分,根据心室率,可以直接排除房性心动过速或心房扑动2∶1房室传导的可能。

实例一:可运用Bix法则实例

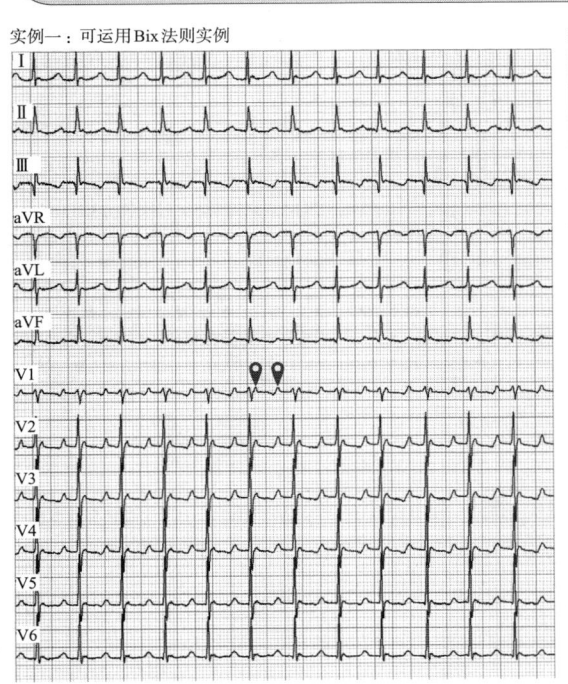

实例一:可见两次P′波落在两次QRS波中(标记处),符合Bix法则的特点。

实例二:不需运用Bix法则实例

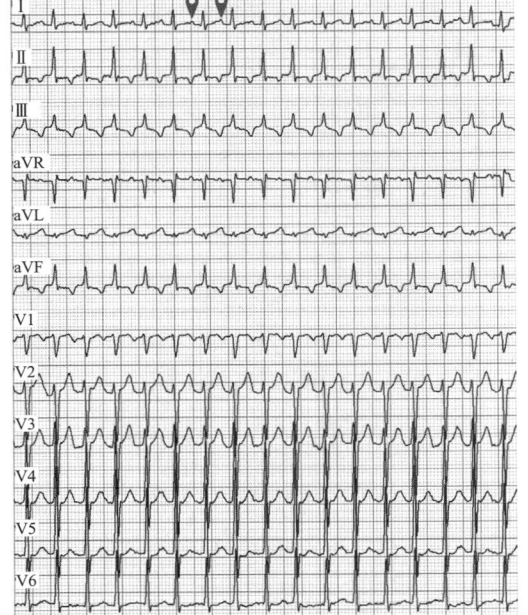

实例二:肢体导联上可见观察P′波在两次QRS波中间(标记处),但根据心室率,不考虑房性心动过速和心房扑动2∶1房室传导。

图2-2-60 阵发性房性心动过速Bix法则运用实例一和实例二同步12导联图解

（3）阵发性房性心动过速4∶1房室传导

阵发性房性心动过速常见的频率<220次/分，P'波与P'波之间有基线。当房室传导的比例低下时，心室率低。过低的房室传导比例，可能与隐匿传导有关，也可能与房室传导功能低下有关。

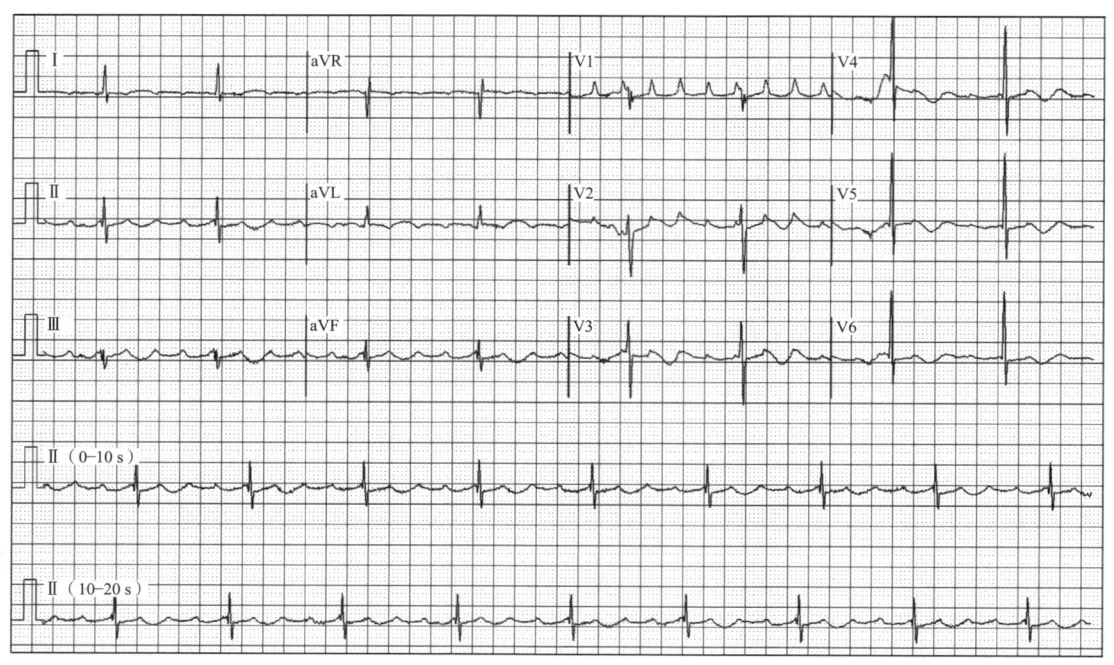

女性，76岁。
心房率220次/分；
心室率55次/分；
P'R间期320 ms；
QRS波时间82 ms。

阵发性房性心动过速4∶1房室传导

图2-2-61　阵发性房性心动过速4∶1房室传导实例

本图中心房率为220次/分，在大部分导联上，可见P'波和P'波之间有基线，这是与心房扑动鉴别的要点。P'波呈4∶1房室传导，心室率55次/分，心室率缓慢。连续的P'波未下传心室，可能与隐匿传导有关。

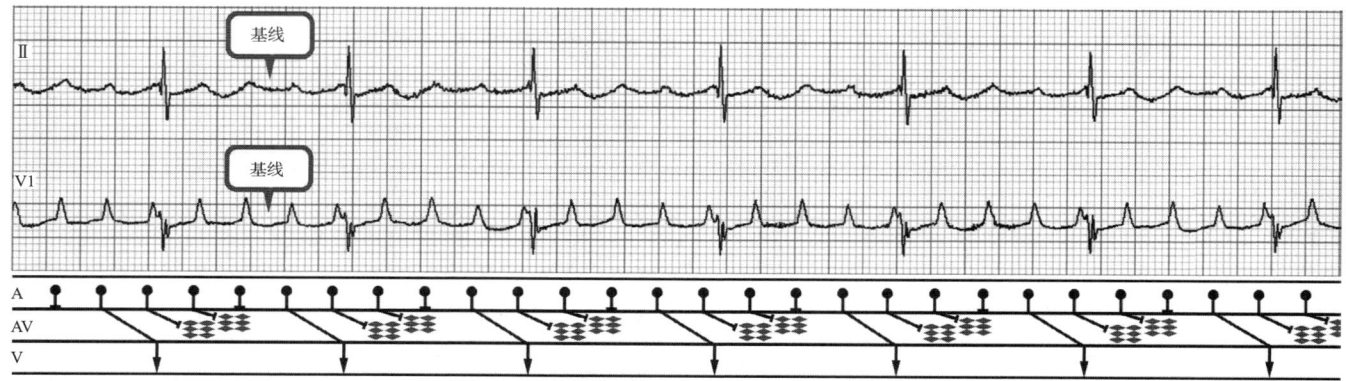

◎ 确认P'波的频率和基线是诊断的关键。V1导联和Ⅱ导联是常用的观察导联。

图2-2-62　阵发性房性心动过速4∶1房室传导形成机制图解

(4）阵发性房性心动过速不等比房室传导

阵发性房性心动过速的房室传导，可以呈现等比传导、不等比传导和不规则传导。不等比房室传导和不规则房室传导时，心室律不规则，即RR间期不等。

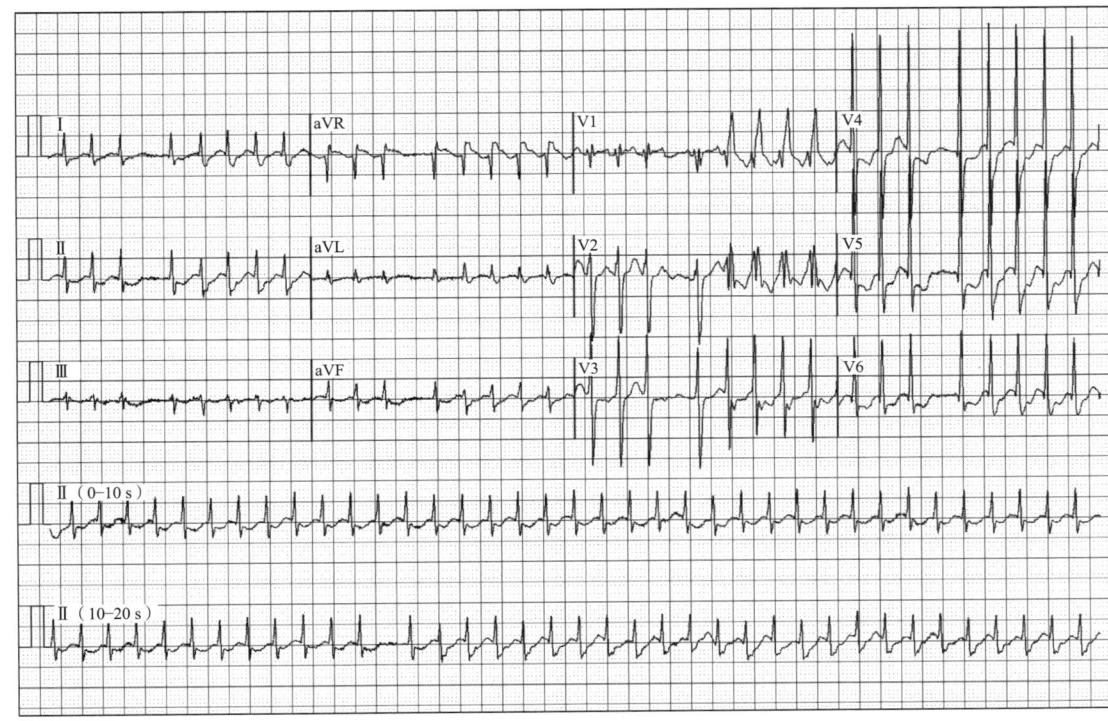

图2-2-63　阵发性房性心动过速不等比房室传导实例一

阵发性房性心动过速持续时间不等，若长时间持续存在，大部分呈不等比房室传导，常见于动态心电图记录中。

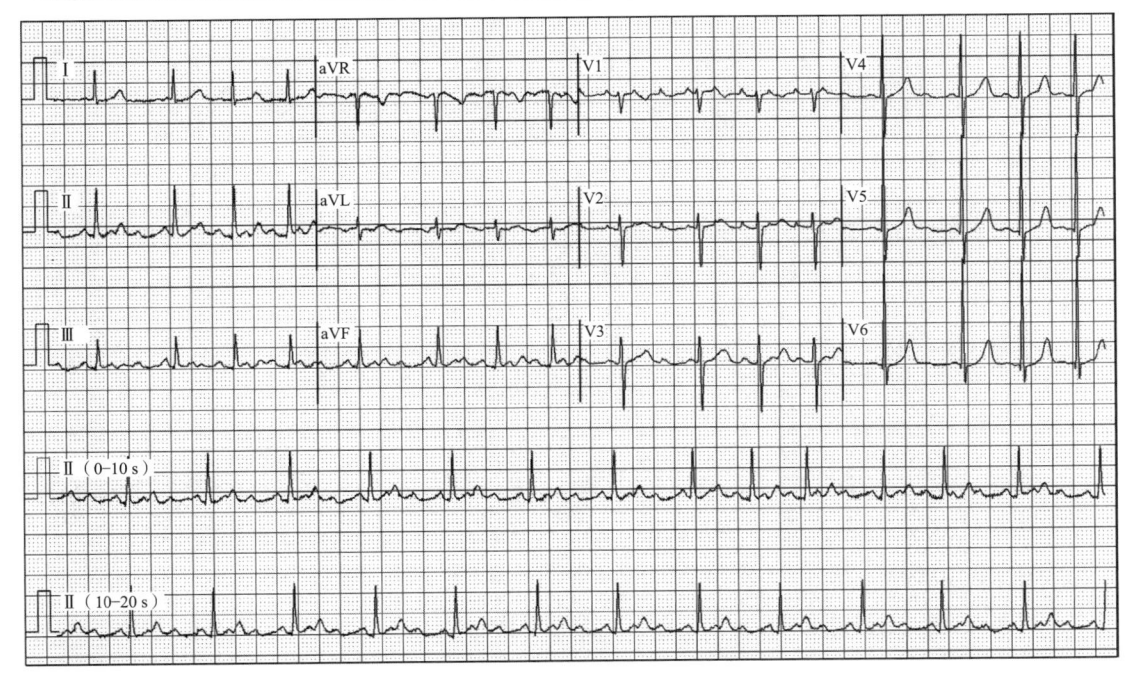

图2-2-64　阵发性房性心动过速不等比房室传导实例二

实例一（上图）中仅一次为2∶1房室传导，余均为1∶1房室传导，在V1导联上P'清晰可见。实例二（下图）P'清晰可见，呈2∶1～4∶1房室传导，传导比例不同，但在相同房室传导比例时，P'R间期相等，为不等比房室传导。大部分阵发性房性心动过速呈2∶1～4∶1不等比房室传导。

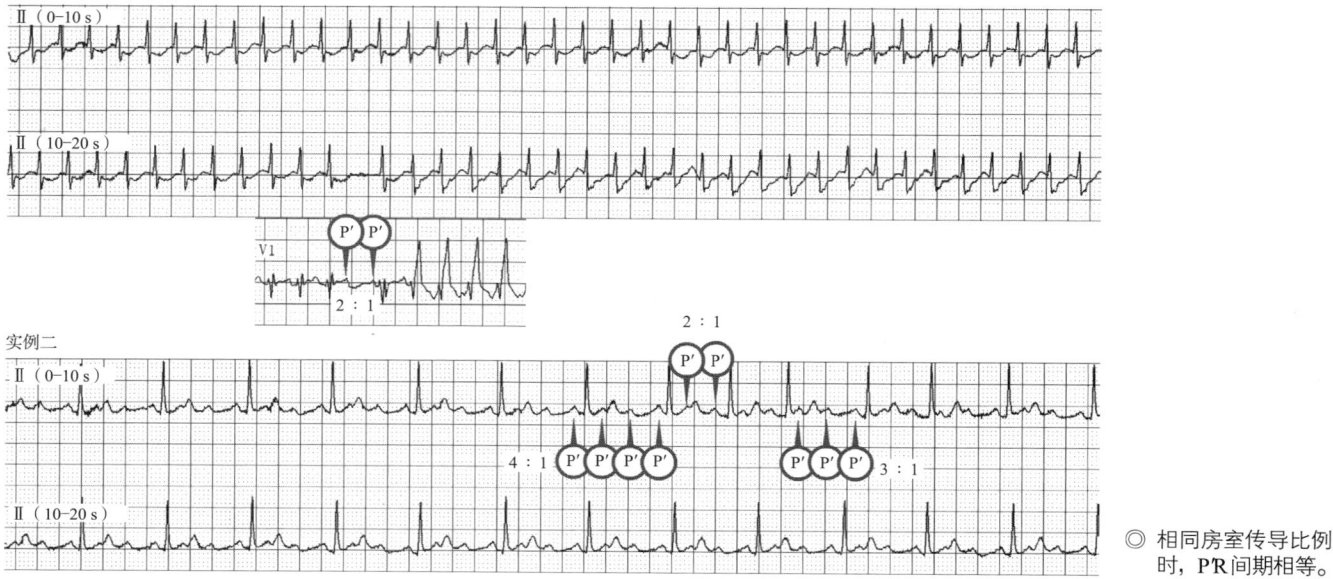

◎ 相同房室传导比例时，P'R间期相等。

图2-2-65　阵发性房性心动过速不等比房室传导实例一和实例二P'波识别图解

（5）阵发性房性心动过速不规则房室传导

阵发性房性心动过速，在相同房室传导比例时，若P'R间期不等，有时被称为不规则房室传导。

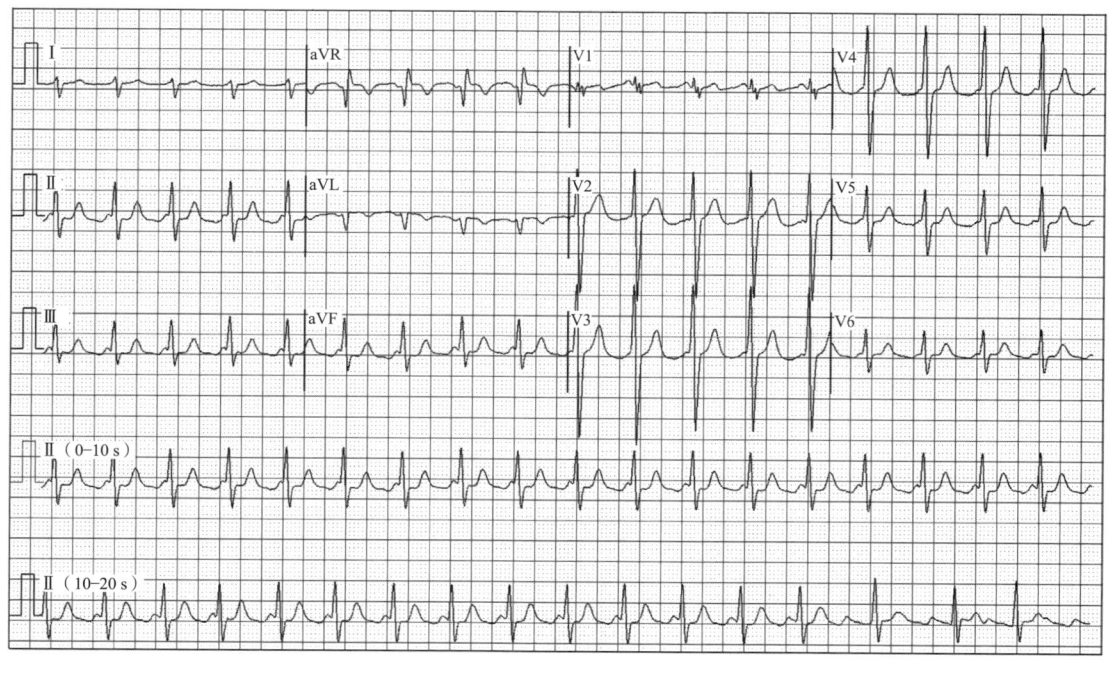

女性，74岁。
心房率215次/分；
平均心室率105次/分；
QRS波时间100 ms。

阵发性房性心动过速2∶1和3∶1不规则房室传导

图2-2-66　阵发性房性心动过速不规则房室传导实例一

阵发性房性心动过速心房率快时，不规则房室传导中，P'R 间期不易测定，也常被统称为不等比房室传导。

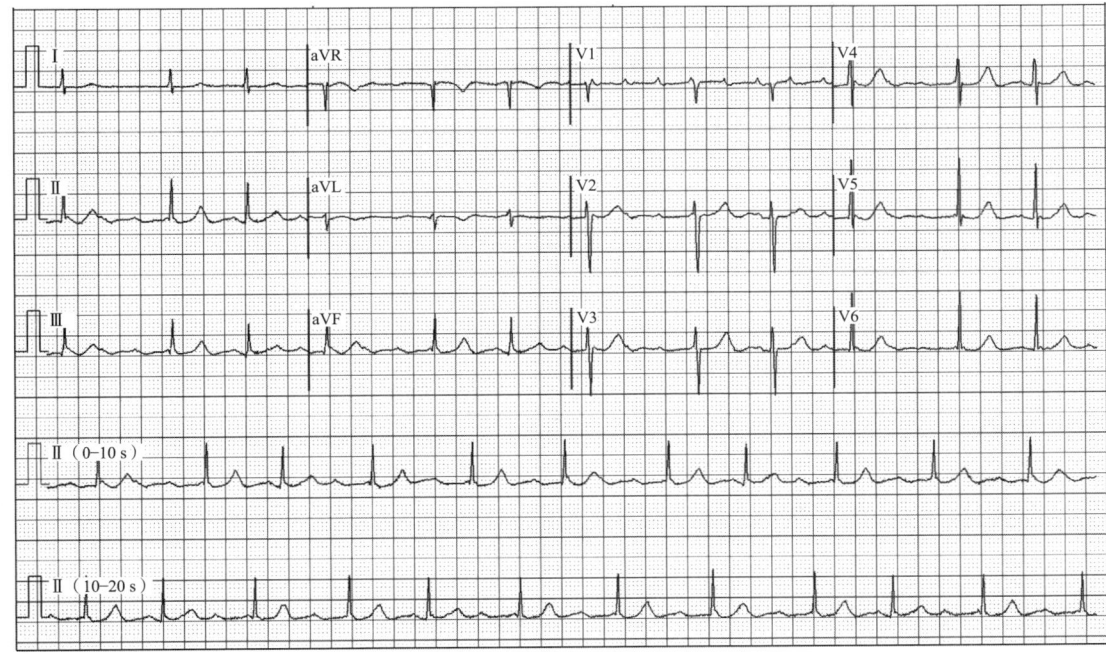

女性，79岁。
心房率 200 次/分；
平均心室率 66 次/分；
QRS 波时间 77 ms。

阵发性房性心动过速
3∶1 不规则房室传导

图 2-2-67　阵发性房性心动过速不规则房室传导实例二

实例一（上图）房室传导比例不同，在相同房室传导比例时，P'R 间期不相等；实例二（下图）房室传导比例相同，但 P'R 间期不相等。两图均为不规则房室传导。

实例一：房室传导比例不同，在相同房室传导比例时，P'R 间期不相等

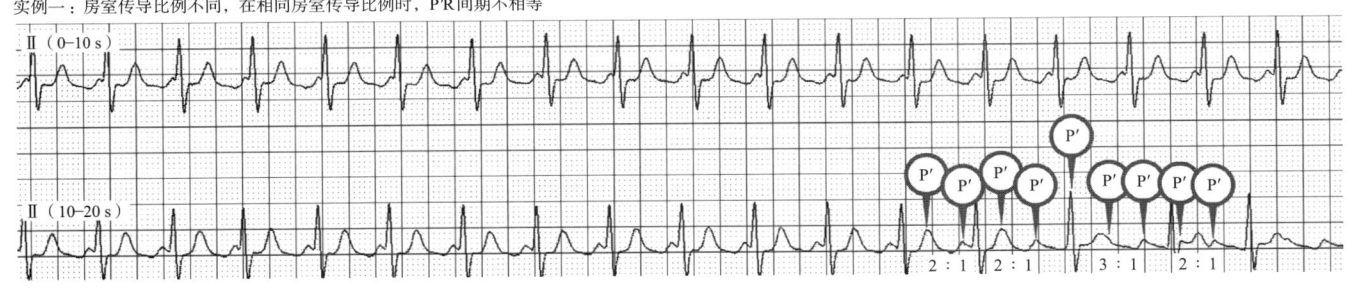

实例二：房室传导比例相同，P'R 间期不相等

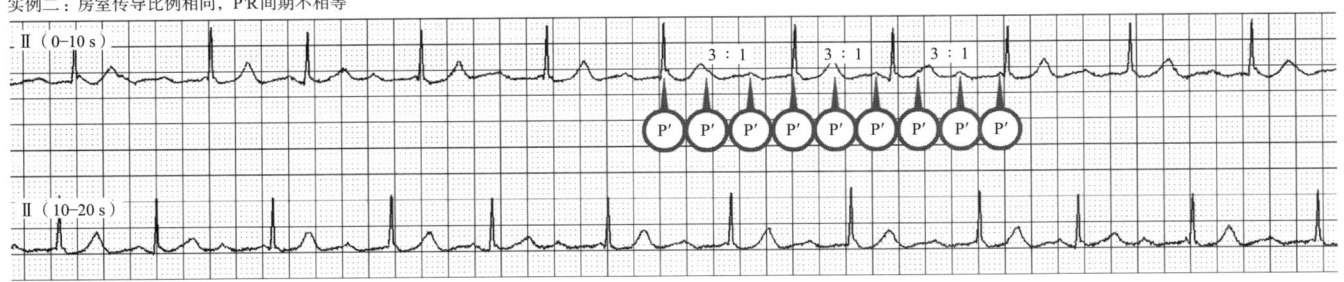

◎ 关键是 P'R 间期不相等。

图 2-2-68　阵发性房性心动过速不规则房室传导实例一和实例二 P'波的识别图解

(6) 阵发性房性心动过速与文氏型房室传导

文氏现象是指心脏传导系统任何部位的传导速度逐次减慢，最后发生传导中断的现象。阵发性房性心动过速心房率快，心房冲动有可能落入房室交界区的相对不应期，传导时间延长，并可使得随后的传导时间更为延长，直至心房冲动不能下传心室，表现为P'R间期逐渐延长，直至P'波后脱落QRS波，呈现文氏现象，也称文氏型室传导。

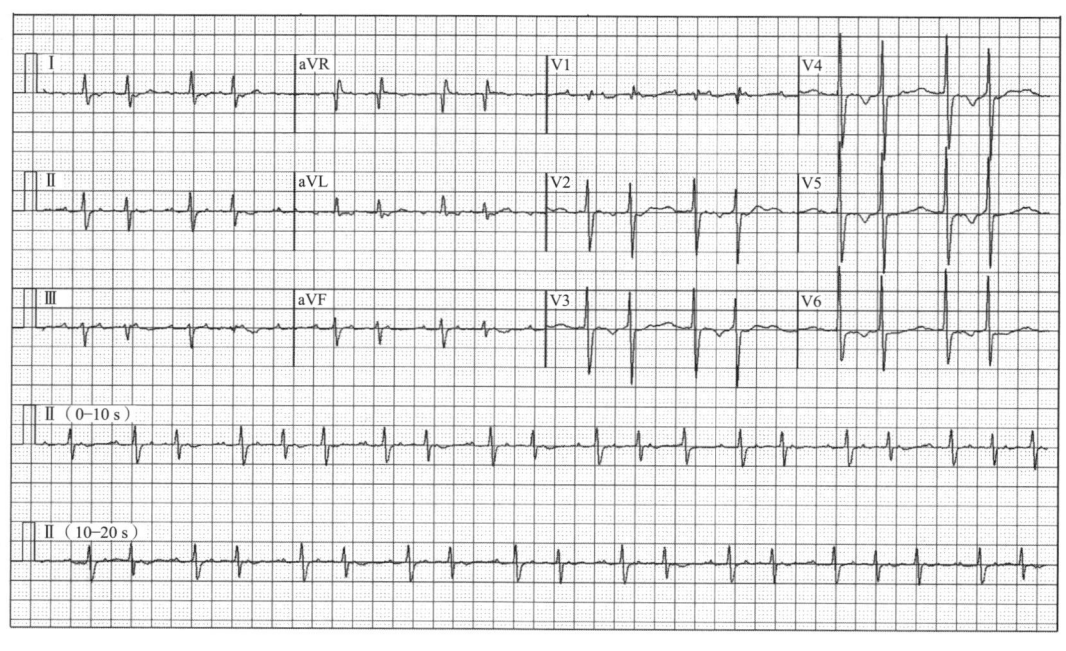

女性，74岁。
心房率167次/分；
平均心室率110次/分；
QRS波时间100 ms。

阵发性房性心动过速
文氏型房室传导

图2-2-69 阵发性房性心动过速与文氏型房室传导实例

P'波振幅低，不易被辨认。放大后在V1导联上能清晰辨认P'波，并可观察P'R间期逐渐延长，直至P'波后脱落QRS波，呈现典型的文氏型房室传导。

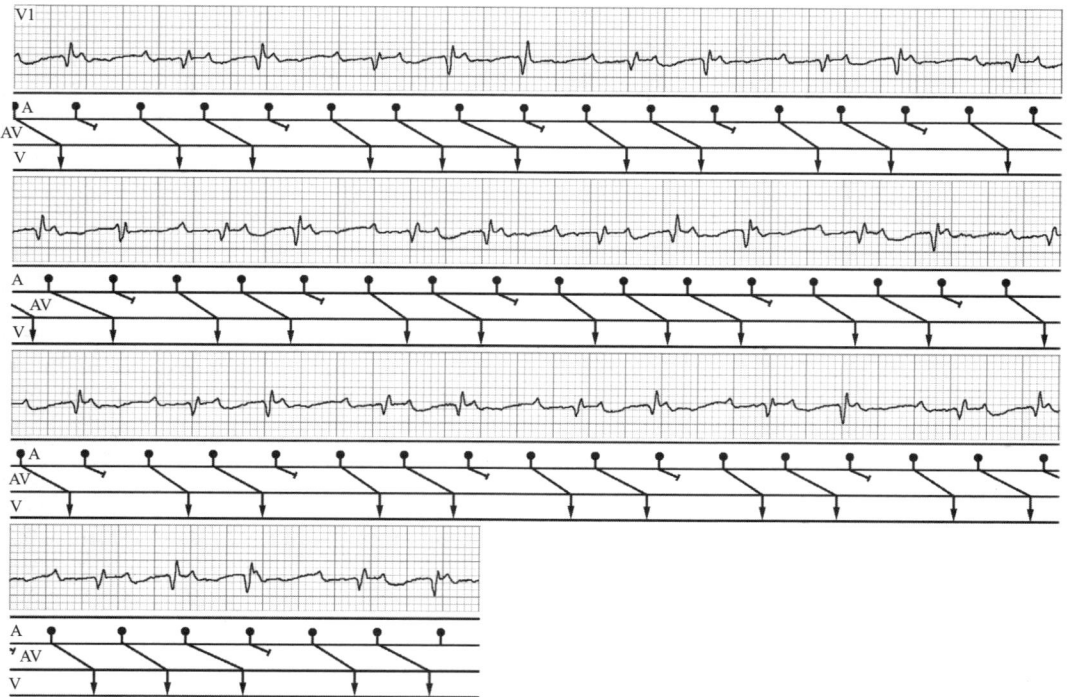

临床意义：阵发性房性心动过速呈文氏型房室传导，通常是一种生理性的传导异常，并不一定是病理性的传导阻滞。

图2-2-70 阵发性房性心动过速与文氏型房室传导实例V1导联P'识别图解

(7)阵发性房性心动过速与不典型文氏型房室传导

阵发性房性心动过速,P'R间期呈逐渐延长的规律,但延长的增量与典型文氏型房室传导不同,称为不典型的文氏型房室传导。此时可形成不规则或较为紊乱的心室律。应注意与心房颤动鉴别。

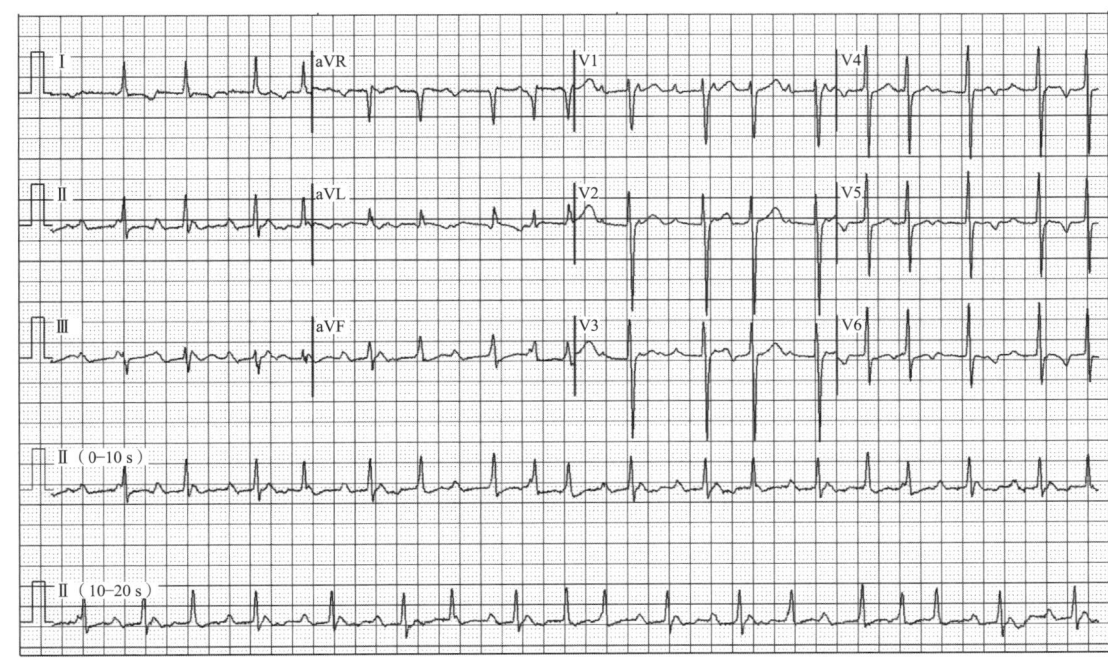

女性,66岁。
心房率166次/分;
平均心室率100次/分;
QRS波时间74 ms。

阵发性房性心动过速
不典型文氏型房室传导
T波改变

图2-2-71 阵发性房性心动过速与不典型文氏型房室传导实例

采用3×4+1的形式(三导联同步,四区域,加长节律图),能在多导联中同步观察波形。V1导联,以及Ⅱ、Ⅲ和aVF导联上P'波清晰。本图中心房率约为166次/分,P'R间期逐渐延长,但延长的增量多变,呈现不典型文氏型房室传导,心室律不规则。

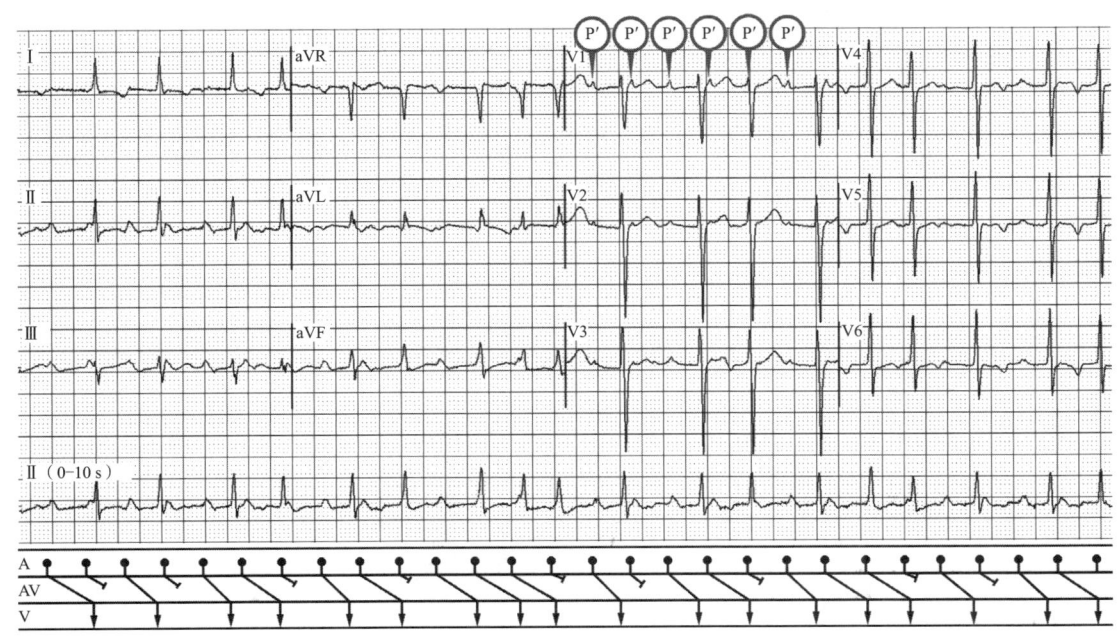

◎ 阵发性房性心动过速,不典型文氏型房室传导,心室律不规则。

图2-2-72 阵发性房性心动过速与不典型文氏型房室传导实例P'识别图解

（8）阵发性多源性房性心动过速

阵发性房性心动过速的P'P'间期可不等，P'波呈多种形态，称为阵发性多源性房性心动过速。这类房性心动过速的形成机制可能是房内折返激动，也可能是自律性异常。

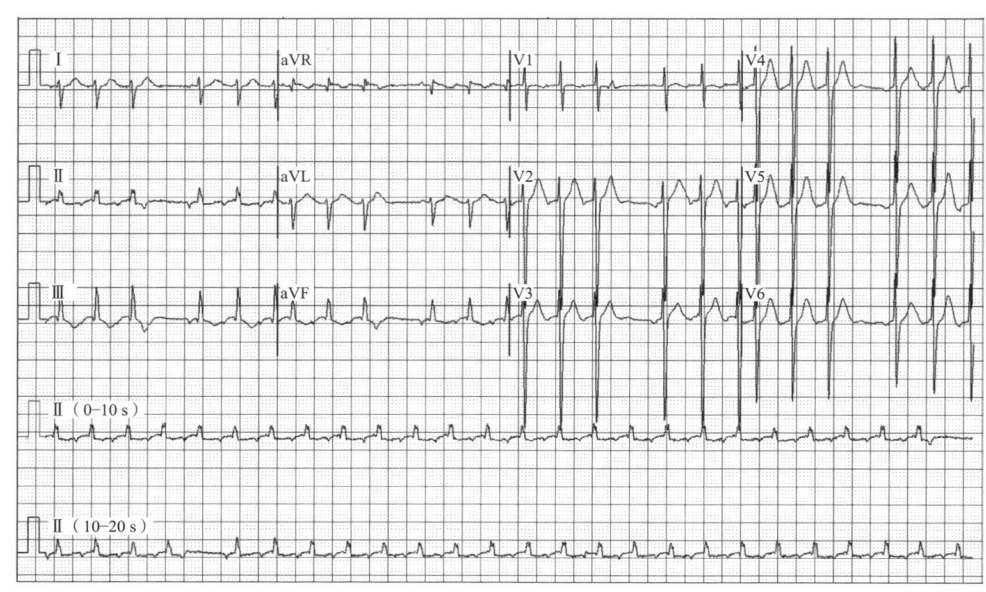

女性，75岁。
平均心房率153次/分；
平均心室率150次/分；
QRS波时间89 ms。

阵发性多源性房性心动过速
不等比房室传导
QRS波电轴右偏

图2-2-73 阵发性多源性房性心动过速实例

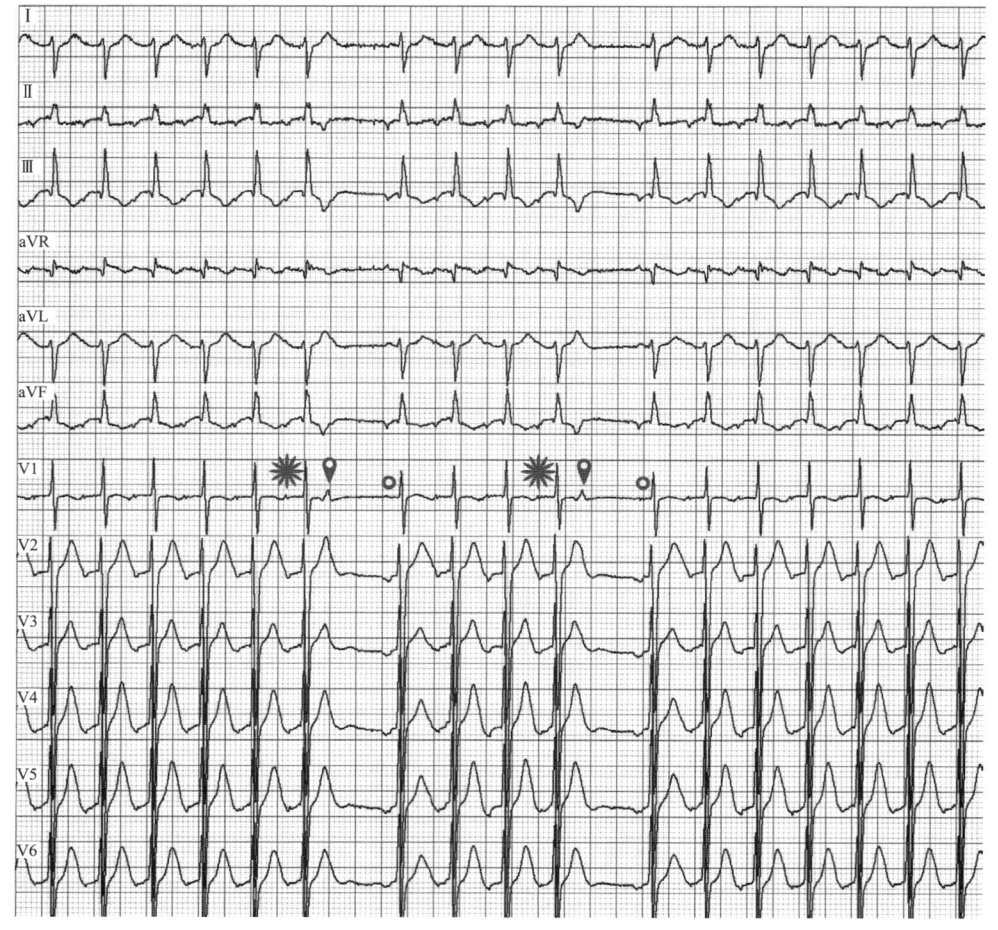

本图在Ⅱ、Ⅲ和aVF导联上可见倒置的P'波。P'波呈三种形态和频率（标记处），在不等比房室传导所致的较长RR间期中能清晰观察。

◎ V1导联上观察P'波形态最为清晰，呈三种形态。

图2-2-74 阵发性多源性房性心动过速实例P'波识别图解

（9）阵发性房性心动过速的发生和终止

长时间心电图能记录到阵发性心动过速的发生和终止，便于与阵发性室上性心动过速的其他类型鉴别。

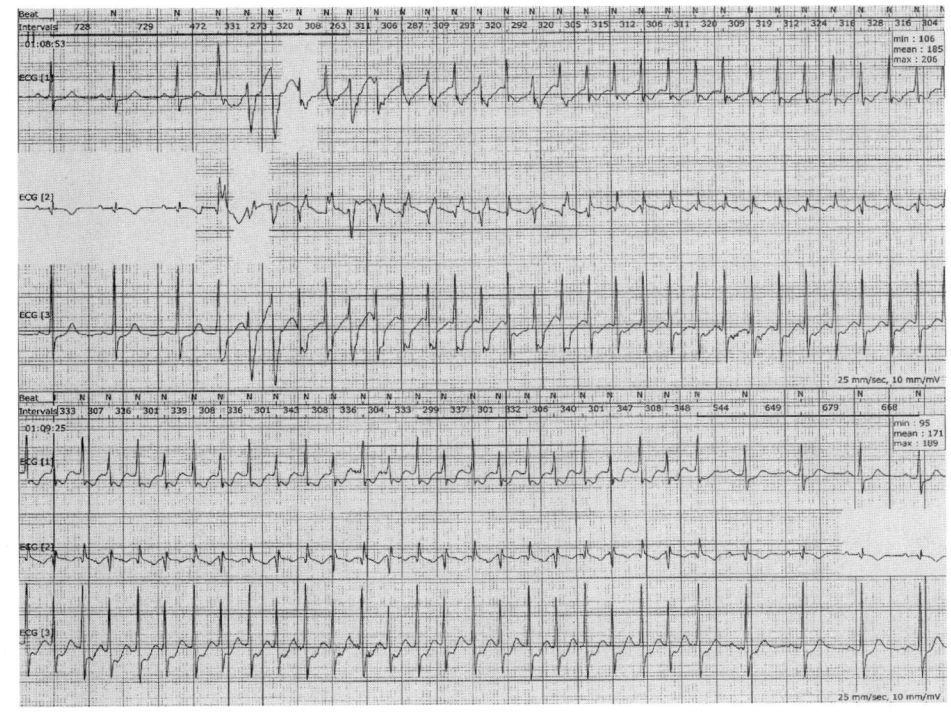

男性，68岁。
动态心电图中多发阵发性心动过速。上图为心动过速发生，下图为心动过速终止。记录导联依次为：模拟Ⅱ导联、CM1导联和CC5导联。

窦性心律
阵发性房性心动过速
心室内差异传导

图2-2-75　阵发性房性心动过速的发生和终止实例

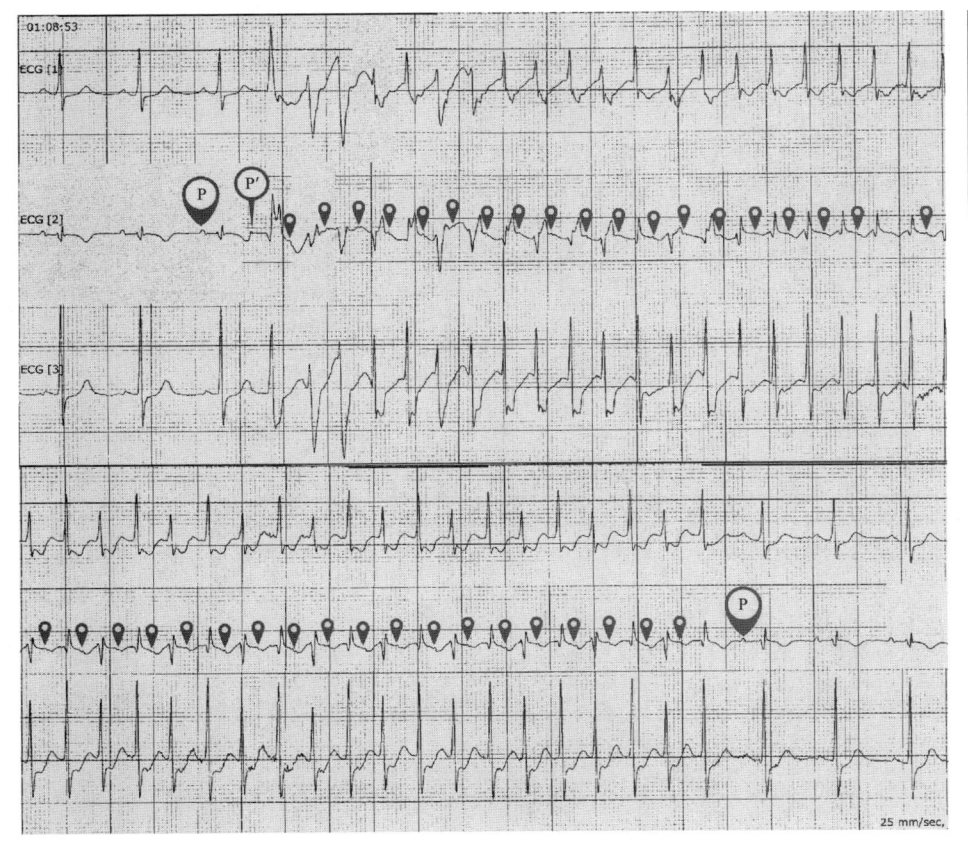

本图P'波在V1导联上清晰。第一次P'波的确认，使得心动过速中随后的P'波能被确认（标记处）。心动过速中P'R间期不等，>120 ms，诊断为阵发性房性心动过速。

图2-2-76　阵发性房性心动过速的发生和终止实例P'波识别图解

（10）阵发性房性心动过速与窦房结恢复时间

在阵发性房性心动过速持续时，窦房结的节律被房性异位节律重整，自律性被抑制。房性心动过速终止后，窦房结需要一定的时间恢复其自律性。

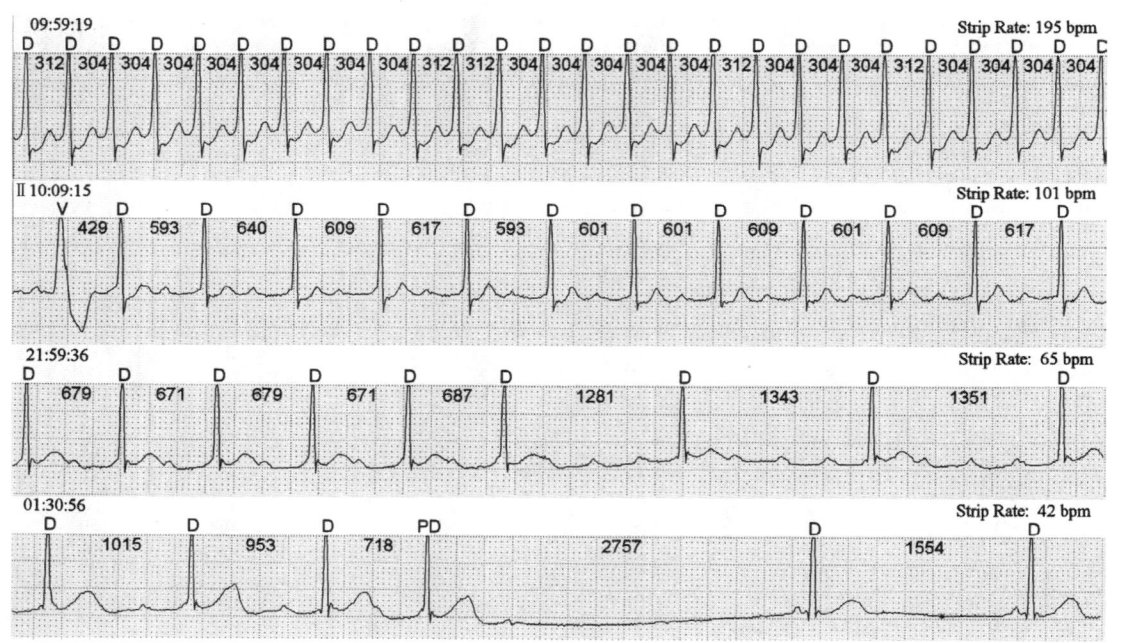

男性，65岁。
动态心电图模拟Ⅱ导联记录。

窦性心律
阵发性房性心动过速
不等比房室传导
室性期前收缩
窦房结恢复时间延长

图 2-2-77　阵发性房性心动过速与窦房结恢复时间实例

窦房结的自律性细胞，被异位心律的冲动除极后，其自身的自律性受抑制而降低。异位心律停止后，窦房结需要一定的时间恢复其自律性。窦房结恢复自身自律性所需的时间，与异位心律的频率和持续时间有关，也与窦房结自身的自律性有关。窦房结恢复自律性所需的时间，称为窦房结恢复时间，是一项电生理检查的指标。检测的方法是：高位右心房起搏，频率逐级加速，随后骤然终止起搏。从最后一次起搏波至第一次恢复的窦性P波之间的时间，为窦房结恢复时间，正常值<2 000 ms。快速型房性心律失常终止后，也能测量窦房结恢复时间。测量的方法是最后一次房性P'波至第一次恢复的窦性P波之间的时间，目前公认的正常值<2 000 ms。本图在阵发性房性心动过速终止后测量，见窦房结恢复时间略有延长。

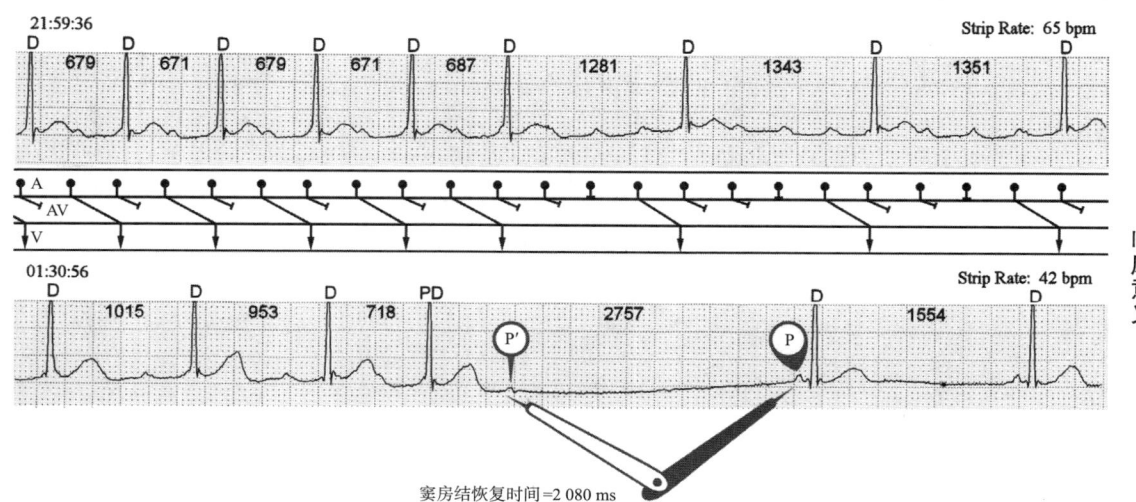

临床意义：在异位心动过速后测定窦房结恢复时间，是临床上常用的判断窦房结功能的指标。

图 2-2-78　阵发性房性心动过速与窦房结恢复时间实例测量方法图解

(11) 阵发性房性心动过速伴束支传导阻滞

原有束支传导阻滞者,阵发性房性心动过速中束支传导阻滞将继续存在。原无束支传导阻滞者,由于阵发性房性心动过速的心房率快,常易出现功能性束支传导阻滞。阵发性房性心动过速伴束支传导阻滞,QRS波宽大畸形,应与室性心动过速鉴别。

1) 阵发性房性心动过速伴右束支传导阻滞

阵发性房性心动过速伴束支传导阻滞常见为右束支传导阻滞。

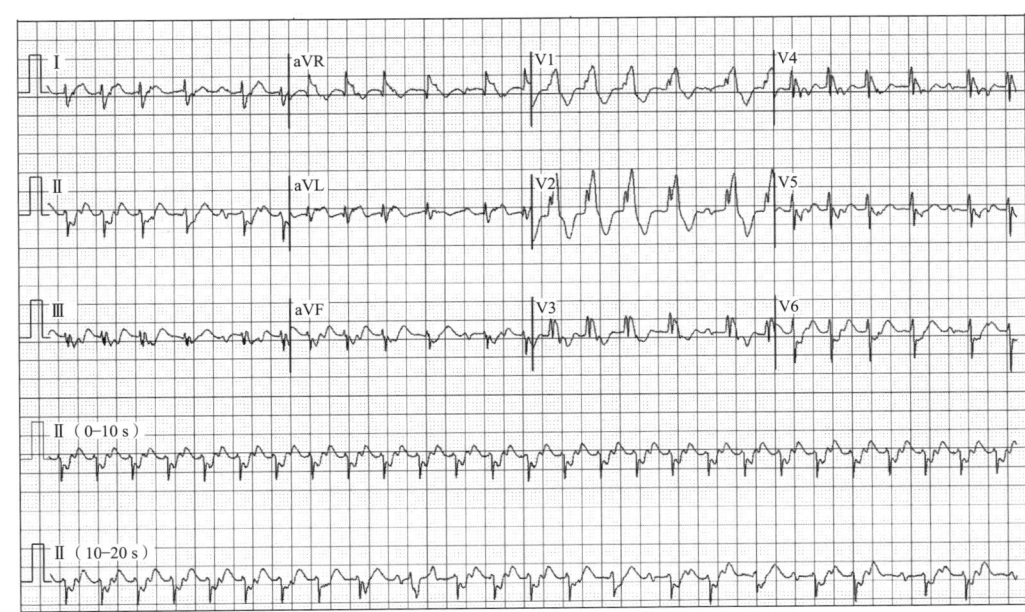

女性,47岁。
心房率166次/分;
平均心室率149次/分;
QRS波时间133 ms。

阵发性房性心动过速
文氏型房室传导
完全性右束支传导阻滞

图2-2-79　阵发性房性心动过速伴右束支传导阻滞实例

图中前10 s呈1:1房室传导,P'波不易被确认,不易与室性心动过速鉴别。在后10 s中,呈不等比房室传导,此时P'波显露(标记处),能与室性心动过速鉴别。为了进一步明确诊断,再次记录心电图,20 s中均呈不等比房室传导,P'波显露,进一步确认为阵发性房性心动过速伴束支传导阻滞。根据QRS波形态判断,本图为阵发性房性心动过速伴右束支传导阻滞。

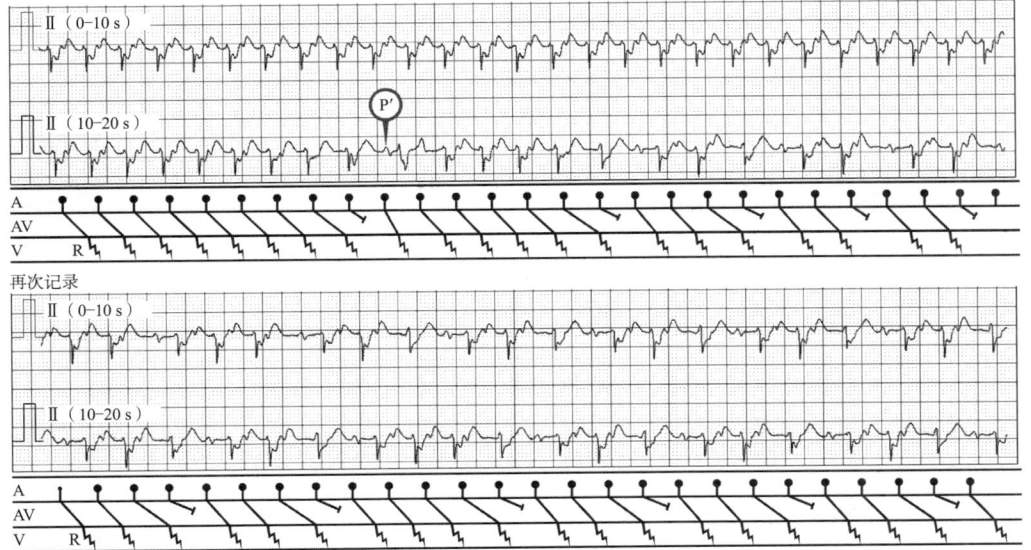

◎ 确认P'波和P'波与QRS波的关系是诊断关键。

图2-2-80　阵发性房性心动过速伴右束支传导阻滞实例P'波识别图解

2）阵发性房性心动过速伴左束支传导阻滞

由于阵发性房性心动过速的心房率快而出现的功能性束支传导阻滞，常为右束支传导阻滞。因此，呈左束支传导阻滞时，更应注意与室性心动过速鉴别。

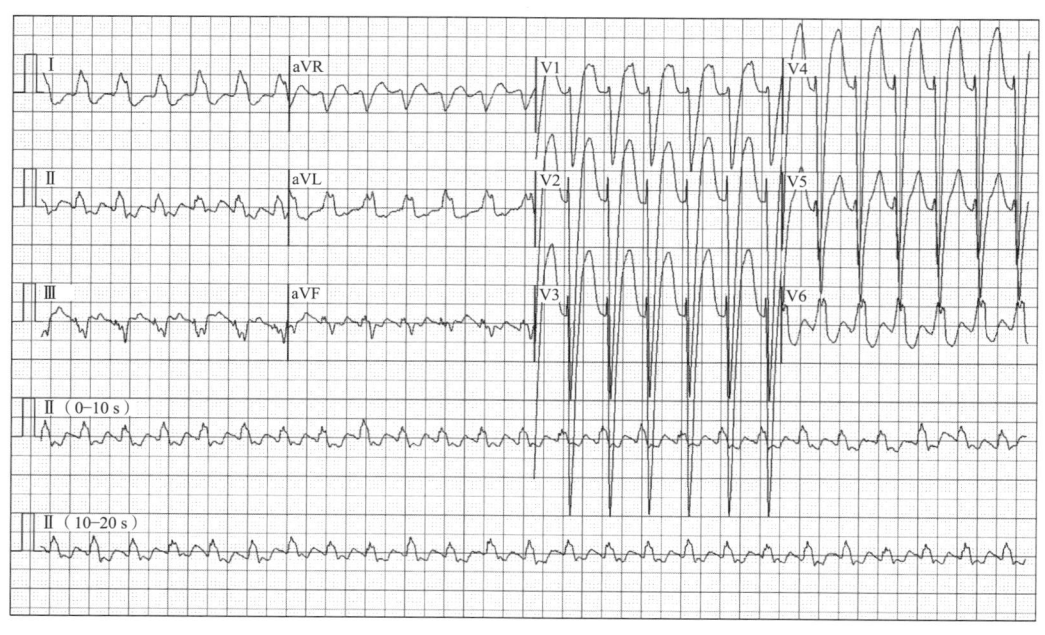

女性，79岁。
心房率/心室率173次/分；
P'R间期120 ms；
QRS波时间191 ms。

阵发性房性心动过速
完全性左束支传导阻滞

图2-2-81　阵发性房性心动过速伴左束支传导阻滞实例

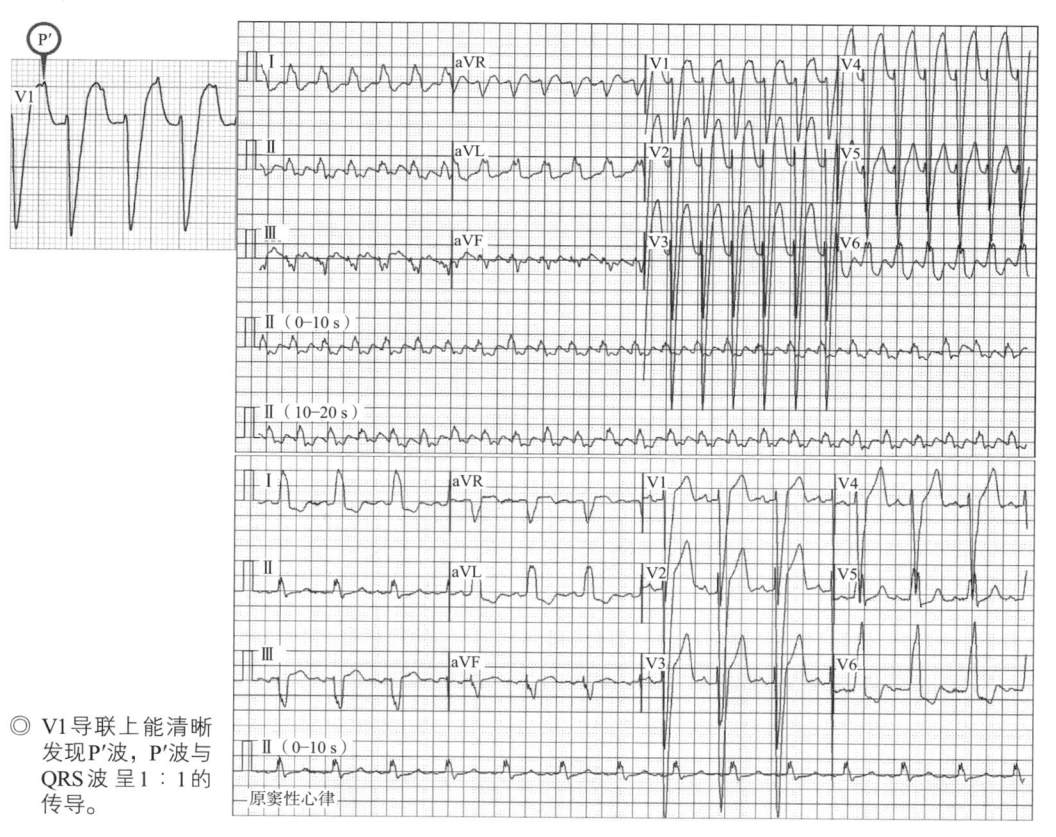

◎ V1导联上能清晰发现P'波，P'波与QRS波呈1:1的传导。

确认P'波和P'波与QRS波的关系是鉴别诊断的第一要点。其次，非常重要的是与原窦性心律时的波形比较，有助于进一步明确诊断。本病例原窦性心律时存在完全性左束支传导阻滞，本图与原窦性心律时的QRS波形态相同，为阵发性房性心动过速伴完全性左束支传导阻滞。

图2-2-82　阵发性房性心动过速伴左束支传导阻滞与窦性心律比较实例图解

3. 非阵发性房性心动过速

非阵发性房性心动过速的心房率较低，通常为70～140次/分。目前尚无统一的关于频率范围的诊断标准。

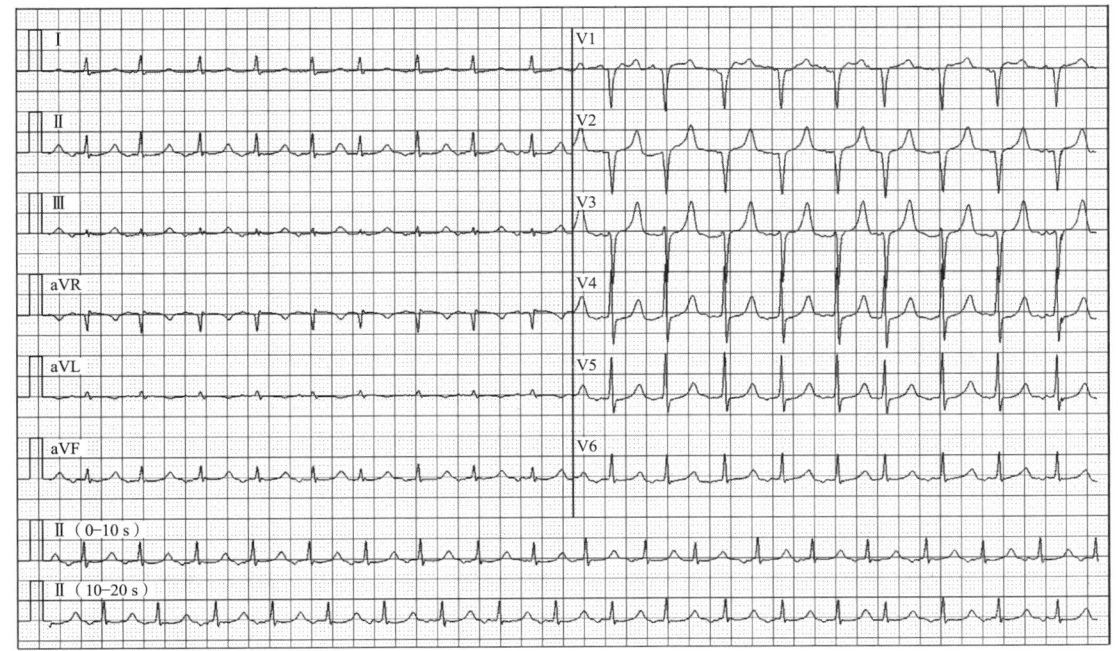

女性，97岁。
心房率/心室率112次/分；
P'R间期174 ms；
QRS波时间82 ms。

非阵发性房性心动过速

图2-2-83　非阵发性房性心动过速实例

相对于阵发性房性心动过速而言，非阵发性房性心动过速的特点是逐渐发生和缓慢终止，通常心房率缓慢，亦称自律性房性心动过速或加速性房性逸搏心律（频率高于房性逸搏心律）。若能记录到心动过速的发生和终止，可发现其提前不明显、终止后无代偿。当其频率与窦性频率接近时，可与窦性心律交替出现。当两个节律点发出的冲动同时激动心房或心室的一部分时，所形成的波为融合波。非阵发性房性心动过速的冲动与窦性冲动同时激动心房，形成心房融合波。本图可见窦性心律夺获心房和心房融合波。原窦性心律的心电图中可见频发房性期前收缩。

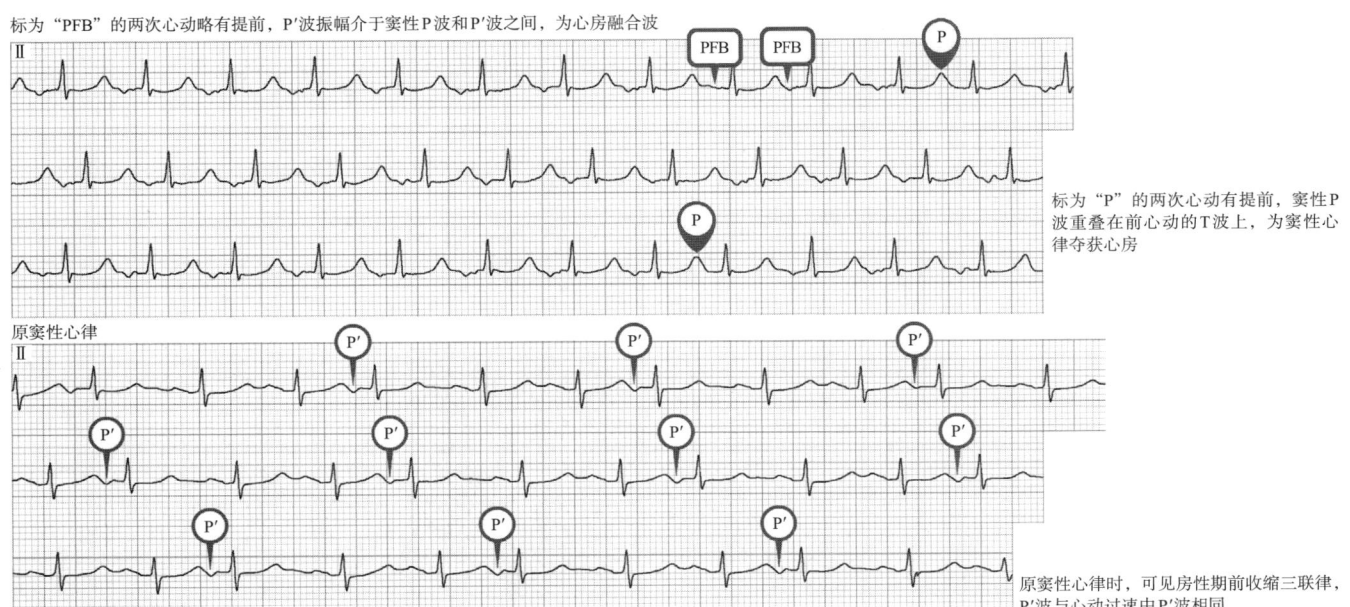

图2-2-84　非阵发性房性心动过速实例窦性夺获和心房融合波识别图解

(1)非阵发性房性心动过速的发生和终止

动态心电图通常能记录到非阵发性房性心动过速的发生和终止。

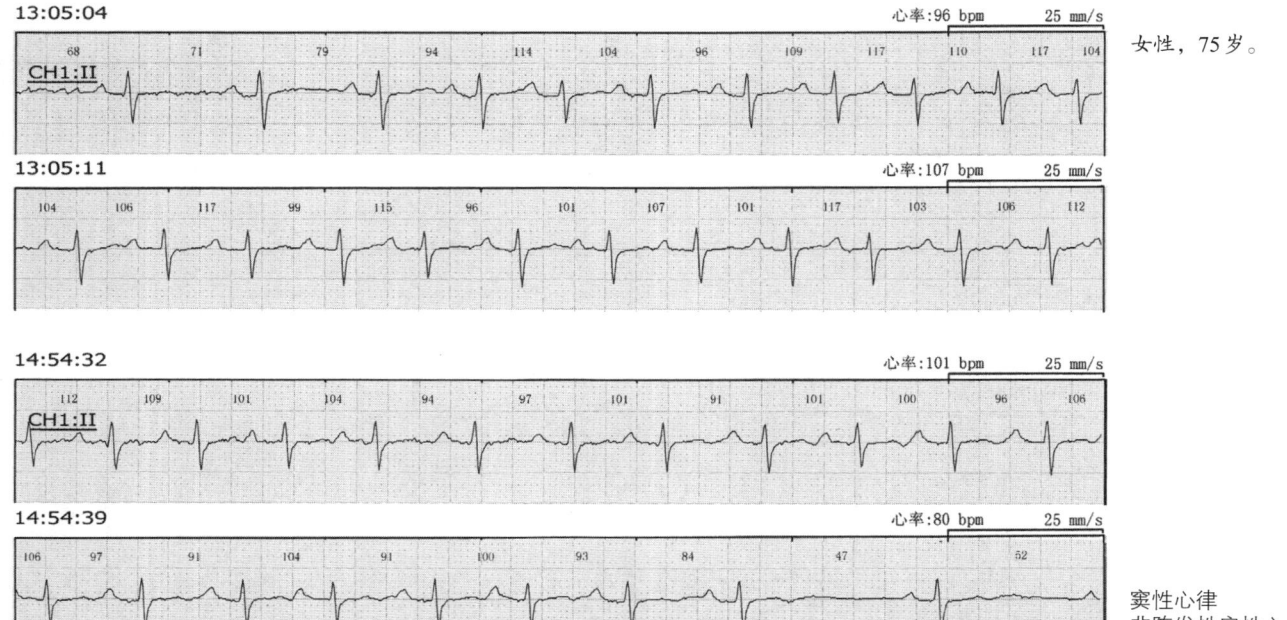

女性,75岁。

窦性心律
非阵发性房性心动过速

上两条心电图为连续的记录,见心动过速发生;下两条心电图为连续的记录,见心动过速终止。房性心动过速的心房率约为105次/分。

图2-2-85 非阵发性房性心动过速的发生和终止实例

在动态心电图中,本图可观察心动过速的发生和终止。按心房率其属于非阵发性房性心动过速。非阵发性房性心动过速若持续时间长,心率缓慢,在常规心电图中可能被误认为窦性心律。若将本图非阵发性房性心动过速误认为窦性心律,因P'R间期延长,将其误诊为窦性心律伴一度房室传导阻滞。

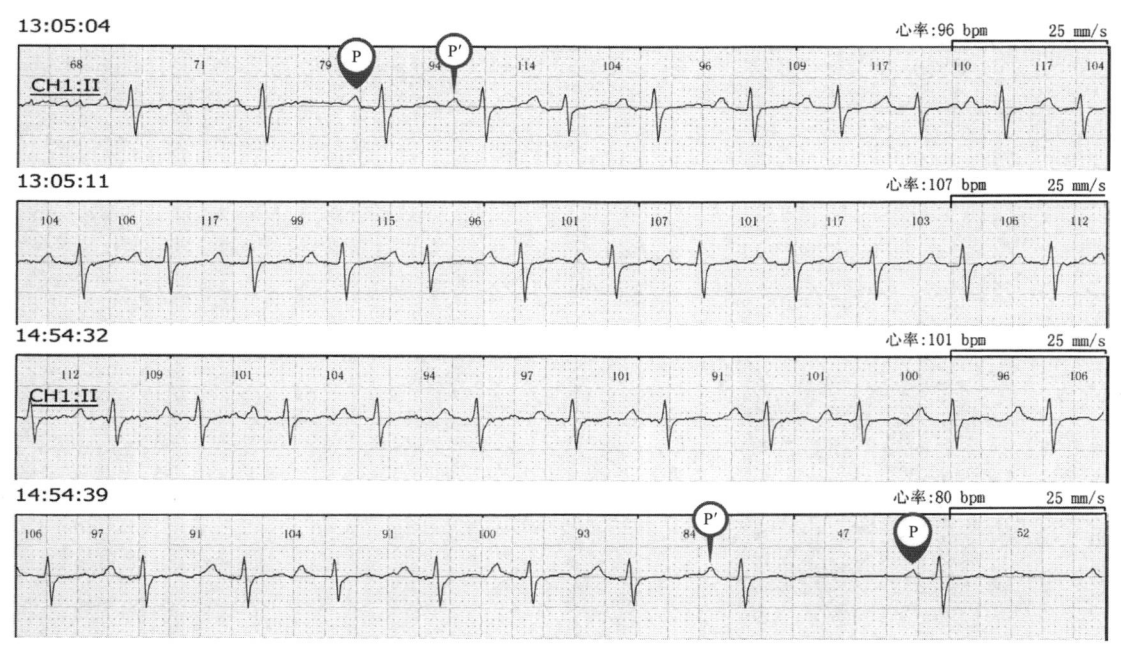

◎ P'波与窦性P波不同,P'R间期>PR间期,P'波的频率高于P波的频率。

图2-2-86 非阵发性房性心动过速发生和终止实例P'波识别图解

（2）非阵发性房性心动过速与不等比房室传导

非阵发性房性心动过速的心房率低，若P′波在Ⅱ导联上直立，不易与窦性P波鉴别。此时若发生不等比房室传导，易被误诊为二度房室传导阻滞。

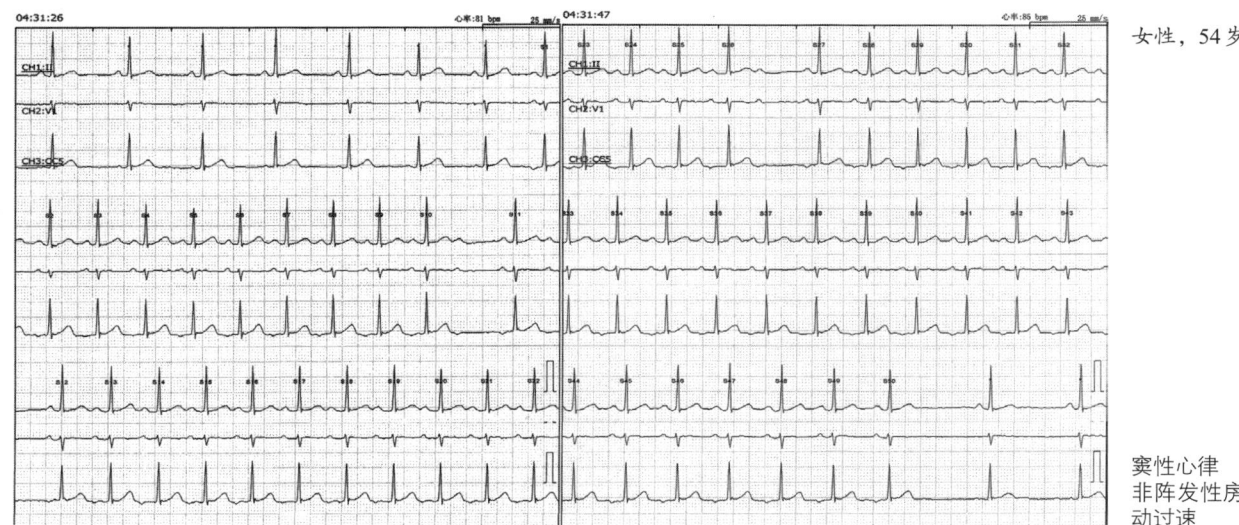

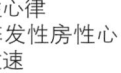

图2-2-87 非阵发性房性心动过速与不等比房室传导实例

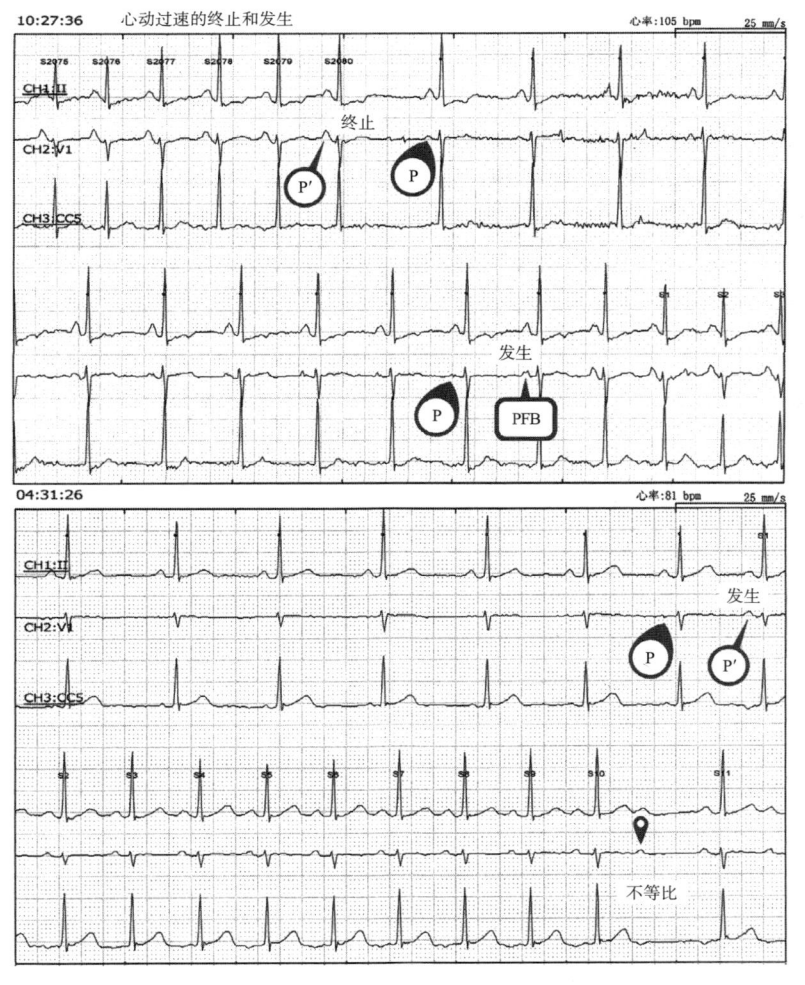

本病例在动态心电图开始记录时即为非阵发性房性心动过速，直至左上图中心动过速有短暂终止，然后再次发生。P′波和窦性P波在Ⅱ导联上略有不同，在V1导联上明显不同，可见心房融合波。本病例全程记录中非阵发性房性心动过速为主导心律，心动过速的频率有所不等，白昼活动中心房率较快，夜间睡眠中心房率较低，并出现不等比房室传导。若无连续观察，未能明确非阵发性房性心动过速，不等比房室传导易被误诊为窦性心律伴二度房室传导阻滞。

◎ 确认P波和P′波，是诊断的关键。

图2-2-88 非阵发性房性心动过速与不等比房室传导实例P′识别图解

4. 房性心动过速的定位诊断

房性心动过速,若P'波清晰可见,根据P'波的方向,能初步确定房性心动过速的起源。通常心房/心室率较低的房性心动过速易观察P'波和P'R间期。

(1)心房上部定位诊断

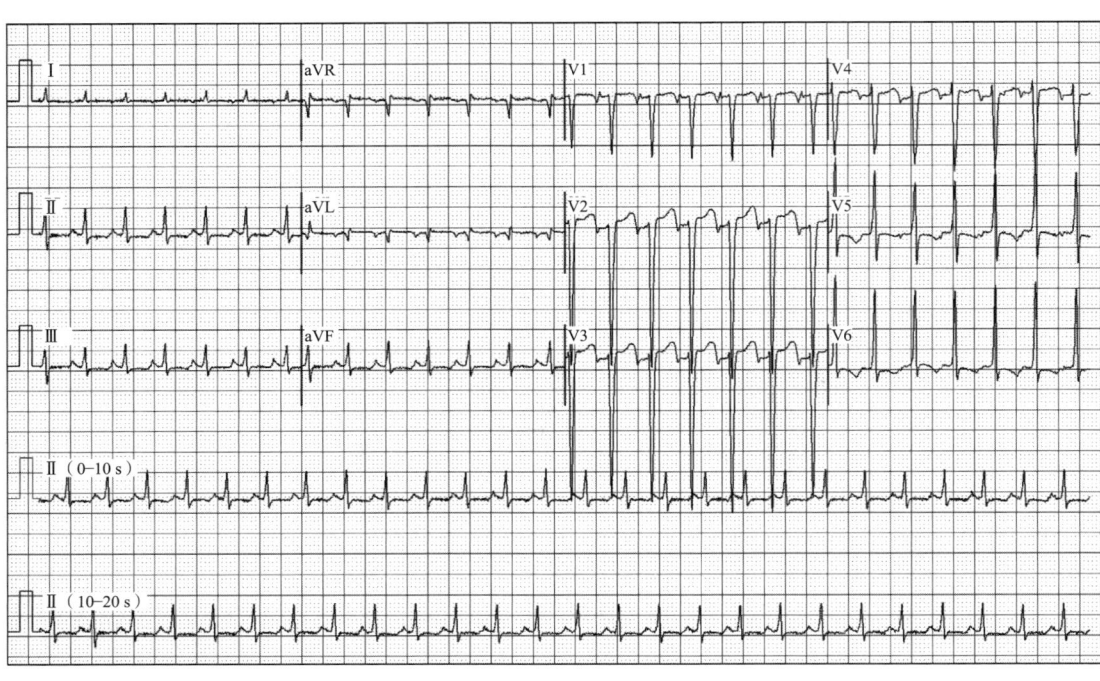

男性,60岁。
心房率/心室率156次/分
P'R间期120 ms;
QRS波时间91 ms。

阵发性房性心动过速
ST段和T波改变

图2-2-89 房性心动过速心房上部定位诊断实例一

房性心动过速的基本定位分为左、右心房和心房上、下部。起源于窦房结附近的房性心动过速,P'波与窦性P波相似,应注意与窦性心动过速鉴别。

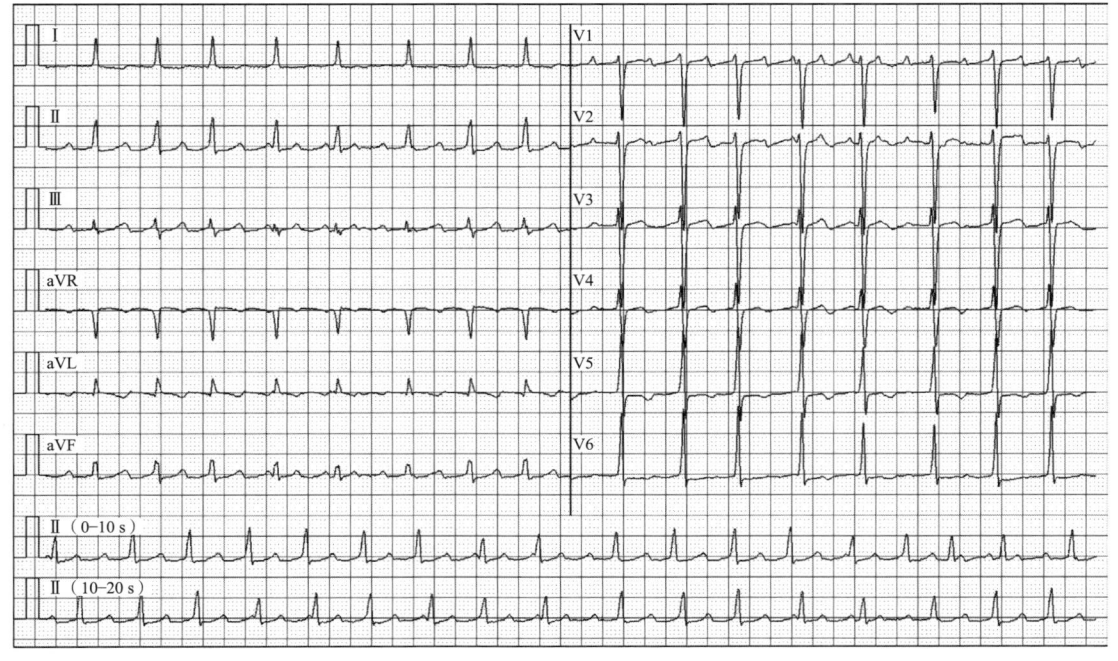

女性,75岁。
心房率225次/分;
平均心室率107次/分
QRS波时间105 ms。

阵发性房性心动过速
不规则房室传导
T波改变

图2-2-90 房性心动过速心房上部定位诊断实例二

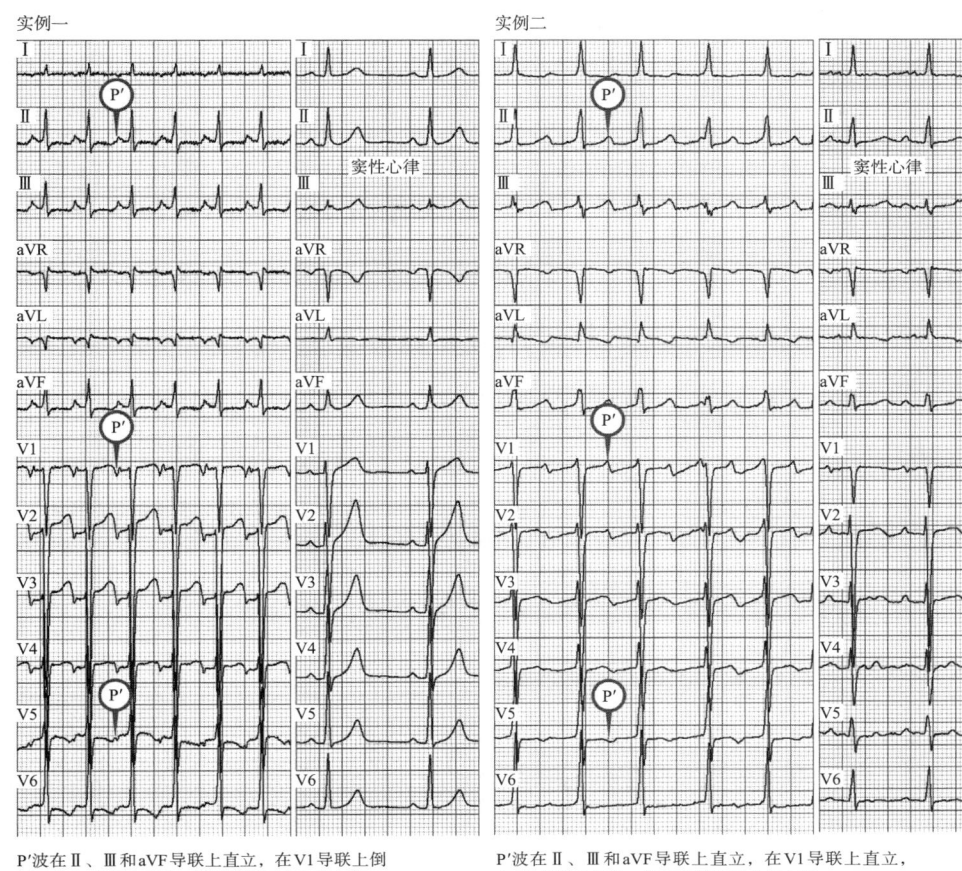

与窦性心律P波比较（右侧图），不同于窦性P波，为房性心动过速。P'波在Ⅱ、Ⅲ和aVF导联上直立，额面电轴从上而下，提示起源于心房上部；P'波在Ⅱ、Ⅲ和aVF导联上倒置，额面电轴从下而上，提示起源于心房下部。P'波在V1导联上倒置，在V5导联上直立，横面电轴从右向左，提示起源于右心房；P'波在V1导联上直立，在V5导联上倒置，横面电轴从左向右，提示起源于左心房。

图2-2-91　房性心动过速心房上部定位诊断实例一和实例二同步12导联图解

（2）房性心动过速心房下部定位诊断

起源于心房上部的房性心动过速，P'波在Ⅱ、Ⅲ和aVF导联上直立时，应与窦性心动过速鉴别；起源于心房下部的房性心动过速，P'波在Ⅱ、Ⅲ和aVF导联上倒置时，应与交界性心动过速进行鉴别。

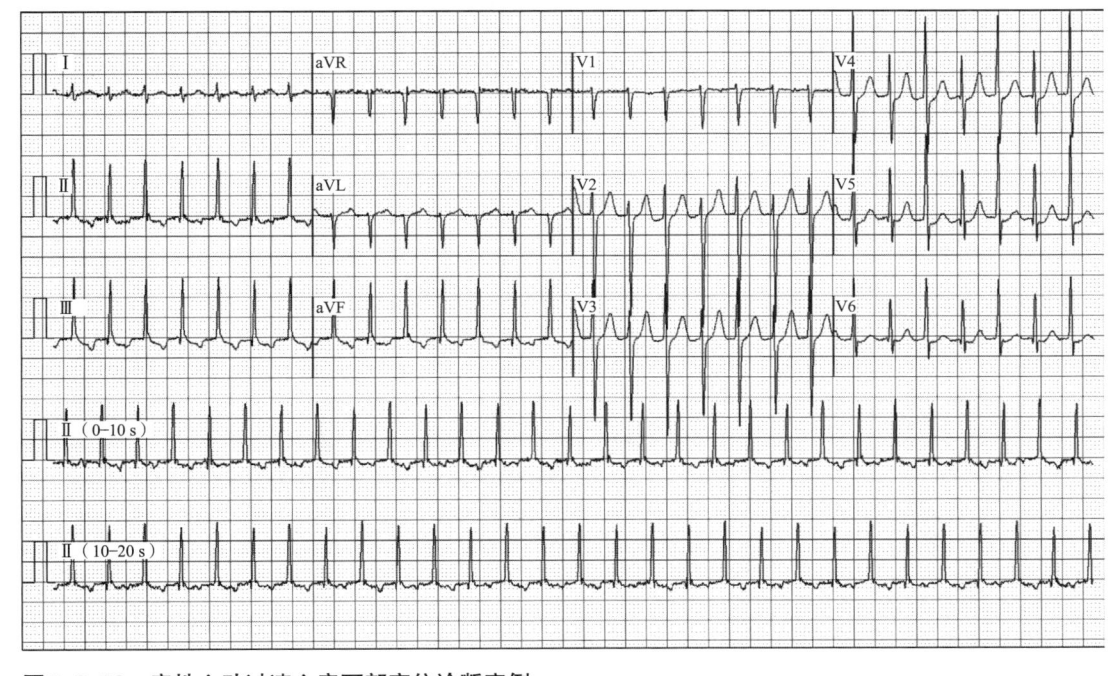

男性，88岁。
心房率/心室率172次/分；
P'R间期180 ms；
QRS波时间74 ms。

阵发性房性心动过速
QRS波电交替

图2-2-92　房性心动过速心房下部定位诊断实例一

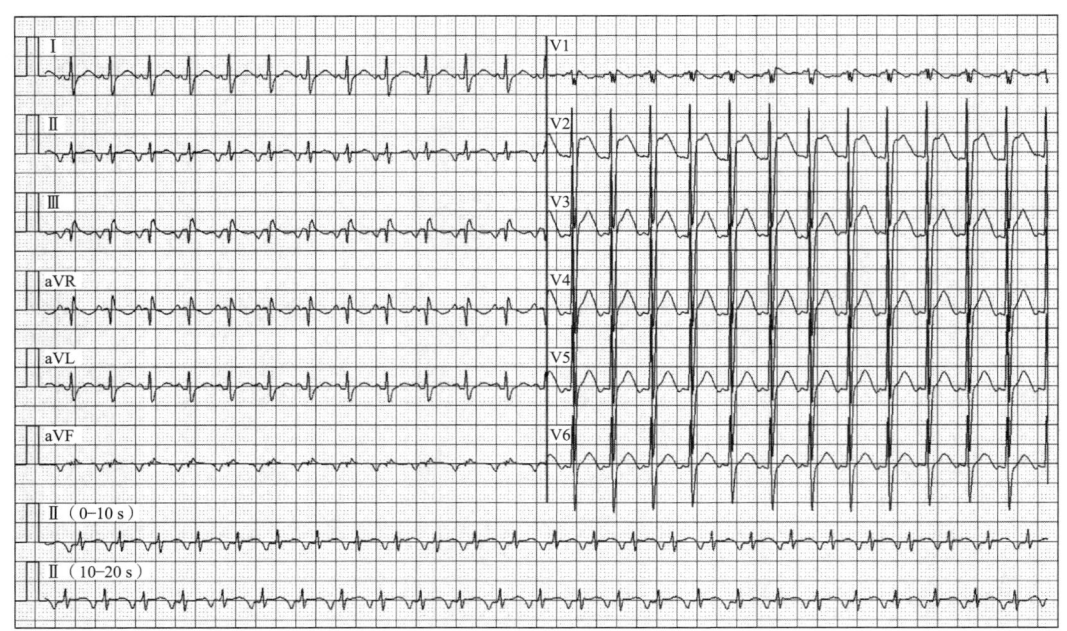

起源于心房下部的房性心动过速,与起源于交界区的心动过速的鉴别,在心电图上主要依据P'R间期>120 ms。

男性,42岁。
心房率/心室率152次/分;
P'R间期144 ms;
QRS波时间96 ms。

阵发性房性心动过速

图2-2-93 房性心动过速心房下部定位诊断实例二

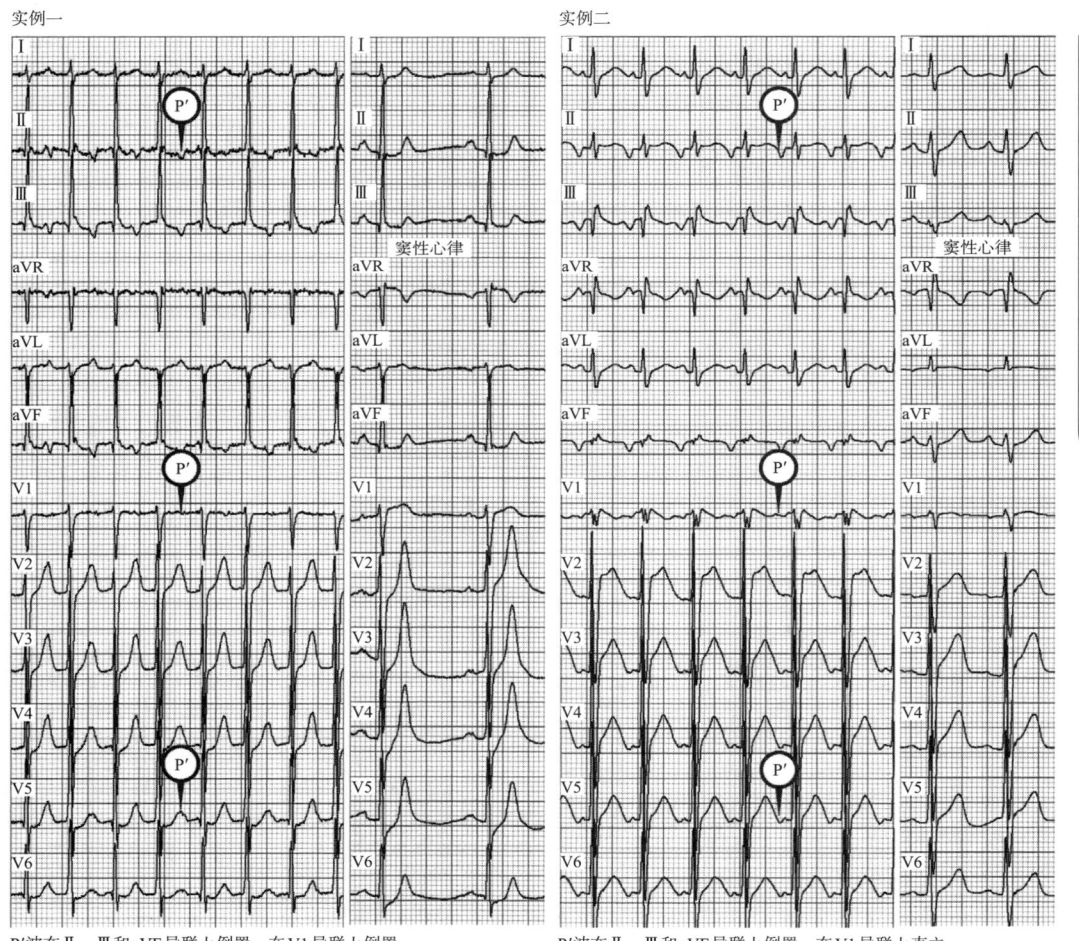

起源于心房下部的房性心动过速,P'波在Ⅱ、Ⅲ和aVF导联上倒置,与交界性心动过速鉴别的主要依据是P'R间期>120 ms。实例一和实例二的P'R间期均>120 ms,与窦性心律P波比较(右侧图),不同于窦性P波,为房性心动过速。

P'波在Ⅱ、Ⅲ和aVF导联上倒置,在V1导联上倒置,在V5导联上直立,提示起源于右心房下部

P'波在Ⅱ、Ⅲ和aVF导联上倒置,在V1导联上直立,在V5导联上倒置,提示起源于左心房下部

图2-2-94 房性心动过速心房下部定位诊断实例一和实例二同步12导联图解

(三)心房扑动

心房扑动是发生在心房,心房率较阵发性房性心动过速更快的心律失常。通常心房率在250～350次/分。在心电图上P波消失,代之以F波。F波的特征是锯齿状,F波之间无等电位线。

1. 心房扑动1 : 1房室传导

心房扑动偶尔可呈1 : 1房室传导,此时心室率极快,心室律规则。

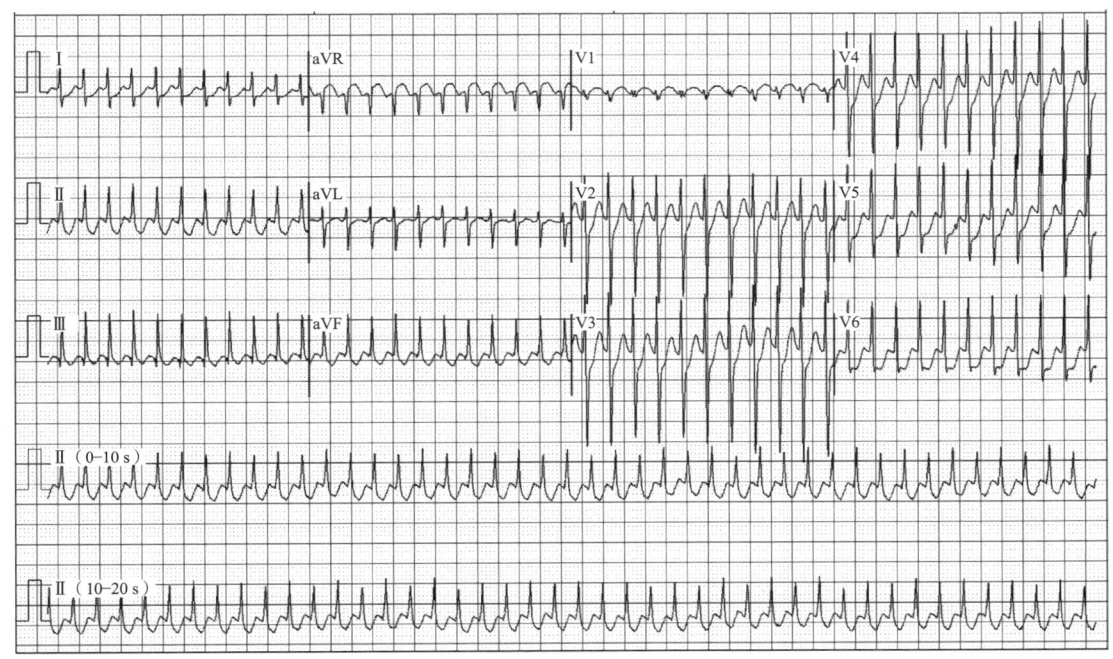

男性,36岁。
心房率/心室率262次/分;
QRS波时间81 ms。

心房扑动
1 : 1房室传导
ST段和T波改变

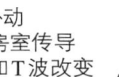

图2-2-95 心房扑动1 : 1房室传导实例

本图心房扑动1 : 1房室传导,F波和QRS-T波重叠。尽管如此,仍能观察F波的特征:锯齿状,F波之间无等电位线。F波节律规则,房室传导的比例相等,心室律规则。心房扑动1 : 1房室传导,心室率快,心律规则,应与阵发性室上性心动过速鉴别。心率是鉴别诊断的要点,通常心房扑动1 : 1房室传导的心室率>250次/分,而通常阵发性室上性心动过速的心室率<220次/分。

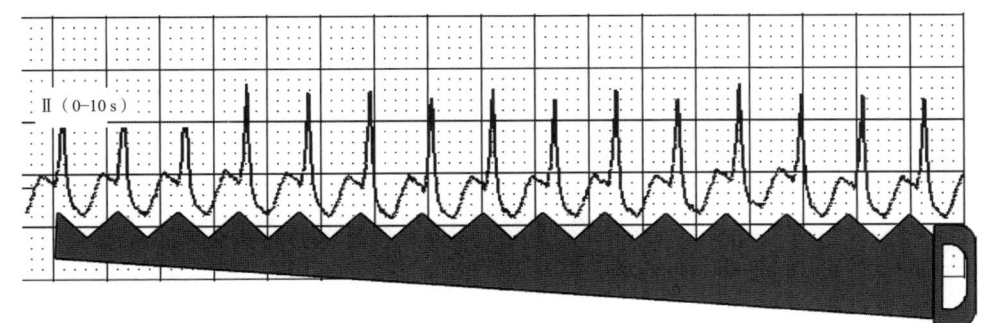

◎ 心房扑动1 : 1房室传导的心室率>250次/分,心律规则。

图2-2-96 心房扑动1 : 1房室传导实例F波识别图解

（1）心房扑动 1∶1 房室传导与 ST 段和 T 波改变

心房扑动呈 1∶1 房室传导，此时心室率极快，常有 ST 段和 T 波改变，可酷似 QRS 波宽大畸形。

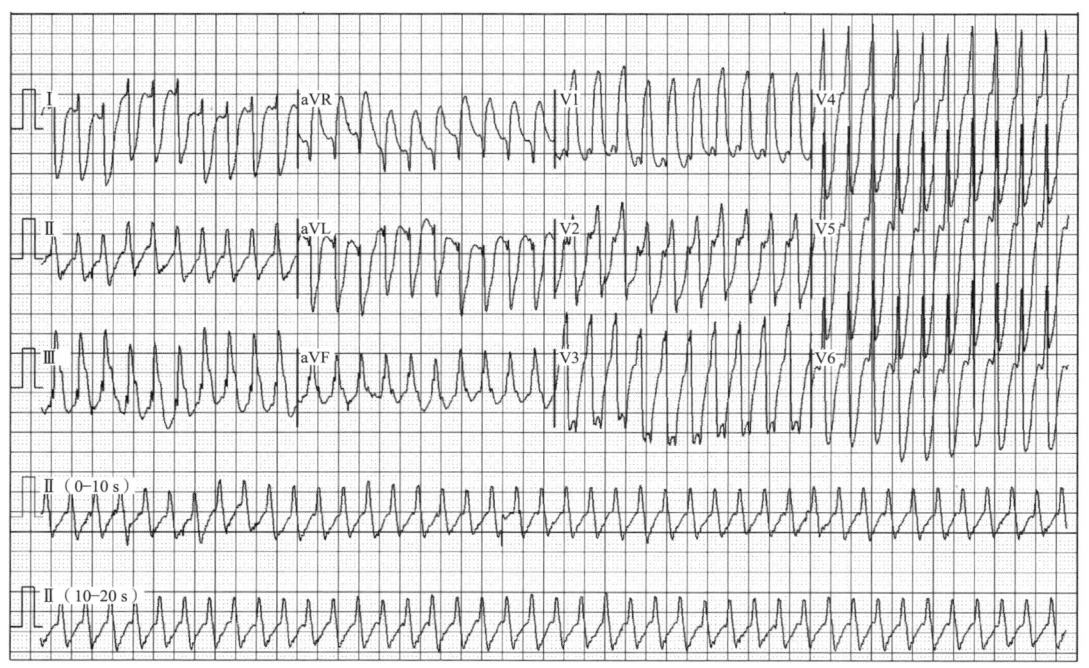

男性，53 岁。
心房率/心室率 249 次/分；
QRS 波时间 90 ms。

心房扑动
1∶1 房室传导
ST 段和 T 波改变

图 2-2-97　心房扑动 1∶1 房室传导与 ST 段和 T 波改变实例

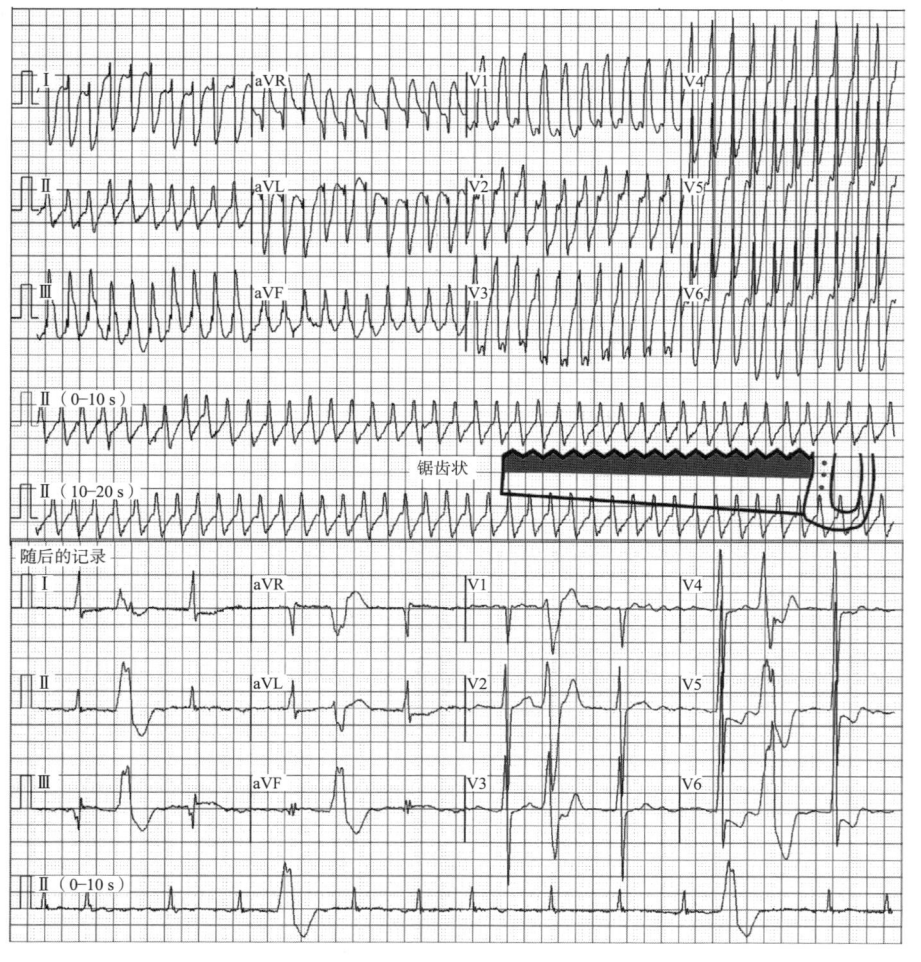

本图 ST 段和 T 波改变酷似 QRS 波宽大畸形，但在 Ⅱ 导联上可观察 QRS 波真正宽度和典型的锯齿形 F 波，提示心房扑动。心房扑动是一种暂时的心律，可转归为窦性心律或心房颤动。本病例随后为心房颤动，心房颤动中可见室性期前收缩，其 QRS 波形态与心房扑动时的 QRS 波形态不同。

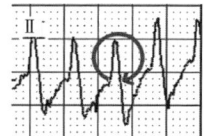

◎ 在 Ⅱ 导联上可观察 QRS 波真正宽度和典型的锯齿形。

图 2-2-98　心房扑动 1∶1 房室传导与 ST 段和 T 波改变实例 F 波识别图解

（2）心房扑动1∶1房室传导与束支传导阻滞

心房扑动呈1∶1房室传导，此时心室率极快，可以发生束支传导阻滞或心室内差异传导。此时QRS波宽大畸形，不易与阵发性室性心动过速鉴别。

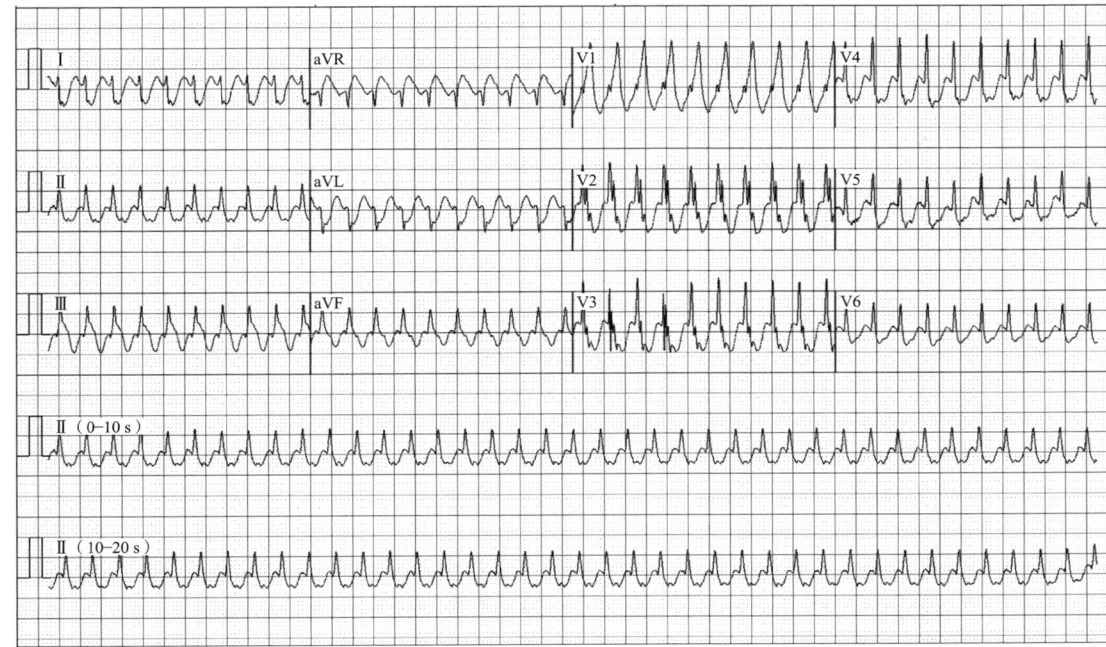

男性，33岁。
心房率/心室率240次/分；
QRS波时间120 ms。

心房扑动
1∶1房室传导
完全性右束支传
导阻滞

图2-2-99　心房扑动1∶1房室传导与束支传导阻滞实例

> 心房扑动的心房率快，因此1∶1房室传导极不常见。通常以一定的比例下传心室，如2∶1或4∶1，此时易鉴别诊断。本病例再次记录心电图见下图，房室传导比例发生变化。

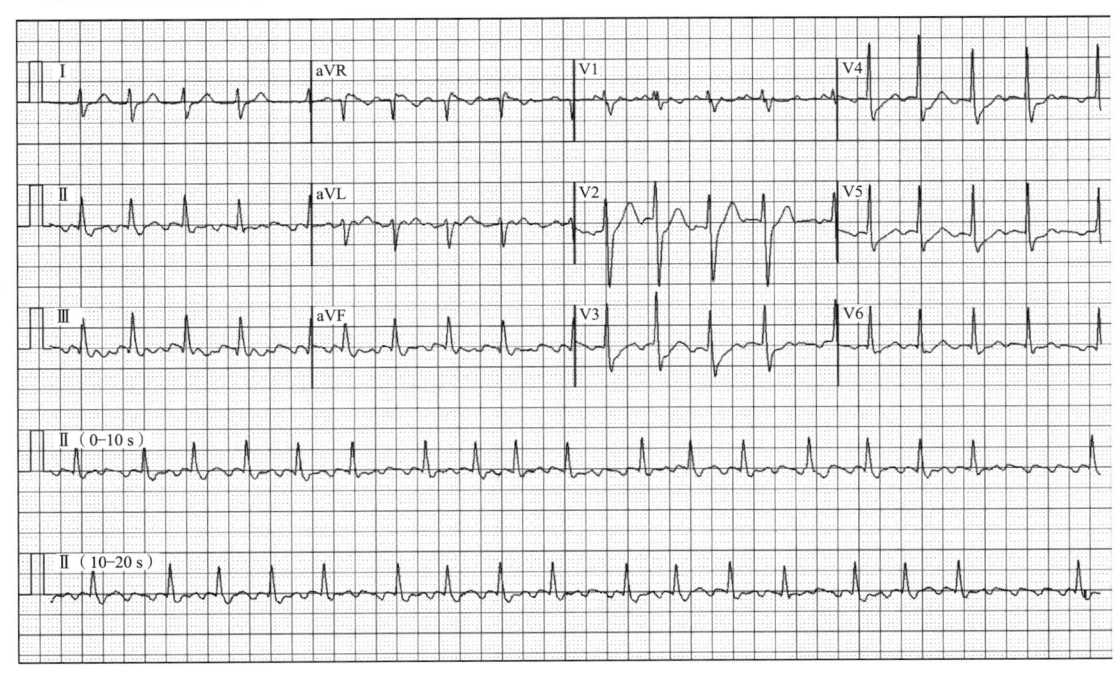

心房率240次/分；
平均心室率118次/分；
QRS波时间110 ms。

心房扑动不等比
房室传导

图2-2-100　心房扑动1∶1房室传导与束支传导阻滞实例的其他心电图

关于心房扑动的心房率，也有学者认为是 220～350 次/分。本病例恰在此频率内，在 Ⅱ 导联上呈典型的锯齿形，首先考虑诊断为心房扑动 1∶1 房室传导（上图）。治疗后房室传导比例下降（下图），心房扑动的 F 波显现，可明确诊断心房扑动。随着心室率的下降，完全性右束支传导阻滞消失，提示 1∶1 下传时的完全性右束支传导阻滞可能是功能性的。

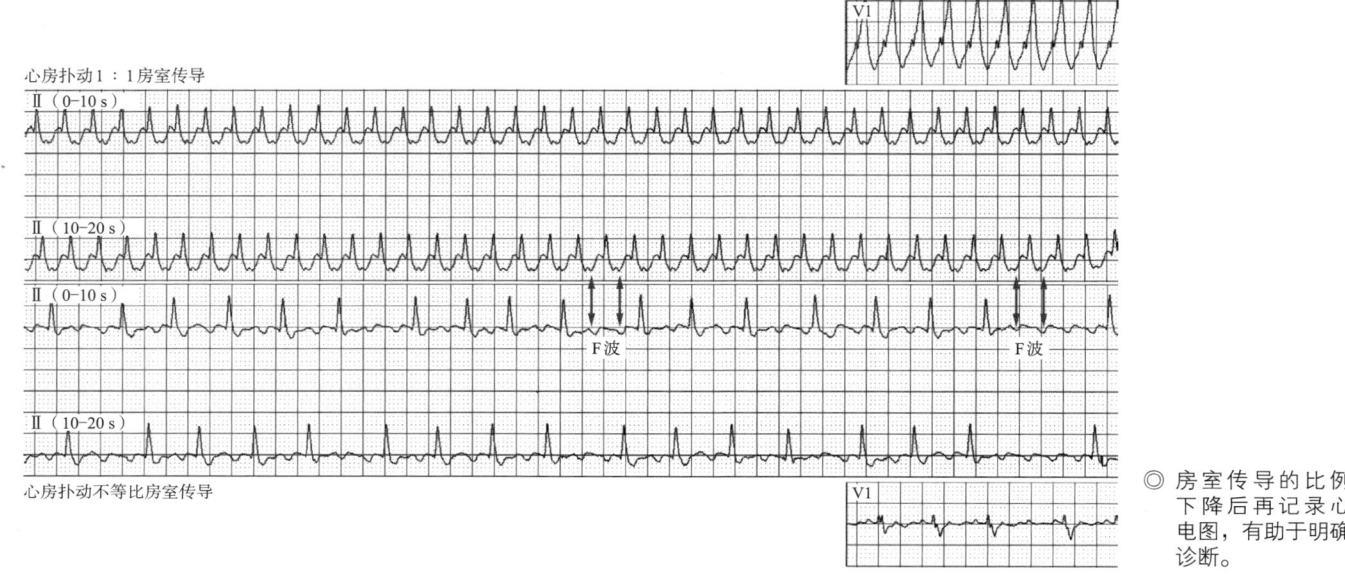

◎ 房室传导的比例下降后再记录心电图，有助于明确诊断。

图 2-2-101　心房扑动 1∶1 房室传导与束支传导阻滞实例 F 波识别图解

2. 心房扑动 2∶1 房室传导

由于心房率快，心房扑动通常以一定的比例下传心室。若房室传导的比例相等，心室律规则；若房室传导的比例不等，心室律不规则。2∶1 房室传导是常见的传导比例。呈 2∶1 房室传导，有时一个 F 波重叠在 QRS-T 波中，不易发现 F 波。

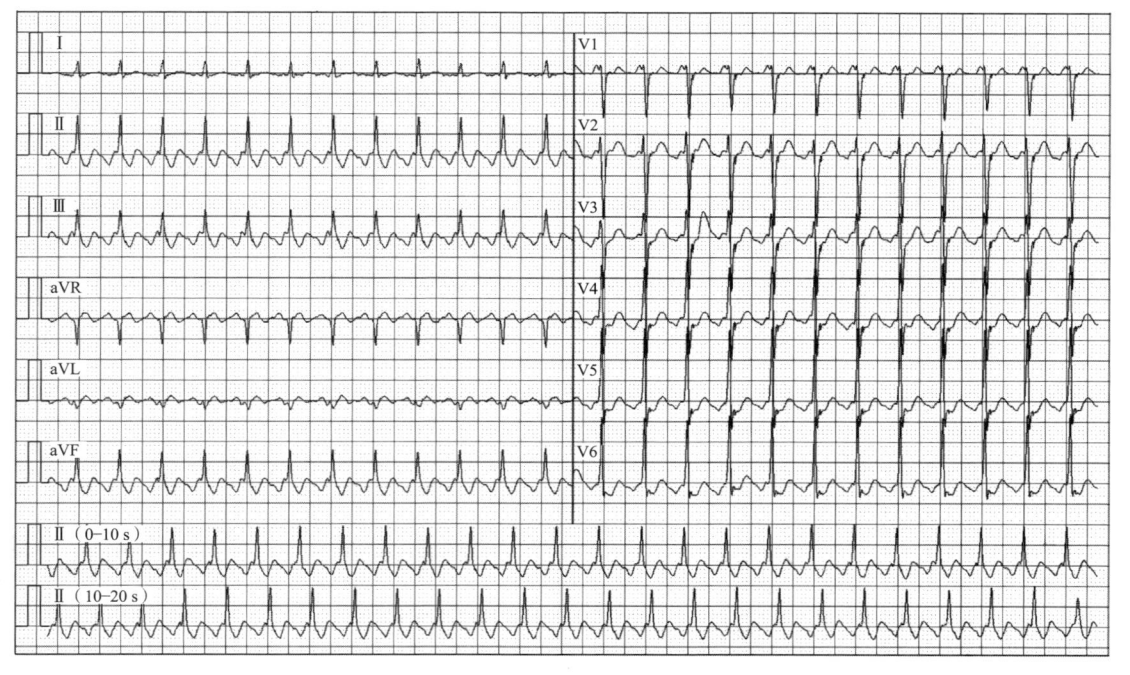

男性，81 岁。
心房率 296 次/分；
心室率 148 次/分；
QRS 波时间 74 ms。

心房扑动 2∶1 房室传导

图 2-2-102　心房扑动 2∶1 房室传导实例

按照Bix法则，节律规则的心动过速（心室率多在150次/分左右），若在两个QRS波中间可见P'波或F波，未下传的P'波或F波可能恰好落在QRS波中。本图心室率约150次/分，Ⅱ、Ⅲ、aVF和V1导联同步观察，可以确认F波。一个F波在两个QRS波中间，一个F波与QRS波重叠（标记处）。心房扑动呈2∶1房室传导时的心率与阵发性室上性心动过速的心率相近，应注意鉴别诊断。

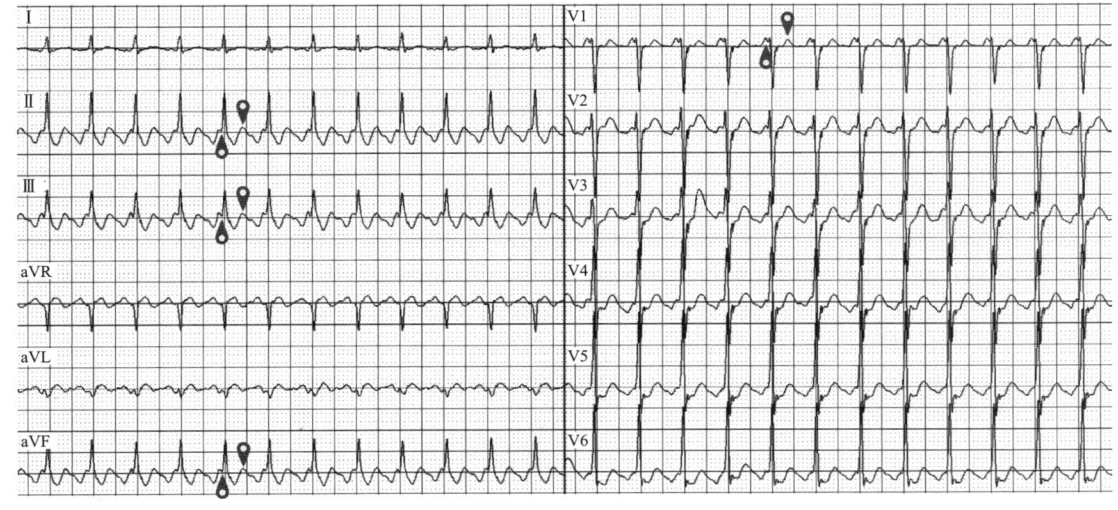

◎ Ⅱ、Ⅲ、aVF和V1导联上F波清晰。一个F波则位于两个QRS波中间，另一个F波与QRS波重叠。

图2-2-103　心房扑动2∶1房室传导实例F波识别图解

（1）心房扑动2∶1房室传导与Bix法则

Bix法则另一要点是：房室传导时间改变可能显露重叠在QRS波中的心房波（P'波或F波）。

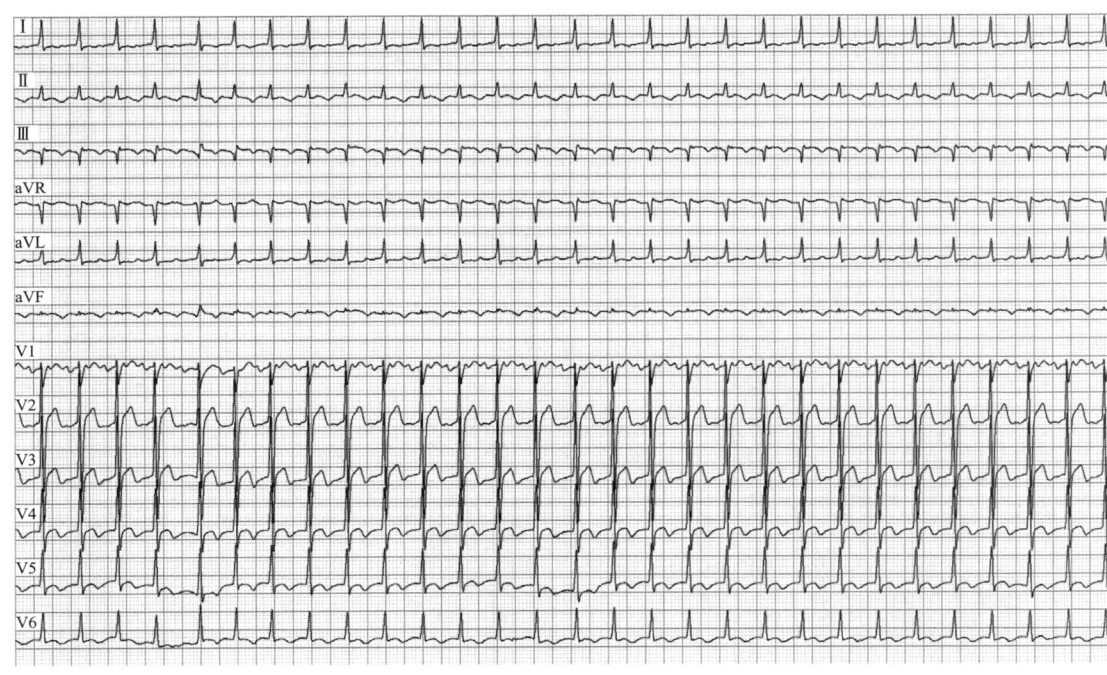

女性，85岁。
心房率294次/分；
平均心室率149次/分；
QRS波时间98 ms。

心房扑动
2∶1房室传导

图2-2-104　心房扑动2∶1房室传导与Bix法则实例一

根据Bix法则，延长心电图记录时间，或用减慢心室率（降低房室传导比例）的方法观察，在房室传导比例改变时，发现重叠在QRS波中的P'波或F波。

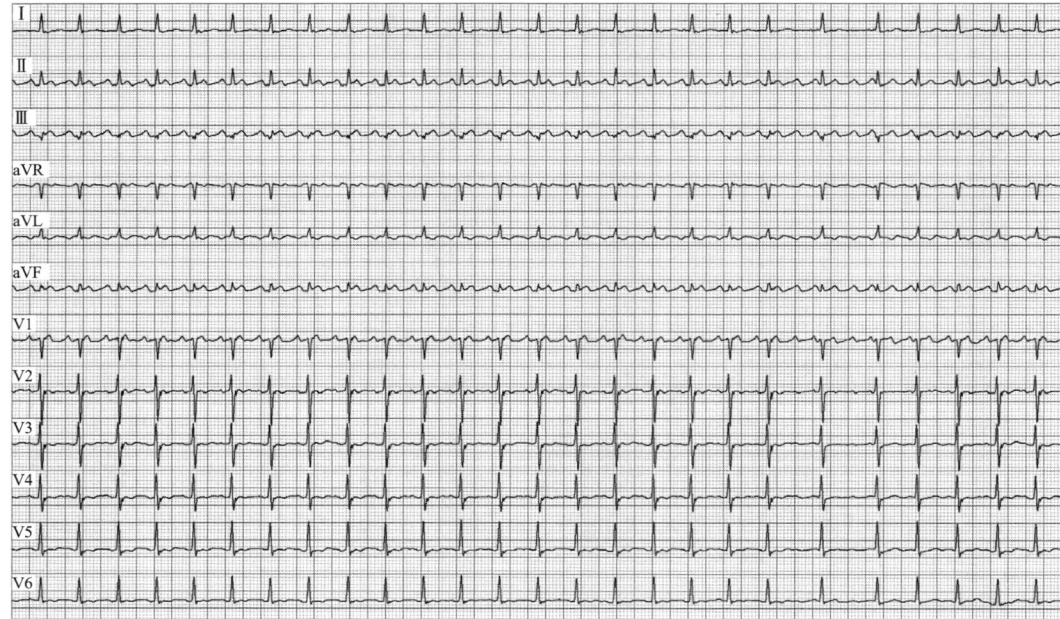

女性，89岁。
心房率276次/分；
平均心室率139次/分；
QRS波时间70 ms。

心房扑动
2∶1和3∶1房室传导

图2-2-105　心房扑动2∶1房室传导与Bix法则实例二

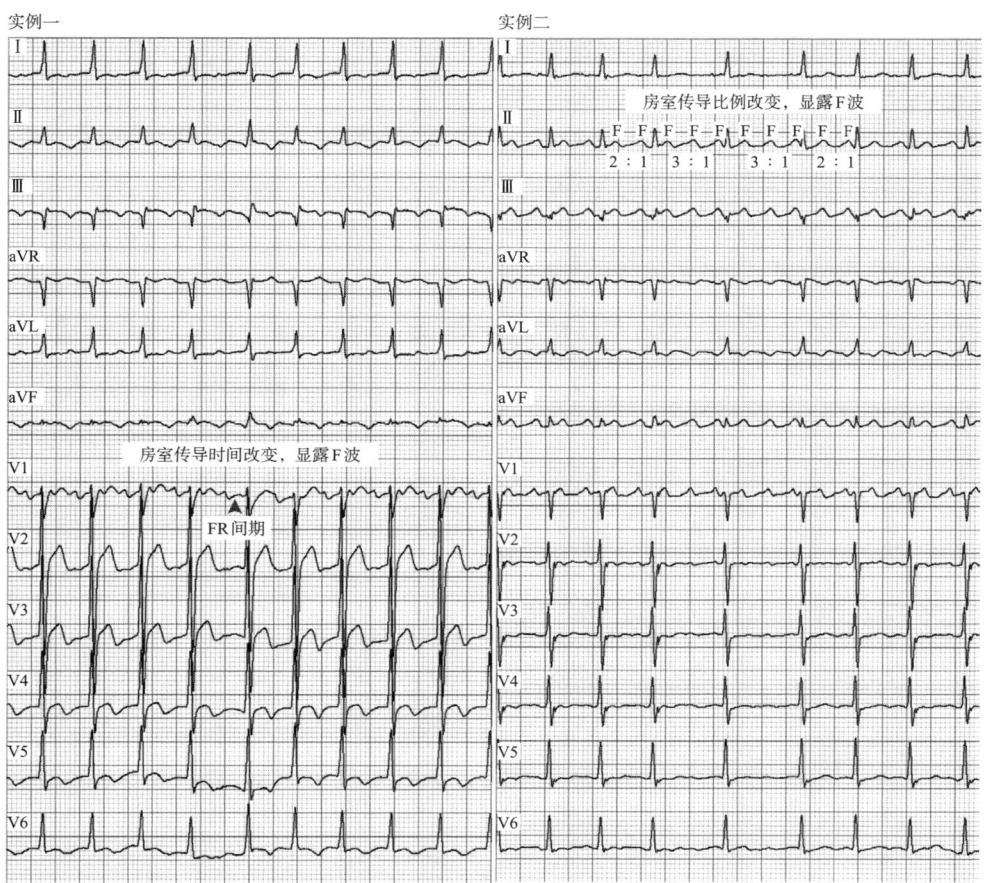

实例一（左图）在房室传导时间改变（FR间期）时，显露F波。实例二（右图）在房室传导比例改变时，显露F波。

图2-2-106　心房扑动2∶1房室传导实例一和实例二F波识别图解

（2）心房扑动2∶1房室传导与束支传导阻滞

心房扑动呈2∶1房室传导，若合并束支传导阻滞，F波重叠在宽大畸形的QRS波中，更不易发现F波。

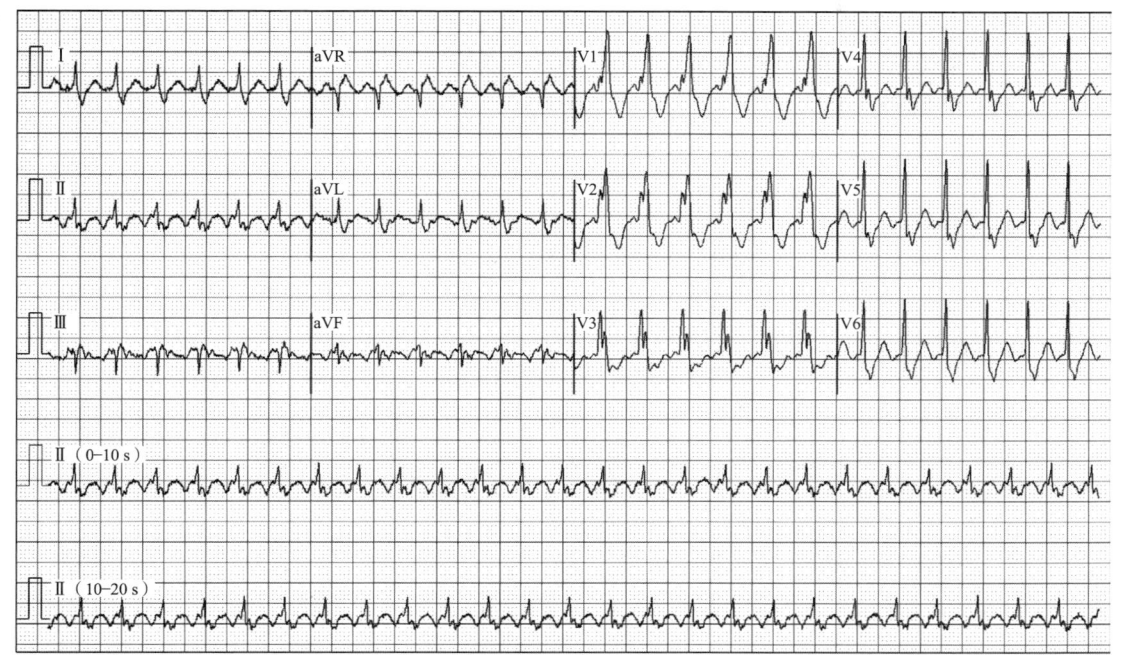

图2-2-107　心房扑动2∶1房室传导与右束支传导阻滞实例

> 束支传导阻滞QRS波越是宽大畸形，继发性ST段和T波改变越显著，F波越不易被发现，同样也不能被确认。

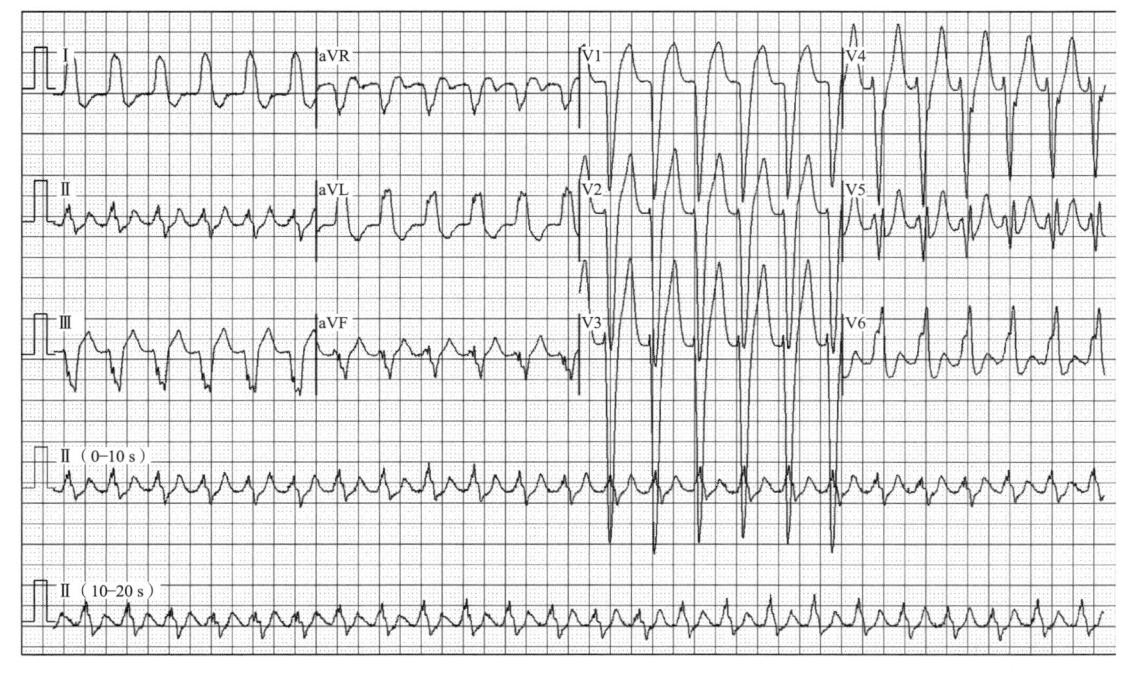

图2-2-108　心房扑动2∶1房室传导与左束支传导阻滞实例

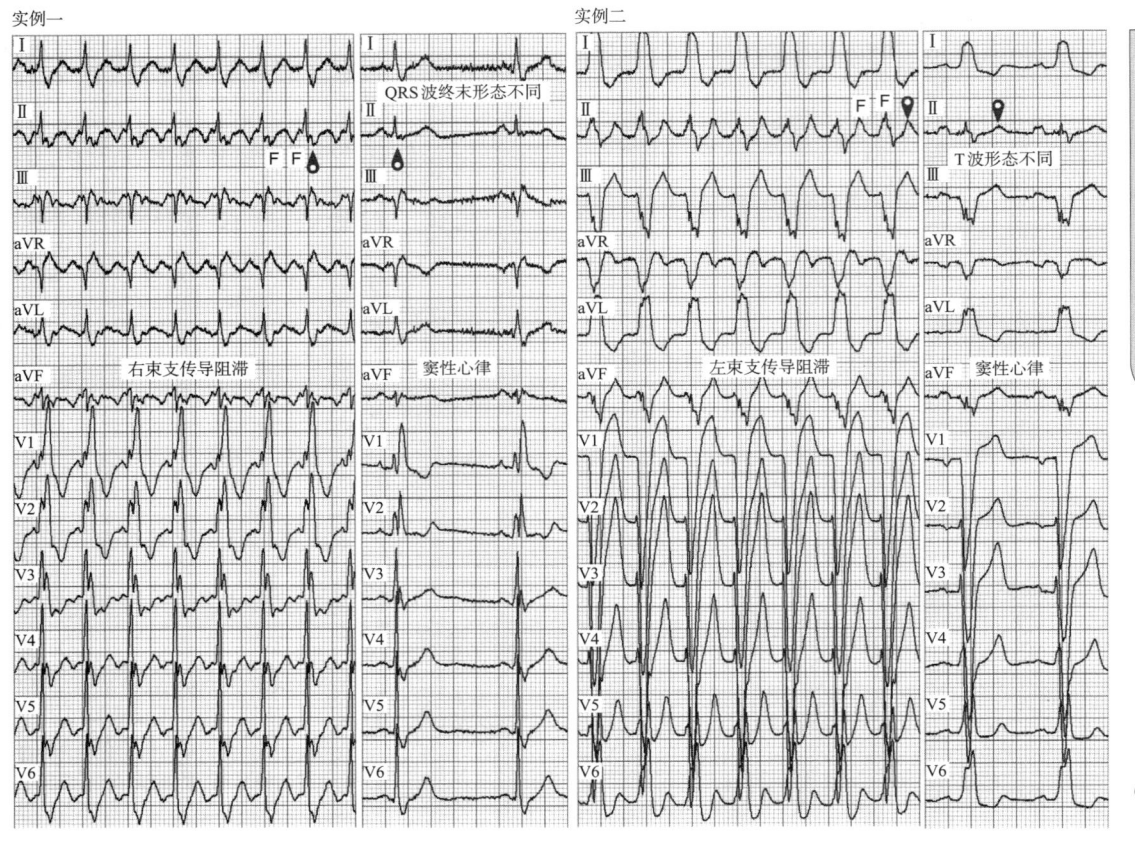

图 2-2-109　心房扑动 2∶1 房室传导与右束支传导阻滞实例和左束支传导阻滞实例 F 波识别图解

1）心房扑动 2∶1 房室传导与间歇性右束支传导阻滞

心房扑动呈 2∶1 房室传导，心室内传导阻滞可呈间歇性。观察无束支传导阻滞时的波形，有助于鉴别诊断。

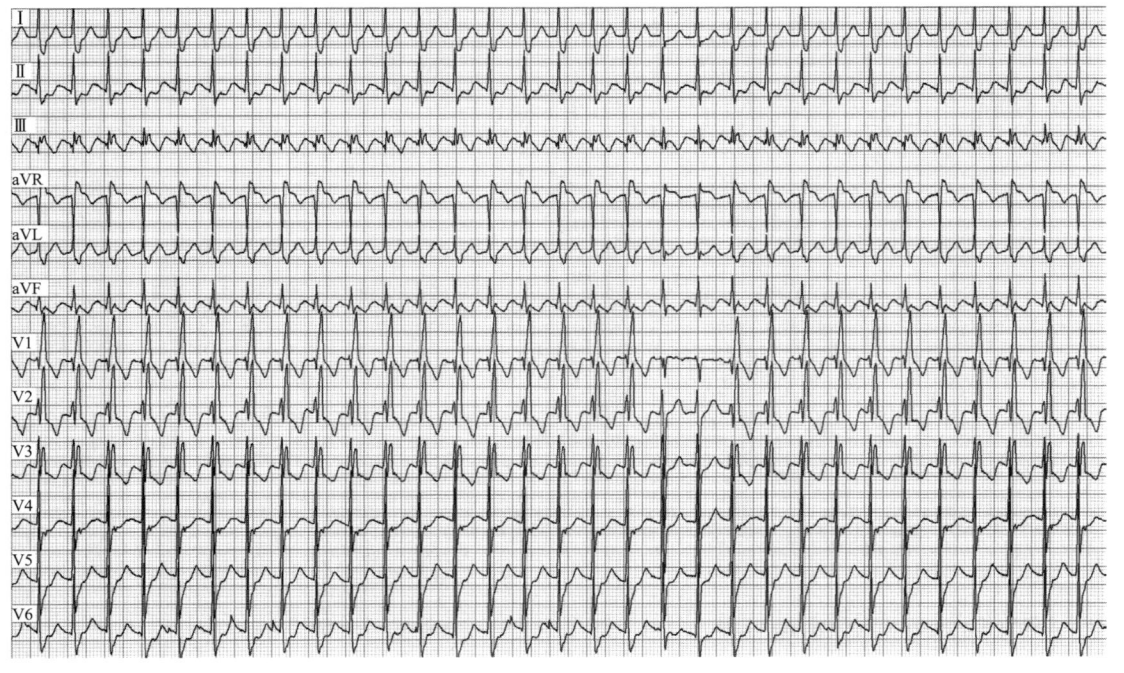

女性，72 岁。
心房率 320 次 / 分；
心室率 160 次 / 分；
QRS 波时间 80/125 ms。

心房扑动
2∶1 房室传导
间歇性完全性右束支传导阻滞
ST 段和 T 波改变

图 2-2-110　心房扑动 2∶1 房室传导与间歇性右束支传导阻滞实例

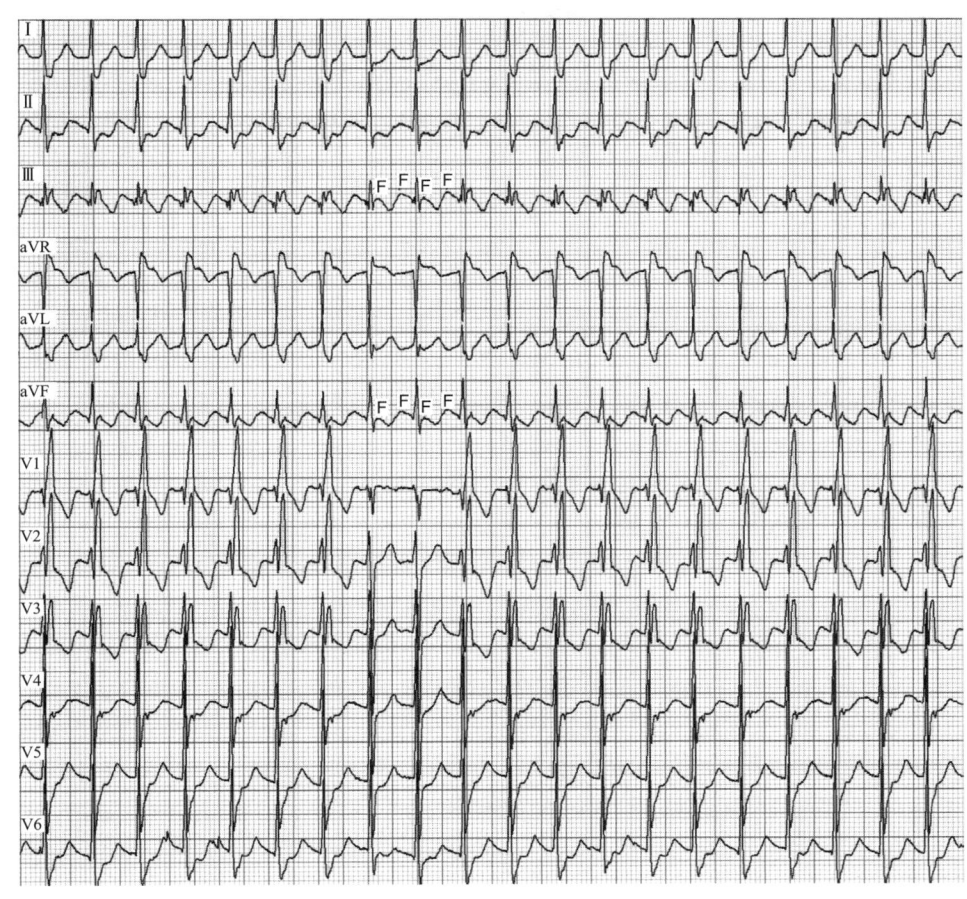

本图中仅有两次心动的QRS波正常,无右束支传导阻滞时观察,在Ⅲ和aVF导联上F波清晰,由此诊断为心房扑动2∶1房室传导伴完全性右束支传导阻滞。

图2-2-111　心房扑动2∶1房室传导与右束支传导阻滞实例F波识别图解

2)心房扑动2∶1房室传导与间歇性左束支传导阻滞

心房扑动2∶1房室传导,间歇性出现束支传导阻滞,应与室性期前收缩和室性心动过速鉴别。

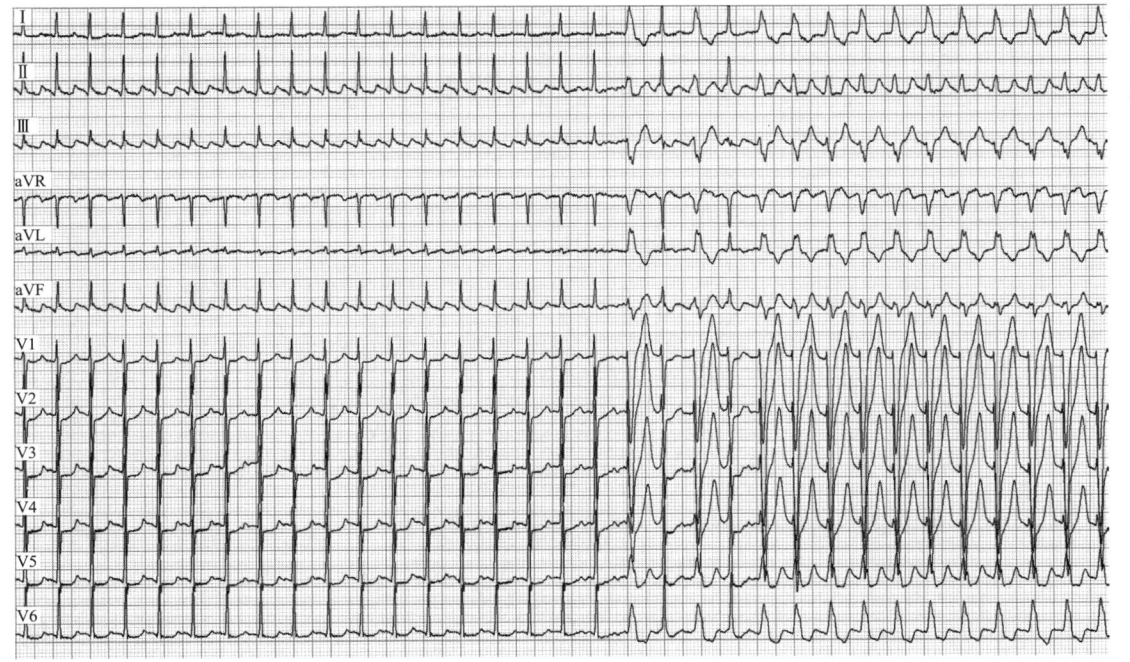

女性,72岁。
心房率328次/分;
心室率164次/分;
QRS波时间76/125 ms。

心房扑动
2∶1房室传导
间歇性完全性左束支传导阻滞
ST段和T波改变

图2-2-112　心房扑动2∶1房室传导与间歇性左束支传导阻滞实例

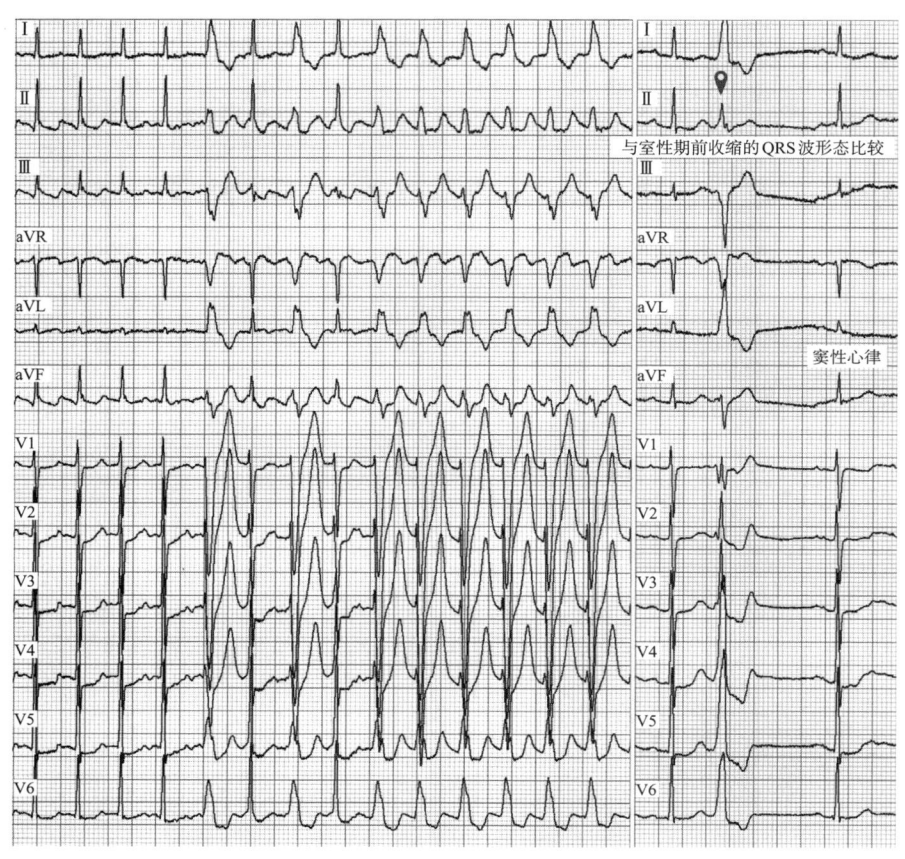

图 2-2-113　心房扑动 2∶1 房室传导与间歇性左束支传导阻滞实例图解

3. 心房扑动不同的房室传导比例

心房扑动有多种房室传导比例，在同一份心电图上，心房扑动呈同一种房室传导比例，称为等比房室传导。此时，心室律规则，F 波与 QRS 波有相对固定的关系，即 FR 间期相等。

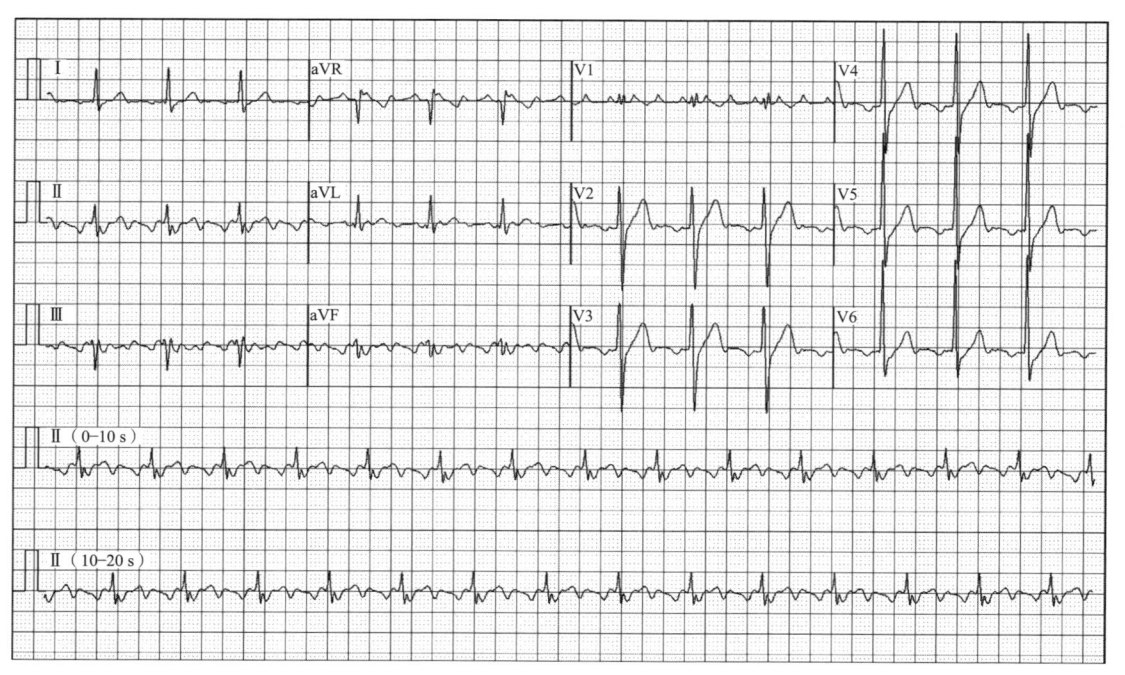

图 2-2-114　心房扑动 3∶1 房室传导实例

心房扑动1∶1房室传导极为少见，常见的有2∶1、3∶1和4∶1房室传导。随着房室传导比例的下降，心室率趋于缓慢。

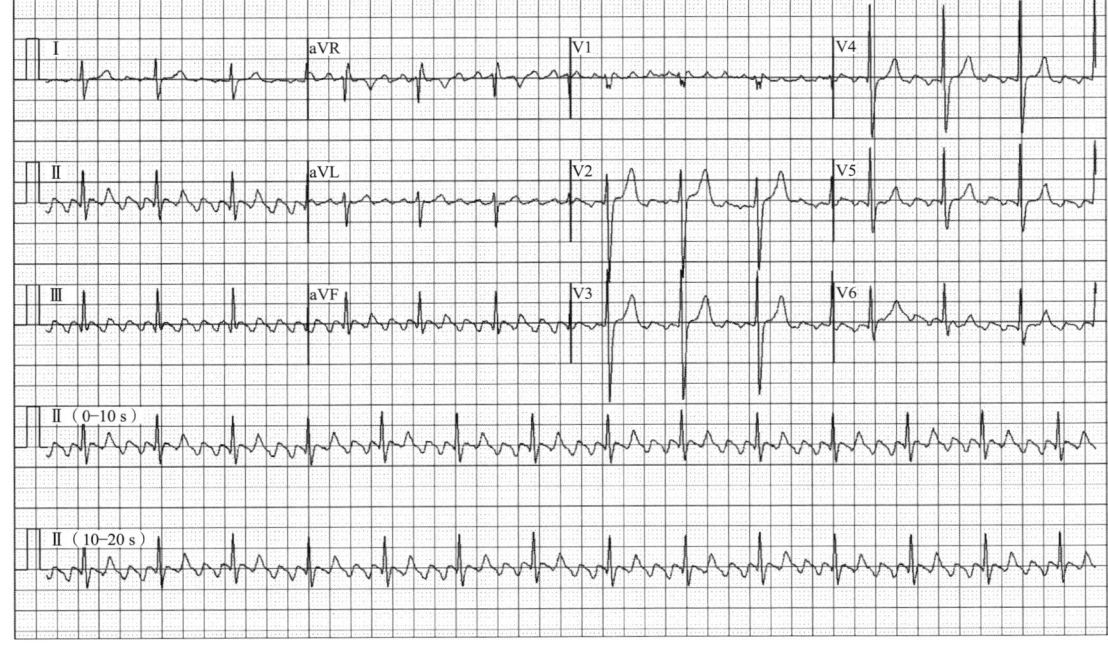

男性，77岁。
心房率336次/分；
心室率84次/分；
QRS波时间90 ms。

心房扑动
4∶1房室传导

图2-2-115　心房扑动4∶1房室传导实例

心房扑动随着房室传导的比例下降，心室率降低。当心室率<60次/分时，常被诊断为缓慢心室率。关于心房扑动合并二度房室传导阻滞的诊断标准存在争议，有认为房室传导比例<5∶1，存在二度房室传导阻滞，但尚待商榷。

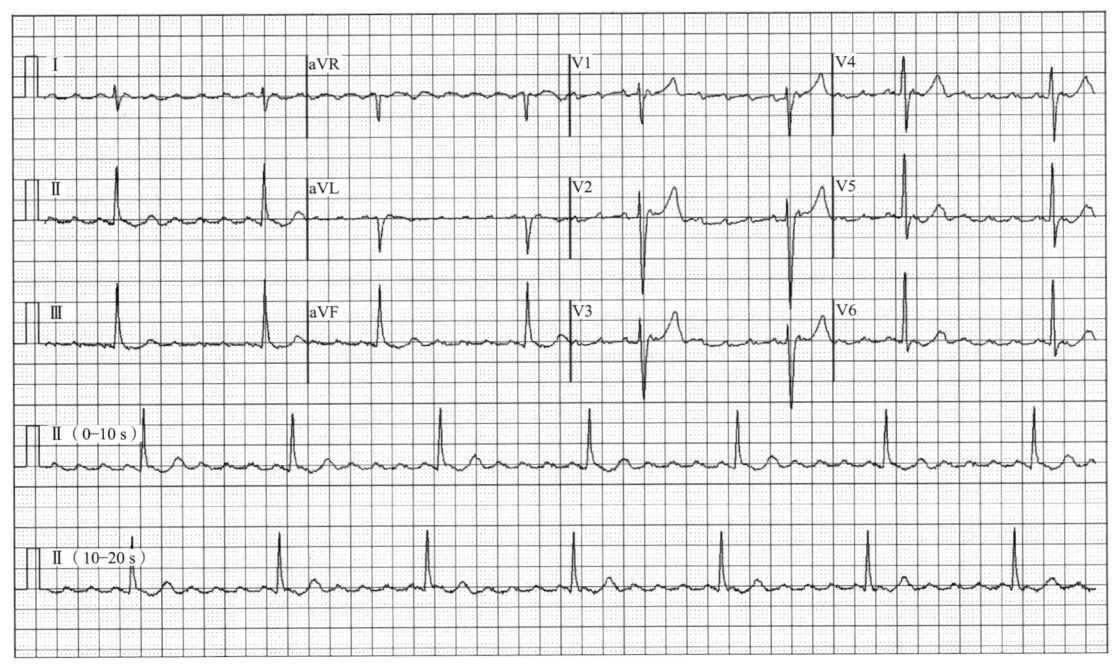

男性，66岁。
心房率252次/分；
心室率42次/分；
QRS波时间100 ms。

心房扑动
6∶1房室传导
缓慢心室率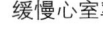

图2-2-116　心房扑动6∶1房室传导实例

三个实例呈现了心房扑动呈不同的房室传导比例。三份图共同的特点是在等比房室传导，心室律规则。尽管在体表心电图上不能确定哪个F波下传心室，但F波与QRS波有相对固定的关系，FR间期相等，即R波由F波下传心室形成。在6∶1房室传导实例中，由于房室传导比例低，心室率缓慢，但FR间期相等，并不能诊断为心房扑动伴三度房室传导阻滞，是否诊断为二度房室传导阻滞存在争议。

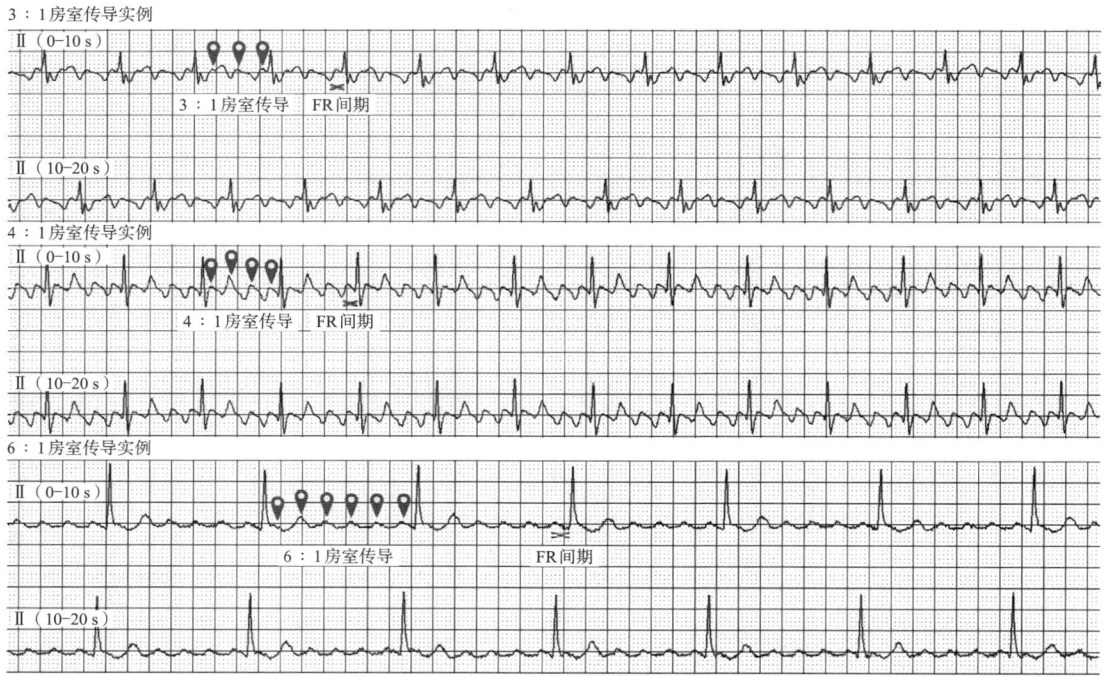

图2-2-117　心房扑动的不同房室传导比例实例图解

4. 心房扑动不等比房室传导

心房扑动有两种或多种不同房室传导比例，称为不等比房室传导。此时，心室律不规则。不同比例的房室传导，FR间期可不相等。但相同比例的房室传导，FR间期相等。

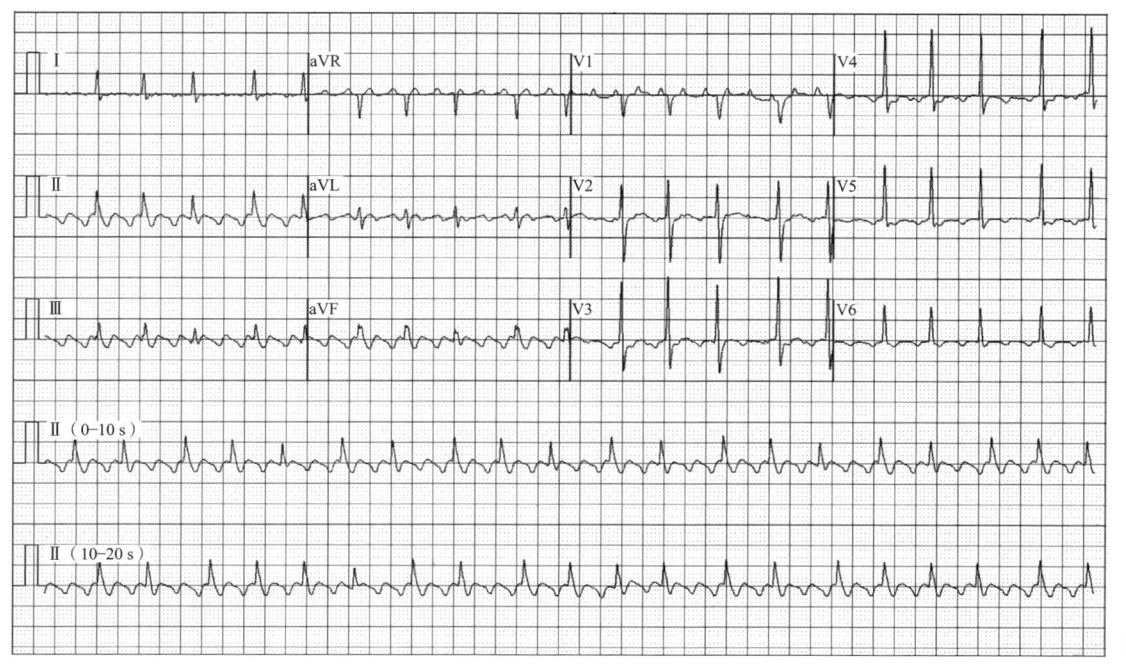

男性，69岁。
心房率278次/分；
平均心室率120次/分；
QRS波时间90 ms。

心房扑动
2∶1和3∶1房室传导

图2-2-118　心房扑动不等比房室传导实例一

心房扑动不等比房室传导，此时心室率快慢不等。在特定的传导比例转换时，如2:1与4:1转换时，心室率可成倍改变。

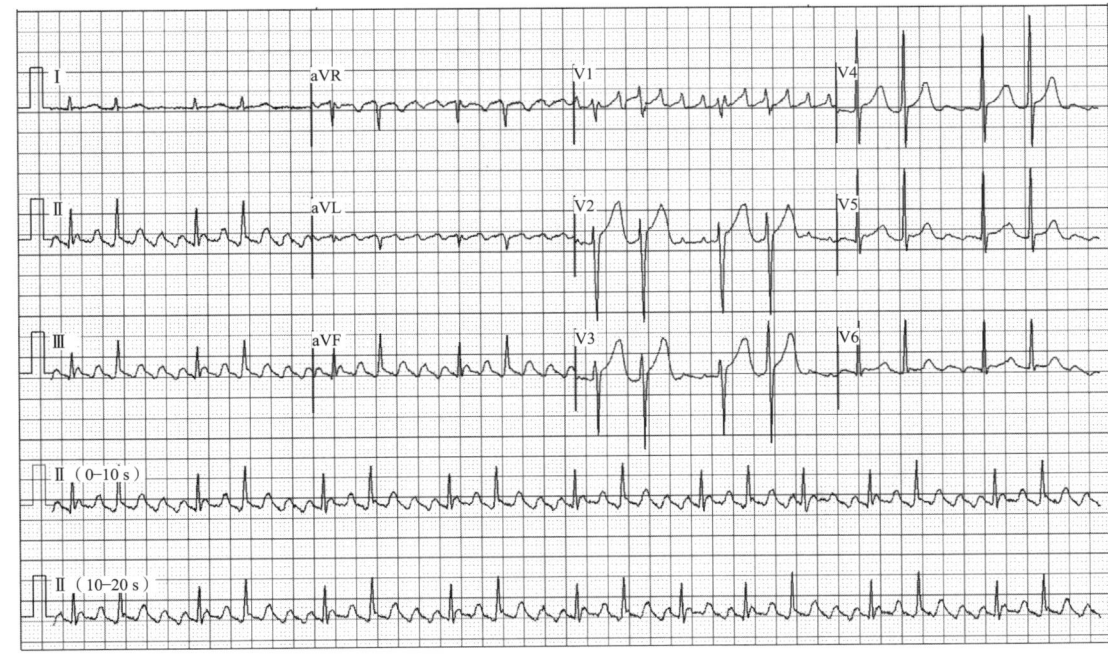

男性，77岁。
心房率272次/分；
平均心室率103次/分；
QRS波时间88 ms。

心房扑动
不等比房室传导
（2:1～4:1）

图2-2-119　心房扑动不等比房室传导实例二

两实例心房扑动分别呈2:1、3:1和4:1房室传导，心室律不规则。尽管如此，比较同一比例的房室传导，FR间期仍基本相等，为不等比房室传导。当呈2:1和4:1房室传导交替出现时，心室率快慢成倍数关系（下图）。

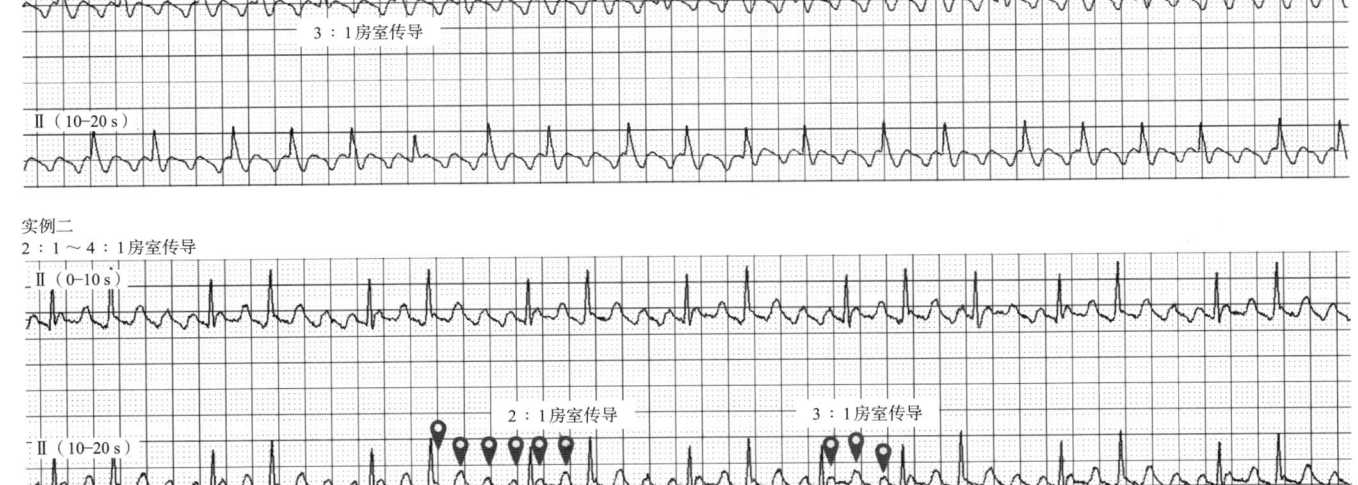

◎ 测量FR间期，判断F波与QRS波的关系是诊断的关键。

图2-2-120　心房扑动不等比房室传导实例一和实例二图解

5. 心房扑动不规则房室传导

在同一心电图上，若心房扑动房室传导比例不等，FR间期也不等，此时称为不规则房室传导，心室律更为不规则。

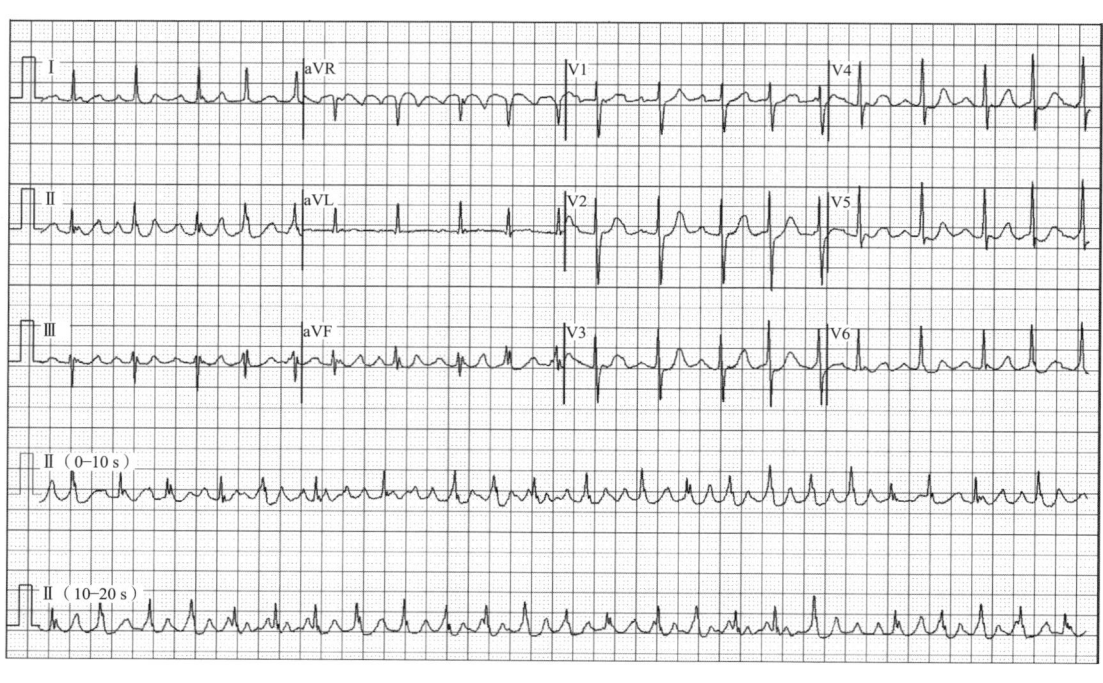

女性，76岁。
心房率330次/分；
平均心室率146次/分；
QRS波时间91 ms。

心房扑动
不规则房室传导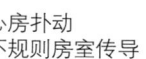

图2-2-121　心房扑动不规则房室传导实例一

> 心房扑动不规则房室传导，有时可伴有缓慢的心室率。可能与房室传导阻滞有关，也可能与隐匿传导有关。

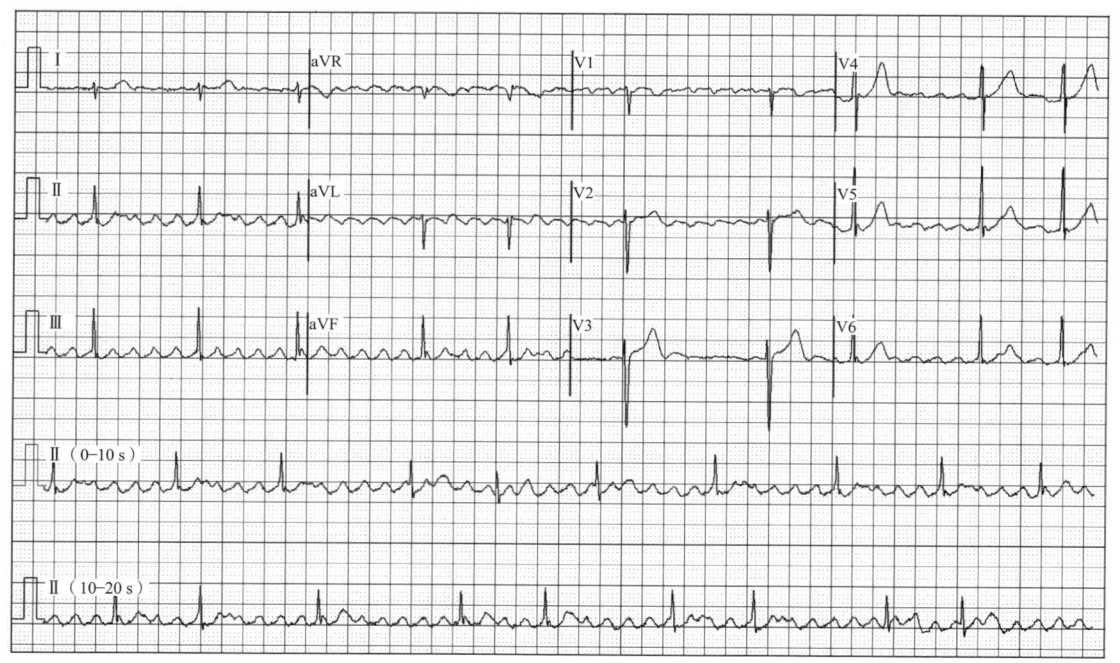

男性，65岁。
心房率300次/分；
平均心室率57次/分；
QRS波时间80 ms。

心房扑动
缓慢心室率
不规则房室传导

图2-2-122　心房扑动不规则房室传导实例二

心房扑动时的房室传导，若相同比例的房室传导，FR间期显著不等，常诊断为心房扑动不规则房室传导。实例一（上图）呈不规则房室传导，心室率快，可能与房室隐匿传导有关；实例二（下图）也呈不规则房室传导，心室率慢，可能与房室传导阻滞有关，但在体表心电图上难以明确。

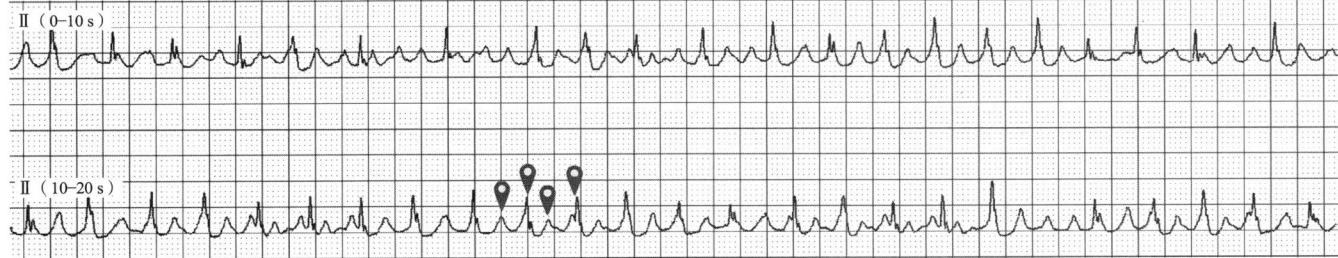

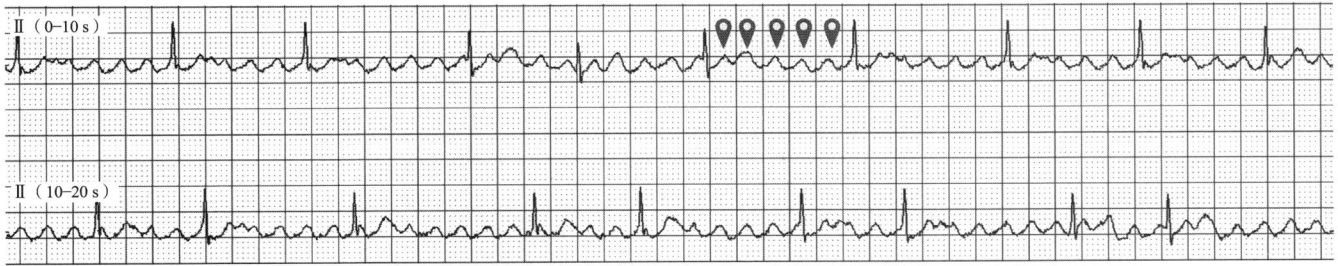

◎ 可见FR间期显著不等，为不规则房室传导。

图2-2-123　心房扑动与不规则房室传导实例一和实例二图解

6. 心房扑动中长RR间期

心房扑动房室传导的比例，取决于房室传导功能，也与房室隐匿传导有关。房室传导功能低下和房室隐匿传导，都可使心房扑动的房室传导比例降低，形成长RR间期或缓慢心室率。通常在常规心电图上，心房扑动RR间期>1 500 ms，应加以描述。

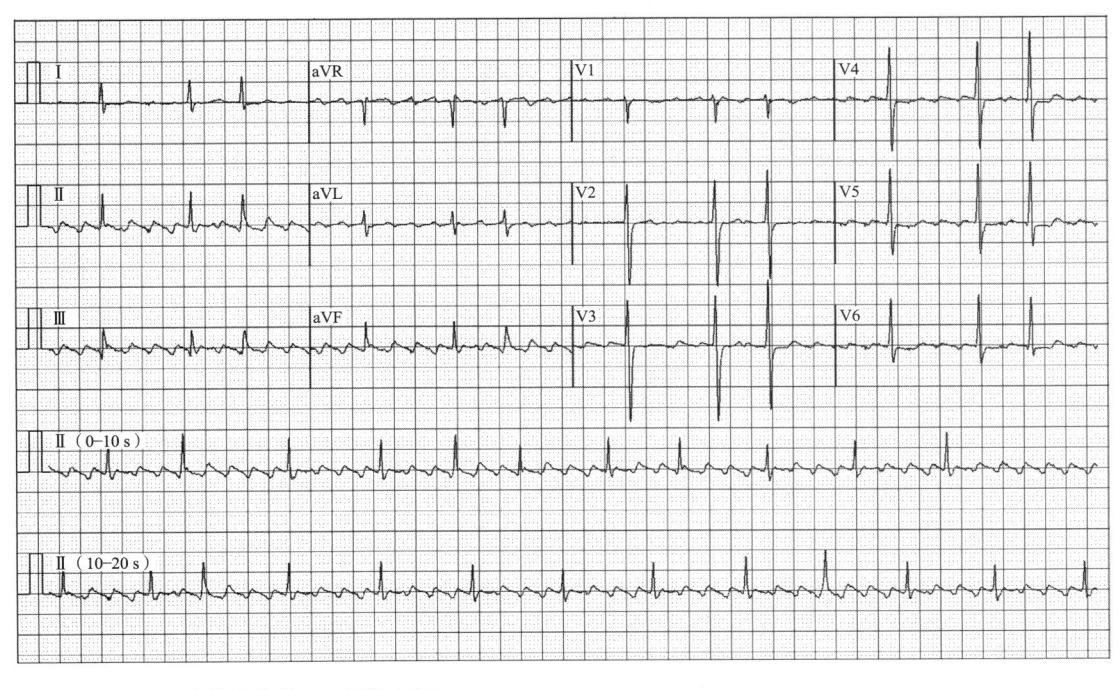

男性，65岁。
心房率272次/分；
平均心室率72次/分；
最长RR间期1 560 ms；
QRS波时间90 ms。

心房扑动
不等比房室传导
最长RR间期1 560 ms

图2-2-124　心房扑动中长RR间期实例

心房扑动出现长RR间期，在心电图上很难判断是否存在房室传导阻滞。平均心室率可以作为评估房室传导功能的参考指标。本图中除一次长RR间期外，余房室传导比例为2∶1～4∶1，心室率并不缓慢，长RR间期更多考虑是隐匿传导所致。恢复窦性心律的PR间期正常（下图），不支持房室传导阻滞的诊断。

RR间期1 560 ms

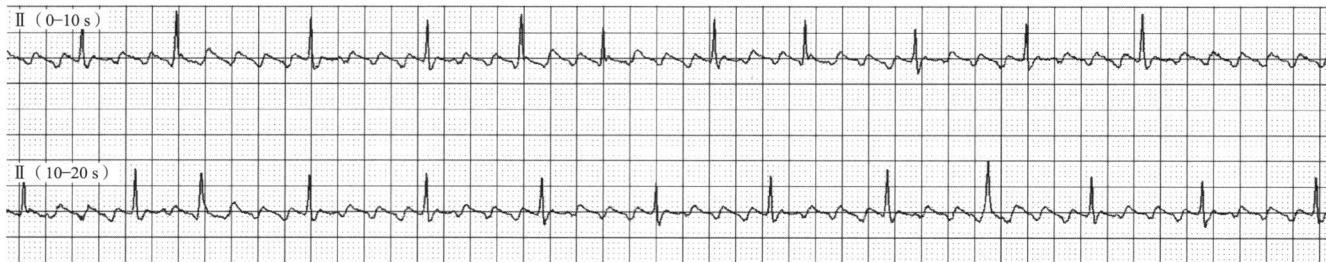

恢复窦性心律，PR间期196 ms

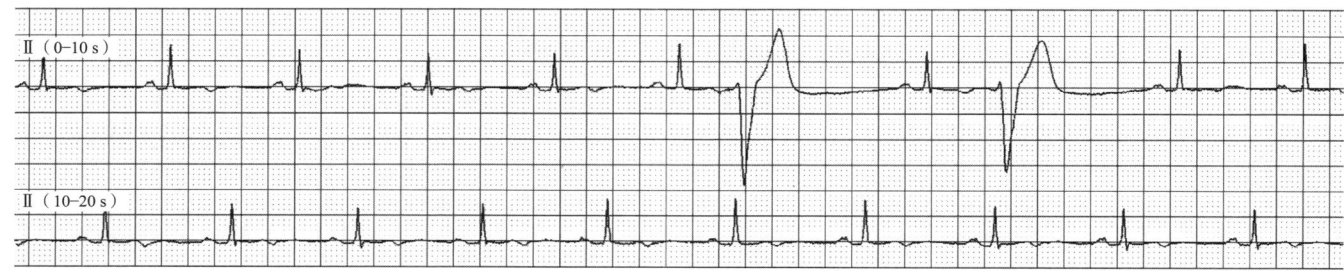

恢复窦性心律的PR间期正常，不支持房室传导阻滞的诊断

图2-2-125　心房扑动中长RR间期实例的其他心电图和图解

7. 心房扑动与缓慢心室率

心房扑动心室率过于缓慢，若同时出现长RR间期，通常提示房室传导功能低下。

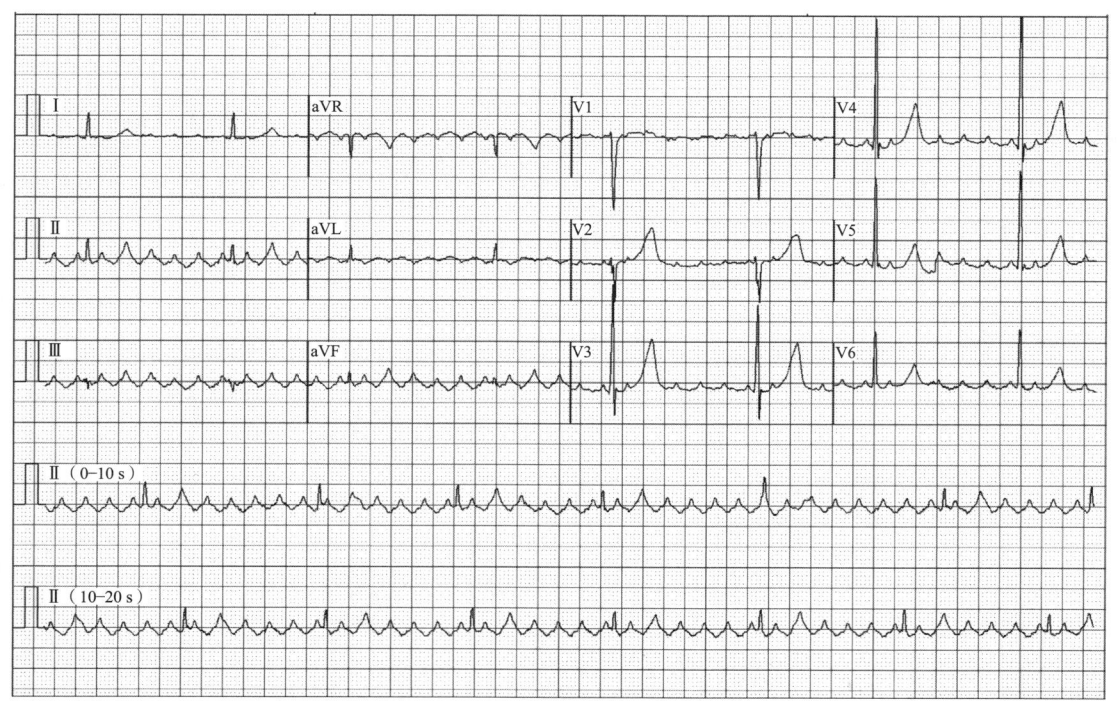

男性，74岁。
心房率252次/分；
平均心室率42次/分；
最长RR间期1 680 ms；
QRS波时间83 ms。

心房扑动
不规则房室传导
缓慢心室率
最长RR间期1 680 ms

图2-2-126　心房扑动与缓慢心室率实例一

心房扑动心室率缓慢，RR间期相等，F波与QRS波无固定关系，即FR间期不等，可诊断为心房扑动伴三度房室传导阻滞。

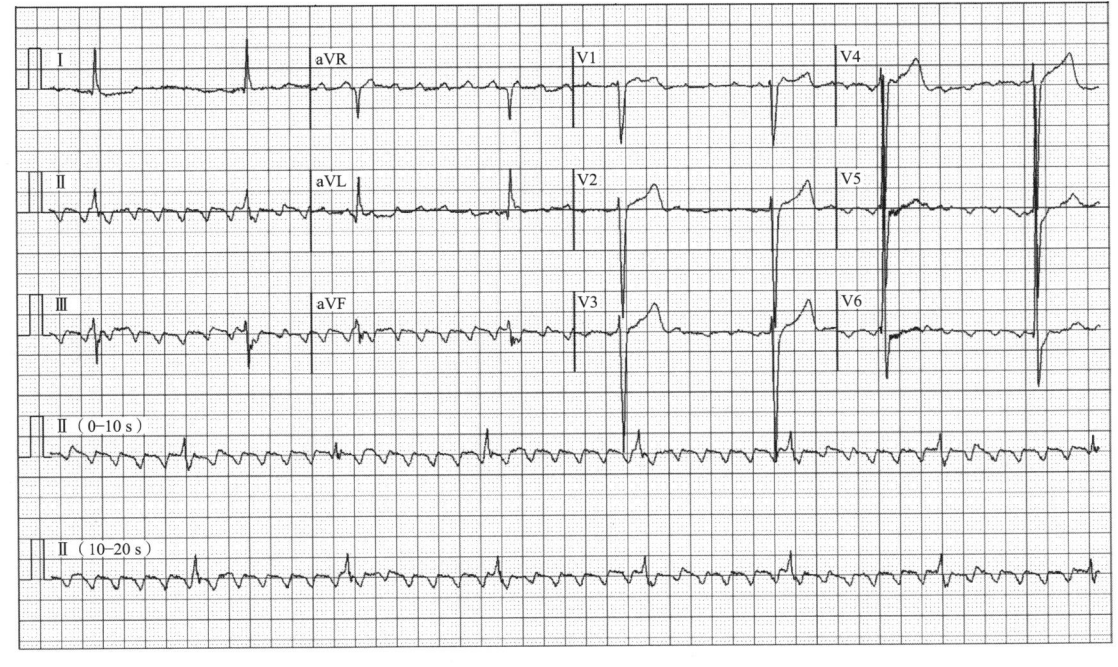

男性，71岁。
心房率250次/分；
心室率42次/分；
QRS波时间100 ms。

心房扑动
三度房室传导阻滞
交界性逸搏心律

图 2-2-127 心房扑动与缓慢心室率实例二

实例一（上图）心房扑动的心室率缓慢，RR间期不等，尽管FR间期不等，不能诊断心房扑动伴三度房室传导阻滞。实例二（中图）心房扑动的心室律缓慢，RR间期相等，RF间期不等，具备完全性房室传导阻滞的特征。恢复窦性心律时（下图），存在几乎完全房室传导阻滞，支持心房扑动伴三度房室传导阻滞的诊断。

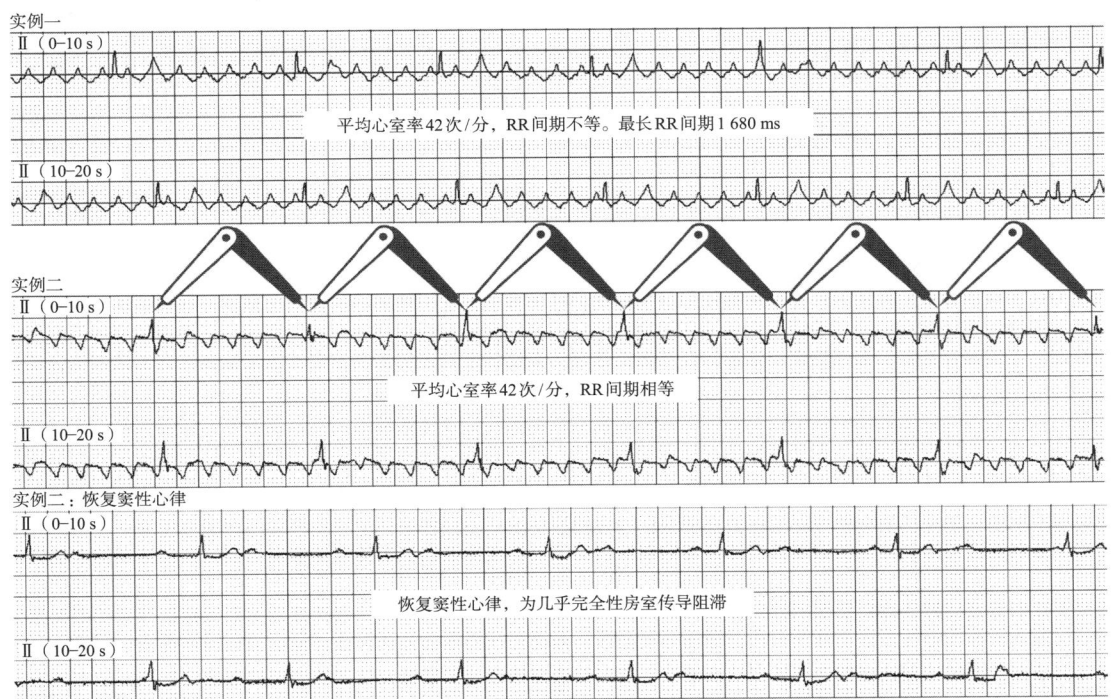

图 2-2-128 心房扑动与缓慢心室率实例一和实例二图解

8. 心房扑动与心室内差异传导

心房扑动发生心室内差异传导，属于功能性束支传导阻滞，常发生在心室率较快或有长-短周期时。

（1）心房扑动不等比房室传导与心室内差异传导

心房扑动不等比房室传导，将形成长-短周期，易发生心室内差异传导。

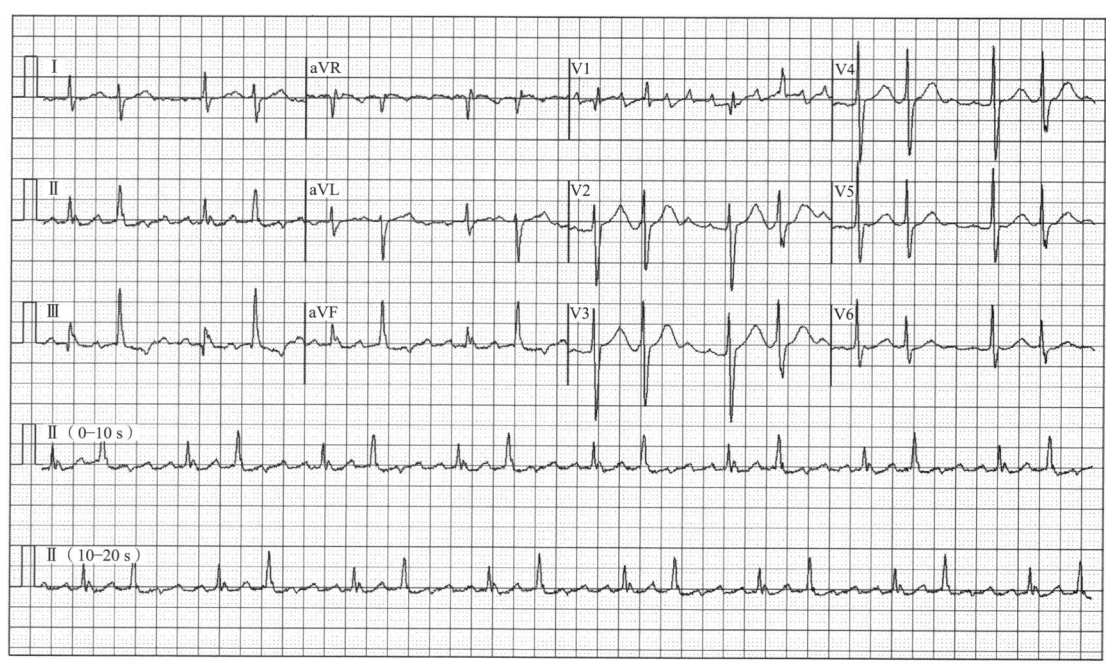

男性，72岁。
心房率272次/分；
平均心室率96次/分；
QRS波时间100/122 ms。

心房扑动
2∶1和4∶1房室传导
心室内差异传导

图2-2-129　心房扑动不等比房室传导与心室内差异传导实例

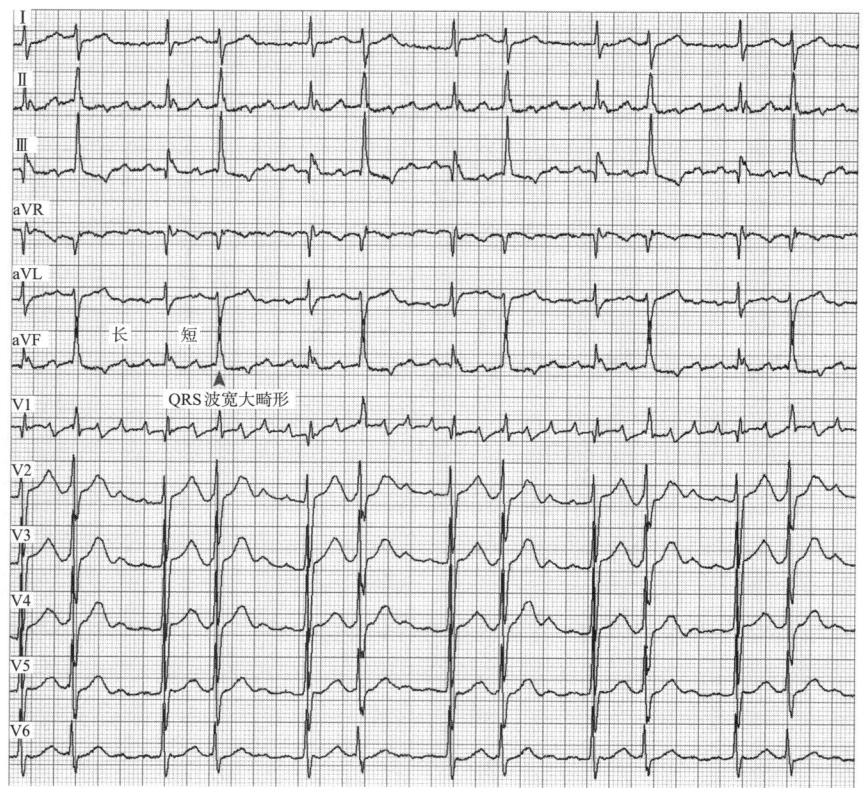

本图心房扑动连续呈2∶1和4∶1房室传导，形成长-短周期，呈4∶1下传的QRS波正常，呈2∶1下传的QRS波宽大畸形，为心室内差异传导。与室性期前收缩的鉴别，主要依据是长-短周期规律。

图2-2-130　心房扑动不等比房室传导与心室内差异传导实例同步12导联图解

（2）心房扑动与心室内差异传导呈左右束支交替传导阻滞图形

心房扑动不等比房室传导，发生心室内差异传导，也可呈左右束支交替传导阻滞图形（蝉联现象）。

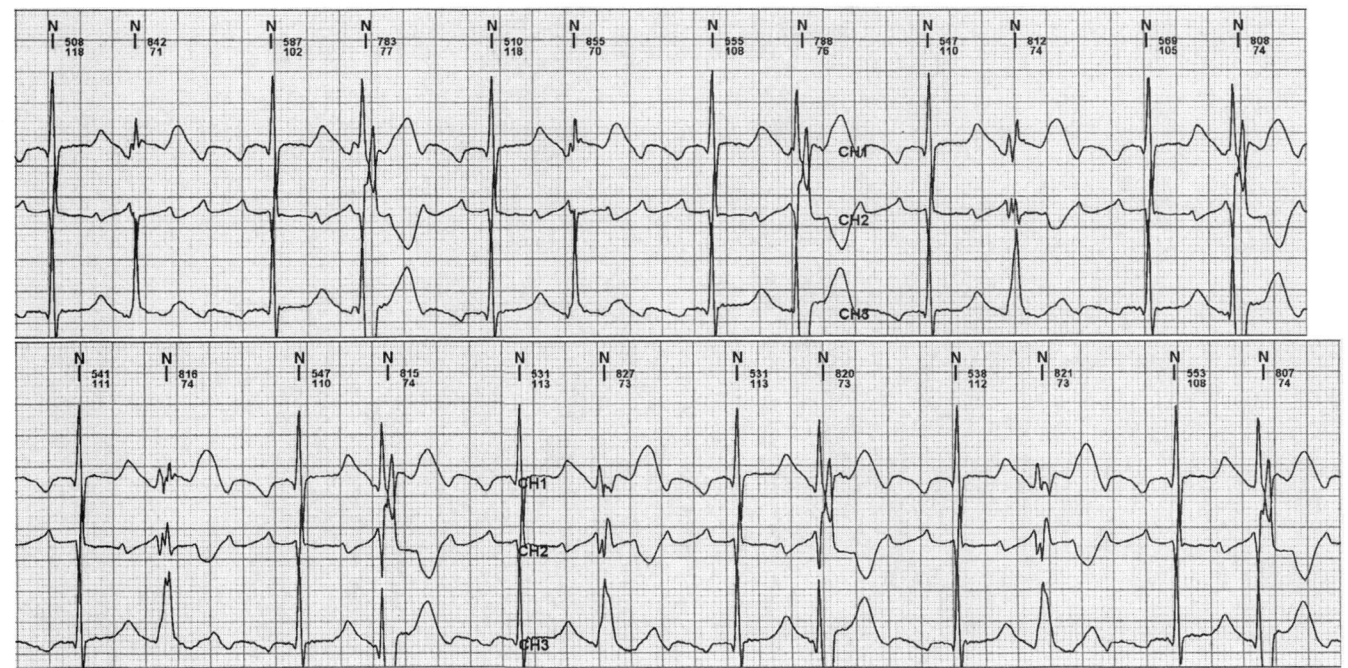

男性，69岁。心房率250次/分；平均心室率87次/分；QRS波时间100～140 ms。
记录导联依次为：模拟Ⅱ导联、CM1导联和CC5导联。

心房扑动
2∶1和4∶1房室传导
心室内差异传导

图2-2-131　心房扑动与心室内差异传导呈左右束支交替传导阻滞图形实例

本图中心房扑动不等比房室传导，RR间期呈现长-短周期，发生心室内差异传导，并呈左右束支交替传导阻滞图形，形成机制与房性期前收缩二联律、心室内传导阻滞呈左右束支交替传导阻滞图形的形成机制相同。其特征性改变是左右束支交替传导阻滞中，间隔一次正常下传的QRS波。依此特点有助于与多源性室性期前收缩鉴别。

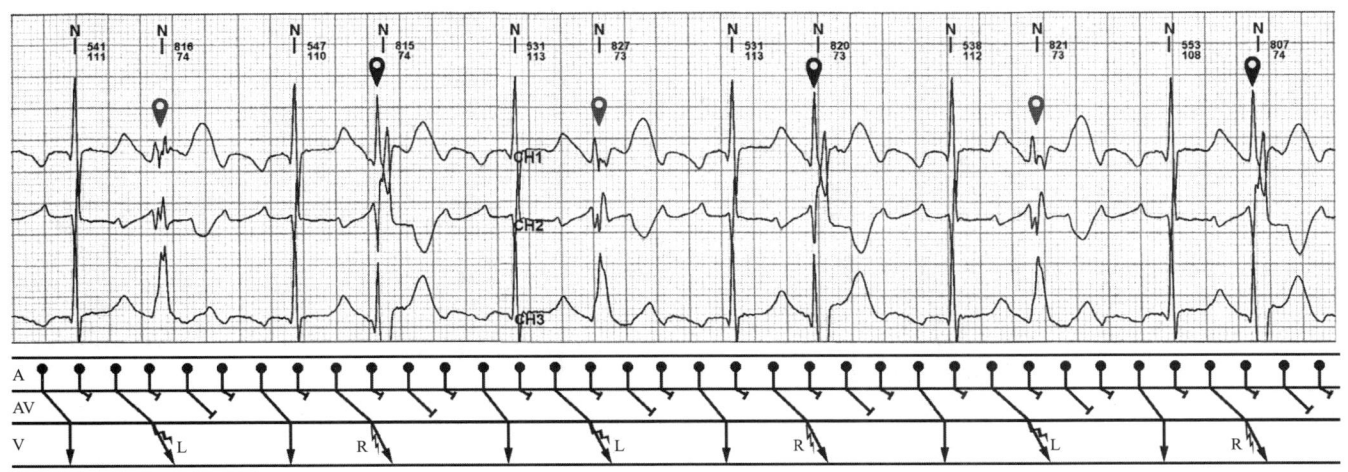

◎ 主要诊断依据是长-短周期规律。

图2-2-132　心房扑动与心室内差异传导呈左右束支交替传导阻滞图形实例形成机制图解

9. 心房扑动与室性期前收缩

心房扑动、心室内差异传导应与室性期前收缩鉴别。尽管有多种的鉴别要点,但有时仍难以确诊。

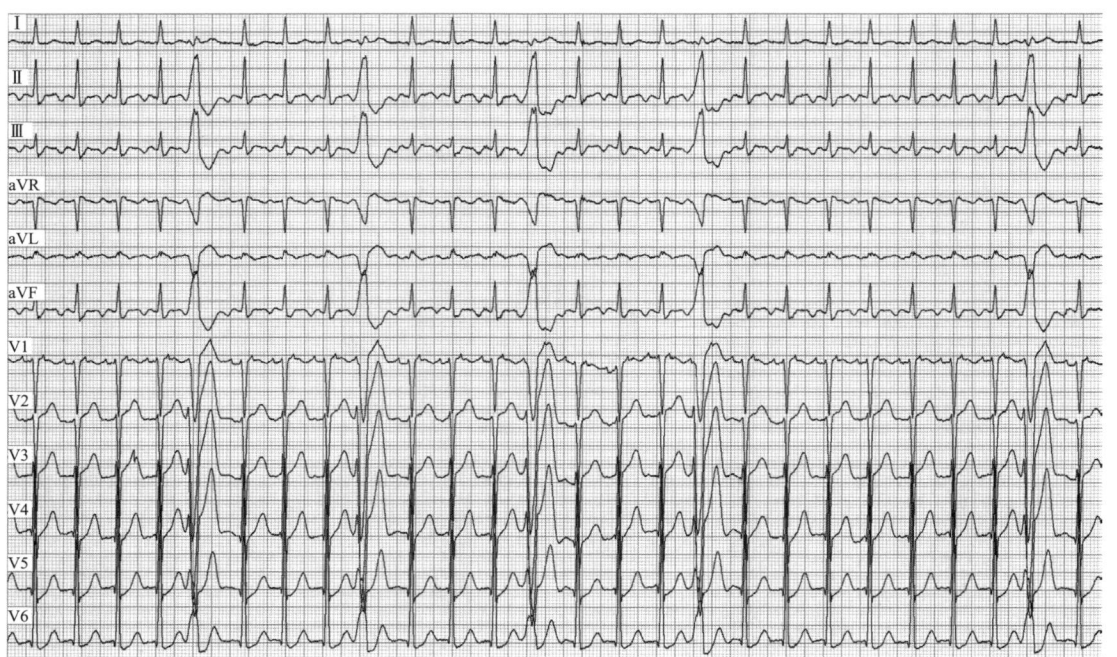

男性,71岁。
心房率266次/分;
心室率133次/分;
QRS波时间93 ms。

心房扑动
2∶1房室传导
室性期前收缩

图 2-2-133　心房扑动与室性期前收缩实例

心房扑动心室内差异传导与室性期前收缩鉴别要点之一是是否符合长-短周期规律,本图无长-短周期规律。要点之二是室性期前收缩的联律间期通常相等,本图宽大畸形QRS波的联律间期相等,符合室性期前收缩的特点。要点之三是若窦性心律时有室性期前收缩,与室性期前收缩的QRS波形态相比较,有助鉴别诊断;本图中宽大畸形的QRS波,与窦性心律时室性期前收缩的QRS波形态相同(右图)。根据以上三个要点,室性期前收缩可以确诊。

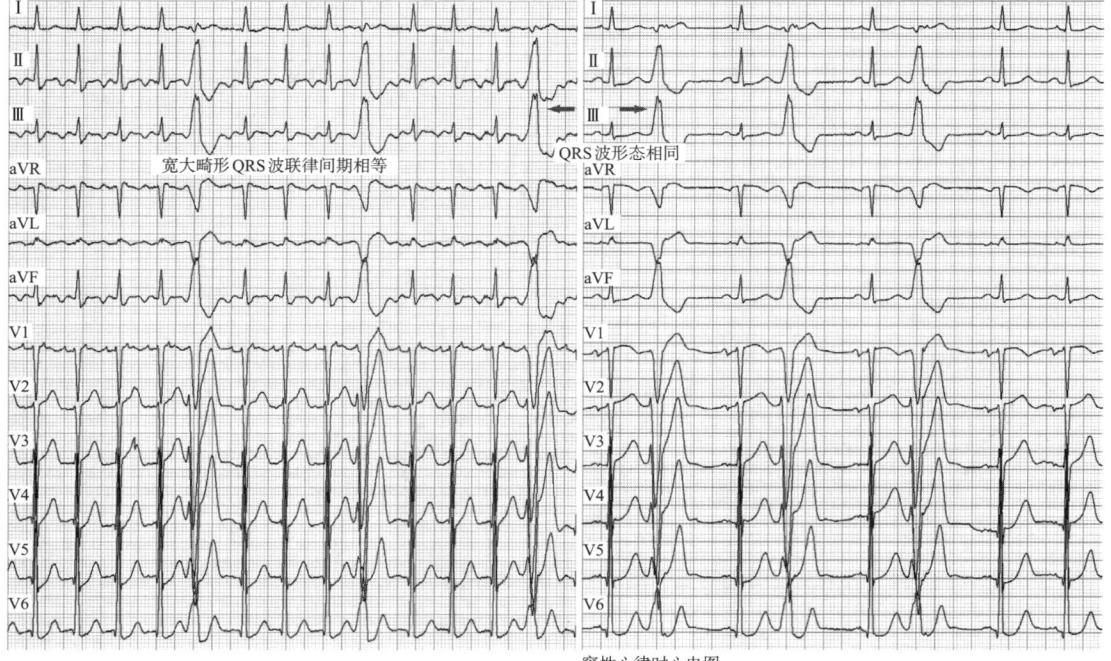

窦性心律时心电图

图 2-2-134　心房扑动与室性期前收缩实例诊断要点图解

10. 阵发性心房扑动

心房扑动可以表现为持续性或阵发性。常规心电图时间短暂，偶尔也能记录到阵发性心房扑动的发生或终止。

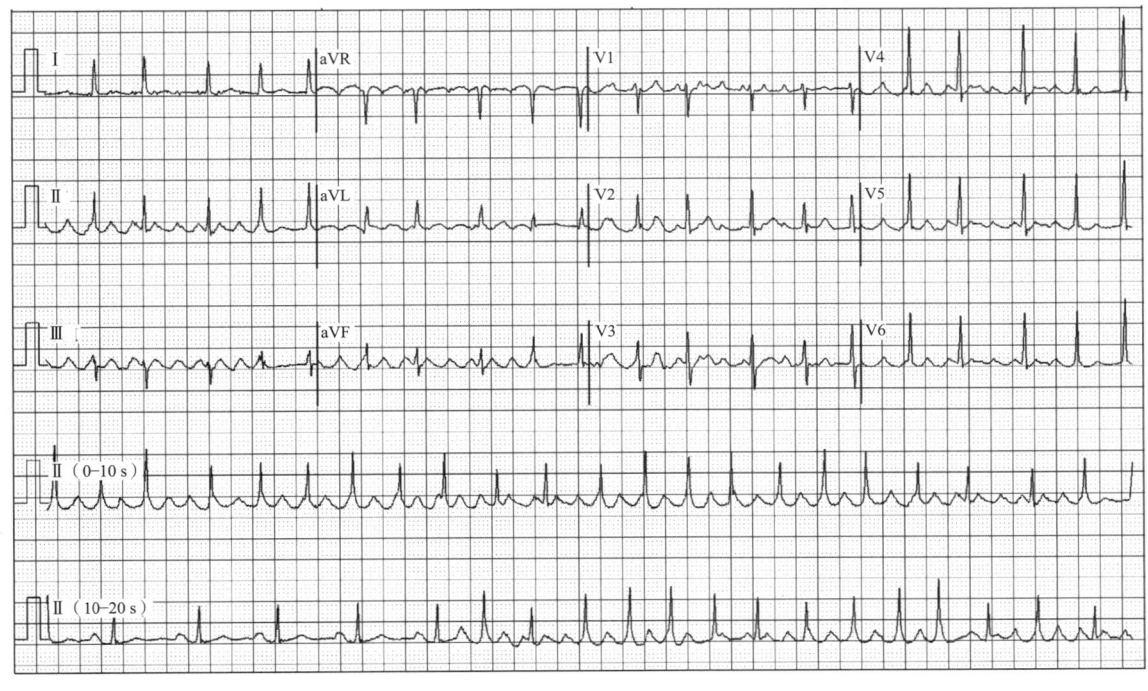

女性，72岁。
窦性心率83次/分；
PR间期200 ms；
心房扑动平均心房率300次/分；
平均心室率138次/分；
QRS波时间73 ms。

窦性心律
阵发性心房扑动

图 2-2-135　阵发性心房扑动实例

> 本图记录到心房扑动的终止和再次发生。在心房扑动终止前心房率略有增加。心房扑动终止时的最后一个F波与QRS波重叠。终止时未见窦房结恢复时间延长。在间隔5个窦性心动后，房性期前收缩触发心房扑动再次发生。通常心房扑动由联律间期短的房性期前收缩所触发。

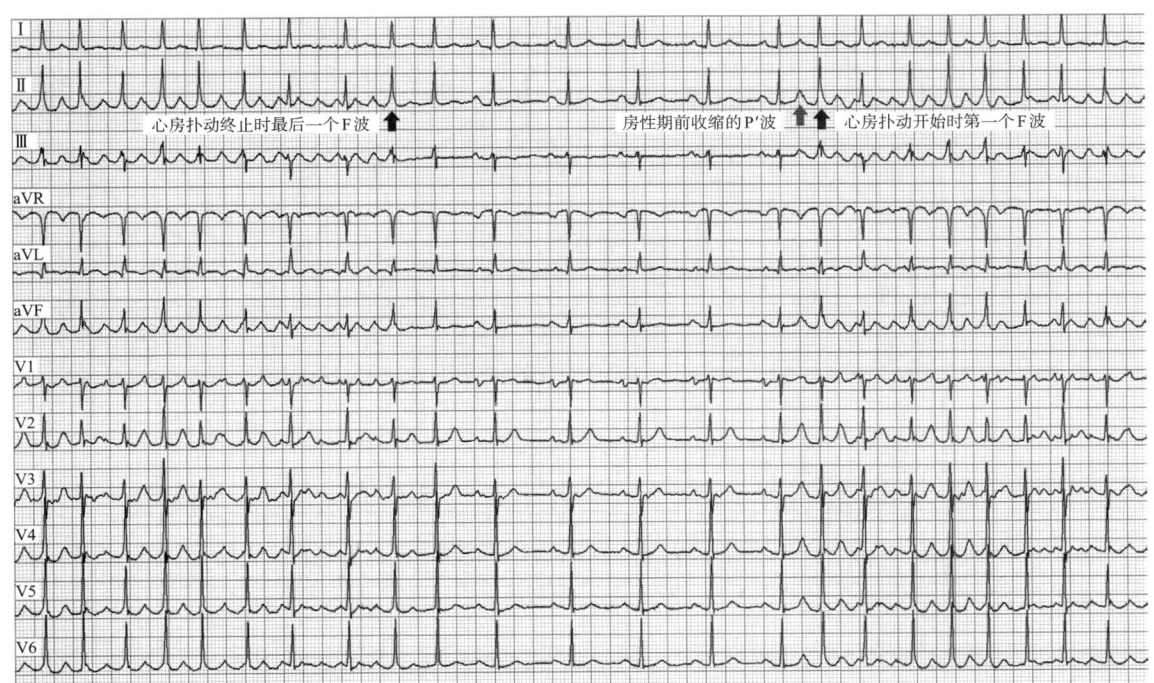

图 2-2-136　阵发性心房扑动实例同步12导联图解

11. 阵发性心房扑动与窦房结恢复时间

与阵发性房性心动过速相同，在阵发性心房扑动持续时，窦房结的节律被房性异位节律重整，自律性被抑制。阵发性心房扑动终止后，窦房结需要一定的时间恢复其自律性。若窦房结功能低下，恢复自律性的时间将延长。

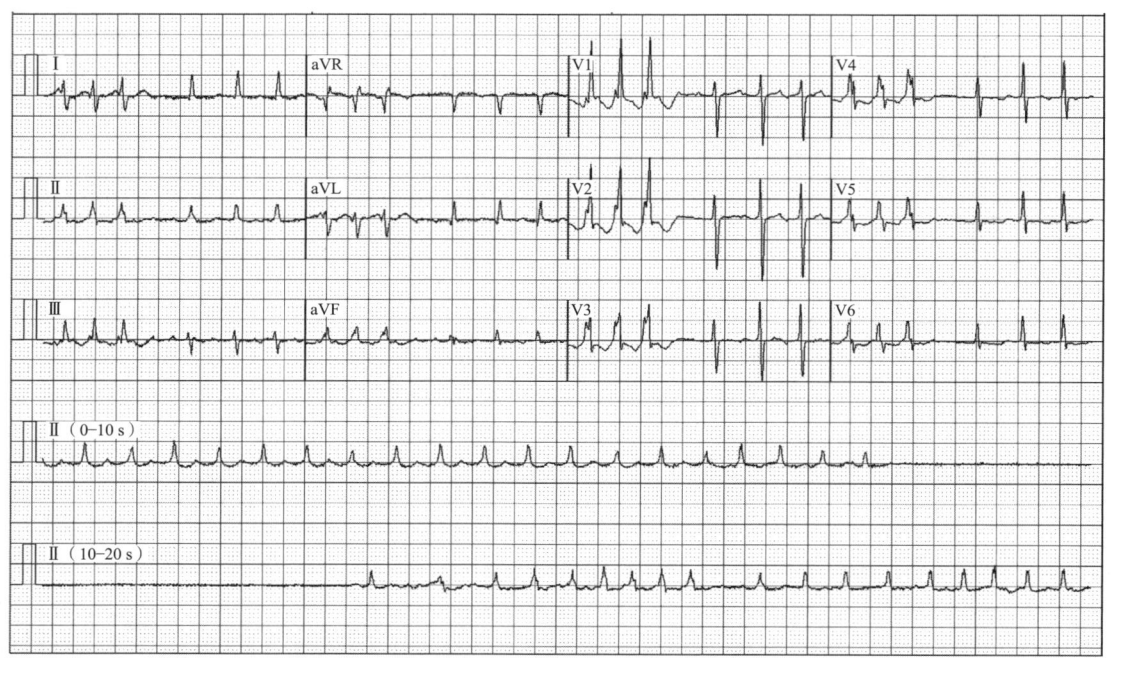

女性，92岁。
平均心室率111次/分；
PR间期180 ms；
QRS波时间90 ms；
窦房结恢复时间
5 320 ms。

窦性心律
阵发性心房扑动
阵发性心房颤动
窦房结恢复时间延长
心室内差异传导

图2-2-137　阵发性心房扑动与窦房结恢复时间延长实例

本图中心房扑动在记录中终止，窦房结恢复时间长达5 320 ms，显著长于公认的<2 000 ms的正常值。图中仅有一次窦性P波，此后为心房颤动的f波。这两项特点强烈提示窦房结功能不全。

临床意义　窦房结功能不全又称病态窦房结综合征，是由窦房结及其邻近组织病变引起窦房结起搏功能和/或窦房传导功能障碍的一组综合征，常见于中老年患者。

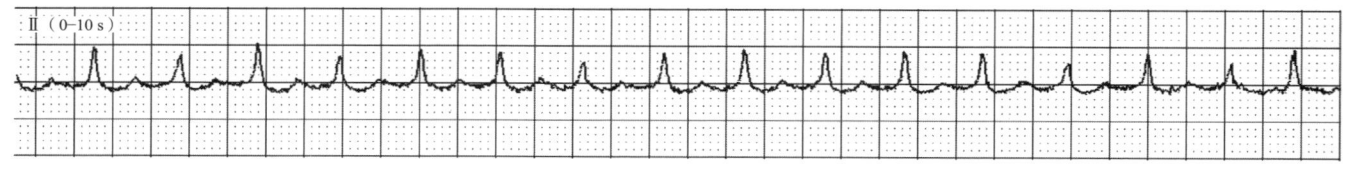

心房扑动的F波，2∶1房室传导，其中一个F波与QRS波重叠，不易发现

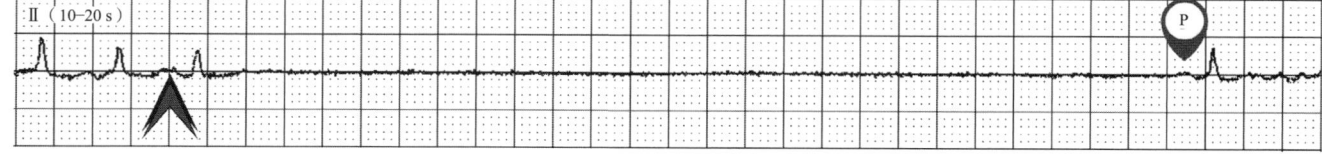

▲标记处为心房扑动终止时最后一个F波。20 s记录中仅有的一次窦性P波，此后为心房颤动的f波。窦房结恢复时间5 320 ms

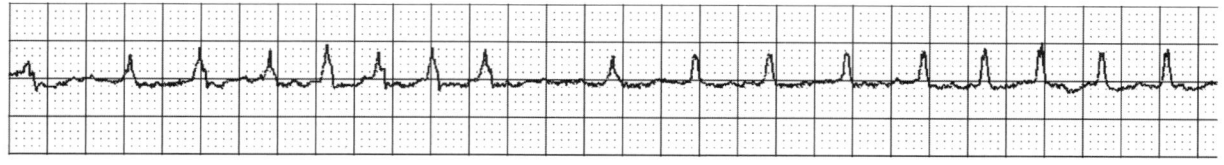

心房颤动的f波，RR间期绝对不等

图2-2-138　阵发性心房扑动与窦房结恢复时间测定图解

12. 心房扑动的转归

心房扑动是一种"暂时"的主导心律，常转为窦性心律或心房颤动。心房扑动也可以是房性心动过速发展为心房颤动的过渡心律。

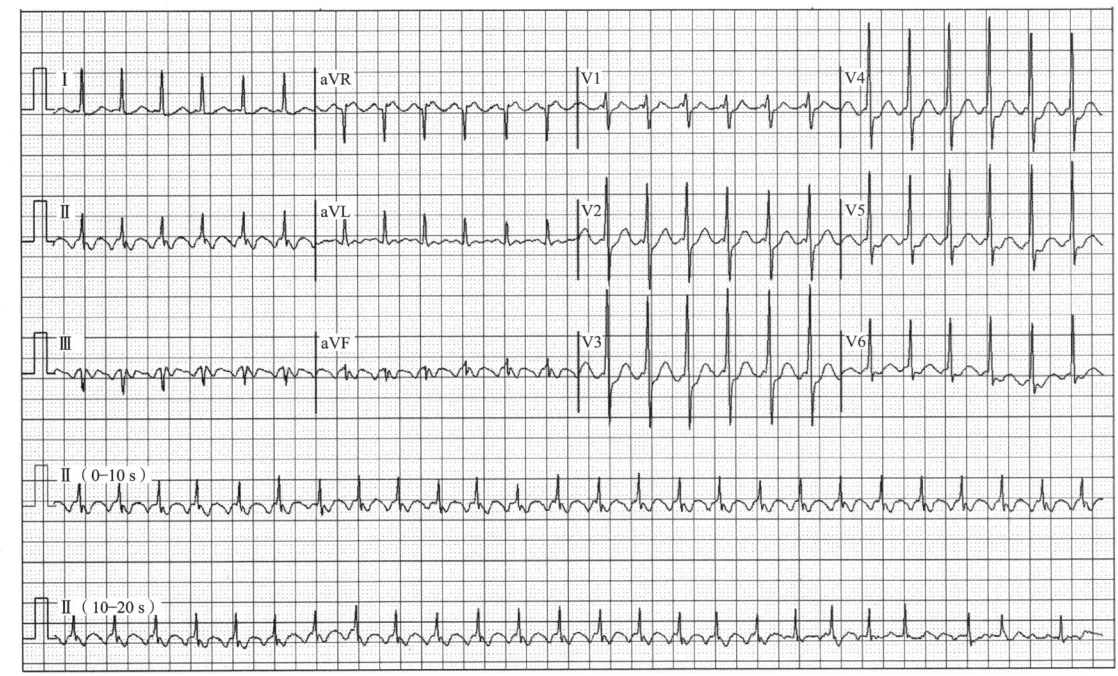

男性，71岁。
心房率不等；
平均心室率156次/分；
QRS波时间94 ms。

心房扑动
心房颤动

图2-2-139　心房扑动的转归实例

本实例中心房扑动在记录中转为心房颤动，图中可清晰观察心房扑动的F波与心房颤动的f波之间的差别（上图）。常规心电图时间短暂，常不能记录到房性心动过速经心房扑动发展为心房颤动的过程，为此另附一实例，在动态心电图中可见房性心动过速经心房扑动发展为心房颤动的全过程（下图）。

标记处心房扑动的F波转变为心房颤动的f波

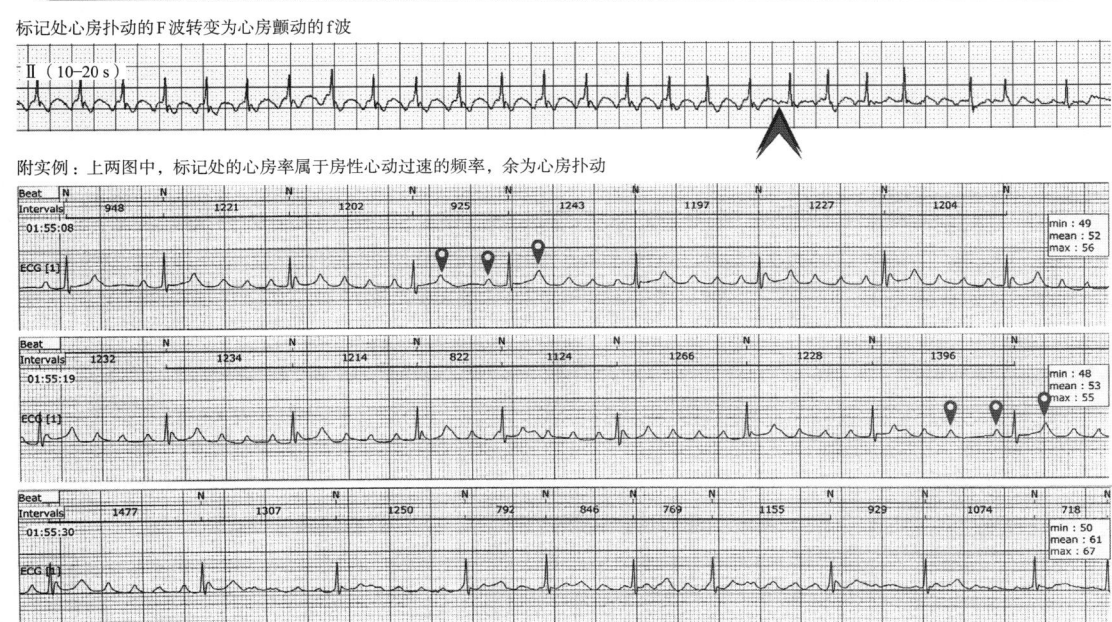

附实例：上两图中，标记处的心房率属于房性心动过速的频率，余为心房扑动

下一图中心房扑动转变为心房颤动

注：模拟Ⅱ导联连续记录。

图2-2-140　心房扑动的转归实例图解

13. 心房扑动分型

(1) 普通类型/典型心房扑动

心房扑动分类，尽管存在争论，但比较公认的是分为普通类型和非普通类型。普通类型又称为典型心房扑动。这类心房扑动的折返环位于右心房，冲动沿前壁和侧壁向下，沿房间隔和后壁向上，折返激动呈逆钟向旋转。

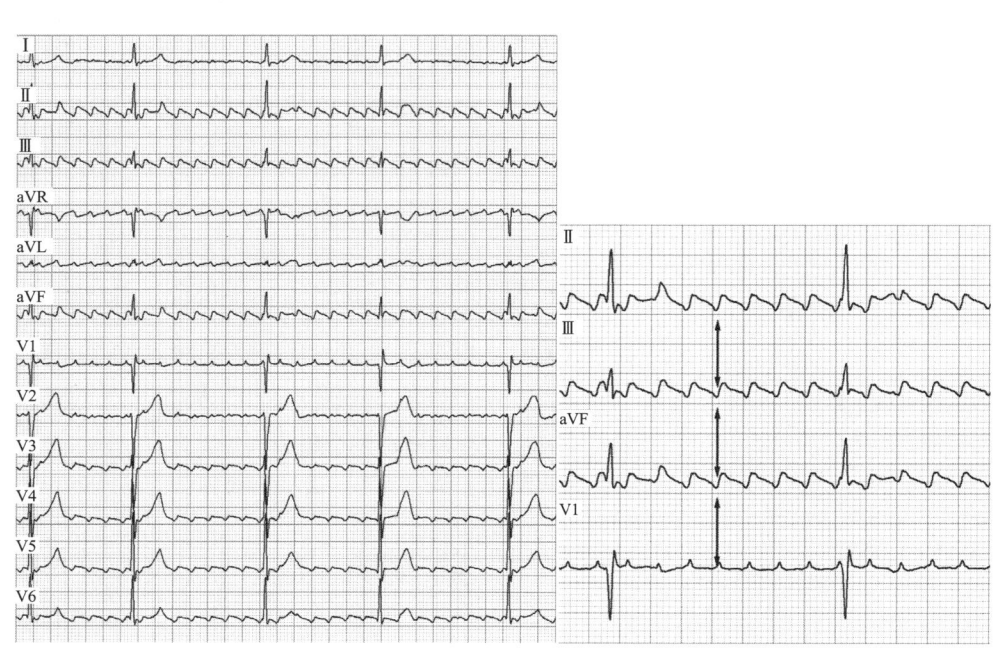

男性，62岁。
心房率300次/分。

◎ 普通类型/典型心房扑动F波特点：F波在Ⅱ、Ⅲ和aVF导联上倒置（负向部分比正向部分尖锐），F波之间无等电位线；在V1导联上直立，F波尖锐，F波之间常可见等电位线。

图2-2-141 普通类型/典型心房扑动F波特点图解

(2) 非普通类型/逆转型心房扑动

非普通型心房扑动又被分为多种类型，其一是逆转型心房扑动。这类心房扑动的折返环也位于右心房，但折返激动呈顺钟向旋转。冲动沿前壁和侧壁向上，沿房间隔和后壁向下，呈逆钟向折返激动，因此称为逆转型心房扑动。

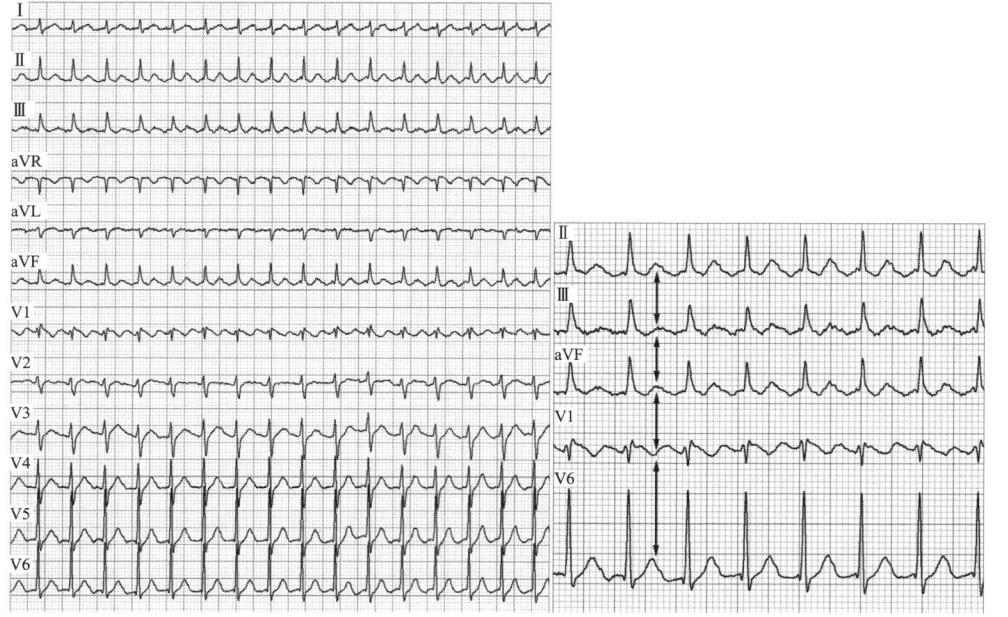

男性，57岁。
心房率320次/分。

◎ 非普通类型/逆转型心房扑动F波特点：F波在Ⅱ、Ⅲ和aVF导联上直立，F波之间无等电位线；在V1导联上倒置，F波较宽，在V6导联上直立。

图2-2-142 非普通类型/逆转型心房扑动F波特点图解

（3）非普通类型/不典型心房扑动

非普通型心房扑动中第二种类型是不典型心房扑动，这类心房扑动的折返环可能位于左心房。形成机制是心房内大环折返激动，相当于阵发性房性心动过速，但心房率高于房性心动过速，通常心房率>220次/分。

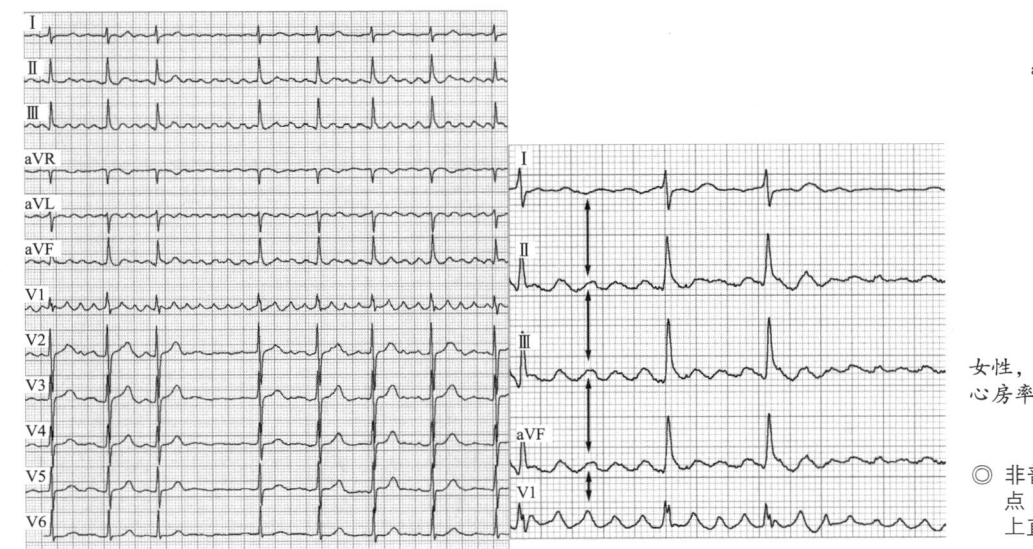
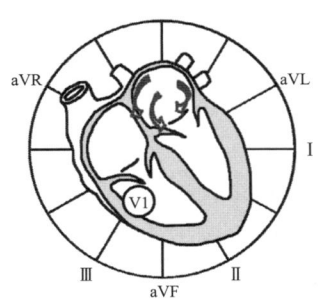

女性，66岁。
心房率300次/分。

◎ 非普通类型/不典型心房扑动F波特点：F波在Ⅱ、Ⅲ、aVF和V1导联上直立，在Ⅰ导联上倒置。

图2-2-143　非普通类型/不典型心房扑动F波特点图解

14. 心房扑动颤动

心房扑动颤动，又称为不纯心房扑动，是介于心房扑动和颤动之间的一种快速型心律失常。心电图特点是在一些导联上呈典型的心房扑动的F波，而在另一些导联上呈心房颤动f波。病例少见，可见于抗心律失常药物治疗后，F波形态变化不定（左图）。另一些病例，由于心房肌的纤维化，也可以在大部分导联上F波不可见（右图）。

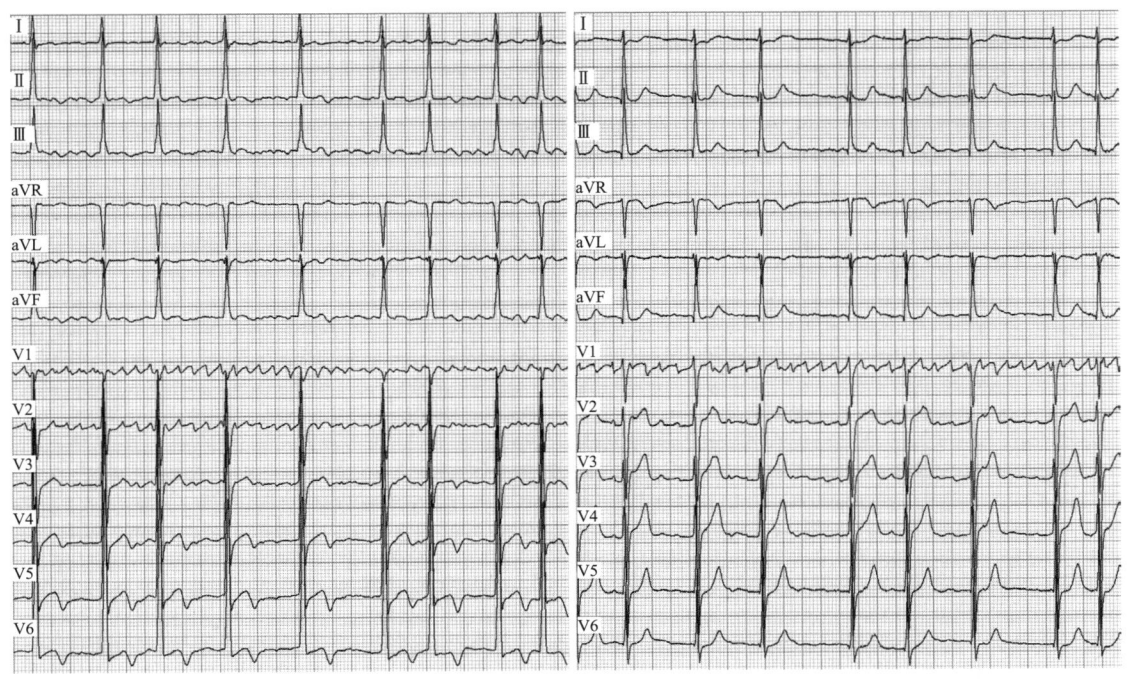

女性，83岁。平均心房率430次/分。在V1导联上可见F波形态变化不定

男性，80岁。平均心房率380次/分。仅在V1导联上可见清晰F波

图2-2-144　心房扑动颤动实例

（四）心房颤动

心房颤动指发生在心房，心房率较心房扑动更快速且不规则的心律失常。心房率通常在350～600次/分。在心电图上P波消失，代之以f波。f波的特征是节律不规则和形态不同。

1. 心房颤动的心室律和心室率

快速的、节律不规则的心房冲动下传心室时变化无常，心室律绝对不规则。心室率取决于房室传导，在房室传导正常时，心室率常为100～180次/分，偶尔>200次/分。

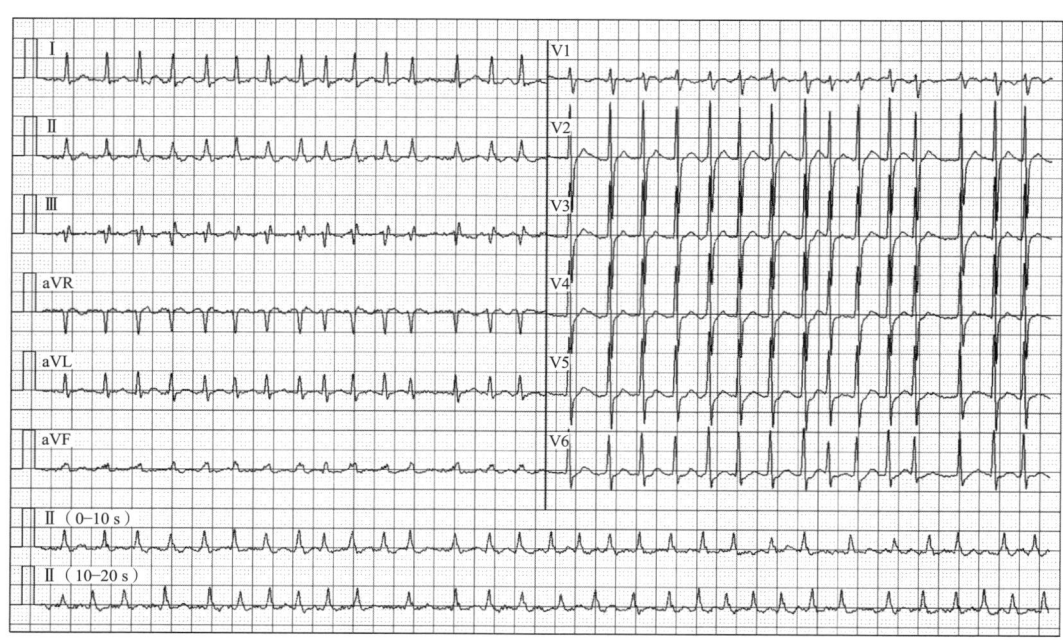

男性，78岁。
平均心室率181次/分；
QRS波时间80 ms。

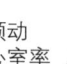
心房颤动
快速心室率

图2-2-145　心房颤动快速心室率实例

> 心房颤动快速心室率，较常用的标准是>100次/分；中等心室率的标准是60～100次/分；缓慢心室率的标准是<60次/分。正常时心房颤动心室率是快速的（常为130～160次/分），而且绝对不等。

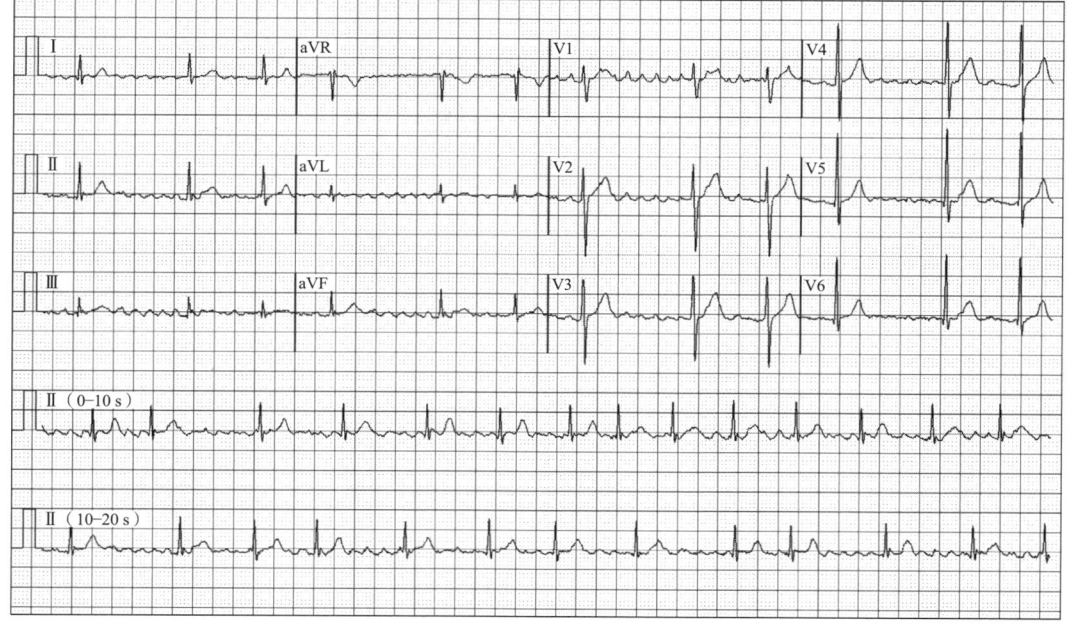

男性，65岁。
平均心室率72次/分；
QRS波时间81 ms。

心房颤动

图2-2-146　心房颤动中等心室率实例

心房颤动缓慢心室率时，心室律仍绝对不规则。心房颤动的心室率与治疗、病程和年龄有关。显著缓慢的心室率，提示房室传导功能异常。

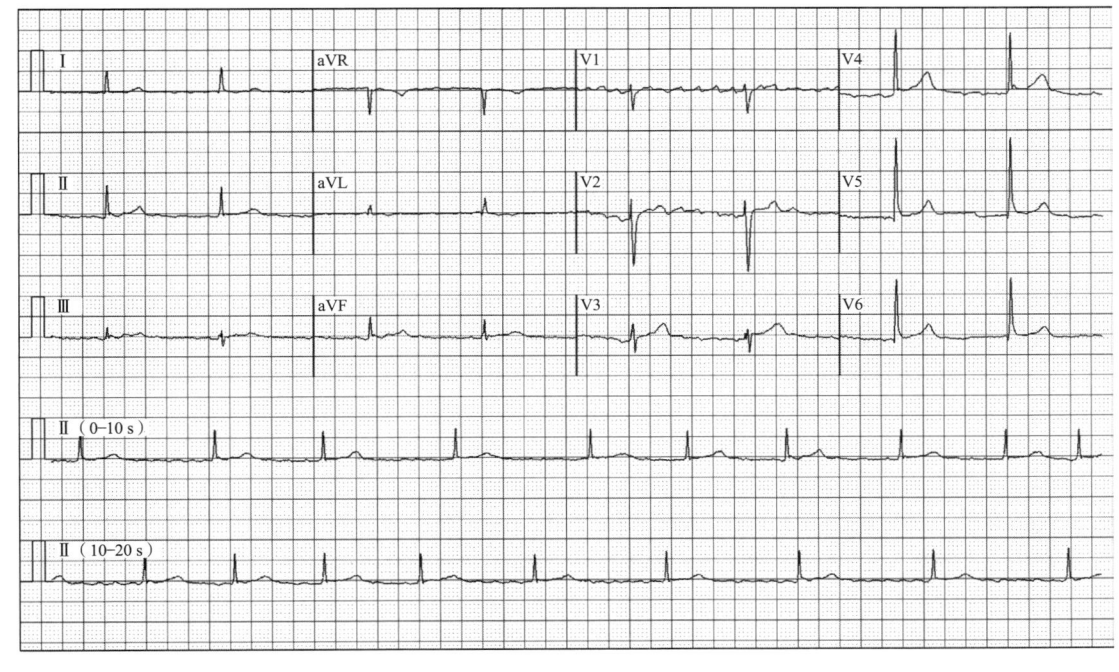

男性，69岁。
平均心室率57次/分；
QRS波时间78 ms。

心房颤动
缓慢心室率

图2-2-147　心房颤动缓慢心室率实例

心房颤动的心室律绝对不等，不能用单一RR间期来计算心率。人工计算心率的方法常有：6 s的心动数×10，或10 s的心动数×6。而算法常用RR间期平均值来计算心室率。两种计算方式得出的心室率可能有所不同。

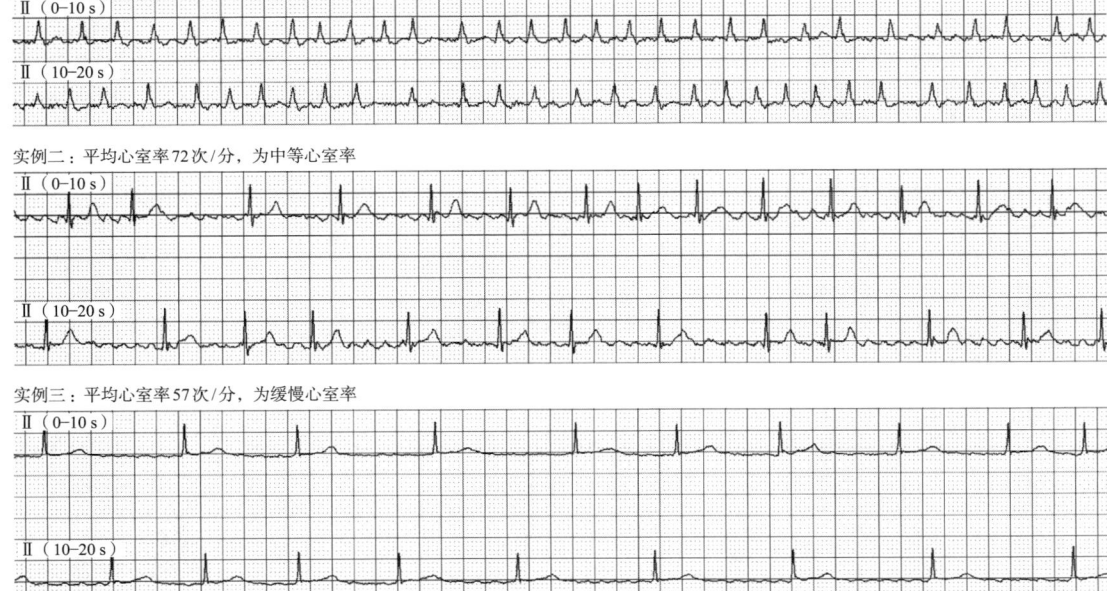

◎ 无论心室率快慢，心室律绝对不规则。

图2-2-148　心房颤动心室律和心室率实例图解

2. 心房颤动与心室内差异传导

心房颤动快速心室率时，常易发生心室内差异传导。

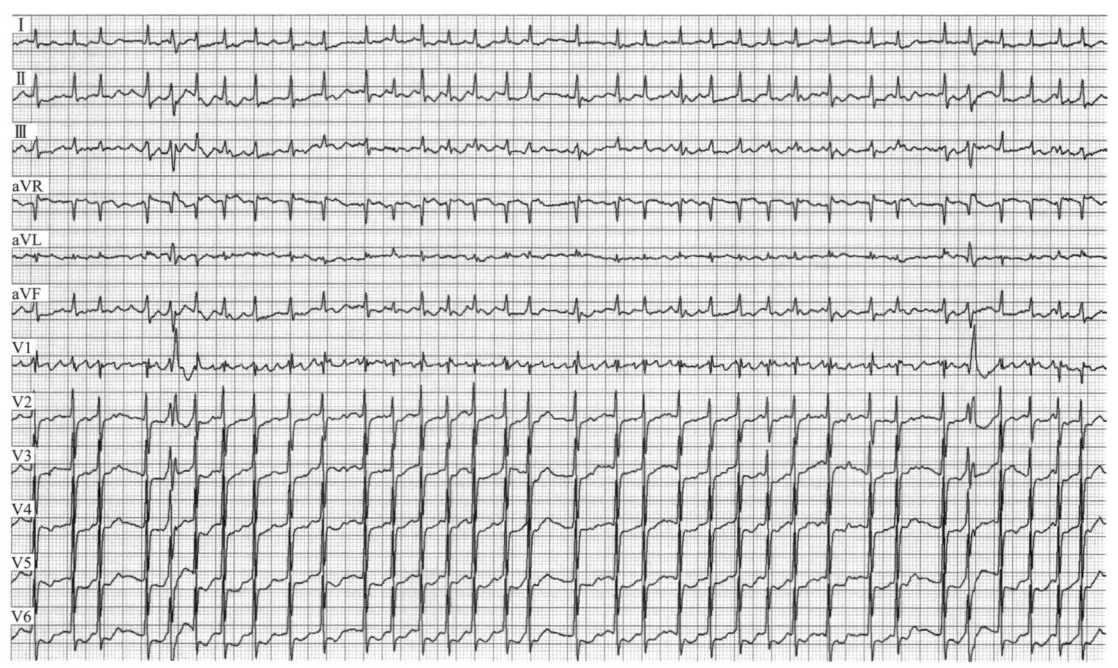

女性，75岁。
平均心室率170次/分；
QRS波时间95 ms。

心房颤动
快速心室率
心室内差异传导

图2-2-149　心房颤动快速心室率与心室内差异传导实例

心房颤动时易发生心室内差异传导的原因之一是心室率快；原因之二是心室律绝对不规则，易形成长-短周期。

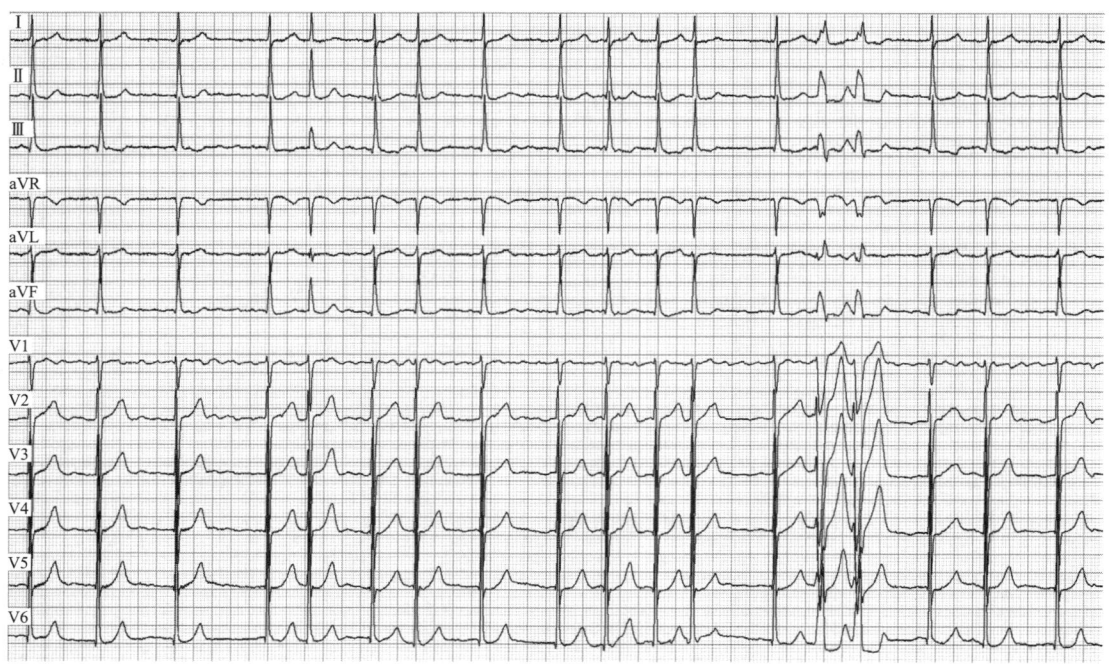

男性，84岁。
平均心室率84次/分；
QRS波时间88 ms。

心房颤动
心室内差异传导

图2-2-150　心房颤动心室律与心室内差异传导实例

心房颤动伴心室内差异传导，长-短周期规律是鉴别诊断的要点。实例一为快速心室率实例，尽管心室率快，但测量RR间期，出现宽大畸形QRS波（右束支传导阻滞图形），符合长-短周期规律。实例二为中等心室率实例，RR间期长短差异大，测量RR间期，出现宽大畸形QRS波（左束支传导阻滞图形），符合长-短周期规律。

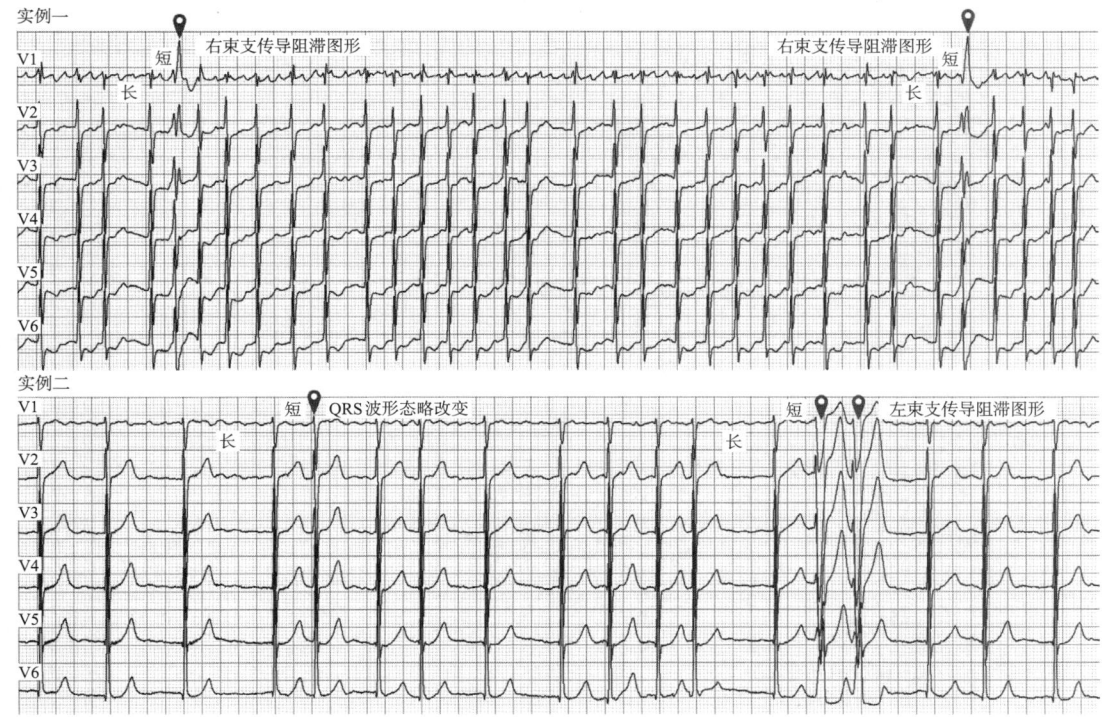

图2-2-151 心房颤动与心室内差异传导实例图解

（1）心房颤动心室内差异传导与蝉联现象

心室内差异传导若发生经室间隔隐匿传导，将连续发生心室内差异传导（蝉联现象），此时可见连续的宽大畸形的QRS波。只有心室率下降，蝉联现象才能终止。这一蝉联现象应与室性心动过速鉴别。

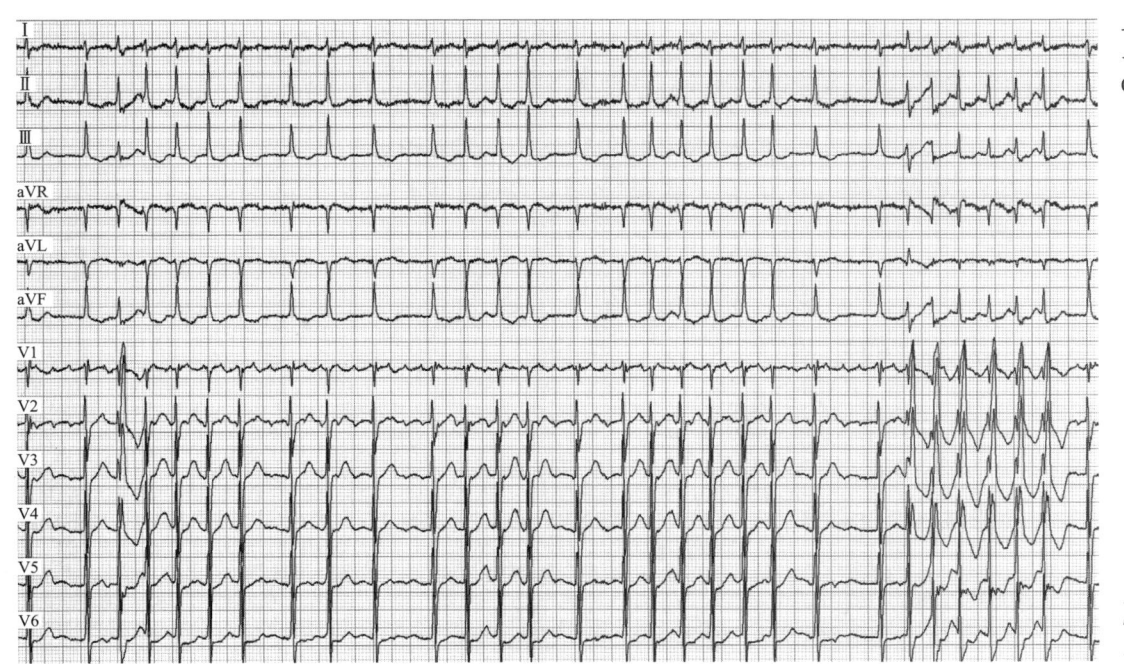

图2-2-152 心房颤动心室内差异传导与蝉联现象实例一

心房颤动连续出现宽大畸形的QRS波，判断为心室内差异传导呈蝉联现象的关键是判断第一个宽大畸形的QRS波是否符合心室内差异传导的条件。

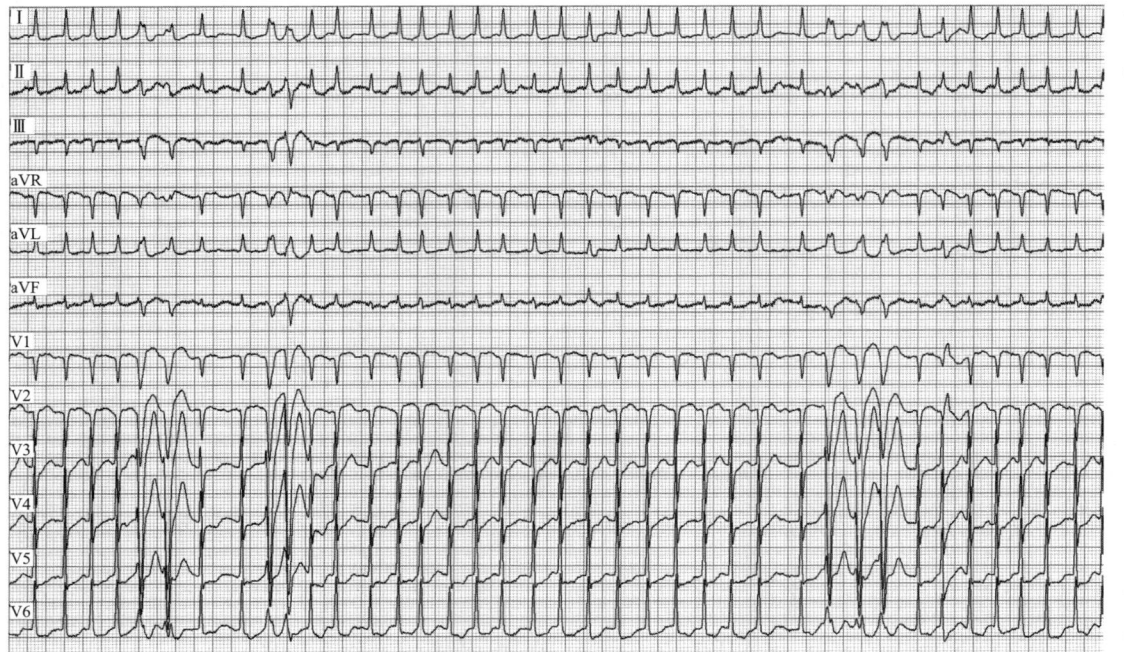

女性，75岁。
平均心室率200次/分；
QRS波时间90 ms。

心房颤动
快速心室率
心室内差异传导
V1和V2导联呈QS型

图2-2-153 心房颤动心室内差异传导与蝉联现象实例二

心房颤动连续出现宽大畸形的QRS波，判断第一个宽大畸形的QRS波是否符合长-短周期规律，是判断心房颤动心室内差异传导呈蝉联现象的要点。实例一易判断长-短周期，但实例二心室率极快，RR间期的差值小，不易判断长-短周期。此时应测量条图中所有的RR间期，根据前后周期，制成坐标图，反映前后周期与QRS波宽大畸形之间的关系，来判断是否符合心室内差异传导的条件。

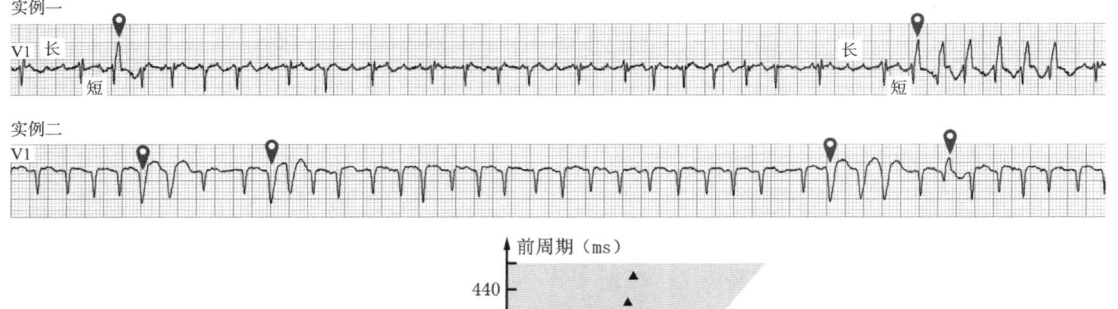

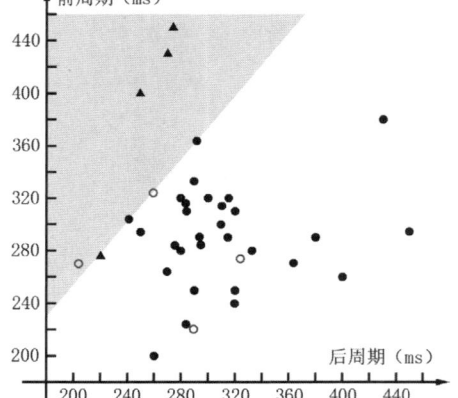

◎ 连续宽大畸形QRS波的第一个QRS波在灰色区域内，即前周期长，后周期短，易发生心室内差异传导。

注：坐标图X轴为后周期长度，Y轴为前周期长度。三角为第一个宽大畸形QRS波的前后周期，空心圆点为其后宽大畸形QRS波的前后周期，实心圆点为其他正常QRS波的前后周期。选择前周期最长、后周期最短的两个实心圆点划分区域。

图2-2-154 心房颤动心室内差异传导与蝉联现象实例一和实例二图解

(2)心房颤动心室内差异传导蝉联现象的特点

心房颤动心室内差异传导呈蝉联现象与室性心动过速鉴别，可根据蝉联现象的特点，如宽大畸形QRS波的心室律绝对不规则，QRS波由宽大畸形转为正常QRS波的条件来进行鉴别诊断。

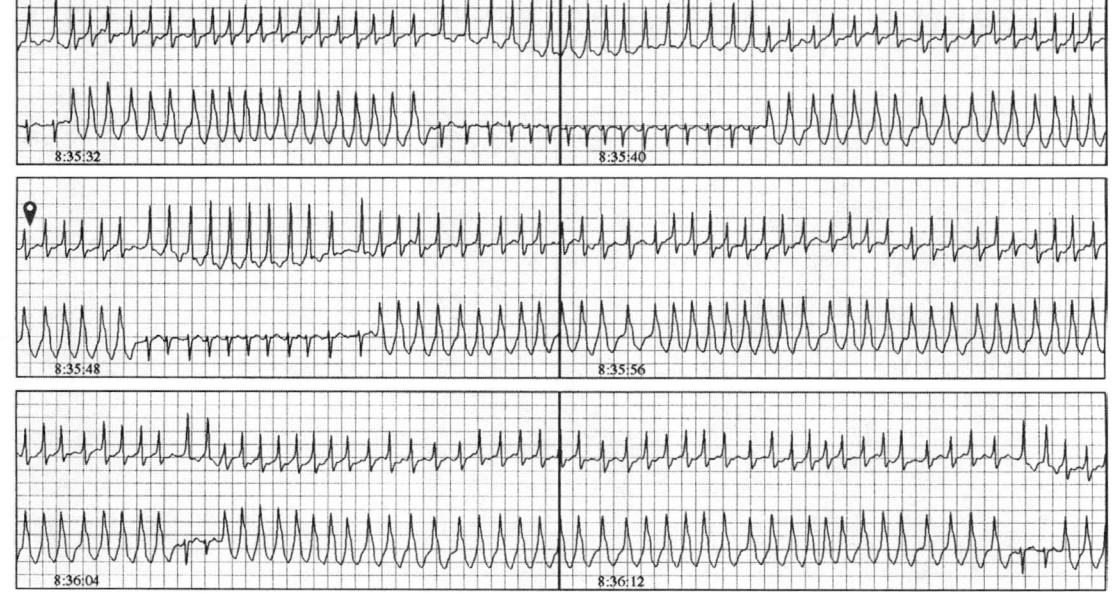

男性，67岁。
平均心室率210次/分。
上：CC5导联；下：CM1导联。标记后图解见图2-2-156。

心房颤动
快速心室率
心室内差异传导
ST段和T波改变

图2-2-155　心房颤动心室内差异传导蝉联现象特点的实例

这是一例动态心电图，全程心房颤动，呈快速心室率，昼夜均频繁出现短阵QRS波宽大畸形。呈长-短周期规律，QRS波宽大畸形时心室律绝对不规则，心室率降低时QRS波由宽大畸形转为正常，均符合心房颤动心室内差异传导呈蝉联现象。其中QRS波宽大畸形时心室律绝对不规则是心房颤动重要的特点，通常室性心动过速的心室律并非绝对不规则。

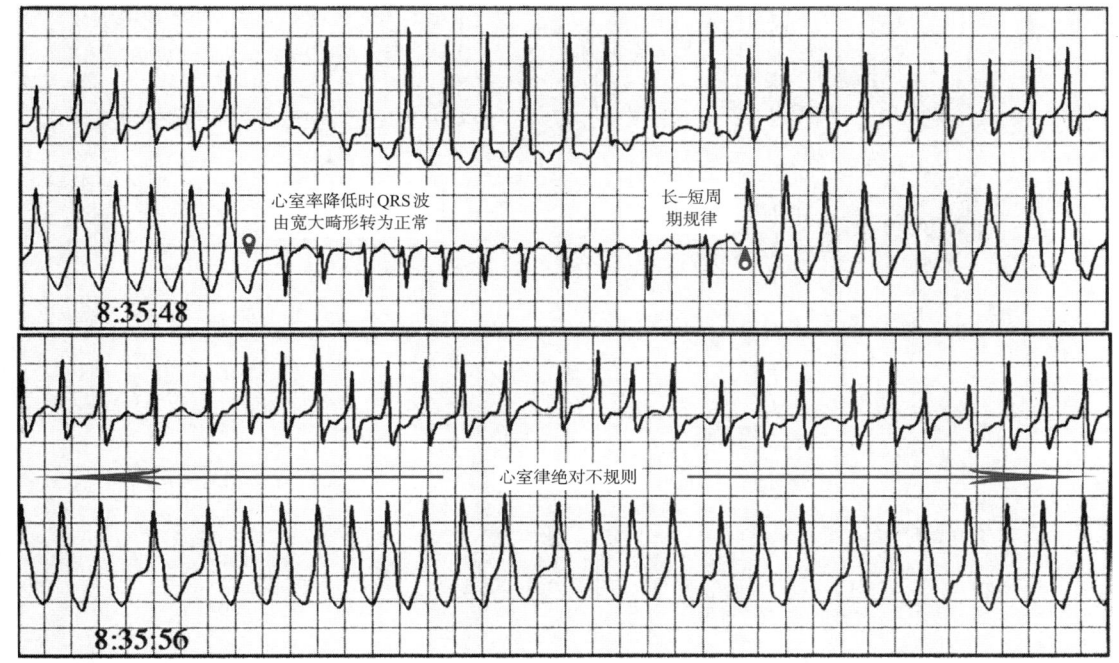

图2-2-156　心房颤动心室内差异传导与蝉联现象特点的实例图解

（3）心房颤动与其他房性心律失常QRS波形态比较

若有房性期前收缩或房性心动过速伴心室内差异传导的心电图，将其QRS波形态与心房颤动中宽大畸形QRS波形态进行比较，可能有助于心室内差异传导呈蝉联现象和室性心动过速的鉴别诊断。

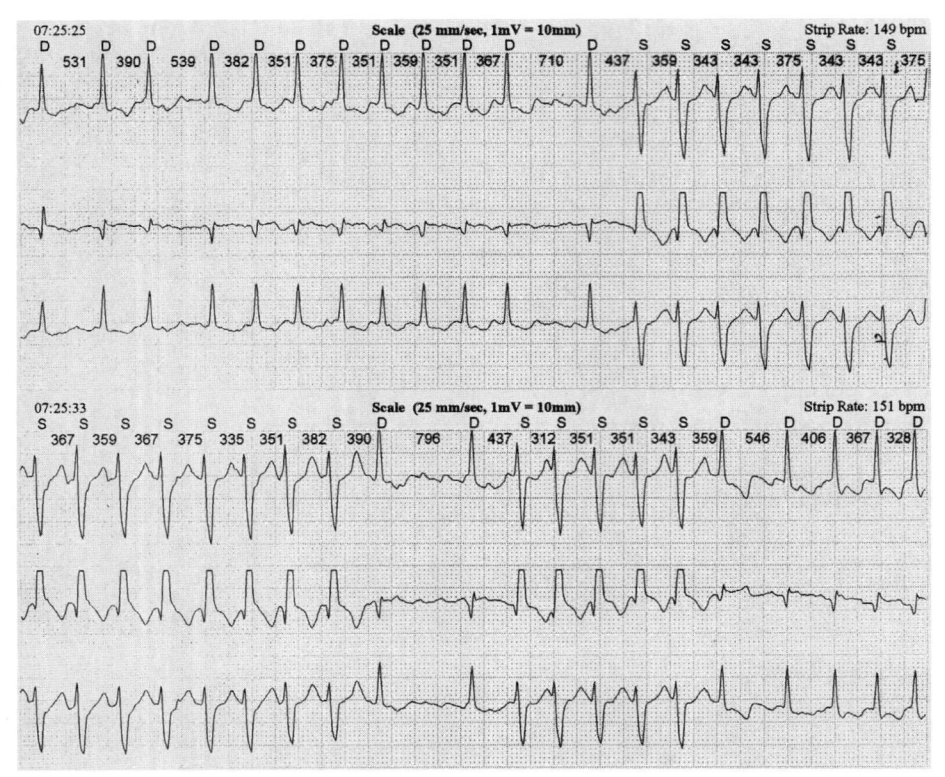

男性，75岁。
记录导联依次为：CC5导联、CM1导联和模拟Ⅱ导联。

心房颤动
快速心室率
心室内差异传导
ST段和T波改变

图2-2-157　心房颤动与其他房性心律失常QRS波形态比较实例

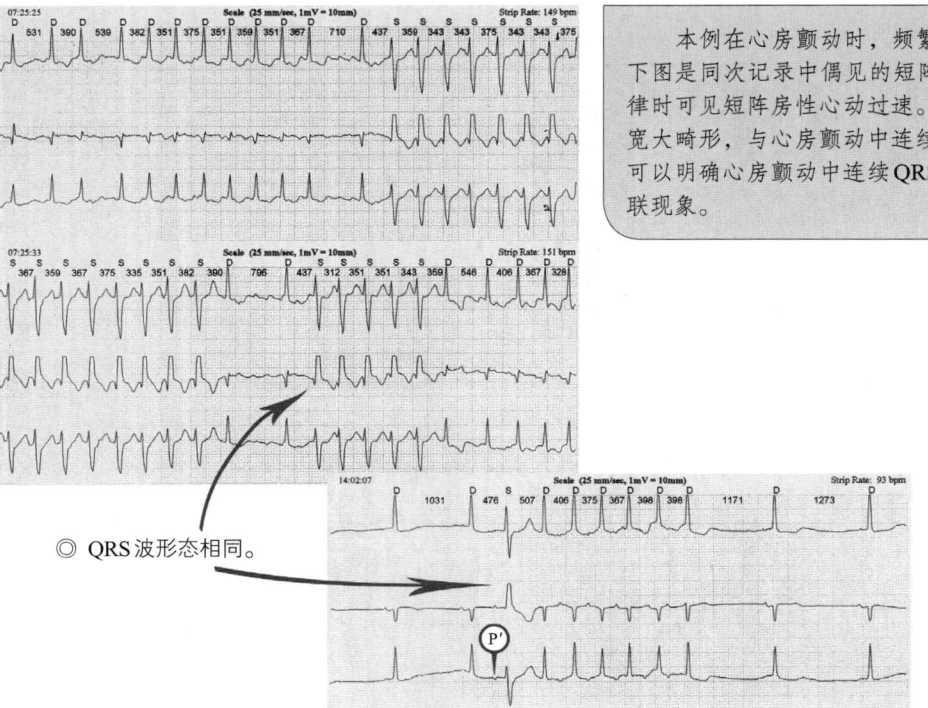

本例在心房颤动时，频繁出现短阵QRS波宽大畸形（上图）。下图是同次记录中偶见的短阵恢复窦性心律的心电图。在窦性心律时可见短阵房性心动过速。短阵房性心动过速的第一次QRS波宽大畸形，与心房颤动中连续的宽大畸形QRS波形态相同，由此可以明确心房颤动中连续QRS波宽大畸形为心室内差异传导呈蝉联现象。

◎ QRS波形态相同。

图2-2-158　心房颤动与其他房性心律失常QRS波形态比较实例图解

（4）心房颤动QRS波宽大畸形程度变化

心房颤动心室内差异传导，由于长-短周期的时间不等，心室内差异传导的程度不同，QRS波宽大畸形的程度不同。在蝉联现象中QRS波宽大畸形的程度也不同。这一特征也是与室性期前收缩和室性心动过速的鉴别要点。

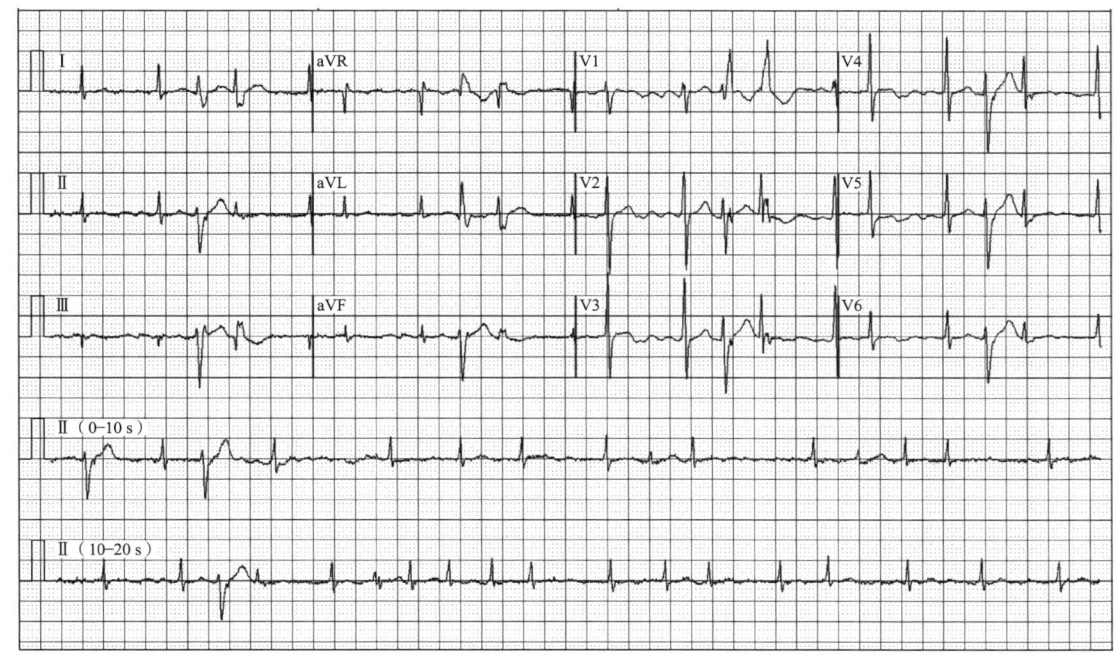

男性，70岁。
平均心室率93次/分；
QRS波时间81 ms。

心房颤动
心室内差异传导
T波改变

图2-2-159　心房颤动QRS波宽大畸形程度变化实例

12导联同步观察，本图中共有7次QRS波宽大畸形，根据长-短周期规律，符合心室内差异传导。在12导联中，可见宽大畸形的QRS波形态不同，呈单纯右束支传导阻滞图形和右束支传导阻滞伴左前分支传导阻滞图形（箭头标记处）。呈右束支传导阻滞合并左前分支传导阻滞图形的QRS波更为宽大，其后周期更短，因此差异传导的程度更大。

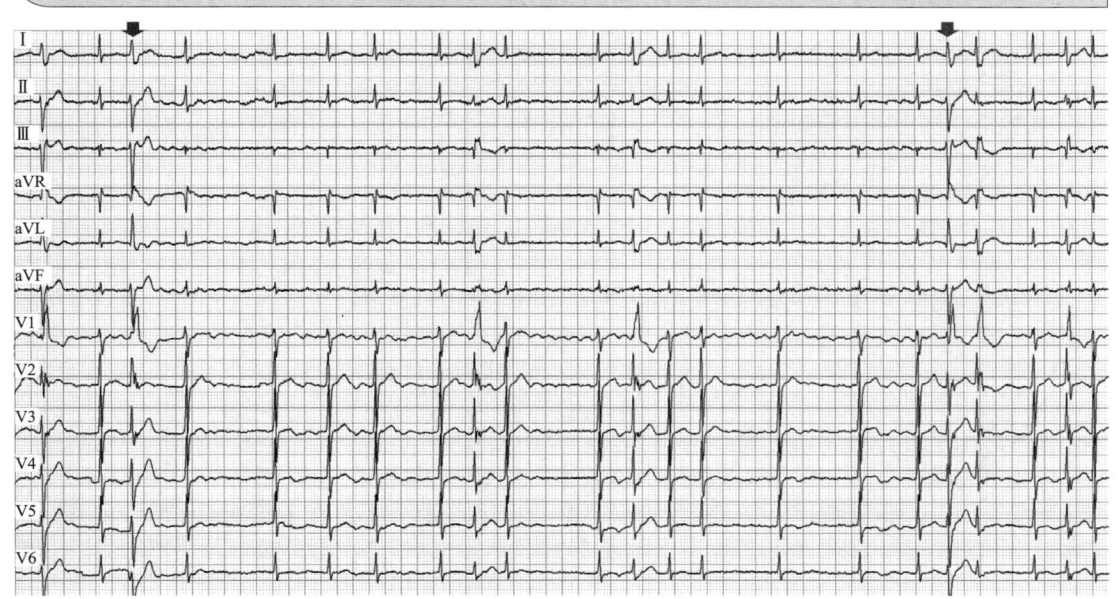

◎ 12导联同步观察能发现QRS波宽大畸形程度不同。

图2-2-160　心房颤动QRS波宽大畸形程度变化实例同步12导联图解

（5）心房颤动心室内差异传导呈左右束支交替传导阻滞图形

与房性期前收缩二联律相同，心房颤动心室内差异传导，也可呈左右束支交替传导阻滞的图形（蝉联现象）。

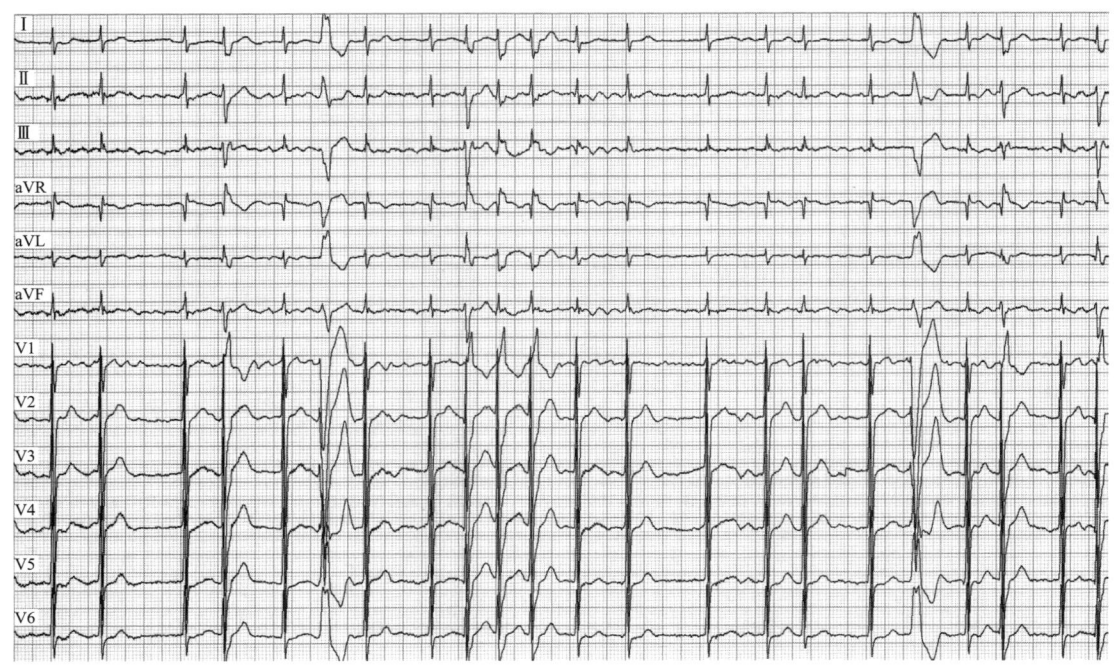

图2-2-161　心房颤动心室内差异传导呈左右束支交替传导阻滞图形实例一

男性，68岁。
平均心室率102次/分；
QRS波时间83 ms。

心房颤动
快速心室率
心室内差异传导

心房颤动心室内差异传导呈左右束支交替传导阻滞图形，特征性的改变是：左右束支传导阻滞图形交替中，间隔一次正常的QRS波。

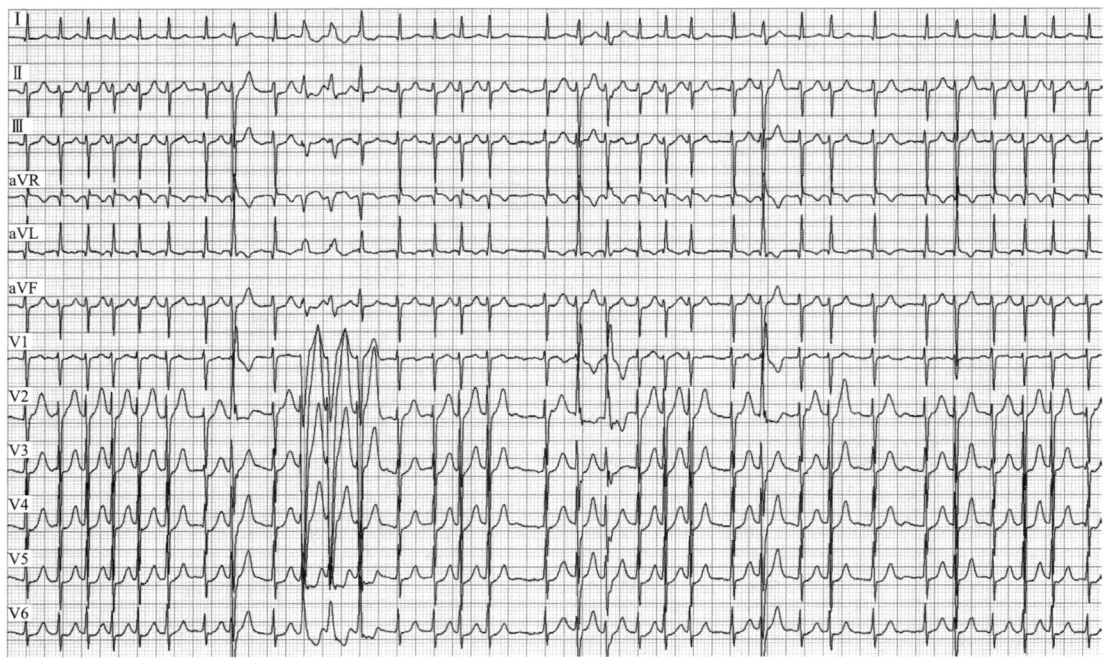

图2-2-162　心房颤动心室内差异传导呈左右束支交替传导阻滞图形实例二

男性，81岁。
平均心室率170次/分；
QRS波时间80 ms。

心房颤动
快速心室率
心室内差异传导

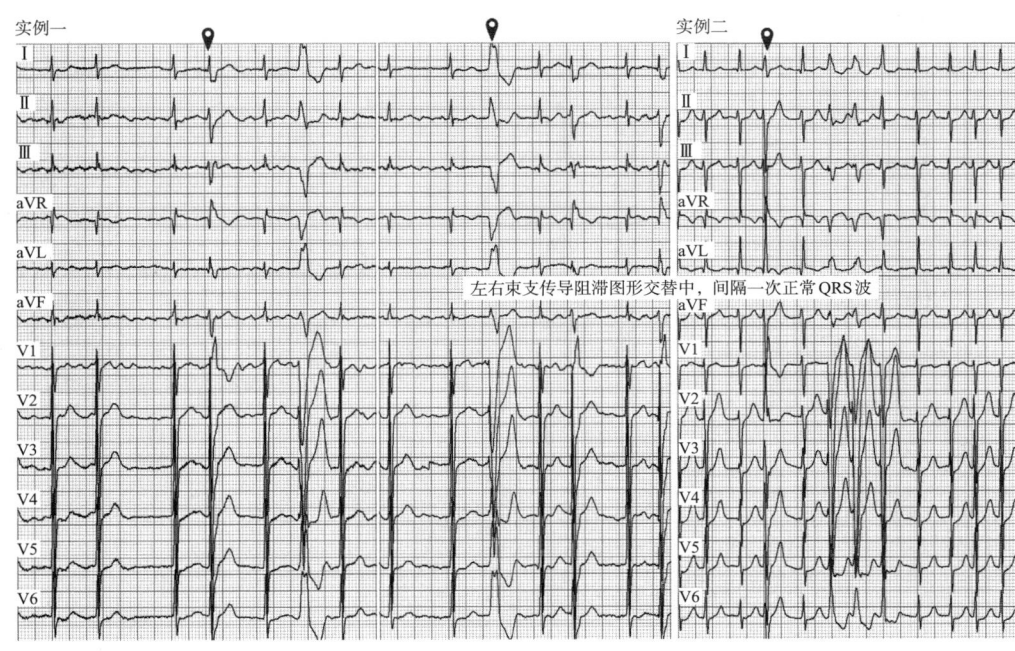

图2-2-163　心房颤动心室内差异传导呈左右束支交替传导阻滞图形实例一和实例二图解

实例一中共有两次左右束支传导阻滞交替出现。第一次先为右束支传导阻滞图形，后为左束支传导阻滞图形；第二次先为左束支传导阻滞图形，后为右束支传导阻滞图形（左图）。实例二中仅一次左右束支传导阻滞交替出现，先为右束支传导阻滞图形，后为左束支传导阻滞图形（右图）。两图均符合长-短周期规律，中间间隔一次正常QRS波，为心房颤动心室内差异传导呈蝉联现象。

（6）心房颤动心室内差异传导分别呈左右束支传导阻滞图形

心室内差异传导可以分别呈左右束支传导阻滞图形，应与室性期前收缩和室性心动过速鉴别。

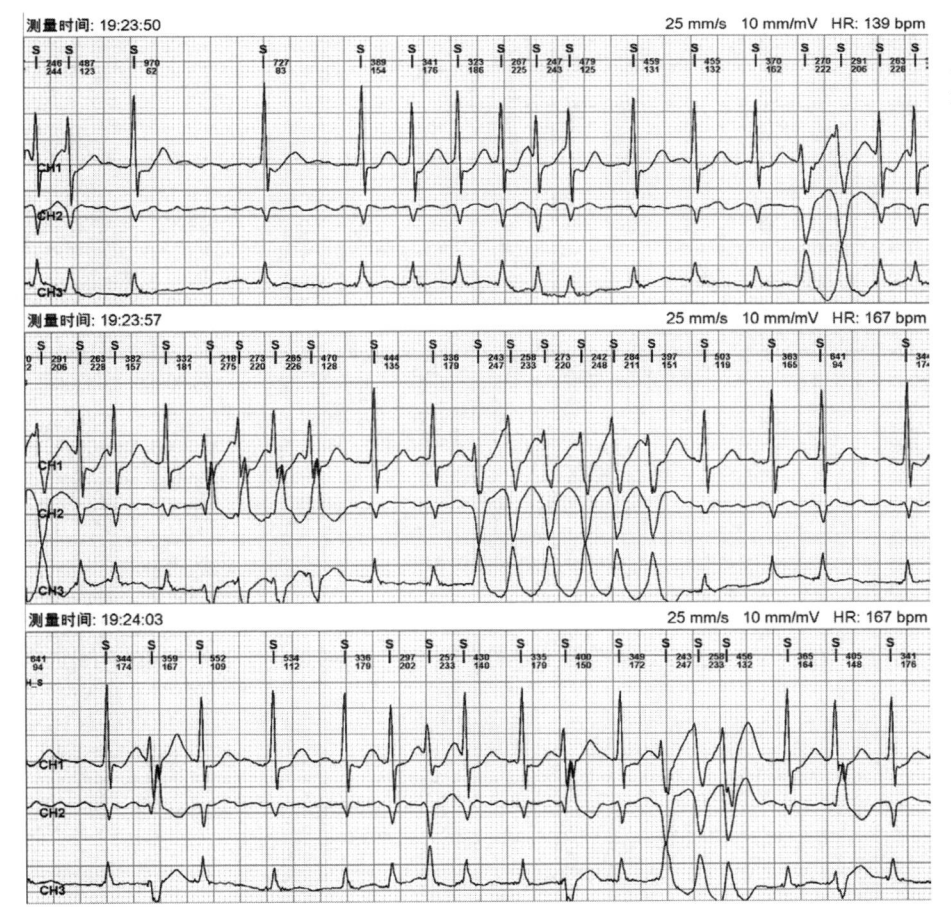

男性，62岁。
记录导联依次为：模拟Ⅱ导联、CM1导联和CC5导联。

心房颤动
快速心室率
心室内差异传导

图2-2-164　心房颤动心室内差异传导分别呈左右束支传导阻滞图形实例

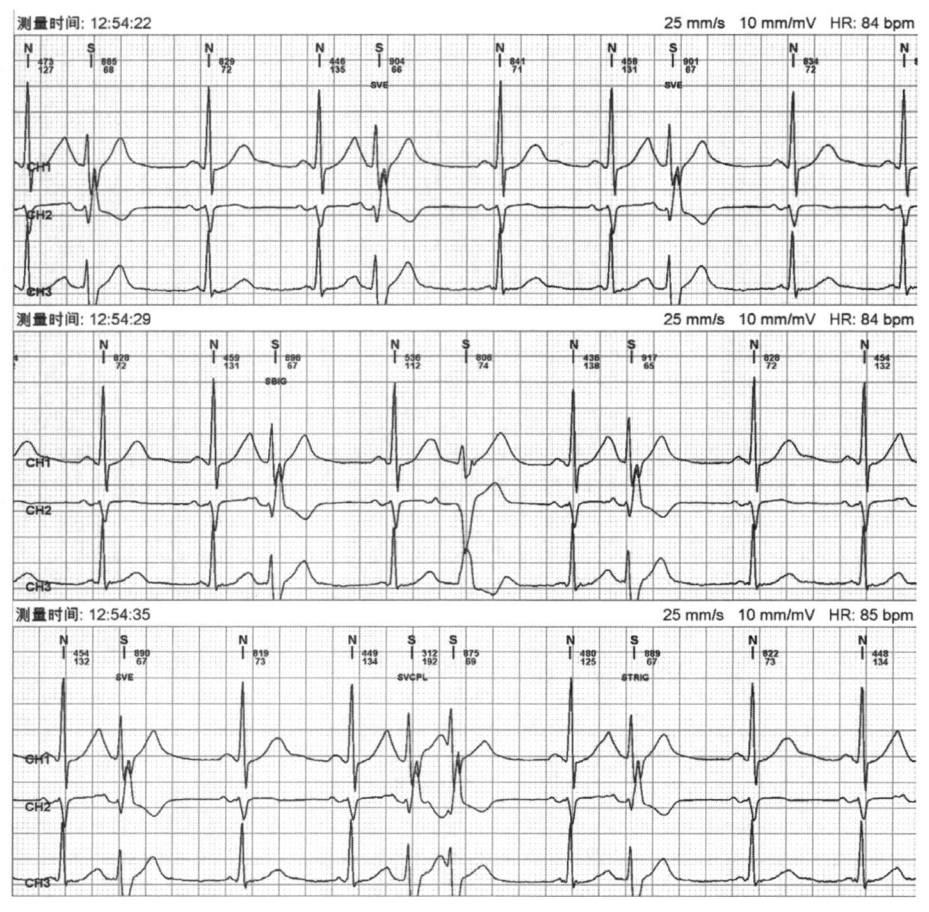

图2-2-165　心房颤动心室内差异传导分别呈左右束支传导阻滞图形实例的其他心电图

心房颤动心室内差异传导分别呈左右束支传导阻滞图形,不易与室性期前收缩和室性心动过速鉴别。本图呈左束支传导阻滞图形时,酷似室性心动过速。最为有效的鉴别方法是与窦性心律中房性期前收缩伴心室内差异传导的波形比较。本病例为阵发性心房颤动,记录当日窦性心律心电图中可见频发房性期前收缩伴心室内差异传导。

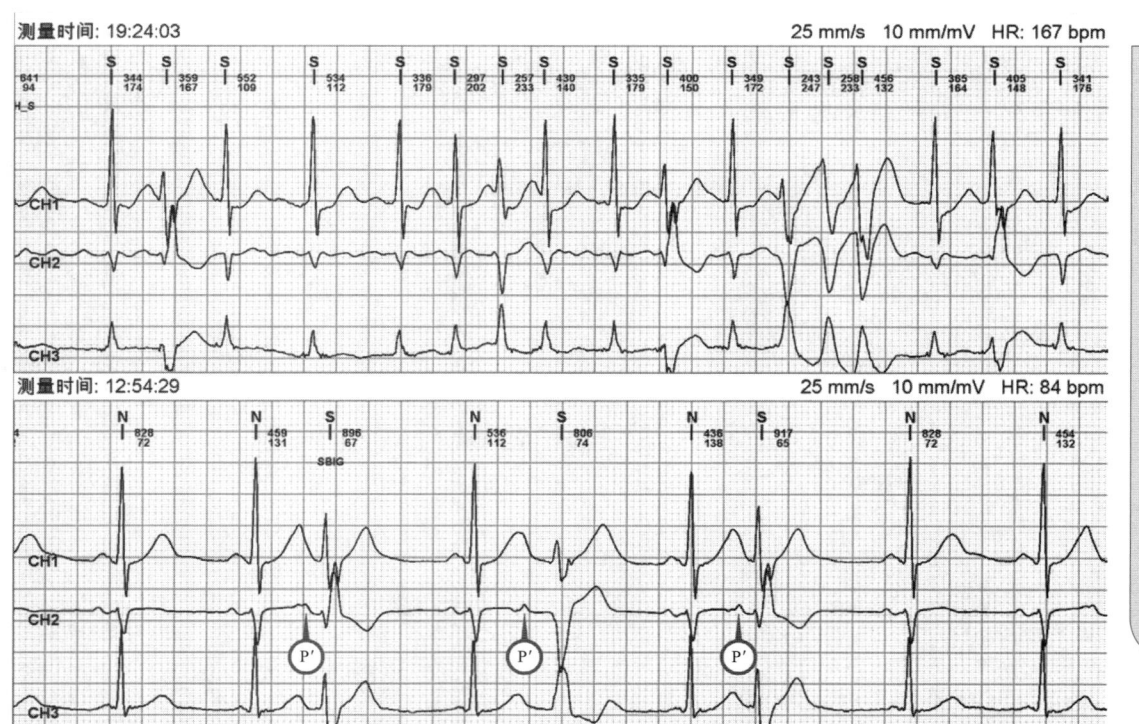

图2-2-166　心房颤动心室内差异传导分别呈左右束支传导阻滞图形实例图解

本病例房性期前收缩心室内差异传导大部分呈右束支传导阻滞图形,少数呈左右束支交替传导阻滞图形。心房颤动中宽大畸形的QRS波,与房性期前收缩心室内差异传导呈左右束支传导阻滞图形的波形相同,是鉴别诊断的关键。

3. 心房颤动与间歇性束支传导阻滞

心房颤动发生心室内差异传导属于功能性束支传导阻滞，心房颤动中也可以存在病理性束支传导阻滞。若病理性束支传导阻滞呈间歇性，QRS 波可呈现正常和宽大畸形两种形态。此时应与室性期前收缩和室性心动过速鉴别。

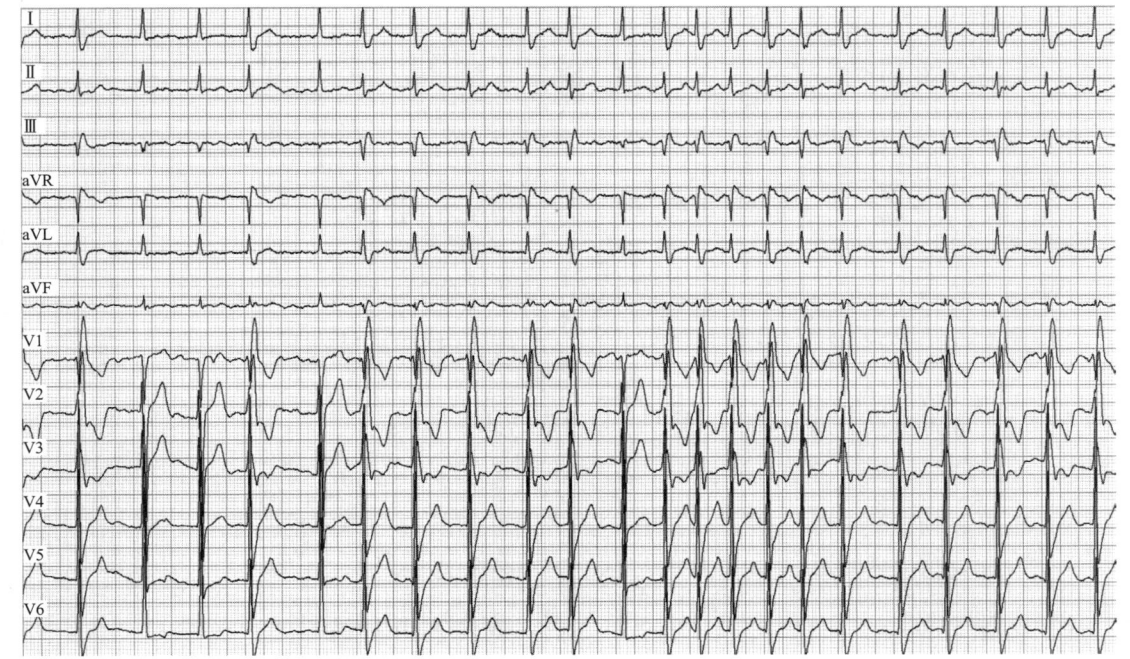

男性，79 岁。
平均心室率 114 次/分；
QRS 波时间 96～152 ms。

心房颤动
快速心室率
间歇性完全性右束支传导阻滞

图 2-2-167　心房颤动与间歇性右束支传导阻滞实例

> 心房颤动通常是心脏病理状态下的心律失常，可伴有病理性束支传导阻滞，以右束支传导阻滞为常见，左束支传导阻滞为少见。

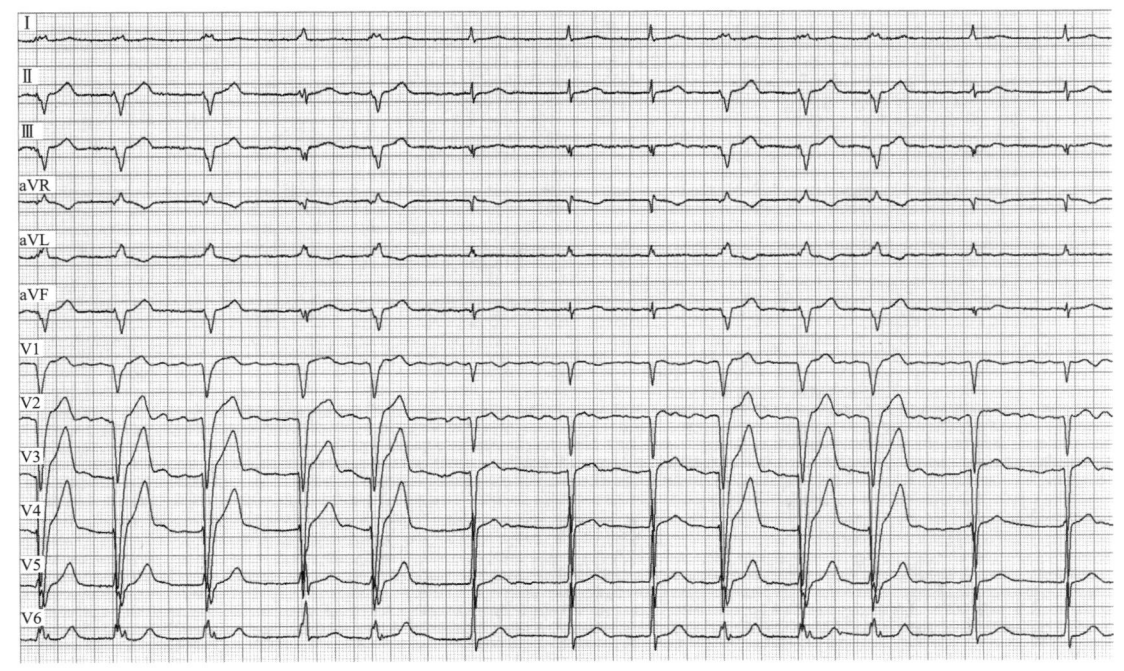

男性，69 岁。
平均心室率 70 次/分；
QRS 波时间 80～130 ms。

心房颤动
间歇性完全性左束支传导阻滞

图 2-2-168　心房颤动与间歇性左束支传导阻滞实例

心房颤动间歇性束支传导阻滞的QRS波形态呈典型的束支传导阻滞图形。与室性心动过速的鉴别要点主要是心室律绝对不规则。与心室内差异传导的不同处是无长-短周期规律，可出现在相对缓慢的心室率时（下图）。可有频率依赖性，以快频率依赖性为多见。两实例均在心室率相对增加时出现束支传导阻滞图形，属于快频率依赖性。

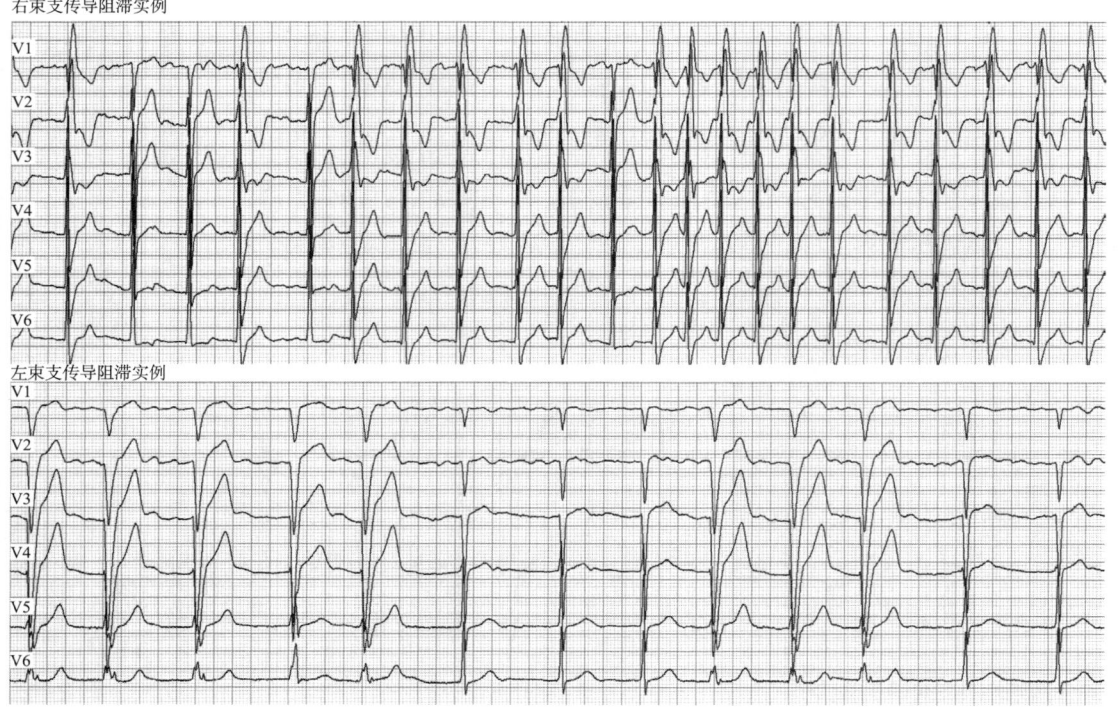

◎ 心室率增快时，QRS波宽大畸形。

图2-2-169　心房颤动与间歇性右束支和左束支传导阻滞实例图解

4. 心房颤动与间歇性分支传导阻滞

心房颤动若出现间歇性分支传导阻滞，表现为间歇性QRS波电轴改变。左前分支传导阻滞是分支传导阻滞中常见类型。

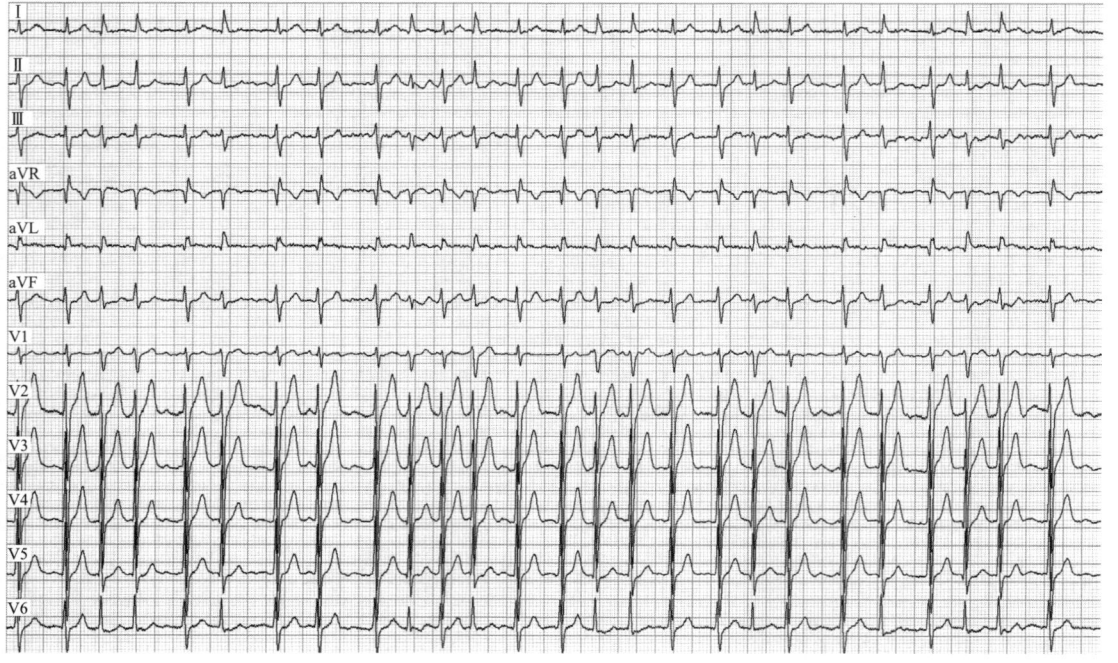

男性，63岁。
平均心室率135次/分；
QRS波时间101 ms。

心房颤动
快速心室率
间歇性左前分支传导阻滞

图2-2-170　心房颤动与间歇性左前分支传导阻滞实例

心房颤动出现间歇性右束支合并左前或左后分支传导阻滞，除了QRS波电轴改变外，QRS波可宽大畸形。若表现为慢频率依赖性，应与室性逸搏及逸搏心律鉴别。

女性，82岁。
平均心室率62次/分；
QRS波时间84～120 ms。

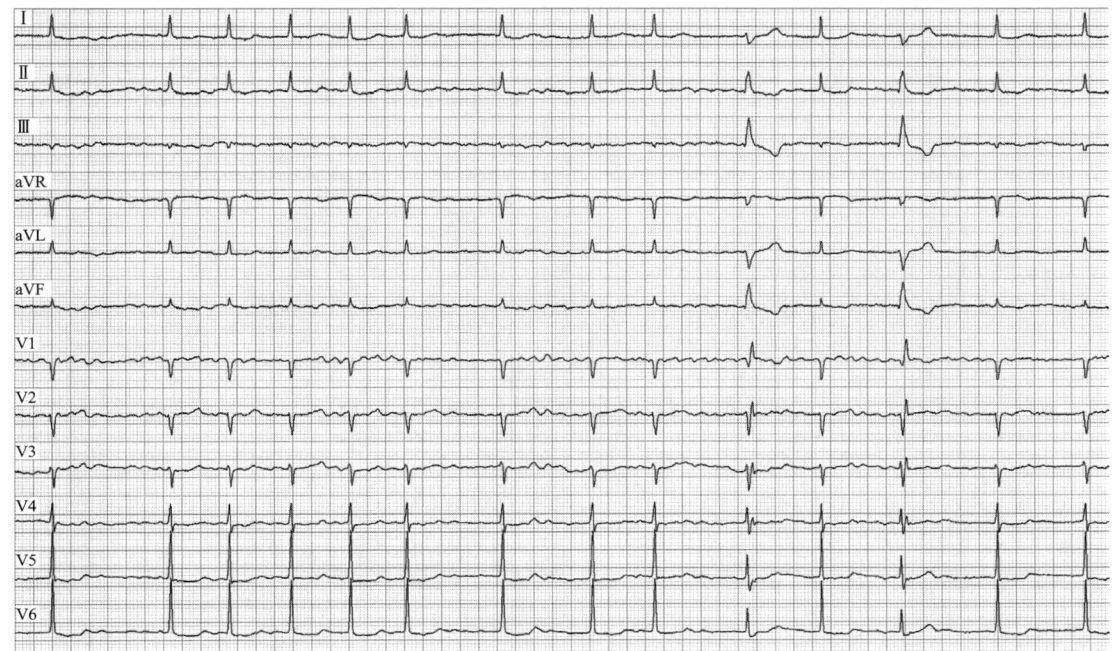

心房颤动
间歇性完全性右束支传导阻滞
间歇性左后分支传导阻滞

图2-2-171 心房颤动与间歇性右束支和左后分支传导阻滞实例

间歇性左前分支传导阻滞实例，心房颤动中间歇性出现QRS波电轴左偏，QRS波未增宽（上图）；间歇性右束支伴左后分支传导阻滞图实例，心房颤动中间歇性出现QRS波增宽和电轴右偏（下图）。两实例均在心率减慢时发生改变，为慢频率依赖性，无长-短周期规律。下图中两次宽大畸形QRS波前的RR间期不等，是与室性逸搏的主要鉴别点。

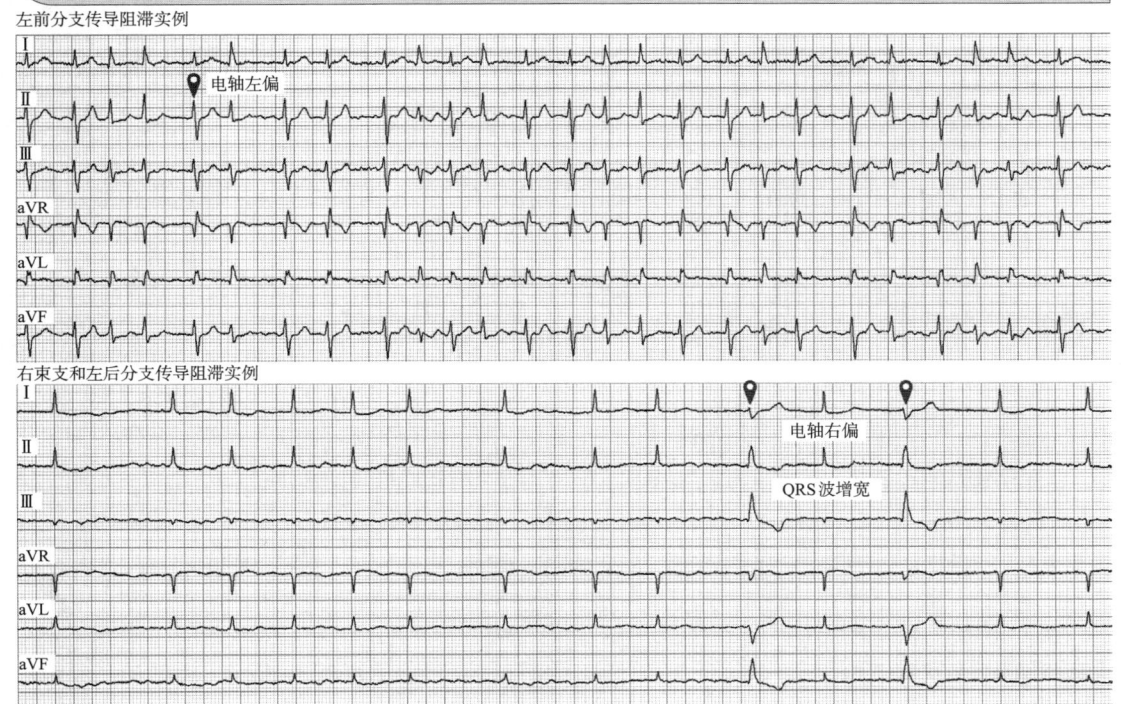

◎ 心室率减慢时，QRS波电轴改变或同时QRS波增宽。

图2-2-172 心房颤动与间歇性分支传导阻滞实例图解

5. 心房颤动与室性期前收缩

心房颤动常有室性期前收缩。一些心电图特点，如长-短周期规律、联律间期和QRS波形态等，有助于鉴别室性期前收缩与心室内差异传导或传导阻滞。

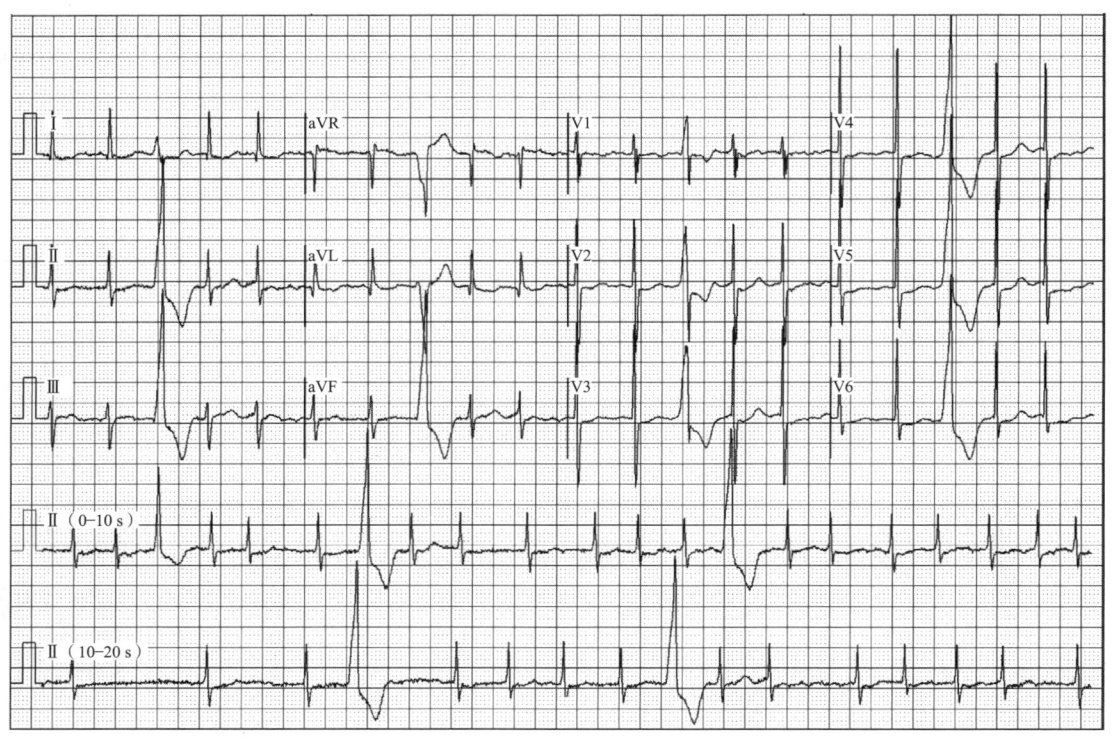

女性，82岁。
平均心室率84次/分；
QRS波时间82 ms。

心房颤动
左心室高电压
室性期前收缩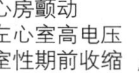

图2-2-173　心房颤动与室性期前收缩实例一

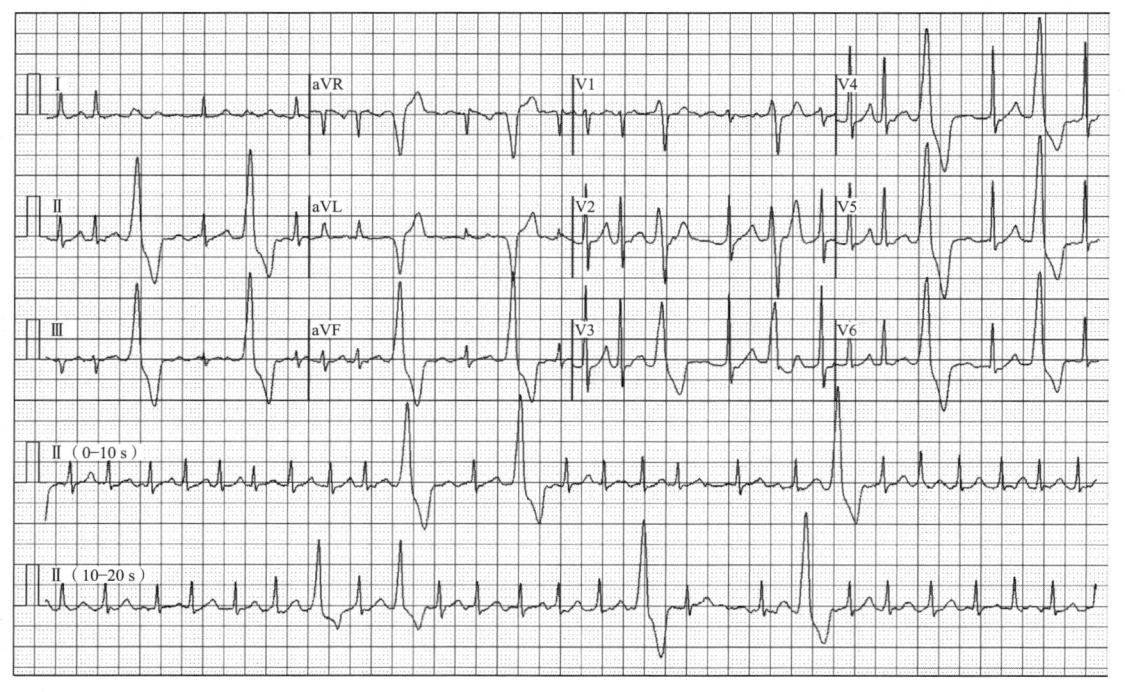

> 室性期前收缩通常有相对固定的联律间期，因此心房颤动中若频发宽大畸形的QRS波，观察其联律间期，能快速鉴别诊断。

女性，70岁。
平均心室率148次/分；
QRS波时间85 ms。

心房颤动
快速心室率
室性期前收缩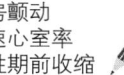

图2-2-174　心房颤动与室性期前收缩实例二

对该两实例，观察宽大畸形QRS波的长-短周期和联律间期，可以快速确诊室性期前收缩。实例一（上图）中，标记处可见心室融合波，有助于明确室性期前收缩的诊断。

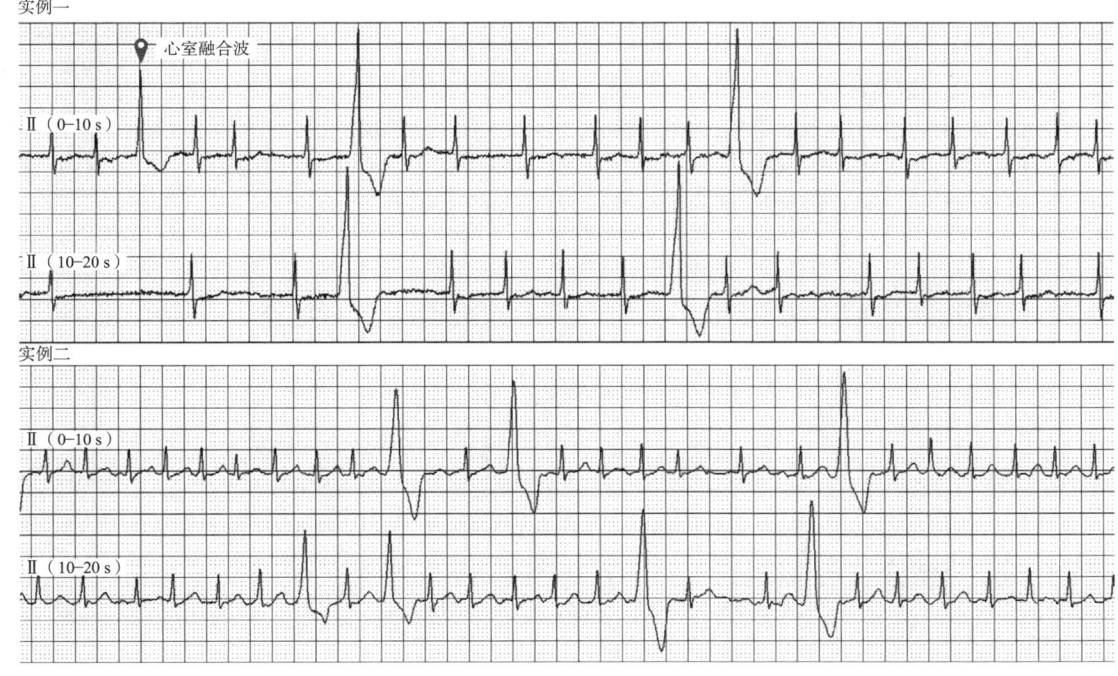

◎ 不符合长-短周期规律，联律间期相等。

图2-2-175 心房颤动与室性期前收缩实例一和实例二图解

（1）心房颤动宽大畸形QRS波形态与室性期前收缩

观察QRS波形态，有助于鉴别诊断。通常QRS波类似左束支传导阻滞图形，更多提示室性期前收缩。

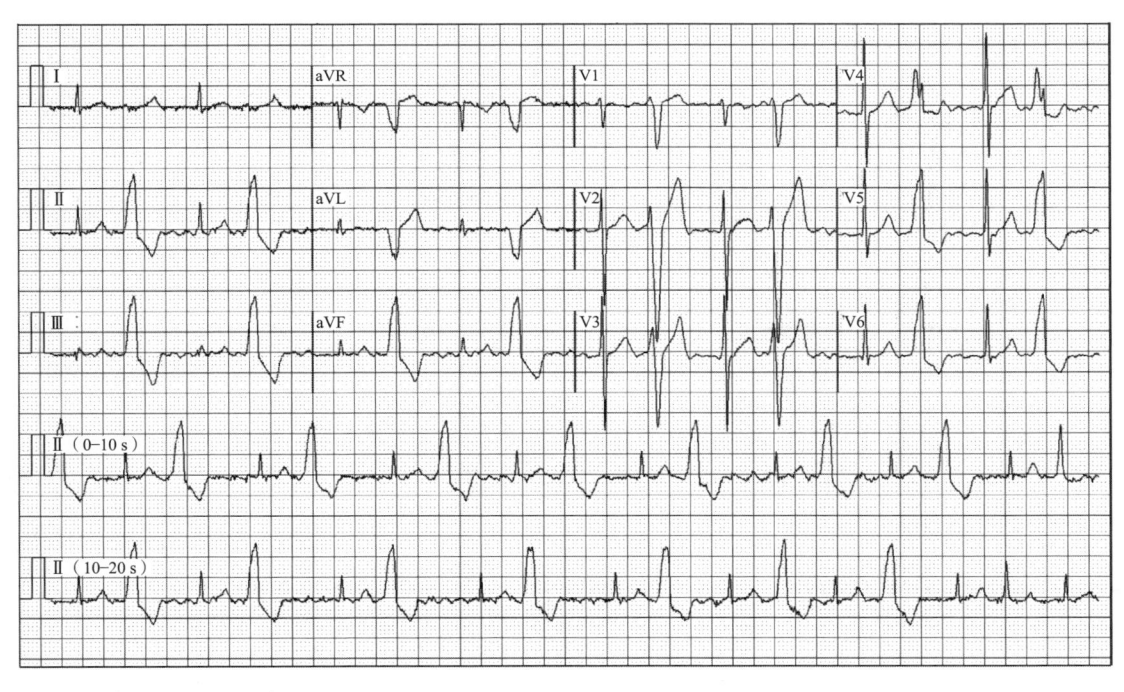

男性，65岁。
平均心室率104次/分；
QRS波时间88 ms。

心房颤动
室性期前收缩二联律

图2-2-176 心房颤动宽大畸形QRS波形态与室性期前收缩实例一

室性期前收缩的QRS波宽大畸形，与经典束支传导阻滞图形常有所不同。因此，若QRS波宽大畸形，呈非经典束支传导阻滞图形，也常提示室性期前收缩。

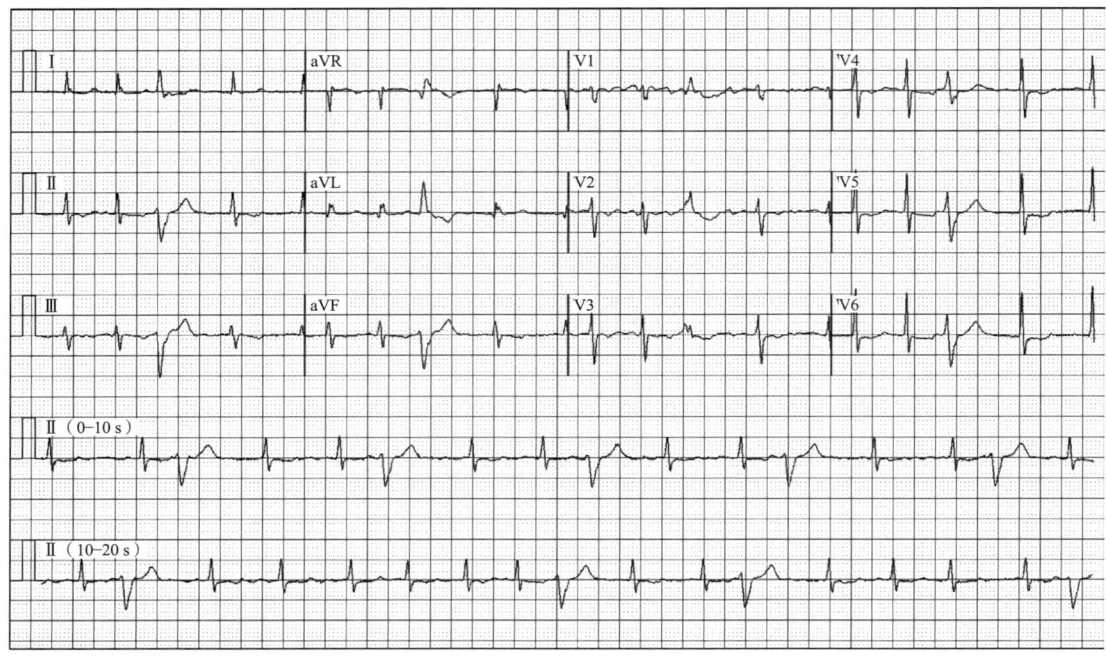

女性，81岁。
平均心室率98次/分；
QRS波时间100 ms。

心房颤动
室性期前收缩

图2-2-177　心房颤动宽大畸形QRS波形态与室性期前收缩实例二

实例一（上图）中，宽大畸形的QRS波呈二联律，此时长-短周期的规律不能用于鉴别诊断。所有的宽大畸形QRS波的联律间期均相等，宽大畸形的QRS波呈类似左束支传导阻滞图形，图中标记处可见心室融合波，可以明确室性期前收缩的诊断。实例二（下图）中宽大畸形QRS波的联律间期相等，QRS波形态不同于经典右束支传导阻滞图形，诊断为室性期前收缩。

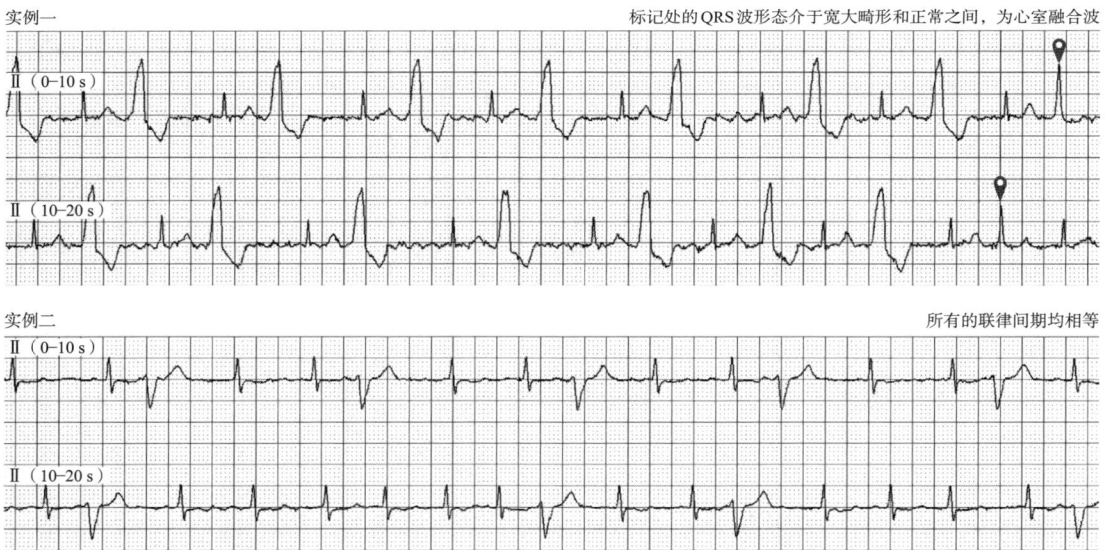

图2-2-178　心房颤动宽大畸形QRS波形态与室性期前收缩实例一和实例二图解

（2）心房颤动伴束支传导阻滞与室性期前收缩

心房颤动伴束支传导阻滞时，QRS波宽大畸形。若出现提早的宽大畸形的QRS波，其形态与束支传导阻滞的形态不同，第一可能是室性期前收缩，如下图标记处。

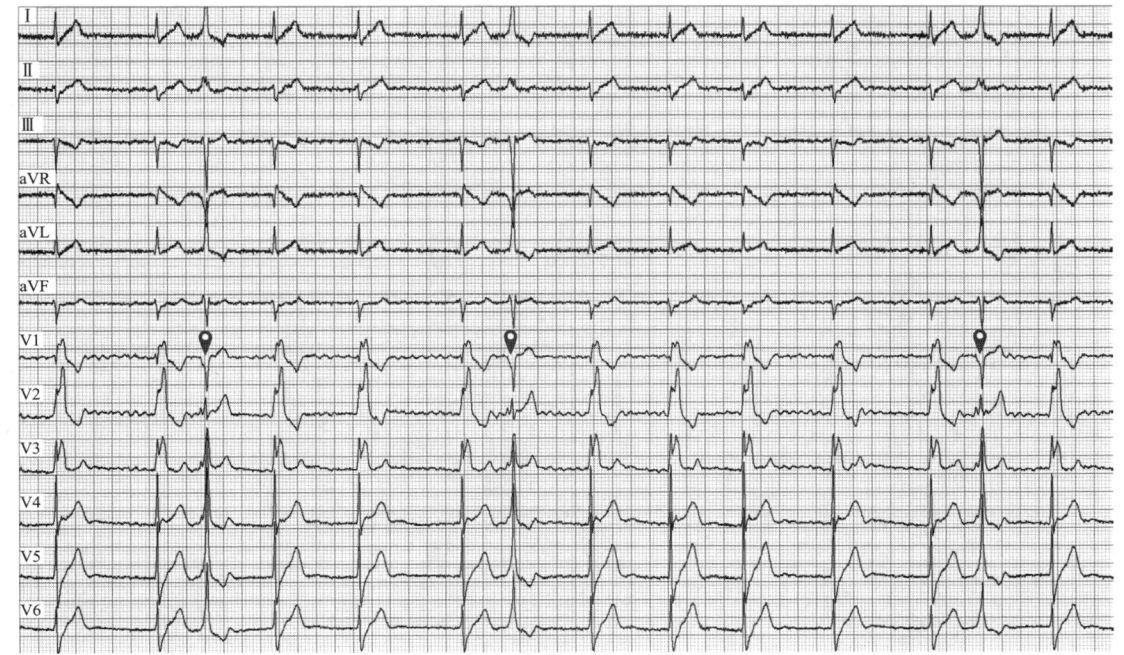

男性，66岁。
平均心室率75次/分；
QRS波时间132 ms。

心房颤动
室性期前收缩
完全性右束支传导阻滞

图2-2-179　心房颤动伴束支传导阻滞与室性期前收缩实例一

> 在束支传导阻滞中再发生心室内差异传导，可使得原束支传导阻滞的QRS波更为宽大，但QRS波形态相似，尤其是QRS波起始方向相同。下图中标记处的QRS波形态差异明显，多导联上QRS波起始方向不同，为室性期前收缩。

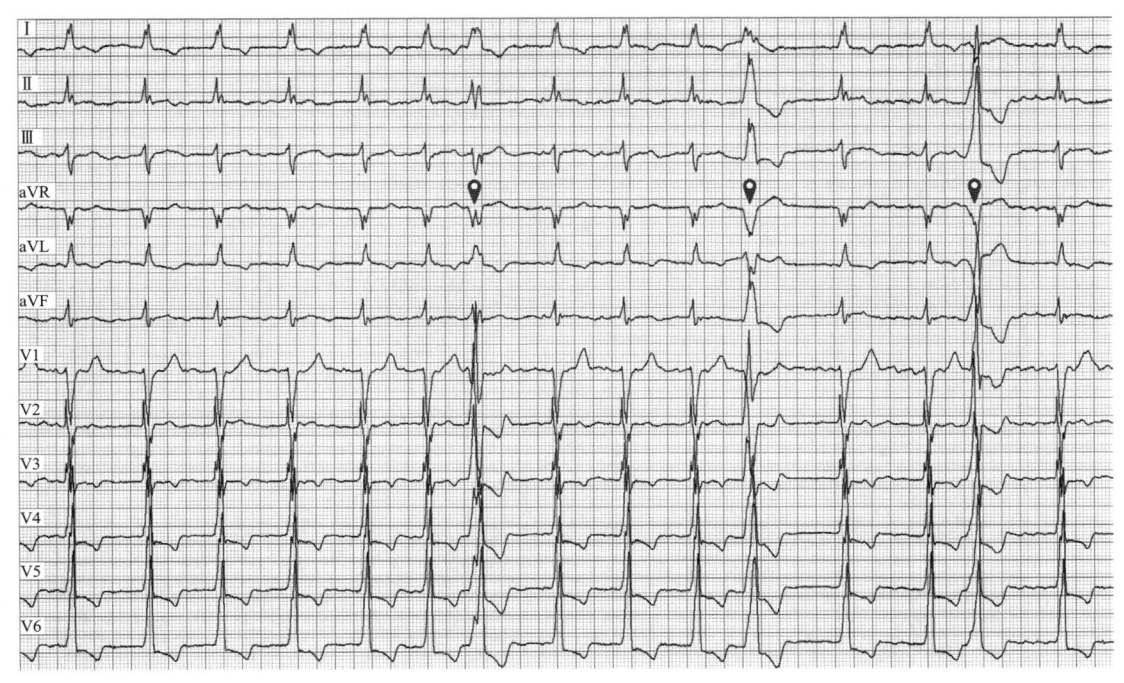

男性，65岁。
平均心室率70次/分；
QRS波时间135 ms。

心房颤动
多源性室性期前收缩
完全性左束支传导阻滞

图2-2-180　心房颤动伴束支传导阻滞与室性期前收缩实例二

（3）心房颤动心室内差异传导与室性期前收缩

心房颤动可同时存在心室内差异传导和室性期前收缩，不易鉴别时，最终可根据前后周期，制成坐标图来鉴别（图2-2-154）。

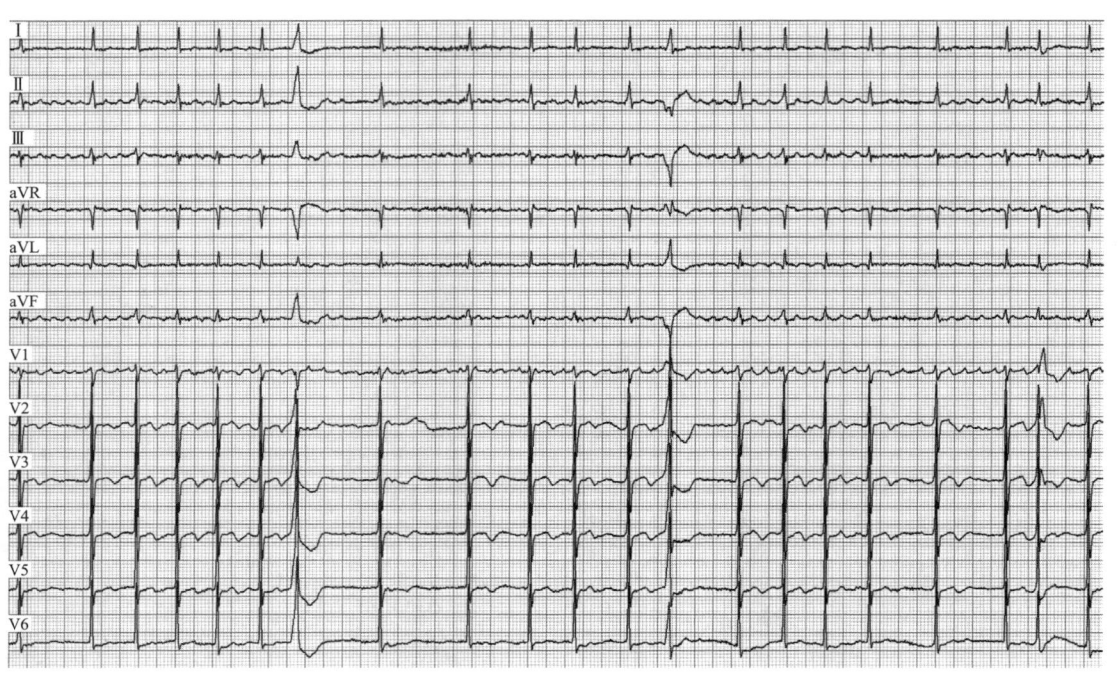

女性，93岁。
平均心室率107次/分；
QRS波时间81 ms。

心房颤动
快速心室率
心室内差异传导
多源性室性期前收缩
ST段和T波改变

图2-2-181 心房颤动心室内差异传导与室性期前收缩实例

本图中可见3次宽大畸形的QRS波，形态各异，联律间期不等。心室内差异传导和室性期前收缩的鉴别最终依赖坐标图（见下图），最终诊断是心房颤动中同时存在心室内差异传导和室性期前收缩（"V"标记）。

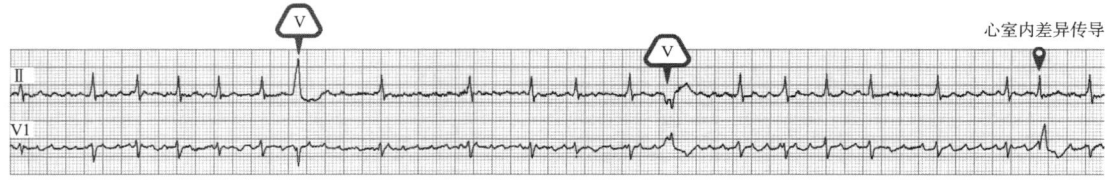

心室内差异传导

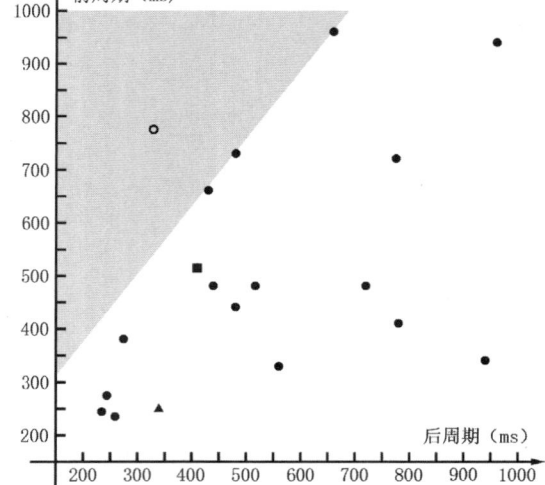

◎ 第一和第二个宽大畸形QRS波在白色区域，为室性期前收缩；第三个宽大畸形QRS波在灰色区域内，为心室内差异传导。

注：坐标图X轴为后周期长度，Y轴为前周期长度。三角为第一个宽大畸形QRS波的前后周期，四方块为第二个宽大畸形QRS波的前后周期，空心圆为第三个宽大畸形QRS波的前后周期。实心圆点为其他正常QRS波的前后周期。选择前周期最长、后周期最短的两个实心圆点划分区域。

临床意义：心房颤动中，心室内差异传导和室性期前收缩的病理基础不同，临床处理原则不同，在心电图上必须明确鉴别诊断。

图2-2-182 心房颤动心室内差异传导与室性期前收缩实例鉴别图解

6. 心房颤动与室性心动过速

心房颤动时心室律绝对不规则。若突然出现节律相对规则的、快速的、连续的宽大畸形QRS波，首先考虑诊断为室性心动过速。

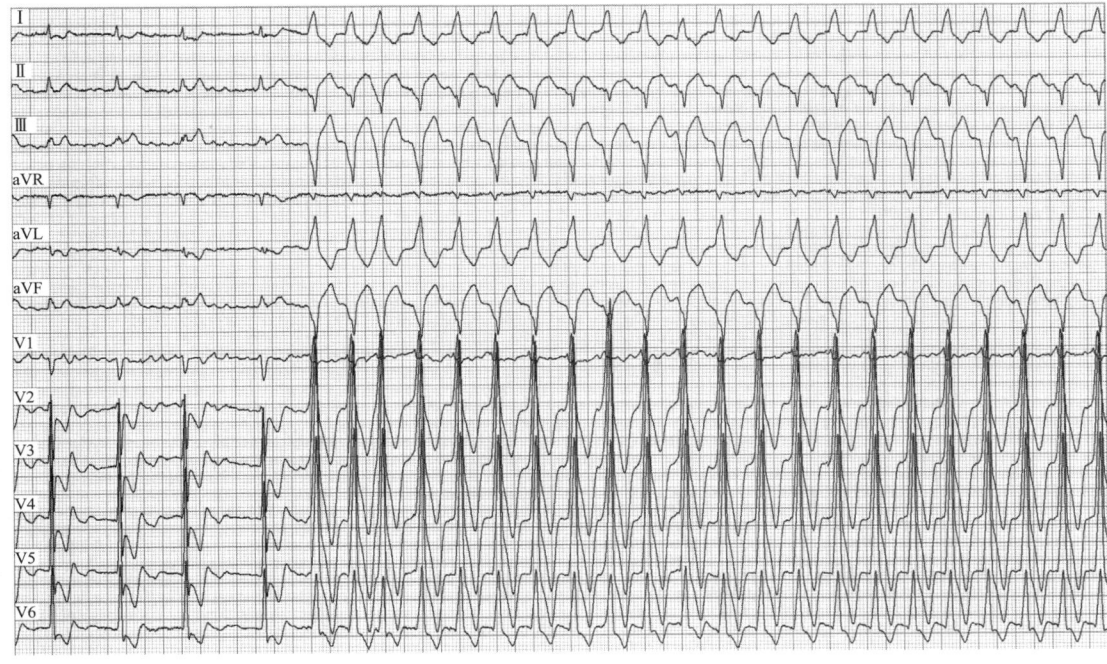

男性，86岁。
平均心室率120次/分；
QRS波时间100～120 ms。
全程记录见图2-2-184。

心房颤动
阵发性室性心动过速
左心室高电压
ST段和T波改变

图2-2-183　心房颤动与室性心动过速实例

下图为该实例全程记录的同步12导联图。图中前四次心动QRS波正常，心室律不等，V1导联上可见清晰的不规则的f波，心房颤动的诊断明确。第五个心动起直至记录结束，QRS波宽大畸形，心室率145次/分。宽大畸形QRS波自第四个起，心室律绝对规则，为阵发性室性心动过速。

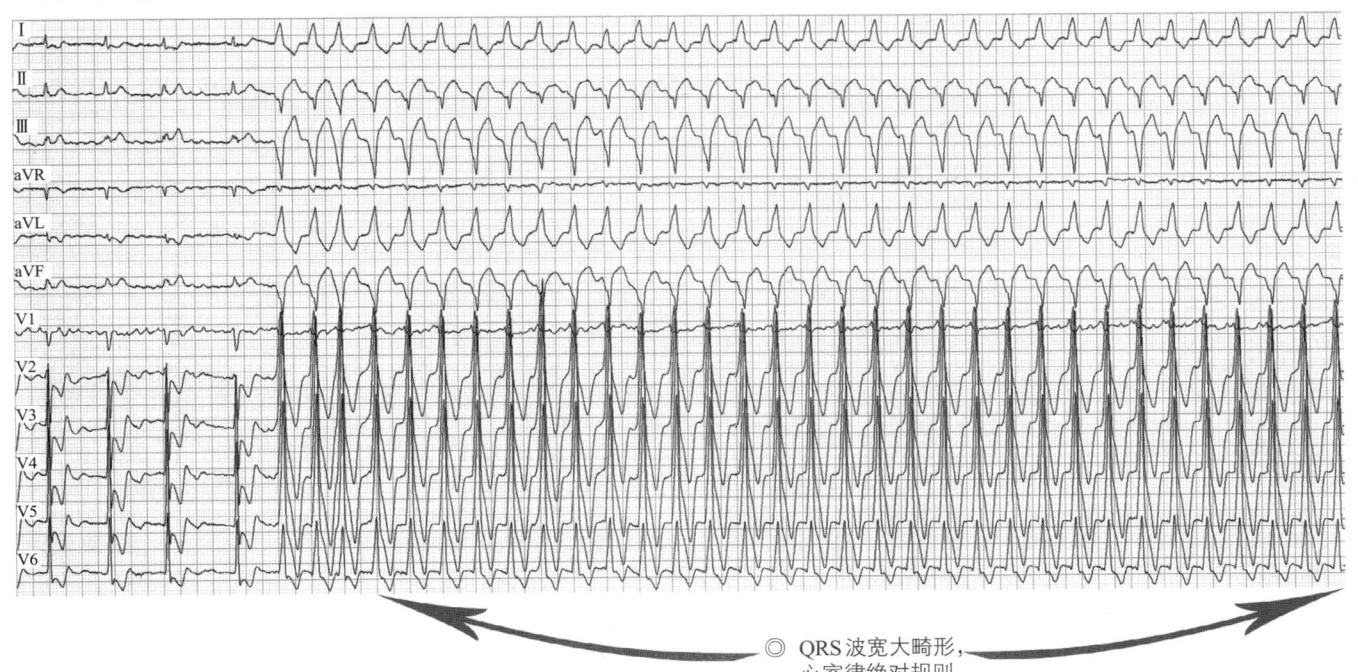

◎ QRS波宽大畸形，心室律绝对规则。

图2-2-184　心房颤动与室性心动过速实例图解

（1）心房颤动与室性心动过速类代偿现象

心房颤动时，突然出现节律相对规则的、快速的、连续的宽大畸形QRS波，若能记录到宽大畸形的QRS波终止，有类代偿现象，有助于室性心动过速的确诊。

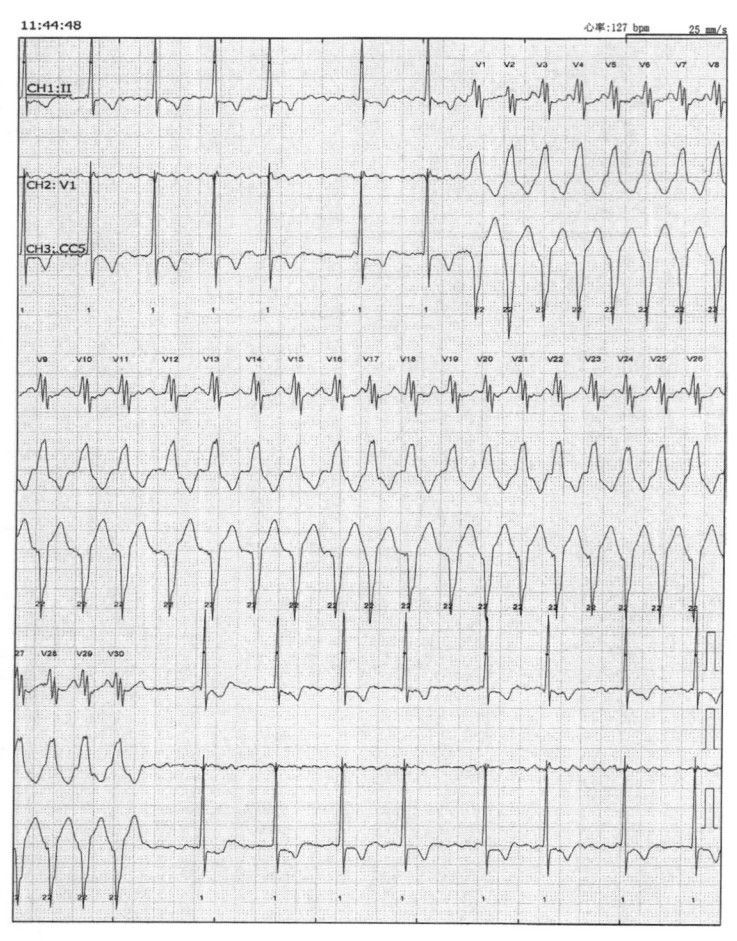

心房颤动
短阵室性心动过速
ST段和T波改变

图2-2-185　心房颤动与室性心动过速类代偿现象实例

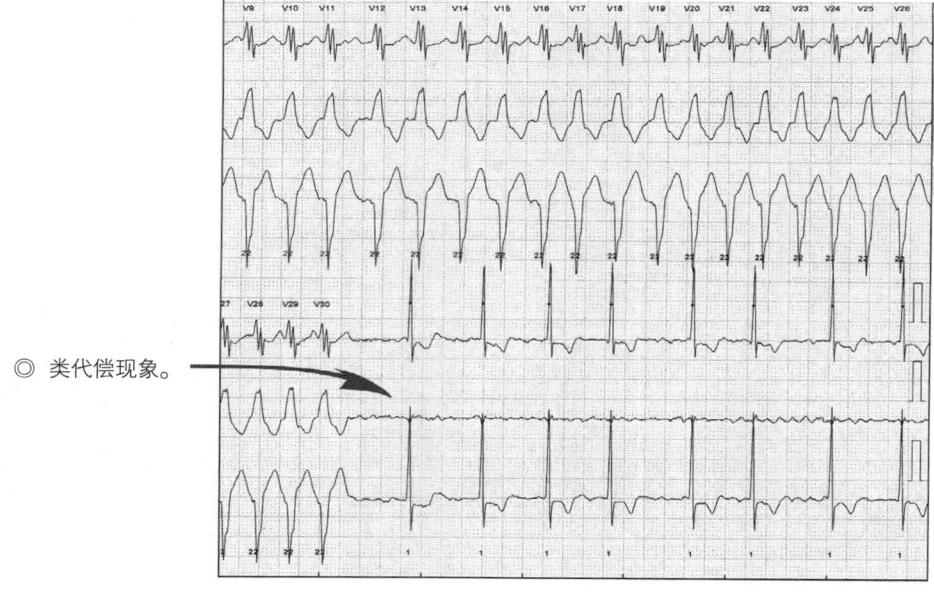

◎ 类代偿现象。

本图中，在心房颤动时，突然出现节律相对规则的、快速的、连续的宽大畸形QRS波，首先考虑为室性心动过速。本图记录到宽大畸形QRS波终止，后有较长的间期，为室性心动过速终止后的类代偿现象。有时类代偿现象也可用于与心室内差异传导呈蝉联现象的鉴别诊断。

图2-2-186　心房颤动与室性心动过速类代偿现象实例图解

（2）心房颤动中室性心动过速其他特点

心房颤动时，若出现节律不规则的、连续的宽大畸形QRS波，则室性心动过速与心室内差异传导呈蝉联现象的鉴别诊断，必须根据更多的心电图特点。

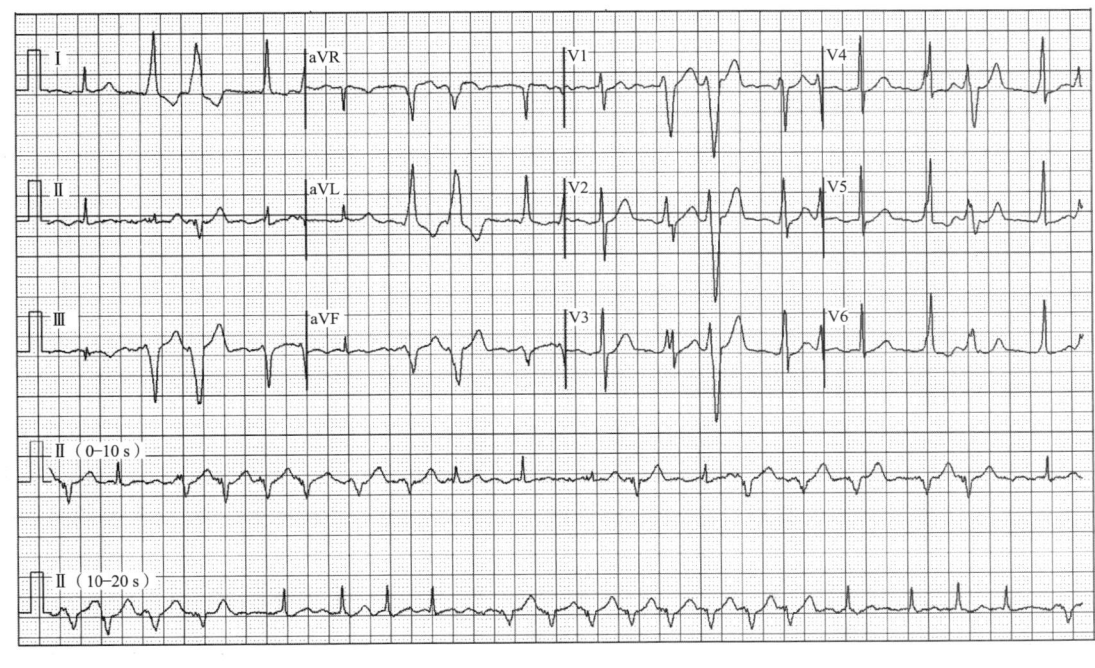

女性，74岁。
平均心室率119次/分；
QRS波时间89 ms。

心房颤动
快速心室率
短阵室性心动过速

图2-2-187　心房颤动中室性心动过速其他特点实例

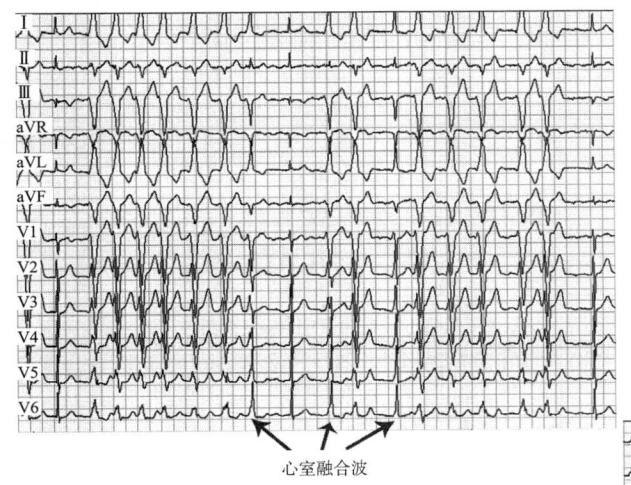

该实例连续同步12导联心电图见上下图。本图中共有四阵连续的宽大畸形QRS波，前三阵心室律不规则，根据心室律的规则性，不能明确室性心动过速的诊断；但由于可见心室融合波，室性心动过速可以确诊。第四阵连续的宽大畸形QRS波节律规则，不符合长-短周期规律，有助于明确室性心动过速的诊断。

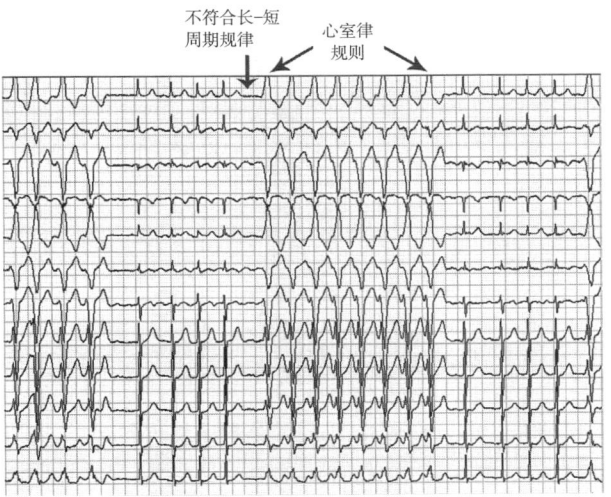

◎ 寻找更多的心电图特点，有助于明确诊断。

图2-2-188　心房颤动中室性心动过速其他特点实例同步12导联图解

（3）心房颤动与持续性室性心动过速

心房颤动时，若发生持续性室性心动过速，在常规心电图上可能只记录到宽QRS波心动过速（下图）。若有原心电图比较（上图），则可以快速诊断。治疗后若能终止室性心动过速，再记录心电图可以进一步明确诊断。

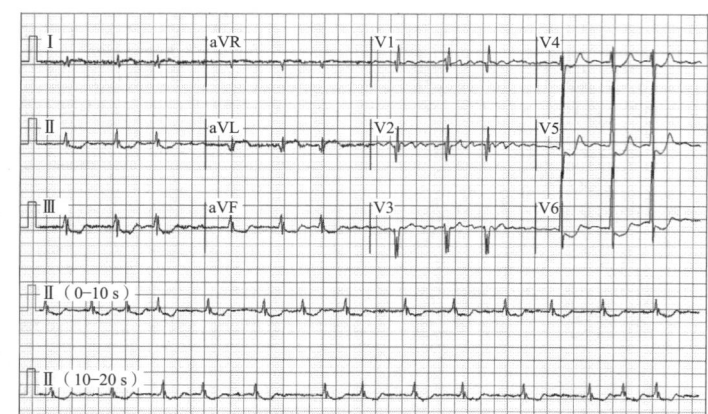

男性，66岁。
平均心室率83次/分；
QRS波时间95 ms。

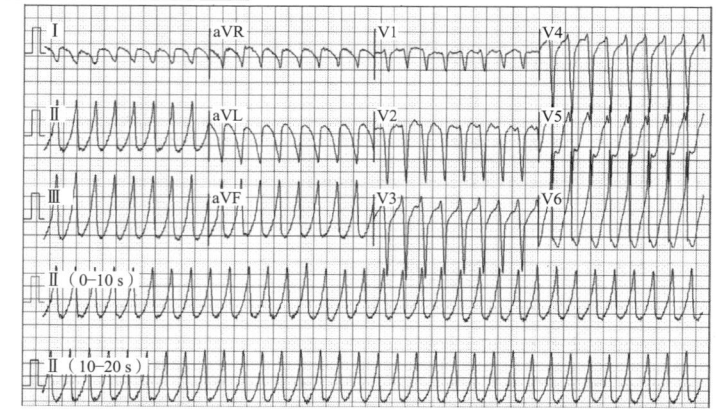

心室率206次/分
QRS波时间198 ms。

上图：心房颤动
　　　不完全性右束支传导阻滞
　　　左心室高电压
　　　ST段和T波改变
下图：持续性室性心动过速

图2-2-189　心房颤动与持续性室性心动过速实例

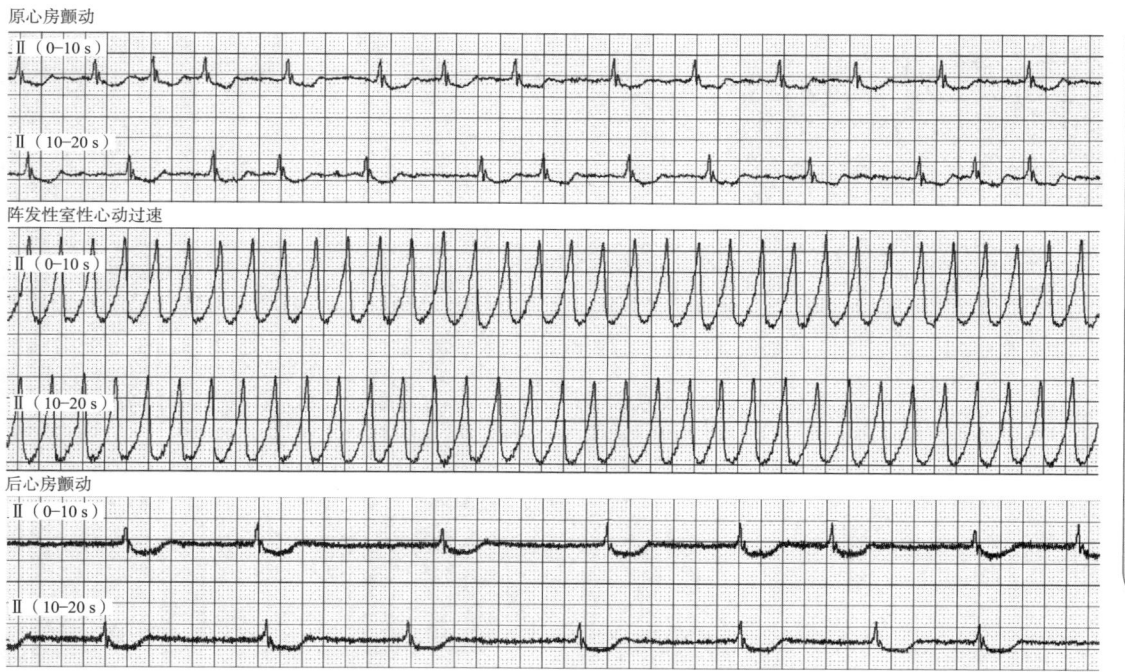

原心电图为心室率绝对不规则的心房颤动（左上图），突然出现QRS波宽大畸形的心动过速（左中图），首先考虑诊断为室性心动过速。治疗心动过速终止，再记录心电图（左下图），恢复为心室率绝对不规则的心房颤动，有助于确诊室性心动过速。

图2-2-190　心房颤动与持续性室性心动过速实例图解

（4）心房颤动与持续性室性心动过速和室性期前收缩

心房颤动中原有的室性期前收缩（上图），有助于对持续性室性心动过速的确诊（下图）。

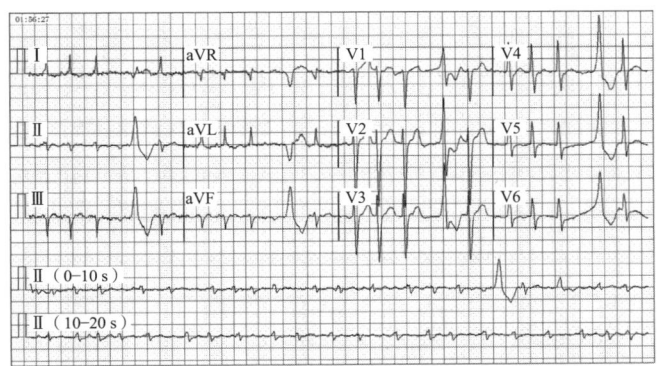

男性，73岁。
平均心室率135次/分；
QRS波时间105 ms。

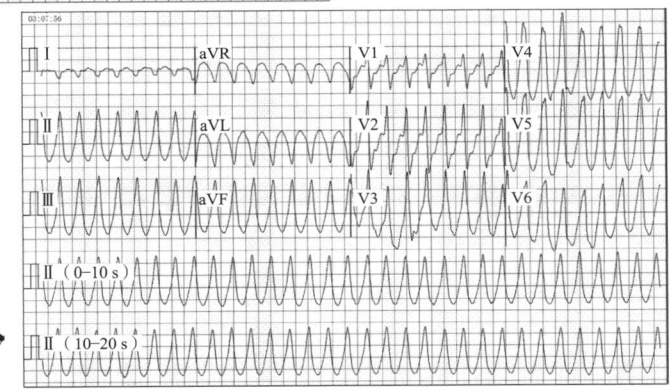

心室率192次/分；
QRS波时间160 ms。

上图：心房颤动
　　　快速心室率
　　　室性期前收缩
　　　ST段和T波改变
下图：持续性室性心动过速

图2-2-191　心房颤动与持续性室性心动过速和室性期前收缩实例

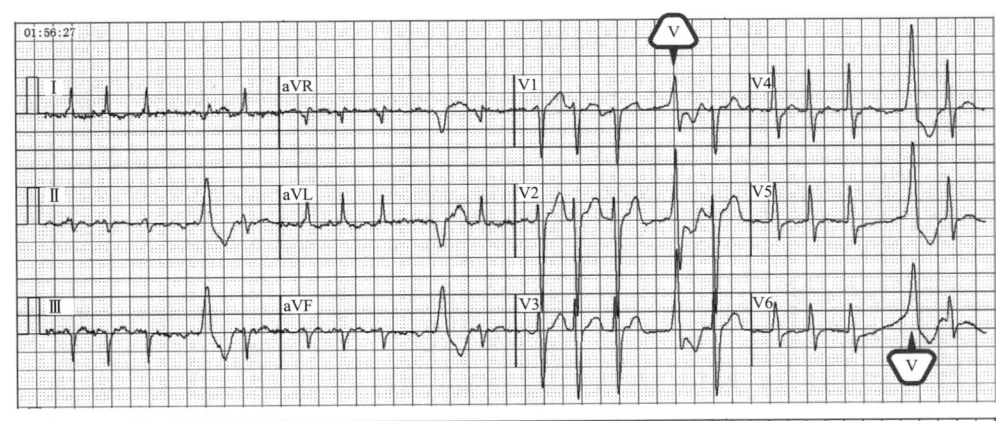

本病例在心房颤动时出现的单个宽大畸形的QRS波，不符合长-短周期规律，为室性期前收缩（左上图）。在约1 h后出现宽QRS波心动过速（左下图），与心房颤动时的心电图比较，心动过速的QRS波与前室性期前收缩的QRS波形态相同，室性心动过速可以确诊。

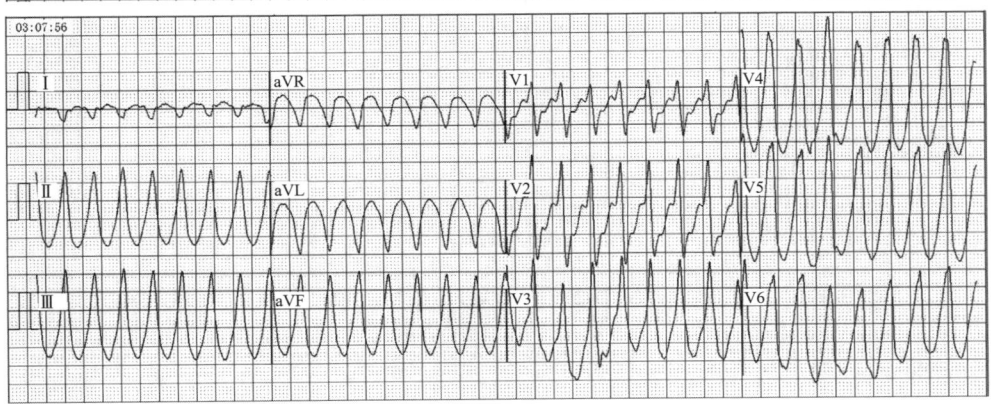

◎ 两图中宽大畸形的QRS波形态相同。

图2-2-192　心房颤动与持续性室性心动过速和室性期前收缩实例图解

7. 心房颤动与心室预激

心室预激合并心房颤动，心电图表现是心室律绝对不规则，心室率极快，QRS波宽大畸形、形态多变。

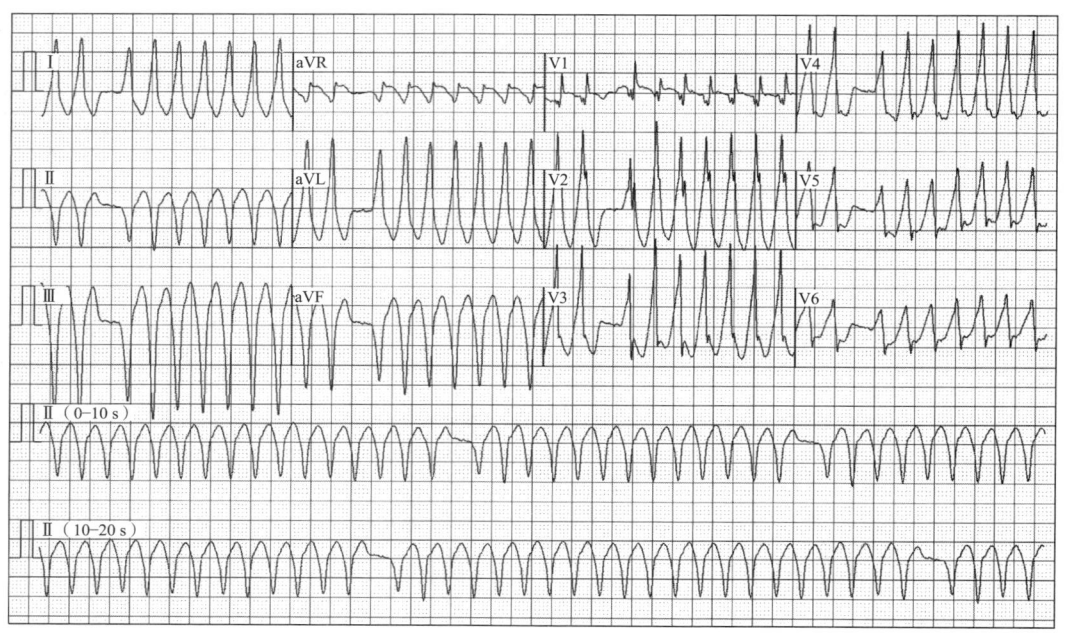

男性，68岁。
平均心室率228次/分；
QRS波时间211 ms。

心室预激
心房颤动
快速心室率

图2-2-193　心房颤动与心室预激实例

本图中心室律绝对不规则，最高心室率240次/分；QRS波宽大畸形，呈两种宽大畸形程度，这些特征强烈提示心室预激合并心房颤动（标记处）。本病例原窦性心律的心电图（右图），明确存在心室预激。心房颤动中的QRS波比窦性心律的QRS波更为宽大畸形，其机制见图2-2-199。

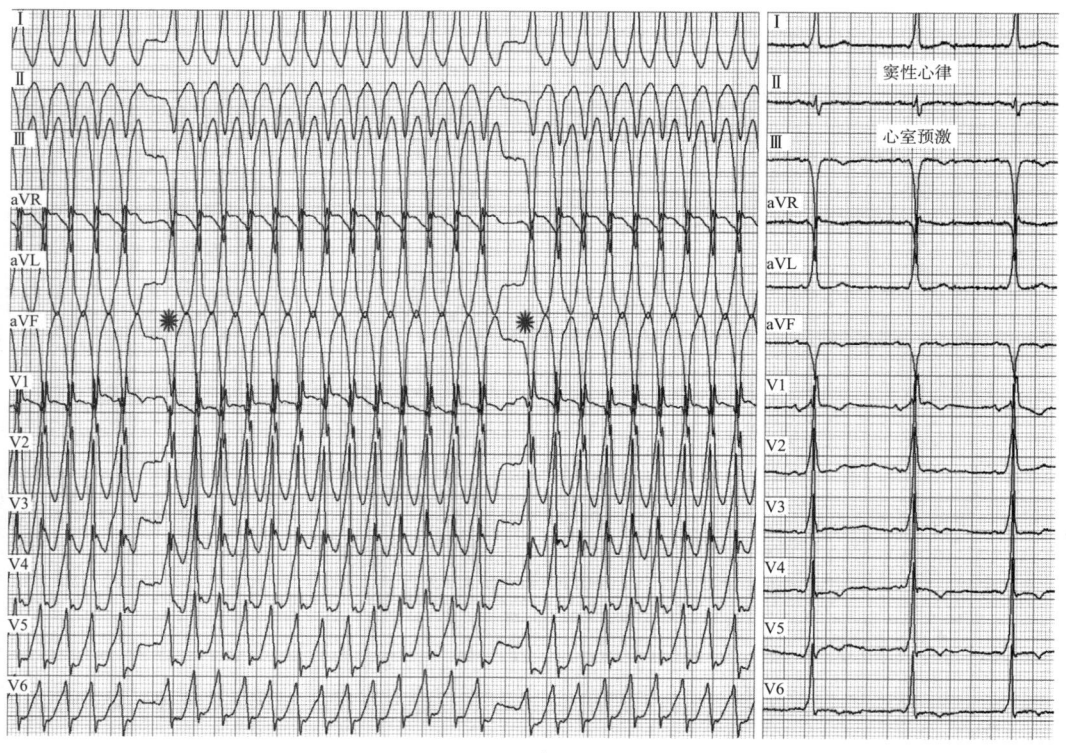

◎ 心室律绝对不规则，心室率极快。QRS波呈两种宽大畸形程度，标记处的QRS波与其他QRS波相比，形态更为宽大畸形。与窦性的QRS波相比，QRS波主波方向一致。

图2-2-194　心房颤动与心室预激实例同步12导联图解

(1)心房颤动与A型心室预激

心室预激合并心房颤动,QRS波可以极其宽大畸形。A型心室预激,在V1导联上QRS波主波向上,在心房颤动时可见极其高大的R波。

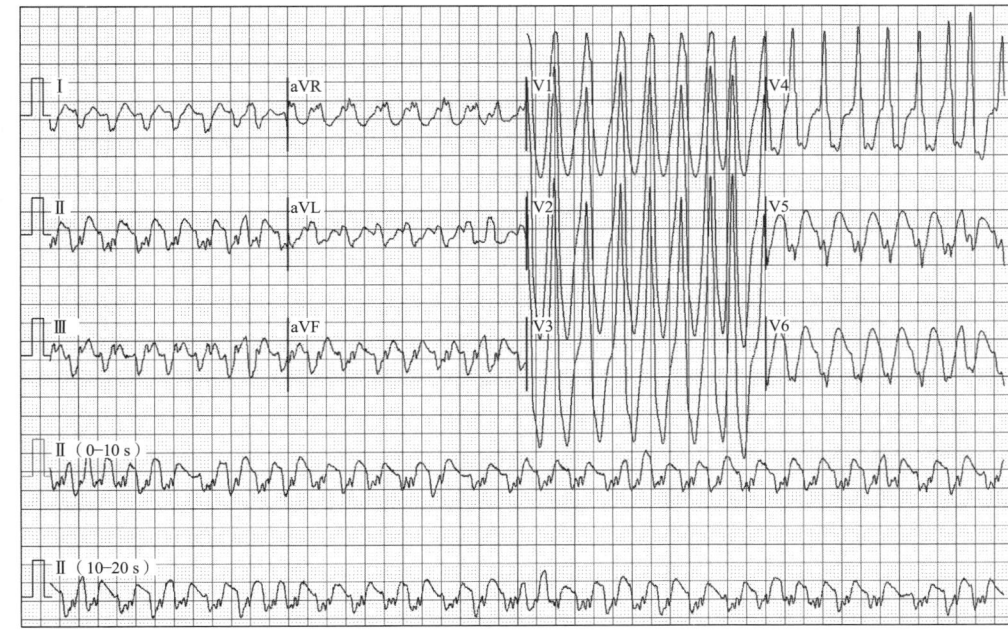

男性,51岁。
心室率189次/分;
QRS波时间306 ms。

心室预激
快速心室率
心房颤动

图2-2-195　心房颤动与A型心室预激实例

本图中心室律绝对不规则,QRS波极其宽大,在V1～V4导联上见极其高大的R波,形态稍有不同,易被诊断为室性心动过速。本病例窦性心律的心电图(右图),明确存在心室预激。窦性心律中可见房性期前收缩,房性期前收缩的QRS波比窦性的QRS波宽大。心房颤动中的QRS波形态与房性期前收缩的QRS波形态接近,机制见图2-2-199。

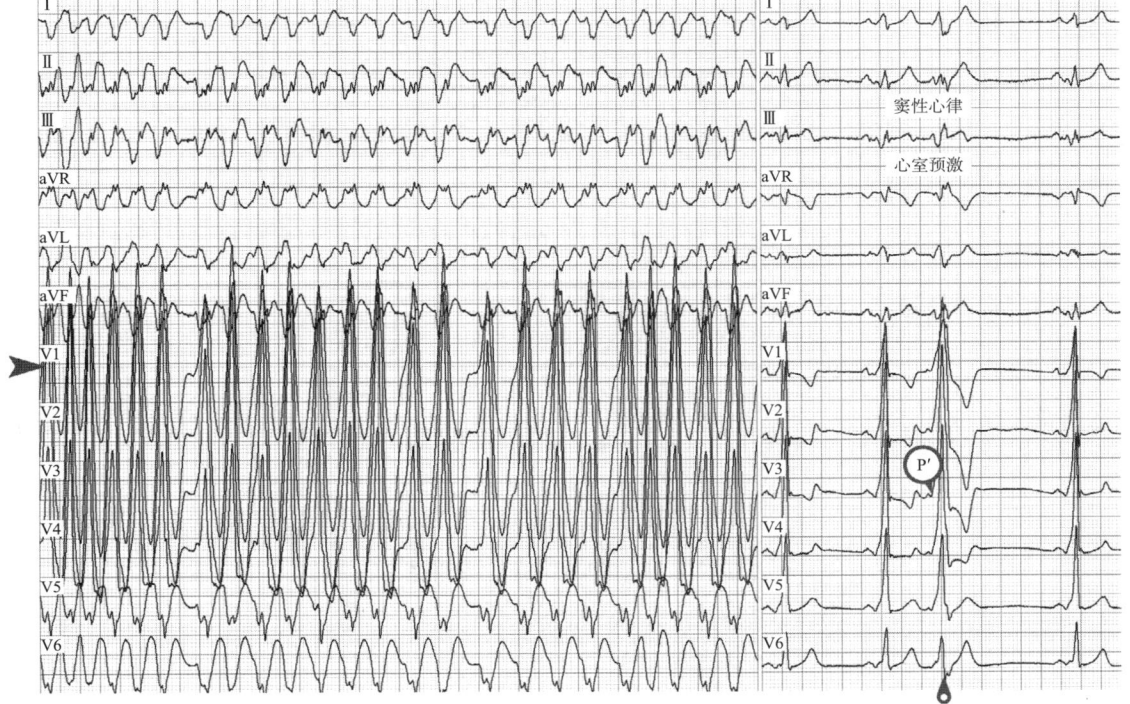

◎ 心室律绝对不规则,QRS波极其宽大。在V1～V4导联上见极其高大的R波。

窦性心律
心室预激

房性期前收缩的QRS波比窦性的QRS波宽大

图2-2-196　心房颤动与A型心室预激实例同步12导联图解

（2）心房颤动与B型心室预激

B型心室预激，在V1导联上QRS波主波向下，在心房颤动时可见极深的QS波。

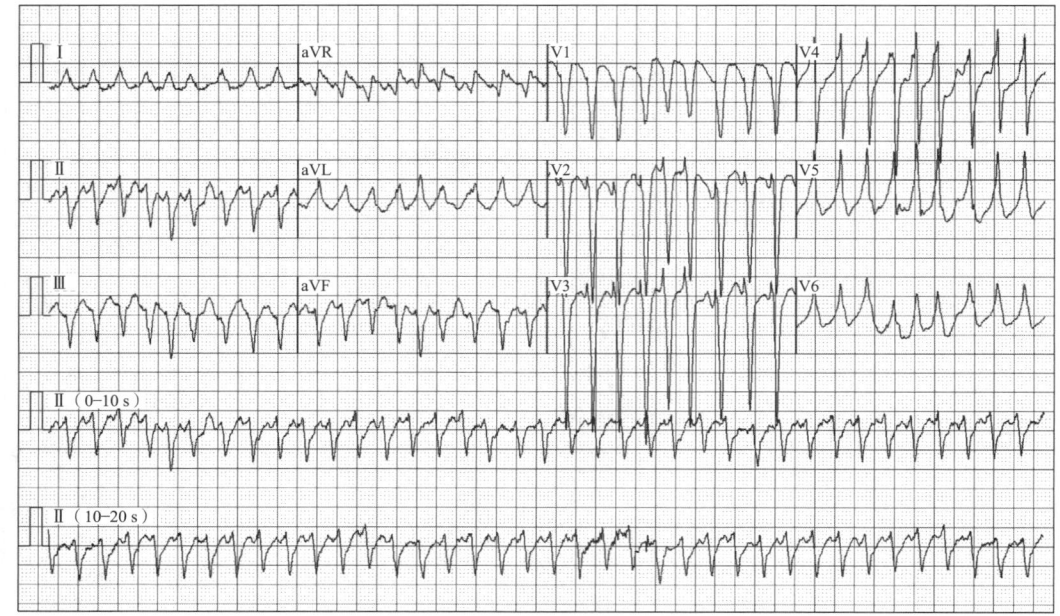

男性，60岁。
平均心室率225次/分；
QRS波时间200 ms。

心室预激
心房颤动
快速心室率

图2-2-197　心房颤动与B型心室预激实例

本图中心室律绝对不规则，QRS波极其宽大，在V1导联上见极深的QS波，形态稍有不同，易被诊断为室性心动过速。本病例窦性心律的心电图（右图），明确存在心室预激，同时可见短阵房性心动过速。在房性心动过速中，QRS波形态与窦性QRS波形态也有不同，机制见图2-2-199。

◎ 心室律绝对不规则，QRS波极其宽大。在V1导联上见极深的QS波。

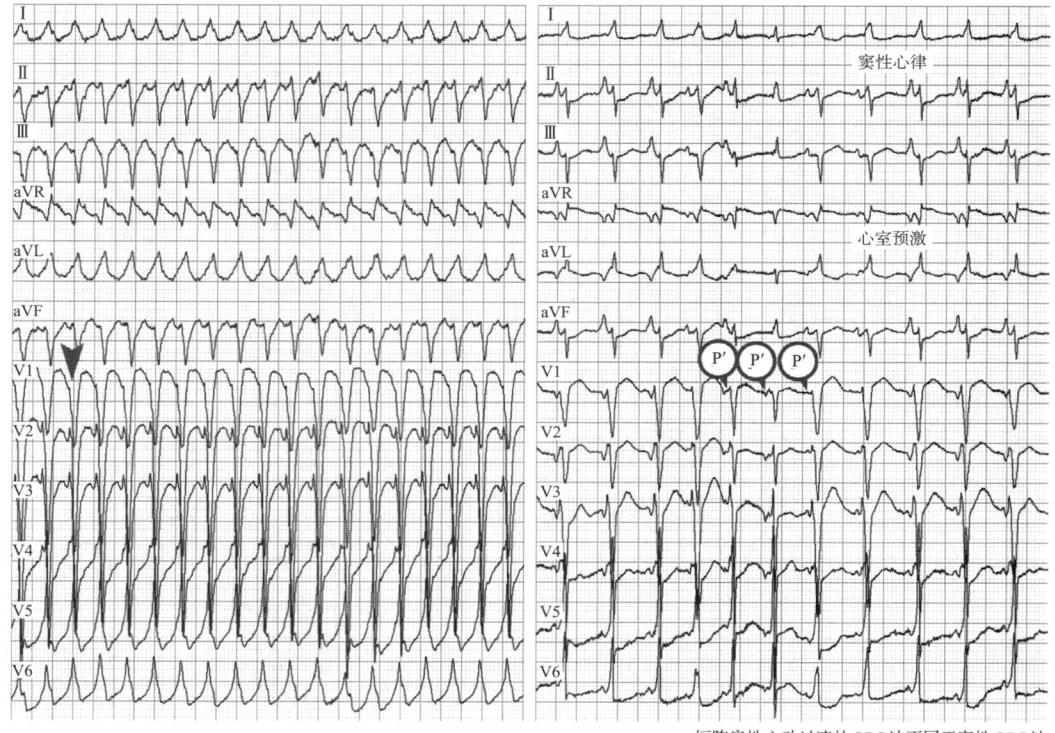

短阵房性心动过速的QRS波不同于窦性QRS波

图2-2-198　心房颤动与B型心室预激实例同步12导联图解

（3）心房颤动与心室预激QRS波形态

心室预激时，心室以上的冲动经旁道下传，提前激动部分心室肌。经旁道提前激动和经房室结下传激动的心室肌，共同形成宽大畸形的QRS波，相当于心室融合波。若旁道提前激动全部心室肌，为全旁道下传，QRS波更为宽大畸形。心房颤动时，心房冲动可全旁道下传（QRS波更宽大畸形），也可经房室结（QRS波正常）或两者同时下传（心室融合波），因此QRS波形态多变。

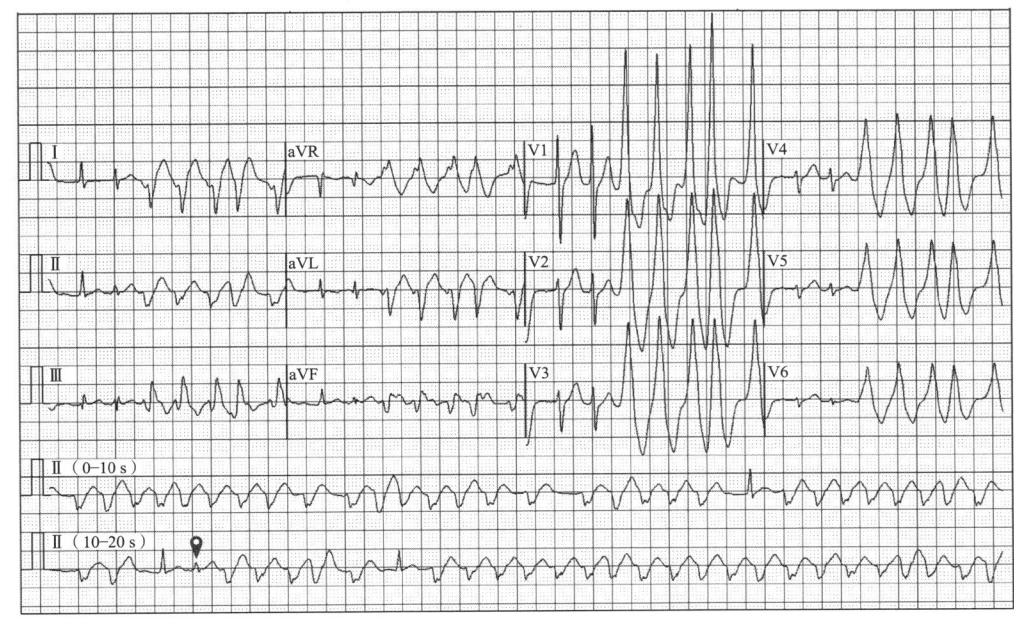

男性，39岁。
平均心室率194次/分；
QRS波时间296 ms。
标记处解释见图2-2-200。

心室预激
心房颤动
快速心室率

图2-2-199　心房颤动与心室预激QRS波形态实例

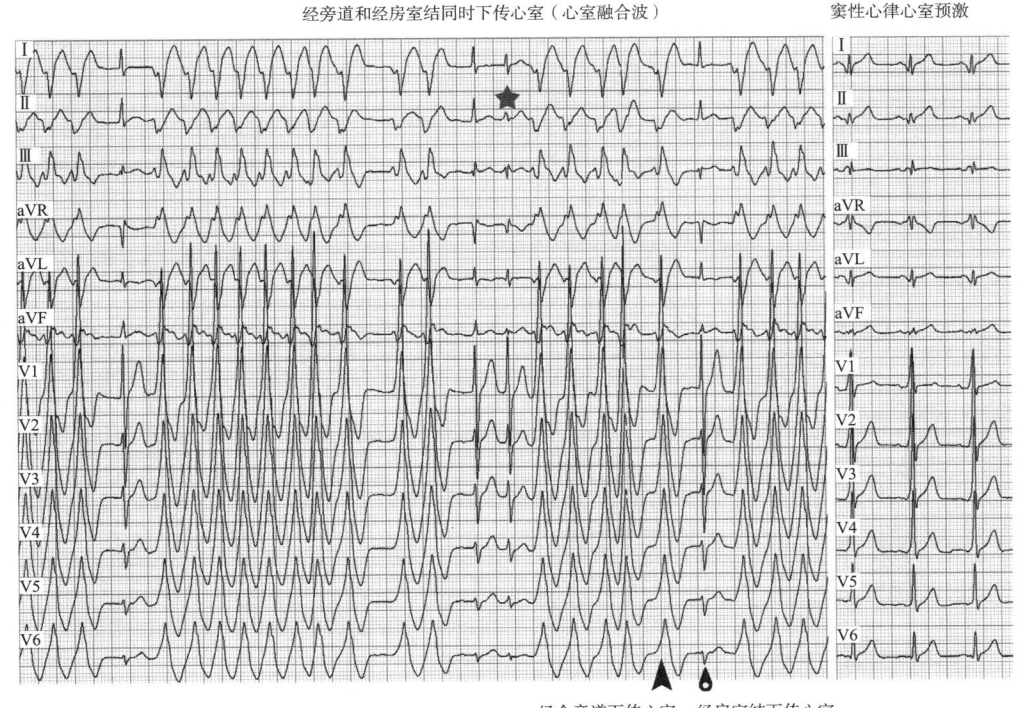

心房颤动终止后心电图呈典型的心室预激（右图），前后比较可以发现，心房颤动时，绝大部分的QRS波更宽大畸形，即全经旁道下传；有3次QRS波正常，即经房室结下传；仅有一次QRS波介于正常和宽大畸形之间（五星标记处），即经两者同时下传（心室融合波）。经旁道和经房室结传导，两者的比例不同，QRS波形态多变。QRS形态多变是心室预激合并心房颤动的特征性改变，有助于鉴别诊断。

◎ QRS形态多变是心室预激合并心房颤动的特征。

图2-2-200　心房颤动与心室预激QRS波形态实例同步12导联图解

（4）心房颤动与心室预激和预激波

窦性心律时，心室预激的旁道若仅提前激动极少部分的心室肌，此时QRS波可无明显增宽，预激波可不明显。而心房颤动时，全旁路下传激动心室，QRS波宽大畸形。两种心律中QRS波形态可显著不同。

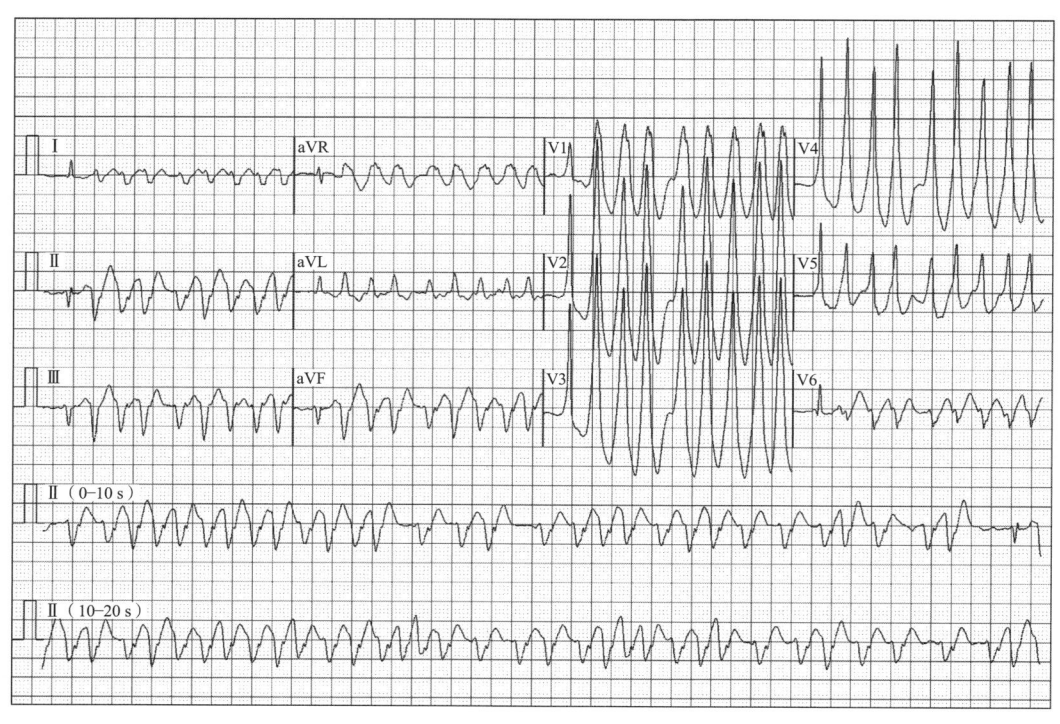

男性，68岁。
平均心室率197次/分；
QRS波时间253 ms。

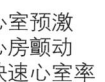
心室预激
心房颤动
快速心室率

图2-2-201　心房颤动与心室预激和预激波实例

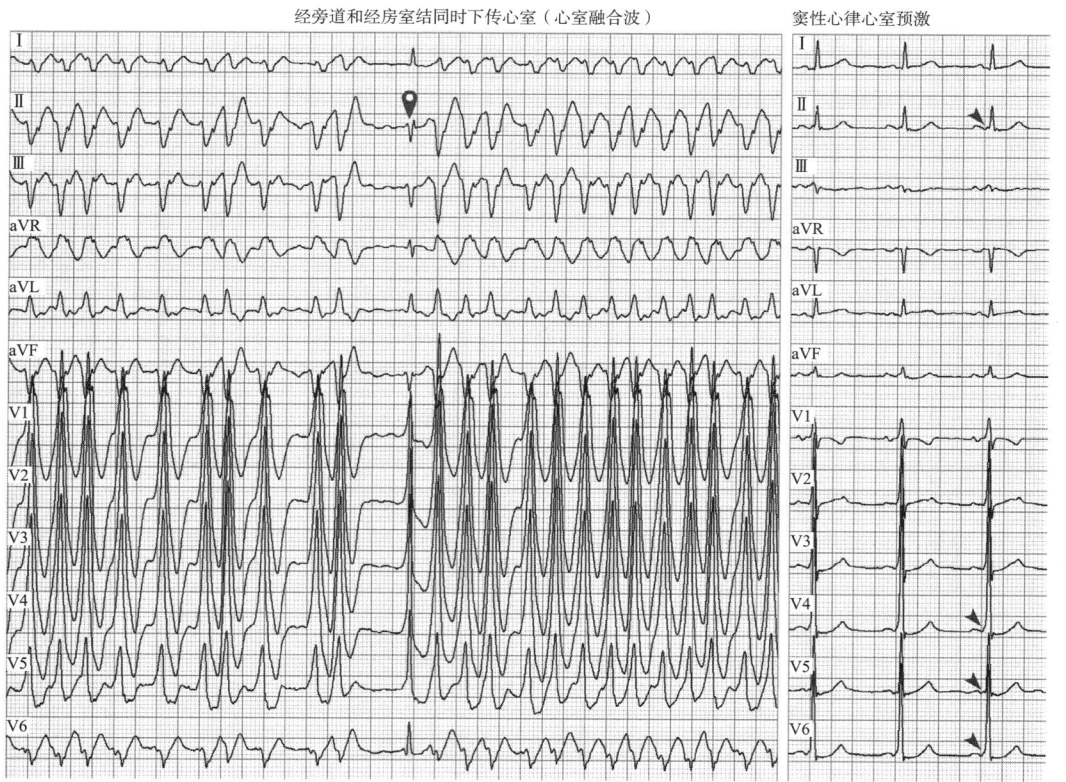

◎ QRS波宽大畸形，为全旁道下传心室。

图2-2-202　心房颤动与心室预激和预激波实例同步12导联图解

（5）心房颤动与心室预激和心室内传导阻滞鉴别

并非所有的心室预激合并心房颤动都具有QRS波形态多样性，此时易被误诊为心房颤动合并心室内传导阻滞。

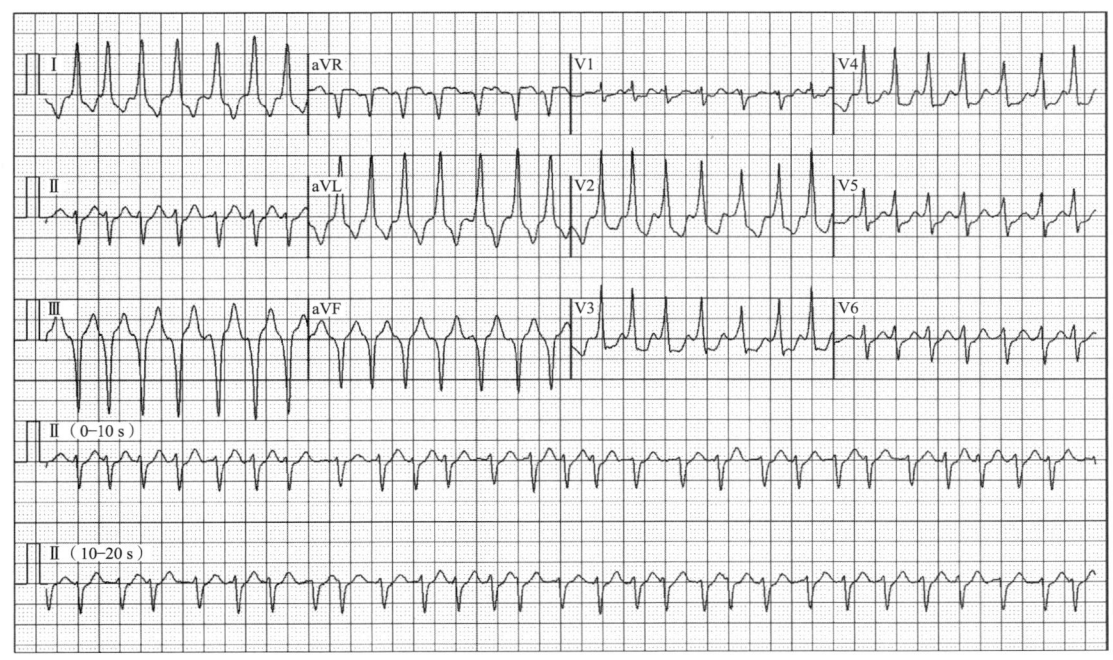

女性，58岁。
平均心室率168次/分；
QRS波时间116 ms。

心室预激
心房颤动
快速心室率

图2-2-203　心房颤动与心室预激和心室内传导阻滞鉴别实例

本病例心房颤动时QRS波宽大畸形，形态基本相同，并不具有多样性。在心房颤动终止后心电图呈典型的心室预激（右图）。前后比较可以发现心房颤动时，QRS波形态与窦性心律的QRS波形态基本相同。心室预激合并心房颤动可以确诊。

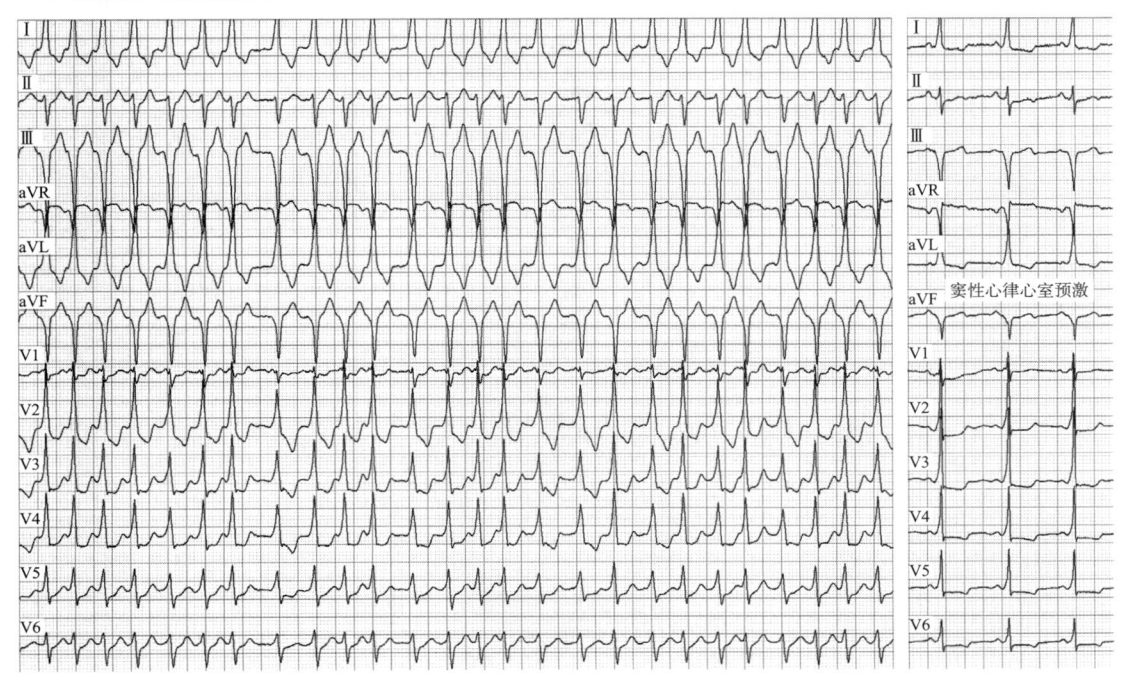

◎ 诊断的关键依据是将心房颤动时心电图与窦性心律时心电图进行比较。

图2-2-204　心房颤动与心室预激和心室内差异传导鉴别实例同步12导联图解

（6）心房颤动与间歇性心室预激

间歇性心室预激，同时有经房室结下传的QRS波和经旁道下传的QRS波，比较QRS波形态，能更好地理解心室预激合并心房颤动时，QRS波形态的多样性，并有助于鉴别诊断。

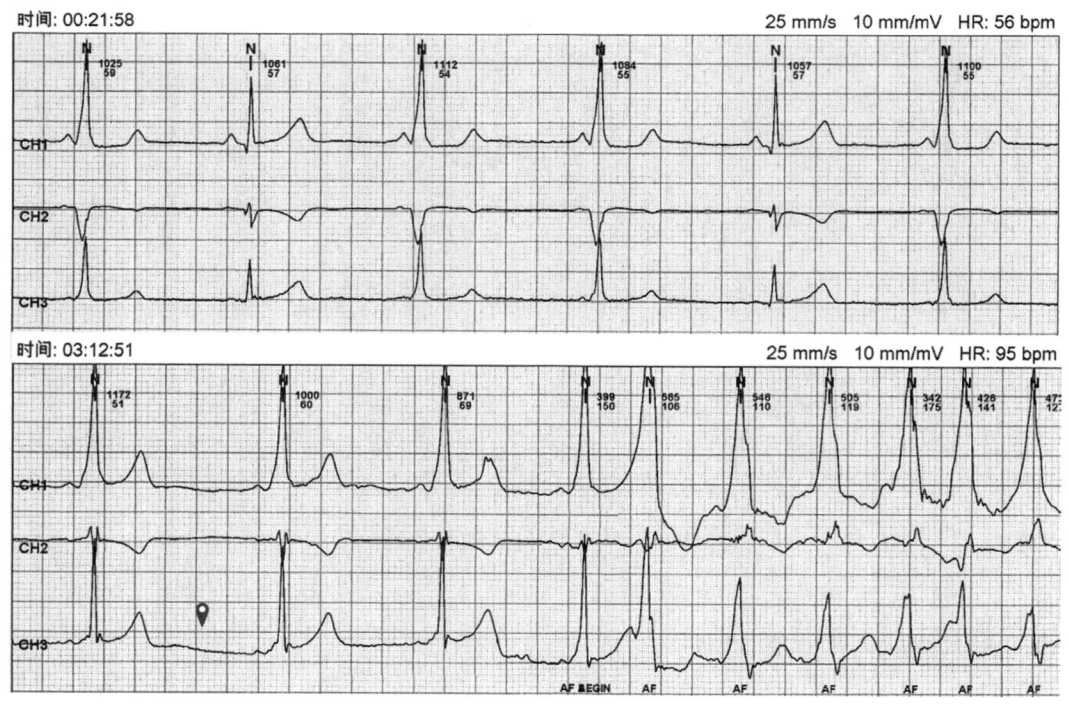

图2-2-205 心房颤动与间歇性心室预激实例

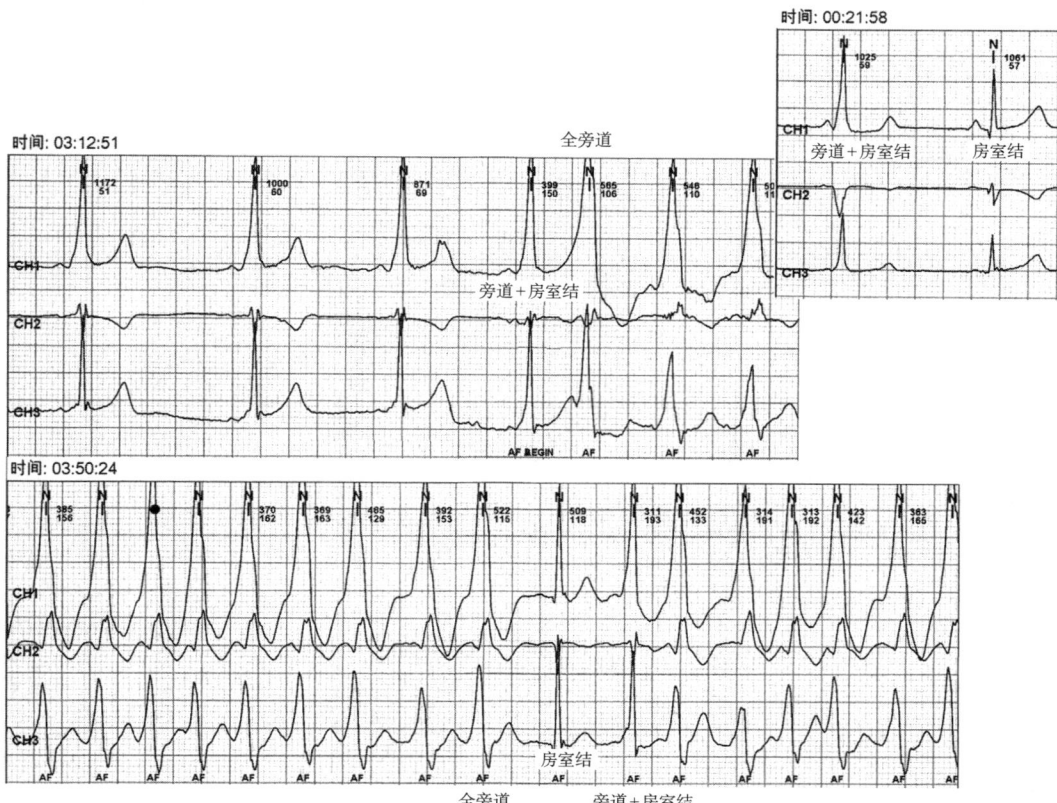

图2-2-206 心房颤动与间歇性心室预激实例图解

8. 心房颤动与长RR间期

心房颤动时，心房率快速而不规则，房室交界区无法将心房冲动全部下传心室，因此RR间期绝对不规则，且心室率变化大，可出现长RR间期。关于心房颤动中RR间期的长度，通常认为>2 000 ms时应引起临床关注，在心电图报告中应给予描述。

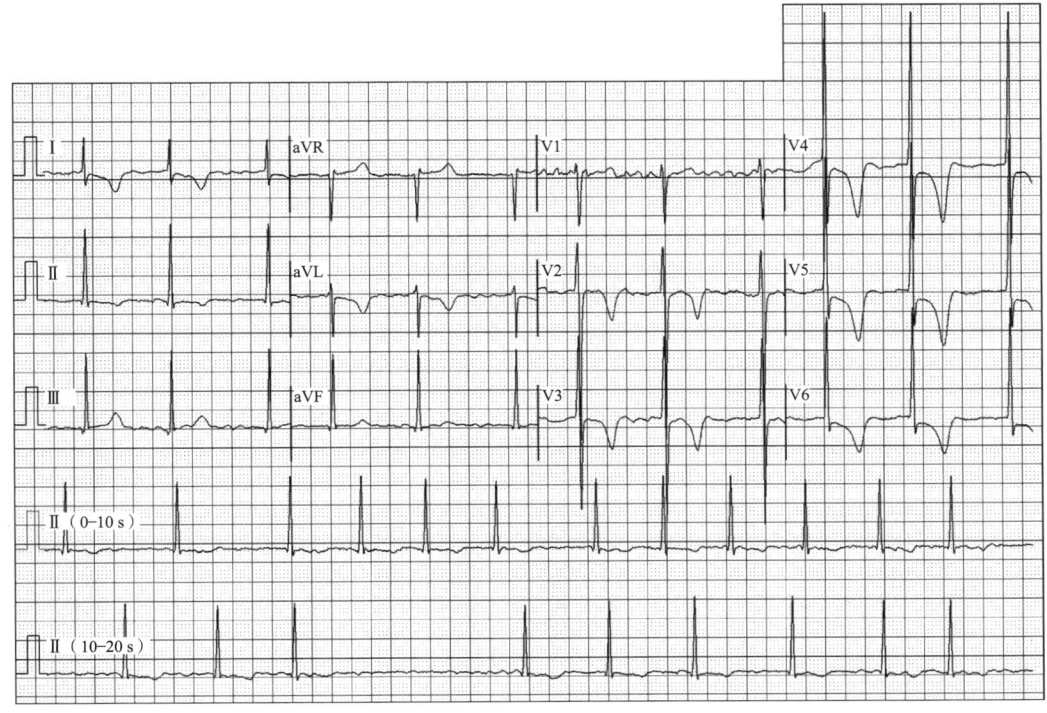

男性，57岁。
平均心室率79次/分；
QRS波时间98 ms；
最长RR间期2 320 ms。

心房颤动
长RR间期
左心室肥厚
ST段和T波改变

图2-2-207　心房颤动与长RR间期实例

心房颤动中出现长RR间期，可伴有或不伴有缓慢心室率。这是一例心房颤动频发长RR间期的病例，在随后的心电图记录中再次出现长RR间期（下图），但两次记录中平均心室率均>60次。心房颤动中长RR间期的形成机制之一可能是房室传导功能不全，机制之二也可能是快速的心房冲动连续隐匿激动房室交界区，使其连续产生不应期，使得连续心房冲动不能下传心室，形成长RR间期。因此，在心房颤动中出现RR长间期，不能轻易诊断为二度或高度房室传导阻滞，尤其是不伴有缓慢心室率时。

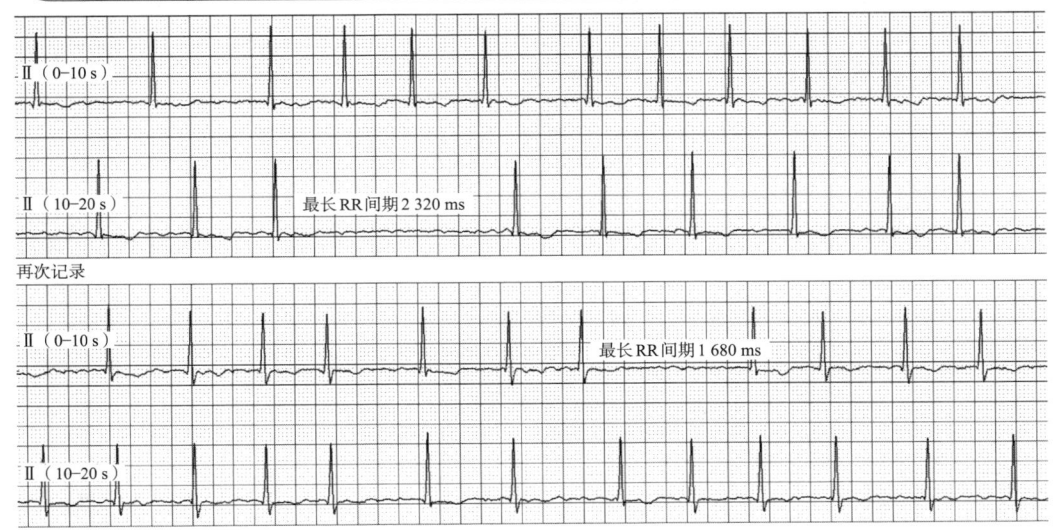

◎ 心房颤动出现长RR间期，尽管形成机制不同，但临床结果相同，仍然需要引起临床关注。心电图报告中应加以描述。

图2-2-208　心房颤动与长RR间期实例图解

（1）心房颤动缓慢心室率与长RR间期和交界性逸搏

心房颤动时，心室率取决于房室传导，在房室传导正常时，通常是快速心室率。心室率<60次/分，定义为缓慢心室率。缓慢心室率的同时存在长RR间期，常提示房室传导功能不全，需引起临床关注。

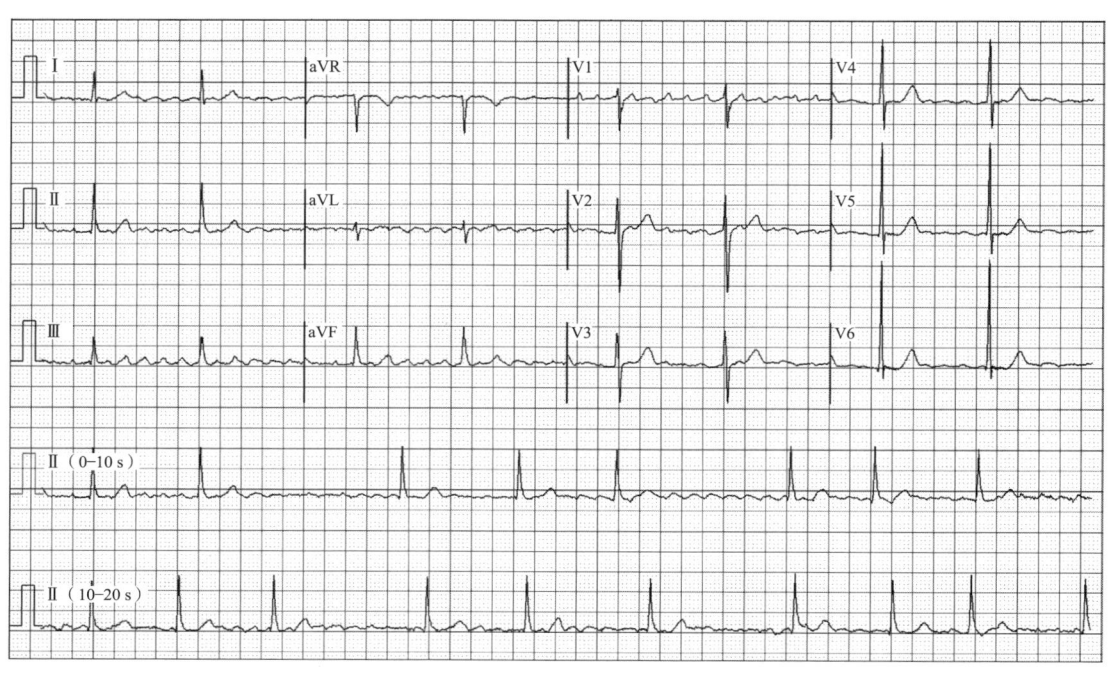

男性，85岁。
平均心室率54次/分；
QRS波时间90 ms；
最长RR间期1 920 ms。

心房颤动
缓慢心室率

图2-2-209　心房颤动缓慢心室率与长RR间期和交界性逸搏实例一

心房颤动，在缓慢心室率或长RR间期后可以出现交界性或室性逸搏。关于交界性逸搏，由于QRS波形态与心房颤动下传的QRS波形态相同，无法依据QRS波形态来诊断。至于RR间期长度大于多少时，可以诊断交界性逸搏，目前尚无诊断标准。

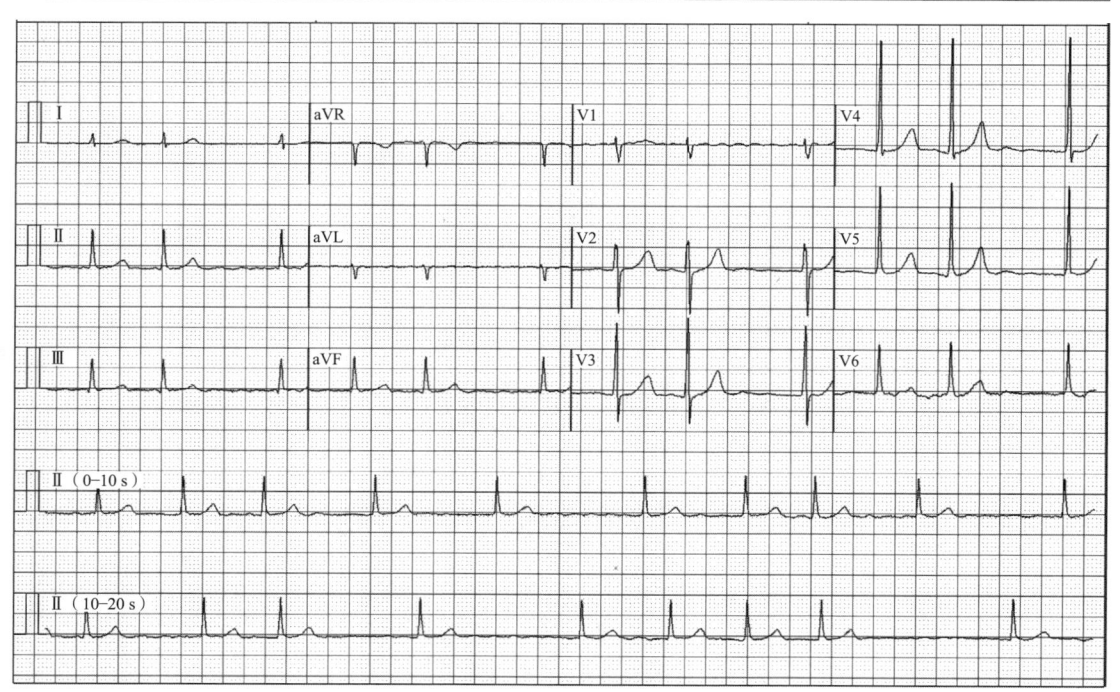

女性，68岁。
平均心室率59次/分；
QRS波时间87 ms；
最长RR间期1 820 ms。

心房颤动
缓慢心室率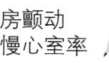

图2-2-210　心房颤动缓慢心室率与长RR间期和交界性逸搏实例二

两个实例尽管最长RR间期<2 000 ms，但心室率<60次/分。结合年龄，强烈提示房室传导功能不全。实例一（上图）长RR间期不相等，交界性逸搏的诊断不成立。实例二（下图）中有两次较短的长RR间期基本相等，但另两次较长的长RR间期并不相等，交界性逸搏的诊断仍不能成立。逸搏的特点是有相对固定的逸搏间期。

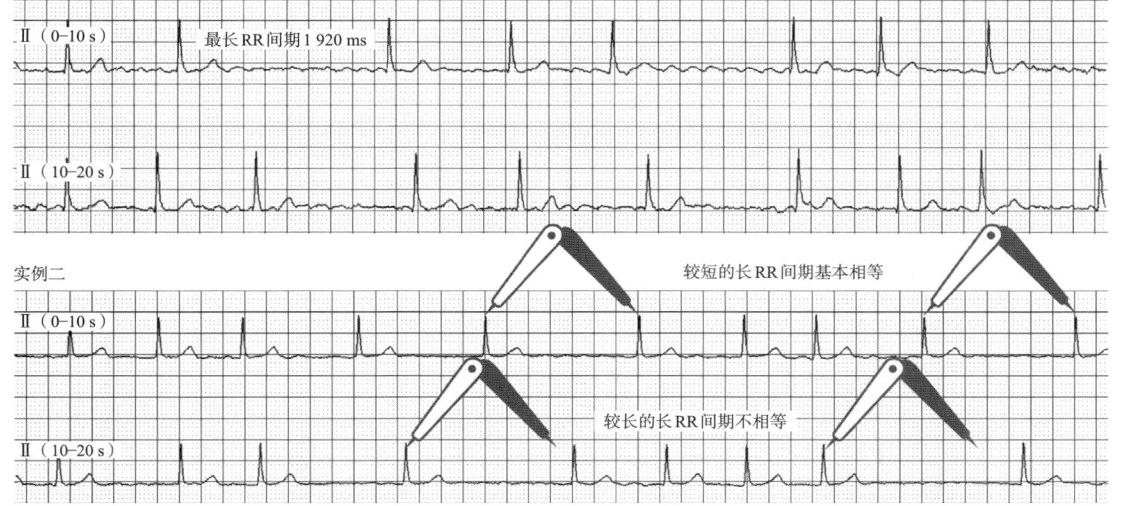

图2-2-211　心房颤动缓慢心室率与长RR间期和交界性逸搏实例一和实例二图解

临床意义：在临床上，必须根据年龄、基础疾病和病程长度，来判断心房颤动中房室传导功能。常规心电图记录时间短暂，有时难以判断，需要借助长时间心电图。

（2）心房颤动长RR间期与逸搏间期

心房颤动、心室率缓慢、长RR间期不等时，通常逸搏出现在最长RR间期后。

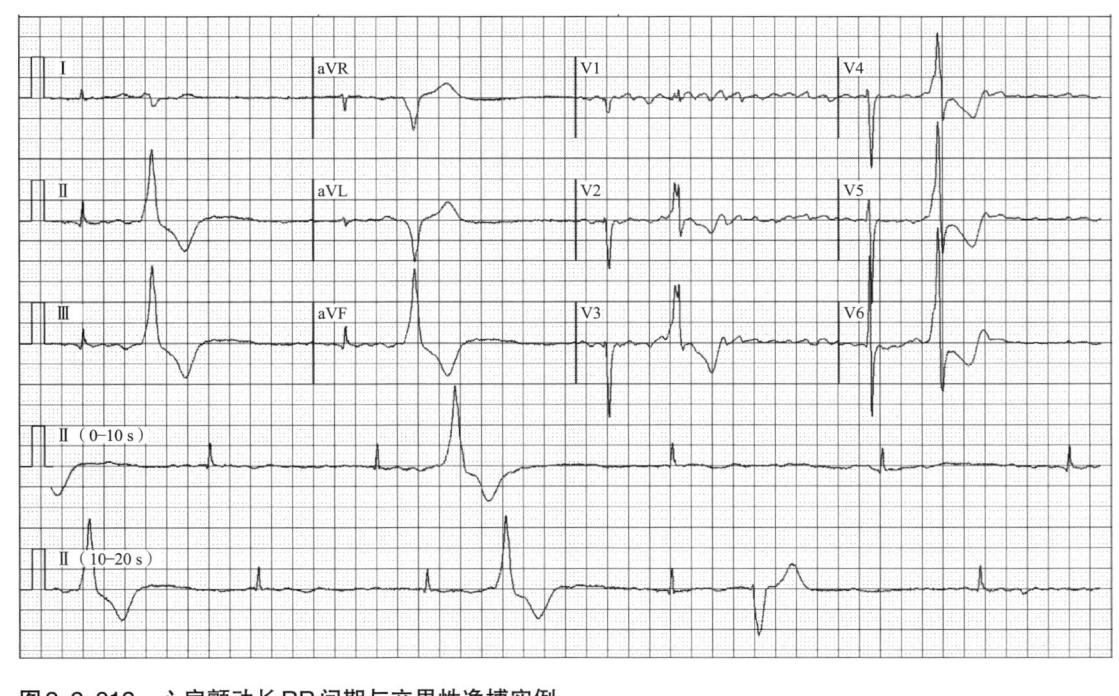

男性，84岁。
平均心室率35次/分；
QRS波时间97 ms；
最长RR间期2 160 ms。

心房颤动
缓慢心室率
多源性室性期前收缩
交界性逸搏

图2-2-212　心房颤动长RR间期与交界性逸搏实例

通常室性逸搏的QRS波宽大畸形。因此，心房颤动时，在长RR间期后，可以根据QRS波形态来诊断是否出现室性逸搏。

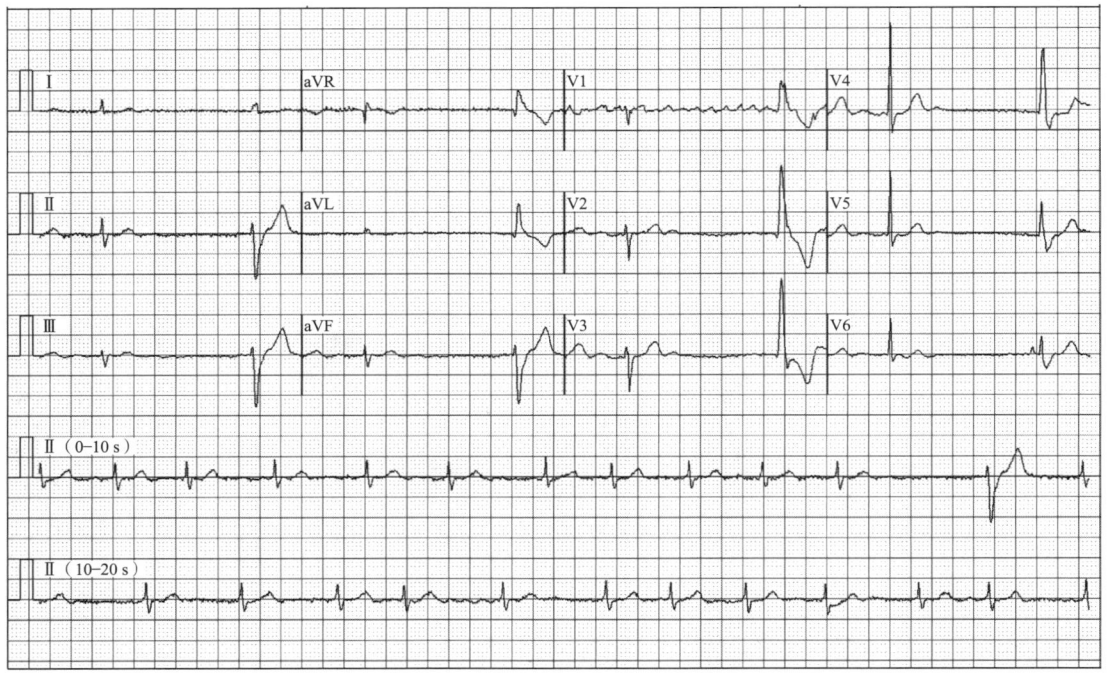

男性，83岁。
平均心室率72次/分；
QRS波时间90 ms；
最长RR间期1 450 ms。

心房颤动
室性逸搏

图2-2-213 心房颤动长RR间期与室性逸搏实例

上图为交界性逸搏实例，心房颤动的心室率极缓慢，图中有4次室性期前收缩，其后均有长RR间期，其中两次RR间期为图中最长RR间期，RR间期相等（2 160 ms），可能是交界性逸搏。余长RR间期不相等（1 600～2 000 ms）。下图为室性逸搏实例，心房颤动心室率并不缓慢，但有一次长RR间期，其后的QRS波宽大畸形，与下传的QRS波形态不同，为室性逸搏。

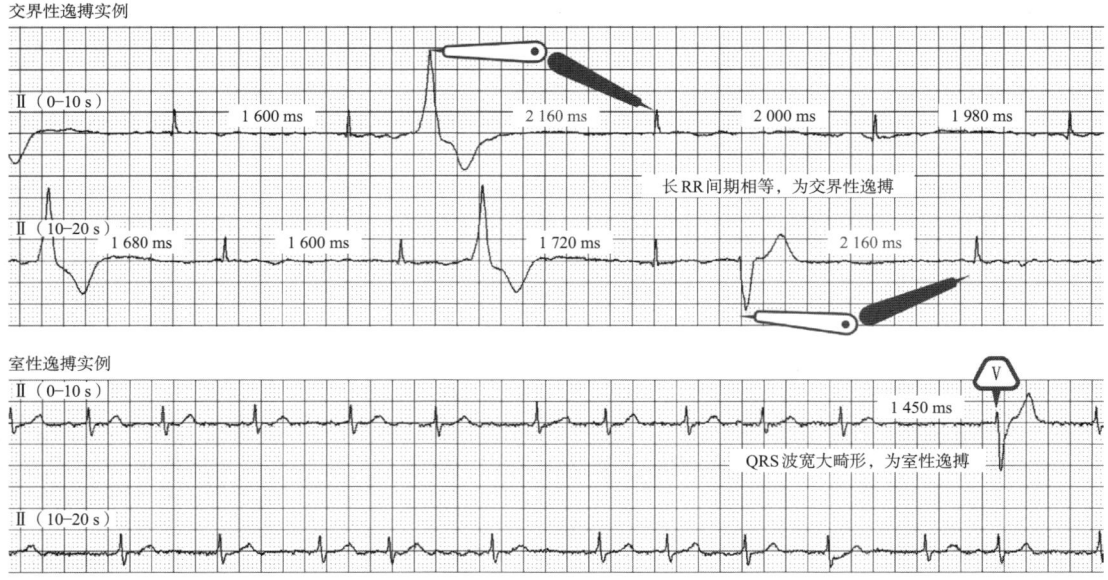

◎ 逸搏常在最长RR间期后。

图2-2-214 心房颤动长RR间期与交界性逸搏和室性逸搏实例图解

9. 心房颤动与三度房室传导阻滞

心房颤动合并三度房室传导阻滞时,心房冲动完全不能下传心室。阻滞部位以下的潜在起搏点发出冲动,形成逸搏心律。此时心房颤动的RR间期相等,心室率缓慢,通常<60次/分。

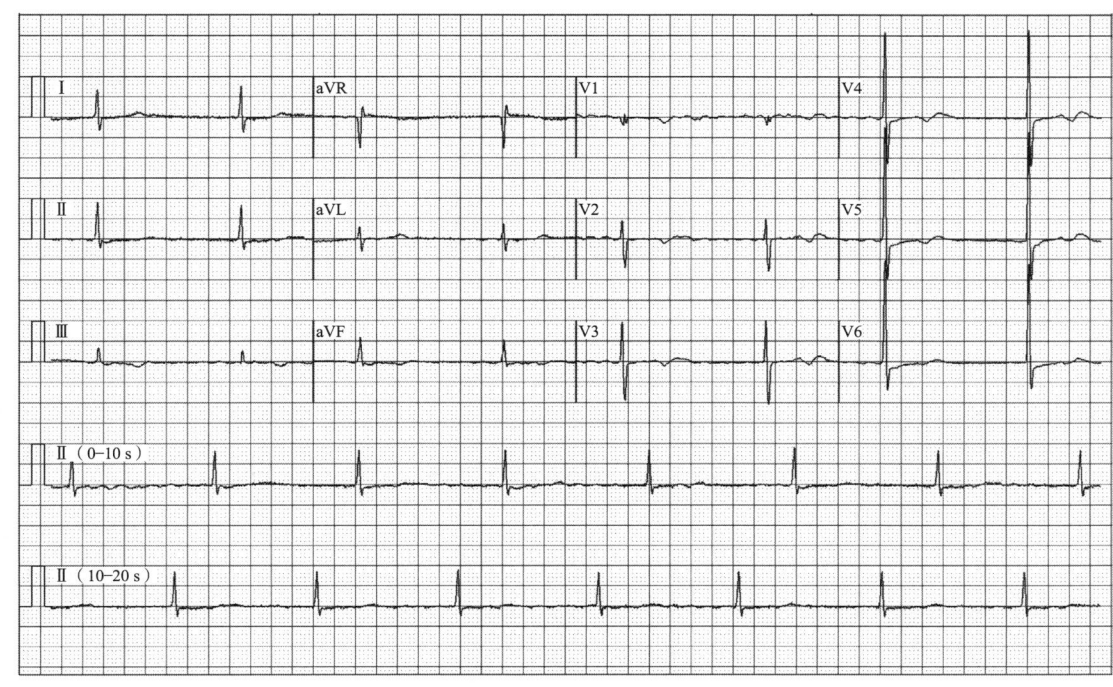

女性,99岁。
心室率43次/分;
QRS波时间87 ms。

心房颤动
三度房室传导阻滞
交界性逸搏心律

图2-2-215 心房颤动与三度房室传导阻滞和交界性逸搏心律实例

> 三度房室传导阻滞时,交界性逸搏心律常见,此时QRS波并不宽大畸形。室性逸搏心律少见,此时QRS波宽大畸形。

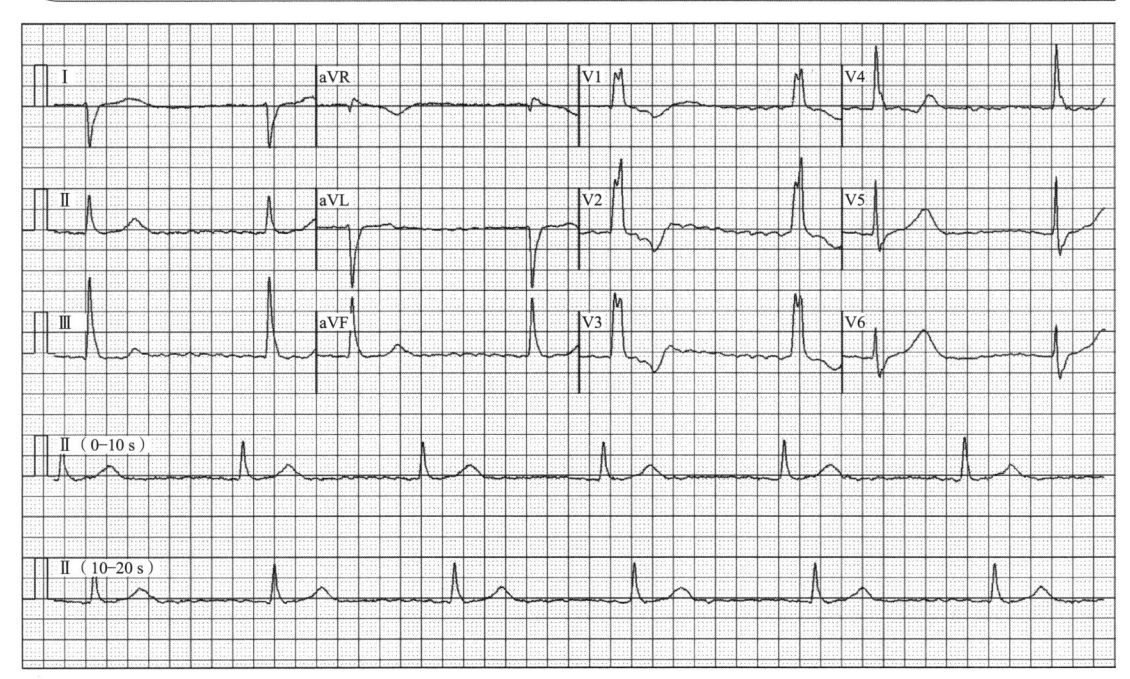

女性,86岁。
心室率34次/分;
QRS波时间149 ms。

心房颤动
三度房室传导阻滞
室性逸搏心律

图2-2-216 心房颤动与三度房室传导阻滞和室性逸搏实例

> 两个实例心房颤动的心室率缓慢，所有的RR间期相等，为三度房室传导阻滞。上图QRS波并不宽大畸形，为心房颤动合并三度房室传导阻滞，交界性逸搏心律。下图QRS波宽大畸形，为心房颤动合并三度房室传导阻滞，室性逸搏心律。

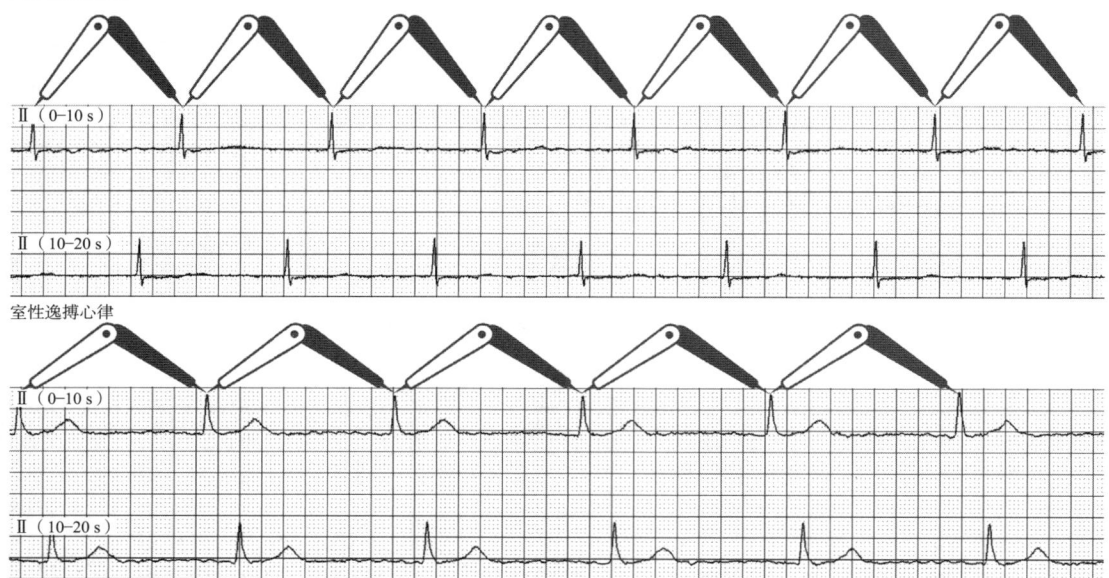

◎ 所有的RR间期相等，为心房颤动合并三度房室传导阻滞。

图2-2-217 心房颤动与三度房室传导阻滞、交界性逸搏和室性逸搏实例图解

（1）心房颤动与三度房室传导阻滞和室性期前收缩

心房颤动合并三度房室传导阻滞时，室性逸搏心律的心率缓慢，易伴发其他快速型室性心律失常。

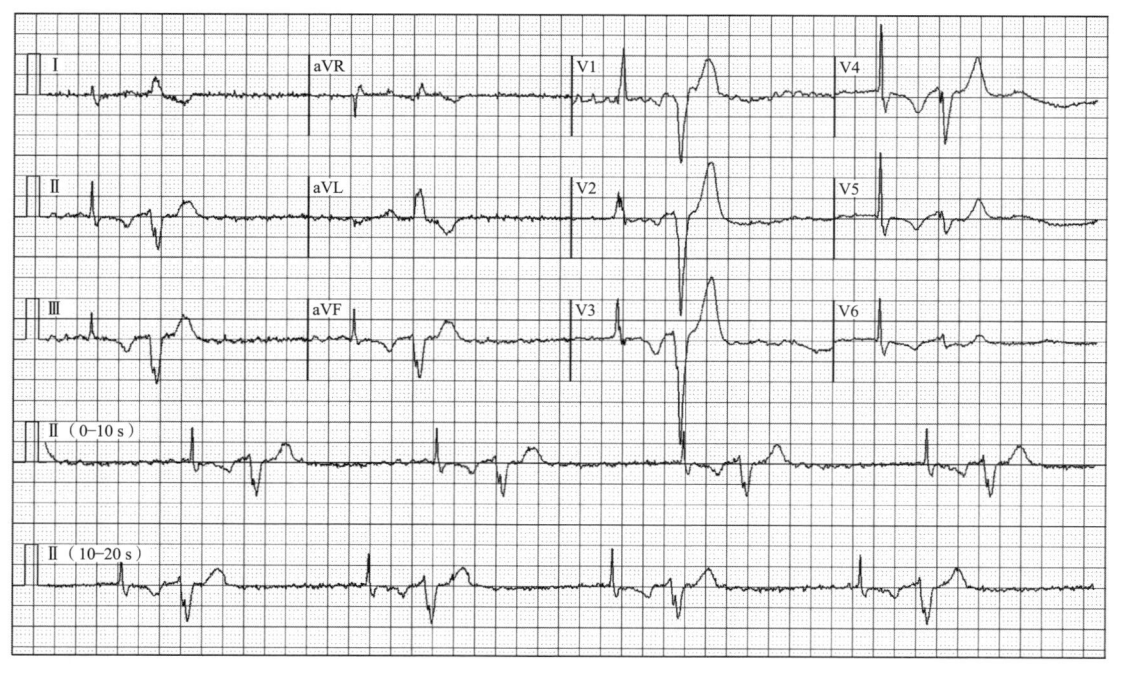

男性，76岁。
平均心室率54次/分；
QRS波时间127 ms。

心房颤动
三度房室传导阻滞
室性逸搏心律
室性期前收缩二联律

图2-2-218 心房颤动与三度房室传导阻滞和室性期前收缩实例

本病例再次记录的心电图见下图，图中心房颤动时心室率缓慢，RR 间期相等，QRS 波宽大畸形，未出现提前的宽大畸形 QRS 波。

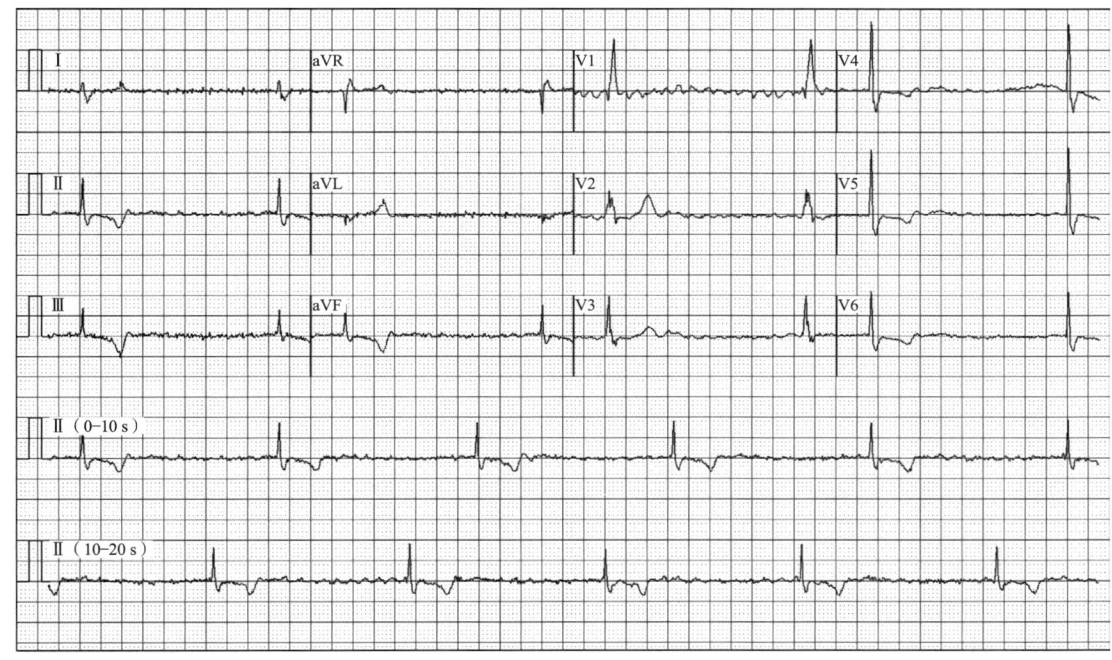

心室率 32 次/分；
QRS 波时间 125 ms。

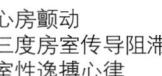

心房颤动
三度房室传导阻滞
室性逸搏心律

图 2-2-219　心房颤动与三度房室传导阻滞和室性期前收缩实例的其他心电图

实例第一次记录心电图由快慢两种形态的宽大畸形 QRS 波形成二联律，快的 QRS 波可以确诊室性期前收缩，但不能确诊心房颤动是否存在三度房室传导阻滞。再次记录心电图心房颤动 RR 间期规则，QRS 波宽大畸形，为三度房室传导阻滞，室性逸搏心律。两图中缓慢的 QRS 波形态相同，同为室性逸搏。测量室性期前收缩后的逸搏间期，与室性逸搏心律的 RR 间期（即逸搏间期）相等，由此确诊室性逸搏与室性期前收缩形成二联律时，同样存在三度房室传导阻滞。

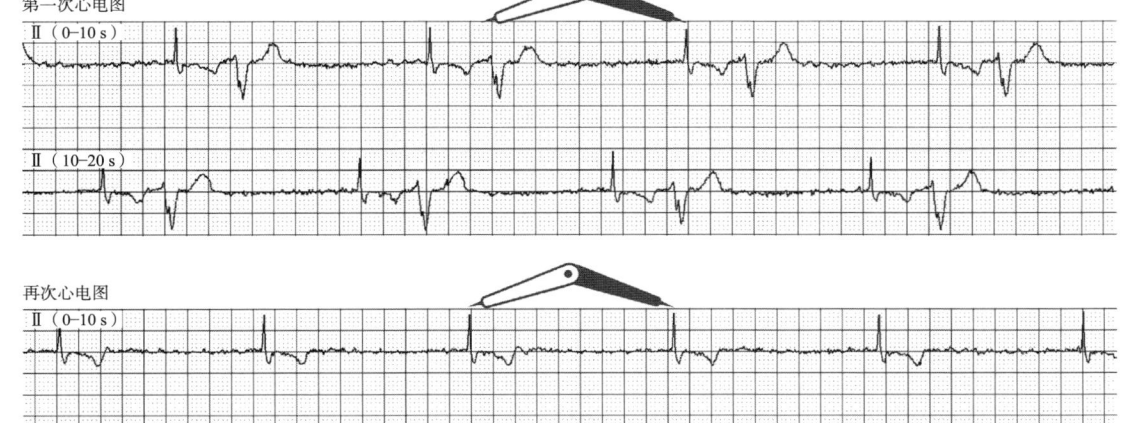

◎ 逸搏有相对固定的逸搏间期。

图 2-2-220　心房颤动与三度房室传导阻滞和室性期前收缩实例图解

（2）心房颤动合并三度房室传导阻滞与室性心动过速

心房颤动合并三度房室阻滞时，无论是交界性逸搏心律，还是室性逸搏心律，都易伴发快速型室性心律失常，如室性心动过速。

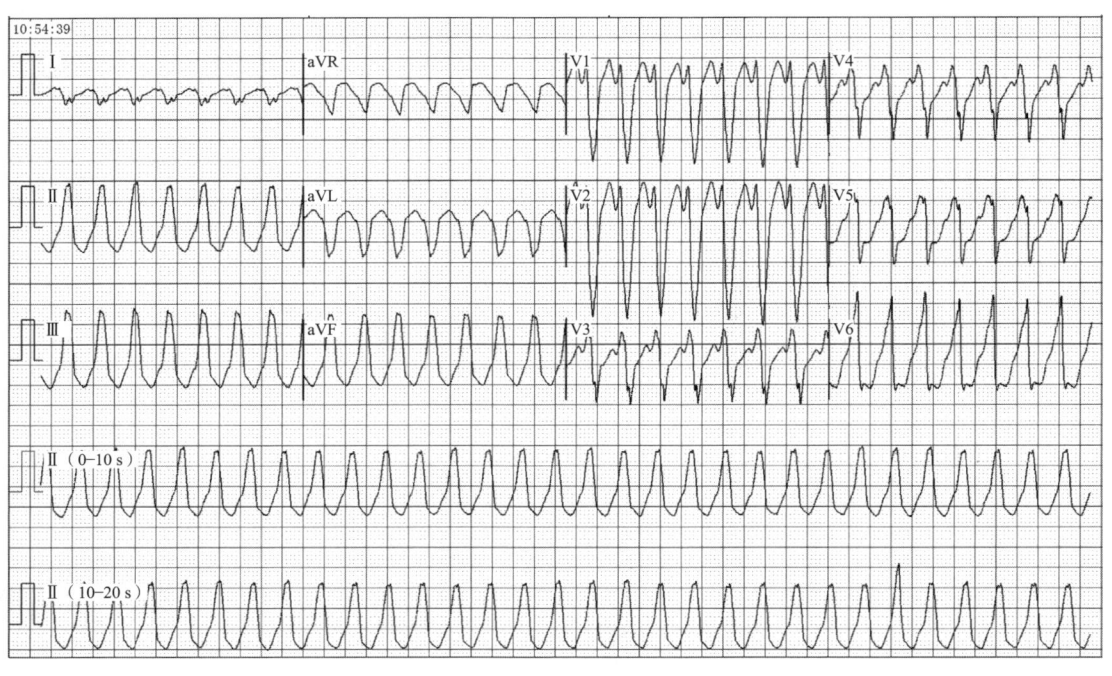

图2-2-221　心房颤动合并三度房室传导阻滞与室性心动过速实例

本病例第二次记录的心电图见下图。在宽QRS波心动过速终止后，见主导心律是心房颤动，缓慢心室率，心室率呈增加趋势，有室性逸搏。

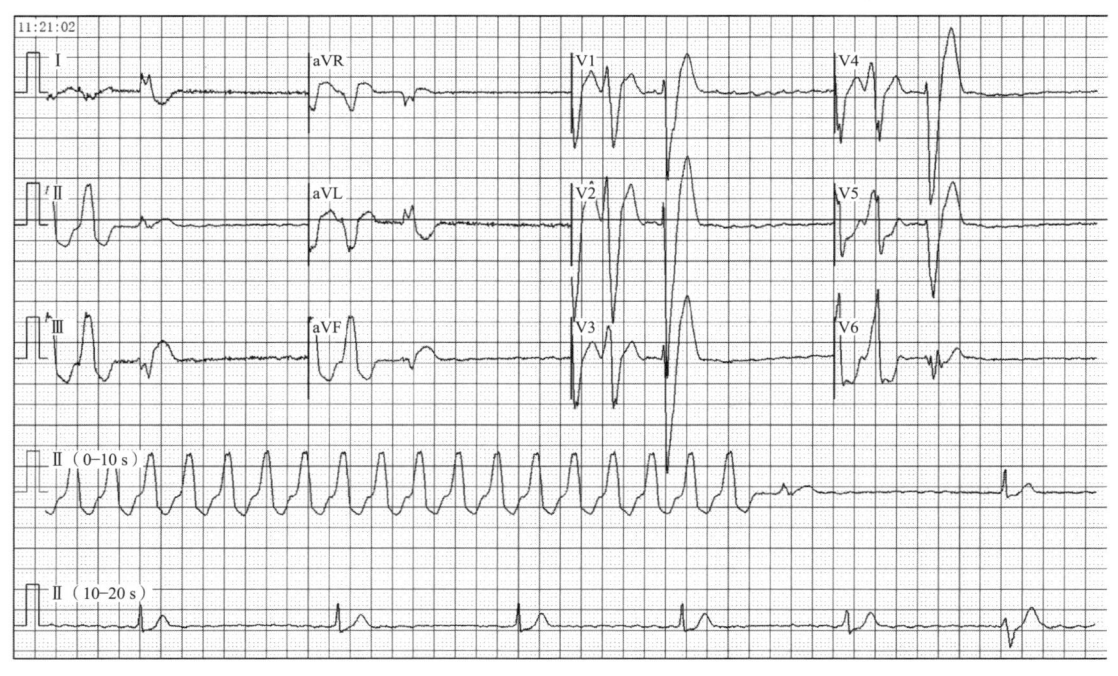

图2-2-222　心房颤动合并三度房室传导阻滞与室性心动过速实例的其他心电图一

本病例第三次记录心电图见下图，图中见心房颤动，缓慢心室率的节律绝对规则，并可见再次出现宽QRS波心动过速。

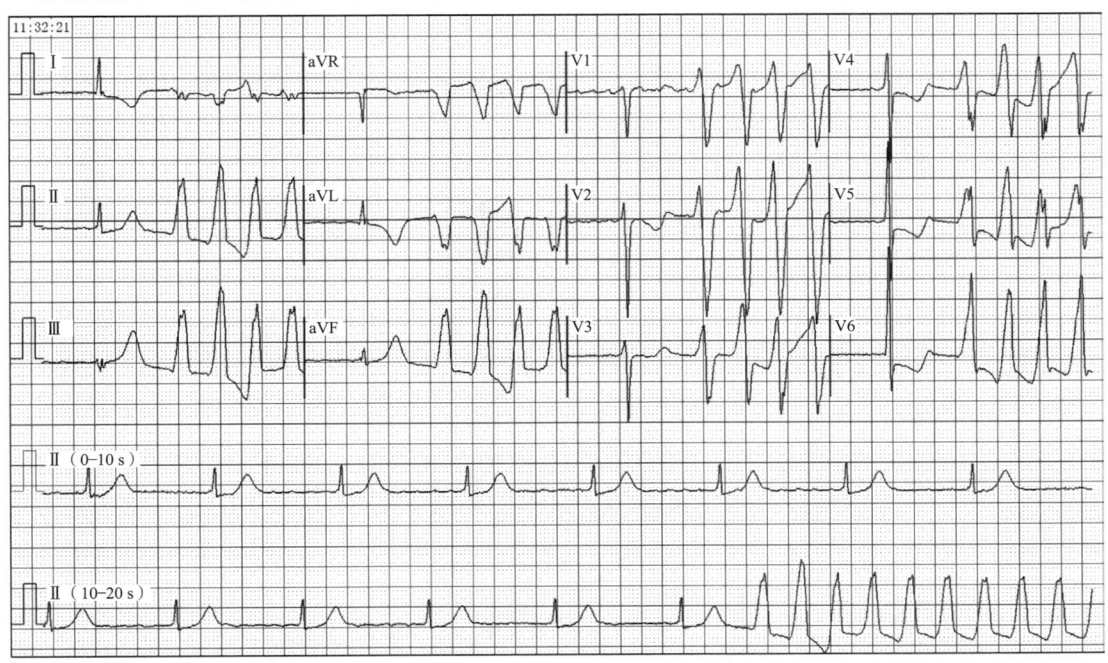

心室率50和167次/分；
QRS波时间110和179 ms。

心房颤动
三度房室传导阻滞
交界性逸搏心律
阵发性室性心动过速

图2-2-223 心房颤动三度房室传导阻滞与室性心动过速实例的其他心电图二

本病例经三次心电图记录，首先可以明确宽QRS波心动过速为室性心动过速。第三次心电图（下图）可以确诊心房颤动合并三度房室传导阻滞，交界性逸搏心律。由此推断第二次心电图（中图），在室性心动过速终止后，缓慢心律率是三度房室传导阻滞，交界性逸搏心律。心室率呈增加趋势的机制是交界性逸搏点的自律性在逐渐恢复。

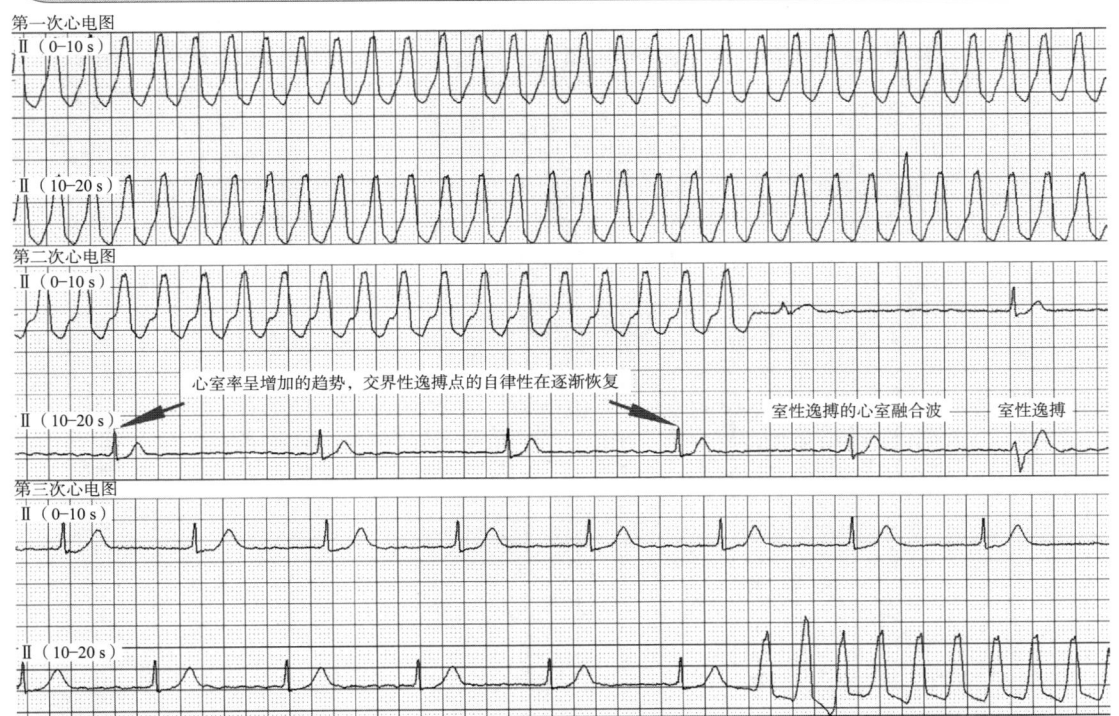

图2-2-224 心房颤动三度房室传导阻滞与室性心动过速实例三次心电图图解

10. 阵发性心房颤动

心房颤动可持续存在或与窦性心律交替出现。持续存在的心房颤动，称为持续性心房颤动，常简称为心房颤动；与窦性心律交替出现的心房颤动，称为阵发性心房颤动。

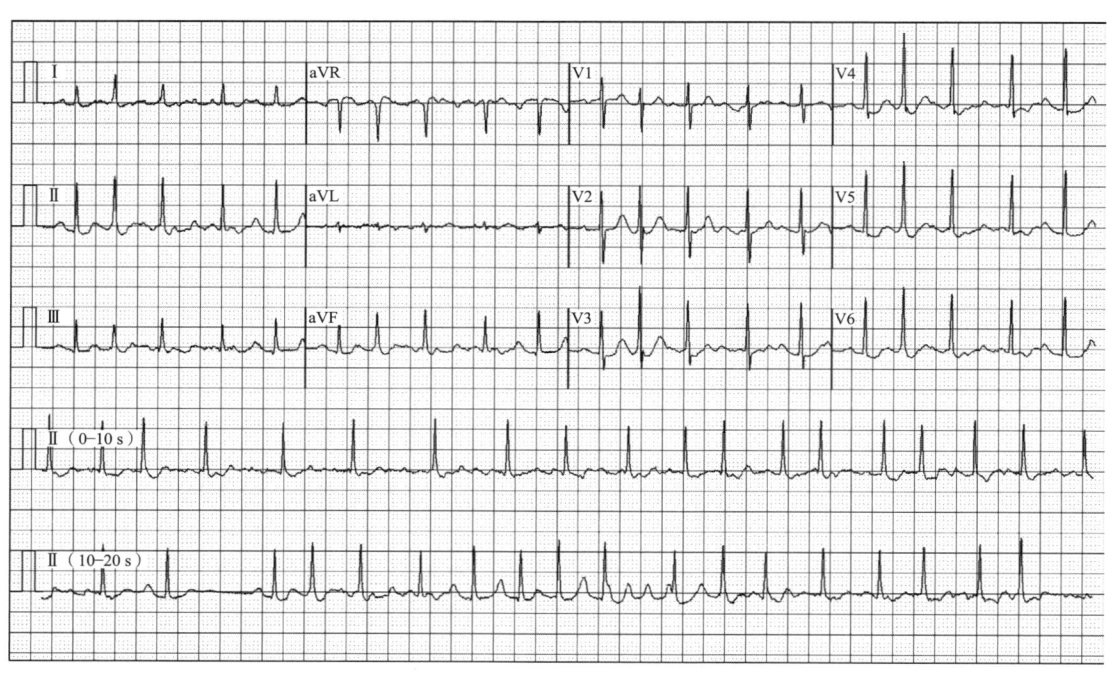

女性，70岁。
平均心室率106次/分；
PR间期170 ms；
QRS波时间76 ms。

窦性心律
阵发性心房颤动
快速心室率
P波异常
提示左心房肥大

图2-2-225　阵发性心房颤动实例

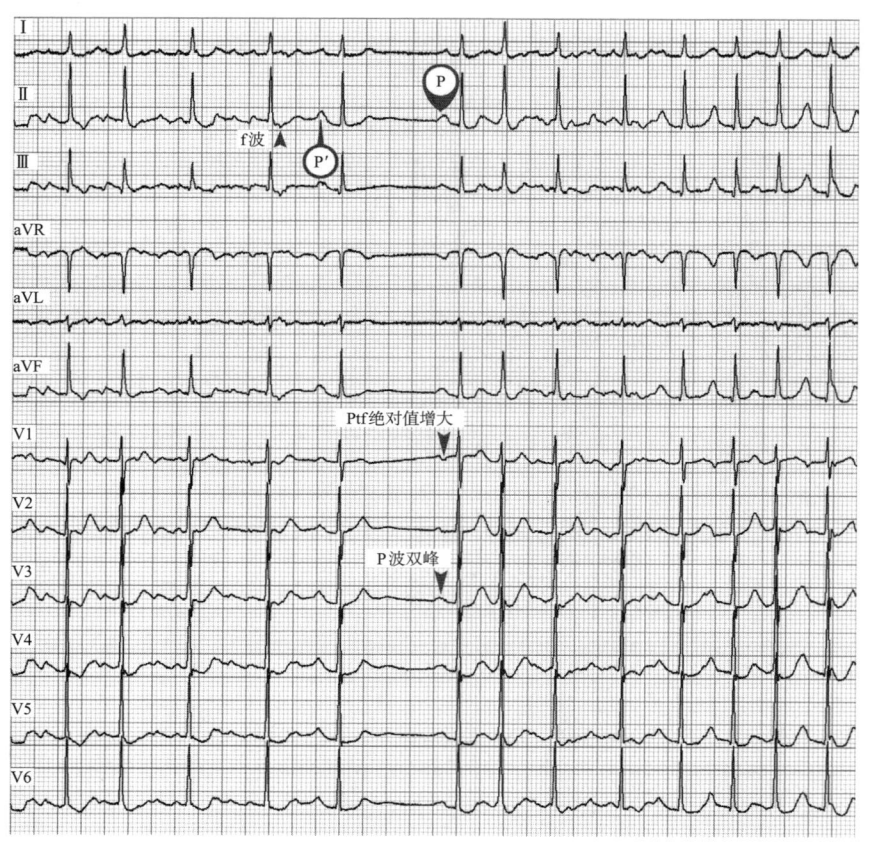

本图记录到阵发性心房颤动的终止和再次发生。心房颤动由一次房性P波所终止。记录到阵发性心房颤动中的窦性心电图，有助于观察与心房颤动发生有关的病理因素。图中仅一次窦性P波，可见P波增宽，V1导联Ptf绝对值增大，V3～V6导联上P波呈双峰，以上心电图改变均提示左心房增大。由此可判断左心房增大可能是形成心房颤动的病理基础。

图2-2-226　阵发性心房颤动实例图解

（1）阵发性心房颤动与心房内传导异常

常规心电图时间短暂，较少能记录到阵发性心房颤动的发生或终止。

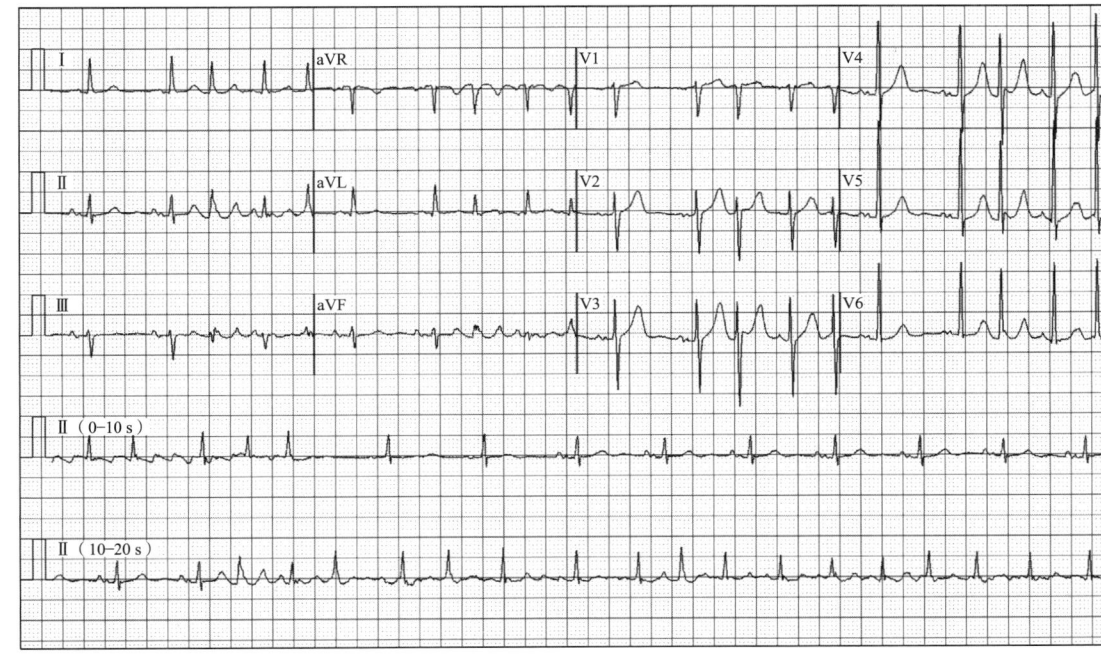

男性，70岁。
平均窦性心率70次/分；
平均心室率117次/分；
PR间期170 ms；
QRS波时间80 ms。

窦性心律
阵发性心房颤动
快速心室率
房性逸搏
P波异常
提示心房内传导阻滞

图2-2-227　阵发性心房颤动与心房内传导异常实例

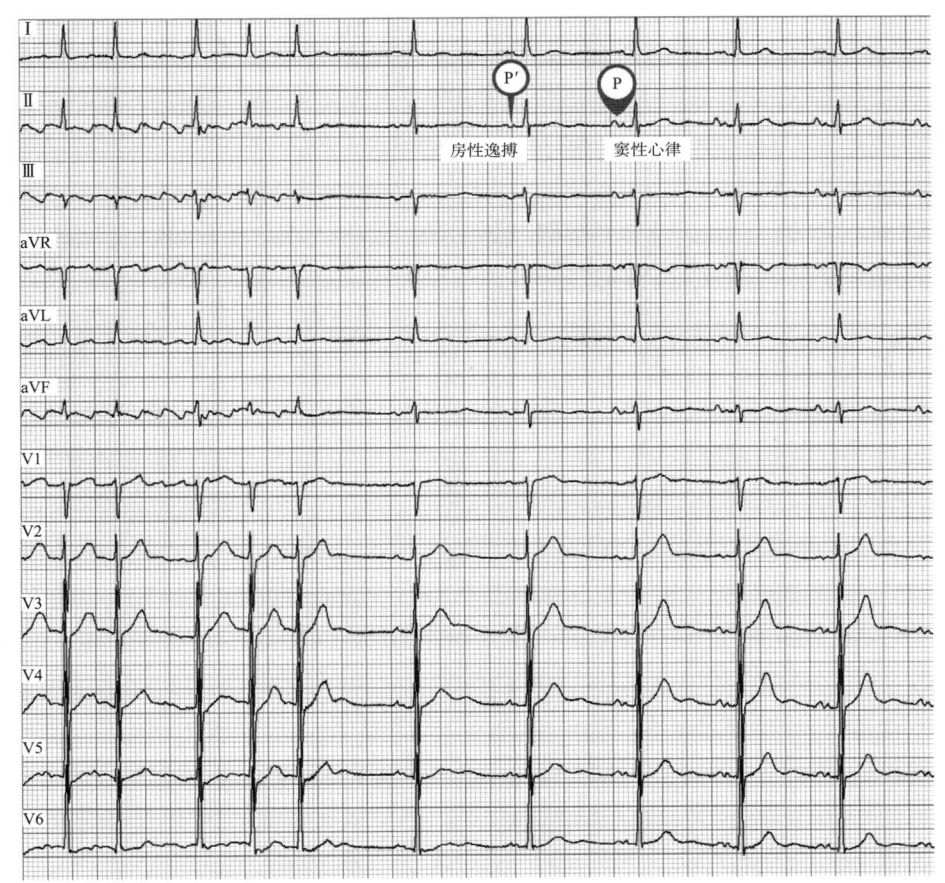

本图中，在心房颤动终止后，先出现两次心率较慢的P波，P波低平，最可能是房性逸搏；后连续出现的P波，心率较快，为窦性心律。窦性和房性的P波均增宽，呈双峰，提示存在心房内传导阻滞。由此可判断心房内传导异常可能是形成心房颤动的病理基础。

图2-2-228　阵发性心房颤动与心房内传导异常实例图解

（2）阵发性心房颤动发生

阵发性心房颤动常由短联律间期的房性期前收缩触发。机制是过早的期前收缩的冲动落入了心房易颤期。

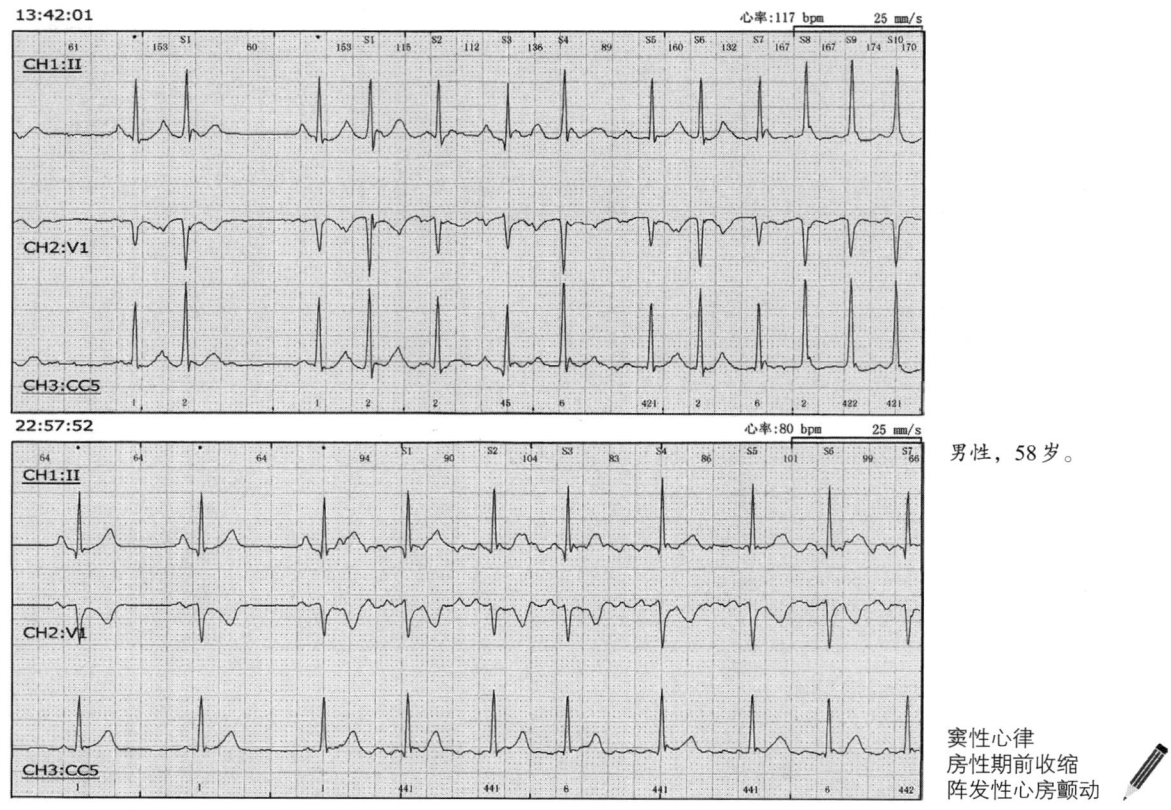

男性，58岁。

窦性心律
房性期前收缩
阵发性心房颤动

图2-2-229　阵发性心房颤动发生实例

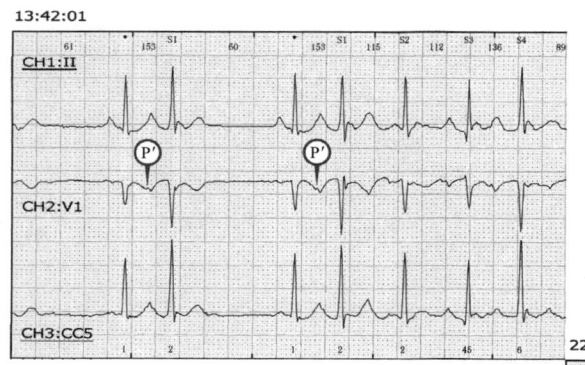

本图中房性期前收缩的联律间期短（约300 ms），左上图中重叠在前一个心动的T波上，下图中重叠在前一个心动的ST段上，不易被发现。过早的心房冲动落入心房的易颤期，触发心房颤动。

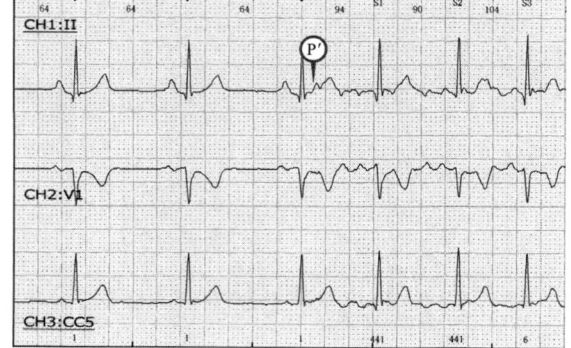

临床意义 | 减少短联律间期房性期前收缩的数量，有可能减少阵发性心房颤动的发生。

图2-2-230　阵发性心房颤动发生实例图解

（3）阵发性心房颤动发生与室房逆向传导

任何提前的冲动落入了心房易颤期，都有可能触发心房颤动。

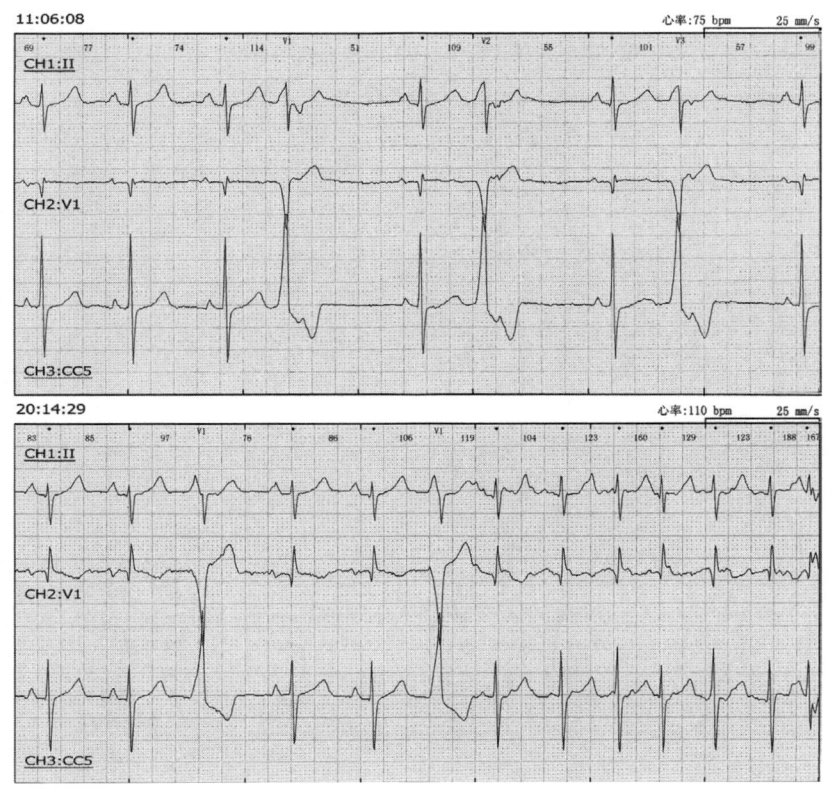

图2-2-231　阵发性心房颤动发生与室房逆向传导实例

男性，73岁。

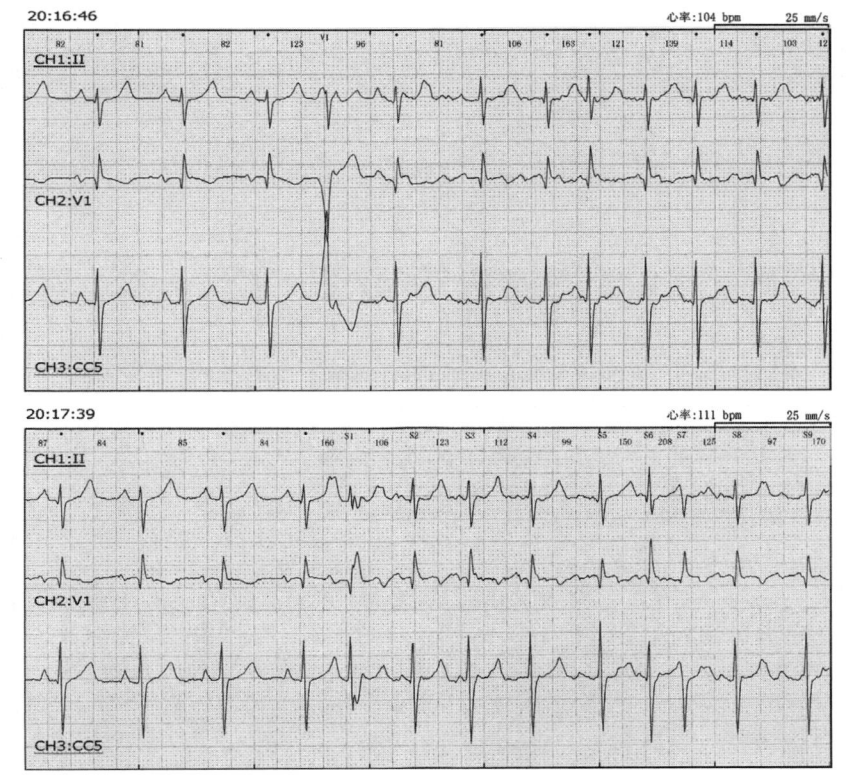

图2-2-232　阵发性心房颤动发生与室房逆向传导实例的其他心电图

室房逆向传导的冲动提前激动心房，也能触发心房颤动。最常见的是室性期前收缩逆向传导。本实例其他时段的心电图见左图。

窦性心律
房性期前收缩
心室内差异传导
室性期前收缩
室房逆向传导
阵发性心房颤动

本病例存在频发的房性期前收缩和室性期前收缩，室性期前收缩多伴有室房逆向传导，使得心房接收到更多提前的冲动。来自室房逆向传导的冲动和来自窦房结的冲动，在心房形成融合，又使得心房内冲动传导发生改变，是触发阵发性心房颤动的基础。

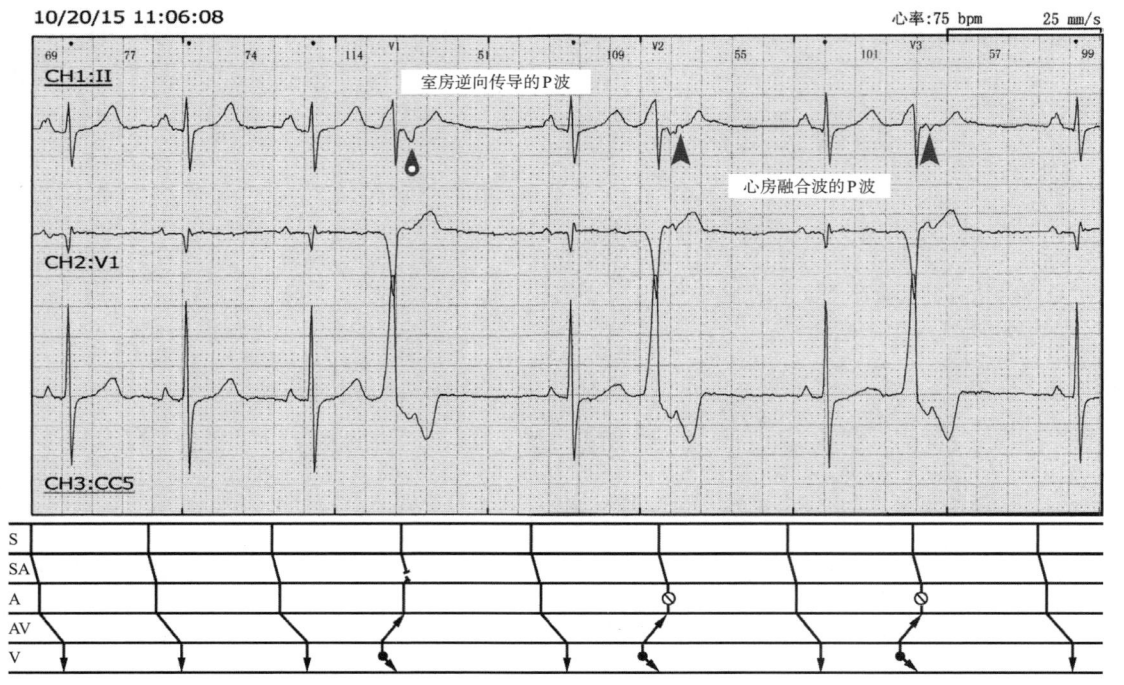

◎ 起源于心室的冲动，经室房逆向传导到达心房，与窦性冲动在心房形成融合波。P波形态介于窦性P波的逆行P波之间。

图 2-2-233　阵发性心房颤动发生与室房逆向传导实例图解一

临床意义：减少室性期前收缩的数量，可减少室房逆向传导，有可能减少阵发性心房颤动的发生。

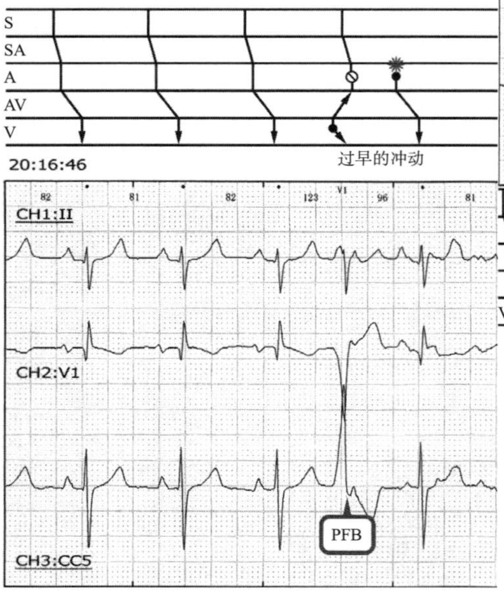

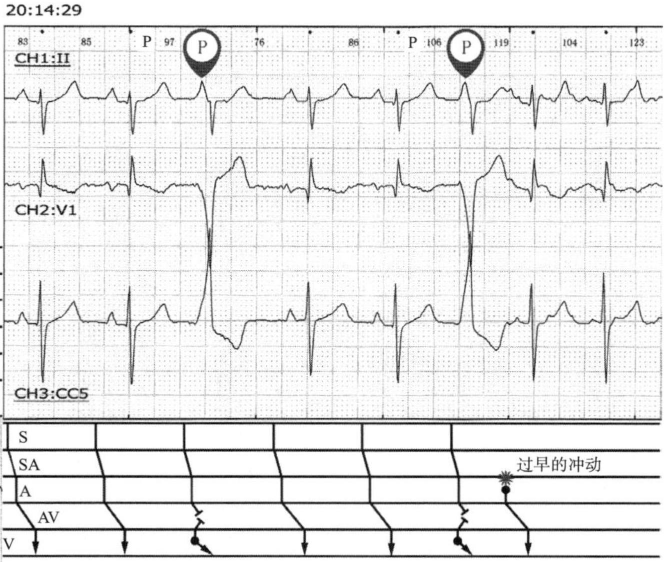

本病例反复发生短阵的阵发性心房颤动。在20:14时（上图），窦性P波重叠在室性期前收缩的QRS波中，随后的房性期前收缩是过早的冲动，触发心房颤动。在20:16分时（左图），室性期前收缩的冲动，经室房逆向传导到达心房，与窦性冲动在心房融合。随后的房性期前收缩是过早的冲动，触发心房颤动。

图 2-2-234　阵发性心房颤动发生与室房逆向传导实例图解二

（4）阵发性心房颤动终止与窦房结恢复时间

阵发性心房颤动终止后，恢复窦性心律需要一定的时间。通常时间短暂，通常认为应<2 000 ms。

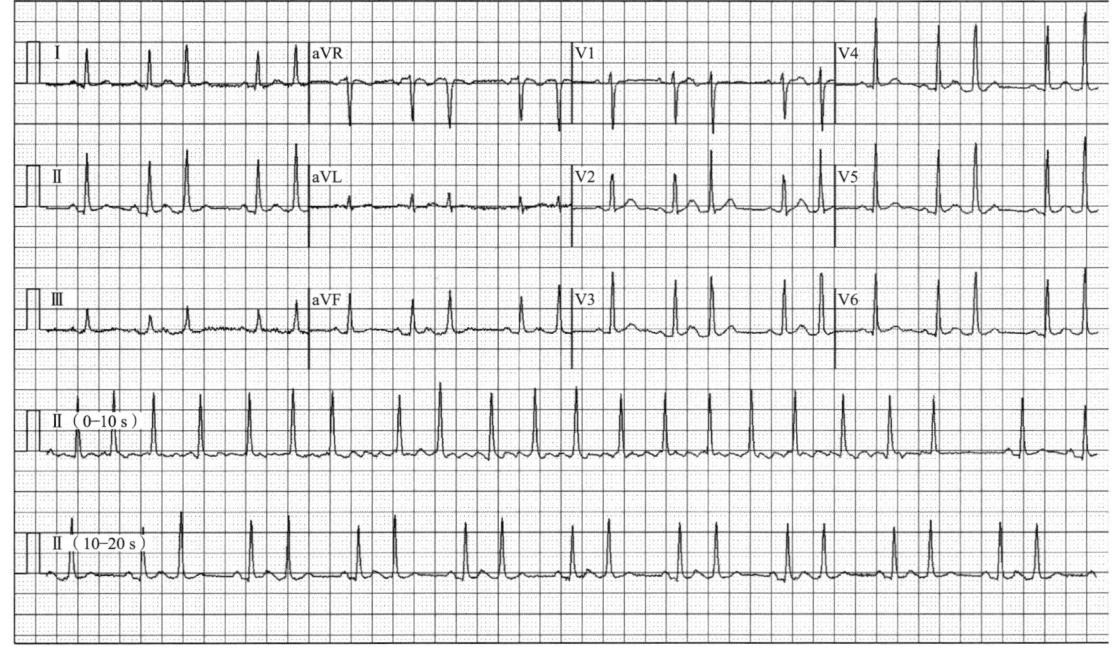

女性，54岁。
窦性心率100次/分；
平均心室率98次/分；
PR间期150 ms；
QRS波时间81 ms。

窦性心律
阵发性心房颤动
房性期前收缩

图2-2-235　阵发性心房颤动终止与窦房结恢复时间实例一

> 心房颤动时，快速的心房冲动抑制窦房结的自律性。若窦房结功能低下，恢复自律性的时间将延长，即窦房结恢复时间延长，通常认为>2 000 ms。

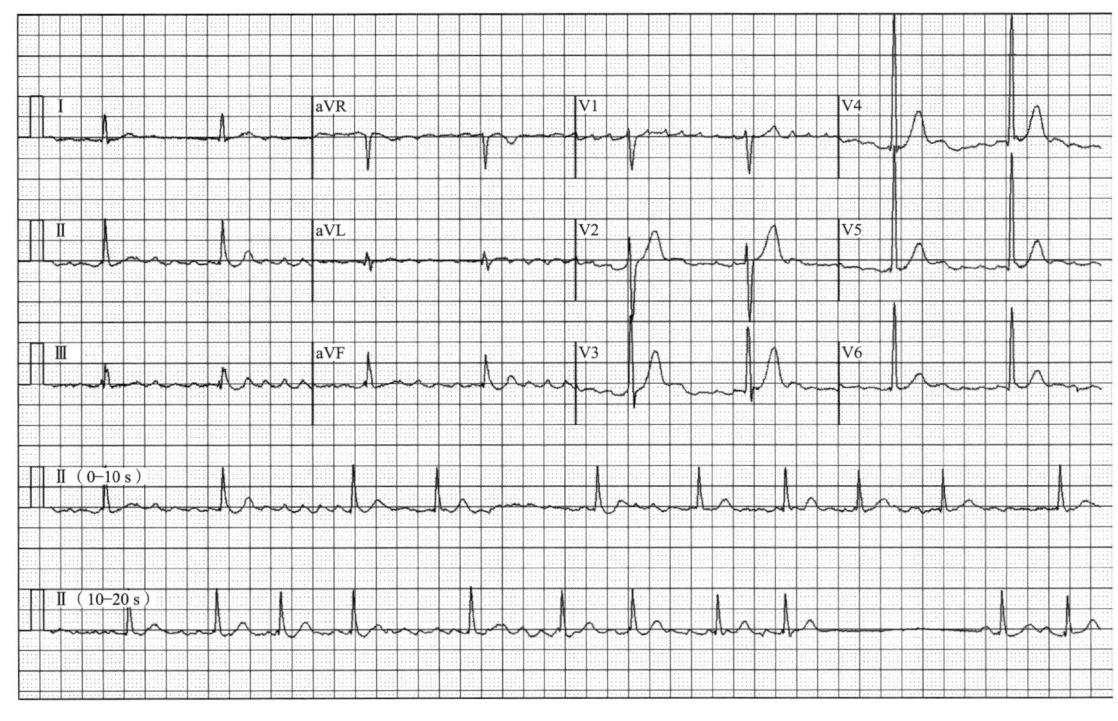

男性，73岁。
平均心室率71次/分；
PR间期170 ms；
QRS波时间93 ms。

窦性心律
阵发性心房颤动
房性期前收缩

图2-2-236　阵发性心房颤动终止与窦房结恢复时间实例二

阵发性心房颤动终止后，不仅抑制第一个窦性心动的发生，其抑制作用可持续一定的时间，表现为在随后的一定时间内，出现缓慢窦性心律。

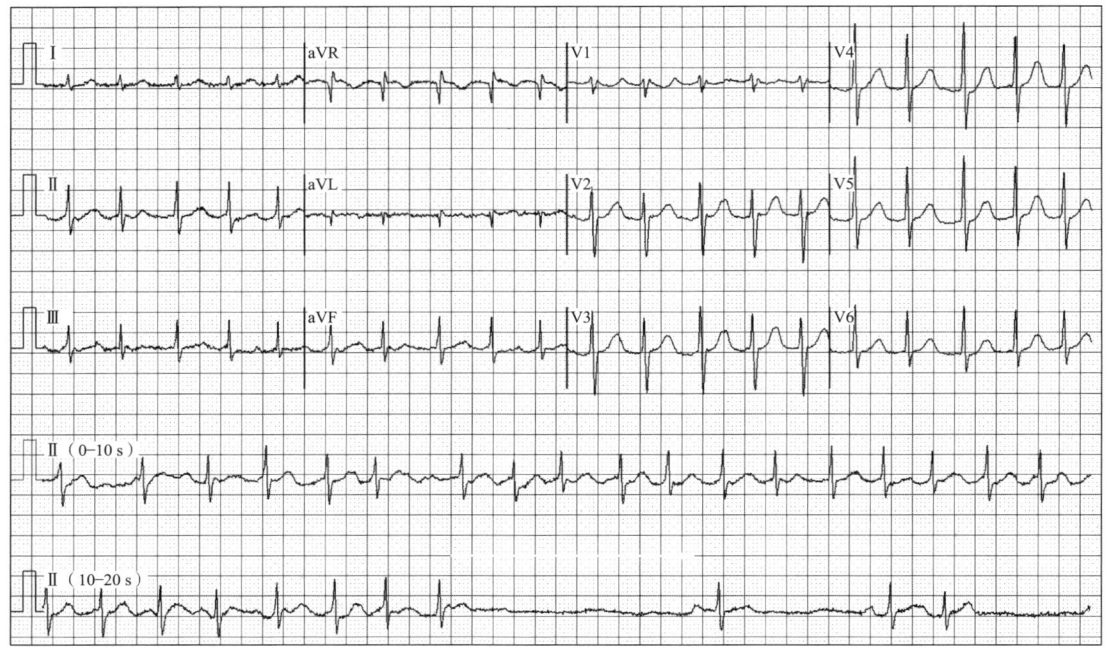

男性，67岁。
窦性心率36次/分；
平均心室率91次/分；
PR间期220 ms；
QRS波时间95 ms；
窦房结恢复时间2 320 ms

窦性心动过缓
窦房结恢复时间延长
阵发性心房颤动
房性期前收缩
一度房室传导阻滞

图2-2-237　阵发性心房颤动终止与窦房结恢复时间实例三

三个实例阵发性心房颤动终止后窦房结恢复时间不同。实例一（上图）和实例二（中图）窦房结恢复时间正常，实例三（下图）窦性结恢复时间延长，并可见其后有显著的窦性心动过缓。

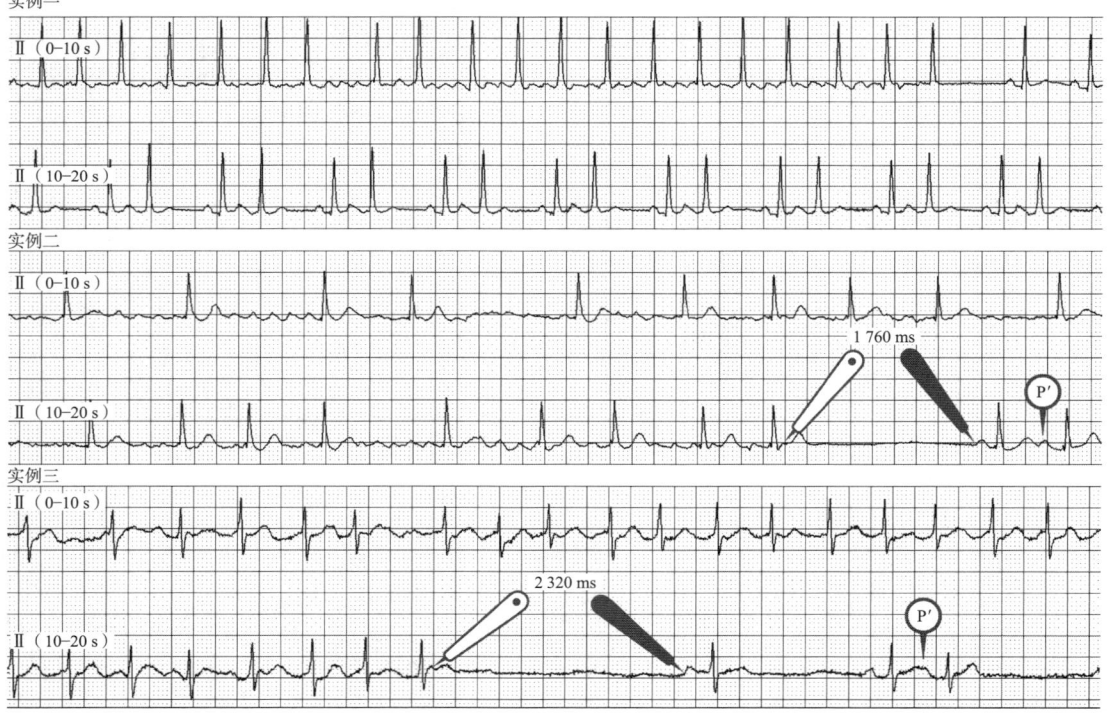

图2-2-238　阵发性心房颤动终止与窦房结恢复时间实例一～三图解

（5）阵发性心房颤动与窦房结功能不全

窦房结功能不全的患者，在阵发性心房颤动终止后，窦房结恢复时间可显著延长，其后并可见其他缓慢性窦性心律失常。

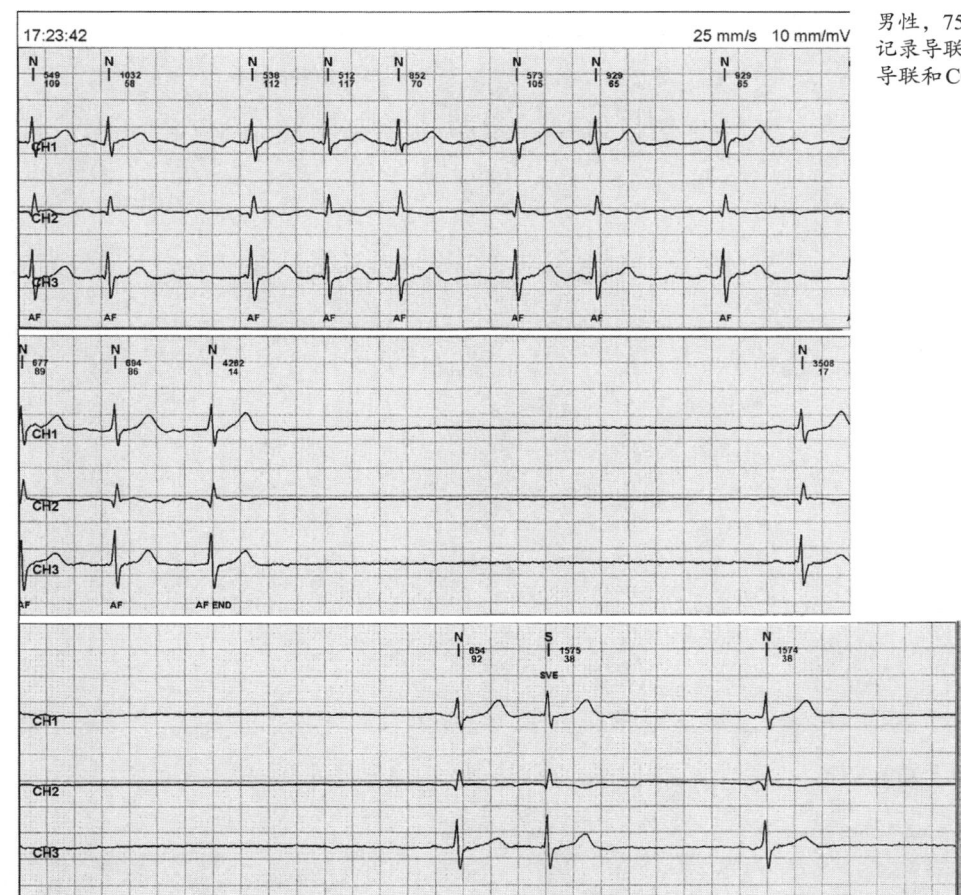

男性，75岁。
记录导联依次为：模拟Ⅱ导联、CM1导联和CC5导联。

窦性停搏
房性期前收缩
阵发性心房颤动
窦房结恢复时间延长
房性逸搏

图 2-2-239　阵发性心房颤动与窦房结功能不全实例

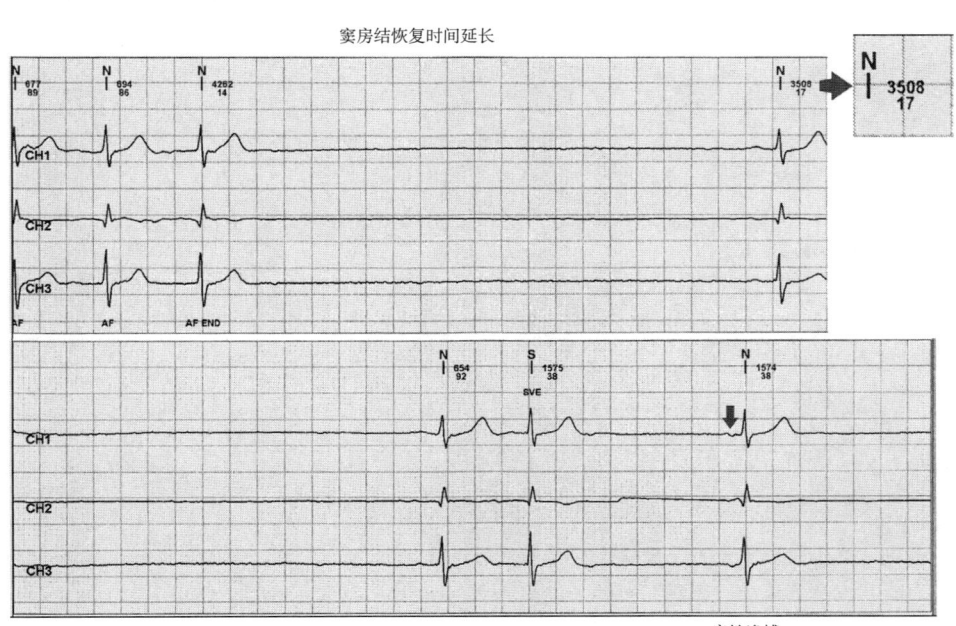

本图中心房颤动终止后，不仅窦房结恢复时间延长，其后出现 3 508 ms 的窦性停搏，另在房性期前收缩后出现房性逸搏，强烈提示窦房结功能不全。

图 2-2-240　阵发性心房颤动与窦房结功能不全实例图解

（6）阵发性心房颤动与房室传导功能

在心房颤动中出现长RR间期，并不能确诊房室传导功能不全。但阵发性心房颤动终止后，在窦性心律时可以判断房室传导功能。

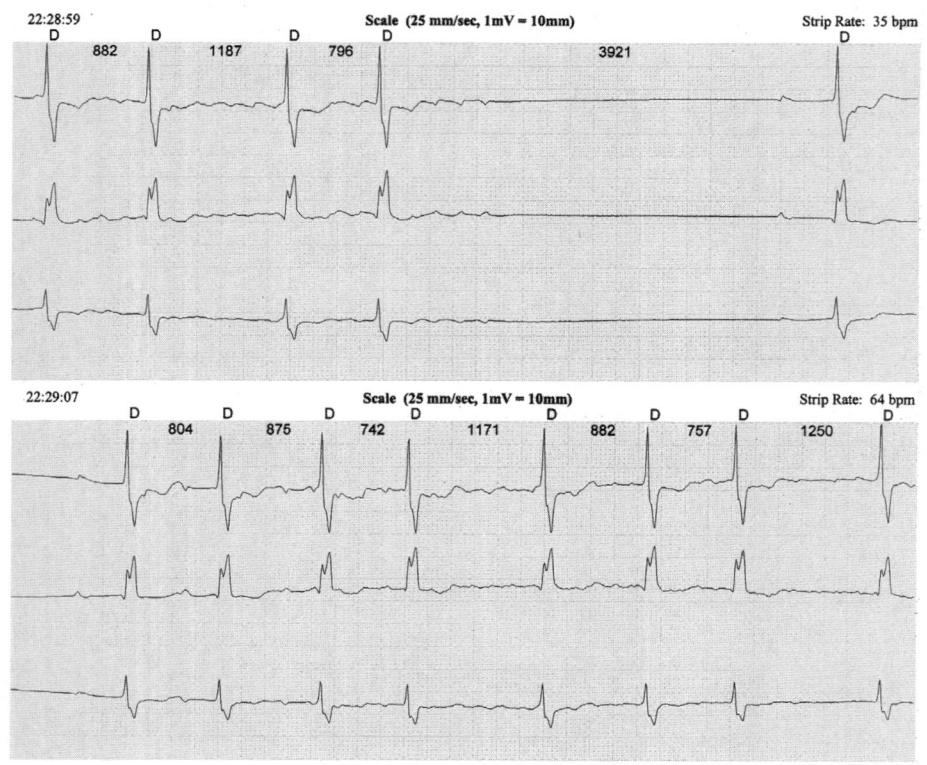

男性，82岁。
记录导联依次为：CC5导联、CM1导联和模拟Ⅱ导联。

图2-2-241 阵发性心房颤动与房室传导功能实例

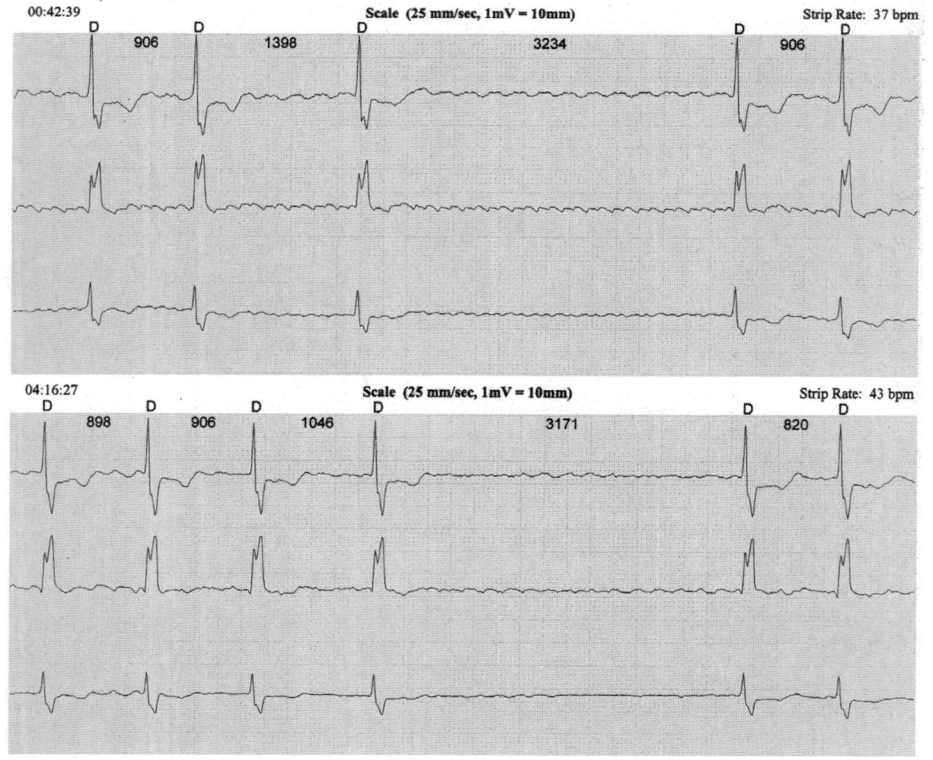

阵发性心房颤动患者可同时存在窦房结功能不全和房室传导功能不全。本实例其他时段心电图见左图。

图2-2-242 阵发性心房颤动与房室传导功能实例的其他心电图一

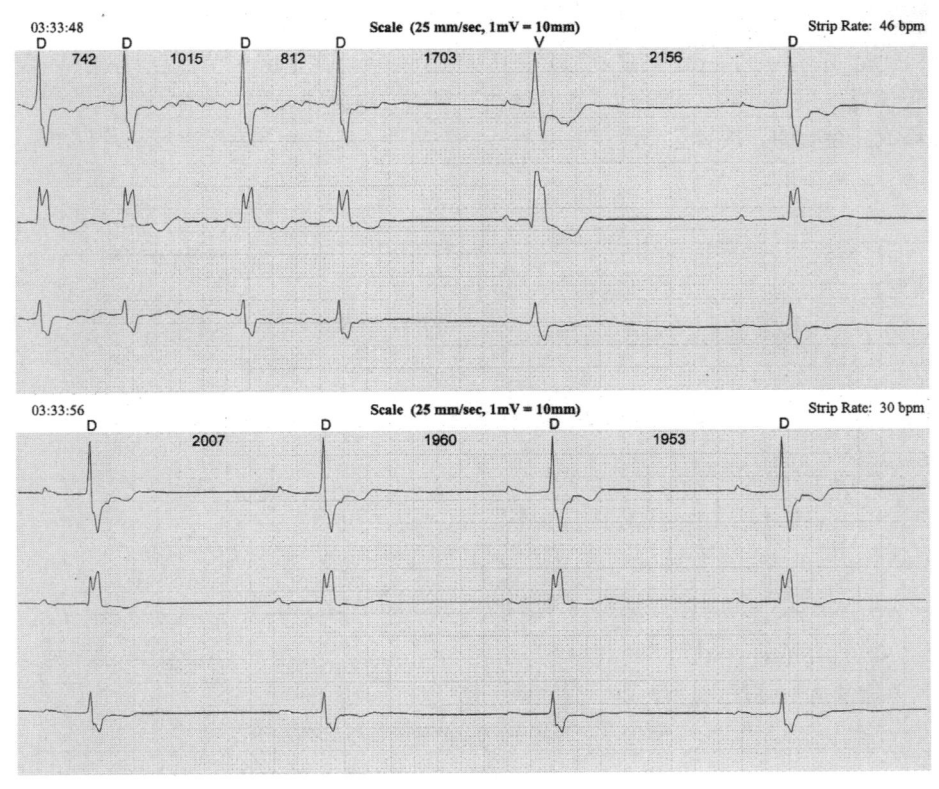

阵发性心房颤动终止后,不仅能判断窦房结功能,也能判断房室传导功能。本实例另外的其他时段心电图见左图。

窦性心动过缓
阵发性心房颤动
一度房室传导阻滞
完全性右束支传导阻滞
室性逸搏

图2-2-243　阵发性心房颤动与房室传导功能实例的其他心电图二

本病例在动态心电图上记录到心房颤动的终止和短暂的窦性心律,同时也记录到在心房颤动时频繁出现长RR间期。心房颤动终止时,窦性结恢复时间延长,可用于判断窦房结功能不全。恢复窦性心律后,在窦性心律时,PR间期延长,不仅可用于判断窦性心律下的房室传导功能不全,也可判断心房颤动时长RR间期与房室传导功能不全有关。

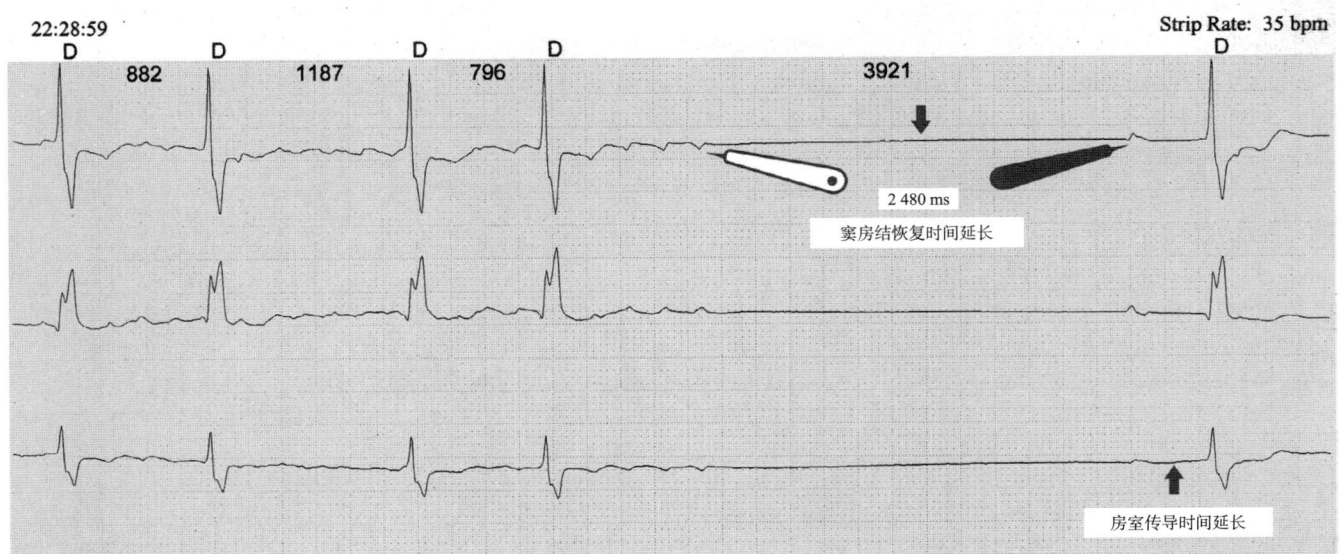

图2-2-244　阵发性心房颤动与房室传导功能实例图解

(五)房性并行心律

并行心律是指在主导心律(通常是窦性心律)外,还存在一个或多个异位节律点。由于异位节律点具有传入阻滞,可以阻止其他冲动传入。而异位节律点发出的冲动,可间断或连续地使心房或心室激动。主导心律与异位心律同时存在并竞争激动心房或心室,由此形成并行心律。按异位节律点的起源,分为房性、交界性和室性并行心律三类。

1. 房性并行心律

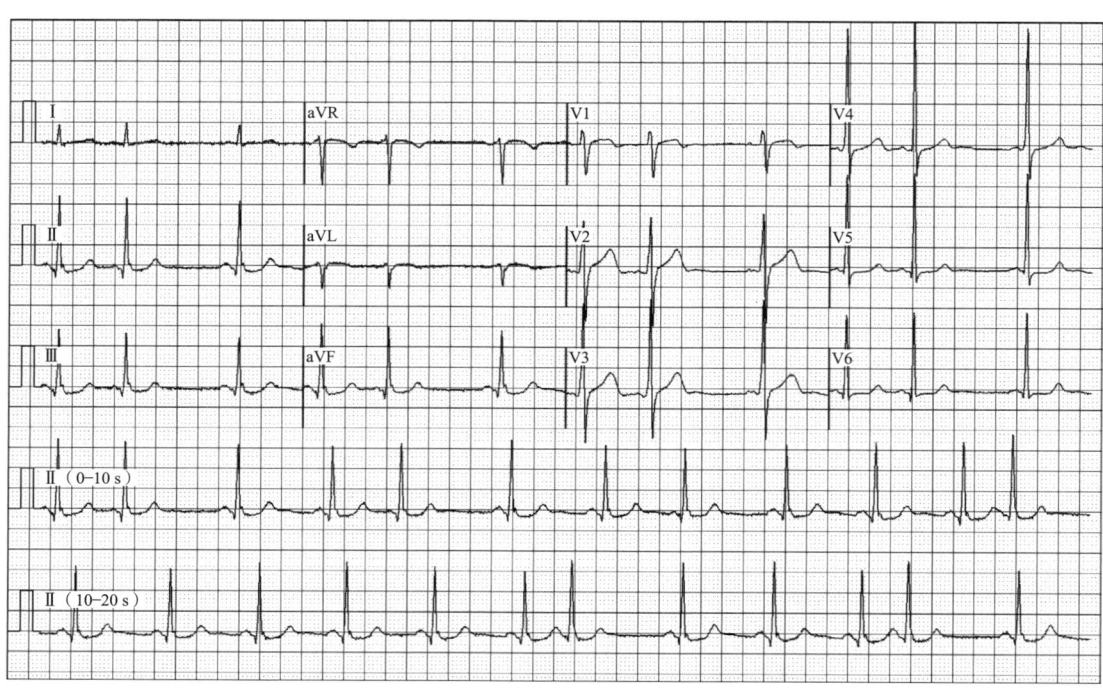

男性,82岁。
窦性心率70次/分;
PR间期136 ms;
QRS波时间107 ms。

窦性心律
房性并行性期前收缩

图2-2-245 房性并行心律实例

> 并行心律的心电图特点:各异位心动的联律间距不等,通常差值>80 ms;长异位心动间期与最短异位心动间期有整倍数关系,即各异位心动间的间期有一个最大公约数,即并行心律的周期;伴有或不伴有融合波。
>
> 房性并行心律的心电图特点:提早出现的P'波,联律间期不等;P'波之间的间距有一最大公约数;可见心房融合波。
>
> 本图中期前收缩频发,P'波的联律不等,P'波之间的间期有一个最大公约数,符合房性并行心律的特点。

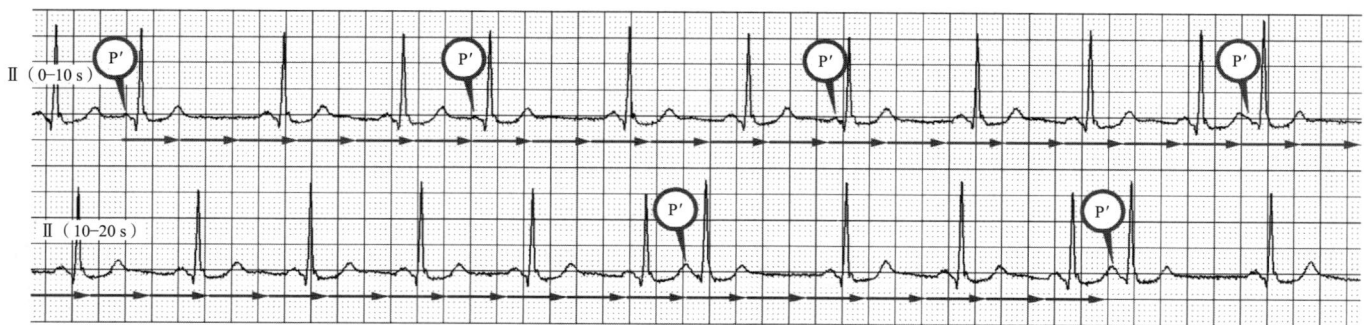

◎ P'波之间的间期存在倍数关系,即有一个最大公约数。并行心律的诊断通常需要较多的期前收缩数量或较长的心电图记录,才能找到其最大公约数。

图2-2-246 房性并行心律实例图解

2. 房性并行心律的表现形式

并行心律最常以单个心动出现，即以并行性期前收缩的形式出现；也可多个心动连续出现，即以并行性心动过速形式的出现。房性并行性期前收缩不易被确诊，原因是P波微小，很难判断P'波形态异同和心房融合波，易将联律间期不等的P'波诊断为多源性房性期前收缩。

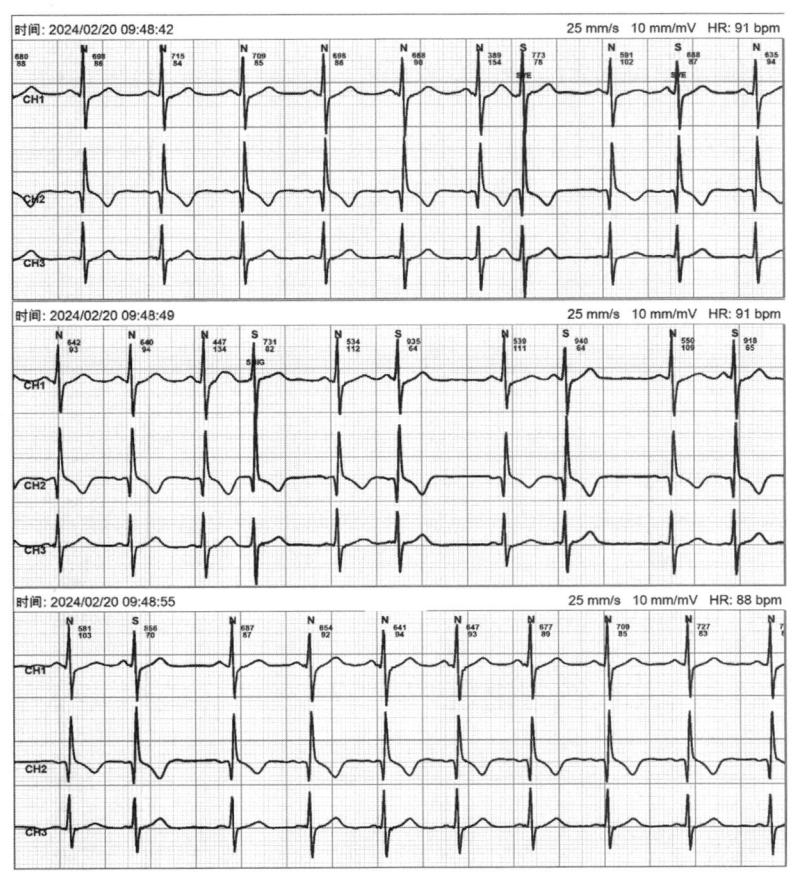

男性，29岁。
记录导联依次为：模拟Ⅱ导联、CM1导联和CC5导联。

窦性心律
房性并行性期前收缩

图2-2-247 房性并行性期前收缩实例

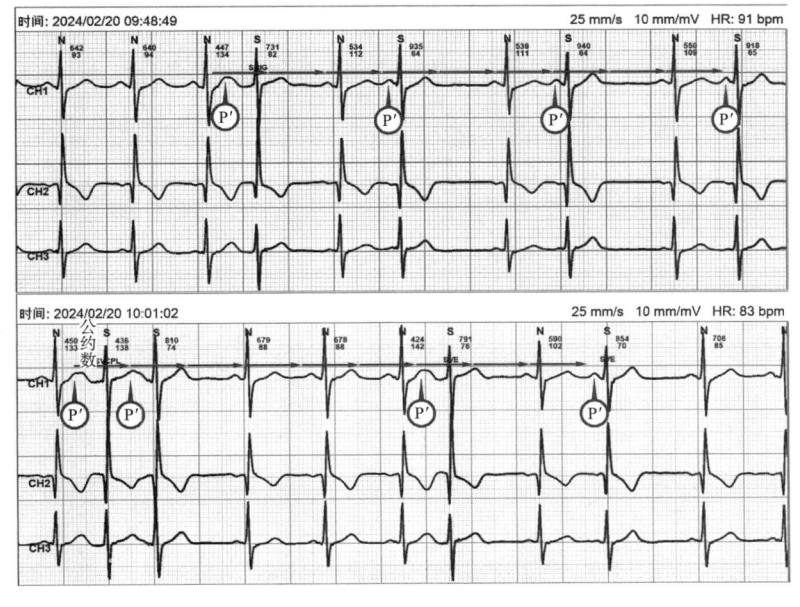

本图联律间期短的P'波重叠在前一心动的T波上，不易发现P'波和观察P'波形态。提早的P'波联律间期不等，在另一时段图中可见一次房性期前收缩连发，P'波之间的间期为最大公约数。

◎ 连发两次P'波之间的间期，为最大公约数。

图2-2-248 房性并行性期前收缩实例图解

3. 双重性房性并行心律

双重性并行心律是指在心房或心室内同时存在两个并行性异位节律点。传入阻滞使得其各自保持自身的节律。其各自发出的冲动能激动整个心脏或部分心脏。双重性房性并行心律是指在心房内同时存在两个并行性异位节律点。

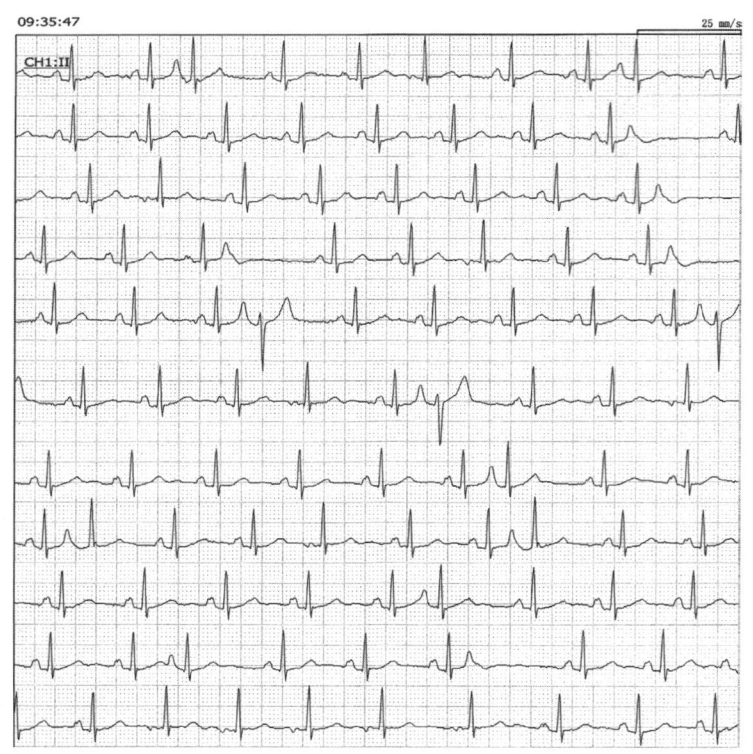

女性，47岁。

窦性心律
双重性房性并行性期前收缩
心室内差异传导

图 2-2-249 双重性房性并行心律实例

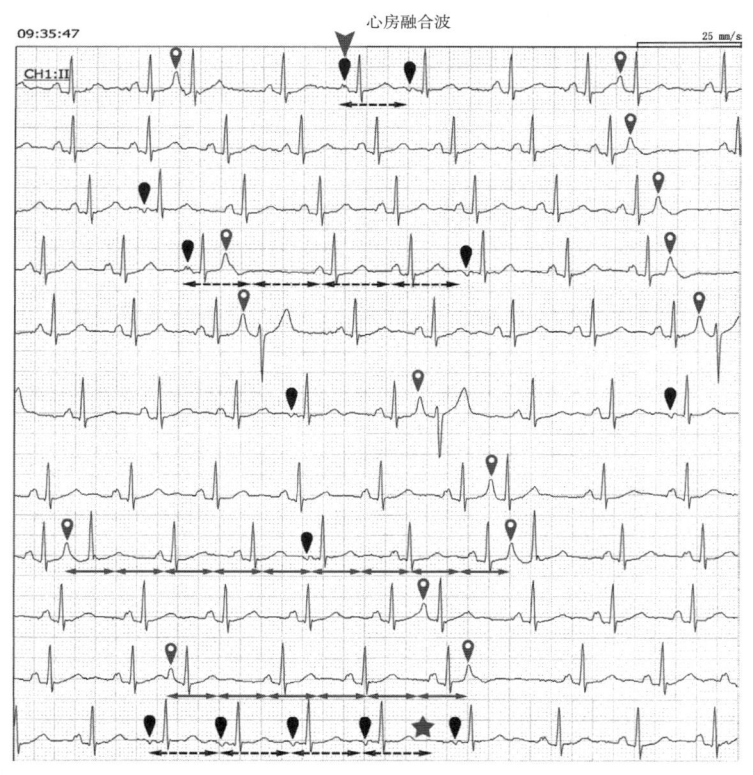

本图中P'波有两种形态（实心和空心两种标记），联律间期均不等，各有自身的最大公约数，并各自保持自身的节律（直线和虚线两种标记）。为双重性房性并行心律。双重并行心律各自保持自身节律的机制是异位节律点存在传入阻滞。异位节律点同时也存在传出阻滞，虽然是有规律地发放冲动，但不是每次冲动都能传出引起心脏激动。传出阻滞也可使得异位节律点并非有恒定节律（见五星标记处）。另外，图中可见心房融合波。

◎ P'波两种形态，各自保持自身的节律。

图 2-2-250 双重性房性并行心律实例图解

三、交界性快速型心律失常

起源于房室交界区的快速型心律失常。房室交界区是心房和心室之间的特殊传导组织。

(一)交界性期前收缩

交界性期前收缩指起源于房室交界区的期前收缩。

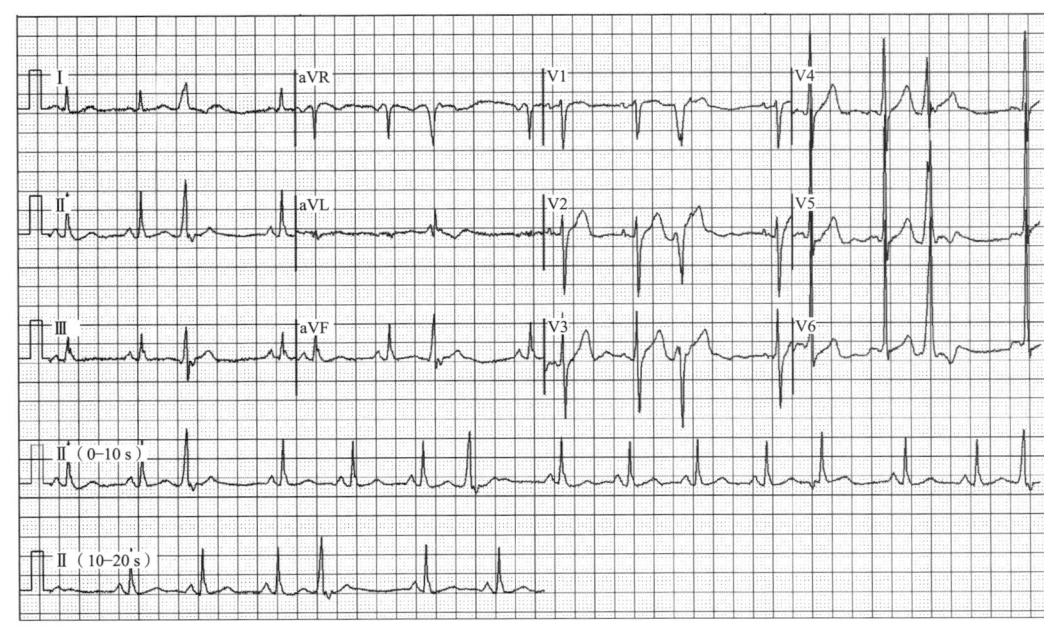

男性,70岁。
窦性心率84次/分;
PR 间期 135 ms;
QRS 波时间 102 ms。

窦性心律
交界性期前收缩
部分伴心室内差异传导

图 2-3-1 交界性期前收缩实例

交界性期前收缩心电图特点:提前的交界性逆行P波(P⁻波)或QRS波;P⁻波在Ⅱ导联上倒置,在aVR导联上直立;P⁻波可以在QRS波前、QRS波中或QRS波后;P⁻波在QRS波前时,P⁻R间期<120 ms,P⁻波在QRS波后时,RP⁻间期<200 ms;通常QRS波形态与窦性QRS波形态相同,伴心室内差异传导时QRS波宽大畸形;代偿间期完全或不完全,取决于是否能提前激动窦房结。

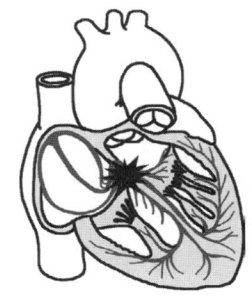

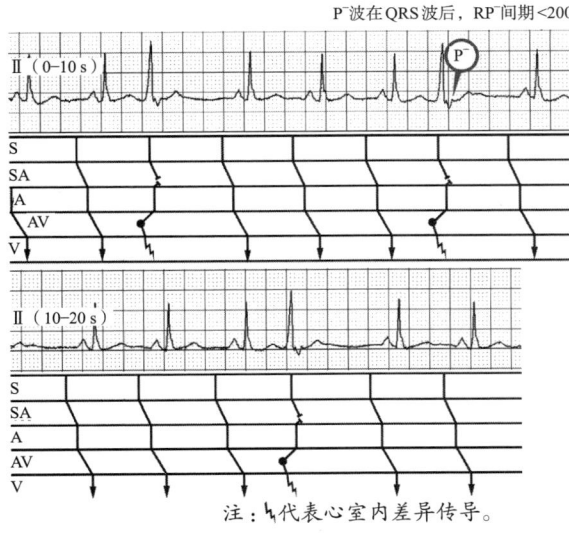

P⁻波与QRS波特有的前后关系,有助于确诊交界性期前收缩

注:∫代表心室内差异传导。

图 2-3-2 交界性期前收缩实例形成机制图解

◎ 起源于房室交界区。P⁻波与QRS波前后关系取决于异位节律点部位、逆向传导和前向传导的时间。

临床意义 交界性期前收缩是交界性快速型心律失常最常见的类型,主要见于各种心脏疾病,也可见于多种全身性疾病。正常人可偶有交界性期前收缩。

（1）交界性期前收缩P⁻波在QRS波中

交界性异位节律点逆向传导和前向传导的时间相等或相近时，P⁻波在QRS波中。与QRS波相比，P⁻波微小，不易被发现。

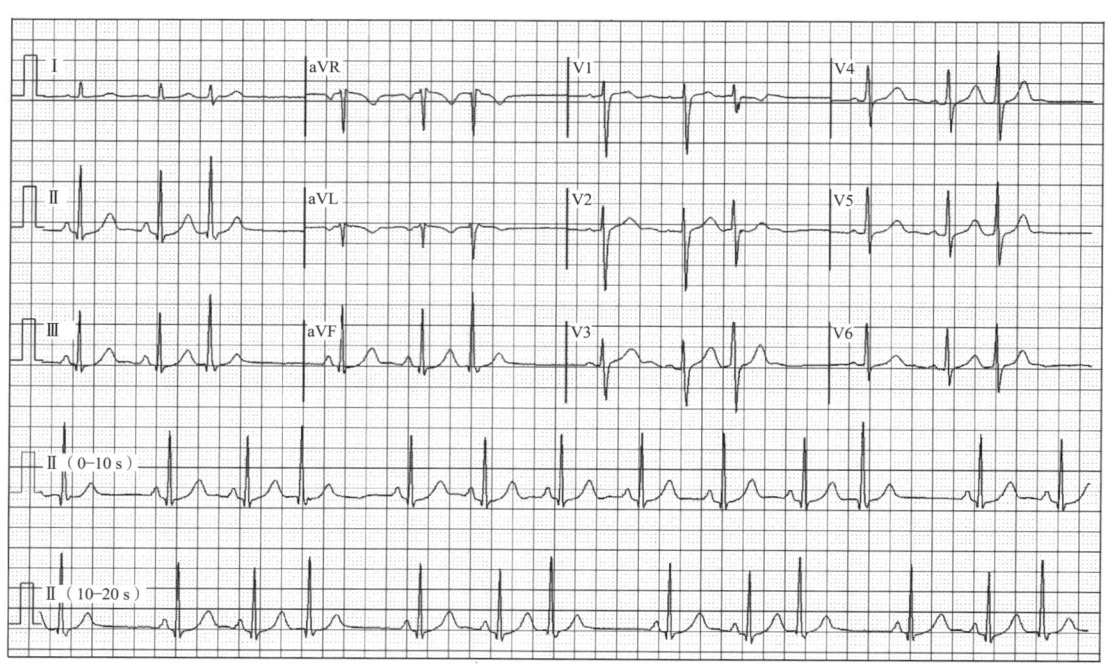

男性，35岁。
窦性心率79次/分；
PR间期147 ms；
QRS波时间92 ms。

窦性心律
交界性期前收缩
部分三联律

图2-3-3　交界性期前收缩P⁻波在QRS波中实例

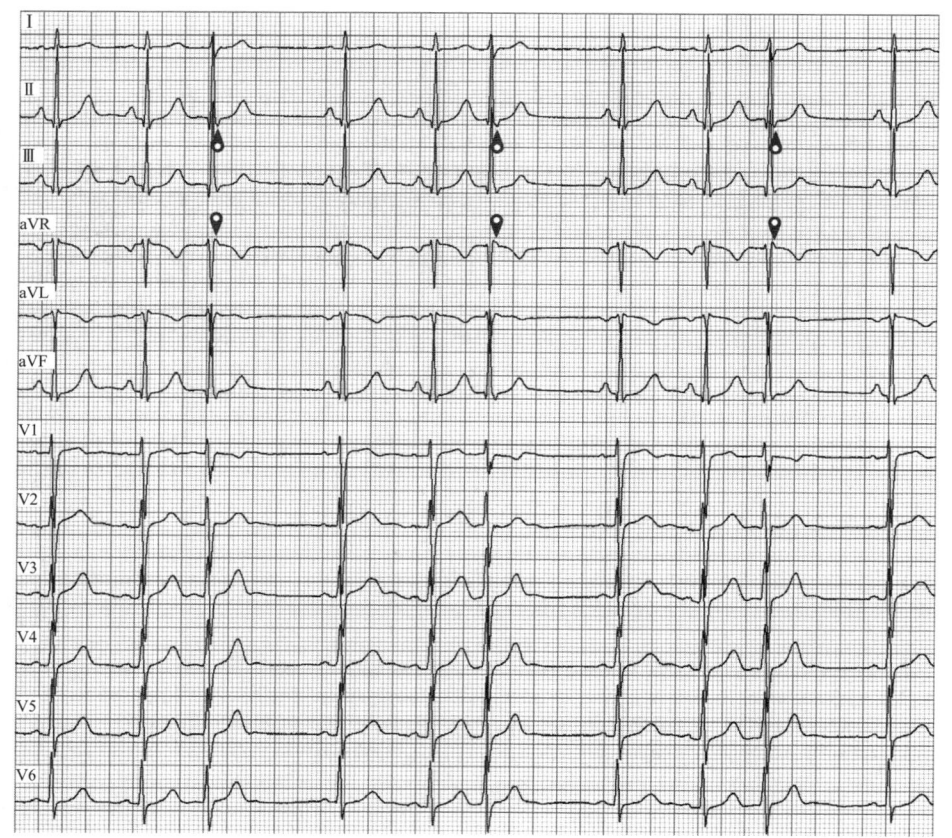

本图中所有的P⁻波均在QRS波中，使得QRS波终末略有变形（标记处）。仔细观察，能发现这微小的改变。

图2-3-4　交界性期前收缩P⁻波在QRS波中实例同步12导联图解

（2）交界性期前收缩P⁻波与QRS波关系

交界性异位节律点逆向传导和前向传导的时间不是固定的，因此P⁻波与QRS波前后关系可以是不固定的；交界区异位节律点能否逆向传导和前向传导也不是固定的，因此可无P⁻波或无QRS波。

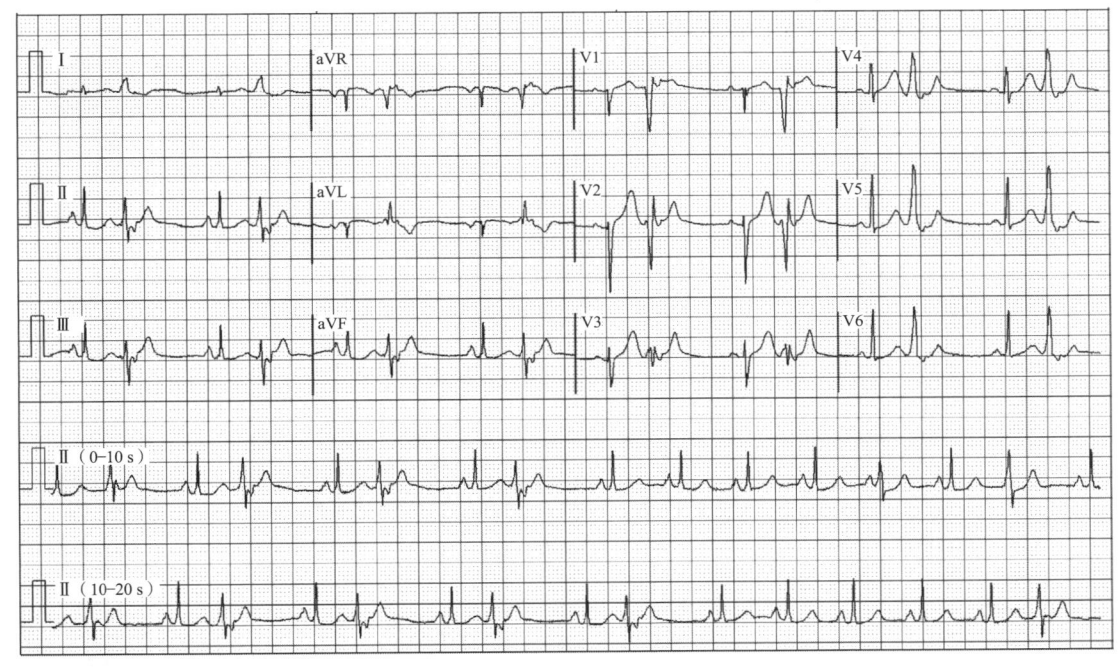

男性，81岁。
窦性心率93次/分；
PR间期135 ms；
QRS波时间79 ms。

窦性心律
交界性期前收缩
部分二联律
心室内差异传导

图2-3-5　交界性期前收缩P⁻波与QRS波关系实例

本图中频发交界性期前收缩，大部分P⁻波在QRS波后。其中有两次为心房融合波（"PFB"标记处）。两次窦性P波与QRS波重叠，前一次P波显露在QRS波终末，后一次完全重叠不可见（标记处）。P波、P⁻波和QRS波之间复杂的关系给诊断带来难度，但只有交界性期前收缩可有这种复杂关系，这一特点有时也有助于确诊。

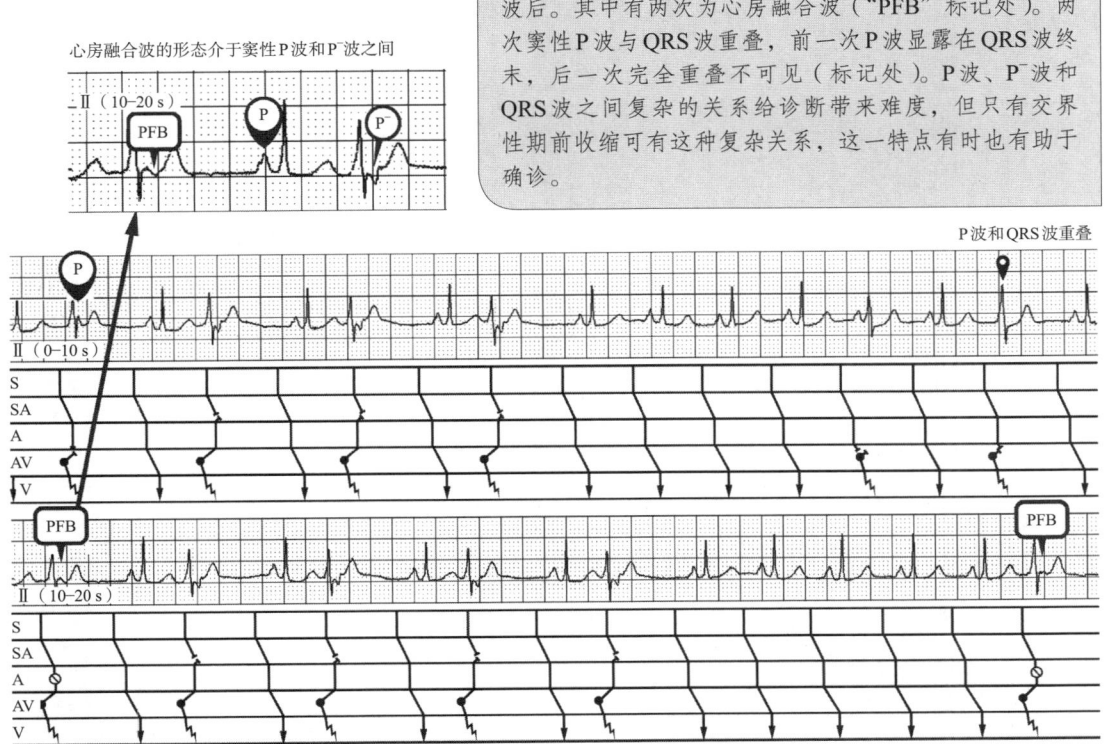

图2-3-6　交界性期前收缩P⁻波与QRS波关系实例形成机制图解

（3）交界性期前收缩与前向传导延迟

起源于房室交界区的冲动，逆向传导激动在先，P⁻波在前。逆向传导和前向传导的时间差，即P⁻R间期，通常<120 ms。若期前收缩出现过早，冲动前向传导心室的时间可能延长，表现为P⁻R间期>120 ms。

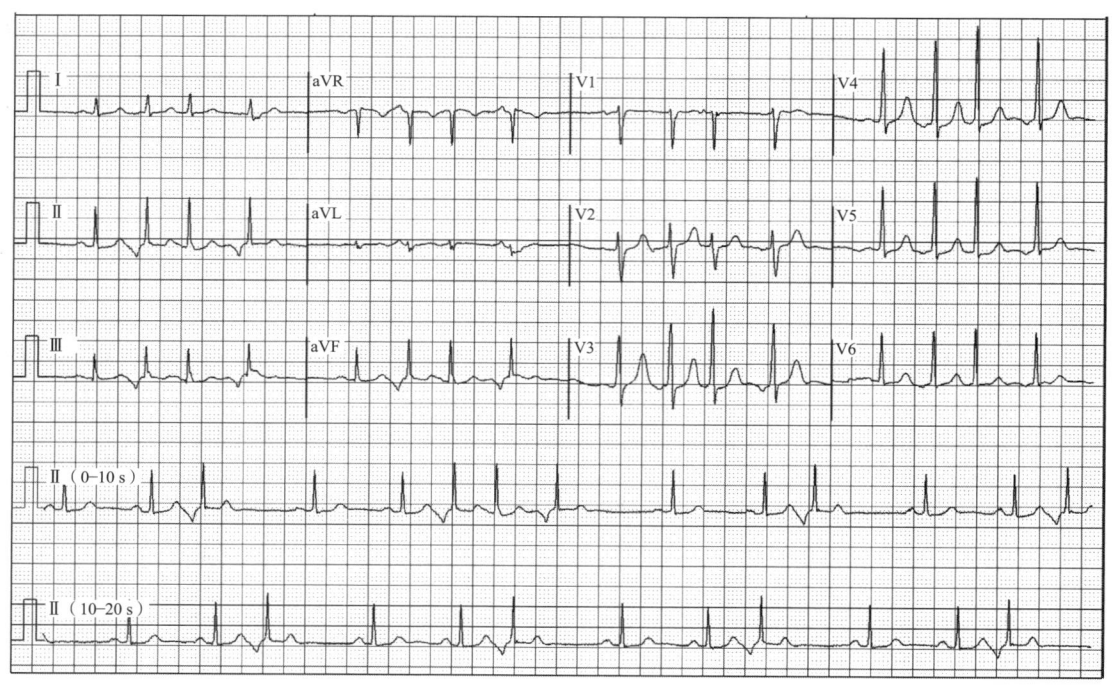

男性，70岁。
窦性心率72次/分；
PR间期164 ms；
QRS波时间90 ms。

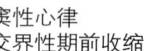

窦性心律
交界性期前收缩

图2-3-7　交界性期前收缩与前向传导延迟实例

> 本图中P⁻R间期>120 ms，与房性期前收缩鉴别的关键是确定P⁻波。通常P⁻波在Ⅱ、Ⅲ和aVF导联上倒置，在aVR和aVL导联上直立，在V1导联上直立，在V5和V6导联上倒置（见右侧示意图）。本图可以确定为P⁻波，P⁻R间期>120 ms为前向传导延迟。

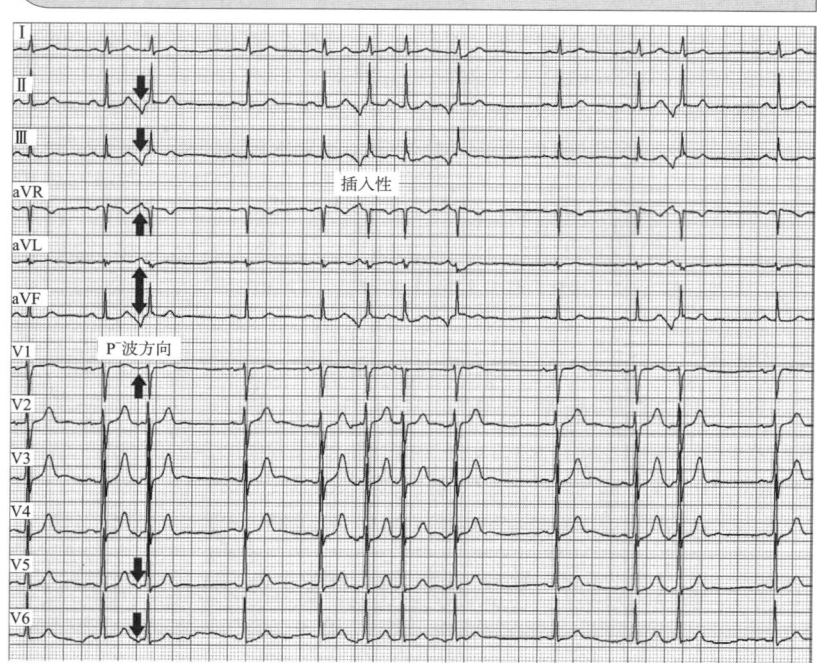

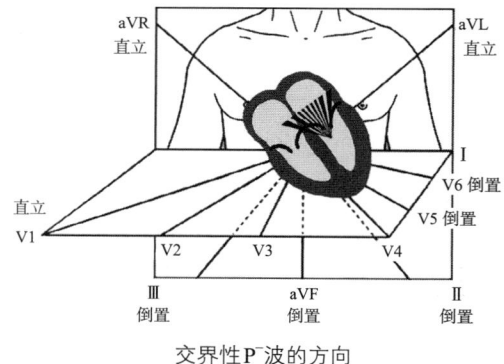

交界性P⁻波的方向

◎ 期前收缩有完全和不完全两种代偿间期，期前收缩呈插入性，支持交界性期前收缩的诊断。

图2-3-8　交界性期前收缩与前向传导延迟实例同步12导联图解

（4）交界性期前收缩与前向传导阻滞

起源于房室交界区过早的冲动，在向心室传导时，若心室内的传导系统仍处于不应期，心室不能被激动，出现前向传导阻滞。表现为仅有P⁻波，而无QRS波。

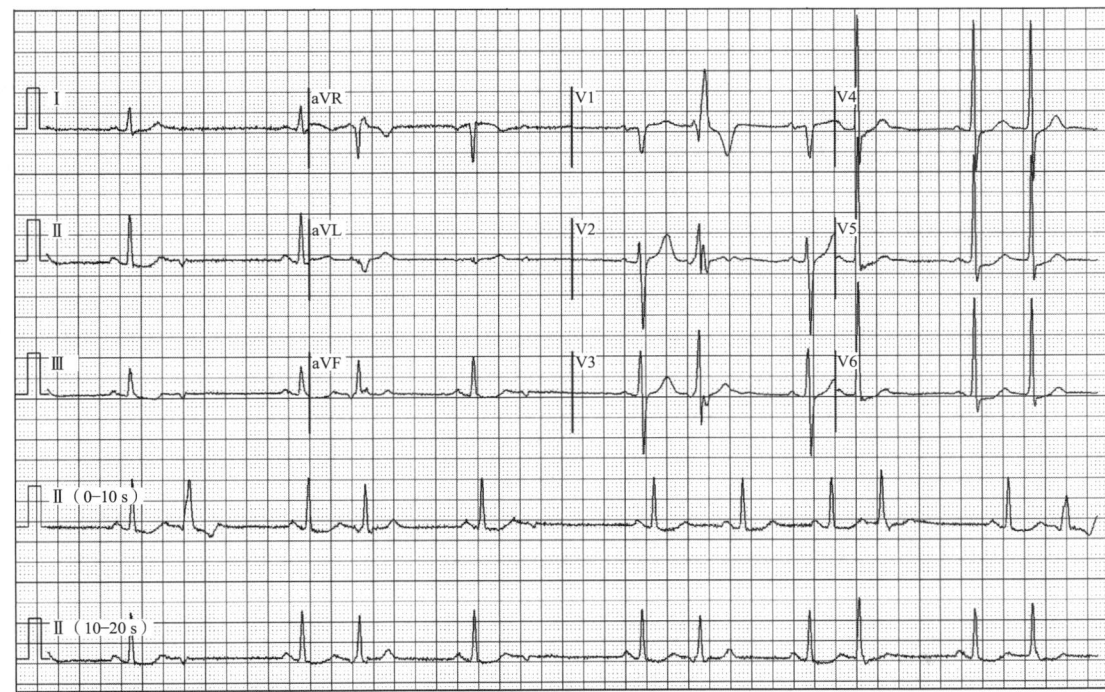

男性，60岁。
窦性心率71次/分；
PR间期184 ms；
QRS波时间98 ms。

窦性心律
交界性期前收缩
部分前向传导阻滞
部分心室内差异传导

图2-3-9　交界性期前收缩与前向传导阻滞实例

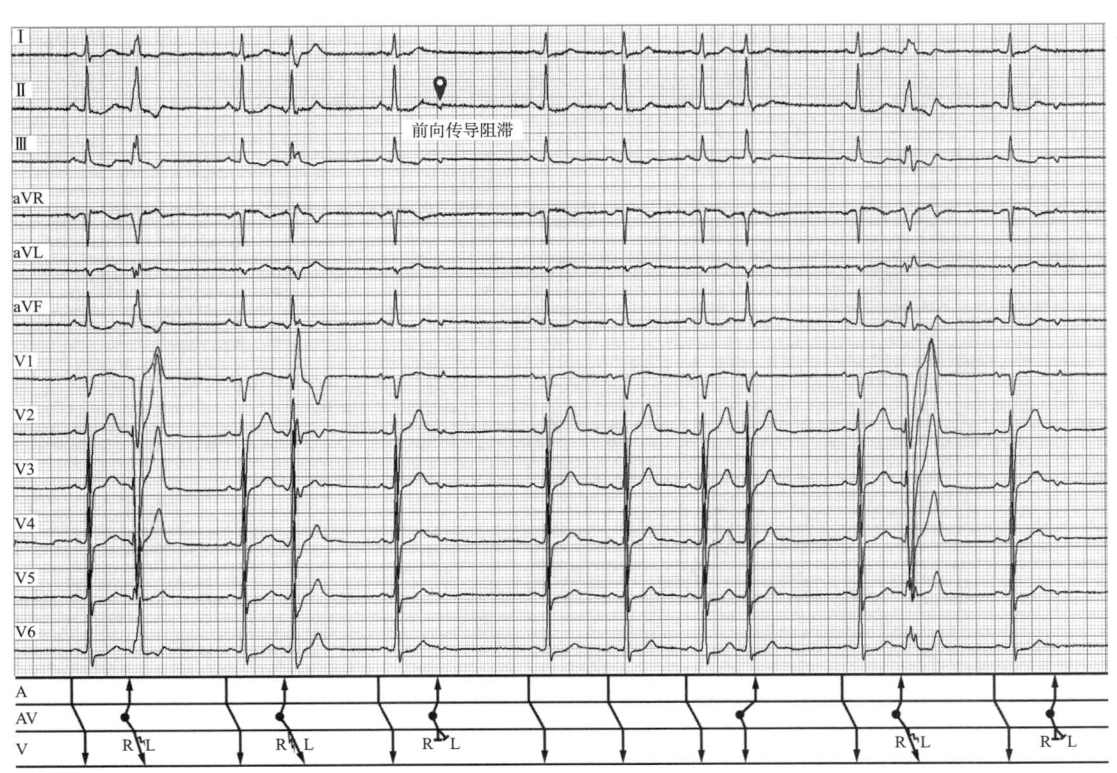

本图中P⁻波后有宽大畸形的QRS波，呈典型的右束支或左束支传导阻滞图形，提示冲动在右束支或左束支功能性受阻（心室内差异传导）。有P⁻波后无QRS波，为交界性期前收缩前向传导阻滞，提示冲动在左右束支同时受阻。

图2-3-10　交界性期前收缩与前向传导阻滞实例同步12导联图解

（5）交界性期前收缩与心室内差异传导

交界性期前收缩伴心室内差异传导时，QRS波宽大畸形，应与室性期前收缩鉴别。

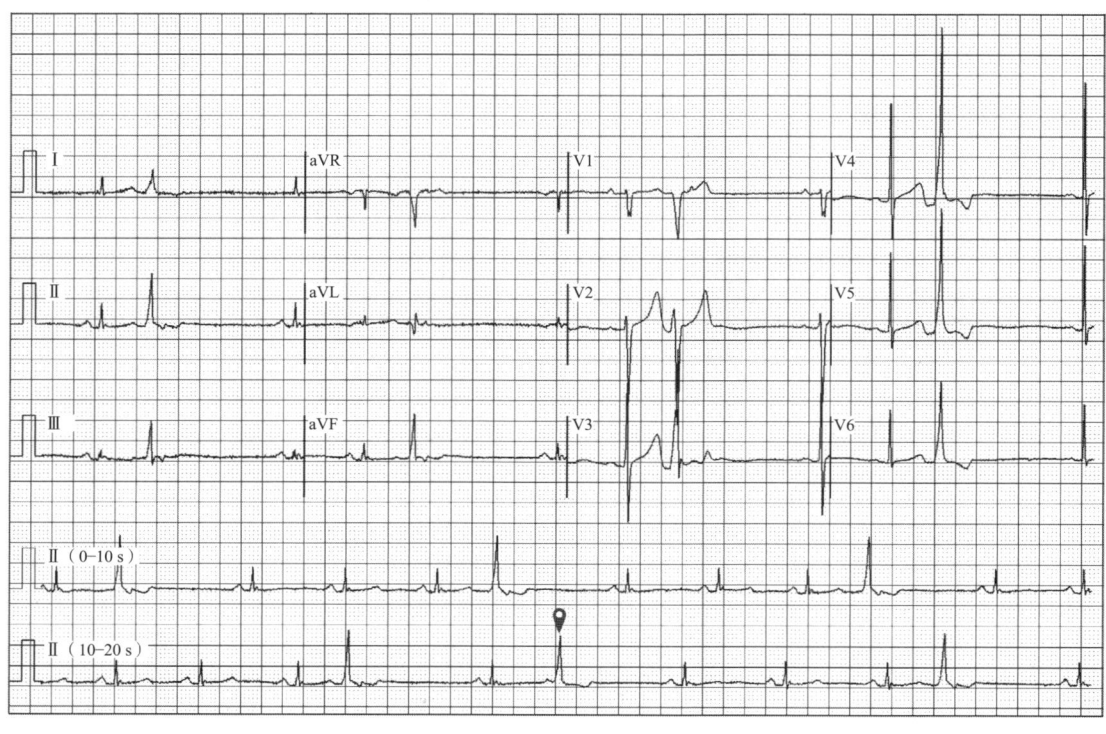

男性，77岁。
窦性心率68次/分；
PR间期170 ms；
QRS波时间77 ms。
标记处图解见图2-3-12。

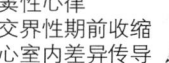

窦性心律
交界性期前收缩
心室内差异传导

图2-3-11 交界性期前收缩与心室内差异传导

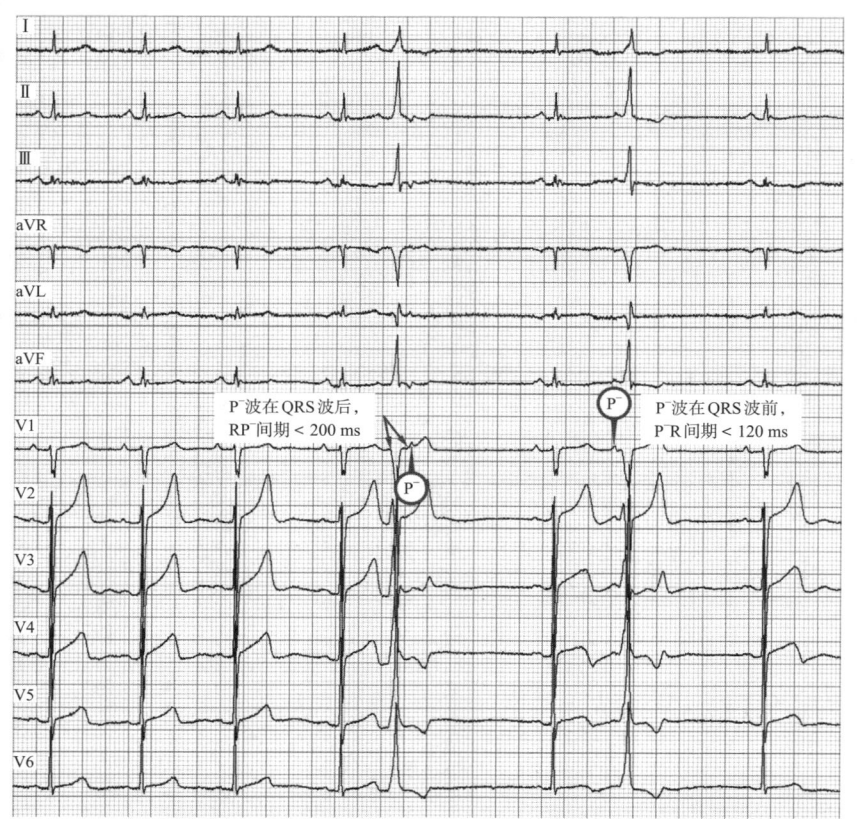

起源于房室交界区的期前收缩，RP⁻间期代表冲动逆向传导和前向传导的时间差，因此通常<200 ms。起源于心室的期前收缩也可有逆向传导，但这是冲动经房室交界区的逆向传导，所需时间通常>200 ms。RP⁻间期是交界性期前收缩伴心室内差异传导与室性期前收缩的鉴别要点。本图中共有6次期前收缩，QRS波均宽大畸形，仅一次P⁻波在QRS波前，P⁻R间期<120 ms，余P⁻波在QRS波后。只有交界性期前收缩的P⁻波可在QRS波前或QRS波后。

图2-3-12 交界性期前收缩与心室内差异传导实例同步12导联图解

（6）交界性期前收缩二联律与心室内差异传导

交界性期前收缩伴心室内差异传导时，长-短周期规律同样适用于鉴别诊断。

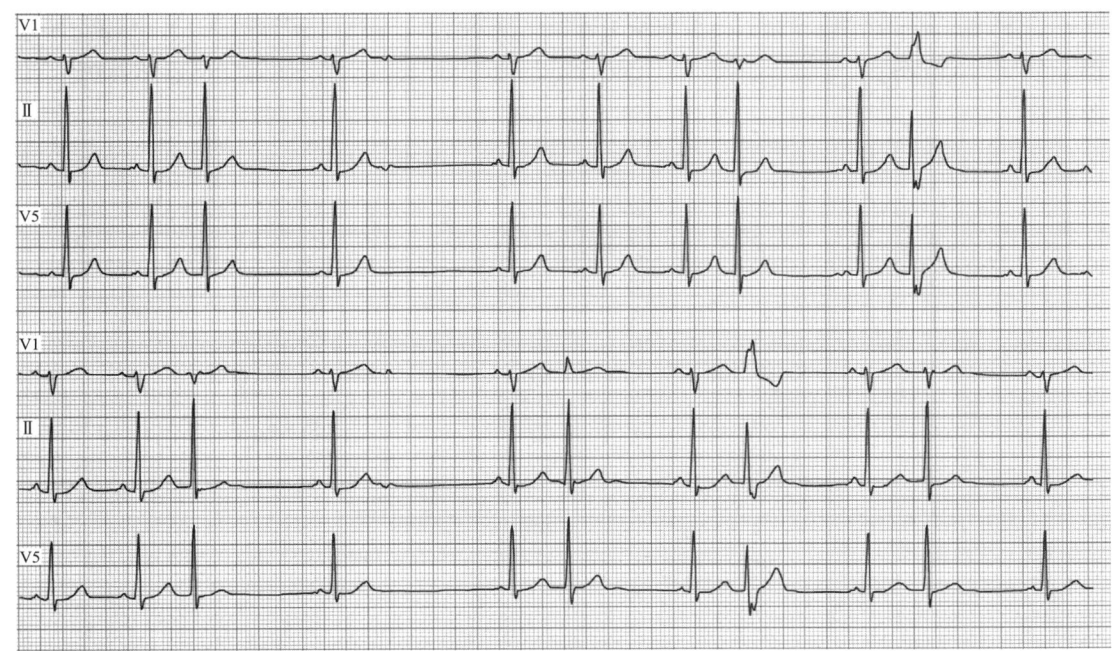

男性，48岁。
导联为动态心电图模拟导联。

窦性心律
交界性期前收缩
部分二联律
部分前向传导阻滞
部分心室内差异传导

图2-3-13　交界性期前收缩二联律与心室内差异传导实例

> 本图中在标记处可见P⁻波重叠在QRS波终末。两次异位P波后无QRS波，其在模拟Ⅱ导联上倒置，联律间期与重叠在QRS波终末的P⁻波相同，由此判断其为P⁻波。其他期前收缩均未见P⁻波。用"一元论"来判断，所有的期前收缩均为交界性期前收缩，P⁻波重叠在QRS波中。依据长-短周期规律，可以判断QRS波宽大畸形的机制是心室内差异传导。

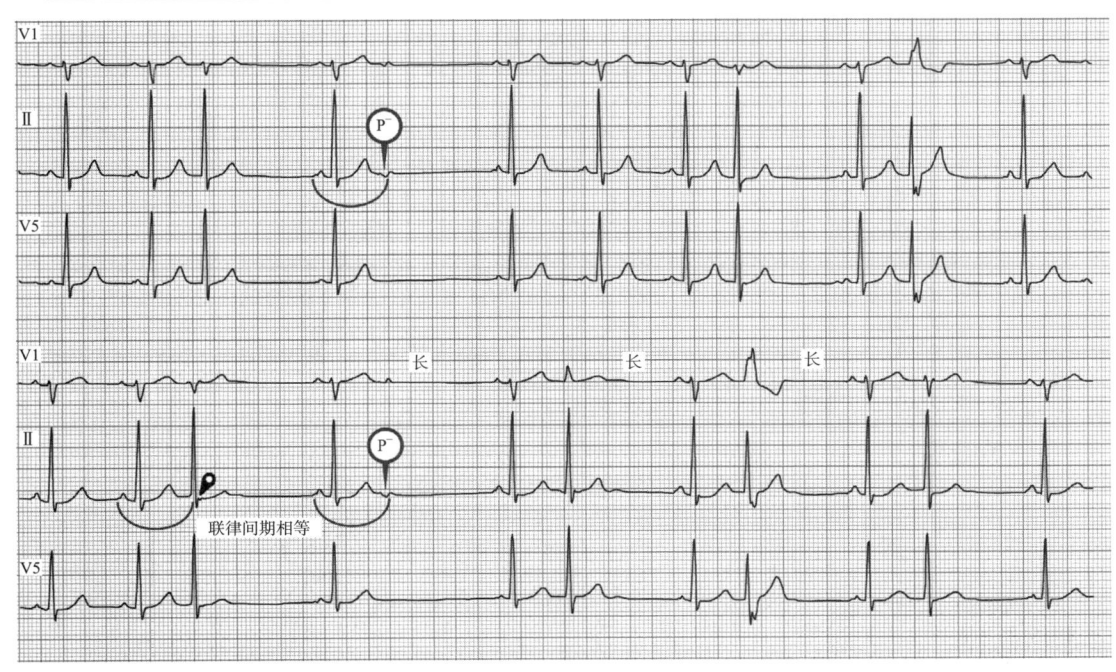

◎ 尽可能用"一元论"来解释复杂的心电现象。

图2-3-14　交界性期前收缩二联律与心室内差异传导实例图解

（7）交界性期前收缩与房室分离

起源于房室交界区的冲动，在向心房传导时，若心房已被窦性冲动所激动，处于生理性不应期内，心房不能被房室交界区的冲动所激动。与此同时，由于房室交接区已被异位节律点的冲动所激动，也处于生理性不应期内，窦性冲动不能下传激动心室，这种由于处于生理性不应期而引起的传导延迟或阻滞，称为干扰现象。此时心房和心室分别被两个节律点所激动，称为房室分离。在心电图表现为QRS波与窦性P波重叠，或QRS波紧随在窦性P波后，或窦性P波紧随在QRS波后。

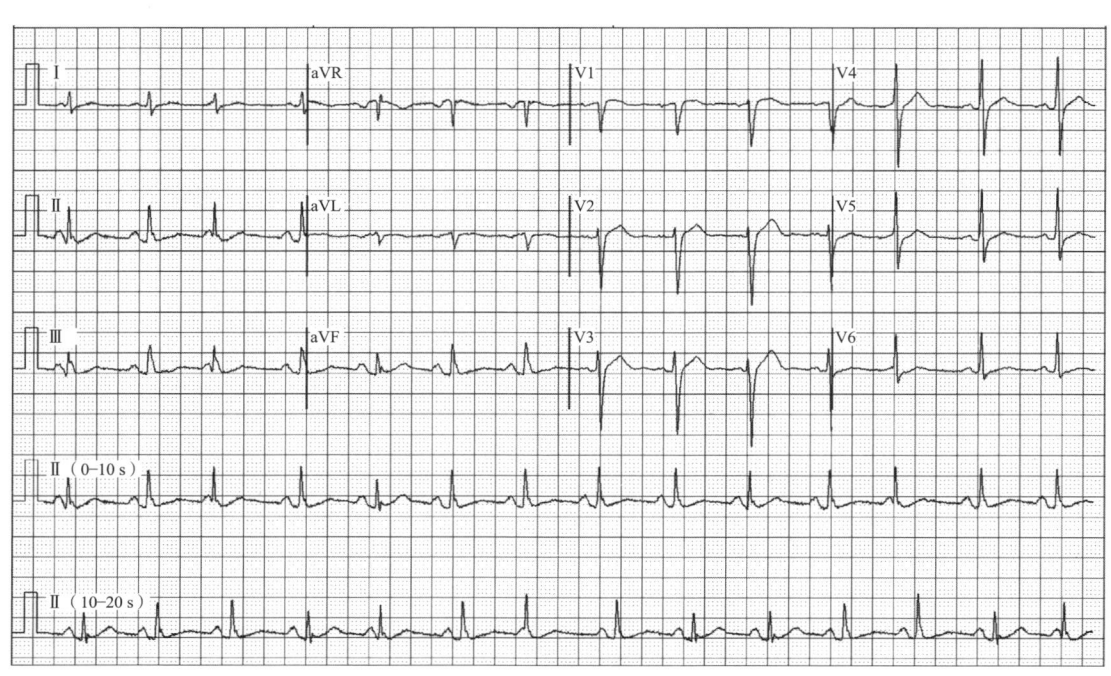

男性，66岁。
窦性心率83次/分；
PR间期164 ms；
QRS波时间110 ms。

窦性心律
交界性期前收缩

图2-3-15　交界性期前收缩与房室分离实例

本图共有5次提前的QRS波，其中4次与窦性P波重叠（空心标记处），余1次紧随在窦性P波后（实心标记处），呈现典型的房室分离现象。期前收缩的QRS波形态与窦性QRS波形态相同，存在房室分离现象，是交界性期前收缩的特点。

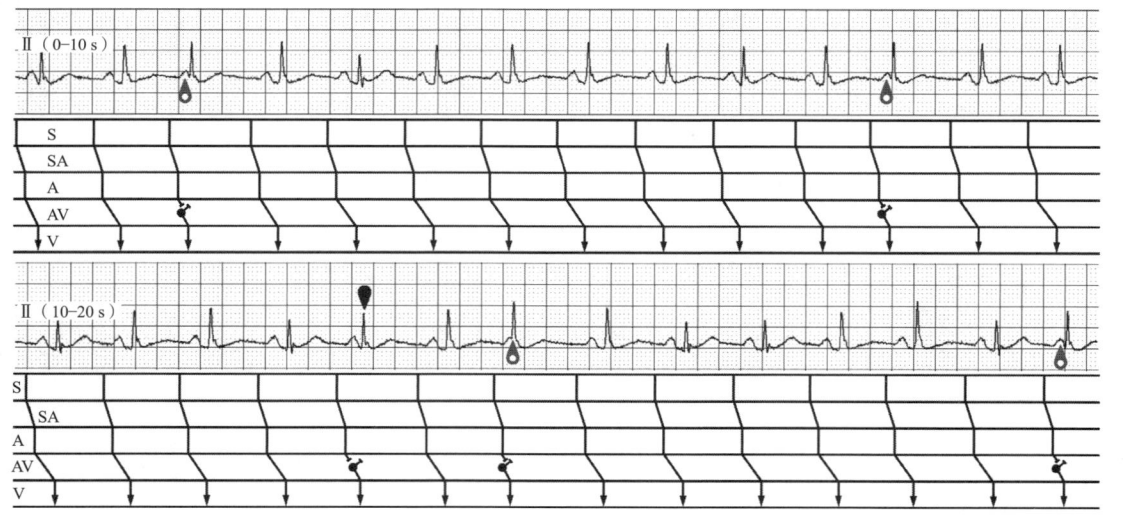

临床意义：干扰现象是一种生理现象，不是病理性的传导阻滞。

图2-3-16　交界性期前收缩与房室分离实例形成机制图解

(8)交界性期前收缩与逆向传导延迟和传导阻滞

起源于房室交界区的冲动,逆向传导激动在后,P⁻波在QRS波后。逆向传导和前向传导的时间差,即RP⁻间期,通常<200 ms。若逆向传导延迟,表现为RP⁻间期>200 ms。若逆向传导阻滞,则表现为无P⁻波。

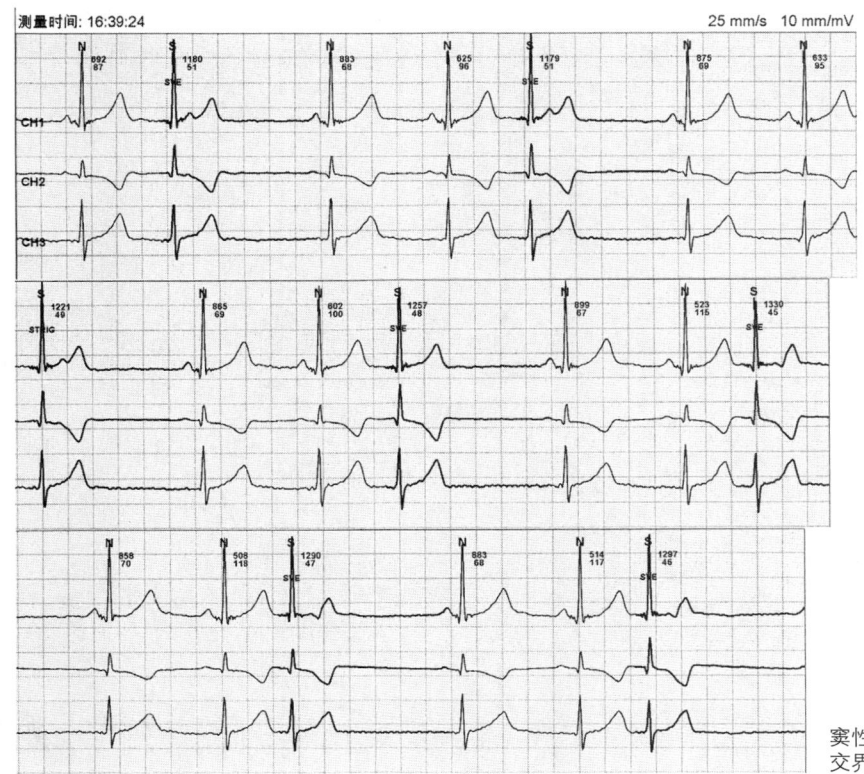

女性,46岁。
记录导联依次为:模拟Ⅱ导联、CM1导联和CC5导联。

窦性心律
交界性期前收缩

图2-3-17 交界性期前收缩与逆向传导延迟和传导阻滞实例

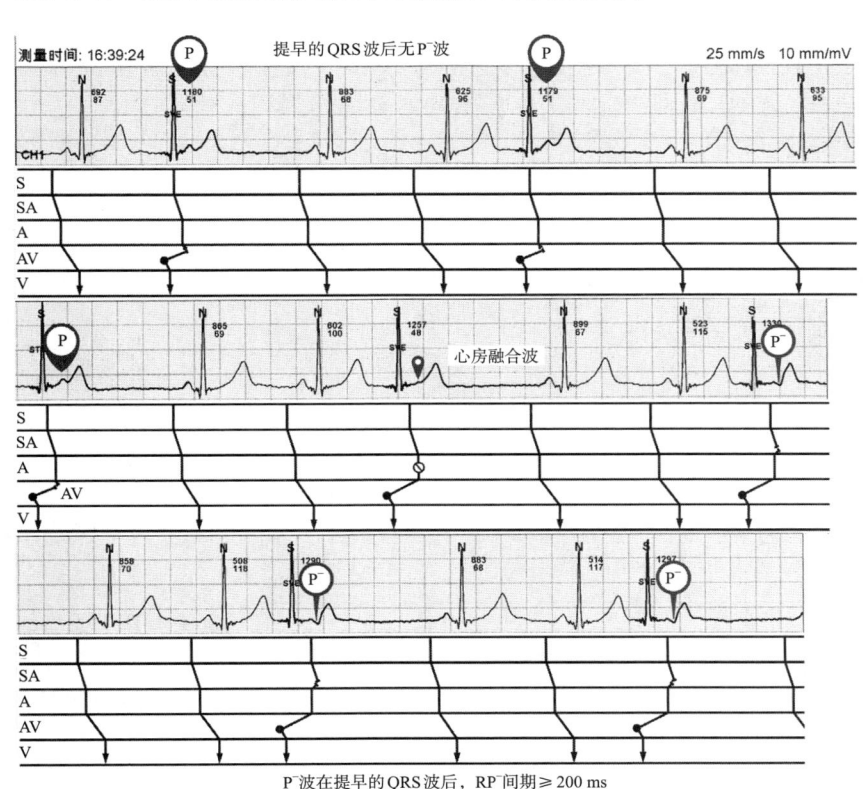

左图呈现了交界性期前收缩三种不同的房室关系。上图中仅有提早的QRS波,前无P波,在QRS波后可见窦性P波,为逆向传导阻滞。中图第一次与上图相同,也为逆向传导阻滞;第二次在提早的QRS波后可见P波(标记处),形态与窦性P波不同,为心房融合波;第三次提早的QRS波后可见P⁻波,RP⁻间期≥200 ms,为逆向传导延迟。下图与中图第三次提早的QRS波相同。

图2-3-18 交界性期前收缩与逆向传导延迟和传导阻滞实例形成机制图解

（9）交界性期前收缩与插入性

交界性期前收缩可以插入在两次窦性心动之间，呈插入性。

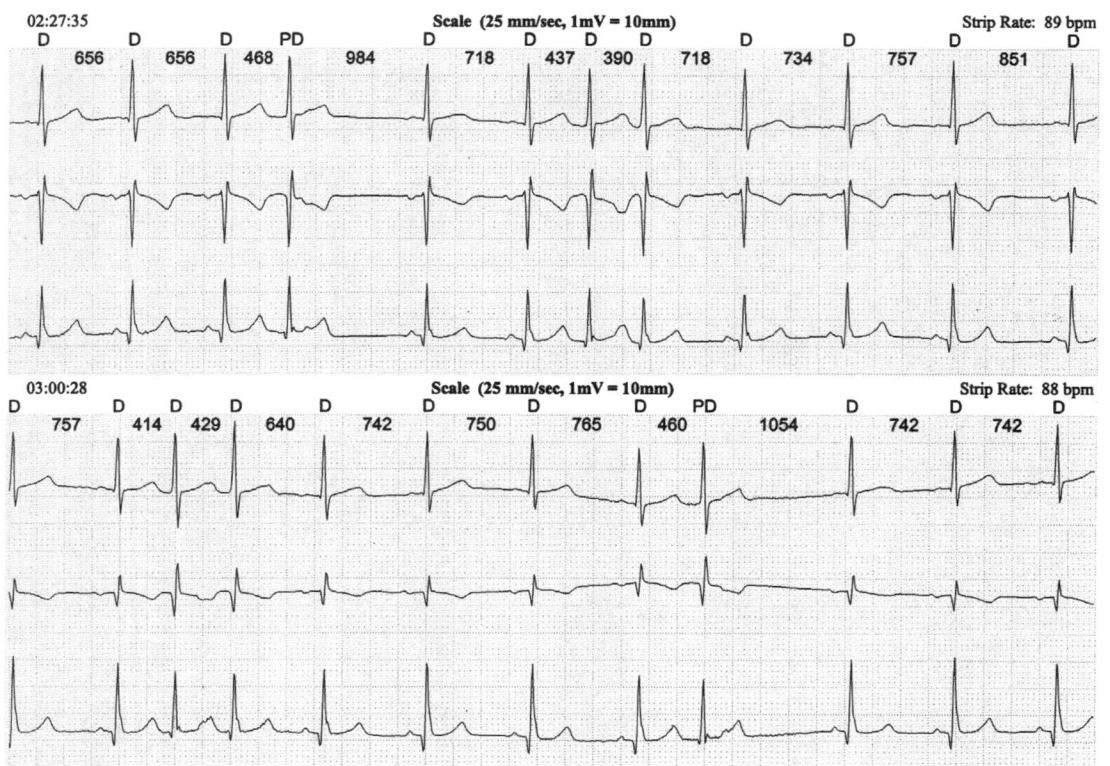

女性，46岁。
记录导联依次为：
CC5导联、CM1导联
和模拟Ⅱ导联。

窦性心律
交界性期前收缩
部分插入性

图2-3-19 交界性期前收缩与插入性实例

若交界性期前收缩未能逆向传导激动心房，同时房室交界区不应期短，紧跟在期前收缩后的窦性冲动可以经房室交界区下传心室，此时交界性期前收缩无代偿，呈插入性。上下图中各有一次交界性期前收缩有代偿和无代偿。在有代偿的期前收缩中，可见窦性P波在ST段上（标记处）。以图2-3-19的上图为例，图解见下。

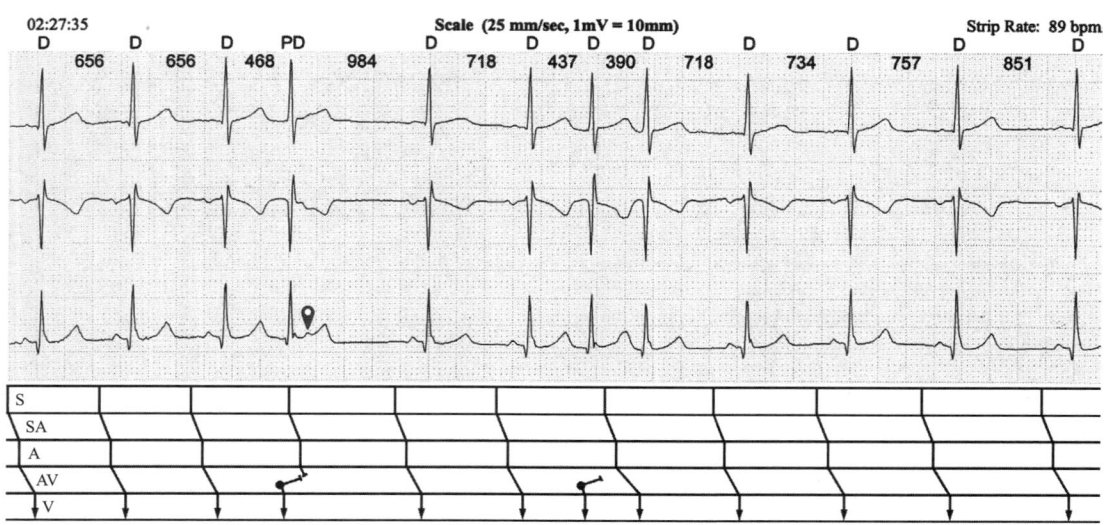

◎ 夹有期前收缩的PP间期与其他PP间期相等，无代偿，为插入性期前收缩。

图2-3-20 交界性期前收缩与插入性实例形成机制图解

（10）交界性期前收缩与插入性后的PR间期延长

插入性交界性期前收缩后，第一个窦性PR间期可延长。机制是此时房室交界区仍处于期前收缩所产生的相对不应期中。

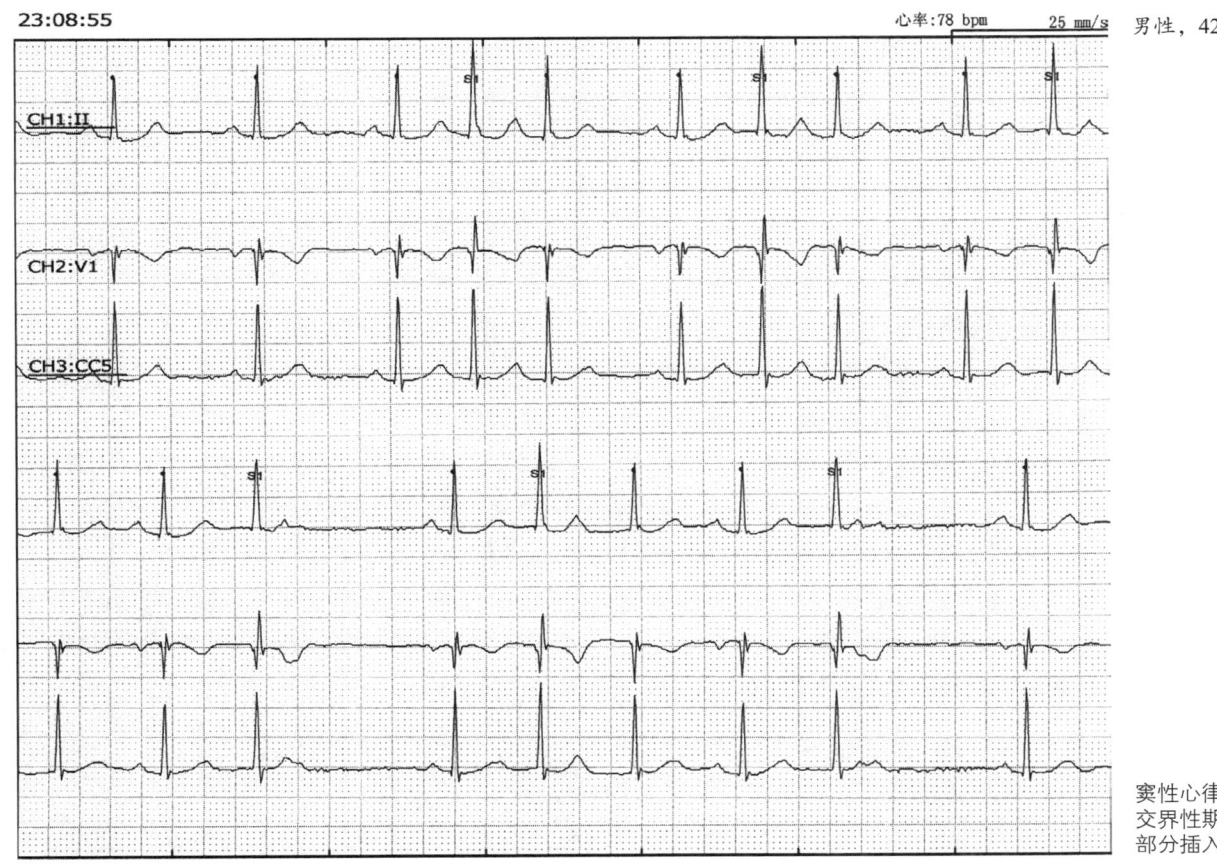

男性，42岁。

窦性心律
交界性期前收缩
部分插入性

图2-3-21　交界性期前收缩与插入性后的PR间期延长实例

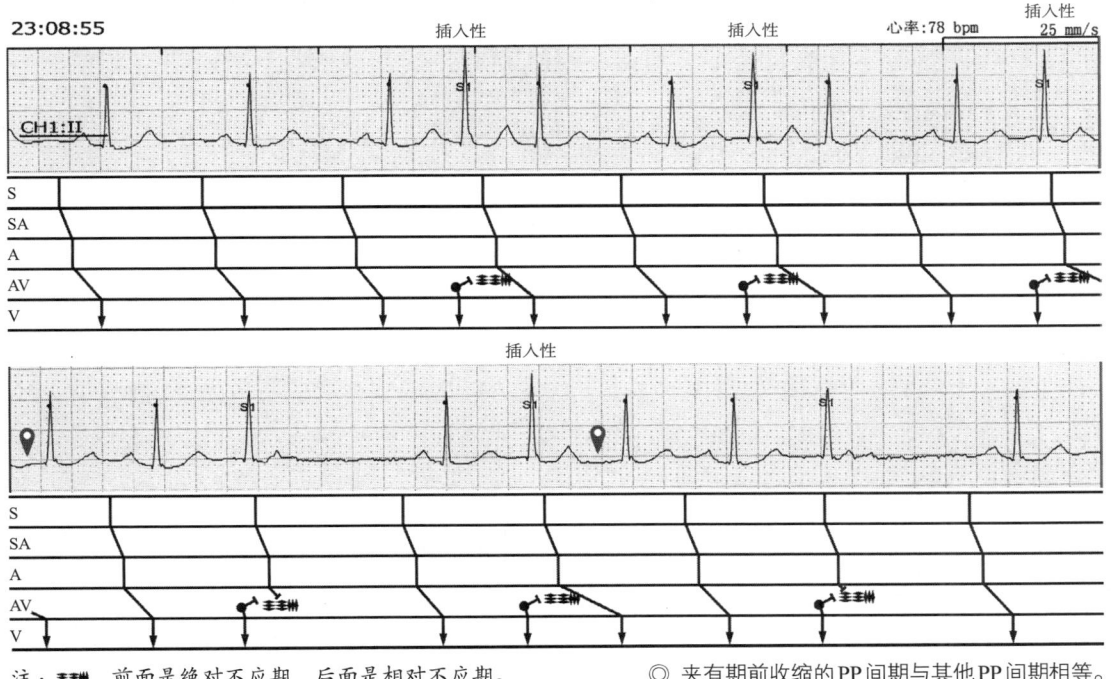

本图共有交界性期前收缩6次，其中4次呈插入性。插入性交界性期前收缩后第一个窦性PR间期均延长，其中标记处的PR间期最为延长。其后的窦性P波重叠在交界性期前收缩的T波上，不易被发现。测量PP间期，可以确认窦性P波。

注：▥▥▥，前面是绝对不应期，后面是相对不应期。　◎　夹有期前收缩的PP间期与其他PP间期相等。

图2-3-22　交界性期前收缩与插入性后的PR间期延长实例形成机制图解

（11）交界性期前收缩与不同的逆向和前向传导

交界性期前收缩可有不同的逆向传导和前向传导，在同一份心电图上可以表现为复杂的心律失常。

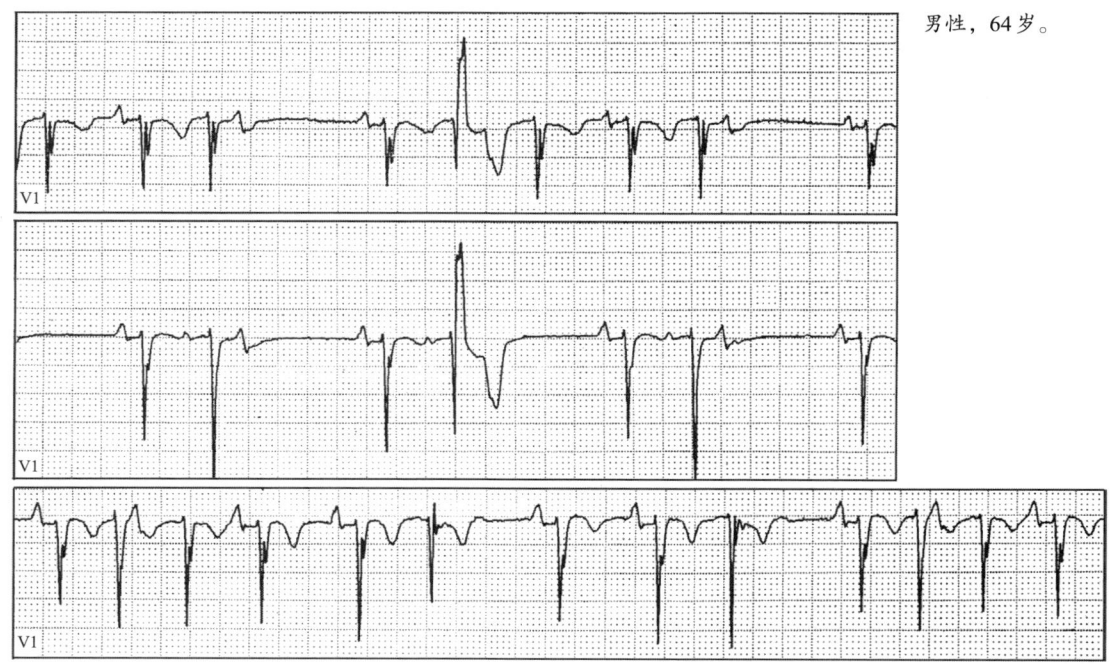

男性，64岁。

窦性心律
交界性期前收缩
部分心室内差异传导

图2-3-23 交界性期前收缩与不同的逆向和前向传导实例

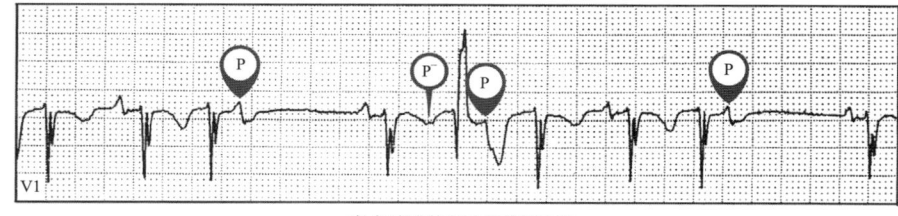

图中显示有多种现象的交界性期前收缩，虽然复杂，但这是交界性期前收缩特有的现象。逐一分析图中心电现象，能明确诊断。

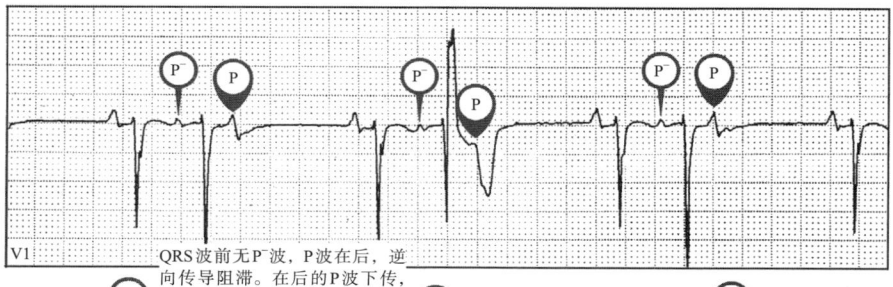

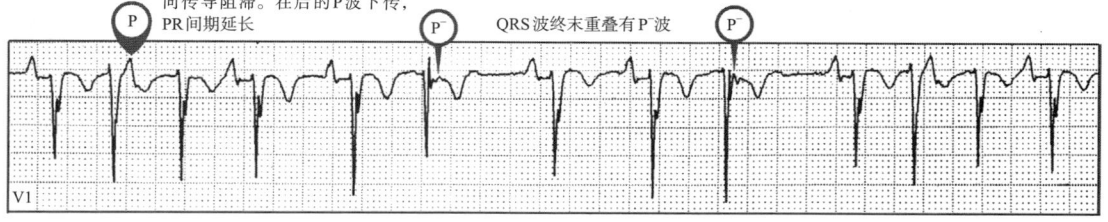

◎ 复杂的房室之间的关系，是交界性期前收缩的特点。

图2-3-24 交界性期前收缩与不同的逆向和前向传导实例形成机制图解

（12）交界性期前收缩连发

交界性期前收缩连发可以有多种表现。两次逆传和前传的时间可以相等，表现为P⁻波均在QRS波前或均在QRS波后，两次P⁻R间期或RP⁻间期相等；两次逆传和前传的时间也可以不相等，表现为P⁻波和QRS波前后关系不同，或两次P⁻R间期或RP⁻间期不相等。

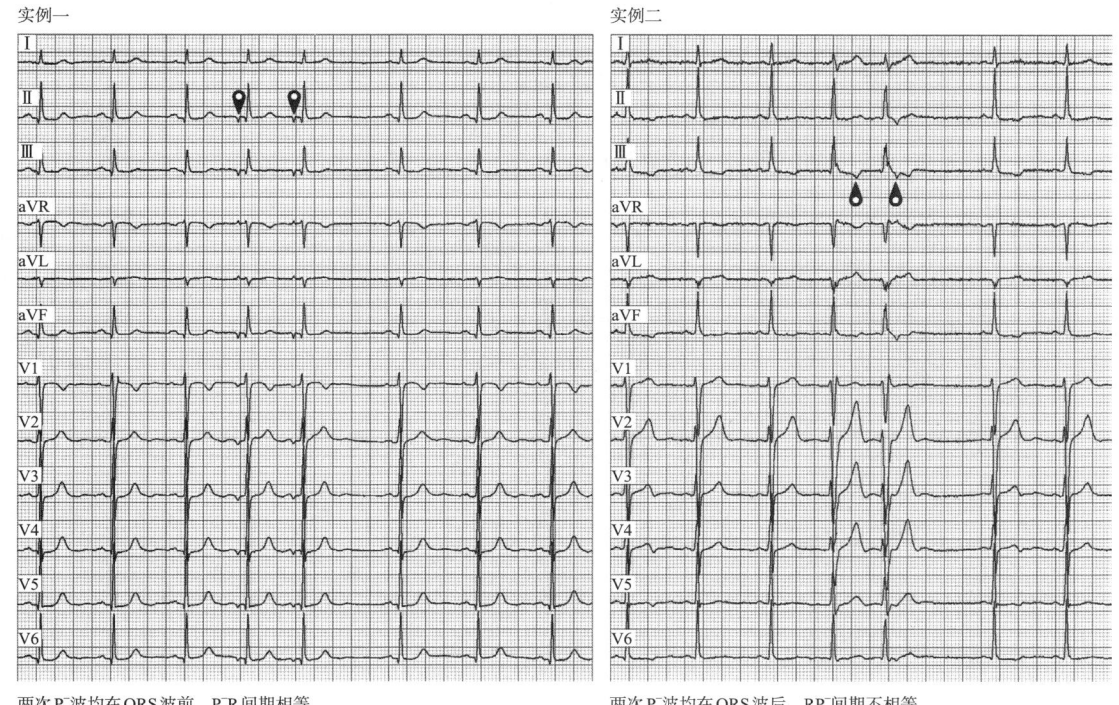

实例一：两次P⁻波均在QRS波前，P⁻R间期相等　　实例二：两次P⁻波均在QRS波后，RP⁻间期不相等

图2-3-25　交界性期前收缩连发实例一和实例二

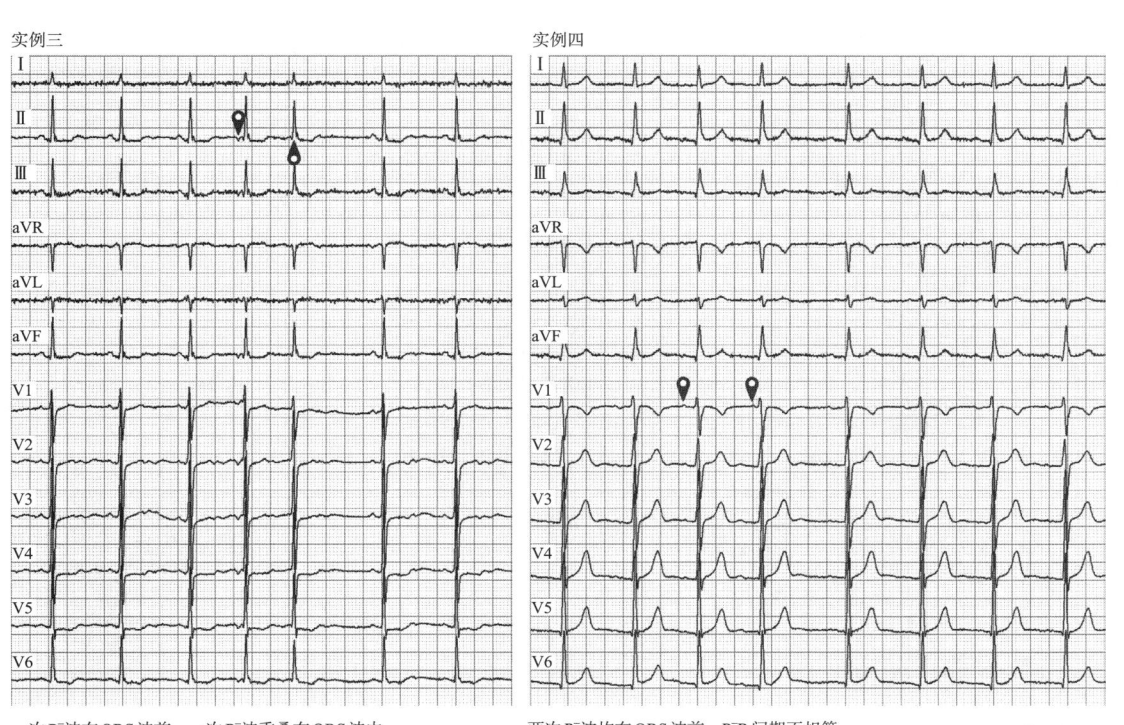

实例三：一次P⁻波在QRS波前，一次P⁻波重叠在QRS波中　　实例四：两次P⁻波均在QRS波前，P⁻R间期不相等

图2-3-26　交界性期前收缩连发实例三和实例四

> 表现为P⁻波和QRS波前后关系不同，只有交界性期前收缩连发可有这表现，有助于与房性期前收缩连发鉴别。

◎ P⁻波和QRS波前后关系是重要的诊断依据。

（13）交界性期前收缩与反复搏动

交界性期前收缩一方面前向传导激动心室产生QRS波，另一方面逆向传导激动心房产生P⁻波。P⁻波又经房室交界区前向传导再次激动心室而产生QRS波，称为反复搏动。

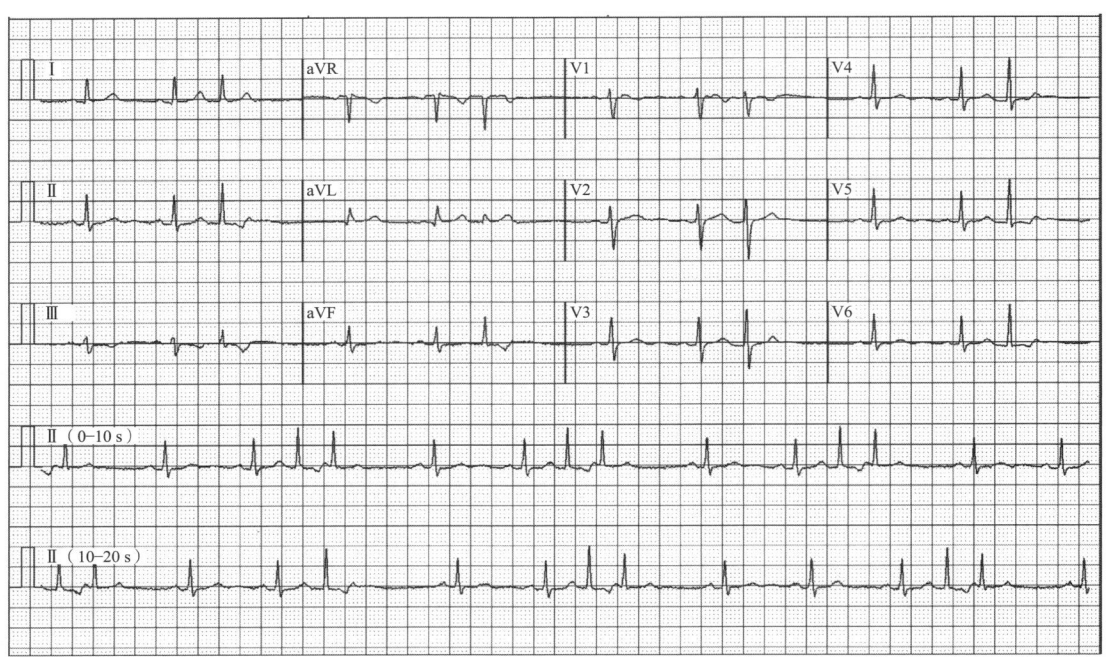

女性，70岁。
窦性心率71次/分；
PR间期171 ms；
QRS波时间102 ms。

窦性心律
交界性期前收缩
反复搏动

图2-3-27 交界性期前收缩与反复搏动实例

交界性期前收缩反复搏动的心电图特点是：在交界性期前收缩的QRS波后跟随有P⁻-QRS-T波群；RP⁻间期通常>200 ms，如果逆向传导过快，不能再次经房室交界区下传心室；通常有P⁻波的RR间期大约为500 ms。本图中仅一次交界性期前收缩未发生反复搏动，仔细测量可以发现其RP⁻间期略短于其他发生反复搏动的RP⁻间期（空心标记处），逆向传导略快，未能再次经房室交界区下传心室。

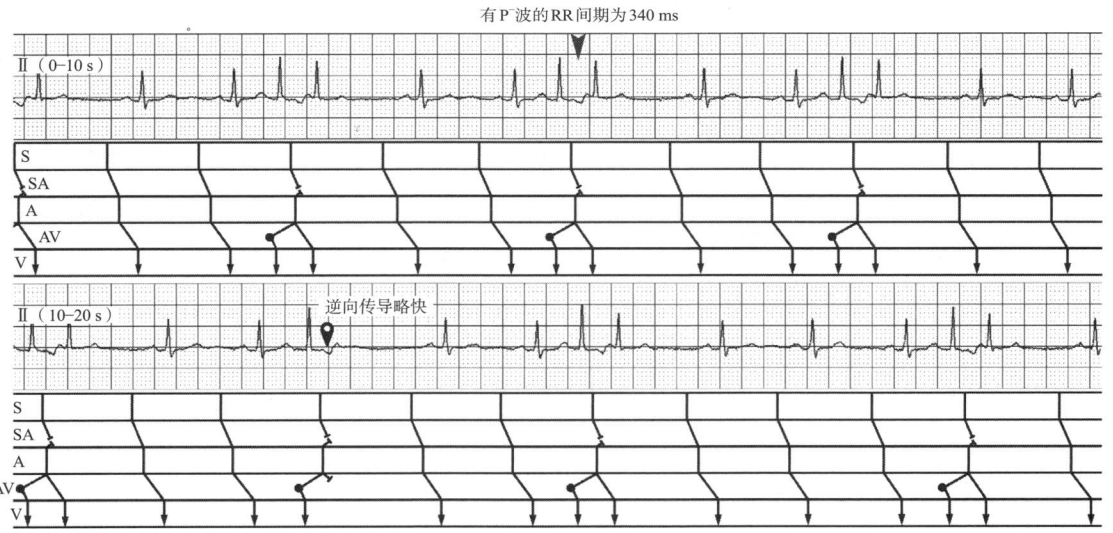

◎ 在交界性期前收缩的QRS波后跟随有P⁻-QRS-T波群，两次QRS波之间间隔时间<500 ms。

图2-3-28 交界性期前收缩与反复搏动实例形成机制图解

（14）交界性期前收缩与反复心律

交界性期前收缩在房室交界区反复1次或2次，称为反复搏动。连续3次或3次以上的反复，称为反复心律。

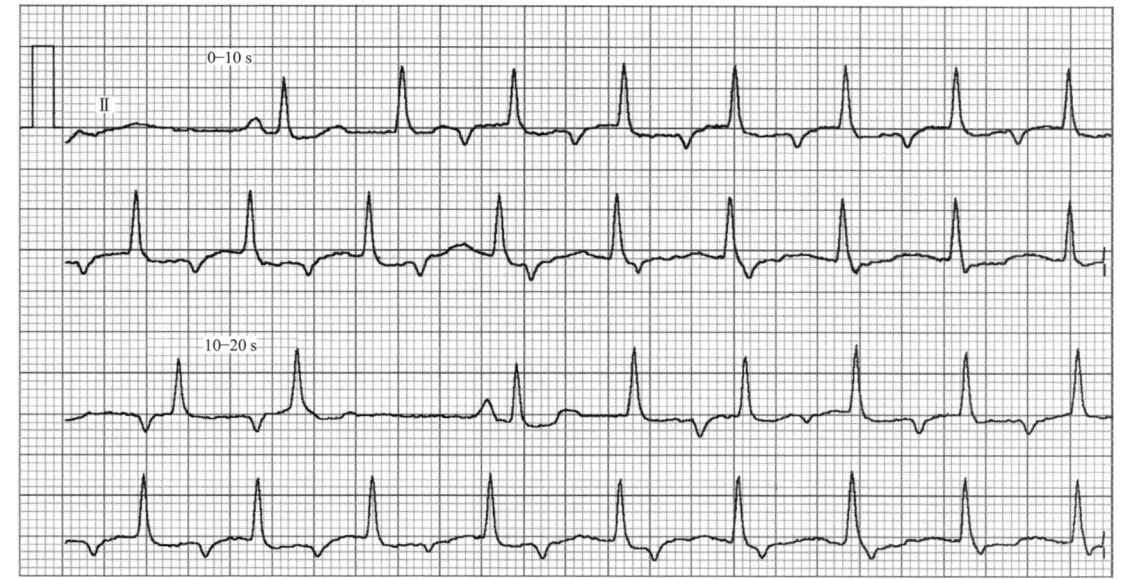

男性，75岁。
平均心室率102次/分；
PR间期179 ms；
QRS波时间78 ms。

窦性心律
交界性期前收缩
反复心律

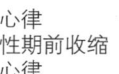

图2-3-29 交界性期前收缩与反复心律实例

> 本图中仅有2次窦性心动，在窦性心动后第一个QRS波前无异位P波，随后出现连续的P⁻-QRS-T波群组成的心律。RP⁻间期>200 ms，有P⁻波的RR间期大约为550 ms，解释这异位心律的最可能的机制是连续的反复，形成反复心律。反复心律的本质是冲动在房室交界区内折返激动，但与经典的房室结折返性心动过速的形成机制有所不同。反复心律的频率较低，通常<100次/分。由于没有连续两次窦性心动，在图中不能明确窦性的节律和频率，也不能明确交界性冲动是否重整窦房结节律。

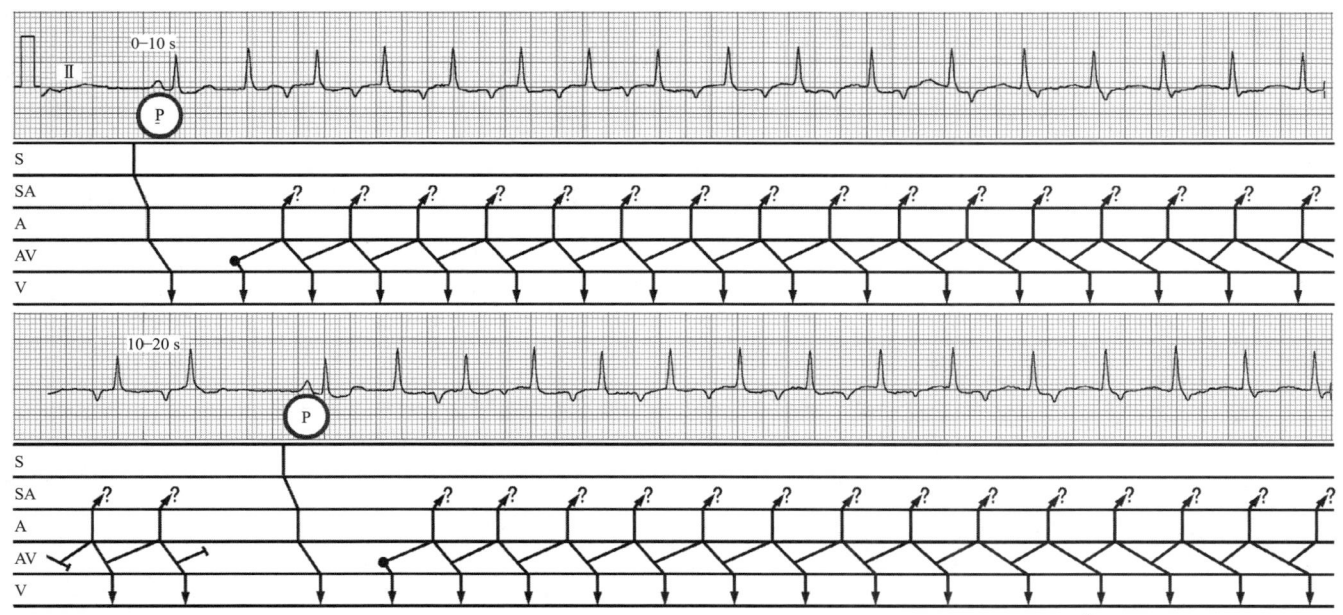

连续的P⁻-QRS-T波群，频率约为109次/分

图2-3-30 交界性期前收缩与反复心律实例形成机制图解

(15)交界性期前收缩与隐匿性传导干扰房室传导

隐匿性交界性期前收缩是指期前收缩伴有双向性传导阻滞,既不能前向传导激动心室,也不能逆向传导激动心房,但在房室交接区有隐匿传导,干扰房室传导。表现为心电图上既无P⁻波,也无QRS波,可能形成类似房室传导阻滞的心电图表现。

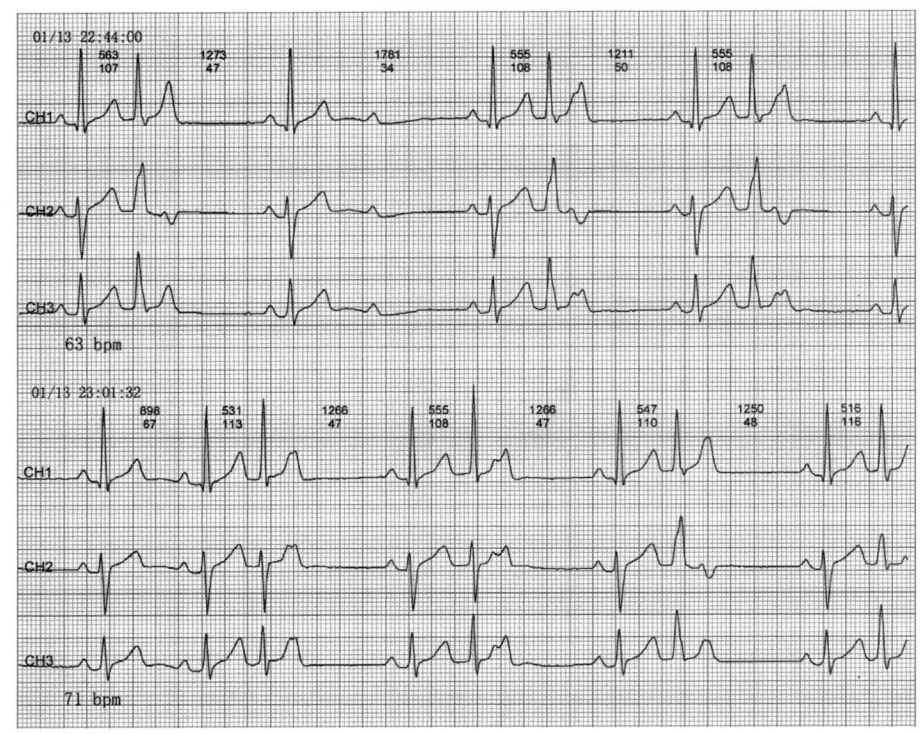

女性,62岁。

注:CH1,CM5导联;CH2,CM1导联;CH3,模拟Ⅱ导联。

图2-3-31 交界性期前收缩与隐匿性传导干扰房室传导实例

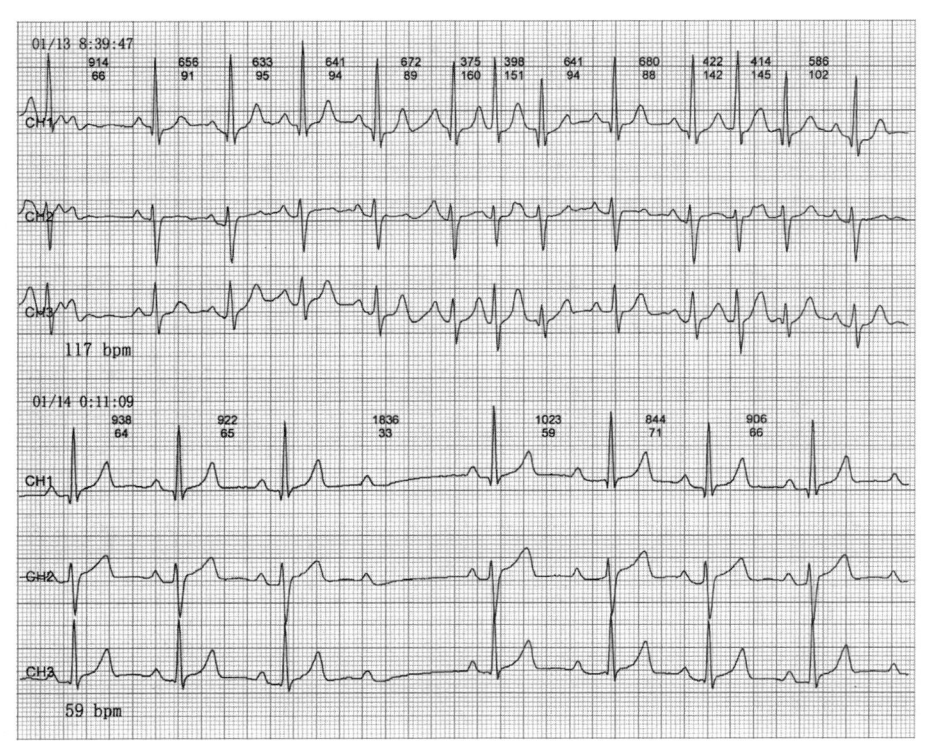

双向性传导阻滞的交界性期前收缩在心电图上似乎没有激动心房和心室,实际上在房室交界区仍然存在隐匿传导。这一隐匿传导能激动部分房室交界区组织,产生一次不应期,干扰下一次窦性冲动的传导,在心电图上表现为窦性P波后脱落QRS波,或PR间期延长,形成类似房室传导阻滞的图形。

窦性心律
交界性期前收缩
部分心室内差异传导
部分双向性传导阻滞

图2-3-32 交界性期前收缩与隐匿性传导干扰房室传导实例的其他心电图

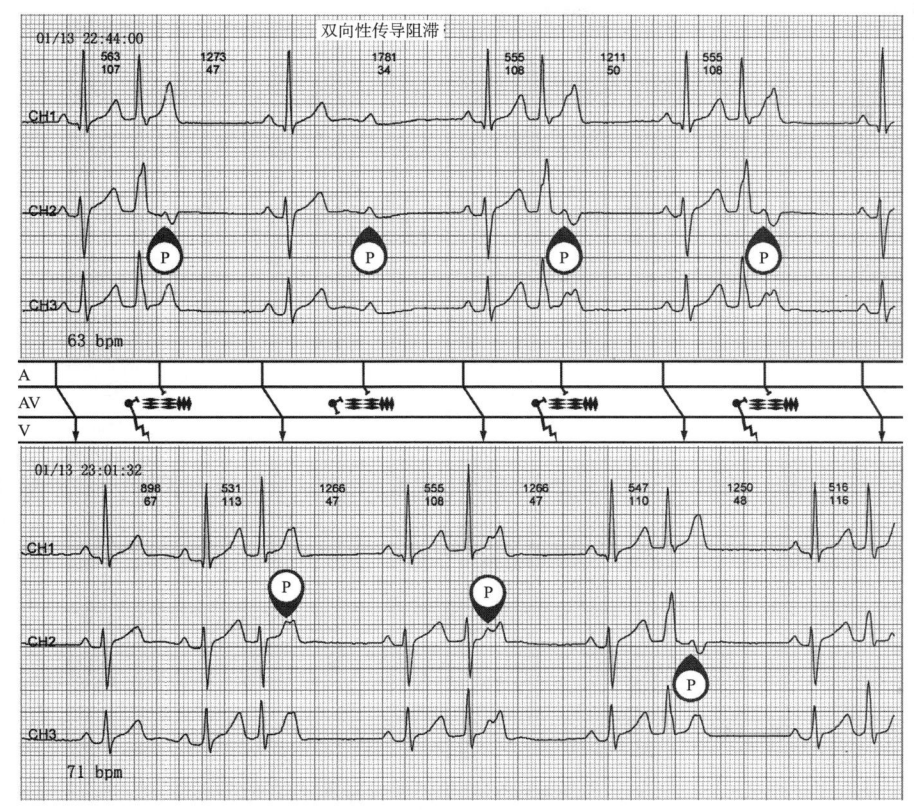

本图中所有的交界性期前收缩均无P⁻波，窦性P波在交界性期前收缩的QRS波后，并远离QRS波，形成机制是逆向传导阻滞。若同时发生前向传导阻滞，为双向性传导阻滞。但双向传导阻滞的这一次冲动能在交界区隐匿传导，产生不应期，随后的窦性冲动落入绝对不应期，不能下传心室。

图2-3-33 交界性期前收缩与隐匿性传导干扰房室传导实例图解一

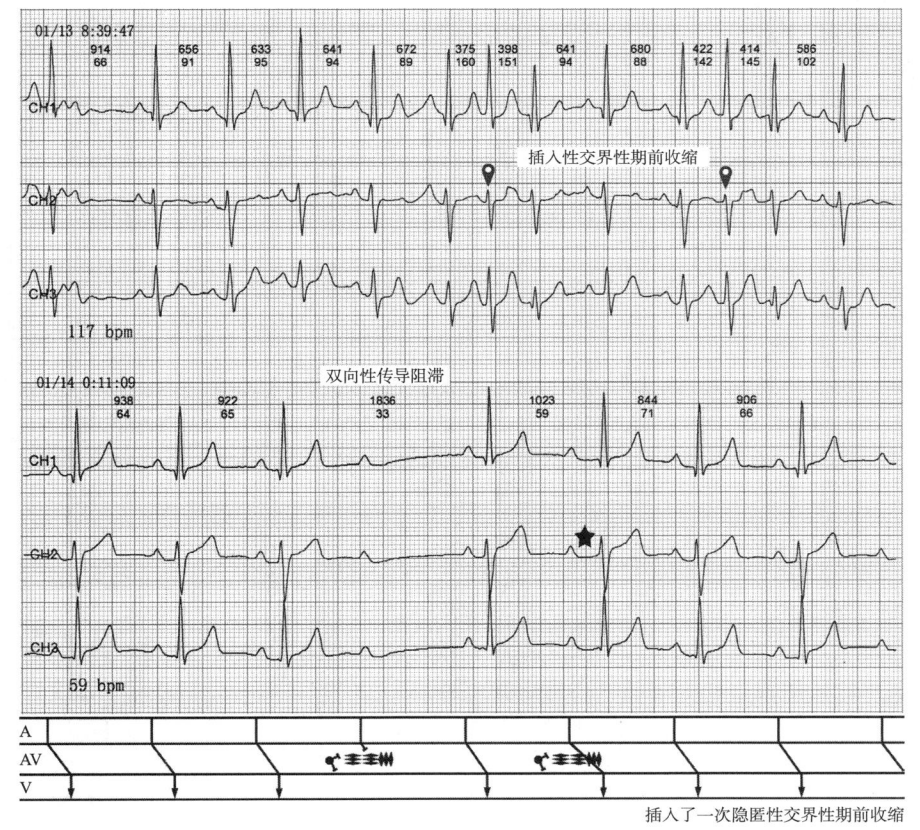

本图上图中有两次交界性期前收缩呈插入性，其后的窦性PR间期延长。下图中一次窦性P波后无QRS波。在五星标记处可见一次PR间期延长。其机制是其前插入了一次隐匿性的交界性期前收缩，此次窦性冲动落入隐匿性交界性期前收缩的相对不应期，下传心室的时间延长。

图2-3-34 交界性期前收缩与隐匿性传导干扰房室传导实例图解二

（16）交界性期前收缩与隐匿性传导干扰窦房传导

隐匿性交界性期前收缩偶见可隐匿逆向传导至窦房交界区，干扰窦性冲动传导，在心电图上表现为脱落一次窦性P波，形成类似窦房传导阻滞的心电图表现。

男性，46岁。
记录导联依次为：模拟Ⅱ导联、CM1导联和CC5导联。

窦性心律
交界性期前收缩
部分双向性传导阻滞

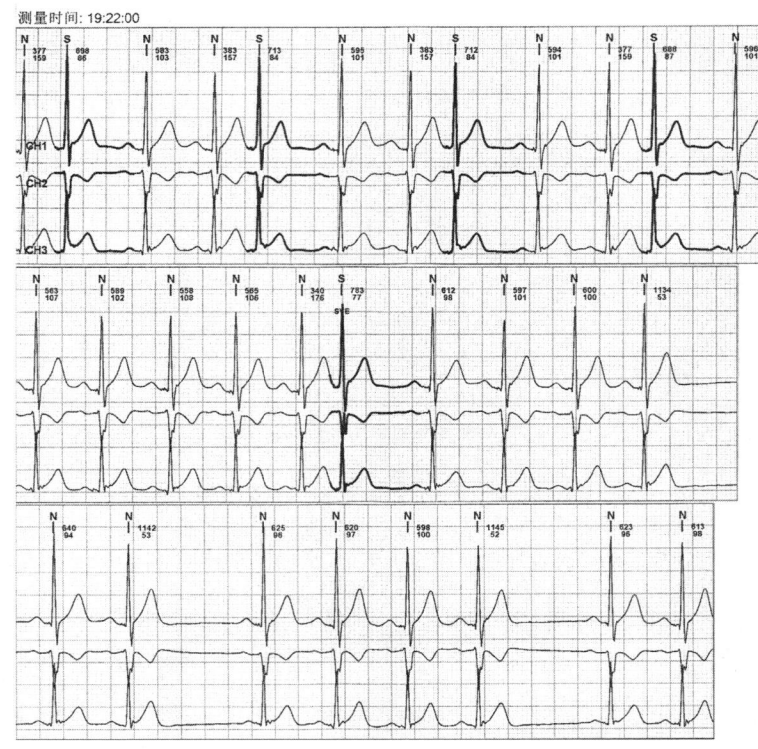

图2-3-35　交界性期前收缩与隐匿性传导干扰窦房传导实例

在心电图上很难确定窦性P波脱落是由交界性期前收缩隐匿性传导所致。这是一种少见的现象，应谨慎诊断。本患者诊断的依据是交界性期前收缩和P波脱落在时间分布上密切关联。

测量时间	室上性心搏	停 搏
10:08—11:00	1	0
11:00—12:00	26	1
12:00—13:00	2	0
13:00—14:00	0	0
14:00—15:00	0	0
15:00—16:00	11	9
16:00—17:00	230	5
17:00—18:00	1 118	183
18:00—19:00	1 323	8
19:00—20:00	712	636
20:00—21:00	114	839
21:00—22:00	82	684
22:00—23:00	22	420
23:00—00:00	9	68
00:00—01:00	0	0
01:00—02:00	0	0
02:00—03:00	0	0
03:00—04:00	0	2
04:00—05:00	0	4
05:00—06:00	0	0
06:00—07:00	0	0
07:00—08:00	0	0
08:00—08:22	0	0

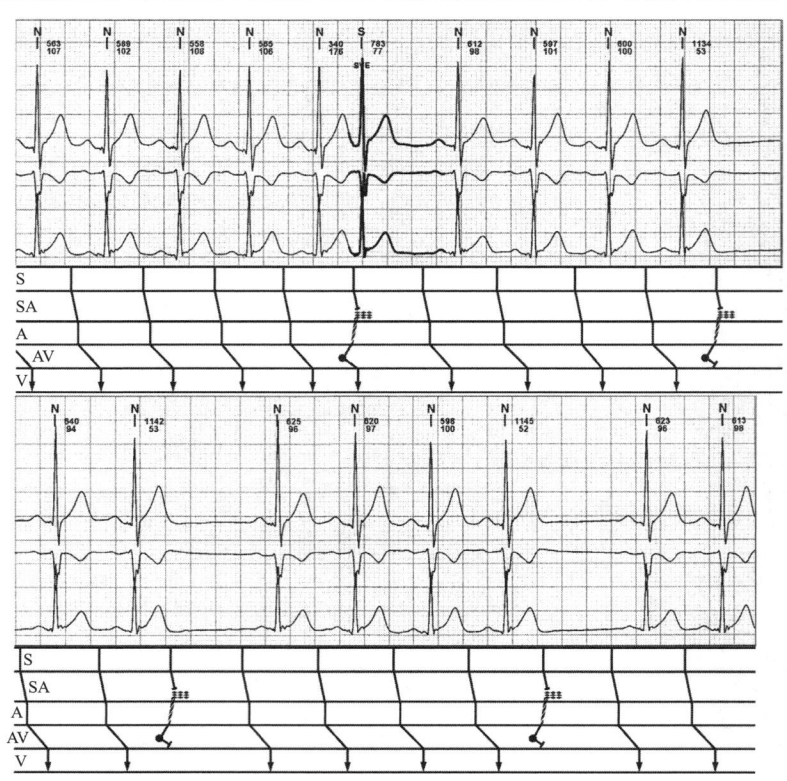

图2-3-36　交界性期前收缩与隐匿性传导干扰窦房传导实例形成机制图解

(二)交界性心动过速

起源于房室交界区的心动过速,称为交界性心动过速。交界性心动过速常可分为短阵、阵发性和非阵发性。

1. 短阵交界性心动过速

关于短阵交界性心动过速的时间长度,尚无统一的标准。

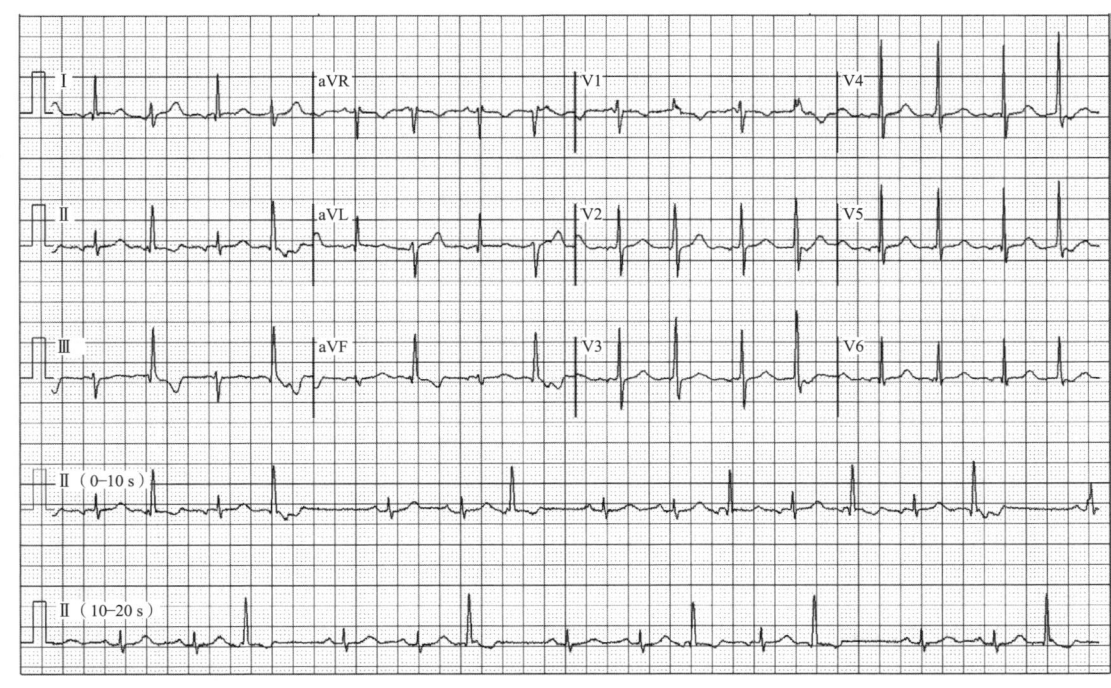

女性,66岁。
窦性心率88次/分;
PR间期160 ms;
QRS波时间89 ms。

窦性心律
交界性期前收缩
短阵交界性心动过速
部分伴心室内差异传导

图2-3-37 短阵交界性心动过速实例

> 本图中同时有期前收缩和短阵心动过速。在期前收缩中,表现为P⁻波在QRS波前、QRS波后或无P⁻波这是交界性期前收缩的特点。短阵心动过速中可见P⁻波,P⁻波与QRS波的关系不固定,因此为短阵交界性心动过速。在心电图上,心动过速第一个心动尚能依据期前收缩前的窦性节律来推测是否重整窦房结节律,但随后的心动在心电图上则无法推测。

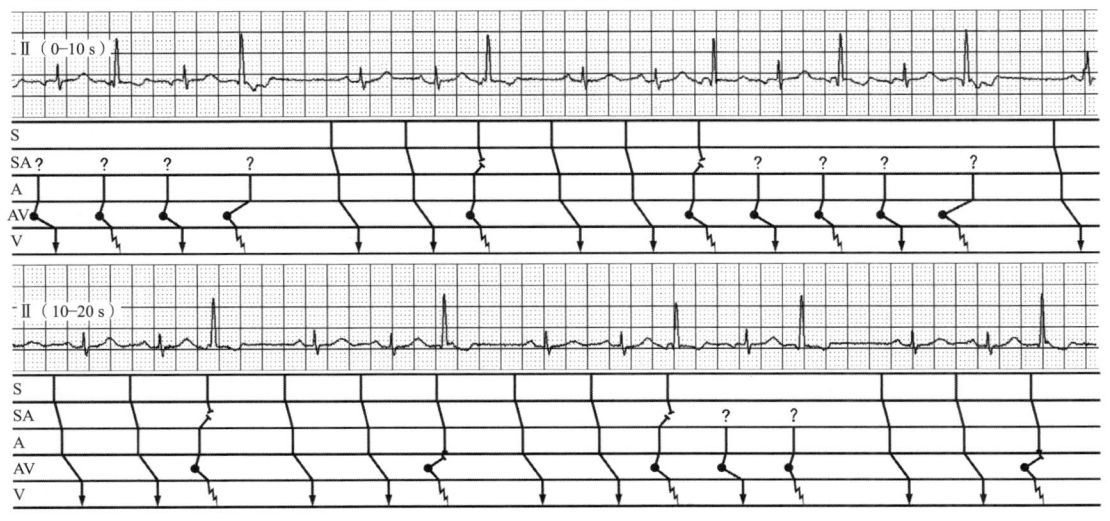

◎ P波、P⁻波和QRS波之间复杂的关系,给诊断带来难度。但只有交界性期前收缩和心动过速有这种复杂关系,这一特点有时也有助于确诊。

图2-3-38 短阵交界性心动过速实例形成机制图解

房室交界区的特性，决定了此处好发折返激动，因此交界性心动过速常与折返激动有关。折返性心动过速的特点是节律规则。自律性异常也是心动过速形成机制之一。由自律性异常所导致的心动过速可以表现为节律不规则，即频率快慢不等。节律不等是自律性心动过速与折返性心动过速的鉴别点之一。

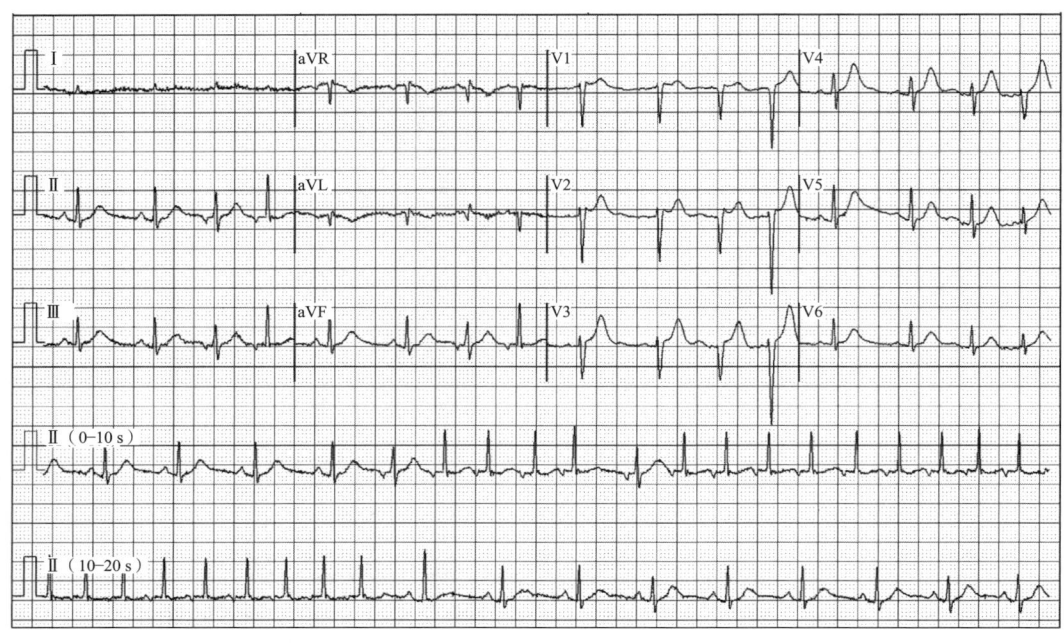

男性，74岁。
窦性心率80次/分；
PR间期170 ms；
QRS波时间84 ms。

窦性心律
短阵交界性心动过速

图2-3-39　短阵交界性心动过速与节律不等实例

本图中心动过速的节律不等，呈现频率逐一增加、突然减慢一次的特点。频率逐一增加可以用温醒现象来解释。所谓温醒现象是指异位节律点刚开始发放冲动时，频率较缓慢，然后频率逐渐增加的现象，是自律性心动过速常见的现象。突然减慢一次可以用传出阻滞的机制来解释。所谓传出阻滞，是指异位节律点所发放的冲动，不能通过节律点周边组织传出，激动心房或心室，使得原本规律的节律出现节律不等或漏搏现象。根据传出阻滞部位，分为窦房交界区、异-心房肌交界区、异-房室交界区、异-心室肌交界区、异-旁道交界区传出阻滞等。传出阻滞程度理论上可分为一度、二度和三度阻滞，而心电图仅能诊断二度传出阻滞。本图属于二度文氏型传出阻滞。

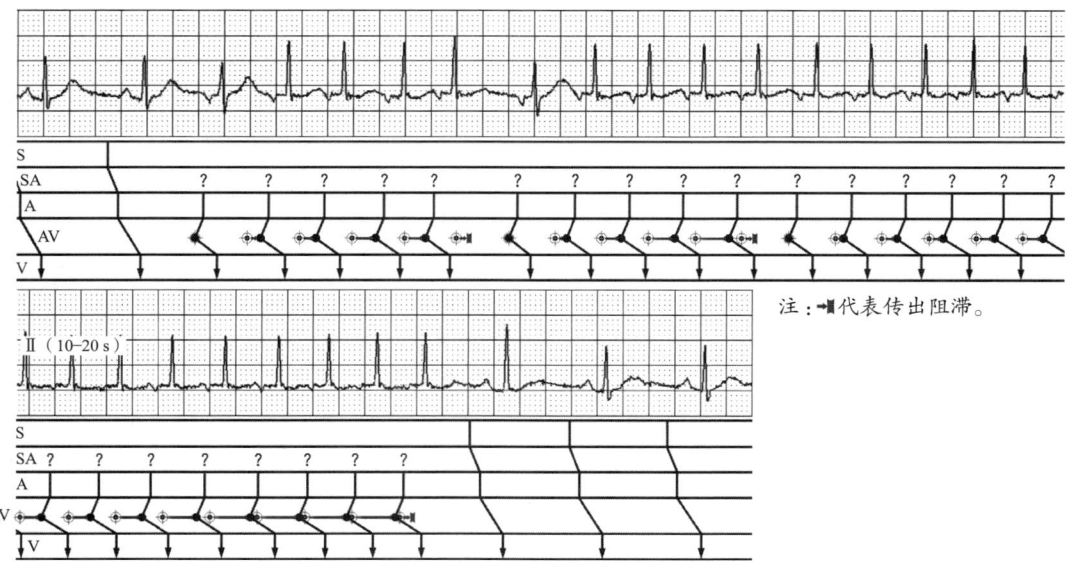

注：➡代表传出阻滞。

◎ 传出阻滞机制常用于解释心动过速的频率变化。

图2-3-40　短阵交界性心动过速与节律不等实例形成机制图解

2. 非阵发性交界性心动过速

非阵发性交界性心动过速的心率较慢，通常在140次/分以下。目前尚无统一的关于其心率范围的诊断标准，通常认为心率范围在70～140次/分。由于心率较慢，大部分能确认P⁻波。P⁻波在Ⅱ、Ⅲ和aVF导联上倒置，在aVR和aVL导联上直立。若P⁻波在QRS波前，则P⁻R间期<120 ms。

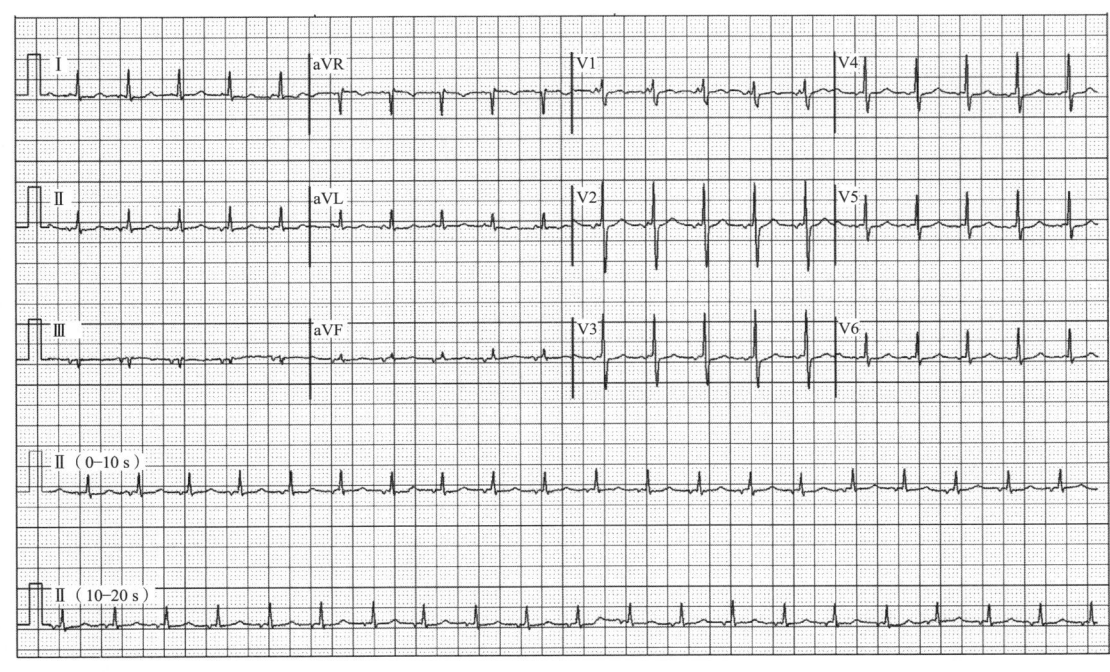

女性，52岁。
心房率/心室率123次/分；
P⁻R间期91 ms；
QRS波时间73 ms。

非阵发性交界性心动过速

图2-3-41　非阵发性交界性心动过速实例一

若非阵发性交界性心动过速的P⁻波在QRS波后，RP⁻间期<200 ms。P⁻波的方向、P⁻R间期或RP⁻间期是诊断非阵发性交界性心动过速的主要依据。

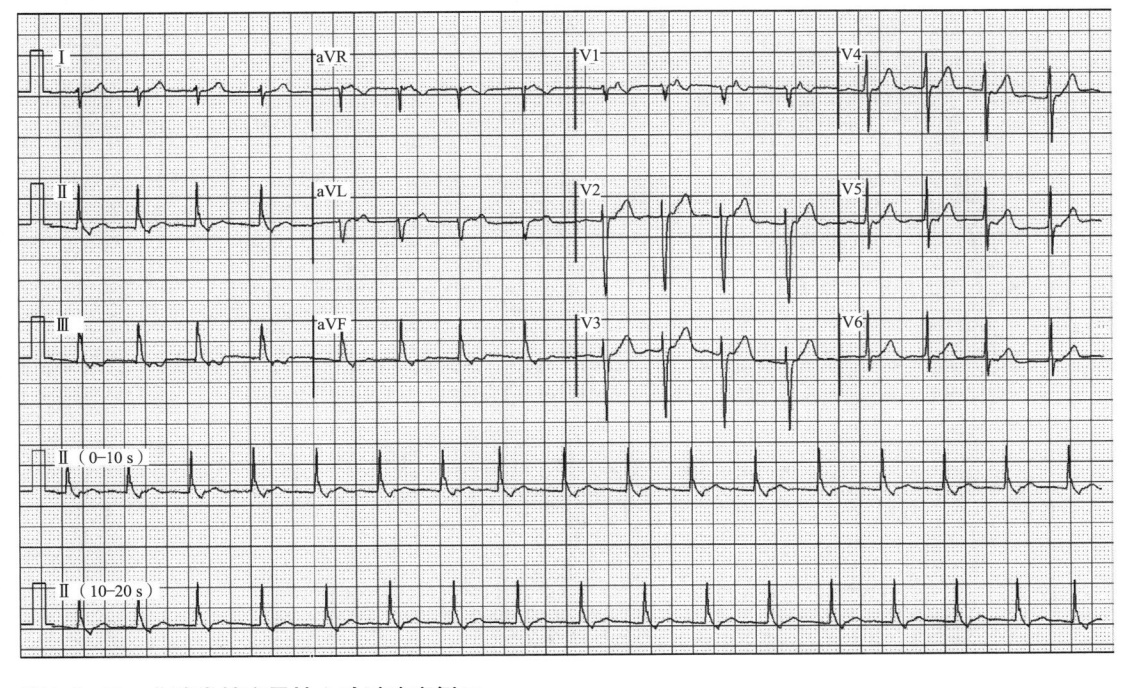

女性，24岁。
心房率/心室率101次/分；
RP⁻间期130 ms；
QRS波时间86 ms。

非阵发性交界性心动过速

图2-3-42　非阵发性交界性心动过速实例二

并非所有交界性心动过速可以确认P⁻波，通常将心率范围在70～140次/分、QRS波正常的心动过速诊断为非阵发性交界性心动过速。

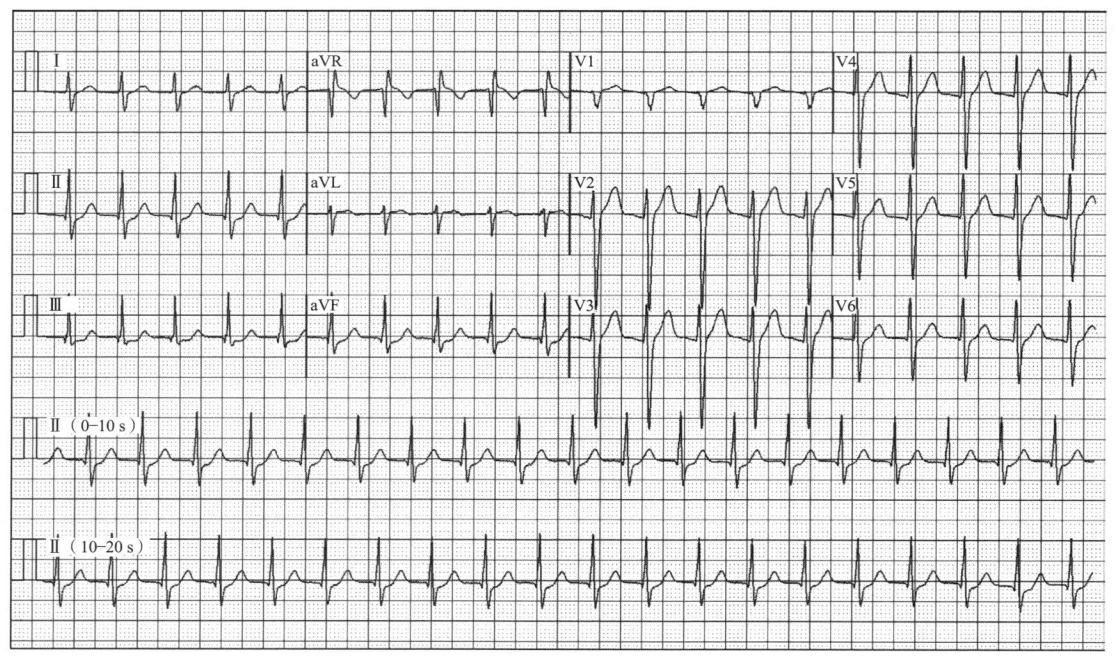

男性，53岁。
心室率118次/分；
QRS波时间110 ms。

非阵发性交界性心动过速

图2-3-43 非阵发性交界性心动过速实例三

实例一和实例二中，可见P⁻波。实例一（上图）中P⁻波在QRS波前，P⁻R间期<120 ms；实例二（中图）中P⁻波在QRS波后，RP⁻间期<200 ms。但在实例三（下图）中，P⁻波不可见，按照心率范围，属于非阵发性心动过速，常被诊断为非阵发性交界性心动过速，依据是P⁻波可能重叠在QRS波中，或可能逆向传导阻滞而无P⁻波。

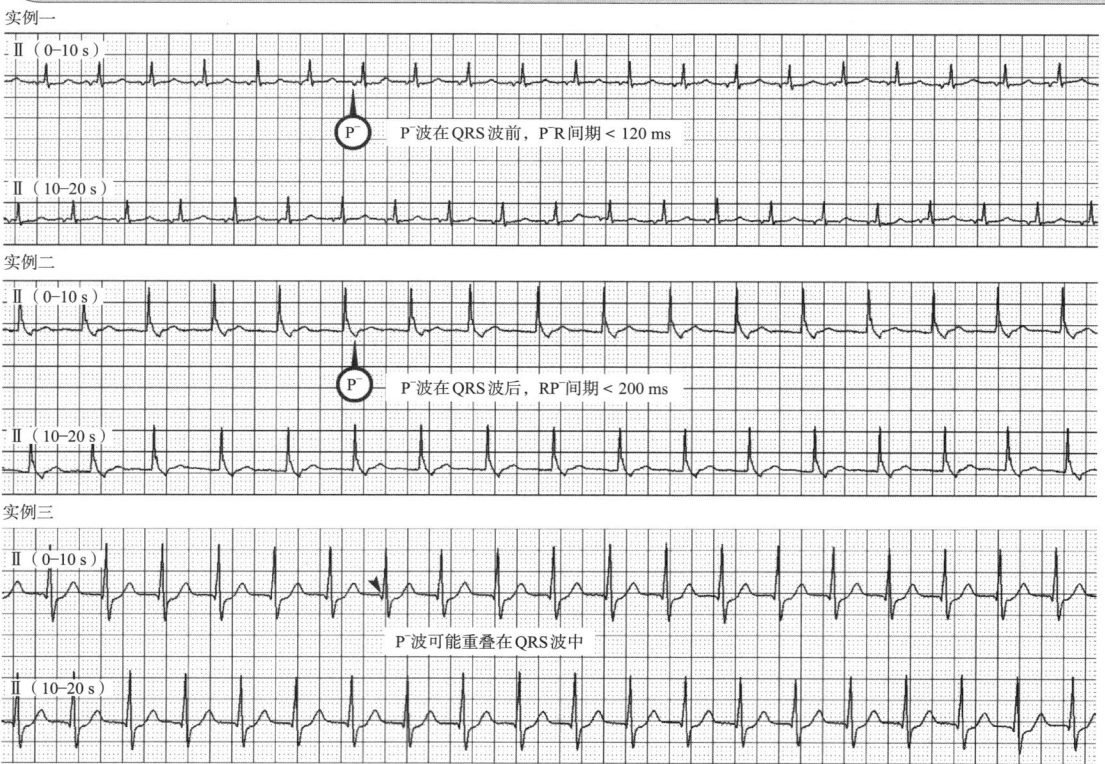

图2-3-44 非阵发性交界性心动过速三实例图解

(1) 非阵发性交界性心动过速与完全性房室分离

当非阵发性交界性心动过速的心率与窦性心律的心率接近时，由于干扰现象，可以形成完全性或不完全性房室分离。

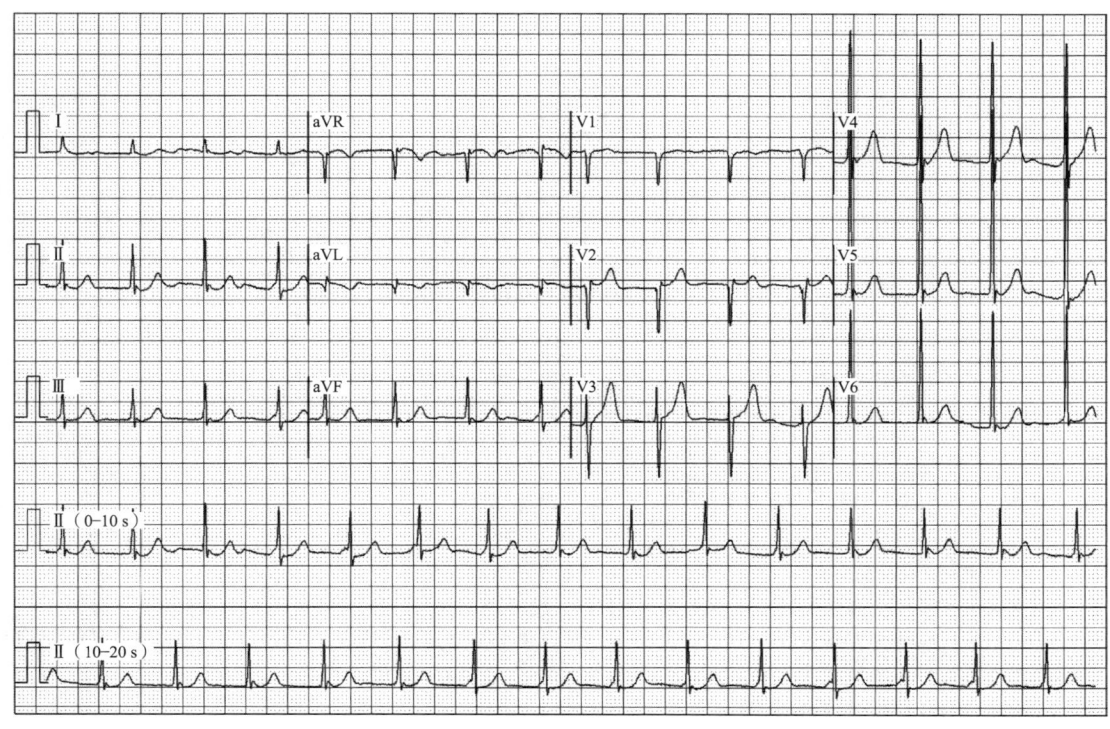

男性，80岁。
心房率/心室率86次/分；
QRS波时间74 ms。

窦性心律
非阵发性交界性心动过速
左心室高电压
异常Q波

图2-3-45 非阵发性交界性心动过速与完全性房室分离实例

本图由于非阵发性交界性心动过速的心率与窦性心率接近，房室交界区的冲动，在向心房逆向传导时，心房已被窦性冲动所激动，处于生理性不应期内，心房不能被房室交界区的冲动所激动。与此同时，由于房室交界区已被异位节律点的冲动所激动，也处于生理性不应期内，窦性冲动不能下传心室，发生干扰现象，形成房室分离。本图中所有的P波与QRS波无关，为完全性房室分离。

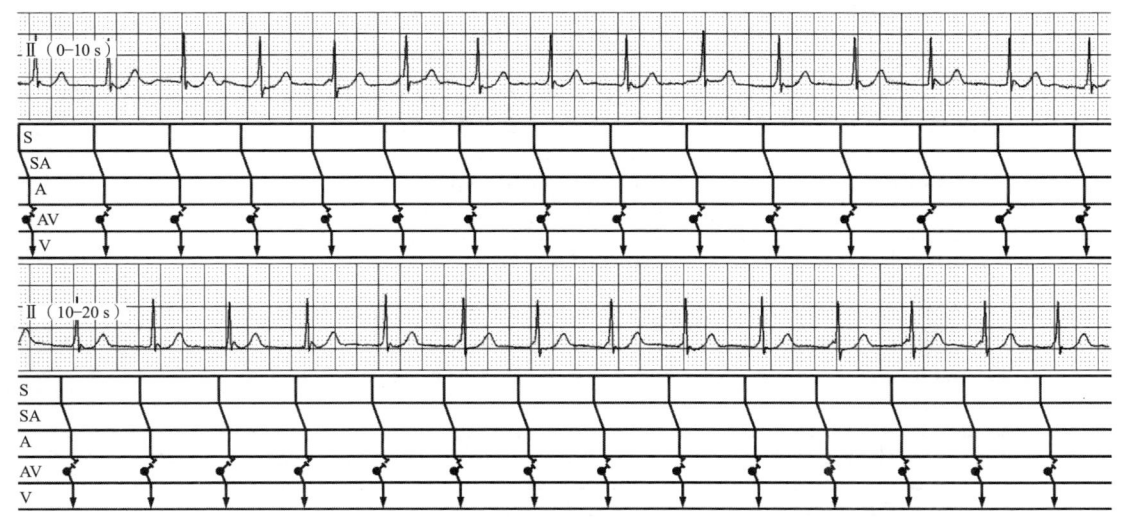

◎ 图中所有的窦性P波与QRS波重叠，即P波与QRS波无关（完全性房室分离）。

图2-3-46 非阵发性交界性心动过速与完全性房室分离实例形成机制图解

（2）非阵发性交界性心动过速与不完全性房室分离

非阵发性交界性心动过速的心率低，窦性冲动有可能提前夺获心房。当窦性心率和非阵发性交界性心动过速的心率接近时，可频繁出现窦性夺获心房和心房融合波，形成不完全性房室分离。

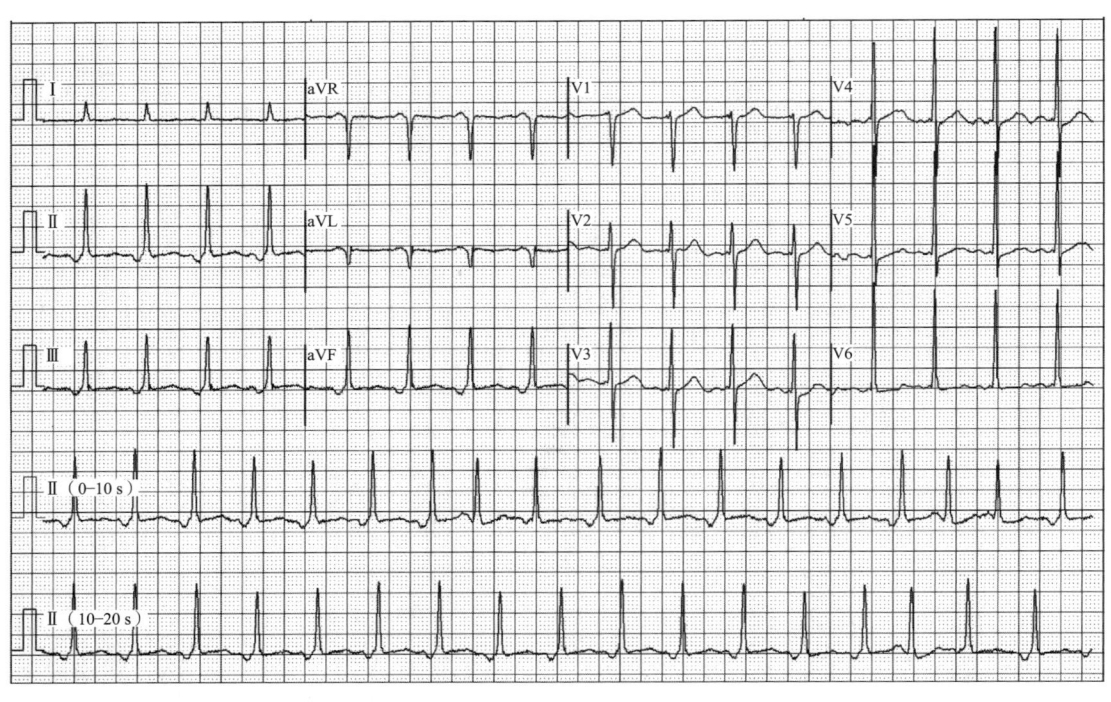

男性，78岁。
平均心室率101次/分；
PR间期160 ms；
QRS波时间100 ms。

窦性心律
非阵发性交界性心动过速

图2-3-47 非阵发性交界性心动过速与不完全性房室分离实例

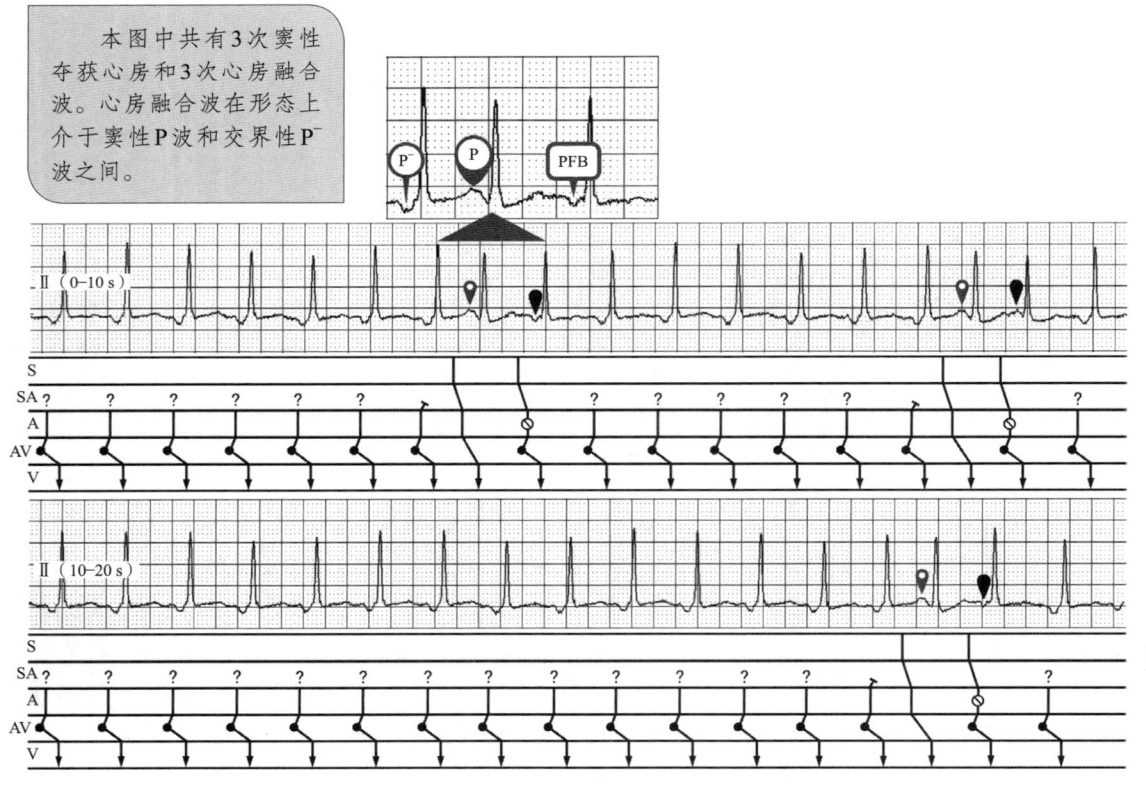

本图中共有3次窦性夺获心房和3次心房融合波。心房融合波在形态上介于窦性P波和交界性P⁻波之间。

◎ 窦性夺获心房和心房融合波是非阵发性交界性心动过速常见的心电现象。

图2-3-48 非阵发性交界性心动过速与不完全性房室分离实例形成机制图解

（3）非阵发性交界性心动过速与窦性心动过速

在非阵发性交界性心动过速中，可存在窦性心动过速，此时交界性心动过速的冲动，不易逆向传导心房，而窦性冲动更易夺获心室，形成不完全性房室分离。

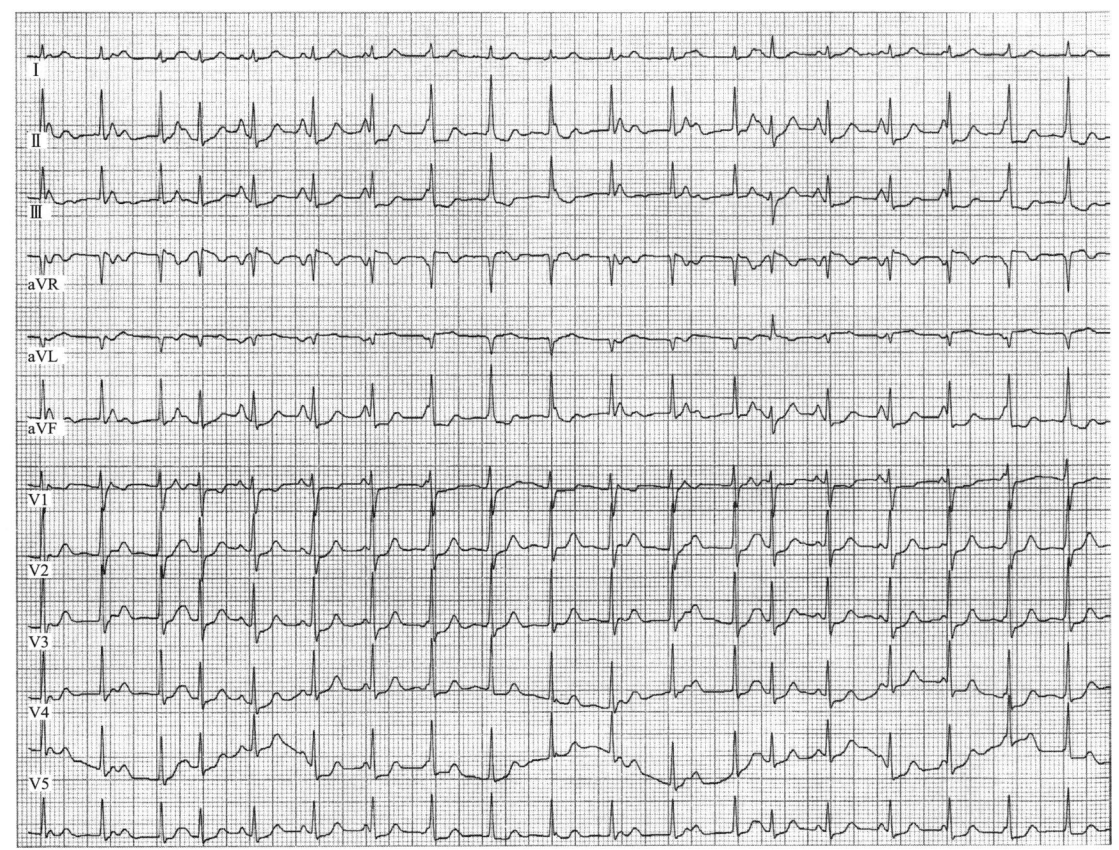

男性，27岁。
平均窦性心率107次/分；
PR间期130 ms；
QRS波时间80 ms。

窦性心动过速
非阵发性交界性心动过速

图2-3-49　非阵发性交界性心动过速与窦性心动过速实例

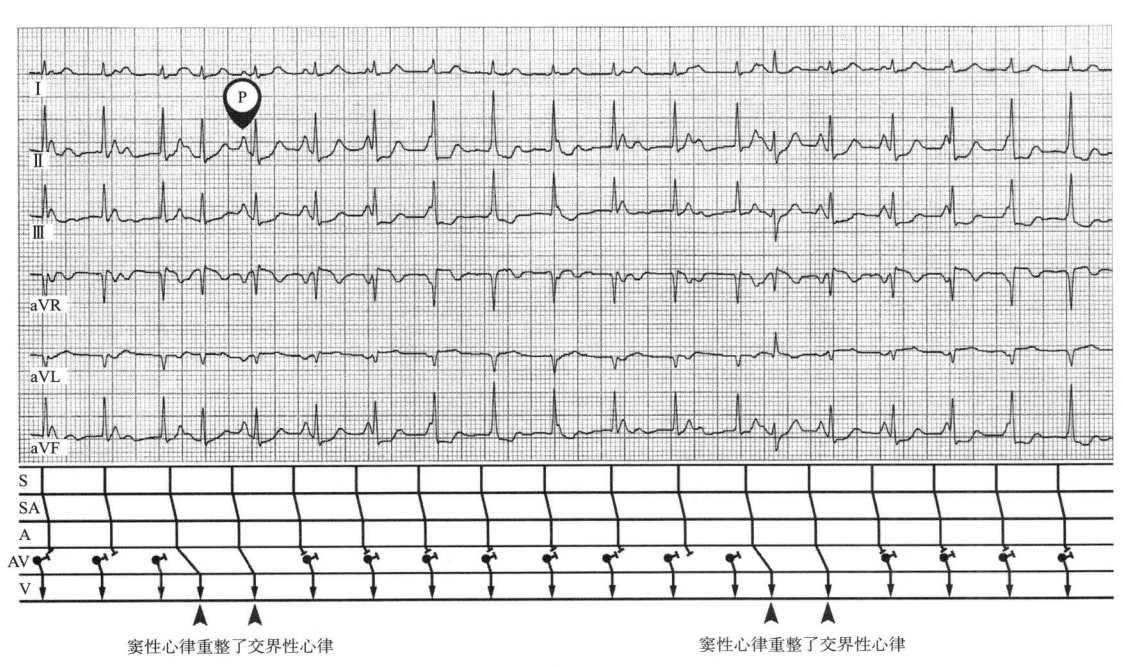

本图非阵发性交界性心动过速的心率为120次/分，窦性心率为107次/分。交界性冲动并未逆向传导形成P⁻波和重整窦房结节律。图中两次窦性冲动连续夺获两次心室，并重整交界性心动过速的节律。余窦性冲动未下传心室，形成不完全性房室分离。

图2-3-50　非阵发性交界性心动过速与窦性心动过速实例形成机制图解

（4）非阵发性交界性心动过速与窦性心律交替出现

当非阵发性交界性心动过速的心率与窦性心率接近时，非阵发性交界性心动过速可以与窦性心律交替出现。

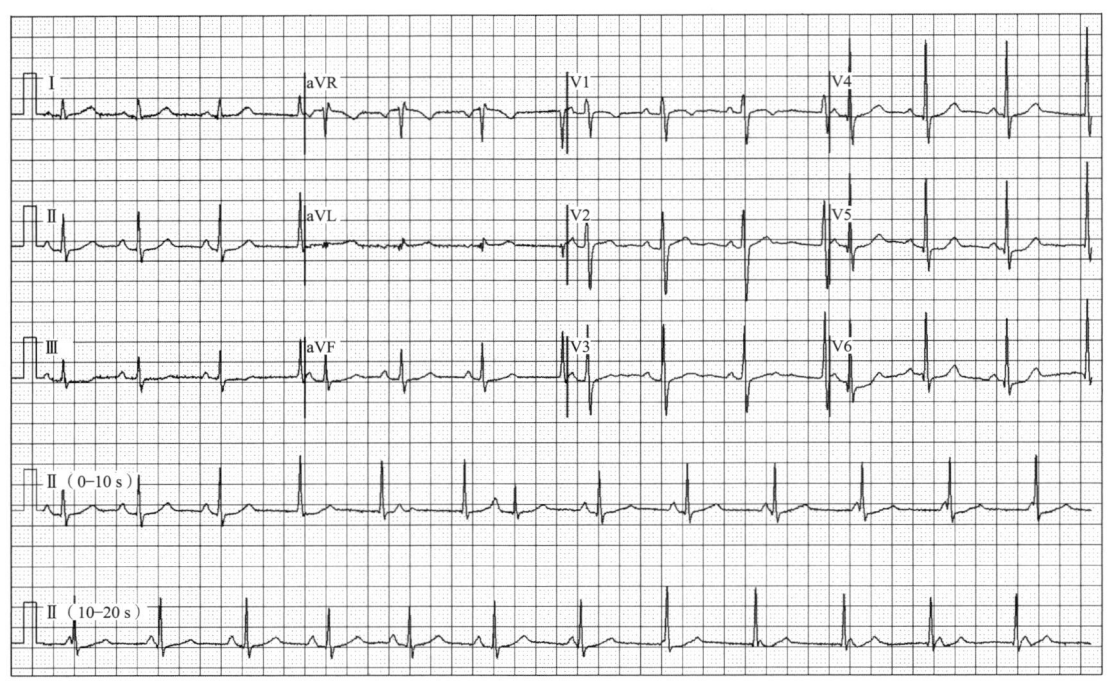

女性，57岁。
平均心室率73次/分；
PR间期166 ms；
QRS波时间83 ms。

窦性心律不齐
非阵发性交界性
心动过速

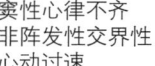

图2-3-51　非阵发性交界性心动过速与窦性心律交替实例

本图中非阵发性交界性心动过速的心率较低，与窦性心率接近。只有当窦性心率大于非阵发性交界性心动过速的心率时，窦性心律才能夺获心室。由于存在窦性心律不齐，当窦性心率大于非阵发性交界性心动过速的心率时，窦性心律夺获心室；当窦性心率低于非阵发性交界性心动过速时，非阵发性交界性心动过速夺获心室。两种心律交替夺获心室。

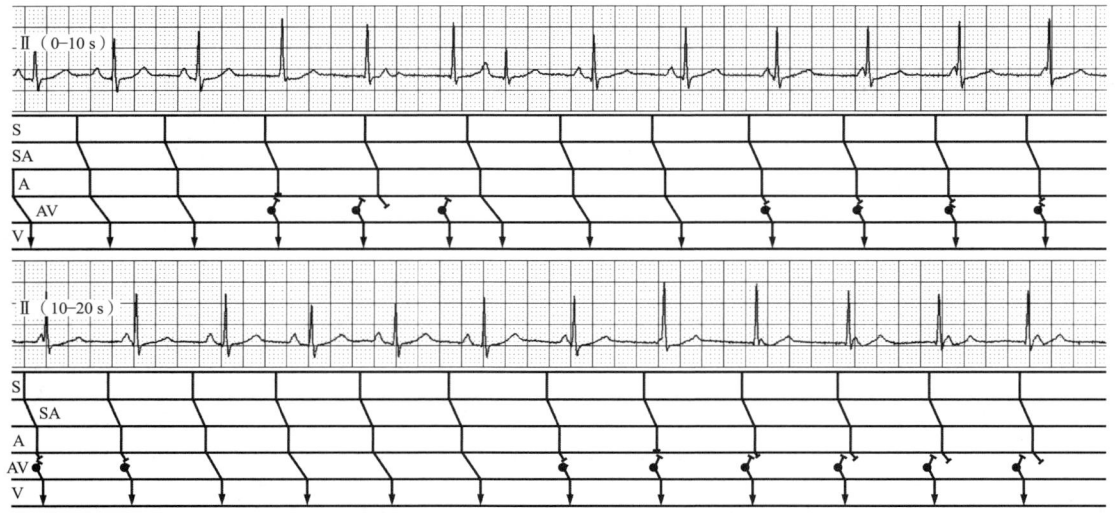

◎ 心室分别由窦性心律和交界性心动过速夺获。

图2-3-52　非阵发性交界性心动过速与窦性心律交替实例形成机制图解

(三)交界性并行心律

在并行心律中,起源于房室交界区的并行心律,是并行心律中常见的类型。

1. 交界性并行性期前收缩

交界性并行性期前收缩是交界性并行心律最常见的表现形式。

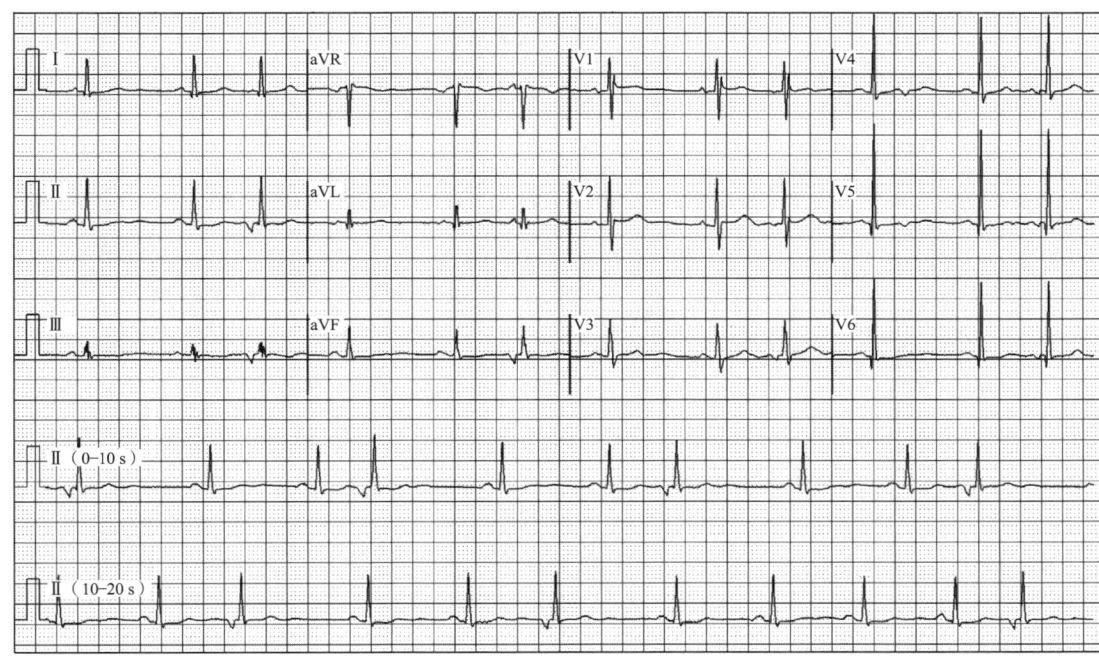

女性,66岁。
平均窦性心率64次/分;
PR间期160 ms;
QRS波时间91 ms。

窦性心律不齐
交界性并行性期前收缩
T波改变

图2-3-53 交界性并行性期前收缩实例

> 交界性并行性期前收缩的心电图特点:提早出现的P⁻波或QRS波,联律间期不等,通常差值>80 ms;若P⁻波在QRS波前,则以PP⁻间期作为联律间期;若P⁻波在QRS波后,或无P⁻波,则以RR间期作为联律间期;若P⁻波与QRS波之间的关系随联律间期变化而变化,则以联律间期长者为准;P⁻波之间或QRS波之间的间期有一最大公约数,公约数的差值≤±5%;因房室交界区心动可出现前向或逆向传导延迟,故只需P⁻P⁻间期或RR间期一项符合有倍数关系即可。可见心房融合波。本图中P⁻波在QRS波前,联律间期不等,P⁻波之间有一最大公约数,公约数的差值≤±5%。符合交界性并行性期前收缩的特点。

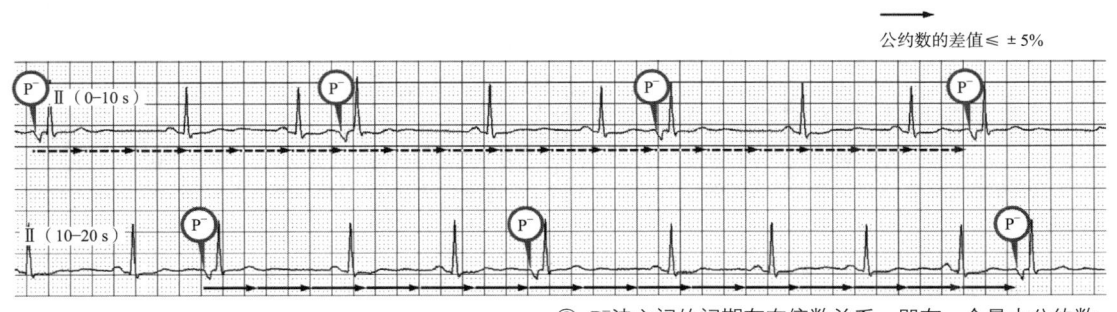

◎ P⁻波之间的间期存在倍数关系,即有一个最大公约数。

图2-3-54 交界性并行性期前收缩实例形成机制图解

（1）交界性并行性期前收缩的联律间期

发生交界性并行性期前收缩时，若P⁻波在QRS波后，或无P⁻波，则以RR间期作为联律间期。

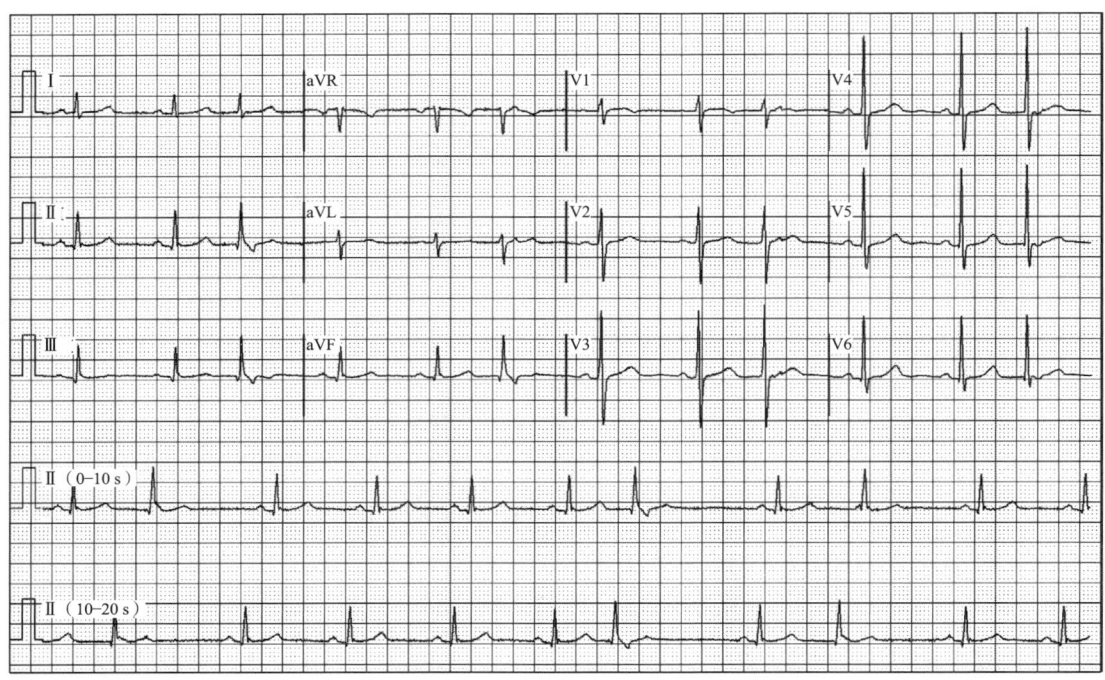

图2-3-55　交界性并行性期前收缩的联律间期实例

本图中共有6次期前收缩，2次可见P⁻波在QRS波后，1次窦性P波与QRS波重叠，余期前收缩不能确切判断P或P⁻波（标记处）。因此，以RR间期作为联律间期。6次期前收缩的联律间期不等，差值>80 ms，提示是并行性期前收缩。理论上讲，最大公约数的求法是：最短的异位心动间期与较长异位心动间期之间的关系，存在着长间期是最短间期的整倍数关系。简易的测量方法是测量较短和较长的异位心动间期，两者差值可能就是最大公约数。通过这样的方法，本图能快速找到最大公约数。尽管这一公约数与实际的公约数略有差异，但起源于房室交界区的冲动可能出现前向或逆向传导延缓，故只需P⁻P⁻间期或RR间期有倍数关系即可。

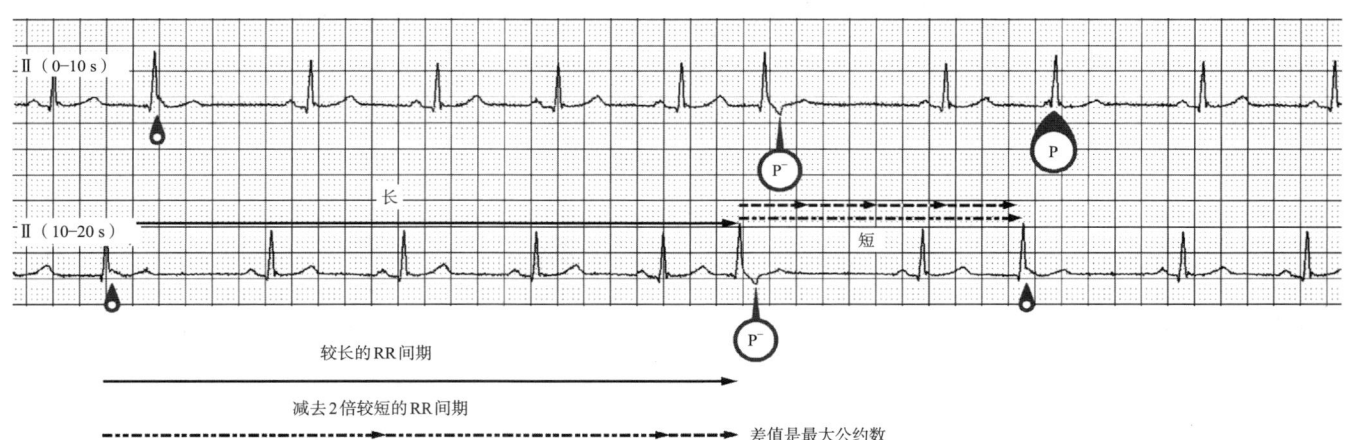

◎ 测量较短和较长P⁻波之间的间期，求其两者差值，可快速找到最大公约数。

图2-3-56　交界性并行性期前收缩的联律间期实例图解

（2）交界性并行性期前收缩的最大公约数

不是所有的并行性期前收缩都能找到肯定和精确的最大公约数，通常需要较多的期前收缩才能找到最大公约数。交界性并行性期前收缩，表现为联律间期很长的期前收缩，有时不易被发现。

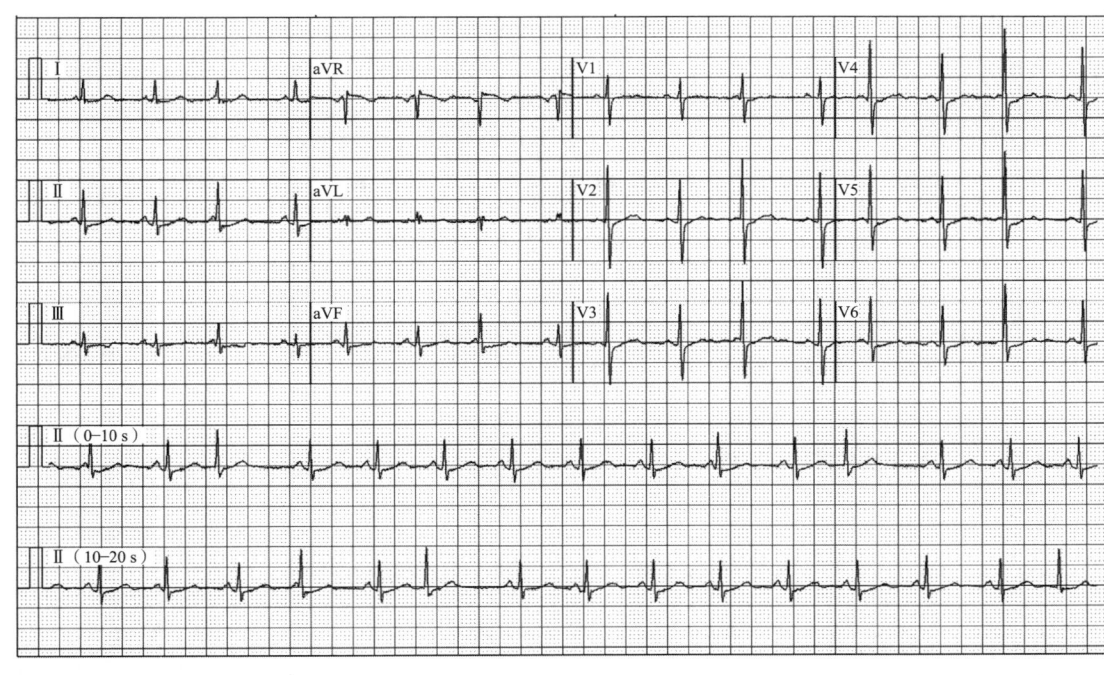

女性，70岁。
窦性心率94次/分；
PR间期129 ms；
QRS波时间88 ms。

窦性心律
交界性并行性
期前收缩
T波改变

图2-3-57　交界性并行性期前收缩的最大公约数实例

　　本图中共有8次交界性期前收缩，所有的期前收缩均无P⁻波，以RR间期作为联律间期，联律间期不等，差值>80 ms，提示交界性并行性期前收缩。尽管图中有8次期前收缩，但无法找到肯定的最大公约数。图中共有4次基本相等的短RR间期，长RR间期恰是其倍数，短RR间期必定是最大公约数的倍数，但不能肯定是几倍，因此不能肯定最大公约数。图中4次联律间期长，QRS波重叠在窦性P波的终末部分或紧随在窦性P波后，不易被发现。

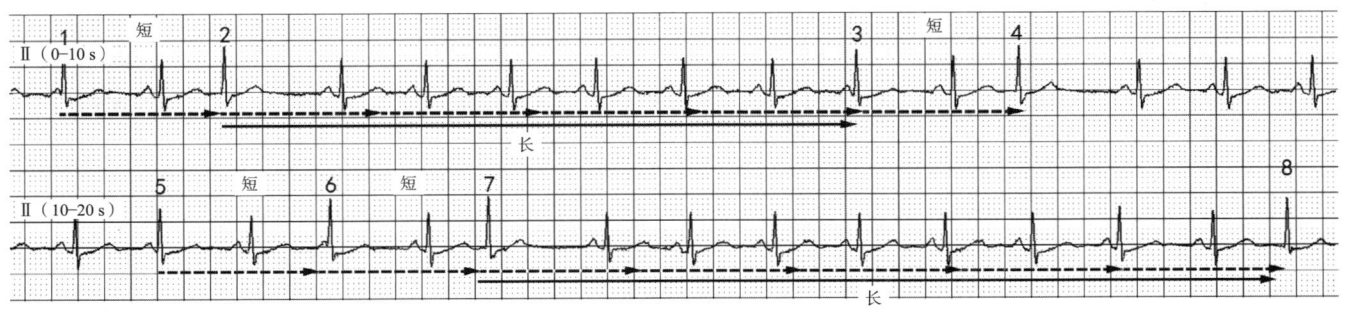

◎ RR间期联律不等，为并行性期前收缩，但无法肯定最大公约数。观察P波与QRS波的关系，可以发现提前的QRS波。

图2-3-58　交界性并行性期前收缩的最大公约数实例图解

2. 交界性并行心律与隐匿性传导干扰房室传导

交界性并行心律也可以发生隐匿性传导和双向性传导阻滞，形成类似房室传导阻滞和窦房传导阻滞的图形，在心电图上很难鉴别。运用并行心律的最大公约数或倍数关系，有时有助于鉴别诊断，但必须有较长的心电图记录。

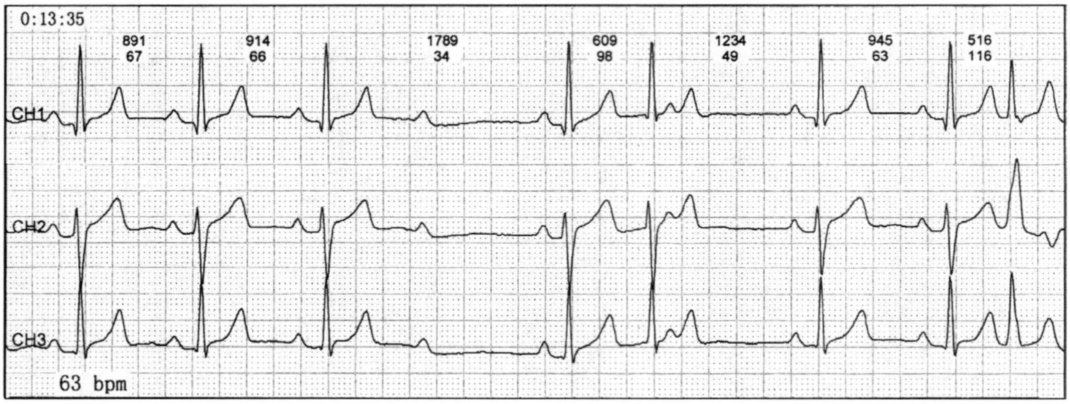

图 2-3-59　交界性并行心律与隐匿性传导干扰房室传导实例

女性，62岁。

注：CH1，CM5 导联；CH2，CM1 导联；CH3，模拟Ⅱ导联。

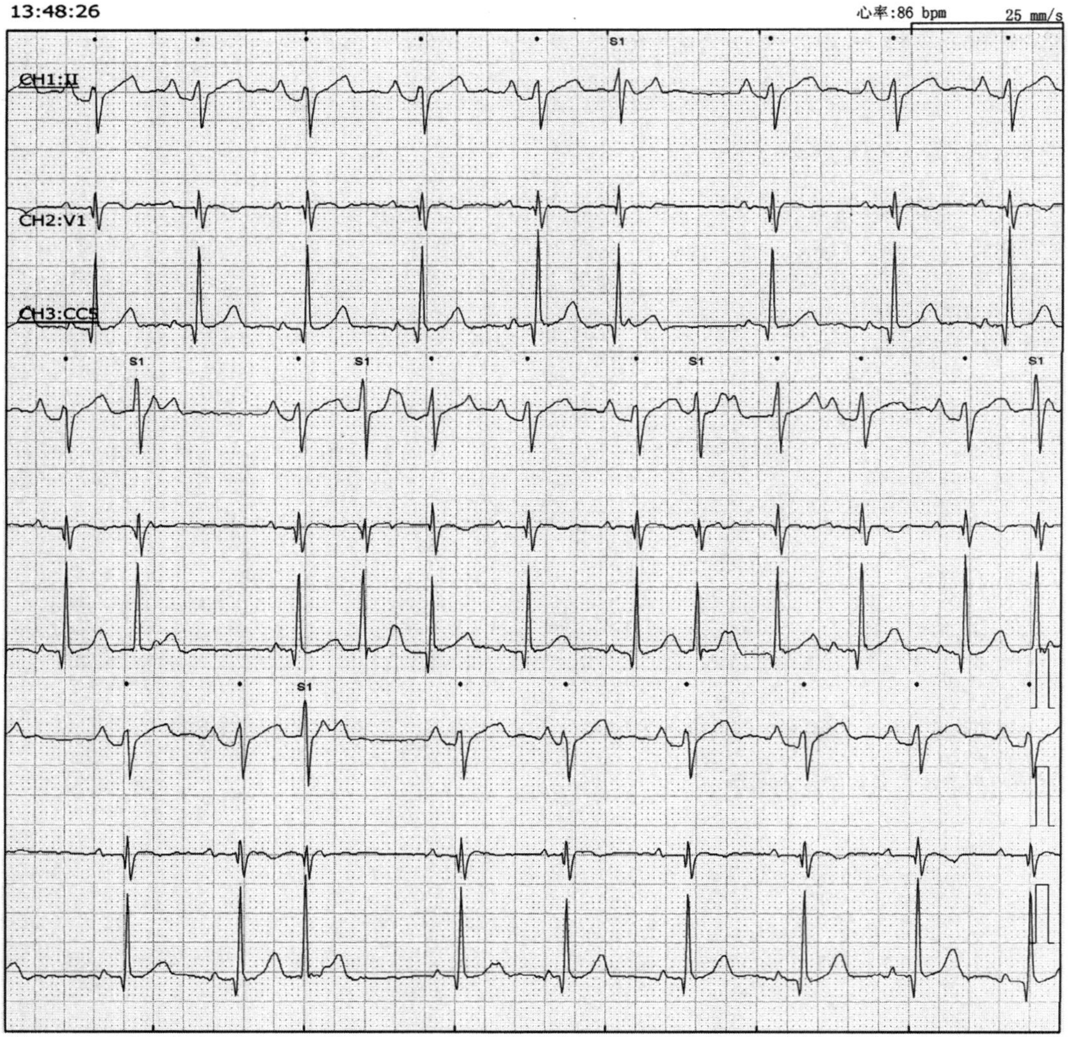

图2-3-59动态心电图所截取的条图过短，不能明确诊断。再次记录动态心电图，发现期前收缩的联律间期不等，差值>80 ms，提示并行性期前收缩。为此，在频发期前收缩的时间段，截取较长的条图，以便求得最大公约数。

窦性心律
交界性并行性期前收缩
部分伴心室内差异传导

图 2-3-60　交界性并行心律与隐匿性传导干扰房室传导实例的其他心电图

利用后一次心电图上求得的最大公约数（下图），首先能推算上图QRS波宽大畸形的期前收缩，是交界性并行性期前收缩（上图弧形实线所示）。其次能推算上图在窦性P波脱落前，五星标记处可能存在隐匿性交界性并行性期前收缩，并非房室传导阻滞（上图弧形虚线所示）。

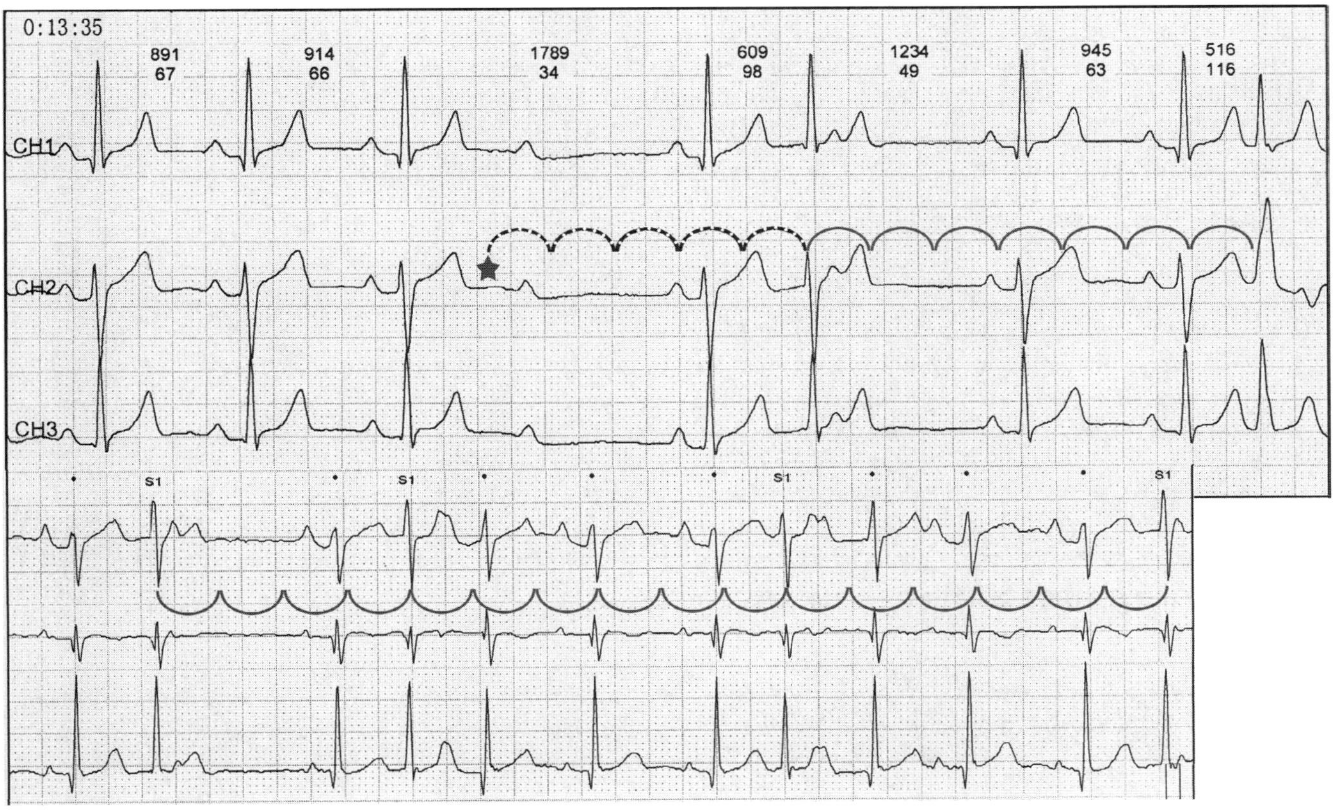

诊断依据是利用最大公约数进行推算

图 2-3-61　交界性并行心律与隐匿性传导干扰房室传导实例图解

3. 交界性并行心律与隐匿性传导干扰窦房传导

交界性并行心律，隐匿性传导和双向性传导阻滞，少见有类似窦房传导阻滞的图形，在心电图上很难鉴别诊断。运用并行心律的最大公约数或倍数关系，有时有助于鉴别诊断，但必须有较长的心电图记录。

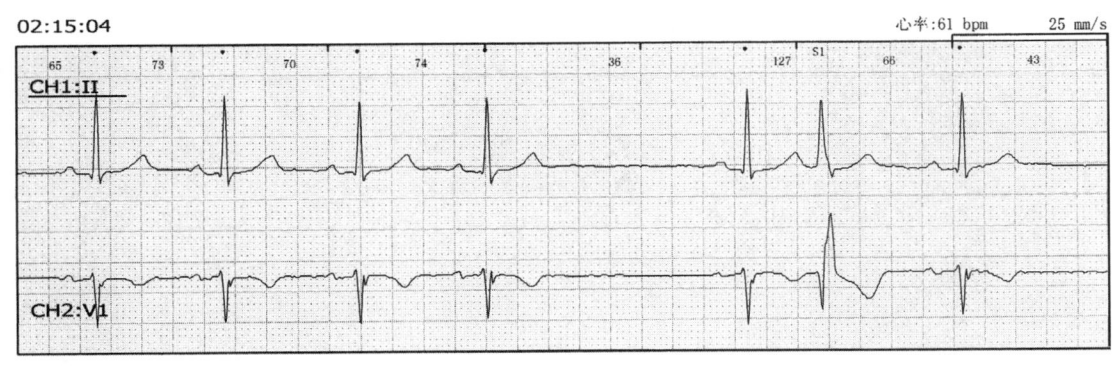

男性，62岁。
动态心电图记录可见频发的期前收缩，夜间可见长度是短PP间期2倍的长PP间期。全程记录中未见P⁻波。

图 2-3-62　交界性期前收缩与隐匿性传导干扰窦房传导实例

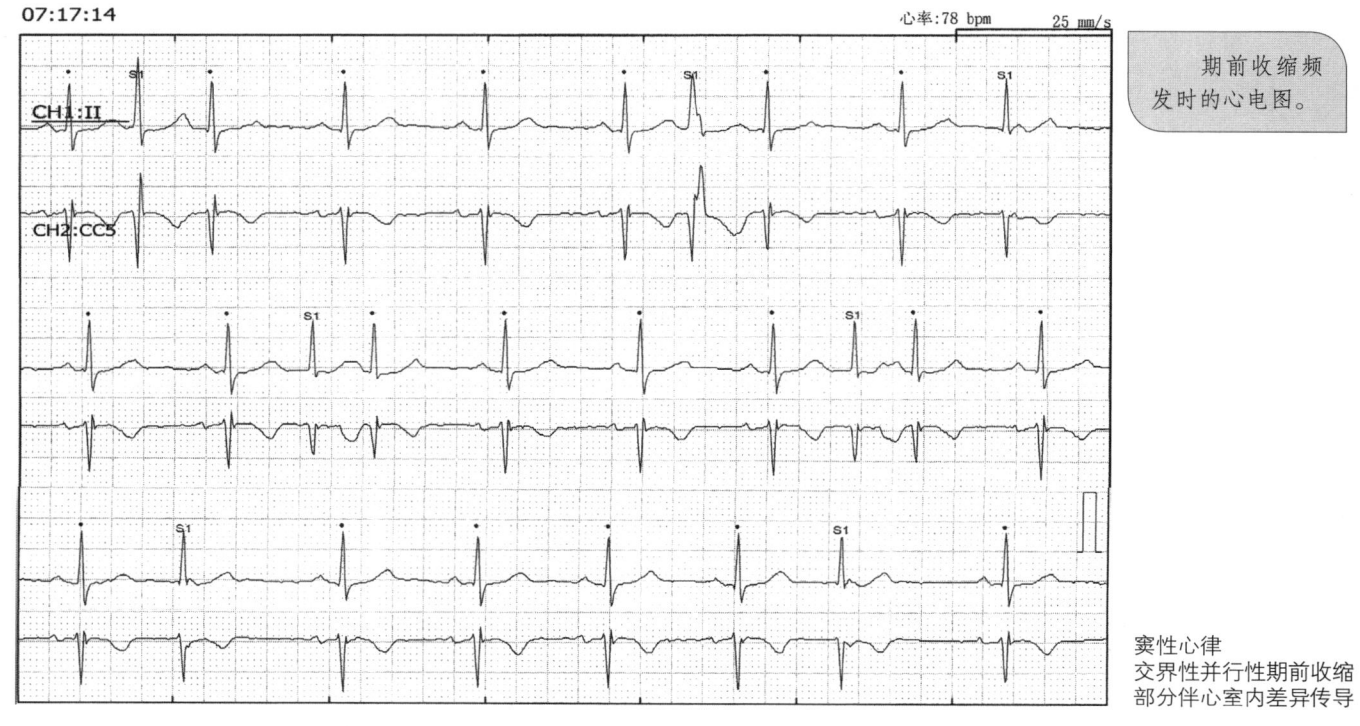

期前收缩频发时的心电图。

窦性心律
交界性并行性期前收缩
部分伴心室内差异传导

图2-3-63 交界性期前收缩与隐匿性传导干扰窦房传导实例的其他心电图

利用频发期前收缩（联律间期不等）时段的条图，在心电图上求得的最大公约数（上图）。依此公约数测量，能推算长PP间期中，五星标记处可能存在隐匿性交界性并行性期前收缩（下图）。

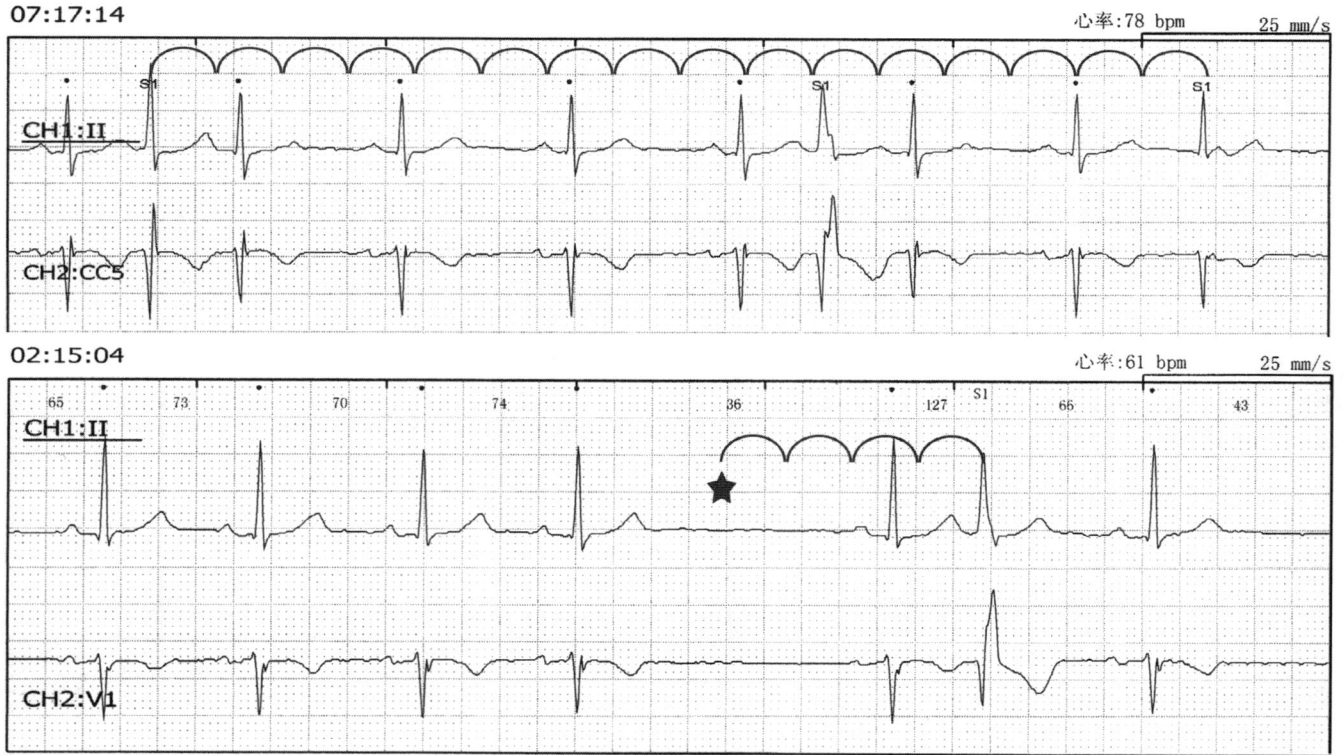

诊断依据是利用最大公约数进行推算

图2-3-64 交界性期前收缩与隐匿性传导干扰窦房传导实例图解

四、室上性心动过速/阵发性室上性心动过速

按照2015ACC/AHA/HRS指南*,室上性心动过速的定义包括所有心室以上的心动过速。

室上性心动过速的常见心电图表现是窄QRS波心动过速。

该指南发布了对窄QRS波心动过速形成机制的鉴别诊断流程,见图2-4-1。

阵发性室上性心动过速是室上性心动过速中的一种类型。特点是心动过速突然发生和终止。

常见的类型:①房室结折返性心动过速(AVNRT);②房室折返性心动过速(AVRT);③阵发性房性心动过速。

阵发性室上性心动过速中最常见的类型是房室结折返性心动过速。形成机制是房室结双径路,即房室结内存在着功能性纵行分离的两条不同特性的传导径路(图2-4-2A)。典型的特性是快径路传导速度快、不应期长,慢径路传导速度慢、不应期短。

阵发性室上性心动过速中第二常见的类型是房室折返性心动过速。形成机制是在心房和心室之间,存在异常的附加传导束,常简称为旁道。经典的旁道是房室旁道,传统称为Kent束。附加传导束起于心房,止于心室,其特性通常是传导速度快于、不应期长于正常房室传导系统,窦性冲动下传心室有以下两种常见可能(图2-4-2B和C)。

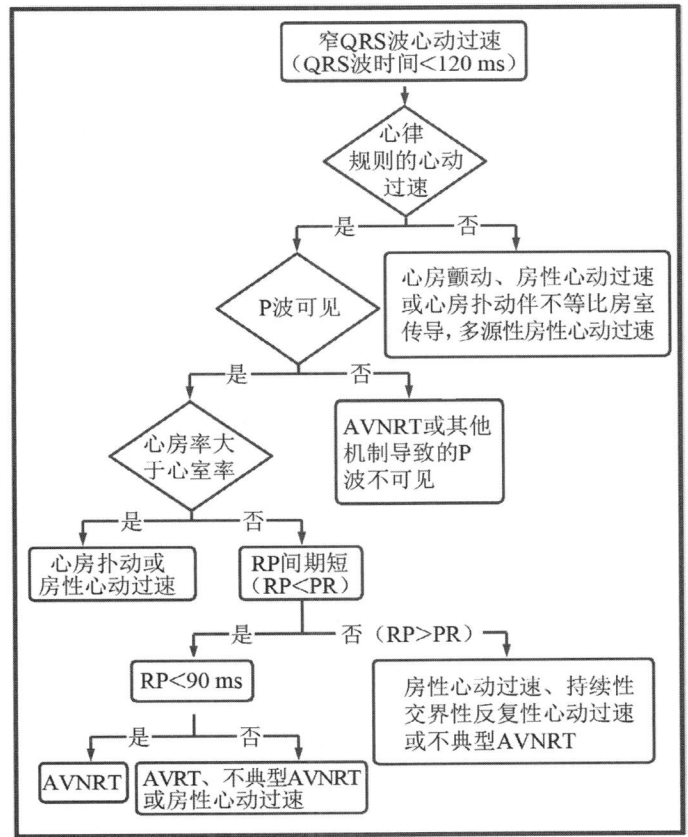

图2-4-1 窄QRS波鉴别诊断流程图

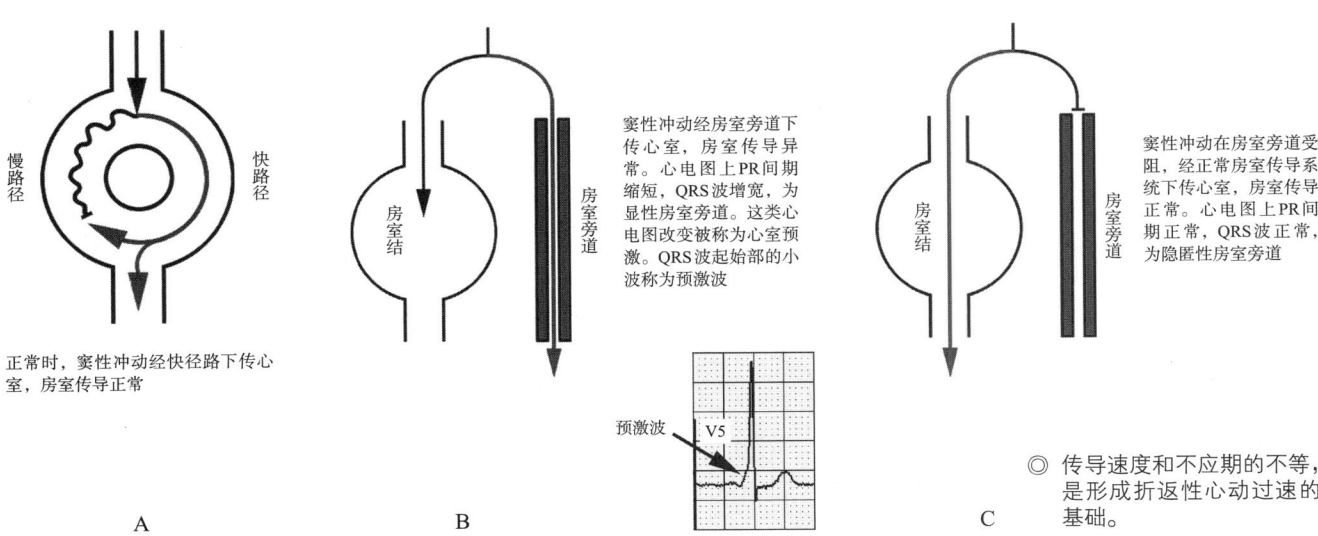

图2-4-2 室上性心动过速/阵发性室上性心动过速形成机制示意图(A～C)

---

* Page RL, Joglar JA, Caldwell MA, et al. 2015 ACC/AHA/HRS Guideline for the Management of Adult Patients With Supraventricular Tachycardia: Executive Summary: A Report of the American College of Cardiology/American Heart Association Task Force on Clinical Practice Guidelines and the Heart Rhythm Society. Circulation. 2016, 133(14): e471-e505.
Page RL, Joglar JA, Caldwell MA, et al. 2015 ACC/AHA/HRS Guideline for the Management of Adult Patients With Supraventricular Tachycardia: A Report of the American College of Cardiology/American Heart Association Task Force on Clinical Practice Guidelines and the Heart Rhythm Society. Circulation. 2016, 133(14): e506-e574.

(一)房室结折返性心动过速

1. 房室结折返性心动过速：慢-快型形成机制

房室结折返性心动过速是发生在房室结内的折返激动，形成机制是存在房室结双径路。双径路的传导速度和不应期不等，形成折返激动；连续发生折返激动，形成心动过速。典型的房室结折返性心动过速是慢-快型，经慢径路缓慢前向传导，经快径路快速逆向传导（图2-4-3A）。

慢-快型心电图特点（图2-4-3B）：心律规则，RP⁻间期<P⁻R间期，RP⁻间期<90 ms。

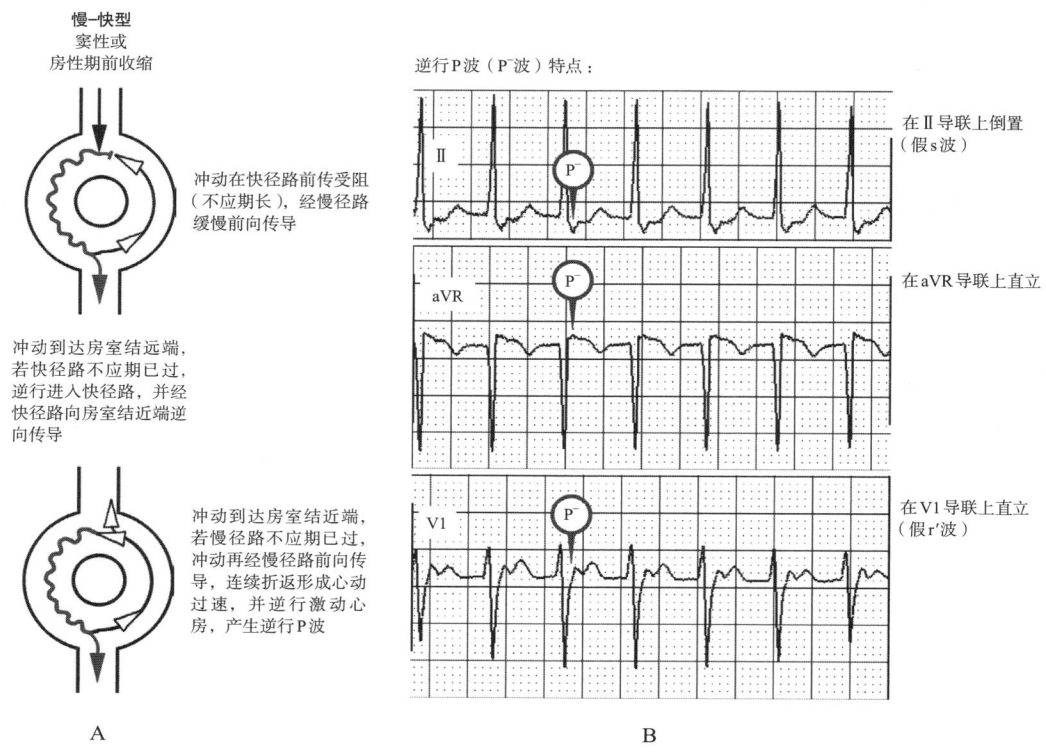

图2-4-3 房室结折返性心动过速：慢-快型形成机制（A）和心电图特点（B）

◎ 心动过速第一个PR间期或P'R间期延长，是慢-快型的特征。

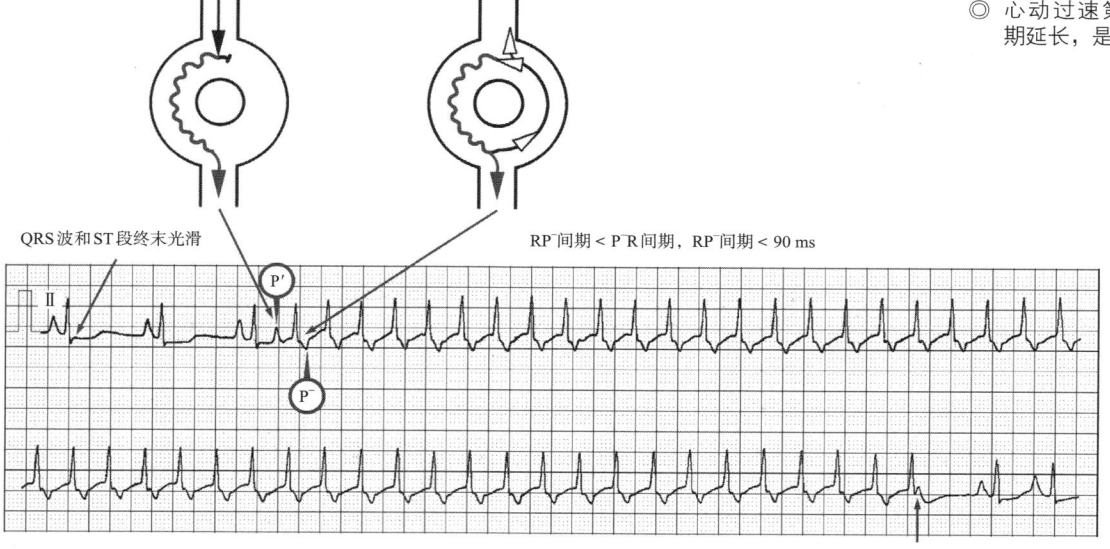

图2-4-4 房室结折返性心动过速：慢-快型形成机制实例图解

（1）慢-快型房室结折返性心动过速与房性期前收缩

阵发性心动过速第一个PR间期延长是慢-快型房室结折返性心动过速的特征。心动过速的维持依赖于折返激动的逆向传导和前向传导，若逆向或前向传导中断，折返激动终止，心动过速终止。房性期前收缩是引发慢-快型房室结折返性心动过速最常见的原因。

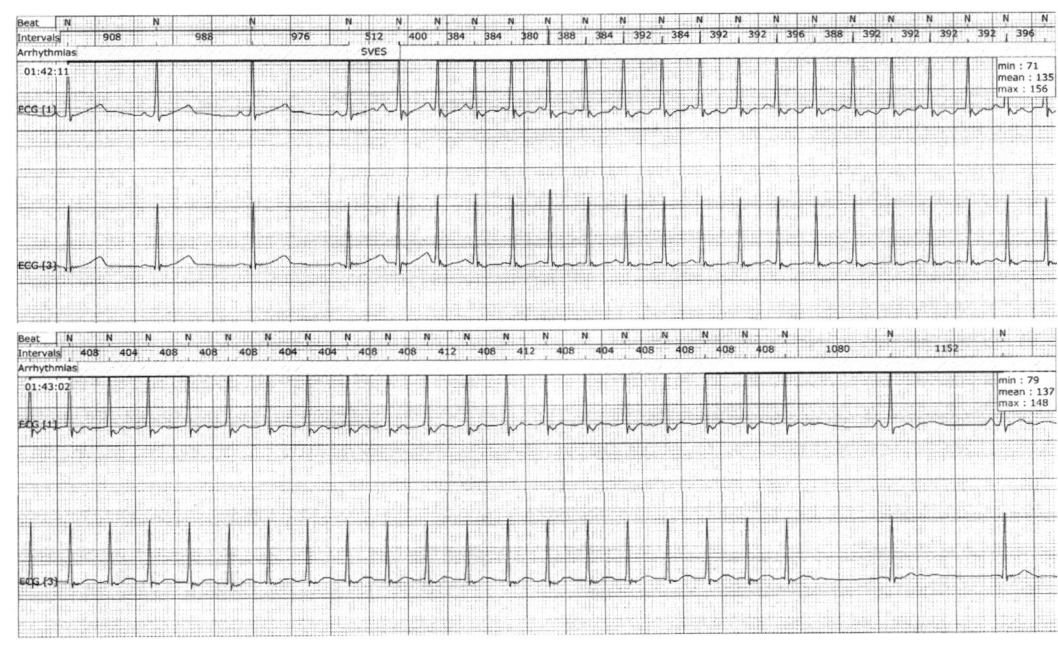

男性，35岁。
记录导联分别为模拟Ⅱ导联和CC5导联。

窦性心律
房性期前收缩
阵发性室上性心动过速/房室结折返性心动过速

图2-4-5 慢-快型房室结折返性心动过速与房性期前收缩实例

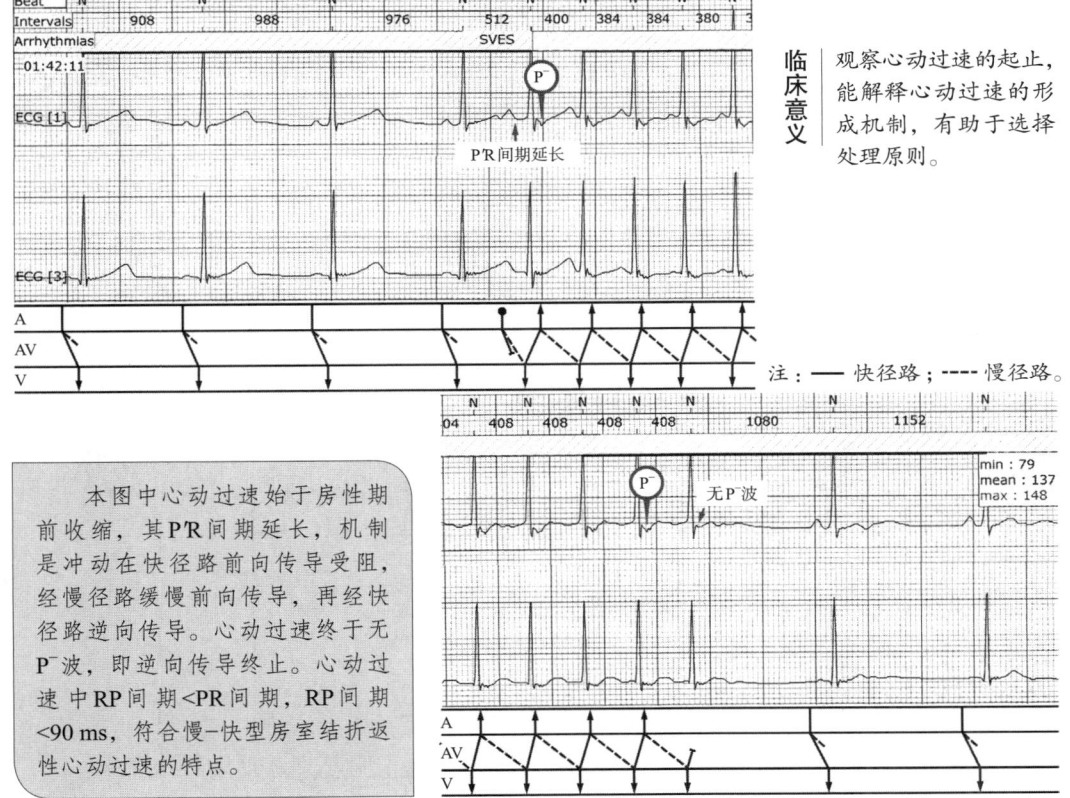

临床意义：观察心动过速的起止，能解释心动过速的形成机制，有助于选择处理原则。

注：—— 快径路；---- 慢径路。

本图中心动过速始于房性期前收缩，其P'R间期延长，机制是冲动在快径路前向传导受阻，经慢径路缓慢前向传导，再经快径路逆向传导。心动过速终于无P⁻波，即逆向传导终止。心动过速中RP间期<PR间期，RP间期<90 ms，符合慢-快型房室结折返性心动过速的特点。

图2-4-6 慢-快型房室结折返性心动过速与房性期前收缩实例形成机制图解

（2）慢-快型房室结折返性心动过速与快径路不应期和慢径路传导速度

慢-快型房室结折返性心动过速发生的关键是冲动在快径路受阻，在慢径路缓慢前向传导。

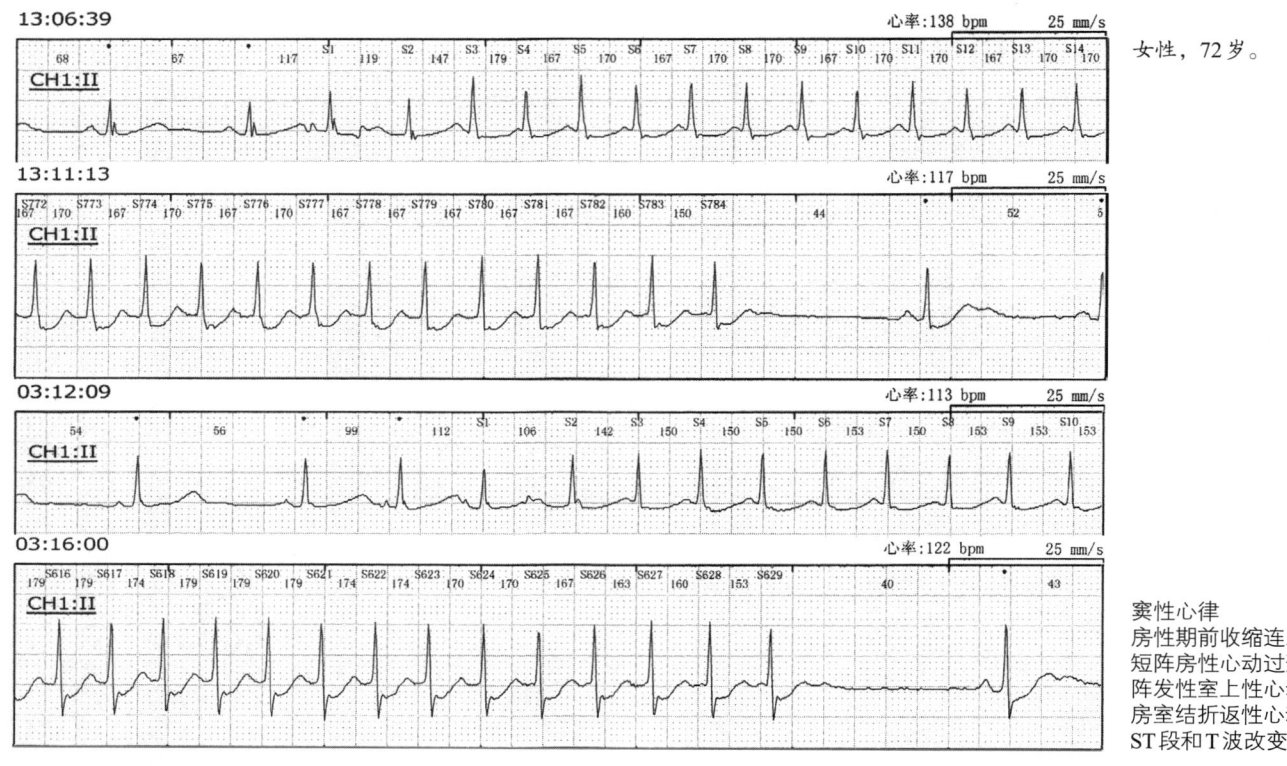

女性，72岁。

窦性心律
房性期前收缩连发
短阵房性心动过速
阵发性室上性心动过速/房室结折返性心动过速
ST段和T波改变

图2-4-7　慢-快型房室结折返性心动过速与快径路不应期和慢径路传导速度实例

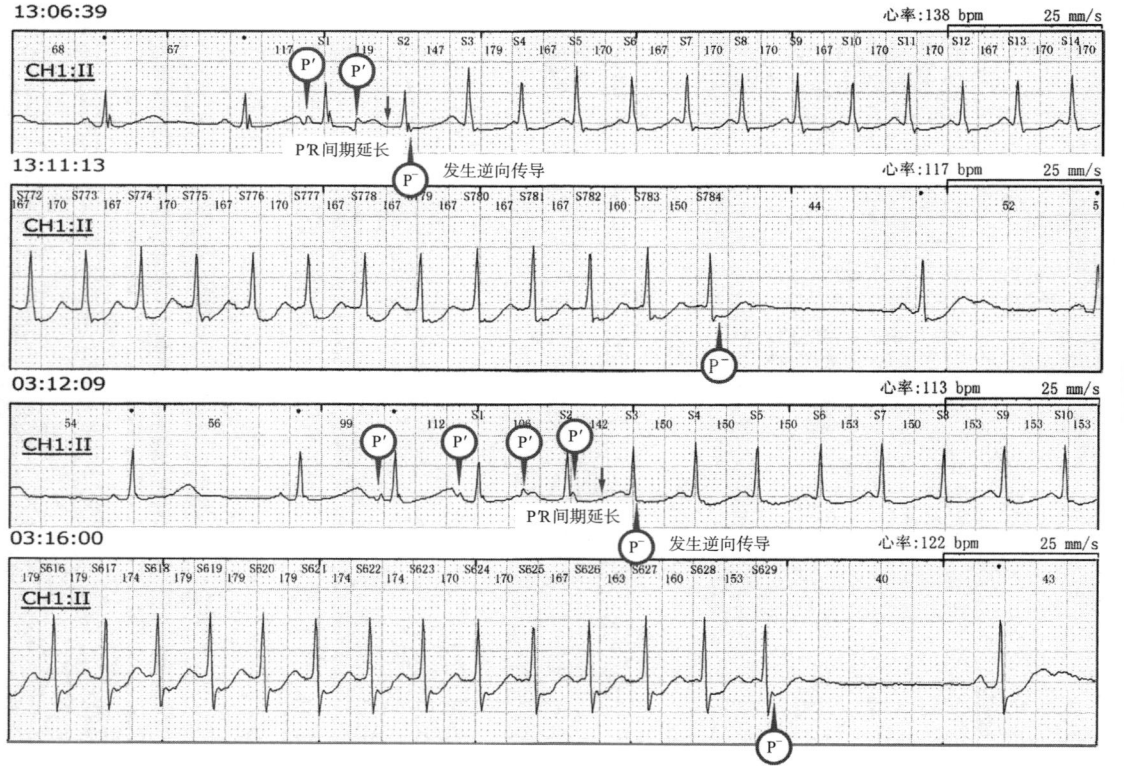

图中两阵心动过速的发生依赖于慢径路前传缓慢达到一定的时间，快径路才能过不应期，发生快径路逆向传导和折返激动。两阵心动过速均终止于前向传导中断。

图2-4-8　慢-快型房室结折返性心动过速与快径路不应期和慢径路传导速度实例图解

（3）慢-快型房室结折返性心动过速与窦性心率

窦性心律的心率突然增快，也是引发慢-快型房室结折返性心动过速的常见原因。

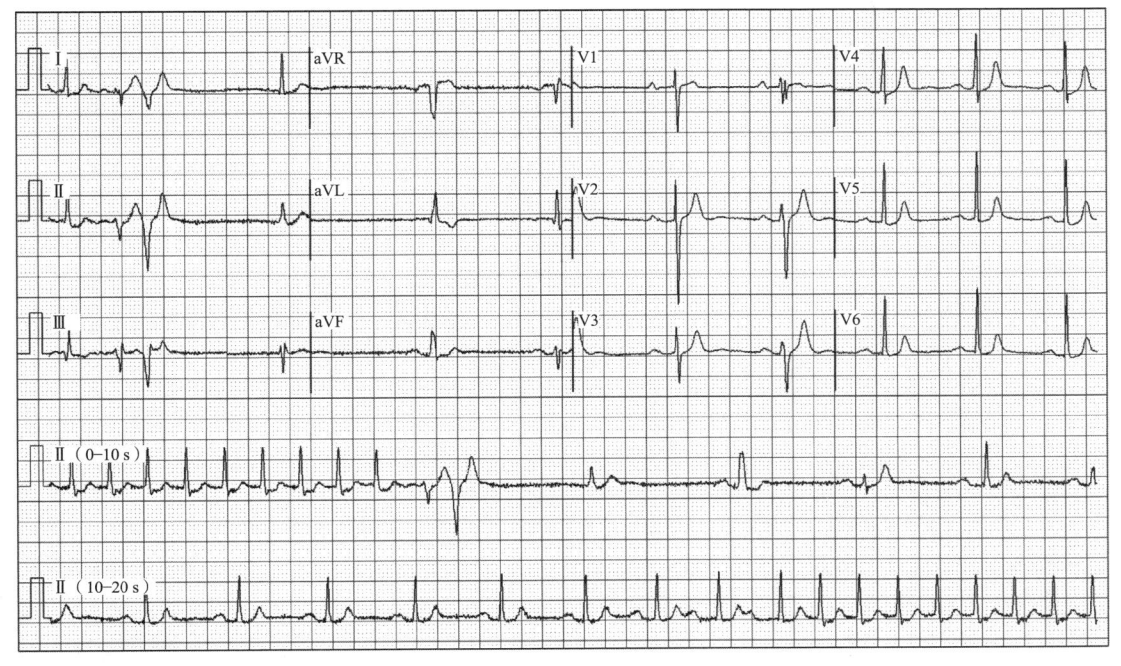

女性，67岁。
最高窦性心率100次/分；
最短PR间期210 ms；
最长PR间期300 ms；
QRS波时间79 ms。

窦性心律不齐
阵发性室上性心动过速/
房室结折返性心动过速
室性期前收缩连发
一度房室传导阻滞
间歇性完全性左束支和
不定型心室内传导阻滞
房性逸搏
ST段改变

图2-4-9　慢-快型房室结折返性心动过速与窦性心率实例

本图前10 s中可见心动过速终止，终止处无P⁻波，即心动过速终止于逆向传导终止。后10 s中可见随着窦性心率的增加，PR间期逐渐延长，慢径路前传缓慢达到一定的时间，在快径路发生逆向传导，在QRS波终末出现P⁻波，随后折返性心动过速开始。在心动过速中，在Ⅱ导联上P⁻波倒置，在V1导联上直立。选择P⁻波清晰的胸导联，观察心动过速终止和开始。

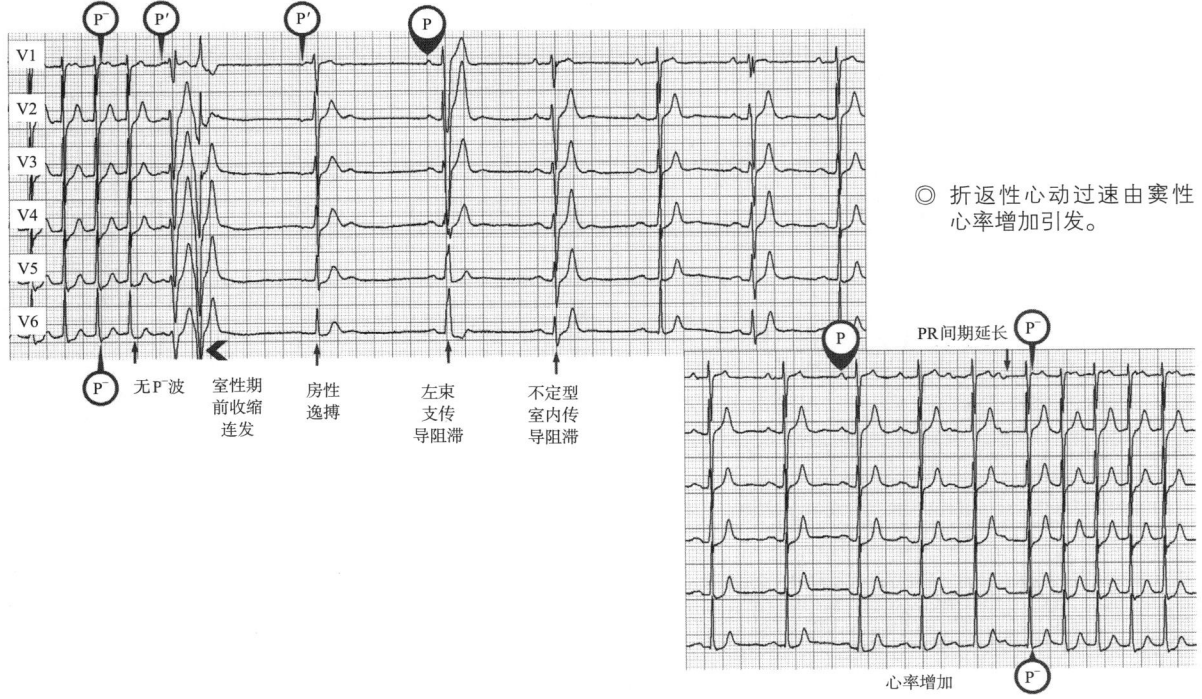

◎ 折返性心动过速由窦性心率增加引发。

图2-4-10　慢-快型房室结折返性心动过速与窦性心率实例形成机制图解

（4）慢-快型房室结折返性心动过速与室性期前收缩

慢-快型房室结折返性心动过速也可由室性期前收缩引发。

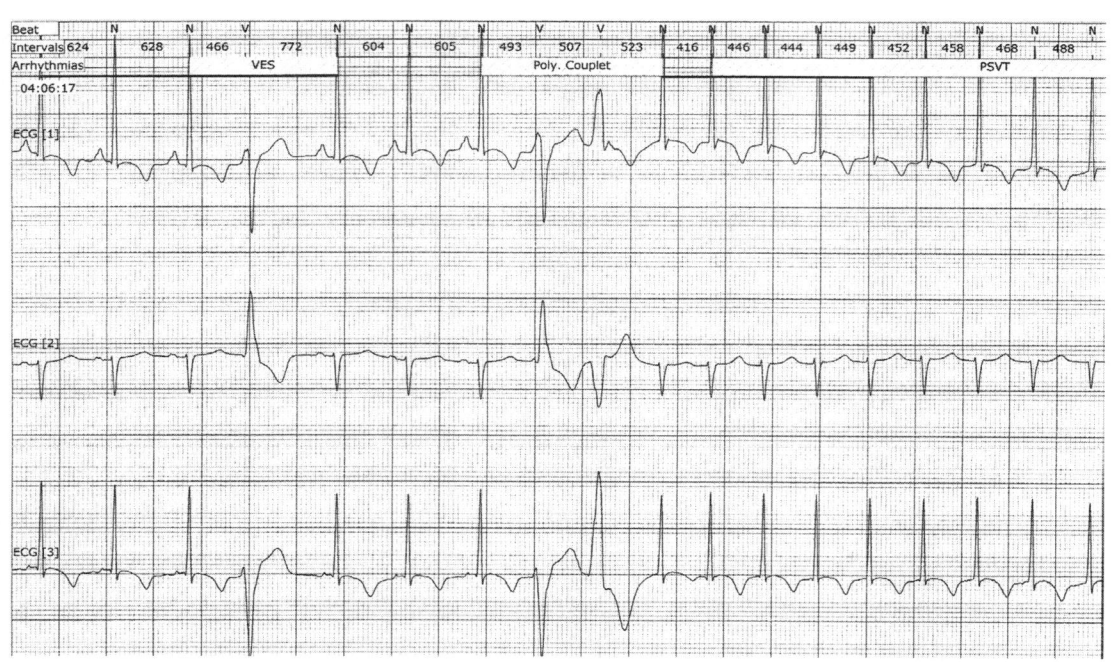

男性，73岁。
记录导联依次为：模拟Ⅱ导联、CM1导联和CC5导联。

窦性心律
室性期前收缩
多源性室性期前收缩连发
阵发性室上性心动过速/房室结折返性心动过速
ST段和T波改变

图2-4-11　慢-快型房室结折返性心动过速与室性期前收缩实例

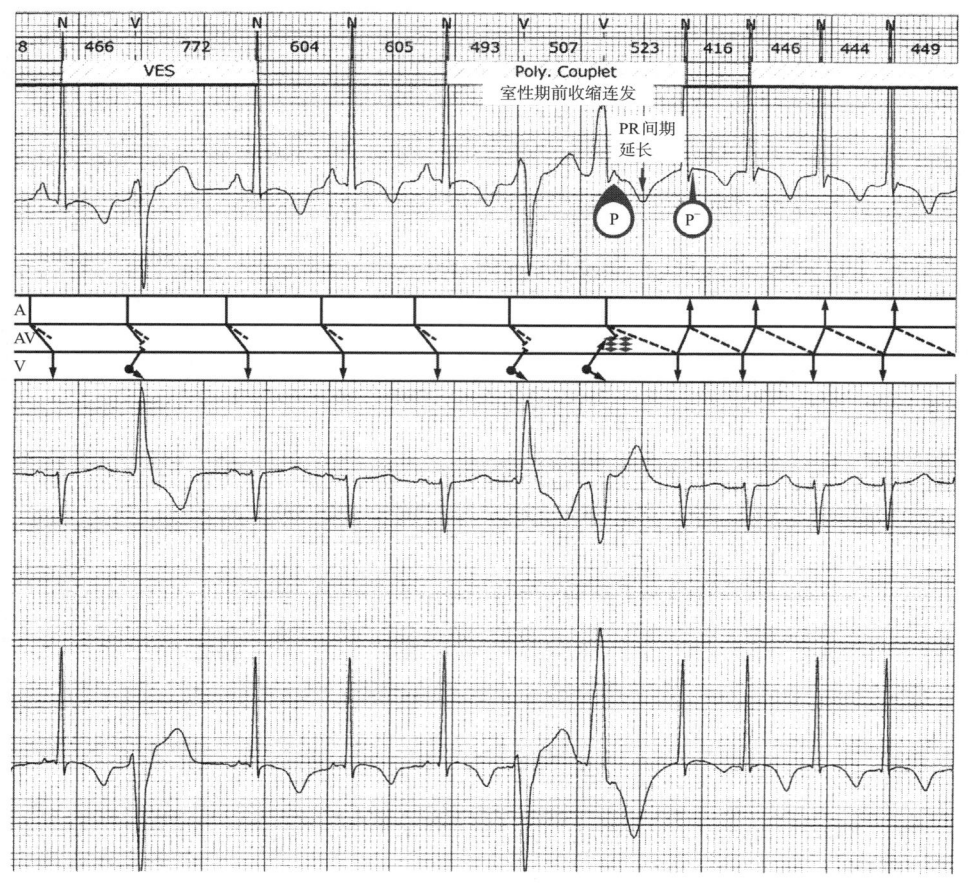

本图中室性期前收缩连发的第二个期前收缩发生室房逆向传导，隐匿激动房室交界区（快径路和慢径路），产生不应期。随后的窦性P波重叠在该心动的ST段上，PR间期延长不易被发现。该窦性冲动前向传导时在快径路受阻（不应期长），在慢径路缓慢前向传导心室（不应期短），然后经快径路逆向传导至心房，连续折返形成心动过速。P⁻波在QRS波终末，极小，不易被发现。

图2-4-12　慢-快型房室结折返性心动过速与室性期前收缩实例图解

(5)慢-快型房室结折返性心动过速的P⁻波不可见

慢-快型房室结折返性心动过速是最为常见的阵发性室上性心动过速,约占房室结折返性心动过速的90%。通常心率为140～220次/分,节律规则。心动过速时,心房与心室几乎同时激动。多数心动过速因P⁻波重叠在QRS波中而不可见。

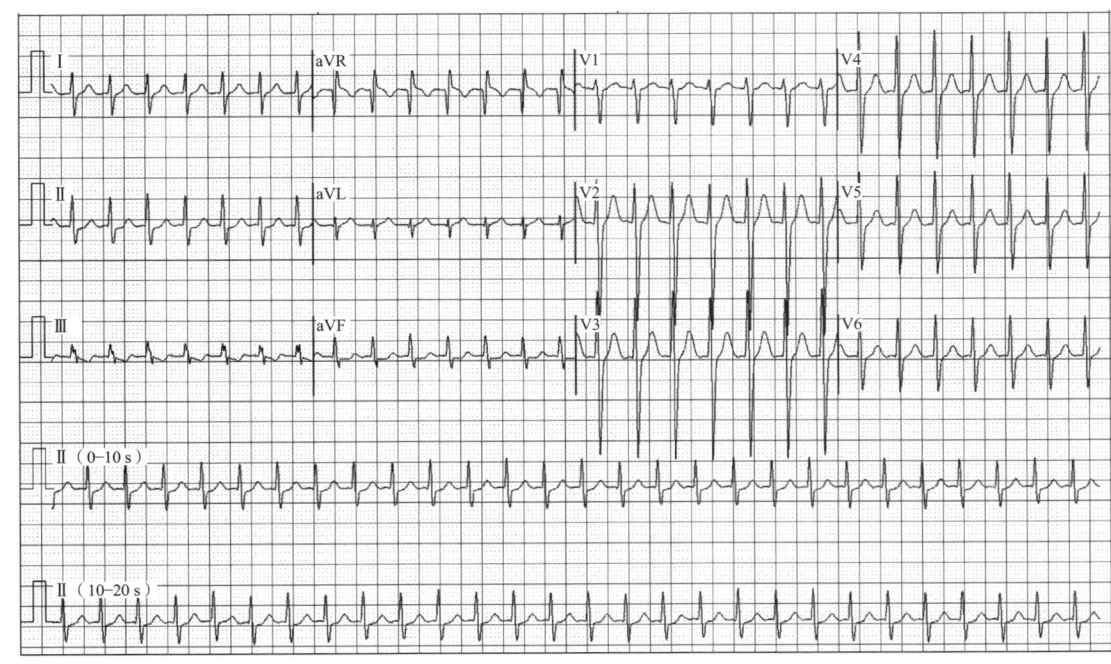

男性,32岁。
心室率168次/分;
QRS波时间88 ms。

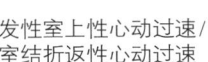

阵发性室上性心动过速/房室结折返性心动过速

图2-4-13　慢-快型房室结折返性心动过速的P⁻波不可见实例

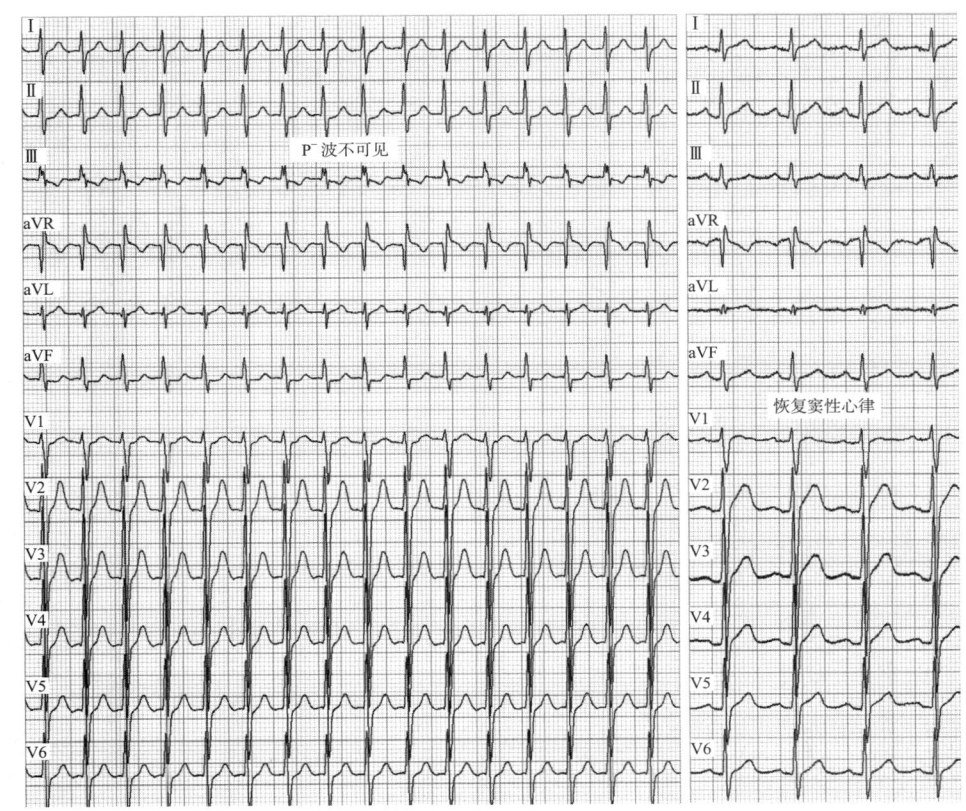

与窦性心律的心电图(右图)比较,心动过速中P⁻波不可见。首先考虑诊断为慢-快型房室结折返性心动过速,P⁻波重叠在QRS波中。

图2-4-14　慢-快型房室结折返性心动过速的P⁻波不可见实例同步12导联图解

（6）慢-快型房室结折返性心动过速的P⁻波可见

常规心电图记录时间短暂，常不能记录到阵发性心动过速的发生和终止。若记录到心动过速发生或终止，有窦性心律时的心电图作为比较，则有助于明确P⁻波是否存在。

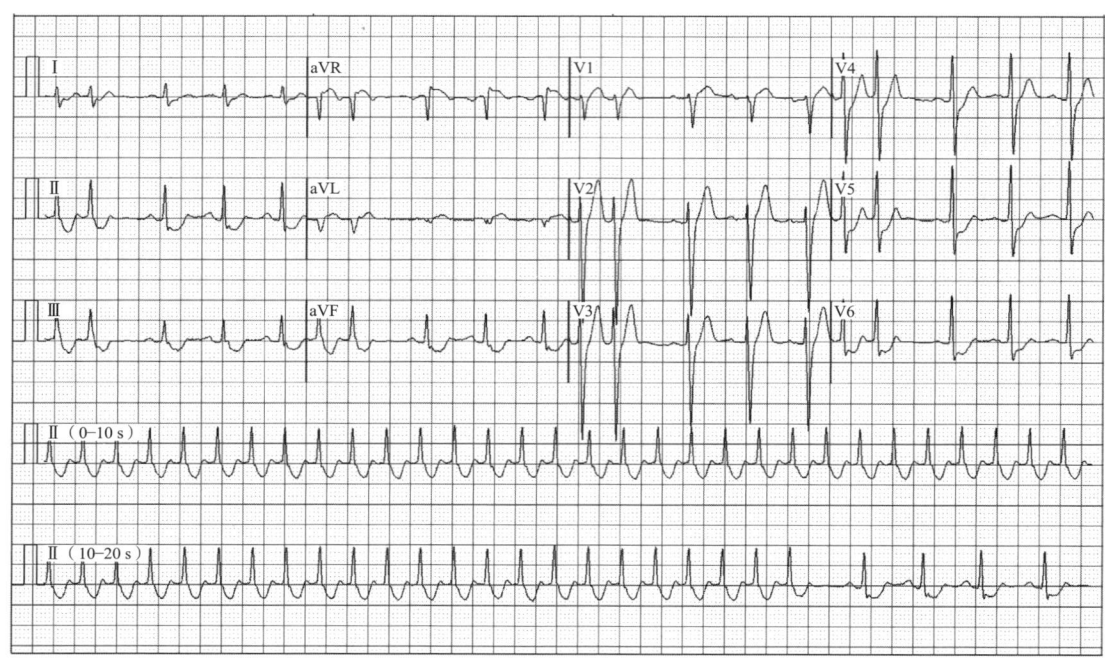

男性，50岁。
心动过速心率186次/分
窦性心率106次/分；
窦性PR间期159 ms；
QRS波时间100 ms。

窦性心动过速
阵发性室上性心动过速/
房室结折返性心动过速
ST段和T波改变

图2-4-15　慢-快型房室结折返性心动过速的P⁻波可见实例

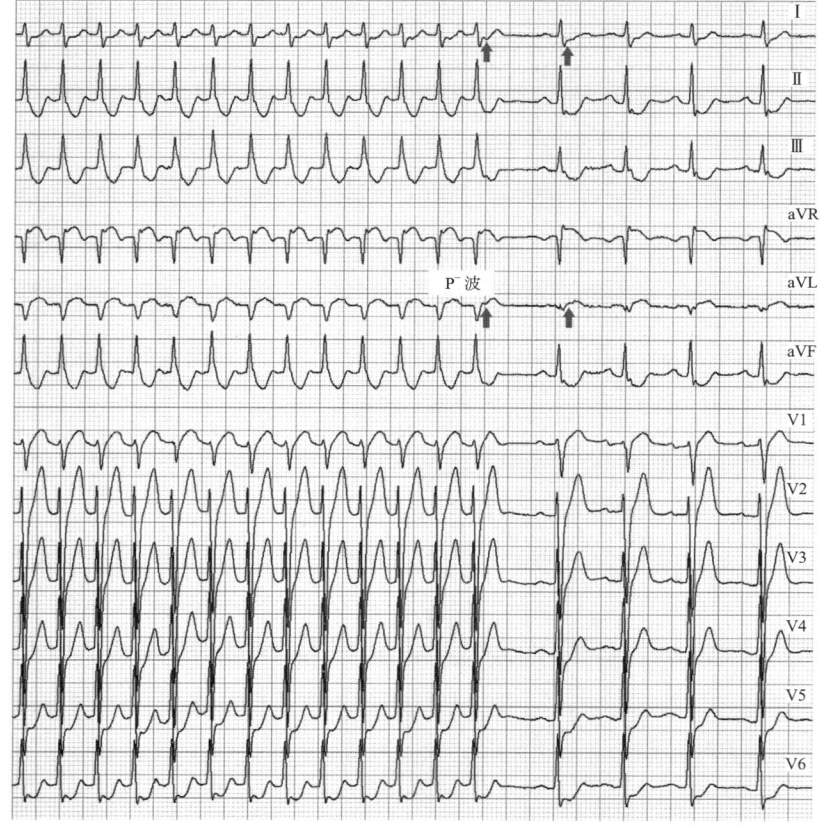

本图记录到心动过速的终止，仔细观察QRS波终末形态，可发现存在细微的差异，尤其在Ⅰ和aVL导联上（标记处）。引起这细微改变最可能的原因是心动过速时，P⁻波重叠在QRS波终末部。P⁻波重叠在QRS波终末部的心动过速最可能是慢-快型房室结折返性心动过速。

P⁻波重叠在QRS波终末部

图2-4-16　慢-快型房室结折返性心动过速的P⁻波可见实例同步12导联图解

（7）慢-快型房室结折返性心动过速的P⁻波特点

约30%的慢-快型房室结折返性心动过速，逆行P波紧随QRS波之后。通常P⁻波在Ⅱ、Ⅲ和aVF导联上倒置，在aVR和V1导联上直立。由于经快径路快速逆向传导，经慢径路缓慢前向传导，结果是RP⁻间期<P⁻R间期，RP⁻间期<90 ms。

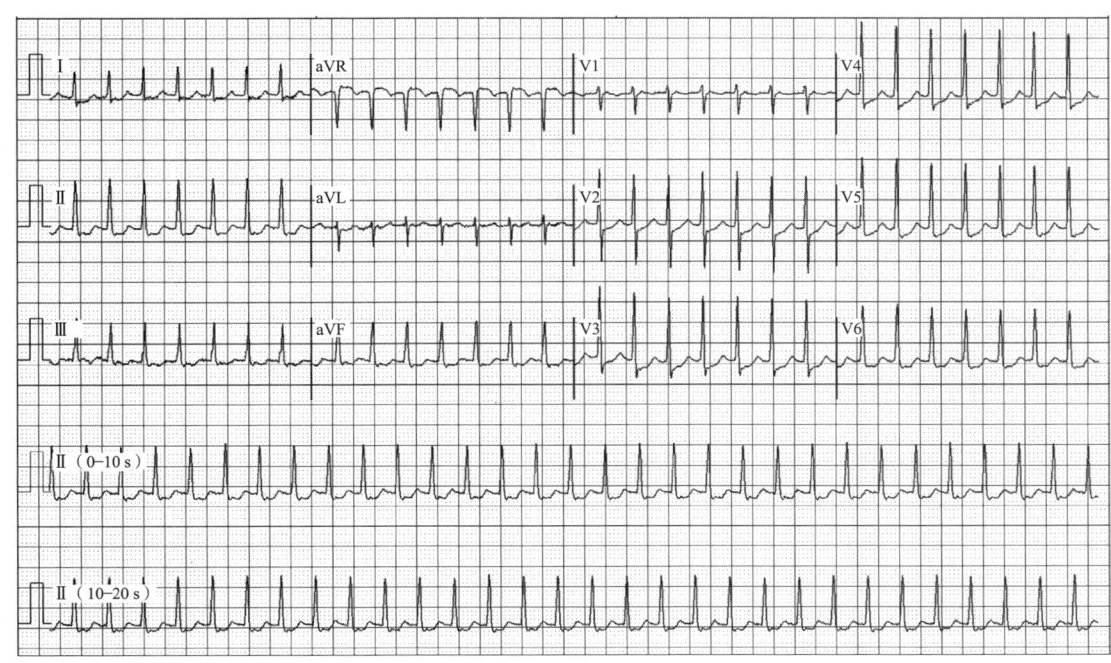

女性，52岁。
心室率182次/分；
QRS波时间88 ms。

阵发性室上性心动过速/房室结折返性心动过速ST段改变

图2-4-17 慢-快型房室结折返性心动过速的P⁻波特点实例

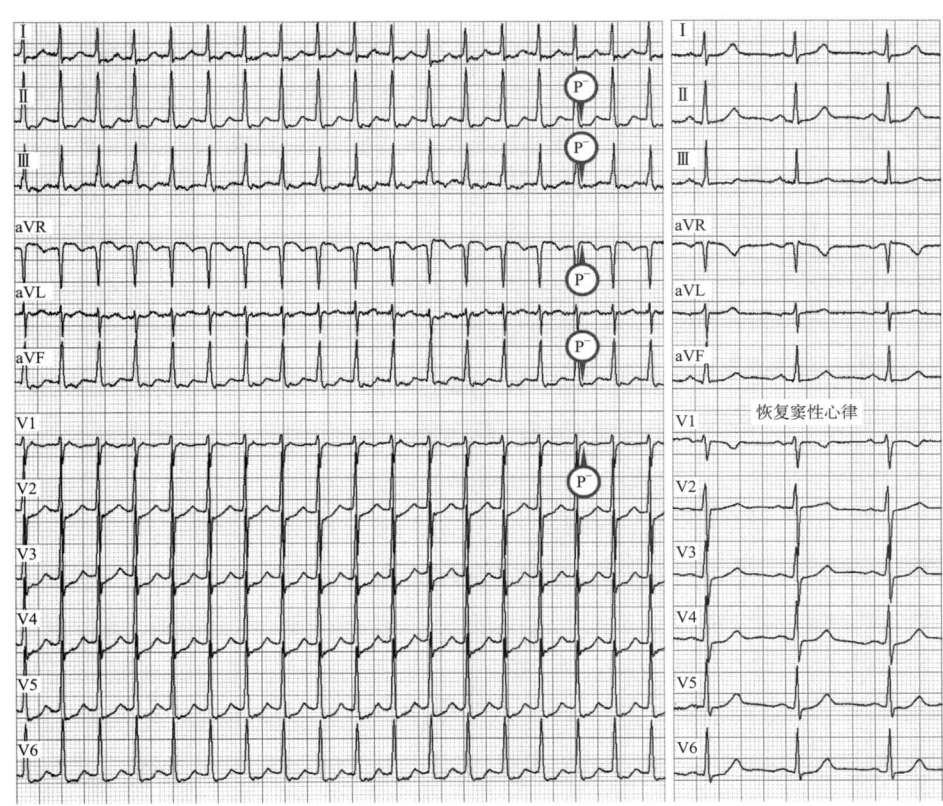

与窦性心律的心电图（右图）比较，可以发现心动过速中，P⁻波在Ⅱ、Ⅲ和aVF导联上倒置（假s波）；在aVR和V1导联上直立（假r'波）。RP⁻间期<P⁻R间期，RP⁻间期<90 ms。

图2-4-18 慢-快型房室结折返性心动过速的P⁻波特点实例同步12导联图解

（8）慢-快型房室结折返性心动过速P⁻波可见的导联

慢-快型房室结折返性心动过速的心率多在200次/分以下。心率较慢时，观察QRS波终末，易发现P⁻波。若心动过速中可见P⁻波，通常在Ⅱ、Ⅲ、aVF导联、aVR和V1导联上同时可见。但一些心动过速的P⁻波仅见于个别导联。

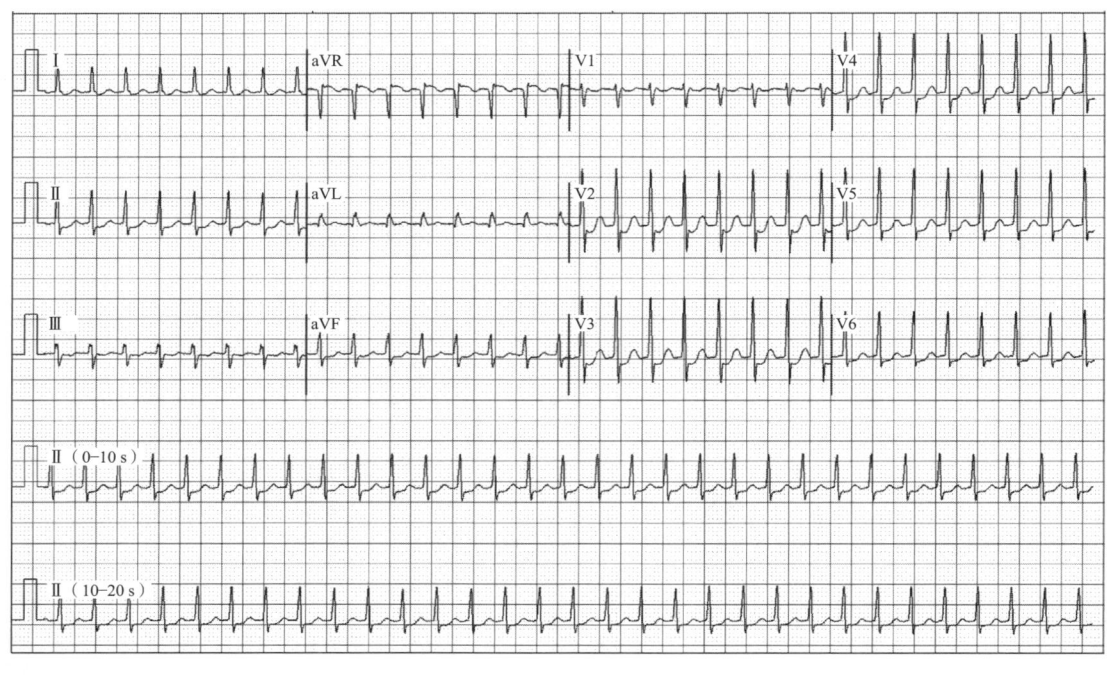

女性，41岁。
心室率190次/分；
QRS波时间89 ms。

阵发性室上性心动过速/
房室结折返性心动过速
ST段改变

图2-4-19　慢-快型房室结折返性心动过速P⁻波可见的导联实例

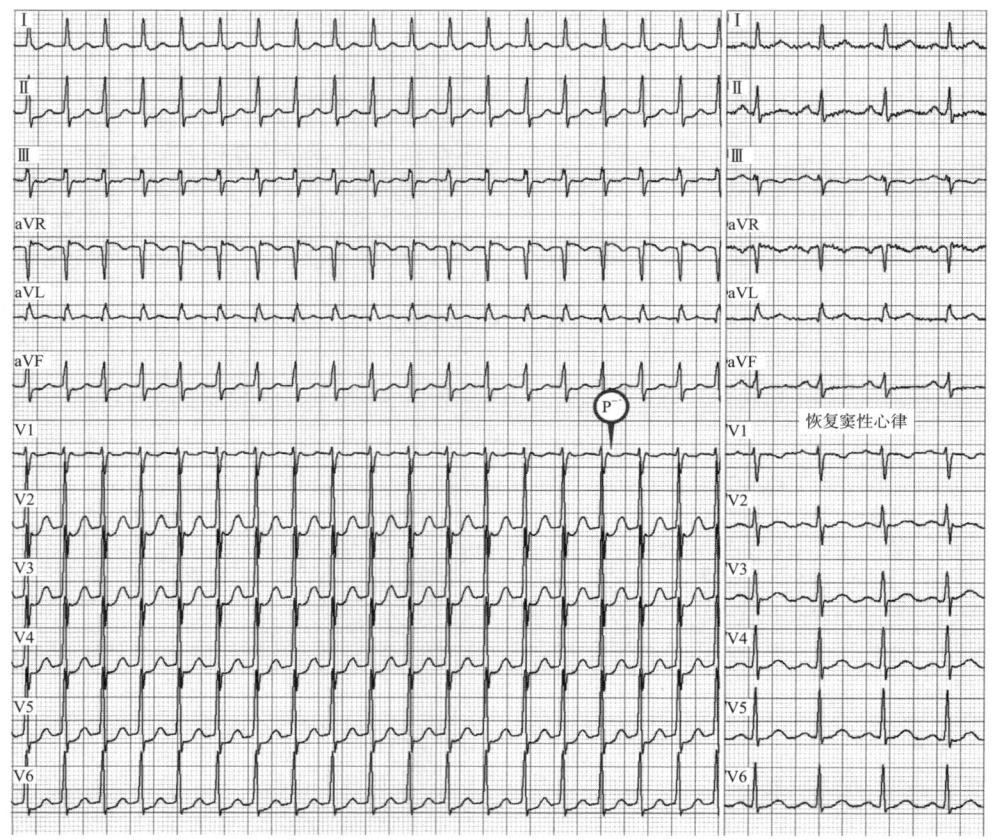

与窦性心律的心电图（右图）比较，Ⅱ、Ⅲ和aVF导联原本有s波，aVR导联QRS波终末原有小切迹，因此在这些导联上不能判断是否有P⁻波。只有在V1导联上可见P⁻波（假r′波）。

图2-4-20　慢-快型房室结折返性心动过速P⁻波可见的导联实例同步12导联图解

（9）慢-快型房室结折返性心动过速的P⁻波酷似QRS波增宽

慢-快型房室结折返性心动过速，在QRS波终末的P⁻波，可酷似QRS波增宽。

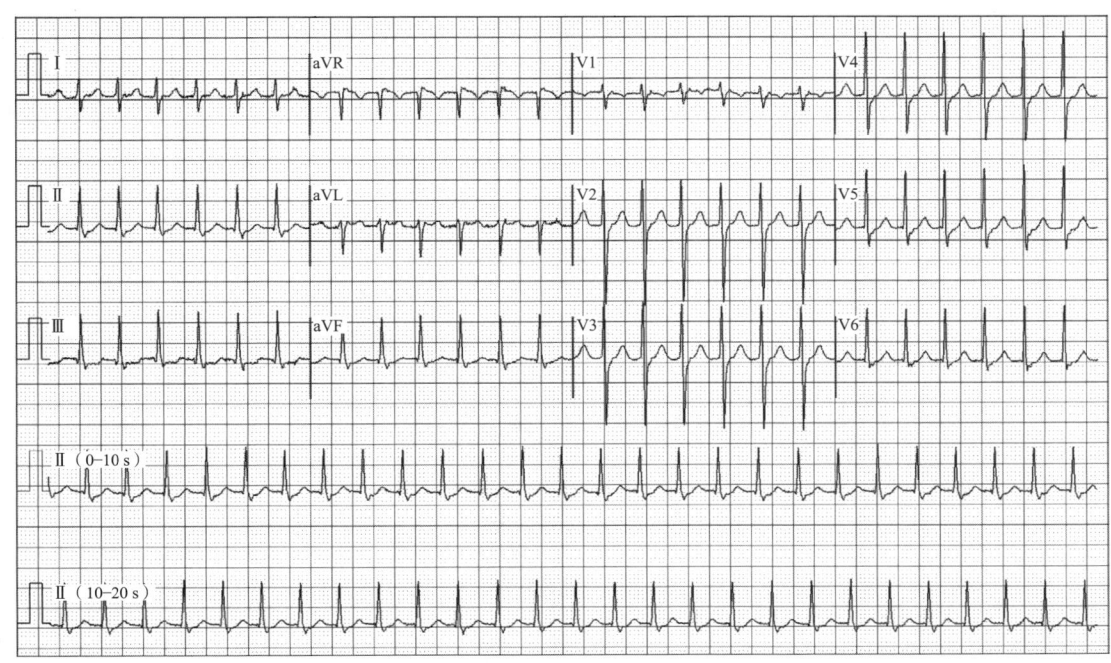

女性，64岁。
心室率160次/分；
QRS波时间109 ms。

阵发性室上性心动过速/房室结折返性心动过速

图2-4-21　慢-快型房室结折返性心动过速的P⁻波酷似QRS波增宽实例

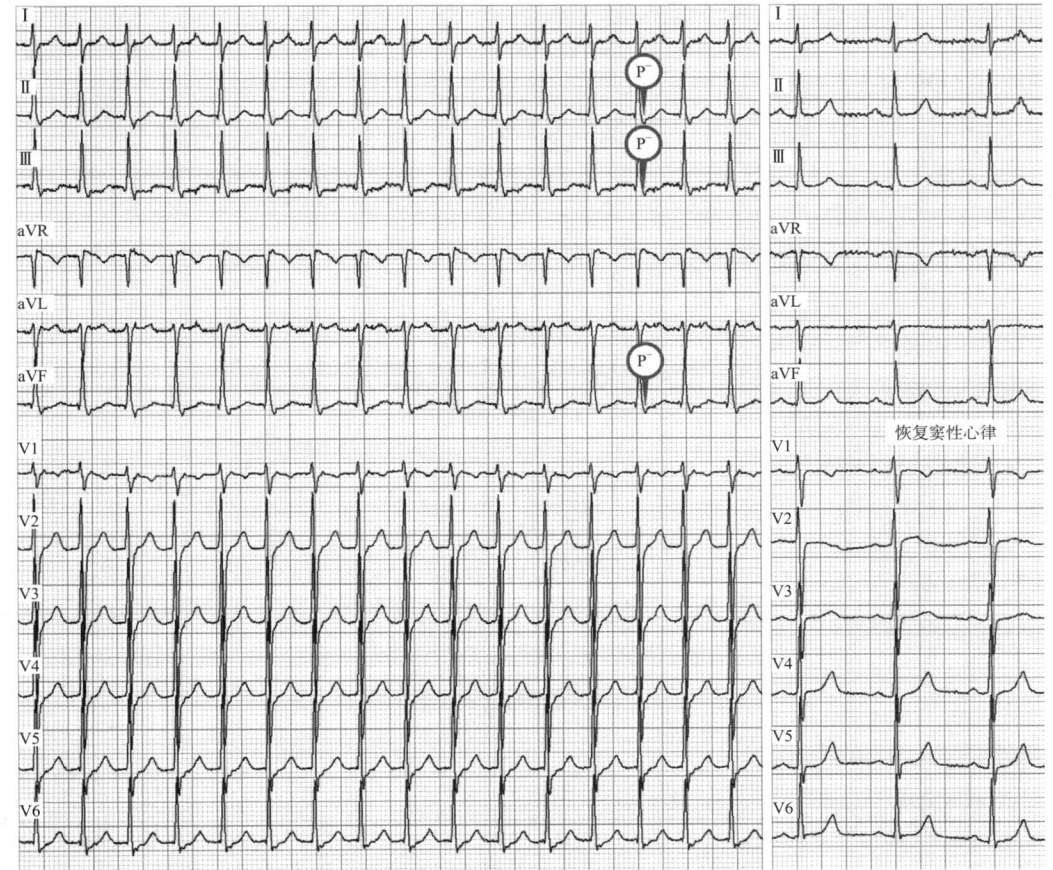

与窦性心律的心电图（右图）比较，本图在所有导联上，尤其是Ⅱ、Ⅲ和aVF导联，倒置的P⁻波重叠在QRS波终末，使得QRS波酷似增宽。

图2-4-22　慢-快型房室结折返性心动过速的P⁻波酷似QRS波增宽实例同步12导联图解

2. 房室结折返性心动过速：快-慢型形成机制

快-慢型房室结折返性心动过速是不典型的房室结折返性心动过速，较少见。特点是经快径路快速前向传导，经慢径路缓慢逆向传导（图2-4-23A），即慢径路不应期比快径路长。

快-慢型心电图特点（图2-4-23B）：心律规则，RP⁻间期>P⁻R间期，P⁻R间期常<120 ms。

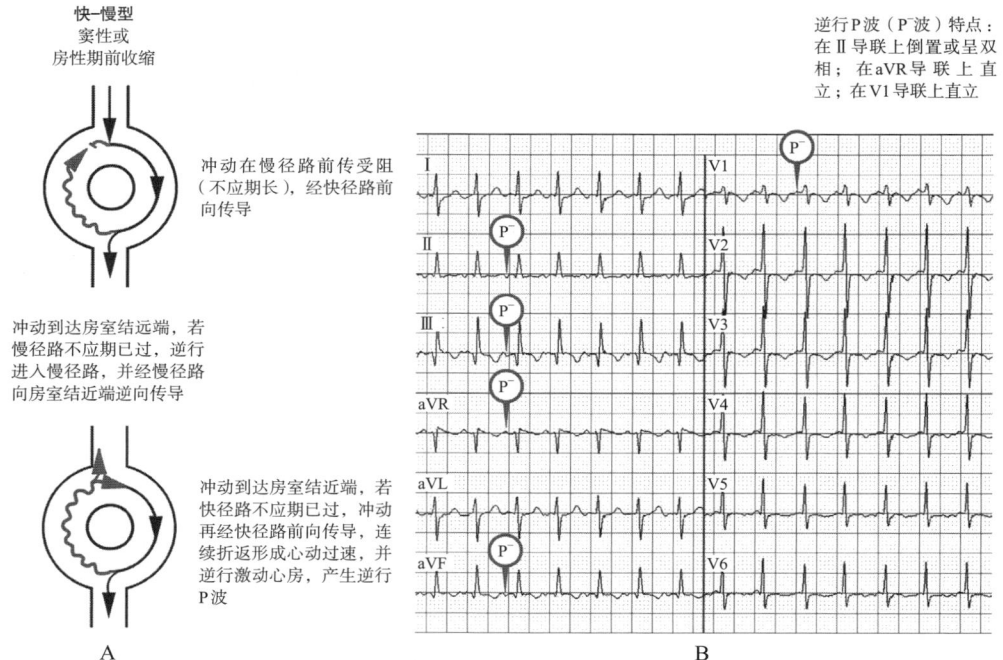

图2-4-23　房室结折返性心动过速：快-慢型形成机制（A）和心电图特点（B）

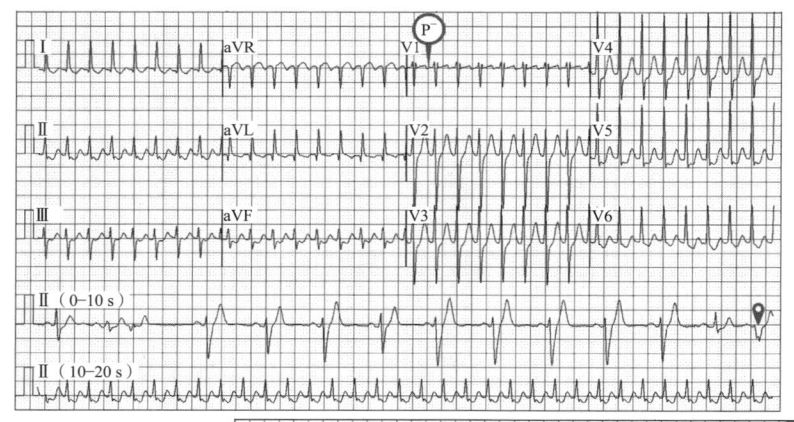

> 快-慢型房室结折返性心动过速较少见。通常P⁻波较小，不易被发现和明确。若能记录到心动过速发生时的心电图，有助于明确诊断。

男性，59岁。
心动过速心室率194次/分；
窦性心率75次/分；
QRS波时间94 ms。
上下图为连续记录，标记处图解见图2-4-25。

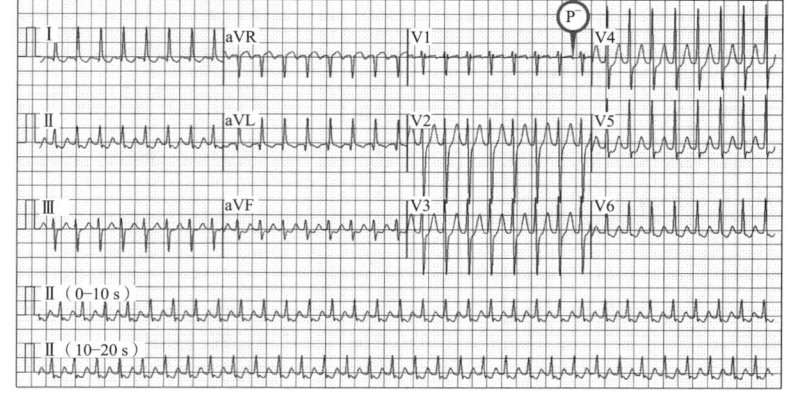

窦性心律
阵发性室上性心动过速/
房室结折返性心动过速
间歇性不定型心室内传导阻滞
ST段改变

图2-4-24　房室结折返性心动过速：快-慢型形成机制实例

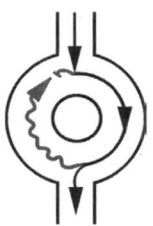

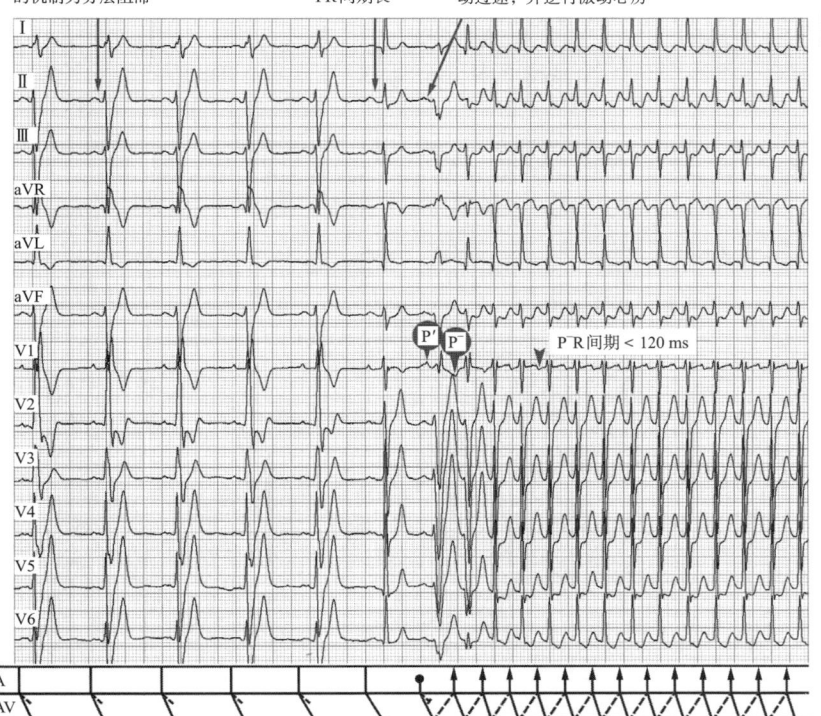

图2-4-24中标记处可见心动过速始于房性期前收缩,其P'R间期不延长,机制是冲动在快径路前向传导,经慢径路逆向传导,再经快径路前向传导。心动过速中RP⁻间期>P⁻R间期,P⁻R间期<120 ms,符合快-慢型房室结折返性心动过速的特点。

◎ 心动过速第一个PR间期或P'R间期不延长,是快-慢型的特征。

图2-4-25 房室结折返性心动过速:快-慢型形成机制实例同步12导联图解

快-慢型房室结折返性心动过速与阵发性房性心动过速的鉴别主要在于PR间期。但在心动过速中,P⁻波常与前一个心动的T波重叠,很难确定P⁻的起始和P⁻R间期。

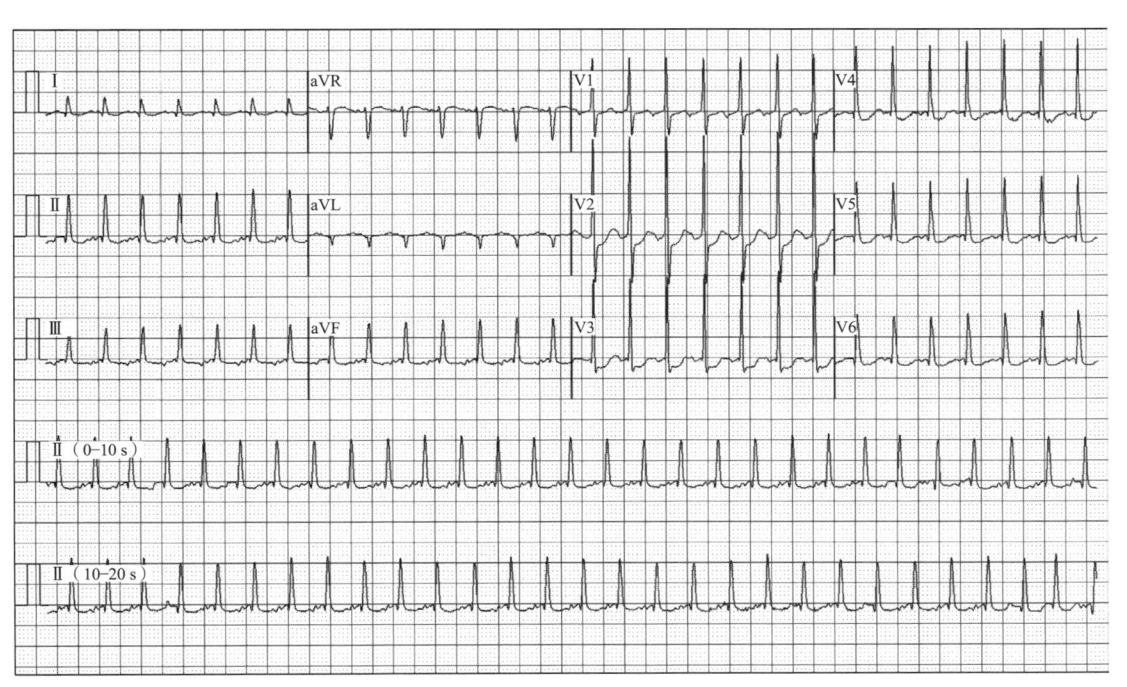

女性,85岁。
心室率175次/分;
QRS波时间83 ms。

阵发性室上性心动过速/房室结折返性心动过速

图2-4-26 快-慢型房室结折返性心动过速实例

本图中心动过速中P波呈两种形态，其中3次提前的P波，与其他P波的形态不同。该病例在心动过速终止后的窦性心律时，可见房性期前收缩（右侧）。心动过速中提前的P波与窦性P波不同，与房性期前收缩的P'波方向相同，形态相似，因此心动过速中提前的P波最可能为房性P'波。房性期前收缩的冲动在慢径路受阻，经快径路前向传导，由此形成快-慢型房室结折返性心动过速。

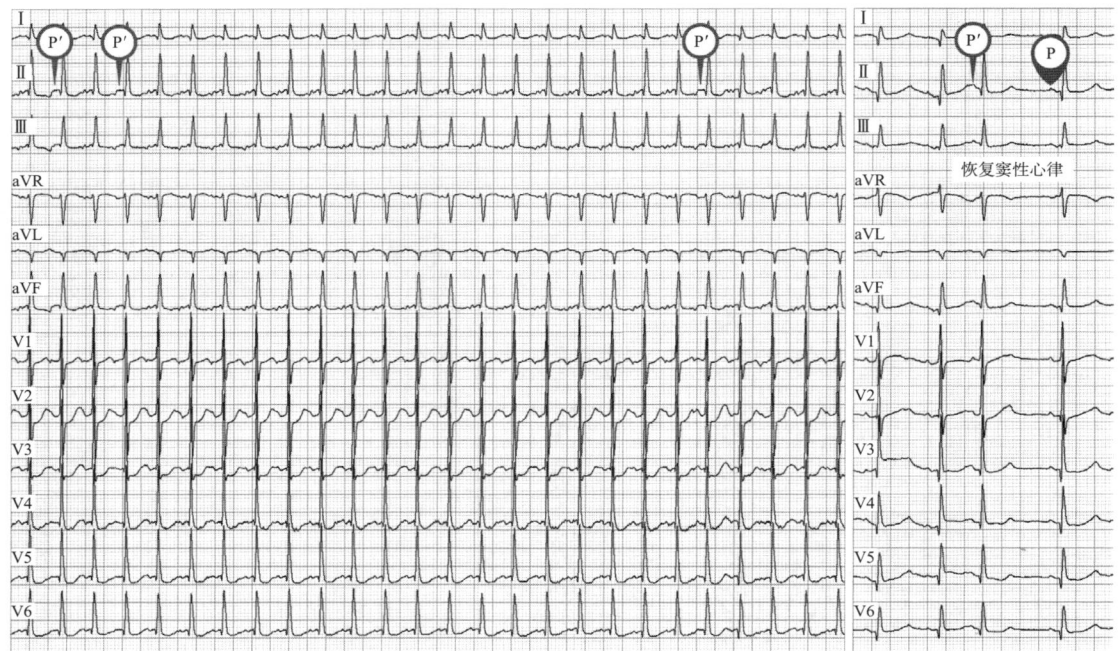

图2-4-27　快-慢型房室结折返性心动过速实例同步12导联图解

3. 房室结多径路与折返性心动过速

房室结内也可能存在多条不同性能的传导径路，即多径路。

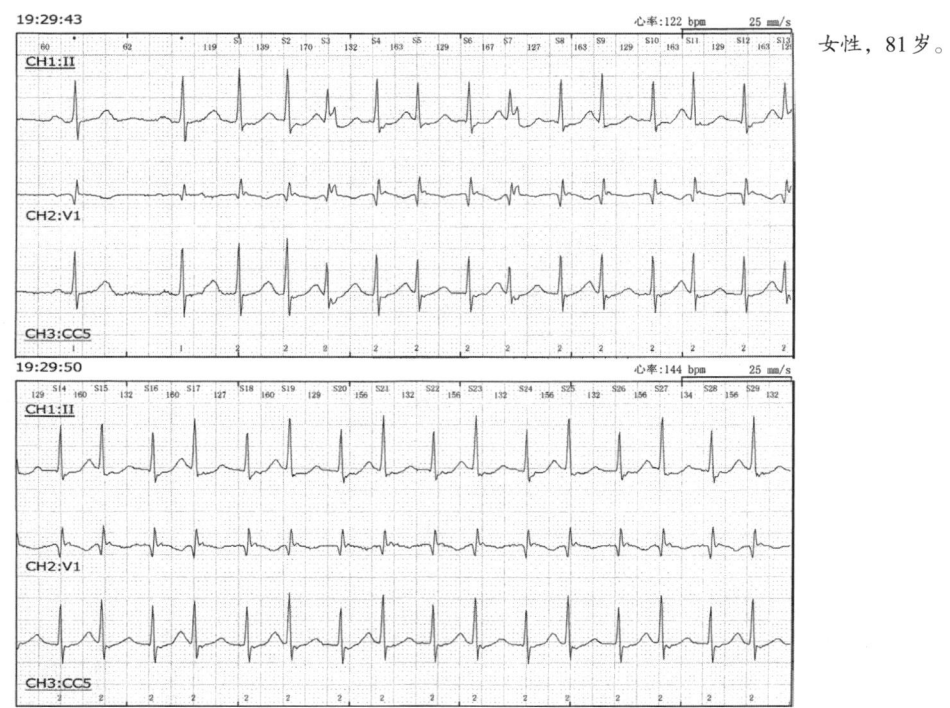

女性，81岁。

图2-4-28　房室结多径路与折返性心动过速实例

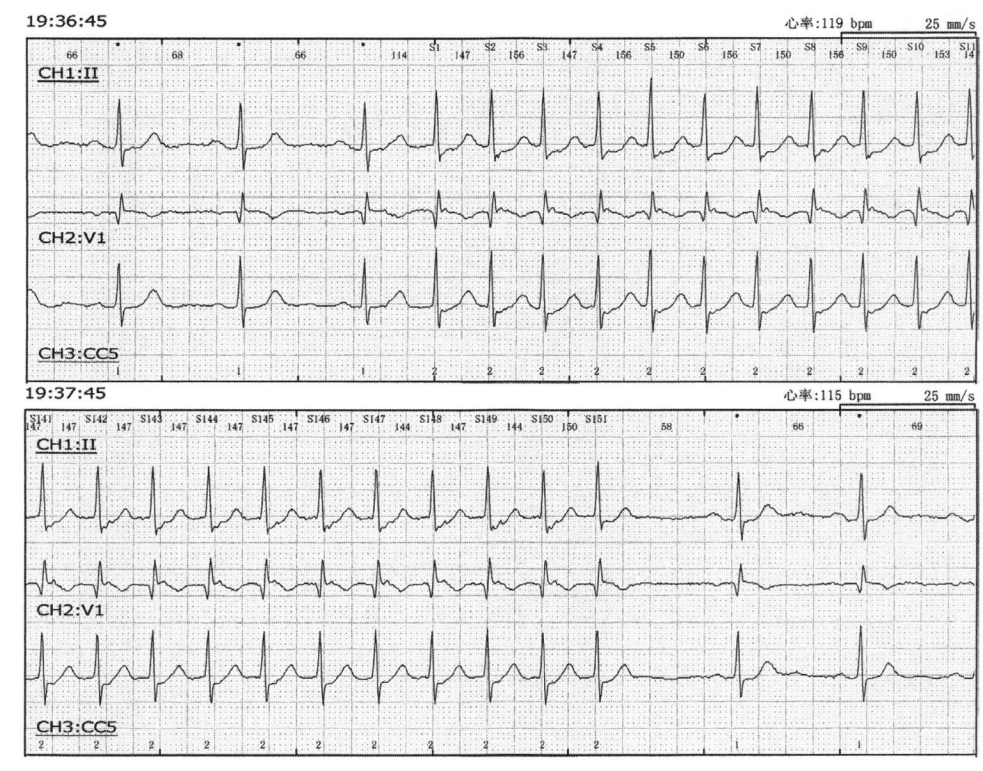

本例在动态心电图中频发短阵或阵发性室上性心动过速。心动过速呈现两种特征：RR间期绝对规则和RR间期长短交替。大部分呈现RR间期绝对规则（左图）。图2-4-28为RR间期长短交替。

窦性心律
阵发性室上性心动过速/
房室结折返性心动过速
提示多径路可能

图2-4-29 房室结多径路与折返性心动过速实例的其他心电图

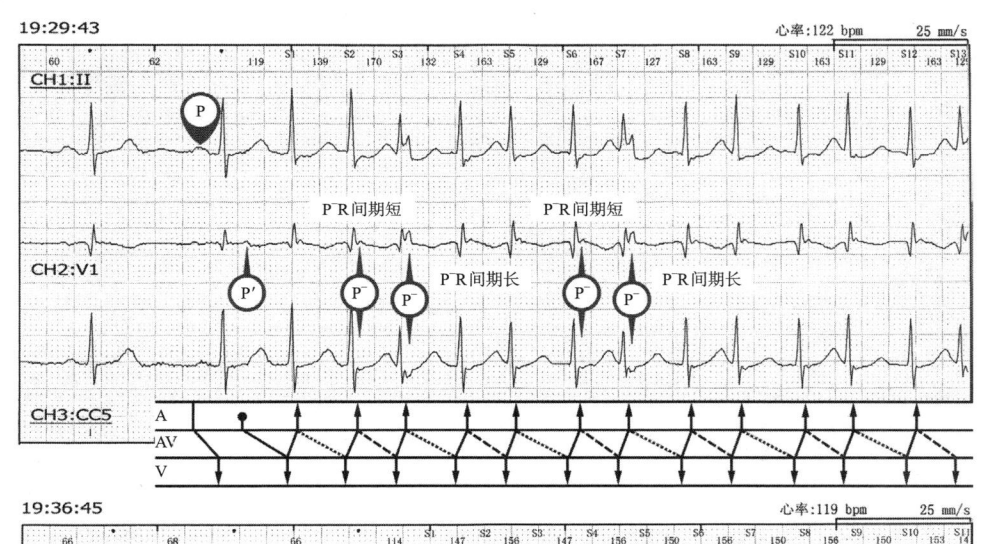

本例房性P波和逆行P波清晰，心动过速的第一个PR间期延长，属于慢-快型房室结折返性心动过速，即经慢径路前向传导。上图心动过速中RR间期长短交替在于P⁻R间期长短交替，即冲动经慢径路前向传导的速度不同，提示可能存在双慢径路，即存在多径路。

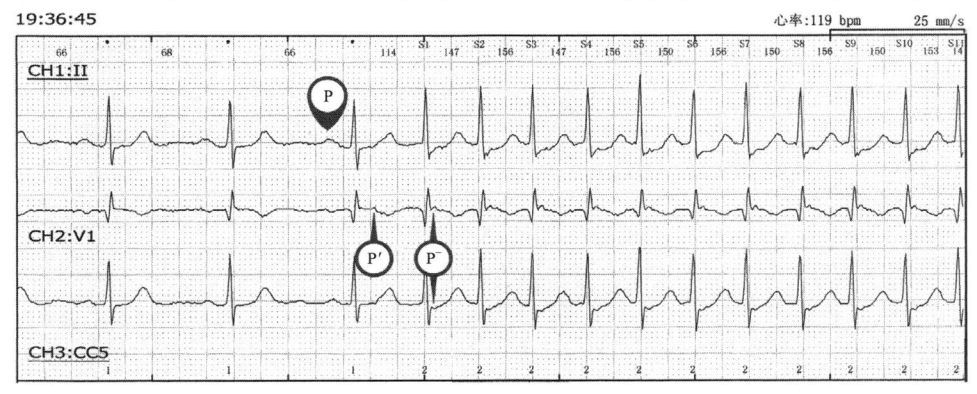

◎ 经两条传导速度不同的慢径路前向传导，PR间期不等。

图2-4-30 房室结多径路与折返性心动过速实例形成机制图解

4. 房室结双径路与非折返性心动过速形成机制

房室结双径路，即房室结内存在不同性能的快慢径路，心房冲动有可能分别从快径路和慢径路前向传导，形成两次心室激动，即一个P波有两个QRS波。若形成心动过速，称为非折返性心动过速。

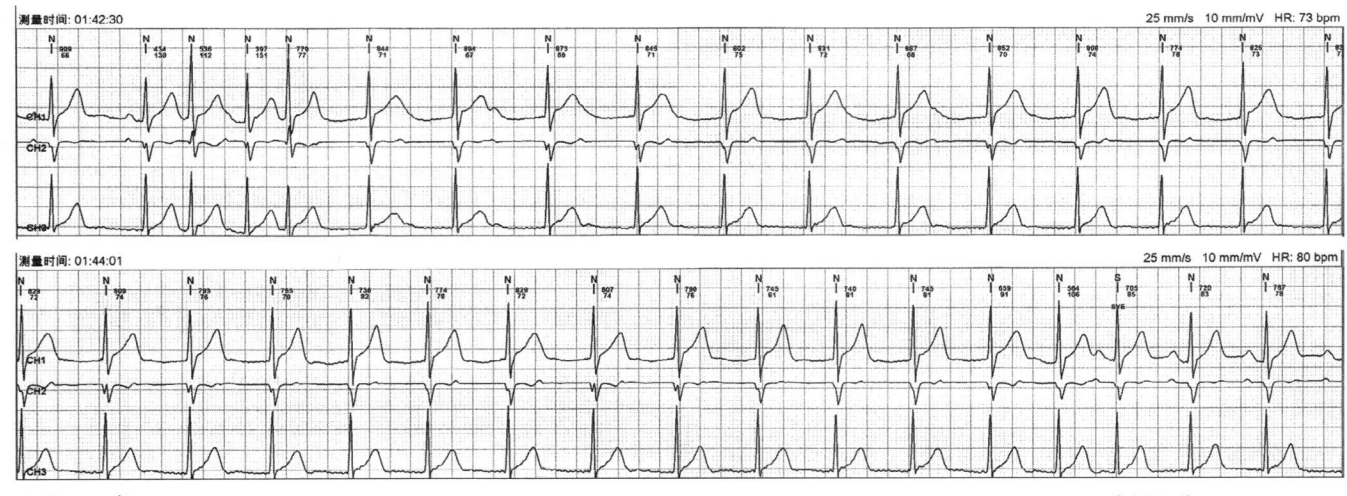

男性，63岁。
夜间睡眠中周期性呈现图中改变。上图为周期性改变的开始；下图为周期性改变的终止。记录导联依次为：模拟Ⅱ导联、CM1导联和CC5导联。

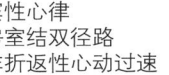
窦性心律
房室结双径路
非折返性心动过速

图2-4-31 房室结双径路与非折返性心动过速形成机制实例

> 本病例可见PR间期持续延长（经慢径路前向传导），直至RP间期延长后，PR间期跳跃式缩短（经快径路前向传导），符合房室结双径路的特征。依据延长的PR间期推测，标记处的QRS波为一个P波分别经快径路和慢径路前传的两个QRS波。连续两次P波后分别出现两个QRS波，形成短阵非折返性心动过速。由于第二次P波后第二个QRS波后的RP间期短，窦性冲动下传时，快径路未脱离不应期，窦性冲动在快径路前向传导受阻，非折返性心动过速终止。此后窦性冲动连续经慢径路前传，PR间期持续延长。

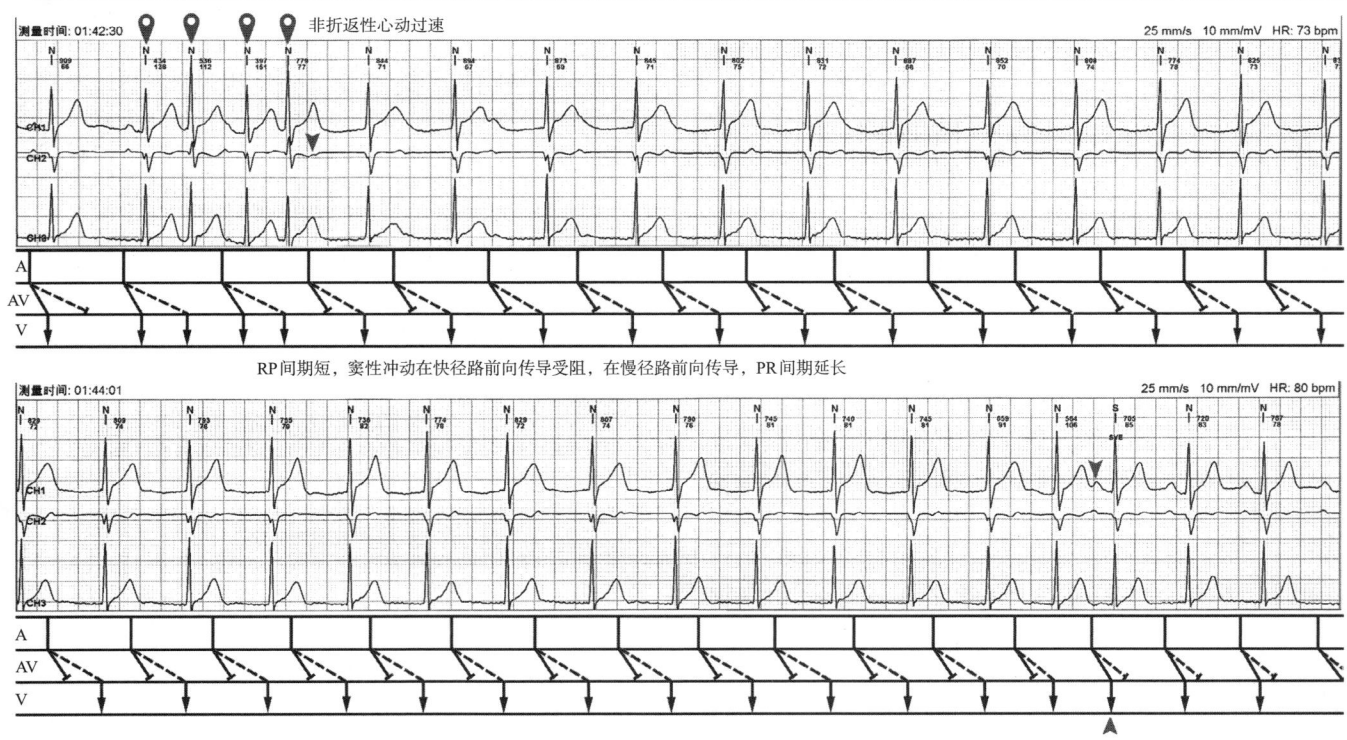

图2-4-32 房室结双径路与非折返性心动过速形成机制实例图解

在常规心电图上很难记录到房室结双径路所致非折返性心动过速的开始和终止，不易被发现和确诊，也不易与其他类型的室上性心动过速鉴别。

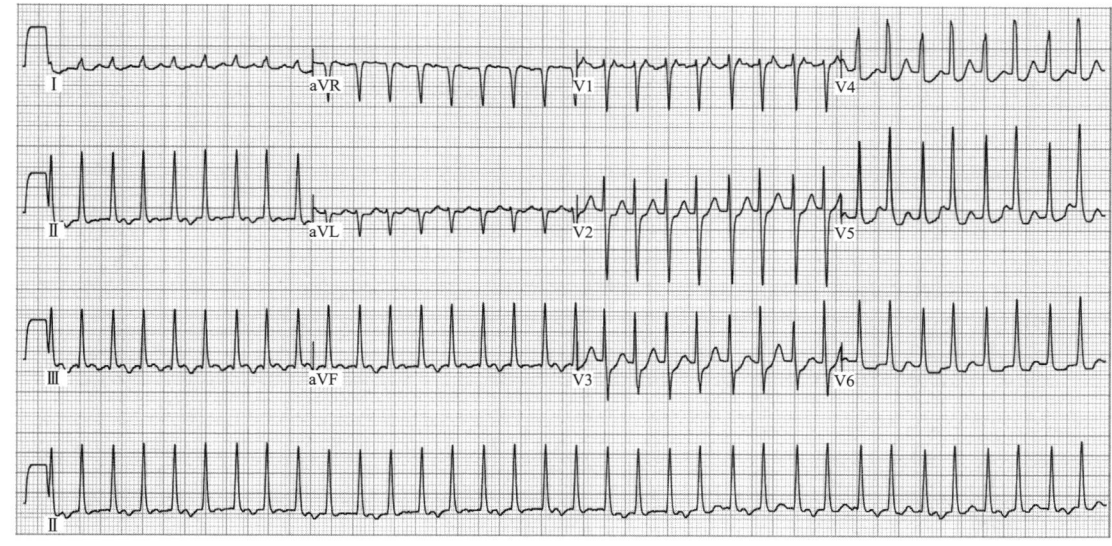

女性，68岁。
心室率203次/分；
PR间期168 ms；
QRS波时间74 ms。

窦性心律
房室结双径路
房室结非折返性心动过速
ST段和T波改变

图2-4-33 房室结双径路与非折返性心动过速实例

本图心动过速中有QRS波、ST段和T波的电交替现象，在Ⅱ、Ⅲ和aVF导联上的P波易被认为是T波的电交替所致。若用房室结双径路（一个P波后有两个QRS波来分析）所致的非折返性心动过速的机制也能解释。

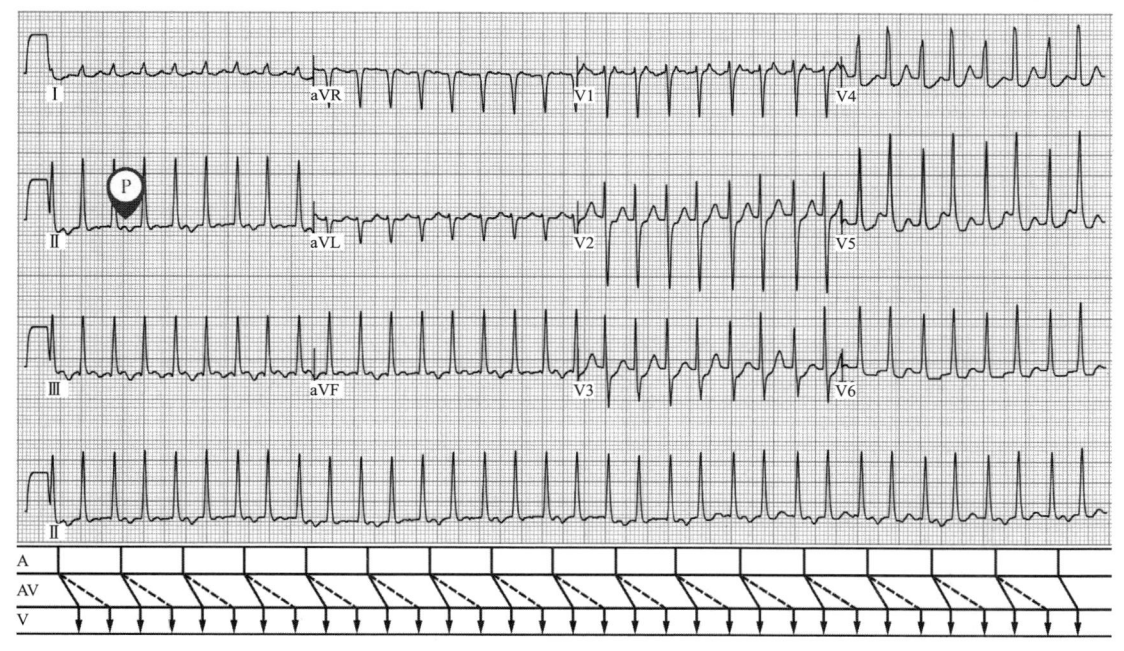

◎ 房室结双径路与非折返性心动过速，明确诊断常需要电生理检查。

图2-4-34 房室结双径路与非折返性心动过速实例形成机制图解

（二）房室折返性心动过速

1. 房室折返性心动过速：顺向型形成机制

房室折返性心动过速是发生在心房和心室之间的折返激动，形成机制是存在旁道，经典的是房室旁道，传统称为Kent束。房室旁道和正常房室传导系统的传导速度和不应期不同是折返激动的基础。通常房室旁道的传导速度快、不应期长。

冲动经正常房室传导系统前向传导，经旁道逆向传导，形成顺向型房室折返性心动过速（图2-4-35A）。

顺向型心电图特点（图2-4-35B）：心律规则，RP⁻间期 < P⁻R间期，RP⁻间期 > 90 ms，QRS波形态正常。

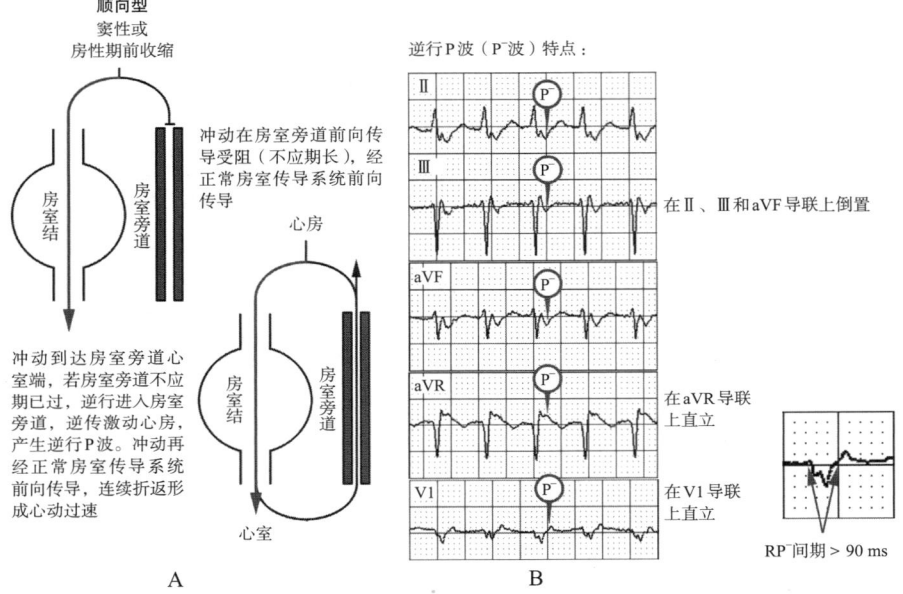

图2-4-35　房室折返性心动过速：顺向型形成机制（A）和心电图特点（B）

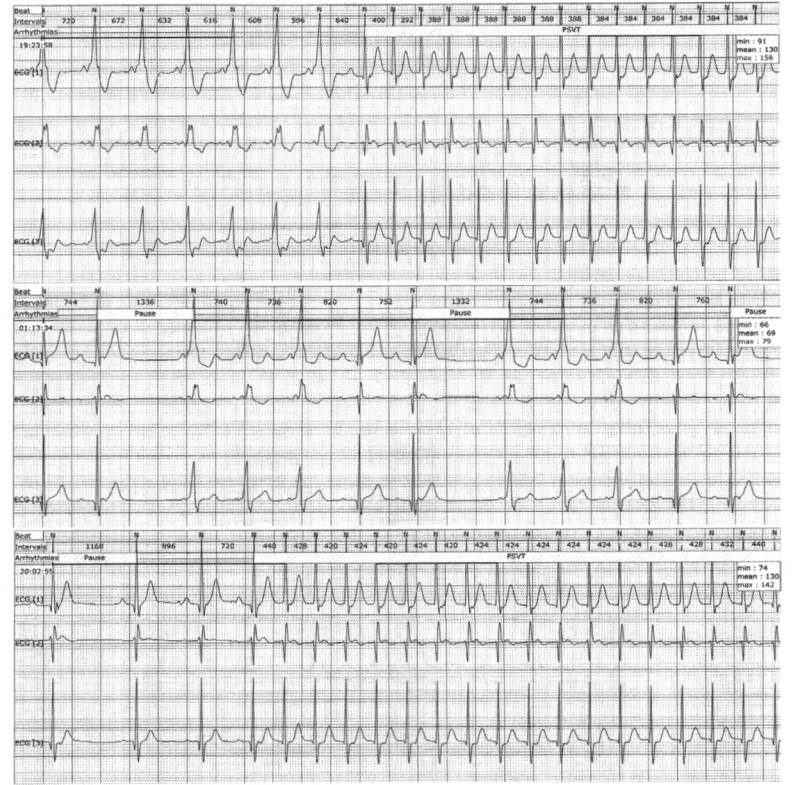

对于顺向型房室折返性心动过速，若能记录到心动过速的发生，以及相关房室旁道的心电图，有助于明确诊断。

男性，25岁。
动态心电图中见多阵心动过速的发生。记录导联依次为：模拟Ⅱ导联、CM1导联和CC5导联。

窦性心律
阵发性室上性心动过速／
房室折返性心动过速
间歇性一度房室传导阻滞
间歇性心室预激

图2-4-36　房室折返性心动过速：顺向型形成机制实例

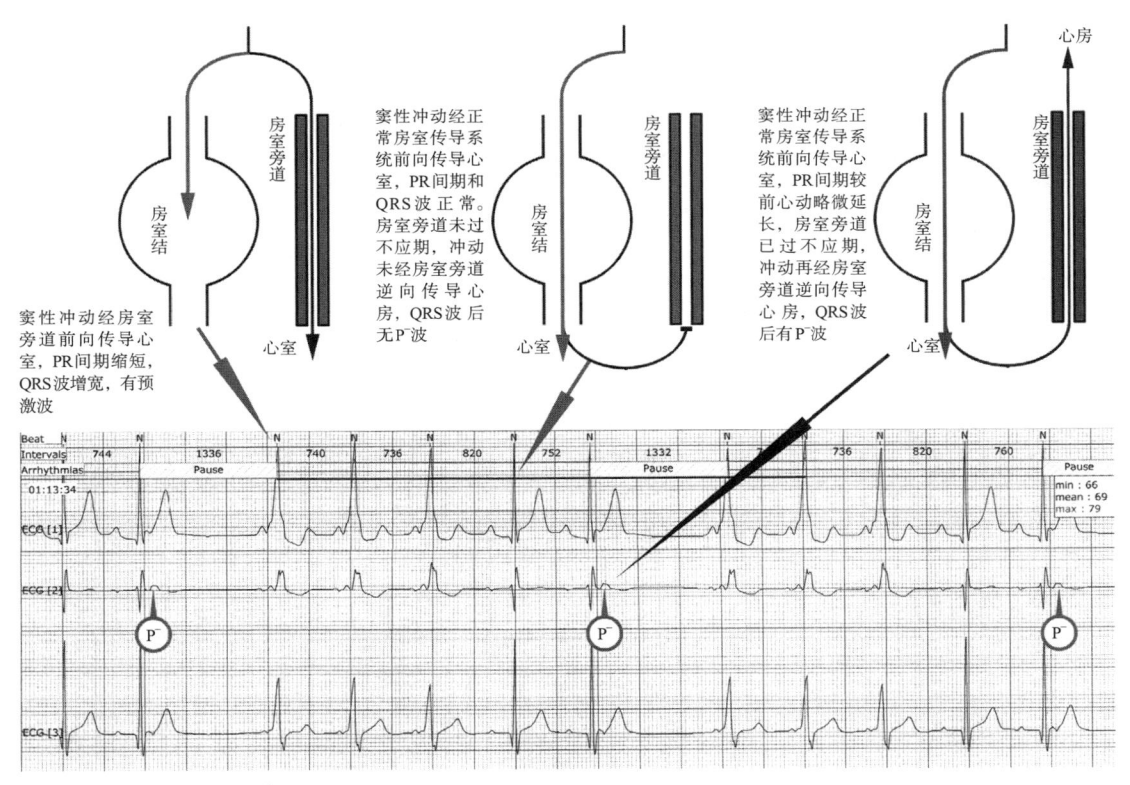

图 2-4-37　房室折返性心动过速：顺向型形成机制实例图解一

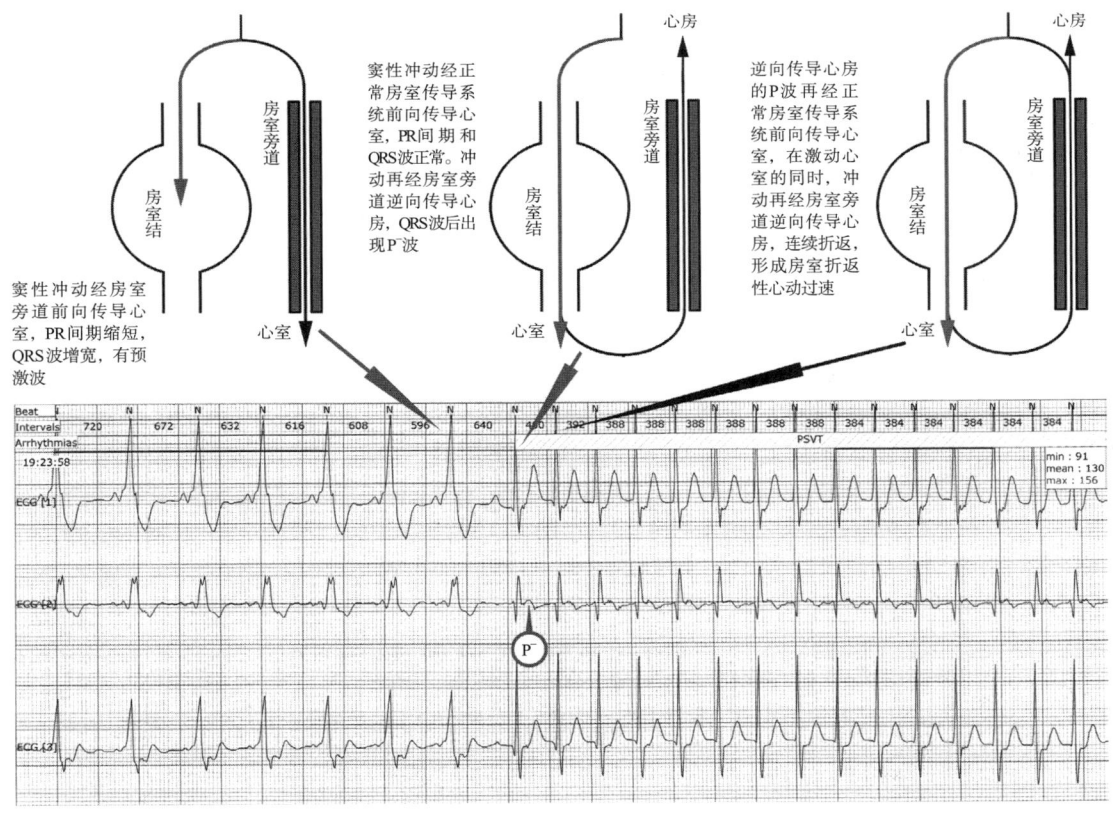

图 2-4-38　房室折返性心动过速：顺向型形成机制实例图解二

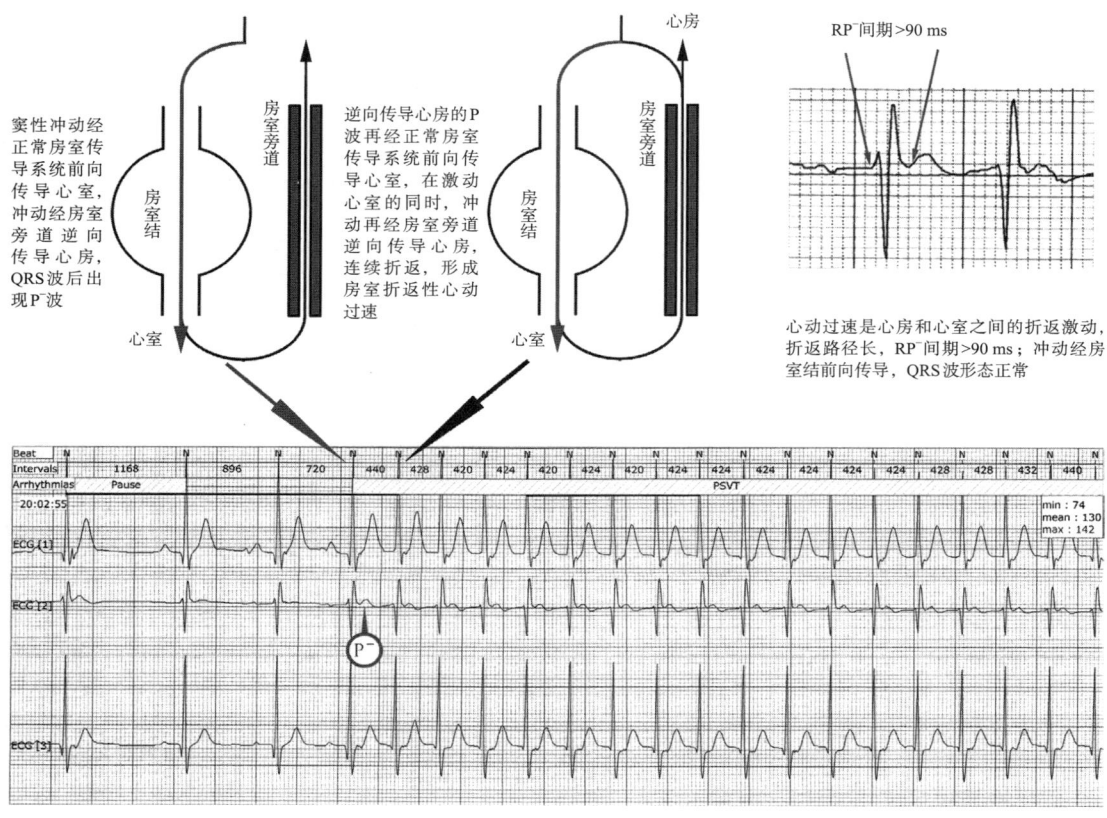

图 2-4-39　房室折返性心动过速：顺向型形成机制实例图解三

（1）顺向型房室折返性心动过速 P⁻波可见

若窦性心律的心电图有典型心室预激的改变，结合心动过速的特点，顺向型房室折返性心动过速能明确诊断。

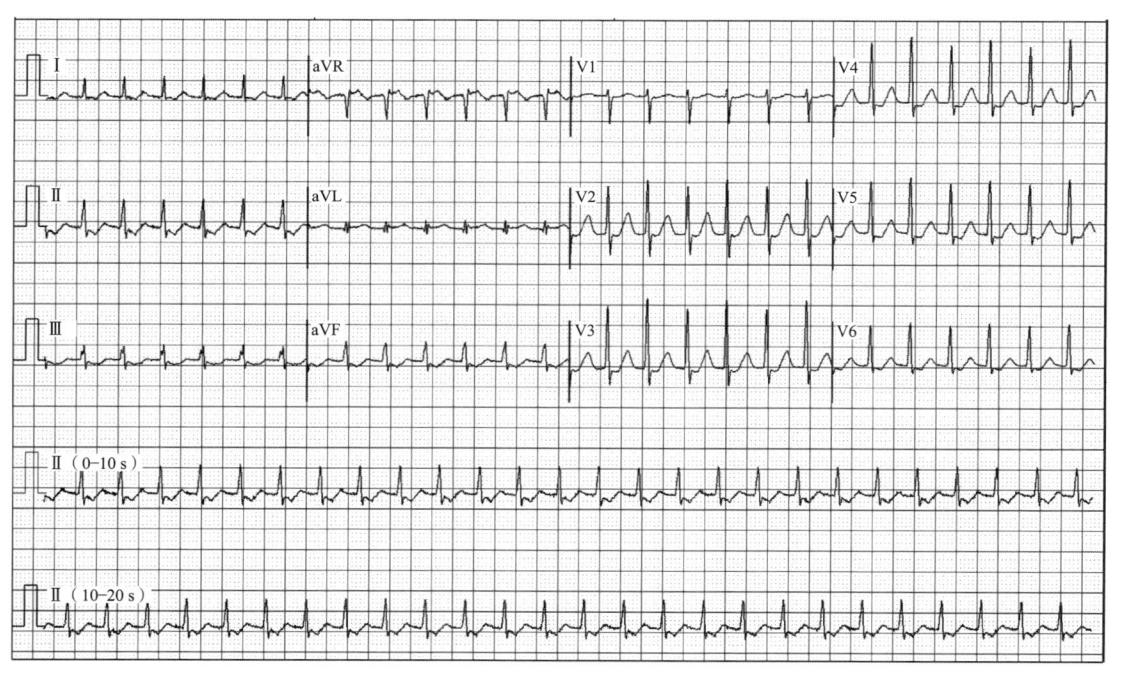

图 2-4-40　顺向型房室折返性心动过速 P⁻波可见实例一

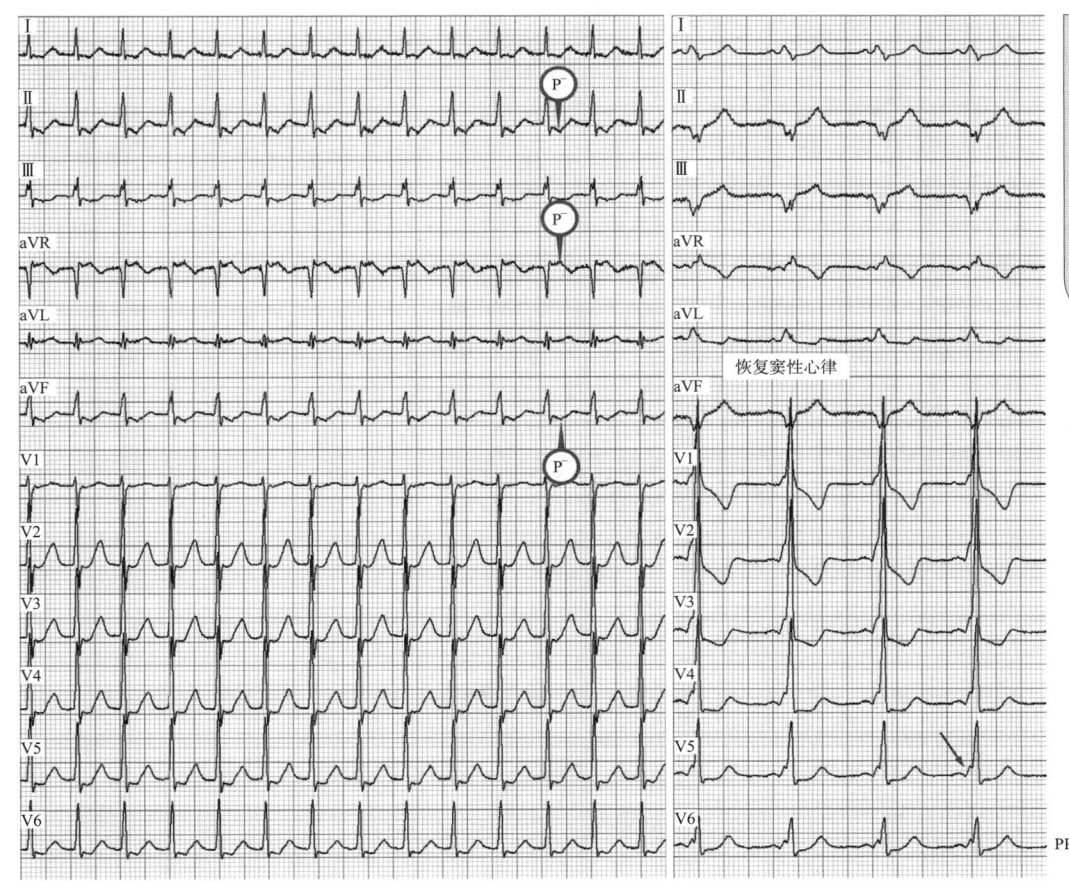

本图心动过速中，在Ⅱ和aVF导联上可见倒置的P⁻波，在aVR导联上可见直立的P⁻波。RP⁻间期<P⁻R间期，RP⁻间期>90 ms。有窦性心律心电图（右图）依据，诊断明确。

PR间期缩短，QRS波增宽，有预激波

图2-4-41 顺向型房室折返性心动过速P⁻波可见实例一同步12导联图解

房室折返性心动过速尽管QRS波正常，但常伴有ST段和T波改变，使得P⁻波不易确认。若心动过速的频率较低，仍能确认P⁻波。

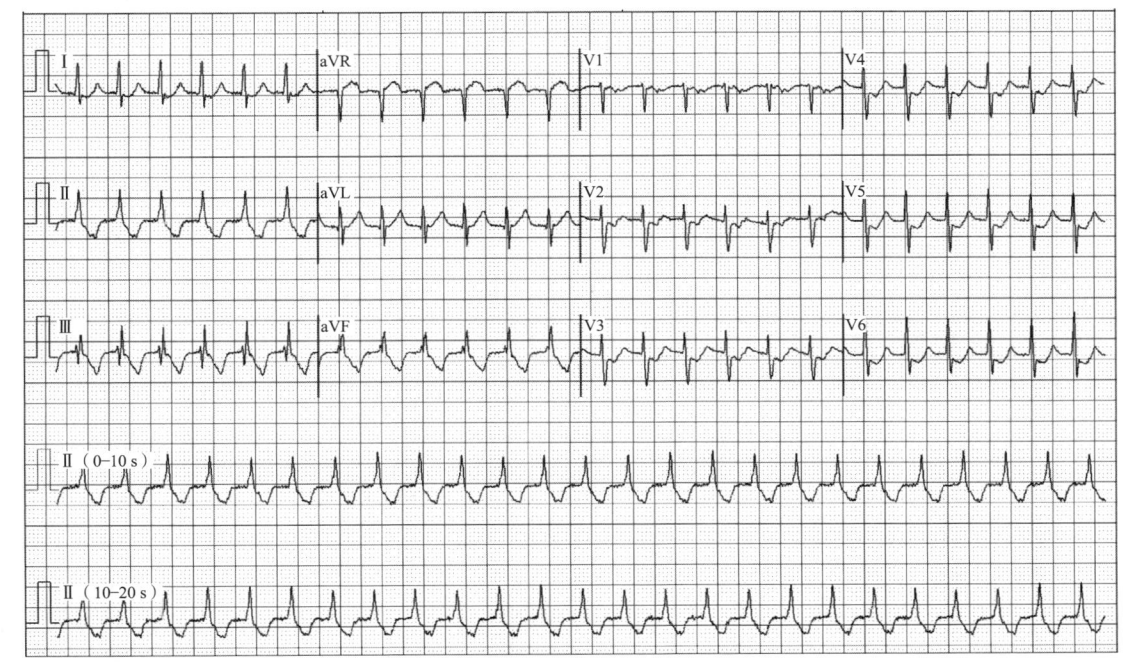

男性，69岁。
心室率151次/分；
QRS波时间79 ms。

阵发性室上性心动过速/房室折返性心动过速ST段和T波改变

图2-4-42 顺向型房室折返性心动过速P⁻波可见实例二

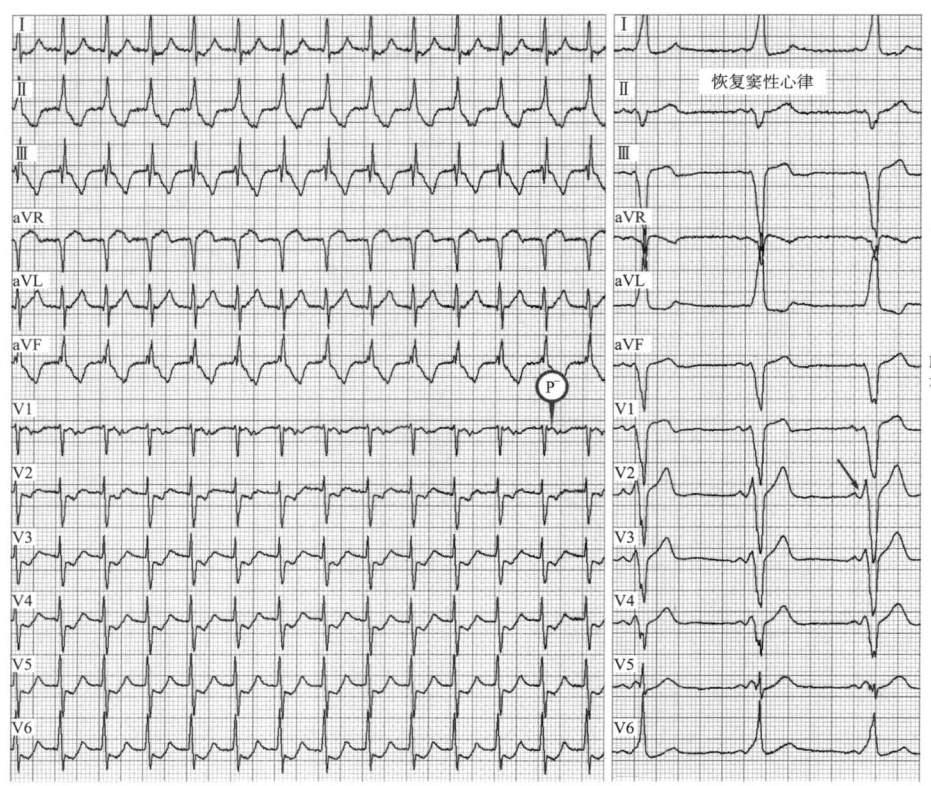

图2-4-43　顺向型房室折返性心动过速P⁻波可见实例二同步12导联图解

（2）顺向型房室折返性心动过速P⁻波不可见

由房室旁道参与的折返性心动过速，其特点是心率快，常>200次/分。尽管顺向型房室折返性心动过速的QRS波正常，但常伴有ST段和T波改变。由于心动过速的频率快，又常伴有ST段和T波改变，有时不易观察和确定P⁻波和RP间期。

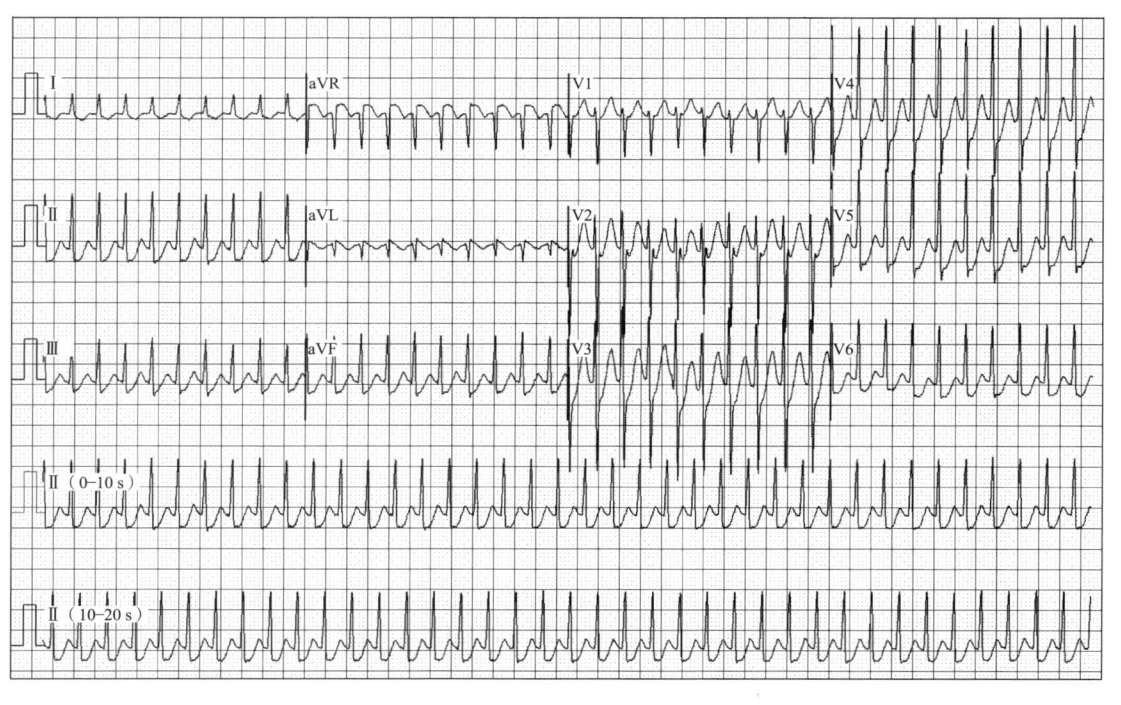

图2-4-44　顺向型房室折返性心动过速P⁻波不可见实例

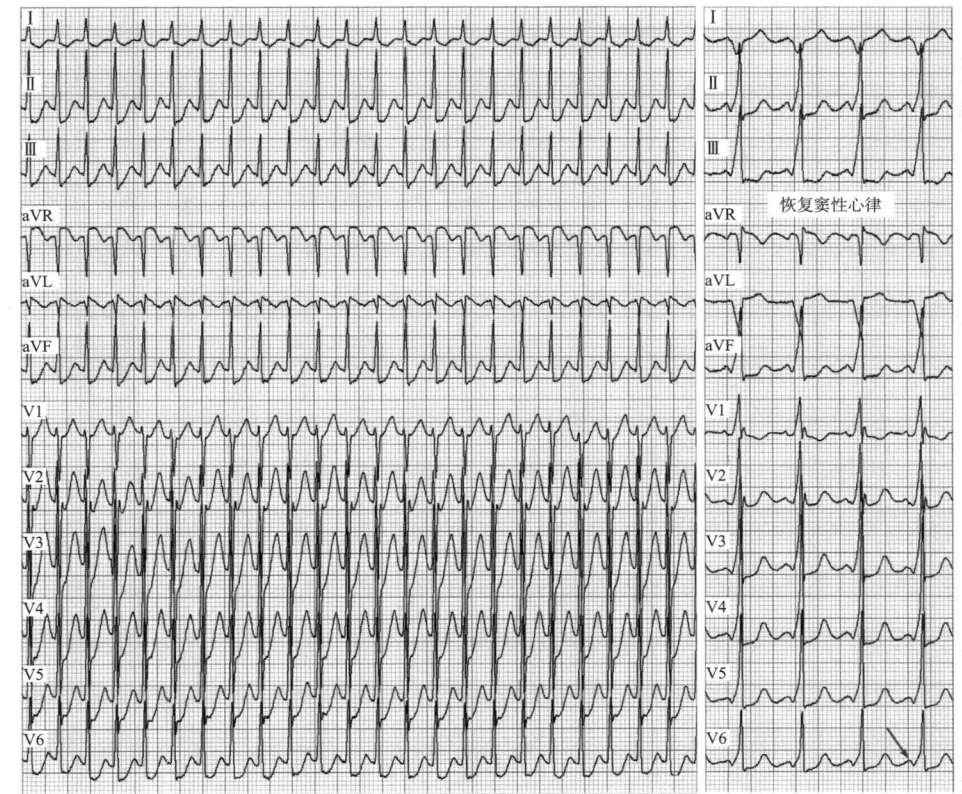

本图心动过速的心率快，所有导联均未见确切的P⁻波。结合窦性心律的心电图（右图），可以明确诊断。

PR间期缩短，QRS波增宽，有预激波

图2-4-45　顺向型房室折返性心动过速P⁻波不可见实例同步12导联图解

房室折返性心动过速中，可使窦性心律时原本有的ST段和T波改变变得极其显著，此时P⁻波常不可见。

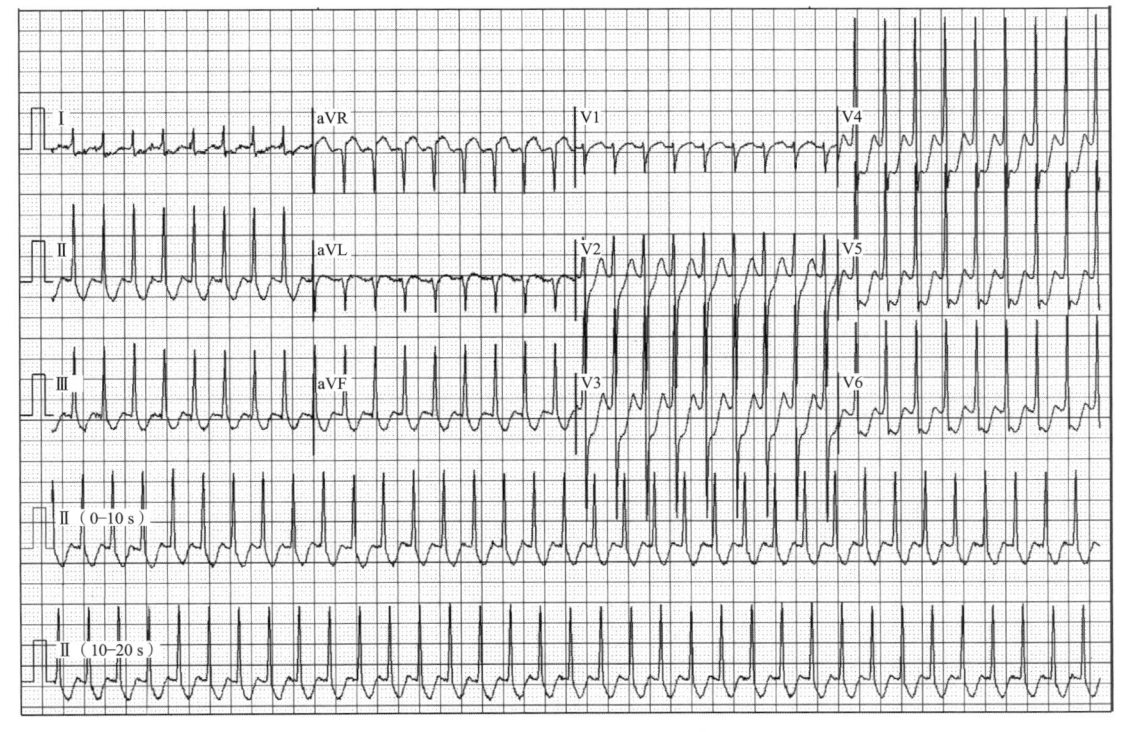

男性，63岁。
心室率209次/分；
QRS波时间95 ms。

阵发性室上性心动过速/房室折返性心动过速
ST段和T波改变

图2-4-46　顺向型房室折返性心动过速P⁻波不可见实例二

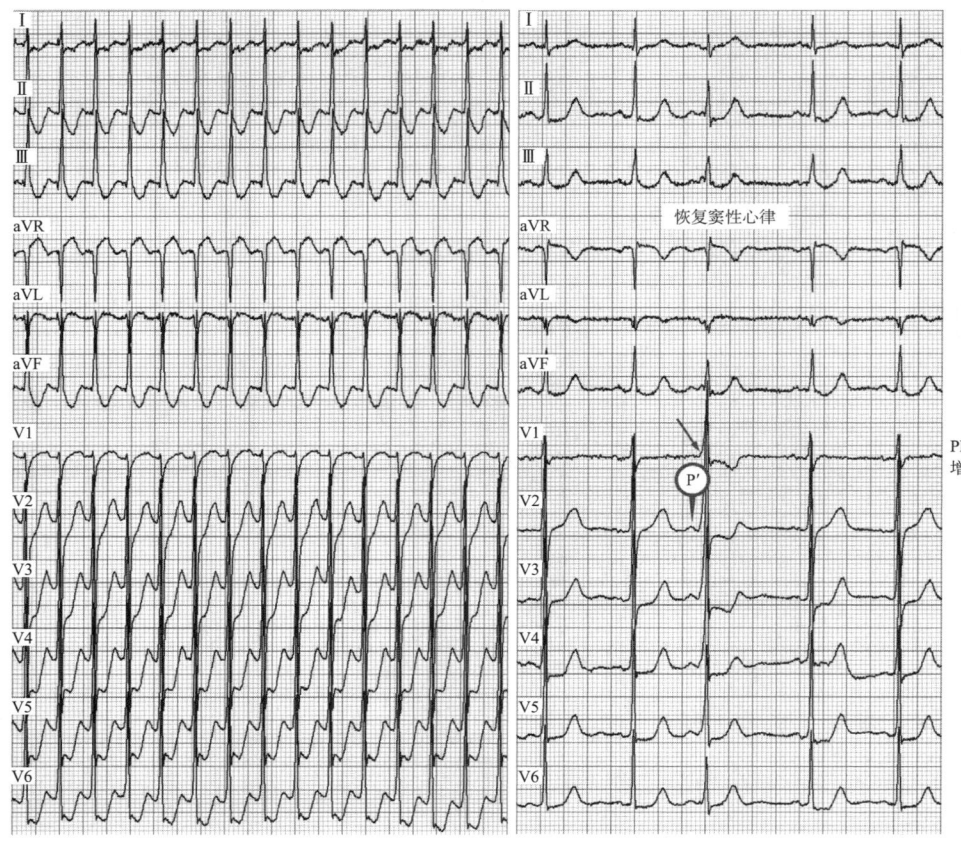

图2-4-47 顺向型房室折返性心动过速P⁻波不可见实例二同步12导联图解

（3）顺向型房室折返性心动过速与电交替

顺向型房室折返性心动过速除了常伴有ST段和T波改变外，另可出现QRS波、ST段和T波电交替现象。房室旁道是一种先天性异常，因此房室折返性心动过速可见于儿童和青少年。

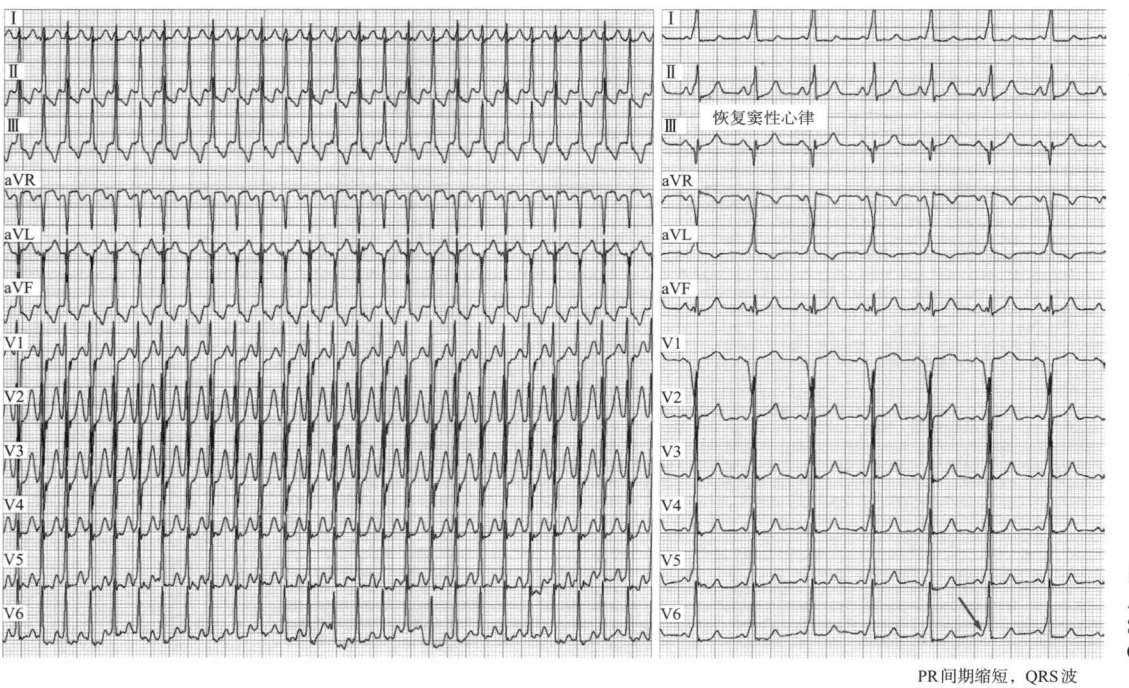

图2-4-48 顺向型房室折返性心动过速与电交替实例

心脏电交替现象，是指来自同一起源的心动，在心电图上呈现形态和（或）振幅的交替性变化。P波、QRS波、ST段和T波均可能发生电交替。常见的是逐一心动的交替。这是一例青少年发生的心动过速，在心动过速中，QRS波、ST段和T波呈现明显的电交替现象，尤其在Ⅱ、Ⅲ和aVF导联上。QRS波振幅高的心动，ST段压低和T波倒置浅；QRS波振幅低的心动，ST段压低和T波倒置深。逐一心动交替。

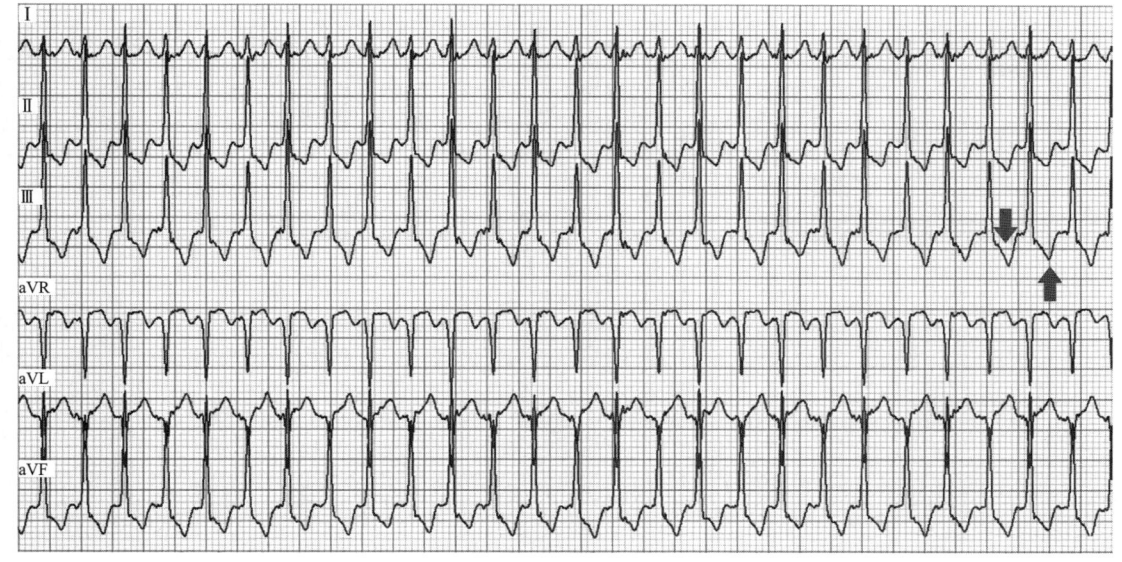

◎ QRS电交替对判断顺向型房室折返性心动过速具有高度特异性。

图2-4-49　顺向型房室折返性心动过速与电交替实例同步肢体导联图解

（4）顺向型房室折返性心动过速与其他类型旁道的形成机制

除了房室旁道之外，心房和心室之间可有多种旁道，如心房至房室结或心房至房室束（希氏束）的旁道，传统称为James束。现心房至房室结或心房至希氏束的旁道，分别称为房结旁道或房希旁道（图2-4-50A）。其心电图特点是PR间期缩短（<120 ms），QRS波形态正常。这类心电图改变常被称为短PR间期正常QRS波（图2-4-50B）。这类旁道被认为可以引发房室折返性心动过速，通常是顺向型房室折返性心动过速（图2-4-50C、D）。

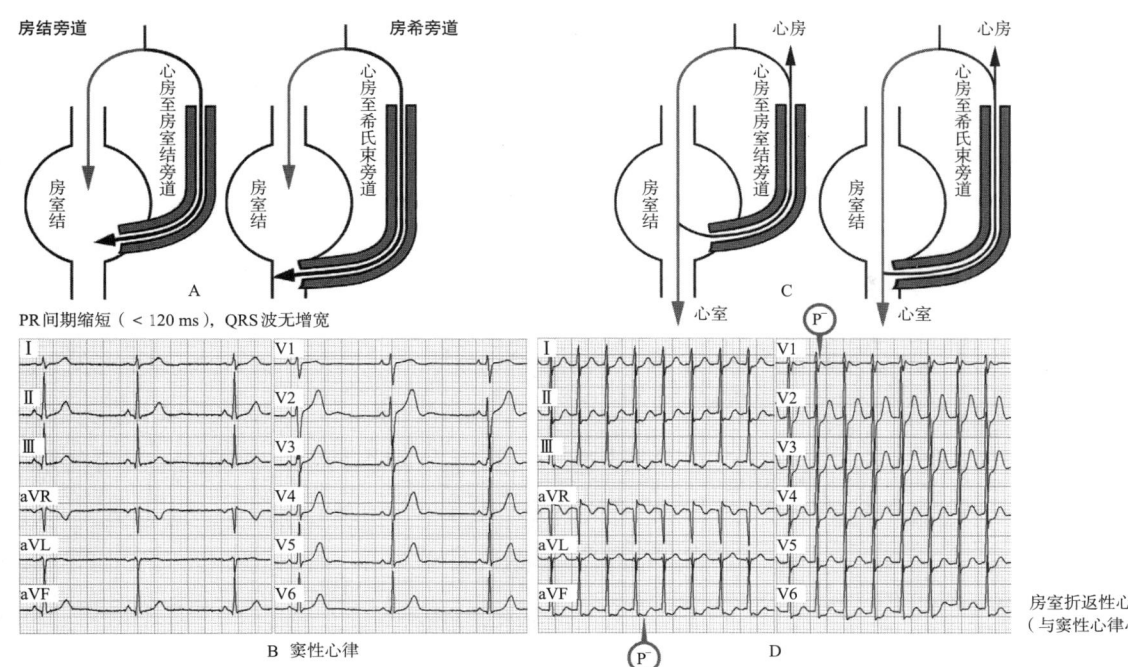

图2-4-50　顺向型房室折返性心动过速与其他类型旁道的形成机制（A～D）

（5）顺向型房室折返性心动过速与其他类型旁道

心动过速的心电图特点结合窦性心律的心电图特点，有助于在体表心电图上区分旁道的类型。

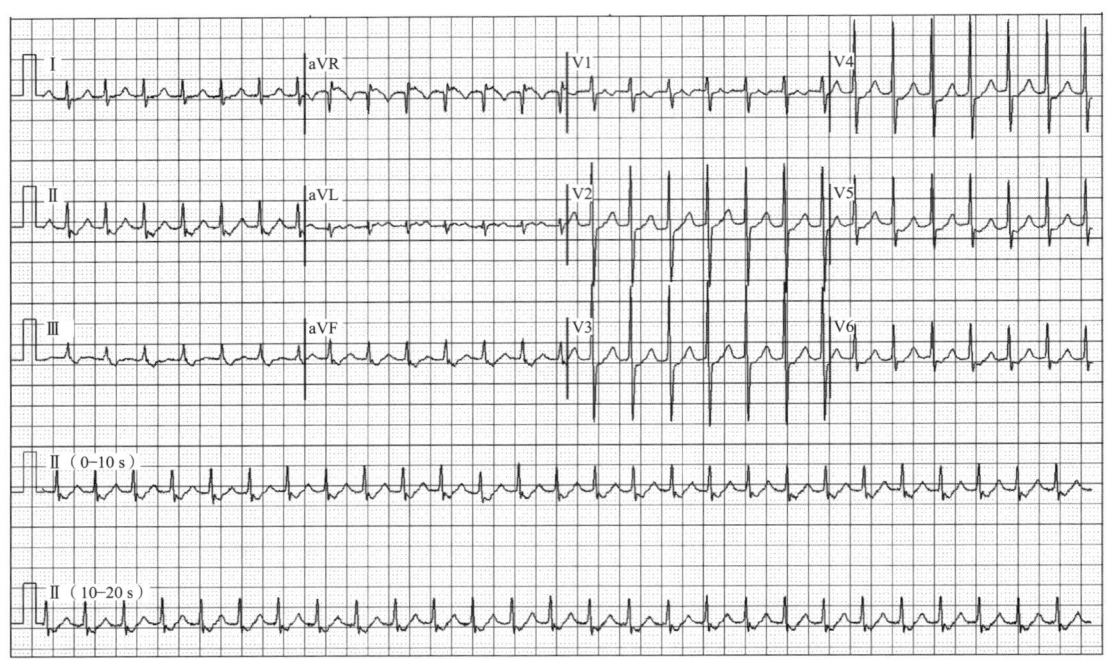

女性，49岁。
心室率162次/分；
QRS波时间70 ms。

阵发性室上性心动过速/房室折返性心动过速

图2-4-51　顺向型房室折返性心动过速与其他类型旁道实例

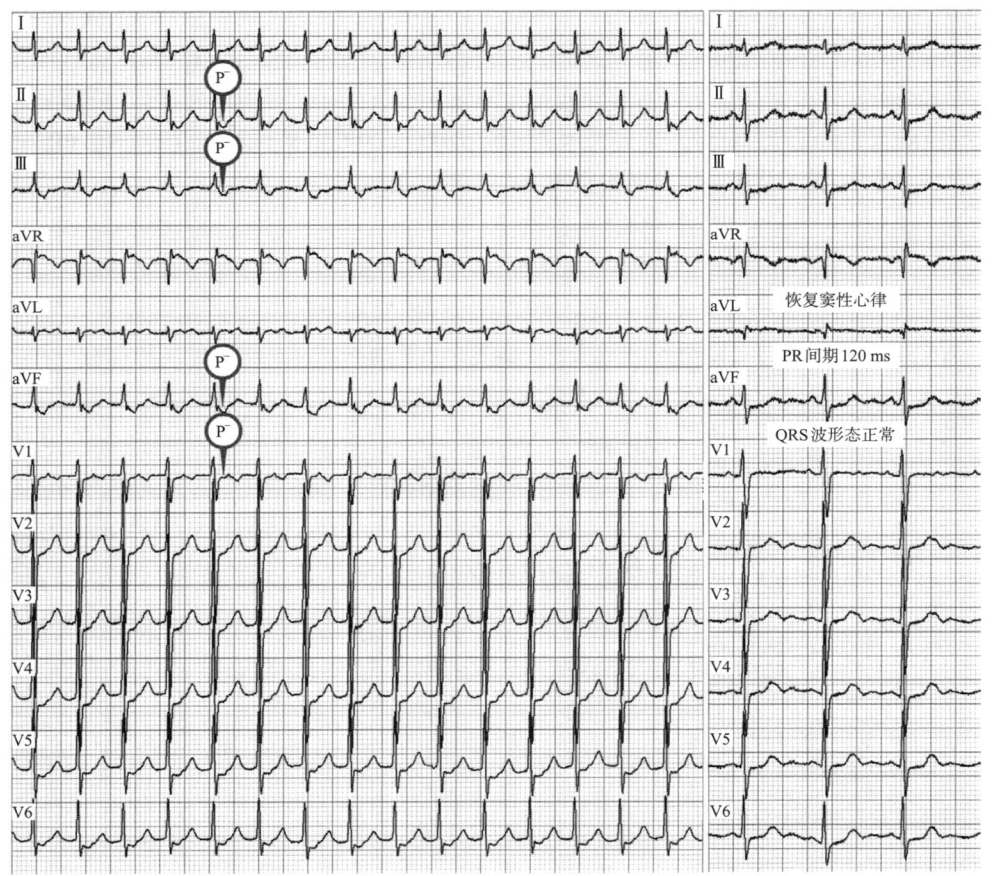

本图心动过速呈典型的顺向型房室折返性心动过速。窦性心律时PR间期120 ms，QRS波形态正常（右图），最可能是存在房结旁道或房希旁道，形成房室折返性心动过速。明确诊断需心脏电生理检查。

图2-4-52　顺向型房室折返性心动过速与其他类型旁道实例同步12导联图解

2. 房室折返性心动过速：逆向型形成机制

若正常房室传导系统的不应期长、旁道的不应期短，适时的冲动在正常房室传导系统受阻（不应期长），经旁道前向传导，再经正常房室传导系统或另外的旁道逆向传导，形成逆向型房室折返性心动过速（图2-4-53A）。由于冲动经旁道前向传导心室，因此心动过速中QRS波宽大畸形。属于宽QRS波心动过速中的少见类型。

逆向型心电图特点（图2-4-53B）：心律规则，QRS波宽大畸形，可见逆行P波（P⁻波），P⁻波在QRS波后，通常RP⁻间期<P⁻R间期，但也可RP⁻间期>P⁻R间期。

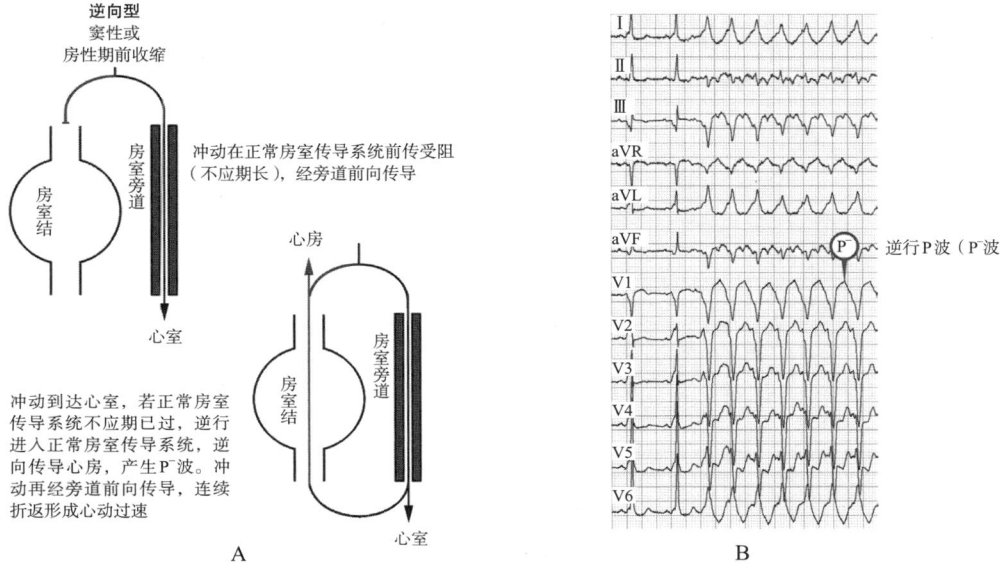

图2-4-53 房室折返性心动过速：逆向型形成机制（A）和心电图特点（B）

> 逆向型房室折返性心动过速是完全经旁道前向传导心室，而窦性心律是经旁道和正常房室传导系统共同前向传导心室，QRS波是心室融合波。因此，心动过速的宽QRS波形态，可能和窦性的QRS波形态存在一定的差异。当窦性心律有心室预激的心电图改变，发生宽QRS波心动过速，首先考虑逆向型房室折返性心动过速。

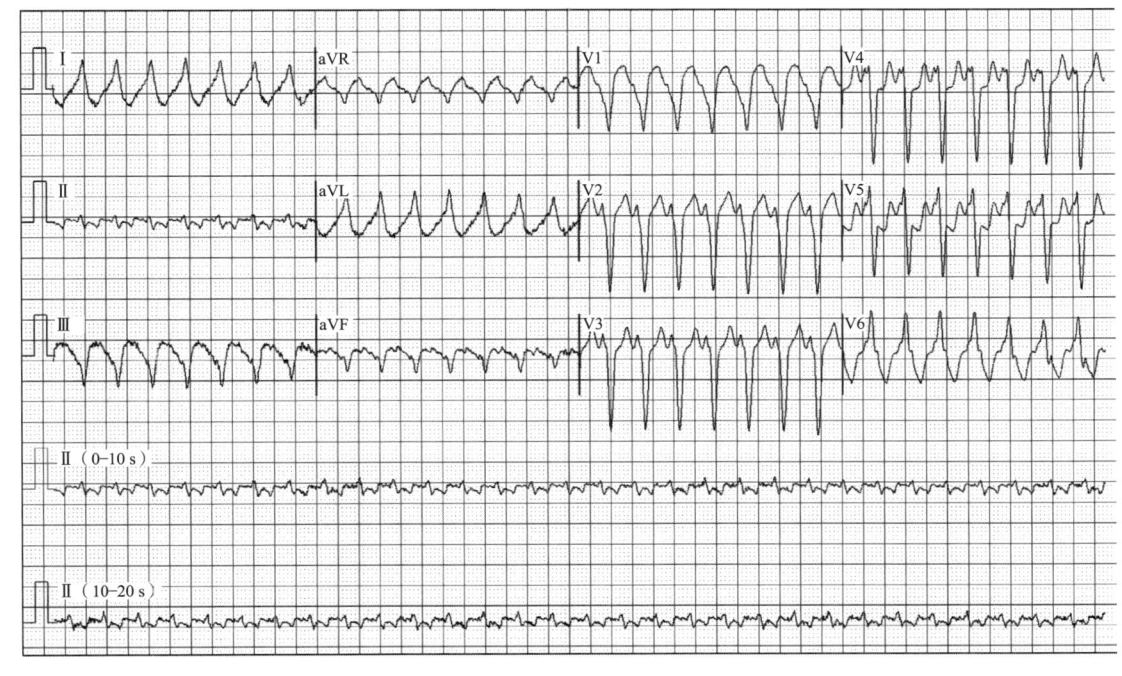

男性，70岁。
心室率182次/分；
QRS波时间160 ms。

图2-4-54 房室折返性心动过速：逆向型形成机制实例

本病例心动过速终止后再次记录心电图见下图，窦性心律见心室预激改变。图中两次房性期前收缩和一阵短暂的心动过速，心动过速由房性期前收缩引发。

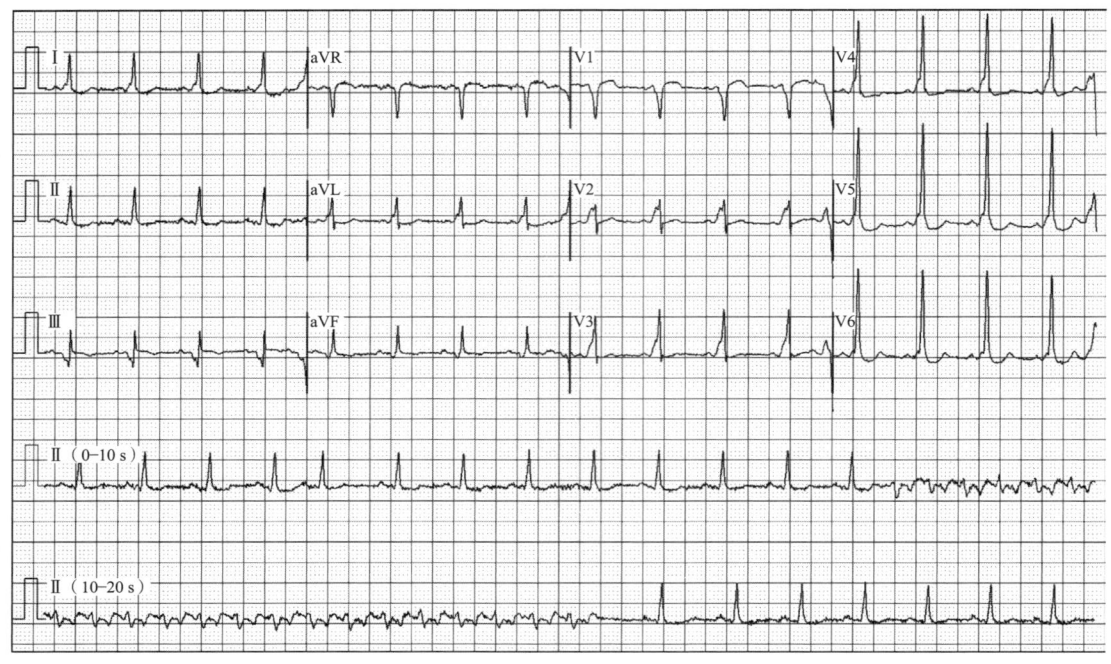

窦性心率83次/分；
PR间期80 ms；
QRS波时间150 ms。

窦性心律
房性期前收缩
阵发性室上性心动过速/
房室折返性心动过速
心室预激

图2-4-55 房室折返性心动过速：逆向型形成机制实例的其他心电图

本例图2-4-55中两次房性期前收缩的QRS波形态不同。未能引发心动过速的房性期前收缩QRS波与窦性QRS波形态相同；引发心动过速的房性期前收缩的QRS波与窦性QRS波形态不同，与心动过速的QRS波形态相同。

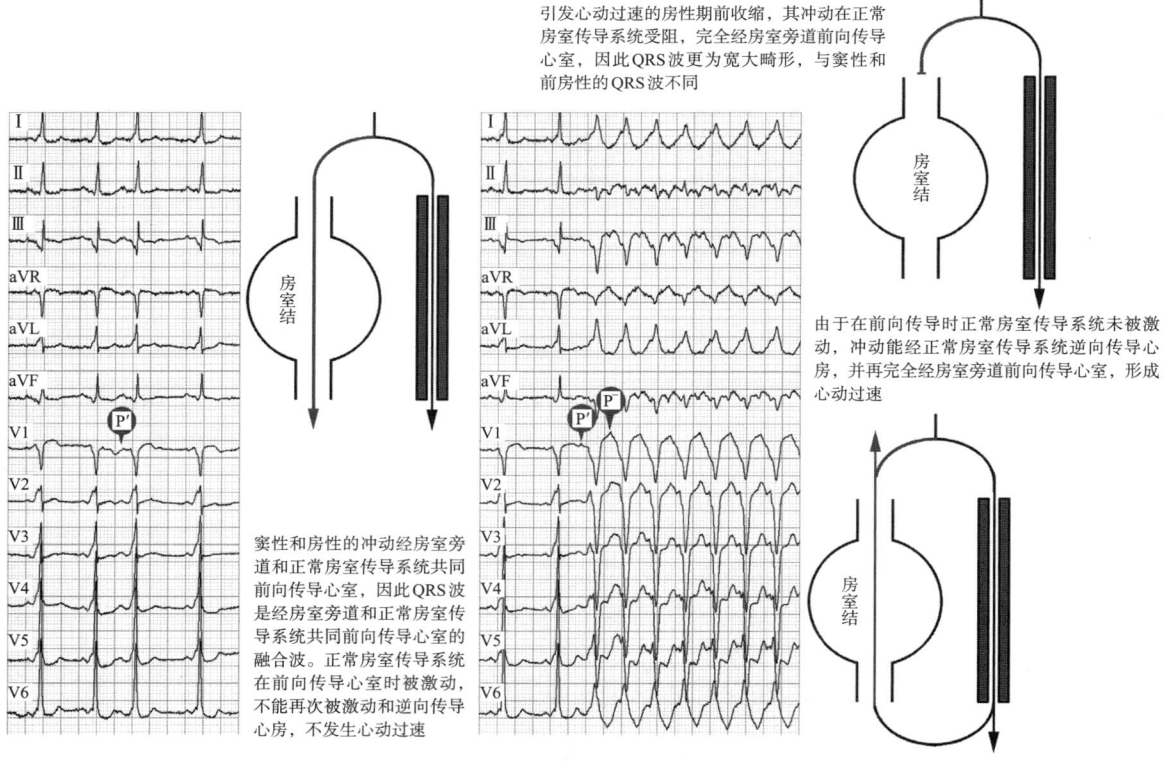

图2-4-56 房室折返性心动过速：逆向型形成机制同步12导联图解一

再从同步12导联上观察,两阵心动过速的QRS波形态相同,即经相同的折返途径形成心动过速:经房室旁道前向传导心室,经正常房室传导系统逆向传导心房,为逆向型房室折返性心动过速。

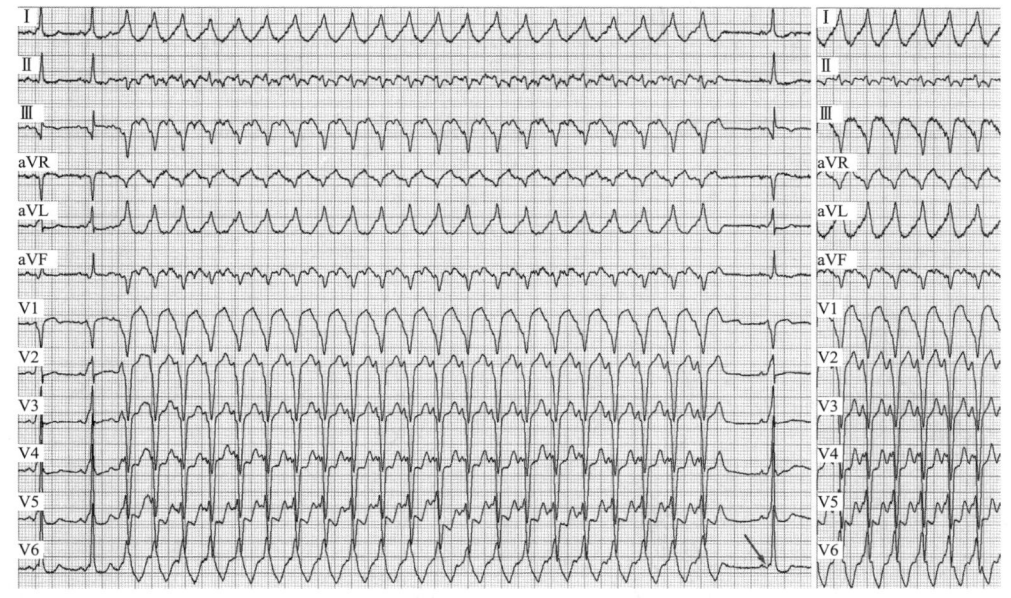

◎ PR间期缩短,QRS波增宽,有预激波。

图2-4-57 房室折返性心动过速:逆向型形成机制同步12导联图解二

(1)逆向型房室折返性心动过速

窦性心律心电图对逆向型房室折返性心动过速的诊断至关重要。

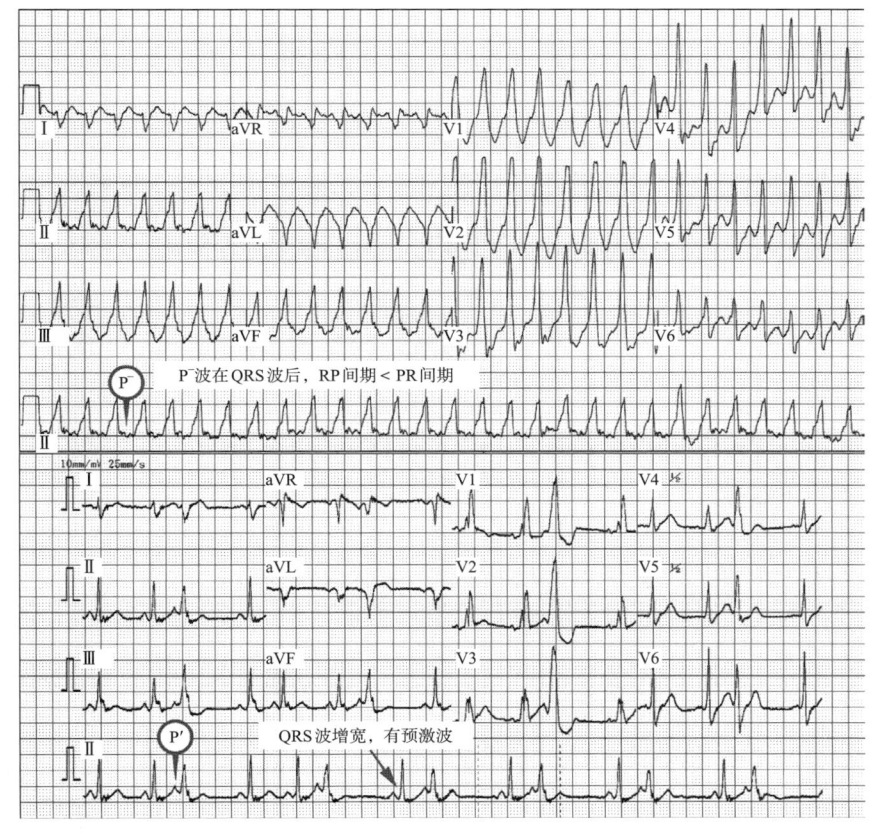

本病例在窦性心律时可见频发的房性期前收缩(下图)。窦性心律的PR间期<120 ms,QRS波增宽,有预激波,符合房室旁道的心电图特点。房性期前收缩的冲动完全经房室旁道前传心室,QRS波更宽。在心动过速时,QRS波形态与窦性心律中房性期前收缩的QRS波形态相同,同样完全经房室旁道前传心室,为逆向型房室折返性心动过速(上图)。

男性,66岁。
心室率175次/分;
QRS波时间204 ms。

上图:
　阵发性室上性心动过速/
　房室折返性心动过速
下图:
　窦性心律
　房性期前收缩
　心室预激

图2-4-58 逆向型房室折返性心动过速实例

（2）逆向型房室折返性心动过速与其他旁道

心房和心室之间可有多种旁道，现分别根据旁道的起止位置命名。除了经典的房室旁道和房结旁道或房希旁道外，还有心房至束支的旁道（称为房束旁道，图2-4-59A）、房室结至心室或束支的旁道（称为结室/束旁道，图2-4-59B）、希氏束至心室或束支的旁道（称为希室/束旁道，图2-4-59C）和束支至心室的旁道（称为束室旁道，图2-4-59D）。以上这些旁道，传统称为Mahaim束，现代观点认为最常见是房束旁道，通常止于右束支；其次是结室/束旁道，也通常也止于右心室或右束支。这些旁道的电生理特点是传导速度缓慢，心电图特点是PR间期正常，QRS波增宽，有预激波，称为变异型心室预激。这些旁道的存在，主要是房束旁道和结室/束旁道，可能参与房室折返性心动过速的形成。

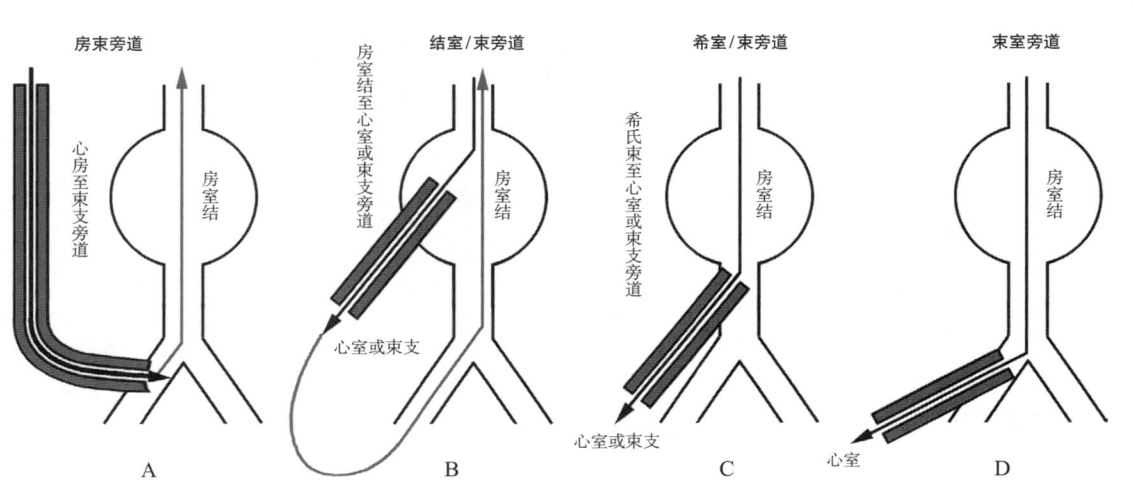

◎ 这些旁道的电生理特点是，一般只有前向传导，无逆向传导，即冲动经旁道前传至心室，再经右束支在内的正常房室束传导系统逆传至心房，形成逆向型房室折返性心动过速。旁道常止于右心室或右束支，由这两种旁道参与的房室折返性心动过速的心电图特点是QRS波常呈左束支传导阻滞图形。

图2-4-59 逆向型房室折返性心动过速与其他旁道（A～D）

本图为心动过速的QRS波时间在正常值的上限，图形类似于不完全性左束支传导阻滞的图形。在Ⅲ和aVF导联上可见逆行P波，保持1∶1的房室关系。RP间期接近PR间期。心动过速终止后记录到窦性心律的心电图，两图比较见图2-4-61。

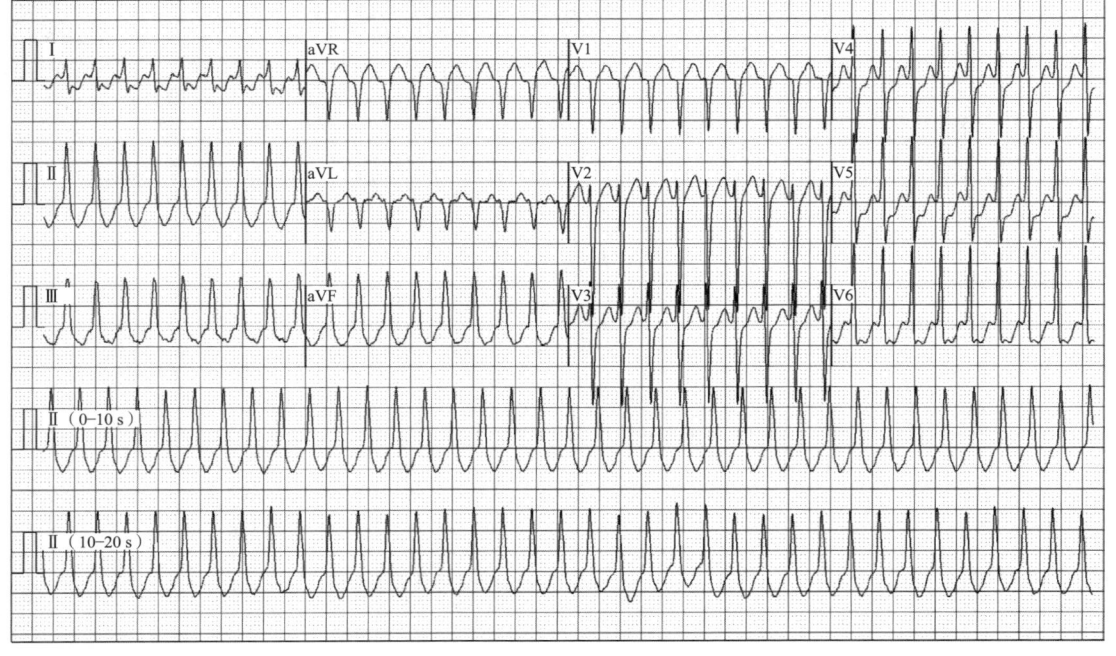

男性，33岁。
心室率218次/分；
QRS波时间108 ms。

阵发性室上性心动过速/房室折返性心动过速

图2-4-60 逆向型房室折返性心动过速与其他旁道实例

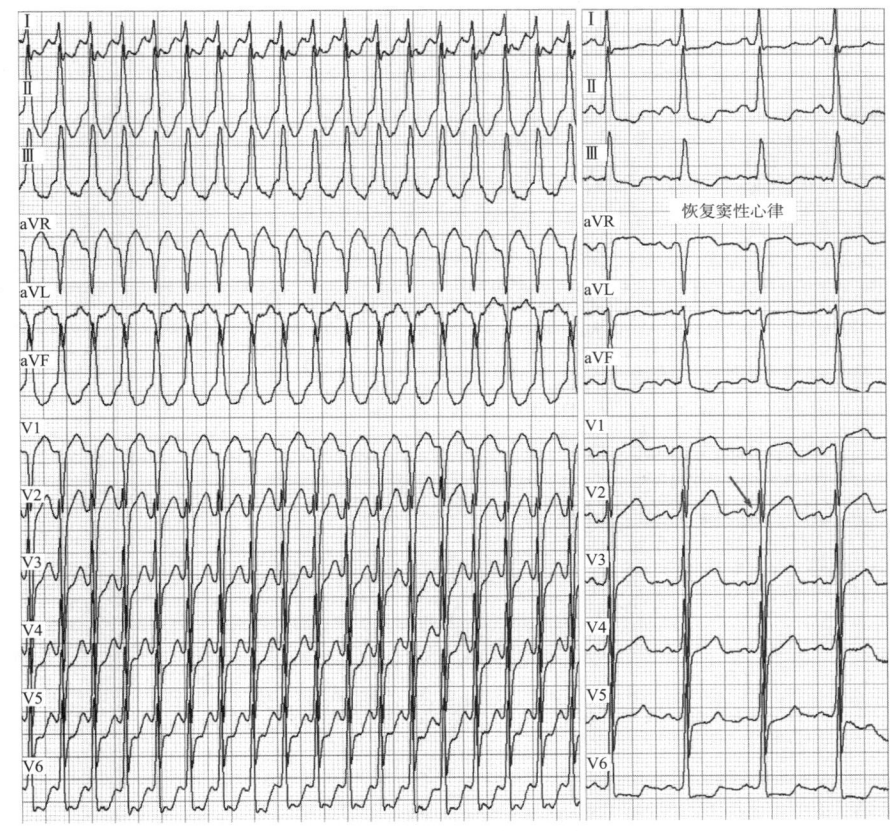

本病例窦性心律的PR间期正常，QRS波增宽，在胸导联上可见预激波（右图），提示存在其他旁道。12导联同步观察，心动过速和窦性心律的QRS波形态基本相同，呈左束支传导阻滞图形，提示旁道止于右心室或右束支，窦性冲动和心动过速的冲动均从旁道前向传导心室。明确诊断需心脏电生理检查。

恢复窦性心律

PR间期正常，QRS波增宽，有预激波

图2-4-61 逆向型房室折返性心动过速与其他旁道实例同步12导联图解

（3）房室折返性心动过速：多旁道参与的形成机制

逆向型房室折返性心动过速常可由多旁道参与形成。形成机制是旁道和旁道之间的不应期和传导速度不等。构成折返激动方式有三种方式：① 一条旁道前向传导，而另一旁道逆向传导，其QRS波呈完全性心室预激波形（图2-4-62A），与逆传型房室折返性心动过速相似；② 两条旁道间歇性前向传导，正常房室传导系统逆向传导，出现两种完全性心室预激波形及两种RR间期（图2-4-62B）；③ 一条旁道及正常房室传导系统呈间歇性前向传导，另一旁道逆向传导，出现完全性心室预激、正常QRS波两种形态及两种RR间期（图2-4-62C）。多旁道参与的心动过速少见，需做电生理检查才能确诊。

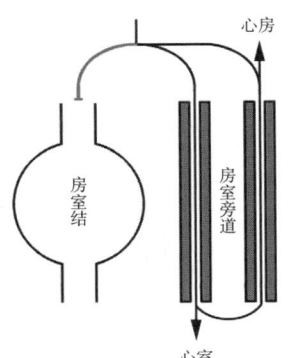

冲动经一条旁道前向传导心室，逆行进入另一条旁道逆向传导心房，连续折返形成心动过速，其QRS波呈完全性心室预激波形

A

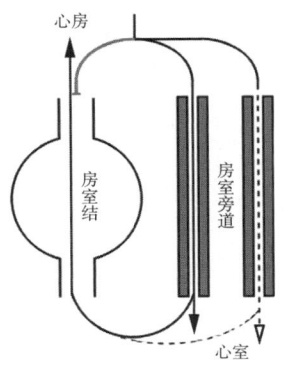

冲动在两条旁道间歇性前向传导心室，正常房室传导系统逆向传导，连续折返形成心动过速，其QRS波出现两种完全性心室预激波形及两种RR间期

B

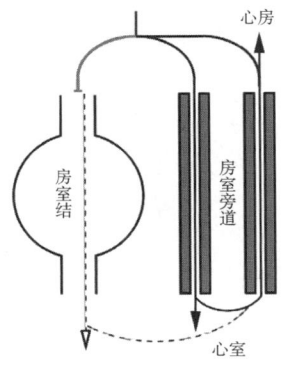

冲动在一条旁道及正常房室传导系统呈间歇性前向传导心室，另一旁道逆传，连续折返形成心动过速，其QRS波出现完全性心室预激、正常QRS波两种形态及两种RR间期

C

◎ 前两种方式属于逆向型房室折返性心动过速，心电图特点是心动过速的QRS波形态可多变。窦性心律时可能有多旁道的表现。

图2-4-62 房室折返性心动过速：多旁道参与的形成机制（A～C）

本图为宽QRS波心动过速，在胸导联上QRS波主波一致（正向同向性），逆行P波在QRS波后，呈1∶1的室房逆传，鉴别诊断涉及逆向型房室折返性心动过速和室性心动过速。与有窦性心律的心电图比较，有助于鉴别诊断。

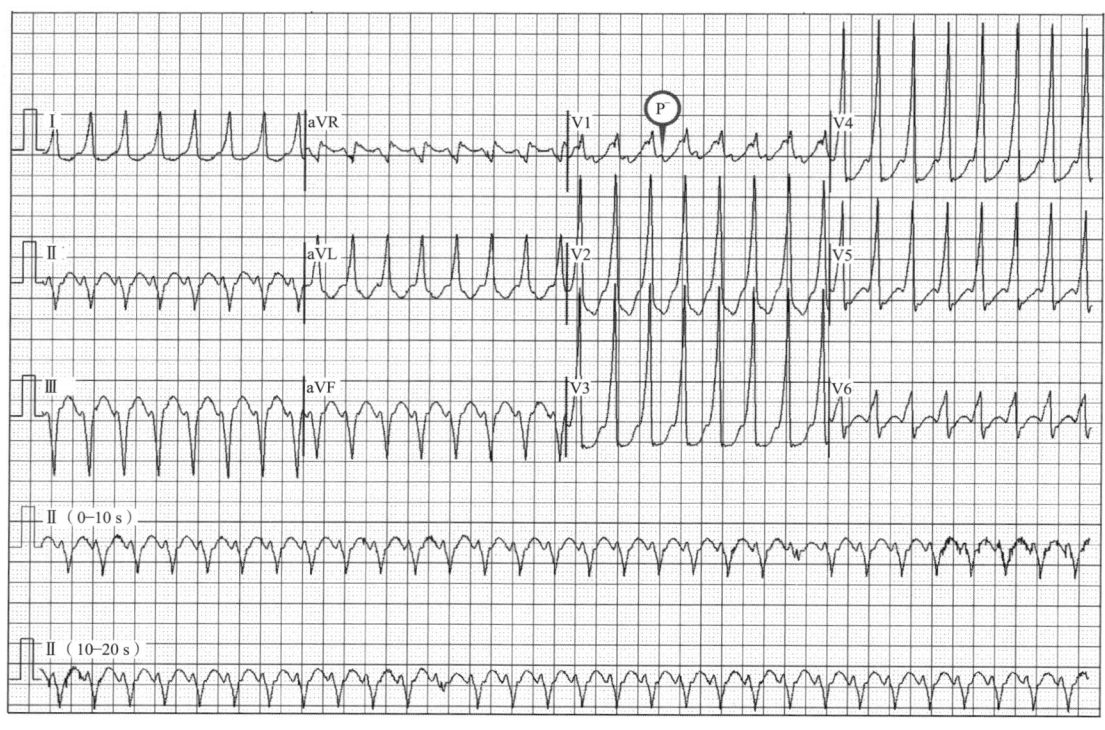

女性，86岁。
心室率181次/分；
QRS波时间269 ms。

阵发性室上性心动过速/房室折返性心动过速

图2-4-63　房室折返性心动过速：多旁道参与实例

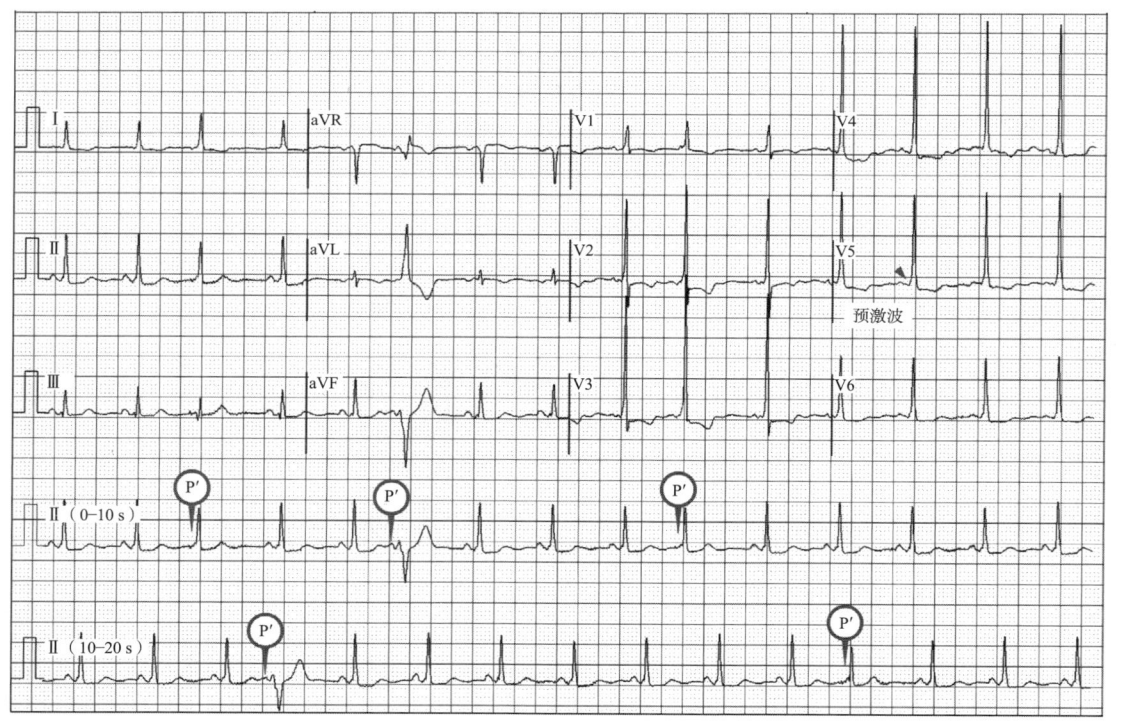

本患者在发生心动过速前，窦性心律时可见心室预激的心电图改变，并有频发房性期前收缩。房性期前收缩的QRS波呈两种形态，一种形态类似于窦性心律的QRS波形态，另一种形态则不同于窦性心律的QRS波形态。提示冲动经两条不同的房室旁道下传心室。存在多房室旁道的可能。

图2-4-64　房室折返性心动过速：多旁道参与实例的其他心电图一（心动过速发作前的心电图）

在心动过速终止后再次记录心电图，见多源性房性心动过速。P′波后的QRS波呈两种形态。另可见4次宽大畸形的QRS波，其前无异位P波，为室性期前收缩。

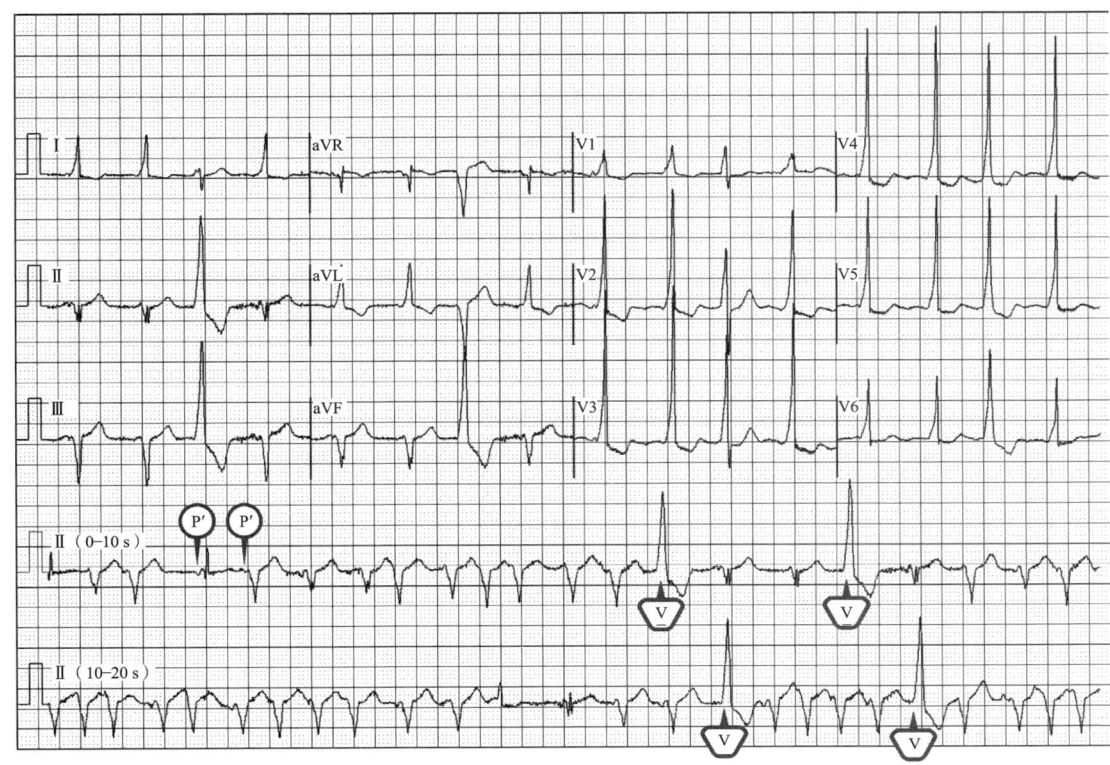

图2-4-65　房室折返性心动过速：多旁道参与实例的其他心电图二（心动过速终止后的心电图）

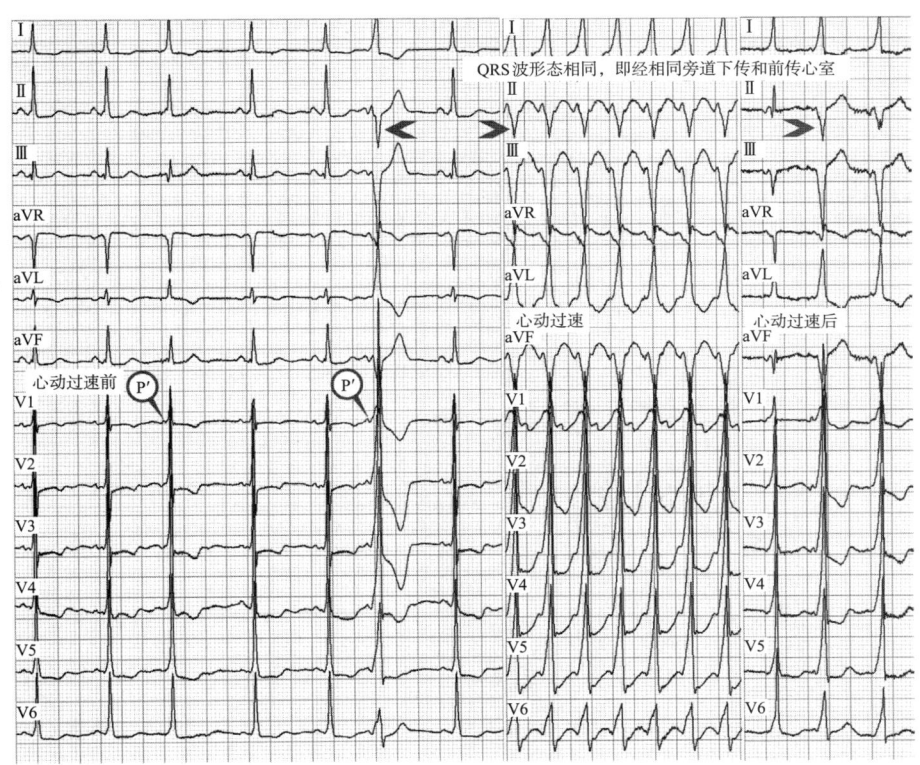

本病例前后3次心电图，可见窦性心律、房性期前收缩和房性心动过速时，QRS波呈两种形态，提示存在两条不同的房室旁道。心动过速经其中一条房室旁道前向传导，逆向传导可能是经另一条房室旁道，也可经正常房室传导系统。

图2-4-66　房室折返性心动过速：多旁道参与实例同步12导联图解

(三)其他类型阵发性室上性心动过速

除了房室结折返性心动过速和房室折返性心动过速这两类外,还有其他起源于心房和起源于交界区的心动过速。并非所有的阵发性室上性心动过速都能在体表心电图上明确诊断,常需心脏电生理检查。

1. 常见其他类型阵发性室上性心动过速

2015年美国心脏病学院/美国心脏协会/美国心律学会(ACC/AHA/HRS)的指南指出:RP间期≥PR间期,可以是房性心动过速、持续性交界性反复性心动过速或不典型房室结折返性心动过速。诊断和鉴别诊断仍然需要依据其他心电图特点,如PR间期和P波形态。RP间期≥PR间期,可能出现两种不同的表现。

PR间期<120 ms,更多考虑快-慢型房室结折返性心动过速可能

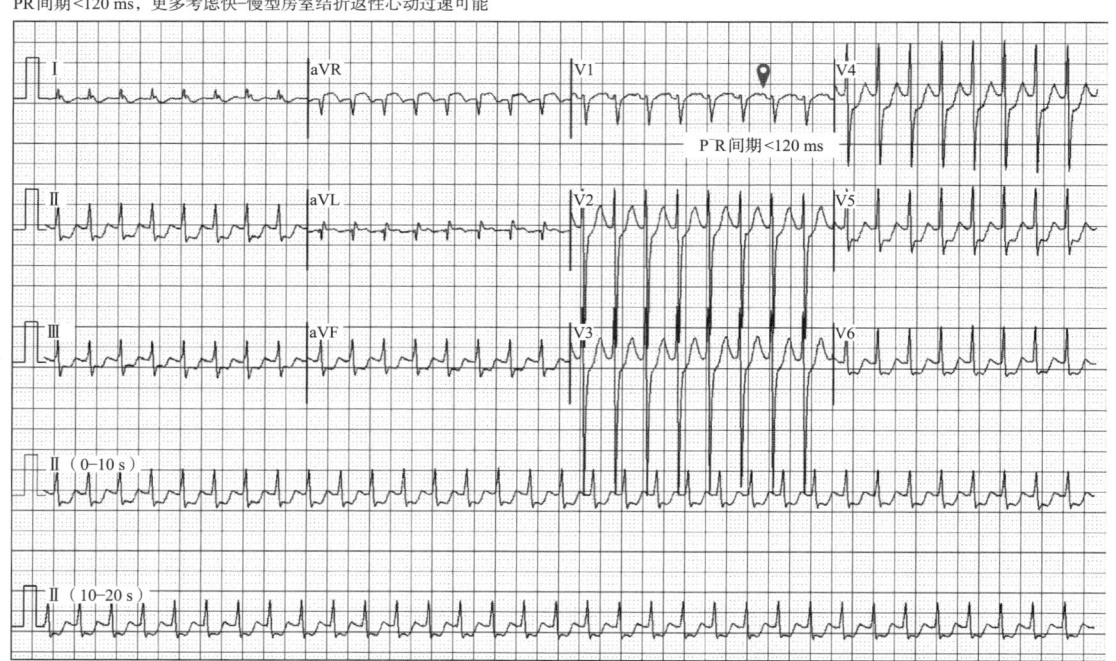

男性,34岁。
心室率200次/分;
QRS波时间95 ms。

图2-4-67 常见其他类型阵发性室上性心动过速实例一

PR间期≥120 ms,更多考虑房性心动过速可能

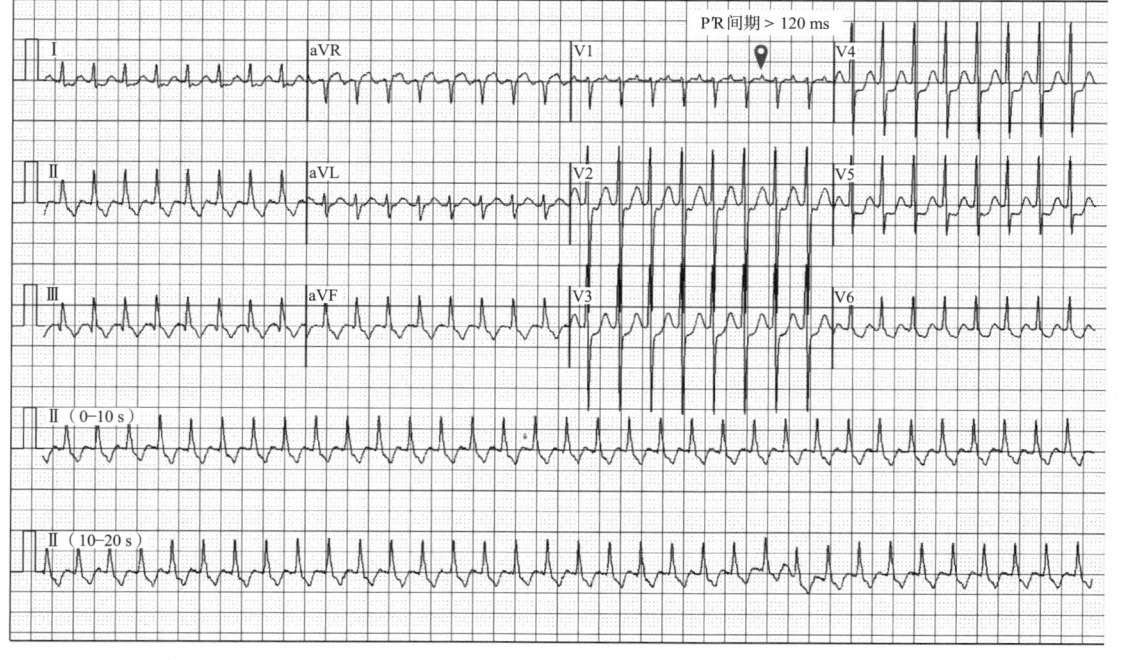

女性,46岁。
心室率202次/分;
QRS波时间93 ms。

◎ 需要依据其他心电图特点来鉴别诊断。
窦性心律心电图有助于鉴别诊断。
明确诊断需心脏电生理检查。

图2-4-68 常见其他类型阵发性室上性心动过速实例二

2. 其他类型阵发性室上性心动过速：长RP间期

RP间期>PR间期，又称长RP间期室上性心动过速。其中有一类心动过速的特征是P波在Ⅱ、Ⅲ和aVF导联上倒置，心率为130～240次/分。这类心动过速是房性心动过速、持续性交界性反复性心动过速或不典型房室结折返性心动过速，体表心电图很难明确。

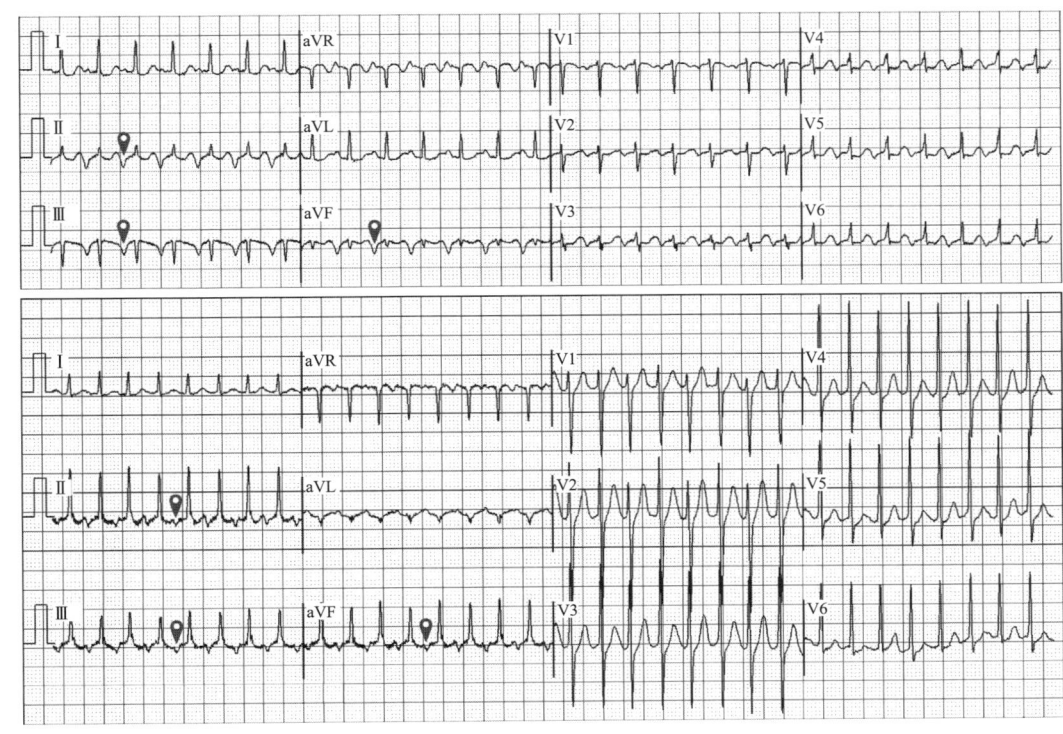

女性，48岁。
心室率161次/分；
QRS波时间97 ms。

男性，61岁。
心室率202次/分；
QRS波时间97 ms。

图2-4-69　其他类型阵发性室上性心动过速：长RP间期实例一和实例二

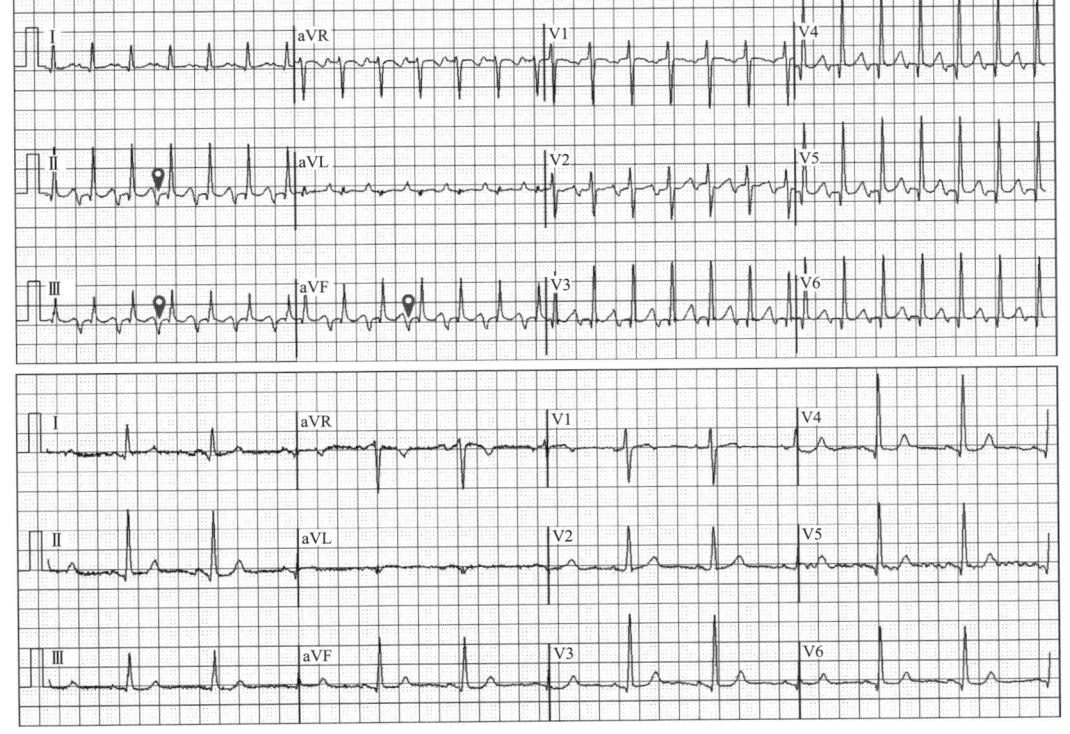

女性，67岁。
心室率154次/分；
QRS波时间97 ms。

本患者反复发生长RP间期室上性心动过速，P波在Ⅱ、Ⅲ和aVF导联上倒置，在V4～V6导联上也倒置（上图）。窦性心律心电图正常（下图）。考虑持续性交界性反复性心动过速的诊断，明确诊断需电生理检查。

图2-4-70　其他类型阵发性室上性心动过速：长RP间期实例三

3. 持续性交界性反复性心动过速

持续性交界性反复性心动过速，主要是由于后间隔附近的慢房室旁道参与的房室折返性心动过速，被认为是一种特殊性质的隐匿性旁道。

心动过速时心电图表现为窄QRS波，P⁻波在Ⅱ、Ⅲ和aVF导联上倒置，通常在V4～V6导联上也倒置，在aVR导联上直立，RP⁻间期>P⁻R间期（旁道传导速度慢）。心动过速持续反复发作，其间可间隔几个窦性心动。

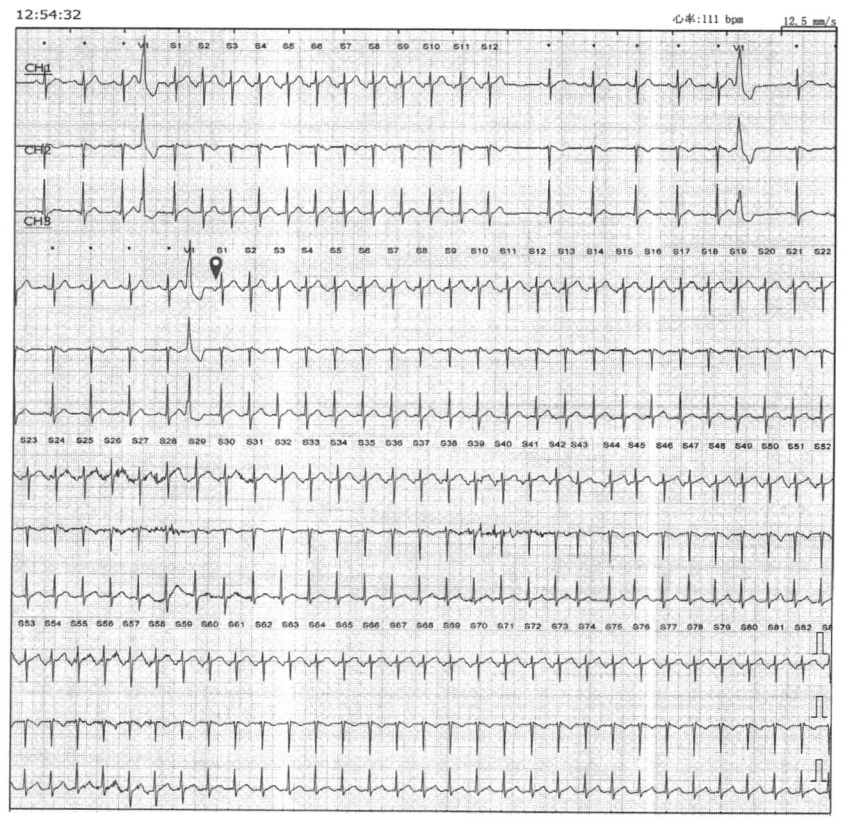

女性，34岁。
注：标记处图解见图2-4-73。CH1，模拟Ⅱ导联；CH2，CM1导联；CH3，CC5导联。

图2-4-71　持续性交界性反复性心动过速实例

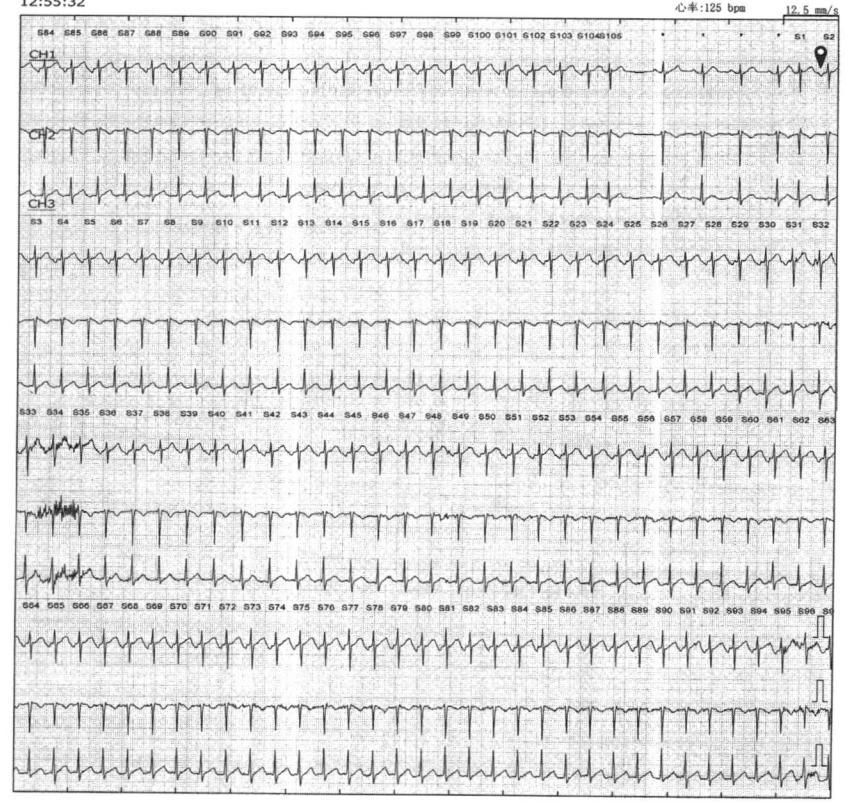

心动过速常由窦性心率增加、房性期前收缩或室性期前收缩所诱发。若能记录到心动过速的发生和终止，其特征是第一个PR间期无延长，发作终止后心电图正常，无心室预激的心电图改变。

窦性心律
房性期前收缩
室性期前收缩
持续性交界性
反复性心动过速

注：标记处图解见图2-4-74。

图2-4-72　持续性交界性反复性心动过速实例的其他心电图

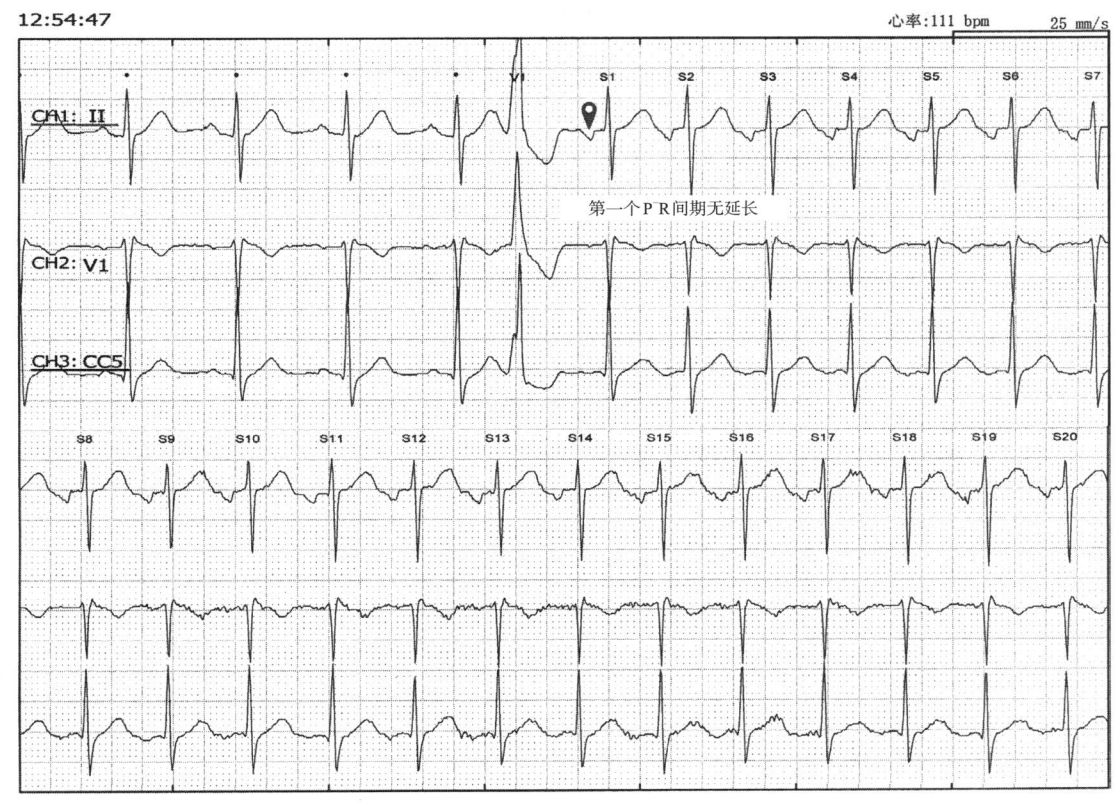

图2-4-73 持续性交界性反复性心动过速实例图解一

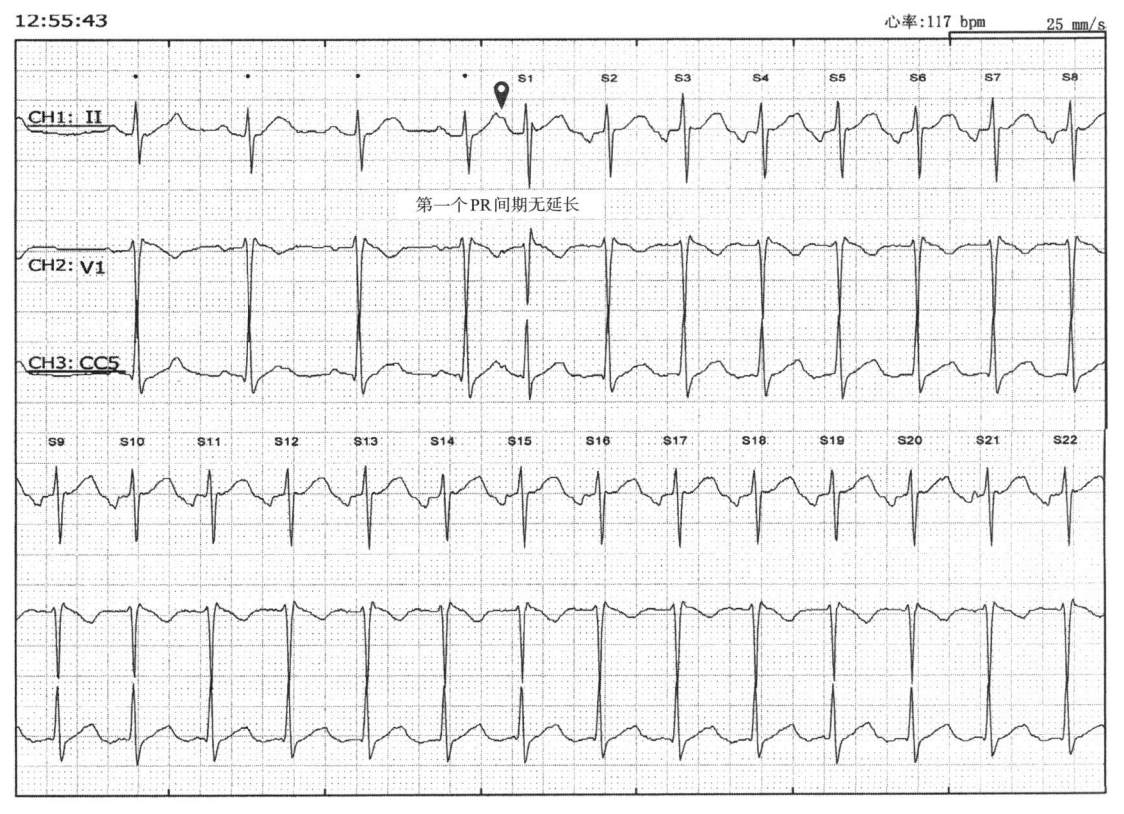

图2-4-74 持续性交界性反复性心动过速实例图解二

持续性交界性反复性心动过速重要特征之一是心动过速可无休止发生，主要发生在儿童及年轻人。

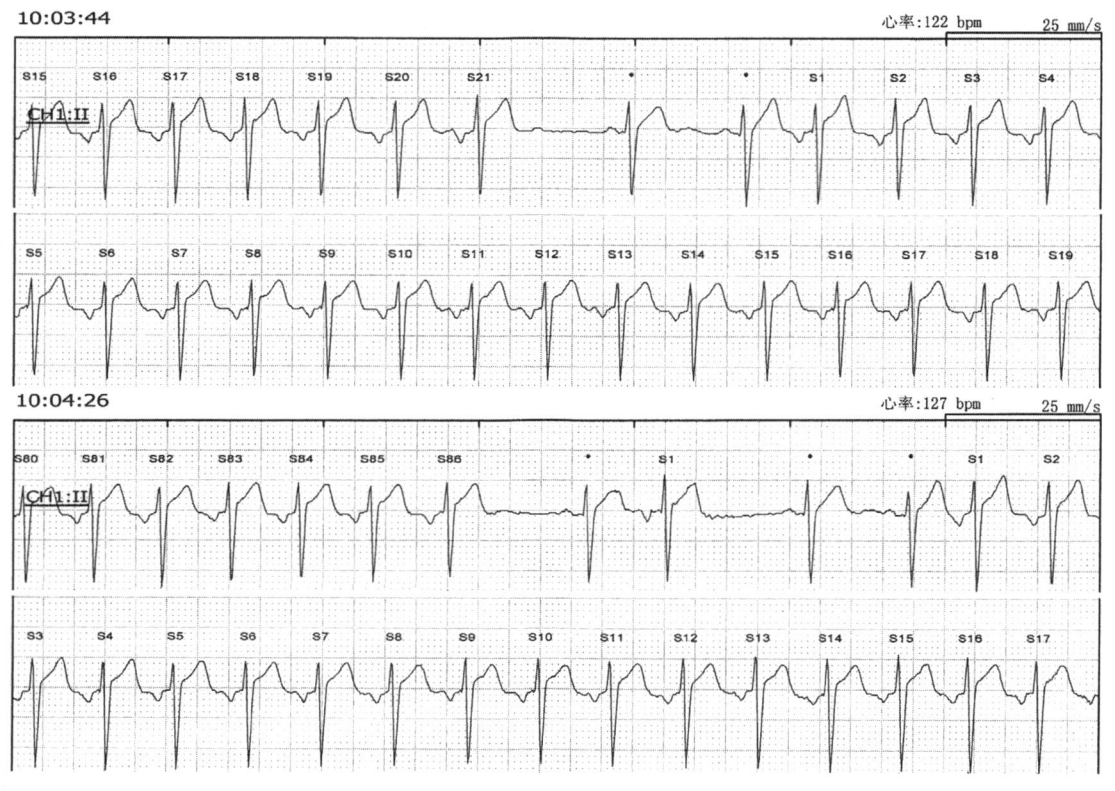

男性，25岁。
上两条为连续的记录，下两条为连续的记录，分别见心动过速终止和发生。

窦性心律
持续性交界性反复性心动过速可能

图 2-4-75　持续性交界性反复性心动过速特点的实例

这是一例心动过速长时间持续的年轻患者，心动过速的频率约125次/分。多次常规心电图中未能记录到窦性心律。在动态心电图全程记录中仅此时间段见5次在Ⅱ导联上直立的P波，应为窦性P波。心动过速中的P波在Ⅱ导联上倒置，为P⁻波，心动过速第一个P'R间期无延长。符合持续性交界性反复性心动过速。

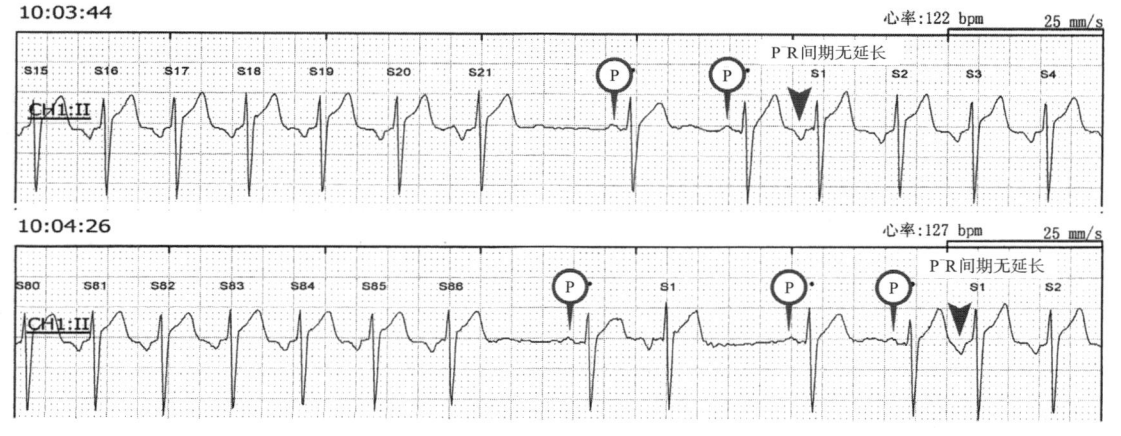

◎ 动态心电图中确认窦性P波，对心动过速鉴别诊断极为重要。需心脏电生理检查进一步明确诊断。

图 2-4-76　持续性交界性反复性心动过速特点的实例图解

(四)阵发性室上性心动过速呈宽QRS波心动过速

阵发性室上性心动过速经典的心电图改变是窄QRS波心动过速。当室上性心动过速的冲动在心室内传导速度或传导途径发生改变时,将呈现宽QRS波心动过速(QRS波时间>120 ms)。主要机制包括:心室内差异传导、束支传导阻滞和经旁道传导。呈现宽QRS波心动过速的阵发性室上性心动过速必须与阵发性室性心动过速鉴别,但有时不易鉴别。

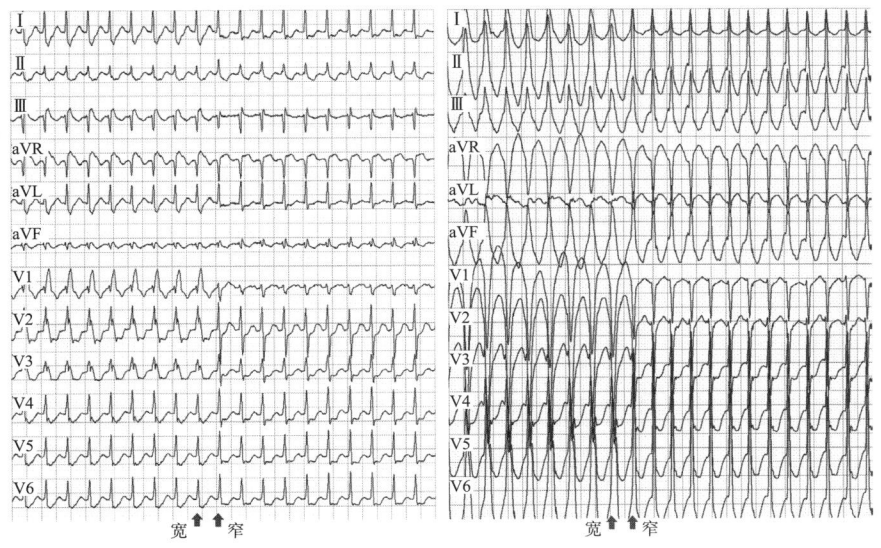

图解见图2-4-82和图2-4-84。

◎ 左右两图心动过速中QRS波宽窄交替。

图2-4-77 阵发性室上性心动过速呈宽窄QRS波心动过速实例

1. 阵发性室上性心动过速与心室内差异传导

心室内差异传导常见于心率较快的阵发性室上性心动过速。当呈典型的束支传导阻滞的图形时,也称为功能性束支传导阻滞。

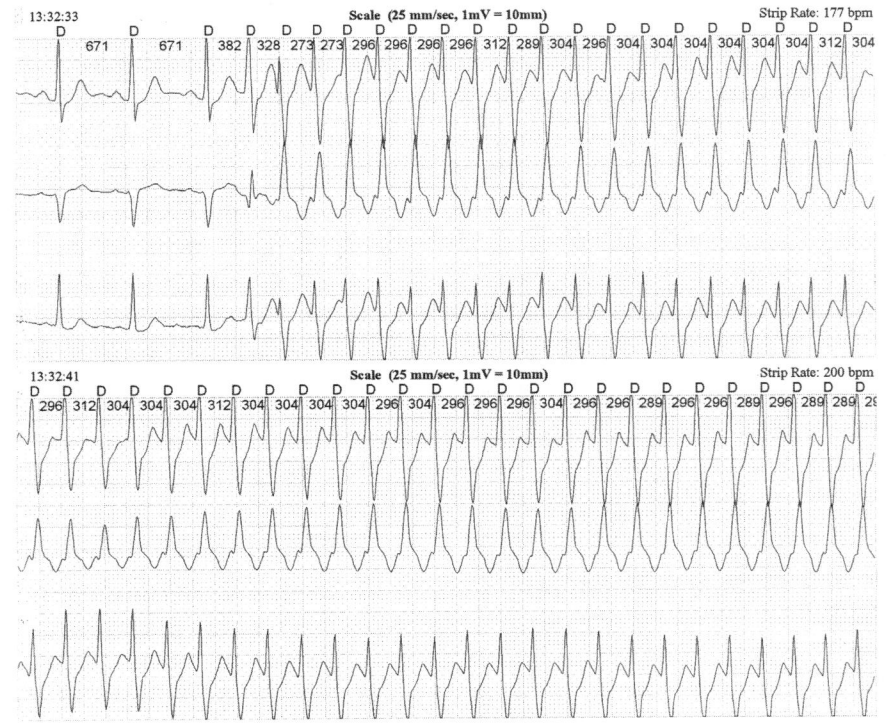

男性,25岁。
动态心电图中反复发生阵发性室上性心动过速。本阵心动过速QRS波持续增宽。
记录导联依次为:模拟Ⅱ导联、CM1导联和CC5导联。

窦性心律
房性期前收缩
阵发性室上性
心动过速/房室结
折返性心动过速
心室内差异传导
(功能性右束支传导阻滞)

图2-4-78 阵发性室上性心动过速与心室内差异传导实例

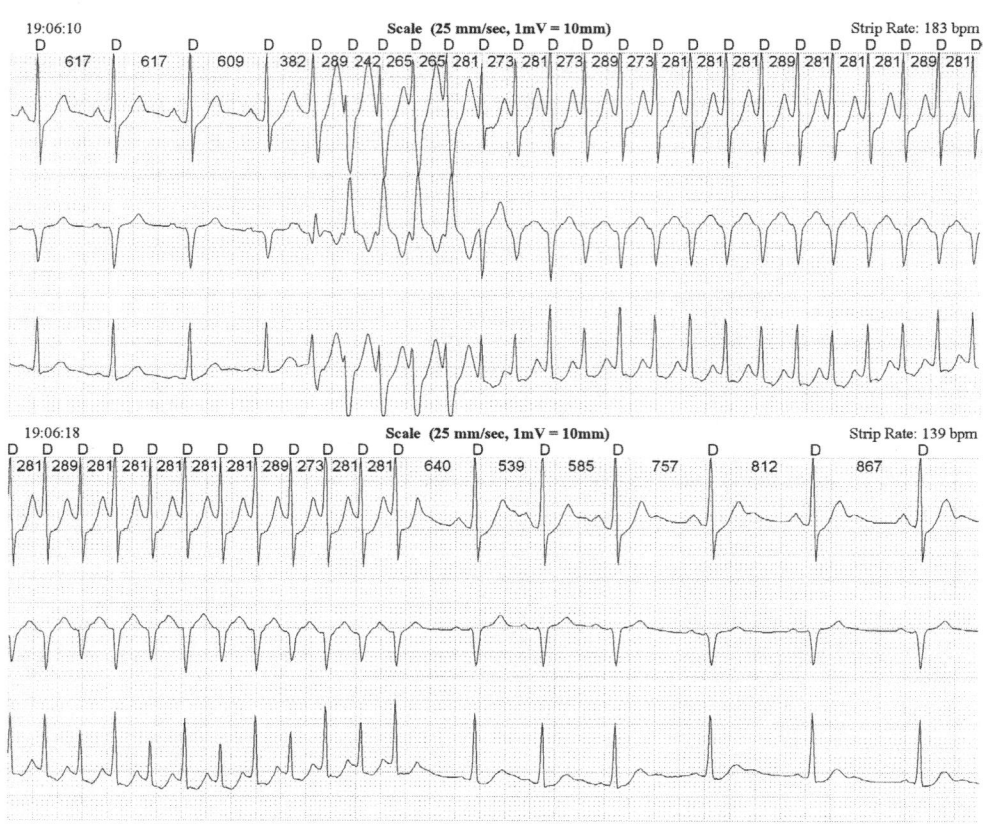

图2-4-79　阵发性室上性心动过速与心室内差异传导实例的其他心电图

本阵心动过速起始5次QRS波增宽，其后QRS波正常。

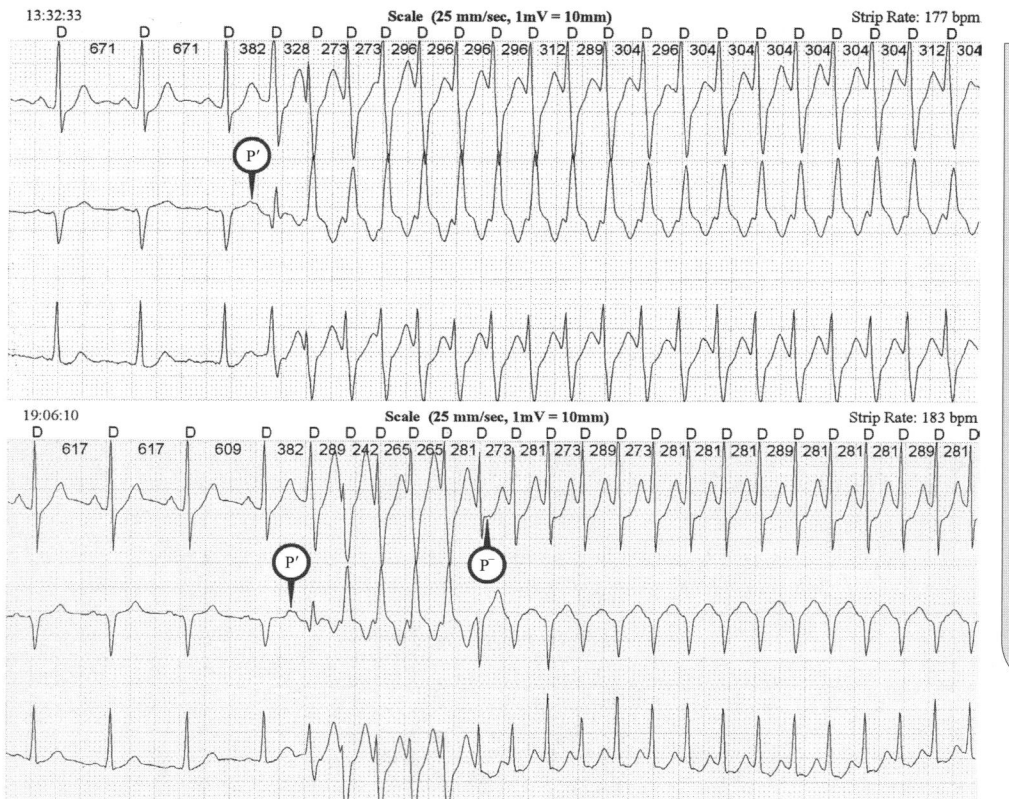

图2-4-80　阵发性室上性心动过速与心室内差异传导实例图解

上一阵心动过速的QRS波持续宽大畸形，呈右束支传导阻滞图形，下一阵心动过速前5个心动的QRS波宽大畸形，后QRS波与窦性的QRS波相同。两阵心动过速的心率不变，典型束支传导阻滞图形与窄QRS波图形交替，可排除室性心动过速，为室上性心动过速伴心室内差异传导（功能性右束支传导阻滞）。心动过速的第一个PR间期略长于窦性PR间期，模拟Ⅱ导联上，在QRS波终末隐约可见逆行P波，RP⁻间期<90 ms。最为可能是慢-快型房室结折返性心动过速。

2. 阵发性室上性心动过速：Coumel 定律概念和形成机制

伴功能性束支传导阻滞的室上性心动过速常见有慢-快型房室结折返性心动过速和顺向型房室折返性心动过速。

Coumel 定律：房室结折返性心动过速，折返环路不包括心房与心室，伴束支阻滞时心动过速周长不变、心率不变。顺向型房室折返性心动过速中，如房室旁道同侧束支发生功能性传导阻滞，冲动沿对侧束支前向传导，折返环路增大致折返激动时间延长，造成心动过速周长延长而心率减慢。通常 RR 间期延长 35 ms 以上。房室旁道对侧束支发生功能性传导阻滞，不影响心动过速周长，心率不变。

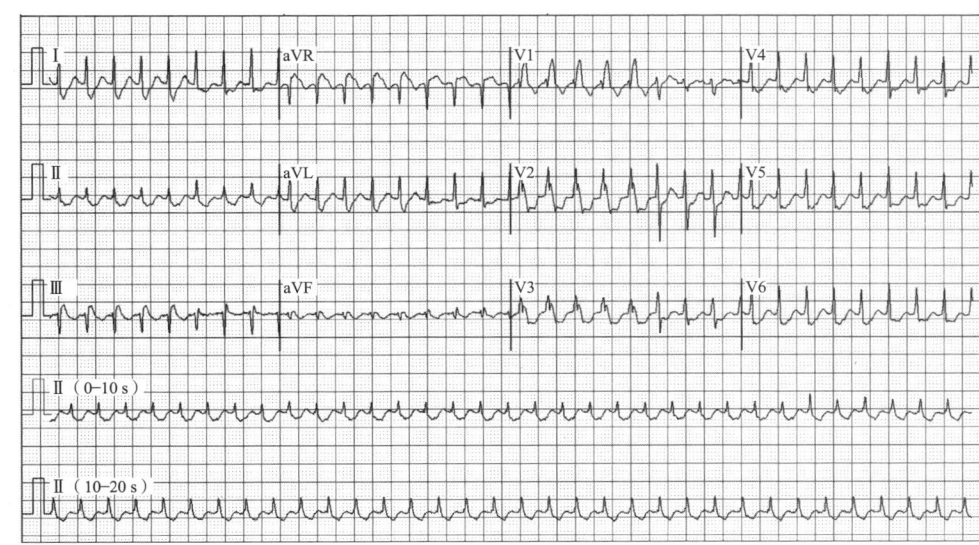

女性，43 岁。
心室率 201 次/分；
QRS 波时间 120/79 ms。

阵发性室上性心动过速
心室内差异传导
（功能性右束支传导阻滞）

图 2-4-81　阵发性室上性心动过速：Coumel 定律形成机制实例一

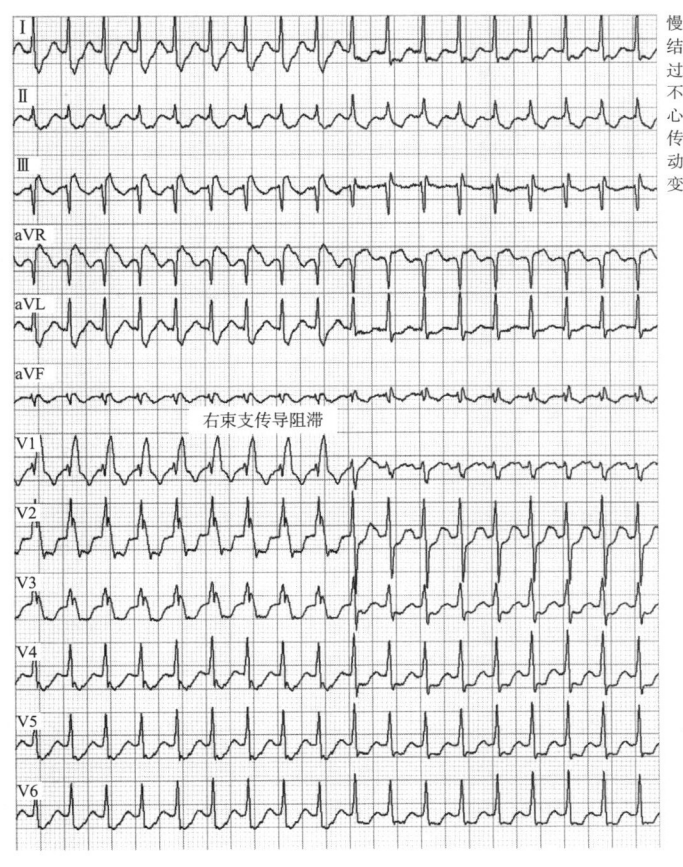

慢-快型房室结折返性心动过速折返径路不包括心房与心室，伴束支传导阻滞时心动过速周长不变，心率不变

右束支传导阻滞

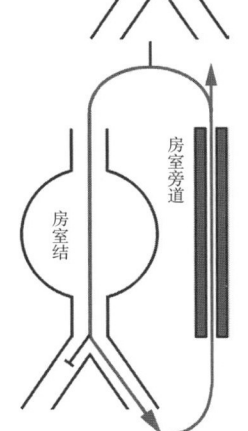

顺向型房室折返性心动过速，折返部位包括心房、房室结、束支、心室和旁道。旁道对侧束支不参与折返，发生传导阻滞，心动过速周长不变，心率不变

本例心动过速中宽 QRS 波与窄 QRS 波心动过速的心率相等，提示可能是慢-快型房室结折返性心动过速，也可能是顺向型房室折返性心动过速。若为顺向型房室折返性心动过速，则提示旁道和束支传导阻滞不在同侧，呈右束支传导阻滞，提示左心室游离壁旁道。

◎ Coumel 定律的主要价值是对房室旁道的定位，但只适用于房室旁道位于左或右心室游离壁者。

图 2-4-82　阵发性室上性心动过速：Coumel 定律形成机制实例一图解

根据Coumel定律关于折返环路的形成机制，运用Coumel定律也有助于鉴别室上性心动过速呈宽QRS波心动过速与室性心动过速。心动过速的QRS波呈典型束支传导阻滞图形与窄QRS波图形交替，心动过速的心率不变，提示折返环路不变，可排除室性心动过速。

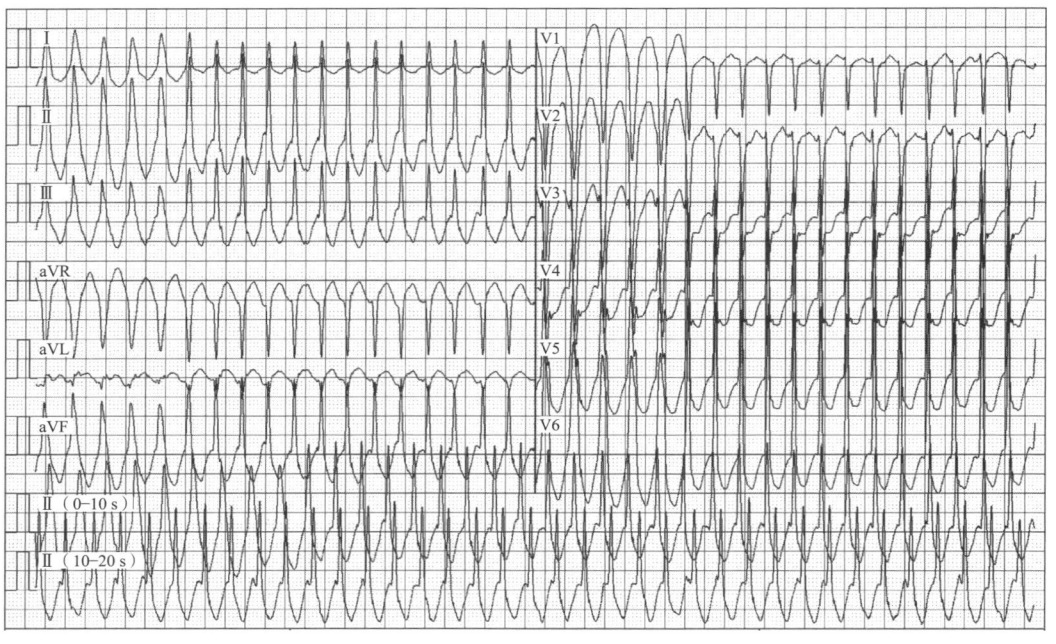

女性，68岁。
心室率217次/分；
QRS波时间130/79 ms。

阵发性室上性心动过速
心室内差异传导
（功能性左束支传导阻滞）

图2-4-83　阵发性室上性心动过速：Coumel定律形成机制实例二

图中心动过速的QRS波呈典型左束支传导阻滞图形与窄QRS波图形，心动过速的心率不变，可排除室性心动过速。非同日再发心动过速，两阵心动过速的心率相等，提示心动过速的周长相等。恢复窦性心律时可见B型心室预激，B型心室预激多为右侧房室旁道。存在心室预激，阵发性心动过速为顺向型房室折返性心动过速，心动过速的心率不变，提示房室旁道和左束支传导阻滞不在同侧，为右心室游离壁旁道，符合B型心室预激。

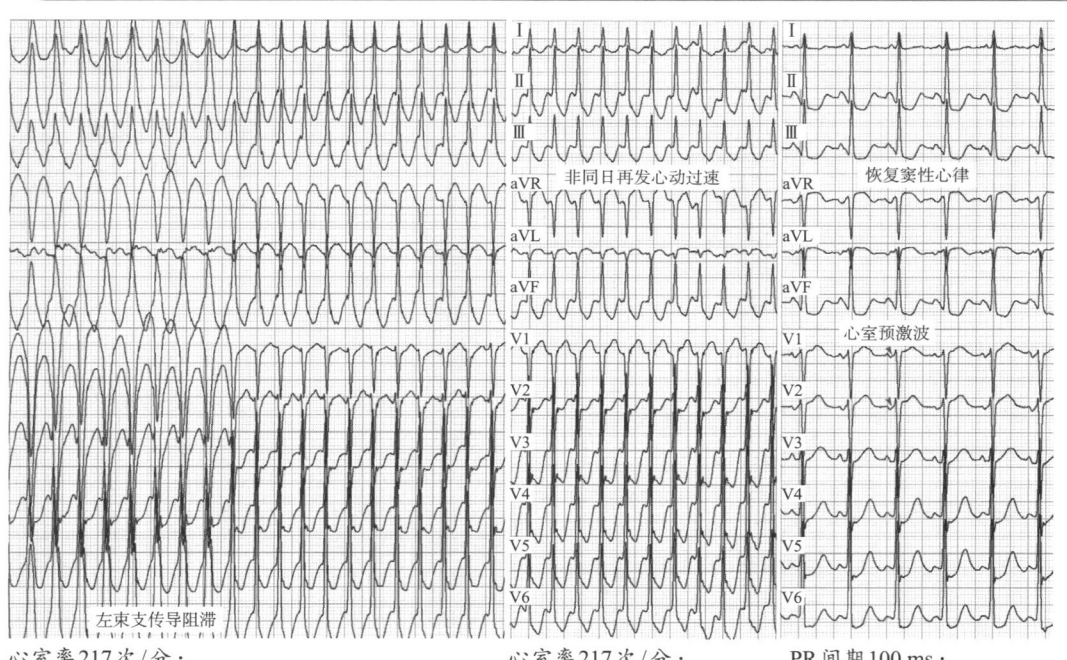

心室率217次/分；
QRS波时间130/79 ms。

心室率217次/分；
QRS波时间80 ms。

PR间期100 ms；
QRS波时间118 ms；
V1和V2导联可见心室预激波。

图2-4-84　阵发性室上性心动过速：Coumel定律形成机制实例二图解

（1）阵发性室上性心动过速呈宽窄QRS波心动过速心率不变

阵发性室上性心动过速伴功能性束支传导阻滞，少见表现为传导阻滞与正常传导逐一交替，此时QRS波呈宽窄逐一交替。运用Coumel定律，有助于诊断和鉴别诊断。

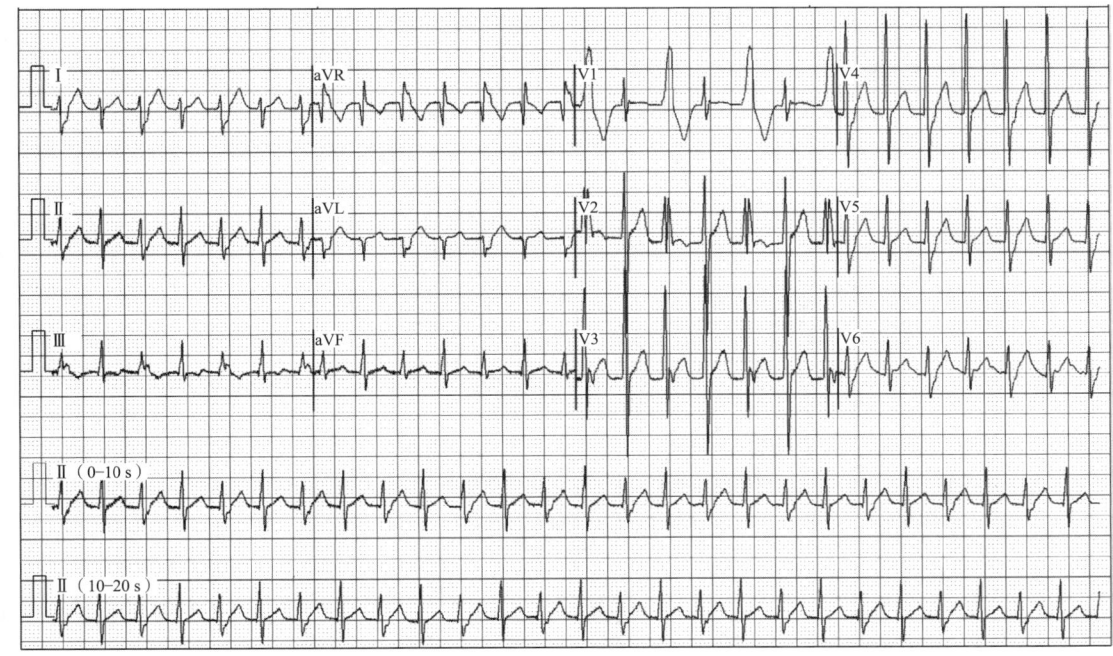

男性，38岁。
心室率156次/分；
QRS波时间120/100 ms。

阵发性室上性心动过速/房室结折返性心动过速
可能
间歇性功能性右束支传导阻滞

图2-4-85　阵发性室上性心动过速呈宽窄QRS波心动过速心率不变实例一

本例另一阵心动过速心电图（下图），心率略低于图2-4-85的心率，QRS波无宽窄交替现象。因此，图2-4-85中的右束支传导阻滞是功能性传导阻滞。本图在V1导联上，逆行P波清晰，RP⁻间期<P⁻R间期，RP⁻间期<90 ms，为慢-快型房室结折返性心动过速。

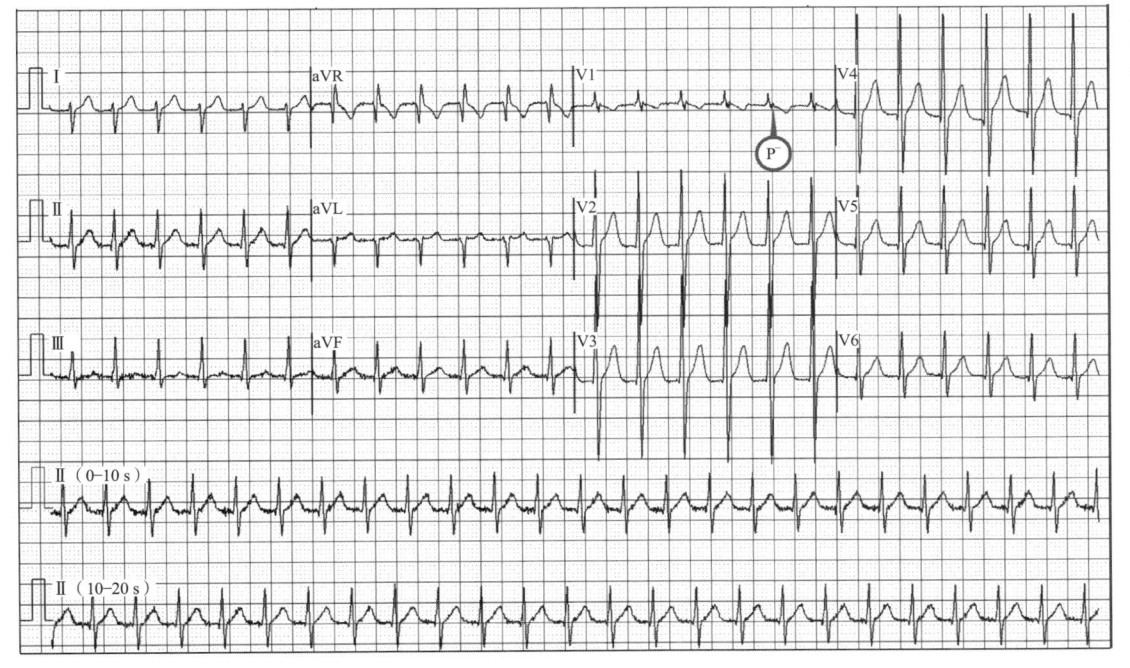

非同日发生的心动过速。
心室率146次/分；
QRS波时间97 ms。

阵发性室上性心动过速/
房室结折返性心动过速

图2-4-86　阵发性室上性心动过速呈宽窄QRS波心动过速心率不变实例一的其他心电图

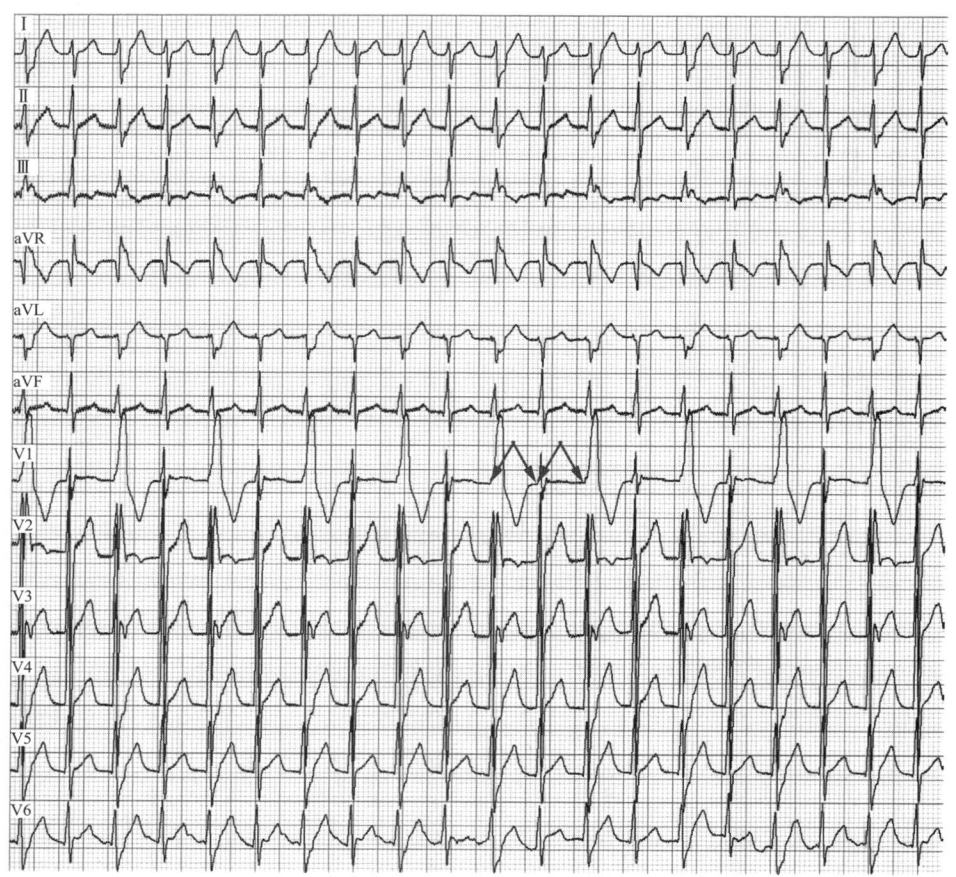
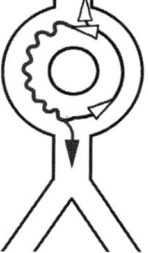

本图心动过速中QRS波宽窄交替，但RR间期相等。原因是慢-快型房室结折返性心动过速折返径路不包括心房与心室，伴束支传导阻滞时心动过速周长不变，即心率不变。

图2-4-87　阵发性室上性心动过速呈宽窄QRS波心动过速心率不变实例一形成机制图解

对于顺向型房室折返性心动过速，常需要窦性心律心电图，结合Coumel定律，才能明确诊断和房室旁道定位。

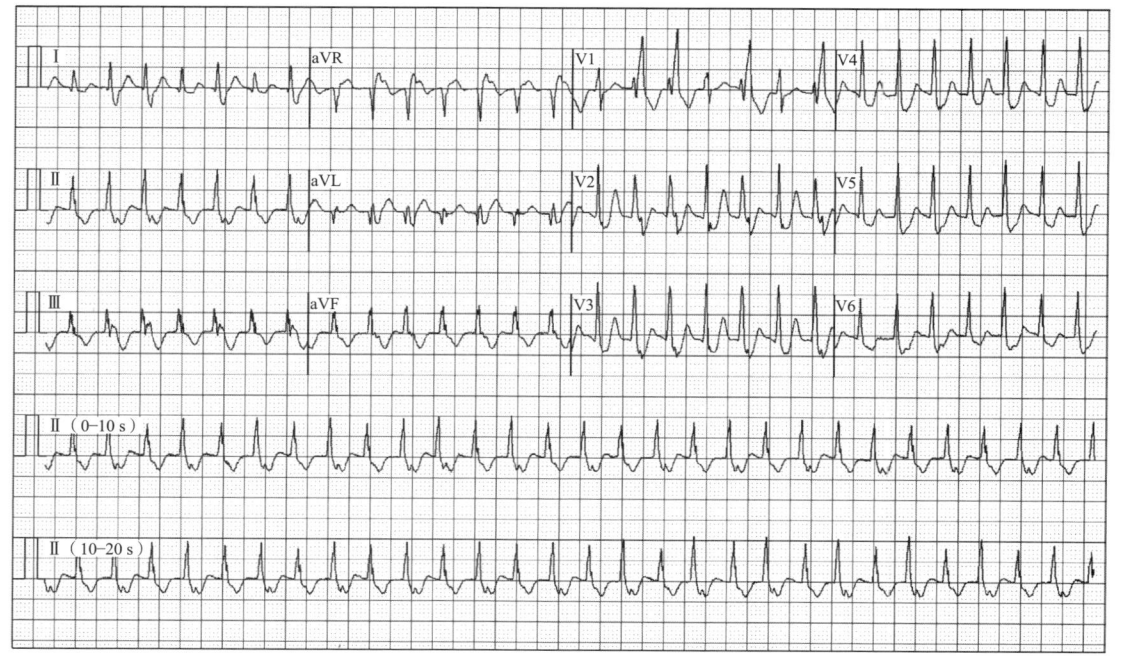

女性，67岁。
心室率174次/分；
QRS波时间128/76 ms。

阵发性室上性心动过速/房室折返性心动过速间歇性功能性右束支传导阻滞

图2-4-88　阵发性室上性心动过速呈宽窄QRS波心动过速心率不变实例二

这是一例反复发生心动过速的病例。心动过速均可见间歇性右束支传导阻滞，RR间期不变。下图为本病例窦性心律心电图，图中可见B型心室预激，提示右侧房室旁道。V1导联上预激波负向，提示右侧间隔部房室旁道；Ⅲ和aVF导联上QRS波主波向下，提示右侧后间隔部房室旁道。间隔部房室旁道邻近双侧束支，虽然房室旁道和束支传导阻滞在同侧，其折返环路并未明显增大，心动过速的周长不变。因此，Coumel定律并不适用于间隔部位的房室旁道定位。

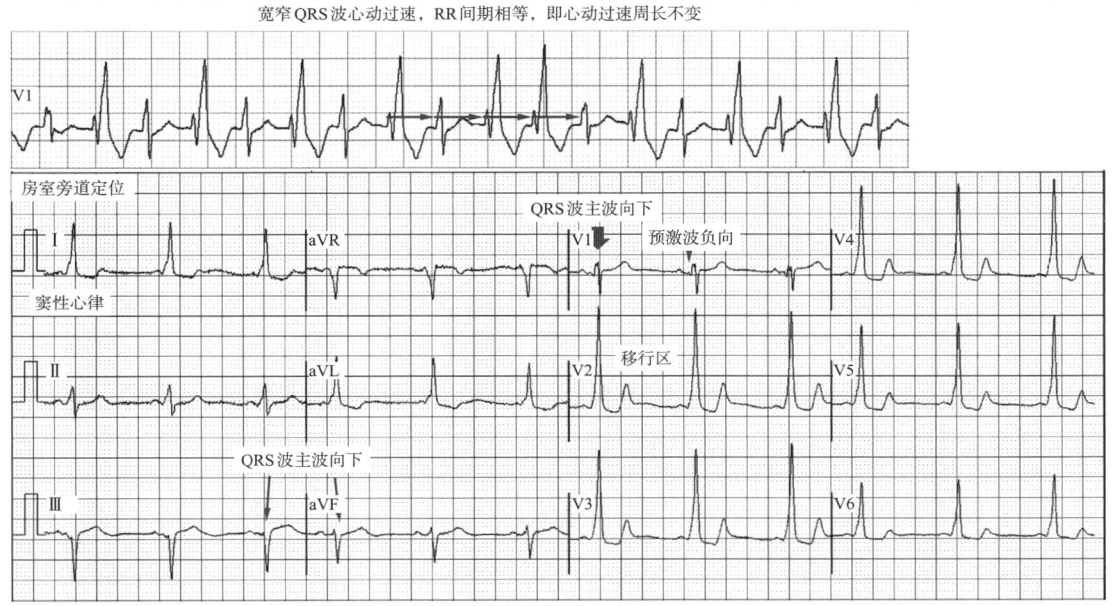

图2-4-89　阵发性室上性心动过速呈宽窄QRS波心动过速心率不变实例二形成机制图解

（2）阵发性室上性心动过速呈宽窄QRS波心动过速心率改变

心室预激发生顺向型房室折返性心动过速，由于其折返环路相同，每次心动过速的频率可基本相等，通常为窄QRS波心动过速。若呈宽窄QRS波心动过速，心动过速的心率改变，可运用Coumel定律来分析。

男性，56岁。
窦性心率111次/分；
PR间期110/150 ms；
QRS波时间120/80 ms。

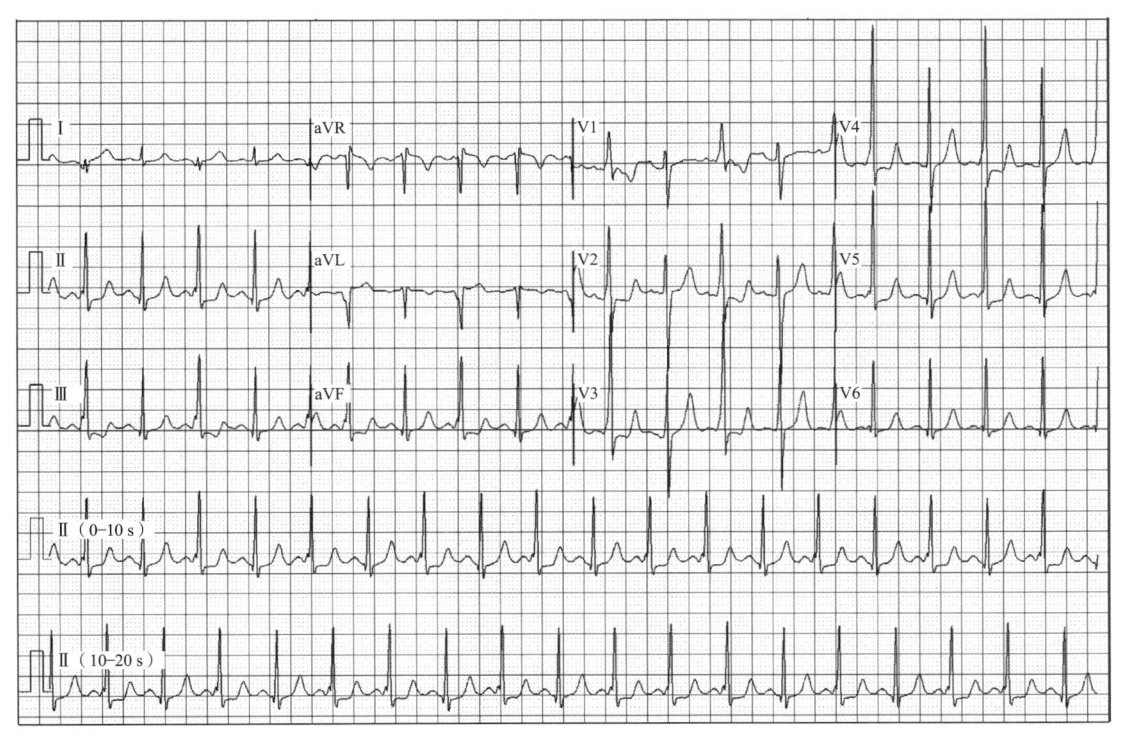

窦性心动过速
间歇性心室预激（A型）

图2-4-90　阵发性室上性心动过速呈宽窄QRS波心动过速心率改变实例一

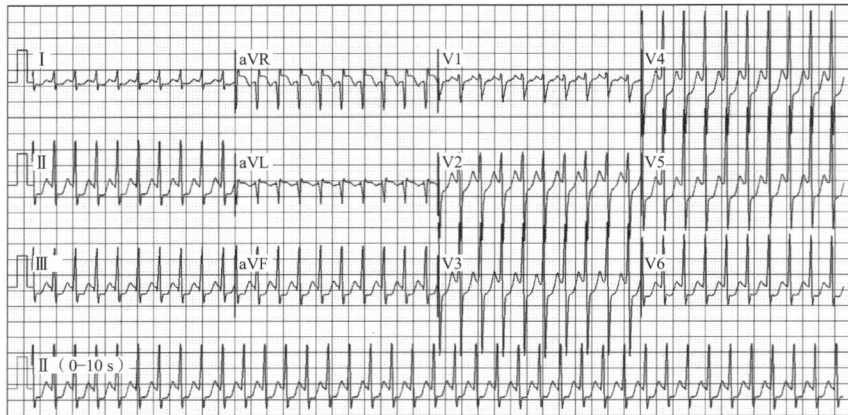

心室率230次/分。

这是一例反复发生阵发性心动过速的病例,大部分心动过速为窄QRS波心动过速(如左图所示)。心率快,约在230次/分。

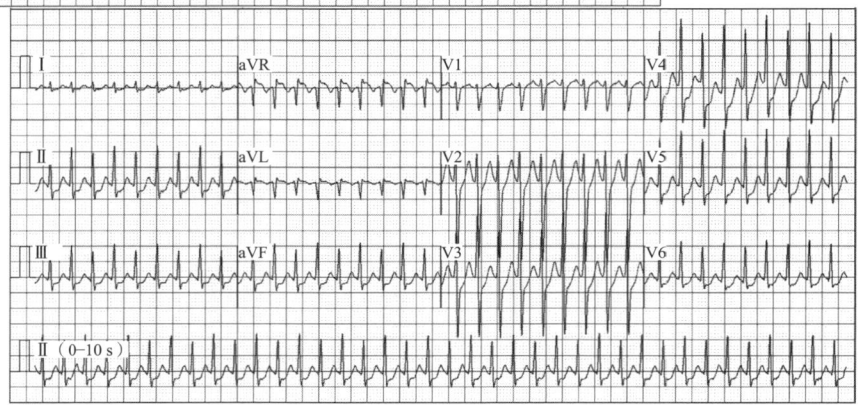

心室率228次/分。

图2-4-91 阵发性室上性心动过速呈宽窄QRS波心动过速心率改变实例一之窄QRS波心动过速

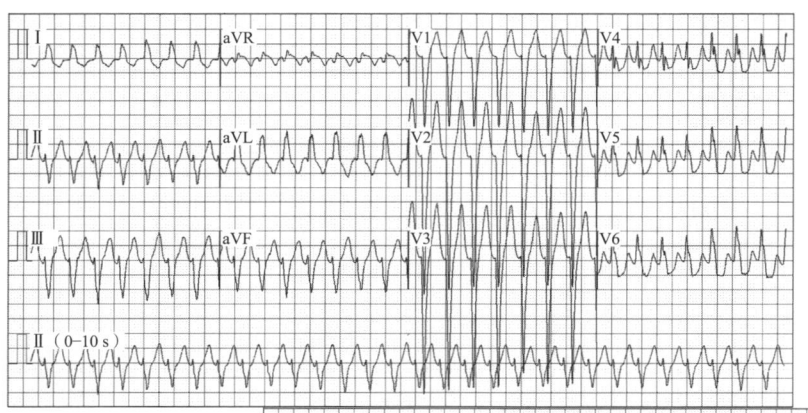

心室率182次/分。

少部分心动过速为宽QRS波心动过速(如左图所示)。每次心动过速的QRS波形态基本相同,呈典型的左束支传导阻滞图形。心动过速的心率慢于窄QRS波心动过速,<190次/分。

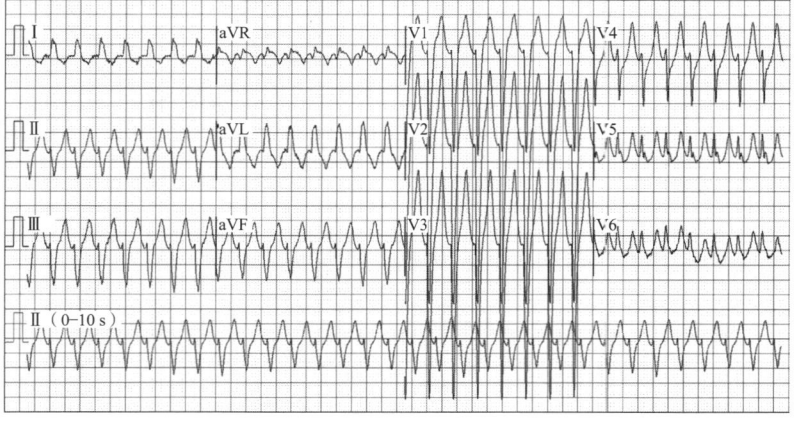

心室率188次/分。

图2-4-92 阵发性室上性心动过速呈宽窄QRS波心动过速心率改变实例一之宽QRS波心动过速

本病例在窦性心律时，属于A型心室预激，提示左侧房室旁道。在心动过速中，根据Coumel定律来判断，左束支传导阻滞的宽QRS波心动过速周长长于窄QRS波心动过速周长，房室旁道与左束支同侧，为左心室游离壁旁道，与窦性心律时的定位相同。

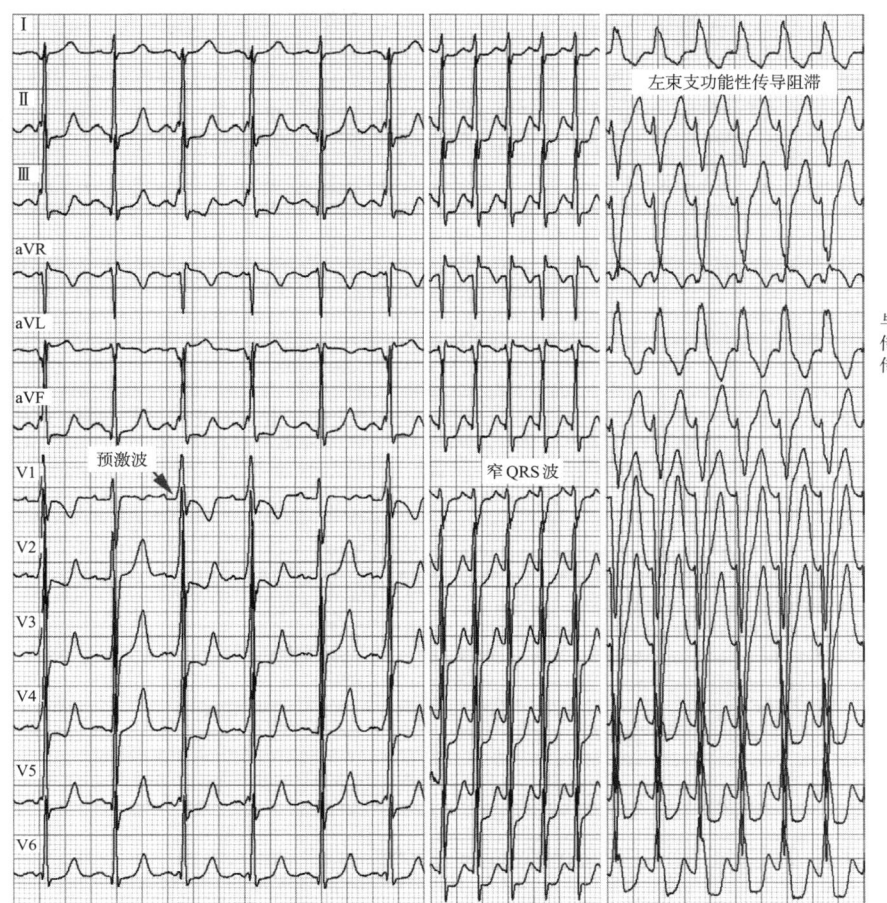

左束支功能性传导阻滞

预激波　　　窄QRS波

与房室旁道同侧的左束支发生传导阻滞，激动沿右束支前向传导，折返环路增大

房室旁路　　房室结

图2-4-93　阵发性室上性心动过速呈宽窄QRS波心动过速心率改变实例一形成机制图解

对于顺向型房室折返性心动过速，结合窦性心律心电图分析，运用Coumel定律，有助于明确诊断和旁道定位。但最终的诊断和房室定位，依赖于电生理检查。

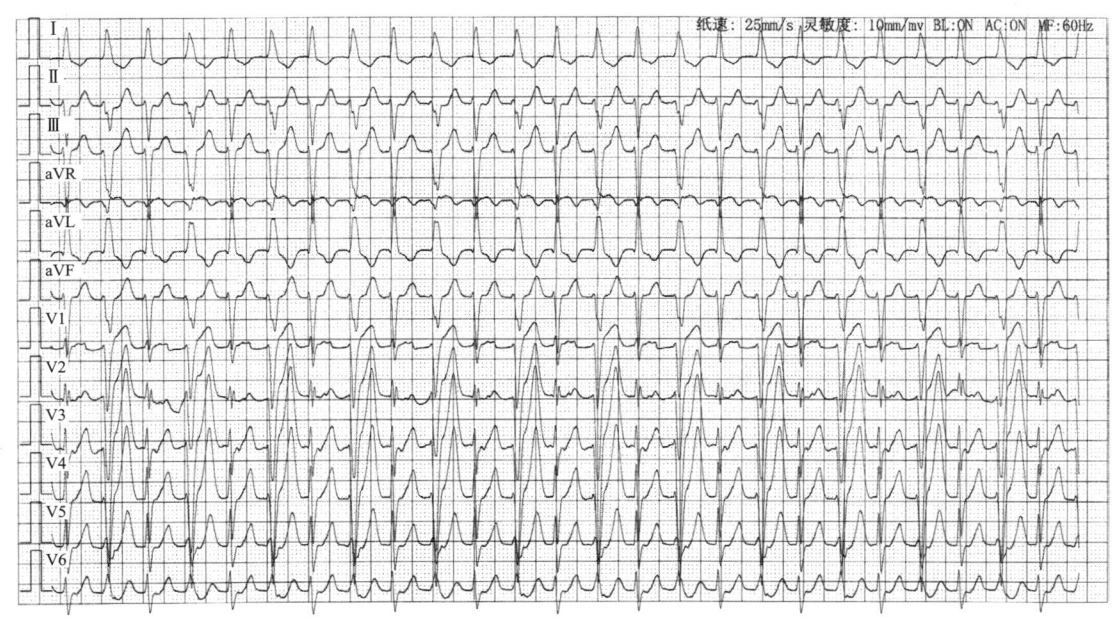

女性，65岁。
心室率153次/分；
QRS波时间128/76 ms。

阵发性室上性心动过速/房室折返性心动过速交替性左束支和左前分支传导阻滞

图2-4-94　阵发性室上性心动过速呈宽窄QRS波心动过速心率改变实例二

> 本图为心动过速终止后窦性心律心电图。标记处的心动呈左前分支传导阻滞，余心动呈A型心室预激。根据窦性心律时有心室预激，心动过速诊断为房室折返性心动过速。心动过速中宽QRS波与心室预激的QRS波不同，为顺向性房室折返性心动过速。心动过速中宽QRS波呈典型的左束支传导阻滞，为功能性左束支传导阻滞，窄QRS波与窦性呈左前分支传导阻滞的QRS波形态相同（标记处），为原有的分支传导阻滞。

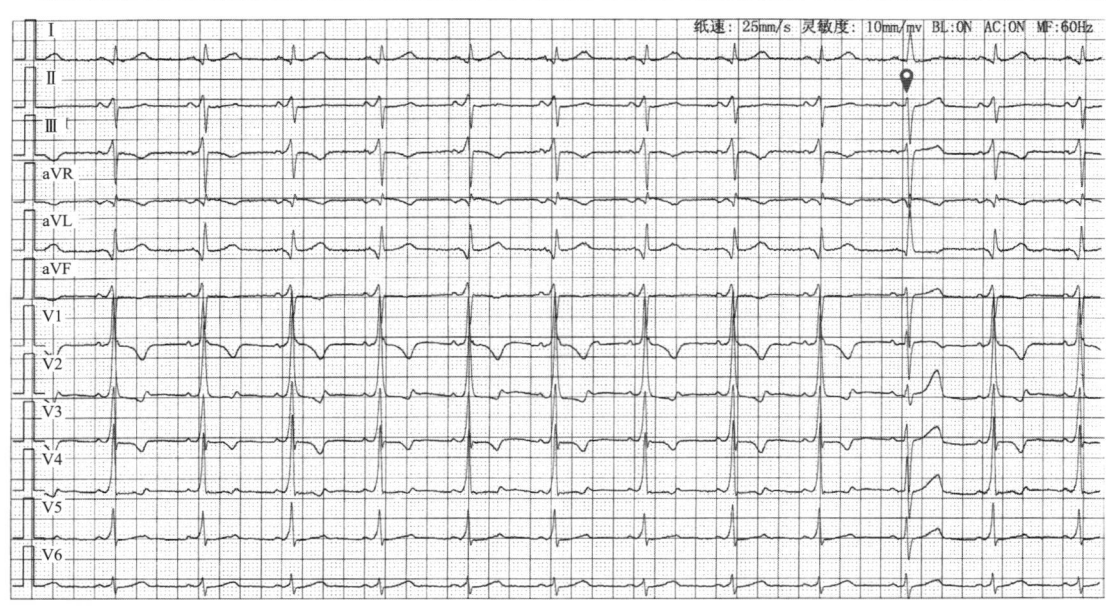

心动过速终止后窦性心律心电图。
窦性心率71次/分；
PR间期90 ms；
QRS波时间120/88 ms。

窦性心律
左前分支传导阻滞
间歇性心室预激（A型）

图2-4-95 阵发性室上性心动过速呈宽窄QRS波心动过速心率改变实例二的其他心电图

> 本图属于A型心室预激，提示左侧房室旁道。该病例接受消融术。术中程序刺激诱发心动过速，心动过速中呈左束支和左前分支交替传导阻滞。房室旁道位于左心室二尖瓣环游离壁（右下图中●标记处），与体表心电图的房室旁道定位相符合。术后窦性心律时仍有左前分支传导阻滞（上图）。

QRS波向上，预激波向上

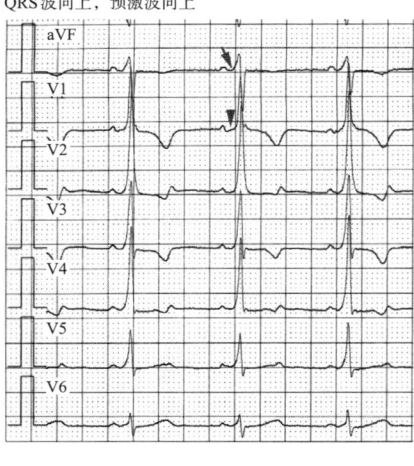

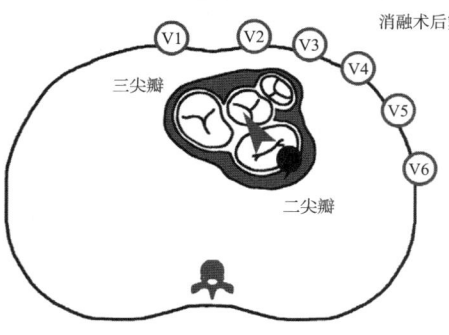

消融术后窦性心律，左前分支传导阻滞

◎ 电生理检查中的房室旁道定位（从心尖部向心底部看）。

图2-4-96 阵发性室上性心动过速呈宽窄QRS波心动过速心率改变实例二图解一

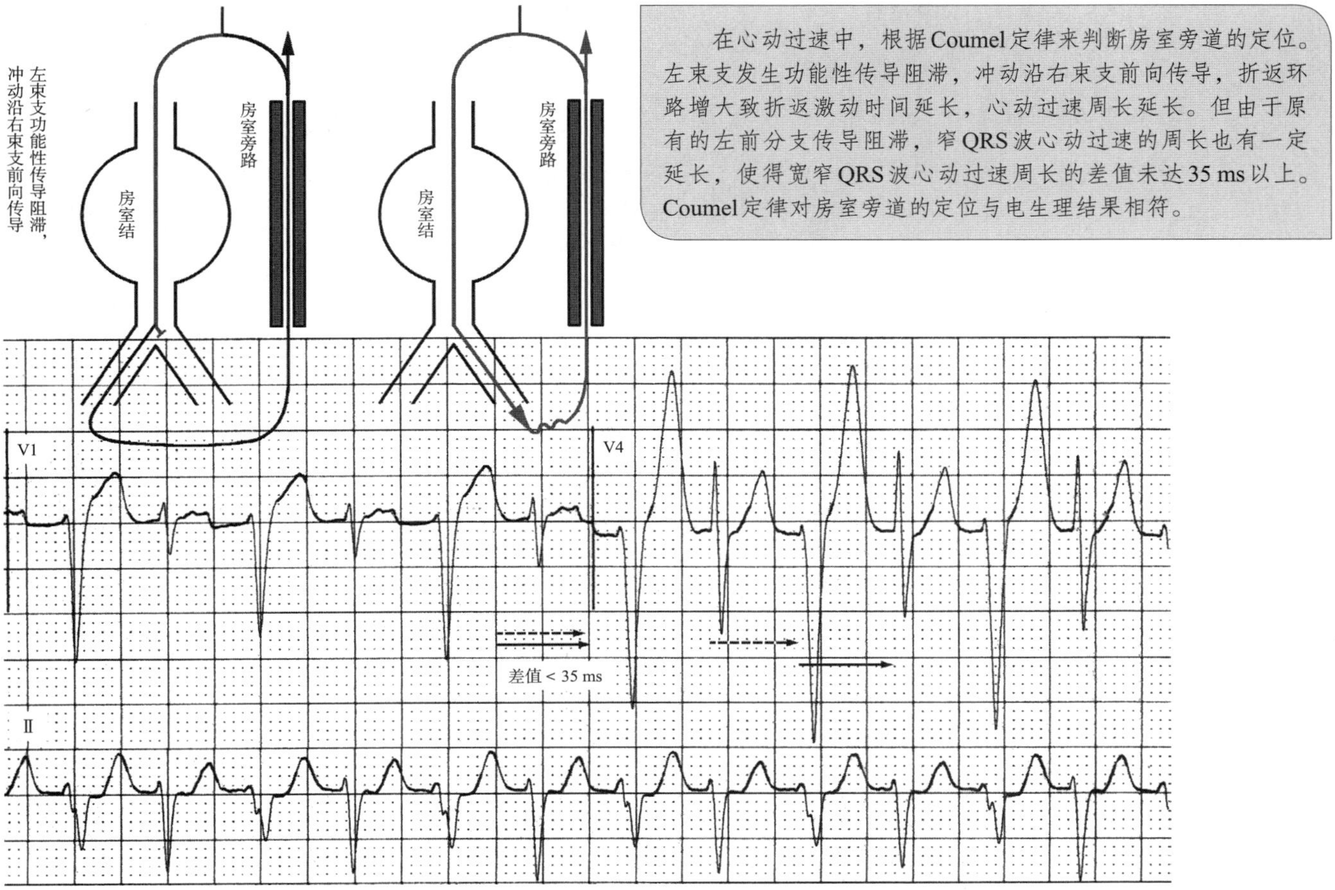
在心动过速中，根据Coumel定律来判断房室旁道的定位。左束支发生功能性传导阻滞，冲动沿右束支前向传导，折返环路增大致折返激动时间延长，心动过速周长延长。但由于原有的左前分支传导阻滞，窄QRS波心动过速的周长也有一定延长，使得宽窄QRS波心动过速周长的差值未达35 ms以上。Coumel定律对房室旁道的定位与电生理结果相符。
左束支功能性传导阻滞，冲动沿右束支前向传导
房室旁路
房室结
房室旁路
房室结
V1
V4
差值 < 35 ms
Ⅱ

图2-4-97　阵发性室上性心动过速呈宽窄QRS波心动过速心率改变实例二图解二

（3）阵发性室上性心动过速持续呈宽QRS波心动过速

阵发性室上性心动过速呈宽QRS波心动过速，在心动过速中可持续存在。常规心电图时间短阵，常全程记录为宽QRS波心动过速，无QRS波宽窄改变，此时无法运用Coumel定律分析。与原有的心电图比较，或心动过速终止后再次记录心电图，对诊断极其重要。

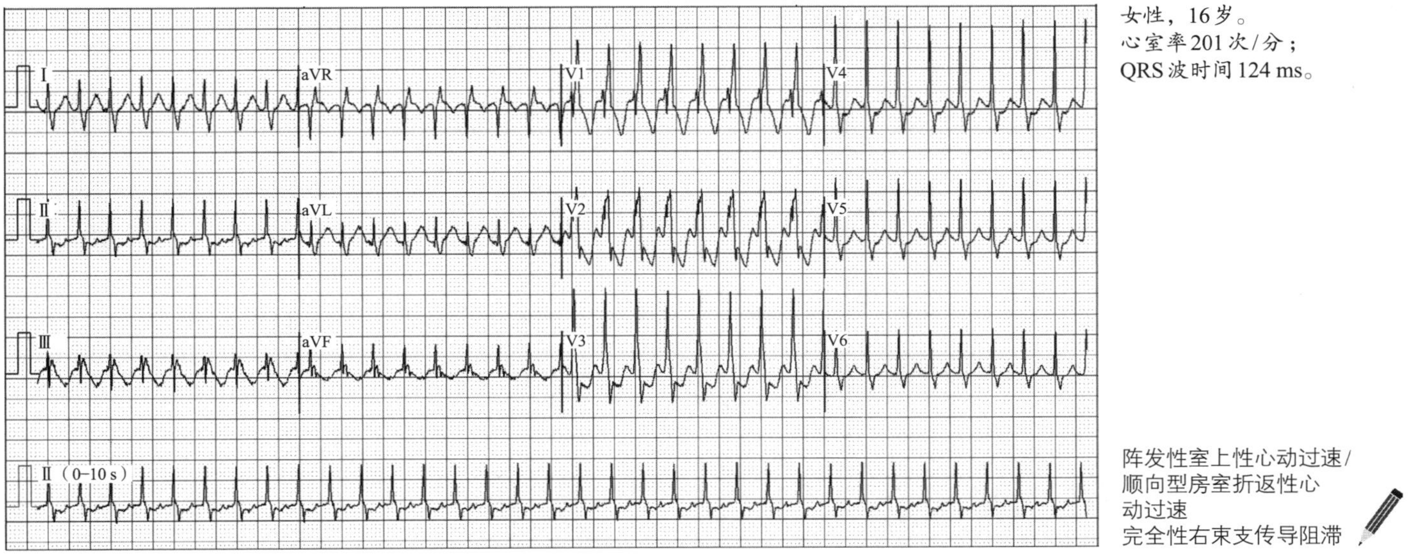
女性，16岁。
心室率201次/分；
QRS波时间124 ms。
Ⅰ
aVR
V1
V4
Ⅱ
aVL
V2
V5
Ⅲ
aVF
V3
V6
Ⅱ（0–10 s）
阵发性室上性心动过速/顺向型房室折返性心动过速
完全性右束支传导阻滞

图2-4-98　阵发性室上性心动过速持续呈宽QRS波心动过速实例一

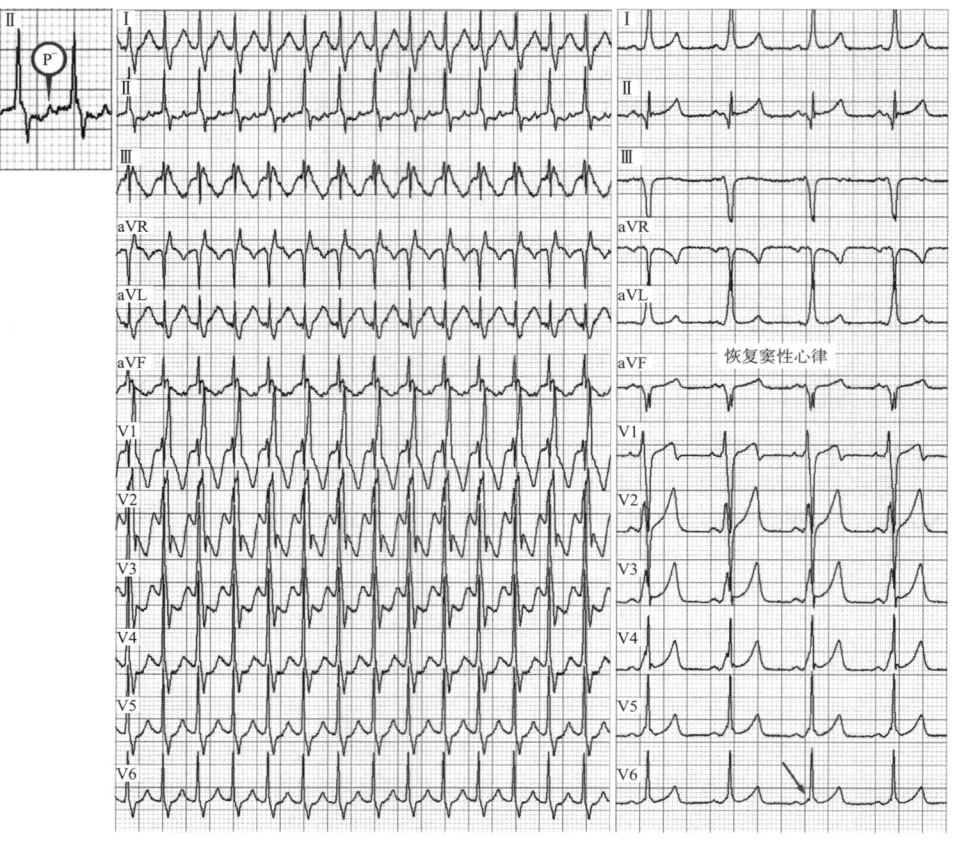

本病例心动过速呈持续典型的右束支传导阻滞图形，在两个QRS波中间可见P⁻波，但根据心率>200次/分，不考虑心房扑动2:1的可能。恢复窦性心律见B型心室预激（右图），心动过速中QRS波的形态与窦性心律的QRS波形态不同，首先诊断顺向型房室折返性心动过速。B型心室预激提示右侧房室旁道，与右束支传导阻滞与旁道同侧。运用Coumel定律，可以解释心动过速中RP⁻间期>P⁻R间期，是由于右束支传导阻滞，冲动沿对左束支前向传导，再向心房逆向传导时间延长。

PR间期短，QRS波起始部增宽，有预激波

图2-4-99　阵发性室上性心动过速持续呈宽QRS波心动过速实例一图解

> 呈典型束支传导阻滞的室上性心动过速，最可能是房室结折返性心动过速或顺向型房室折返性心动过速。

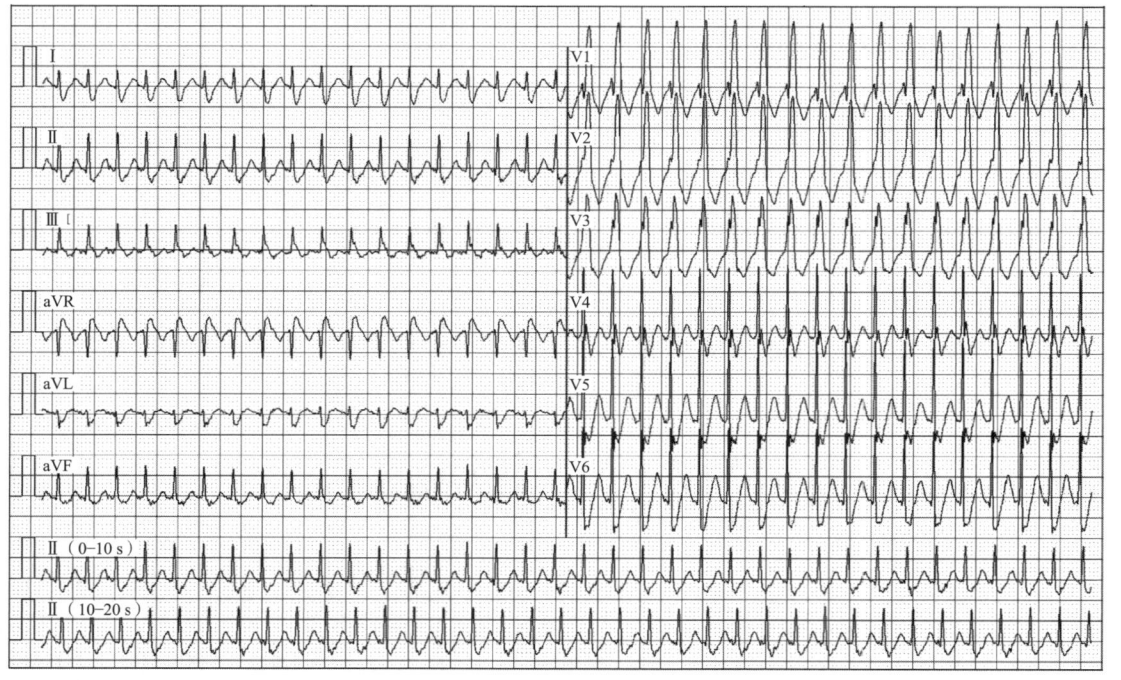

男性，52岁。
心室率215次/分；
QRS波时间128 ms。

阵发性室上性心动过速/
房室折返性心动过速
完全性右束支传导阻滞

图2-4-100　阵发性室上性心动过速持续呈宽QRS波心动过速实例二

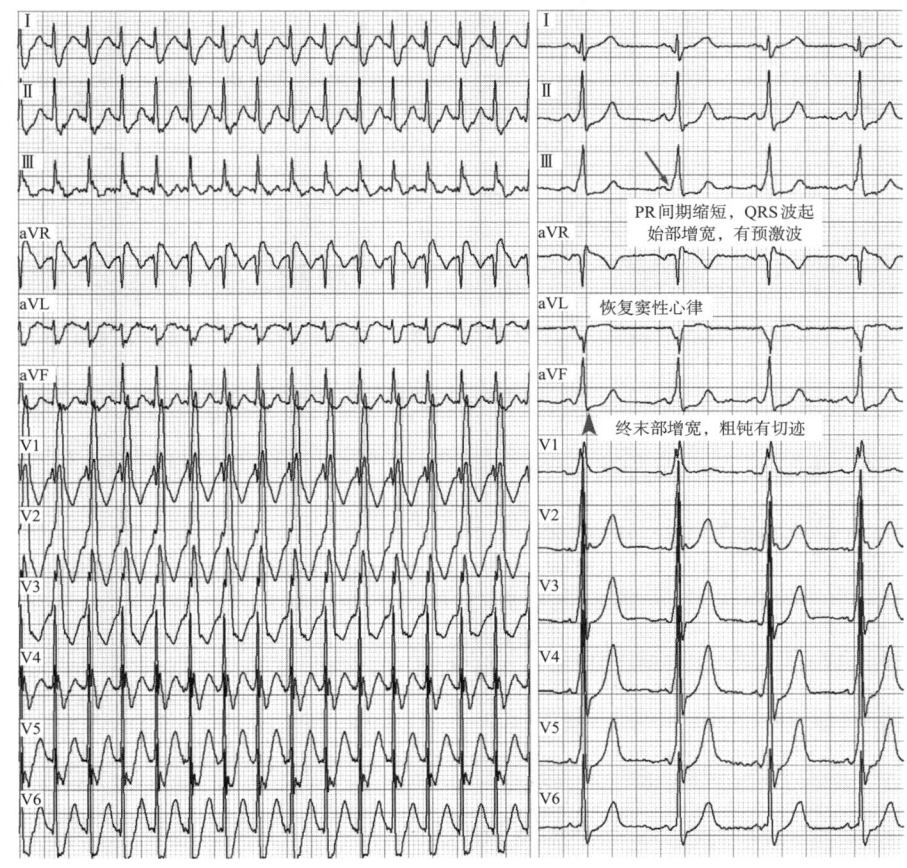

图2-4-101　阵发性室上性心动过速持续呈宽QRS波心动过速实例二图解

变异型心室预激参与的逆向型房室折返性心动过速，QRS波常呈左束支传导阻滞图形，并在心动过速中持续存在。此时Coumel定律并不适用于这类心动过速的分析。

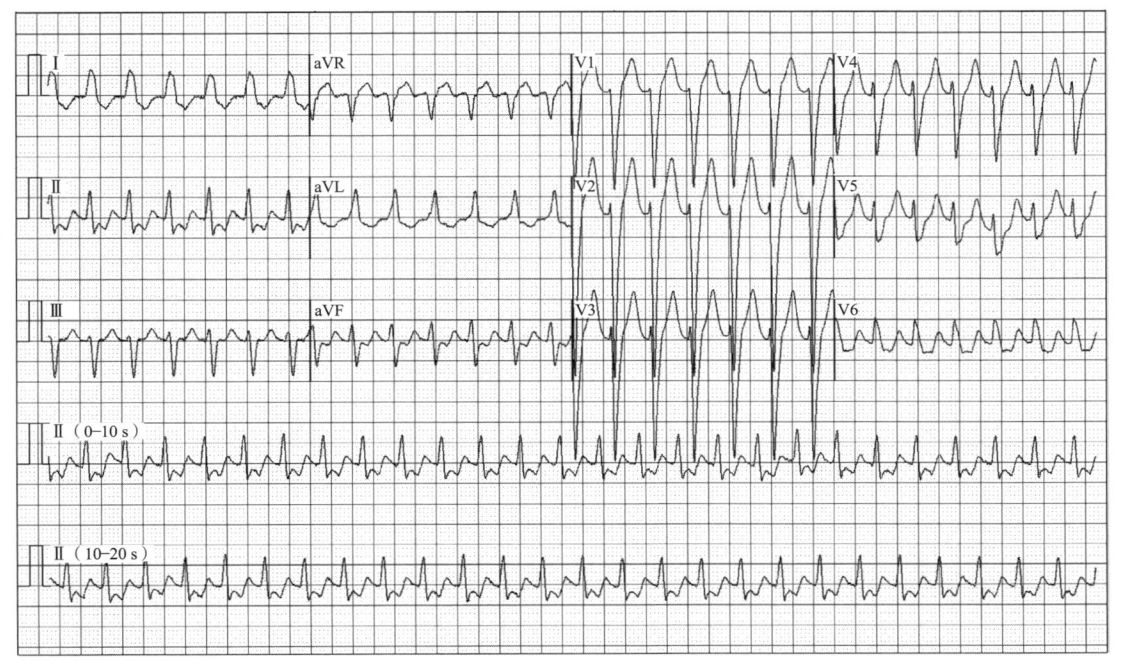

图2-4-102　阵发性室上性心动过速持续呈宽QRS波心动过速实例三

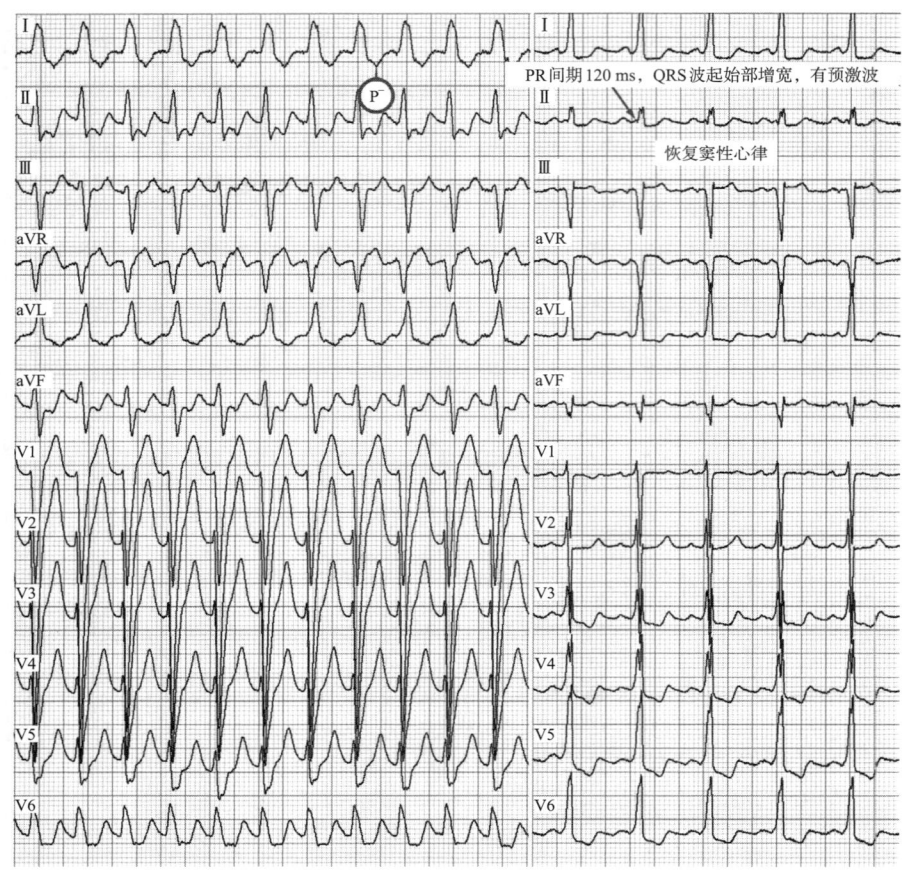

图2-4-103 阵发性室上性心动过速持续呈宽QRS波心动过速实例三图解

（4）阵发性室上性心动过速：不符合Coumel定律

顺向型房室折返性心动过速，QRS波宽窄改变，并不一定符合Coumel定律。图为两阵心动过速的发生。

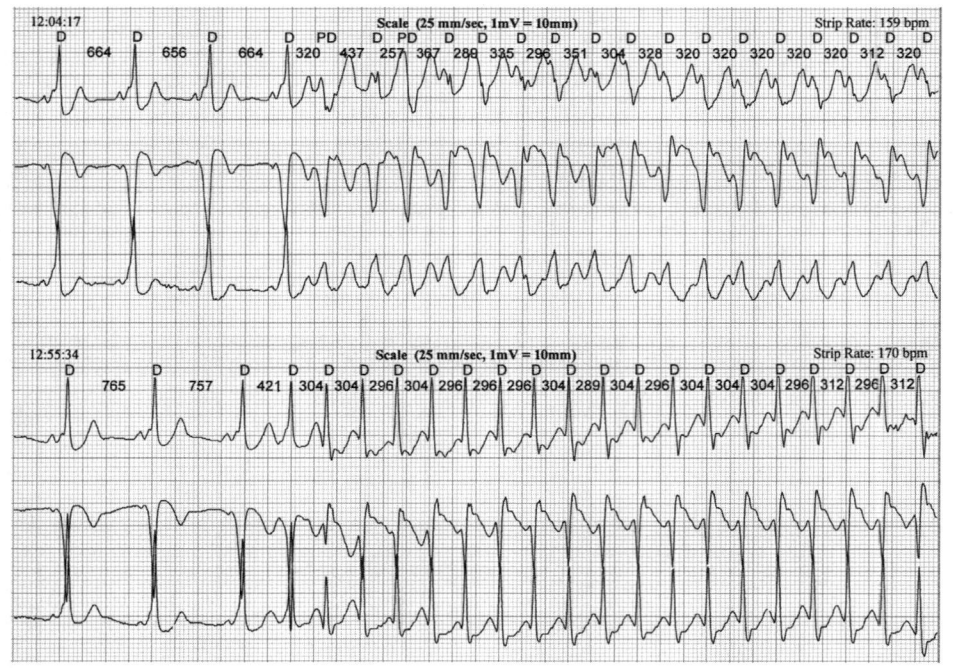

女性，42岁。
记录导联依次为：CC5导联、CM1导联和模拟Ⅱ导联。

图2-4-104 阵发性室上性心动过速：不符合Coumel定律实例

> 这是一例在动态心电图中反复发生阵发性心动过速的病例，本图为该病例另一阵心动过速。

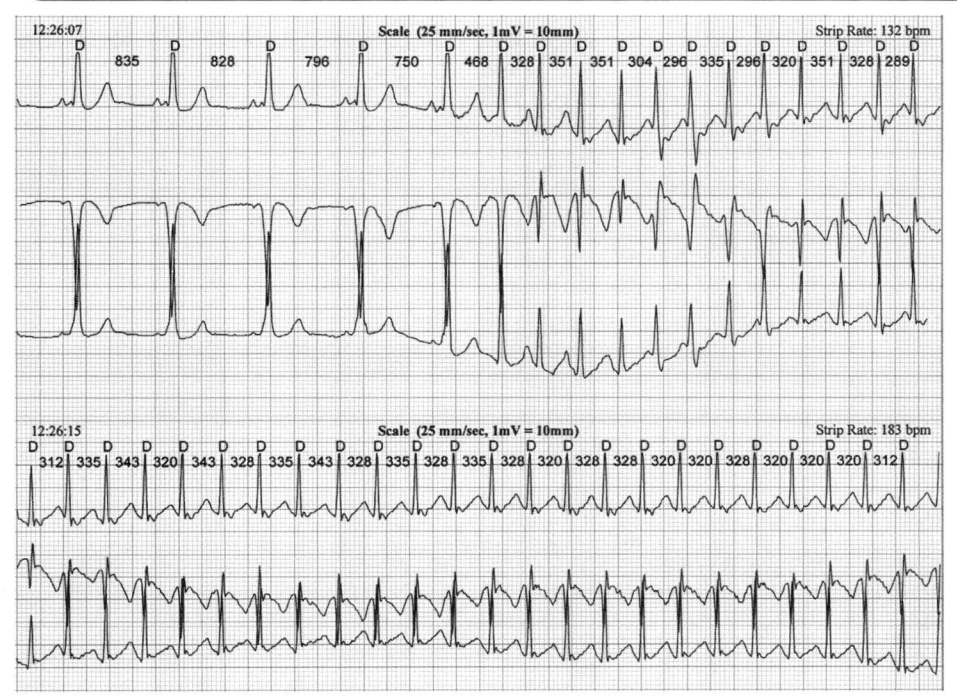

窦性心律
心室预激（B型）
阵发性室上性心动过速/
房室折返性心动过速

图2-4-105　阵发性室上性心动过速：不符合Coumel定律实例的其他心电图

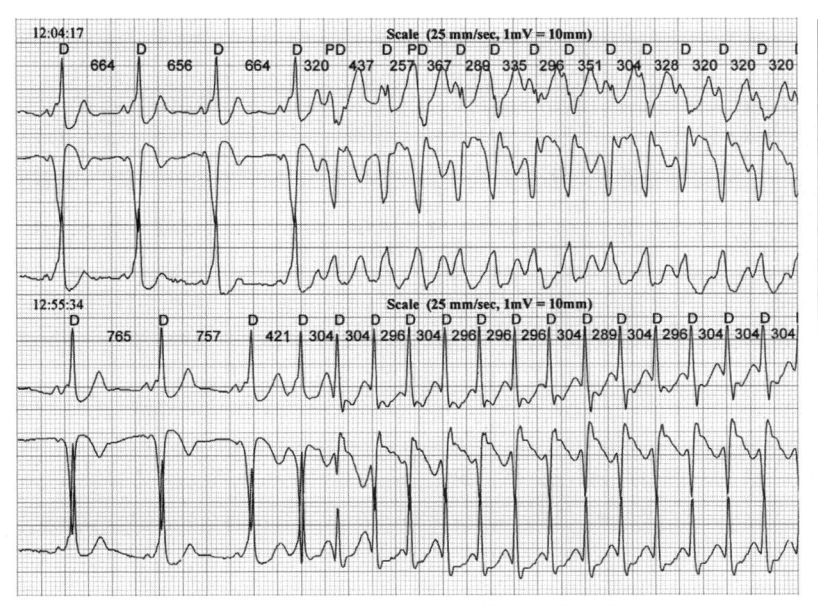

> 窦性心律时可见心室预激的心电图改变，心动过速时宽窄QRS波形态，均与窦性心律的QRS波形态不同，RP⁻间期<P⁻R间期，RP⁻间期>90 ms，为顺向型房室折返性心动过速。心动过速中，右束支传导阻滞时（中图），心室率最快，其次是左束支传导阻滞时（上图），无束支传导阻滞时（下图）最慢，心动过速周长差值>35 ms，但变化特点，不符合Coumel定律。

◎ 有无束支传导阻滞，RR间期变化，不符合Coumel定律。

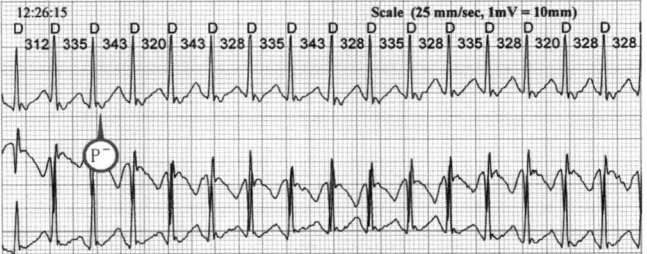

图2-4-106　阵发性室上性心动过速：不符合Coumel定律实例图解一

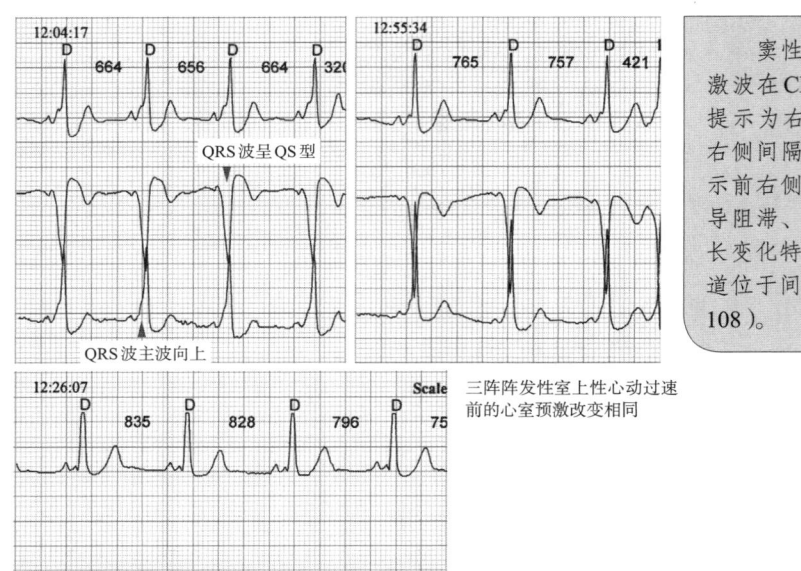

窦性心律时可见心室预激的心电图改变。QRS 波和预激波在 CM1（模拟 V1）导联上向下，属于 B 型心室预激，提示为右侧房室旁道。CM1 导联上 QRS 波呈 QS 型，提示右侧间隔部旁道可能。模拟 Ⅱ 导联上 QRS 波主波向上，提示前右侧间隔部旁道可能。心动过速中 QRS 波呈左束支传导阻滞、右束支传导阻滞或无束支传导阻滞，心动过速周长变化特点，不符合 Coumel 定律，机制可能是由于房室旁道位于间隔部，也可用 Coumel 定律新认识来解释（图 2-4-108）。

临床意义：从体表心电图上定位房室旁道位置，有助于导管消融术中导管和方法的选择，提高手术成功率。

注：记录导联分别为 CC5 导联、CM1 导联和模拟 Ⅱ 导联。

图 2-4-107　阵发性室上性心动过速：不符合 Coumel 定律实例图解二

（5）阵发性室上性心动过速：Coumel 定律的新认识

Coumel 定律的本质是游离壁房室旁道参与的顺向型房室折返心动过速伴同侧功能性束支传导阻滞时，折返冲动沿对侧束支下传，再穿过室间隔到达旁道同侧心室，心室内传导时间延长致逆行冲动延迟到达心房，导致心动过速周长延长而心率减慢的现象。原则上应该采用 RP⁻ 间期是否延长来判断旁道部位。当伴束支传导阻滞时，逆行 P 波常被宽大畸形的 QRS 波掩盖无法确认，Coumel 定律是采用心动周期（RR 间期）来判断旁道部位。在房室结传导无变化时，顺向型房室折返性心动过速中可应用 RR 间期来判断旁道部位。但是房室结传导发生变化时，再应用 RR 间期来判断，就会得出与 Coumel 定律不相符的结果。原因有：① 房室结相对不应期的影响，心动过速中若束支传导阻滞消失，折返冲动重新沿旁道同侧束支前向传导心室，心室逆向传导到达心房并激动心房的时间提前（RP⁻ 间期缩短），随后心房冲动下传至房室结的时间提前，使冲动落入房室结相对不应期，向心室的传导速度减慢（P⁻R 间期延长），最终导致正常 QRS 波心动过速的 RR 间期延长；② 房室结双径路传导速度的影响，房室旁道合并房室结双径路，折返冲动分别从房室结慢径路或快径路向心室传导，可造成 P⁻R 间期与 RR 间期长短不等。

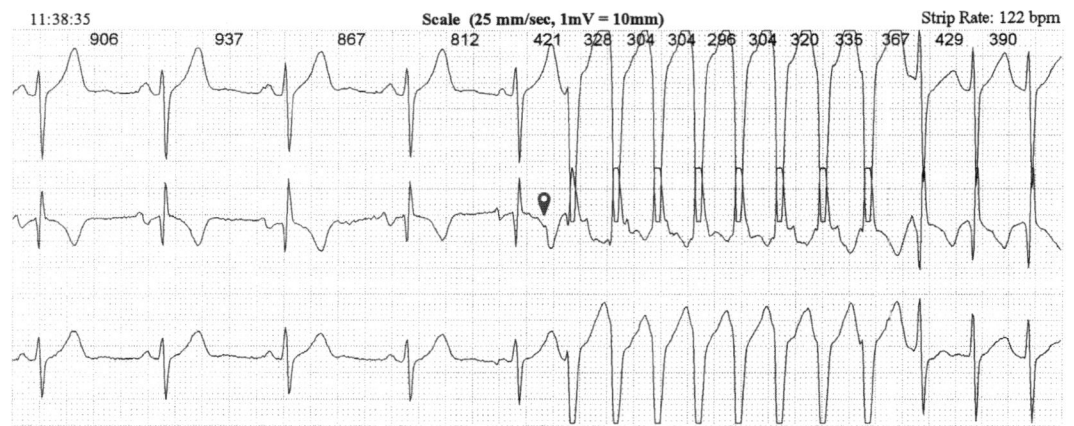

女性，54 岁。
记录导联依次为：模拟 Ⅱ 导联、CM1 导联和 CC5 导联。
后续心电图见图 2-4-109～图 2-4-111。
标记处的图解见图 2-4-112。

窦性心律
房性期前收缩
阵发性室上性心动过速/房室折返性心动过速
间歇性功能性右束支传导阻滞

图 2-4-108　阵发性室上性心动过速：Coumel 定律新认识实例

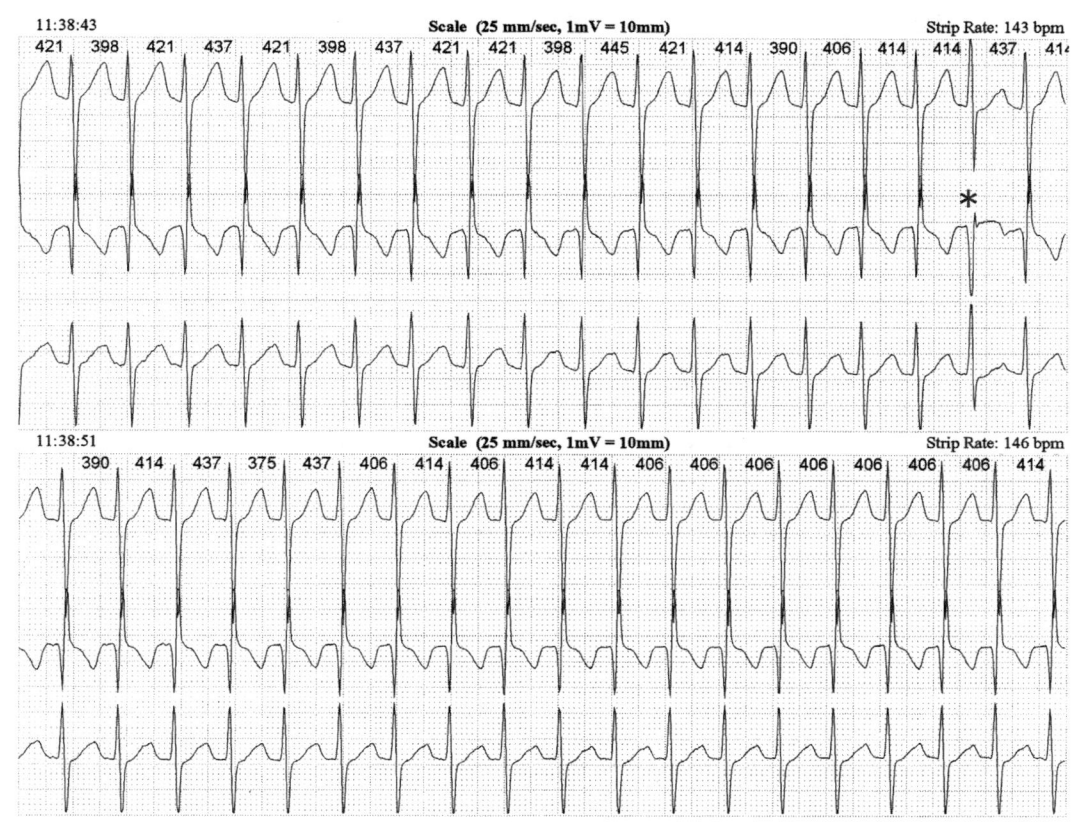

注：*标记处图解见图2-4-114。

图2-4-109 阵发性室上性心动过速：Coumel定律新认识实例的其他心电图一

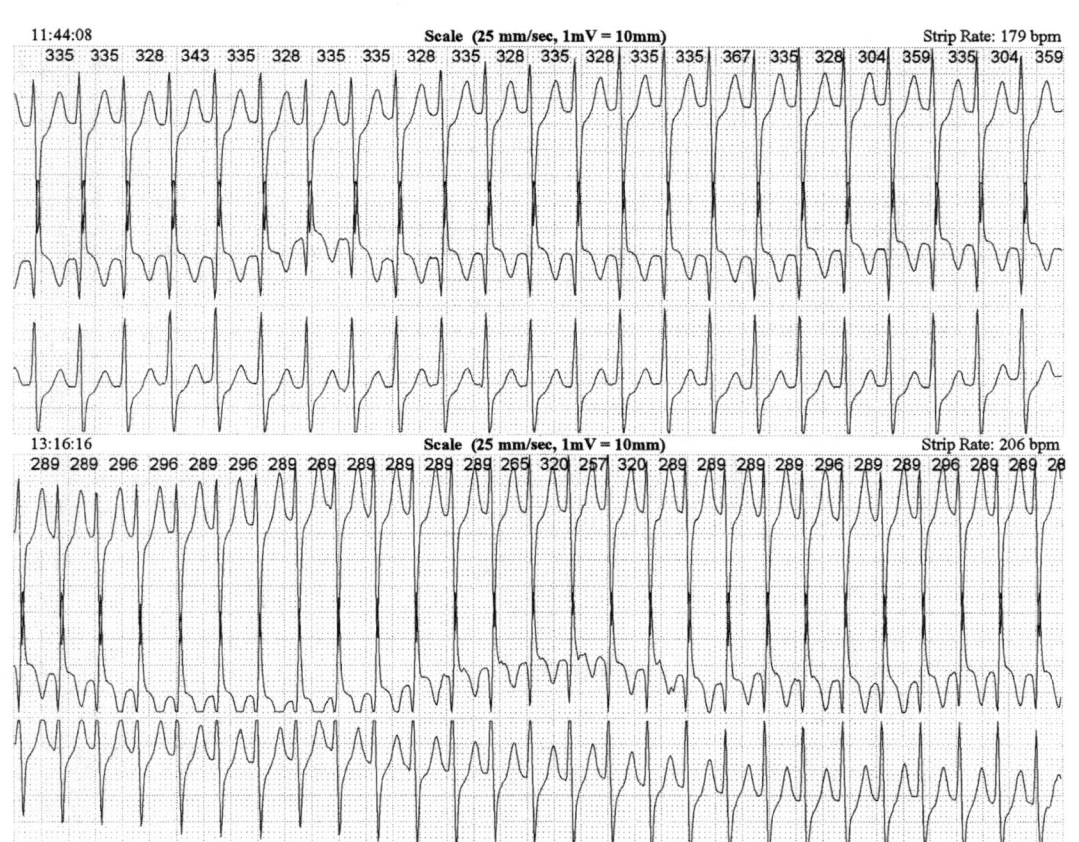

心动过速的心率逐渐增加

图2-4-110 阵发性室上性心动过速：Coumel定律新认识实例的其他心电图二

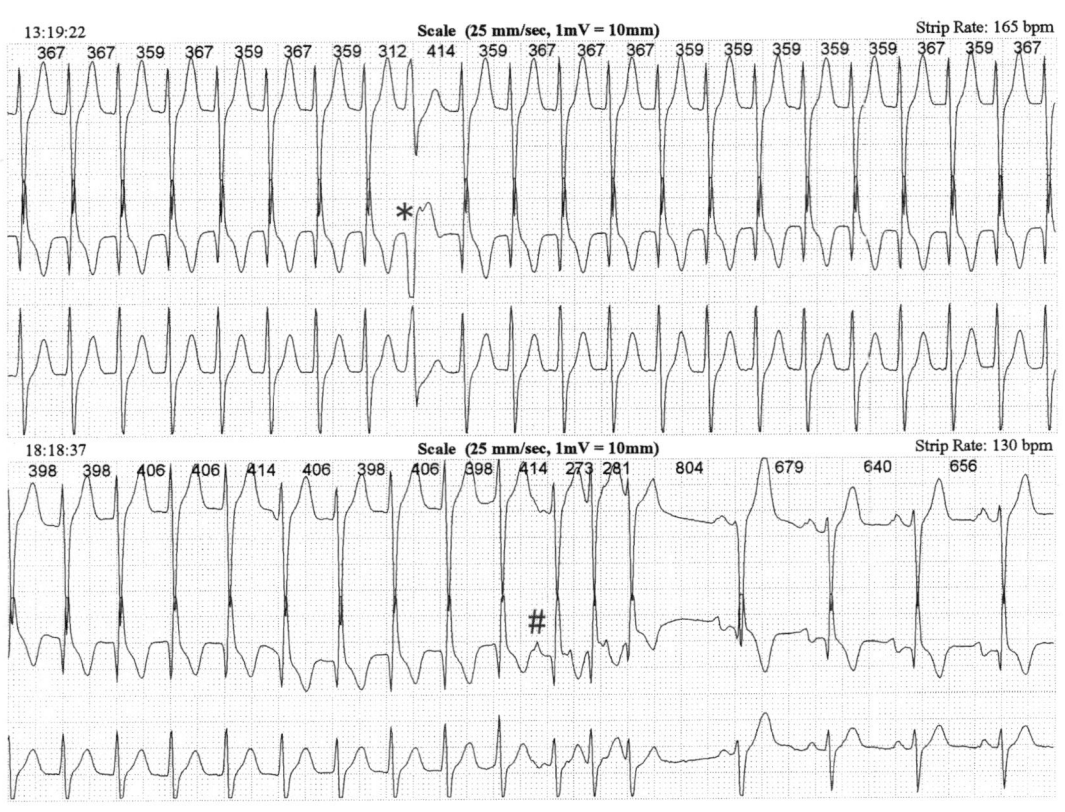

注：*标记处解释见图2-4-114；#标记处图解见图2-4-115。

图2-4-111　阵发性室上性心动过速：Coumel定律新认识实例的其他心电图三

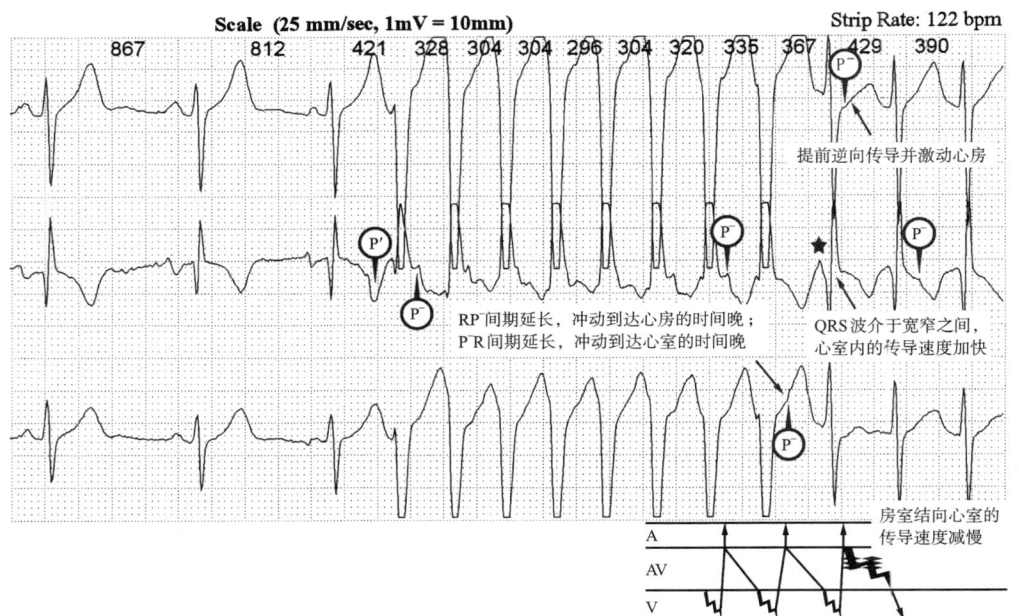

图2-4-112　阵发性室上性心动过速：Coumel定律新认识实例形成机制图解一

本图心动过速由房性期前收缩引发，逆行P波在QRS波后，RP⁻间期>90 ms，符合顺向型房室折返性心动过速特点。房性期前收缩和心动过速前7个QRS波宽大畸形，心率快。最后一个宽QRS波后的RP⁻间期和P⁻R间期延长，下传的QRS波（五星标记处）的时间介于宽和正常（窄）之间，提示该心动在心室内的传导速度加快，冲动到达心房并激动心房的时间提前，随后心房冲动下传至房室结的时间提前，使冲动落入房室结相对不应期，向心室的传导速度减慢，导致正常QRS波心动过速的RR间期延长，心率减慢。

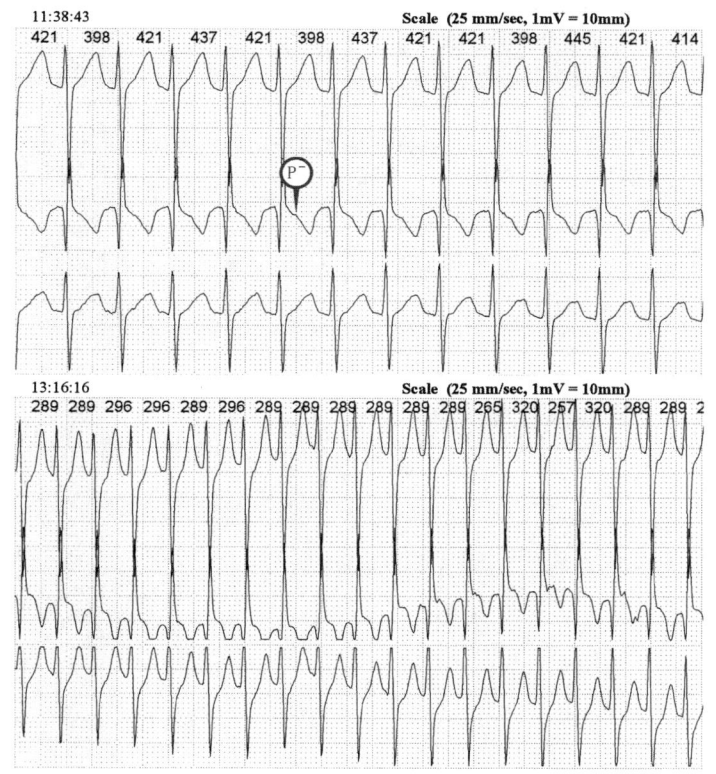

在长时间的心动过速中,心率快慢呈现逐渐缓慢改变。上图是正常QRS波心动过速开始时最为缓慢的心率,可见P⁻波在QRS波后,RP⁻间期>90 ms。随后心率逐渐缓慢增加,在下图中达到最高心率。心率缓慢改变的特性,用房室结相对不应期对传导速度的影响来解释更为恰当。不符合折返冲动分别从房室结慢径路或快径路向心室传导所致的心率改变特点。此类心率改变常为突然"跳跃式"改变。

◎ 心率快慢呈现逐渐缓慢改变。

图2-4-113 阵发性室上性心动过速:Coumel定律新认识实例形成机制图解二

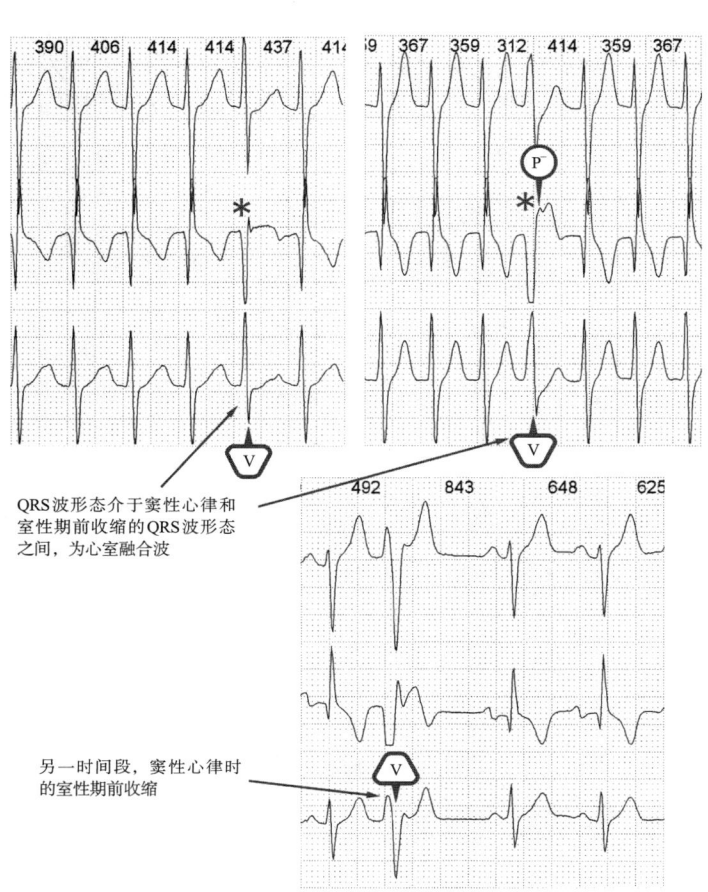

图2-4-109和图2-4-111中,用"*"标记的QRS波为提前的宽大畸形的QRS波。与另时段窦性心律中室性期前收缩(下图)的QRS波形态比较,该两个QRS波为室性期前收缩的心室融合波。其中一次在QRS波终末可见逆行P波(标记处),RP⁻间期短,P⁻R间期长。即冲动经房室旁道快速逆向传导心房,经房室结缓慢前向传导心室。

QRS波形态介于窦性心律和室性期前收缩的QRS波形态之间,为心室融合波

另一时间段,窦性心律时的室性期前收缩

图2-4-114 阵发性室上性心动过速:Coumel定律新认识实例形成机制图解三

长时间的心动过速被短阵房性心动过速所终止，提示心房参与折返激动。短阵房性心动过速的第一个P'R间期虽短，但>120 ms，心房冲动能下传心室，终止房室折返，心动过速终止。

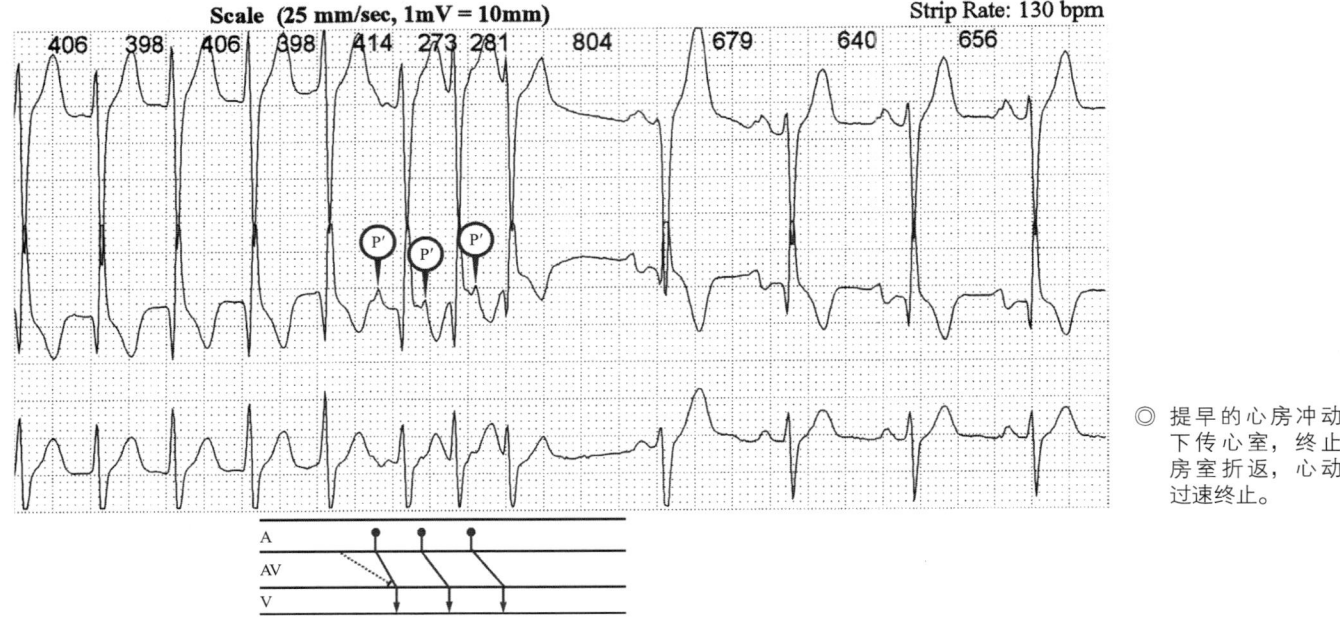

◎ 提早的心房冲动下传心室，终止房室折返，心动过速终止。

图2-4-115　阵发性室上性心动过速：Coumel定律新认识实例形成机制图解四

3. 阵发性室上性心动过速与原有束支传导阻滞

阵发性室上性心动过速呈宽QRS波心动过速的机制之一是原有束支传导阻滞。原有束支传导阻滞，在阵发性室上性心动过速中束支传导阻滞通常继续存在。此类宽QRS波心动过速的心电图特点是呈典型的束支传导阻滞图形，若有窦性心律的心电图比较，QRS波形态相同或基本相同。

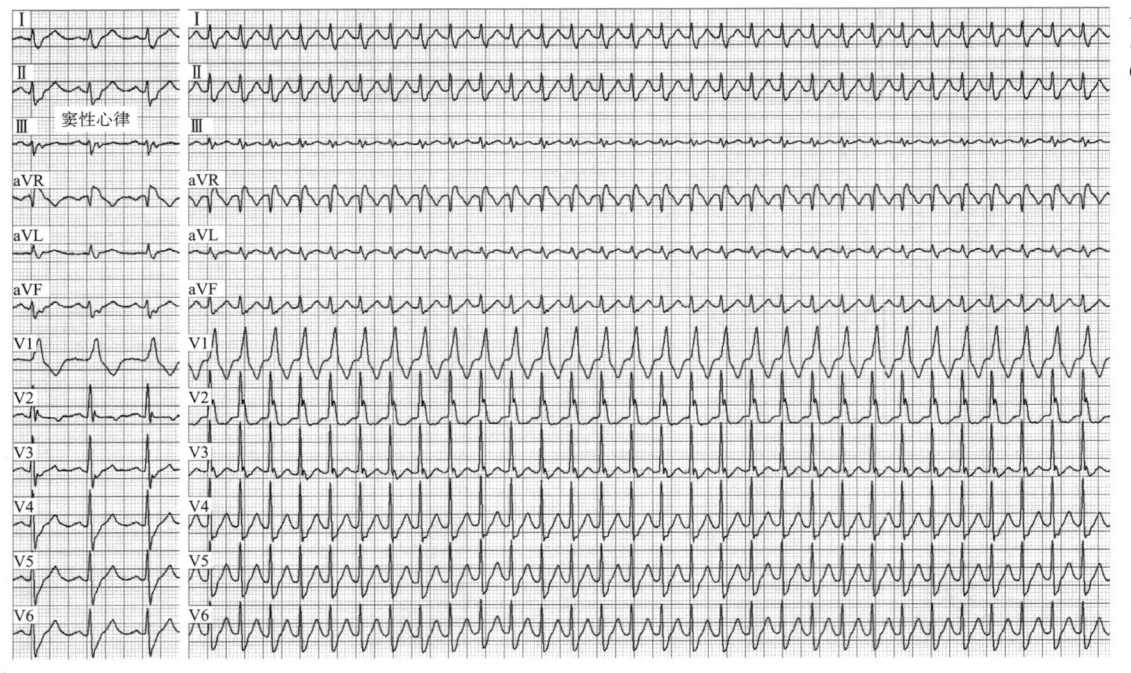

女性，54岁。
心室率185次/分；
QRS波时间122 ms。

阵发性室上性心动过速完全性右束支传导阻滞

图2-4-116　阵发性室上性心动过速与原有右束支传导阻滞实例

阵发性室上性心动过速，伴有右束支和左前分支传导阻滞，在胸导联上，QRS 波的形态更不易与室性心动过速鉴别。此时与有窦性心律的心电图比较极为重要。

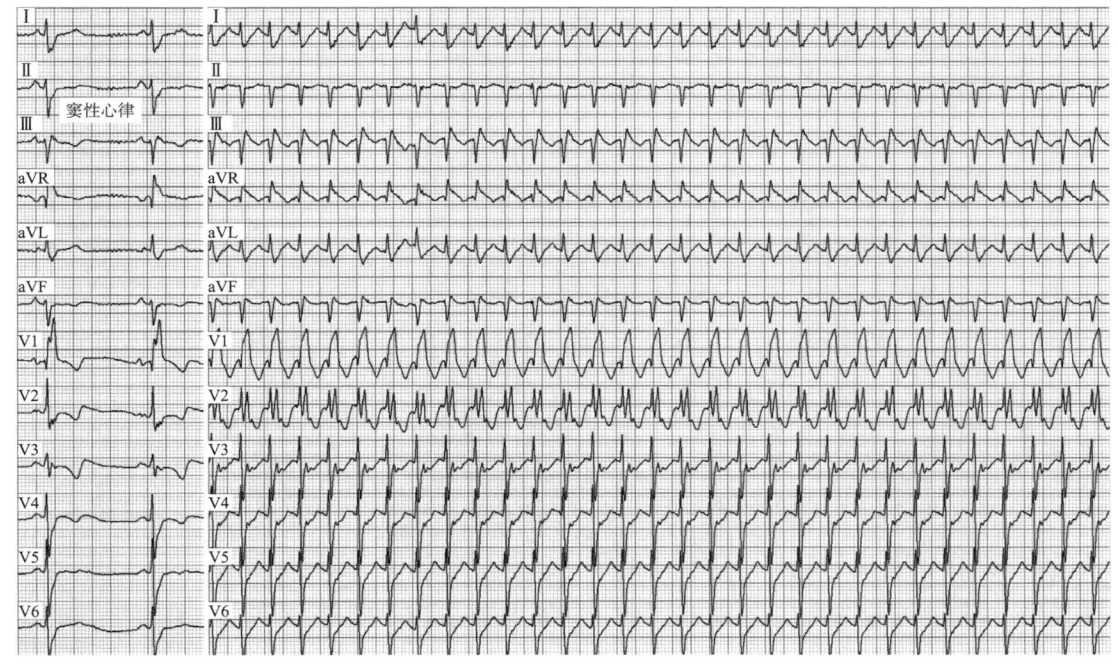

男性，72 岁。
心室率 189 次/分；
QRS 波时间 140 ms。

阵发性室上性心动过速
完全性右束支传导阻滞
左前分支传导阻滞

图 2-4-117　阵发性室上性心动过速与原有右束支和左前分支传导阻滞实例

阵发性室上性心动过速，伴有右束支和左后分支传导阻滞，在肢体导联上，QRS 波的电轴右偏，也不易与室性心动过速鉴别。此时与有窦性心律的心电图比较极为重要。

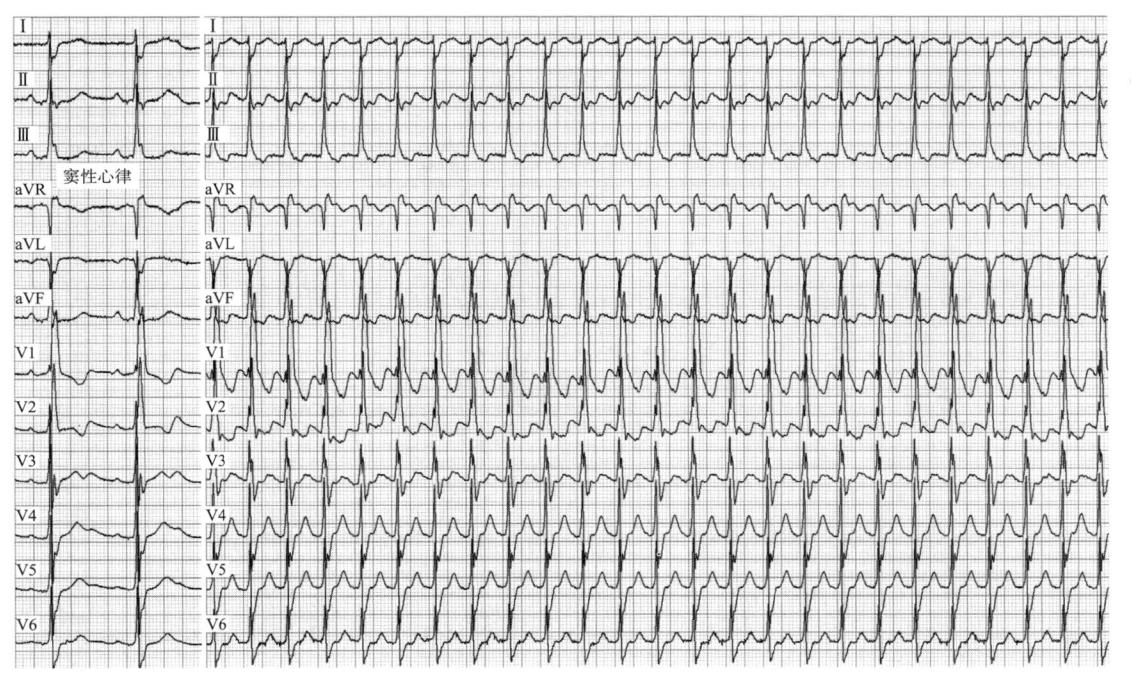

男性，82 岁。
心室率 182 次/分；
QRS 波时间 134 ms。

阵发性室上性心动过速
完全性右束支传导阻滞
左后分支传导阻滞

图 2-4-118　阵发性室上性心动过速与原有右束支和左后分支传导阻滞实例

阵发性室上性心动过速呈左束支传导阻滞图形，常易被误诊为室性心动过速。此时与有窦性心律的心电图比较极为重要。

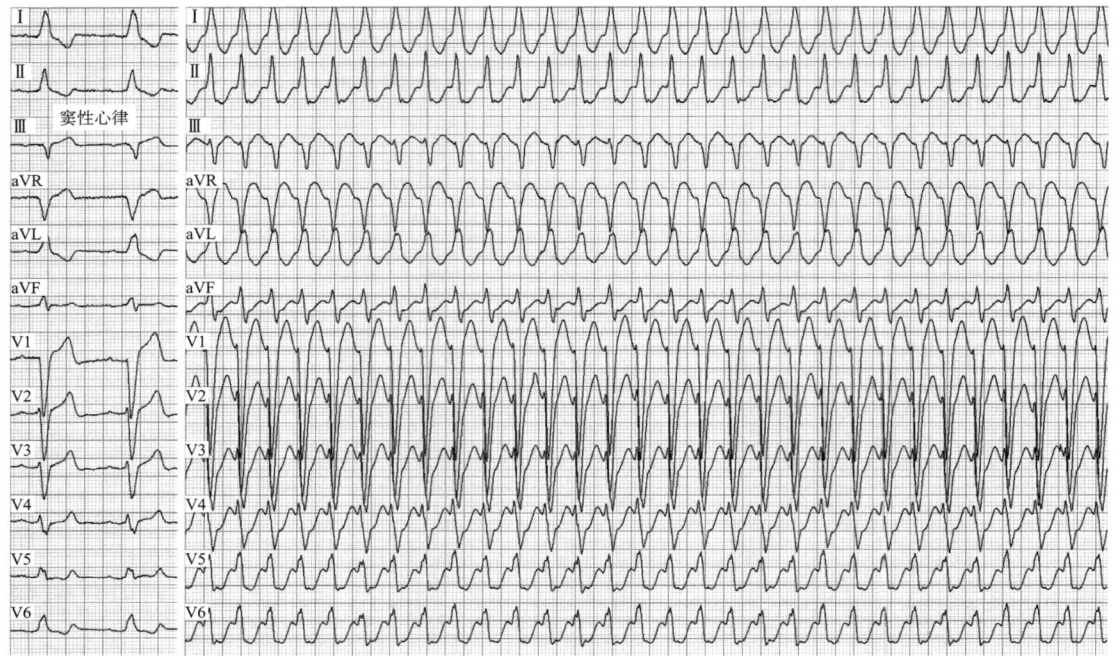

男性，92岁。
心室率181次/分；
QRS波时间152 ms。

阵发性室上性心动过速
完全性左束支传导阻滞

图2-4-119　阵发性室上性心动过速与原有左束支传导阻滞实例

（五）阵发性室上性心动过速与室性期前收缩

房室结折返性心动过速的折返环路位于房室结内，心房和心室并不参与折返激动。起源于心室的室性期前收缩，通常并不能终止心动过速。因此，频发室性期前收缩未能终止的阵发性室上性心动过速，首先考虑房室结折返性心动过速的诊断。

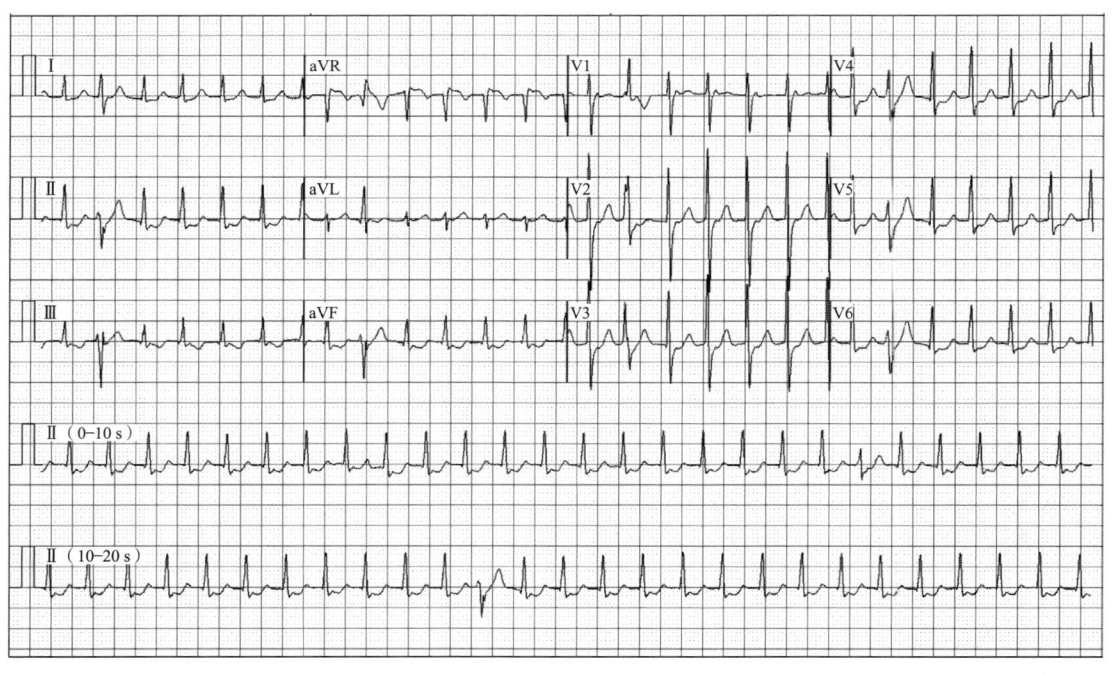

女性，61岁。
心室率159次/分；
QRS波时间76 ms。

阵发性室上性心动过速/
房室结折返性心动过速
室性期前收缩
ST段和T波改变

图2-4-120　阵发性室上性心动过速与室性期前收缩实例

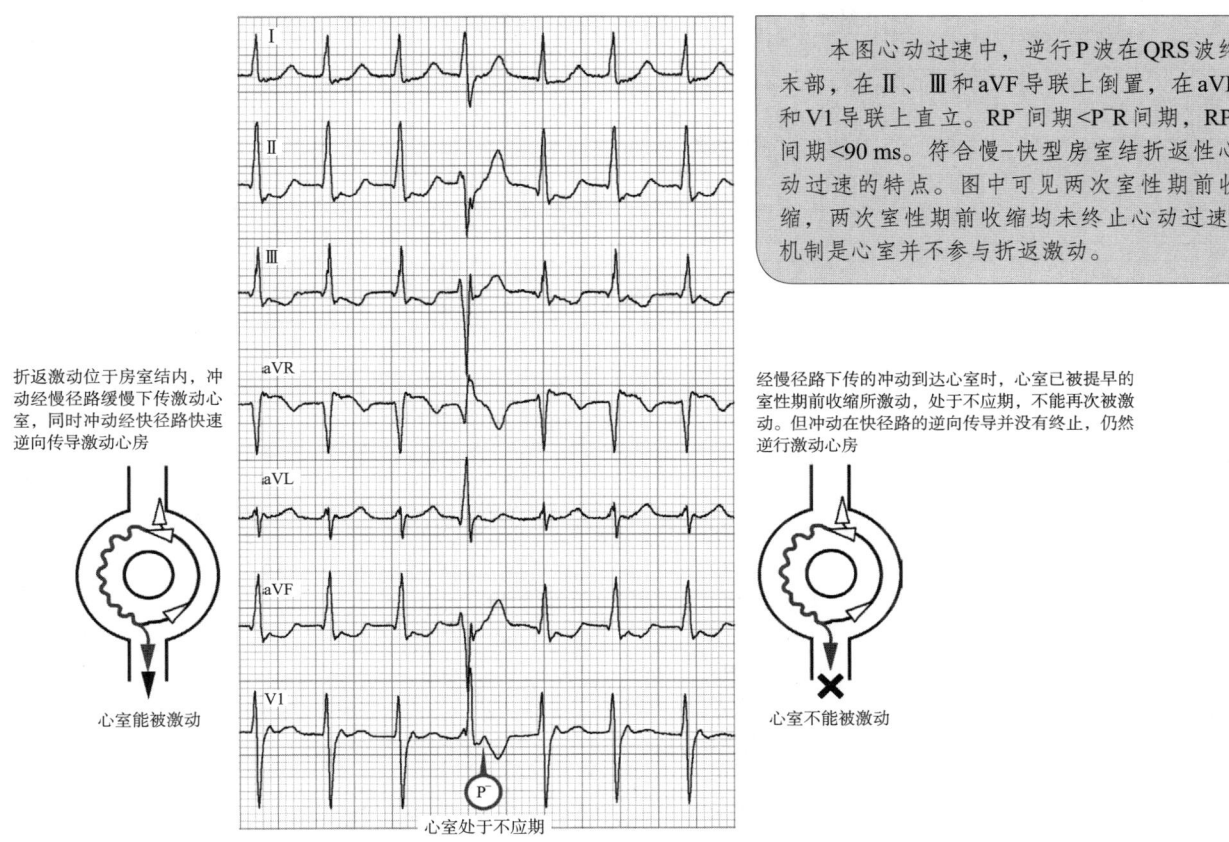

图2-4-121　阵发性室上性心动过速与室性期前收缩实例形成机制图解

(六) 阵发性室上性心动过速与短阵室性心动过速

异位心动过速可分为室上性心动过速和室性心动过速，总体而言，这是起源于心脏两个部分的心动过速，可独立发生和持续存在，也可互为影响。

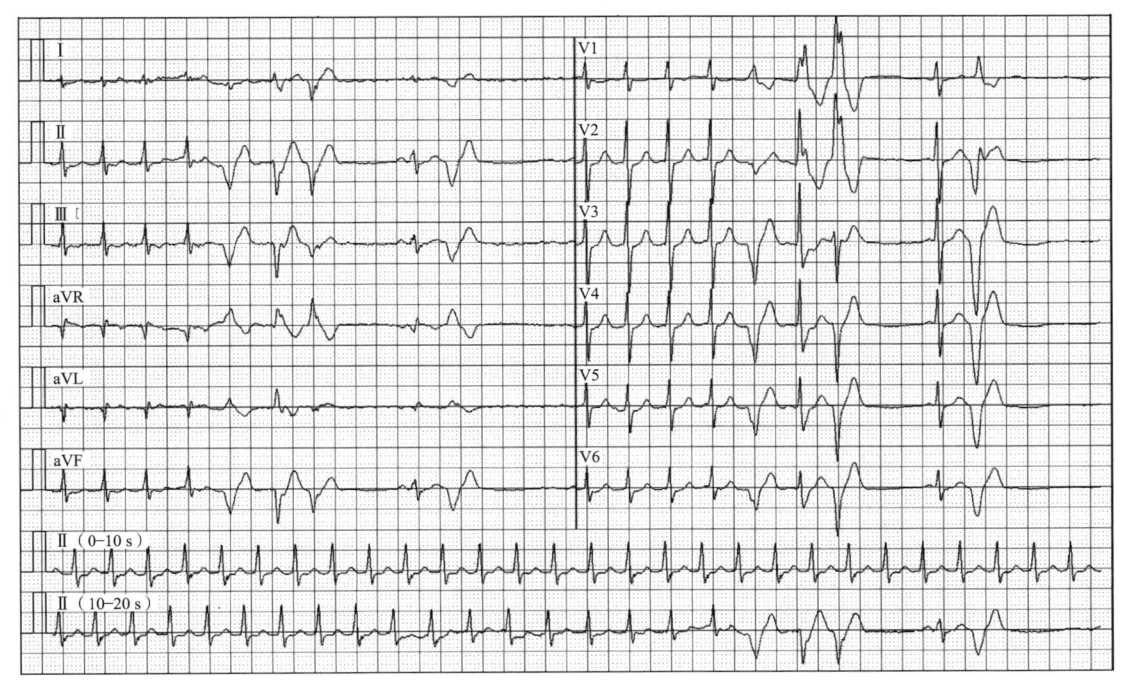

图2-4-122　阵发性室上性心动过速与短阵室性心动过速实例

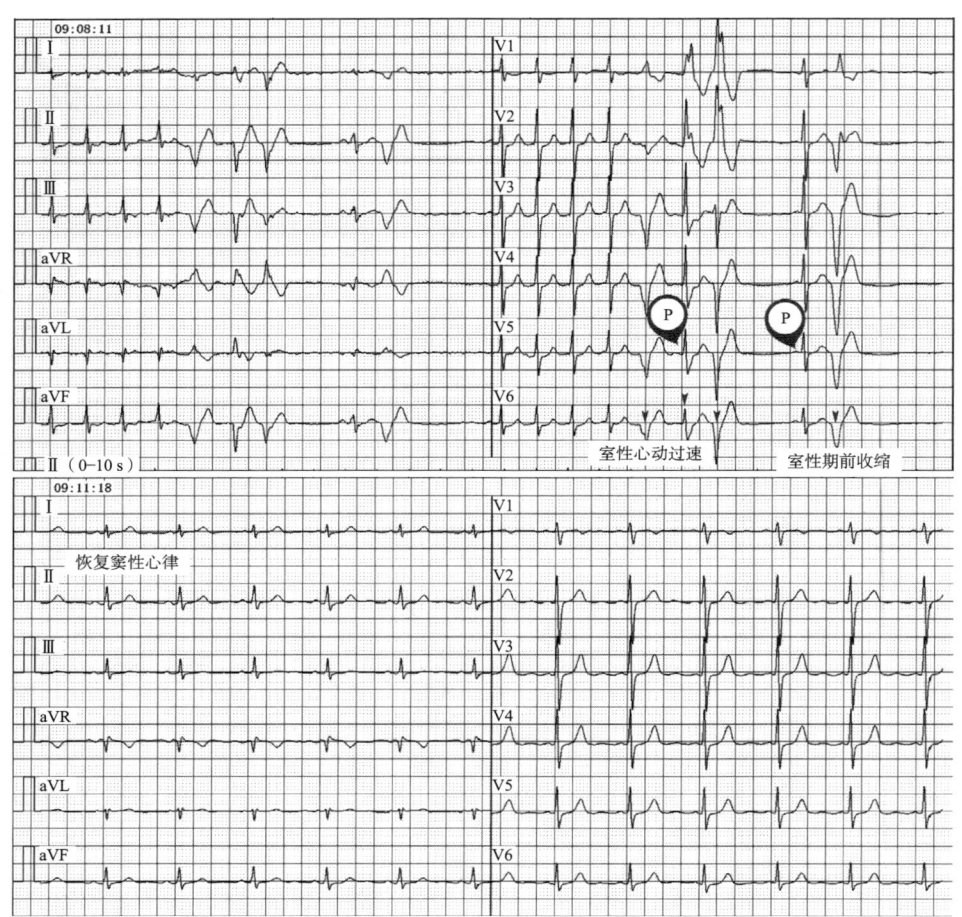

图2-4-123　阵发性室上性心动过速与短阵室性心动过速实例图解

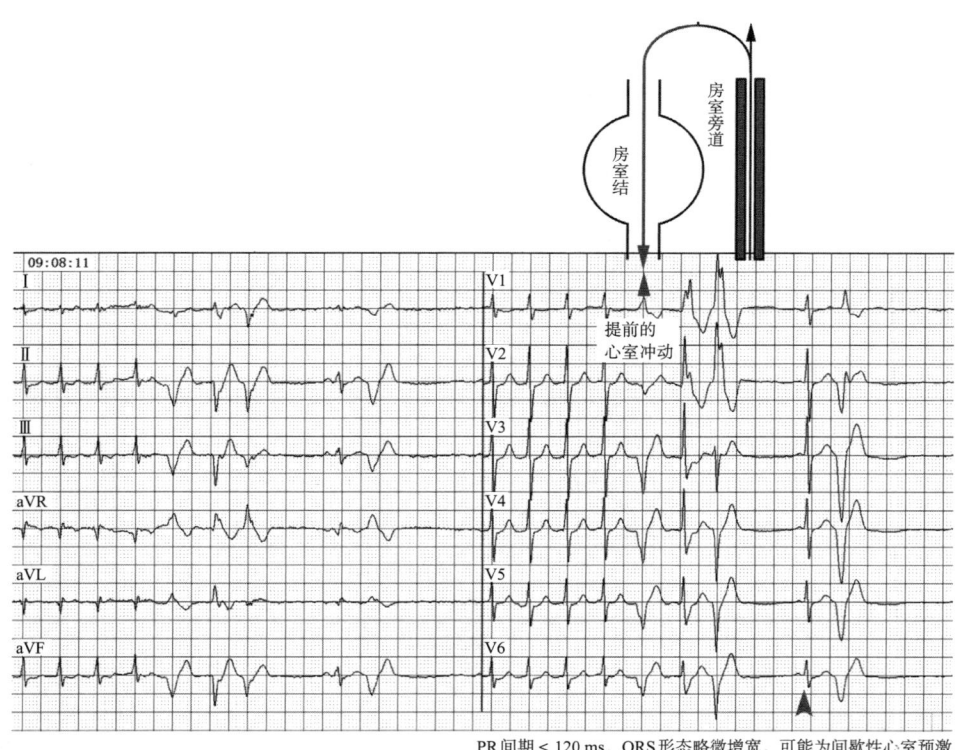

图2-4-124　阵发性室上性心动过速与短阵室性心动过速形成机制图解

（七）阵发性室上性心动过速终止后的室性心动过速

通常阵发性室上性心动过速并不是危及生命的心律失常，但偶尔在一些病例中可诱发具有危险性的室性心动过速。

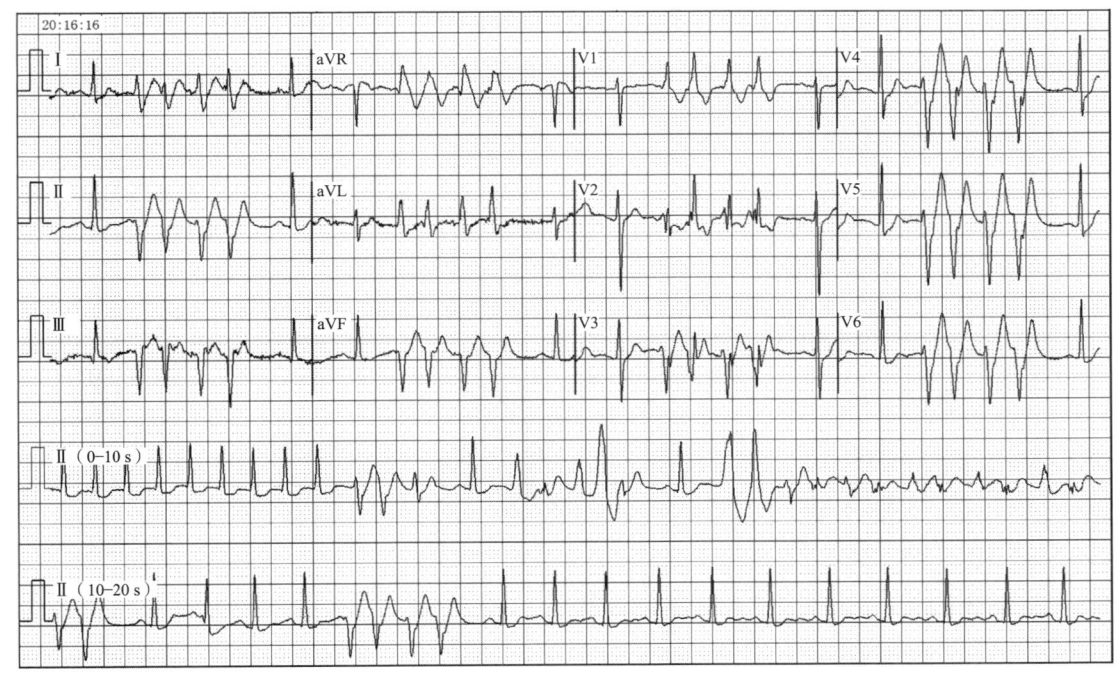

女性，41岁。
窦性心率120次/分；
平均心室率156次/分；
PR间期140 ms；
QRS波时间91 ms。

窦性心动过速
阵发性室上性心动过速
短阵多形性室性心动过速
ST段和T波改变

图2-4-125　阵发性室上性心动过速终止后的室性心动过速实例

在本图中同时存在阵发性室上性心动过速、室性期前收缩和短阵室性心动过速。室上性心动过速中，QRS波终末逆行似有P⁻波，RP⁻间期<90 ms。提示室上性心动过速为慢-快型房室结折返性心动过速。测量室上性心动过速的RR间期，可以发现室性心动过速第一个心动并未提前，而是在室上性心动过速终止后。共发生4阵短阵多形性室性心动过速，具有潜在的危险性。下图为后续记录，心电图正常。

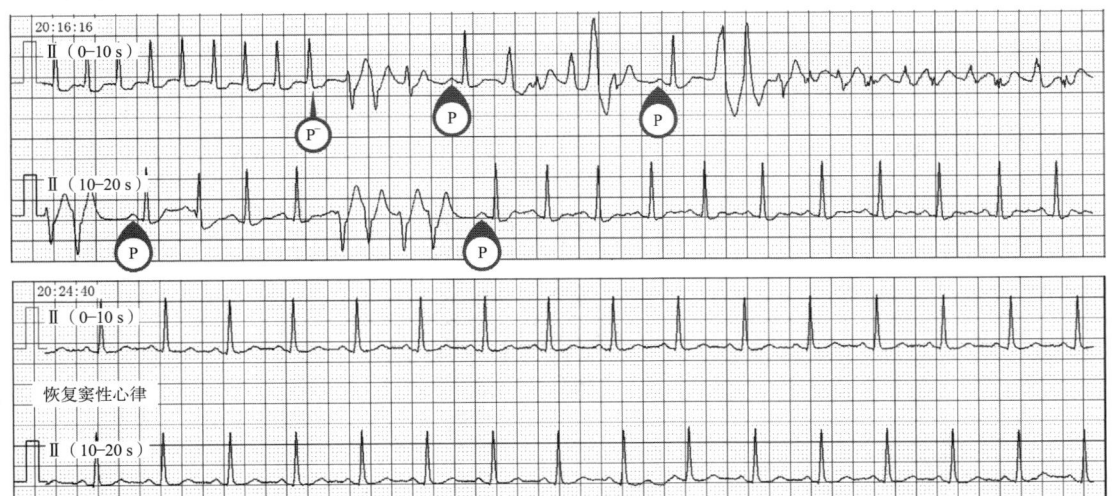

临床意义：尽管阵发性室上性心动过速被公认并不是危及生命的心动过速，但临床上仍需关注其潜在的危险性。

图2-4-126　阵发性室上性心动过速终止后的室性心动过速实例图解

五、室性快速型心律失常

室性快速型心律失常是起源于心室的快速型心律失常。

（一）室性期前收缩

室性期前收缩指起源于心室任何部位的期前收缩。

1. 室性期前收缩

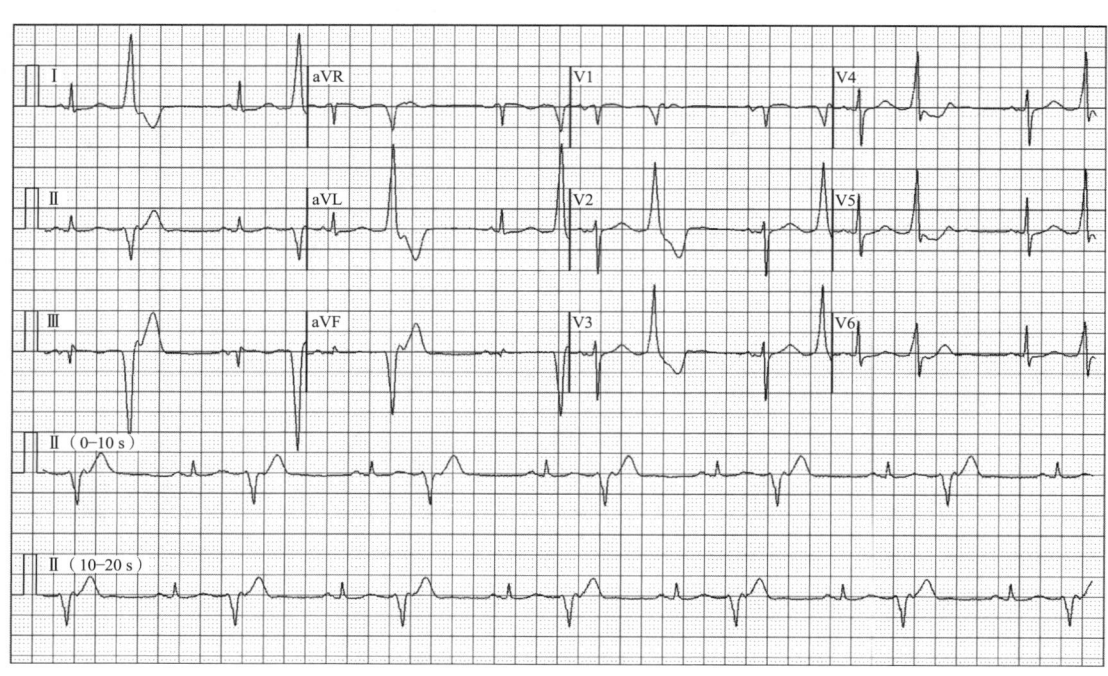

女性，74 岁。
窦性心率 72 次/分；
PR 间期 159 ms；
QRS 波时间 84 ms。

窦性心律
室性期前收缩二联律

图 2-5-1　室性期前收缩实例

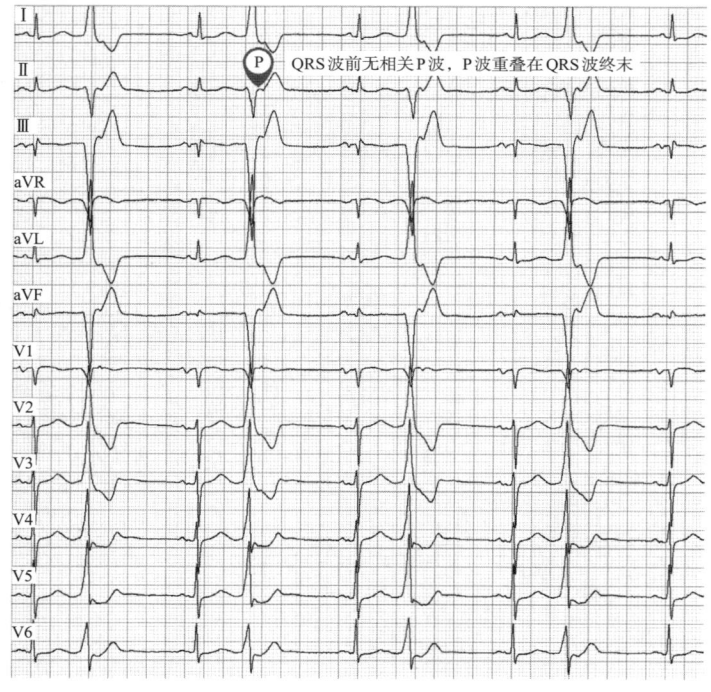

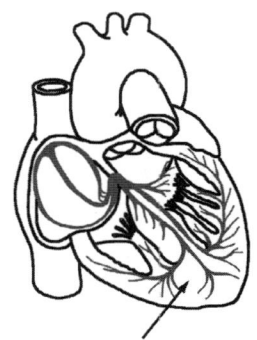

室性期前收缩的心电图特点：提前的 QRS-T 波群；QRS 波宽大畸形；QRS 波前无相关 P 波；通常代偿间期通常完全。

起源于心室任何部位。心房和心室由两个不同起源的冲动所激动，为房室分离现象

图 2-5-2　室性期前收缩实例同步 12 导联图解

2. 多源性室性期前收缩

在同一个导联上，室性期前收缩的QRS波形态不同、联律间期不等，为不同起源的室性期前收缩。两种或两种以上起源的室性期前收缩，称为多源性室性期前收缩。

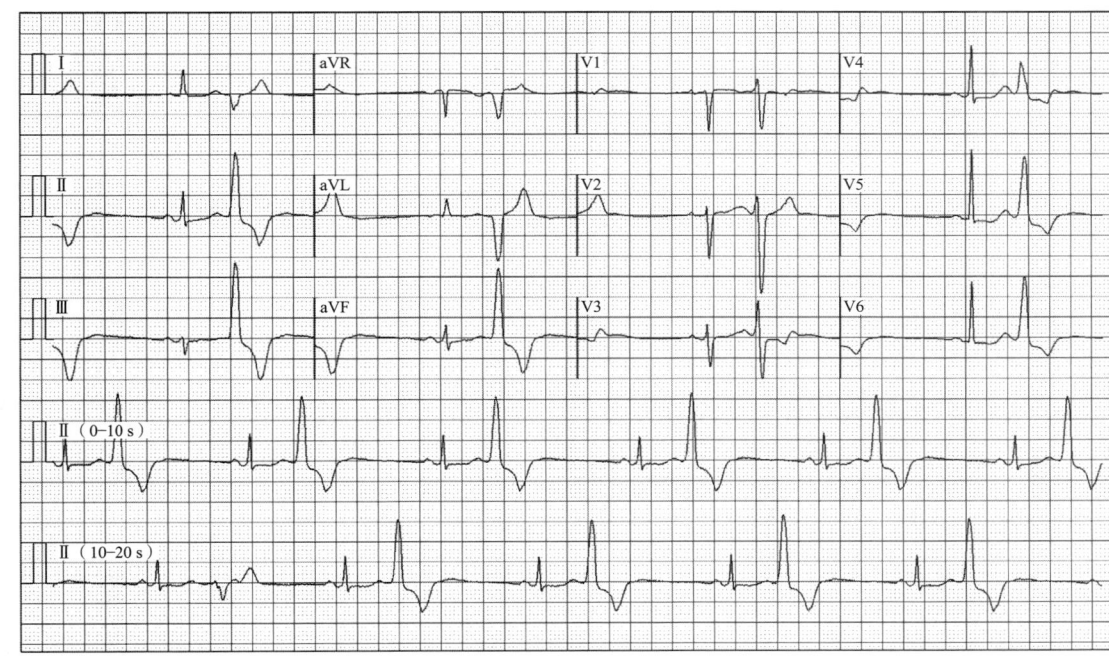

女性，69岁。
窦性心率69次/分；
PR间期156 ms；
QRS波时间94 ms。

窦性心律
多源性室性期前收缩
二联律

图2-5-3 多源性室性期前收缩实例

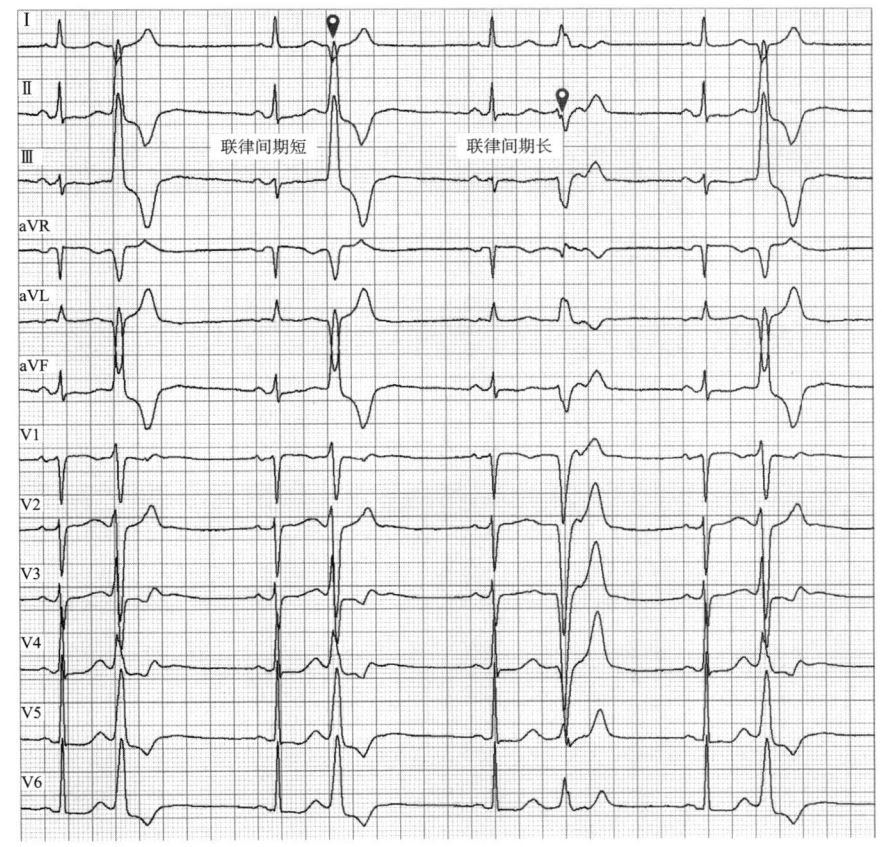

室性期前收缩，心室异位冲动起源不同，在心室内的传导途径不同，在心电图上表现为QRS波形态不同和联律间期不等。本图频发室性期前收缩二联律，其中一次QRS波形态与其他QRS波形态不同，联律间期不等，为另一起源室性期前收缩，称为多源性室性期前收缩或双源性室性期前收缩。

临床意义 室性期前收缩的起源与基础心脏病变有关。弥漫或广泛的心室肌病变，常可出现多源性室性期前收缩。

图2-5-4 多源性室性期前收缩实例同步12导联图解

（1）多源性室性期前收缩与多个起源部位

弥漫或广泛的心室肌病变，室性期前收缩可呈现多个起源部位。

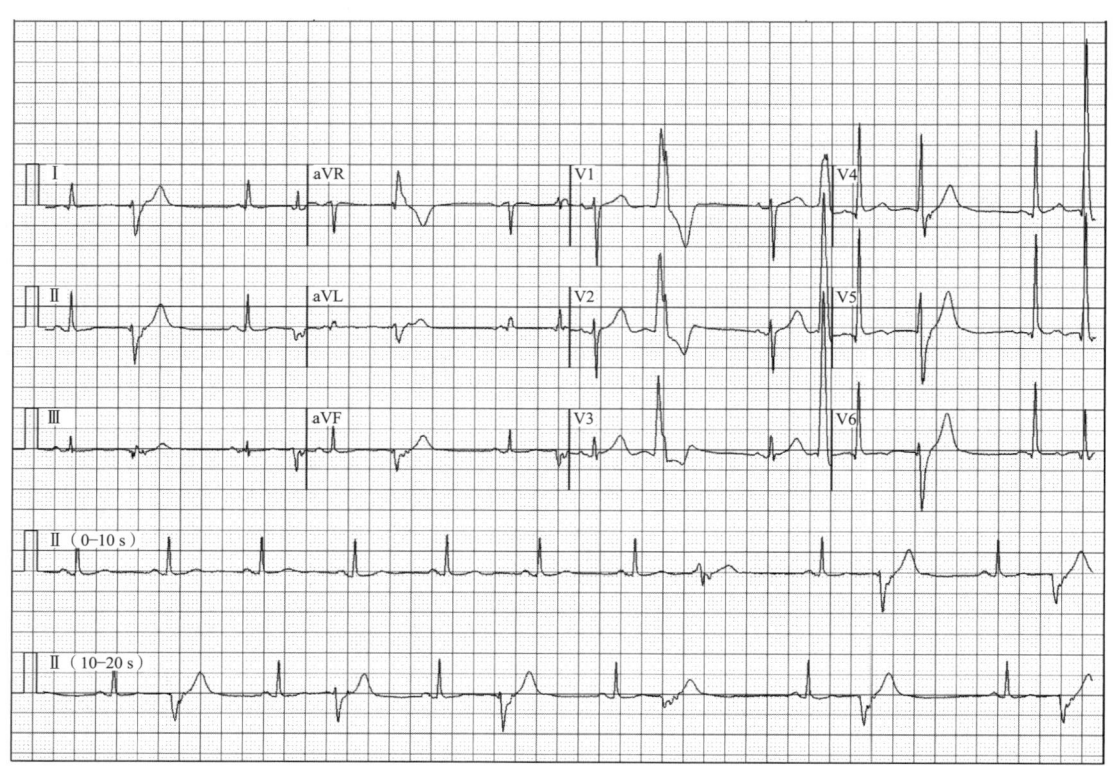

男性，70岁。
窦性心率70次/分；
PR间期130 ms；
QRS波时间88 ms。

窦性心律
多源性室性期前收缩
二联律
左心室肥厚
T波改变

图2-5-5　多源性室性期前收缩与多个起源部位实例

本图有左心室肥厚的心电图改变，提示存在左心室心肌病变。图中有一阵室性期前收缩二联律，12导联同步观察QRS波形态，呈现4种形态。联律间期不等，标为"1"的联律间期最长，标为"4"的联律间期最短，标为"2"和"3"的联律间期略有差异。

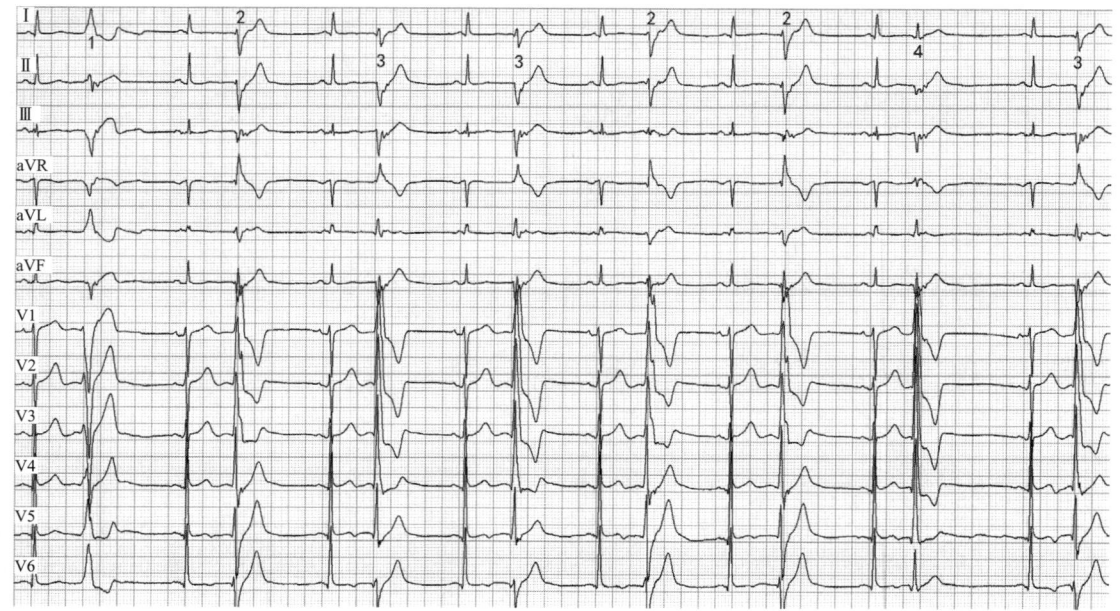

◎ QRS波形态不同，联律间期不等，为多源性室性期前收缩。

图2-5-6　多源性室性期前收缩与多个起源部位实例同步12导联图解

（2）多源性室性期前收缩与急性心肌梗死

急性心肌梗死最常并发室性心律失常，其中最为常见的是室性期前收缩。此时室性期前收缩是一种具有危险性的心律失常，预示发生室性心动过速或心室颤动的危险性。

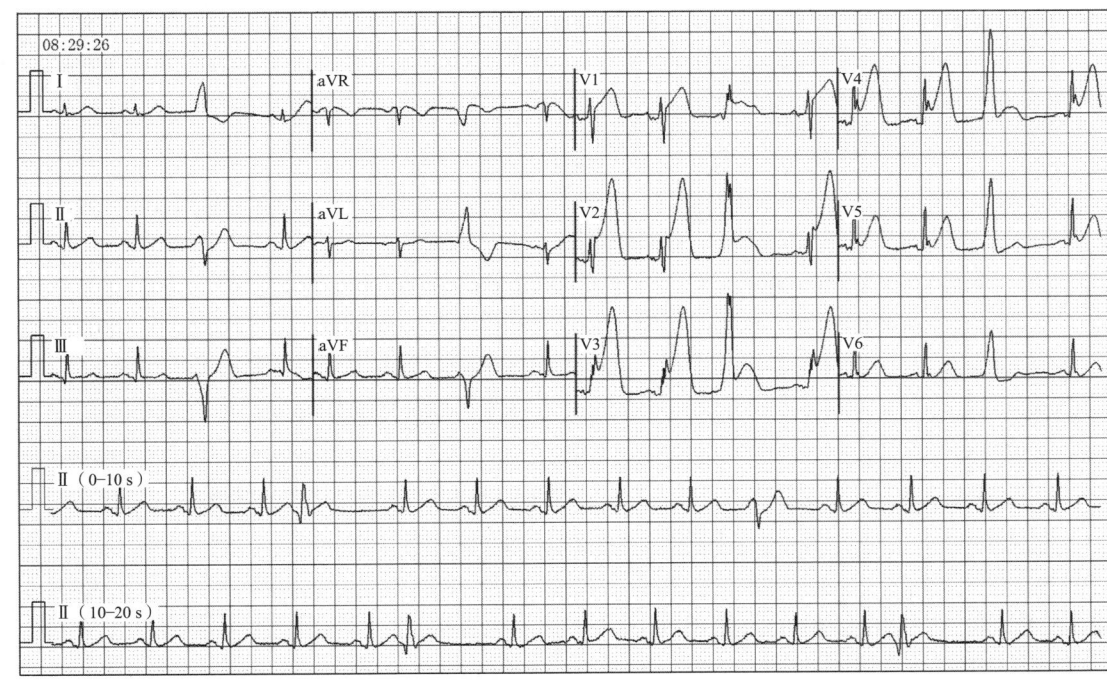

男性，73岁。
窦性心率89次/分；
PR间期139 ms；
QRS波时间90 ms。

窦性心律
急性广泛前壁心肌梗死
多源性室性期前收缩

图2-5-7　多源性室性期前收缩与急性心肌梗死实例

这是紧随图2-5-7后的心电图，出现了另一种QRS波形态的室性期前收缩。

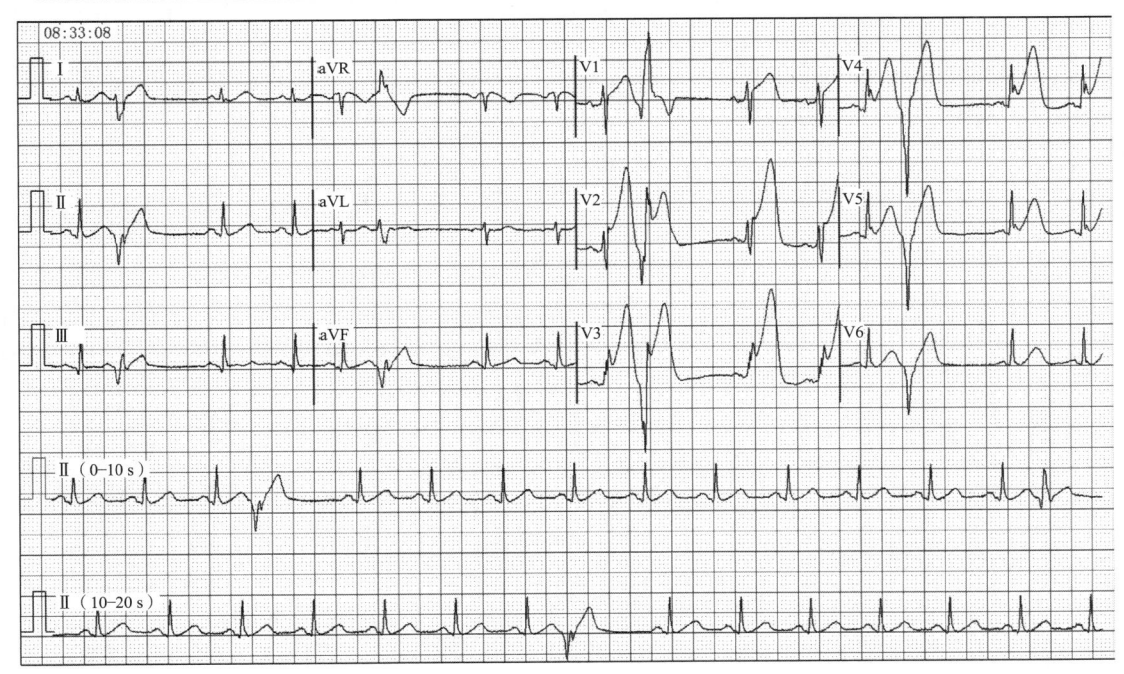

窦性心率89次/分；
PR间期148 ms；
QRS波时间84 ms。

图2-5-8　多源性室性期前收缩与急性心肌梗死实例的其他心电图一

这是紧随图2-5-8后的心电图，又出现了另一种QRS波形态的室性期前收缩。

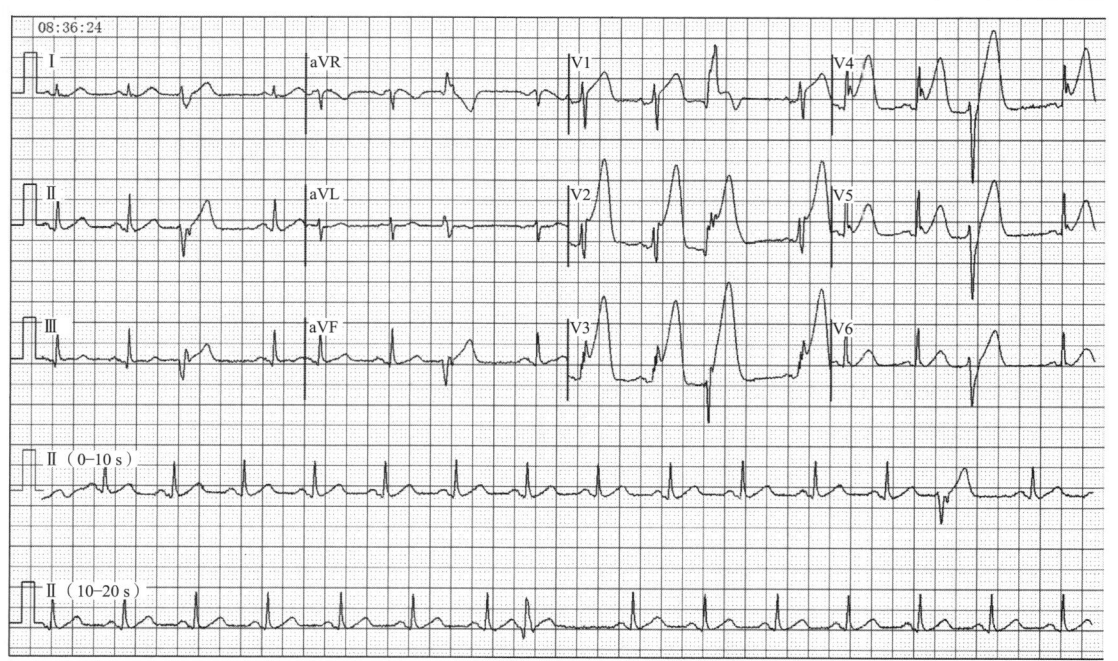

窦性心率87次/分；
PR间期142 ms；
QRS波时间90 ms。

图2-5-9　多源性室性期前收缩与急性心肌梗死实例的其他心电图二

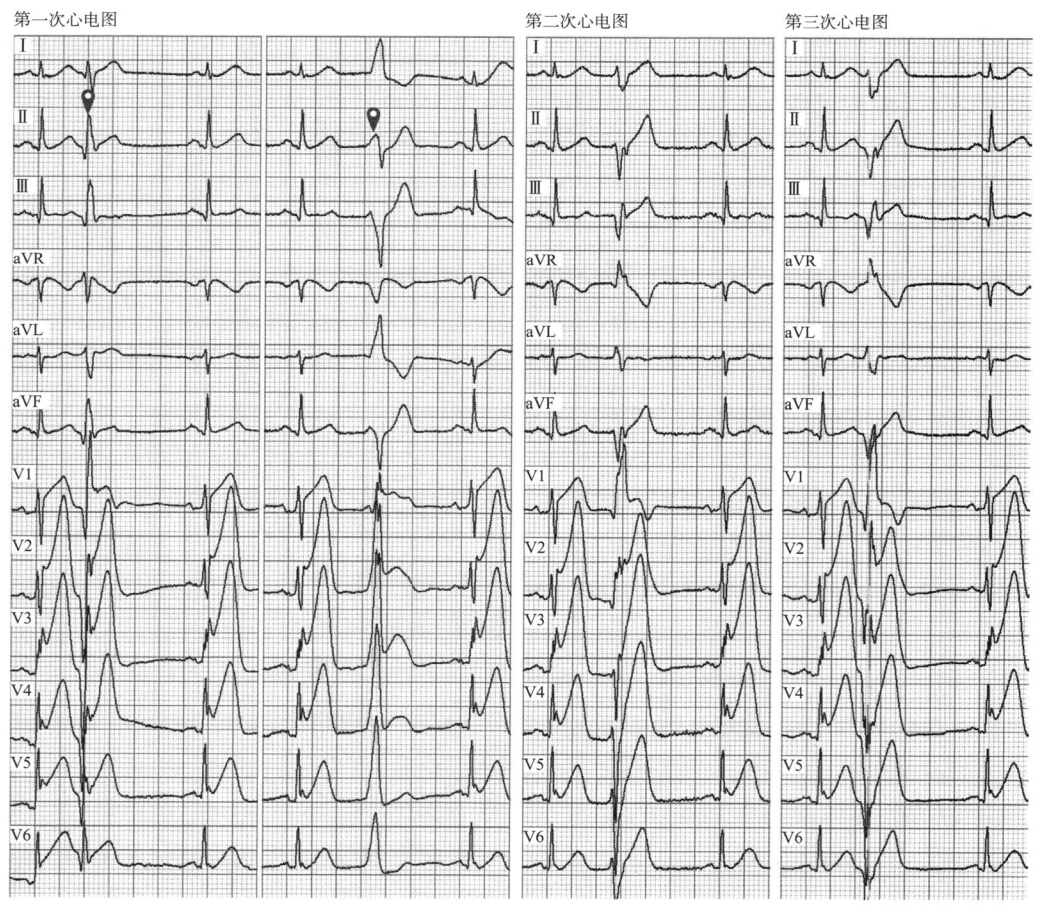

本病例心电图改变属于急性心肌梗死超早期，是室性心律失常发生率最高的时期。数分钟内出现4种起源的室性期前收缩。

◎ QRS波形态不同，联律间期不等。

图2-5-10　多源性室性期前收缩与急性心肌梗死实例同步12导联图解

3. 多形性室性期前收缩

在同一个导联上，室性期前收缩的QRS波形态不同，但联律间期相等，有时是同一起源的室性期前收缩，称为多形性室性期前收缩。

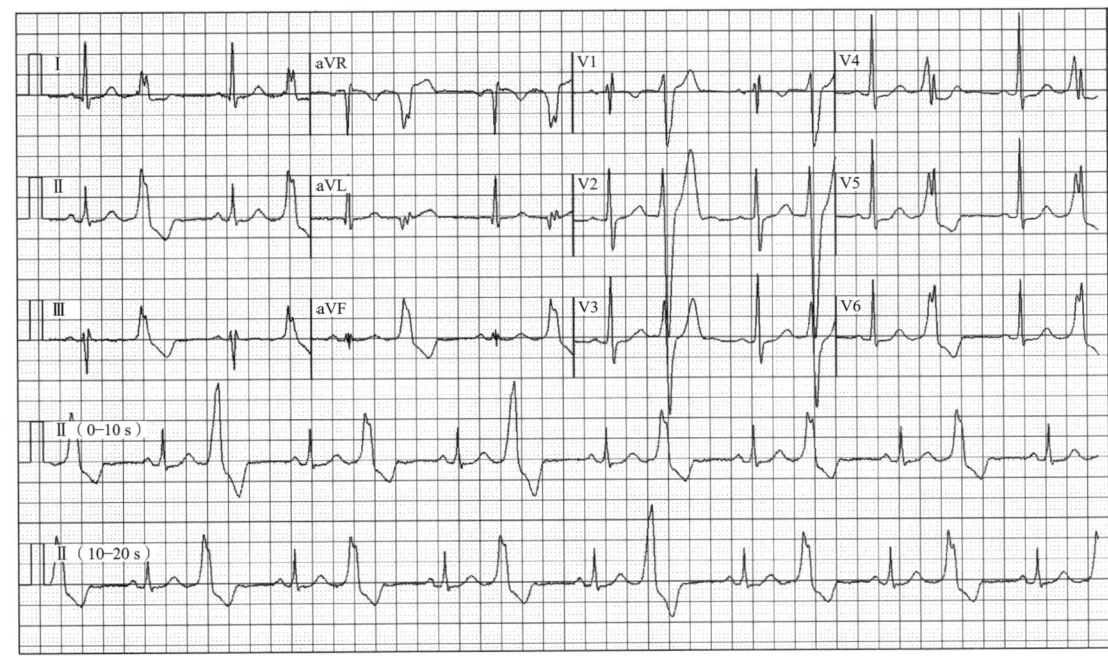

女性，70岁。
窦性心率84次/分；
PR间期168 ms；
QRS波时间95 ms。

窦性心律
多形性室性期前收缩
二联律

图2-5-11　多形性室性期前收缩实例

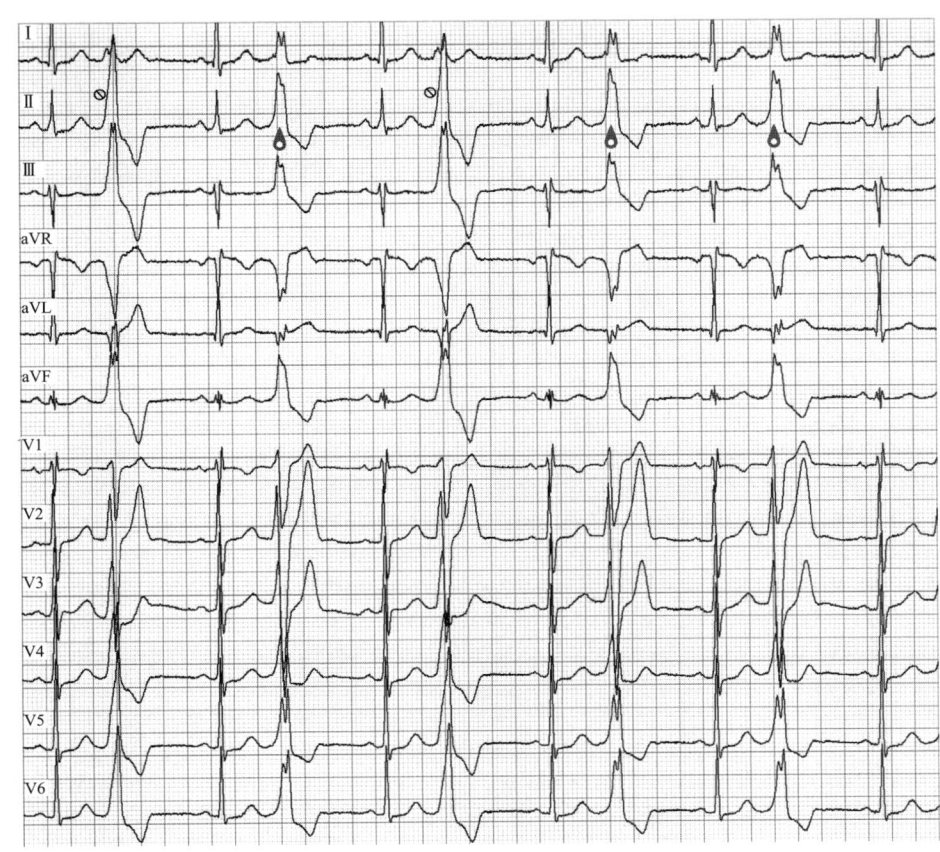

本图室性期前收缩的QRS波呈两种形态。两种形态稍有不同，但联律间期相等，为同一起源的室性期前收缩。QRS波形态稍不同的机制是异位心室冲动在心室内的传导途径有所不同，称为多形性室性期前收缩。

图2-5-12　多形性室性期前收缩同步12导联图解

4. 室性期前收缩二联律

室性期前收缩二联律是指每一次正常窦性心动后出现一次室性期前收缩。常规心电图记录时间短暂，可以在整个记录中室性期前收缩连续呈二联律。

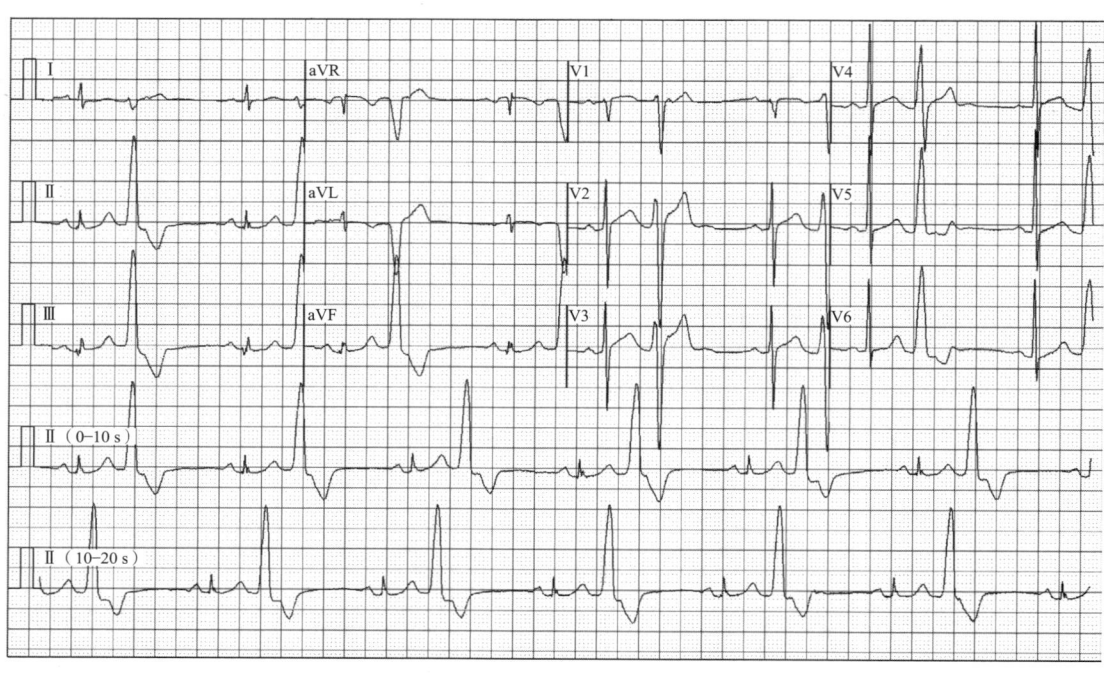

男性，56岁。
窦性心率71次/分；
PR间期171 ms；
QRS波时间86 ms。

窦性心律
室性期前收缩二联律

图2-5-13 室性期前收缩二联律实例

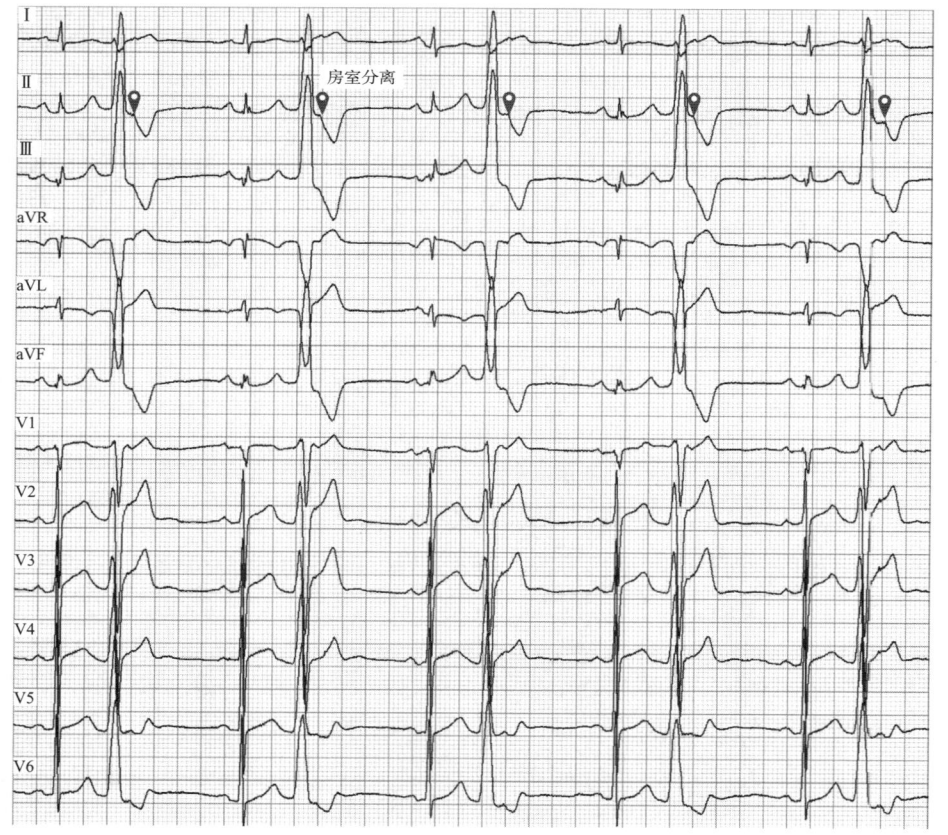

本图窦性P波重叠在室性期前收缩的QRS波后，为房室分离现象。12导联均清晰可见，可以测量窦性心率。

◎ P波清晰，可以测量窦性心率。

图2-5-14 室性期前收缩二联律实例同步12导联图解

（1）室性期前收缩二联律不能测定窦性心率

室性期前收缩二联律，由于没有连续的窦性心动，有时不能确定宽大畸形的QRS波中是否重叠窦性P波。此时不能确定窦性心率。

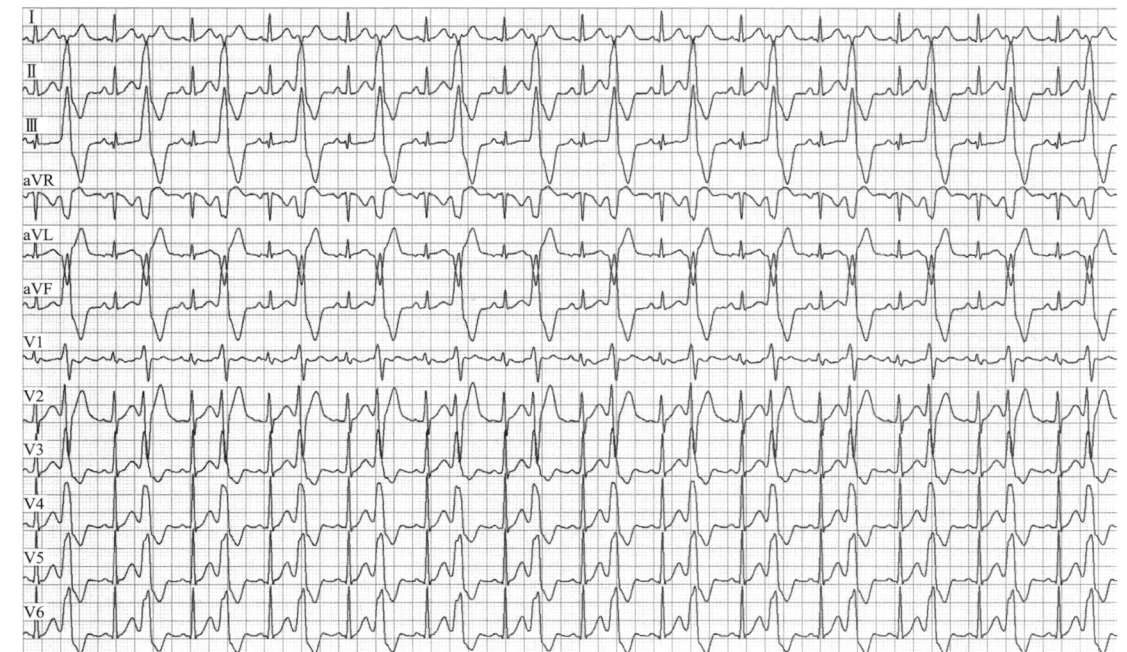

女性，37岁。
心室率141次/分；
PR间期128 ms；
QRS波时间88 ms。

窦性心动过速？
室性期前收缩二联律

图2-5-15　室性期前收缩二联律不能测定窦性心率实例

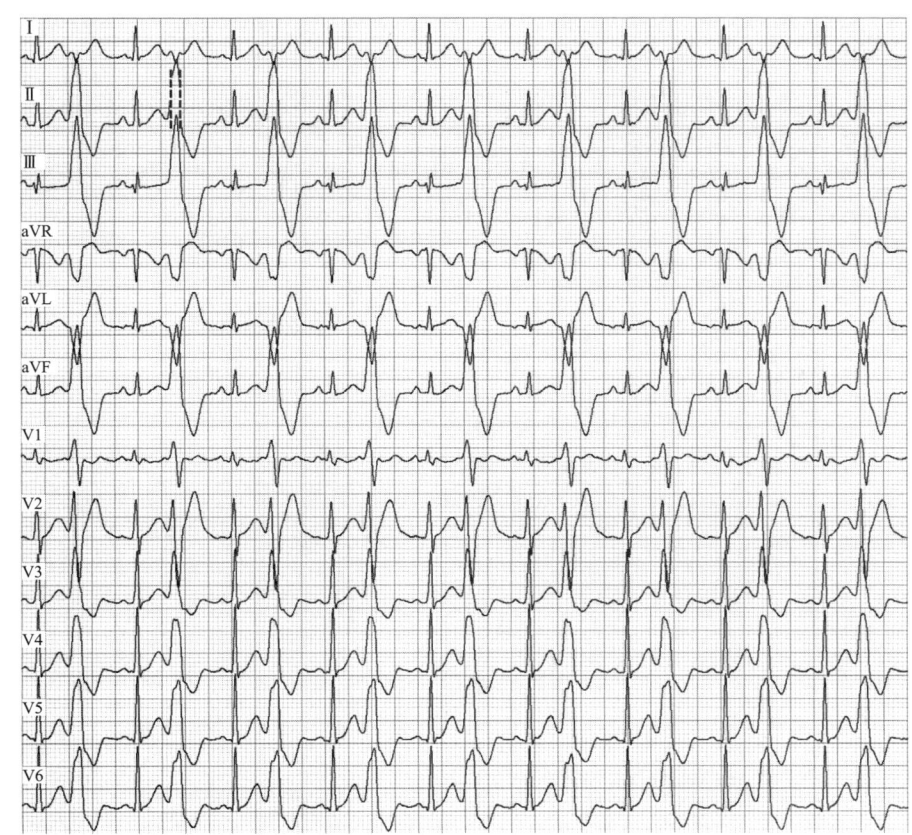

本图心室率快，若按照室性期前收缩二联律来测量，图中虚线线图区域为窦性P波所在位置，但与宽大畸形的QRS波重叠，不能肯定是否存在窦性P波，因此不能确立窦性心率和窦性心动过速。若按照插入性室性期前收缩二联律来测量，不存在窦性心动过速。只有出现连续两次窦性P波才能明确诊断。

◎ 不能确定P波是否重叠在QRS波中，不能测定窦性心率。

图2-5-16　室性期前收缩二联律不能测定窦性心率实例同步12导联图解

（2）室性期前收缩二联律与窦性心动过速

室性期前收缩二联律，不能测量窦性心率时，为了明确诊断，有必要再次记录心电图。

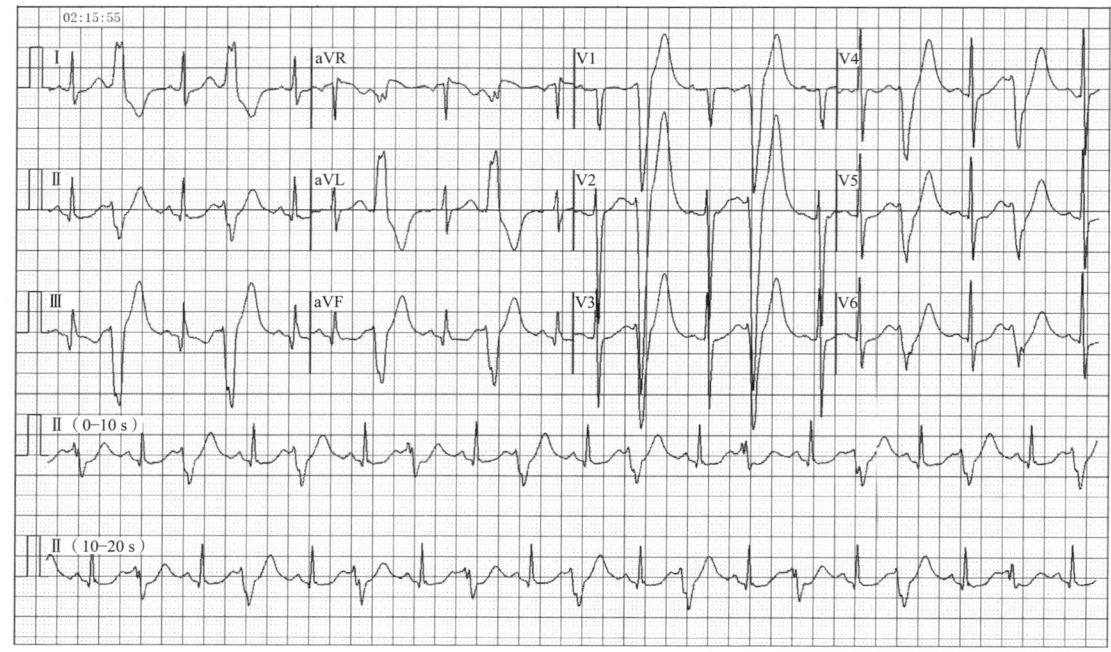

男性，43岁。
心室率111次/分；
PR间期155 ms；
QRS波时间100 ms。

窦性心动过速
室性期前收缩二联律

图2-5-17 室性期前收缩二联律与窦性心动过速实例

再次记录心电图见下图，图中有连续的窦性心动。此时再测量，能明确窦性心动过速的诊断。另发现有室性期前收缩连发（"V"标记处）。

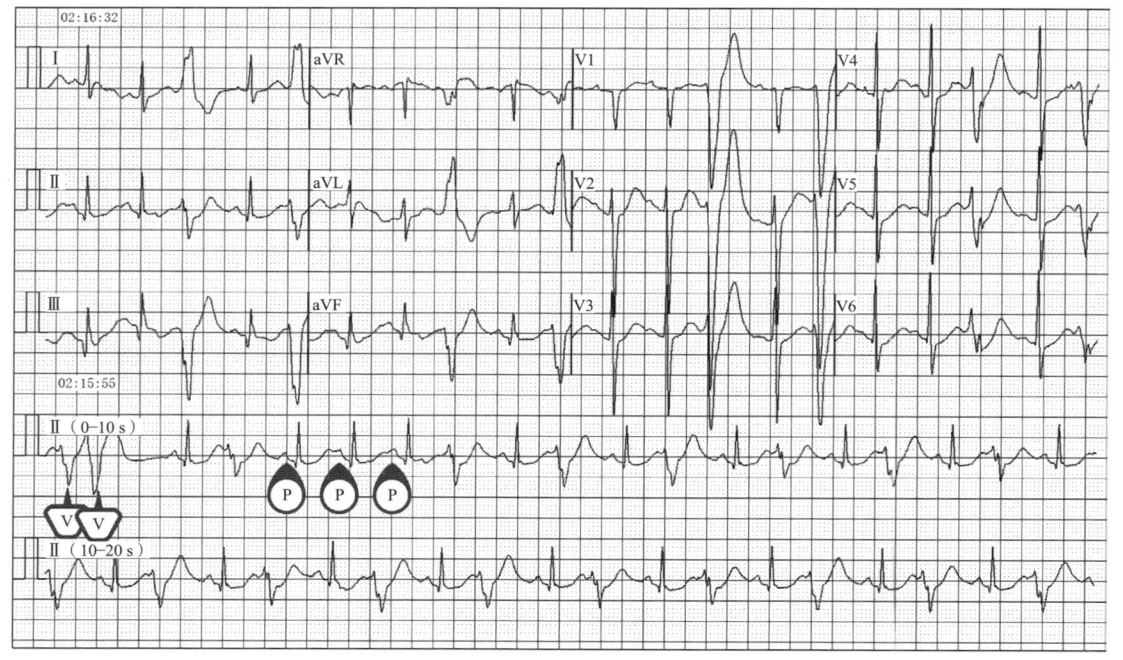

窦性心率115次/分。

◎ 有连续的窦性心动，才能明确窦性心率。

图2-5-18 室性期前收缩二联律与窦性心动过速实例的其他心电图及其图解

(3) 室性期前收缩二联律与窦性心动过缓

室性期前收缩二联律，若为插入性，单纯测量心室率，有可能被误诊为窦性心动过速，而漏诊窦性心动过缓。

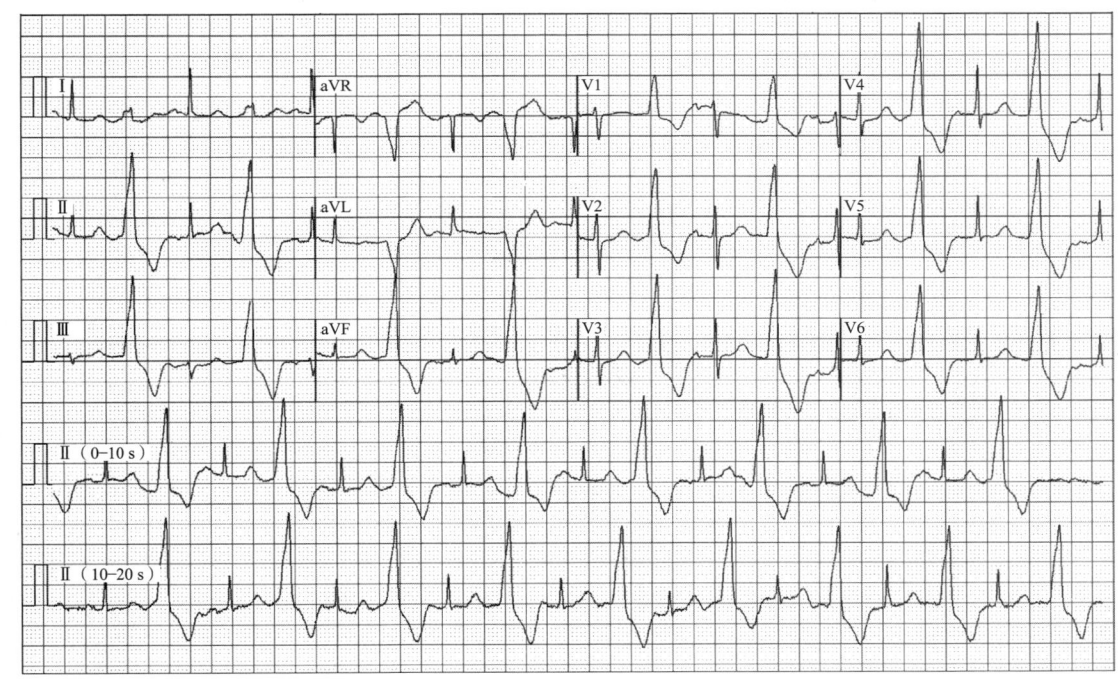

女性，69岁。
平均心室率102次/分；
PR间期196 ms；
QRS波时间96 ms。

窦性心动过缓
窦性心律不齐
室性期前收缩二联律

图 2-5-19 室性期前收缩二联律与窦性心动过缓实例

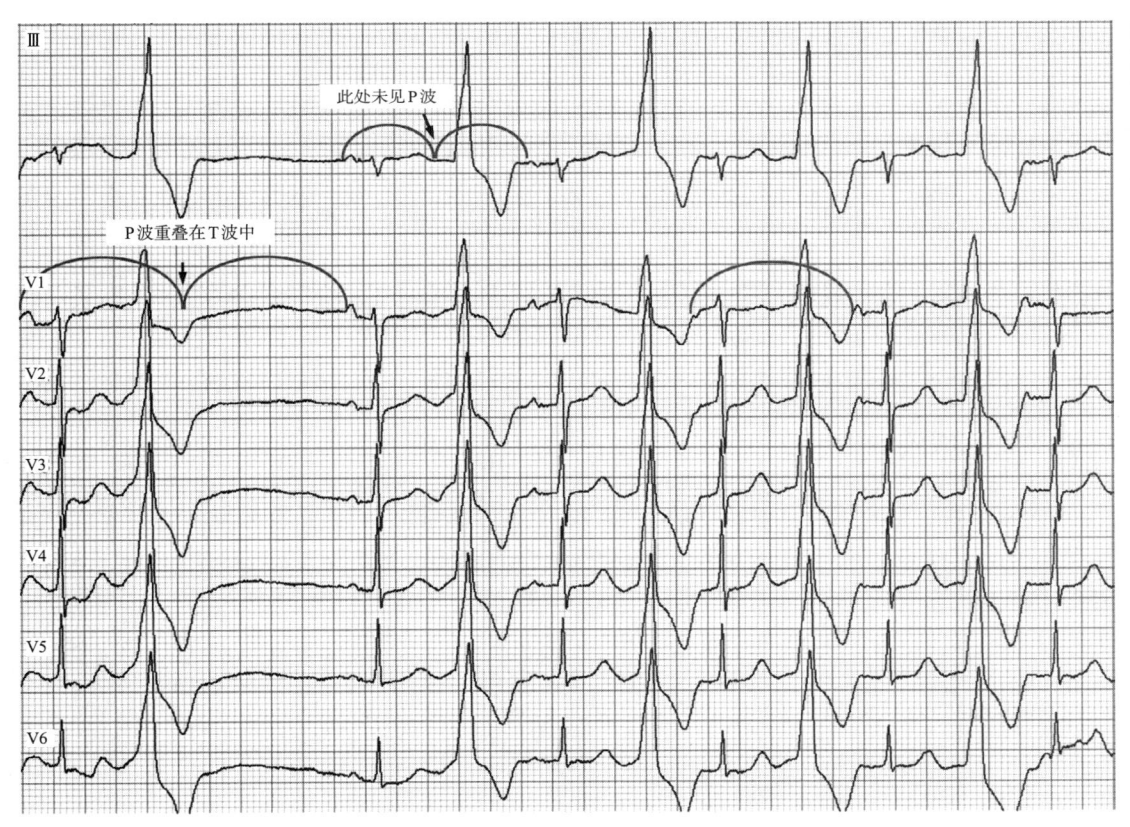

这是一份记录中有基线漂移的心电图，在此时间段仅左图所见导联无基线漂移。从图中可见，全程记录中仅一次室性期前收缩后有代偿，余均为插入性室性期前收缩。由此可以确诊窦性心动过缓和窦性心律不齐。若无此次代偿，如图中所示的方法测量，也能确定PP间期和确诊窦性心动过缓。

◎ 多导联上寻找P波，明确窦性心率。

图 2-5-20 室性期前收缩二联律与窦性心动过缓实例的窦性心率测定图解

（4）室性期前收缩二联律与窦性心动过缓和窦性心率测定

在急性心肌梗死的室性期前收缩，宽大畸形的QRS波、抬高的ST段和直立高耸的T波，都可影响窦性心率的测定。

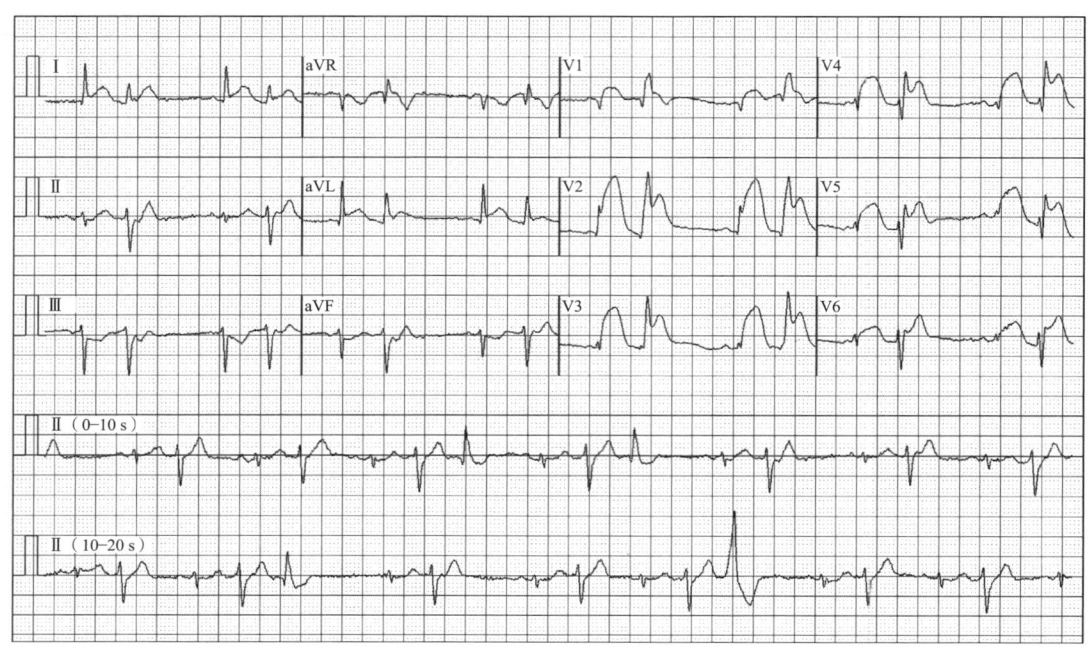

男性，72岁。
窦性心率56次/分；
心室率100次/分；
PR间期152 ms；
QRS波时间100 ms。

窦性心动过缓
二度一型窦房传导阻滞可能
急性广泛前壁心肌梗死
多源性室性期前收缩
多源性室性期前收缩连发
交界性逸搏

图2-5-21　室性期前收缩二联律与窦性心动过缓和窦性心率测定实例

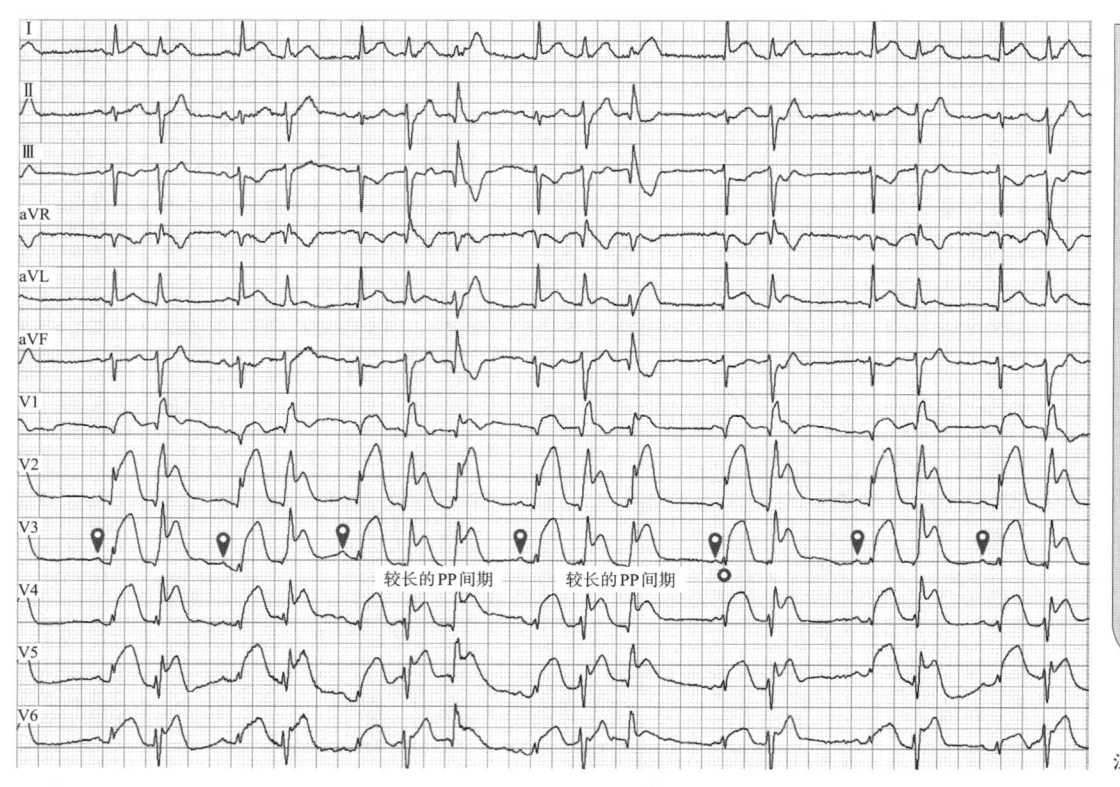

本图前10 s同步12导联心电图见下图，图中无连续的窦性心动。同步12导联观察，V3导联上P波最为清晰。标记处可明确为窦性P波，能明确窦性心动过缓，室性期前收缩为插入性。此时段有两次较长的PP间期，不能肯定室性期前收缩中是否有P波重叠。若无P波重叠，本图应考虑存在二度一型窦房传导阻滞。

注：⦿示交界性逸搏。

图2-5-22　室性期前收缩二联律与窦性心动过缓和窦性心率测定实例同步12导联图解一

后10 s同步12导联心电图见下图。圆圈标记处为交界性逸搏。P波重叠在逸搏的QRS波中，此P波与前P波之间的PP间期，是全图中最长PP间期，但<2倍PP间期，不能肯定P波重叠QRS波和在抬高的ST段中。本图应诊断为窦性心动过缓和二度一型窦房传导阻滞。

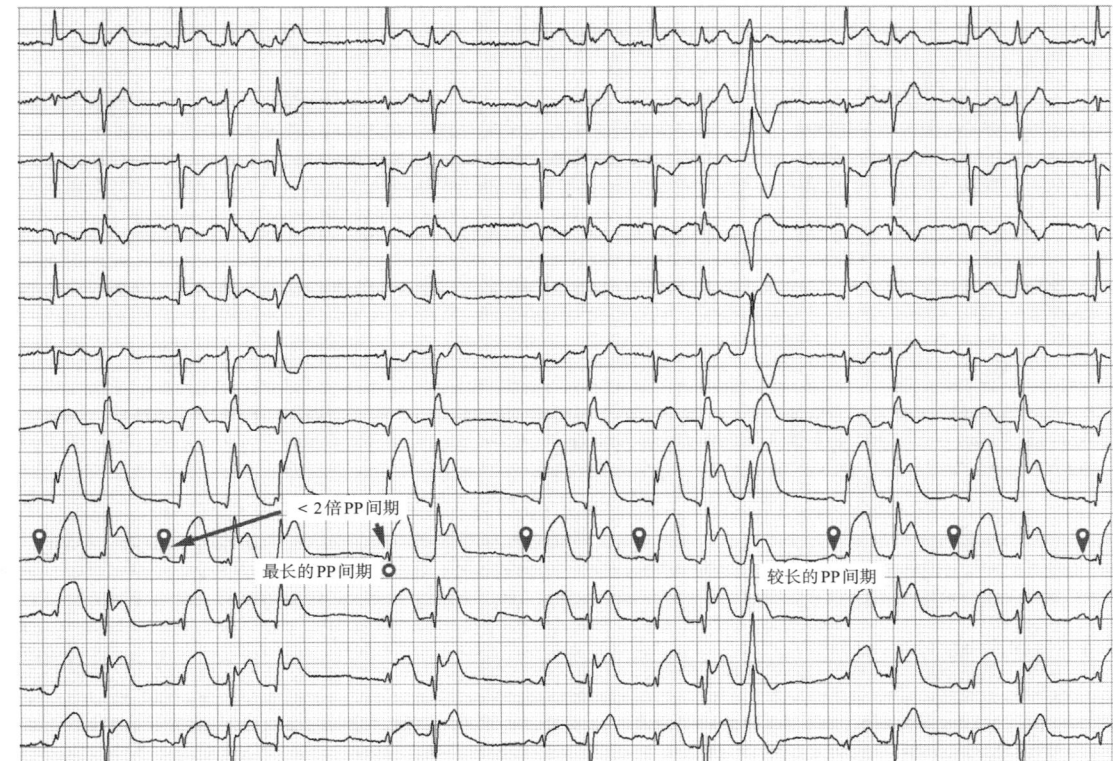

图2-5-23　室性期前收缩二联律与窦性心动过缓和窦性心率测定实例同步12导联图解二

5. 室性期前收缩三联律

室性期前收缩三联律，可以是连续两次窦性心动后出现一次室性期前收缩。

女性，53岁。
窦性心率111次/分；
PR间期153 ms；
QRS波时间80 ms。

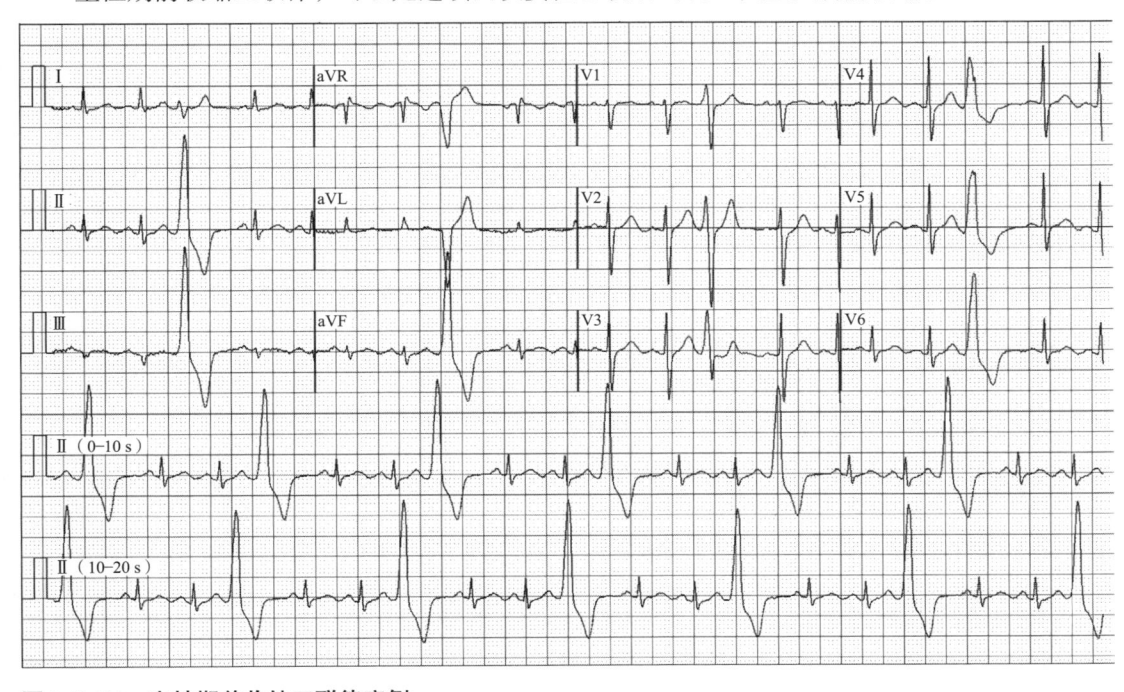

窦性心动过速
室性期前收缩三联律

图2-5-24　室性期前收缩三联律实例一

> 或每三次窦性心动中出现一次插入性室性期前收缩,也为室性期前收缩三联律。

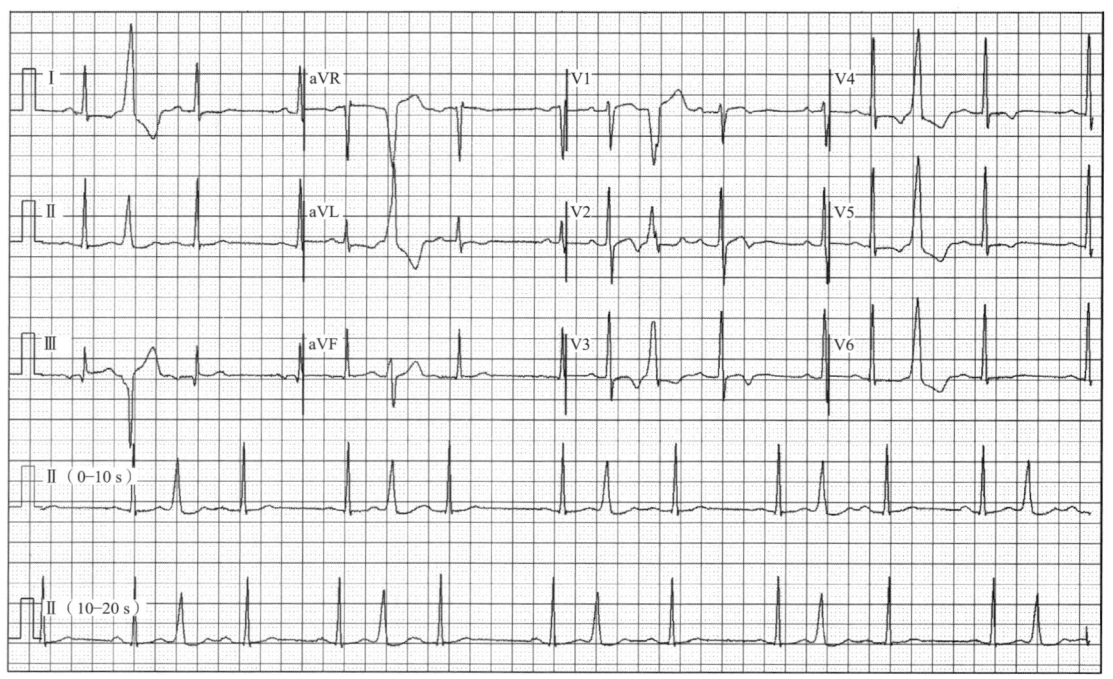

图 2-5-25 室性期前收缩三联律实例二

> 每一次窦性心动后出现一次室性期前收缩连发,由此组成的三联律,有时也称为真三联律。

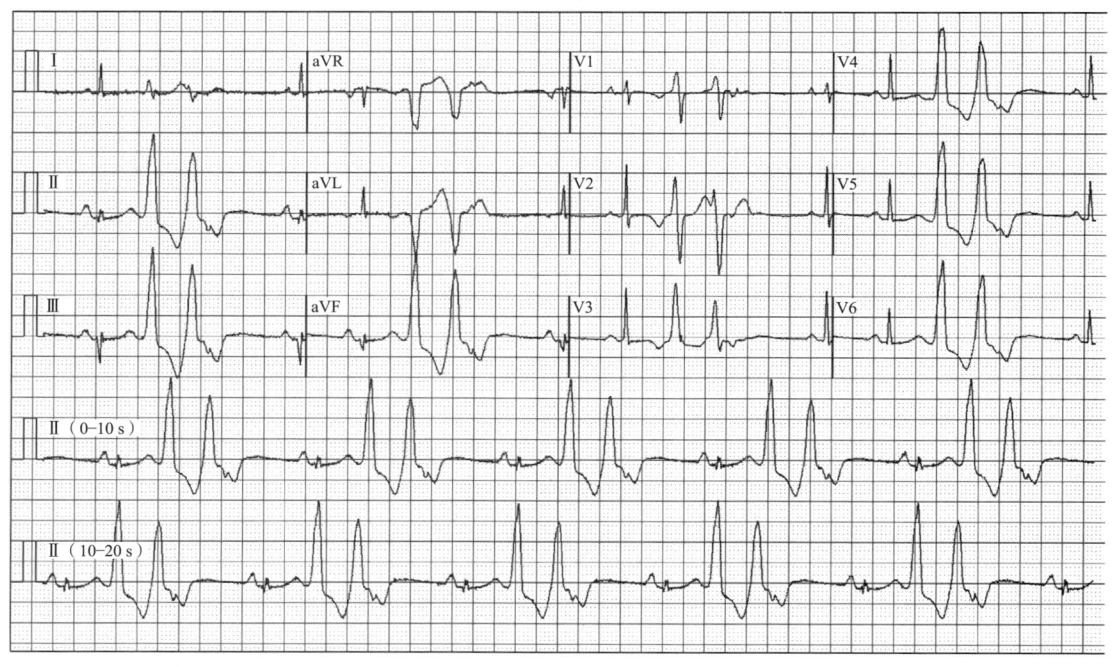

图 2-5-26 室性期前收缩三联律实例三

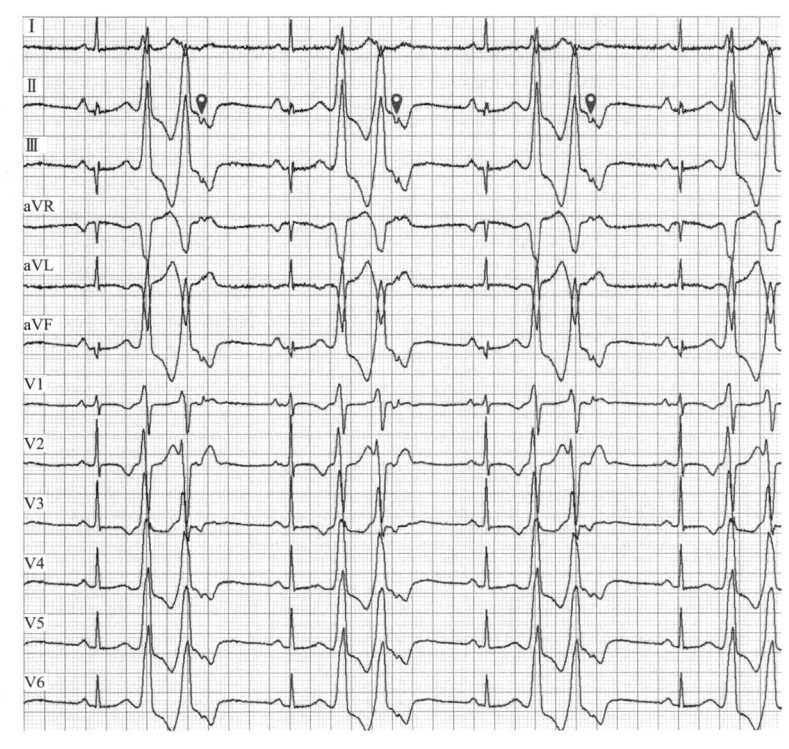

实例一和实例二中有连续的窦性心动，可测量窦性心率。实例三中无连续的窦性心动（见左图），室性期前收缩连发的第二个QRS波后均可见室房逆传的P波（标记处），不能确认窦性心率，以心室率计算心率。

◎ QRS波形态相同，为同一起源的室性期前收缩连发。

图2-5-27 室性期前收缩三联律实例三同步12导联图解

6. 室性期前收缩连发

室性期前收缩连发，若为心室内同一起源，则QRS波形态相同；若为心室内不同起源，则QRS波形态不同。

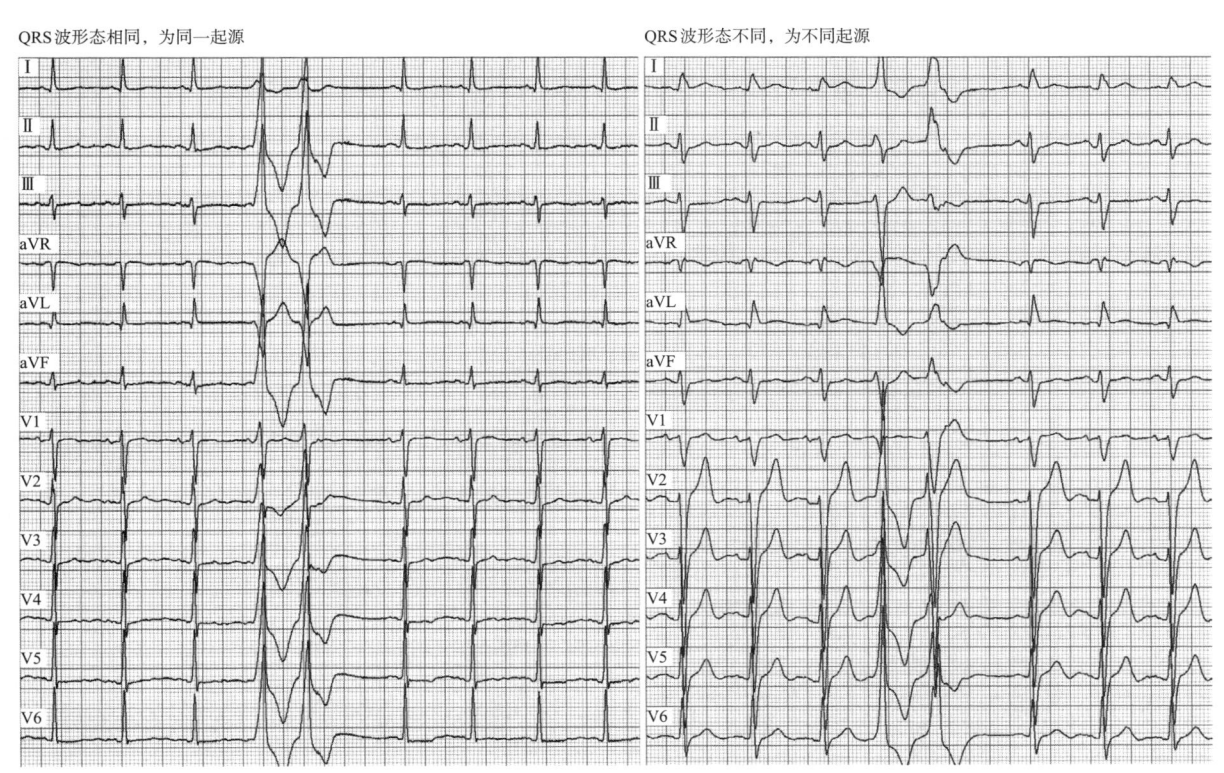

男性，83岁。窦性心率90次/分；
PR间期143 ms；QRS波时间86 ms。

男性，75岁。窦性心率71次/分；
PR间期156 ms；QRS波时间110 ms。

图2-5-28 室性期前收缩连发实例一和实例二

本图室性期前收缩的QRS波形态相同，为单源性室性期前收缩连发，并形成室性期前收缩真三联律。虽无连续的窦性心动，窦性P波在室性期前收缩连发的第二个QRS波前清晰可见（标记处），可以确认窦性心率。

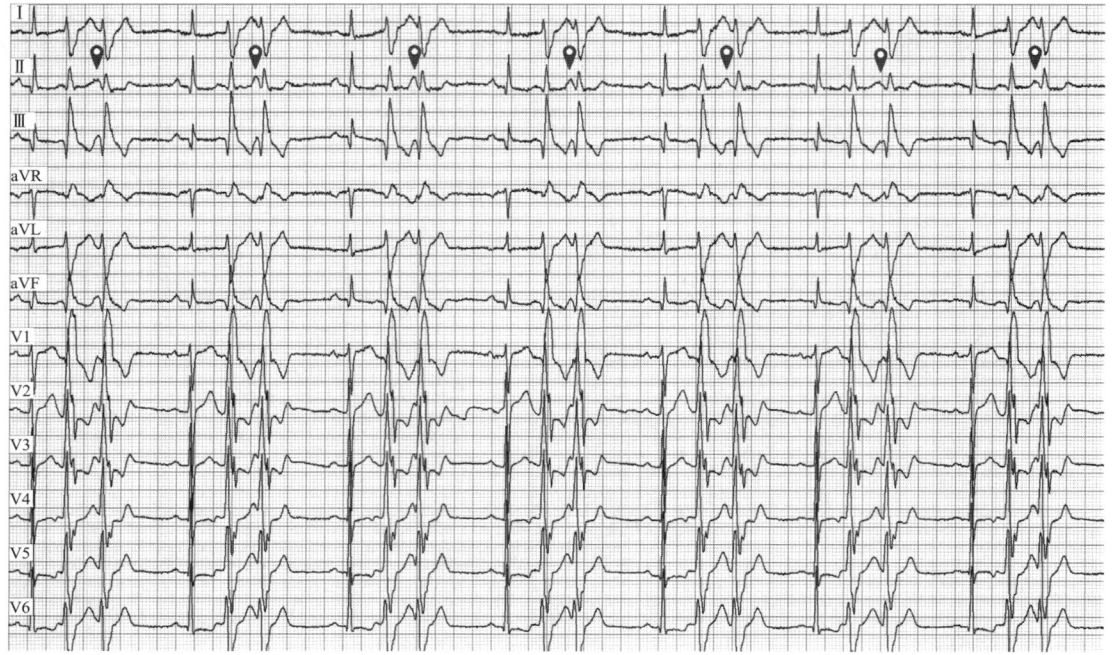

男性，61岁。
窦性心率70次/分；
PR间期150 ms；
QRS波时间90 ms。

窦性心律
室性期前收缩连发
三联律
Ⅱ、Ⅲ和aVF导联异常Q波

图2-5-29 室性期前收缩连发实例三

本图QRS波形态不同，为多源性室性期前收缩连发，并形成室性期前收缩真三联律。虽无连续的窦性心动，但一个窦性P波在室性期前收缩连发的第二个QRS波后（标记处），可以确认窦性心率。

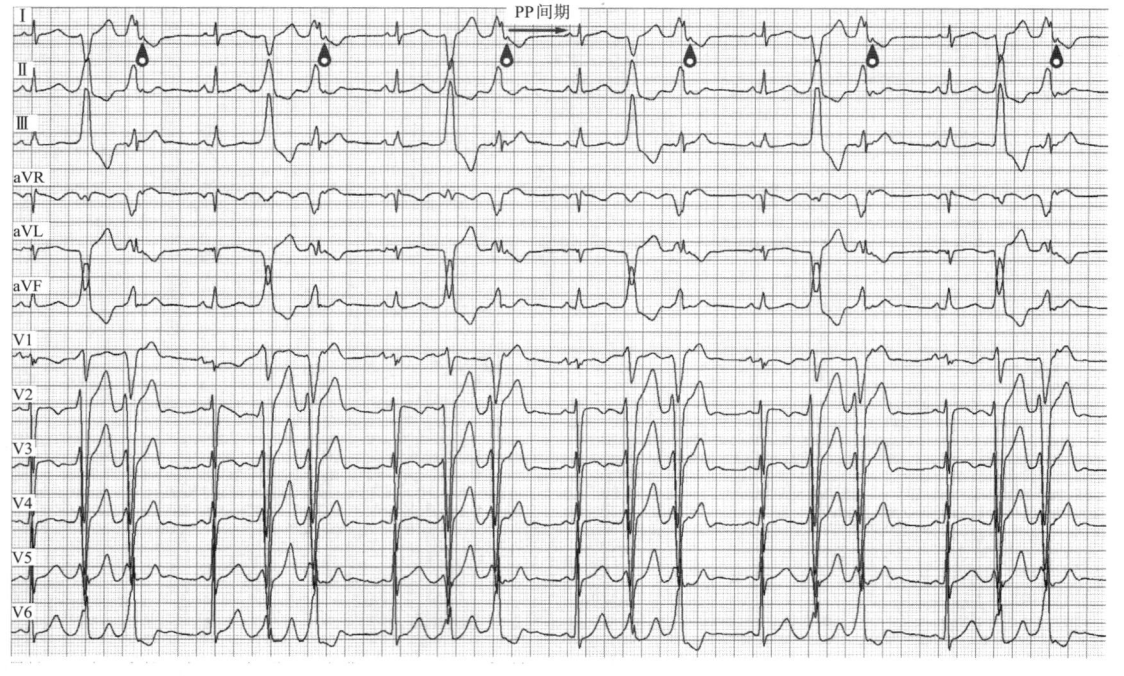

男性，29岁。
窦性心率91次/分；
PR间期146 ms；
QRS波时间98 ms。

窦性心律
多源性室性期前收缩连发
三联律

图2-5-30 室性期前收缩连发实例四

7. 短联律间期室性期前收缩

室性期前收缩的联律间期<300 ms，通常定义为短联律间期室性期前收缩。过早的心室异位冲动易落入前心动的心室易损期，可诱发室性心动过速和心室颤动。

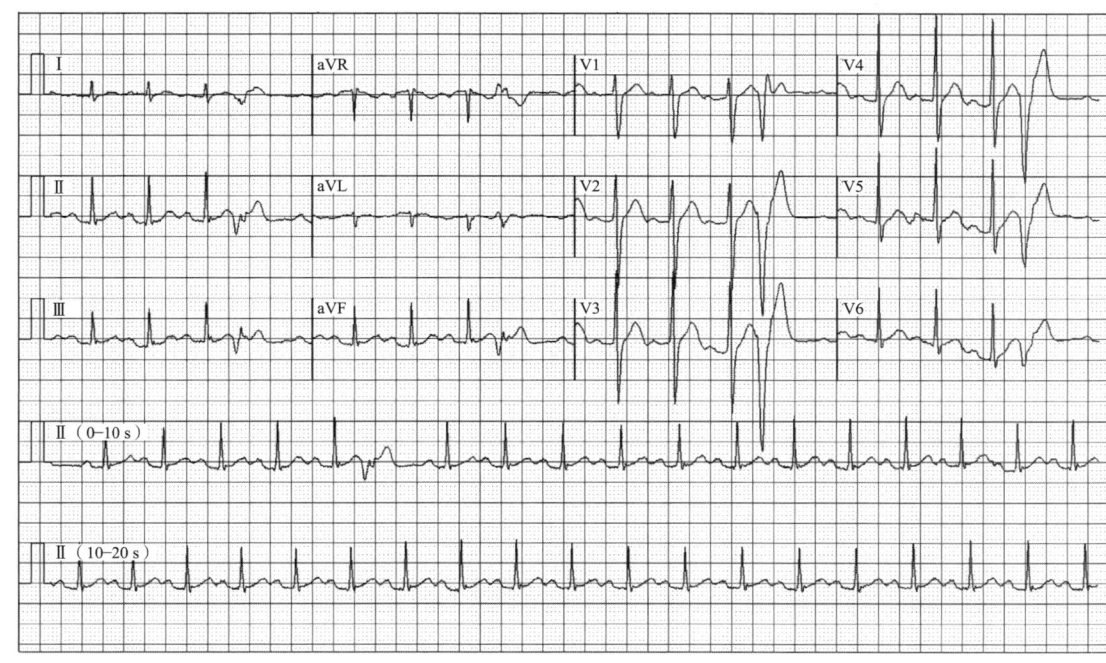

男性，77岁。
窦性心率115次/分；
PR间期206 ms；
QRS波时间93 ms。

窦性心动过速
短联律间期室性期前收缩
一度房室传导阻滞

图 2-5-31　短联律间期室性期前收缩实例

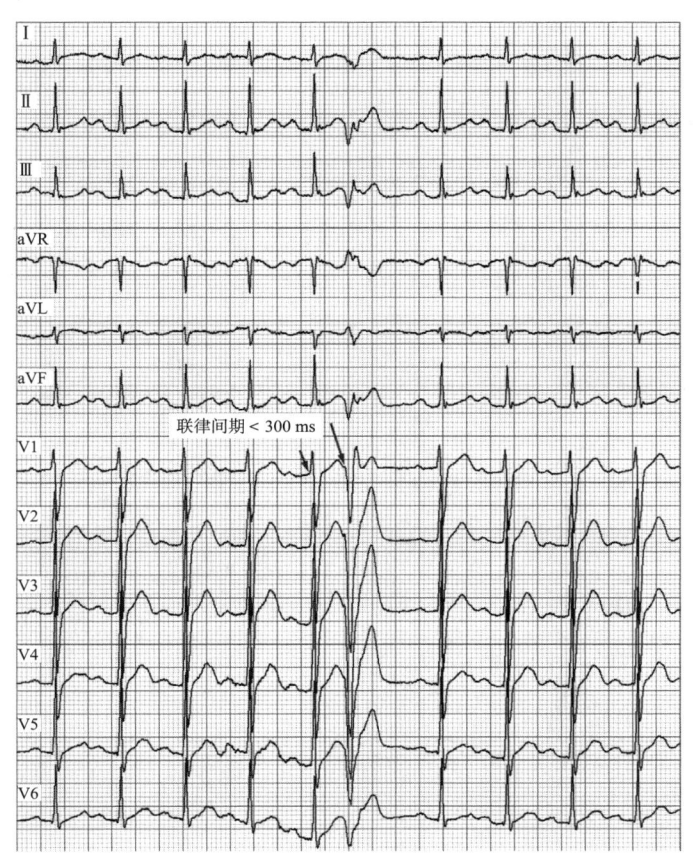

所谓心室易损期（也称为易颤期），是在心电周期中的一个特定时期，在此时期内给予心室刺激，极易引起室性心动过速或心室颤动。在心电图上，通常认为这个时期在T波上升至顶峰之前30 ms至顶峰之后40 ms之间。在易损期中各部分心肌的兴奋性和传导性存在差异。此时若给予一适当强度的刺激，可发生多处的单向阻滞和折返激动，引起室性心动过速或心室颤动。室性期前收缩"R on T"现象是指室性期前收缩的R波落在前一个心动的T波上，即T波顶峰或前后30 ms处，即位于心室易损期。本图室性期前收缩的联律间期<300 ms，属于短联律间期室性期前收缩。尽管室性期前收缩的R波在前一个心动T波上，但在T波的顶峰后，并不属于精准的"R on T"现象。

临床意义　"R on T"现象是一种危险的心电现象，尤其在各种心脏疾病的急性期。

图 2-5-32　短联律间期室性期前收缩实例同步12导联图解

8. 室性期前收缩与"R on T"现象

室性期前收缩"R on T"现象有两种表现：其一是基本心律的QT间期不延长，室性期前收缩的联律间期短，R波在T波顶峰上，形成"R on T"现象；其二是基本心律的QT间期延长，室性期前收缩的联律间期并不短，但R波在T波顶峰上，形成"R on T"现象。

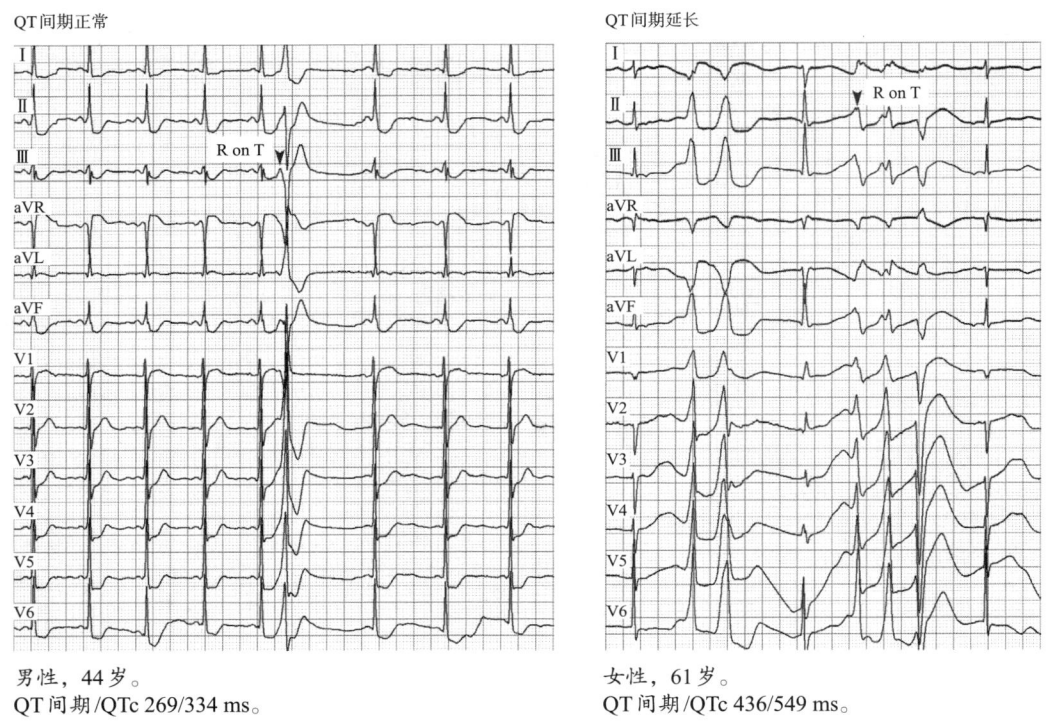

男性，44岁。
QT间期/QTc 269/334 ms。

女性，61岁。
QT间期/QTc 436/549 ms。

图2-5-33　室性期前收缩与"R on T"现象与QT间期实例

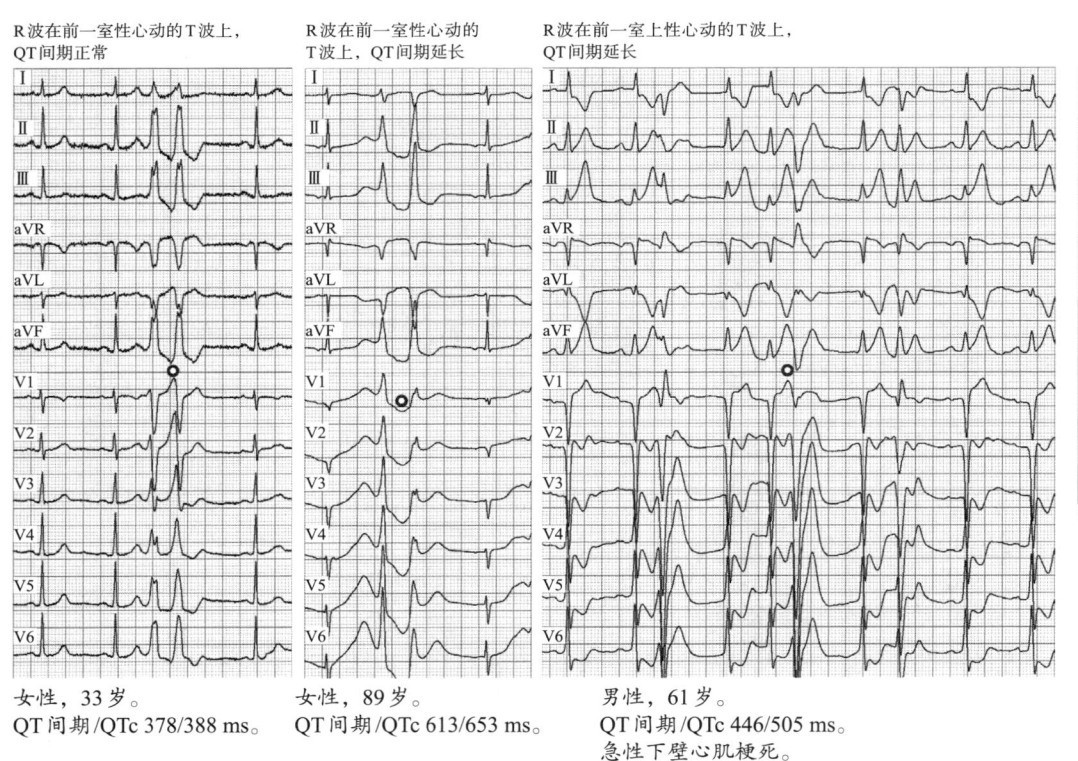

女性，33岁。
QT间期/QTc 378/388 ms。

女性，89岁。
QT间期/QTc 613/653 ms。

男性，61岁。
QT间期/QTc 446/505 ms。
急性下壁心肌梗死。

"R on T"现象是一种心电现象，凡R波在前一心动的T波上均为"R on T"现象。通常是指室性期前收缩的"R on T"现象，最常见R波出现在前一窦性心动的T波上。另可出现在前一室性心动的T波上，或出现在前任何室上性心动的T波上。

图2-5-34　室性期前收缩与"R on T"现象不同表现实例

（1）室性期前收缩与QT间期正常的"R on T"现象

基本心律的QT间期正常，室性期前收缩有"R on T"现象，最常见于急性心肌梗死。

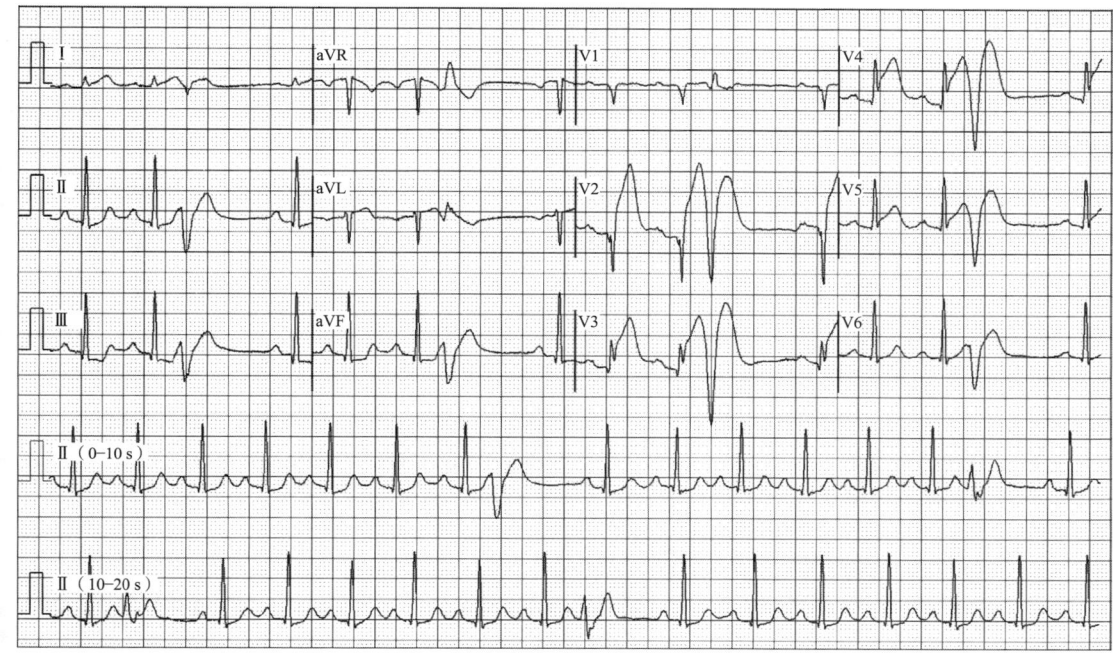

男性，27岁。
窦性心率96次/分；
PR间期200 ms；
QRS波时间110 ms。

窦性心律
急性前壁心肌梗死
多源性室性期前收缩
"R on T"现象

图2-5-35　室性期前收缩与QT间期正常的"R on T"现象实例

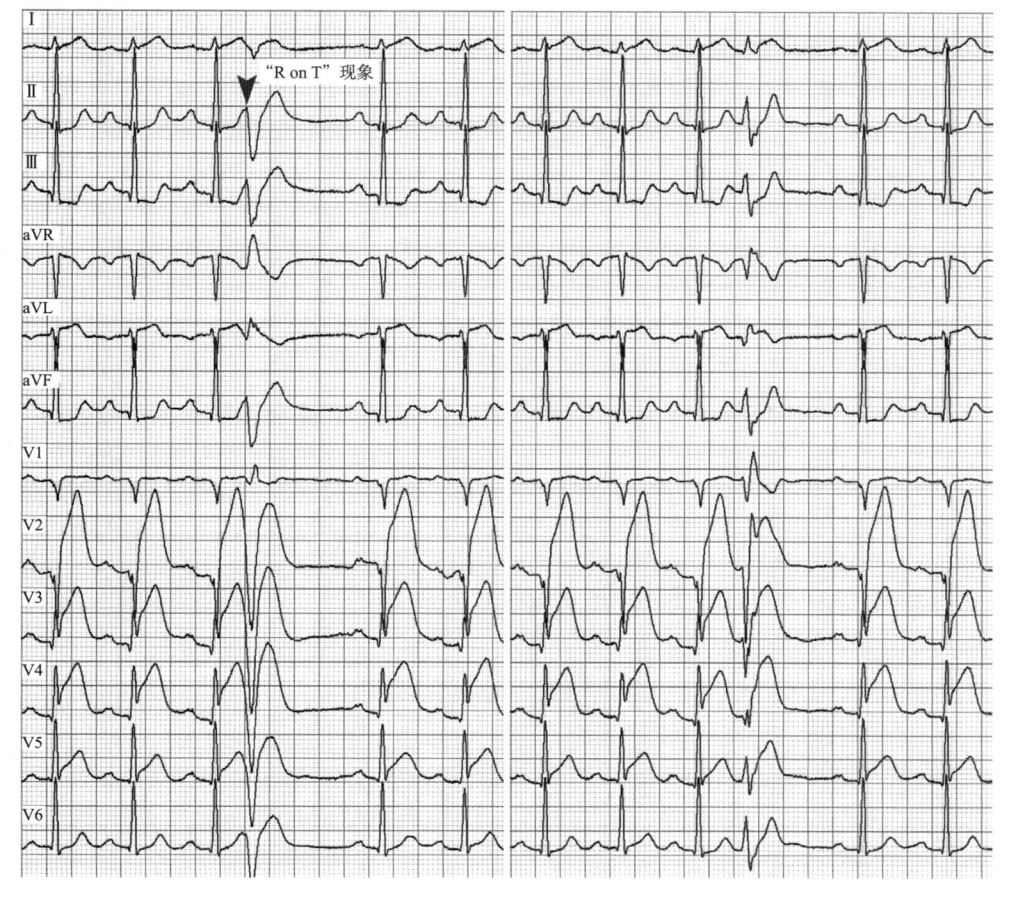

本图有双源性室性期前收缩，其中一源，仅有一次心动，有"R on T"现象；另一源无此现象。图中QT间期正常。

临床意义｜急性心肌梗死，室性期前收缩有"R on T"现象，更具有危险性。

图2-5-36　室性期前收缩与QT间期正常的"R on T"现象实例同步12导联图解

（2）室性期前收缩与"R on T"现象的危险性

急性严重心肌缺血或急性心肌梗死，若室性期前收缩有"R on T"现象，更具有危险性。

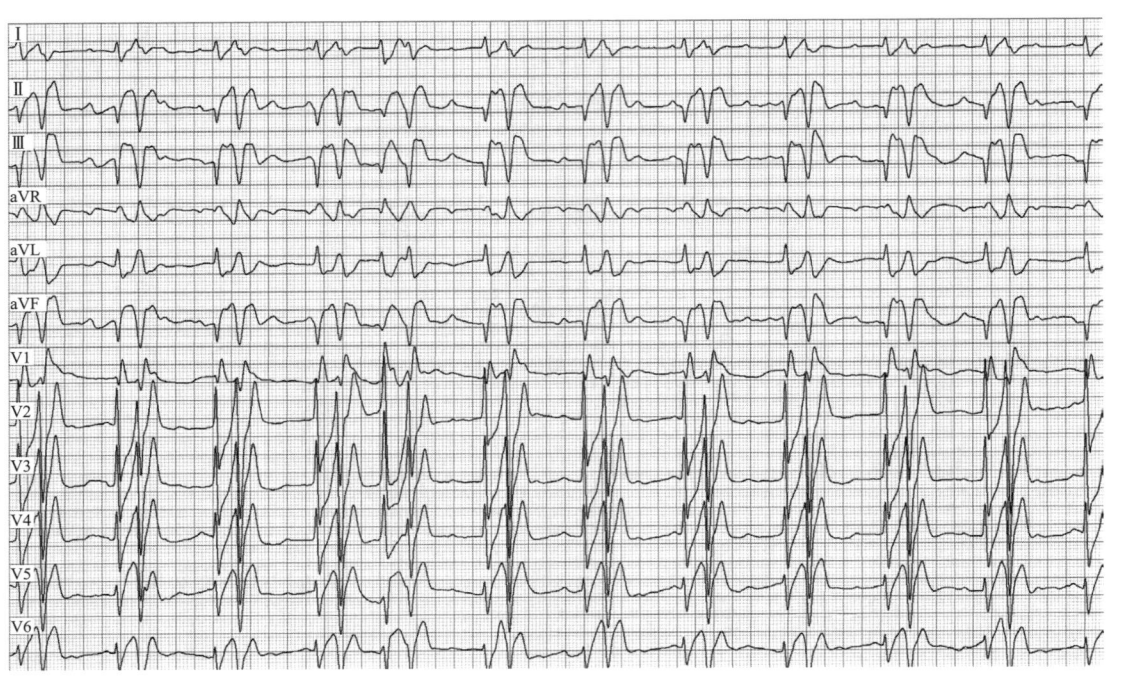

男性，76岁。
平均心室率94次/分；
QRS波时间110 ms。

窦性心律
急性下壁心肌梗死
室性期前收缩二联律
"R on T"现象
短阵室性心动过速
三度房室传导阻滞
室性逸搏心律

图2-5-37　室性期前收缩与"R on T"现象的危险性实例

> 这是患者临终前的心电图。在此图前，患者反复发作胸痛时的心电图见右图。前后两图均可见胸导联ST段上斜型压低和T波对称高尖（V2导联），在Ⅱ、Ⅲ和aVF导联上有异常Q波，符合De Winter综合征。De Winter综合征被认为是冠状动脉左前降支急性闭塞的心电图改变。临终前心电图记录质量欠佳，图中依稀可见窦性P波（标记处），P波与QRS波无关，为三度房室传导阻滞和室性逸搏心律。室性逸搏心律的ST段也呈上斜型压低。室性期前收缩与室性逸搏形成二联律，并有"R on T"现象。

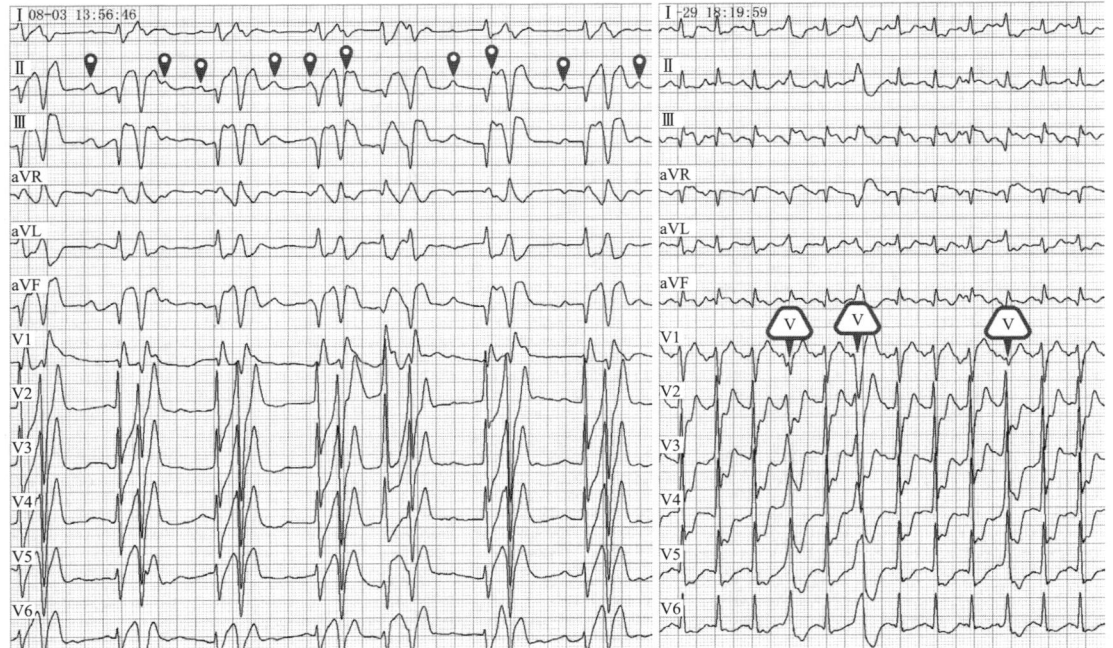

图2-5-38　室性期前收缩与"R on T"现象的危险性实例同步12导联图解

（3）其他类型的"R on T"现象

任何心动的R波在前一个心动的T波上，均为"R on T"现象。室上性期前收缩，主要是房性期前收缩，在一些特殊的状态下，如联律间期短、传导速度快等，同样可以出现"R on T"现象。通常认为出现"R on T"现象提示具有危险性。

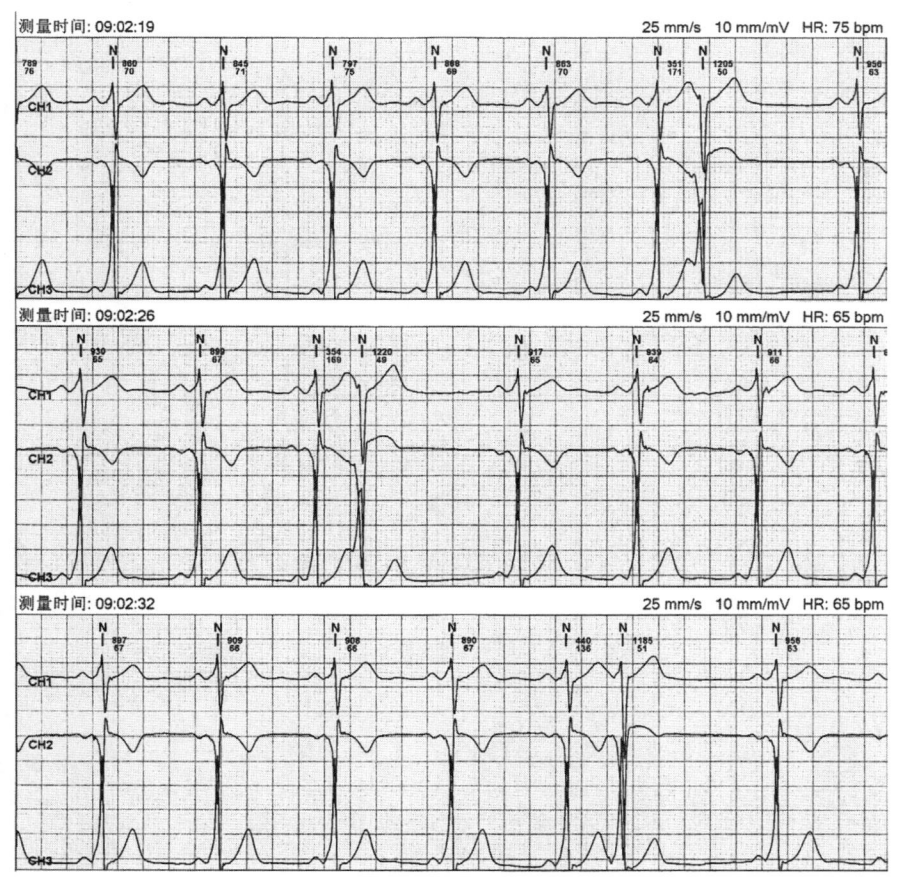

女性，66岁。
记录导联依次为：模拟Ⅱ导联、CM1导联和CC5导联。

窦性心律
心室预激
房性期前收缩"R on T"现象

图2-5-39　其他类型的"R on T"现象实例

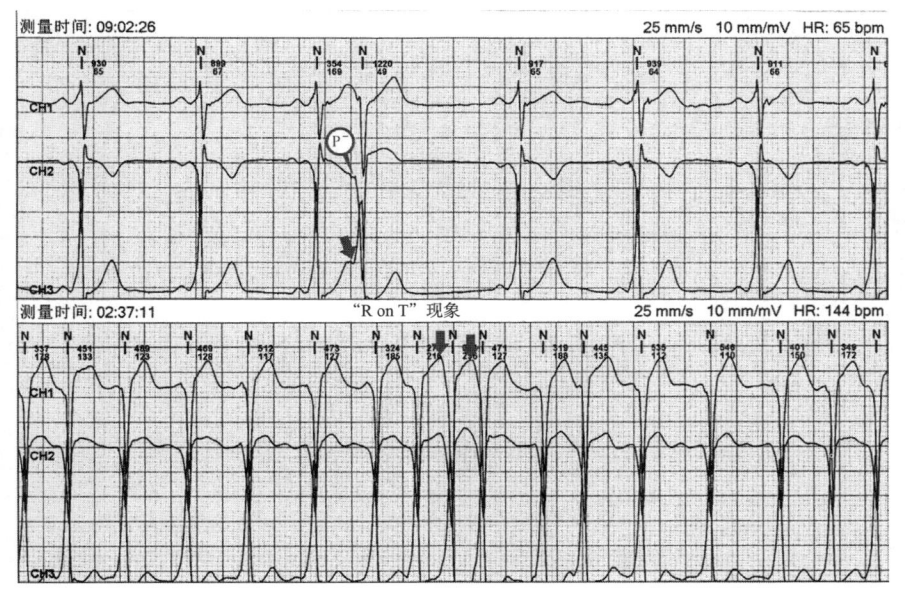

图2-5-40　其他类型的"R on T"现象实例图解

心电图存在典型的心室预激，提示存在房室旁道。若旁道的不应期短，可以将联律间期极短的房性期前收缩快速下传至心室，出现"R on T"现象。在动态心电图记录中，未见房室折返性心动过速，有频发紊乱性房性心动过速，下图是房性心动过速中的最高心室率，同样出现"R on T"现象。这一现象提示有诱发室性心律失常的危险性。

（4）其他类型的"R on T"现象与QT间期延长

QT间期延长，室上性期前外收缩也可出现"R on T"现象。

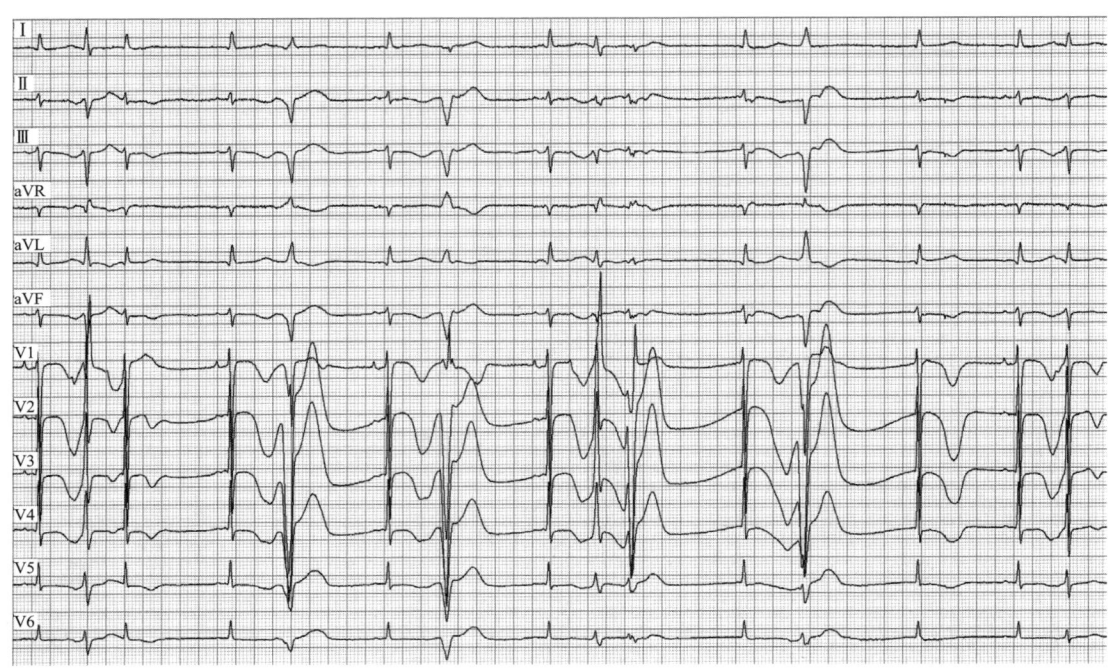

图2-5-41　其他类型的"R on T"现象与QT间期延长实例

这是一例阵发性心房颤动（右图）药物治疗后出现的QT间期显著延长。图中第一次连续两次提前的P'波，其后QRS波未见"R on T"现象。第二次连续两次提前的P'波，第一个P'波清晰，第二个P'波可能重叠在QRS波终末。第二个P'波后的QRS波，R波在前心动的T波上，为"R on T"现象。室性期前收缩未见"R on T"现象。

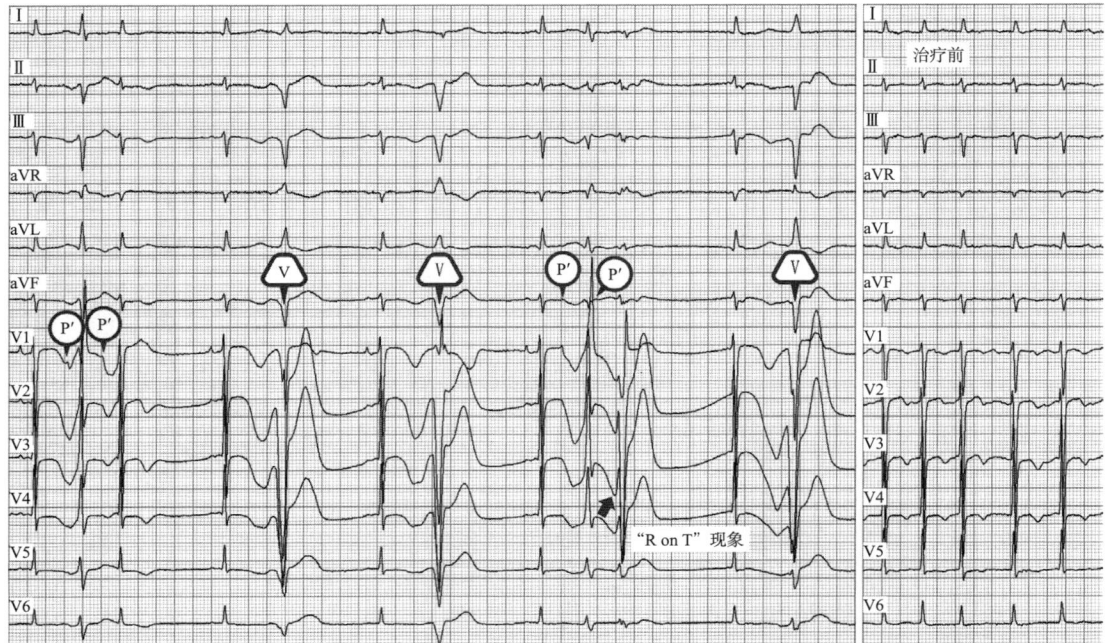

图2-5-42　其他类型的"R on T"现象与QT间期延长实例图解

9. 舒张晚期室性期前收缩与心室融合波

室性期前收缩出现在前一心动周期舒张晚期，称为舒张晚期室性期前收缩，通常联律间期较长。有时室性期前收缩的QRS波前可见窦性P波，若窦性冲动下传心室，和心室异位冲动在心室融合，则形成心室融合波。

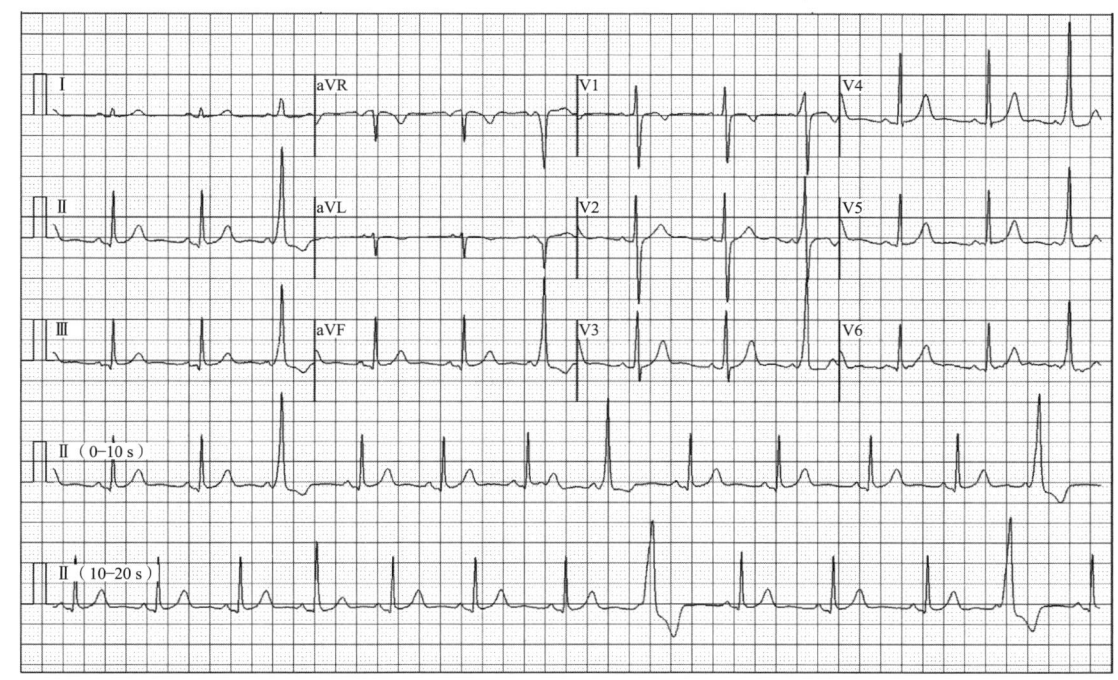

女性，29岁。
窦性心率73次/分；
PR间期137 ms；
QRS波时间89 ms。

 窦性心律
室性期前收缩

图2-5-43 舒张晚期室性期前收缩与心室融合波实例

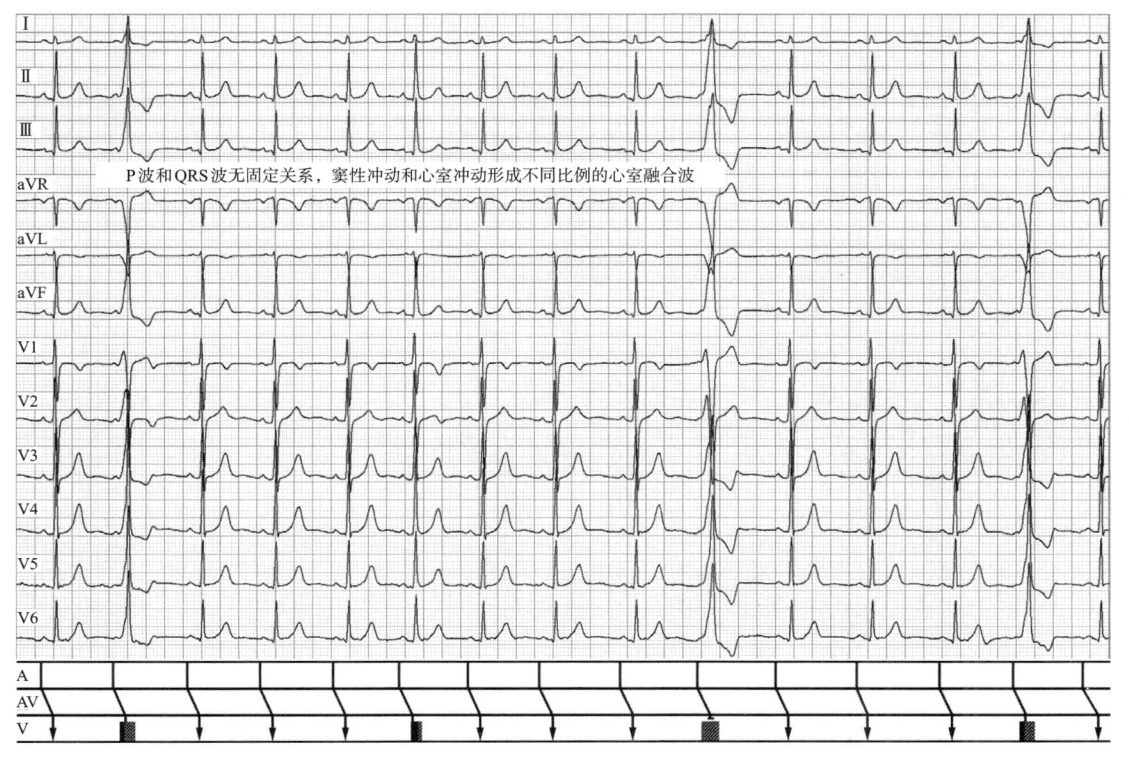

若宽大畸形的QRS波前有窦性P波，需与间歇性心室预激鉴别。要点是观察P波和QRS波之间的关系。心室预激时P波和QRS波的关系固定；室性期前收缩时P波和QRS波没有固定关系。本图P波和QRS波无固定关系，为室性期前收缩。

注：■心室融合。

图2-5-44 舒张晚期室性期前收缩与心室融合波实例同步12导联图解图解

10. 室性期前收缩与"R on P"现象

舒张晚期的室性期前收缩,可出现在P波的顶峰,称为"R on P"现象。这类室性期前收缩同样被认为具有引发室性心动过速或心室颤动的危险性。这也是一种室性期前收缩常见的现象,但较少引起关注。

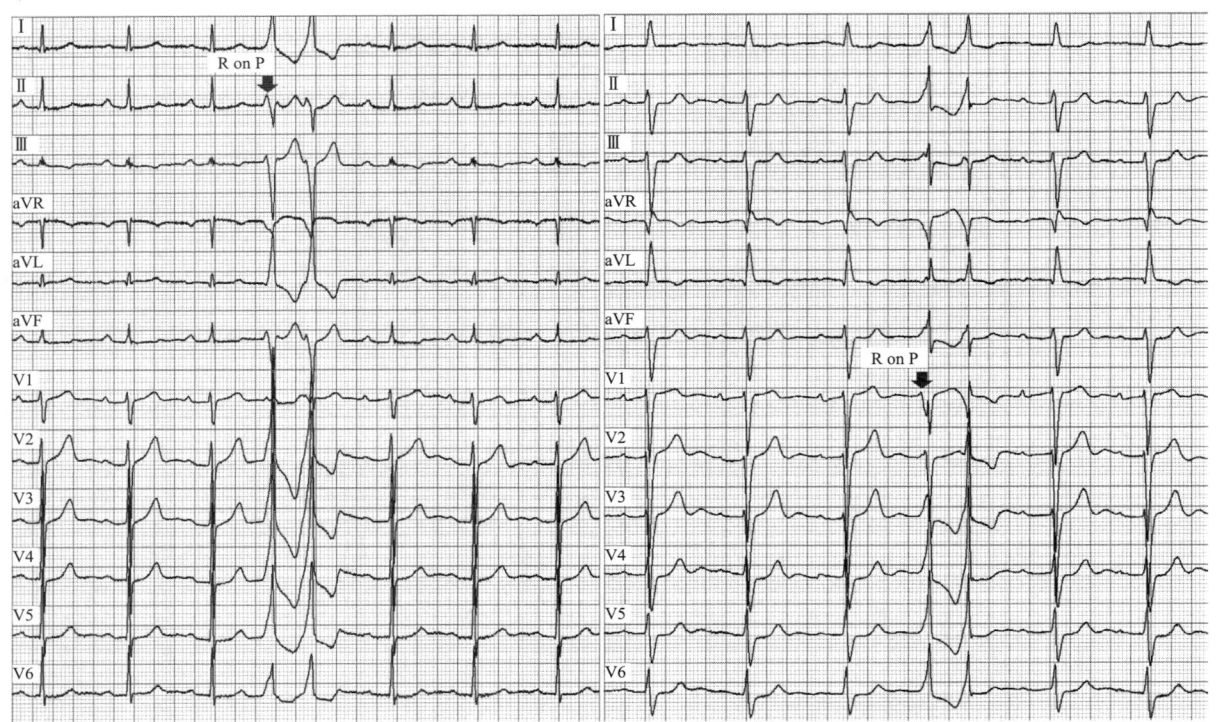

单源性室性期前收缩连发　　　　　　　　　多源性室性期前收缩连发

男性,76岁。窦性心率71次/分;
PR间期239 ms;QRS波时间76 ms。

男性,76岁。窦性心率61次/分;
PR间期243 ms;QRS波时间130 ms。

图2-5-45　室性期前收缩与"R on P"现象实例一和实例二

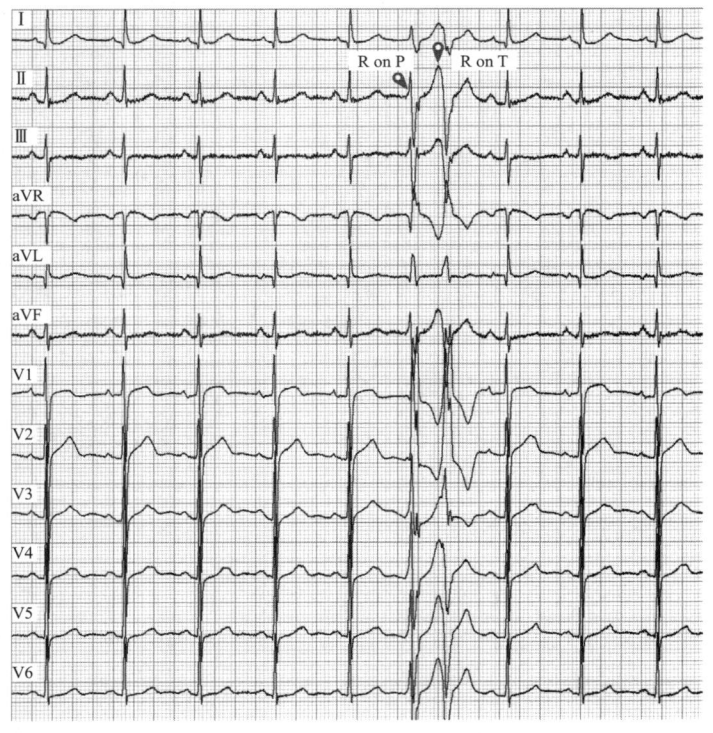

本图中多源性室性期前收缩连发,第一个期前收缩的R波在P波顶峰,第二个期前收缩的R波在前心室的T波上。这两种心电现象都具有危险性。

女性,69岁。
窦性心率81次/分;
PR间期161 ms;
QRS波时间82 ms。

临床意义　室性期前收缩"R on P"现象是常见的现象,具有危险性,应加以关注。

图2-5-46　室性期前收缩与"R on P"现象实例三

"R on P"现象是舒张晚期室性期前收缩中出现的一种心电现象,具有引发室性心动过速或心室颤动的危险性。

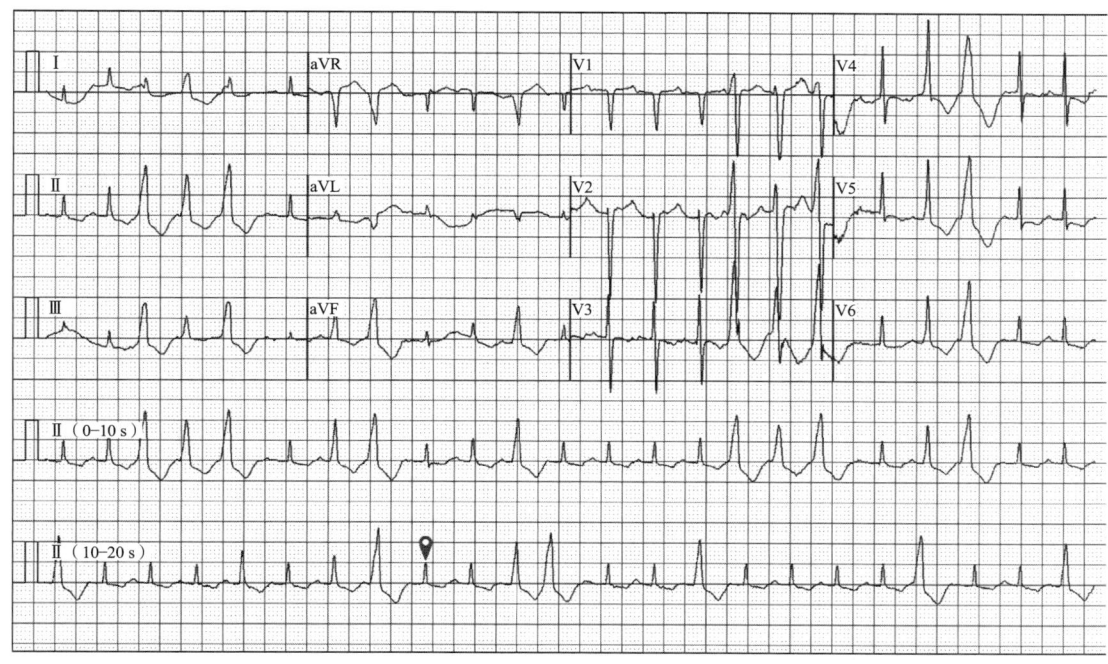

男性,90岁。
窦性心率141次/分;
PR间期200 ms;
QRS波时间94 ms
标记后的图解见图2-5-48。

窦性心动过速
室性期前收缩部分连发
短阵室性心动过速
ST段和T波改变

图2-5-47 室性期前收缩与"R on P"现象的危险性实例

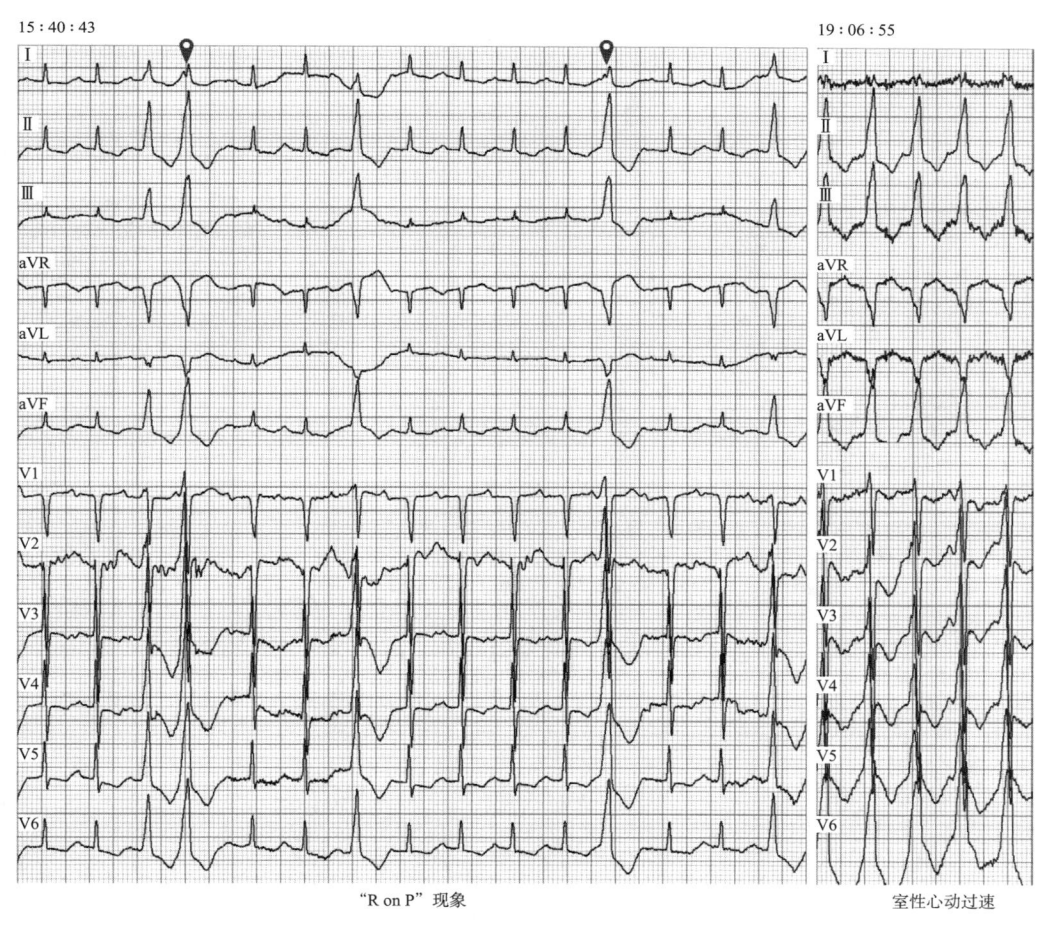

本图频发室性期前收缩,均为舒张晚期室性期前收缩,其中标记为"R on P"现象。右图是随后发生的持续性室性心动过速,次日2:37:52记录到死亡心电图。由此可见室性期前收缩"R on P"现象的危险性。

图2-5-48 室性期前收缩与"R on P"现象的危险性实例同步12导联图解

11. 室性期前收缩与房性期前收缩发生房室分离和心室融合波

室性期前收缩的冲动可以与任何起源的室上性冲动发生房室分离，或在心室发生融合，形成心室融合波。

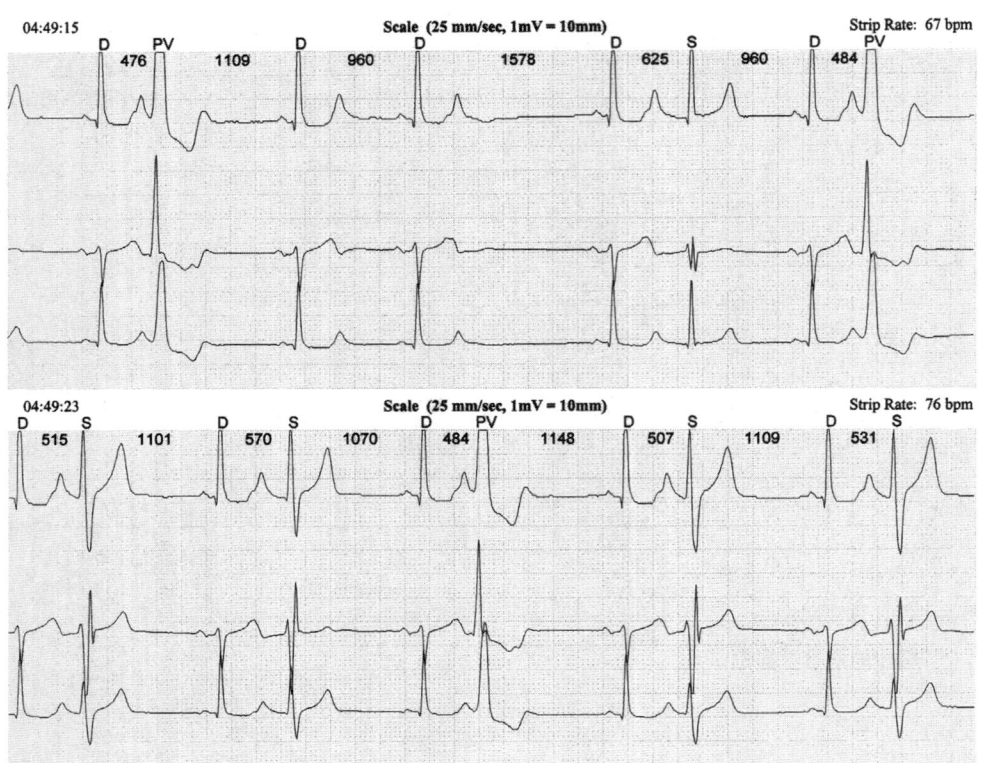

女性，65岁。
记录导联依次为：CC5导联、CM1导联和模拟Ⅱ导联。上图图解见图2-5-52。

图2-5-49 室性期前收缩与房性期前收缩发生房室分离和心室融合波实例

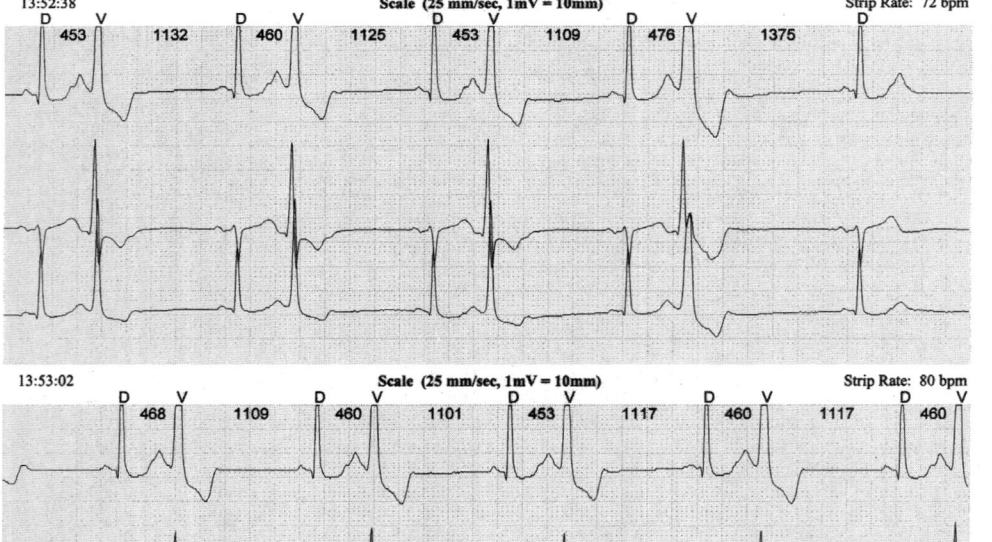

同病例不同时段的心电图。图中可见频发室性期前收缩。

下图图解见图2-5-52。

窦性心律
房性期前收缩
部分未下传心室/
部分伴心室内差异传导
室性期前收缩

图2-5-50 室性期前收缩与房性期前收缩发生房室分离和心室融合波实例的其他心电图一

本病例房性和室性期前收缩均频发，由此形成频发的室性期前收缩与房性期前收缩发生房室分离或形成心室融合波。下图中第一和第三个宽大畸形的QRS波宽，其前无相关P波，窦性P波在其后，存在房室分离，代偿间期完全，为室性期前收缩。第二个QRS波宽大畸形，P′波在前心动的ST段上，P′R间期长，呈右束支传导阻滞图形，代偿间期不完全，为房性期前收缩伴心室内差异传导。

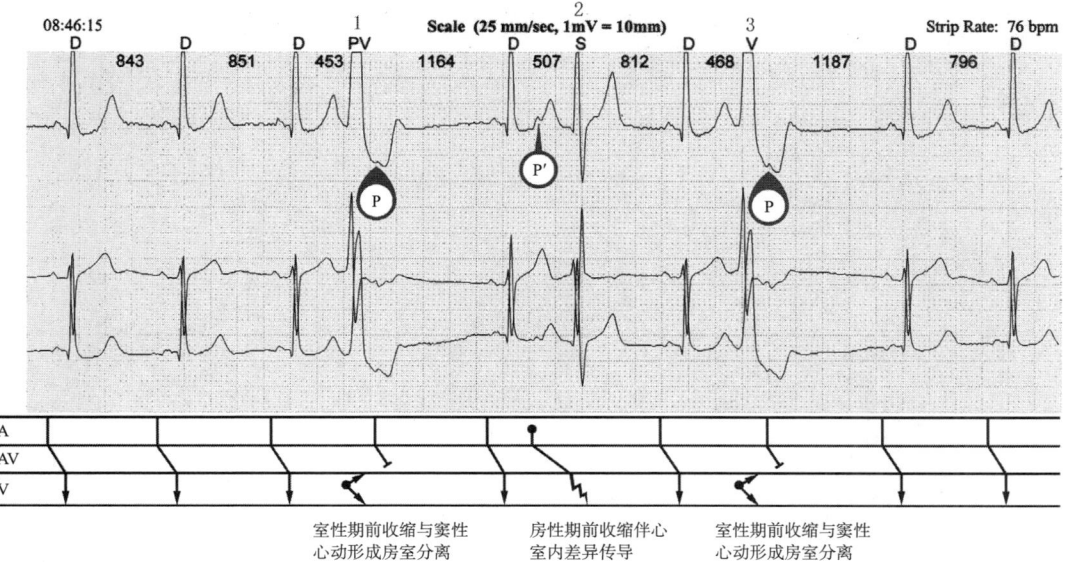

图2-5-51 室性期前收缩与房性期前收缩发生房室分离和心室融合波实例的其他心电图二和形成机制图解

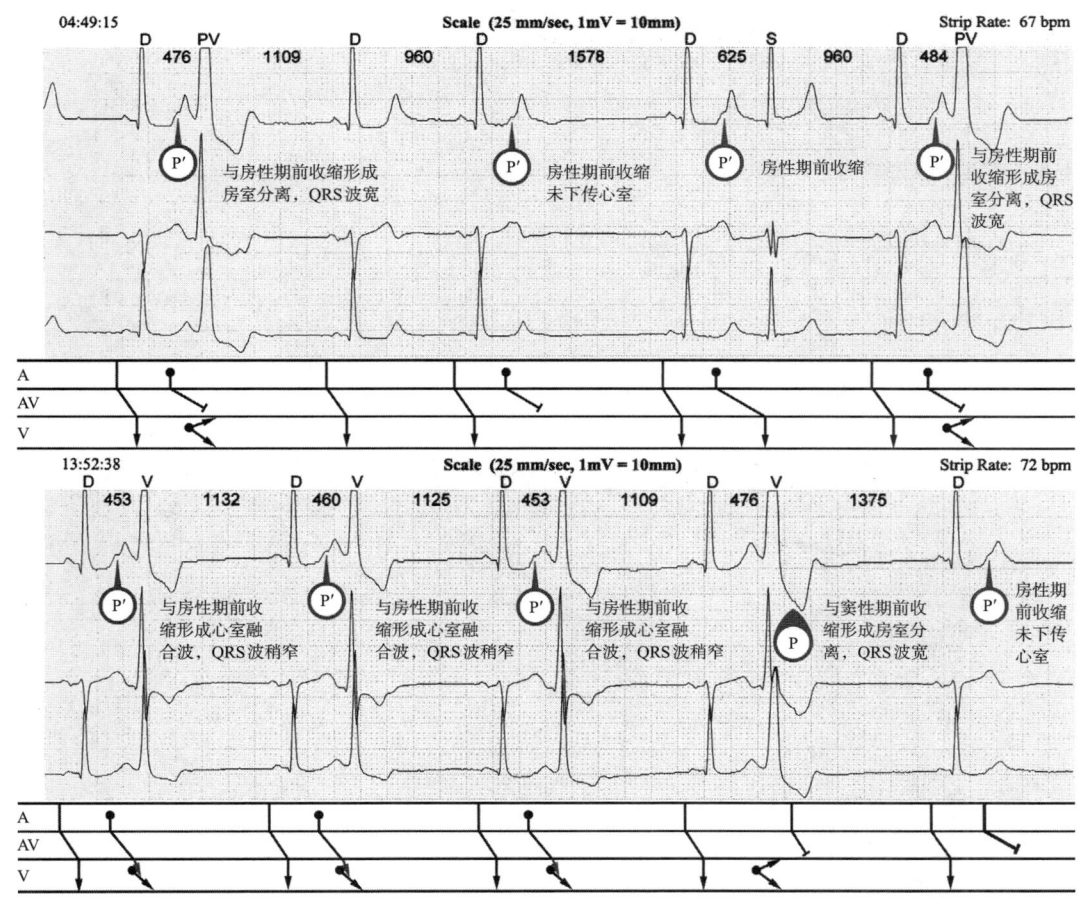

图2-5-52 室性期前收缩与房性期前收缩发生房室分离和心室融合波实例形成机制图解

室性期前收缩与房性期前收缩发生房室分离，有时酷似房性期前收缩伴心室内差异传导。

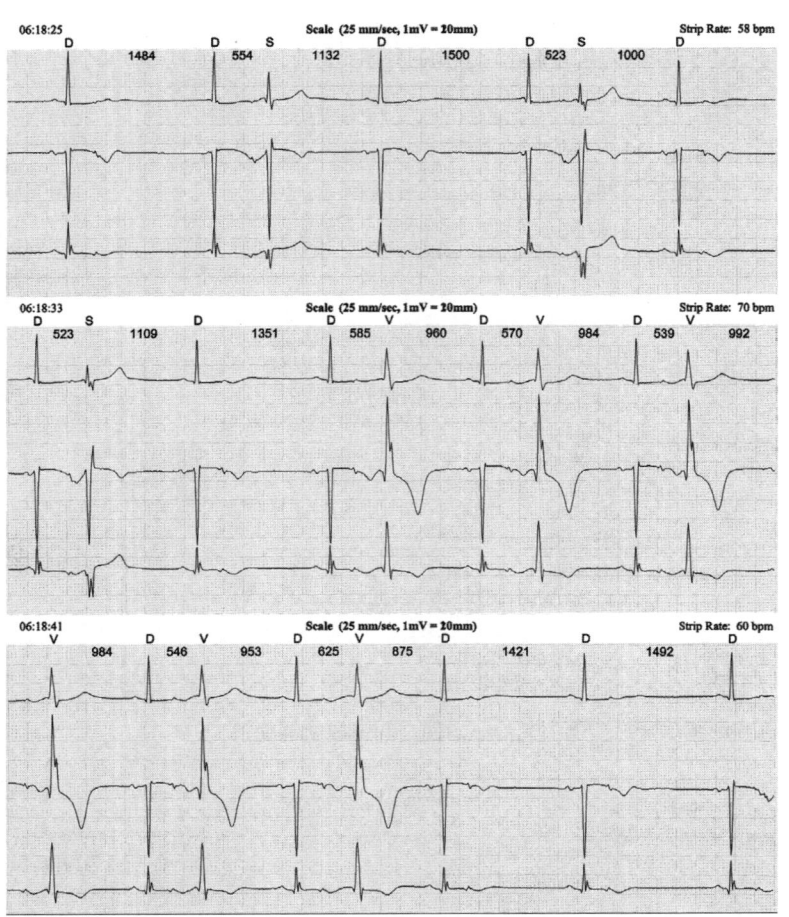

女性，46岁。
记录导联依次为：CC5导联、CM1导联和模拟Ⅱ导联。
中图图解见2-5-54。

窦性心律
房性期前收缩
部分未下传心室/部分伴心室内差异传导
室性期前收缩

图2-5-53　室性期前收缩与房性期前收缩形成房室分离实例

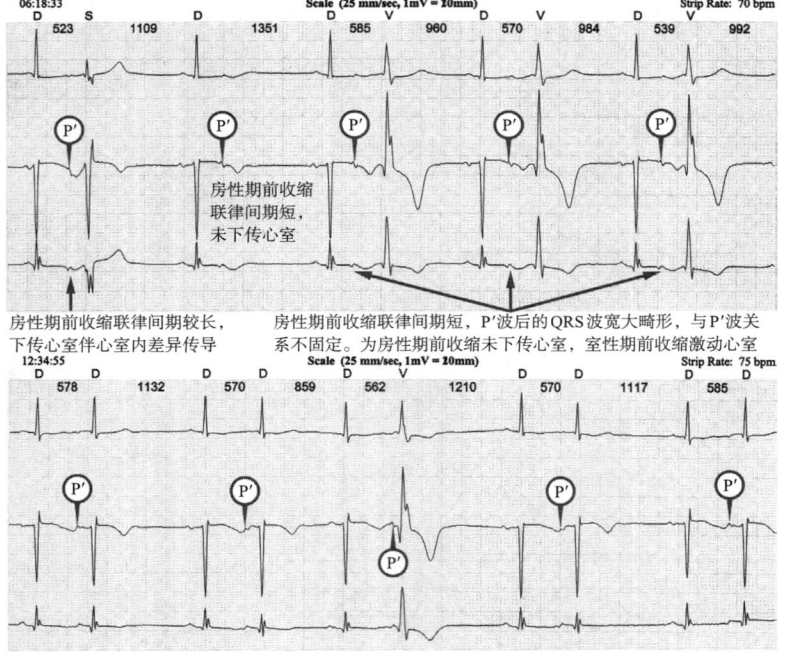

图中5次房性期前收缩，4次联律间期短，其中1次未下传心室，余3次后见宽大畸形的QRS波，是房性期前收缩伴心室内差异传导，还是室性期前收缩？下图是另一时段的图，图中有一次宽大畸形的QRS波，P'波在起始部。这是房室分离现象，提示宽大畸形的QRS波并非房性期前收缩伴心室内差异传导，而是室性期前收缩。根据QRS波形态，上图明确为室性期前收缩。

房性期前收缩联律间期长，下传心室时，室性期前收缩已激动心室，形成房室分离。这种形态的QRS波为室性期前收缩

图2-5-54　室性期前收缩与房性期前收缩形成房室分离实例图解

12. 室性期前收缩与室房逆向传导

通常，室性期前收缩的心电图特点是其前无相关P波，代偿间期完全。当室性期前收缩的心室冲动，经房室结或房室旁道，逆行传导并激动心房，称为室房逆向传导。室房逆向传导常发生在窦性心动过缓中，室房逆向传导的冲动若能提前激动窦房结，使得窦房结节律重整，则室性期前收缩的代偿间期不完全。

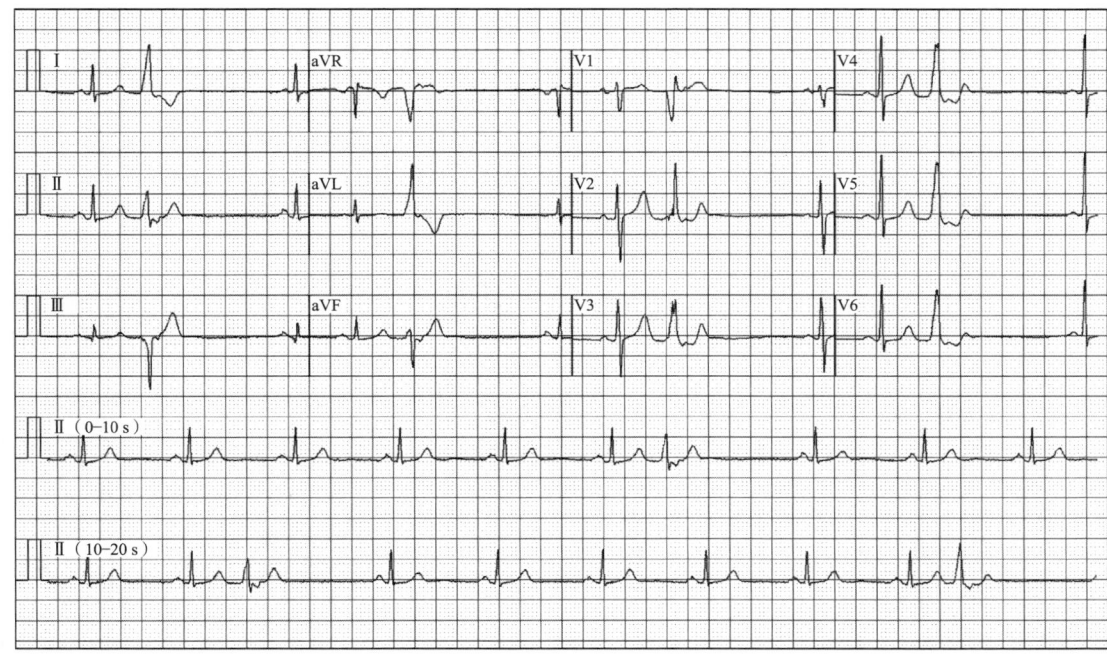

男性，77岁。
窦性心率58次/分；
PR间期150 ms；
QRS波时间73 ms。

窦性心动过缓
室性期前收缩

图2-5-55 室性期前收缩与室房逆向传导实例

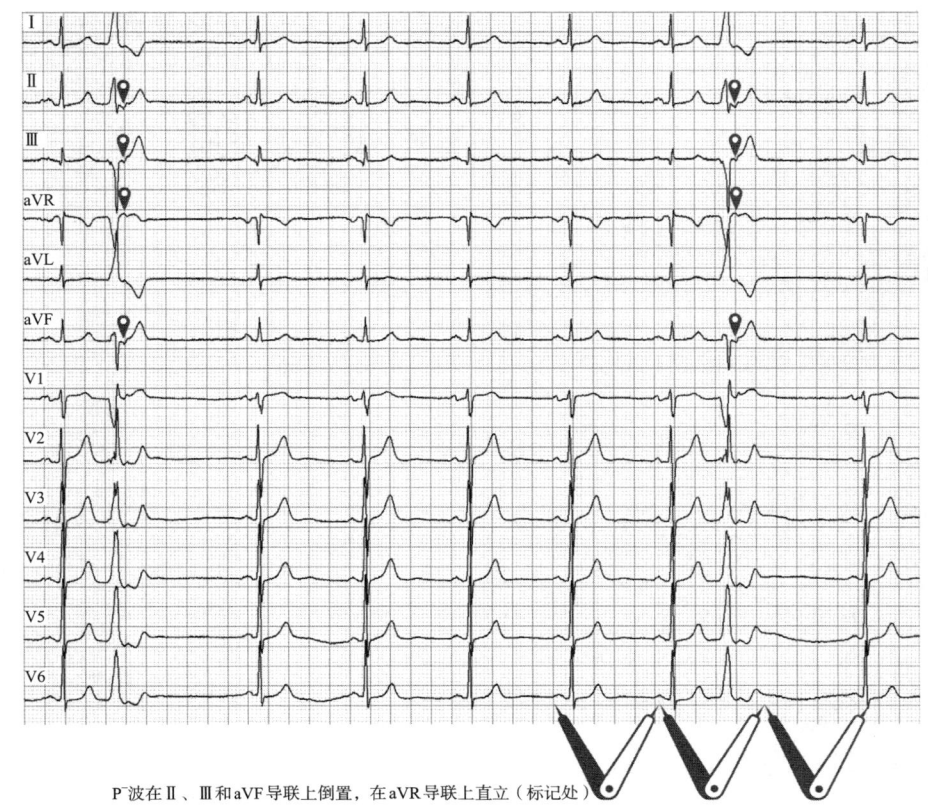

本图室性期前收缩的QRS波后可见P波。P波在Ⅱ、Ⅲ和aVF导联上倒置，在aVR导联上直立，为室房逆向传导的P波（P⁻波）。测量室性期前收缩前后P波的PP间期＜原窦性PP间期的2倍，提示室房逆向传导的冲动，提前激动窦房结，窦房结节律被重整。

代偿间期不完全

P⁻波在Ⅱ、Ⅲ和aVF导联上倒置，在aVR导联上直立（标记处）

图2-5-56 室性期前收缩与室房逆向传导实例同步12导联图解

(1)室性期前收缩与室房逆向传导和代偿间期不完全

室房逆向传导现象可以使心律失常的心电图改变呈现更多的复杂性。有时逆行P波重叠在室性期前收缩的QRS-T波群中,不易确认,此时可根据代偿间期不完全来判断是否存在室房逆向传导。

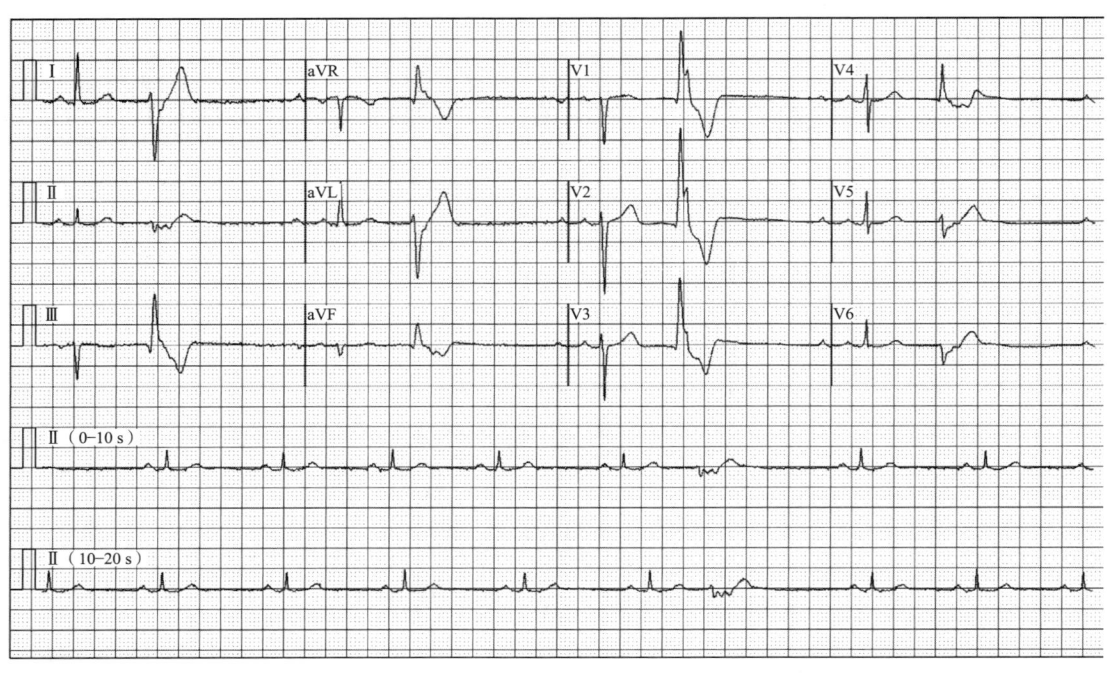

男性,49岁。
窦性心率54次/分;
PR间期182 ms;
QRS波时间82 ms。

窦性心动过缓
室性期前收缩

图 2-5-57　室性期前收缩与室房逆向传导和代偿间期不完全实例

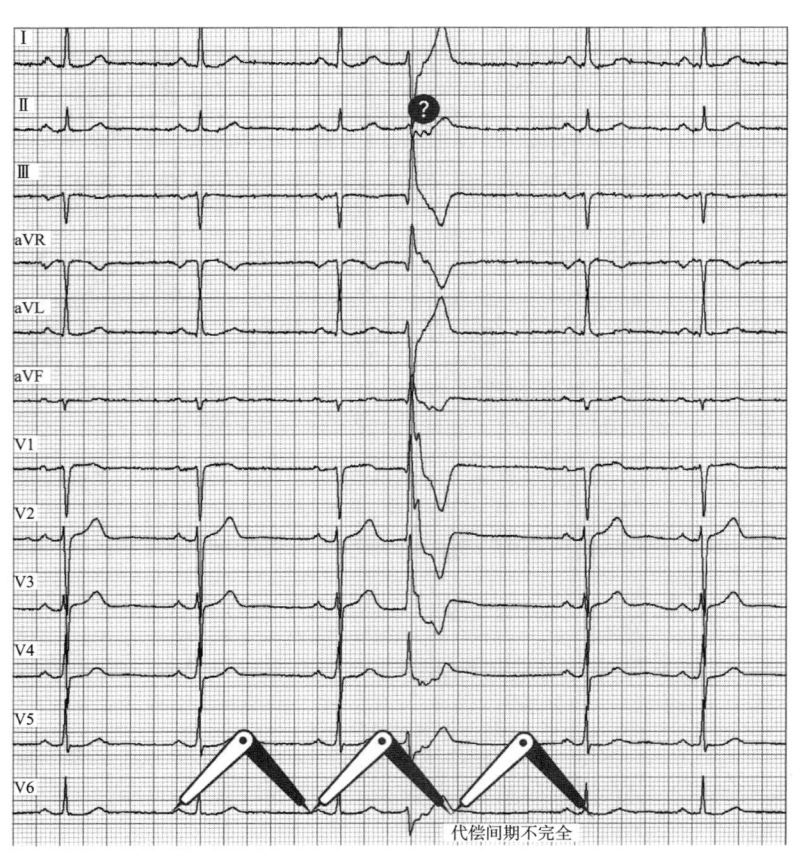

本图室性期前收缩的QRS波后可见P波,尽管不易确定P波的方向,但测量该P波与室性期前收缩前和后的PP间期、室性期前收缩的代偿间期,可以明确存在室房逆向传导。在窦性心动过缓中,室性期前收缩更易发生室房逆传。

◎ 室性期前收缩的代偿间期不完全,存在室房逆向传导。

图 2-5-58　室性期前收缩与室房逆传和代偿间期不完全实例同步12导联图解

（2）室性期前收缩二联律与室房逆向传导

室性期前收缩二联律，无连续的窦性P波。若QRS波内有P波重叠，可测量此P波与前窦性P波的间期和与后窦性P波的间期，来判断此P波是窦性P波，还是室房逆向传导的P⁻波。

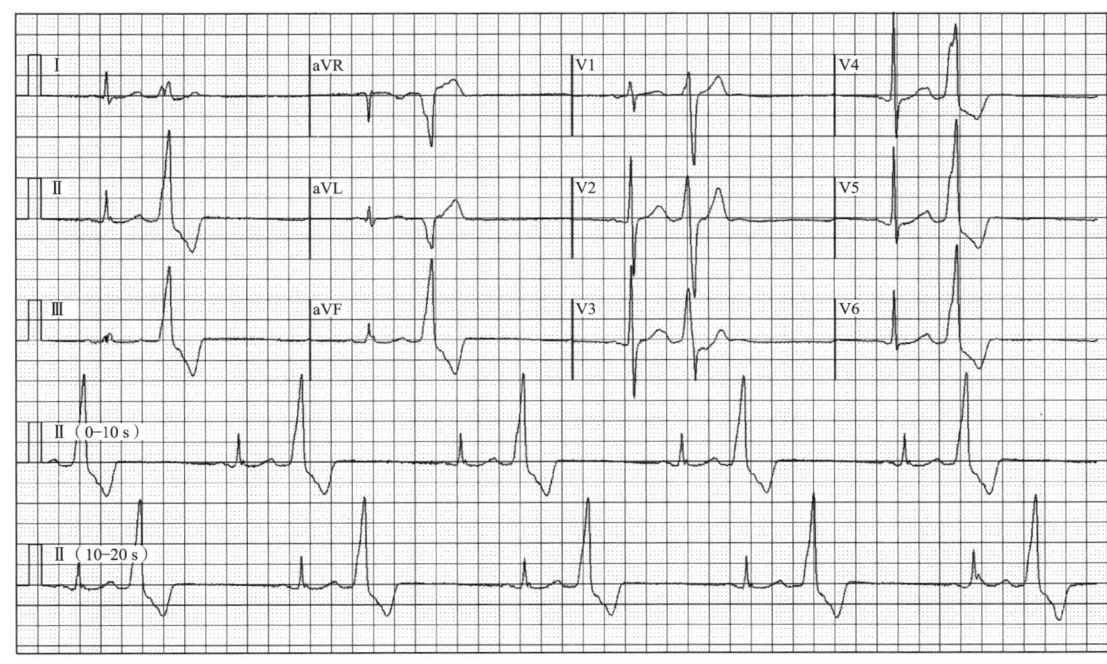

男性，70岁。
心室率57次/分；
PR间期188 ms；
QRS波时间100 ms。

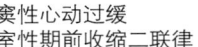
窦性心动过缓
室性期前收缩二联律

图2-5-59 室性期前收缩二联律与室房逆向传导实例

> 本图室性期前收缩二联律，QRS波后可见P波（标记处）。测量此P波与前窦性P波的间期明显<其与后窦性P波的间期，可以确定此P波为室房逆向传导的P⁻波。无论室房逆向传导是否重整窦房结节律，根据室性期前收缩前后的PP间期（>2 000 ms），可以判断本图存在窦性心动过缓。

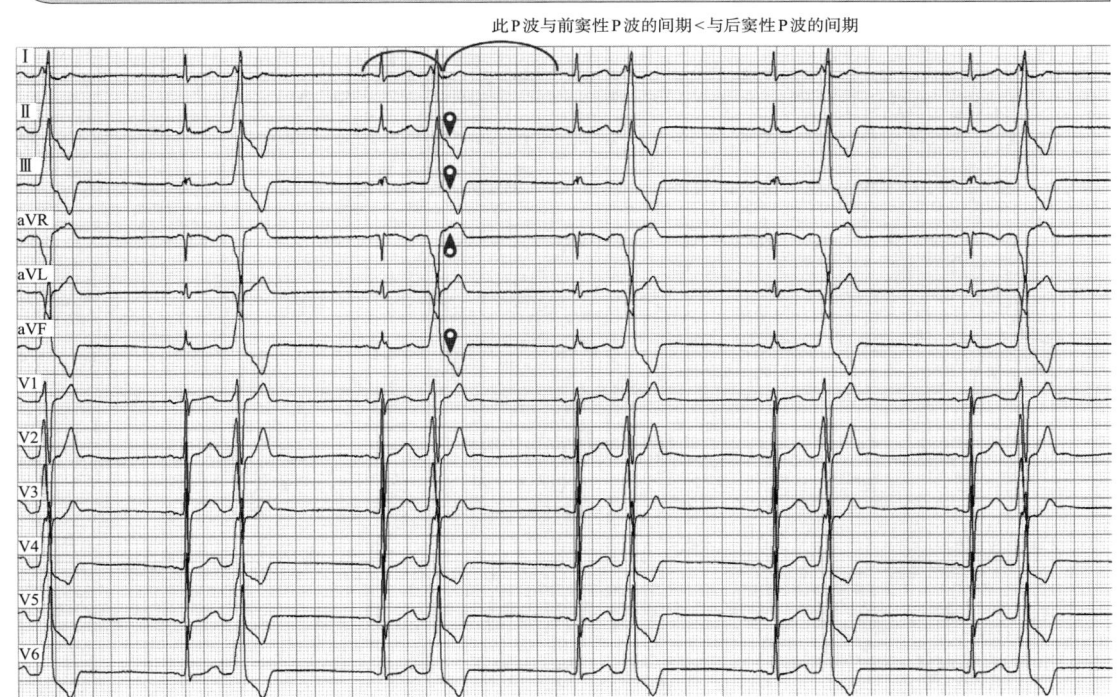

图2-5-60 室性期前收缩二联律与室房逆向传导实例同步12导联图解

（3）室性期前收缩与间歇性室房逆向传导

室性期前收缩发生室房逆向传导，可呈现出持续性、间歇性及频率依赖性，使得心电图复杂化。

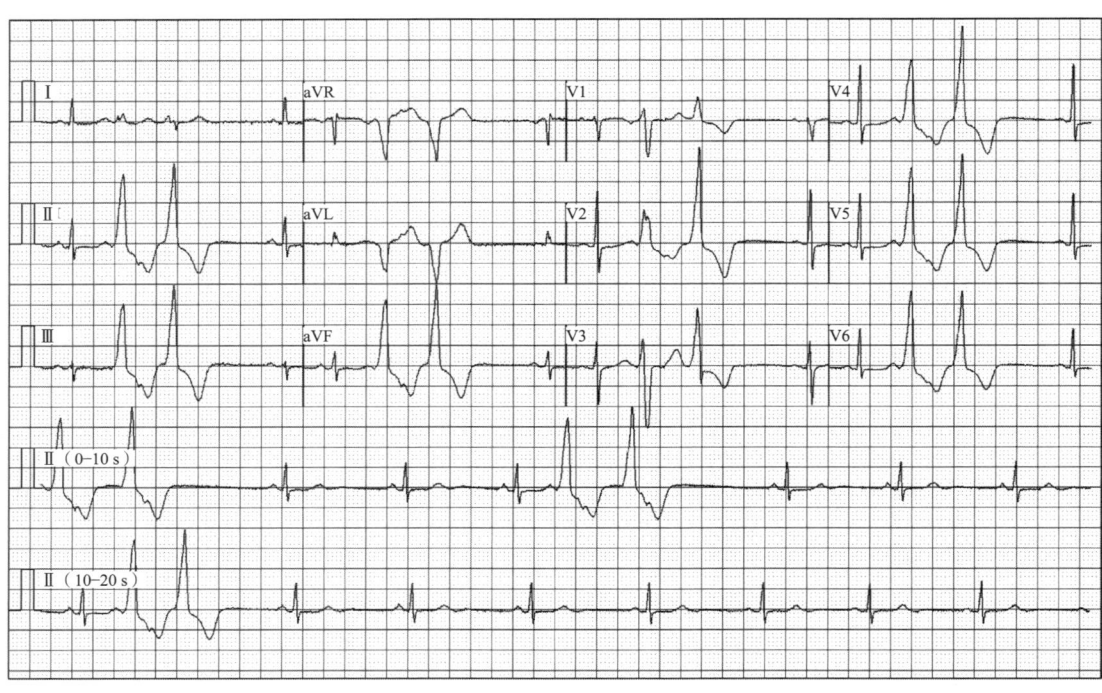

女性，64岁。
窦性心率54次/分；
PR间期142 ms；
QRS波时间82 ms。

窦性心动过缓
室性期前收缩连发

图2-5-61 室性期前收缩与间歇性室房逆向传导实例

> 本图中有3次室性期前收缩连发，连发之间的间期不等，前两次间期长，两个室性期前收缩后均发生室房逆向传导。后一次间期短，第二个室性期前收缩后则未发生。最可能的机制是逆向传导的冲动在心房内遇到不应期。

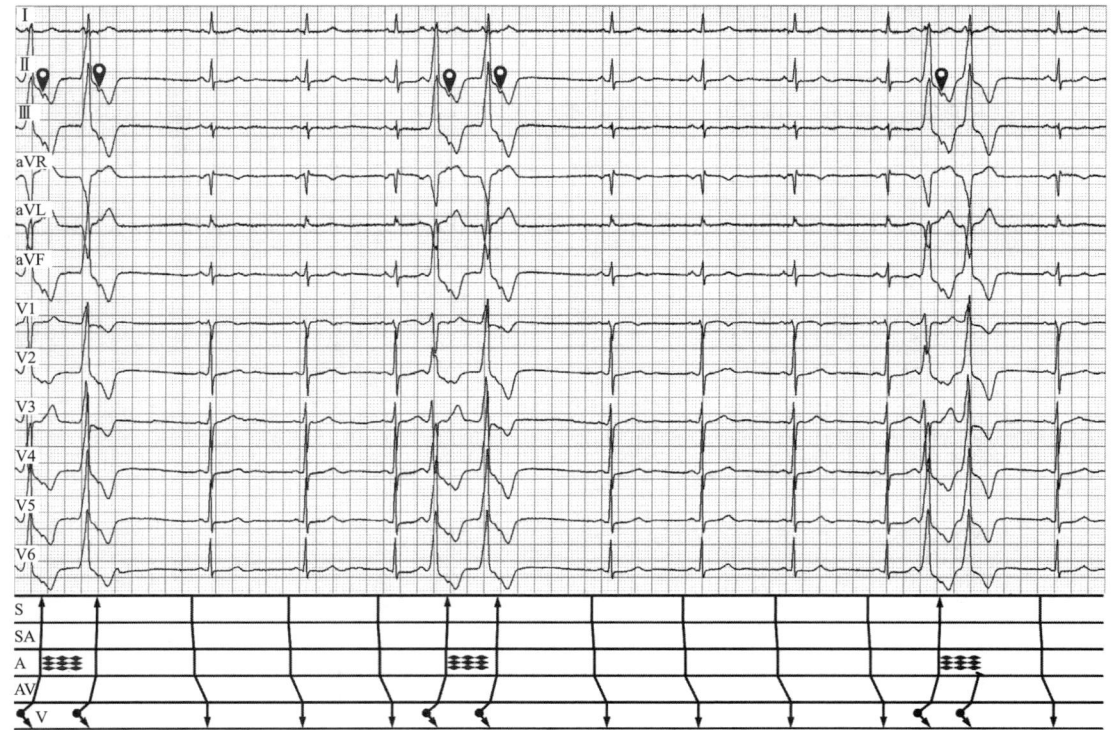

图2-5-62 室性期前收缩与间歇性室房逆向传导实例形成机制图解

（4）室性期前收缩与室房逆向传导和房室结双径路

室性期前收缩发生室房逆向传导可能与房室结双径路有关。

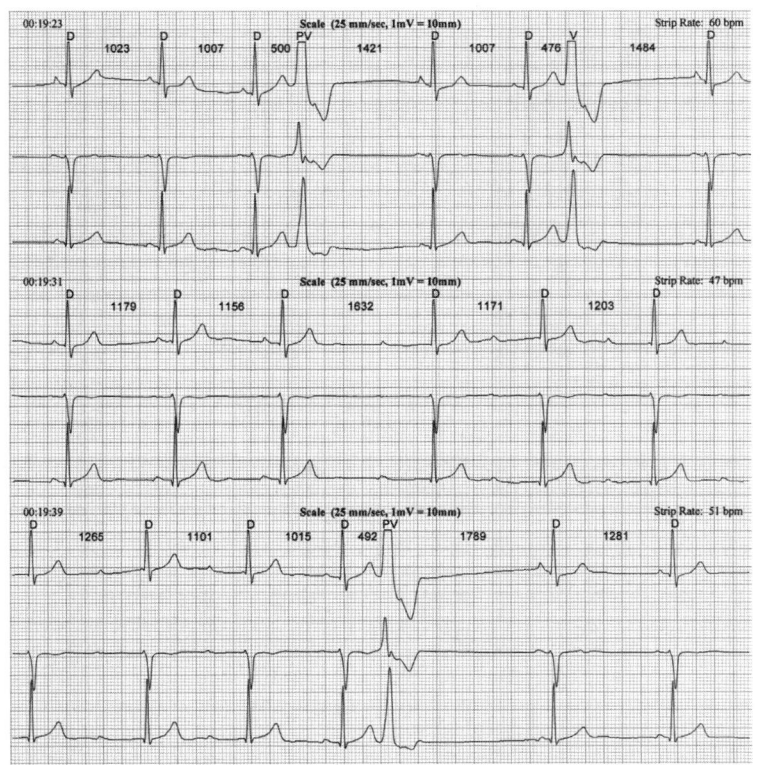

男性，48岁。
为连续记录心电图。
记录导联依次为：模拟Ⅱ导联、CM1导联和CC5导联。

窦性心律
室性期前收缩
房室结双径路

图2-5-63　室性期前收缩与室房逆向传导和房室结双径路实例

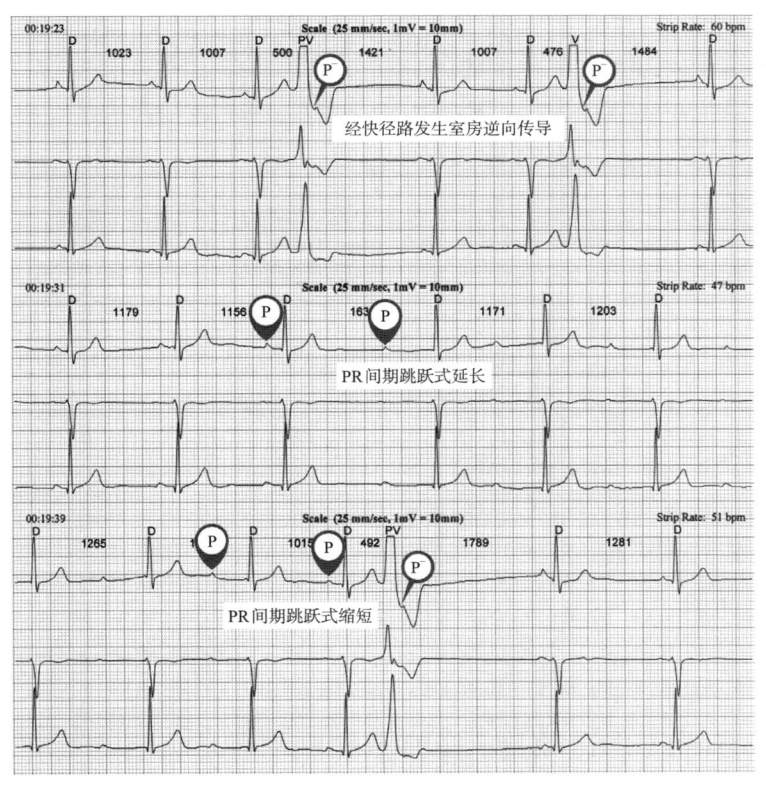

窦性心律，心率不变，PR间期跳跃式改变，通常>60 ms，提示房室结双径路。本图中所有室性期前收缩均发生室房逆向传导，P⁻波清晰可见，在ST段上。中图中窦性心率不变，PR间期跳跃式延长，下图中跳跃式缩短，提示房室结双径路。由此可见室性期前收缩发生室房逆向传导与房室结双径路有关。

◎ PR间期跳跃式改变，提示房室结双径路。

图2-5-64　室性期前收缩与室房逆向传导和房室结双径路实例图解

（5）室性期前收缩与室房逆向传导和房室旁道

室性期前收缩发生室房逆向传导也可能与房室旁道有关。

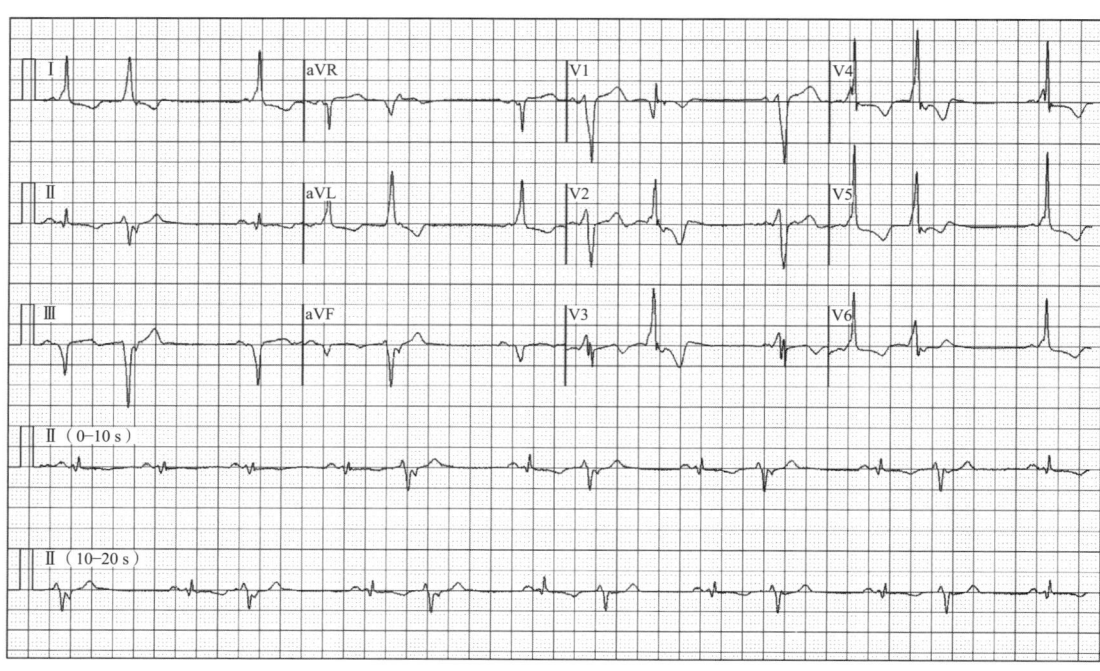

男性，88岁。
窦性心率65次/分；
PR间期110 ms；
QRS波时间124 ms。

窦性心律
室性期前收缩二联律
心室预激

图2-5-65 室性期前收缩与室房逆向传导和房室旁道实例

> 本图窦性心律时呈心室预激改变，提示存在房室旁道。图中室性期前收缩二联律，所有的QRS波后均可见P⁻波（标记处），代偿间期均不完全，提示心室冲动经房室旁道发生室房逆向传导，并重整窦房结节律。

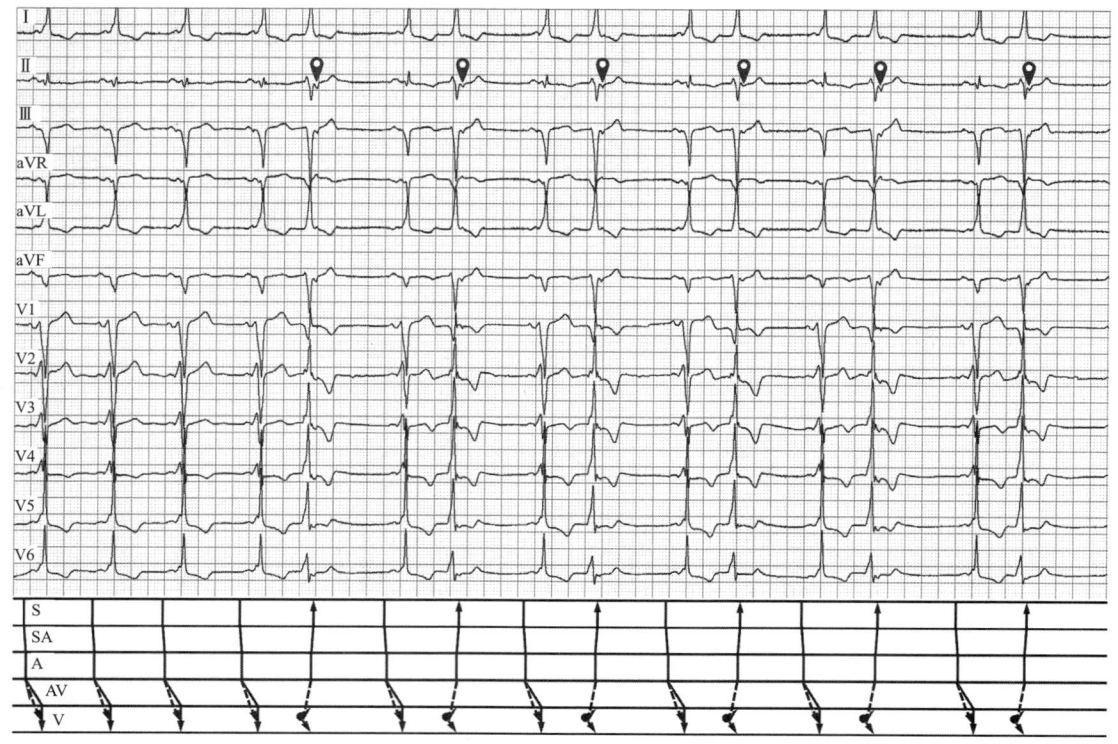

注：---代表房室旁道传导。

图2-5-66 室性期前收缩与室房逆向传导和房室旁道实例形成机制图解

（6）室性期前收缩与室房逆向传导和室性反复搏动

室性期前收缩经房室交界区发生室房逆向传导，激动心房后冲动再经房室交界区下传激动心室，称为室性反复搏动。

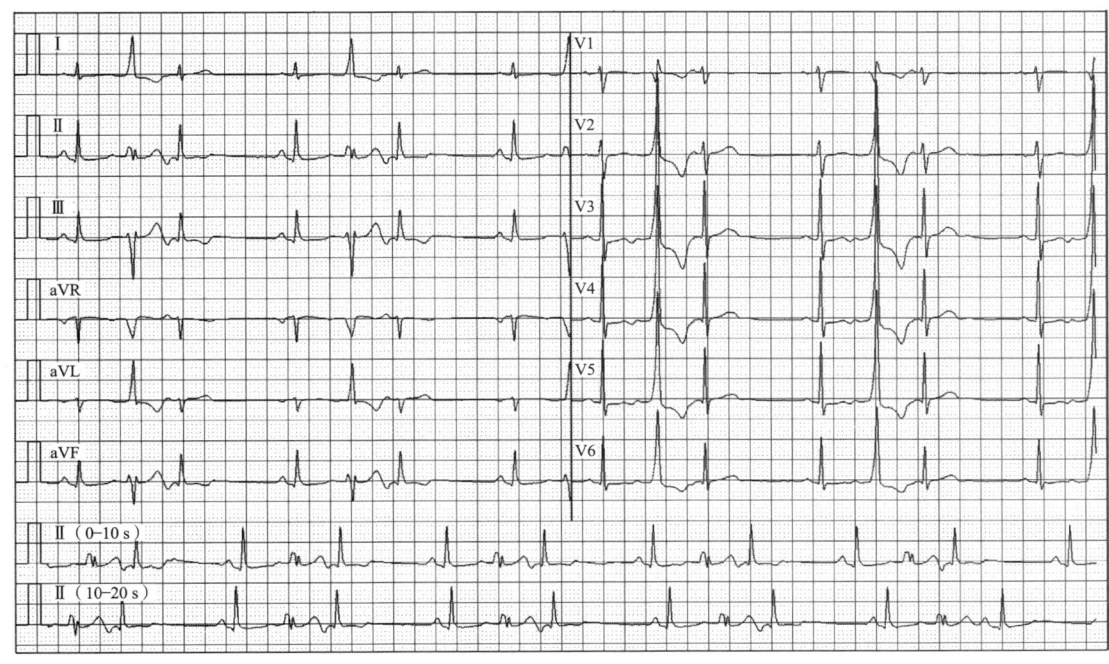

男性，57岁。
平均心室率83次/分；
PR间期158 ms；
QRS波时间78 ms。

窦性心律
室性期前收缩
室性反复搏动

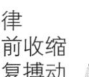

图2-5-67　室性期前收缩与室房逆向传导和室性反复搏动实例

本图室性期前收缩后可见P⁻波（标记处），P⁻波后有QRS波，QRS波形态正常，RP⁻间期>200 ms。呈现典型的室性反复搏动的心电图特点。观察P波形态和测量PP间期，能与插入性室性期前收缩鉴别。

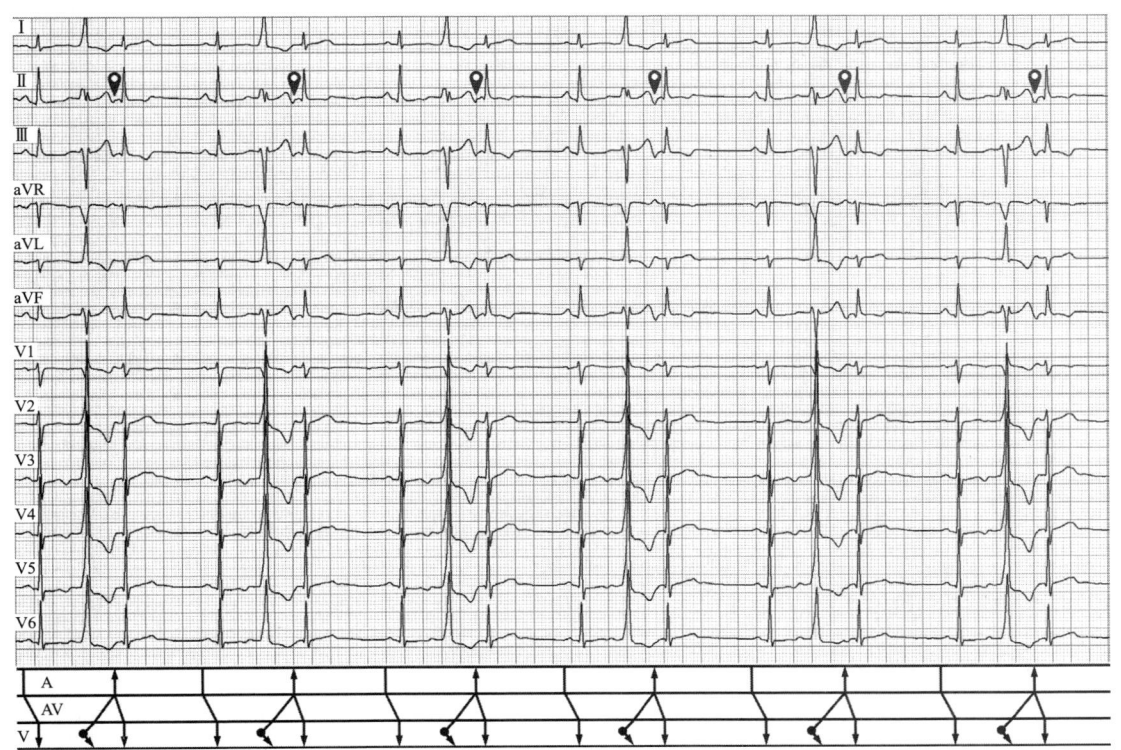

图2-5-68　室性期前收缩与室房逆向传导和室性反复搏动实例形成机制图解

（7）室性期前收缩与室房逆向传导和室性反复心律

室性期前收缩发生一次室性反复搏动后，若反复条件存在，可连续发生反复搏动，形成室性反复心律。

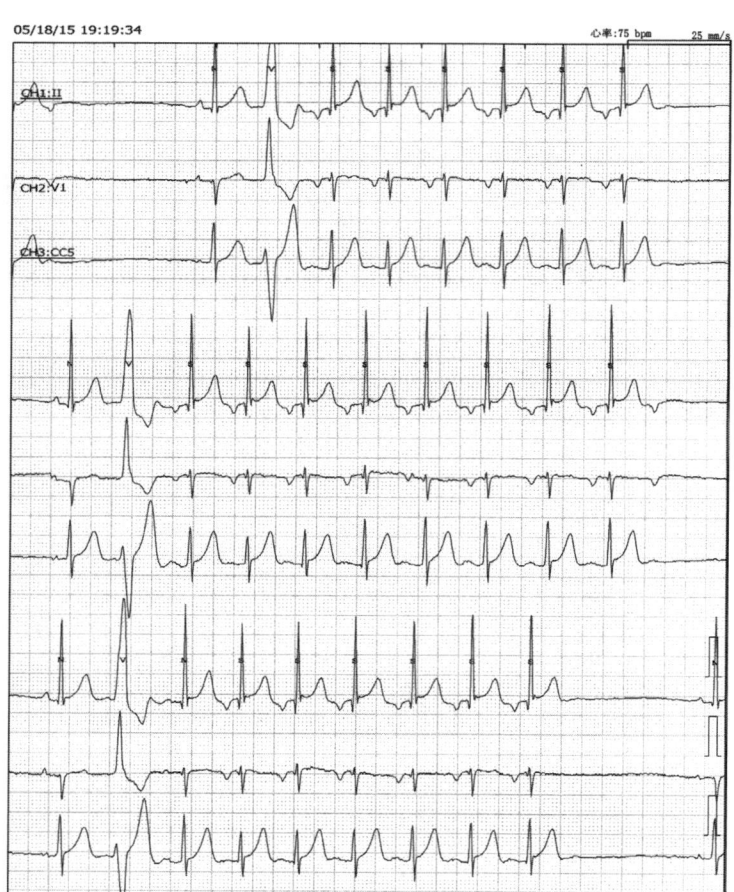

男性，40岁。

窦性心律
室性期前收缩
室性反复搏动
反复心律

图2-5-69　室性期前收缩与室房逆向传导和室性反复心律实例

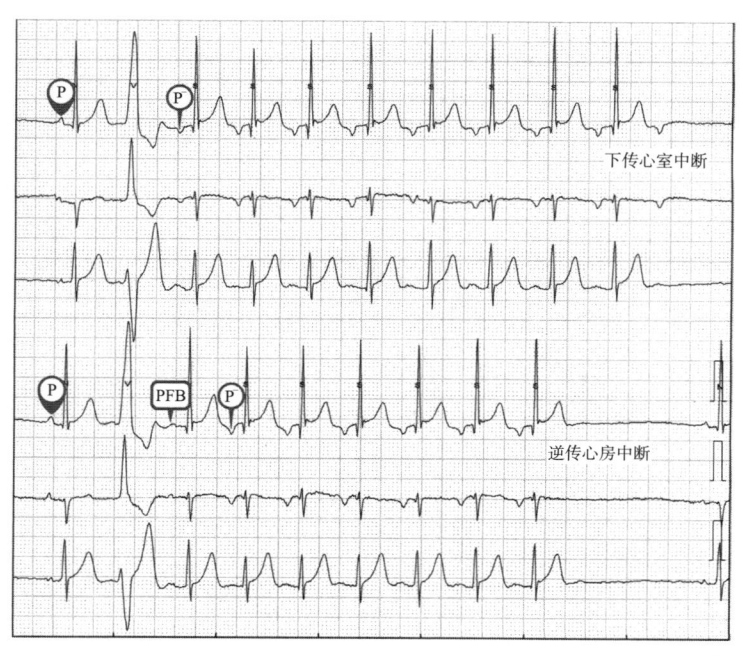

本病例频发室性期前收缩。在夜间窦性心率较低时，心室冲动发生逆向传导，激动心房，再下传心室，连续反复形成反复心律。P波清晰可见。其中一次反复时，心室逆行冲动与窦性冲动在心房形成融合波，此P波形态介于窦性P波与P⁻波之间（PFB标记处）。

图2-5-70　室性期前收缩与室房逆向传导和室性反复心律实例图解

(8）室性期前收缩与室性反复搏动和房室结双径路

室性期前收缩发生室性反复搏动通常与房室结双径路有关，即心室异位冲动经一侧径路逆向传导激动心房，再经另一侧径路前向传导激动心室。若经慢径路下传心室，可见P¯R间期延长。

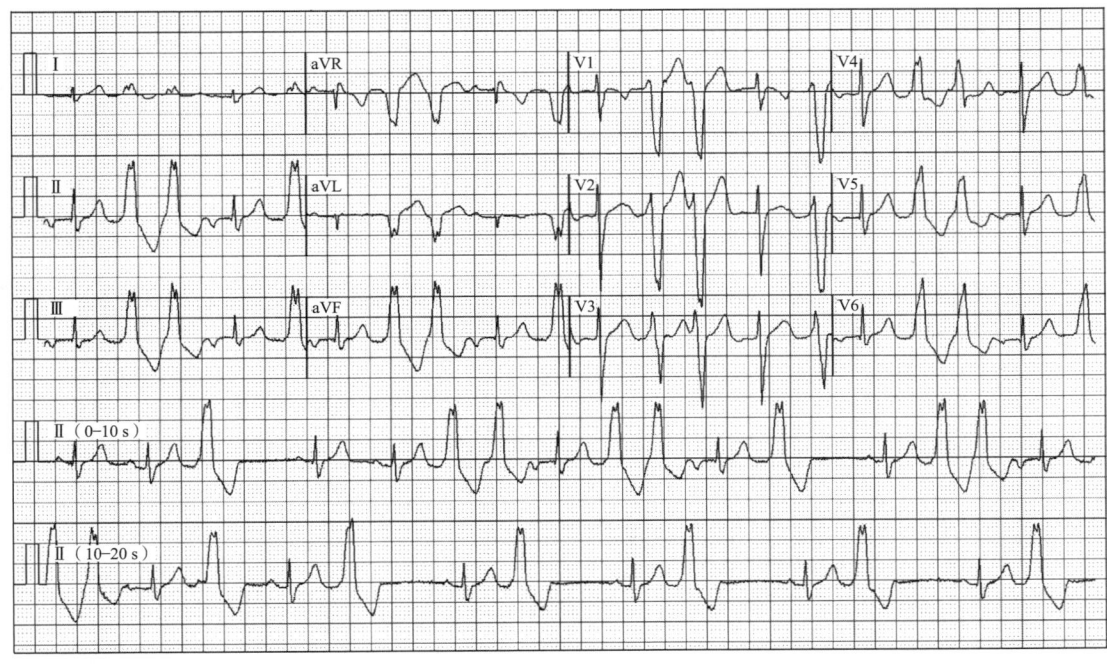

男性，28岁。
平均窦性心率82次/分；
PR间期186 ms；
QRS波时间108 ms。

窦性心律不齐
室性期前收缩
室性期前收缩连发
室性反复搏动

图2-5-71　室性期前收缩与室性反复搏动和房室结双径路实例

本图室性期前收缩频繁发生室性反复搏动，反复搏动的P¯R间期延长，与慢径路下传心室有关，并提示存在房室结双径路的可能。

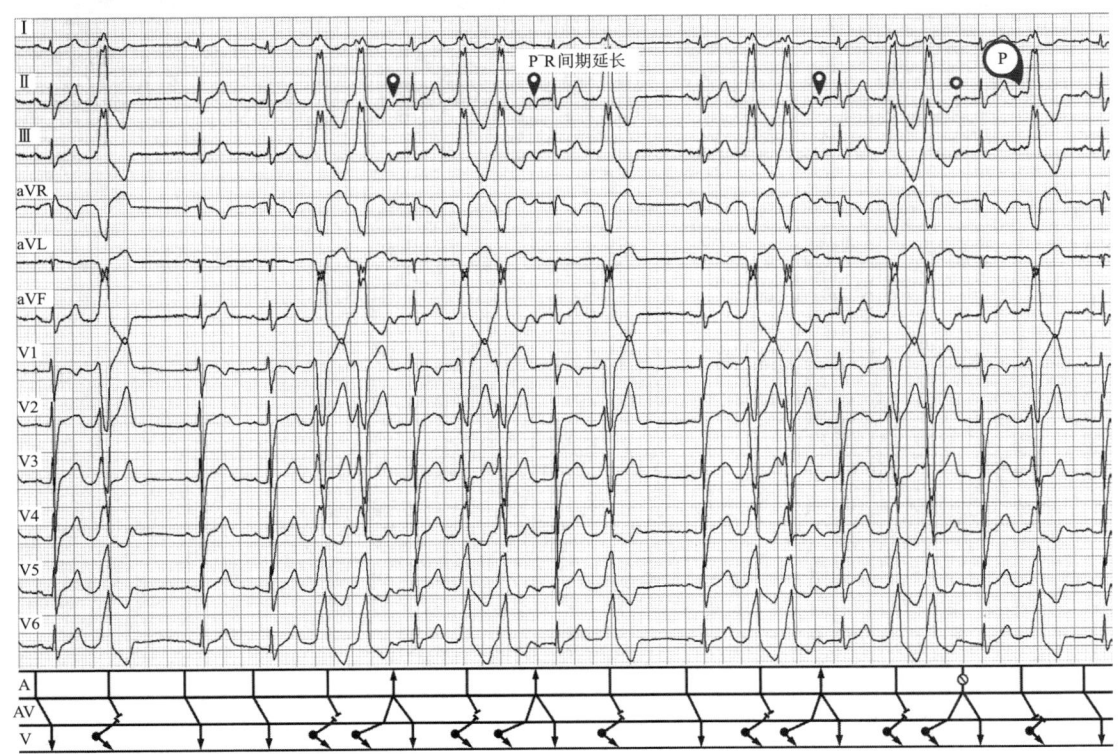

注：◐心房融合波。

图2-5-72　室性期前收缩与室性反复搏动和房室结双径路实例形成机制图解

（9）室性期前收缩与室房逆向传导和窦房传导

室性期前收缩发生室房逆向传导，可使得心房和窦房结先后提前激动，出现不完全的代偿间期。若室房逆传仅提前激动心房，并未提前激动窦房结，可使得心电图更为复杂化。

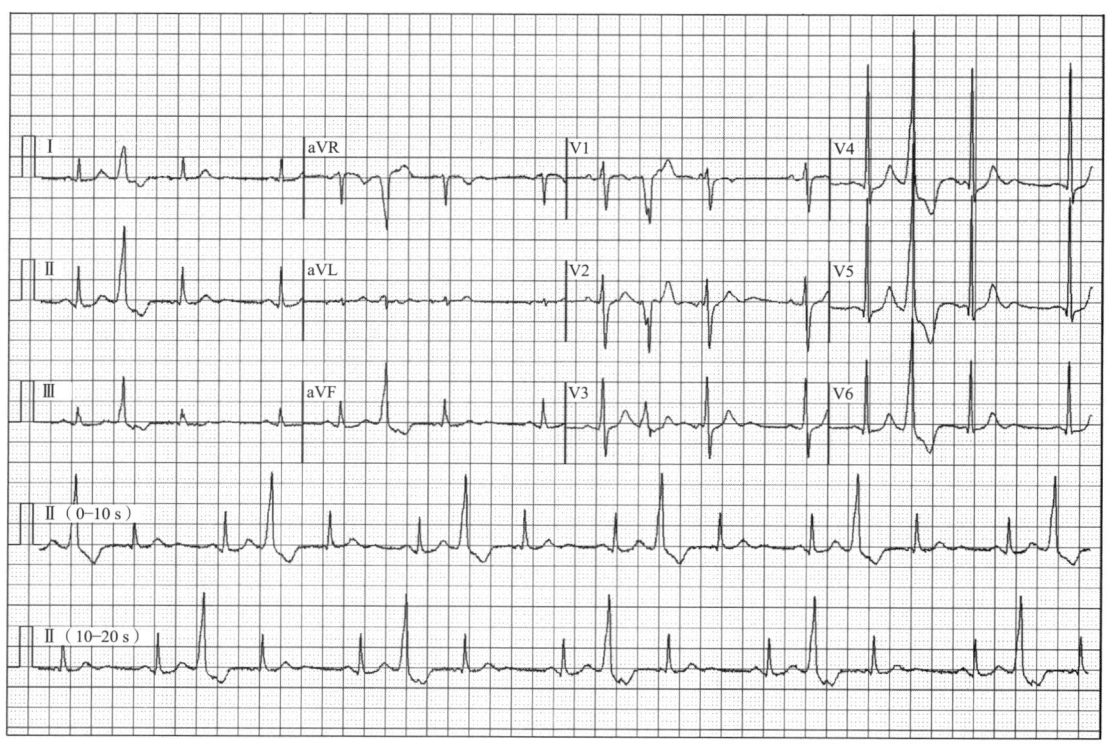

女性，69岁。
窦性心率66次/分；
PR间期142 ms；
QRS波时间92 ms。

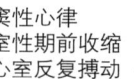

窦性心律
室性期前收缩
心室反复搏动

图2-5-73 室性期前收缩与室房逆向传导和窦房传导实例

本图胸导联P波更为清晰，图中室性期前收缩后可见P⁻波（标记处），在P⁻波后约400 ms处有窦性P波。测量窦性PP间期，可以发现室房逆向传导的冲动并没有提前激动窦房结，只是在窦房交界区形成不应期，使得窦性冲动向心房传导略有延迟。该窦性P波与其后QRS波重叠，因此该QRS波并非窦性P波下传，而是由室房逆向传导的P⁻波缓慢下传。形成室性期前收缩室房逆向传导的机制最可能是房室结双径路，心室的冲动经快径路逆向传导，经慢径路前向传导。

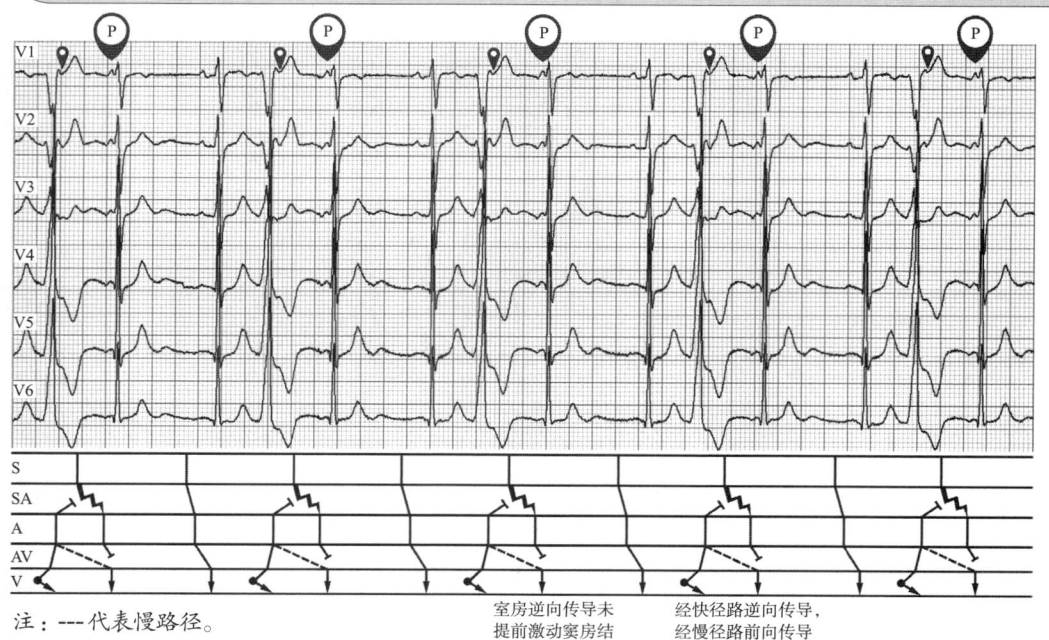

图2-5-74 室性期前收缩与室房逆向传导和窦房传导实例形成机制图解

13. 插入性室性期前收缩与房室传导

插入性室性期前收缩其后的窦性PR间期延长，其形成机制有两种解释。其一是室性期前收缩隐匿激动房室交界区，产生不应期，使得其后的窦性冲动在房室交界区的相对不应期中缓慢下传。其二是房室结存在双径路，室性期前收缩同时隐匿激动双径路产生不应期，快径路不应期长，其后的窦性冲动在不应期短的慢径路中缓慢下传。

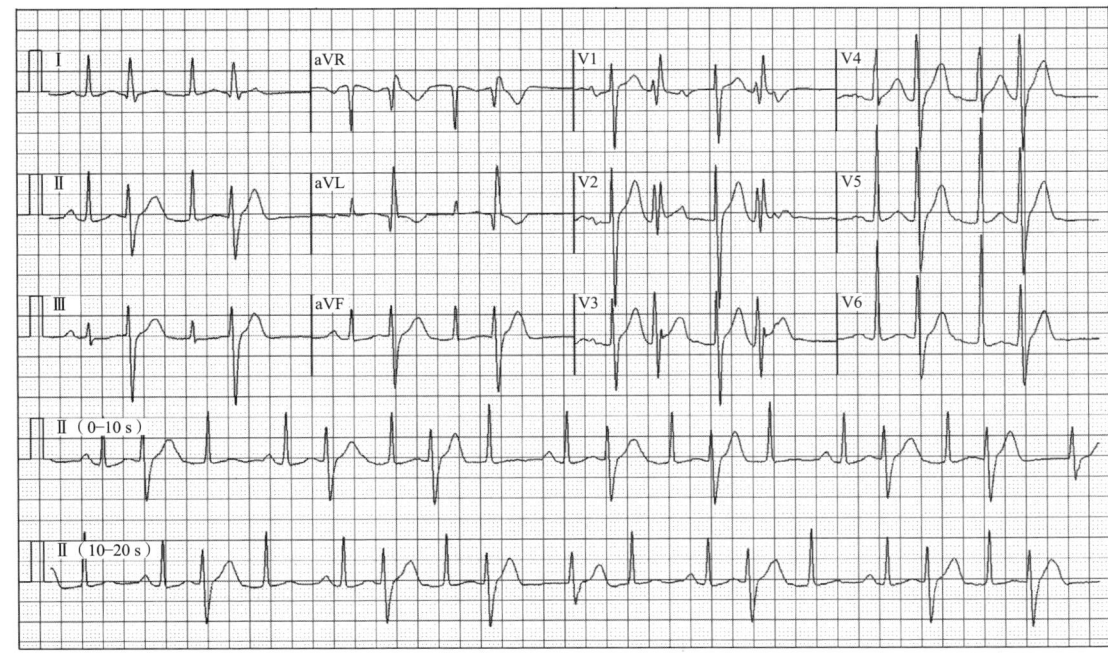

男性，58岁。
窦性心率70次/分；
PR间期160/350 ms；
QRS波时间86 ms。

窦性心律
室性期前收缩
部分二联律
室性期前收缩连发

图 2-5-75　插入性室性期前收缩与房室传导实例

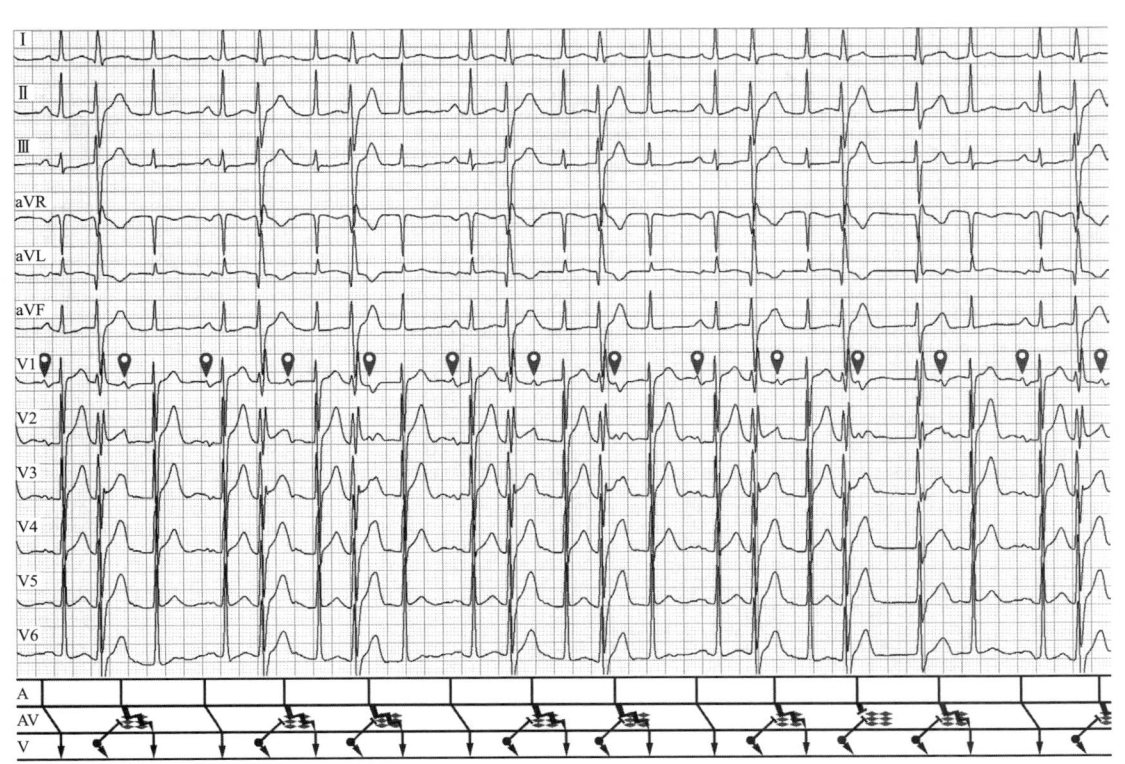

V1导联上P波清晰，插入性室性期前收缩后PR间期显著延长，原因是室性期前收缩影响了其后的房室传导。在没有房室结双径路的依据时，形成机制通常认为是窦性冲动在房室交界区的相对不应期中缓慢下传。

窦性冲动在房室结的相对不应期中缓慢下传

图 2-5-76　插入性室性期前收缩与房室传导实例形成机制图解

（1）插入性室性期前收缩与房室结双径路

插入性室性期前收缩其后的窦性PR间期延长，若持续发生，提示存在房室结双径路的可能。

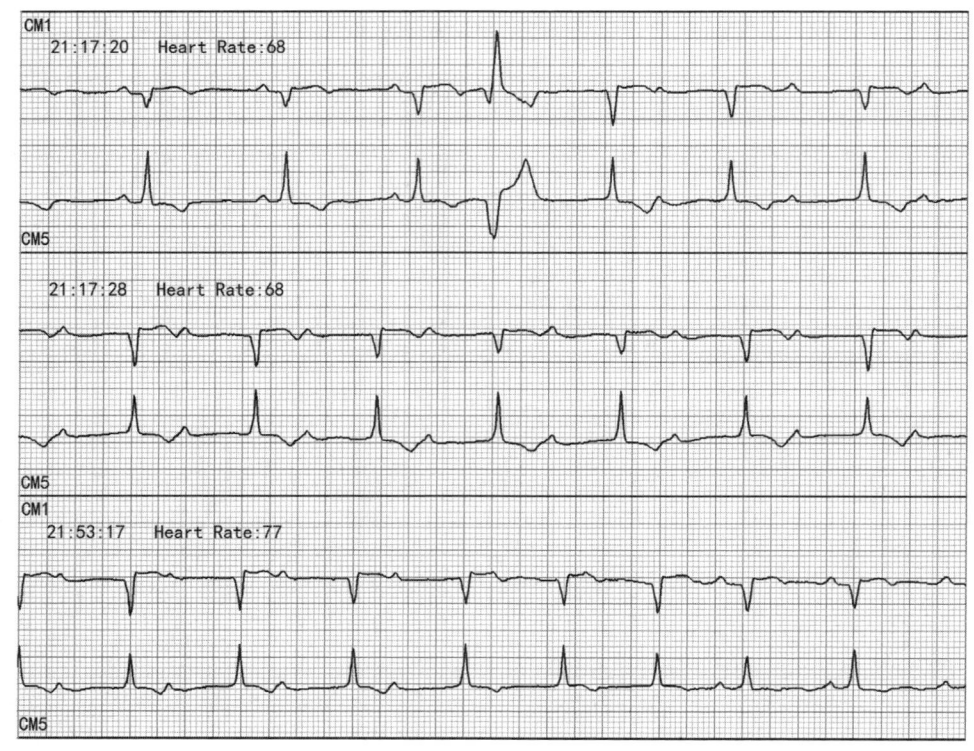

男性，48岁。

窦性心律
房性期前收缩连发
室性期前收缩
房室结双径路

图2-5-77　插入性室性期前收缩与房室结双径路实例

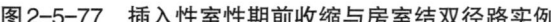

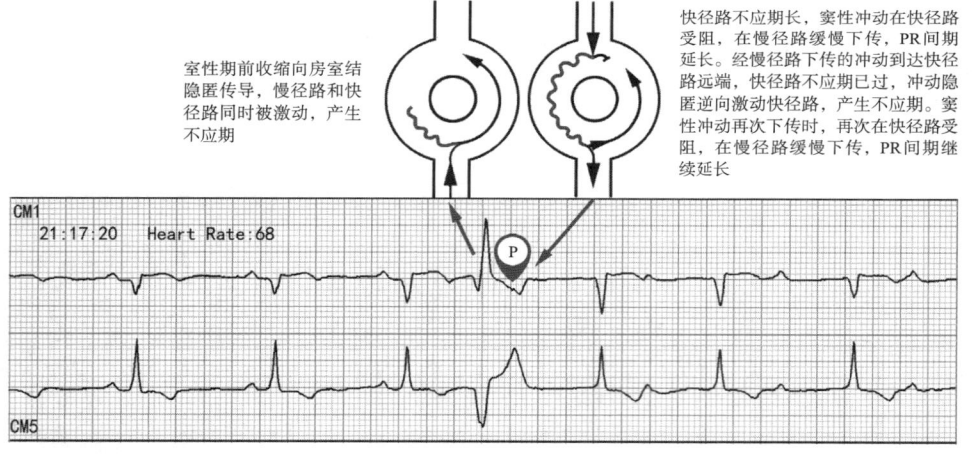

室性期前收缩向房室结隐匿传导，慢径路和快径路同时被激动，产生不应期

快径路不应期长，窦性冲动在快径路受阻，在慢径路缓慢下传，PR间期延长。经慢径路下传的冲动到达快径路远端，快径路不应期已过，冲动隐匿逆向激动快径路，产生不应期。窦性冲动再次下传时，再次在快径路受阻，在慢径路缓慢下传，PR间期继续延长

插入性室性期前收缩是否对房室结或双径路产生隐匿性传导，只有通过其后的PR间期来判断。本图室性期前收缩后出现连续的PR间期延长，提示房室结双径路，并可用慢径路向快径路连续隐匿传导来解释（蝉联现象）。

连续两次房性期前收缩，P'R间期继续延长。此后出现代偿。在代偿所形成的长的间期后，窦性冲动下传时，快径路的不应期已过，冲动在快径路下传，PR间期恢复正常

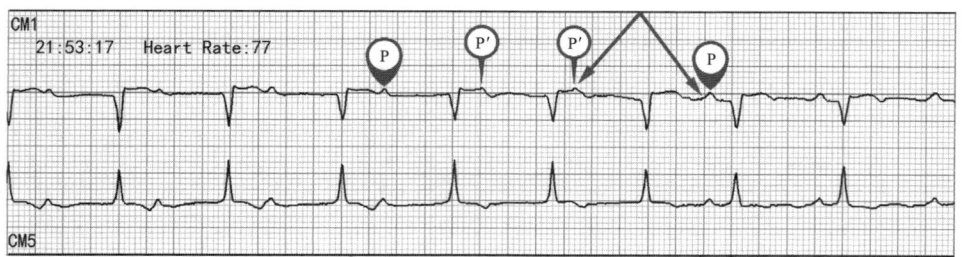

图2-5-78　插入性室性期前收缩与房室结双径路实例形成机制图解

（2）插入性室性期前收缩与房室传导阻滞的鉴别

插入性室性期前收缩不仅能使得其后的窦性PR间期延长，还能使得其后的窦性P波不能下传心室，酷似房室传导阻滞。

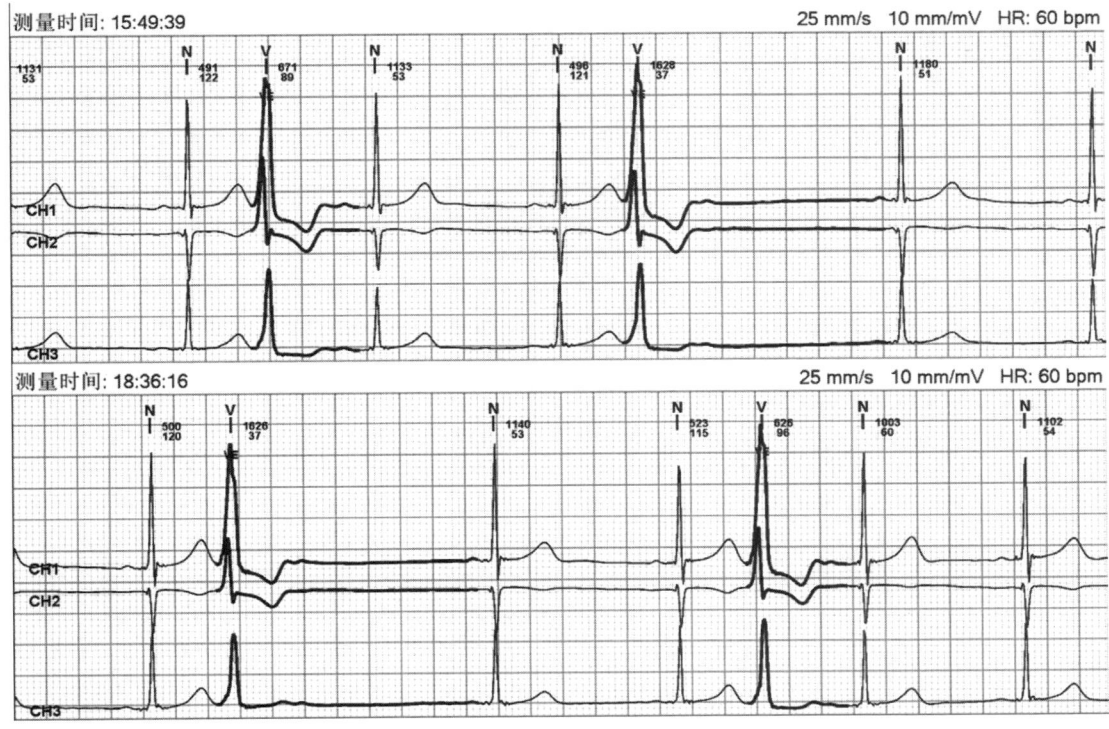

男性，36岁。
记录导联依次为：模拟Ⅱ导联、CM1导联和CC5导联。

窦性心动过缓
室性期前收缩

图2-5-79　插入性室性期前收缩与房室传导阻滞的鉴别实例

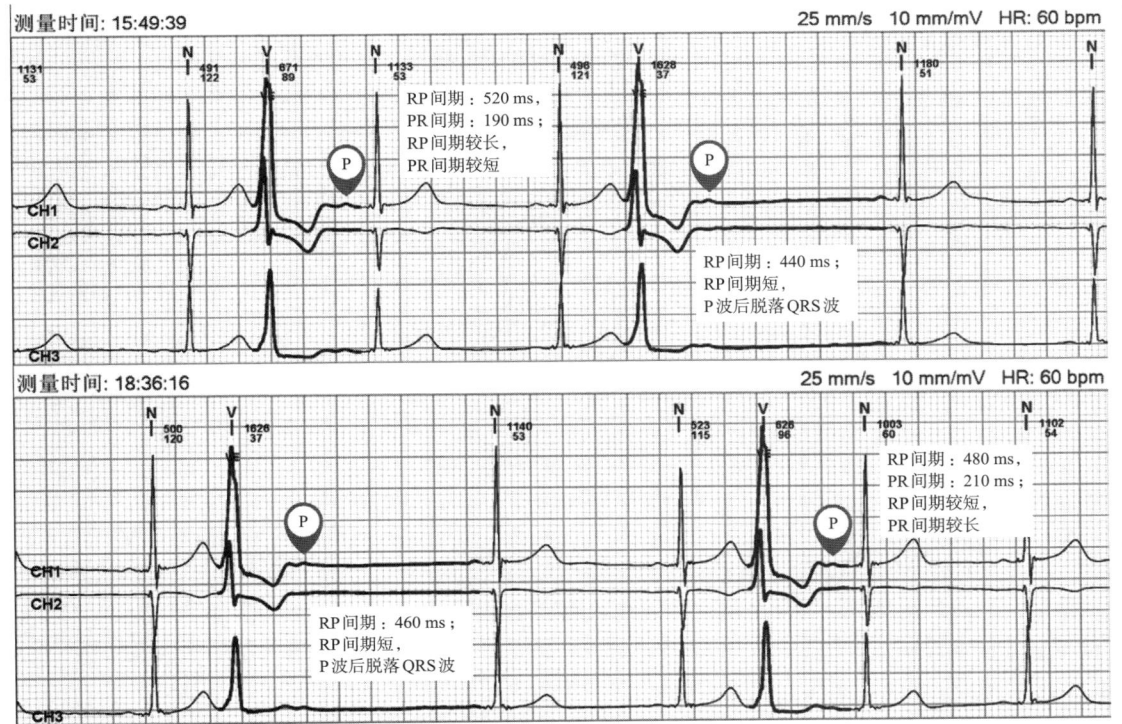

图2-5-80　插入性室性期前收缩与房室传导阻滞的鉴别实例图解

插入性室性期前收缩其后的窦性PR间期延长有两种机制解释，本图更适合用对房室交界区隐匿传导产生不应期来解释。测量室性期前收缩后的RP间期和窦性的PR间期可以发现：RP间期短，PR间期长，即P波落入了隐匿传导产生的相对不应期，传导速度慢；当RP间期缩短到一定值，P波后脱落QRS波，即P波落入隐匿传导产生的绝对不应期，P波不能下传心室，酷似房室传导阻滞。

（3）插入性室性期前收缩与窦性心动伴心室内差异传导

室性期前收缩在心室所形成的不应期，若呈插入性，可影响其后窦性冲动在心室内的传导，可使得窦性心动出现心室内差异传导。此时需与室性期前收缩连发鉴别，但不易鉴别。

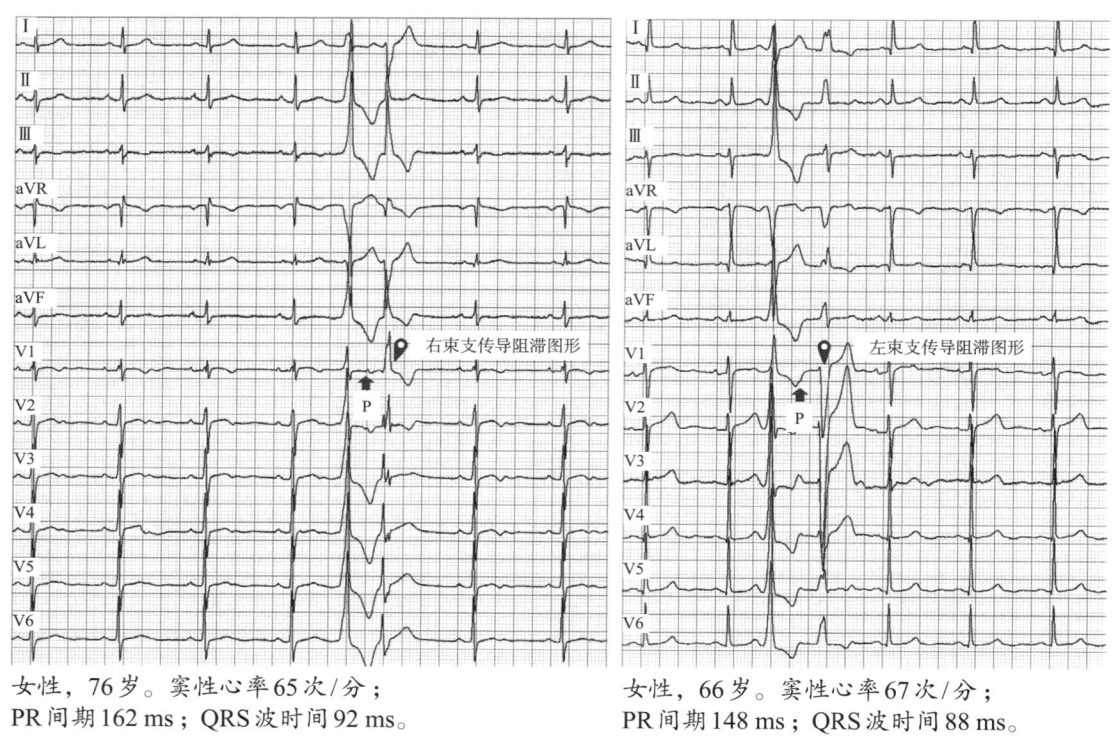

女性，76岁。窦性心率65次/分；
PR间期162 ms；QRS波时间92 ms。

女性，66岁。窦性心率67次/分；
PR间期148 ms；QRS波时间88 ms。

◎ 根据PR间期，结合QRS波呈典型的束支传导阻滞图形，考虑第二个宽大畸形的QRS波为窦性心动伴心室内差异传导。

图2-5-81 插入性室性期前收缩与窦性心动伴心室内差异传导实例一和实例二

（4）插入性室性期前收缩与窦性心动伴心室内差异传导和室性期前收缩连发鉴别

插入性室性期前收缩伴窦性心动心室内差异传导需与室性期前收缩连发鉴别。

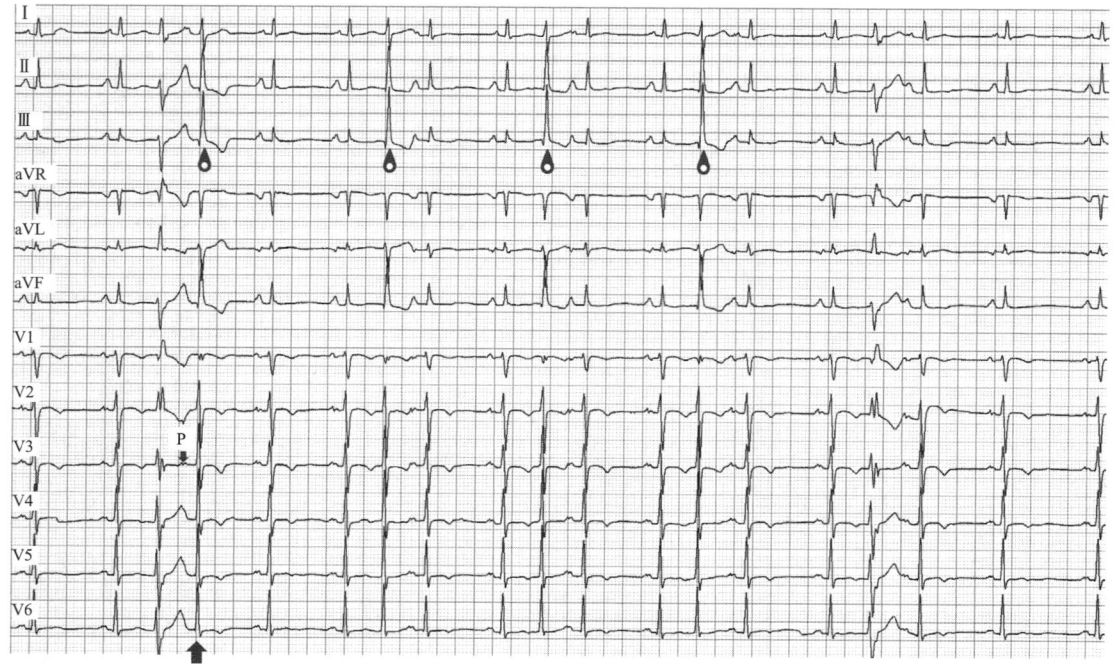

QRS波形态与其后三次插入性室性期前收缩的QRS波形态相同

女性，40岁。
窦性心率75次/分；
PR间期170 ms；
QRS波时间92 ms。

左图宽大畸形的QRS波呈两种形态。图中有一处有连续两次宽大畸形的QRS波。根据PR间期，第二个宽大畸形的QRS波有窦性心动伴心室内差异传导的可能，但其QRS波形态与其后三次插入性室性期前收缩的QRS波形态相同，为多源性室性期前收缩连发。

图2-5-82 插入性室性期前收缩与窦性心动伴心室内差异传导和室性期前收缩连发鉴别实例一

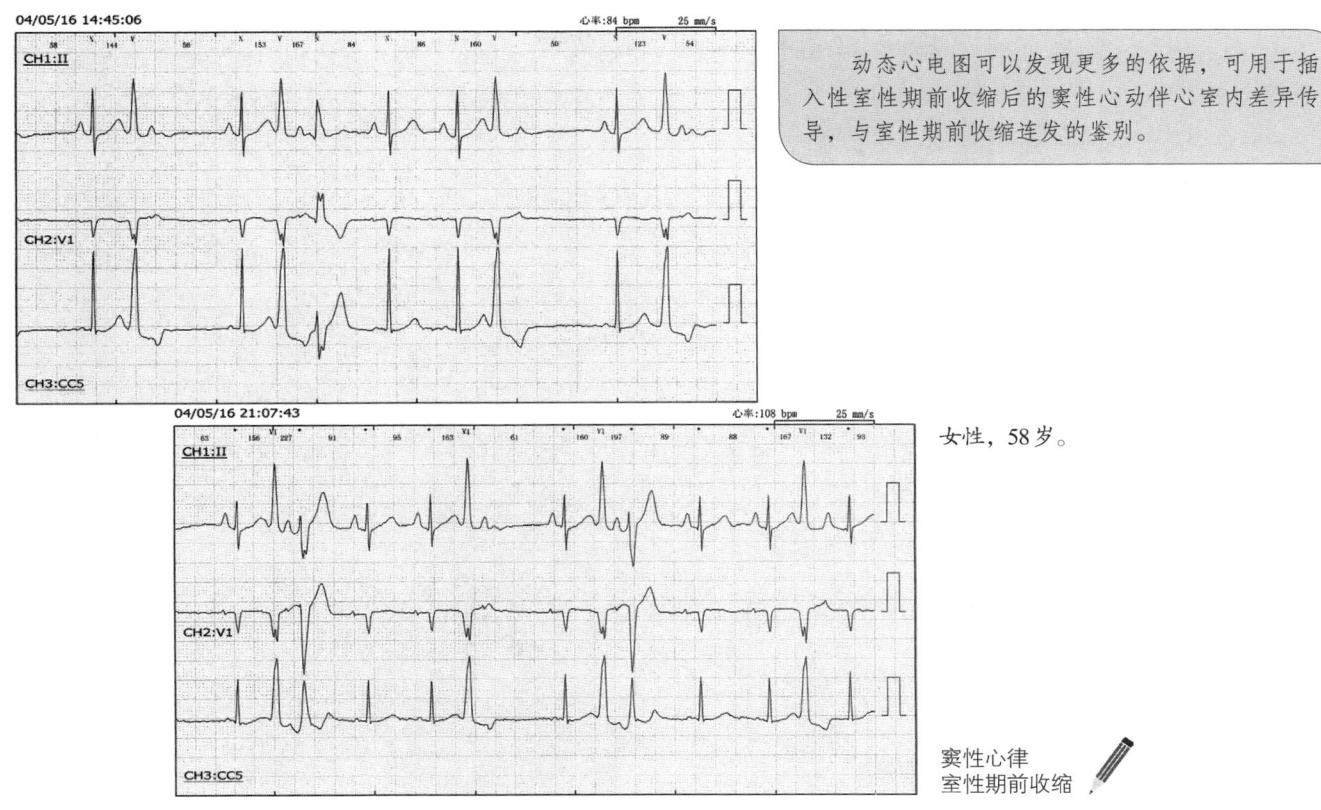

动态心电图可以发现更多的依据，可用于插入性室性期前收缩后的窦性心动伴心室内差异传导，与室性期前收缩连发的鉴别。

女性，58岁。

窦性心律
室性期前收缩

图2-5-83　插入性室性期前收缩与窦性心动伴心室内差异传导和室性期前收缩连发鉴别实例二

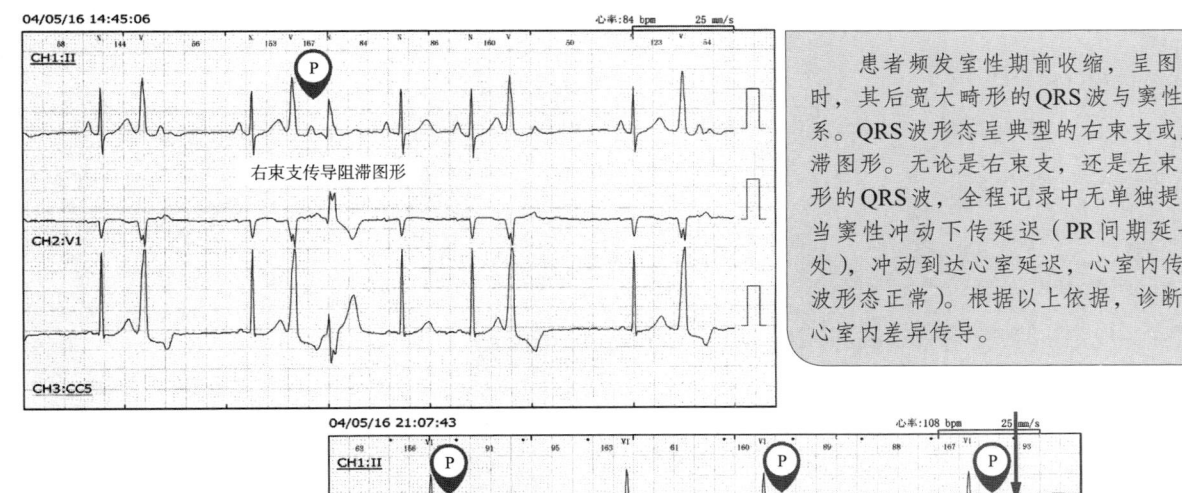

患者频发室性期前收缩，呈图中所示的改变时，其后宽大畸形的QRS波与窦性P波有固定关系。QRS波形态呈典型的右束支或左束支传导阻滞图形。无论是右束支，还是左束支传导阻滞图形的QRS波，全程记录中无单独提前出现。另外当窦性冲动下传延迟（PR间期延长，箭头标记处），冲动到达心室延迟，心室内传导正常（QRS波形态正常）。根据以上依据，诊断为窦性心动伴心室内差异传导。

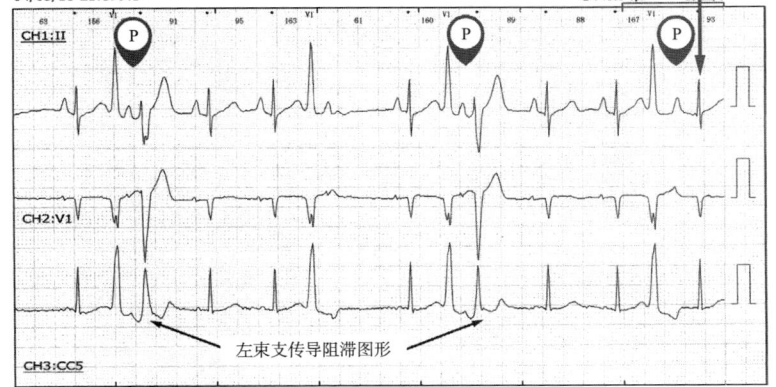

◎ 窦性冲动下传心室延迟，PR间期延长，心室内传导正常。

图2-5-84　插入性室性期前收缩与窦性心动伴心室内差异传导和室性期前收缩连发鉴别实例二图解

14. 室性期前收缩与心室内传导阻滞

室性期前收缩的QRS波宽大畸形，心室内传导阻滞的QRS波也宽大畸形。发生在心室内传导阻滞中的室性期前收缩，冲动在心室的传导不同于心室内传导阻滞，因此通常QRS波形态与心室内传导阻滞的QRS波形态不同，可能比心室内传导阻滞的QRS波更为宽大畸形，因此心室内传导阻滞并不影响室性期前收缩的诊断。

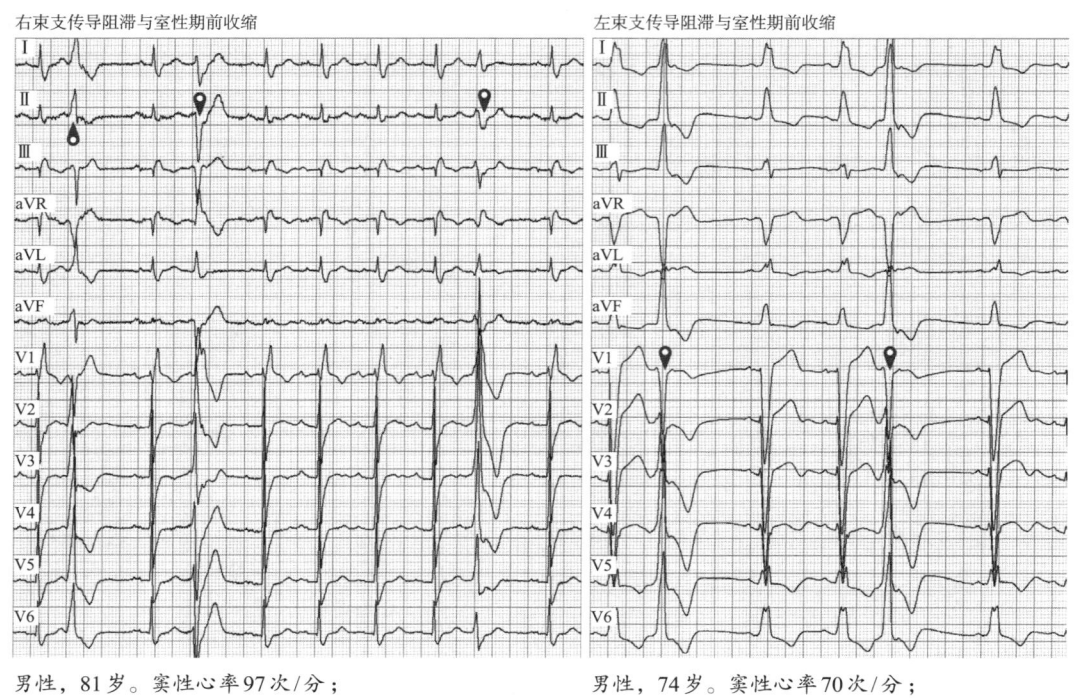

男性，81岁。窦性心率97次/分；
PR间期200 ms；QRS波时间133 ms。

男性，74岁。窦性心率70次/分；
PR间期172 ms；QRS波时间152 ms。

图2-5-85　室性期前收缩与心室内传导阻滞实例一和实例二

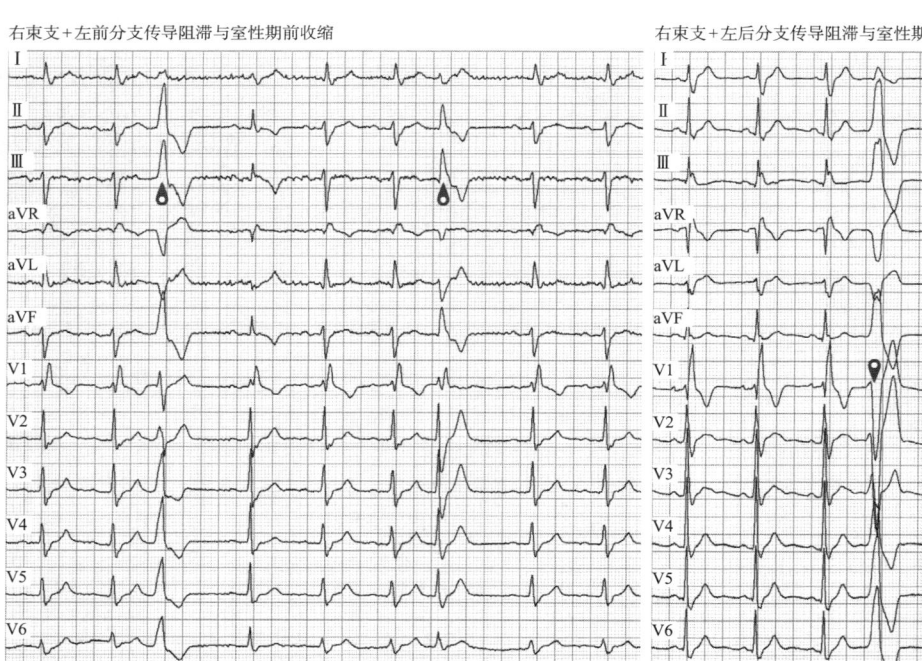

男性，76岁。窦性心率76次/分；
PR间期226 ms；QRS波时间156 ms；
QRS波电轴-76°。

男性，49岁。窦性心率79次/分；
PR间期140 ms；QRS波时间156 ms。
QRS波电轴121°。

图2-5-86　室性期前收缩与心室内传导阻滞实例三和实例四

> 心室内传导阻滞包括束支传导阻滞和分支传导阻滞，室性期前收缩的QRS波形态通常与束支传导阻滞和分支传导阻滞的QRS波形态均不相同，因此并不影响室性期前收缩的诊断。

束支传导阻滞时，冲动从正常侧经室间隔，缓慢激动阻滞侧心室，阻滞侧心室激动延迟，QRS 波宽大畸形。室性期前收缩的冲动不经束支传导，其 QRS 波不同于束支传导阻滞的 QRS 波，有可能较窦性心动的 QRS 波为窄。

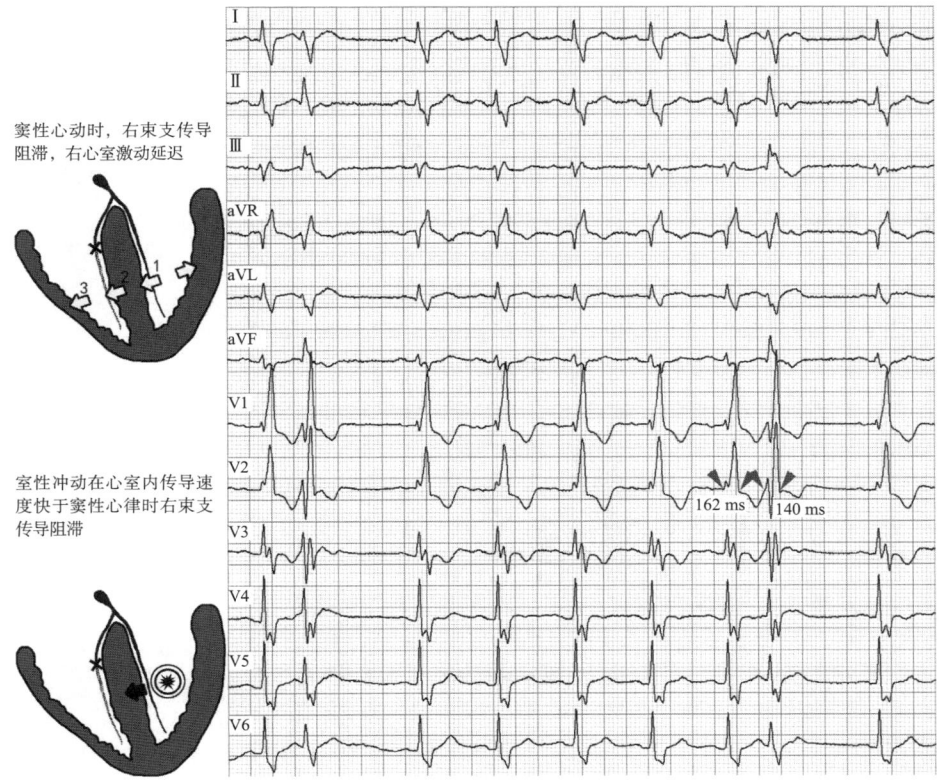

图 2-5-87　室性期前收缩与束支传导阻滞实例一

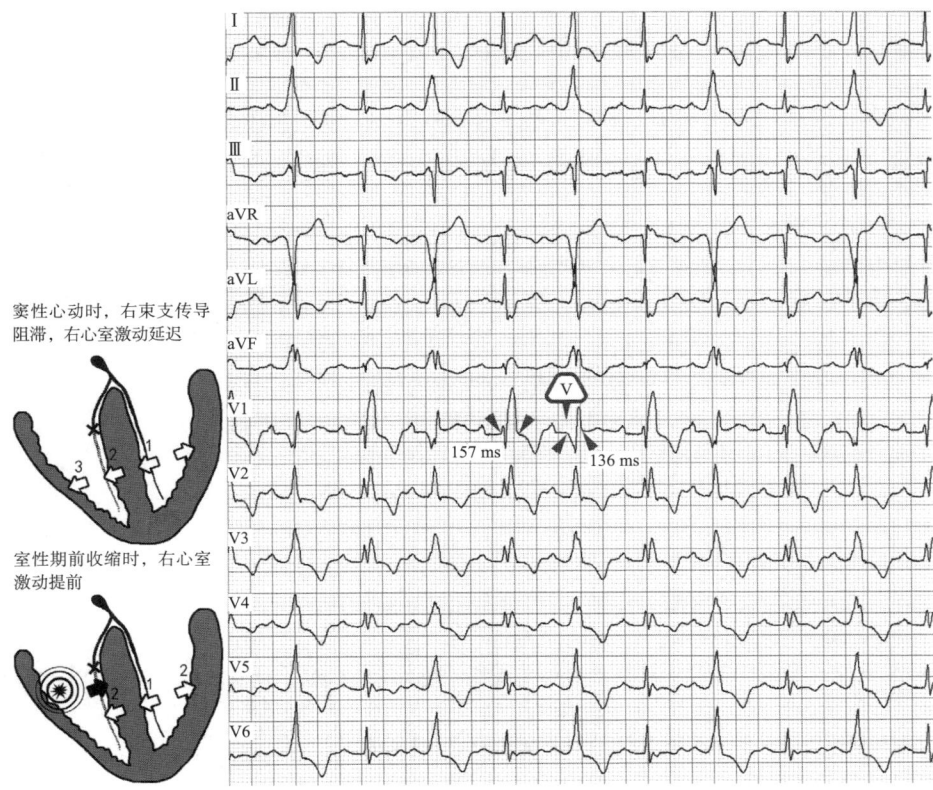

图 2-5-88　室性期前收缩与束支传导阻滞实例二

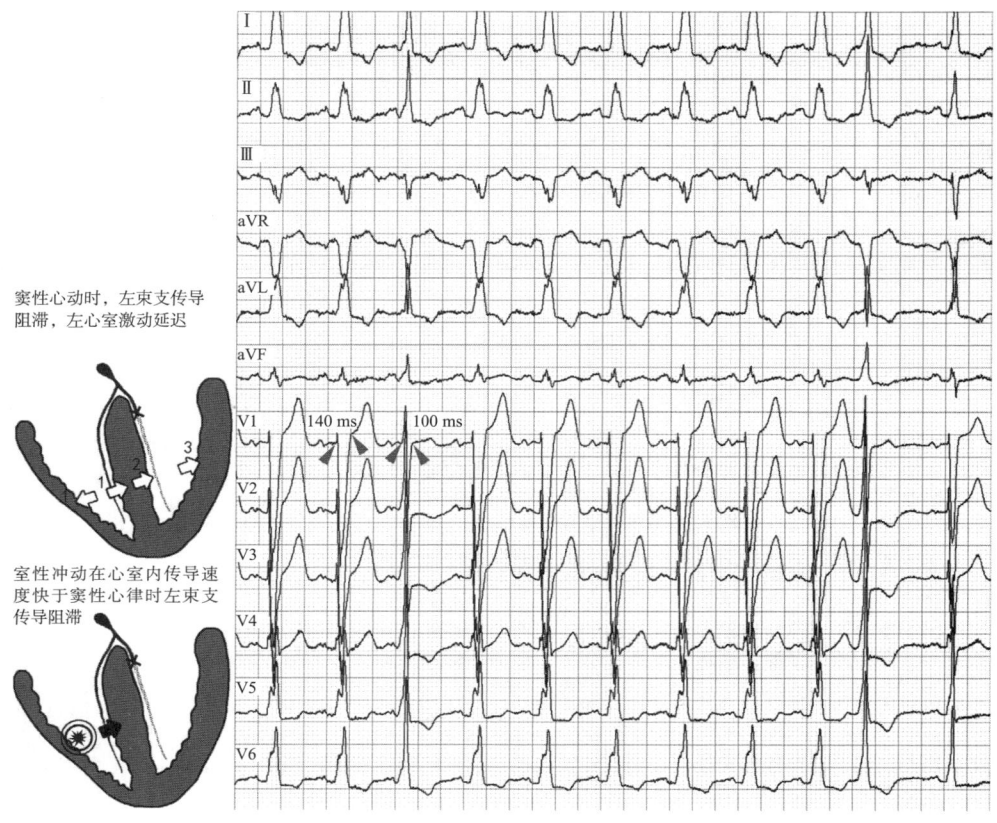

图2-5-89　室性期前收缩与束支传导阻滞实例三

本图窦性心律时呈典型的左束支传导阻滞图形，室性期前收缩呈左束支传导阻滞图形，提示冲动起源于右心室。室性期前收缩的QRS波窄于窦性心动的QRS波，原因是室性冲动在心室内传导速度快于窦性心律时左束支传导阻滞。

窦性心动时，左束支传导阻滞，左心室激动延迟

室性冲动在心室内传导速度快于窦性心律时左束支传导阻滞

女性，79岁。
窦性心率86次/分；
PR间期171 ms；
QRS波时间140 ms。

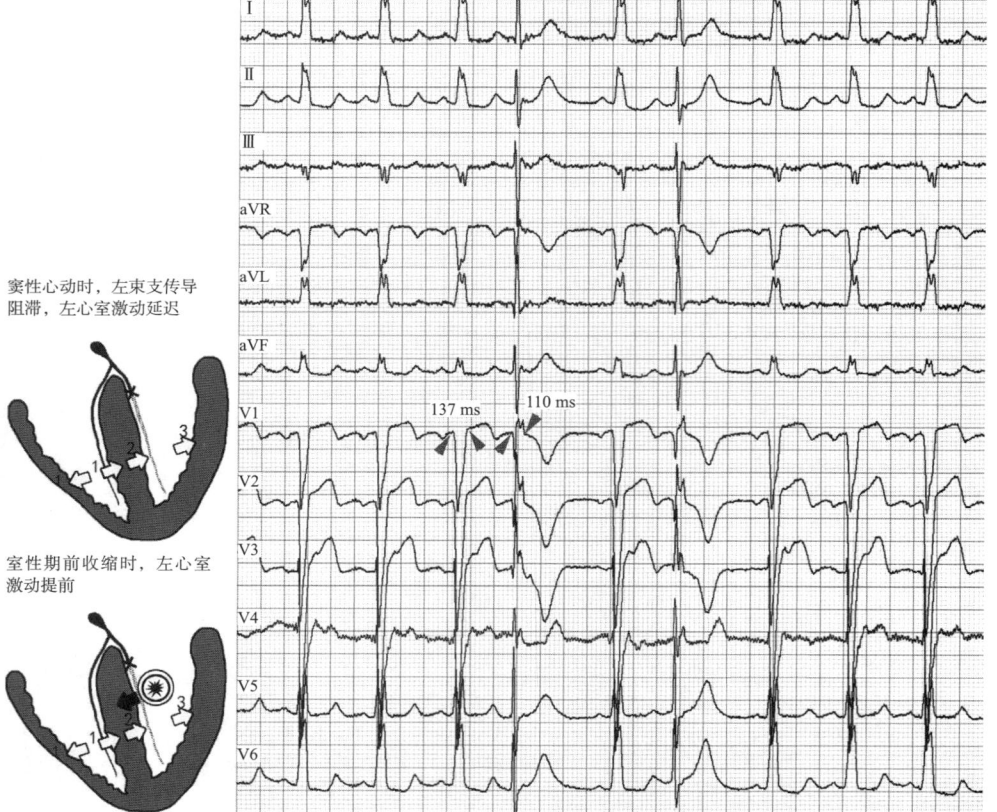

图2-5-90　室性期前收缩与束支传导阻滞实例四

本图窦性心律时呈典型的左束支传导阻滞图形，室性期前收缩呈类右束支传导阻滞图形，提示冲动起源于左心室。室性期前收缩的QRS波窄于窦性心动的QRS波，原因是左心室提前的冲动，与窦性下传的冲动融合，部分抵消由左束支传导阻滞引起的左心室延迟激动。

窦性心动时，左束支传导阻滞，左心室激动延迟

室性期前收缩时，左心室激动提前

女性，82岁。
窦性心率89次/分；
PR间期151 ms；
QRS波时间137 ms。

15. 室性期前收缩与心室预激

心室预激在心电图上的特征之一是QRS波增宽。通常心室预激时，冲动在心室内的传导不同于室性期前收缩的冲动在心室内的传导，因此两者的QRS波形态不相同，可以鉴别诊断。

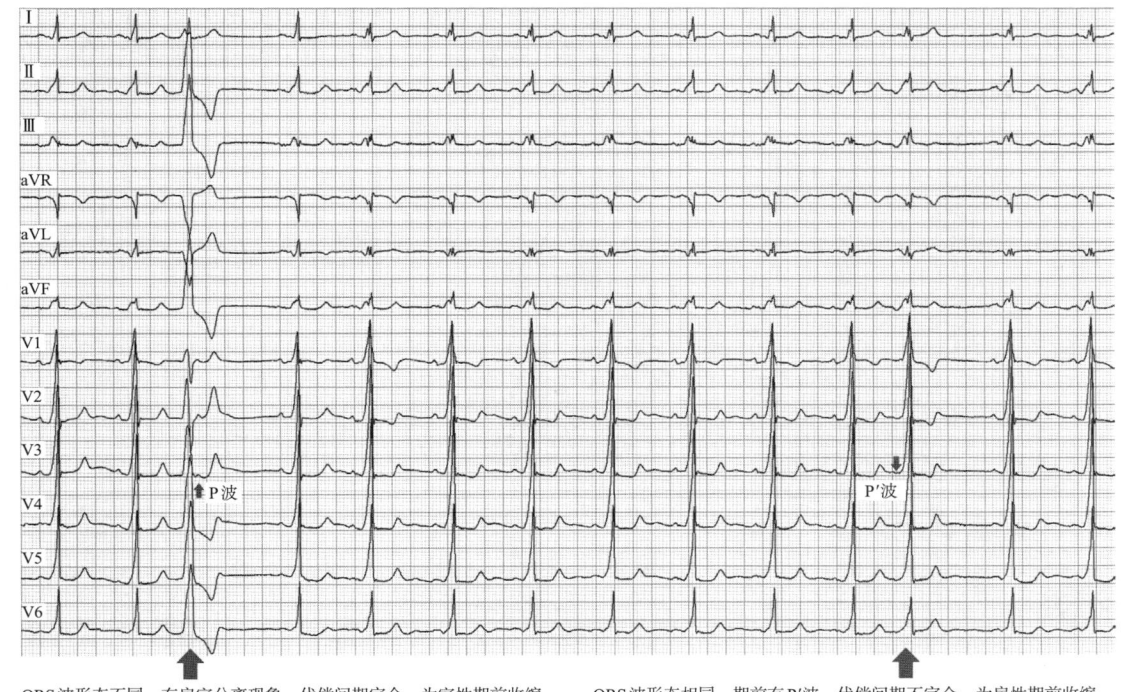

男性，74岁。
窦性心率69次/分；
PR间期120 ms；
QRS波时间132 ms。

窦性心律
房性期前收缩
室性期前收缩
A型心室预激

QRS波形态不同，有房室分离现象，代偿间期完全，为室性期前收缩　　QRS波形态相同，期前有P'波，代偿间期不完全，为房性期前收缩

图2-5-91　室性期前收缩与心室预激实例一

下图在胸导联上，室性期前收缩的QRS波与窦性心律心室预激的QRS波相似，但在肢体导联上差异明显。结合前无提前的P'波、代偿间期完全等特点，可以鉴别诊断。

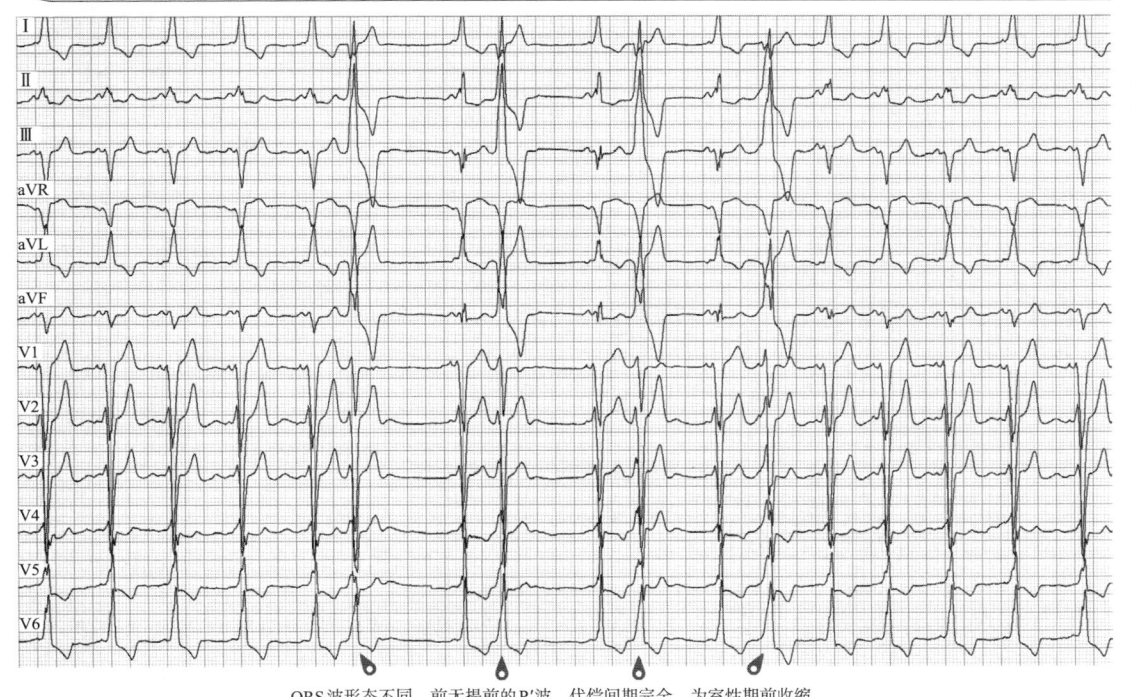

男性，16岁。
平均窦性心率85次/分；
PR间期82 ms；
QRS波时间141 ms。

窦性心律不齐
室性期前收缩二联律
B型心室预激

QRS波形态不同，前无提前的P'波，代偿间期完全，为室性期前收缩

图2-5-92　室性期前收缩与心室预激二

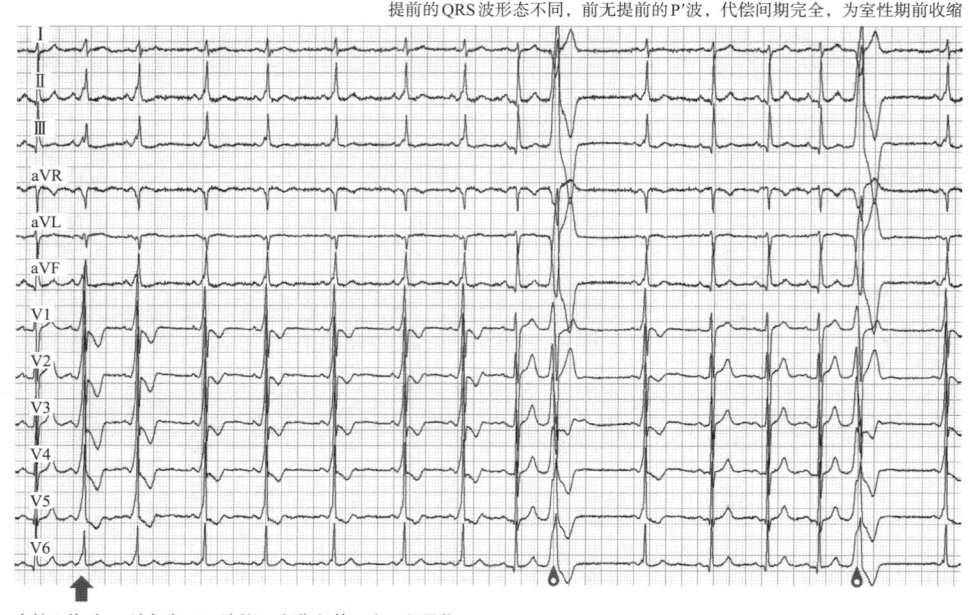

提前的QRS波形态不同,前无提前的P'波,代偿间期完全,为室性期前收缩

本图窦性心律时,QRS波呈两种形态,PR间期正常或缩短,为间歇性心室预激。与室性期前收缩的主要鉴别点是P波与QRS波有固定关系(PR间期相等)。

男性,32岁。
平均窦性心率74次/分;
PR间期169/100 ms;
QRS波时间80/122 ms。

窦性心律不齐
室性期前收缩
间歇性B型心室预激

窦性心律时,P波与宽QRS波的PR间期相等,为心室预激

图2-5-93　室性期前收缩与心室预激实例三

(二)室性心动过速

室性心动过速通常的定义是:3个或3个以上起源于心室的心动,起源部位包括希氏束分叉以下的束支、分支、心肌传导纤维和心室肌。通常频率在100次/分以上*。常见的心电图改变是宽QRS波心动过速(QRS波时间≥120 ms,见图2-5-94)。

室性心动过速有多种分类方法。

- 按时间分类:
  - 持续性室性心动过速:持续时间>30 s,或因血流动力学不稳定需要人为地加以终止。
  - 非持续性室性心动过速:持续6个心动以上,且持续时间<30 s。
  - 短阵室性心动过速:持续3～5个心动。
  - 短阵反复性室性心动过速:短阵反复发作,持续3～5个心动,间隔数个窦性心动。

- 按QRS波形态分类:
  - 单形性室性心动过速:QRS波的形态单一并保持不变,节律规则。
  - 多形性室性心动过速:QRS波形态和电轴逐一变化,节律不规则。
  - 双向性室性心动过速:QRS波电轴逐一变化。

- 按心动过速的心率分类:
  - 阵发性室性心动过速:通常公认的标准是心率>150次/分,突然发生和突然终止。
  - 非阵发性室性心动过速:心率<150次/分,非突然发生和突然终止。在宽QRS波心动过速中,70%～80%为起源于心室不同部位的室性心动过速。

此外,室上性心动过速也可以表现为宽QRS波心动过速。

室上性心动过速出现宽QRS波的机制是心室内传导异常,包括心室内差异传导、原有束支传导阻滞、存在旁道传导和心室起搏等。心电图是鉴别诊断的关键。详见宽QRS波心动过速章节。

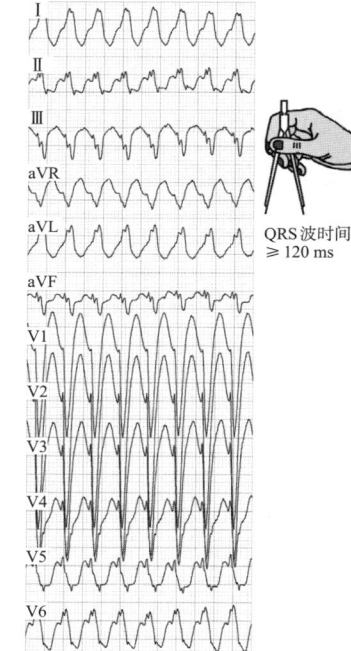

QRS波时间≥120 ms

图2-5-94　室性心动过速

---

* Al-Khatib SM, Stevenson WG, Ackerman MJ, et al. 2017 AHA/ACC/HRS Guideline for Management of Patients With Ventricular Arrhythmias and the Prevention of Sudden Cardiac Death: Executive Summary: A Report of the American College of Cardiology/American Heart Association Task Force on Clinical Practice Guidelines and the Heart Rhythm Society. Circulation. 2018, 138(13): e210–e271.

1. 短阵与非持续性单形性室性心动过速

在心电图诊断中，常又将非持续性室性心动过速中发作时间较短的室性心动过速称为短阵室性心动过速，通常的时间定义是室性心动连续 3～5 次。短阵室性心动过速常与频发室性期前收缩有关，常见与室性期前收缩为同一起源。

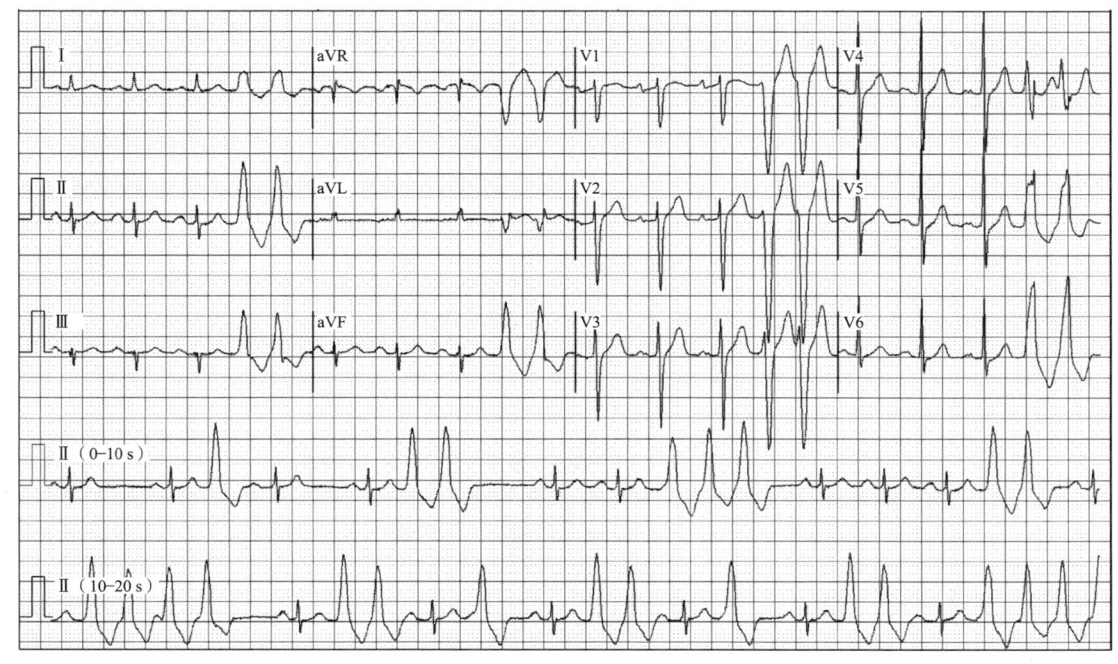

男性，61岁。
平均心室率100次/分；
PR间期200 ms；
QRS波时间94 ms；
室性心动过速心室率167次/分。

窦性心律不齐
室性期前收缩部分连发
短阵单形性室性心动过速

图 2-5-95　短阵单形性室性心动过速实例

> 在心电图诊断中，常将≥6个心动、持续时间<30 s的室性心动过速称为非持续性室性心动过速。

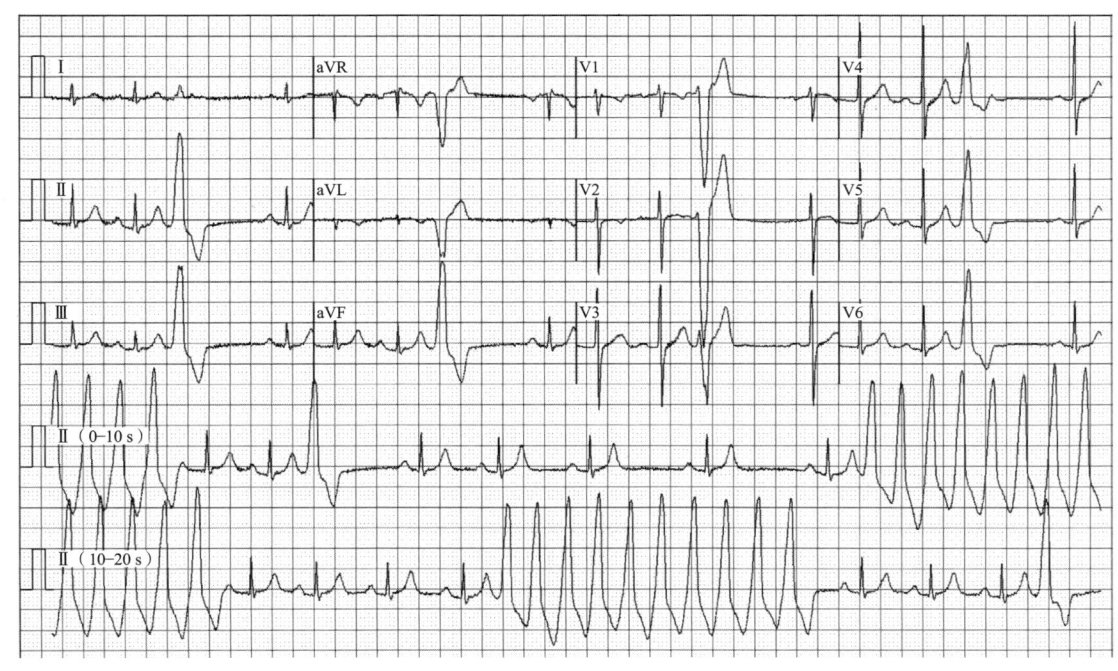

男性，55岁。
平均心室率115次/分；
PR间期200 ms；
QRS波时间88 ms；
室性心动过速心室率214次/分。

窦性心律不齐
室性期前收缩
非持续性单形性室性心动过速

图 2-5-96　非持续性单形性室性心动过速实例

单形性室性心动过速的特点是QRS波形态相同、节律相等。图2-5-95和图2-5-96中两个实例，符合单形性室性心动过速的特点。短阵室性心动过速的室性心动连续<6次（左图）；非持续性室性心动过速的室性心动连续>6次心动，但<30 s（右图）。两实例室性心动过速的QRS波形态与室性期前收缩的QRS波形态相同，提示同一起源。

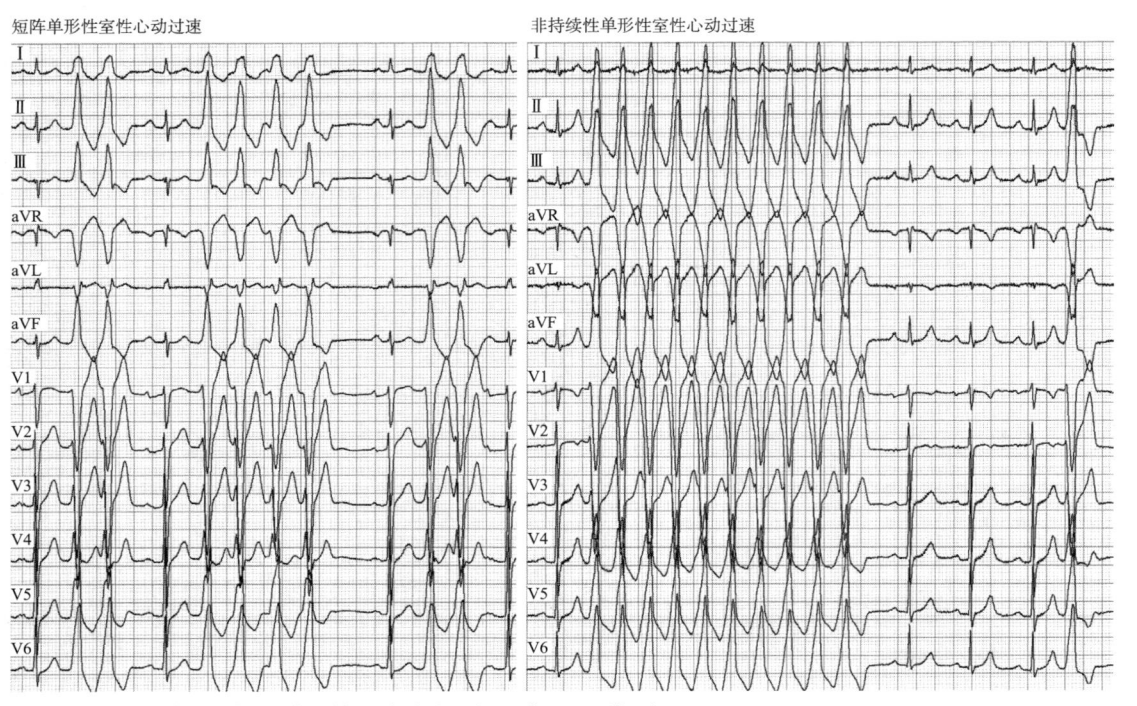

◎ QRS波形态不变，节律相等，为单形性室性心动过速。

图2-5-97　短阵与非持续性室性心动过速实例同步12导联图解

频繁发生非持续性单形性室性心动过速，最常与急性心肌缺血有关，也与心室的结构和功能有关。

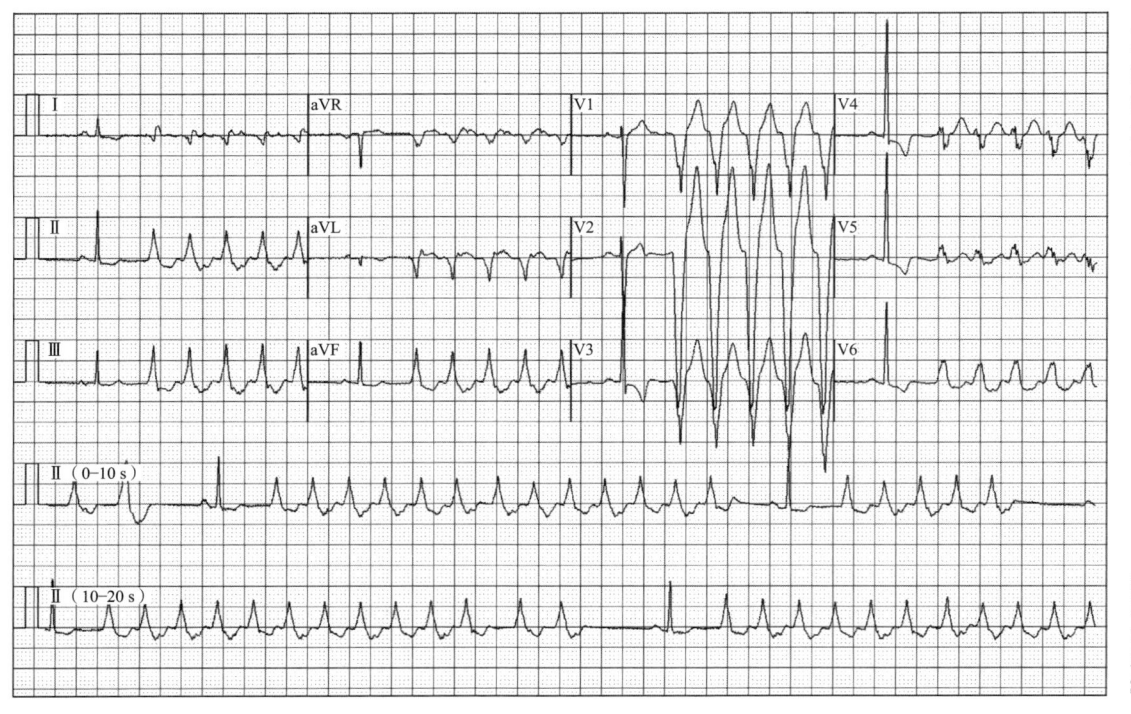

男性，90岁。
平均心室率102次/分；
PR间期140 ms；
QRS波时间84 ms；
室性心动过速心室率166次/分。

窦性心律
非持续性单形性室性心动过速
左心室肥厚
ST段和T波改变

图2-5-98　非持续性单形性室性心动过速与基础心脏病变实例一

非持续性室性心动过速的QRS波形态可稍有不同，但QRS波主波方向不变。节律也可稍有不等。

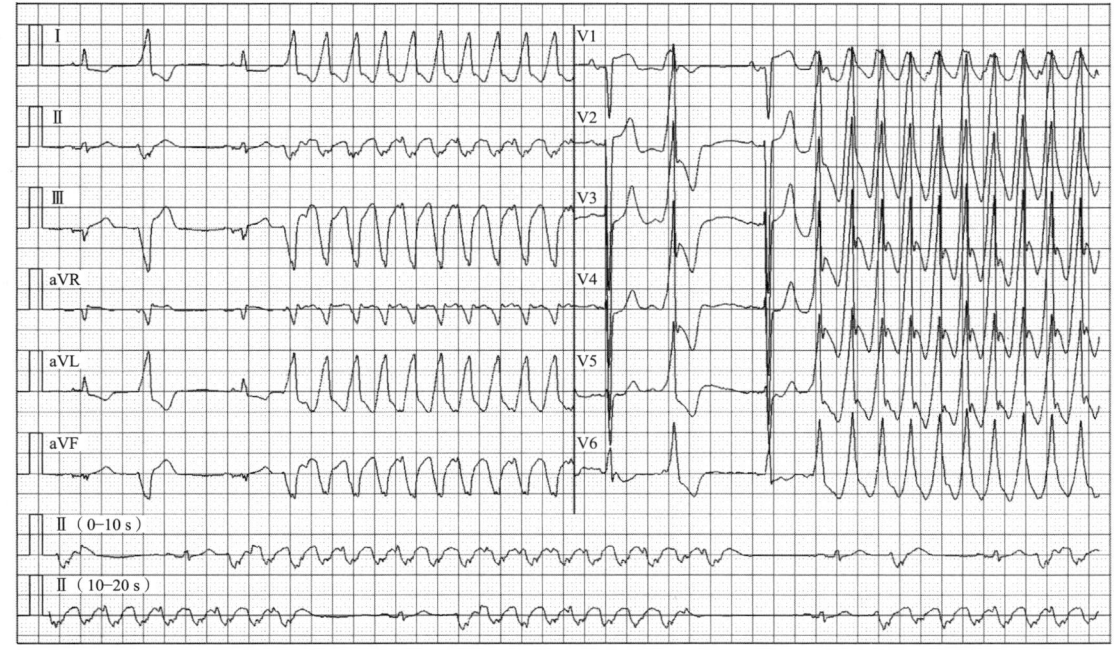

女性，82岁。
平均心室率151次/分；
PR间期148 ms；
QRS波时间96 ms；
室性心动过速心室率200次/分。

窦性心律
室性期前收缩
非持续性单形性室性心动过速
胸导联R波递增不良
ST段和T波改变

图2-5-99　非持续性单形性室性心动过速与基础心脏病变实例二

频繁发生非持续性室性心动过速，常提示存在基础心脏疾病。实例一图中存在左心室肥厚和ST段和T波改变；实例二存在胸导联R波递增不良和ST段和T波改变。提示两病例频繁发生非持续性室性心动过速，均同时存在基础心脏疾病。在心电图诊断时应关注基础心脏疾病的异常心电图改变。

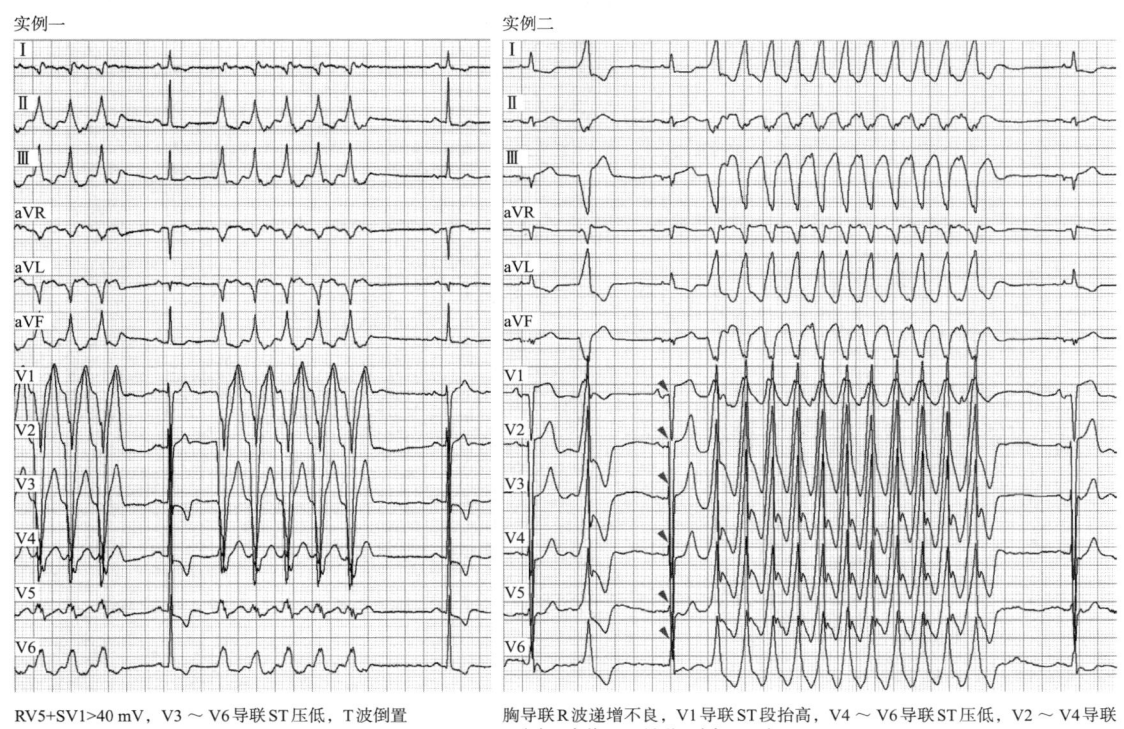

实例一   实例二
RV5+SV1>40 mV，V3～V6导联ST压低，T波倒置   胸导联R波递增不良，V1导联ST段抬高，V4～V6导联ST压低，V2～V4导联T波直立高耸，V6导联T波负正双向

图2-5-100　非持续性单形性室性心动过速与基础心脏病变实例一和实例二同步12导联图解

2. 持续性与阵发性单形性室性心动过速

若室性心动过速持续时间较长，常规心电图记录时间短暂，有时很难从时间上对室性心动过速进行分类。在心电图诊断上，常据心率、发生和终止的特点，将室性心动过速分为阵发性和非阵发性两类。阵发性室性心动过速的标准公认是心率>150次/分，突然发生，突然终止。

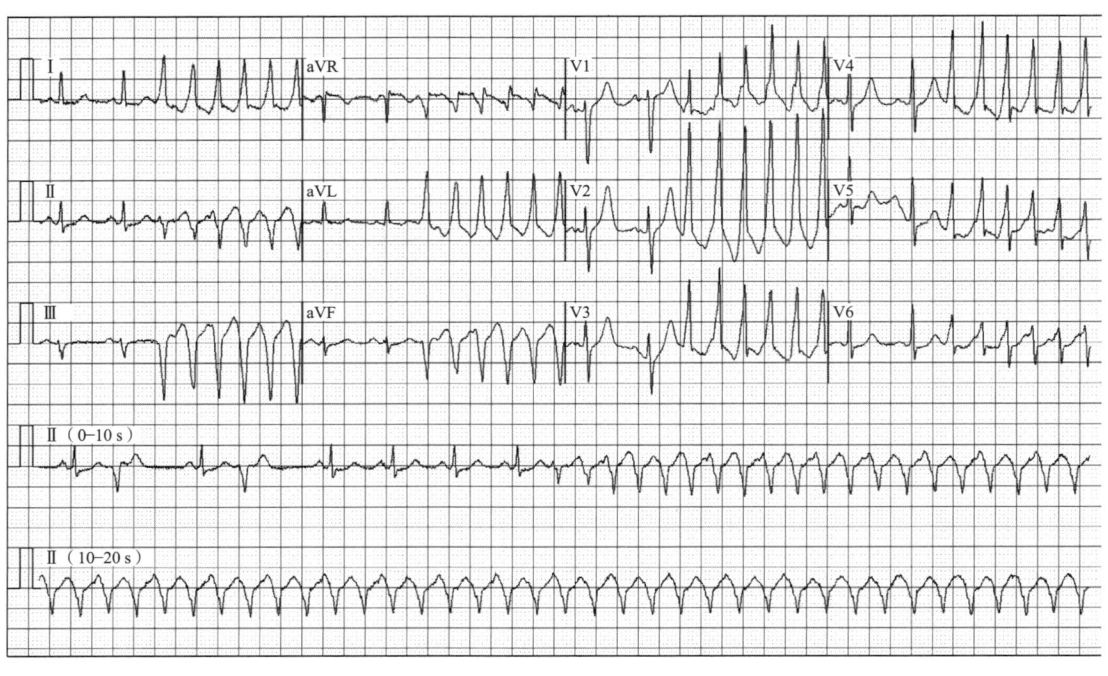

男性，63岁。
窦性心率102次/分；
PR间期130 ms；
QRS波时间86 ms；
室性心动过速心室率230次/分。

窦性心动过速
室性期前收缩
阵发性单形性室性心动过速
ST段和T波改变

图 2-5-101　阵发性单形性室性心动过速实例

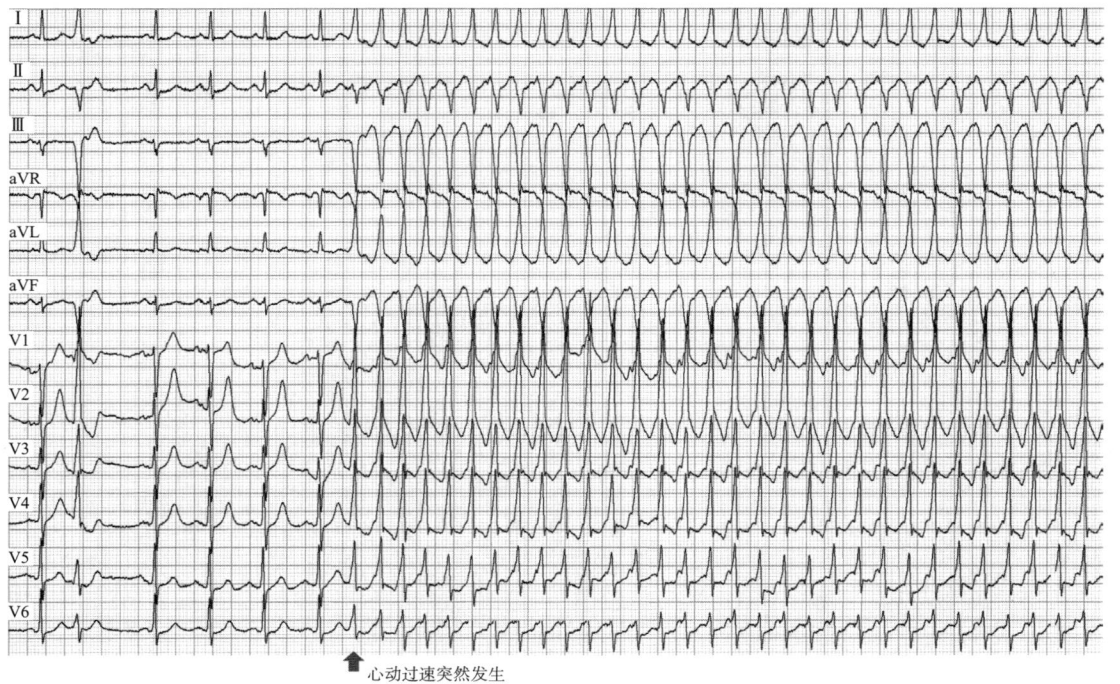

图 2-5-102　阵发性单形性室性心动过速实例同步12导联图解

本图记录到室性心动过速发生，未记录到室性心动过速终止，不能明确是持续性还是非持续性。根据突然发生的特点、心动过速中的心率，诊断为阵发性室性心动过速。心动过速中QRS波形态基本相同，节律相等，为单形性室性心动过速。在室性心动过速发生前有室性期前收缩，期前收缩和心动过速的QRS波形态相同，为同一起源。

反复发生阵发性单形性室性心动过速，最常与急性心肌缺血有关。

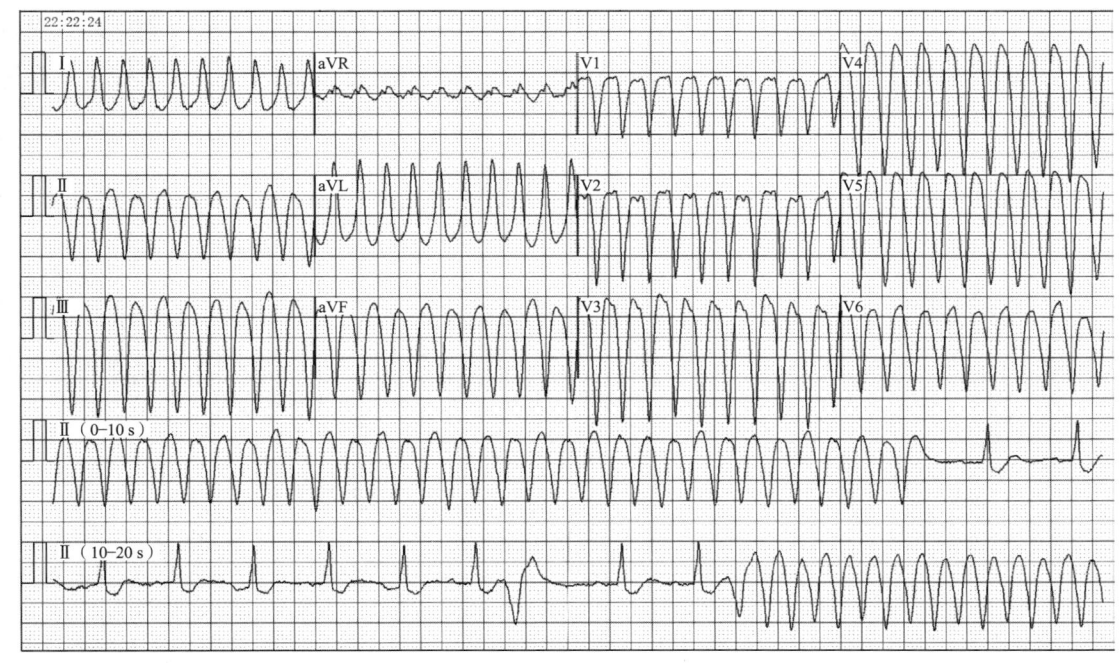

男性，70岁。
窦性心率86次/分；
PR间期200 ms；
QRS波时间90 ms；
室性心动过速心室率242次/分。

窦性心律
室性期前收缩
阵发性单形性室性心动过速
ST段和T波改变

图2-5-103　阵发性单形性室性心动过速与基础心脏病变实例

药物治疗后心电图，仍然记录到室性心动过速。

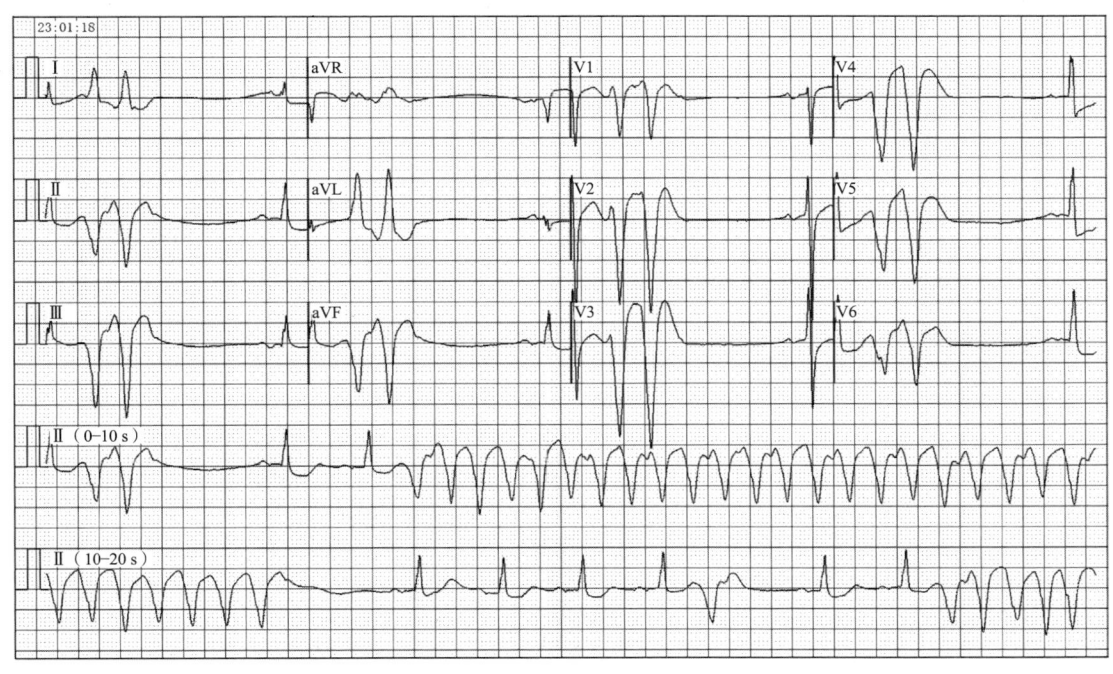

窦性心率79次/分；
PR间期205 ms；
QRS波时间90 ms；
室性心动过速心率231次/分。

图2-5-104　阵发性单形性室性心动过速与基础心脏病变实例的其他心电图

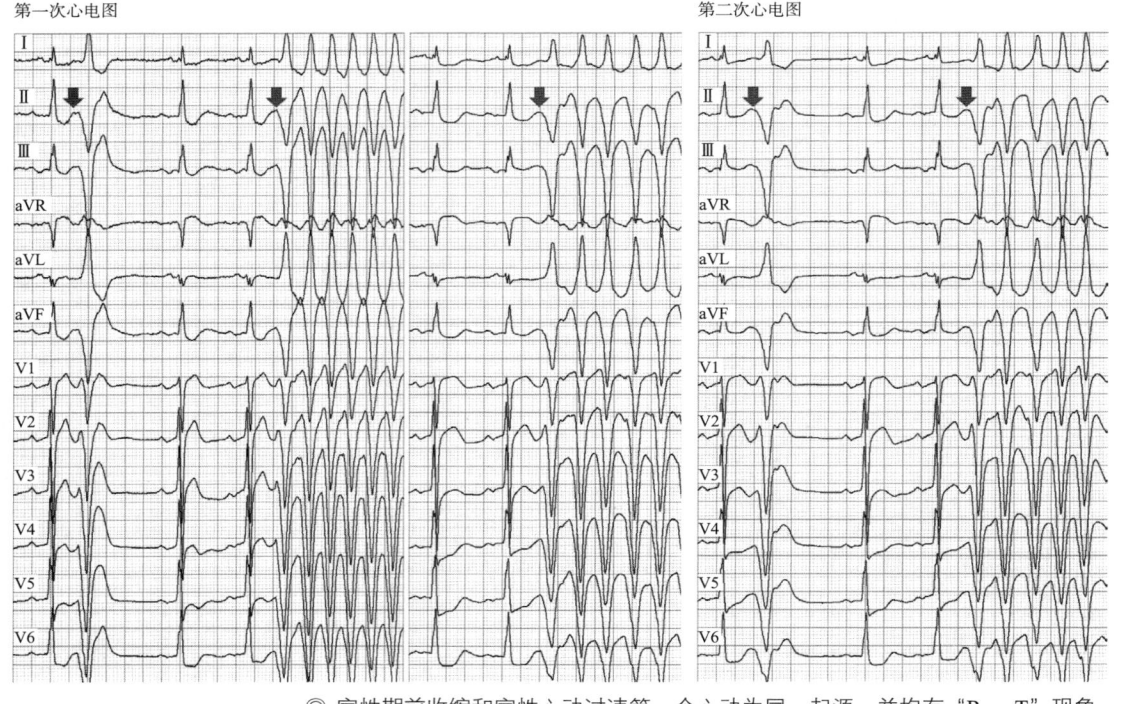

◎ 室性期前收缩和室性心动过速第一个心动为同一起源，并均有"R on T"现象。

本病例两次心电图记录，记录到3次室性心动过速开始和2次室性期前收缩。所有室性心动过速的第一个心动和室性期前收缩均有"R on T"现象。在偶见的窦性心动中，可见Ⅰ、Ⅱ、Ⅲ和aVF导联，以及V4～V6导联ST段压低，aVR和V1导联ST段抬高，aVR导联ST段抬高>V1导联，提示存在左主干病变引起的急性心肌缺血。

图2-5-105　阵发性单形性室性心动过速与基础心脏病变实例同步12导联图解

3. 多形性室性心动过速

室性心动过速的QRS波形态逐一连续变化、节律不规则、心率常>200次/分，称为多形性室性心动过速。按其QT间期可分为QT间期正常和延长两类。

（1）多形性室性心动过速与正常QT间期和心肌缺血

QT间期正常型的多形性室性心动过速，最常见是与心肌缺血有关的多形性室性心动过速。常短阵频繁发生，可迅速发展成为心室颤动。

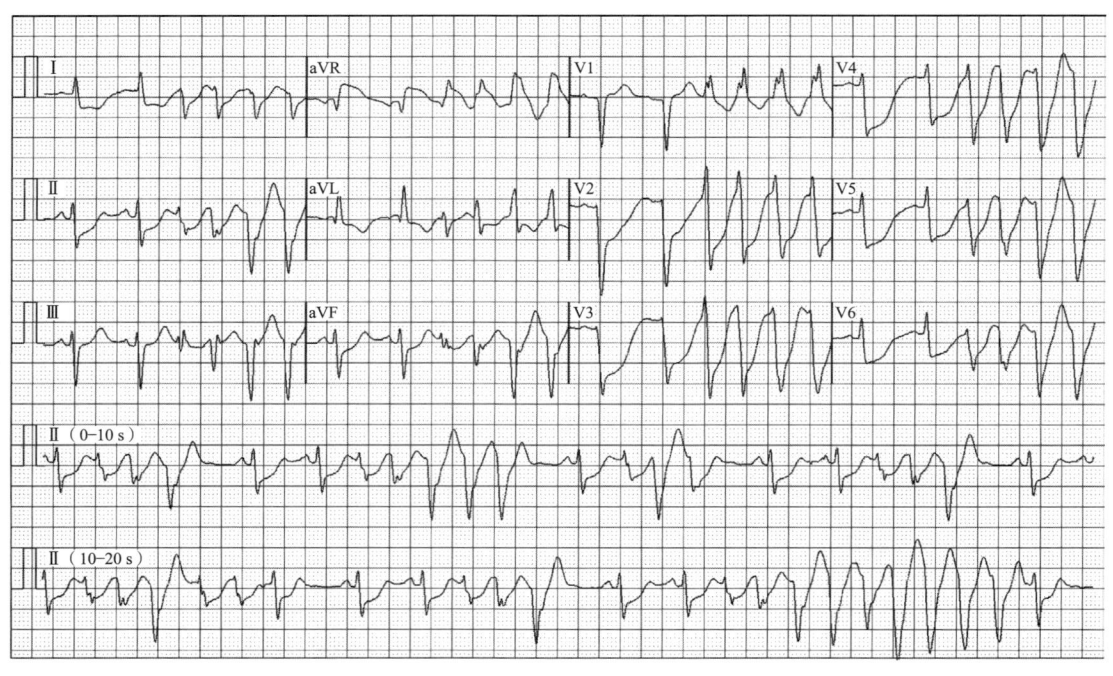

男性，72岁。
窦性心率99次/分；
PR间期141 ms；
QRS波时间100 ms；
室性心动过速平均心室率176次/分。

窦性心律
短阵多形性室性心动过速
ST段和T波改变

图2-5-106　多形性室性心动过速与QT间期正常和心肌缺血实例

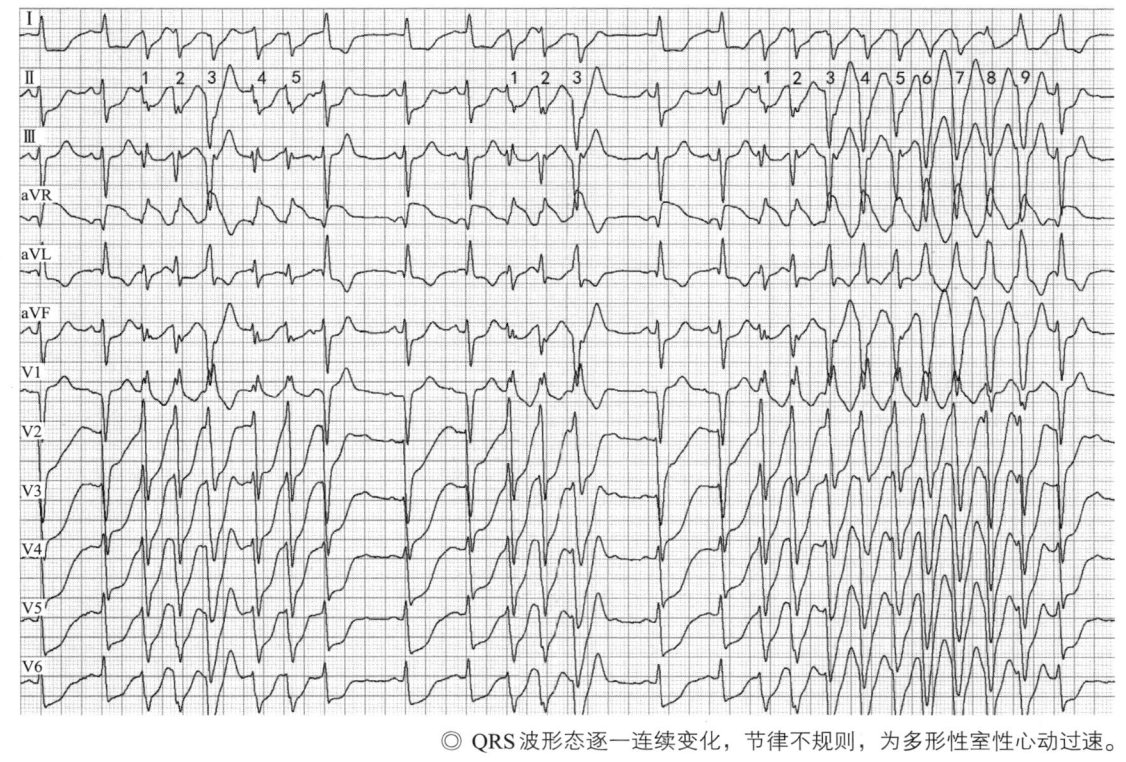

◎ QRS波形态逐一连续变化，节律不规则，为多形性室性心动过速。

这是一份临终前的心电图，图中共有7阵室性心动过速，最长者持续9次心动，其QRS波形态逐一连续变化、节律不规则，为多形室性心动过速。在窦性心动中可见V2～V6导联，Ⅱ、Ⅲ和aVF导联ST段上斜型压低和T波对称高尖，aVR导联的ST段抬高，符合De Winter综合征，提示左前降支近端急性闭塞所致的急性心肌缺血。

图2-5-107　多形性室性心动过速与QT间期正常和心肌缺血实例同步12导联图解

（2）多形性室性心动过速与QT间期正常

QT间期正常的多形性室性心动过速并不常见，常是发生心室颤动或猝死前的快速室性心律失常。

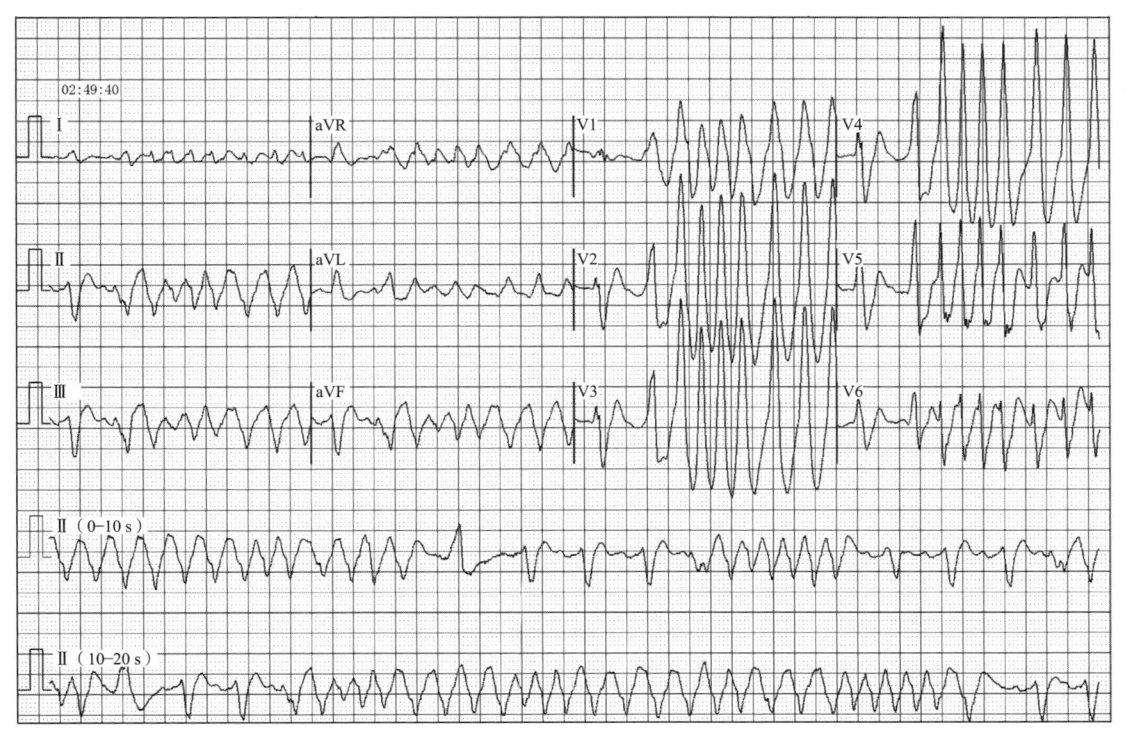

男性，86岁。
窦性心率110次/分；
PR间期220 ms；
QRS波时间160 ms；
室性心动过速平均心室率230次/分。

窦性心动过速
短阵多形性室性心动过速
一度房室传导阻滞
心室内传导阻滞

图2-5-108　多形性室性心动过速与QT间期正常实例

本病例数分钟后，主导心律转为心房颤动，出现多源性室性期前收缩和一阵单形性室性心动过速。室性心动过速的心率极快，达272次/分。

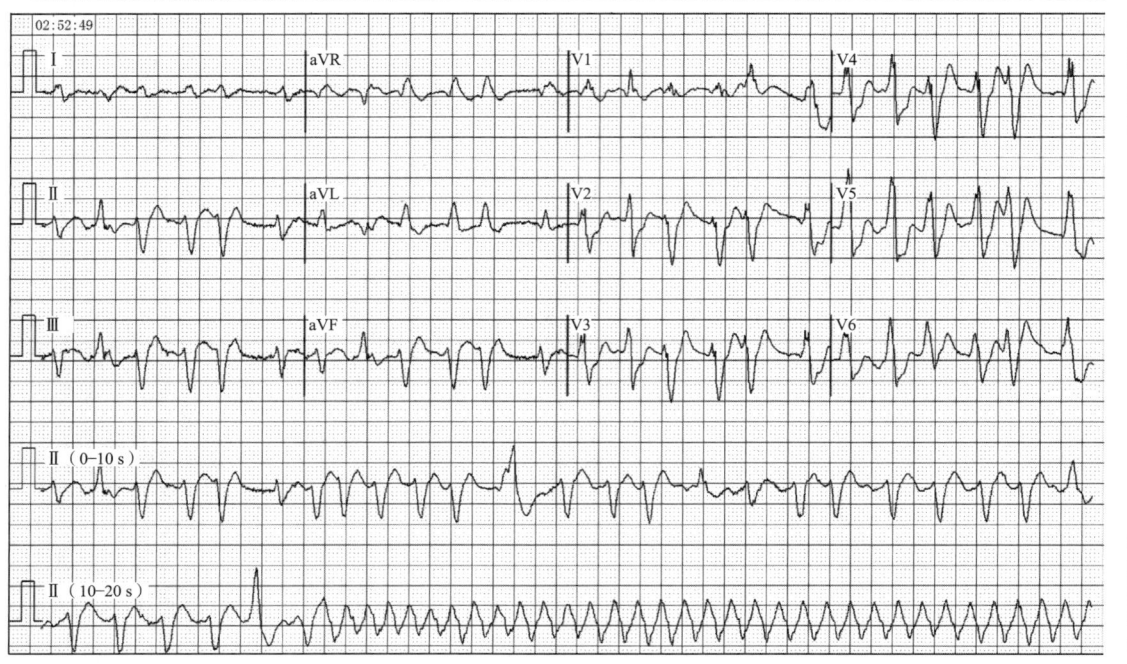

平均心室率143次/分；
QRS波时间160 ms；
室性心动过速心室率272次/分。

心房颤动
多源性室性期前收缩
阵发性单形性室性心动过速
心室内传导阻滞

图2-5-109　多形性室性心动过速与QT间期正常实例的其他心电图

本例第一次心电图，仅肢体导联图形相对平稳。图中共有4阵室性心动过速，最长持续27个心动，12导联同步观察，其QRS波形态逐一连续变化和节律不规则，为多形性室性心动过速，心动过速第一个心动均有"R on P"现象。窦性心律的QRS波宽大畸形（标记处），Ⅱ、Ⅲ和aVF导联和V2～V6导联，ST段抬高和T波对称高尖，提示心室内传导阻滞可能存在原发性ST段和T波改变。

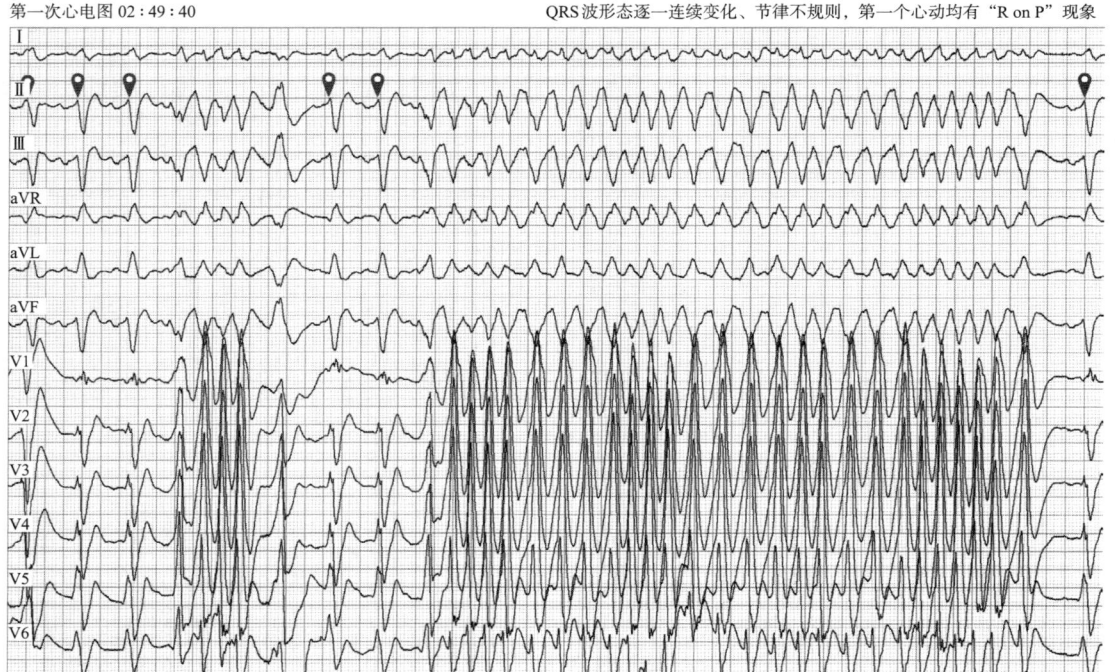

图2-5-110　多形性室性心动过速与QT间期正常实例第一次心电图同步12导联图解

本例第二次心电图也仅肢体导联图形相对平稳，主导心律为心房颤动（左图）。图中记录到一阵室性心动过速的开始，12导联同步观察，其QRS波形态基本相同和节律相对规则，心率极快，为单形性室性心动过速。右图为本例临终前心电图，为加速性室性逸搏心律。

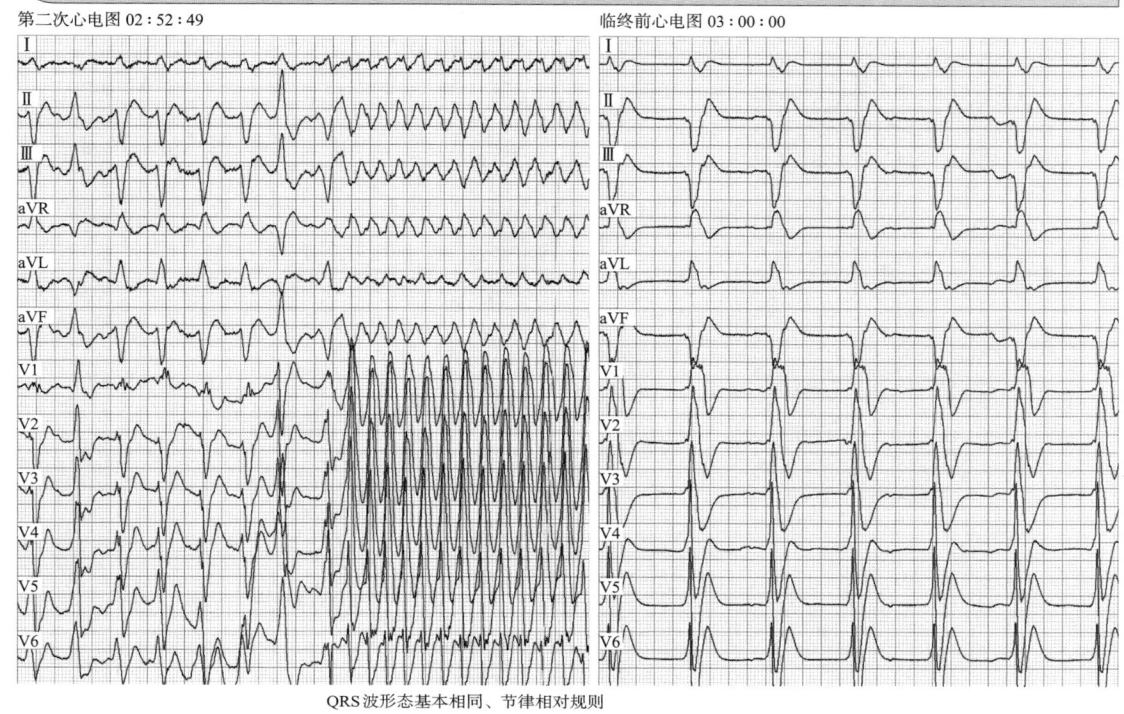

图 2-5-111　多形性室性心动过速与QT间期正常实例的其他心电图同步12导联图解

（3）多形性室性心动过速与QT间期延长

QT间期延长的多形性室性心动过速，其QRS波形态常呈特征性尖端扭转型改变。所谓尖端扭转型改变是指在心动过速中，QRS波振幅与主波方向（尖端），围绕等电位线连续扭转，呈周期性改变。心率常在200～250次/分，QT间期通常>500 ms。

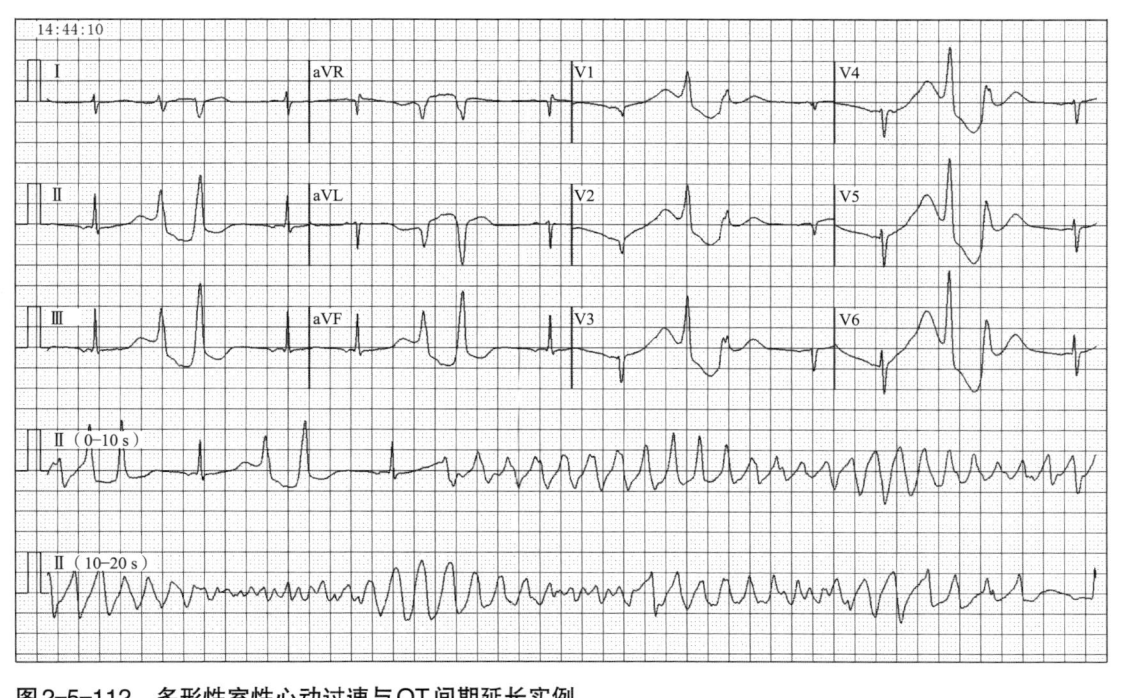

图 2-5-112　多形性室性心动过速与QT间期延长实例

本病例第一心电图仅见2次P波，P波在Ⅱ、Ⅲ和aVF导联上倒置，PR间期>120 ms，考虑主导心律为房性心律。此时不易测量QT间期。治疗后心电图，明确主导心律为房性心律，测量QT间期（下图），可见QT间期延长。另有短阵多形性室性心动过速。

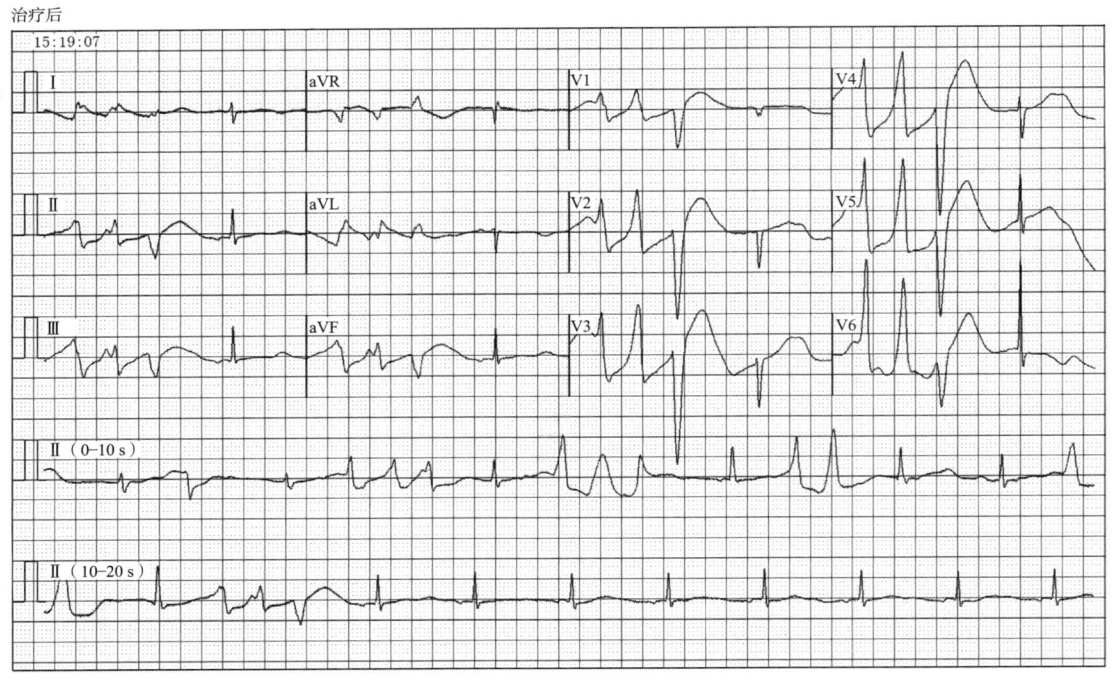

平均心室率94次/分；
PR间期140 ms；
QRS波时间90 ms；
QT间期600 ms。

图2-5-113　多形性室性心动过速与QT间期延长实例的其他心电图

本例记录到了多形性室性心动过速的整个过程。下图为前部分同步12导联心电图，可见心动过速中QRS波形态不同、节律不等，QRS波振幅与主波方向（尖端）围绕等电位线连续扭转，呈周期性改变；心率>200次/分，QT间期>500 ms，为尖端扭转型室性心动过速。心动过速的第一个心动可见"R on T"现象。

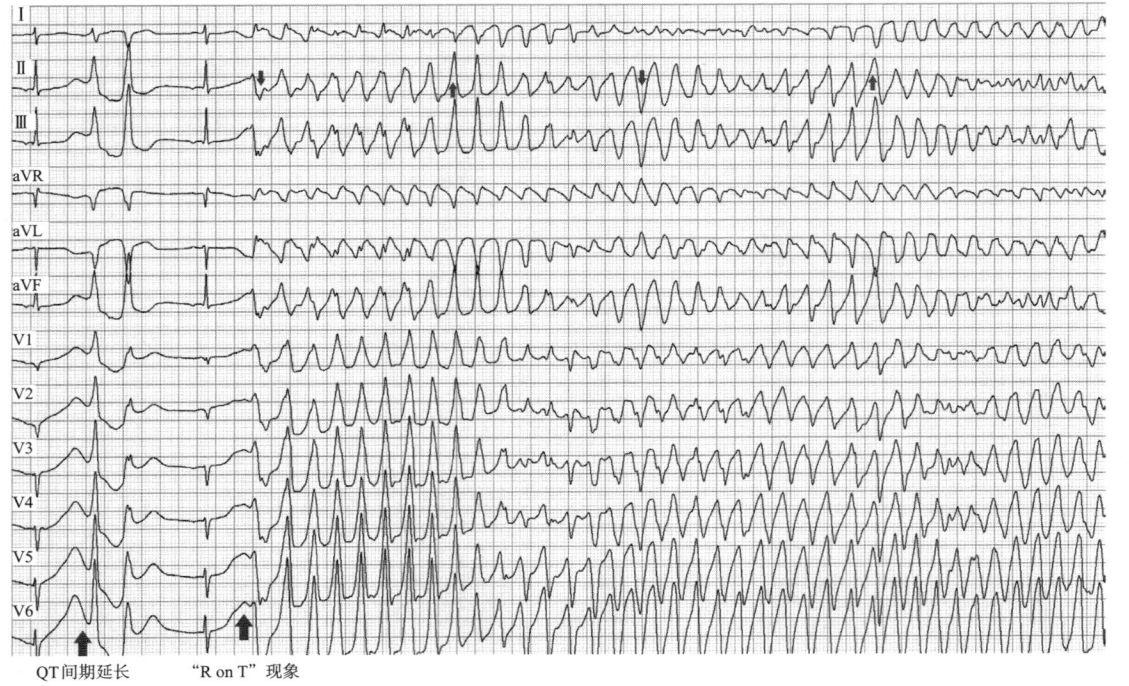

◎ QRS波振幅与主波方向（尖端），围绕等电位线连续扭转，呈周期性改变。

图2-5-114　多形性室性心动过速与QT间期延长实例同步12导联图解

（4）多形性室性心动过速反复发生与QT间期延长

QT间期延长的多形性室性心动过速，在QT间期未纠正前，常呈短阵反复发作状态。

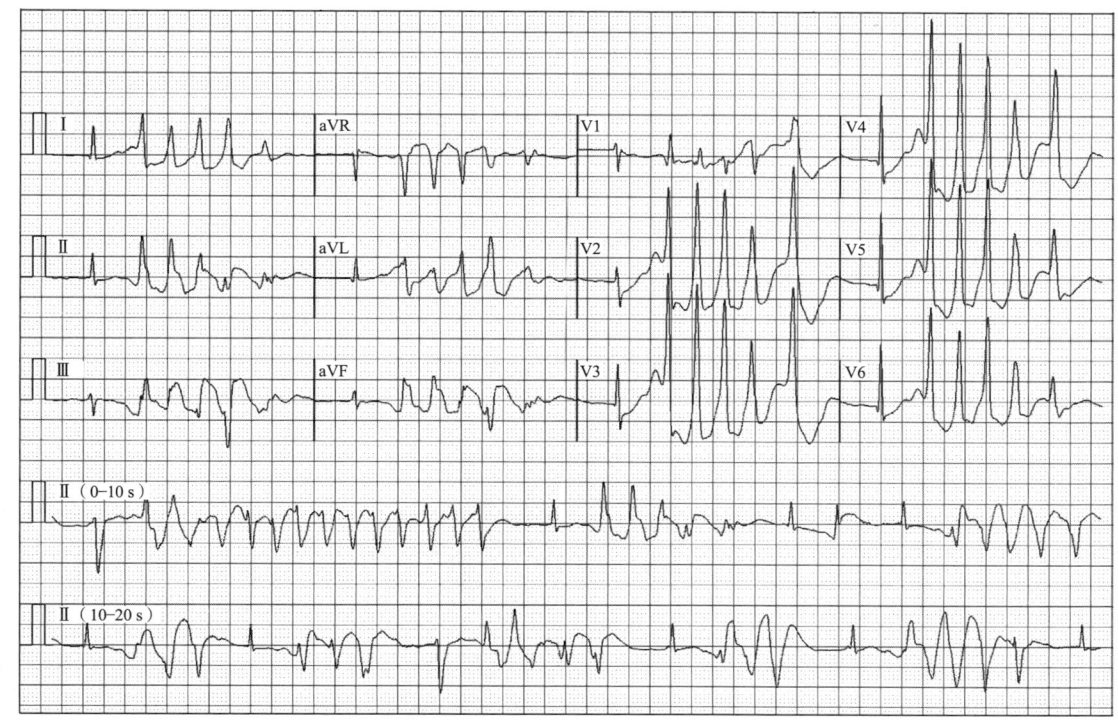

女性，82岁。
平均心室率160次/分；
QRS波时间82 ms；
QT间期590 ms。

心房颤动
尖端扭转型室性心动过速
QT间期延长

图2-5-115　多形性室性心动过速反复发生与QT间期延长实例

本图间隔1～3个心房颤动下传的心动，出现一阵短阵多形性室性心动过速，呈反复发作状态，原因是QT间期延长（>500 ms）。心动过速中QRS波形态和节律特点，符合尖端扭转型室性心动过速的诊断。

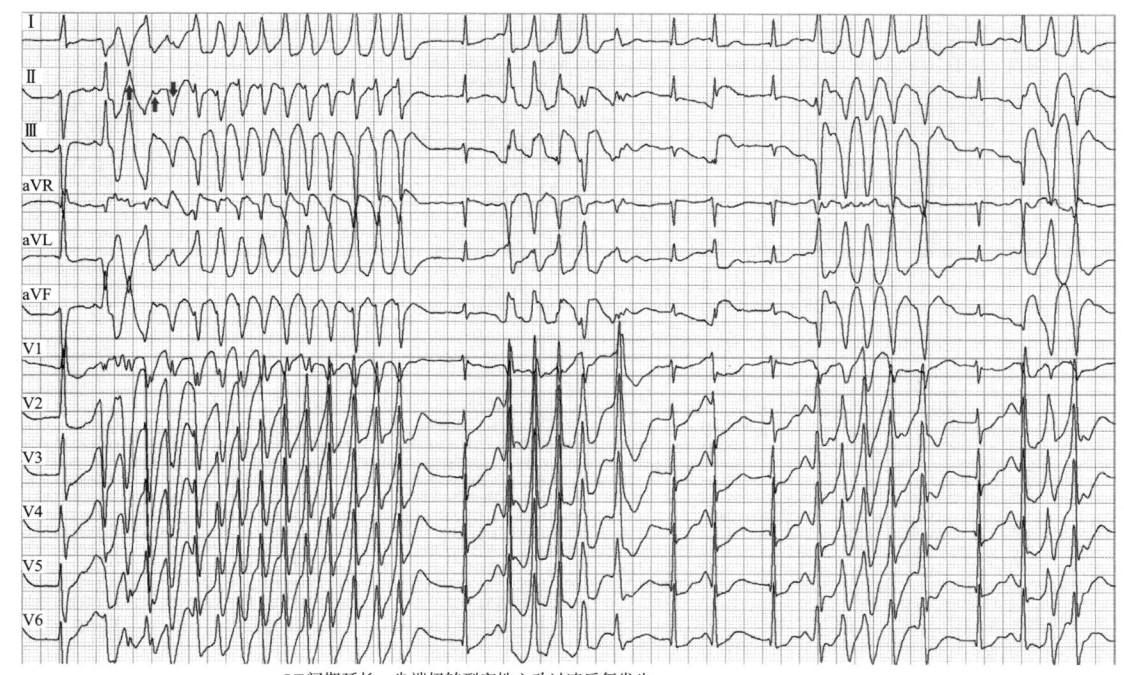

QT间期延长，尖端扭转型室性心动过速反复发生。

图2-5-116　多形性室性心动过速反复发生与QT间期延长实例同步12导联图解

（5）多形性室性心动过速与QT间期延长和主导心（室）率缓慢

主导心率缓慢，QT间期延长，更易发生多形性室性心动过速。

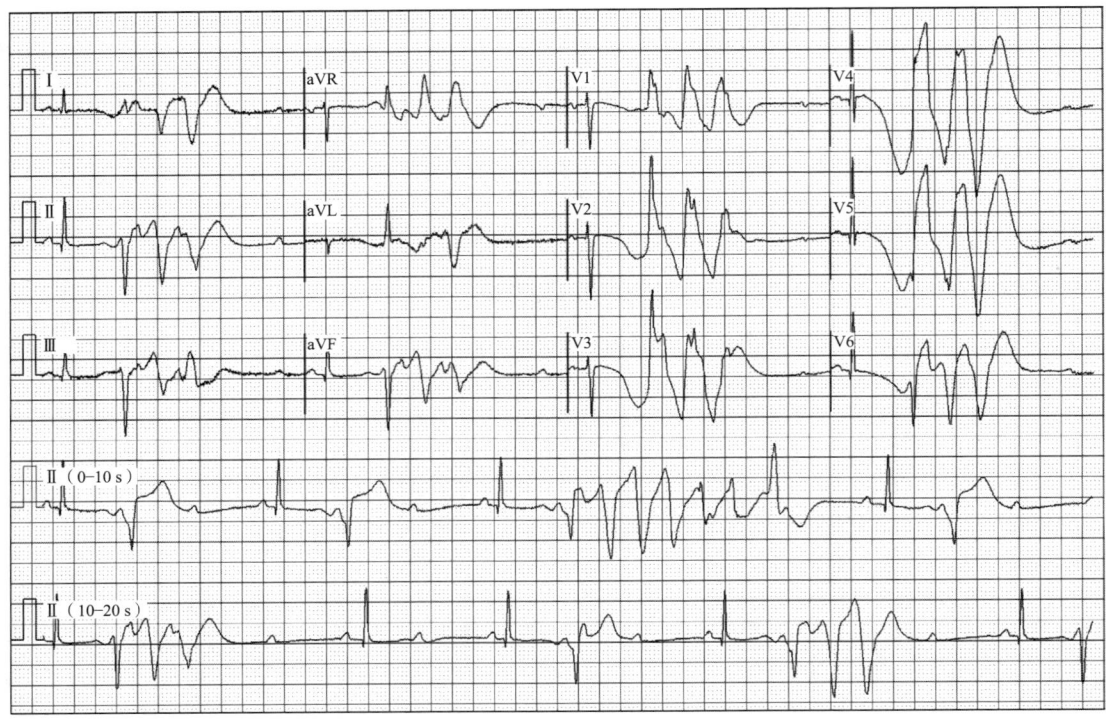

女性，74岁。
平均心室率81次/分；
PR间期160 ms；
QRS波时间87 ms；
QT间期760 ms。

窦性心率
室性期前收缩
尖端扭转型室性
心动过速
高度房室传导阻滞
QT间期延长

图2-5-117　多形性室性心动过速与QT间期延长和主导心（室）率缓慢实例

本病例存在房室传导阻滞，使得主导心律的心室率低下。心室率低下可能是继发性QT间期延长的原因。心率低下和QT间期延长同时存在，更易发生多形性室性心动过速。在胸导联上能更清楚地观察QT间期延长和T波巨大倒置。

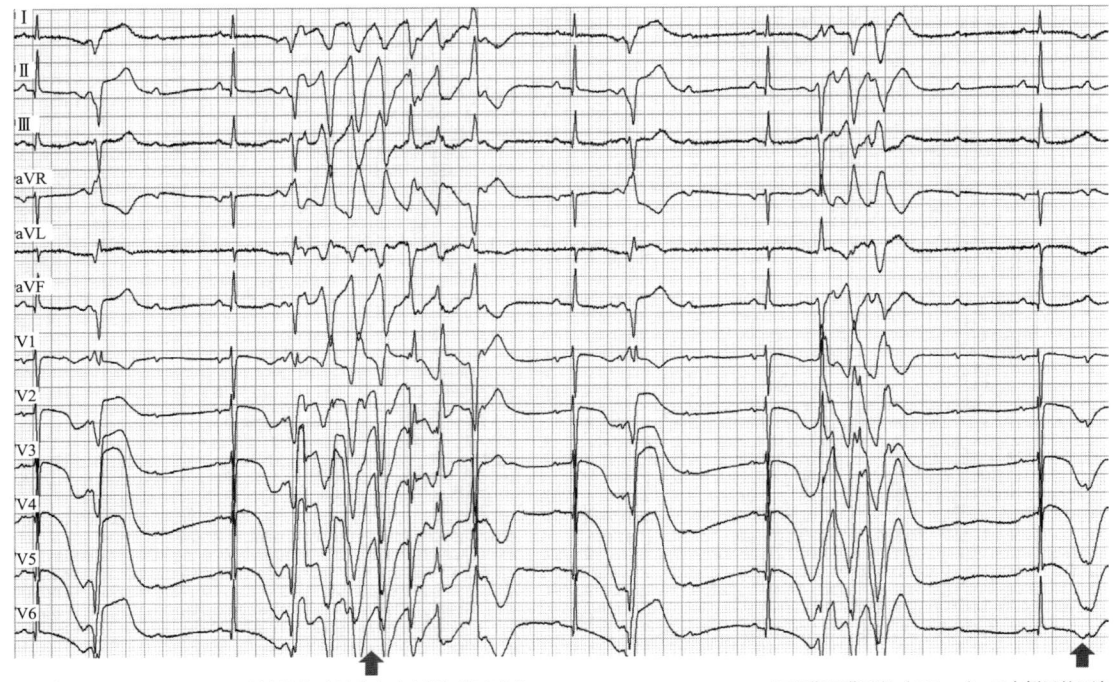

QRS波振幅与主波方向（尖端）快速变化　　　　　QT间期显著延长（760 ms），巨大倒置的T波

图2-5-118　多形性室性心动过速与QT间期延长和主导心率缓慢实例同步12导联图解

（6）多形性室性心动过速与主导心（室）率缓慢和继发性QT间期延长

老年人QT间期延长常为继发性QT间期延长，除了药物和电解质紊乱等常见因素外，缓慢性心律失常是老年人继发性QT间期延长的重要因素。

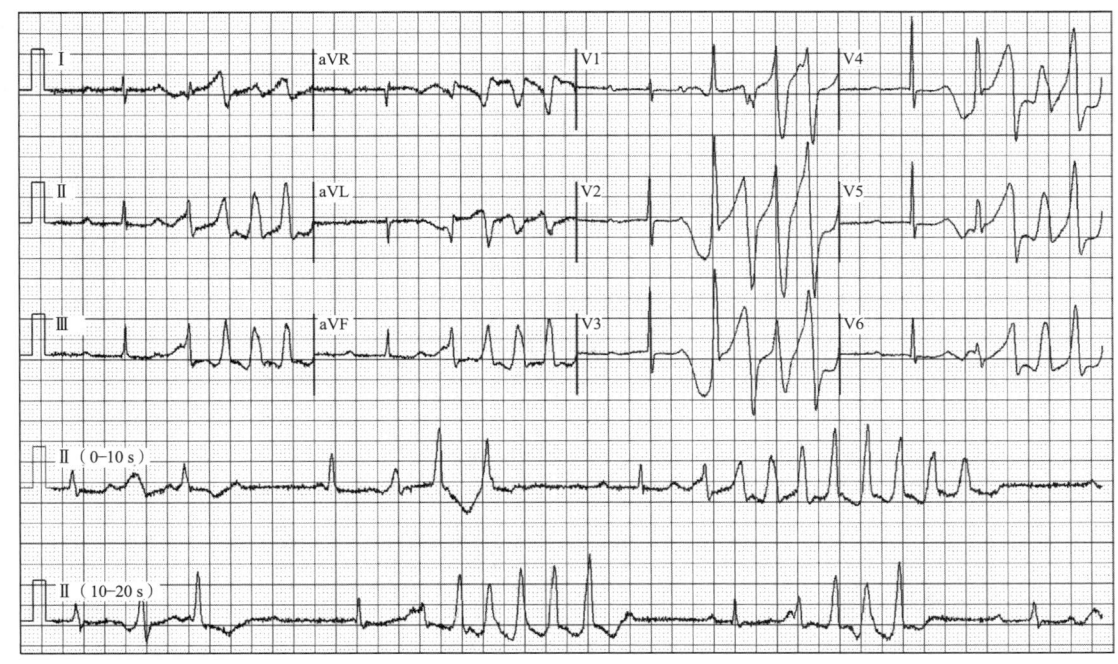

图 2-5-119　多形性室性心动过速与主导心（室）率缓慢和继发性QT间期延长实例

> 本病例原窦性心律的心电图见右图。一度房室传导阻滞（心率正常）时，QT间期正常。在发生室性心动过速时，窦性心律的P波与QRS波无关，心房率>心室率，存在三度房室传导阻滞。QT间期延长可能是继发于三度房室传导阻滞时的缓慢心室率，与此同时出现尖端扭转型室性心动过速。

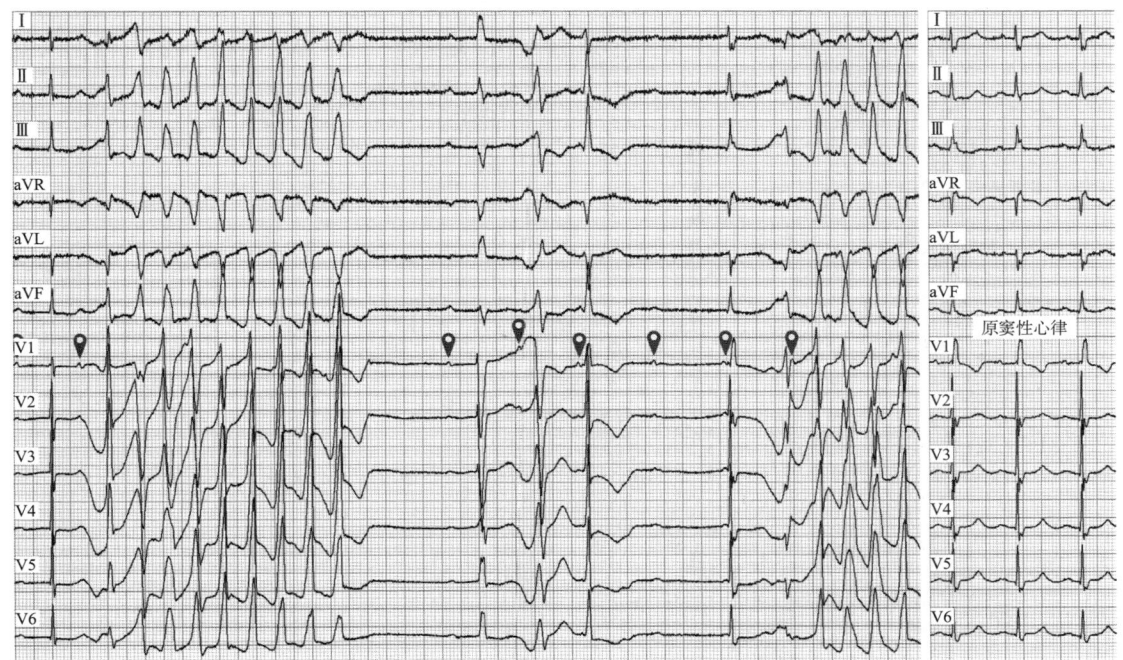

图 2-5-120　多形性室性心动过速与主导心（室）率缓慢和继发性QT间期延长实例同步12导联图解

4. 双向性室性心动过速

双向性室性心动过速是一种少见而严重的室性心动过速，发生时同一导联出现两种形态的QRS波，其主波方向发生向上和向下交替性变化。主要见于洋地黄中毒或严重的器质性心脏疾病，其次是儿茶酚胺敏感性多形性室性心动过速。QRS波主波方向发生向上和向下交替变化可有两种形式。其一是在大部分导联上，一次QRS波主波方向向上，另一次向下，或是在某些导联呈现QRS波一次较宽、一次较窄，或是QRS波主波振幅一次较高、一次较低。QRS波逐一改变，是典型双向性室性心动过速的特征。其二是不典型双向性室性心动过速。

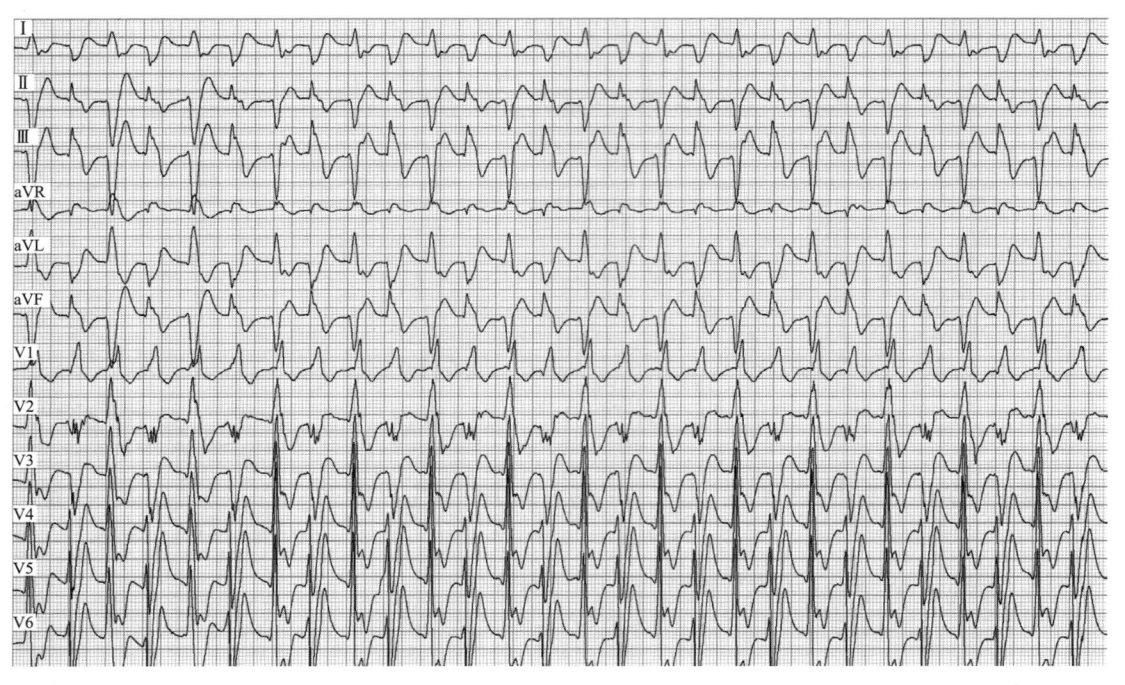

女性，90岁。
心室率148次/分；
QRS波时间132 ms。

双向性室性心动过速

图 2-5-121　典型双向性室性心动过速实例

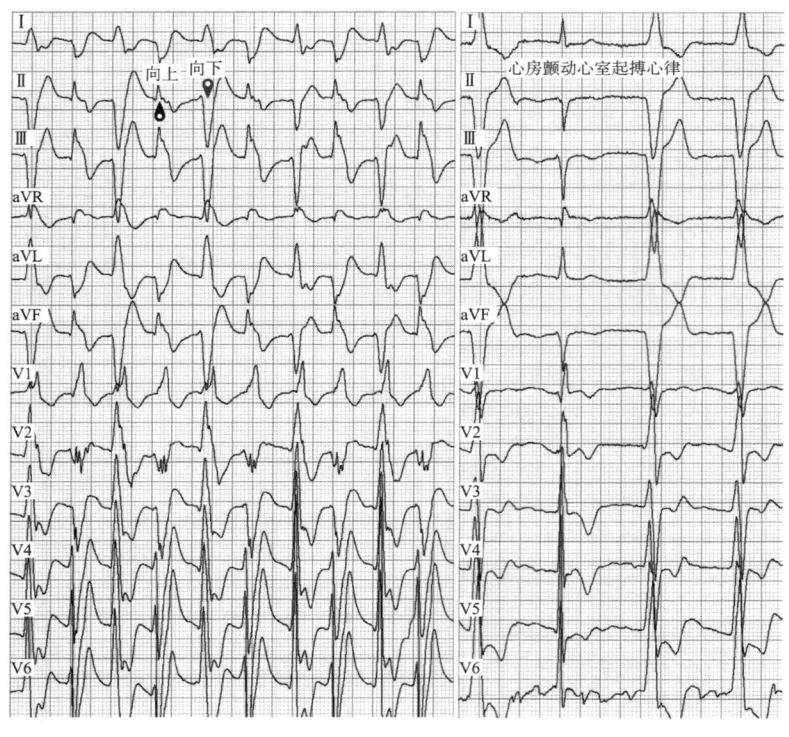

本病例是高龄心房颤动心室起搏术后的病例（右图）。除了aVR和V1导联外，室性心动过速的QRS波主波方向一次向上，另一次向下，呈现逐一交替现象，为双向性室性心动过速。

◎ QRS波主波方向上下逐一交替。

图 2-5-122　典型双向性室性心动过速实例同步12导联图解

（1）典型双向性室性心动过速的不典型改变

典型双向性室性心动过速的不典型改变是，QRS波主波方向，仅在少部分导联上呈现QRS波一次较宽、一次较窄，或是QRS波主波振幅一次较高、一次较低，有时可能被忽略。

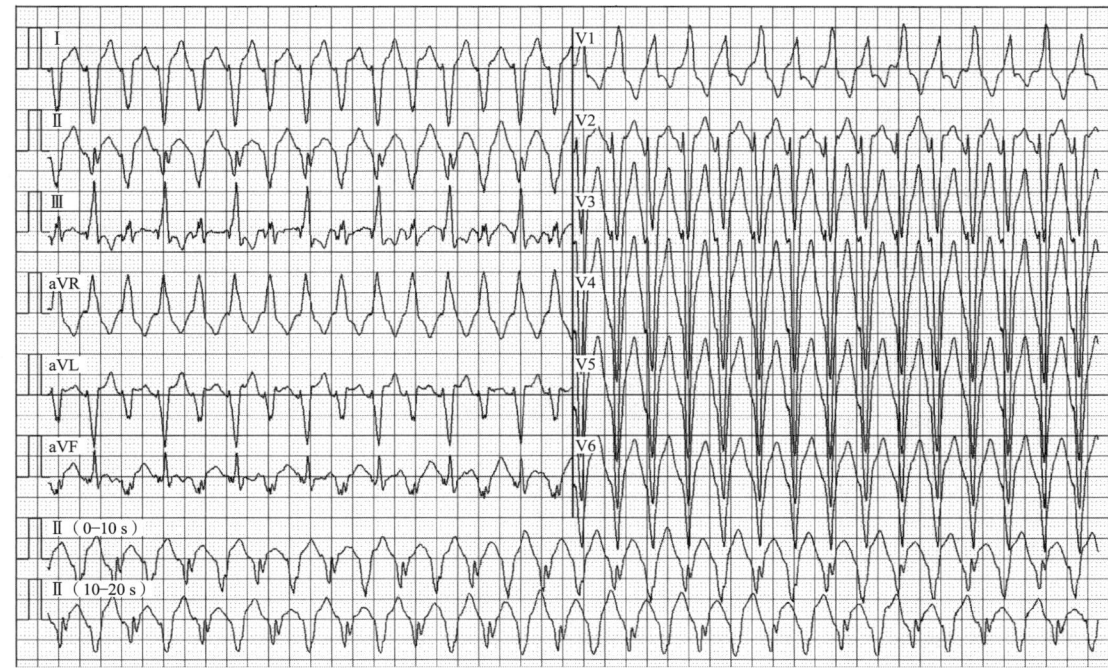

男性，79岁。
心室率177次/分；
QRS波时间124 ms。

双向性室性心动过速

图2-5-123　典型双向性室性心动过速的不典型改变实例

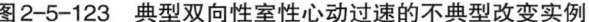

心动过速终止后的心电图。

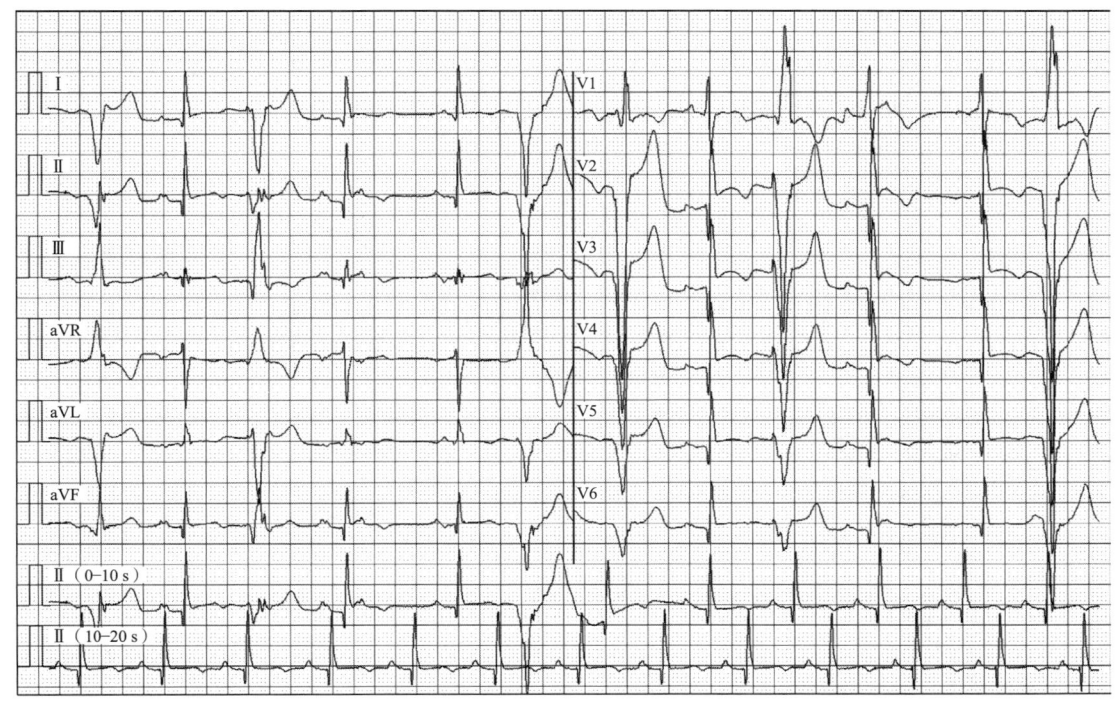

窦性心率74次/分；
PR间期204 ms；
QRS波时间110 ms。

窦性心律
心房起搏心室感知起搏
急性广泛前壁心肌梗死
房性期前收缩未下传心室
多源性室性期前收缩
一度房室传导阻滞

图2-5-124　典型双向性室性心动过速的不典型改变实例的其他心电图

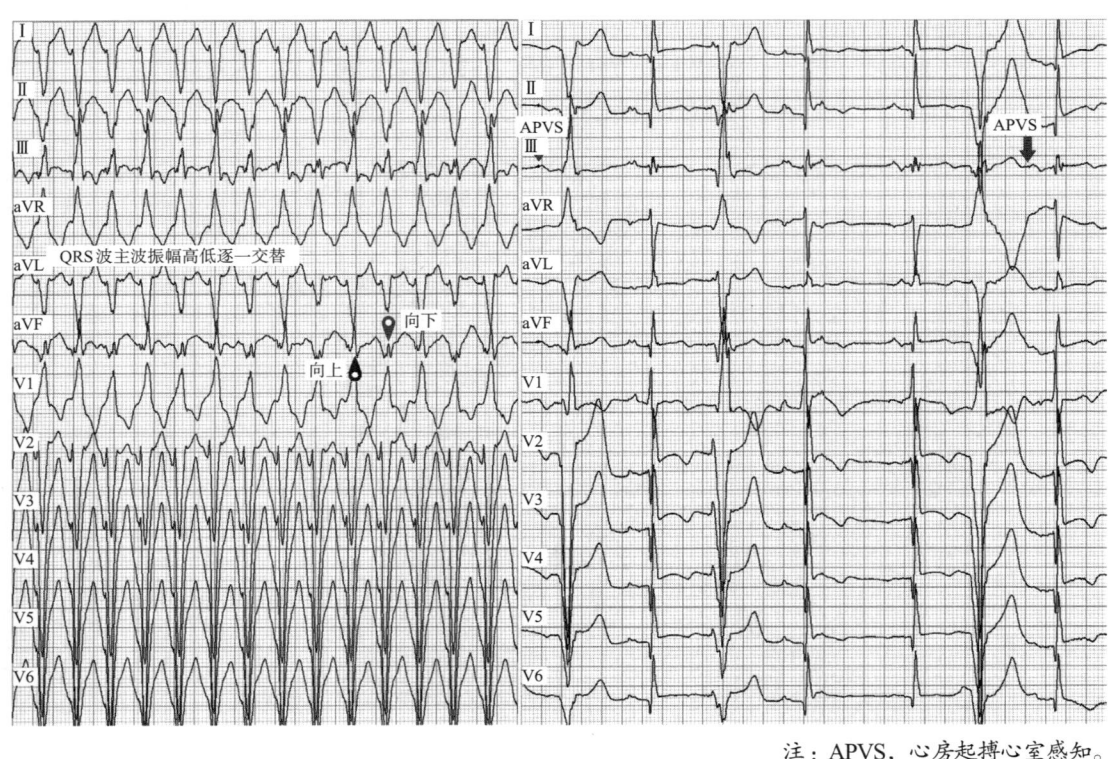

图 2-5-125　典型双向性室性心动过速的不典型改变实例同步 12 导联图解

（2）典型双向性室性心动过速与室上性心动过速鉴别

双向性室性心动过速，表现为在某些导联呈现 QRS 波一次较宽、一次较窄时，需与室上性心动过速 QRS 波宽窄交替现象鉴别。

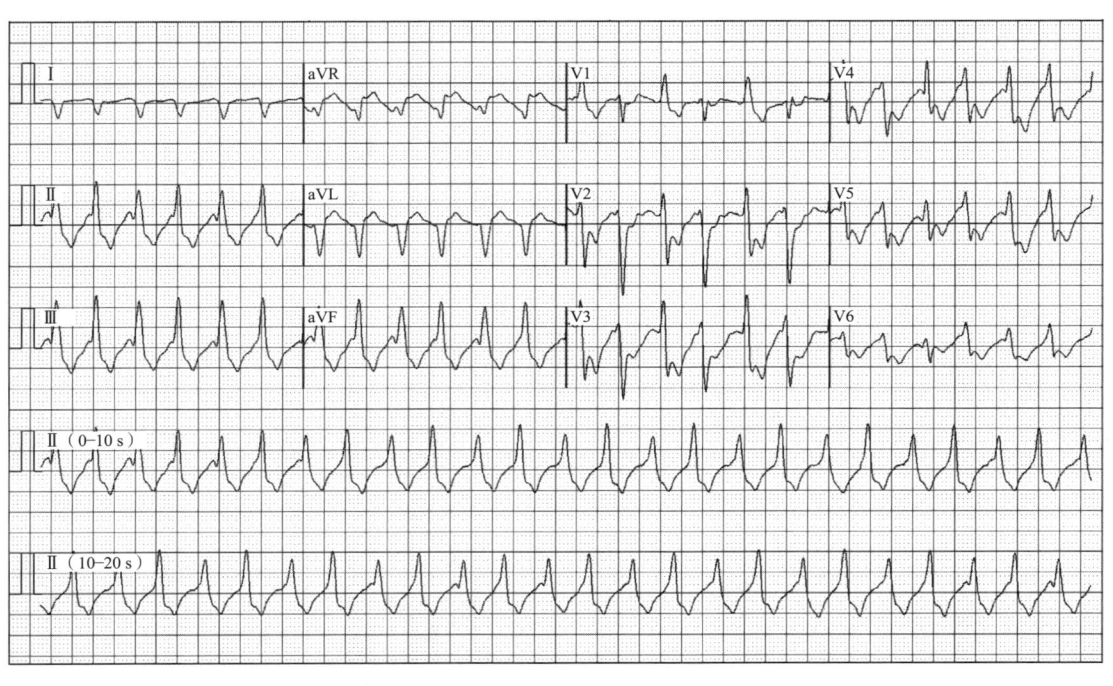

图 2-5-126　典型双向性室性心动过速与室上性心动过速鉴别实例

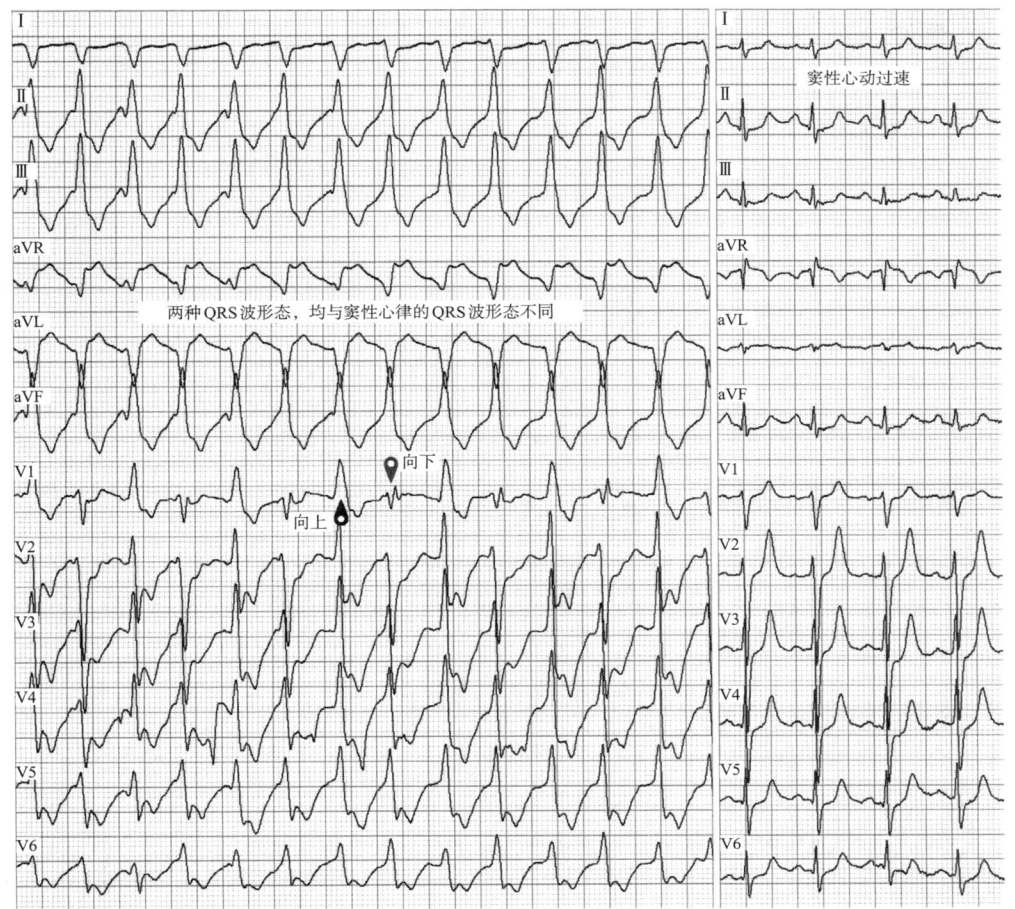

图 2-5-127　典型双向性室性心动过速与室上性心动过速鉴别实例同步12导联图解

本图从12导联同步观察，仅V1和V2导联的QRS波主波方向上下逐一交替。V1导联的QRS波形态类似右束支传导阻滞图形，需与室上性心动过速伴间歇性束支传导阻滞所致的QRS波宽窄交替鉴别。与原窦性心律的心电图比较（右图），心动过速的两种QRS波形态，均与窦性心律的QRS波形态不同。这是鉴别诊断的要点之一。

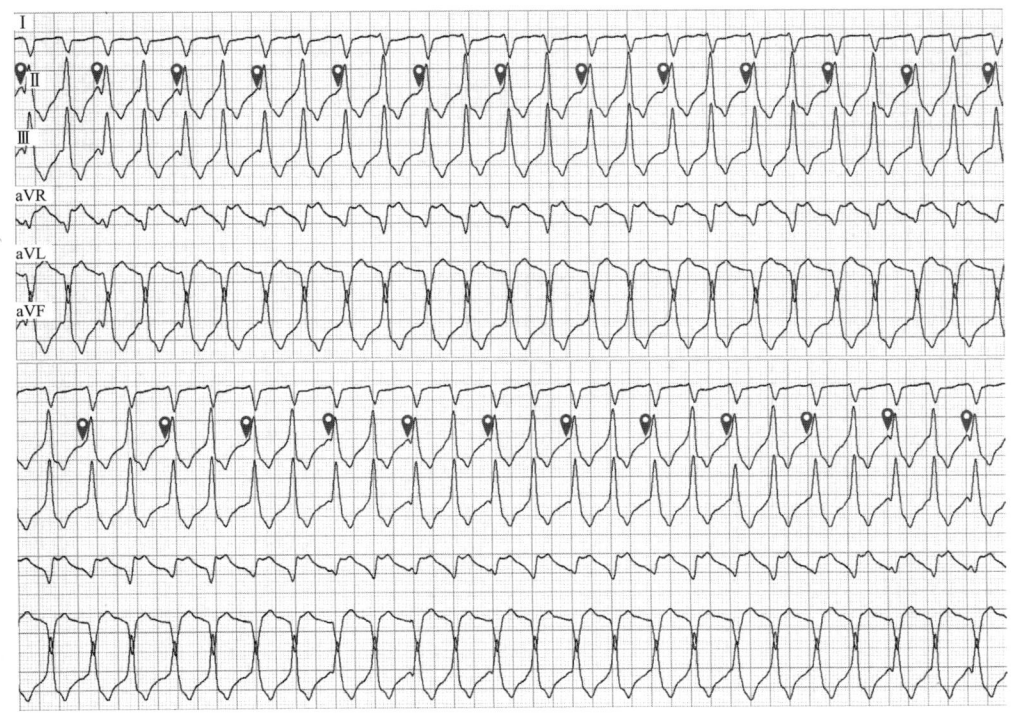

图 2-5-128　典型双向性室性心动过速与室上性心动过速鉴别实例连续同步肢体导联图解

本图在Ⅱ、Ⅲ和aVF导联上，标记处P波清晰可见或隐约可见，P波与QRS波无固定关系（房室分离现象），是室性心动过速与室上性心动过速QRS波宽窄交替现象的关键鉴别点。

（3）不典型双向性室性心动过速

双向性室性心动过速的QRS波主波上下交替变化的第二种形式是一组（数个室性心动）QRS主波均向上，另一组QRS波主波均向下，为不典型双向性室性心动过速。

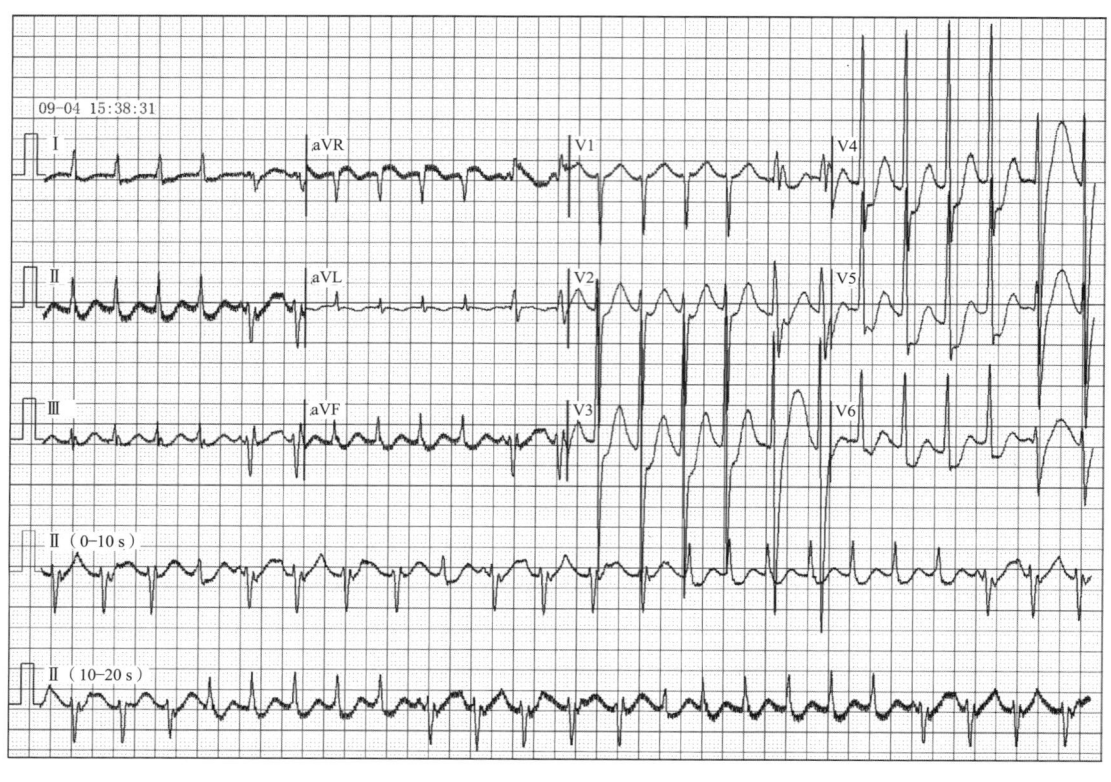

男性，87岁。
心室率133次/分；
QRS波时间126 ms。

窦性心动过速
双向性室性心动过速

图2-5-129　不典型双向性室性心动过速实例

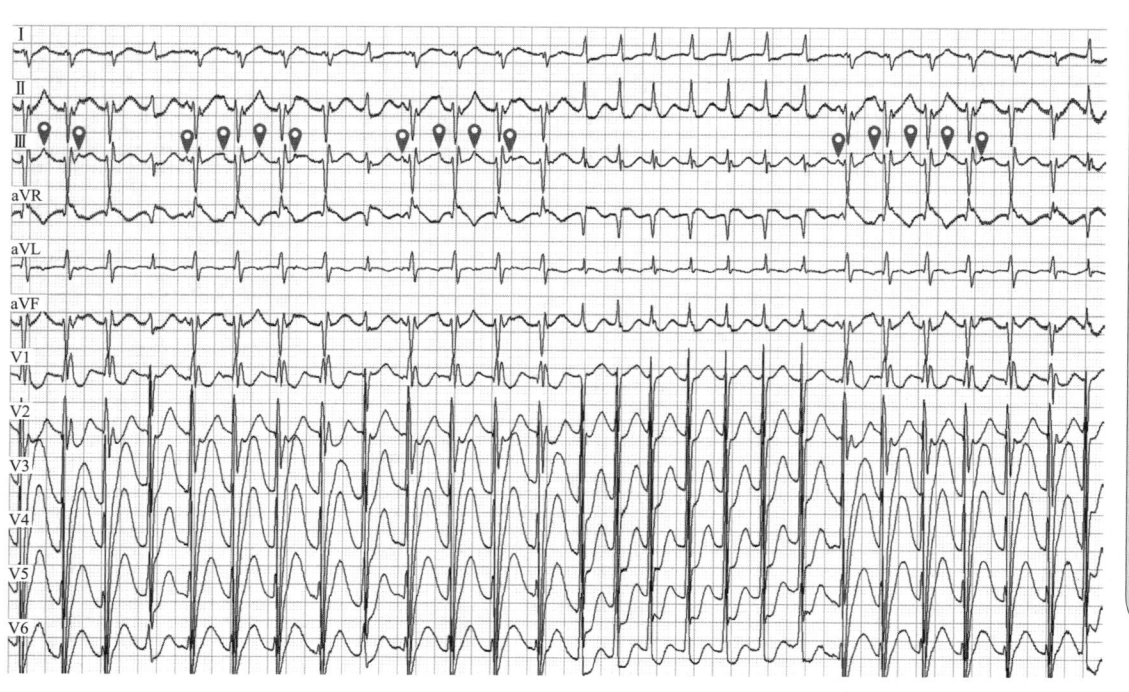

分析心电图的第一步是观察心动过速中P波与QRS波的关系。仅肢体导联部分P波清晰（标记处），余P波可能重叠在QRS波中。用可见的P波来测量，PP间期相等。在Ⅱ导联上，QRS波主波向上的心室率略快于主波向下的心室率。P波与QRS波无固定关系。

PP间期相等，P波与QRS波无固定关系

图2-5-130　不典型双向性室性心动过速实例同步12导联图解一

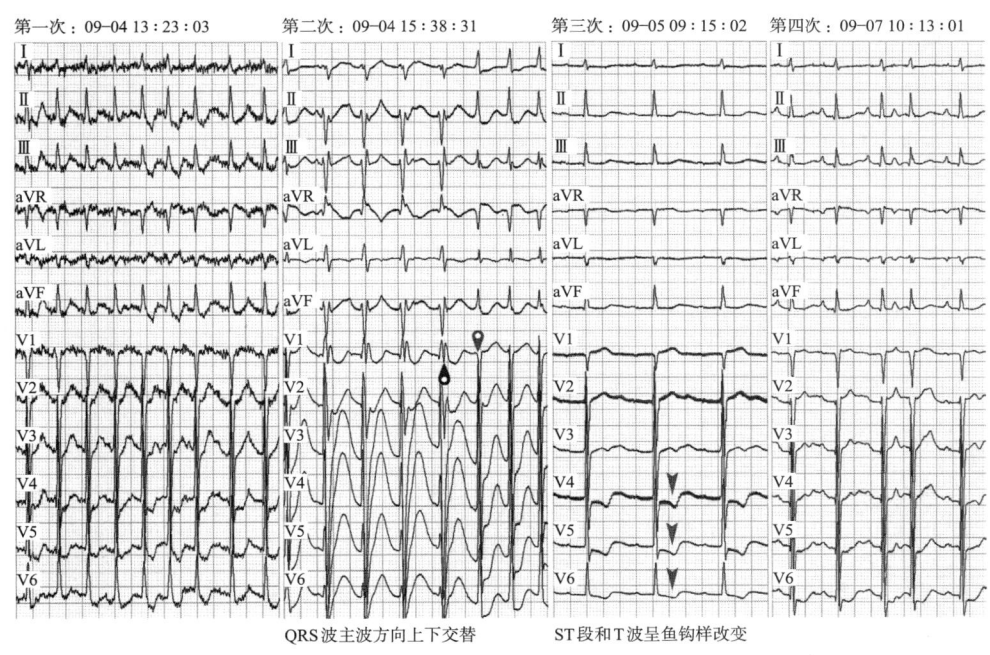

图 2-5-131　不典型双向性室性心动过速实例同步12导联图解二

5. 室性心动过速的定位诊断

室性心动过速的定位诊断，最为基本的是左右心室的定位和心室上下部位的定位。

- 左右心室定位：依据胸导联QRS波形态判断左右心室起源。基本特点：

— 左心室起源（图2-5-132A），心电图表现为类右束支传导阻滞图形，V1导联上QRS波主波向上，V5导联上QRS波主波向下。

— 右心室起源（图2-5-132B），心电图表现为类左束支传导阻滞图形，V1导联上QRS波主波向下，V5导联上QRS波主波向上。

- 心室上下部位定位：依据下壁导联（Ⅱ、Ⅲ和aVF导联）QRS波形态判断上下部位。基本特点：

— Ⅱ、Ⅲ和aVF导联上QRS波主波向上，位于上侧流出道（图2-5-132C）。

— Ⅱ、Ⅲ和aVF导联上QRS波主波向下，位于下侧心尖部（图2-5-132D）。

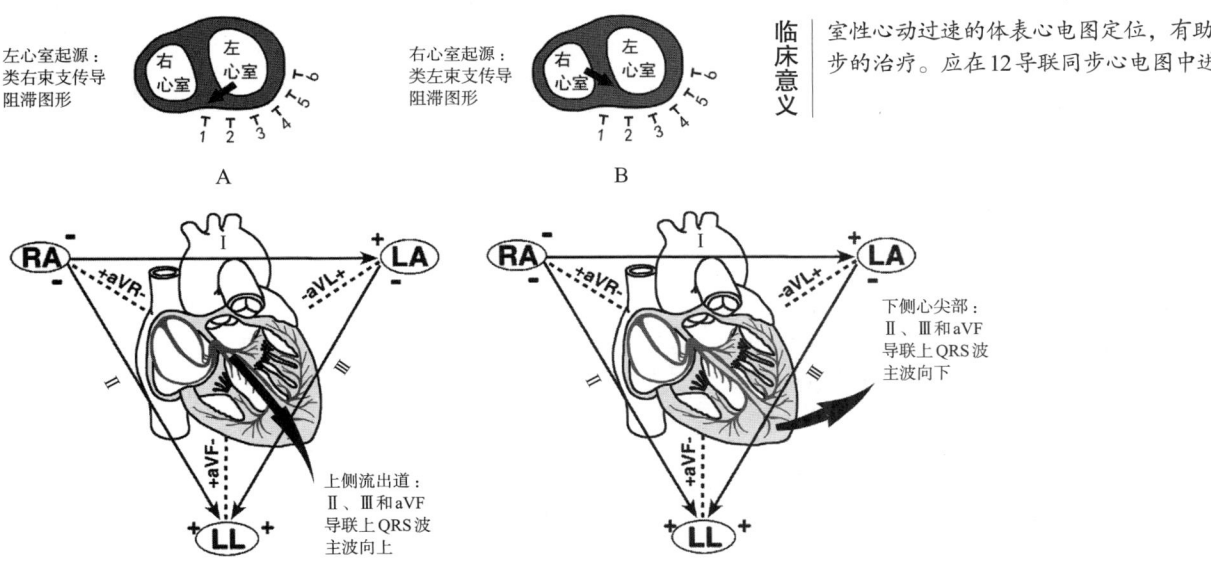

图 2-5-132　室性心动过速的定位诊断
A. 左心室起源；B. 右心室起源；C. 上侧流出道；D. 下侧心尖部

（1）室性心动过速的定位诊断：左心室起源

起源于左心室的室性心动过速，表现为类右束支传导阻滞图形，V1导联QRS波主波向上，V5导联QRS波主波向下。在定位前，必须与室上性心动过速伴右束支传导阻滞鉴别。提示室性心动过速的基本特征是右胸导联（V1导联）QRS波主波向上（呈R波型），而左胸导联（V6导联）QRS波主波向下（S波>R波或呈QS型）。V6导联QRS波主波向下是鉴别诊断要点。

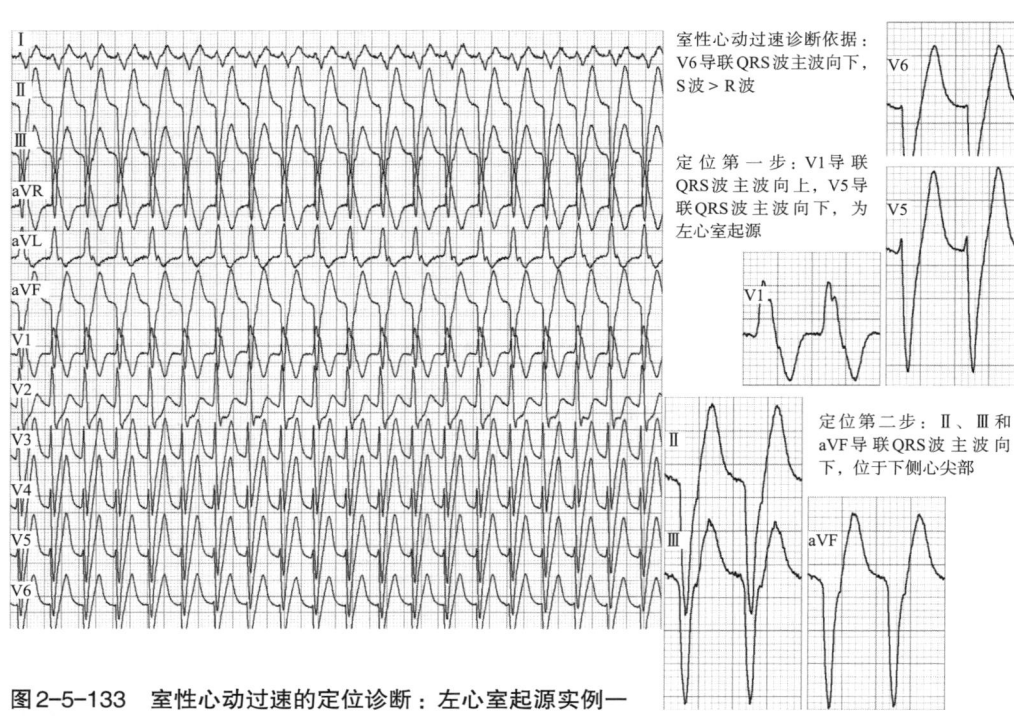

图2-5-133　室性心动过速的定位诊断：左心室起源实例一

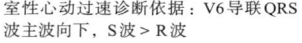
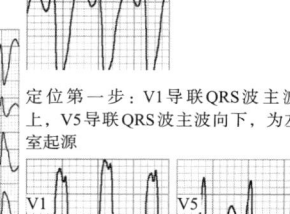
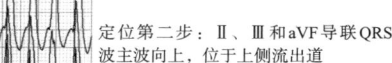
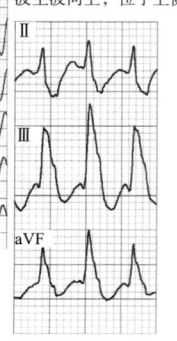

图2-5-134　室性心动过速的定位诊断：左心室起源实例二

（2）室性心动过速的定位诊断：右心室起源

起源于右心室的室性心动过速，表现为类左束支传导阻滞图形，V1 导联 QRS 波主波向下，V5 导联 QRS 波主波向上。在定位前，必须与室上性心动过速伴左束支传导阻滞鉴别。提示室性心动过速的基本特征是右胸导联（V1 和 V2 导联）QRS 波主波向下，r 波时间 >30 ms，或 S 波有顿挫，或 rS 间期 >60 ms，而左胸导联（V6 导联）QRS 波有 q 或 Q 波型。

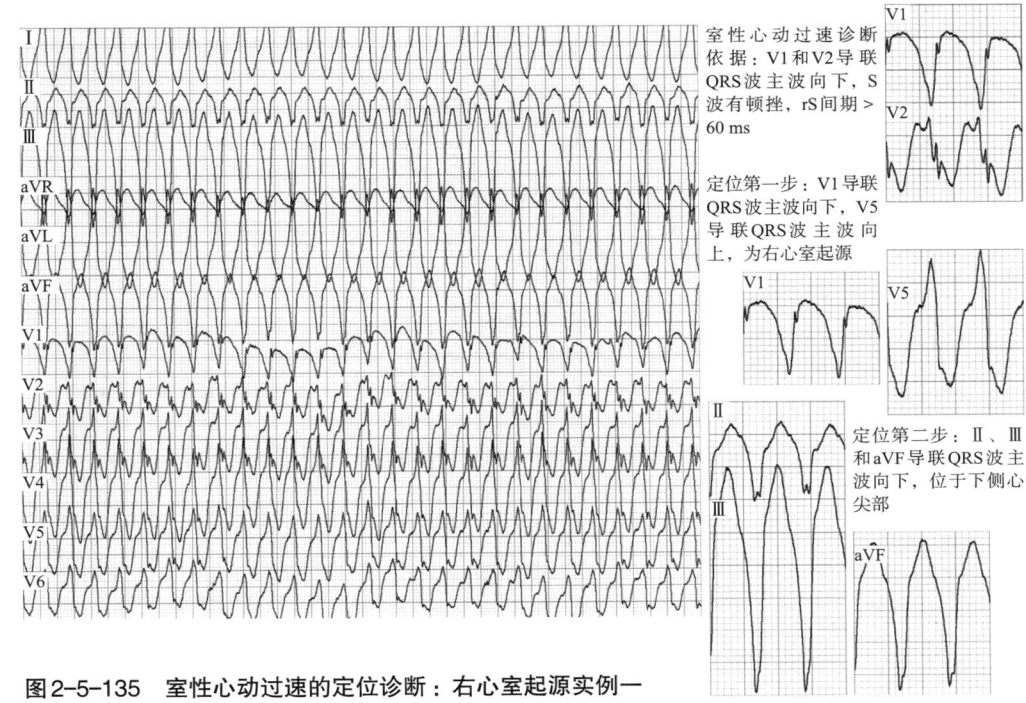

图 2-5-135　室性心动过速的定位诊断：右心室起源实例一

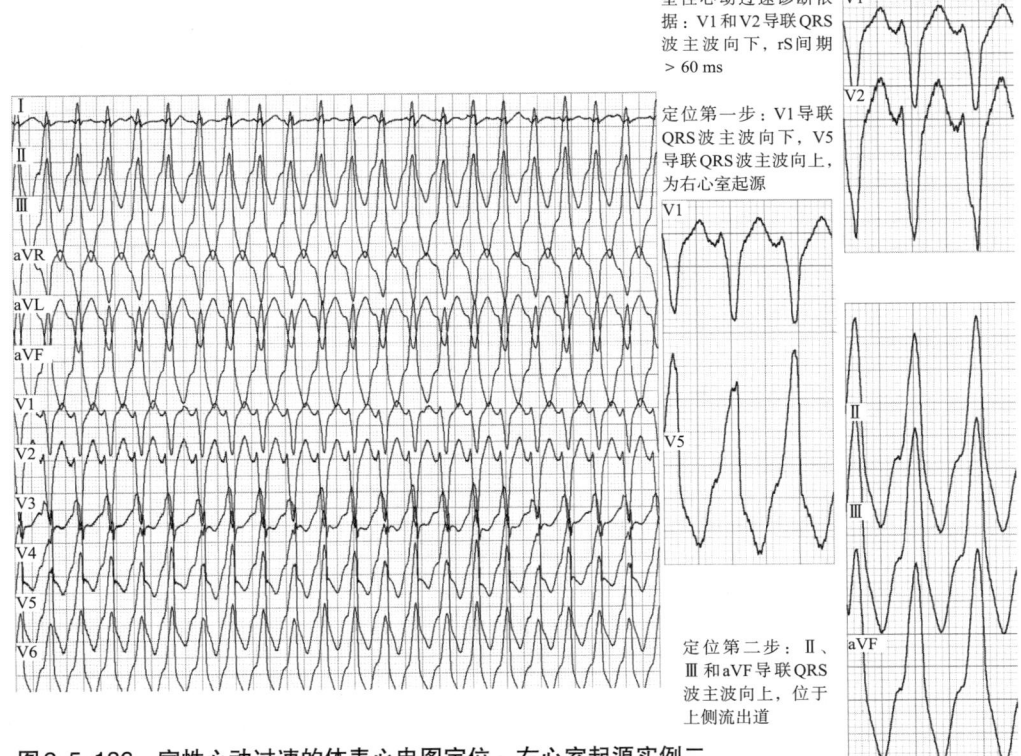

图 2-5-136　室性心动过速的体表心电图定位：右心室起源实例二

> 宽 QRS 波心动过速，首先明确室性心动过速的诊断，然后定位诊断。

（3）室性心动过速的定位诊断：分支型

所谓分支型室性心动过速是起源于左后分支或左前分支内的室性心动过速，有特殊的心电图表现，易在心电图上分类诊断。常分为左后分支型和左前分支型，其中左后分支型多见。

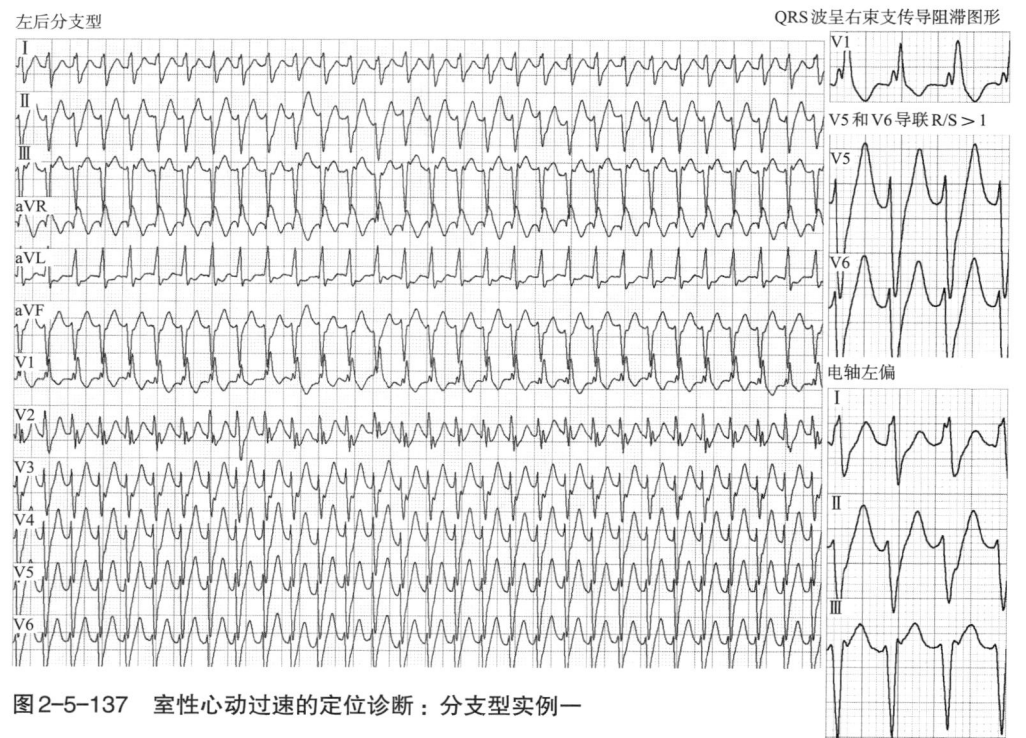

图2-5-137　室性心动过速的定位诊断：分支型实例一

左后分支型的心电图特点是：QRS波呈右束支传导阻滞图形，电轴左偏。

女性，35岁。
心室率196次/分；
QRS波时间122 ms；
QRS波电轴-90°。

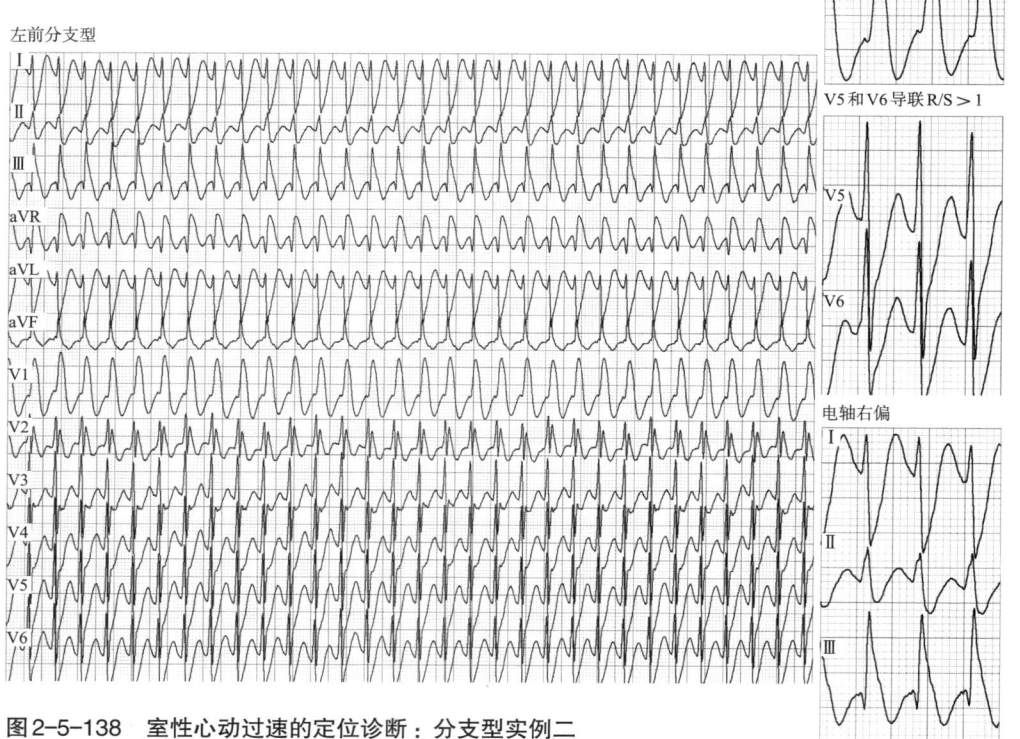

图2-5-138　室性心动过速的定位诊断：分支型实例二

左前分支型室性心动过速的心电图特点是：QRS波呈右束支传导阻滞图形，电轴右偏。

男性，22岁。
心室率202次/分；
QRS波时间137 ms；
QRS波电轴159°。

（4）室性心动过速的定位诊断与结构性心脏

室性心动过速的定位诊断主要应用于特发性室性心动过速。对于结构性心脏中的室性心动过速，难以在心电图上定位诊断。结构性心脏病者，同一病例，可以有多种不同心室起源的室性心动过速。

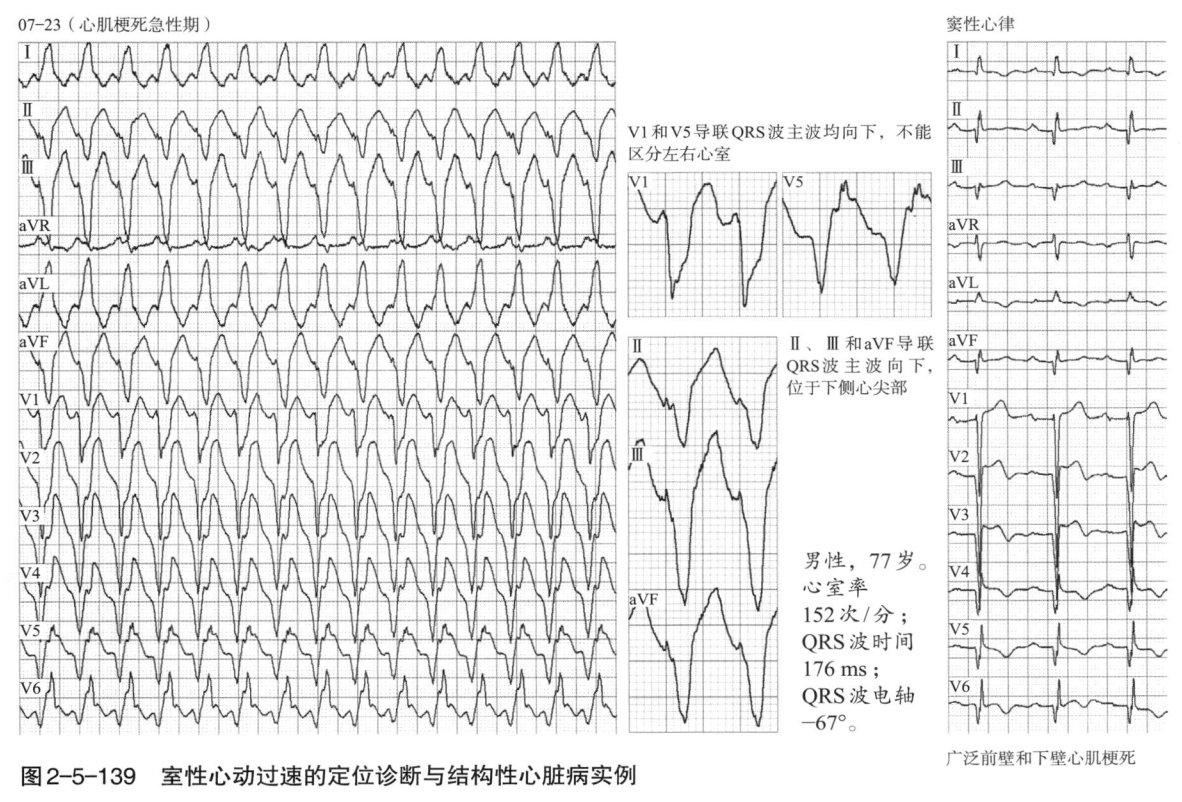

图2-5-139　室性心动过速的定位诊断与结构性心脏病实例

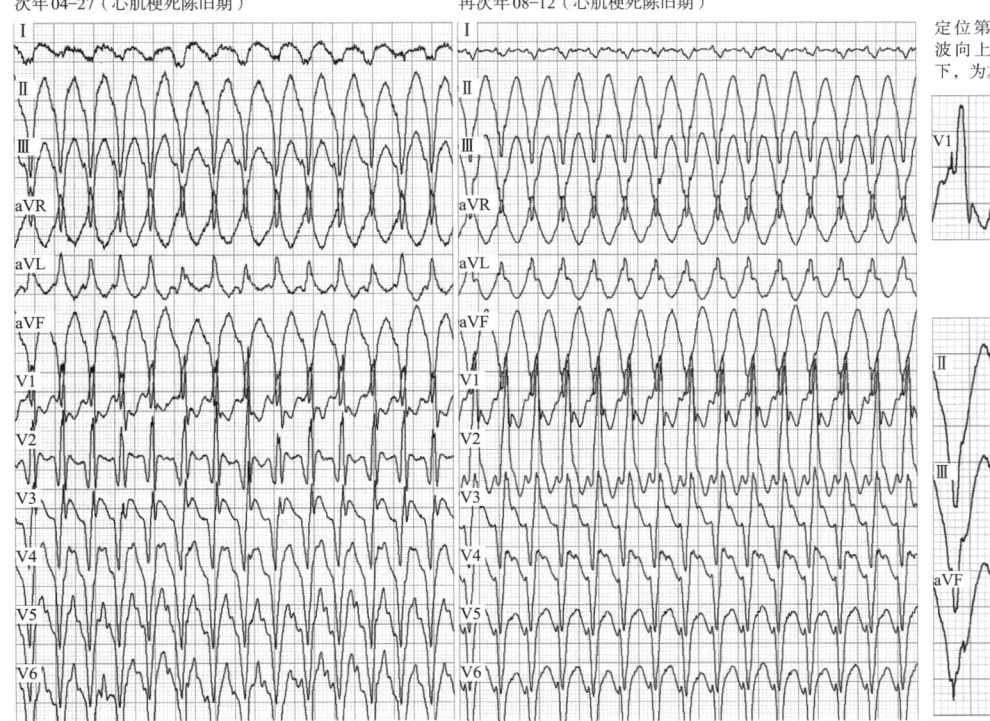

图2-5-140　室性心动过速的定位诊断与结构性心脏病实例的其他心电图

6. 非阵发性室性心动过速

非阵发性室性心动过速又称为加速性室性自主心律或加速性室性逸搏心律，是一种心率相对缓慢的室性心动过速。心动过速的心率通常在60～110次/分。按有无窦性心律，非阵发性室性心动过速分成两类：有窦性心律和无窦性心律。

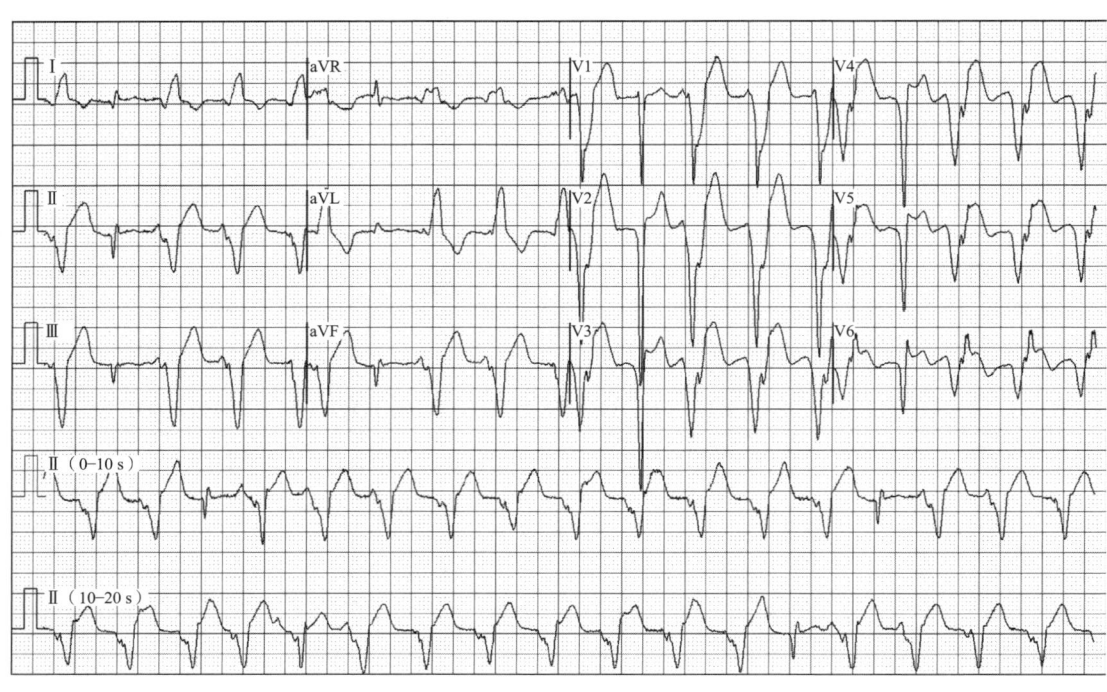

男性，76岁。
平均心室率101次/分；
QRS波时间155 ms；
QRS波电轴-72°。

窦性心律
急性广泛前壁心肌梗死
非阵发性室性心动过速

图2-5-141　非阵发性室性心动过速有窦性心律实例

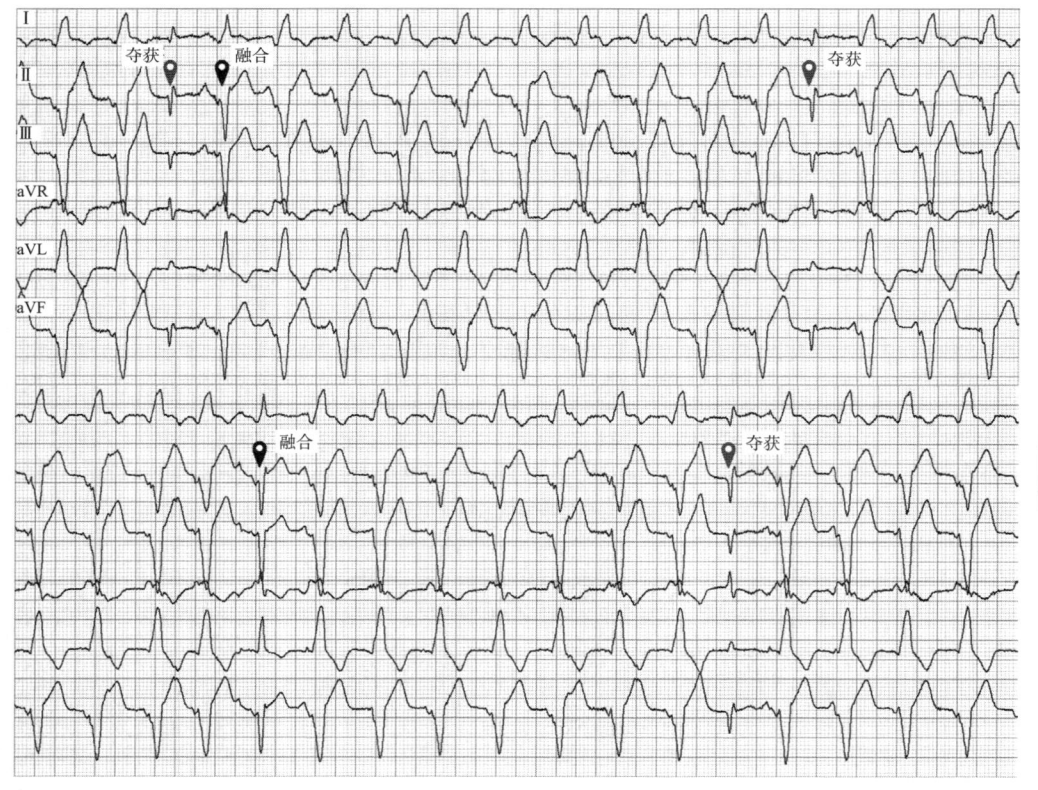

当窦性心律和非阵发性室性心动过速两种心律并存时，若室性心律的心率快于窦性心率，心室则由异位节律点的冲动所激动，心房由窦房结冲动激动，形成房室分离。通常非阵发性室性心动过速的心率缓慢，若与窦性心律接近，易发生窦性心律夺获心室或心室融合波。本图两者心率接近，可见上述三种现象（房室分离、夺获和融合）。

◎ 图中窦性心率和室性心率接近。除了3次心室夺获和2次心室融合波外，余心动心房为窦性心律，心室为室性心动过速，即房室分离。

图2-5-142　非阵发性室性心动过速有窦性心律实例连续同步肢体导联图解

（1）非阵发性室性心动过速与窦性心动过缓

有窦性心律的非阵发性室性心动过速，可以表现为两种心律交替出现。非阵发性室性心动过速常见于窦性心动过缓中。

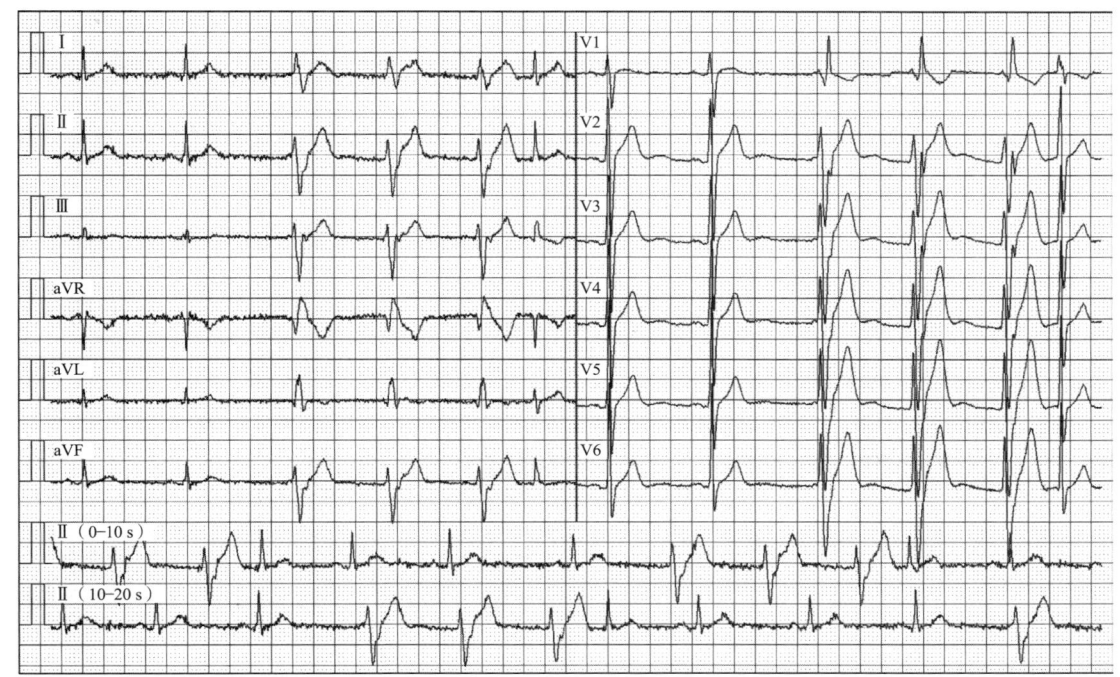

男性，31岁。
平均心室率66次/分；
PR间期167/ms；
QRS波时间100/150 ms。

窦性心动过缓
窦性心律不齐
非阵发性室性心动过速
窦性夺获伴心室内差异传导

图2-5-143　非阵发性室性心动过速与窦性心动过缓实例

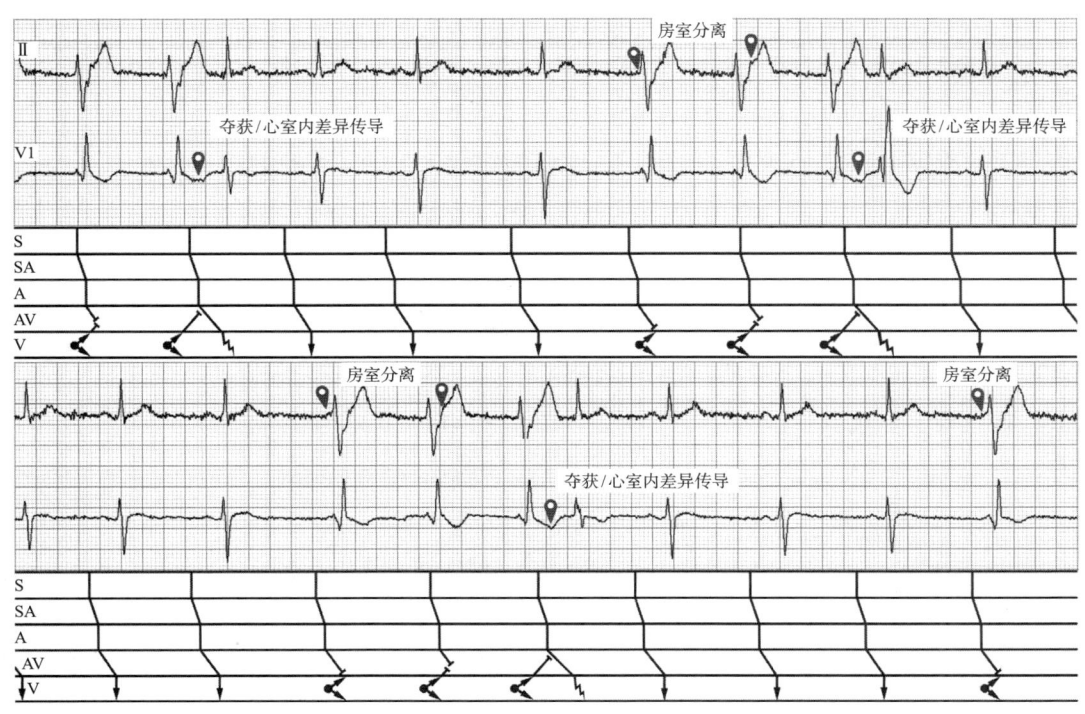

本图窦性心率低，并有窦性心律不齐。当窦性心率降低时，非阵发性室性心动过速以类似逸搏形式出现，在窦性冲动到达心室前激动心室，在心室形成不应期，同时逆行隐匿激动房室交界区，形成不应期，干扰随后到达的窦性冲动下传和激动心室（房室分离）。只有当房室交界区和心室脱离不应期，窦性冲动才能下传和激动心室，出现心室夺获。

图2-5-144　非阵发性室性心动过速与窦性心动过缓实例形成机制图解

（2）非阵发性室性心动过速与窦房传导阻滞

非阵发性室性心动过速常见于各种缓慢型窦性心律失常时，如窦房传导阻滞。

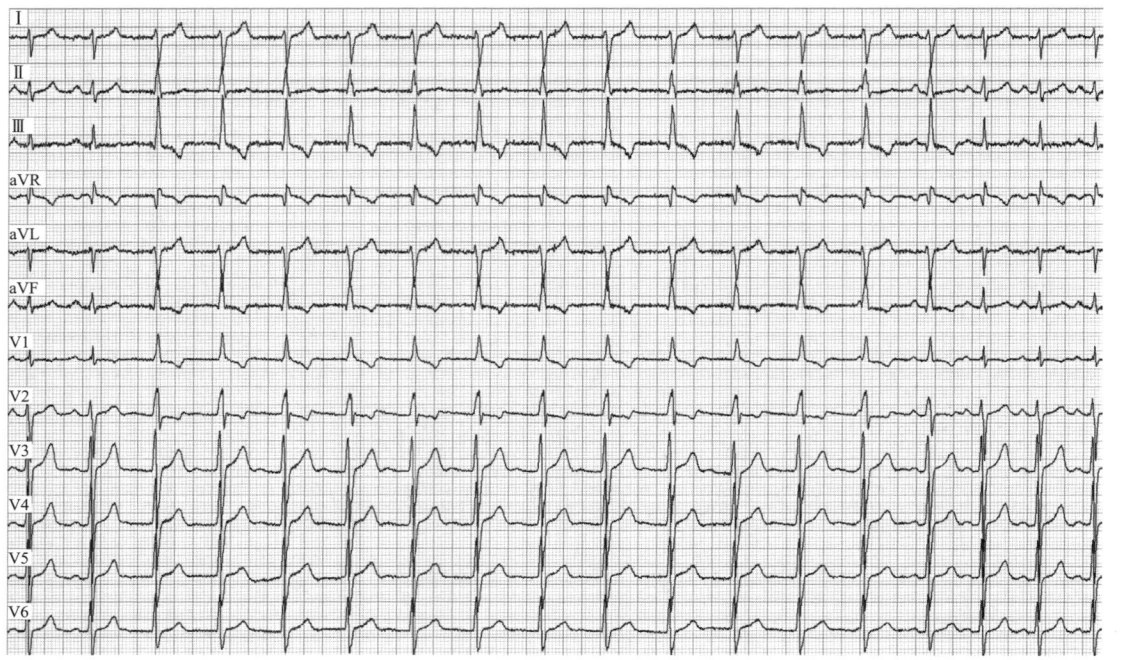

男性，33岁。
窦性心率103次/分；
心室率88次/分；
PR间期193 ms；
QRS波时间97/120 ms；
QRS波电轴130°。

窦性心动过速
高度窦房传导阻滞
非阵发性室性心动过速
左后分支传导阻滞

图2-5-145　非阵发性室性心动过速与窦房传导阻滞实例

> 本图第3～15个心动的QRS波宽大畸形，与其他心动的QRS波形态不同，为非阵发性室性心动过速。测量PP间期可以发现，在室性心动过速第一个心动前，有P波脱落（标记处）。在心动过速中窦性P波的节律基本不变，但并无窦性P波，提示存在高度窦房传导阻滞。

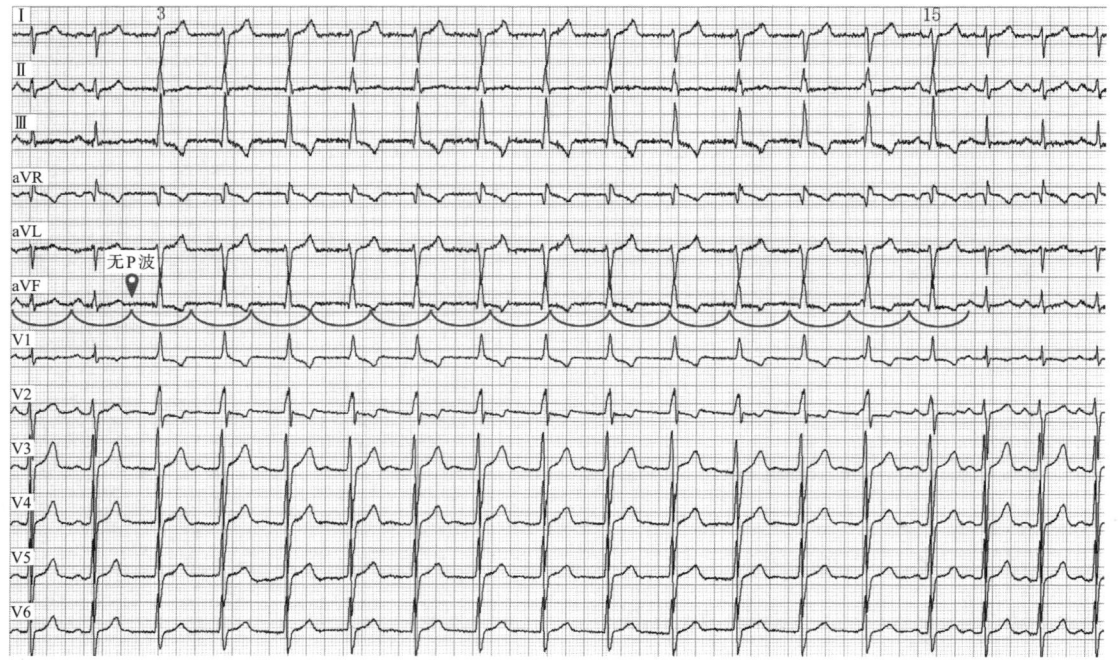

P波的节律基本不变，但无P波

图2-5-146　非阵发性室性心动过速与窦房传导阻滞实例图解

(3)非阵发性室性心动过速无窦性心律

无窦性心律的非阵发性室性心动过速,有时室性心律冲动经房室交界区逆行激动心房,此时可见P⁻波。此P⁻波常重叠在QRS波中或在QRS波后,不易被发现。

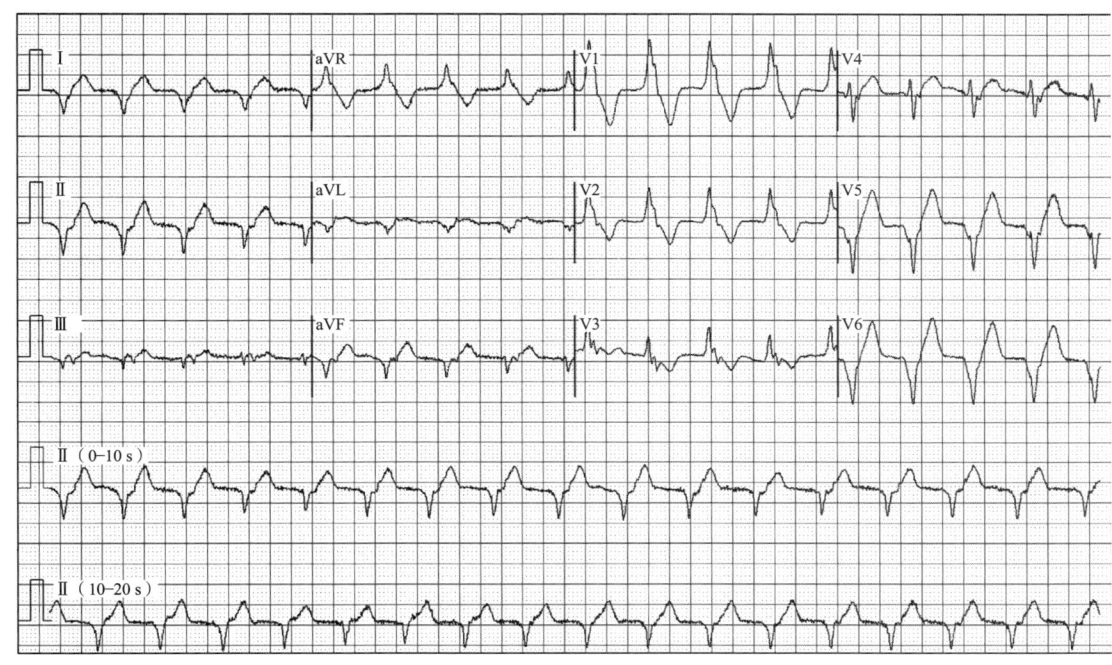

男性,73岁。
心室率73次/分;
QRS波时间143 ms;
QRS波电轴211°。

非阵发性室性心动过速

图2-5-147 非阵发性室性心动过速无窦性心律实例

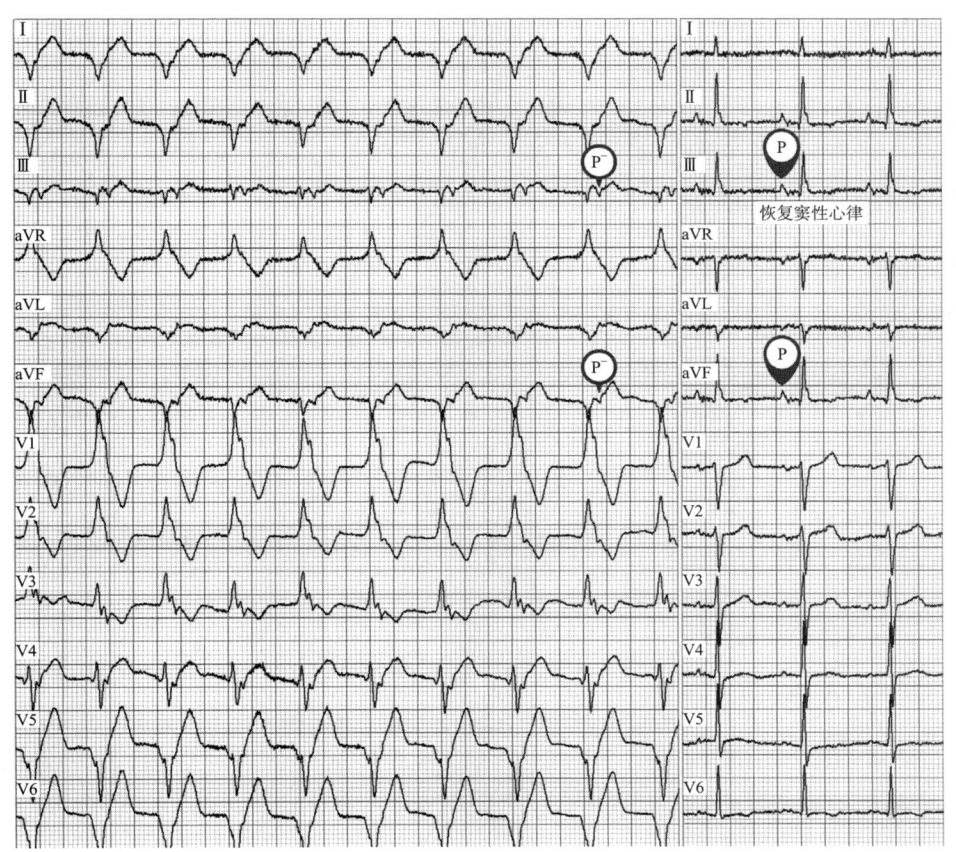

本图宽QRS波心动过速的QRS波形态呈类右束支传导阻滞图形,V6导联呈QS型,为室性心动过速。所有QRS波后可见P⁻波,与窦性P波不同(右图)。由于室性心动过速的心率快于窦性心率,心房被室性冲动逆行激动,心动过速中未见窦性P波。

图2-5-148 非阵发性室性心动过速无窦性心律实例同步12导联图解

(4)非阵发性室性心动过速节律不等和QRS波形态不同

通常非阵发性室性心动过速的节律相等，QRS波形态相同。但也可表现为节律不等，QRS波形态不同，尤其在急性心肌梗死。

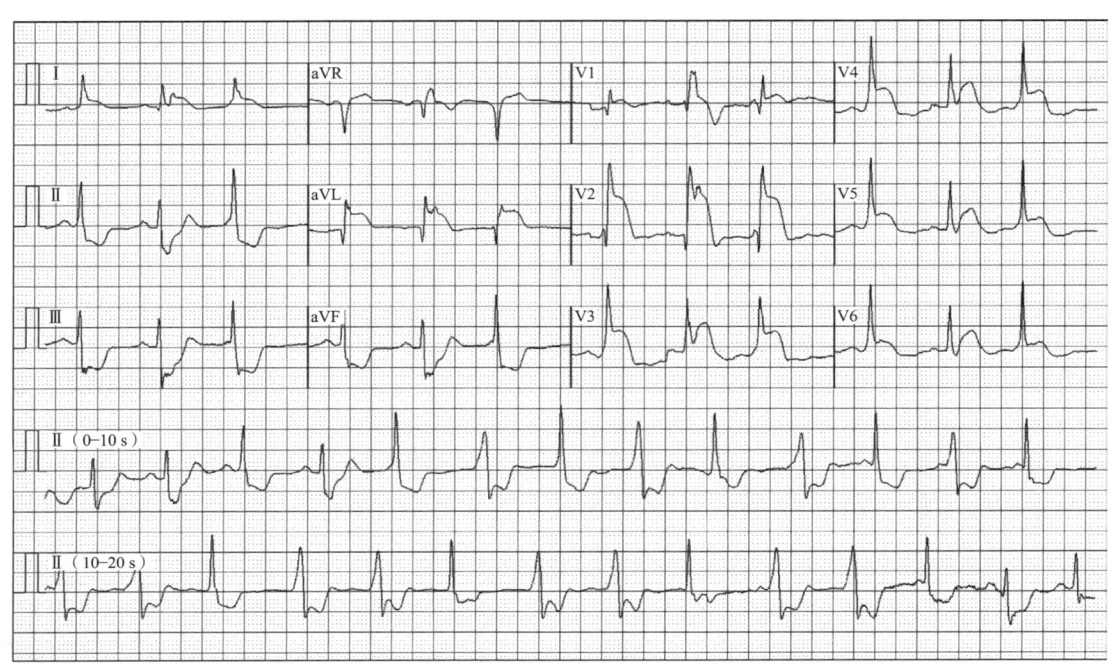

男性，46岁。
平均心室率79次/分；
PR间期200 ms；
QRS波时间182 ms。

窦性心律
急性广泛前壁心肌梗死
非阵发性室性心动过速
完全性右束支传导阻滞

图2-5-149　非阵发性室性心动过速节律不等和QRS波形态不同实例

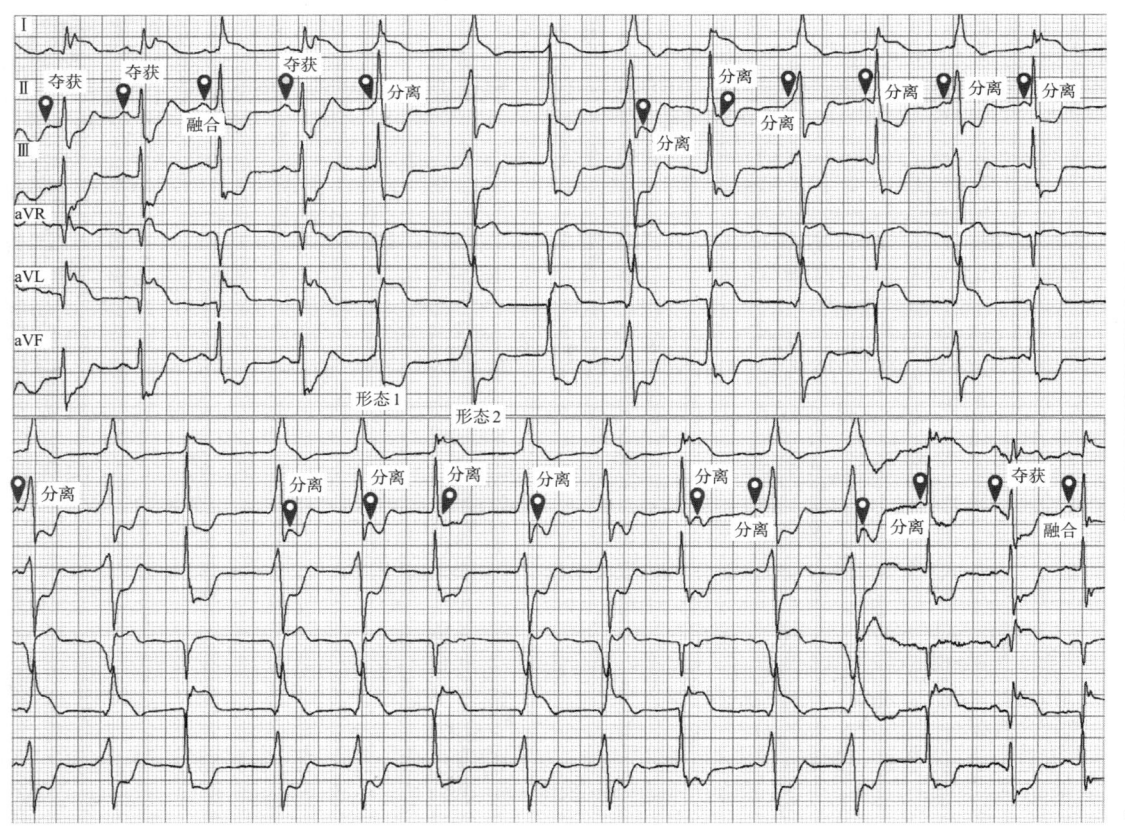

本图为急性心肌梗死时发生的非阵发性室性心动过速，心动过速的节律不等，QRS波呈两种形态。室性心动过速与窦性心律并存，可见窦性夺获心室、心室融合波和房室分离现象。窦性心律的QRS波可见完全性右束支传导阻滞。

标记处可见窦性P波

图2-5-150　非阵发性室性心动过速节律不等和QRS波形态不同实例连续同步肢体导联图解

（5）非阵发性室性心动过速的危险性

非阵发性室性心动过速通常不是具有危险性的心律失常，其对预后的影响取决于基础心脏病变。若心动过速的节律不规则或形态多变时，应高度警惕发展至心室颤动或全心停顿，尤其在急性心肌梗死时。

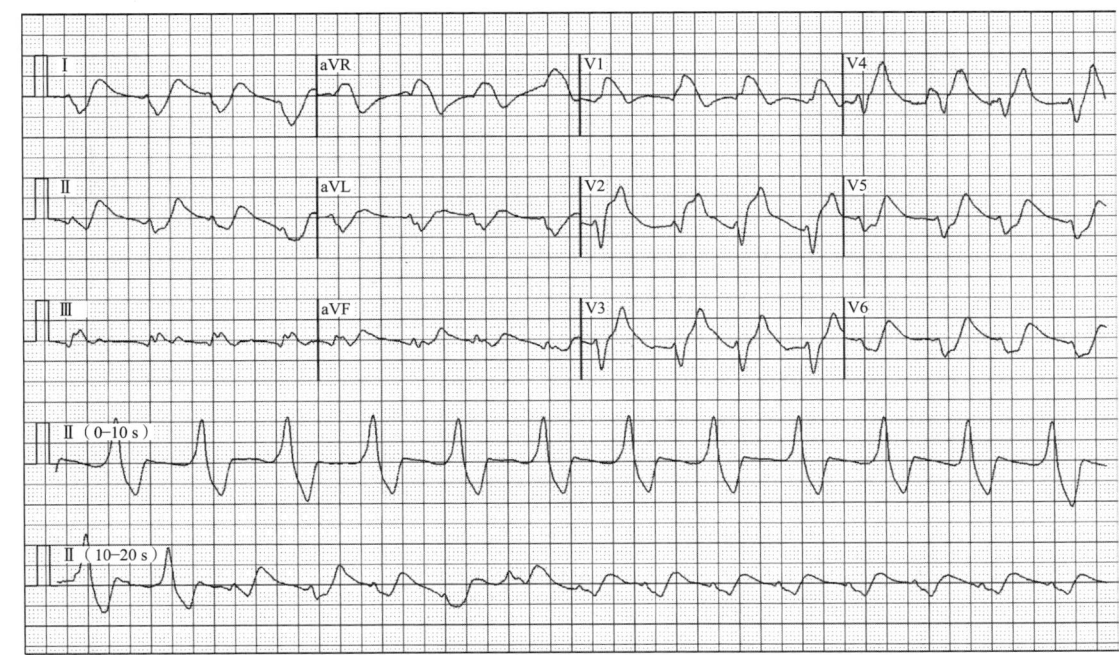

男性，57岁。
平均心室率74次/分；
QRS波时间200 ms。

急性前间壁心肌梗死可能
非阵发性室性心动过速

图2-5-151 非阵发性室性心动过速的危险性实例

> 本图为临终前心电图，根据V1～V3导联ST段抬高，诊断为急性前间壁心肌梗死。在20 s心电图中，非阵发性室性心动过速由一种类型转变为另一种类型。前者心率慢，节律相对规则，QRS波振幅高；后者心率快，节律相对不规则，QRS波振幅低。

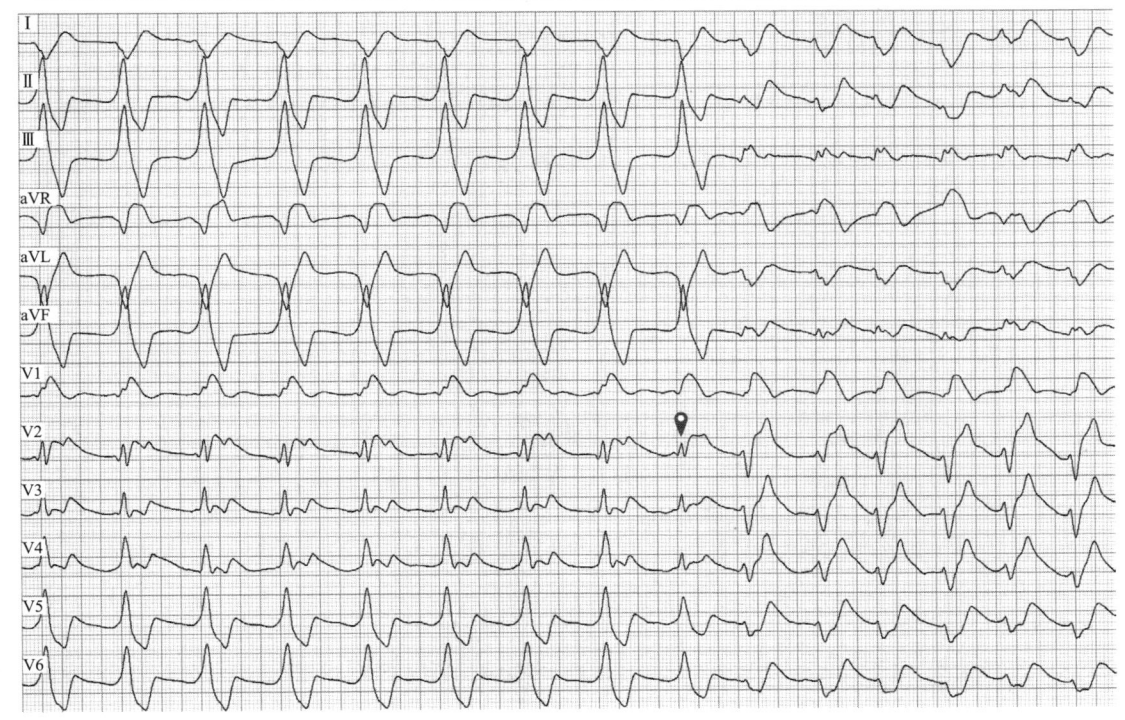

◎ 标记处心动前后，心率、节律和QRS波形态均改变。

图2-5-152 非阵发性室性心动过速的危险性实例同步12导联图解

(三)心室扑动和颤动

心室扑动和颤动是临终前致命性的室性心律失常,心室扑动常为心室颤动的前奏。心室扑动和颤动的共同心电图特征是无法辨认QRS波、ST段和T波。心室扑动为相对较规则,振幅相对高的波;心室颤动为不规则,振幅大小不等波。但两者之间无严格区分。

1. 心室扑动和颤动

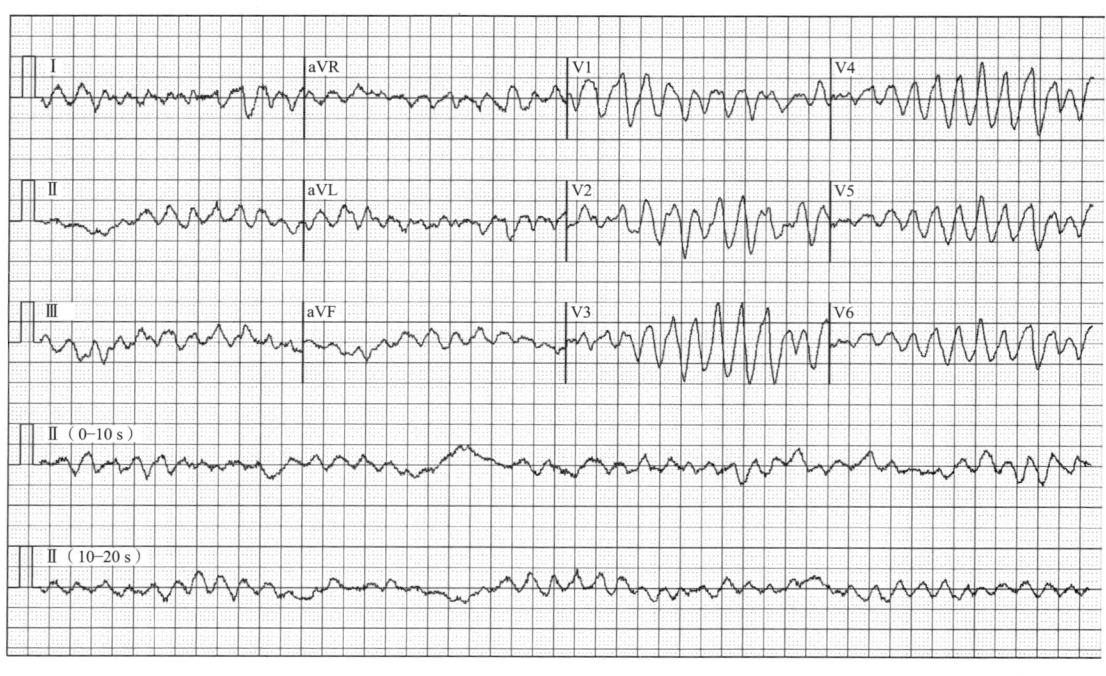

男性,93岁。
平均心室率264次/分;
QRS波时间/ms。

心室扑动和颤动

图2-5-153 心室扑动和颤动实例

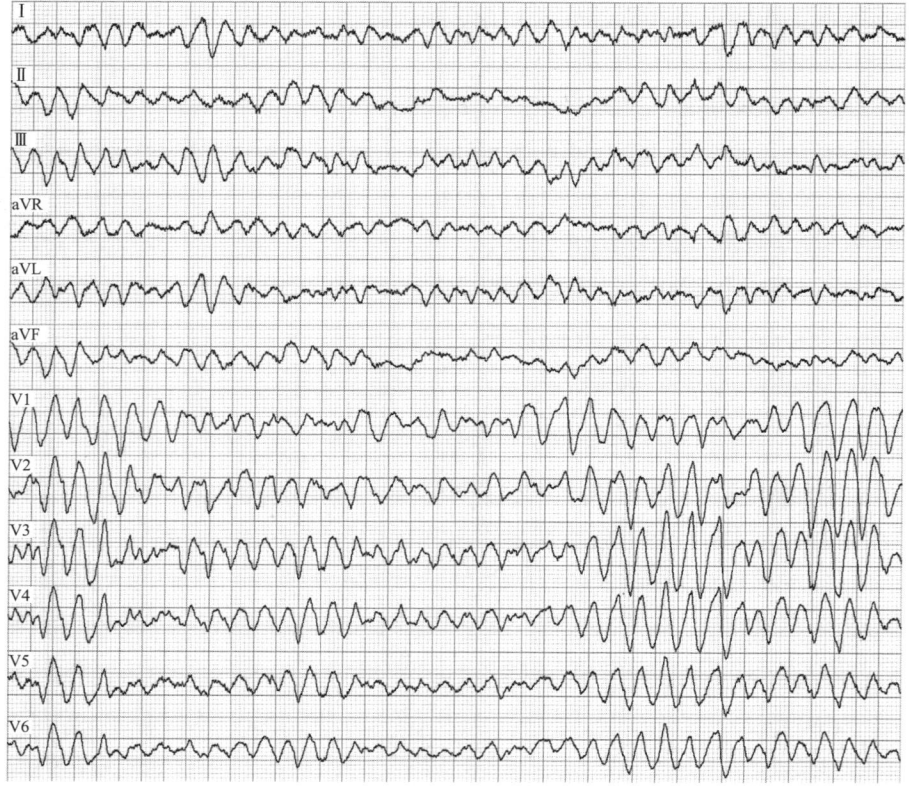

本图为临终前心电图。图中无法辨认QRS波、ST段和T波,在胸导联上,波幅呈高低两种。波幅高者,节律相对规则,为心室扑动;波幅低者,节律不规则,为心室颤动。两者无严格区分。

图2-5-154 心室扑动和颤动实例同步12导联图解

2. 心室颤动与室性心动过速

心室颤动常由室性心动过速引起，在特定的状态下，室性心动过速可能快速进展为心室颤动。

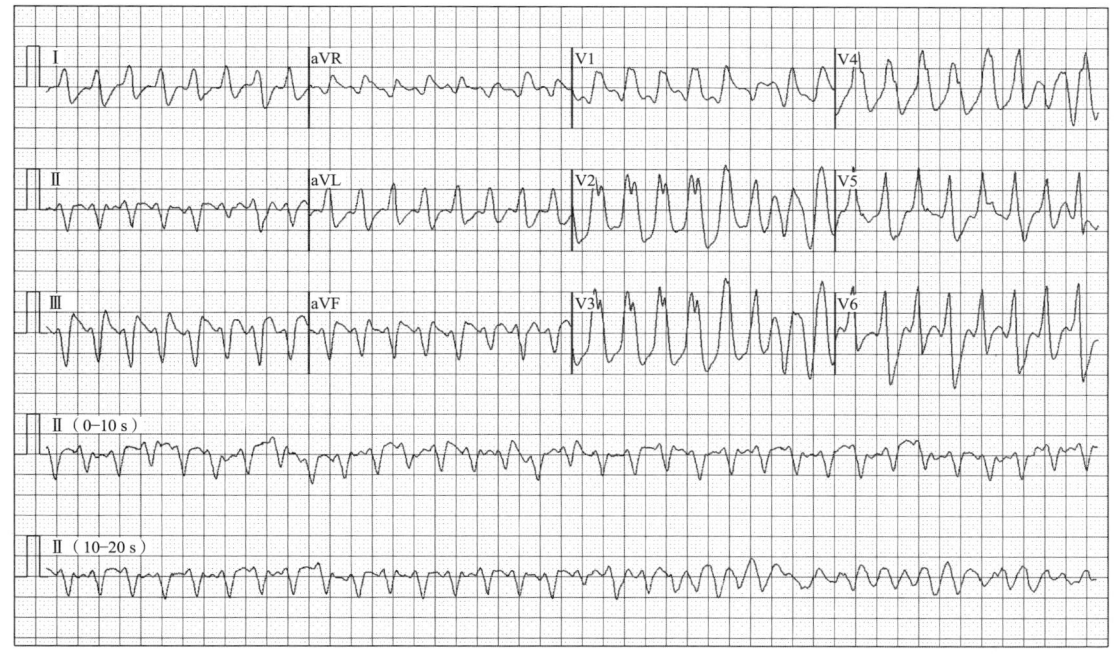

女性，71岁。
平均心室率196次/分。

阵发性室性心动过速
心室颤动

图 2-5-155　心室颤动与室性心动过速实例

> 本图为猝死患者临终前心电图，记录开始可见QRS波、ST段和T波，为室性心动过速。在室性心动过速中，在V4导联上可见QRS波振幅高低交替，为QRS波电交替；在V5导联上可见ST抬高和压低交替，为ST段电交替。电交替现象是心电不稳定现象，在记录结束前，室性心动过速突然进展为心室颤动。

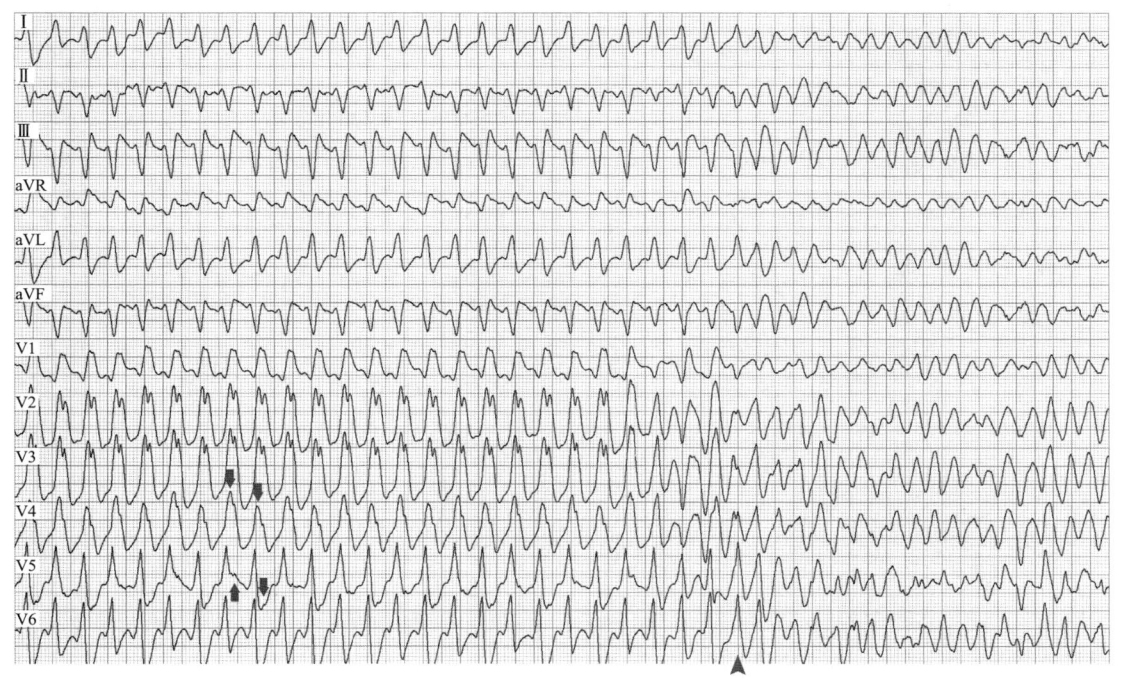

V4导联上可见QRS波电交替，
V5导联上可见ST段电交替

标记处后，无法区分QRS波、ST段和T波，为心室颤动

图 2-5-156　心室颤动与室性心动过速实例同步12导联图解

3. 心室颤动与急性心肌梗死

心室颤动是心源性猝死的常见原因（约占70%以上），常见于缺血性心脏疾病。院外由心室颤动引起心脏骤停的患者，若能存活至入院，大约一半患者被证实有急性心肌梗死。

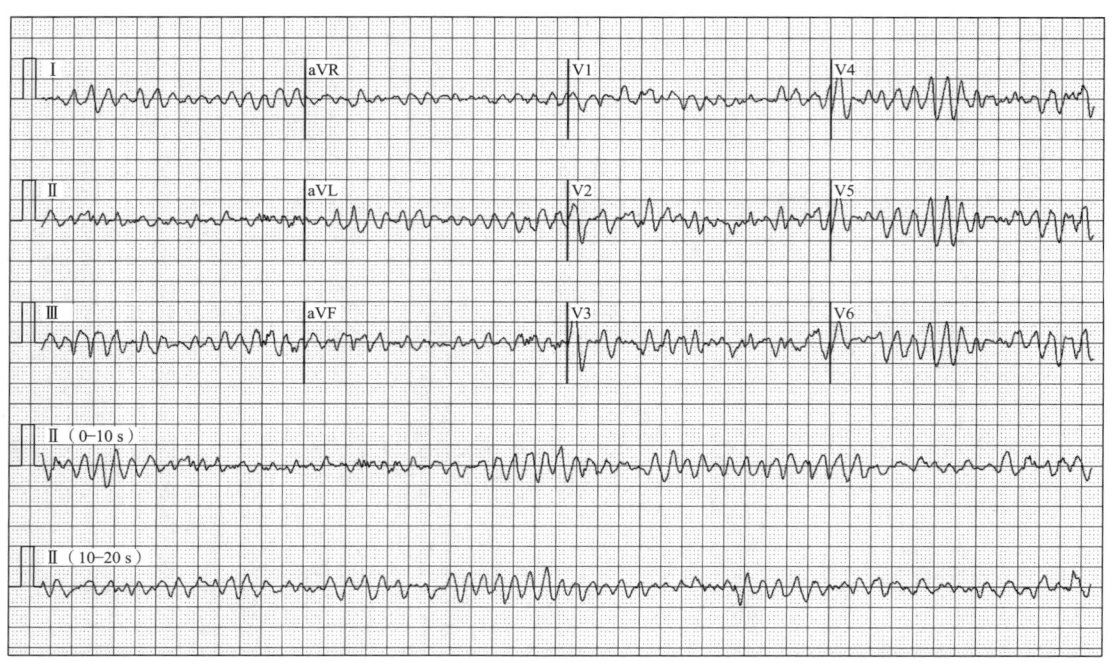

男性，67岁。
心室率约215次/分。

心室颤动

图2-5-157　心室颤动与急性心肌梗死实例一

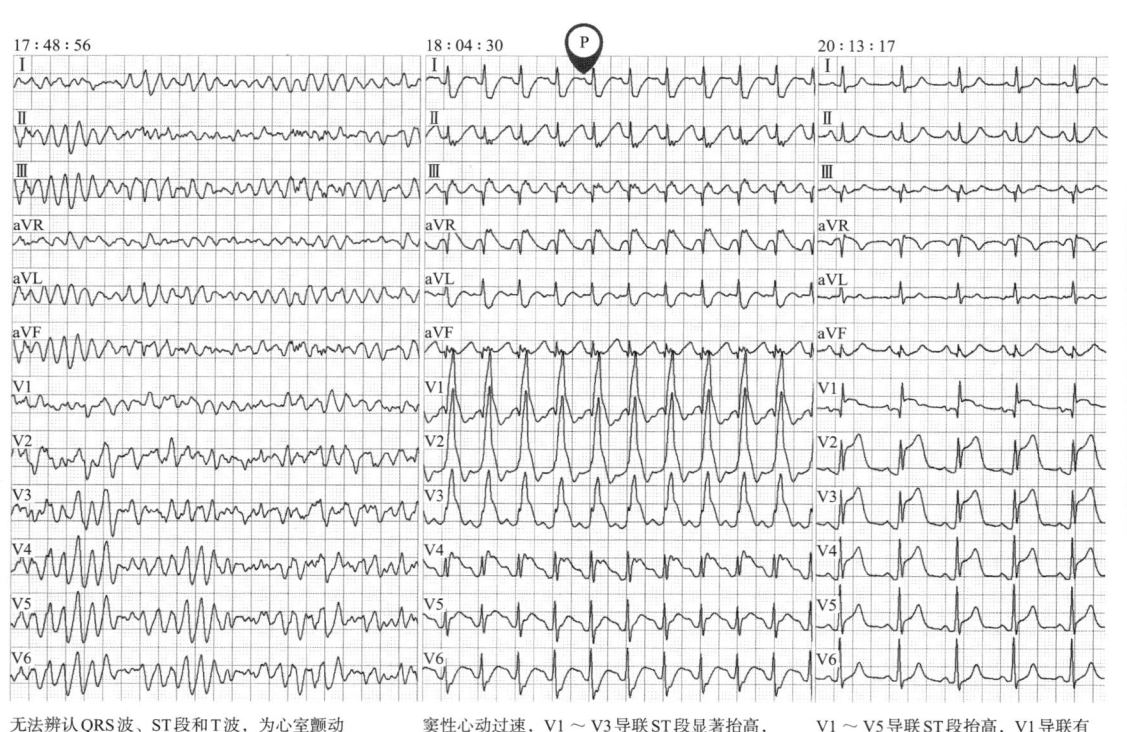

无法辨认QRS波、ST段和T波，为心室颤动

窦性心动过速，V1～V3导联ST段显著抬高，酷似室性心动过速

V1～V5导联ST段抬高，V1导联有异常Q波（急性前间壁心肌梗死）

本病例在入院后第一次记录心电图时发生心室颤动，治疗后恢复窦性心律。在窦性心律的图中，可见急性心肌梗死的心电图改变（中图和右图）：V1～V5导联ST段抬高，V1导联有异常Q波。

图2-5-158　心室颤动与急性心肌梗死实例一同步12导联图解

急性心肌缺血和心肌梗死，心室颤动可以先于其他心电图改变，为首发心电图改变。

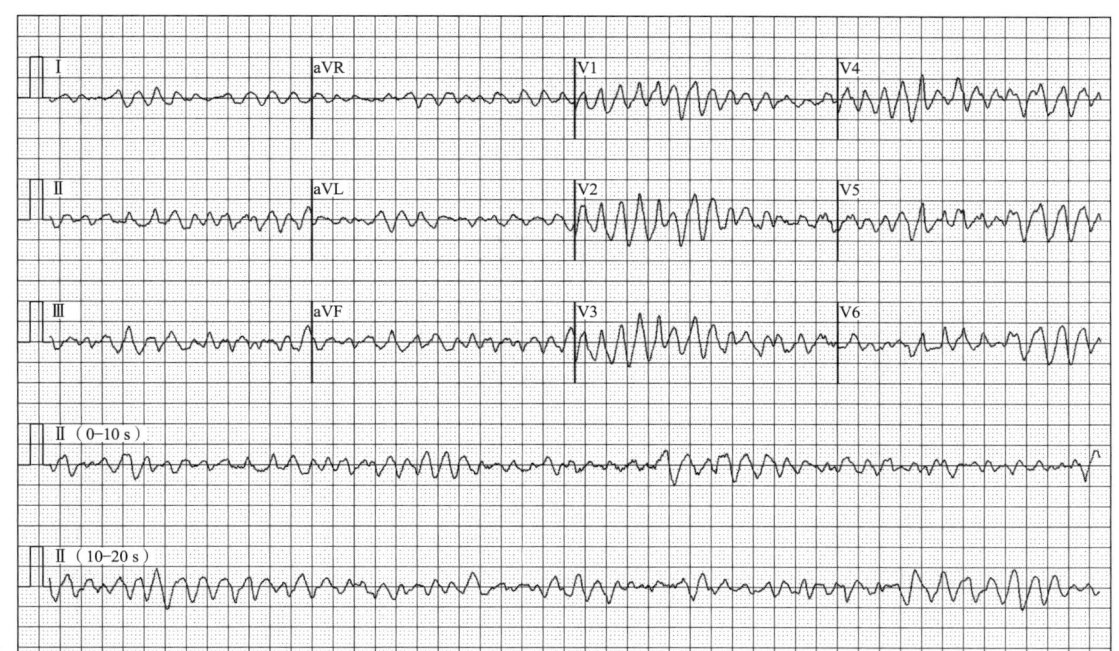

图 2-5-159　心室颤动与急性心肌梗死实例二

本病例胸痛急诊，入院后第一次记录心电图为窦性心律，仅有一度房室传导阻滞，无ST段和T波改变（左图）。约30 min后突发心室颤动。治疗后恢复窦性心律，除一度房室传导阻滞外，所有导联出现ST段和T波改变，提示存在急性心肌缺血和心肌梗死。

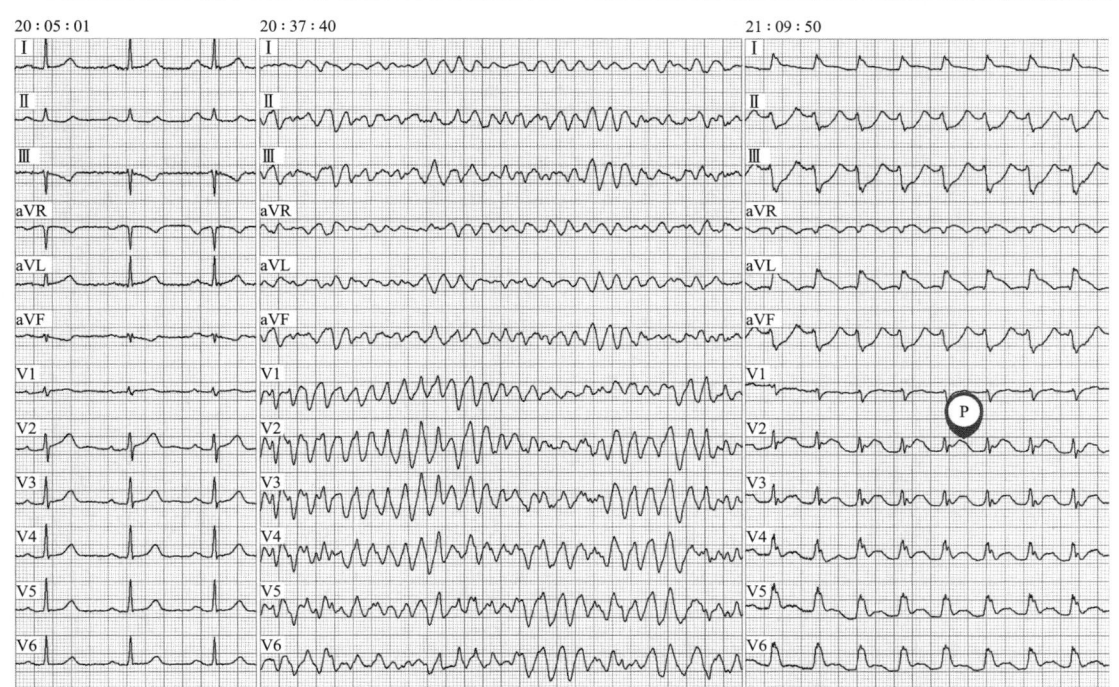

图 2-5-160　心室颤动与心肌梗死实例二同步12导联图解

4. 心室颤动与电解质紊乱

严重电解质紊乱，如严重低钾血症或高钾血症，也是发生心室颤动常见的原因。

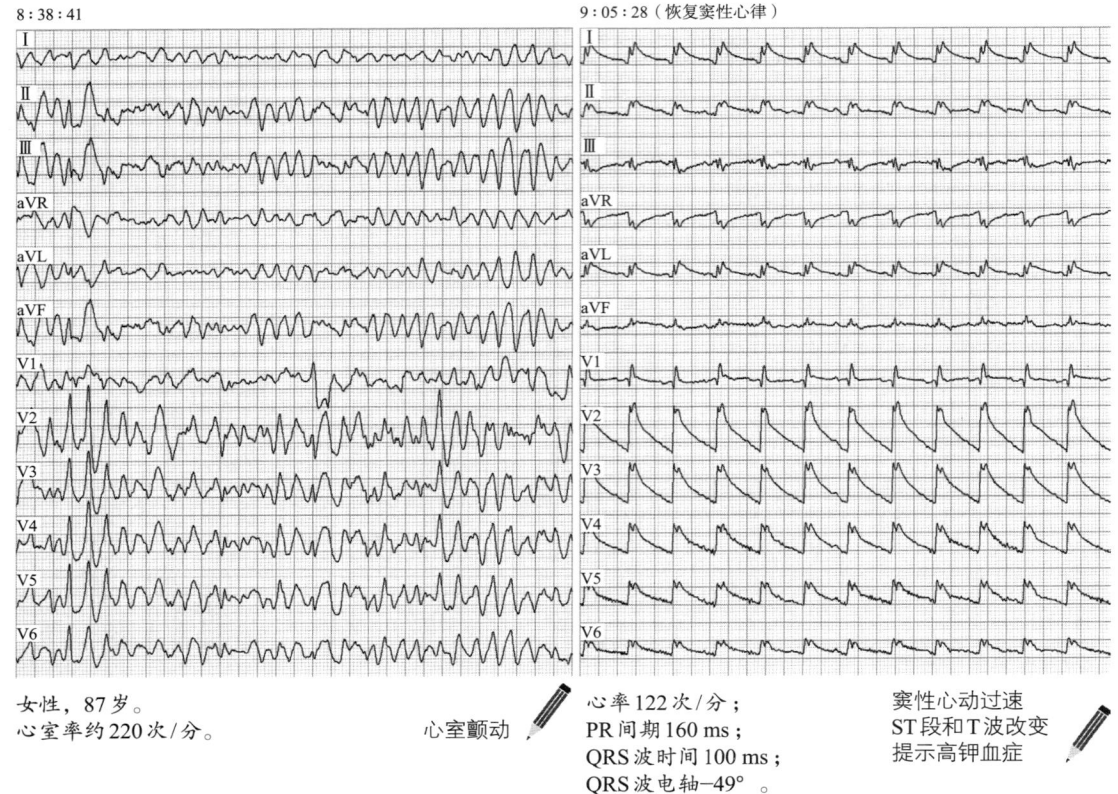

图 2-5-161　心室颤动与电解质紊乱实例

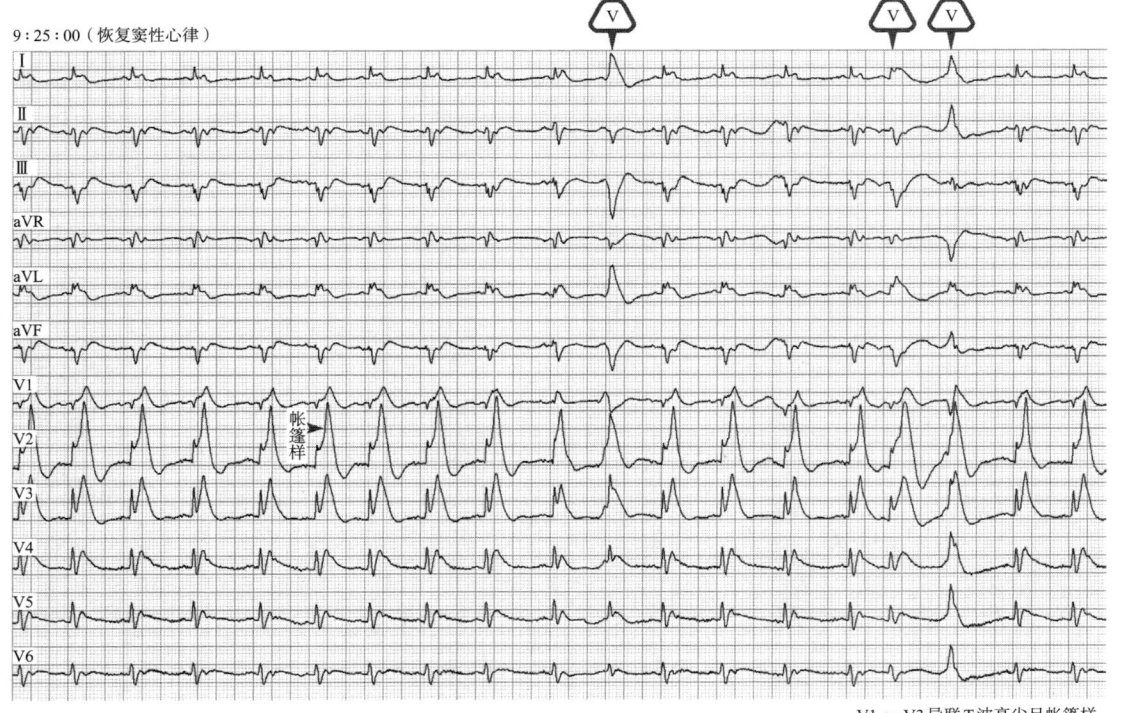

图 2-5-162　心室颤动与电解质紊乱实例恢复窦性心律同步12导联图解

（四）室性并行心律

在并行心律中，起源于心室的并行心律，是并行心律中常见的类型。

1. 室性并行性期前收缩

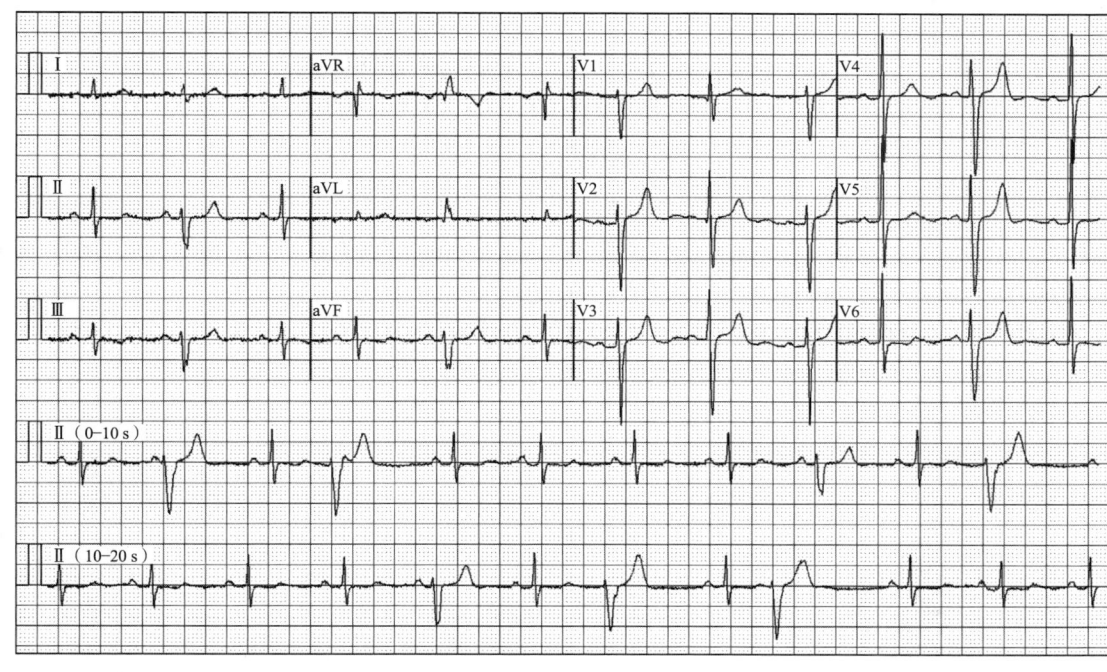

男性，71岁。
窦性心率67次/分；
PR间期200 ms；
QRS波时间96 ms。

窦性心律
室性并行性期前收缩

图2-5-163　室性并行性期前收缩实例一

> 室性并行心律多数以室性期前收缩形式出现，常见有期前收缩连发，少数情况下期前收缩和逸搏同时出现，形成期前收缩和逸搏连发。

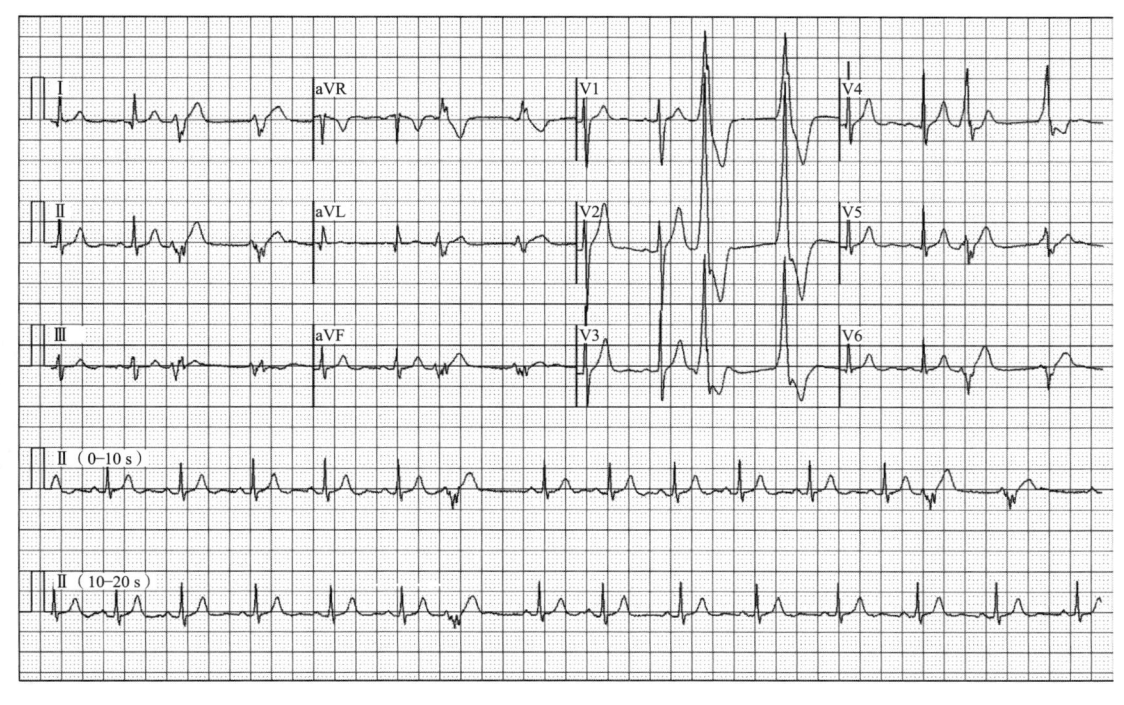

男性，46岁。
平均窦性心率88次/分；
PR间期141 ms；
QRS波时间84 ms。

窦性心律不齐
室性并行性期前收缩
室性并行性期前收缩连发

图2-5-164　室性并行性期前收缩实例二

室性并行心律的心电图特点：提早出现宽大畸形的QRS波，联律间期不等，通常差值>80 ms；QRS波之间的间距相互存在整倍数关系，即有一最大公约数。在实例一中提早出现宽大畸形的QRS波，联律间期不等，QRS波之间的间期存在整倍数关系，符合室性并行心律性期前收缩的特点。在实例二中有4次提早的、宽大畸形的QRS波，联律间期不等，差值>80 ms，为室性并行性室性期前收缩。其中一次期前收缩连发，连发QRS波之间的间距，与其前提早的QRS波之间存在整倍数关系，与其后提早的QRS波之间也存在整倍数关系，仅略有差值（差值通常应≤±5%）。因此连发QRS波之间的间距，为最大公约数，也是并行心律的心率。并行心律的心率常<窦性心率。本图中约为79次/分，平均窦性心率为88次/分，并行心律的心率低于窦性心率。

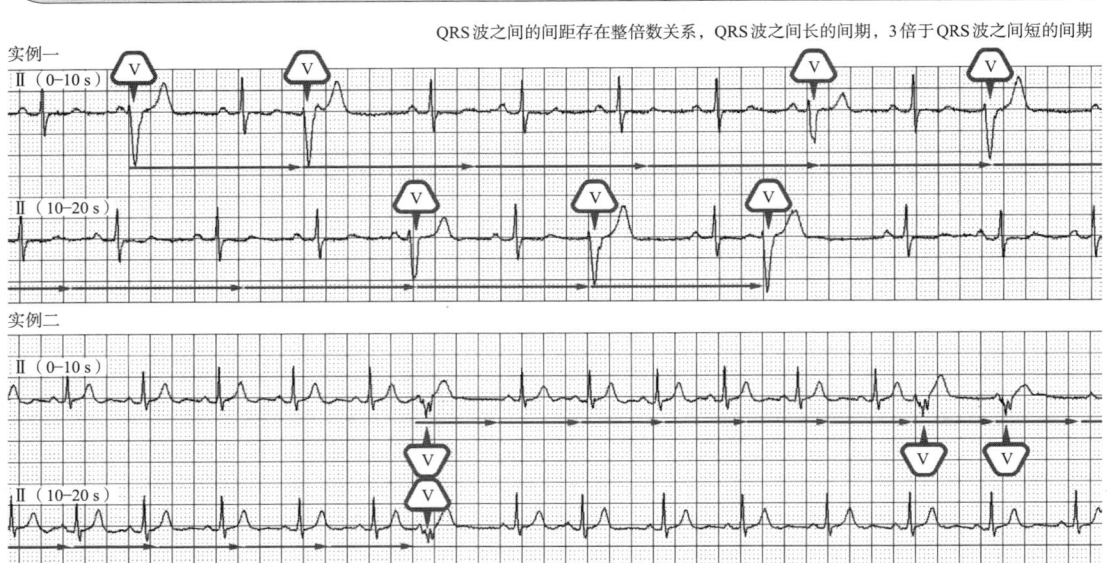

◎ 连发QRS波之间的间距，即为最大公约数。

图2-5-165　室性并行性期前收缩实例一和实例二图解

2. 室性并行性期前收缩和逸搏形成连发

当室性并行心律的间期长于窦性周期而短于其后的代偿时，室性并行心律会连续出现2次，第一次以期前收缩形式出现，第二次以逸搏形式出现。因此，以期前收缩形式和逸搏形式常同时出现，形成连发。

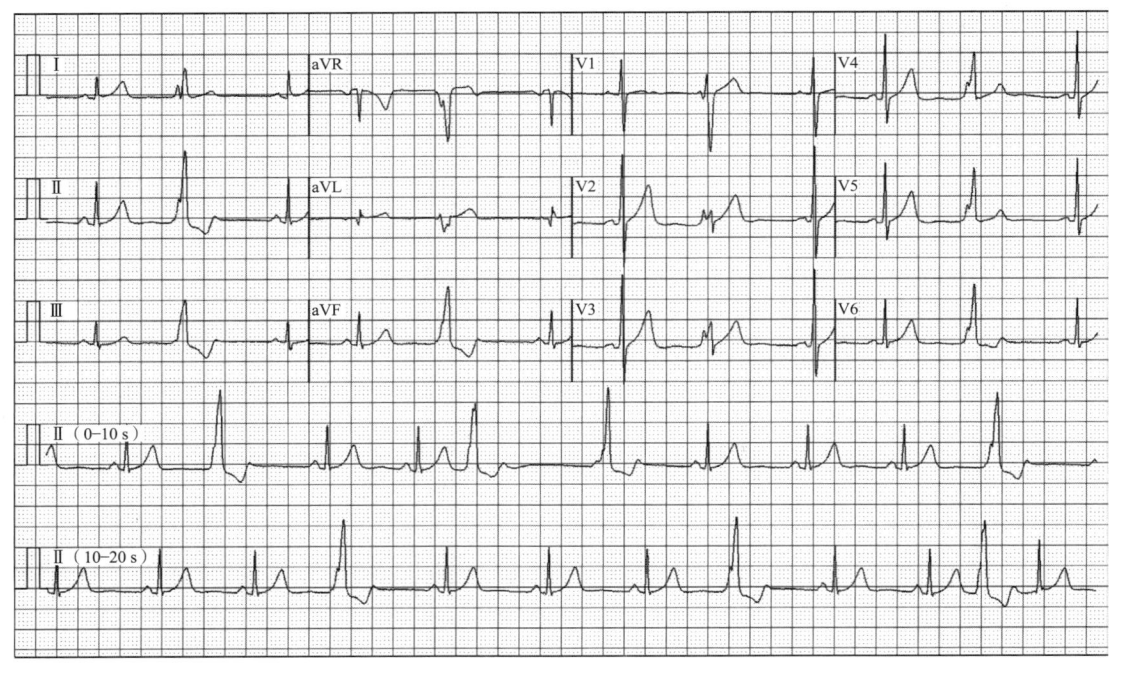

女性，20岁。
窦性心率65次/分；
PR间期142 ms；
QRS波时间77 ms。

窦性心律
室性并行性期前收缩
室性并行性逸搏

图2-5-166　室性并行性期前收缩和逸搏形成连发实例一

在心房颤动中，室性并行心律以期前收缩形式和逸搏形式同时出现，特有的连发形式可与心室内差异传导鉴别。

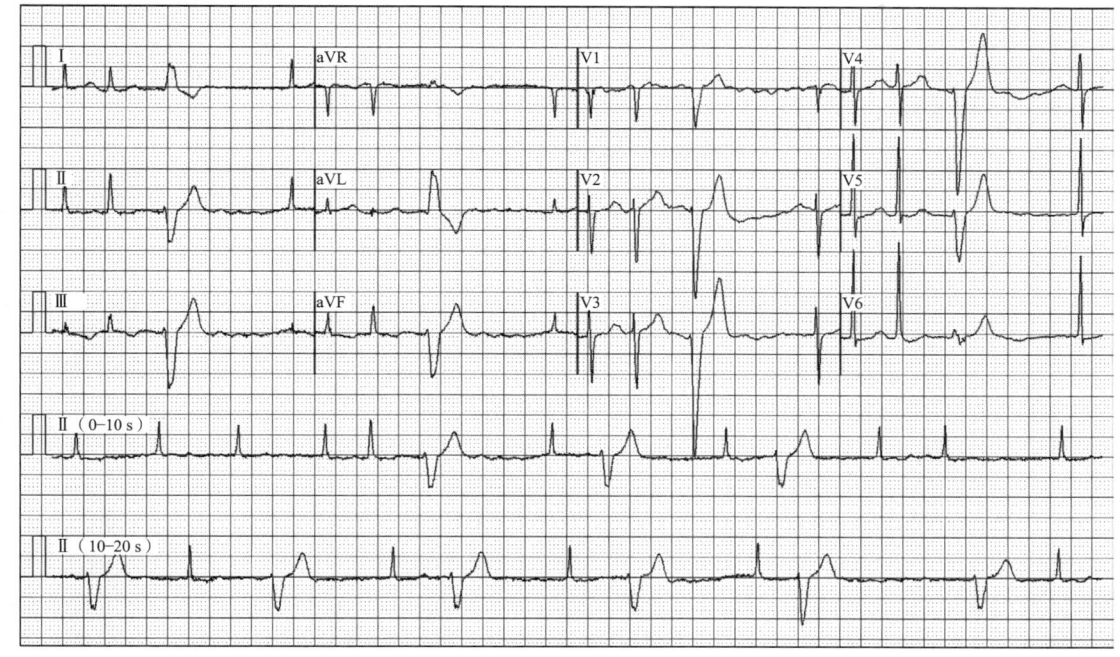

女性，71岁。
平均心室率65次/分；
QRS波时间81 ms。

心房颤动
室性并行性期前收缩
室性并行性逸搏

图2-5-167　室性并行性期前收缩和逸搏形成连发实例二

实例一共有6次室性期前收缩，联律间期不等，差值>80 ms，QRS波之间的间距相互存在倍数关系。另有一次为室性逸搏，其QRS波形态与其他室性期前收缩的QRS波形态相同，与其他QRS波之间的间期也存在倍数关系，为同一室性并行心律。即室性并行心律以期前收缩形式和以逸搏形式同时出现。在心房颤动中的室性期前收缩，常有相对固定的联律间期，是室性期前收缩与心室内差异传导的鉴别要点。然而室性并行心律以期前收缩出现在心房颤动中，其特点是联律间期不等，与心室内差异传导的鉴别是QRS波之间的间期存在整倍数关系。实例二心房颤动中提早的宽大畸形的QRS波，联律间期不等，但QRS波之间的间期存在整倍数关系，提示是室性并行性期前收缩。其中一次以期前收缩形式和逸搏形式同时出现，特有的连发形式可与心室内差异传导鉴别，确定为室性并行性期前收缩。

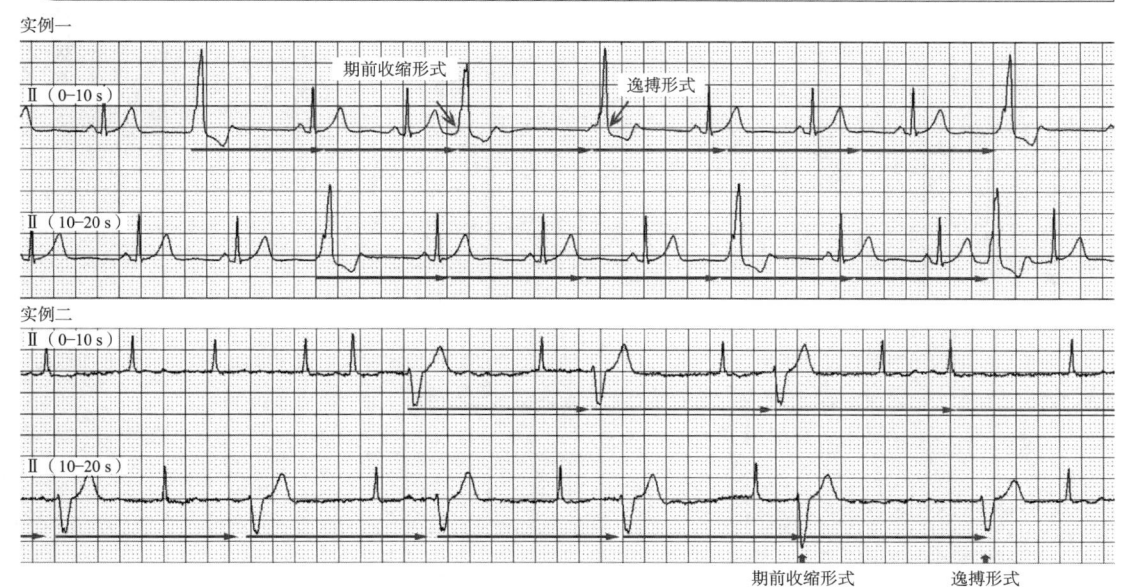

◎ 当室性并行心律的间期短于其后的代偿时，以逸搏形式出现。

图2-5-168　室性并行性期前收缩和逸搏形成连发实例一和实例二图解

3. 室性并行心律的最大公约数

并行心律通常需要较多的期前收缩数量或较长的心电图记录，才能找到其最大公约数。常规心电图时间短暂，通常只能发现异位心动的联律不等，或发现异位心动之间的间距相互存在倍数关系。长联律间期的室性并行性期前收缩常见有心室融合波。

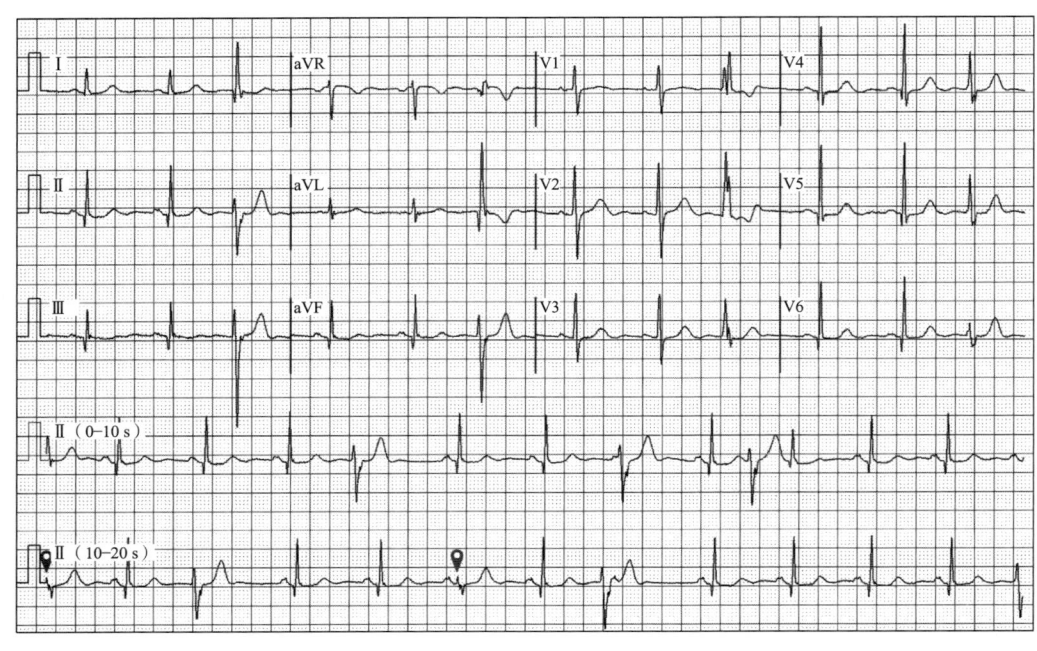

女性，75岁。
窦性心率73次/分；
PR间期142 ms；
QRS波时间95 ms。
标记处图解见图2-5-170。

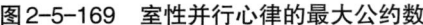

窦性心律
室性并行性期前收缩

图2-5-169　室性并行心律的最大公约数

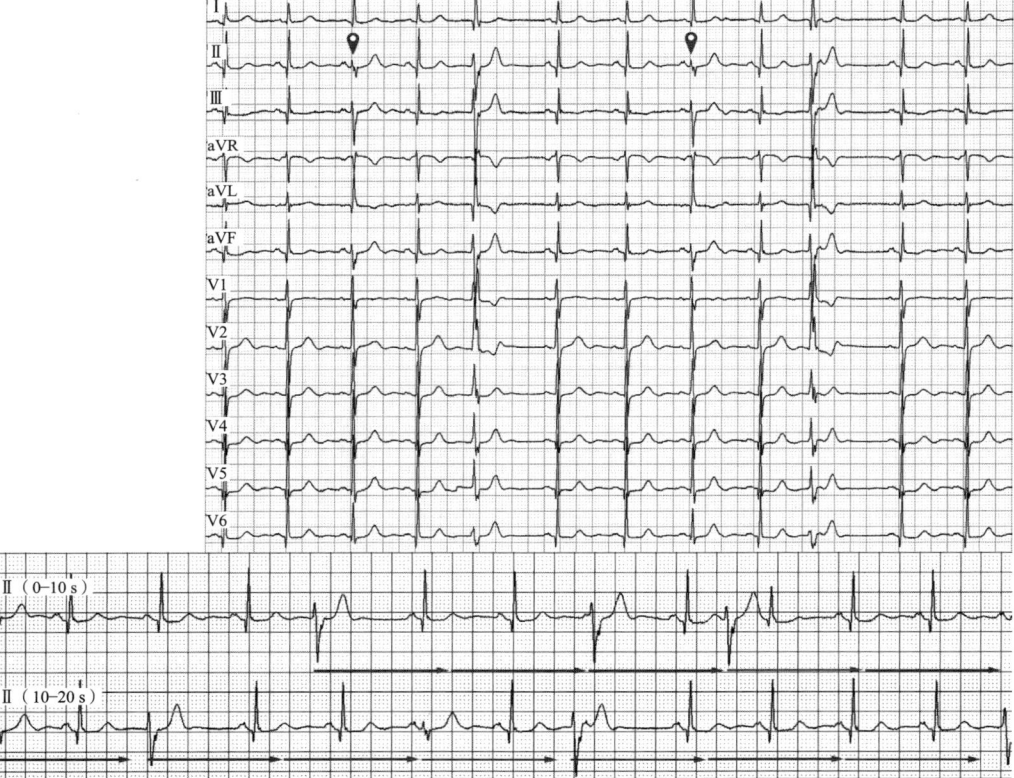

本图共有两次期前收缩见心室融合波（左图标记处）。本图室性期前收缩联律间期不等，QRS波之间的间期相互存在倍数关系，但有差值，也无法找到最大公约数（下图）。原因可能是公约数有一定差值，也可能是传出阻滞。

图2-5-170　室性并行心律的最大公约数图解

4. 室性并行心律与传出阻滞

并行心律具有传入阻滞及传出阻滞两项特点：传入阻滞是指异位节律点周围的冲动不能进入和激动节律点，结果是异位节律点保持自身的节律；传出阻滞是指异位节律点规律地发放冲动，但不是每次冲动都能传出引起心脏除极。

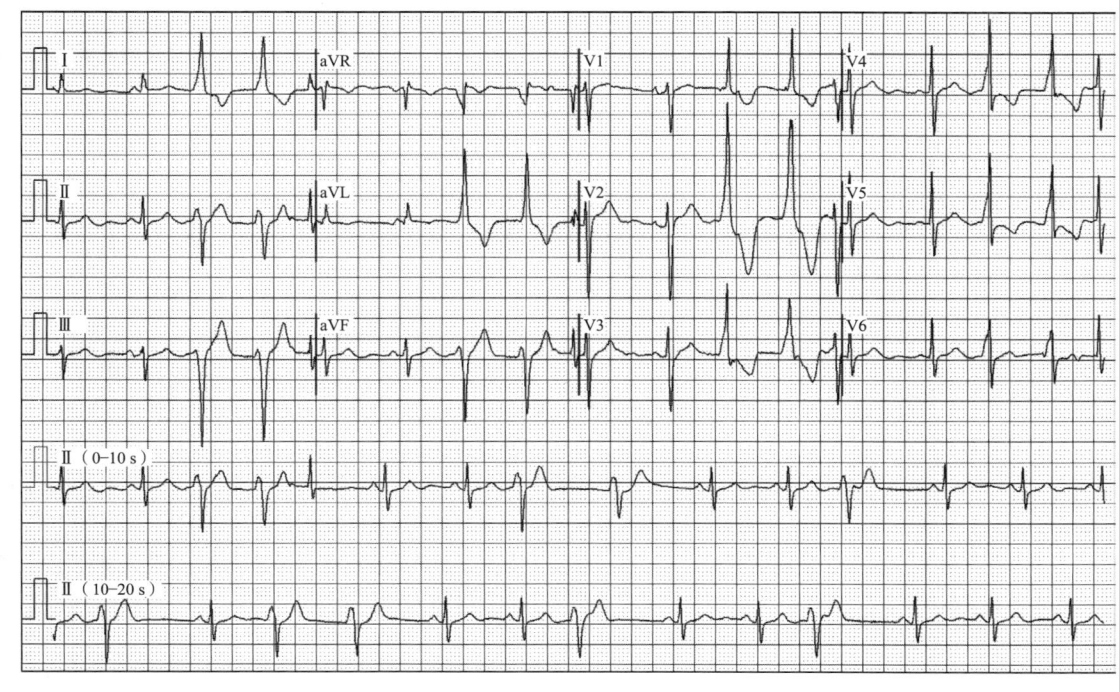

女性，71岁。
窦性心率81次/分；
PR间期137 ms；
QRS波时间86 ms。

窦性心律
室性并行性期前收缩
室性并行性期前收缩连发

图 2-5-171 室性并行心律与传出阻滞实例

本图室性期前收缩，最长和最短联律的差值>80 ms，符合并行性期前收缩的特点。图中共有3次期前收缩连发，连发之间的间期各不相等，长的间期<短的间期的2倍，很难推算最大公约数。典型的并行心律是三度传入阻滞（结果是异位节律点保持自身节律）和二度二型的传出阻滞（结果是长短间期成整倍数关系）。若并行心律呈文氏型或其他类型的传出阻滞，可使得长短间期不成倍数关系。图中最长连发的间期是920 ms，最短连发的间期是600 ms，不成倍数关系。若以最长连发的间期2∶1传出阻滞来推算，公约数是460 ms，因此最大公约数可能在460～600 ms。分别以470 ms、480 ms、490 ms、500 ms、510 ms、520 ms、530 ms、540 ms、550 ms、560 ms、570 ms和580 ms，作为公约数绘制梯形图，其中530 ms最为恰当（下图）。提示本图室性并行心律可能呈文氏型传出阻滞。

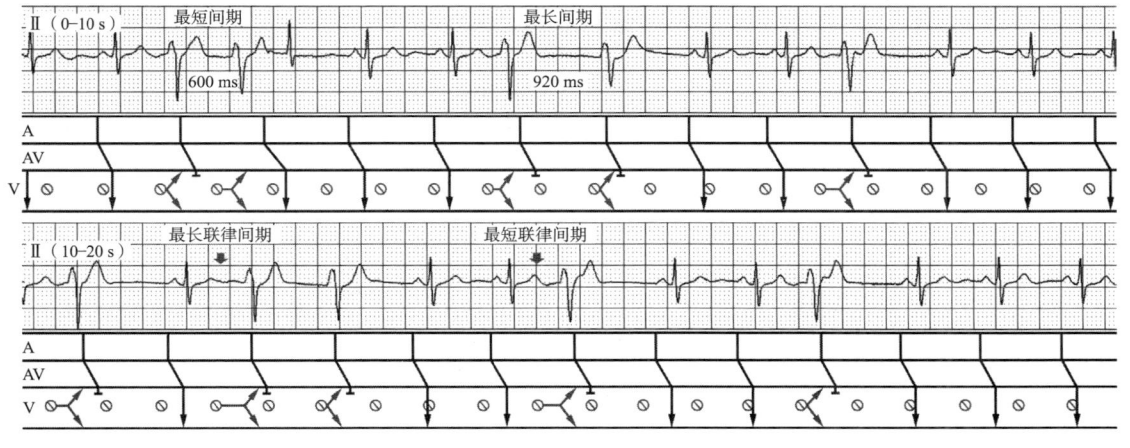

注：◎代表异位节律点保持自身节律（传入阻滞）；—代表异位节律点传出有延迟（传出阻滞）。

◎ 部分冲动存在文氏型传出阻滞。

图 2-5-172 室性并行心律与传出阻滞实例图解

5. 室性并行心律与"R on T"现象

室性并行心律以期前收缩形式出现，其联律间期不等，偶尔极短的联律间期有"R on T"现象。

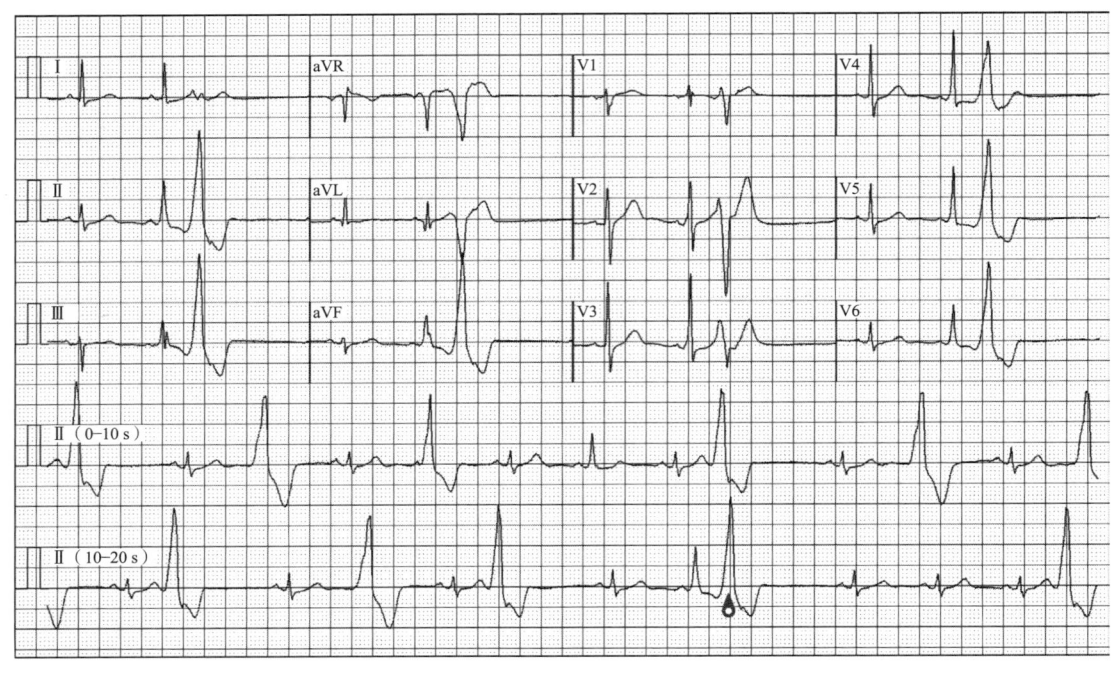

男性，66岁。
窦性心率76次/分；
PR间期145 ms；
QRS波时间90 ms。
标记处图解见图2-5-174

窦性心律
室性并行性期前收缩
室性并行性期前收缩
连发
"R on T"现象

图2-5-173 室性并行心律与"R on T"现象实例

本图室性期前收缩联律间期不等，但QRS波之间的间距并不存在倍数关系，而是存在逐渐缩短，继以突然延长的规律，符合并行心律文氏型传出阻滞（图解见下图）。以期前收缩连发之间的间期作为最可能的公约数，提示并行心律的心率高达200次/分，并出现"R on T"现象（图解见右图）。关于室性并行心律的心率，通常认为多在60～150次/分，少数可达140～220次/分。

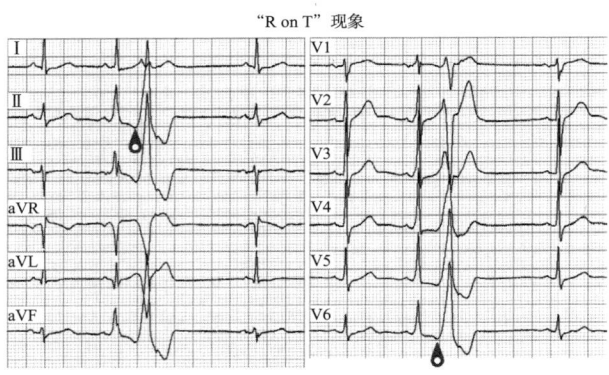

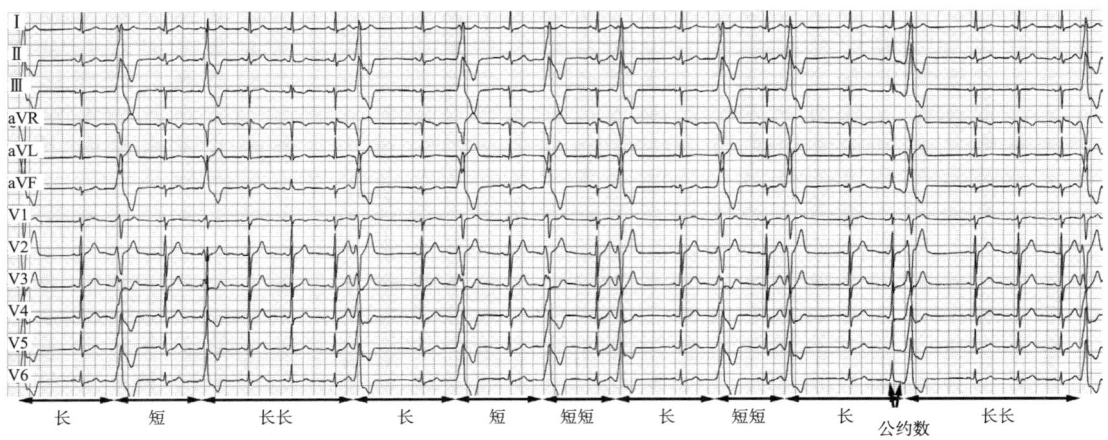

QRS波之间的间期存在逐渐缩短的规律

图2-5-174 室性并行心律与"R on T"现象实例同步12导联图解

6. 室性并行性心动过速

室性并行心律以并行性心动过速形式出现，心动过速的心率常较缓慢。在常规心电图上，有时很难与非阵发性室性心动过速鉴别。原因是心电图记录时间短暂。

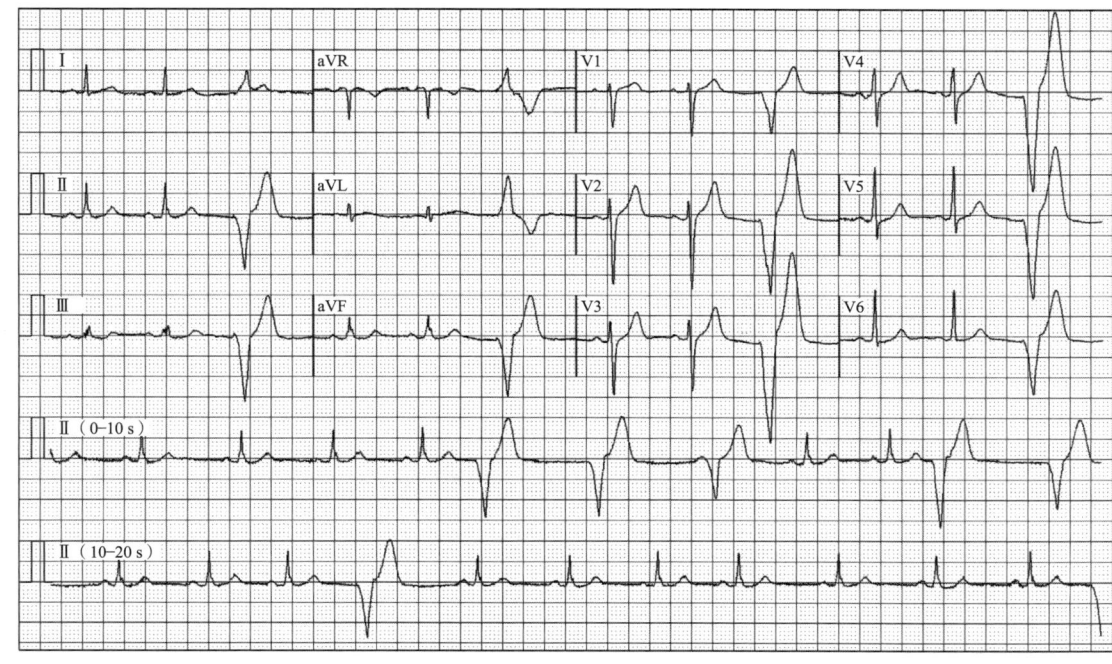

男性，81岁。
平均窦性心率68次/分；
PR间期159 ms；
QRS波时间90 ms。

窦性心律不齐
室性并行性期前收缩
室性并行性期前收缩连发
室性并行性心动过速

图2-5-175　室性并行性心动过速实例一

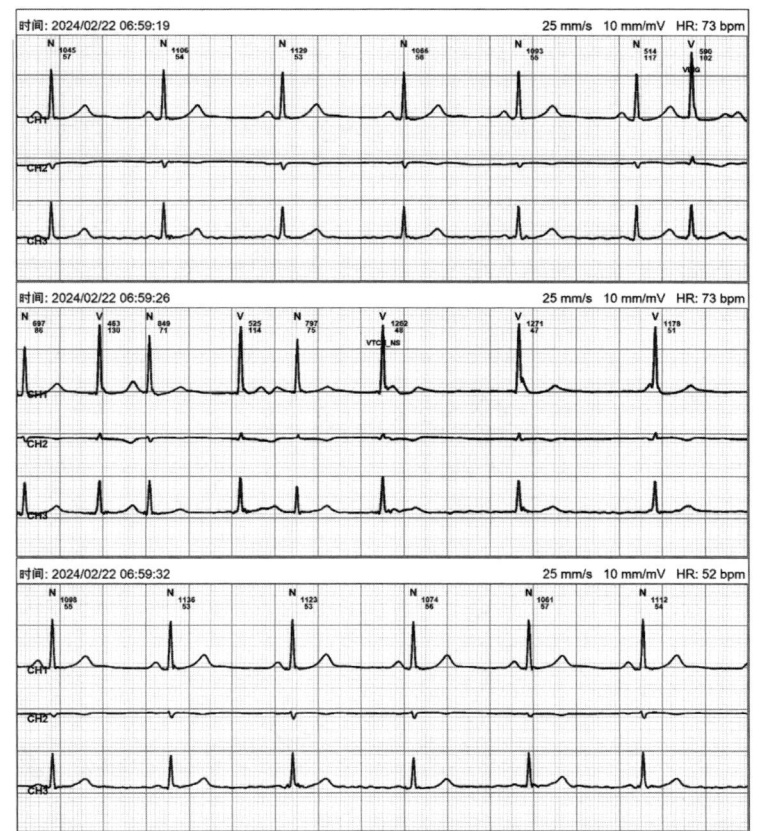

当窦性心率缓慢时，室性并行心律可以连续以心动过速形式出现。

女性，36岁。
记录导联依次为：模拟Ⅱ导联、CM1导联和CC5导联。

窦性心动过缓
室性并行性期前收缩
室性并行性心动过速

图2-5-176　室性并行性心动过速实例二

实例一中有室性期前收缩、室性期前收缩连发和短阵室性心动过速。期前收缩和短阵心动过速的第一个室性心动的联律间期不等，QRS波之间存在最大公约数，符合并行心律的特点。实例二中，不能明确最大公约数，但室性心动的QRS波之间的间期相等，也符合并行心律的特点。两图均为室性并行性心动过速。

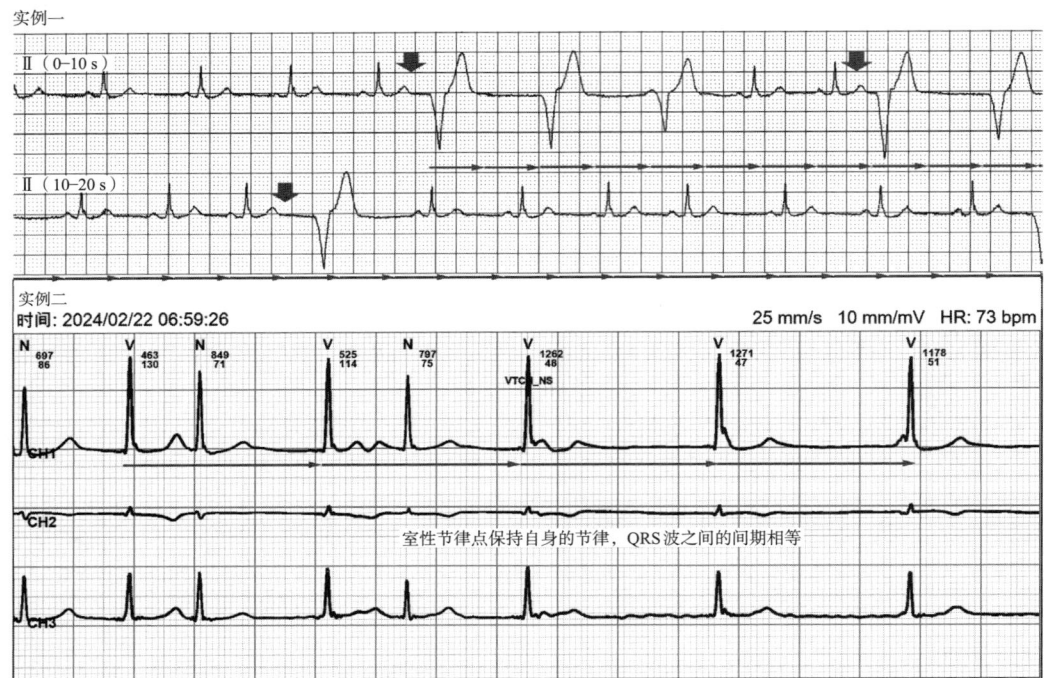

图2-5-177　室性并行性心动过速实例一和实例二图解

7. 室性并行性心动过速与传出阻滞

室性并行性心动过速，若存在2∶1传出阻滞，随着阻滞的出现和消失，心动过速的心率可突然减半或倍增。

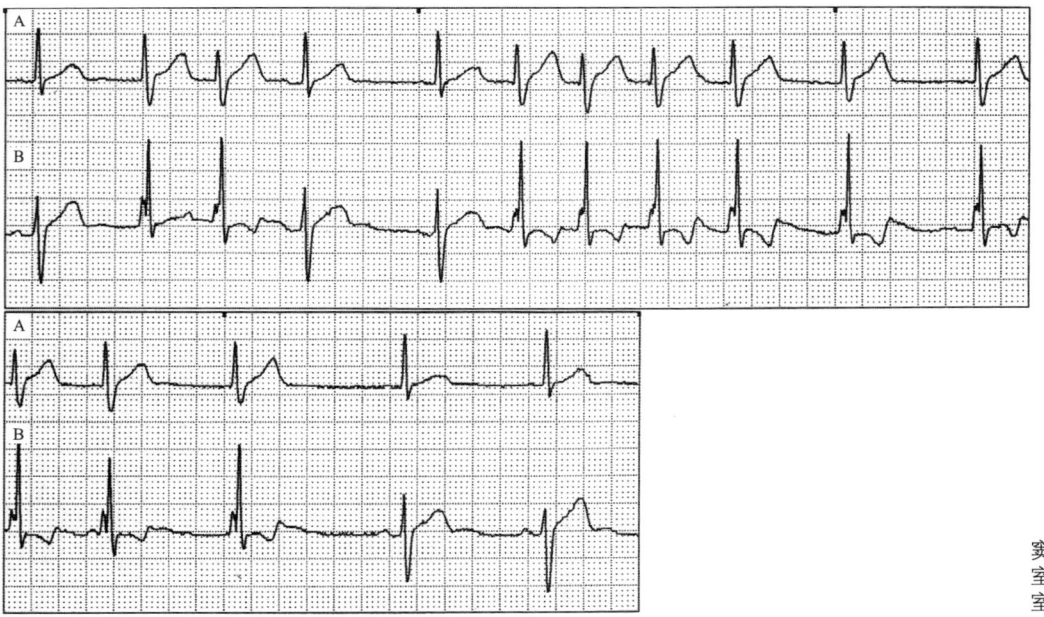

男性，56岁。
上下两图为连续心电图。记录导联分别为CC5导联（A）和CM1导联（B）。

窦性心律
室性并行性期前收缩连发
室性并行性心动过速

图2-5-178　室性并行性心动过速与传出阻滞实例

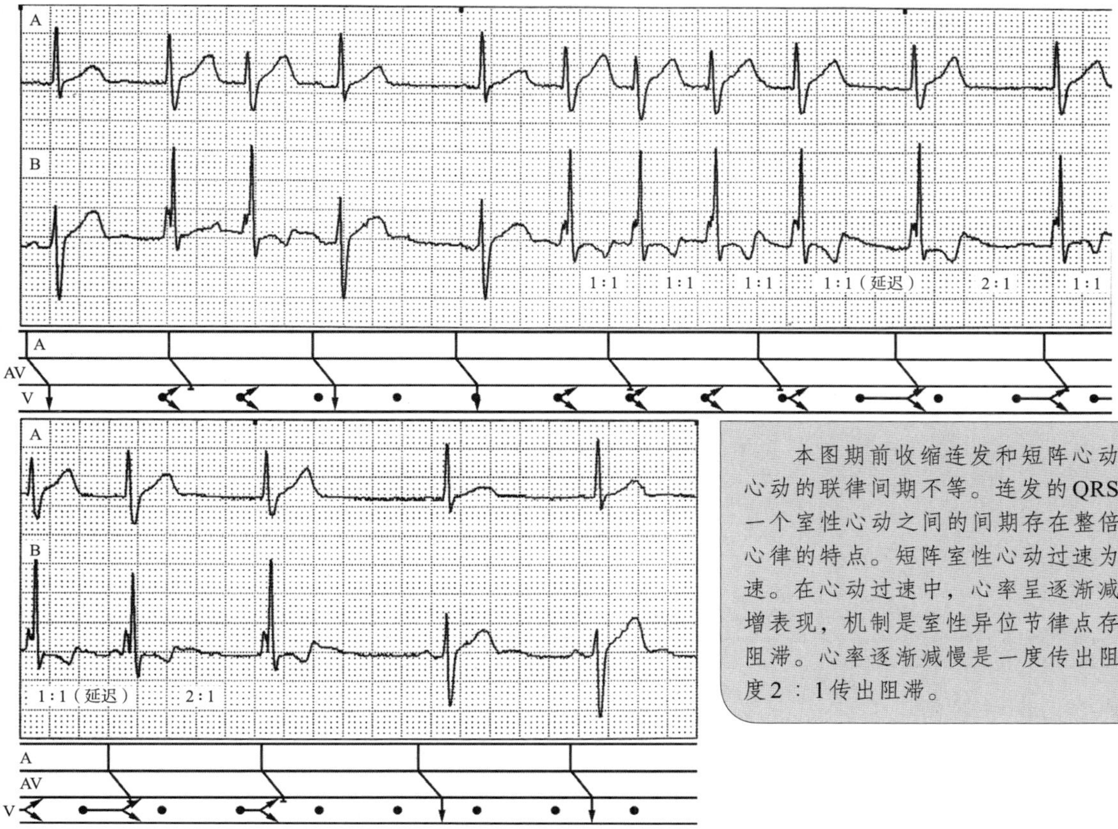

本图期前收缩连发和短阵心动过速的第一个室性心动的联律间期不等。连发的QRS波与心动过速的第一个室性心动之间的间期存在整倍数关系，符合并行心律的特点。短阵室性心动过速为室性并行性心动过速。在心动过速中，心率呈逐渐减慢、突然减半和倍增表现，机制是室性异位节律点存在不同程度的传出阻滞。心率逐渐减慢是一度传出阻滞，突然减半是二度2：1传出阻滞。

图2-5-179 室性并行性心动过速与传出阻滞实例形成机制图解

8. 室性并行心律的节律性

由于并行心律具有传入阻滞，起源于心室其他异位节律点的冲动同样不能进入并激动并行心律节律点，结果是并行性异位节律点保持自身的节律。若存在多源性室性并行心律，各节律点仍保持自身的节律。

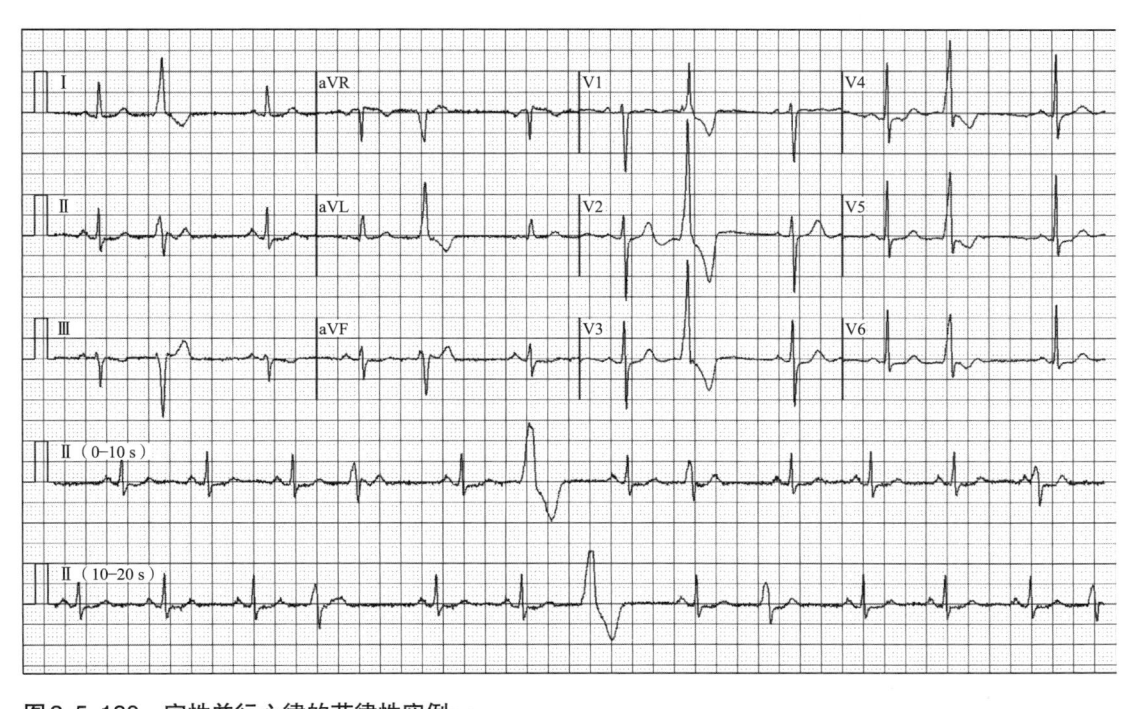

女性，73岁。
窦性心率75次/分；
PR间期165 ms；
QRS波时间99 ms。

窦性心律
多源性室性期前收缩
（其中一源为室性并行性期前收缩）

图2-5-180 室性并行心律的节律性实例一

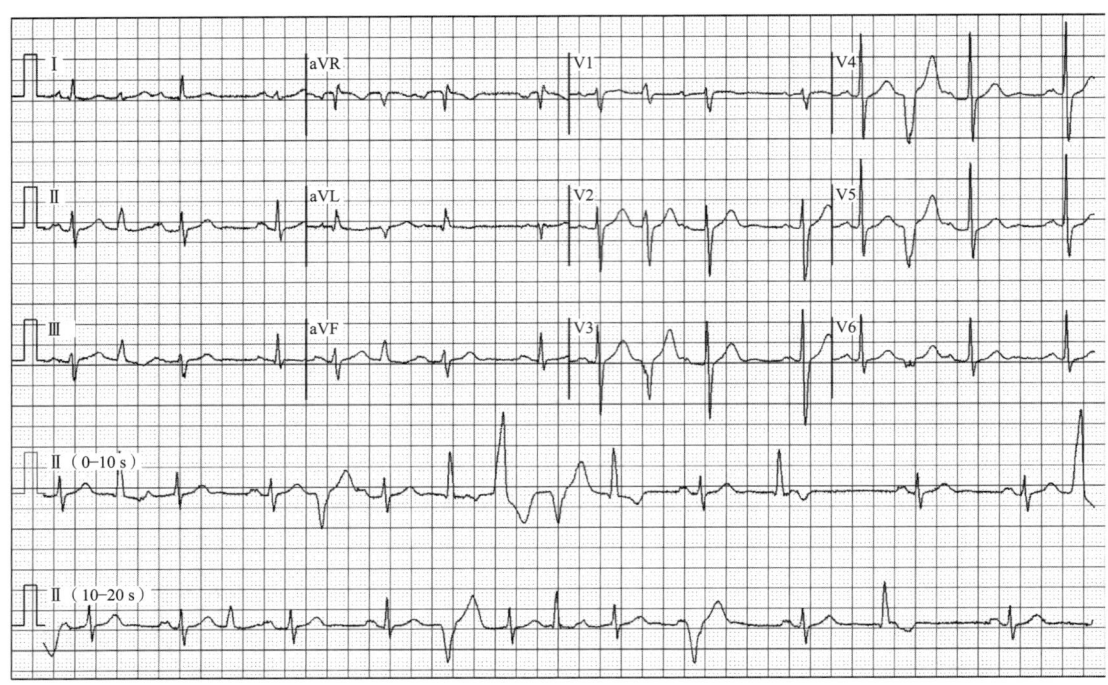

在同一份心电图上,可以存在双源及双源以上室性并行心律。双源及双源以上的室性并行心律,保持各自自身的节律。

男性,72 岁。
平均心室率 74 次/分;
PR 间期 182 ms;
QRS 波时间 94 ms。

窦性心律不齐
室性期前收缩
双源性室性并行性期前收缩
室性并行性心动过速

图 2-5-181　室性并行心律的节律性实例二

实例一中为两种起源的室性期前收缩。其中一源(标记处)的联律间期不等,QRS 波之间的间期存在整倍数关系,有最大公约数,符合室性并行心律的特点,室性并行性期前收缩的 QRS 波之间,夹有另一源室性期前收缩,其自身节律不变。实例二中为三种起源的室性期前收缩,其中双源性期前收缩联律间期不等,QRS 波之间的间期存在倍数关系,有最大公约数,符合室性并行心律的特点。双源性室性并行心律各自保持自身的节律不变。另一源(标记处)的室性期前收缩仅有 2 次,无法判断是否为室性并行心律。

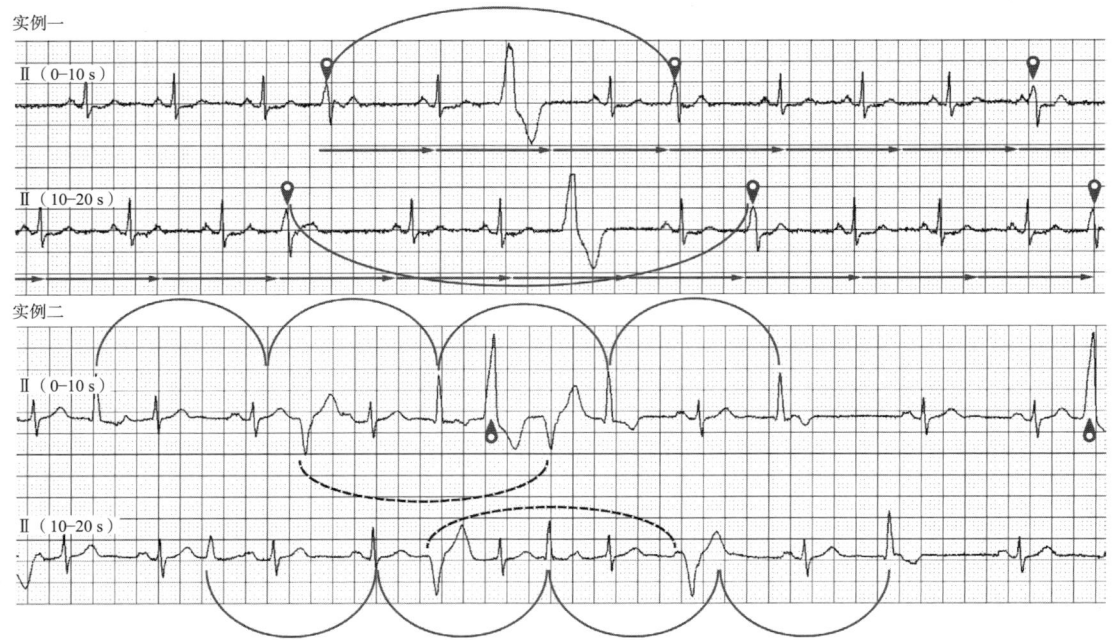

◎ 室性节律点保持自身的节律。

图 2-5-182　室性并行心律的节律性实例一和实例二图解

六、室性心动过速/阵发性室性心动过速/宽QRS波心动过速

室性心动过速的定义是：3个或3个以上起源于心室的心动，频率在100次/分以上[*]。阵发性室性心动过速：突然发生和突然终止；持续时间常>30 s，通常公认的标准是心率>150次/分。室性心动过速常见的心电图改变是宽QRS波心动过速（QRS波时间≥120 ms，图2-6-1）。宽QRS波心动过速中，70%～80%为起源于心室不同部位的室性心动过速。此外，室上性心动过速也可以表现为宽QRS波心动过速。室上性心动过速出现宽QRS波的机制是心室内传导异常，包括心室内差异传导、原有束支传导阻滞、存在旁道传导和心室起搏等。

室性和室上性心动过速的临床表现和治疗原则不同，鉴别诊断有重要意义。除了临床鉴别诊断外，心电图是鉴别诊断的关键。2015ACC/AHA/HRS指南中[**]，宽QRS波心动过速中室性和室上性心动过速的鉴别诊断，见表2-6-1。2021年7月该指南对宽QRS波心动过速鉴别诊断的更新，同样涉及这几个方面[***]。

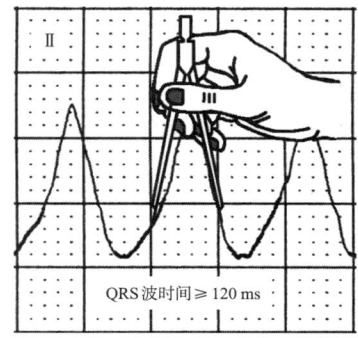

图2-6-1　宽QRS波心动过速

表2-6-1　宽QRS波心动过速中室性和室上性心动过速的鉴别诊断

心电图发现	解释
V1～V6导联QRS波形态（Brugada标准）	• 无RS波提示室性心动过速 • 任何胸导联上RS间期（R波起始点至S波最低点）>100 ms提示室性心动过速
aVR导联QRS波形态（Vereckei算法）	• 起始为R波提示室性心动过速 • 起始R波或Q波>40 ms提示室性心动过速 • 负向QRS波，下降支起始有切迹，提示室性心动过速
房室分离	• 存在房室分离（心室率>心房率）或心室融合波，提示室性心动过速
胸导联QRS波正向或负向（同向性）	• 提示室性心动过速
心动过速中的QRS波与窦性心律的完全相同	• 可能是室上性心动过速
II导联R波峰值时间	• R波峰值时间≥50 ms可能是室性心动过速

---

[*] **Al-Khatib SM, Stevenson WG, Ackerman MJ, et al.** 2017 AHA/ACC/HRS Guideline for Management of Patients With Ventricular Arrhythmias and the Prevention of Sudden Cardiac Death: Executive Summary: A Report of the American College of Cardiology/American Heart Association Task Force on Clinical Practice Guidelines and the Heart Rhythm Society. Circulation. 2018 Sep 25; 138(13): e210–e271.

[**] **Page RL, Joglar JA, Caldwell MA, et al.** 2015 ACC/AHA/HRS Guideline for the Management of Adult Patients With Supraventricular Tachycardia: Executive Summary: A Report of the American College of Cardiology/American Heart Association Task Force on Clinical Practice Guidelines and the Heart Rhythm Society. Circulation. 2016, 133(14): e471–e505.
Page RL, Joglar JA, Caldwell MA, et al. 2015 ACC/AHA/HRS Guideline for the Management of Adult Patients With Supraventricular Tachycardia: A Report of the American College of Cardiology/American Heart Association Task Force on Clinical Practice Guidelines and the Heart Rhythm Society. Circulation. 2016,133(14):e506–e574.

[***] Obando MA. Marra EM. Wide QRS Complex Tachycardia. Last Update: July 1, 2021.

(一)V1～V6导联QRS波形态

1. V1～V6导联QRS波形态:无RS波

V1～V6导联QRS波形态(Brugada标准):无RS波提示室性心动过速。宽QRS波心动过速的鉴别诊断主要在于室性心动过速和室上性心动过速伴束支传导阻滞之间。室上性心动过速伴右束支或左束支传导阻滞,在V1～V6导联上,必定有呈RS型的导联,因此无RS波提示室性心动过速。

在V1～V6导联上无RS波,可呈QS、R、qR、Qr、rSR′、Rsr′或其他形态。

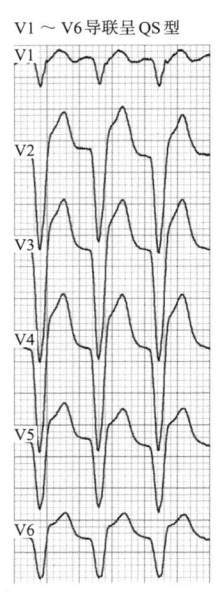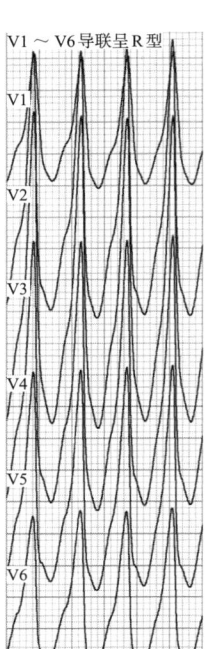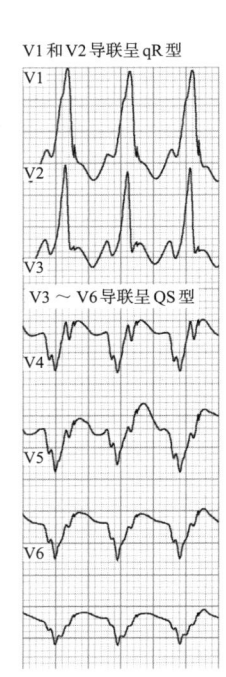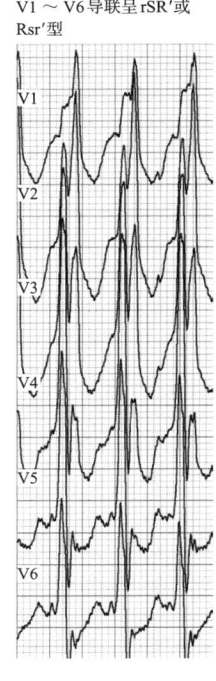

图2-6-2　V1～V6导联QRS波形态:无RS波的形态

(1)V1～V6导联QRS波形态:呈QR型

宽QRS波心动过速,在V1～V6导联上QRS波无RS波、均呈QS型的现象并不常见,但对室性心动过速的诊断具有高度特异性。室性心动过速与基础心脏疾病密切相关。最为常见的疾病是心肌梗死,因此对有心肌梗死病史者,宽QRS波心动过速首先考虑室性心动过速。

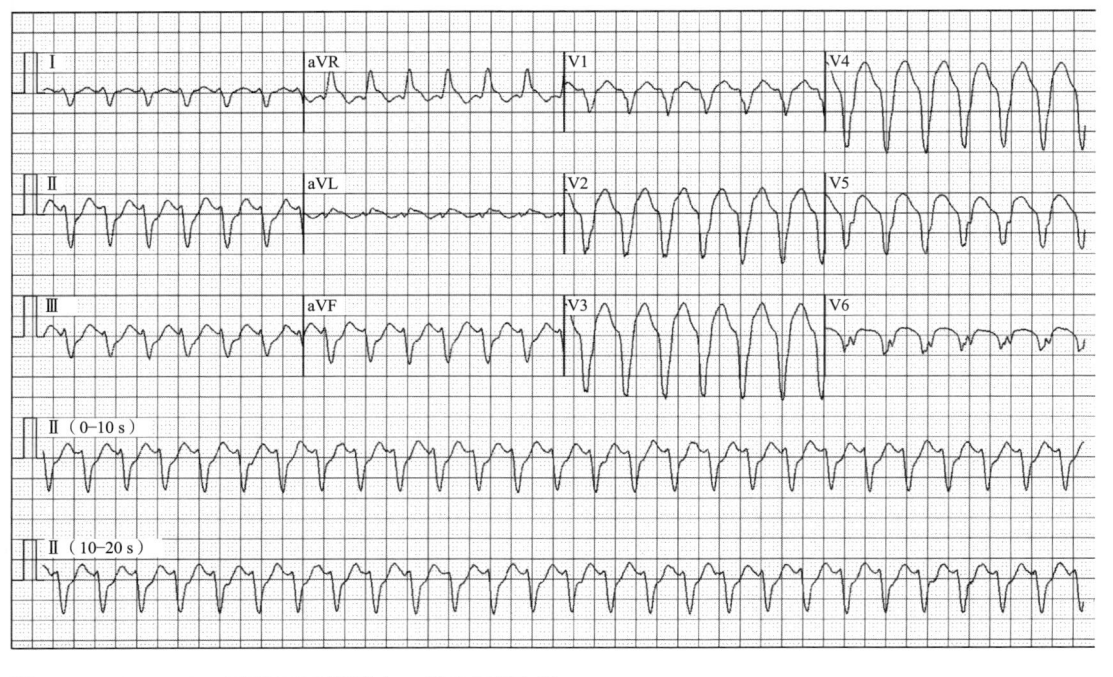

女性,76岁。
心室率160次/分;
QRS波时间160 ms;
QRS波电轴253°。

阵发性室性心动过速

图2-6-3　V1～V6导联QRS波形态:呈QS型实例

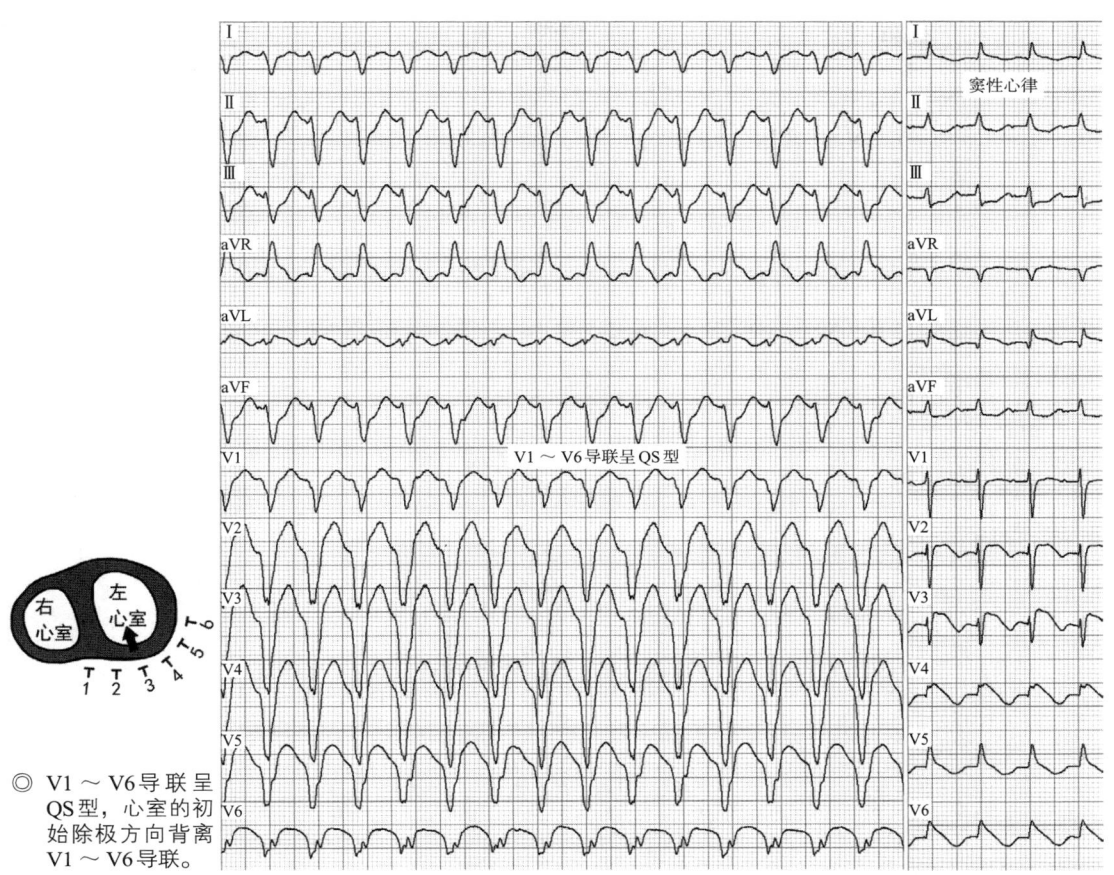

◎ V1～V6导联呈QS型，心室的初始除极方向背离V1～V6导联。

本图宽QRS波心动过速的QRS波形态，V1～V6导联主波向下，呈QS型，均无RS波，提示心室的初始除极方向背离V1～V6导联，不符合左或右束支传导阻滞的特点，是起源于左心室前壁的室性心动过速。恢复窦性心律后可见急性广泛前壁心肌梗死（右图），前壁心肌梗死是形成室性心动过速的基础病变。

图2-6-4　V1～V6导联QRS波形态：呈QR型实例的形成机制和同步12导联图解

（2）V1～V6导联QRS波形态：呈单向R波型

宽QRS波心动过速，在V1～V6导联上QRS波均呈单向R波型，无RS波，提示室性心动过速。

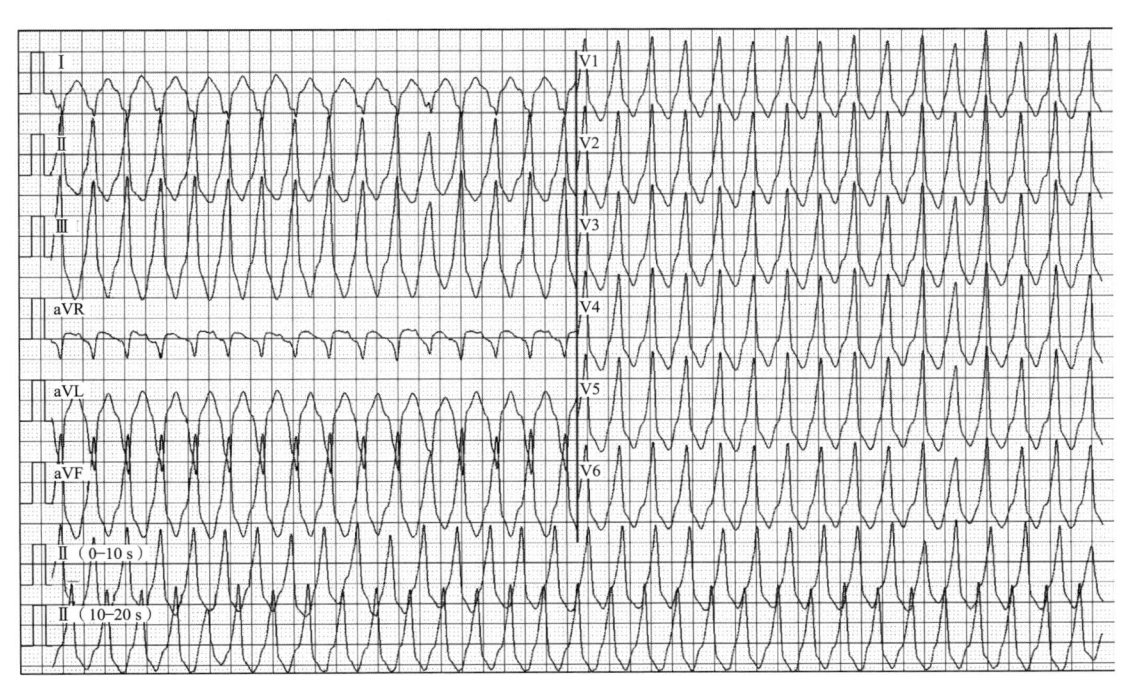

男性，53岁。
心室率188次/分；
QRS波时间148 ms；
QRS波电轴109°。

阵发性室性心动过速

图2-6-5　V1～V6导联QRS波形态：呈单向R波型实例

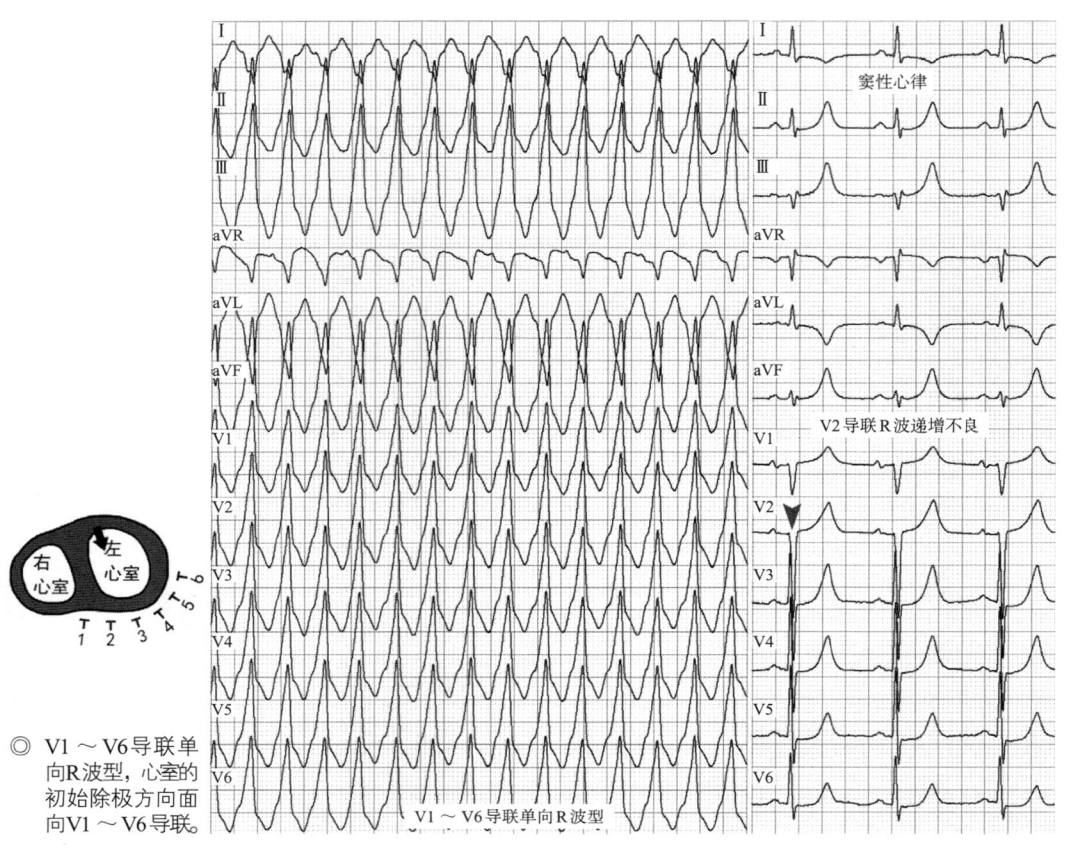

图 2-6-6　V1～V6 导联 QRS 波形态：呈单向 R 波型实例形成机制和同步 12 导联图解

（3）V1～V6 导联 QRS 波形态：呈单向 R 波型与正向同向性

宽 QRS 波心动过速，当 V1～V6 导联均呈单向 R 波型时，属于正向同向性，需与 A 型心室预激发生逆向型房室折返性心动过速鉴别。与窦性心律心电图比较，是鉴别诊断的关键。

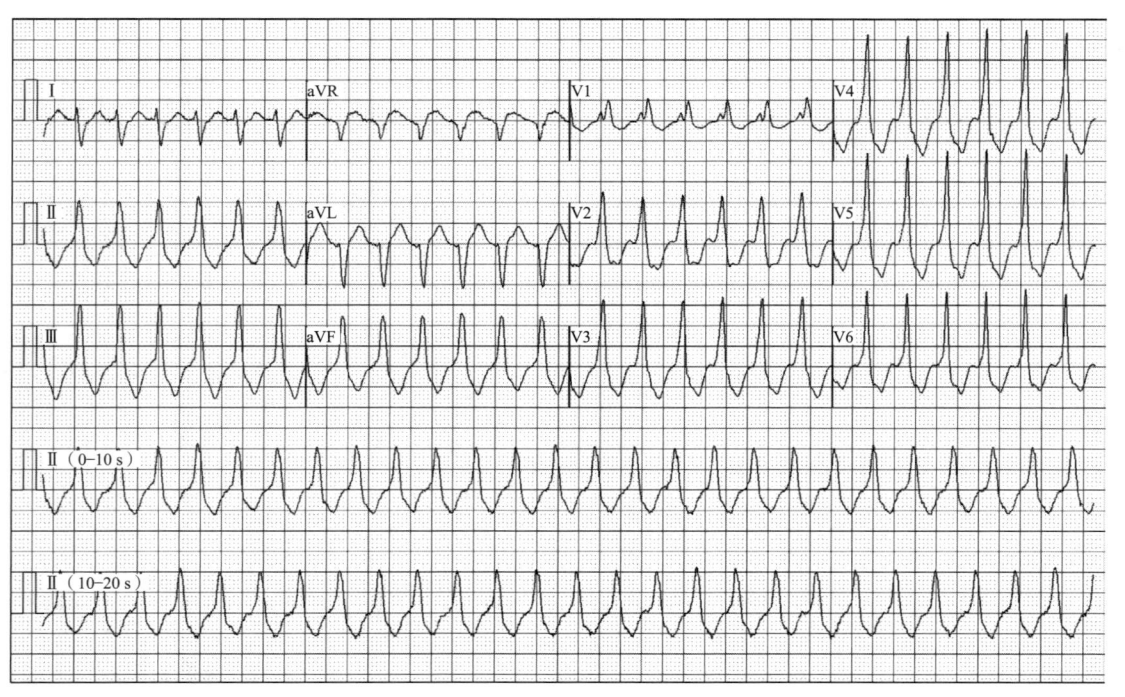

图 2-6-7　V1～V6 导联 QRS 波形态：无 RS 波与正向同向性实例实例

第二章 快速型心律失常 327

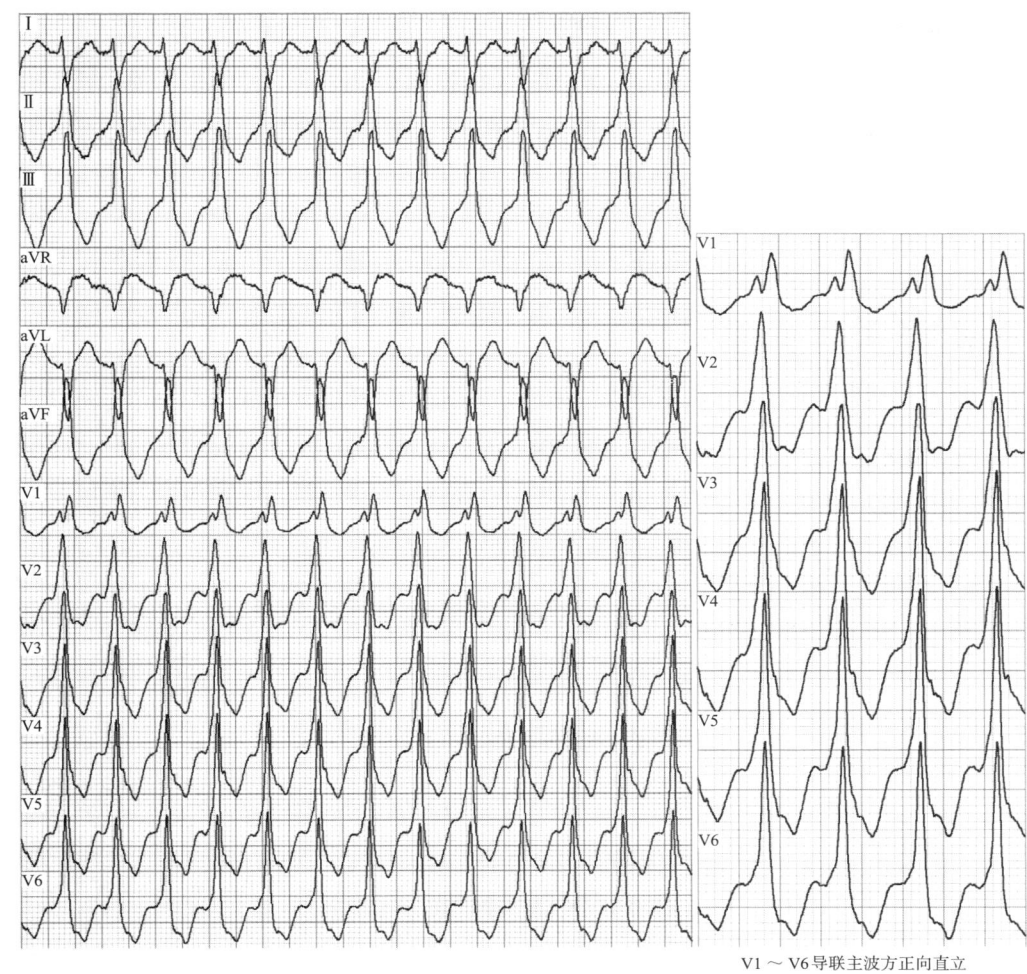

本图宽QRS波心动过速的QRS波形态，V2～V6导联呈单向R波型，V1～V6导联主波方向整体呈正向直立，为正向同向性。提示心室除极方向面向V1～V6导联，最可能为起源于左心室后壁的室性心动过速。但A型心室预激发生逆向型房室折返性心动过速，其QRS波形态在V1～V6导联上为正向同向性。

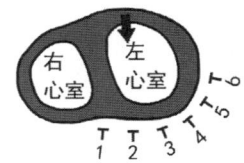

◎ V1～V6导联QRS波正向同向性，提示心室除极方向面对V1～V6导联。

V1～V6导联主波方正向直立

图2-6-8　V1～V6导联QRS波形态正向同向性形成机制

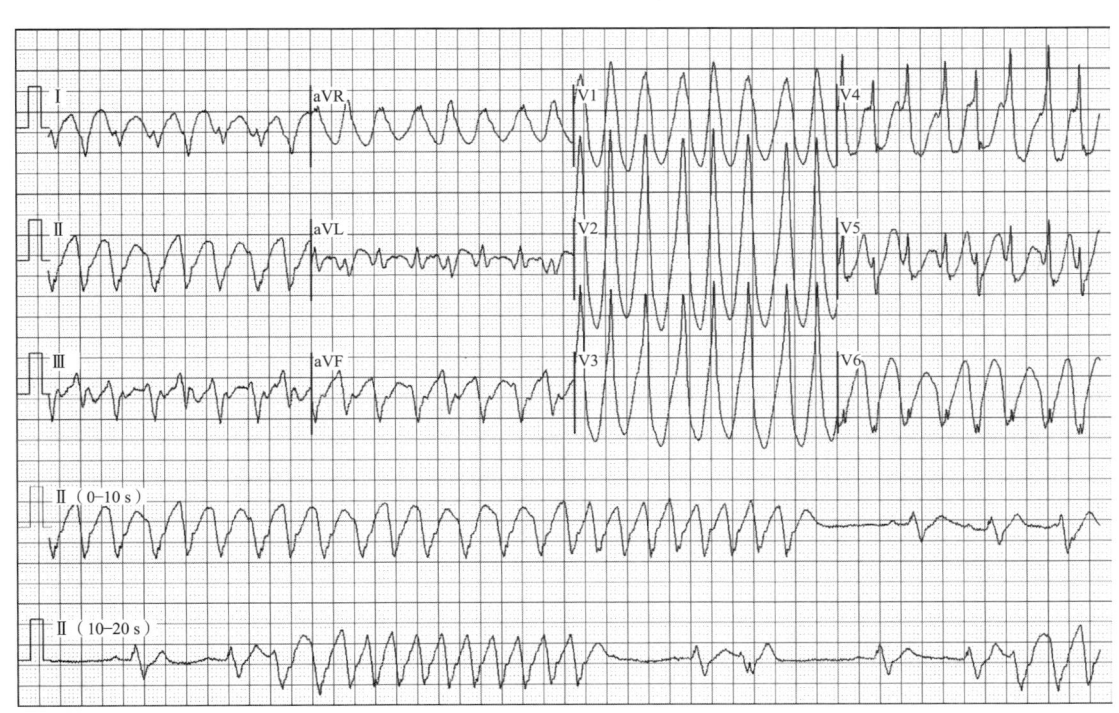

本病例有反复发生非持续性多形性室性心动过速史，下图为其中一次心电图记录，图中可见3阵多形性室性心动过速。

平均心室率193次/分；
QRS波时间240 ms；
QRS波电轴238°。

图2-6-9　V1～V6导联QRS波形态：无RS波与正向同向性实例的其他心电图

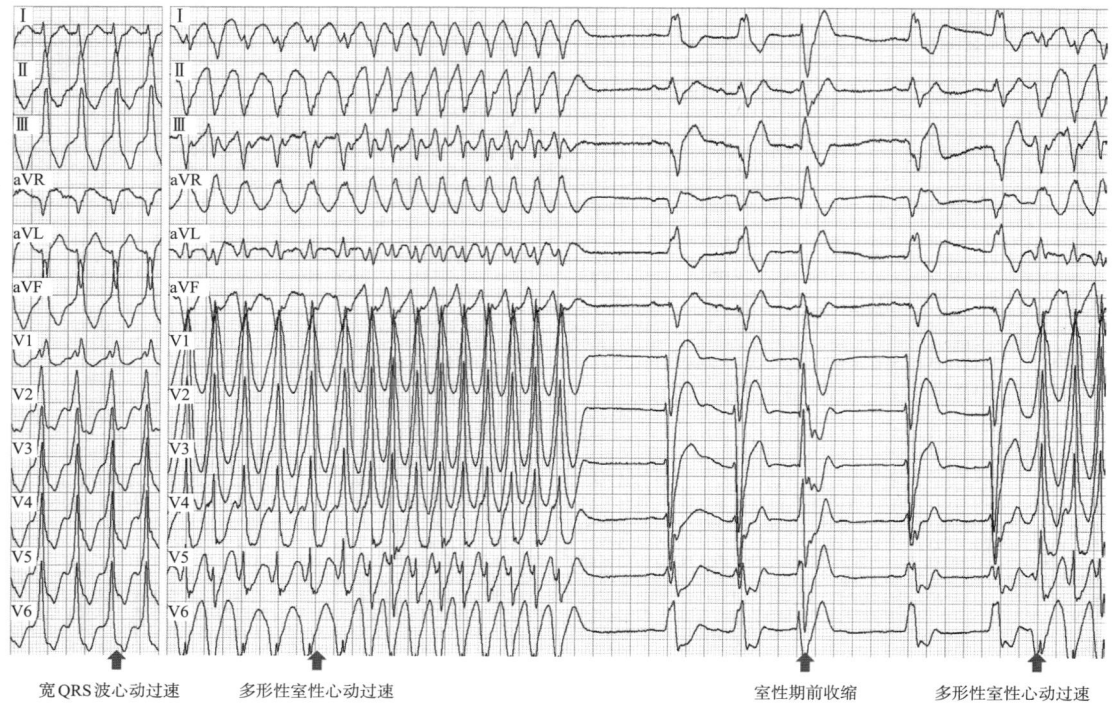

图2-6-10　V1～V6导联QRS波形态：无RS波与正向同向性实例同步12导联图解

宽QRS波心动过速　　多形性室性心动过速　　　　　　　　　室性期前收缩　　多形性室性心动过速

本病例在随后的心电图中见窦性心律的QRS波宽大畸形，为左束支传导阻滞，无心室预激（右图）。另可见多形性室性心动过速和室性期前收缩。前宽QRS波心动过速，其QRS波形态与多形性室性心动过速、室性期前收缩的QRS波形态和窦性心律的QRS波形态，均不相同。根据胸导联QRS波无RS波、反复室性心动过速史、与窦性QRS波形态不同和无心室预激等依据，图2-6-8宽QRS波心动过速诊断为持续性单形性室性心动过速。

（4）V1～V6导联QRS波形态：呈单向R波型的诊断特异性

宽QRS波心动过速，在V1～V6导联上QRS波均呈单向R波型，无RS波的现象，对室性心动过速的诊断特异性，低于V1～V6导联QRS波均呈QS型，但仍具有很高的特异性。宽QRS波心动过速终止后记录心电图，对鉴别诊断极有价值。

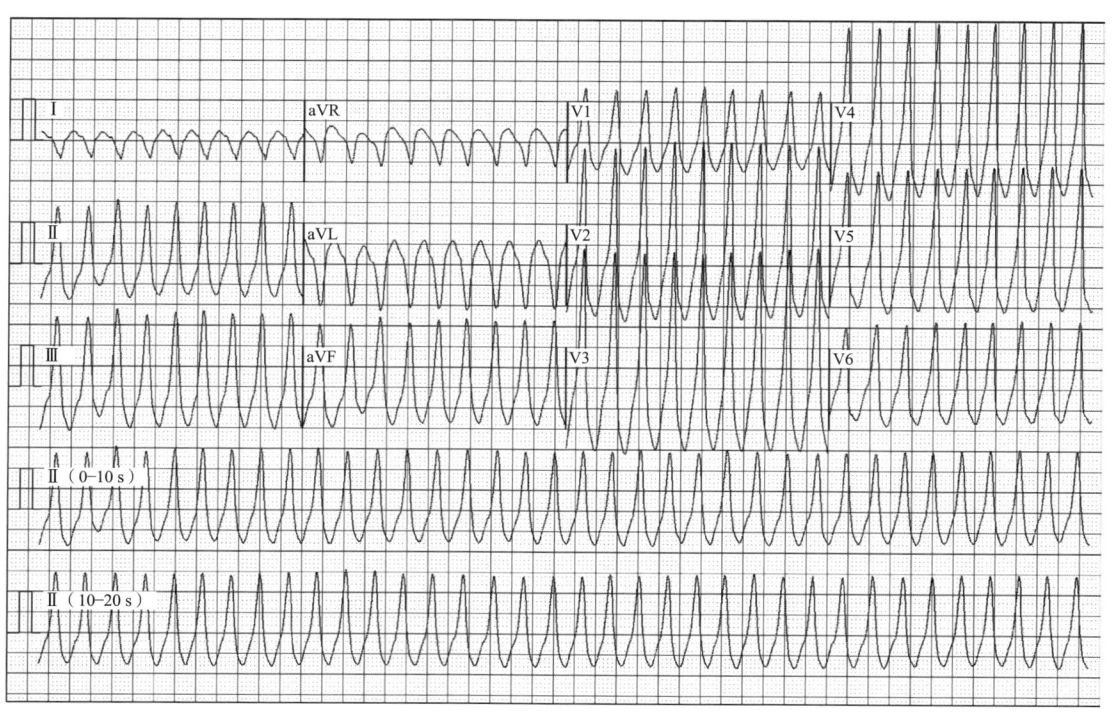

女性，72岁。
心室率215次/分；
QRS波时间140 ms；
QRS波电轴102°。

阵发性室性心动过速

图2-6-11　V1～V6导联QRS波形态：呈单向R波型的诊断特异性实例

本图宽QRS波心动过速的QRS波形态，在V1～V6导联上均呈单向R波型，无RS波。心动过速终止后记录心电图见主导心律为心房颤动（右图）。心房颤动中，QRS波形态正常，与心动过速QRS波形态不同。在心房颤动中出现节律规则的宽QRS波心动过速，首先诊断室性心动过速，并可排除A型心室预激发生逆向型房室折返性心动过速的可能。

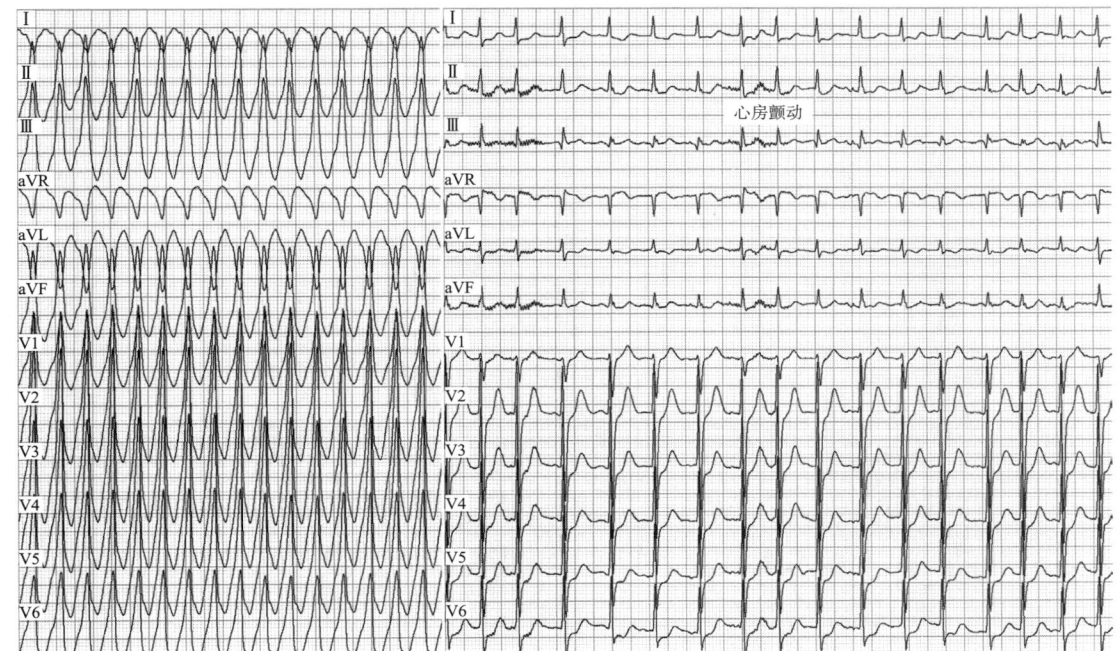

图2-6-12　V1～V6导联QRS波形态：呈单向R波型的诊断特异性实例同步12导联图解

（5）V1～V6导联QRS波形态：呈qR或Qr型

宽QRS波心动过速，在V1～V6导联上QRS波呈qR或Qr型，无RS波，提示室性心动过速。

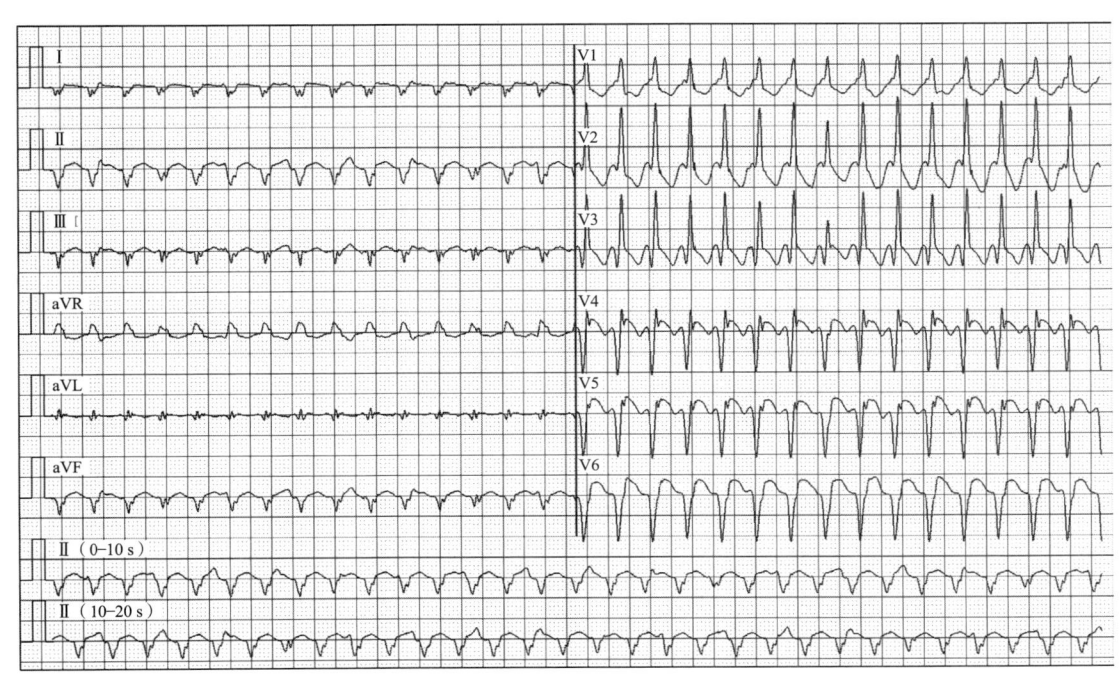

男性，47岁。
心室率182次/分；
QRS波时间128 ms；
QRS波电轴-155°。

阵发性室性心动过速

图2-6-13　V1～V6导联QRS波形态：呈qR或Qr型实例

本图宽QRS波心动过速的QRS波形态，在V1导联上呈单向R波型，在V2和V3导联上呈qR型，在V4和V5导联上呈Qr型，在V6导联上呈QS型，无RS波，提示室性心动过速。心动过速中的QRS波形态与前窦性心律中短阵室性心动过速的QRS波形态相同（左图），提示室性心动过速。心动过速中标记处可见窦性P波，存在房室分离和融合现象，也提示室性心动过速。

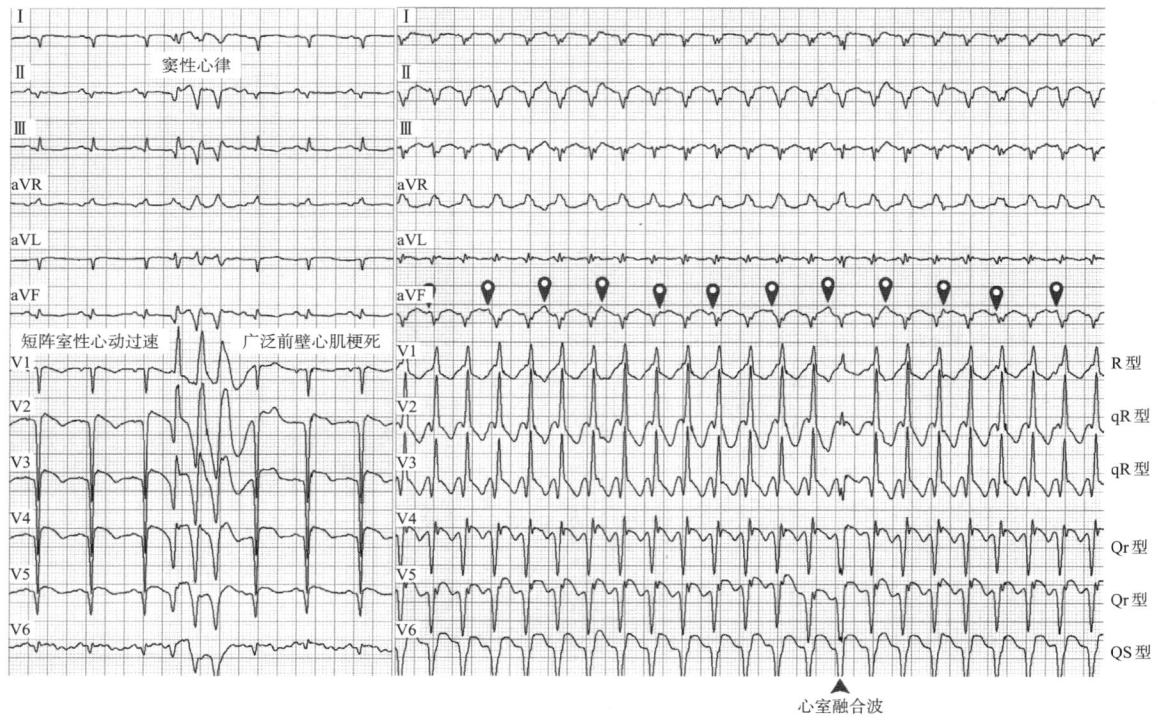

图2-6-14　V1～V6导联QRS波形态：呈qR或Qr型实例同步12导联图解

（6）V1～V6导联QRS波形态：rSR'或Rsr'型

宽QRS波心动过速，在V1～V6导联上QRS波呈rSR'或Rsr'型，无RS波，提示室性心动过速。

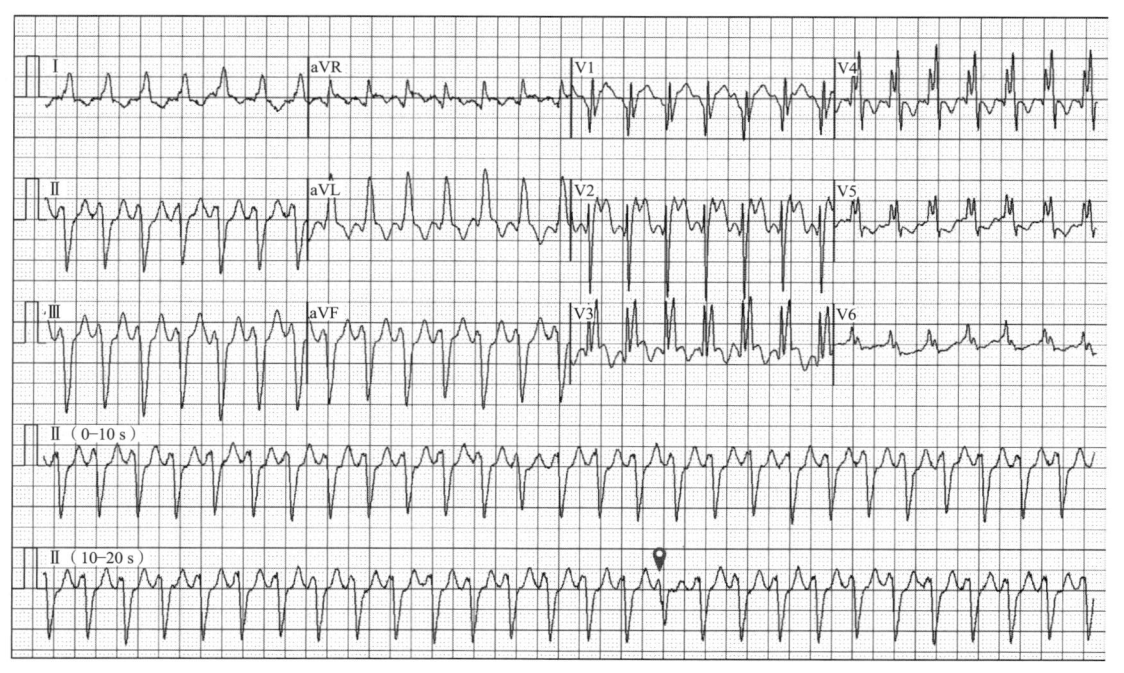

图2-6-15　V1～V6导联QRS波形态：rSR'或Rsr'型实例

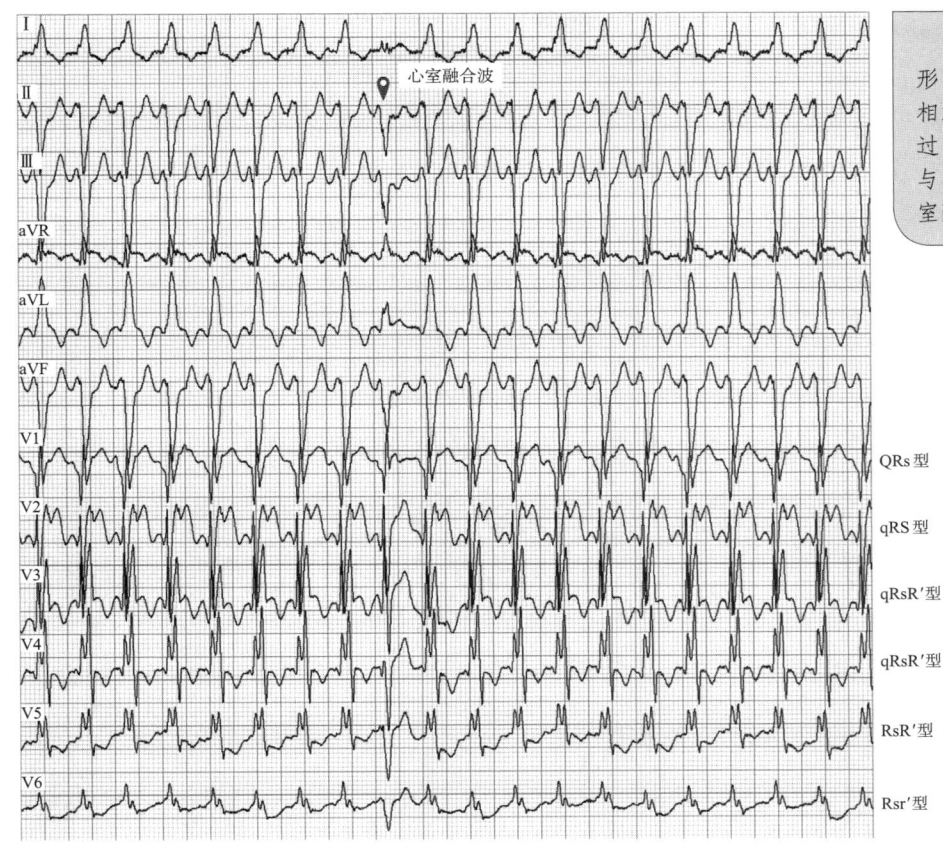

本图宽QRS波心动过速的QRS波形态，在V1～V6导联上呈复杂的三相或四相波，无RS波，提示室性心动过速。另标记处为略提前的QRS波，与其他的QRS波形态不同，可能为心室融合波，也提示室性心动过速。

图2-6-16　V1～V6导联QRS波形态：rSR'或Rsr'型实例同步12导联图解

2. V1～V6导联QRS波形态：有RS波

V1～V6导联QRS波形态（Brugada标准）：若胸导联上有RS波，则任何胸导联上RS间期（R波起始点至S波最低点）>100 ms提示室性心动过速。

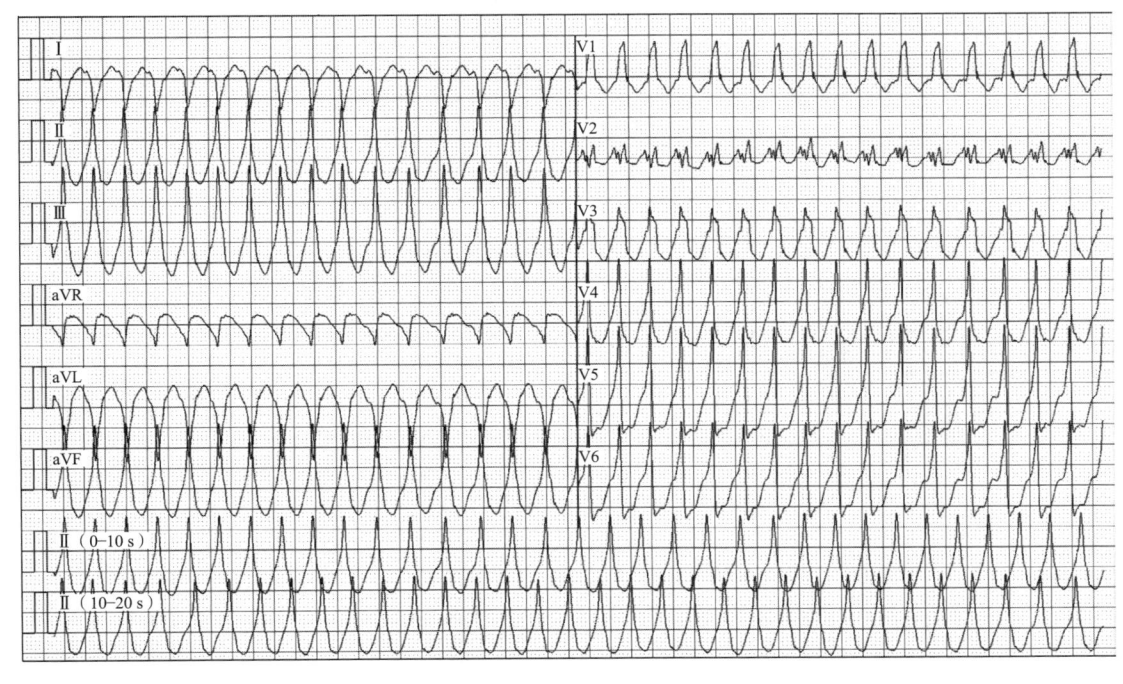

女性，73岁。
心室率200次/分；
QRS波时间142 ms；
QRS波电轴151°。

阵发性室性心动过速

图2-6-17　V1～V6导联QRS波形态：有RS波实例

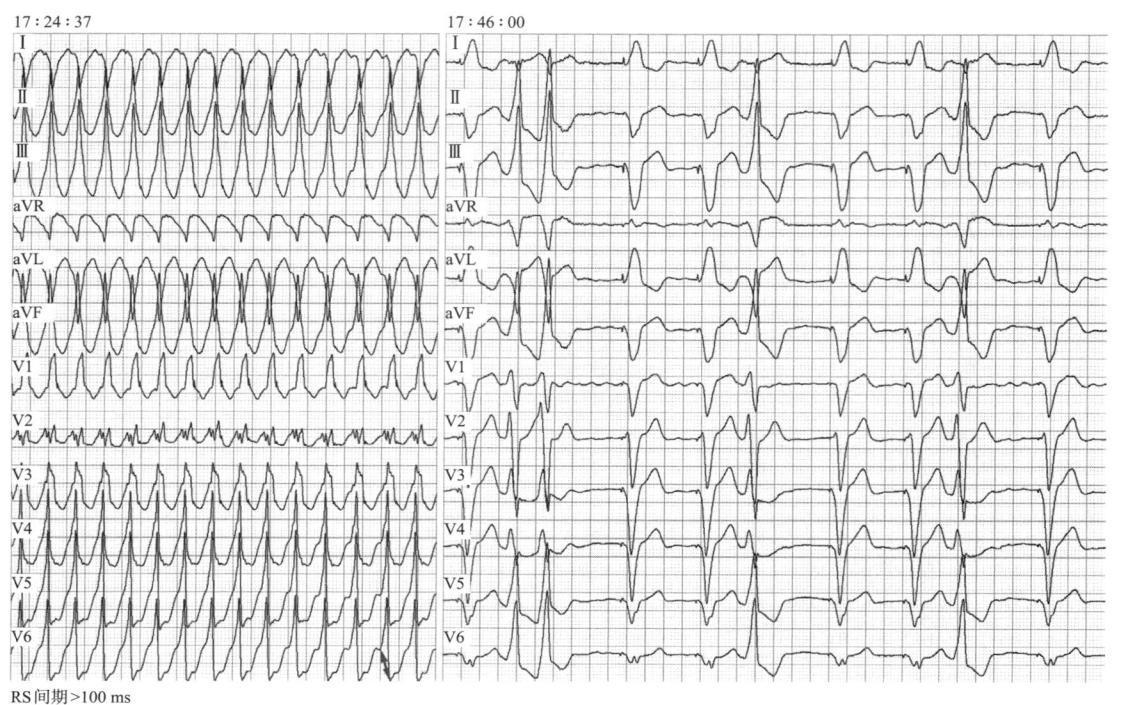

图2-6-18　V1～V6导联QRS波形态：有RS波实例同步12导联图解

V1～V6导联QRS波形态：有RS波与RS间期。

室性心动过速的冲动起源于心室，冲动最初在心室肌的传导速度慢于经束支系统的传导，因此QRS波增宽在起始部，RS间期长。束支传导阻滞引起左右心室激动不同步，束支传导阻滞侧的心室激动晚于对侧心室，因此QRS波增宽在终末部。

本图宽QRS波心动过速的QRS波形态在V1～V6导联上有RS波，在V5和V6导联上测量RS间期（R波起始点至S波最低点）>100 ms，提示室性上心动过速。宽QRS波心动过速终止后，主导心律为心房颤动、心室起搏心律，并可见频发室性期前收缩（右图）。在大部分导联上，宽QRS波心动过速中的QRS波形态与室性期前收缩的QRS波形态相同，支持室性心动过速的诊断。心房颤动中出现节律规则的宽QRS波心动过速，也支持室性心动过速的诊断。

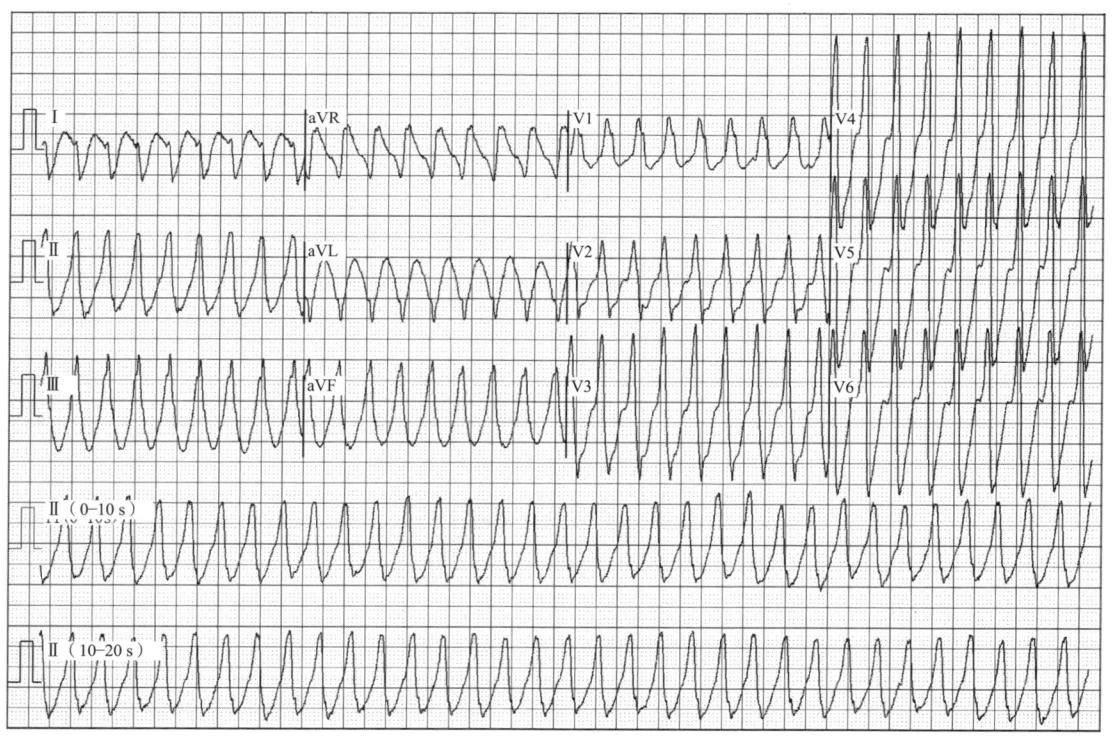

女性，73岁。
心室率204次/分；
QRS波时间150 ms；
QRS波电轴114°。

阵发性室性心动过速

图2-6-19　V1～V6导联QRS波形态：有RS波与RS间期实例

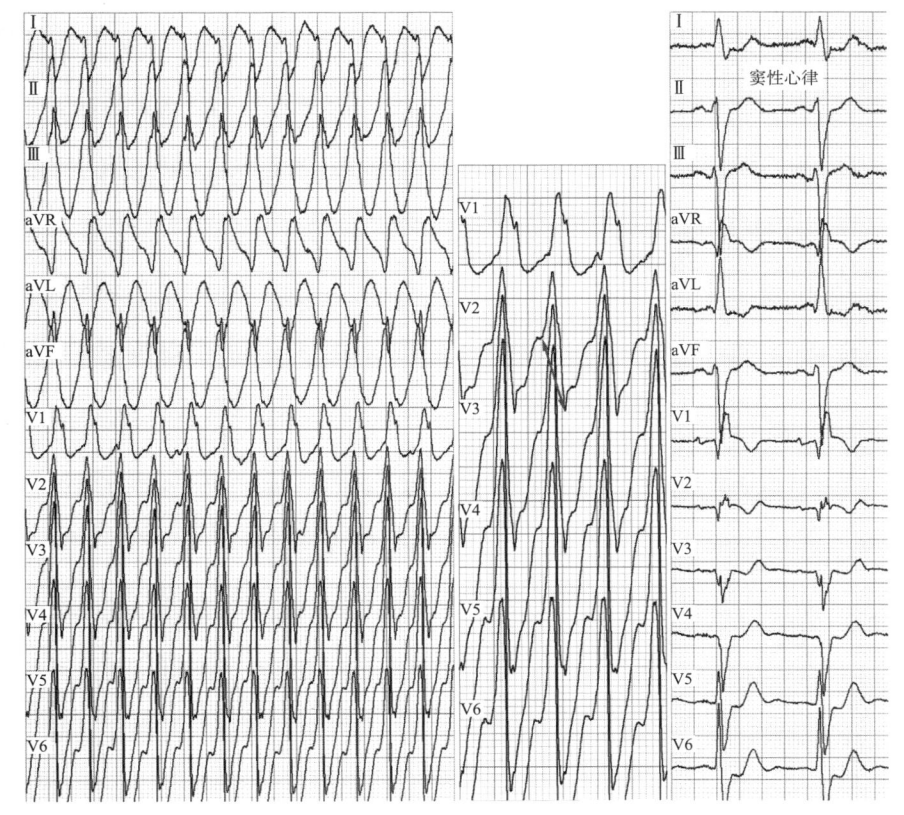

本图宽QRS心动过速的QRS波形态，在V1～V6导联上主波均向上。除了V1导联外，余胸导联上均有RS波，所有RS间期均>100 ms，提示室性心动过速。恢复窦性心律后可见陈旧性前壁心肌梗死和心室内传导异常（右图），心动过速的QRS波形态与窦性QRS波形态不同，支持室性心动过速的诊断。

◎ V2～V6导联RS间期 > 100 ms。

图 2-6-20　V1～V6 导联 QRS 波形态：有 RS 波与 RS 间期实例同步 12 导联图解

（二）aVR 导联 QRS 波形态

1. aVR 导联起始为 R 波

根据 aVR 导联 QRS 波形态（Vereckei 算法），鉴别诊断流程的第一步是：aVR 导联起始为 R 波，提示心室初始除极方向指向右上方，为室性心动过速。aVR 导联起始为 R 波，初始除极方向指向右上方，有可能进入无人区电轴。

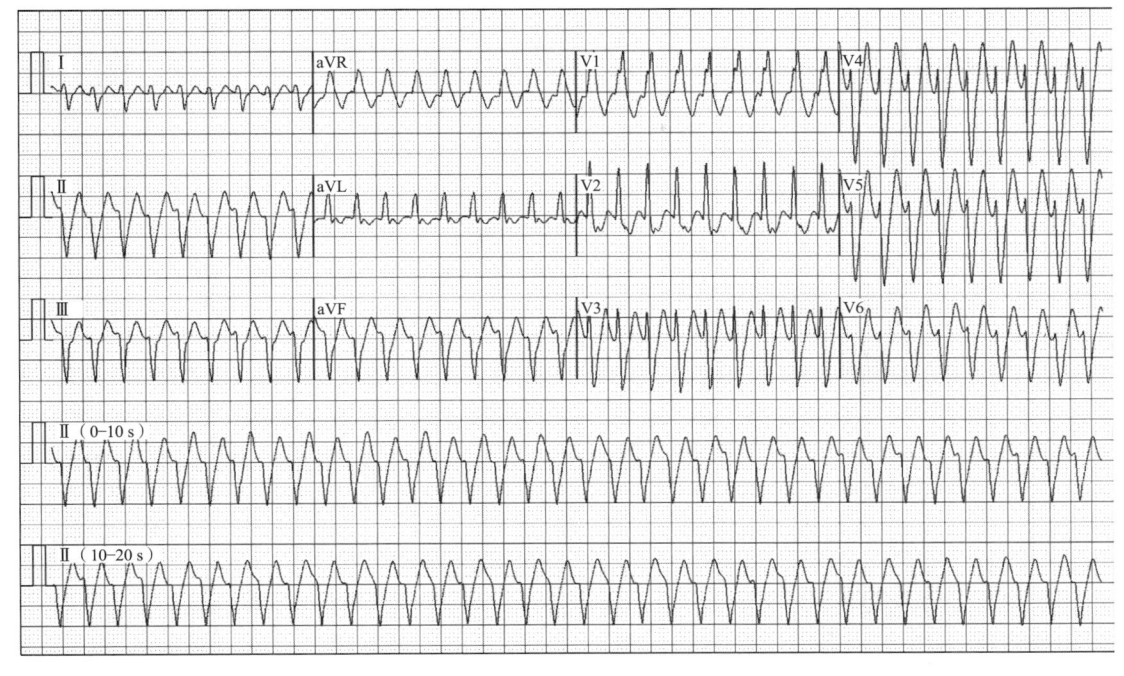

男性，37岁。
心室率218次/分；
QRS波时间160 ms；
QRS波电轴265°。

阵发性室性心动过速

图 2-6-21　aVR 导联起始为 R 波实例

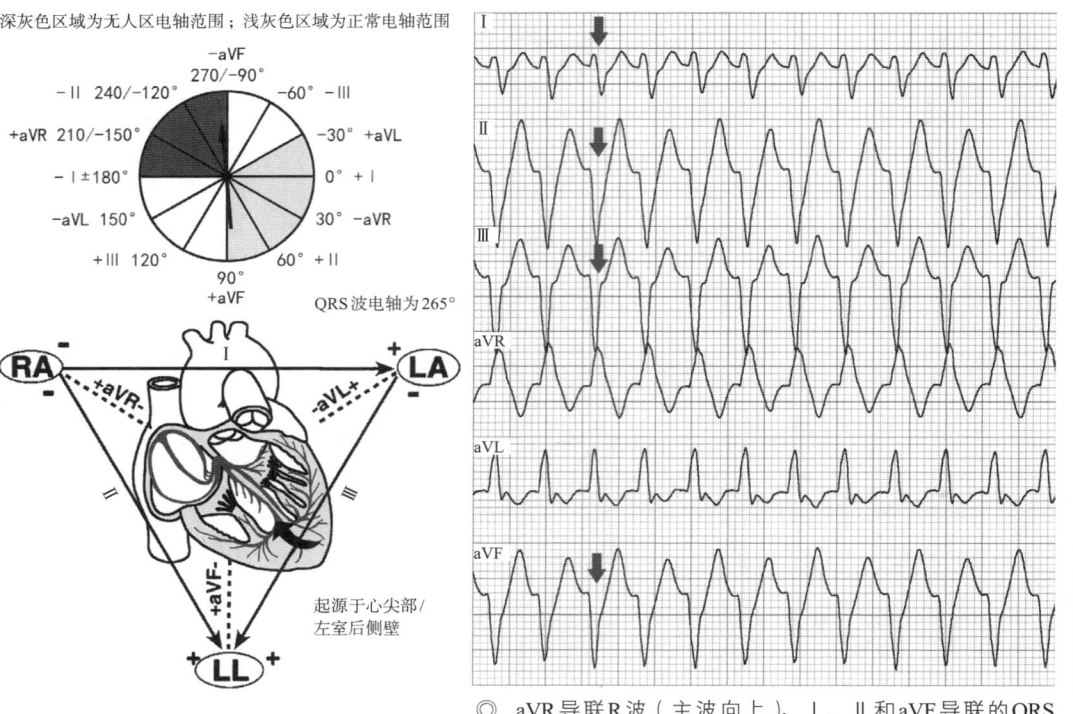

◎ aVR导联R波（主波向上），Ⅰ、Ⅱ和aVF导联的QRS波主波均向下（无人区电轴）。

本图宽QRS波心动过速的QRS波形态，aVR导联起始为R波，提示初始除极方向指向右上方。测量QRS波电轴为265°，为无人区电轴。无人区电轴是指QRS波电轴位于-90°～±180°，也称电轴极度左偏或重度右偏。正常时，QRS波电轴为-30°～90°。无人区电轴相当于心室的额面除极方向与正常时完全相反。无人区电轴提示心室冲动起源于心尖部/左室后侧壁。

图2-6-22　aVR导联起始为R波实例形成机制图解

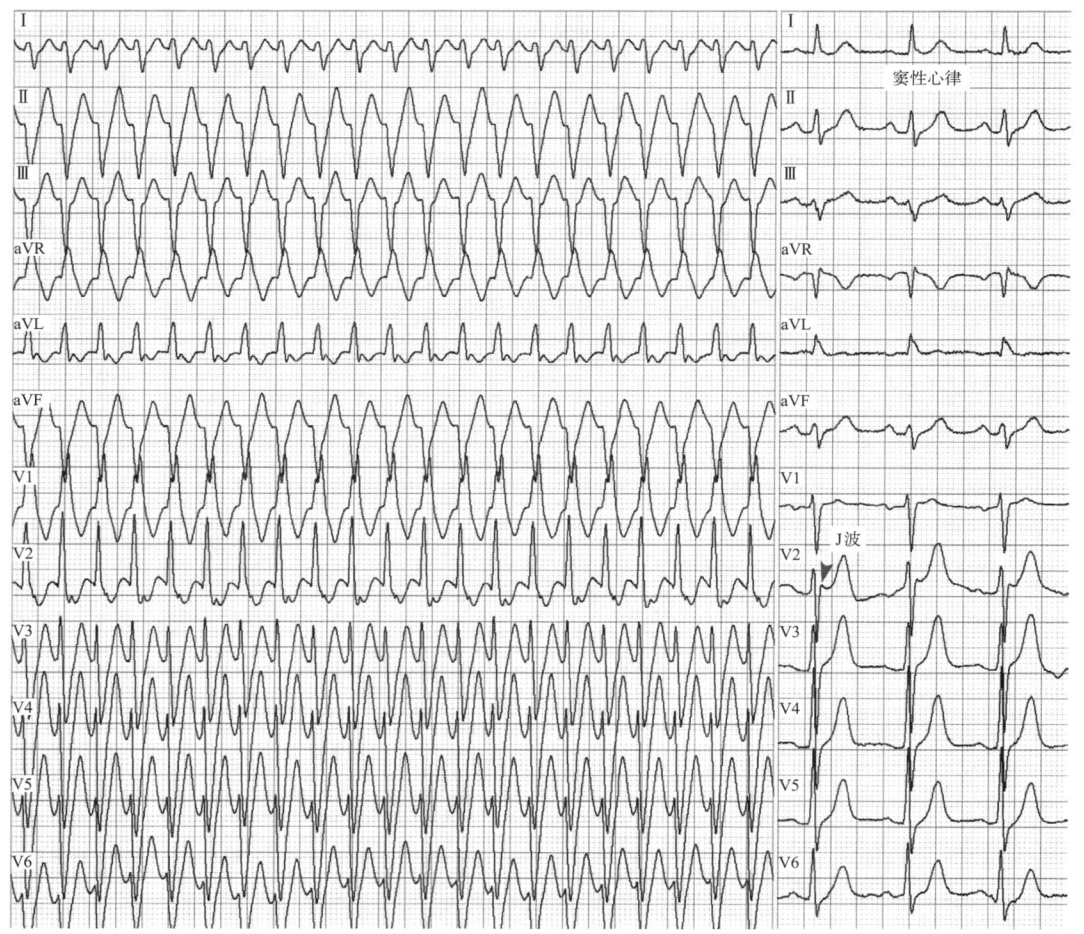

本图宽QRS波心动过速的QRS波形态与窦性心律的QRS波形态（右图）不同，支持室性心动过速。患者为男性，V2导联上可见J波（Brugada或早复极综合征），也支持室性心动过速的诊断。

图2-6-23　aVR导联起始为R波实例同步12导联图解

（1）aVR导联起始为R波与无人区电轴

aVR导联起始为R波，提示心室初始除极方向指向右上方，QRS波电轴可以是极度左偏或重度右偏，可目测电轴是否进入无人区电轴。方法是在Ⅰ、Ⅱ和aVF导联上，观察QRS波主波方向。若Ⅰ、Ⅱ和aVF导联上QRS主波均向下，电轴为-90°～±180°（即210°～270°，无人区电轴）；若Ⅰ导联上QRS波主波向上，Ⅱ和aVF导联的QRS波主波向下，电轴为-45°～-90°。

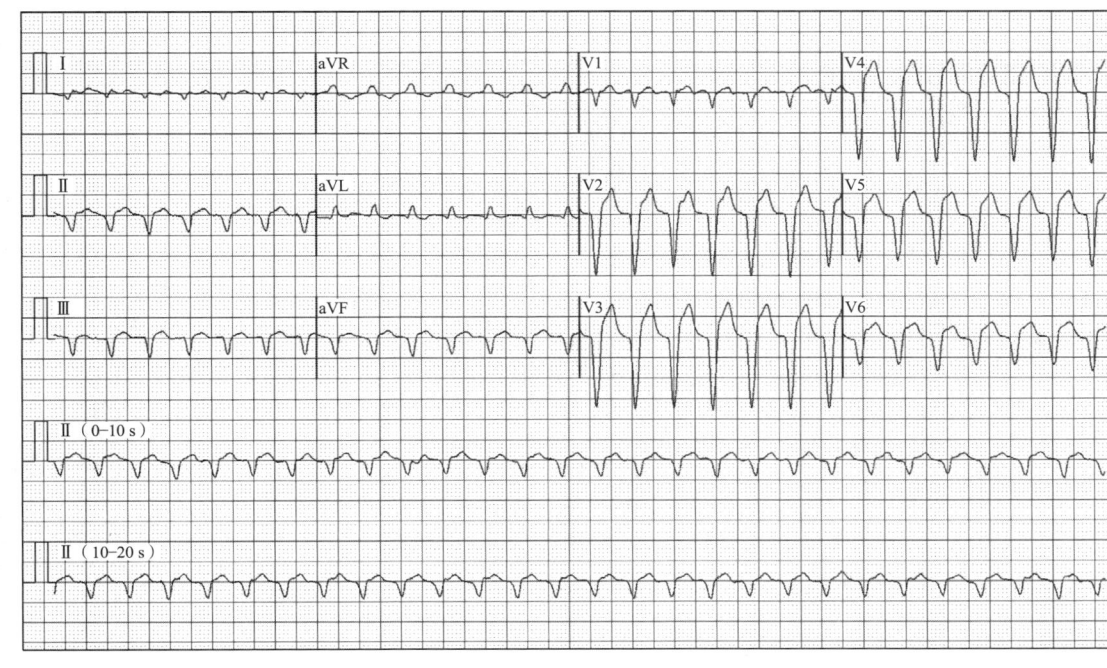

女性，84岁。
心室率163次/分；
QRS波时间130 ms；
QRS波电轴260°。

阵发性室性心动过速

图2-6-24　aVR导联起始为R波与无人区电轴实例

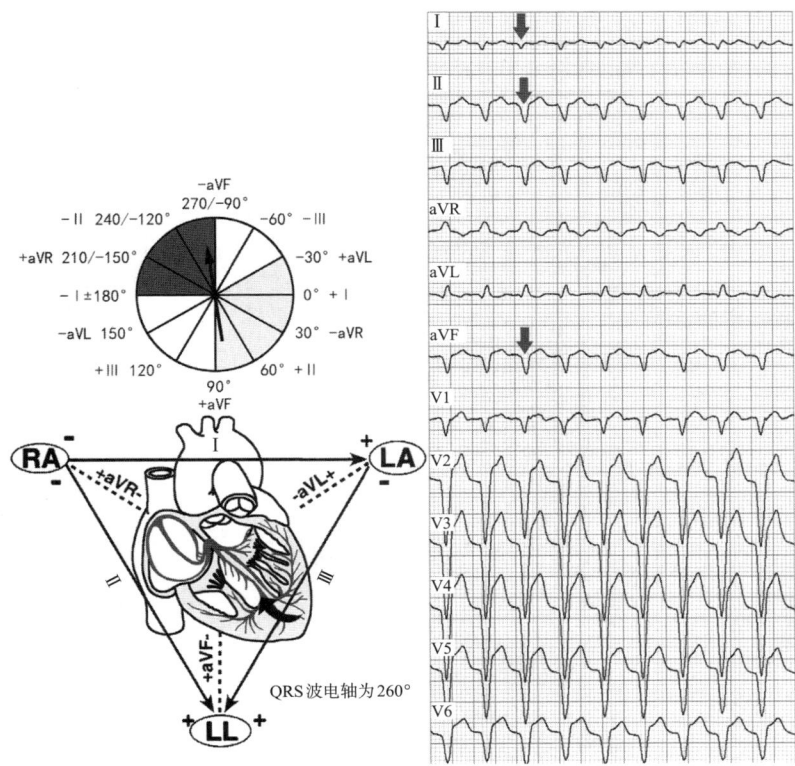

本图为宽QRS波心动过速，aVR导联起始为R波，Ⅰ、Ⅱ和aVF导联上QRS主波均向下，均提示为无人区电轴。V1～V6导联上QRS波均呈QS型，也提示室性心动过速。

◎ Ⅰ、Ⅱ和aVF导联QRS波主波均向下（无人区电轴）。综合肢体导联和胸导联，提示室性冲动起源于左心前壁近心尖部。

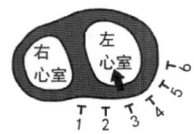

图2-6-25　aVR导联起始为R波与无人区电轴实例形成机制图解

（2）aVR 导联起始为 R 波与电轴偏移

由于室性心动过速在心室内的起源不同，即使aVR导联起始为R波，也并非所有病例QRS波电轴进入无人区电轴。

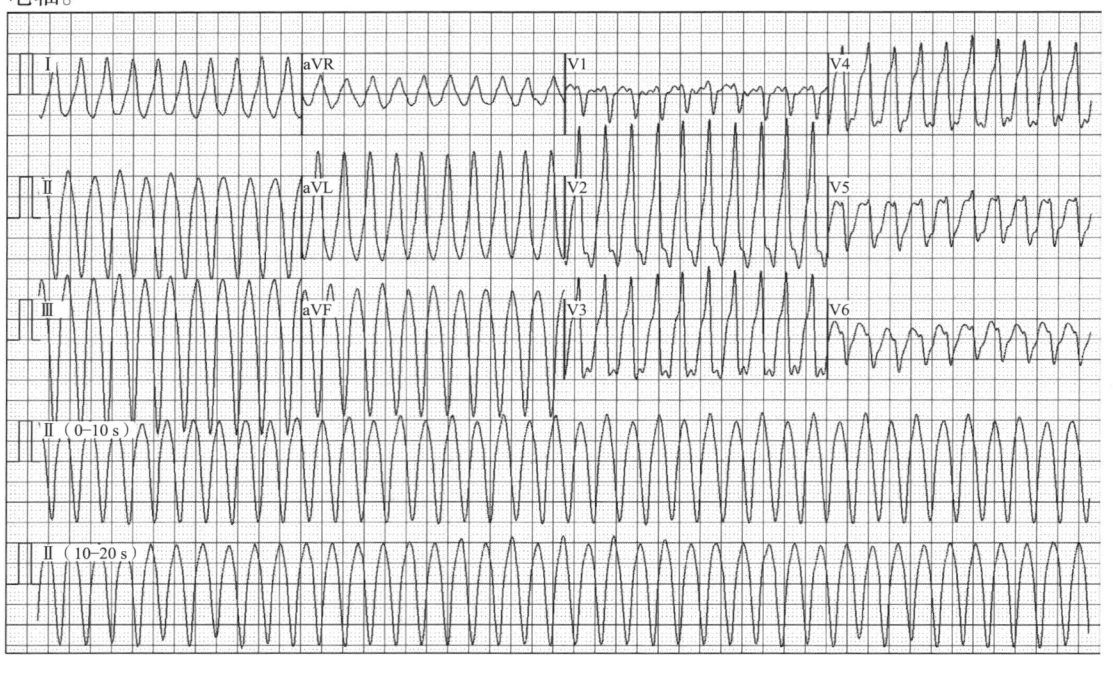

男性，28岁。
心室率245次/分；
QRS波时间135 ms；
QRS波电轴-73°。

阵发性室性心动过速

图 2-6-26　aVR 导联起始为 R 波与电轴偏移实例

◎ aVR导联的R波（主波向上），Ⅰ导联的QRS波主波向上、Ⅱ和aVF导联的QRS波主波向下，电轴极度左偏。

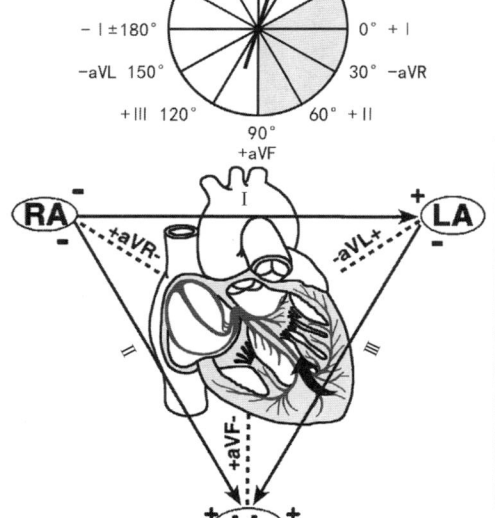

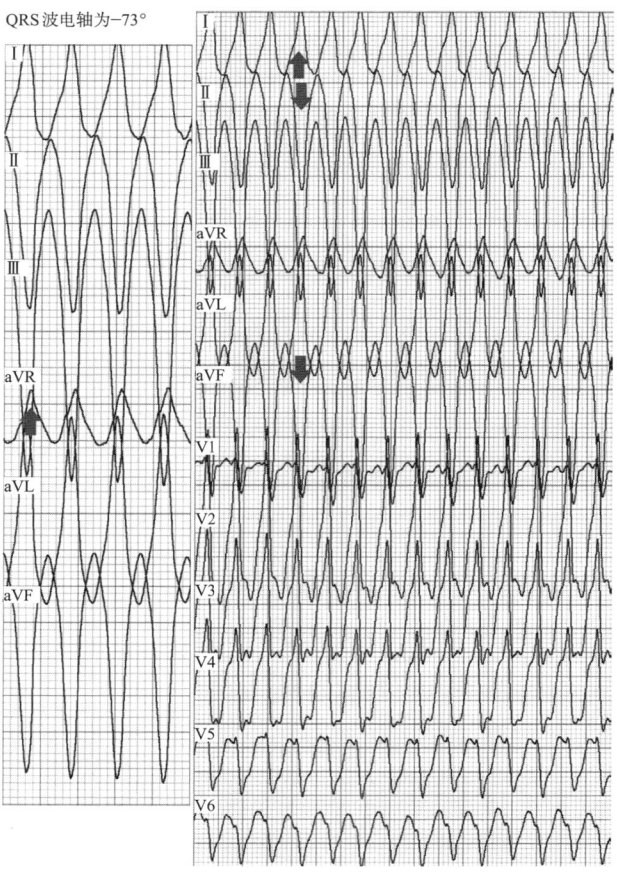

本图宽QRS波心动过速，aVR导联起始为R波，Ⅰ导联上QRS波主波向上，Ⅱ和aVF导联的QRS波主波向下，目测电轴为-45°～-90°。实际测量QRS波电轴为-73°，为电轴极度左偏，并无进入无人区电轴。

图 2-6-27　aVR 导联起始为 R 波与电轴偏移实例形成机制图解

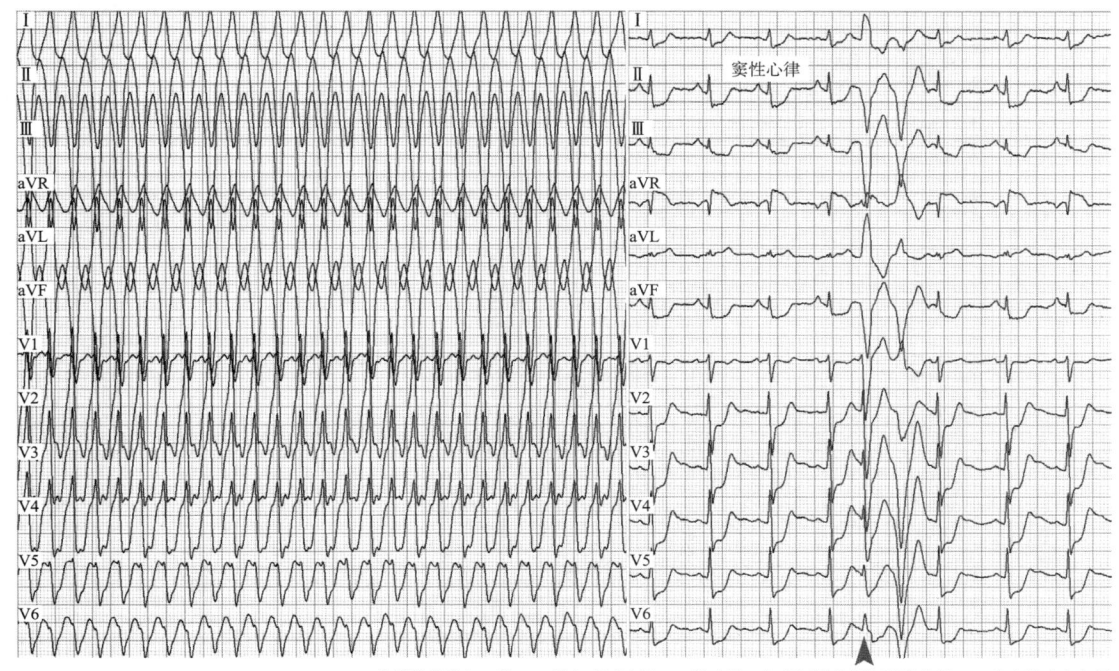

在肢体导联上，宽QRS波心动过速的QRS波电轴，与标记的室性期前收缩的QRS波电轴方向相同

图2-6-28　aVR导联起始为R波与电轴偏移实例同步12导联图解

2. aVR导联起始R波或Q波>40 ms

Vereckei算法流程的第二步是：在aVR导联上，起始R波或Q波>40 ms，提示室性心动过速。

（1）aVR导联起始R波>40 ms

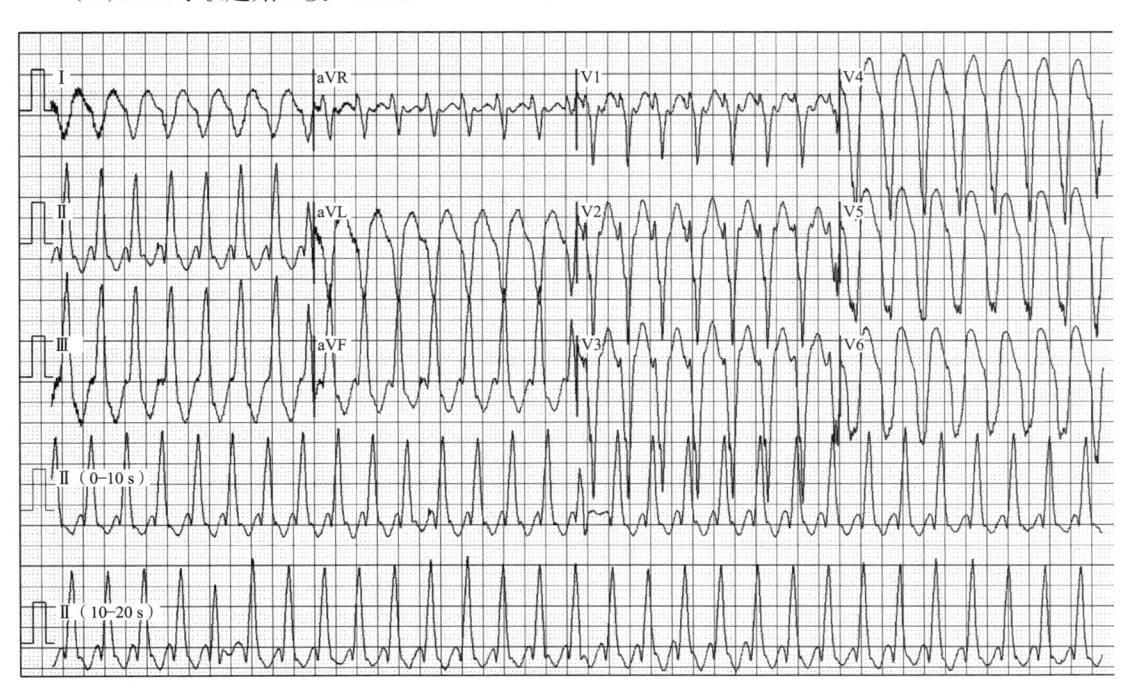

男性，猝死。
心室率176次/分；
QRS波时间171 ms；
QRS波电轴115°。

阵发性室性心动过速

图2-6-29　aVR导联起始R波>40 ms实例

本图宽QRS波心动过速，在aVR导联上QRS波呈rS型，起始r波>40 ms，提示室性心动过速。在心动过速中可见两次提前的心动（下图标记处），其QRS波形态有所不同，为心室融合波。宽QRS波心动过速出现心室融合波，同样提示室性心动过速。

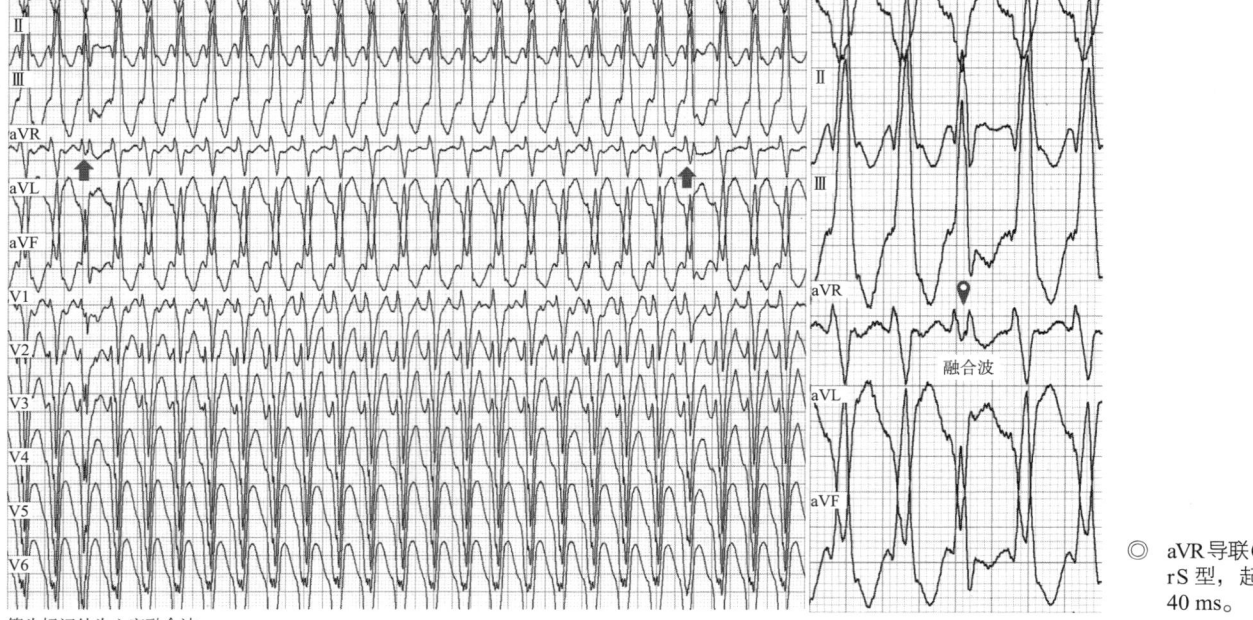

◎ aVR导联QRS波呈rS型，起始r波>40 ms。

箭头标记处为心室融合波

图 2-6-30　aVR 导联起始 R 波 >40 ms 实例同步 12 导联图解

（2）aVR 导联起始 R 波 >40 ms 与胸导联上 RS 间期 >100 ms

在 aVR 导联上 QRS 波起始 R 波 >40 ms，与胸导联上 RS 间期 >100 ms 相同，提示冲动最初的传导速度缓慢，冲动的起源位于心室肌。

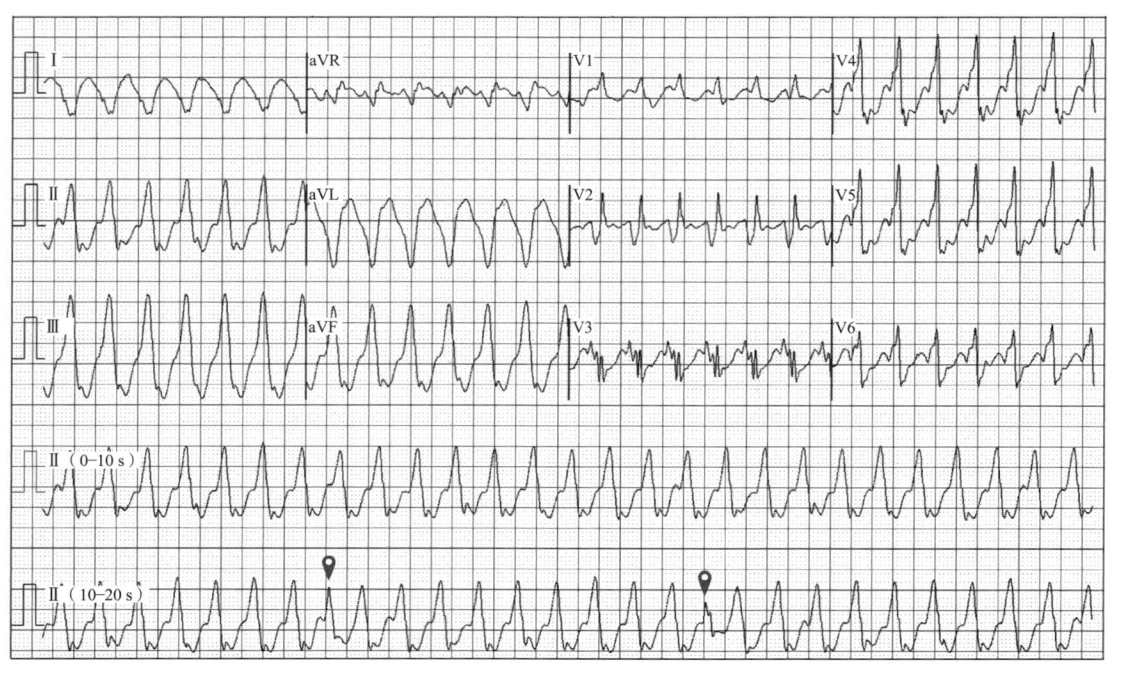

女性，60岁。
心室率163次/分；
QRS波时间176 ms；
QRS波电轴106°。
标记处图解见图2-6-32。

阵发性室性心动过速

图 2-6-31　aVR 导联起始 R 波 >40 ms 与胸导联上 RS 间期 >100 ms 实例

本图宽QRS波心动过速，在aVR导联上，QRS波呈rS型，r波振幅低，但时间>40 ms。V3～V6导联上RS间期>100 ms。两项依据提示室性心动过速。另在心动过速中可见两次提前的心动，其QRS波形态有所不同，为心室融合波。宽QRS波心动过速出现心室融合波，同样支持室性心动过速的诊断。

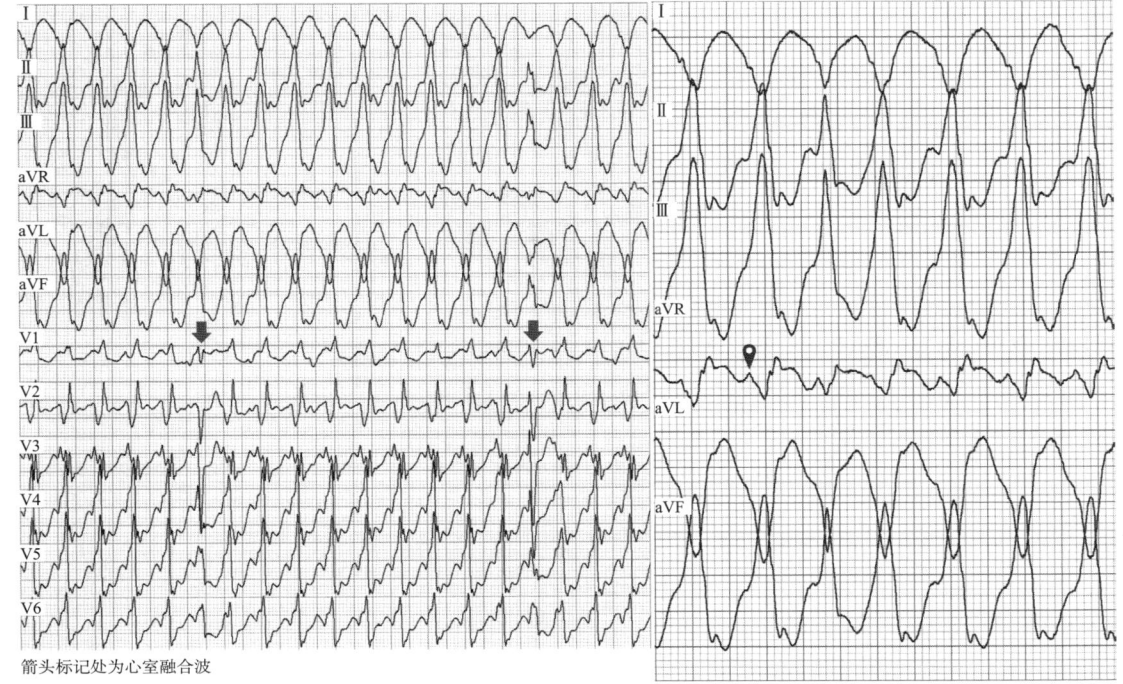

箭头标记处为心室融合波

◎ aVR导联QRS波呈rS型，起始r波>40 ms。

图2-6-32　aVR导联起始R波>40 ms与胸导联上RS间期>100 ms实例同步12导联图解

（3）aVR导联起始Q波>40 ms

在aVR导联上QRS波若呈QR型，起始Q波>40 ms提示室性心动过速。

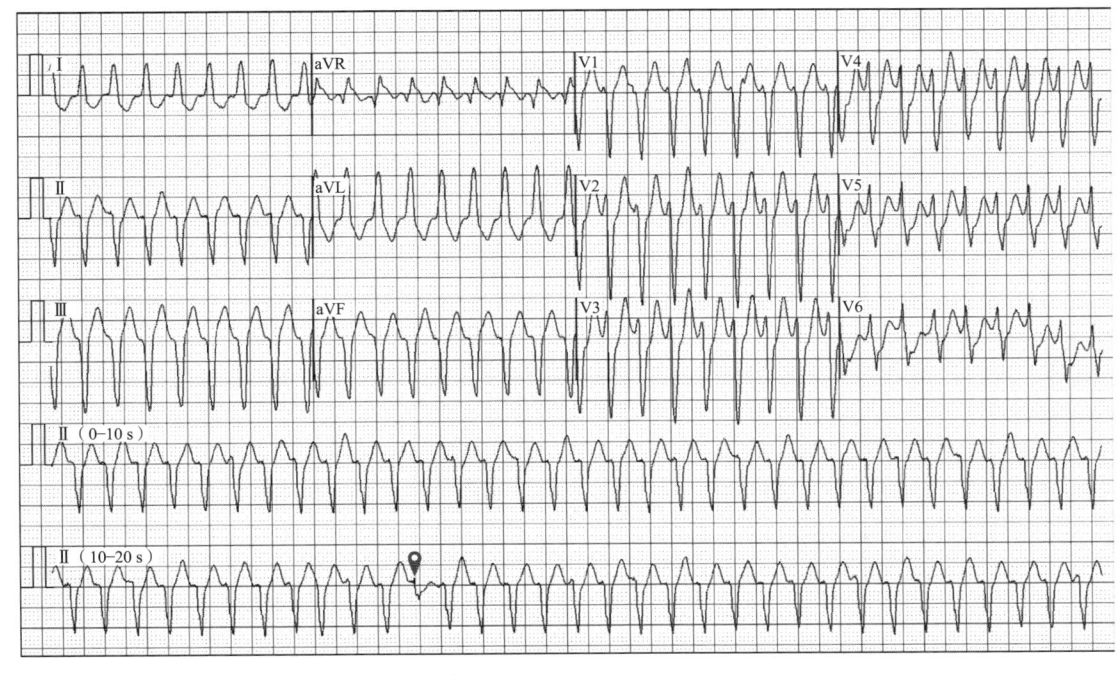

男性，74岁。
心室率198次/分；
QRS波时间126 ms；
QRS波电轴218°。
标记处图解见图2-6-34。

阵发性室性心动过速

图2-6-33　aVR导联起始Q波>40 ms实例

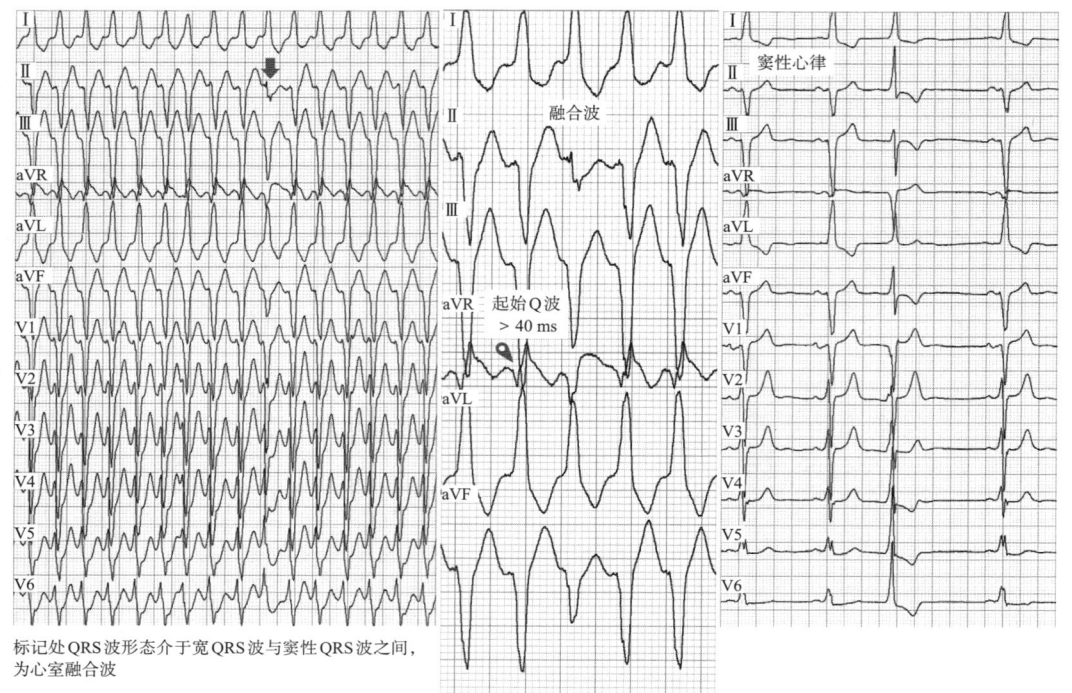

图 2-6-34　aVR 导联起始 Q 波 >40 ms 实例同步 12 导联图解

（4）aVR 导联起始 Q 波 >40 ms 与胸导联上 RS 间期 >100 ms

aVR 导联起始 R 波或 Q 波 >40 ms，与胸导联上 RS 间期 >100 ms 相同，提示冲动最初的传导速度缓慢，冲动起源位于心室肌。

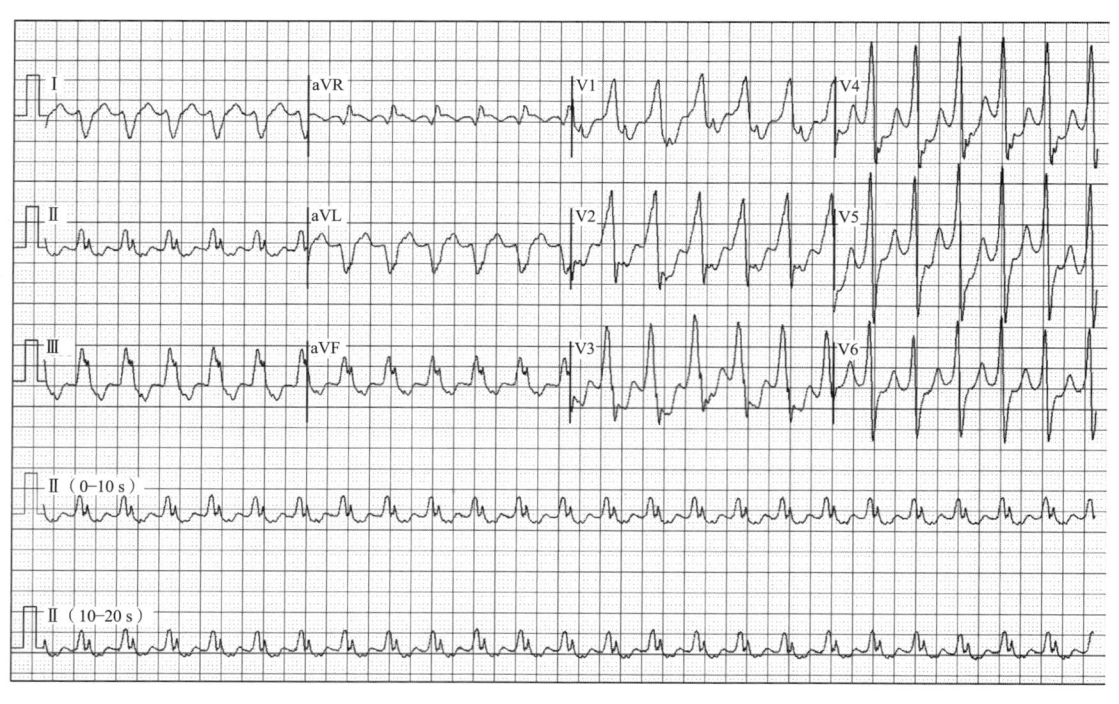

图 2-6-35　aVR 导联起始 Q 波 >40 ms 与胸导联上 RS 间期 >100 ms 实例

> 本图宽QRS波心动过速的QRS波形态，在aVR导联上呈QR型，起始Q波>40 ms；同样在胸导联上，V2~V6导联上呈RS型，RS间期>100 ms。根据两项依据，诊断为室性心动过速。

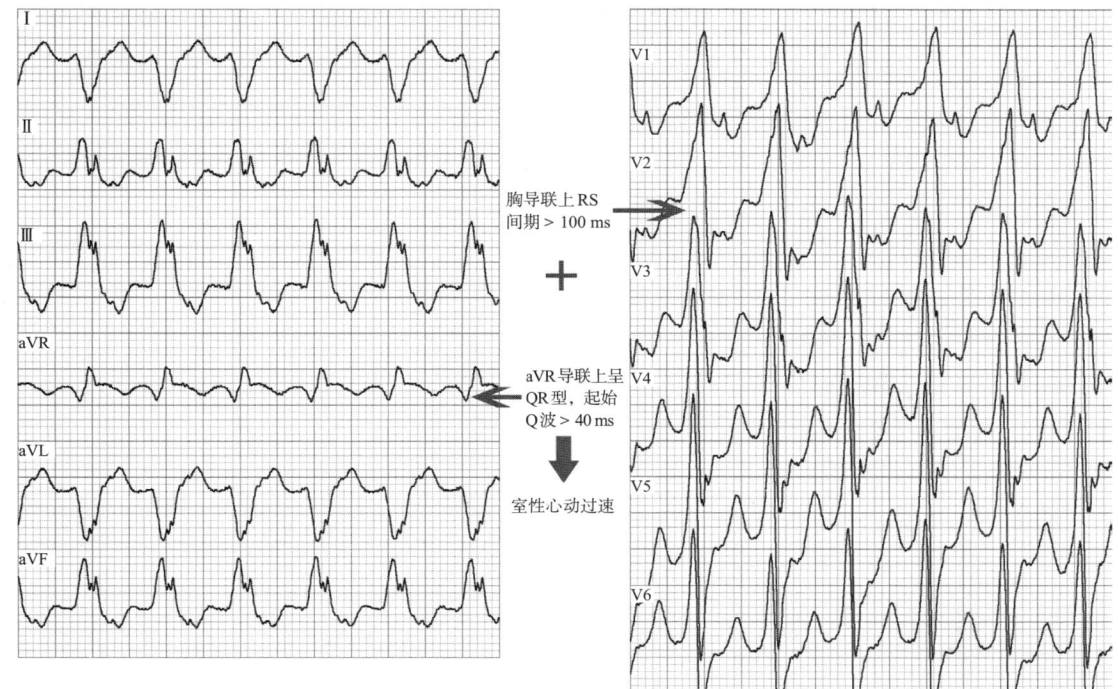

图2-6-36　aVR导联起始Q波>40 ms与胸导联上RS间期>100 ms同步12导联图解

3. aVR导联下降支起始有切迹

Vereckei算法流程的第三步是：aVR导联负向QRS波，下降支起始有切迹，提示室性心动过速。

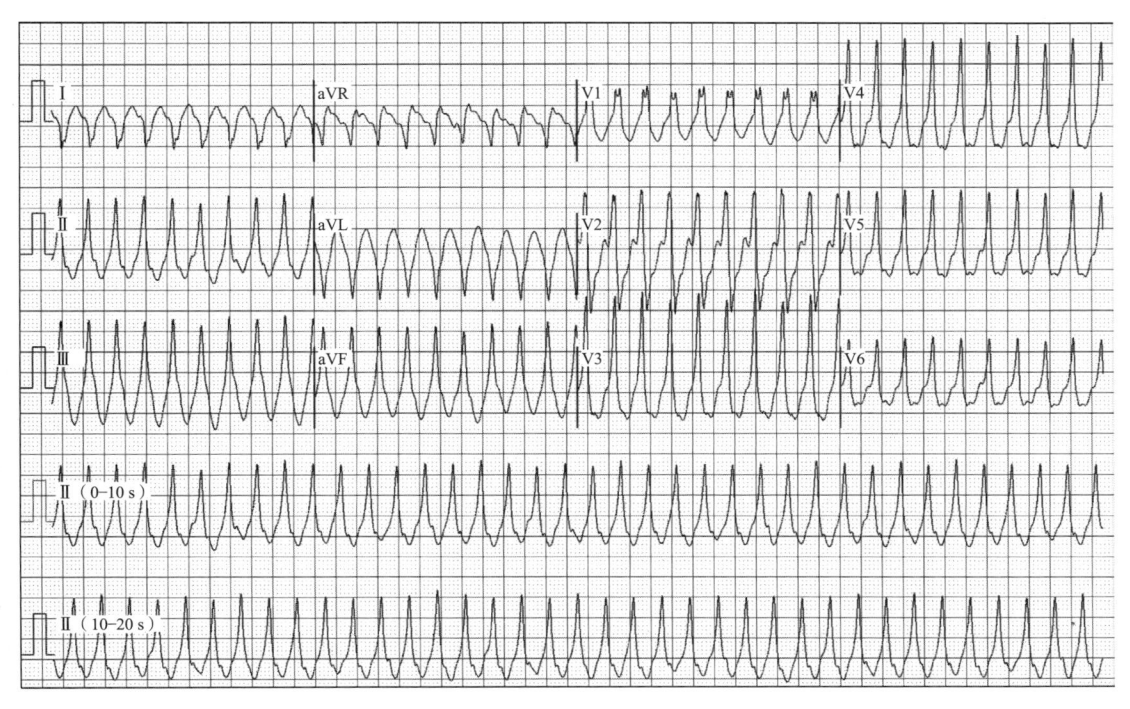

图2-6-37　aVR导联下降支起始有切迹实例

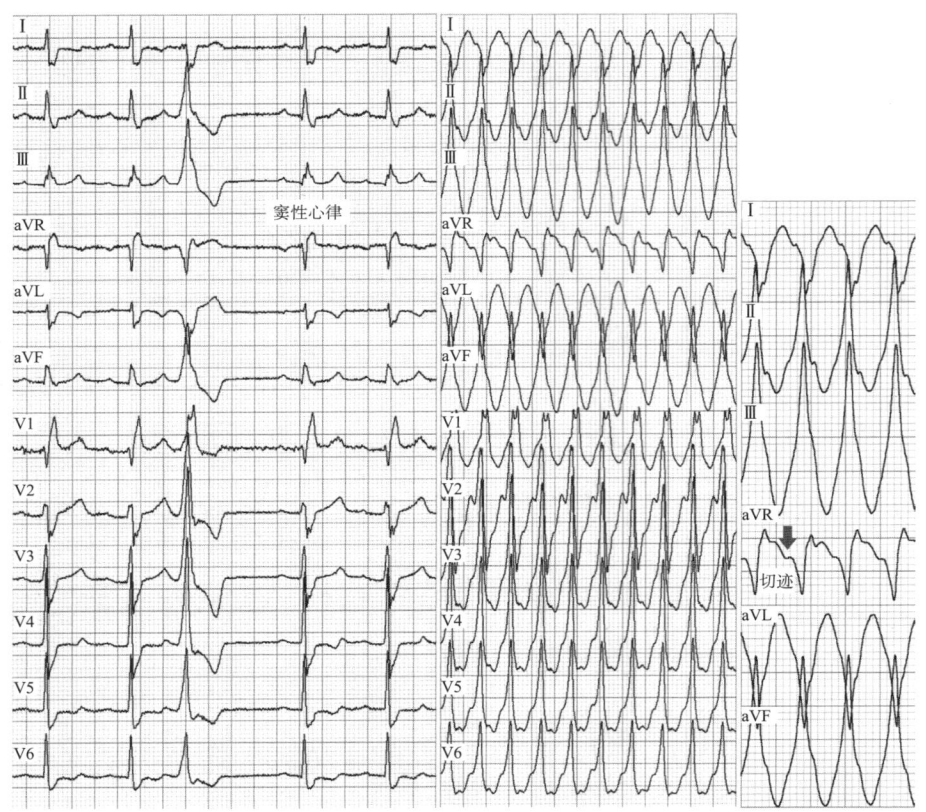

> 本图宽QRS波心动过速的QRS波形态，aVR导联负向QRS波，下降支起始有切迹，V3导联RS间期均>100 ms，均提示室性心动过速。原窦性心律中可见室性期前收缩，其QRS波形态与心动过速中的QRS波形态相同，也支持室性心动过速的诊断。

◎ aVR导联负向QRS波，下降支起始有切迹，V3导联RS间期>100 ms。

图2-6-38　aVR导联下降支起始有切迹实例同步12导联图解

aVR导联为负向QRS波，下降支起始有切迹，与胸导联上RS间期>100 ms相同，提示冲动最初的传导速度缓慢，冲动起源位于心室肌。

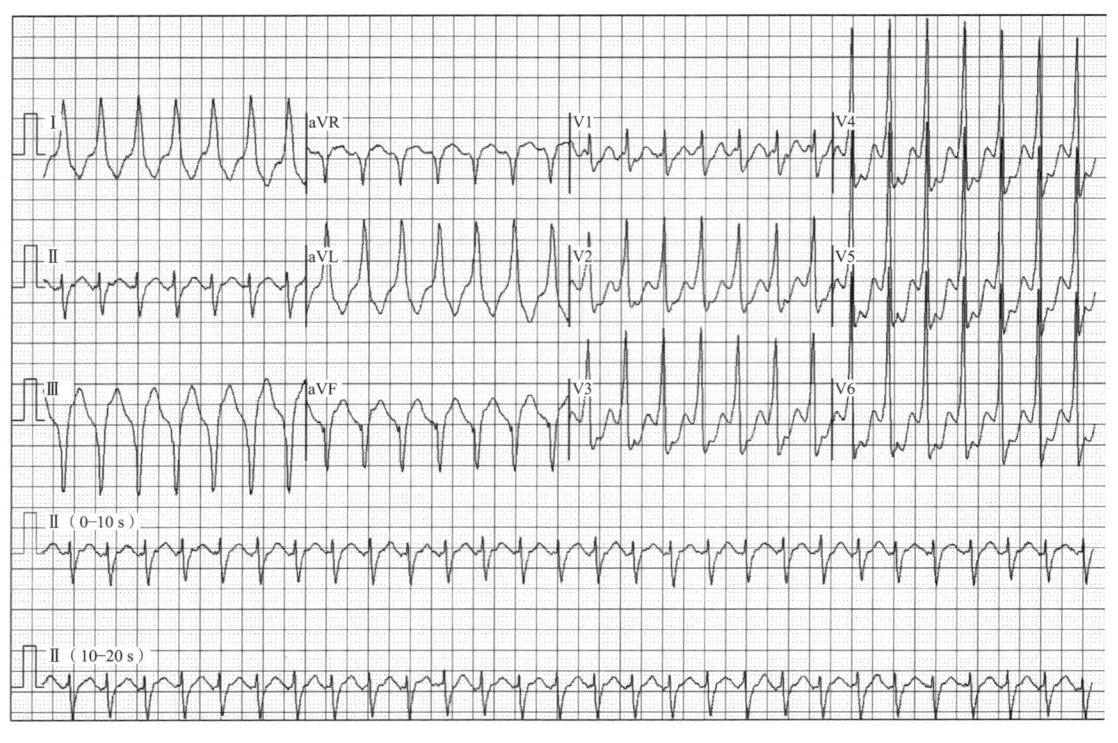

男性，90岁。
心室率168次/分；
QRS波时间158 ms；
QRS波电轴−44°。

阵发性室性心动过速

图2-6-39　aVR导联下降支起始有切迹与胸导联上RS间期>100 ms实例

在心电图上可以同时有多项表现提示冲动最初的传导速度缓慢。本图中宽QRS波心动过速，在aVR导联上为负向QRS波，下降支起始有切迹；在胸导联上，V1～V6导联上呈RS型，RS间期>100 ms。根据两项依据，诊断为室性心动过速。

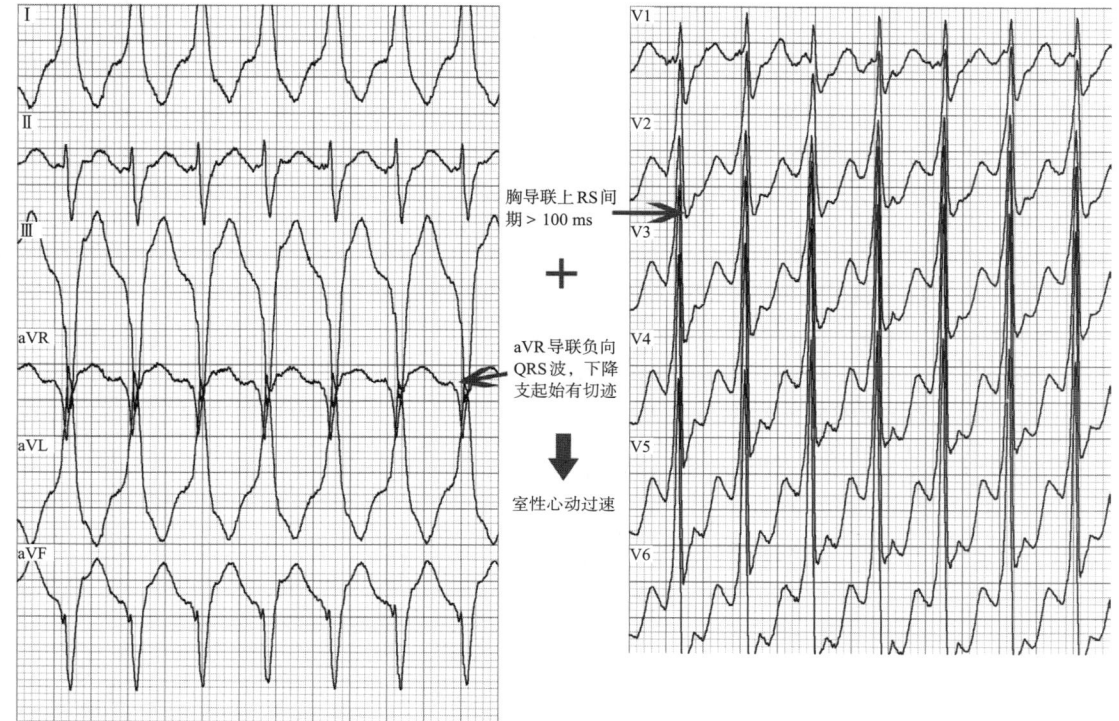

图2-6-40　aVR导联下降支起始有切迹与胸导联上RS间期>100 ms实例同步12导联图解

4. aVR导联的诊断价值

在肢体导联中，aVR导联是唯一一个正极在右上方的导联，对于宽QRS波心动过速的鉴别诊断极为重要。单独观察aVR导联QRS波形态，常可快速诊断室性心动过速，从而及时治疗终止室性心动过速。

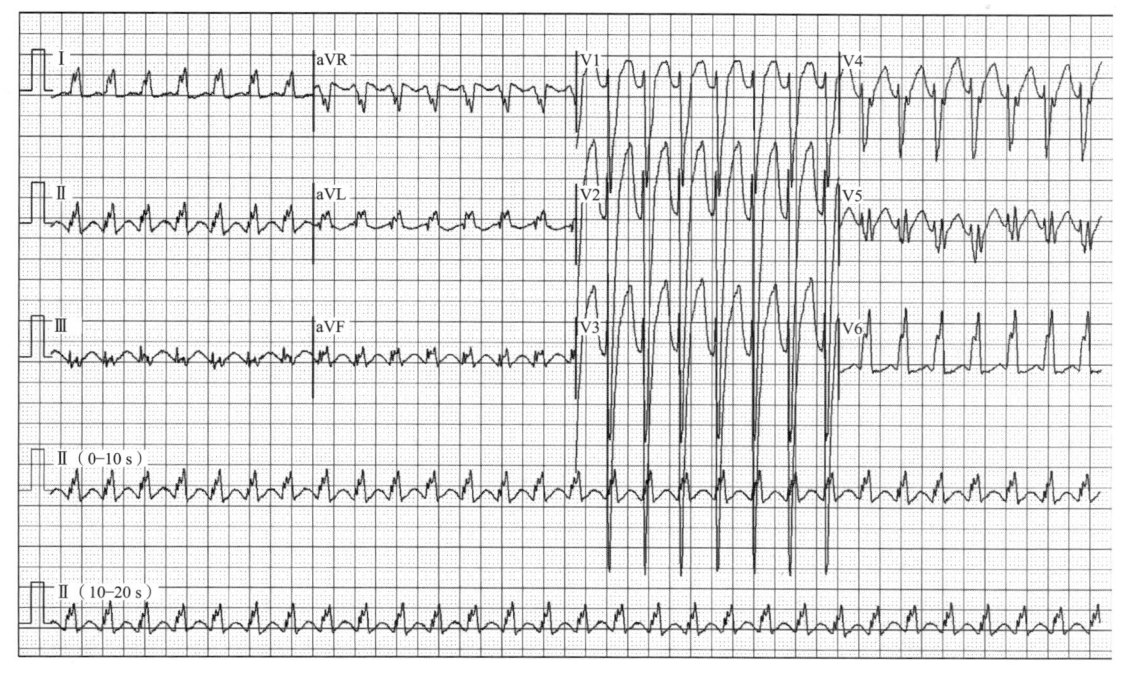

女性，1岁。
心室率174次/分；
QRS波时间148 ms；
QRS波电轴3°。

阵发性室性心动过速

图2-6-41　aVR导联的诊断价值实例

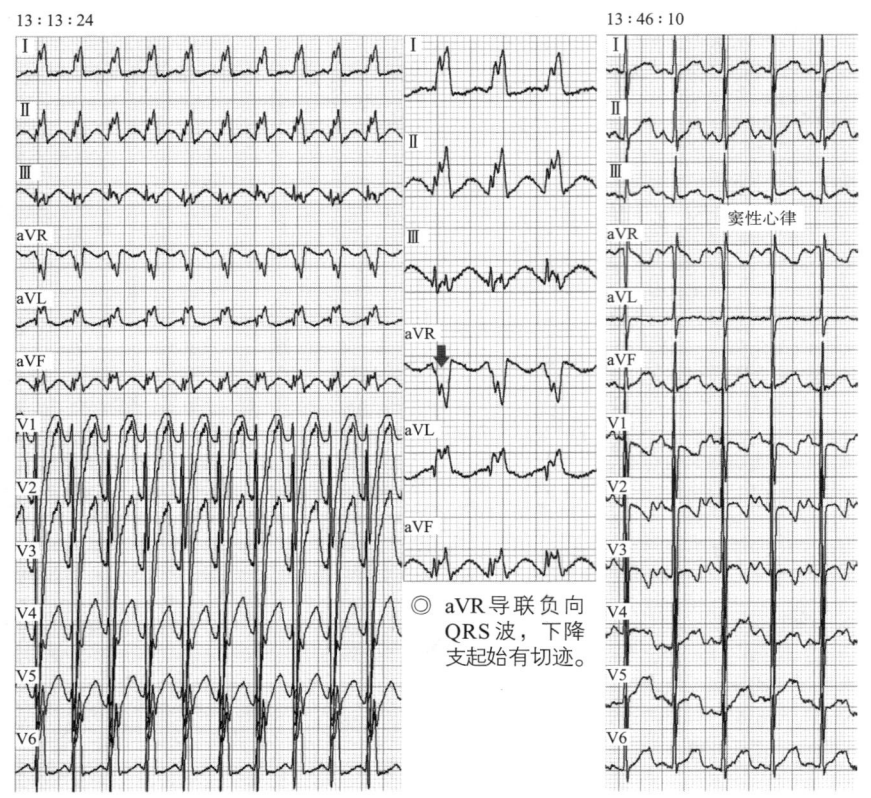

◎ aVR 导联负向 QRS 波，下降支起始有切迹。

本病例是幼儿，图中 aVR 导联呈负向 QRS 波，下降支起始有切迹，在所有的肢体导联上，均可见 QRS 波起始有切迹，提示冲动最初的传导速度缓慢，最可能是起源于心室的心动过速。据此可快速诊断室性心动过速。病例窦性心律的 QRS 波形态，与宽 QRS 波心动过速的 QRS 形态不同，支持室性心动过速的诊断。

图 2-6-42　aVR 导联的诊断价值实例同步 12 导联图解

（三）房室分离

室性心动过速时，心房和心室分别被两个节律点所激动，即房室分离。因此，房室分离是宽 QRS 波心动过速鉴别诊断的经典依据。

1. 房室分离现象

房室分离在心电图表现为窦性 P 波重叠在宽 QRS 波心动过速中，与 QRS 波无关。

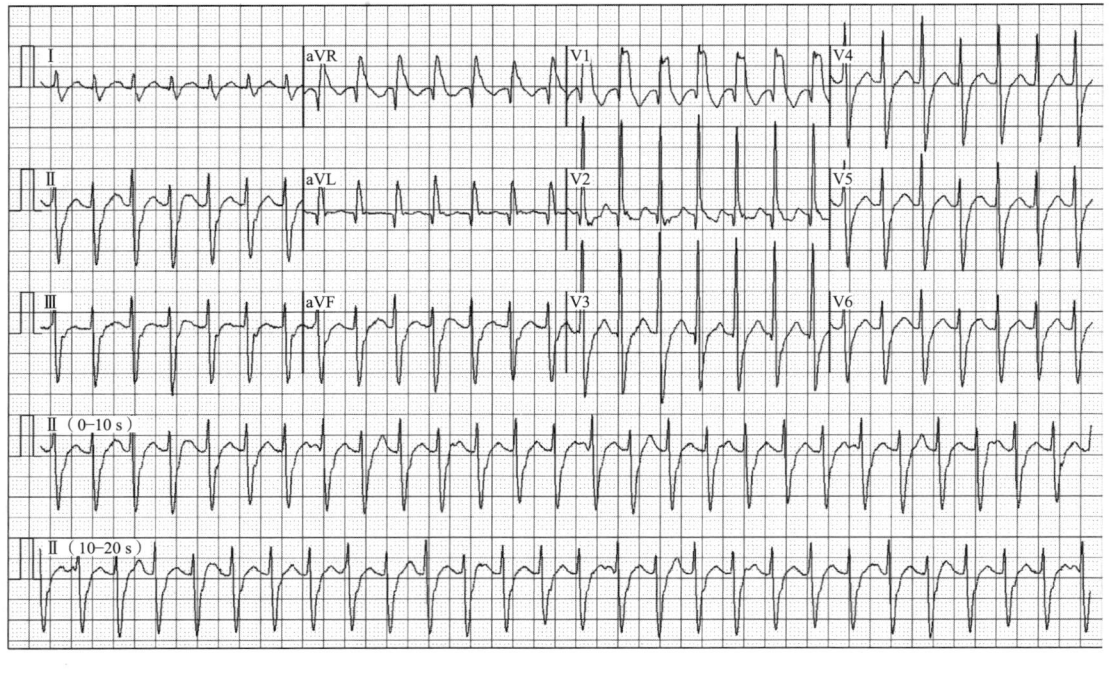

男性，32 岁。
心室率 163 次/分；
QRS 波时间 157 ms；
QRS 波电轴 264°。

阵发性室性心动过速

图 2-6-43　房室分离现象实例

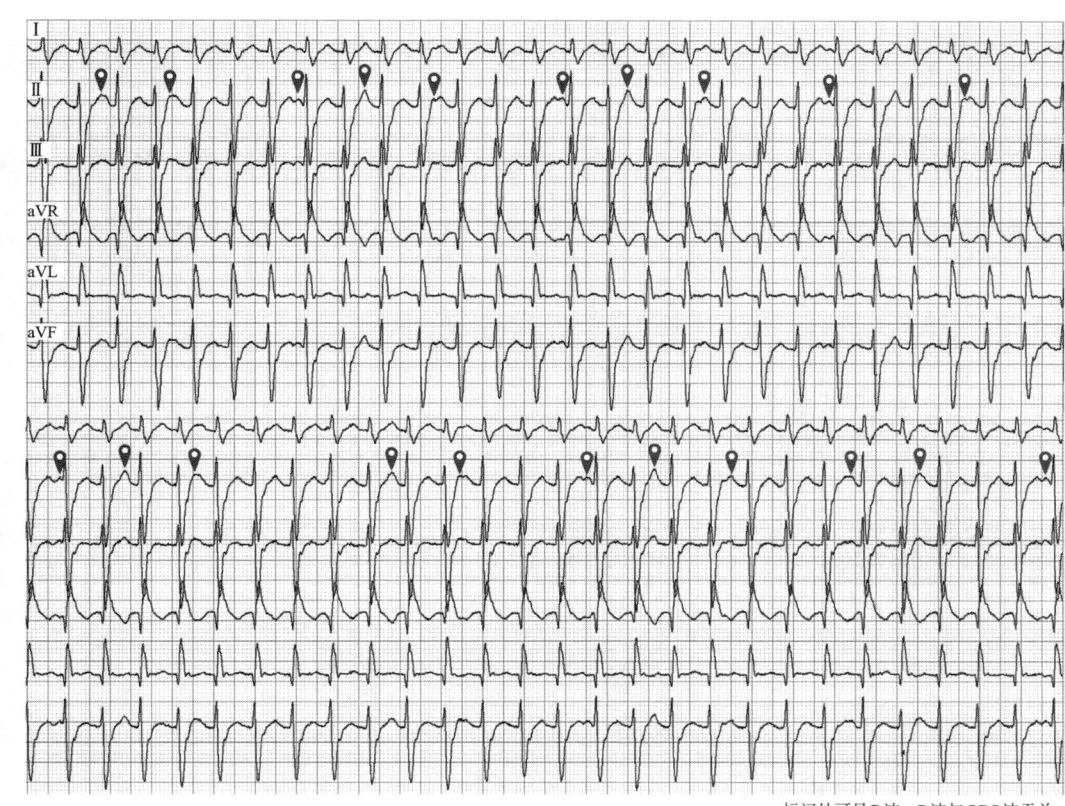

本图宽QRS波心动过速心率相对缓慢，QRS波相对较窄，心动过速可见与QRS波无关的P波，心室率＞心房率，为房室分离现象。

标记处可见P波，P波与QRS波无关

图2-6-44　房室分离现象实例连续同步肢体导联图解

2. 房室分离现象的诊断价值

对宽QRS波心动过速，房室分离现象曾经是经典的诊断标准之一。但房室分离现象常不易被发现和确定，只有心率相对缓慢、QRS波相对较窄的室性心动过速，才能发现房室分离现象。

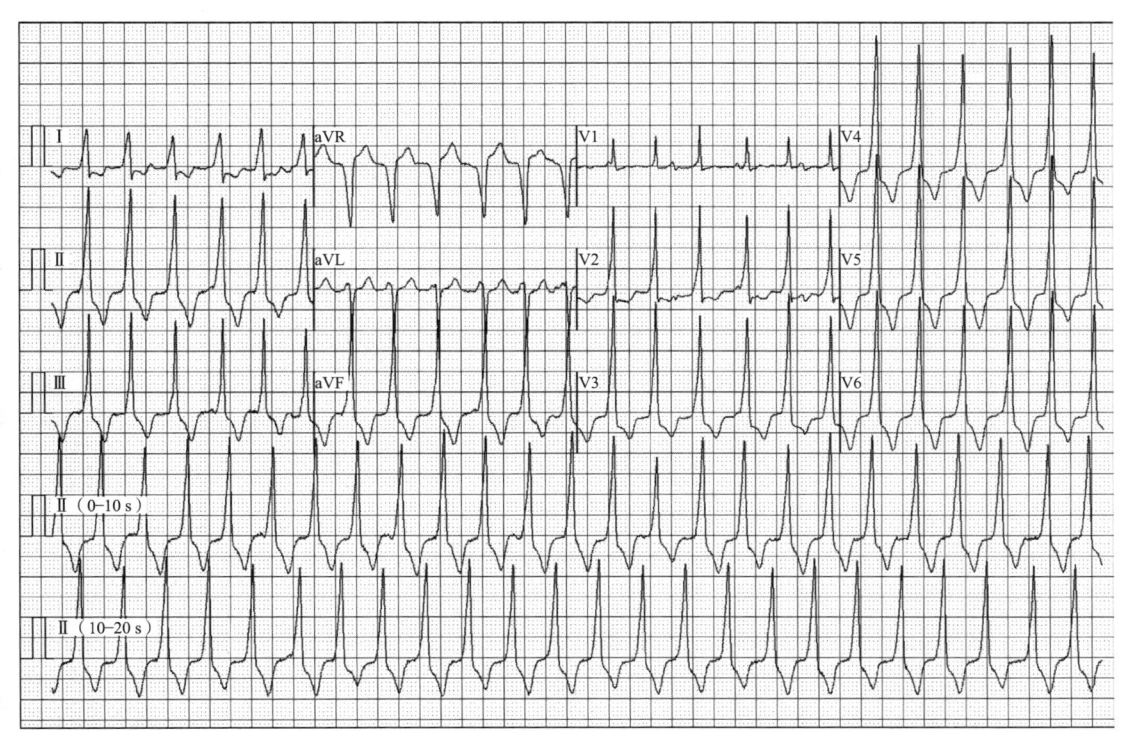

女性，87岁。
心室率145次/分；
QRS波时间125 ms；
QRS波电轴73°。

阵发性室性心动过速

图2-6-45　房室分离现象的诊断价值实例

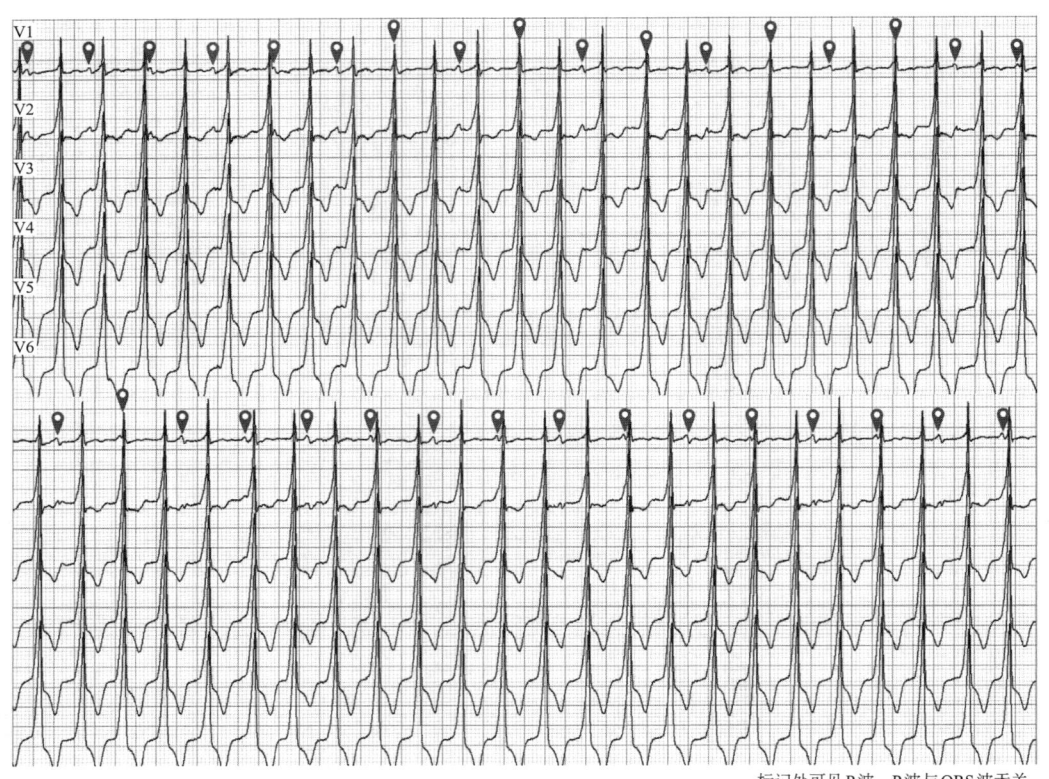

本图宽QRS波心动过速心率低，QRS波较窄。在V1导联上，心动过速中所有P波均可见，心室率>心房率，为房室分离现象。

标记处可见P波，P波与QRS波无关

图2-6-46　房室分离现象的诊断价值实例连续同步肢体导联图解

（四）融合和夺获

在室性心动过速中，室上性冲动若能下传心室激动心室的一部分，而其余部分心室仍由室性冲动激动，则形成心室融合波。即心室同时由室上性下传的冲动和室性冲动同时激动，其QRS波形态介于正常和宽QRS波之间（部分夺获）。室上性冲动若能下传心室，激动整个心室，则为心室夺获。其QRS波形态正常。

1. 心室融合和心室夺获

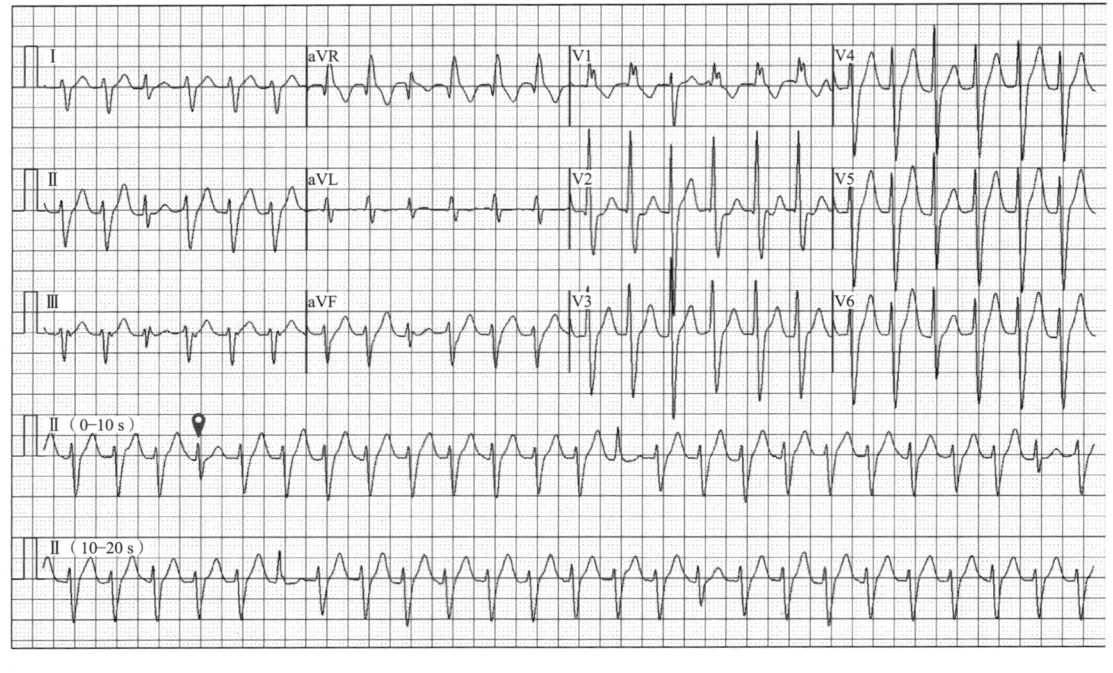

男性，44岁。
心室率150次/分；
QRS波时间135 ms；
QRS波电轴239°。
标记处图解见图2-6-48

阵发性室性心动过速

图2-6-47　心室融合波和心室夺获实例

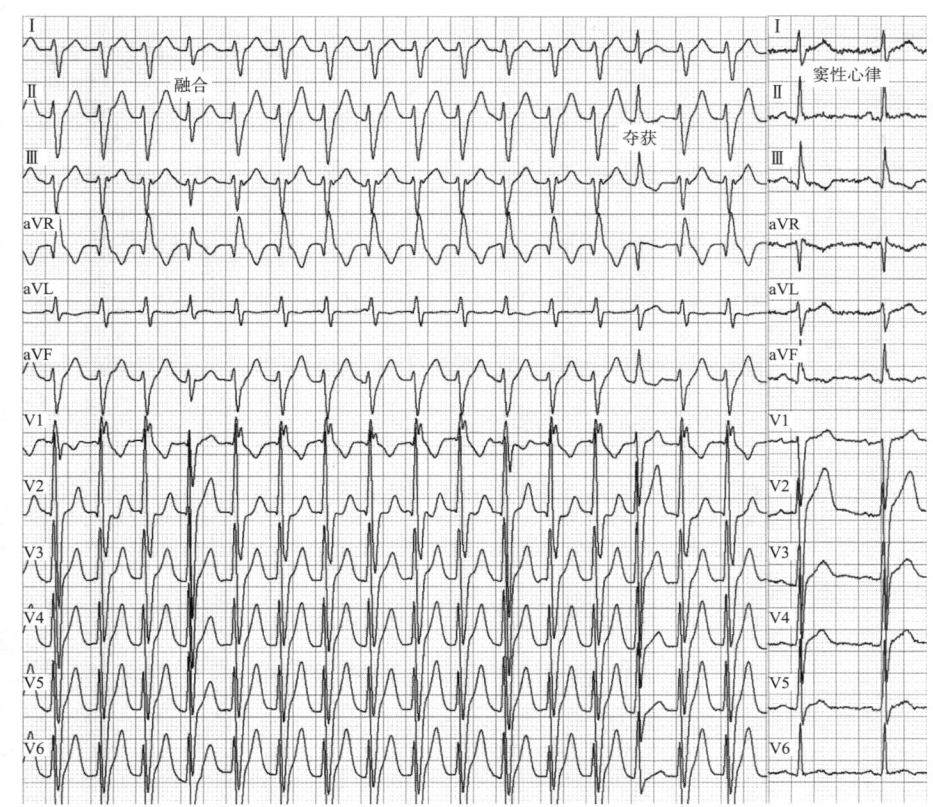

图 2-6-48 心室融合波和心室夺获实例同步 12 导联图解

2. 融合和夺获的形成条件

在室性心动过速中，窦性或室上性冲动需提前于室性冲动，才能下传心室，夺获心室或部分夺获心室。因此，心室融合波和心室夺获的QRS波通常提前出现，其前有相关的P波或其他室上性P波。通常融合和夺获可发生在心室率相对缓慢的室性心动过速中。

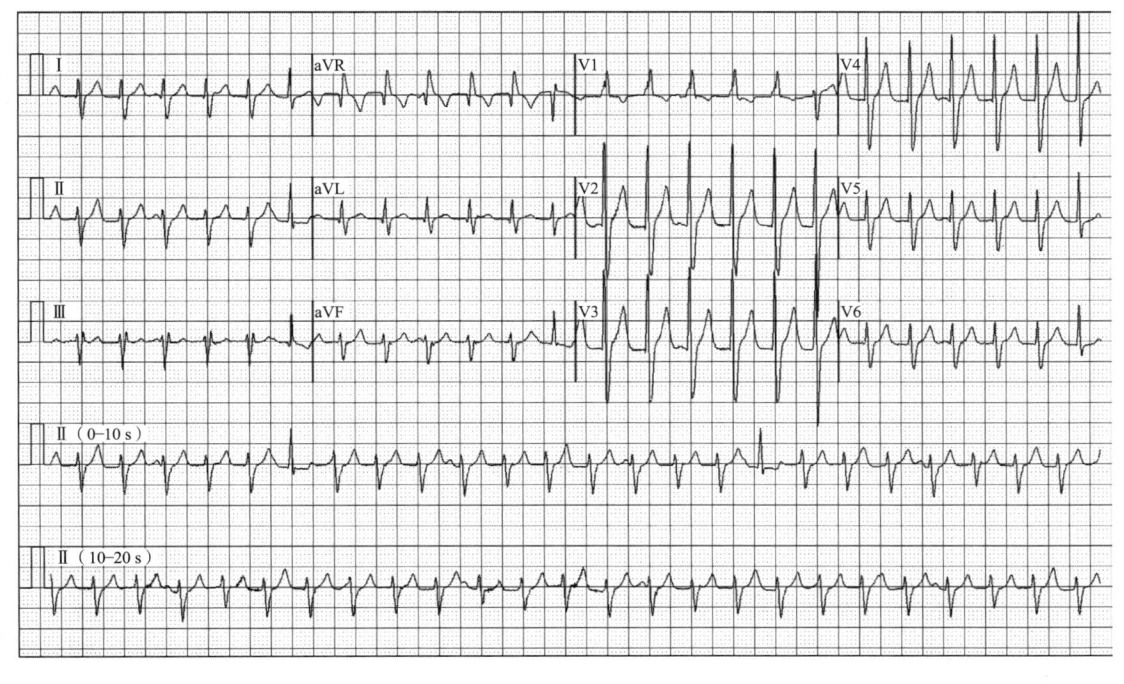

图 2-6-49 融合和夺获的形成条件实例

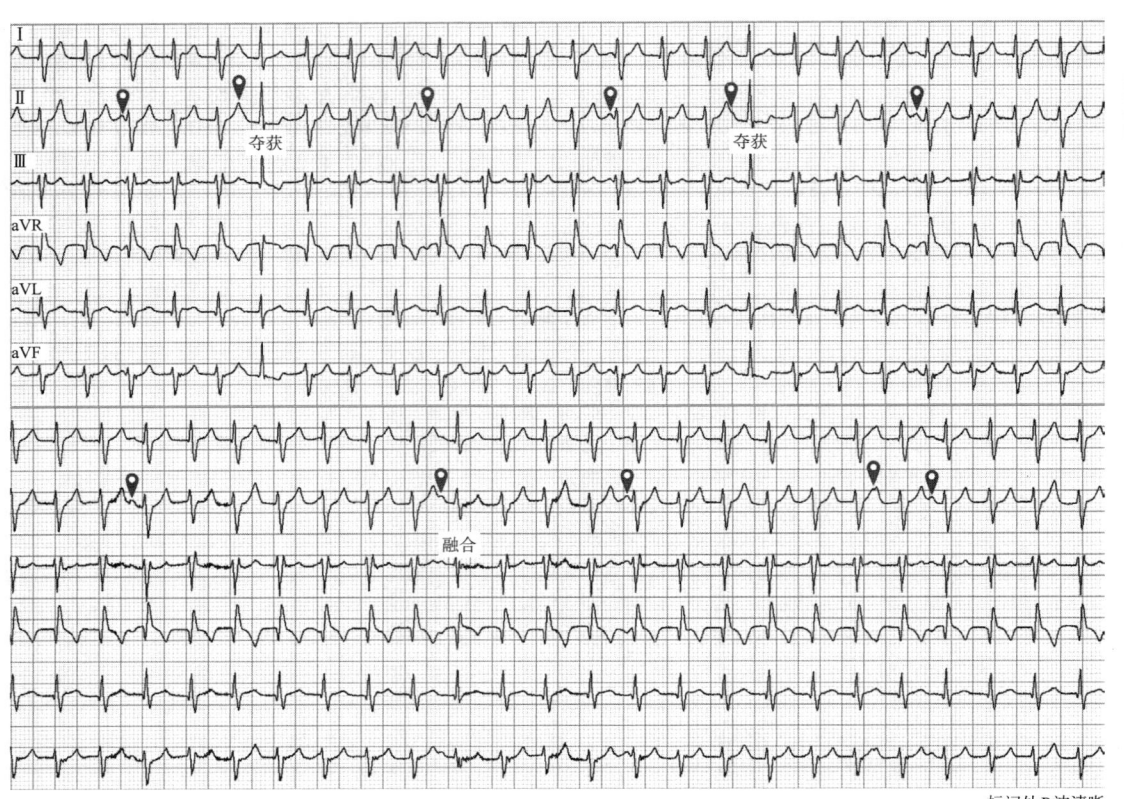

本图宽QRS波心动过速心室率相对缓慢，有两次提前的正常QRS波，其前有相关的P波，为心室夺获。另可见一次心室融合波和多次房室分离现象。

标记处P波清晰

图2-6-50 融合和夺获形成条件实例连续同步肢体导联图解

（五）胸导联QRS波同向性

胸导联QRS波同向性是指V1～V6导联QRS波的主波方向呈同一方向，可表现为正向同向性或负向同向性。

1. 胸导联QRS波正向同向性

胸导联QRS波正向同向性诊断室性心动过速的特异性低于负向同向性。正向同向性需与A型心室预激合并逆向型房室折返性心动过速鉴别。

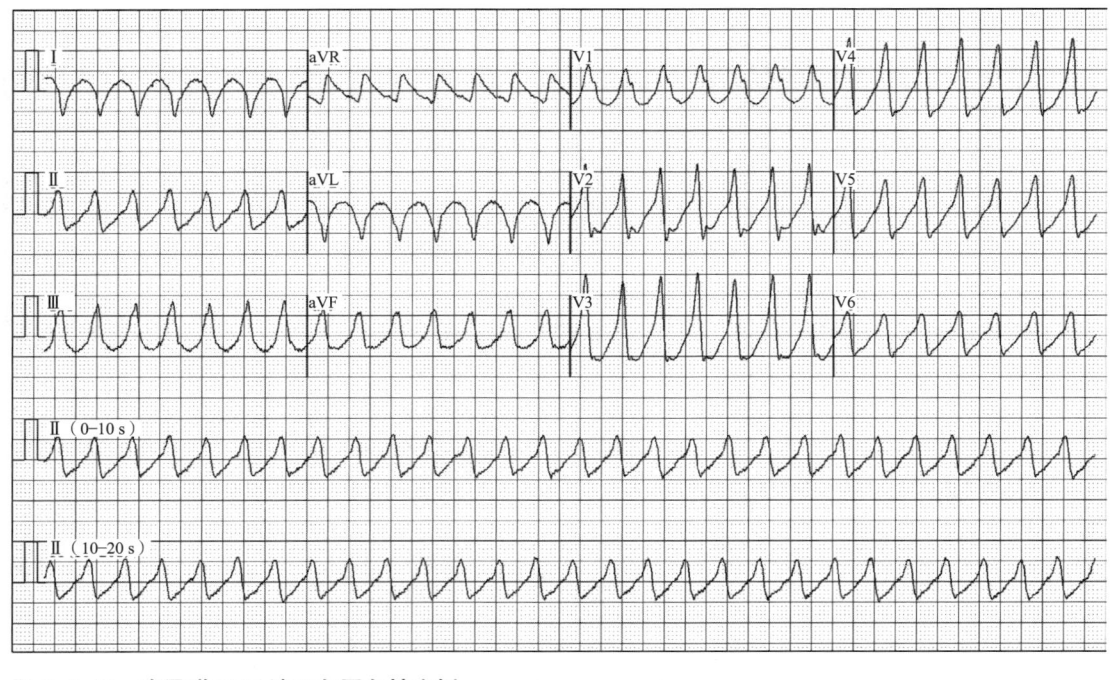

女性，81岁。
心室率169次/分；
QRS波时间200 ms；
QRS波电轴182°。

阵发性室性心动过速

图2-6-51 胸导联QRS波正向同向性实例

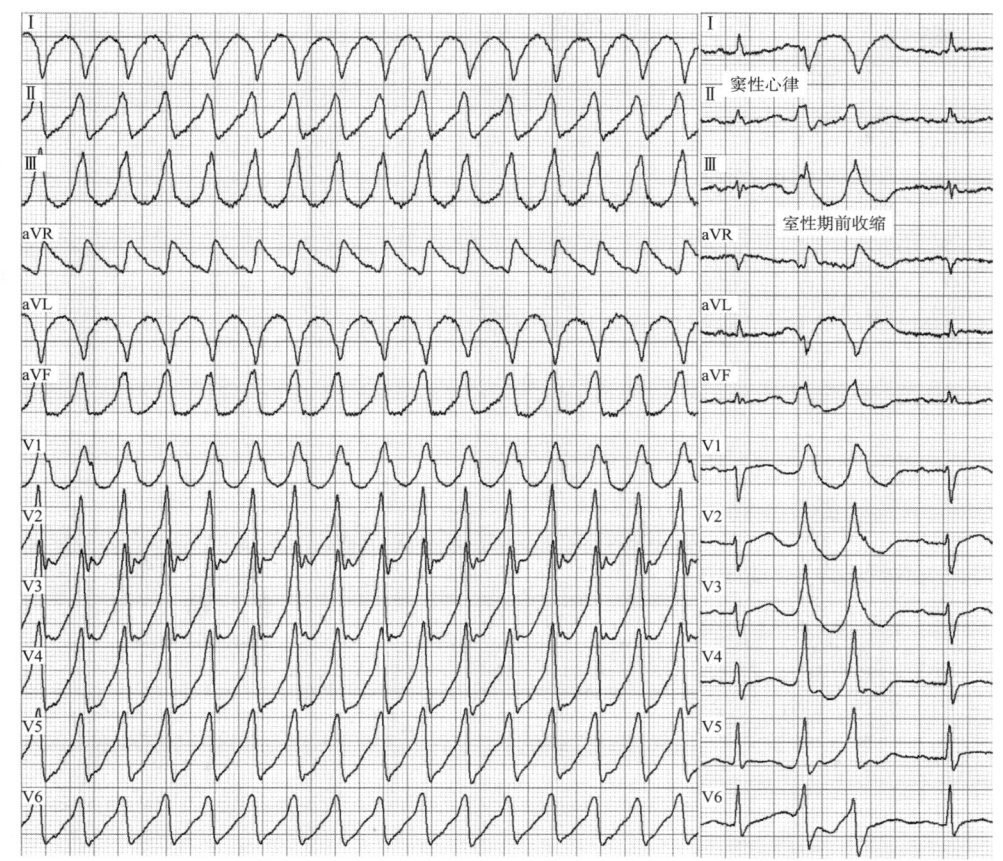

图2-6-52　胸导联QRS波正向同向性实例同步12导联图解

2. 胸导联QRS波负向同向性

胸导联QRS波负向同向性诊断室性心动过速的特异性高于正向同向性。

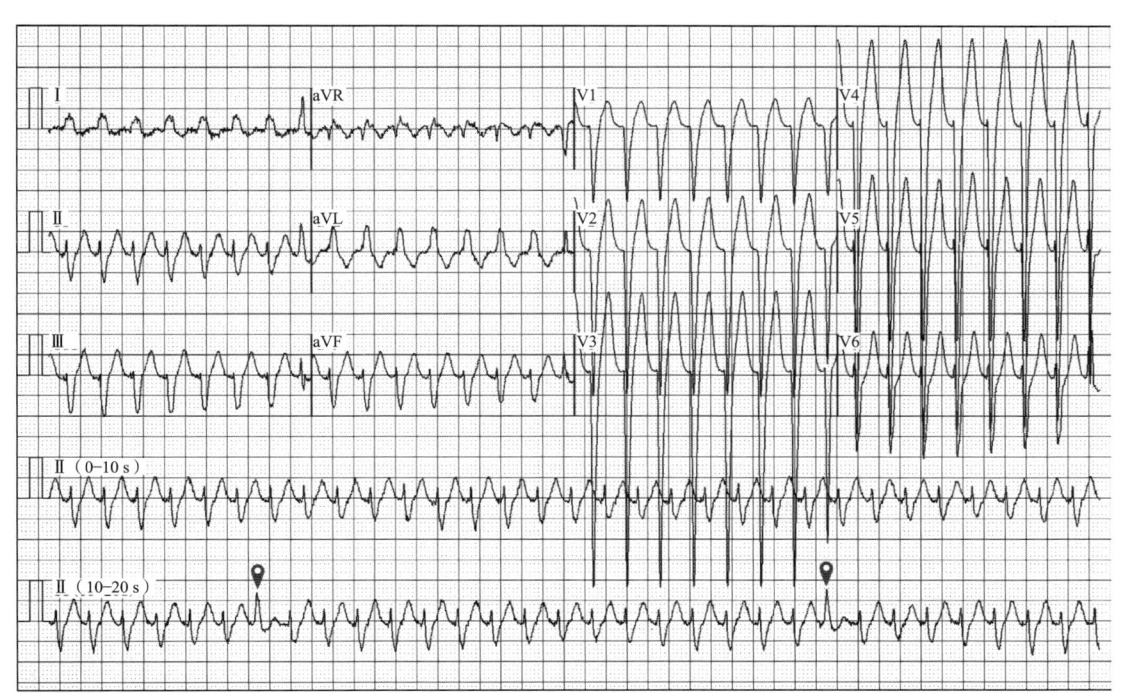

图2-6-53　胸导联QRS波负向同向性实例

本图宽QRS波心动过速的QRS波形态，在胸导联上QRS波主波方向呈负向倒置，为负向同向性，提示室性心动过速。负向同向性提示心室除极方向背离胸导联，可能为起源于左心室前壁的室性心动过速。图中可见两次心室夺获（标记处），也支持室性心动过速的诊断。

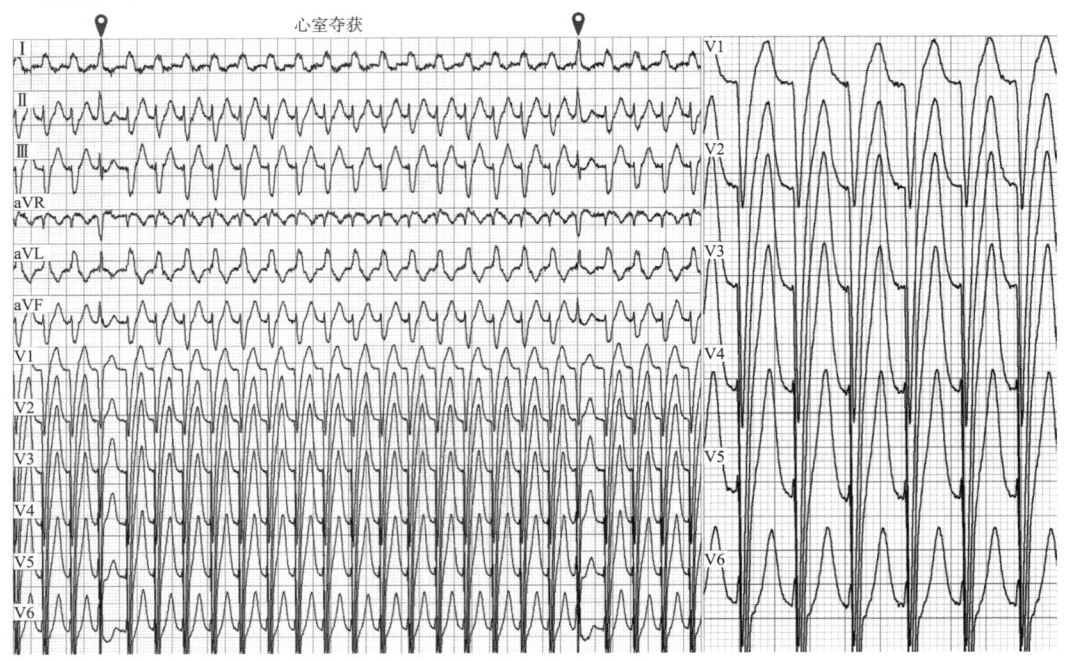

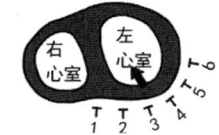

◎ 标记处为V1～V6导联QRS波负向同向性，提示心室除极方向背离V1～V6导联。

图 2-6-54　胸导联QRS波负向同向性实例同步12导联图解

3. 胸导联QRS波同向性的诊断价值

宽QRS波心动过速鉴别诊断简单而常用的依据包括无人区电轴和胸前导联QRS波的同向性。无人区电轴诊断室性心动过速的特异性高，但不适用于起源于右心室的室性心动过速，另有约30%的室性心动过速起源于左心室，无无人区电轴改变。此时胸导联QRS波同向性尤其是负向同向性，成为鉴别诊断主要的常用依据。

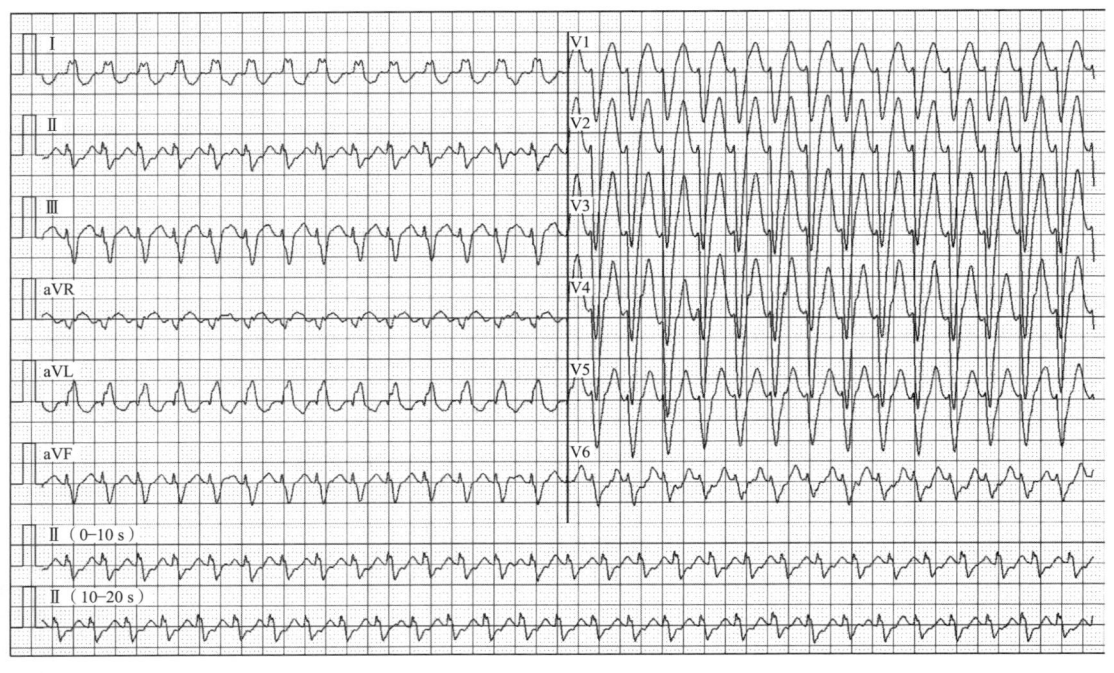

男性，74岁。
心室率176次/分；
QRS波时间132 ms；
QRS波电轴−42°。

阵发性室性心动过速

图 2-6-55　胸导联QRS波同向性的诊断价值实例

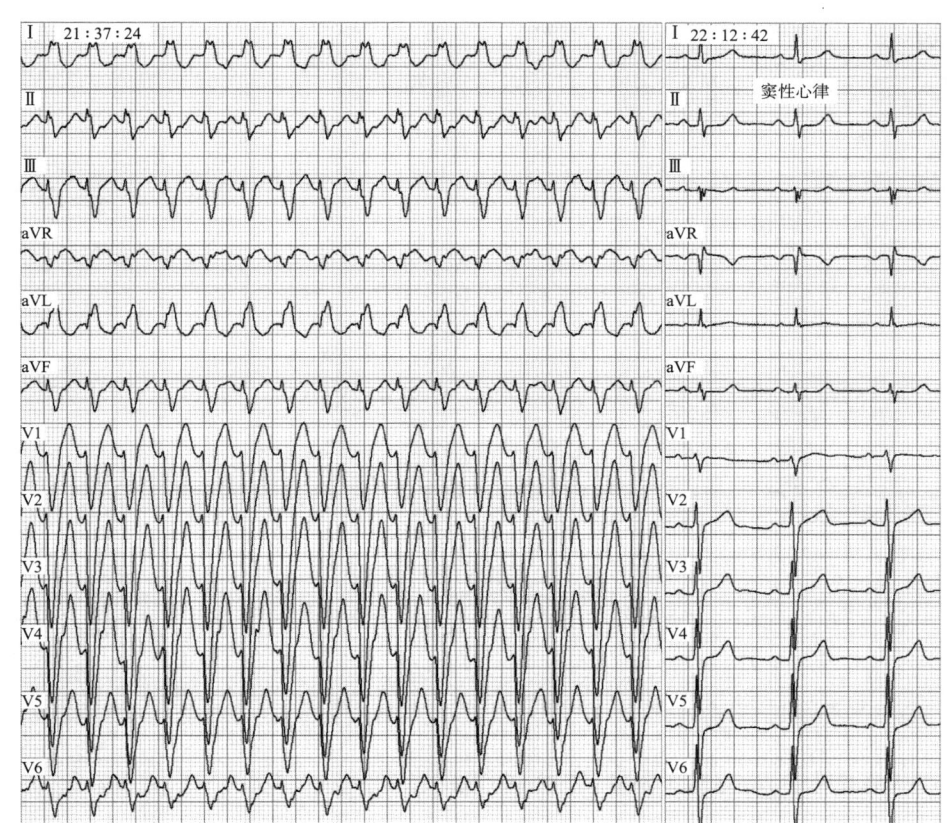

图 2-6-56　胸导联QRS波同向性的诊断价值实例同步12导联图解

（六）与窦性心律比较

与窦性心律心电图比较，是宽QRS波心动过速鉴别诊断的重要方面。窦性心律中有无心室内传导异常或心室预激，能为宽QRS波心动过速鉴别诊断提供重要的依据。

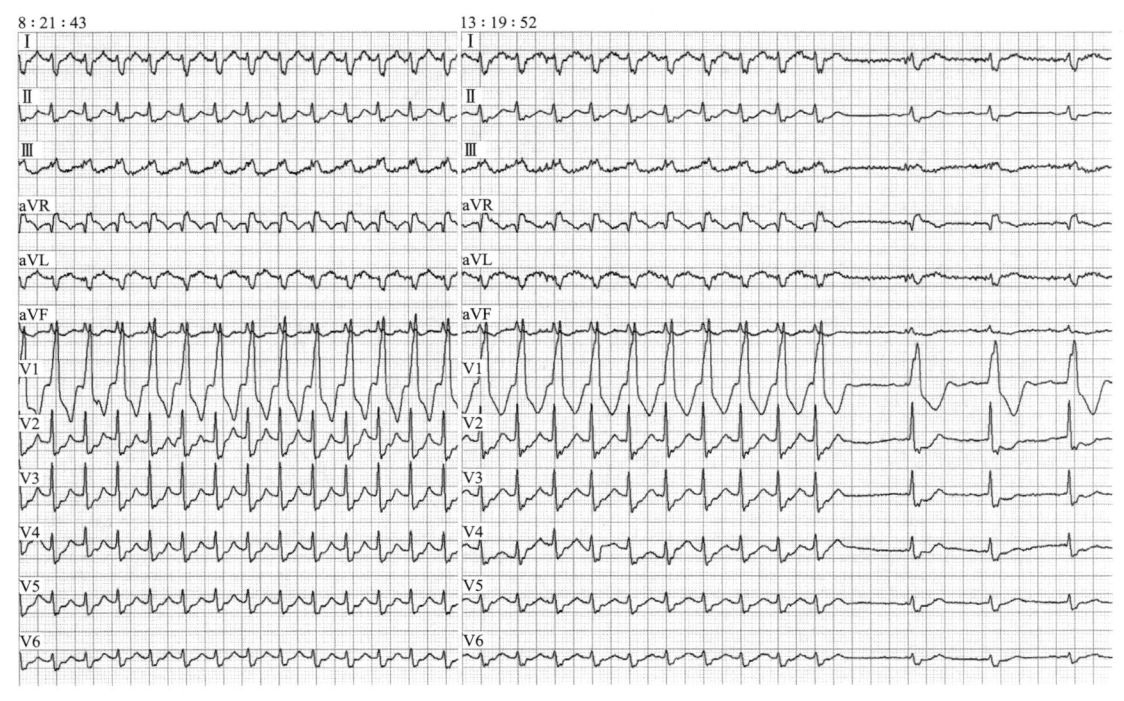

图 2-6-57　与窦性心律比较实例一

本例宽QRS波心动过速终止后，窦性心律时可见心室内传导阻滞，其QRS波形态与心动过速的QRS波形态相同，宽QRS波心动过速为室上性心动过速伴心室内传导阻滞。

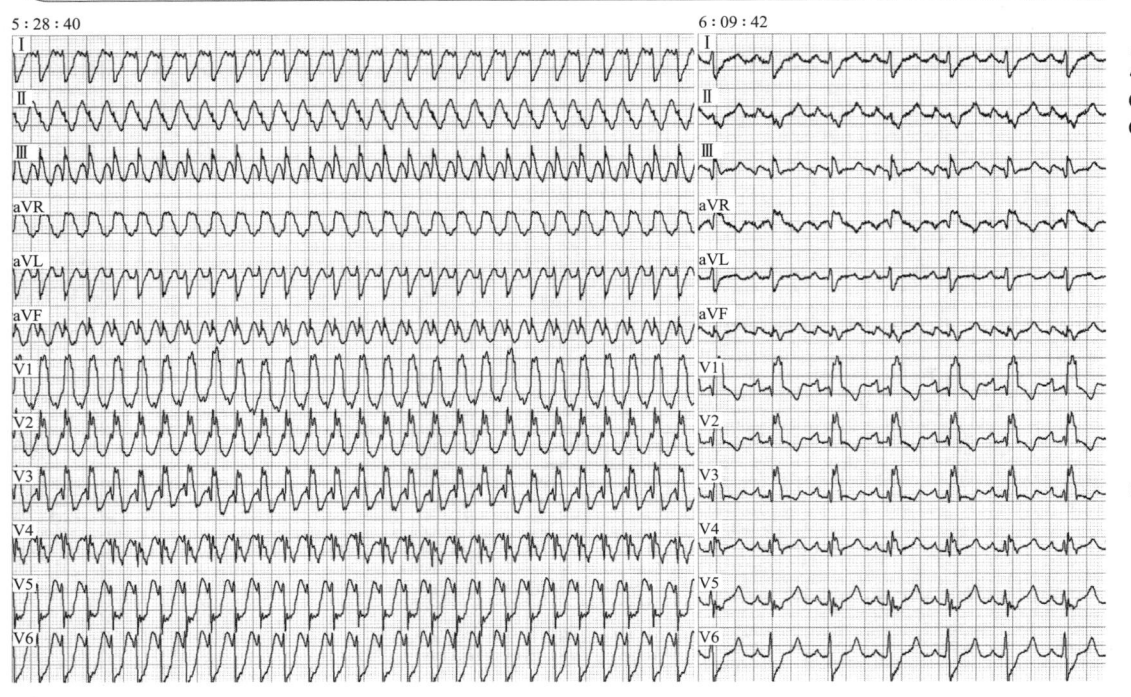

男性，41岁。
心动过速心室率224次/分；
QRS波时间168 ms；
QRS波电轴36°。

◎ 宽QRS波心动过速的QRS波形态与窦性心律伴心室内传导阻滞的QRS波形态相同，为室上性心动过速伴心室内传导阻滞。

图2-6-58 与窦性心律比较实例二

本例宽QRS波心动过速终止后，窦性心律时可见右束支传导阻滞，但QRS波形态与心动过速的QRS波形态不同，宽QRS波心动过速为室性心动过速。

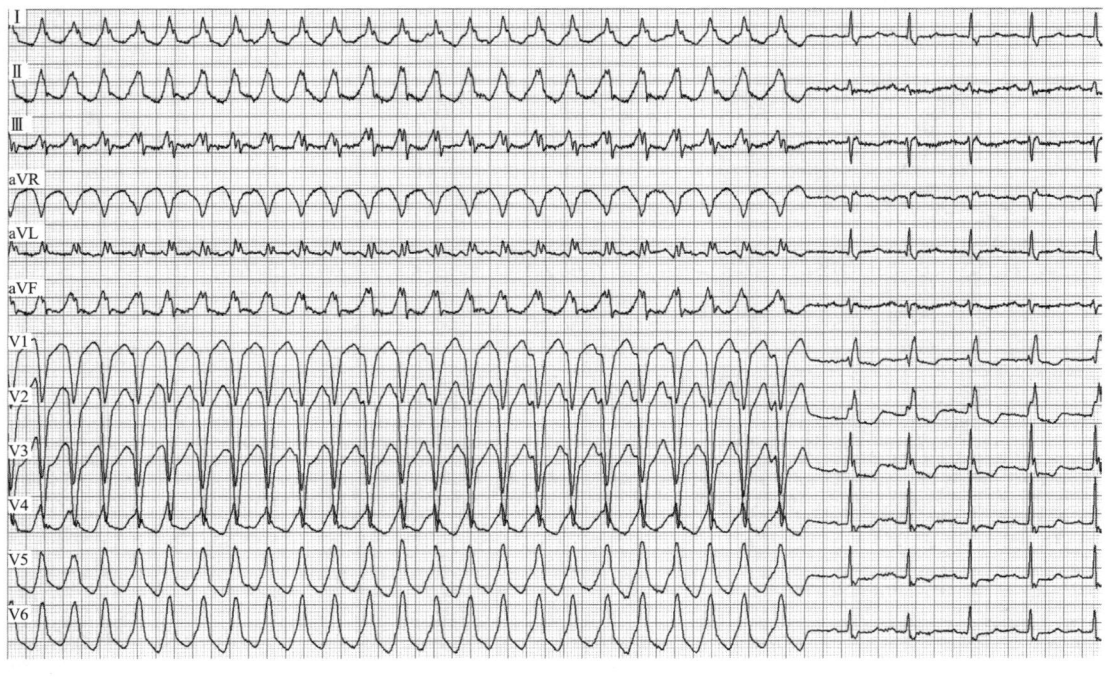

女性，68岁。
窦性心率88次/分；
心动过速心率170次/分；
PR间期205 ms；
QRS波时间135/155 ms；
QRS波电轴186°。

◎ 宽QRS波心动过速的QRS波形态与窦性心律伴完全性右束支传导阻滞的QRS波形态不同，为室性心动过速。

图2-6-59 与窦性心律比较实例三

本例宽QRS波心动过速被窦性心律夺获心室所终止。心动过速终止后，窦性心律QRS波形态正常，与心动过速的QRS波形态不同，宽QRS波心动过速为室性心动过速。

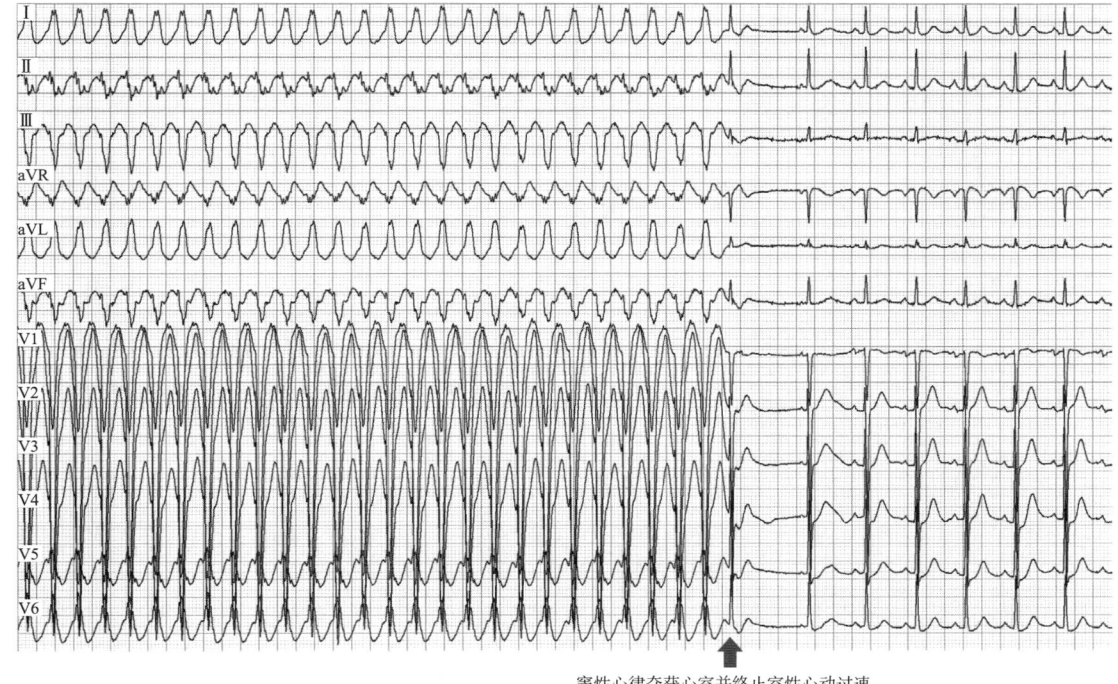

男性，58岁。
窦性心率102次/分；
心动过速心率210次/分；
PR间期132 ms；
QRS波时间85/135 ms；
QRS波电轴264°。

窦性心律夺获心室并终止室性心动过速

图2-6-60　与窦性心律比较实例四

（七）与室性期前收缩比较

若有窦性心律室性期前收缩的心电图，室性期前收缩的QRS波与宽QRS波心动过速的QRS波比较，可以是极为重要的鉴别诊断依据。

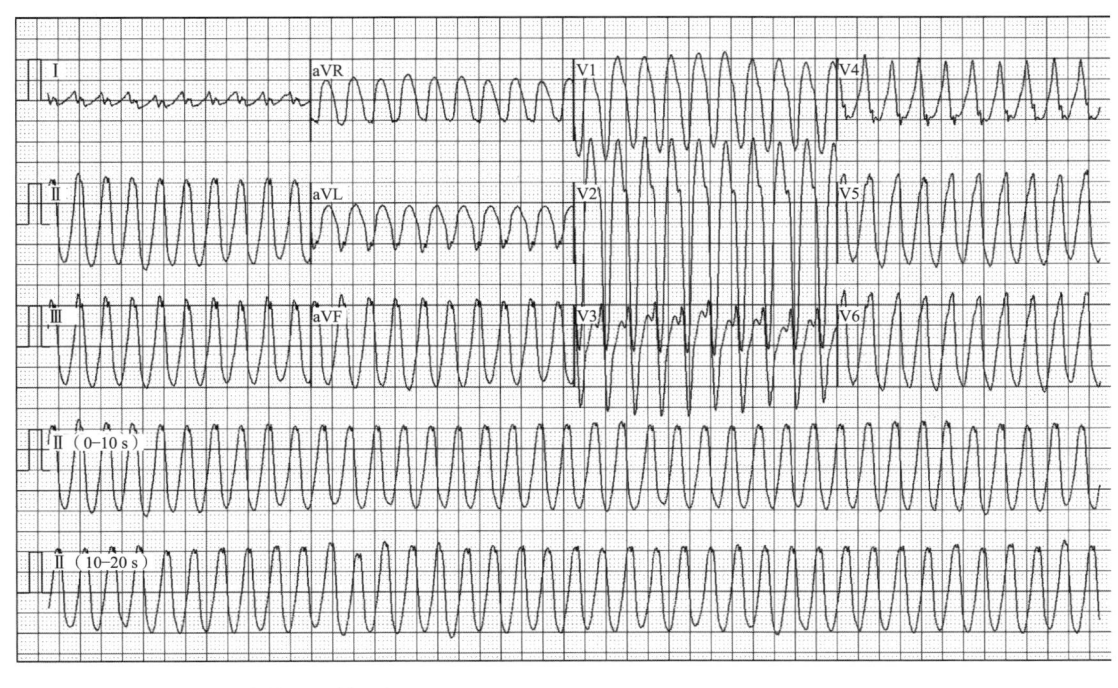

男性，31岁。
心室率232次/分；
QRS波时间167 ms；
QRS波电轴87°。

阵发性室性心动过速

图2-6-61　与室性期前收缩比较实例一

本例宽QRS波心动过速终止后，窦性心律可见室性期前收缩三联律。室性期前收缩的QRS波形态与心动过速的QRS波形态相同，宽QRS波心动过速为室上性心动过速。

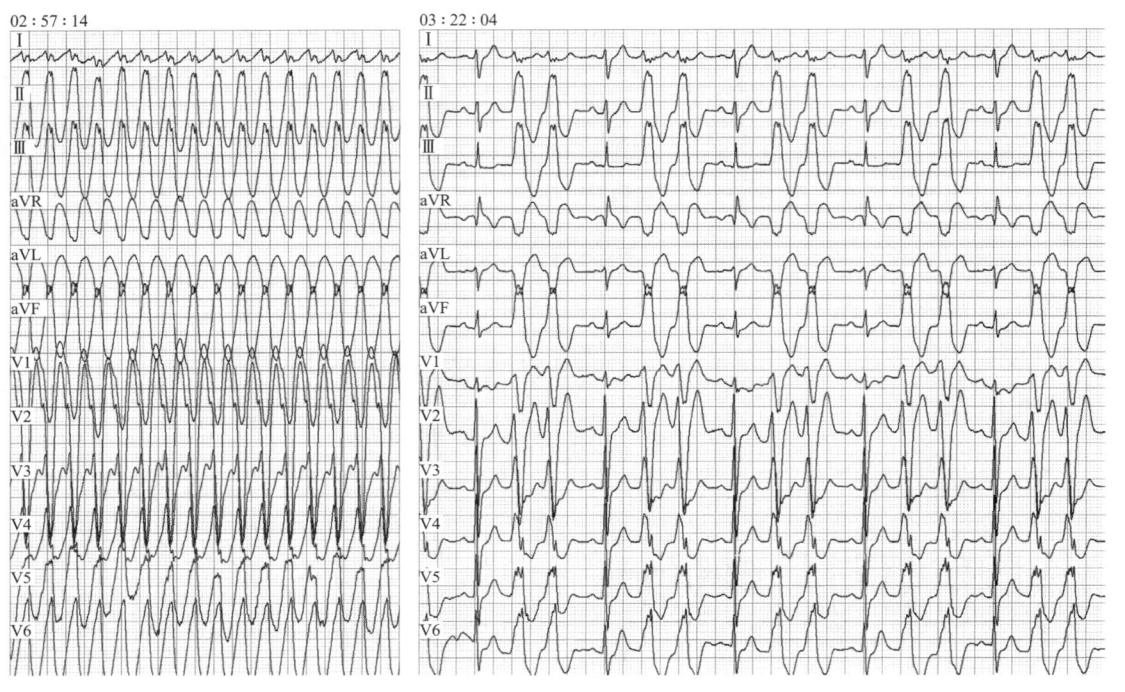

◎ 宽QRS波心动过速的QRS波形态与室性期前收缩的QRS波形态相同，为室性心动过速。

图2-6-62　与室性期前收缩比较实例一同步12导联图解

心动过速终止后，有必要再记录心电图，寻找更多的鉴别诊断依据。室性心动过速终止后，常仍可有室性期前收缩。

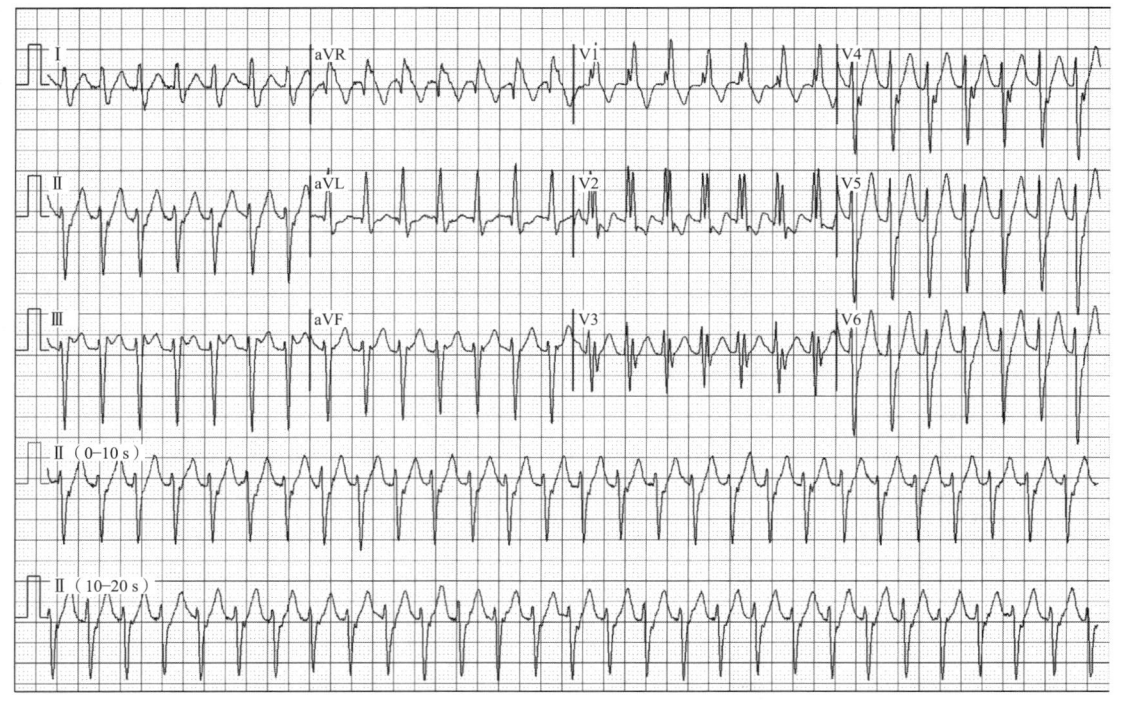

男性，30岁。
心室率170次/分；
QRS波时间141 ms；
QRS波电轴265°。

阵发性室性心动过速

图2-6-63　与室性期前收缩比较实例二

本图宽QRS波心动过速的QRS波形态呈类右束支传导阻滞图形，需与室上性心动过速伴右束支传导阻滞鉴别。在心动过速终止后再记录心电图，窦性心律可见室性期前收缩和室性期前收缩连发。室性期前收缩的QRS波形态与心动过速的QRS波形态相同，宽QRS波心动过速为室性心动过速。

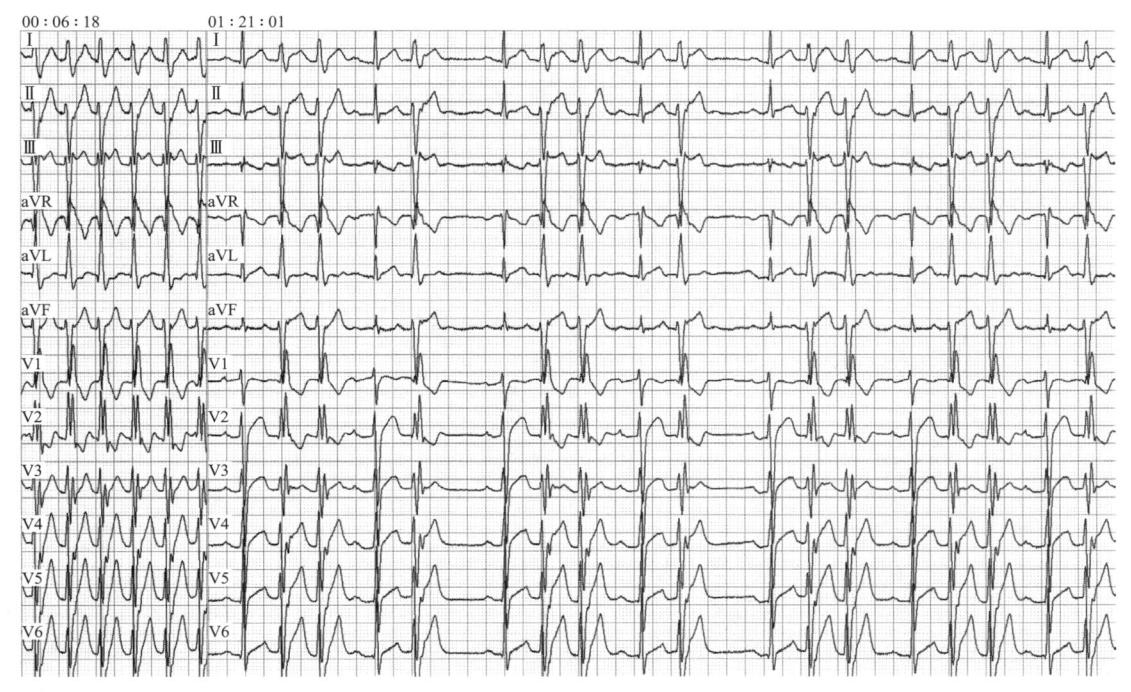

◎ 宽QRS波心动过速的QRS波形态与室性期前收缩的QRS波形态相同，为室性心动过速。

图2-6-64　与室性期前收缩比较实例二同步12导联图解

（八）Ⅱ导联R波峰值时间

宽QRS波心动过速，Ⅱ导联R波峰值时间≥50 ms，可能是室性心动过速。

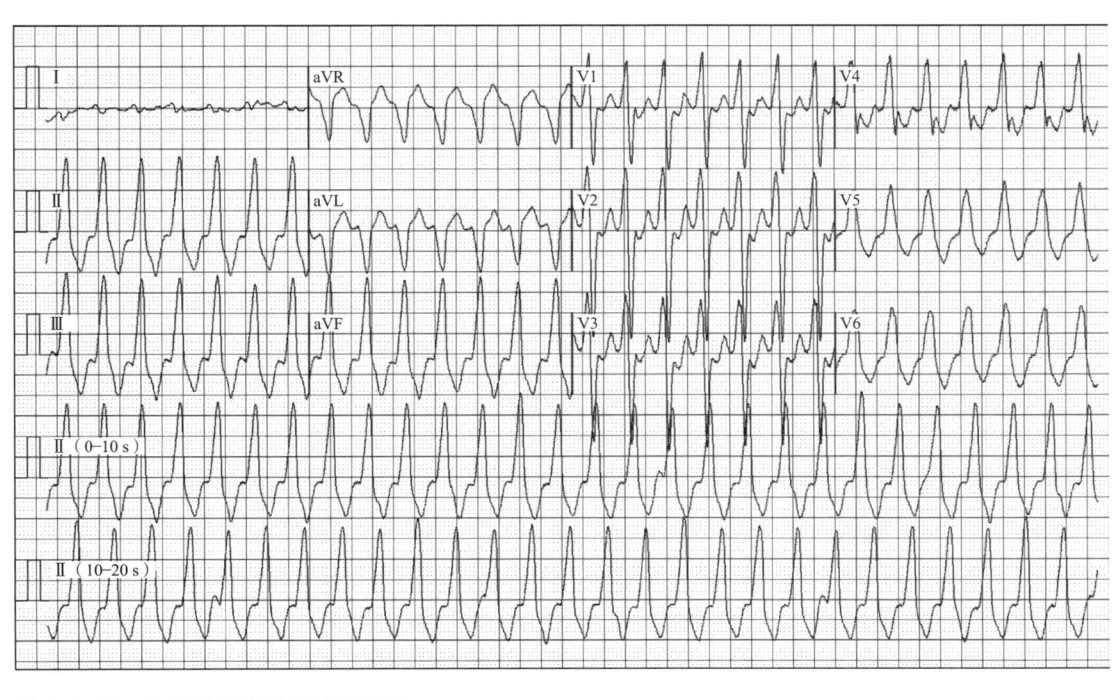

男性，57岁。
心室率166次/分；
QRS波时间163 ms；
QRS波电轴88°。

阵发性室性心动过速

图2-6-65　Ⅱ导联R波峰值时间实例一

R波峰值时间曾被称为室壁激动时间，测量方法应该是从12导联心电图中最早出现的QRS波起点测量到特定导联的R波顶峰垂直线的距离。一般测量V1和V5导联，正常值V1导联≤40 ms，V5导联≤50 ms，分别表示右心室与左心室室壁激动时间。Ⅱ导联R波峰值时间测量是从QRS波起点到R波顶峰垂直线，≥50 ms提示室壁激动时间延长，提示冲动最初的传导速度缓慢，冲动起源于心室肌，为室性心动过速。本图另存在房室分离现象，支持室性心动过速的诊断。

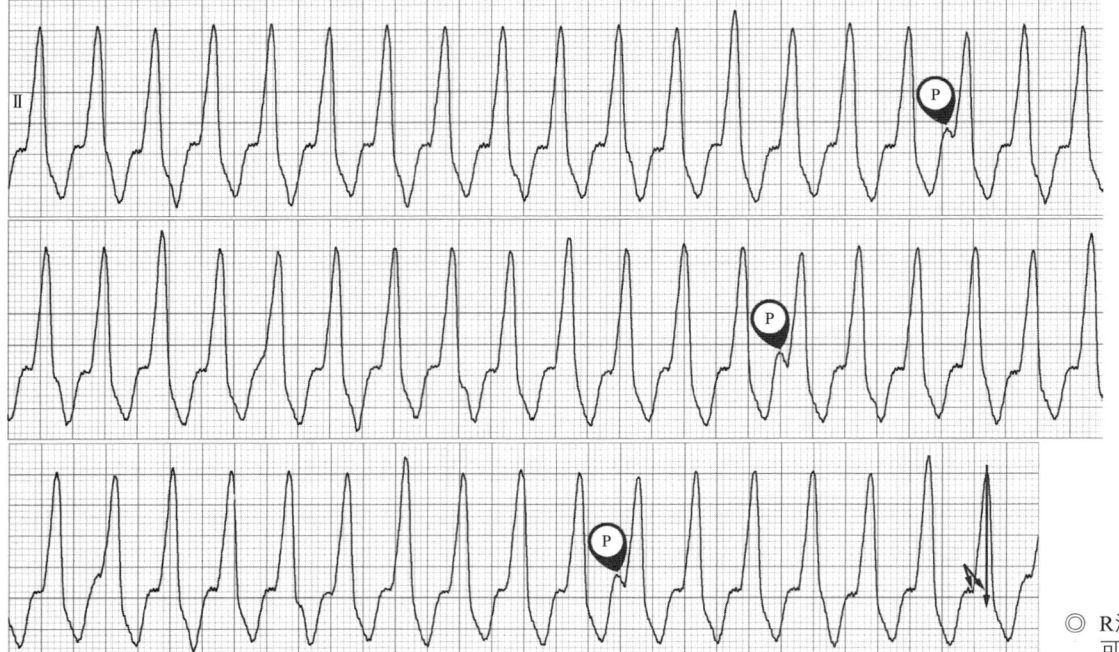

◎ R波峰值时间测定，≥50ms可能是室性心动过速。

图2-6-66　Ⅱ导联R波峰值时间实例一图解

依据Ⅱ导联R波峰值时间≥50 ms进行鉴别，也称为Ⅱ导联QRS波第一峰值法，是实用的、有价值的宽QRS波心动过速鉴别方法。

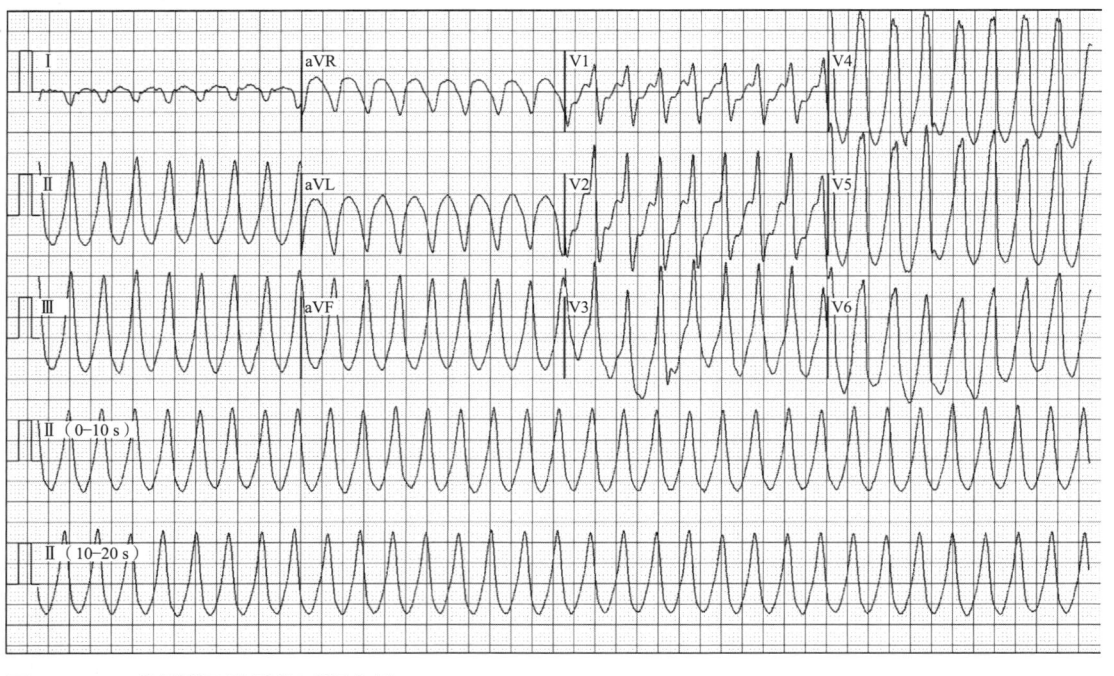

男性，73岁。
心室率192次/分；
QRS波时间162 ms；
QRS波电轴136°。

阵发性室性心动过速

图2-6-67　Ⅱ导联R波峰值时间实例二

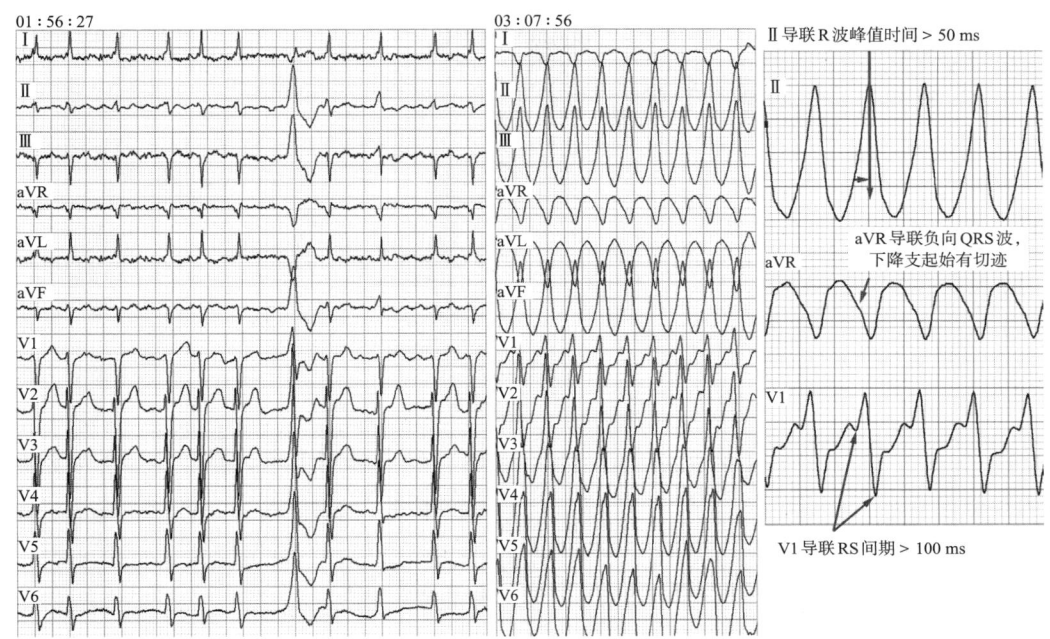

图2-6-68　Ⅱ导联R波峰值时间实例二同步12导联图解

室性心动过速，冲动的起源位于心室肌，冲动最初的传导速度缓慢。在同一份图上，寻找更多的诊断依据，可以提高鉴别诊断的正确性。本图中宽QRS波心动过速，同时有Ⅱ导联R波峰值时间>50ms，aVR导联负向QRS波下降支起始有切迹，以及胸导联上RS间期>100 ms等表现，所有这些表现均提示宽QRS波心动过速为室性心动过速。心动过速前心房颤动中有室性期前收缩，其QRS波形态与心动过速中QRS波形态相同，也支持室性心动过速。

（九）胸导联QRS波形态

对于宽QRS波心动过速，胸导联QRS波形态呈类似右束支传导阻滞图形时，鉴别诊断主要依据：V1导联QRS波主波向上，可呈R波型、RS型、Rs型或qR型，V5和V6导联QRS波主波向下（S波>R波或呈QS型）提示室性心动过速；V1导联QRS波呈rsr′型、rSr′型或rSR′型，V5和V6导联QRS波主波向上，提示室上性心动过速伴右束支传导阻滞。其他鉴别要点包括：室性心动过速时QRS波时间>140 ms，电轴左偏和房室分离。至于所谓"兔耳征"R波，室性心动过速时是"左耳"大（左图），而室上性心动过速伴右束支传导阻滞时是"右耳"大（右图）。

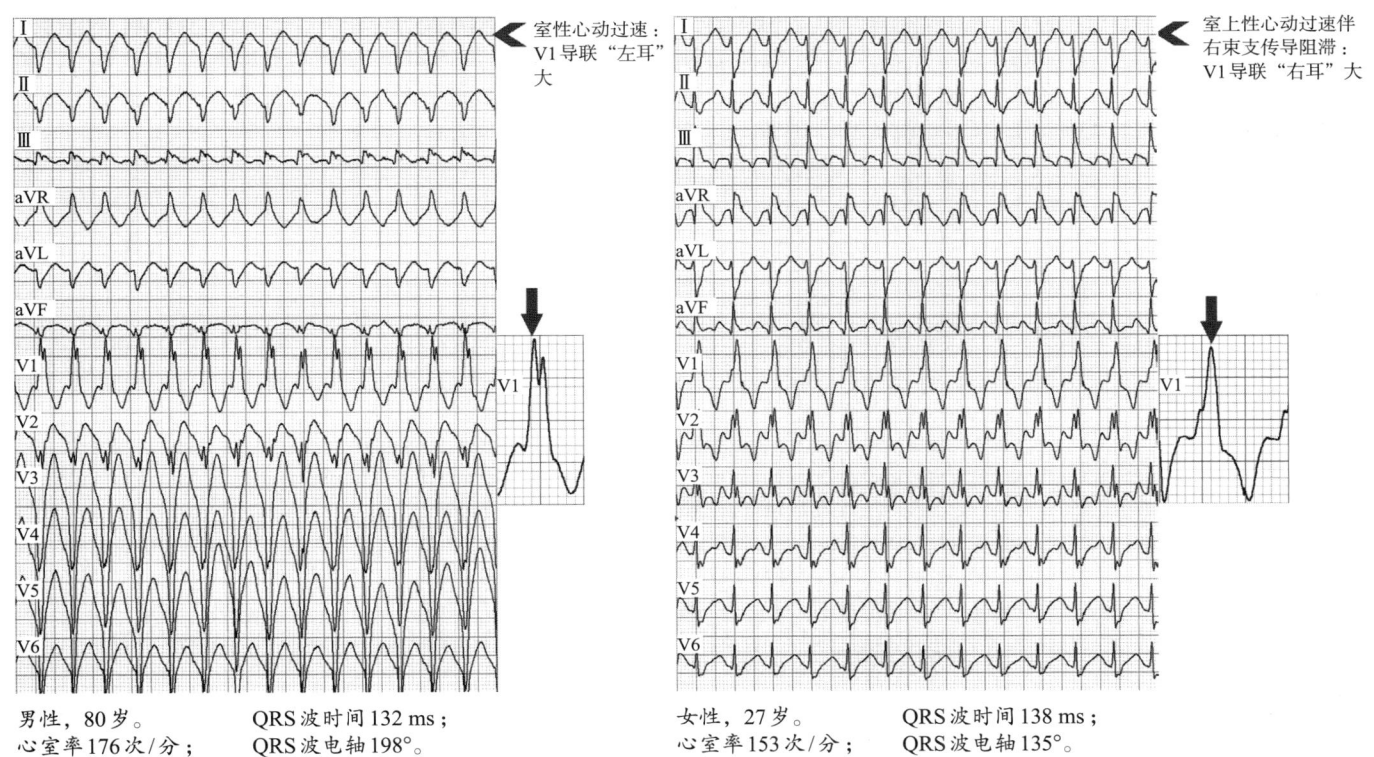

图2-6-69　胸导联QRS波形态实例一和实例二

对于胸导联QRS波形态呈类似左束支传导阻滞图形，鉴别诊断主要依据：右胸导联（V1和V2导联）QRS波主波向下，r波时间>30 ms，或S波有顿挫，或rS间期>60 ms，而左胸导联（V6导联）QRS波有q或Q波型，QRS波时间>160 ms，提示室性心动过速。

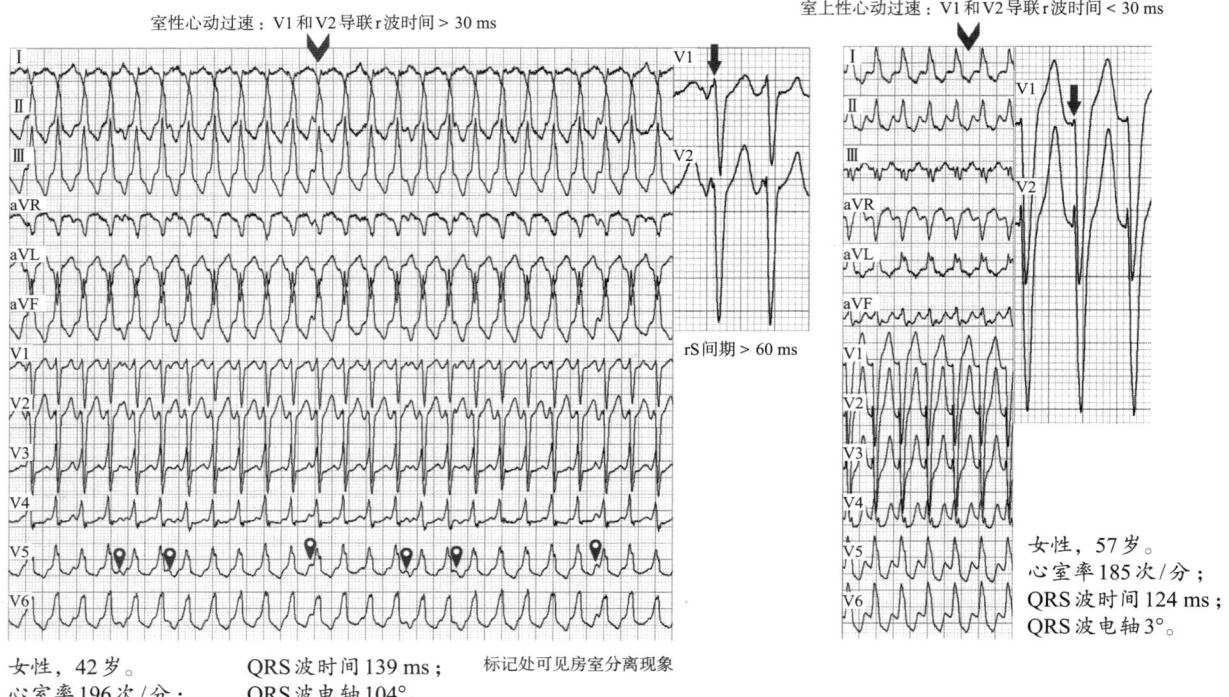

图2-6-70　胸导联QRS波形态实例三和实例四

（十）起始和终末室壁激动速率比

起始（Vi）和终末（Vt）室壁激动速率比（Vi/Vt），是QRS波起始和终末传导速率的指数，通过测量心电图电压（振幅）来计算。QRS波起始后40 ms处测得振幅绝对值为Vi，QRS终点前40 ms处测得振幅绝对值为Vt。测量的方法是：在任何一个QRS波呈双相或多相，且起始和终末波清楚、起始室壁激动最快的导联上测量。室性心动过速起源于心室肌，起始冲动在心室肌传导，传导速度缓慢（速率低），Vi/Vt ≤ 1。

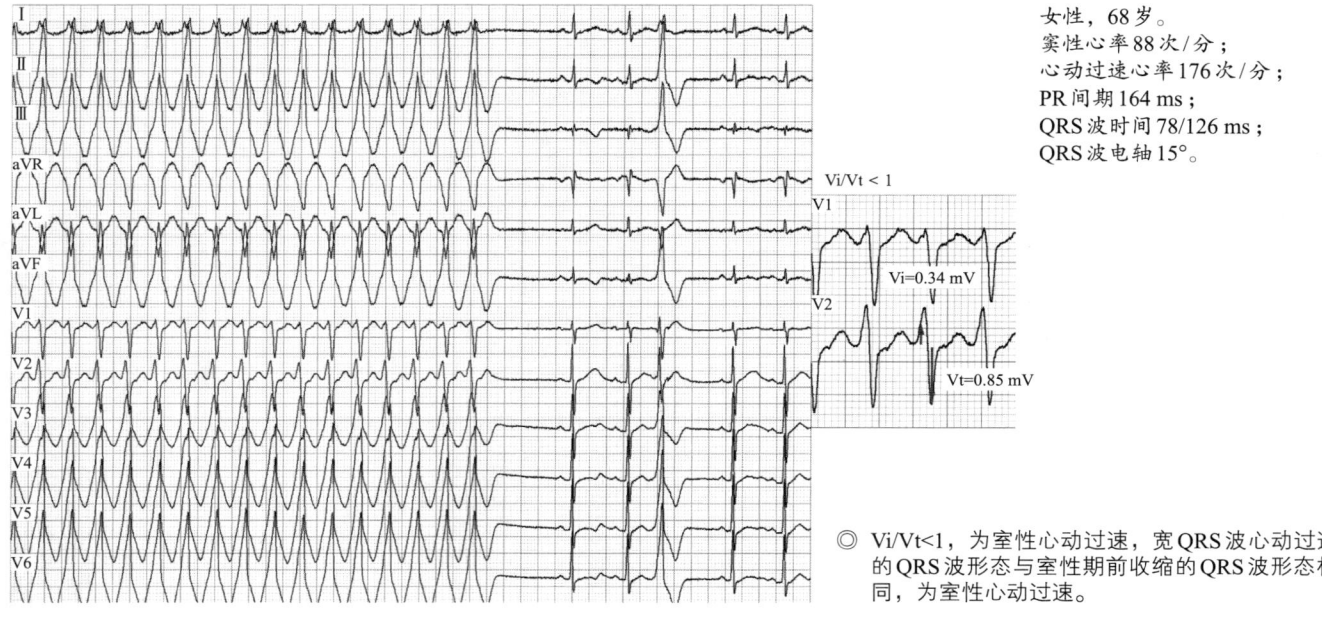

图2-6-71　起始和终末室壁激动速率比实例一

> 室上性心动过速伴心室内传导阻滞，起始冲动在希-浦系统下传心室肌，传导速度较快（速率高）；然后冲动在心室肌传导，终末传导速度缓慢（速率低），Vi/Vt>1。

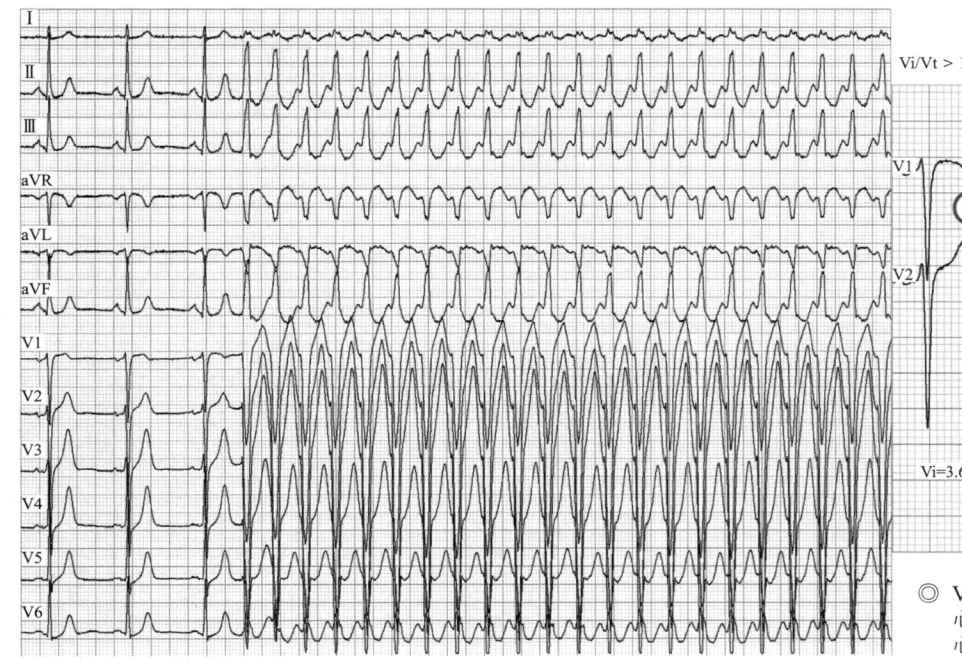

男性，66岁。
窦性心率71次/分；
心动过速心率167次/分；
PR间期154 ms；
QRS波时间88/128 ms；
QRS波电轴82°。

◎ Vi/Vt>1，为室上性心动过速，宽QRS波心动过速前可见提前的P'波，为室上性心动过速。

图2-6-72 起始和终末室壁激动速率比实例二

第三章
缓慢型心律失常

心律失常发生时，若单位时间内心跳次数减少，则定义为缓慢型心律失常。各类传导阻滞，大部分可能导致单位时间内心跳次数减少，属于缓慢型心律失常。因此，缓慢型心律失常主要表现为窦性缓慢型心律失常和各类传导阻滞。在窦性缓慢型心律失常和各类传导阻滞时，窦房结以外的潜在起搏点可发放冲动，形成逸搏和逸搏心律。这类与缓慢型心律失常有关的心律，通常也归属于缓慢型心律失常。

窦性缓慢型心律失常

- 类型（图3-0-1）：
- 窦性心动过缓。
- 窦性停搏。
- 形成机制：窦房结自律性降低，首先表现为窦性心律的频率降低，即窦性心动过缓；随之发生节律改变，出现窦性心动过缓伴窦性心律不齐或窦性停搏。

传导阻滞

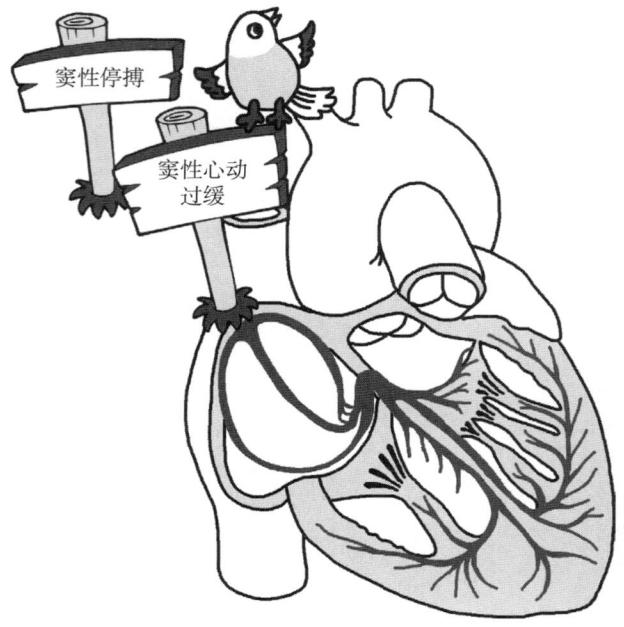

图3-0-1 窦性缓慢型心律失常的类型

传导阻滞是指窦房结发出的冲动，在心脏传导系统的任何部位，发生传导延缓或传导中断。

- 发生部位：任何传导系统均可发生传导阻滞（图3-0-2）。
- 窦房传导阻滞：窦房结冲动向心房传导的时间延长或传导中断。
- 房内传导阻滞：右心房冲动向左心房传导的时间延长或传导中断。
- 房室传导阻滞：心房冲动向心室传导的时间延长或传导中断。
- 室内传导阻滞：冲动在心室内传导的时间延长或传导中断。
- 形成机制：传导性降低。
- 程度：通常可分为三度。
- 一度传导阻滞：传导时间延长，无传导中断，全部冲动仍能传导。
- 二度传导阻滞：部分传导中断，部分冲动仍能传导。
- 三度传导阻滞：完全传导中断，全部冲动不能被传导，也称为完全性传导阻滞。
- 表现形式：可表现为持续性、间歇性、渐进性和交替性。
- 持续性：一旦出现传导阻滞，传导阻滞持续存在，不受心率等因素的影响。
- 间歇性：间歇性出现传导阻滞，可与心率变化有关，称为间歇性频率依赖性传导阻滞；也可与心率变化无关。
- 渐进性：随着病程，传导阻滞的程度加重，传导阻滞部位扩展。
- 交替性：常为心室内左右束支传导阻滞交替出现。

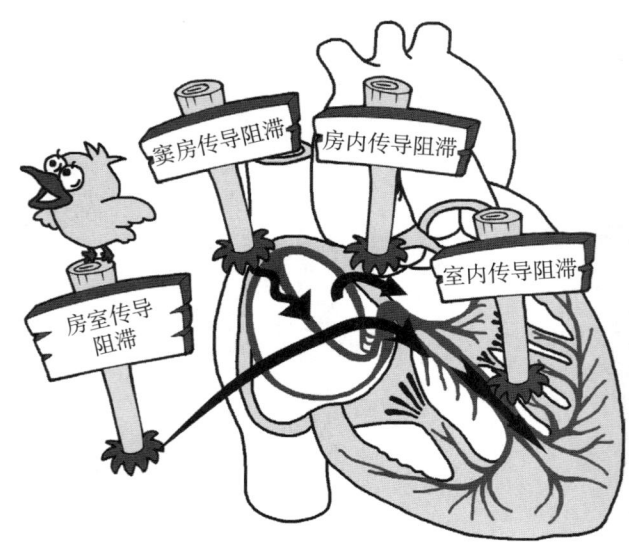

图3-0-2 传导阻滞的发生部位

- 间歇性传导阻滞：所有部位的传导阻滞，都可以是持续性或间歇性。间歇性束支传导阻滞表现为逐个QRS波形态改变，与其他部位相比，更易发现和明确诊断。间歇性传导阻滞可以与心率无关，也可与心率有关。与心率有关的间歇性传导阻滞称为间歇性频率依赖性传导阻滞。根据发生传导阻滞时的心率，分为快频率依赖性和慢频率依赖性，其中以快频率依赖性为常见。频率依赖性传导阻滞与心肌细胞动作电位时相密切相关，因此也称为时相性传导阻滞。

  - 快频率依赖性传导阻滞：随着心率的增快，冲动若落入动作电位有效不应期中，不能产生扩布性兴奋，则发生传导受阻。若落入动作电位相对不应期中，能兴奋的心肌细胞产生的除极上升速度慢、振幅低、传导性差，未兴奋的心肌细胞兴奋性低，需要阈上的刺激，其结果是传导受阻或传导延迟。有效不应期和相对不应期位于动作电位第3相，因此快频率依赖性阻滞也称为3相阻滞（图3-0-3）。

  - 慢频率依赖性传导阻滞：随着心率的减慢，冲动落入舒张晚期，此时由于舒张期自动除极，膜电位显著下降，能兴奋的心肌细胞产生的除极上升速度慢、振幅低、传导性差，其结果是传导受阻或传导延迟。舒张期自动除极位于动作电位第4相，因此慢频率依赖性阻滞也称为四相阻滞（图3-0-4）。

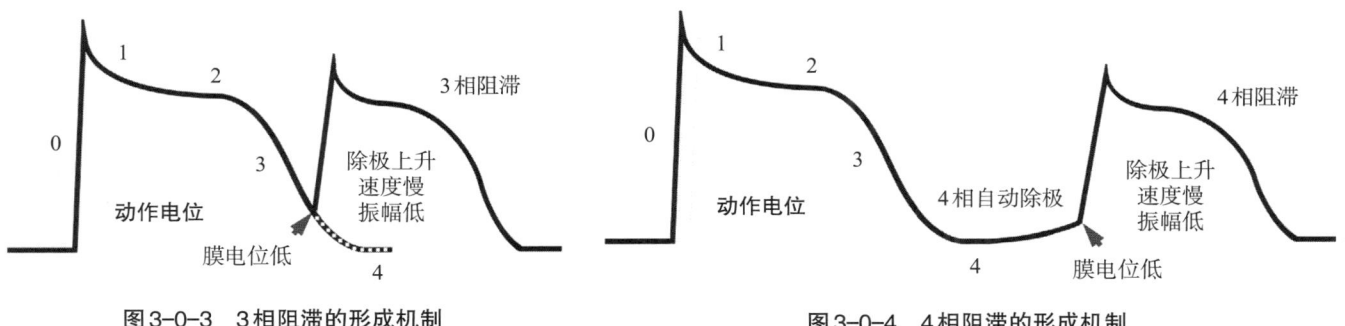

图3-0-3 3相阻滞的形成机制　　　　　　　　图3-0-4 4相阻滞的形成机制

逸搏及逸搏心律

在窦性缓慢性心律失常和各类传导阻滞时，窦性冲动不能激动心房或心室时，窦房结以外的潜在起搏点，舒张期自动除极，达到阈电位，从而发生冲动，激动整个心脏或心室。这种延迟后出现的被动心动，称为逸搏。连续3次或3次以上逸搏，称为逸搏心律。

逸搏或逸搏心律是一种生理性保护机制，也是一种被动性的异位心律。

- 发生部位（图3-0-5）：
  - 房性逸搏及逸搏心律：能激动心房，然后下传激动心室，因此能激动整个心脏。
  - 交界性逸搏及逸搏心律：能下传激动心室，部分能逆传激动心房。
  - 室性逸搏及逸搏心律：能激动心室，偶尔能逆传激动心房。
  - 见于：
    ○ 房性逸搏及逸搏心律：仅见于窦性缓慢型心律失常。
    ○ 交界性逸搏及逸搏心律：可见于窦性缓慢型心律失常和房室传导阻滞。
    ○ 室性逸搏及逸搏心律：可见于窦性缓慢型心律失常和房室传导阻滞。

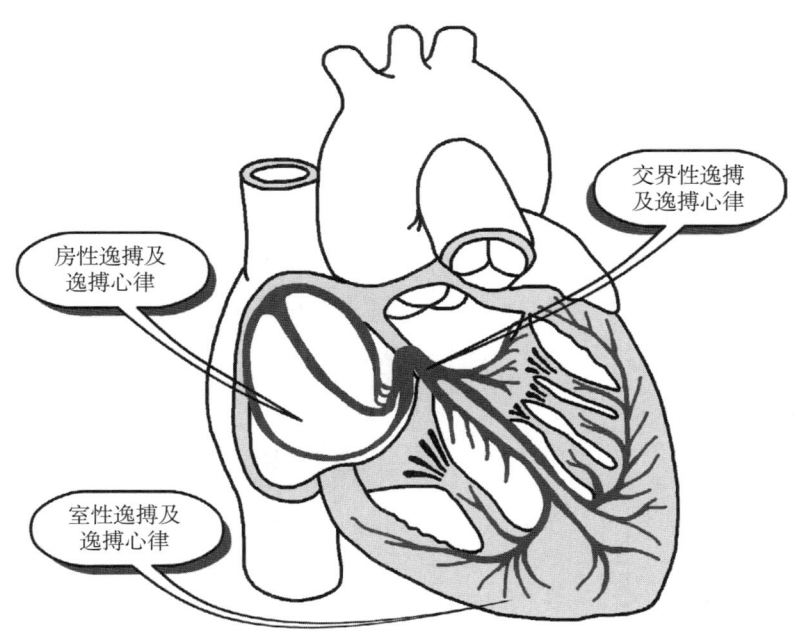

图3-0-5 逸搏的发生部位

一、窦性缓慢型心律失常

窦性缓慢型心律失常中最常见的是窦性心动过缓。

（一）窦性心动过缓

通常成人心率<60次/分，为窦性心动过缓。窦性心动过缓的心率极少<40次/分。

1. 窦性心动过缓

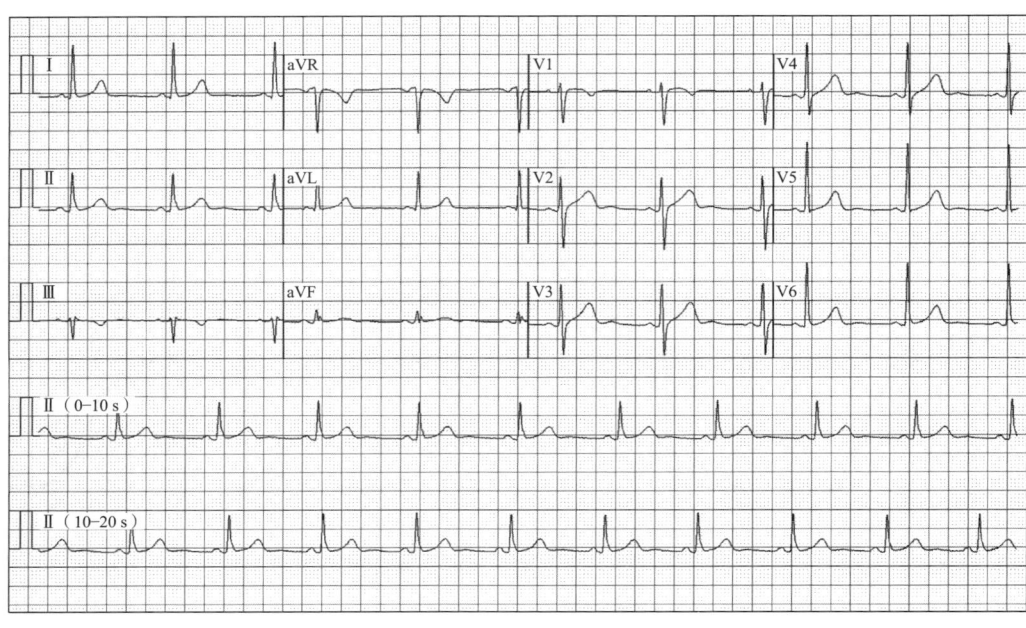

图3-1-1　窦性心动过缓实例一

> 窦性心动过缓的心电图特点：P波在Ⅰ、Ⅱ和aVF导联上直立，在aVR导联上倒置；PR间期为120～200 ms；心率<60次/分，若<50次/分则常被诊断为显著窦性心动过缓，极少心率<40次/分。寻找和确认窦性P波是诊断关键。

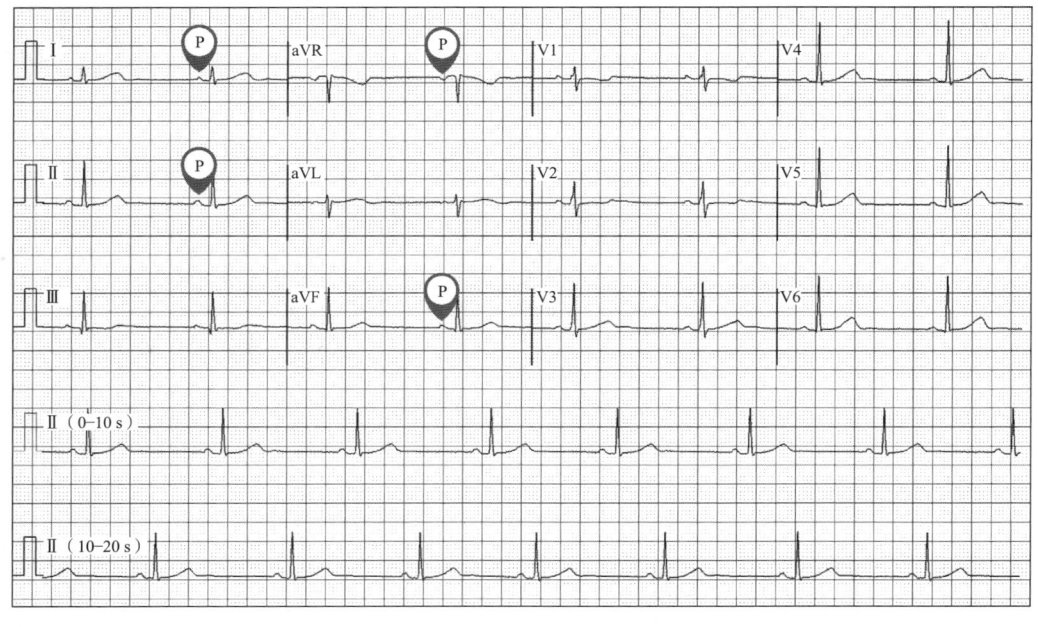

图3-1-2　窦性心动过缓实例二和图解

2. 窦性心动过缓伴窦性心律不齐

窦性心动过缓常同时存在窦性心律不齐。窦性心律不齐的定义是窦性心律的节律不规则，诊断标准是在同一导联上PP间期差值>120 ms。

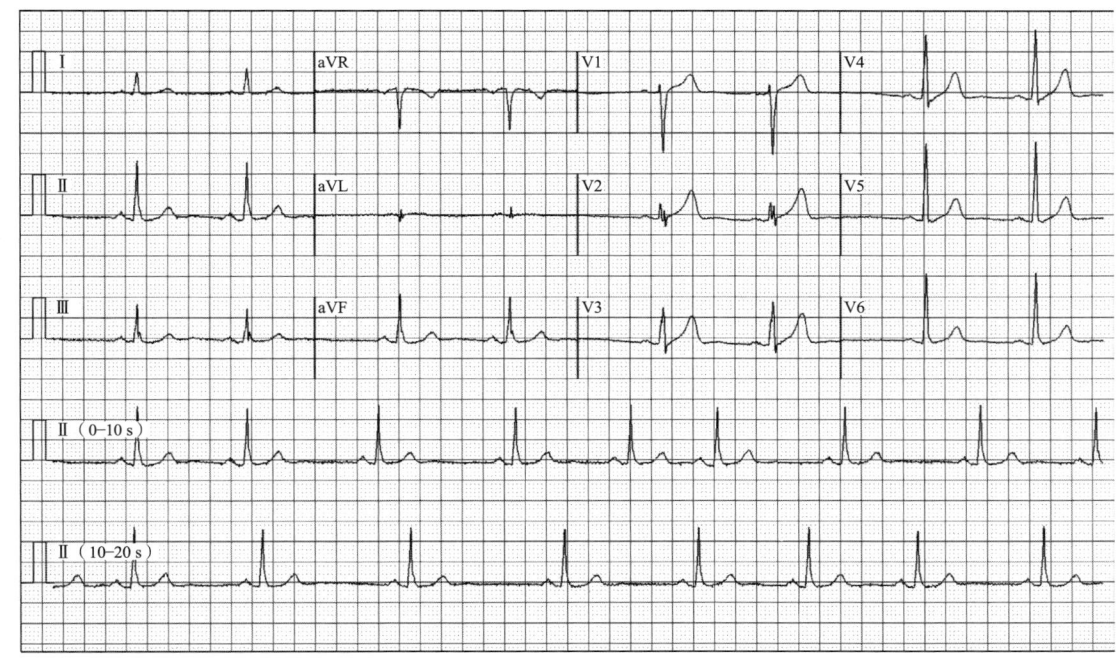

男性，69岁。
平均窦性心率51次/分；
PR间期190 ms；
QRS波时间96 ms。

窦性心动过缓
窦性心律不齐

图3-1-3 窦性心动过缓伴窦性心律不齐实例

> 起源于窦房结的心律不齐为窦性心律不齐，因此在心电图上尽管PP间期不等，但P波的方向和形态相同。本图PP间期明显不等，差值>120 ms；不同PP间期的P波，在12导联上方向和形态相同，符合窦性心律不齐的表现。

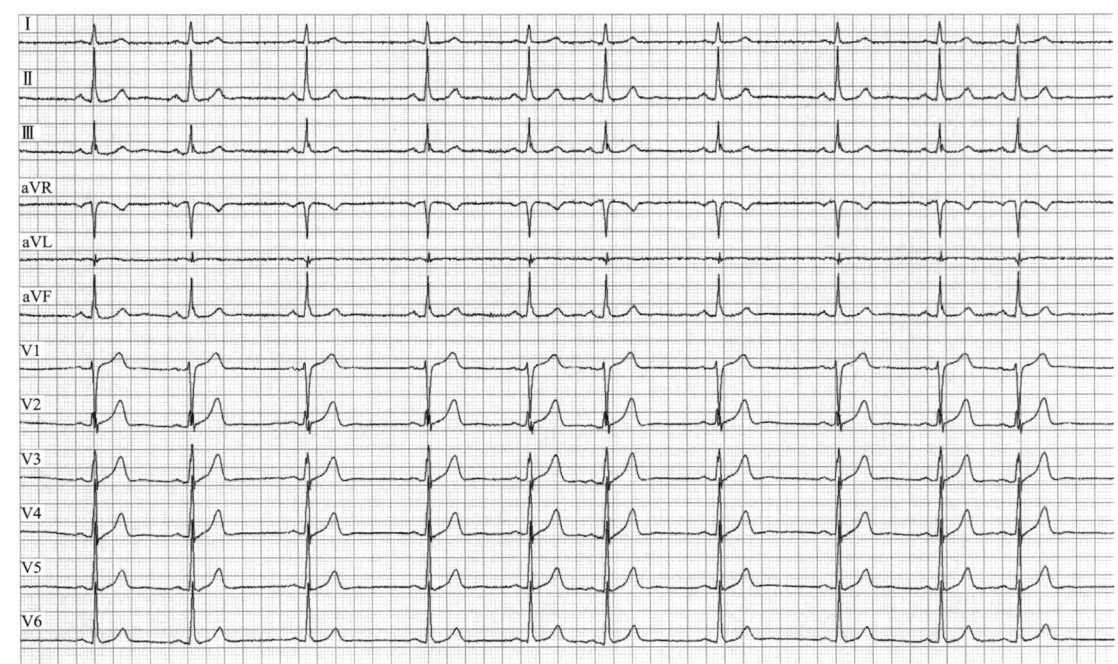

◎ 存在长PP间期和短PP间期，P波方向和形态相同。

图3-1-4 窦性心动过缓伴窦性心律不齐实例同步12导联图解

3. 显著窦性心动过缓

显著窦性心动过缓，可能存在二度一型窦房传导阻滞，尤其在伴有明显窦性心律不齐时。

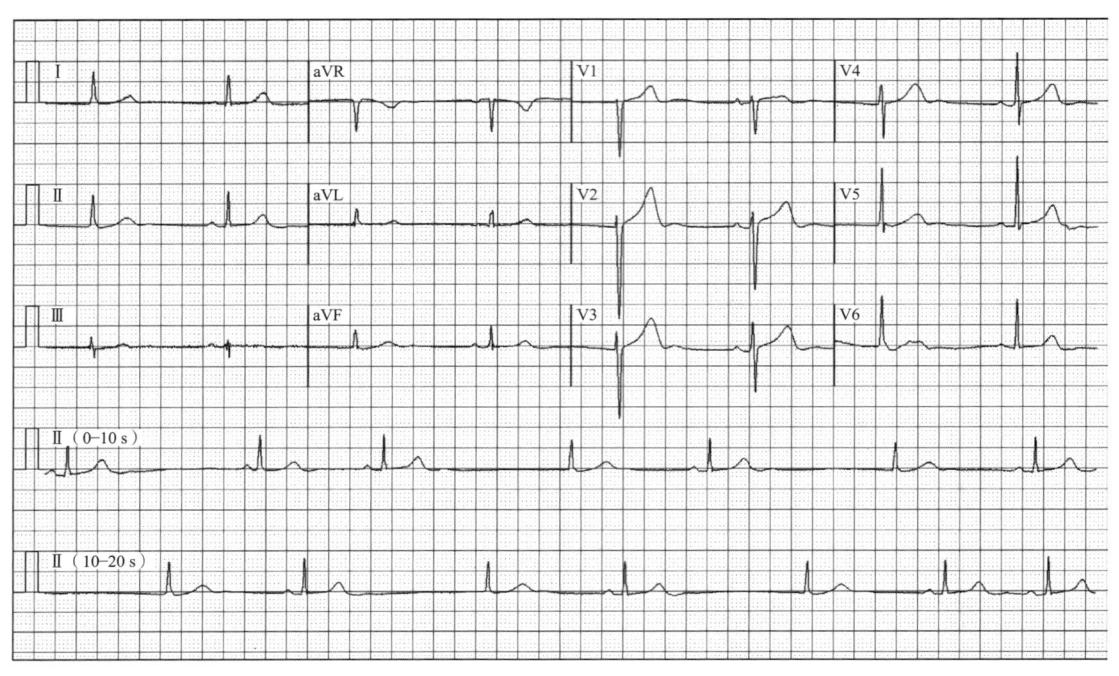

男性，72岁。
平均窦性心率42次/分；
PR间期163 ms；
QRS波时间71 ms。

窦性心动过缓
窦性心律不齐
交界性逸搏

图 3-1-5　显著窦性心动过缓实例一

本图呈显著窦性心动过缓伴明显窦性心律不齐，交界性逸搏的QRS波中重叠有窦性P波（标记处）。窦性心律不齐、长短PP间期的变化规律，提示存在二度一型窦房传导阻滞的可能。

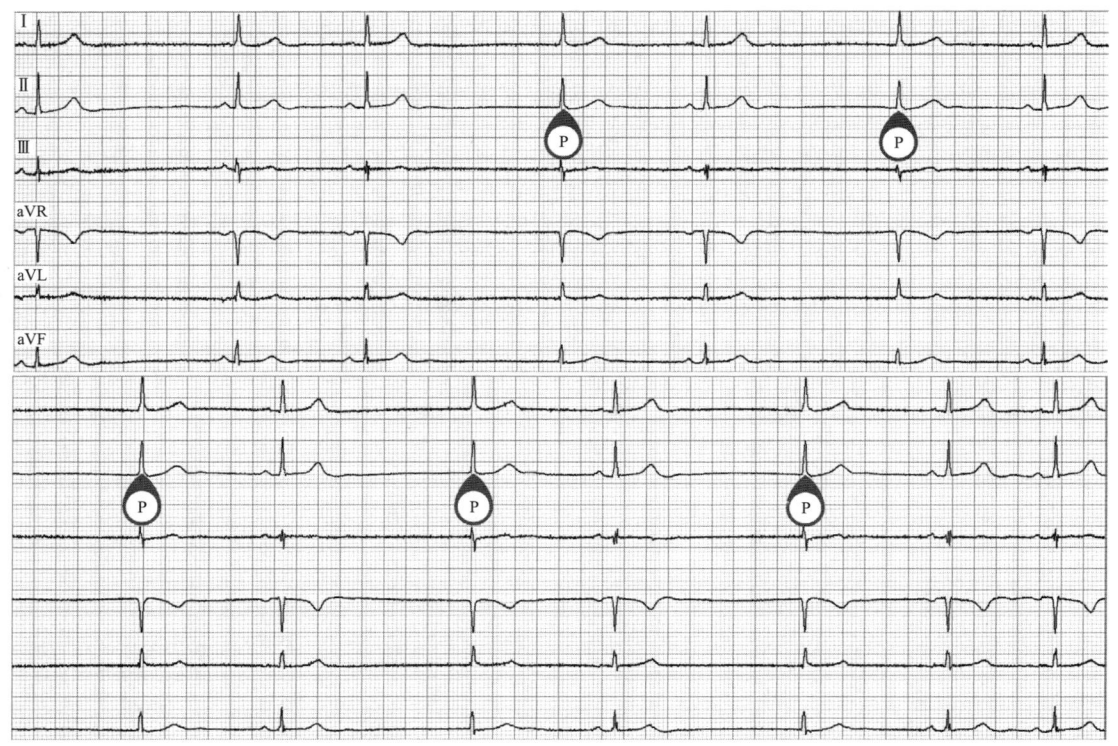

◎ PP间期的长短变化有一定规律，提示存在二度一型窦房传导阻滞的可能。

图 3-1-6　显著窦性心动过缓实例一连续同步肢体导联图解

> 显著窦性心动过缓,尤其是心率<40次/分时,也可能存在二度二型窦房传导阻滞。

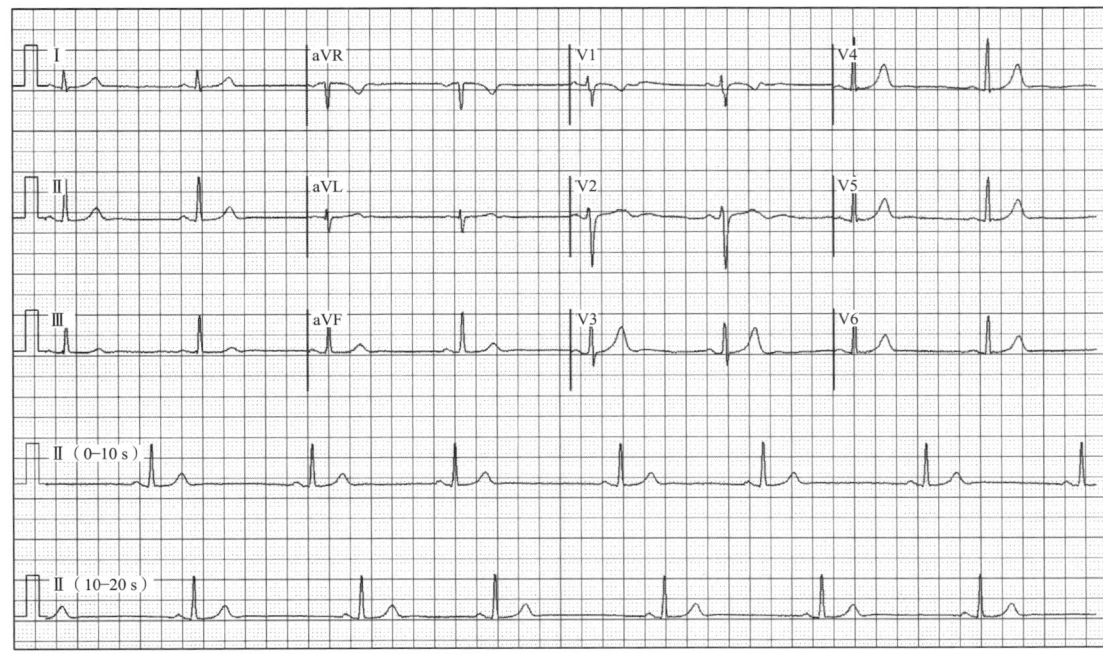

女性,28岁。
平均窦性心率39次/分;
PR间期148 ms;
QRS波时间84 ms。

窦性心动过缓
窦性心律不齐

图3-1-7 显著窦性心动过缓实例二

由于在心电图上不能记录到窦性冲动,当连续的窦房结向心房呈2:1传导时(即二度窦房传导阻滞呈2:1传导),两次窦性冲动中只有一次能传导至心房,心率将减半,在心电图上表现为显著的窦性心动过缓。因此在显著窦性心动过缓,尤其是心率<40次/分时,可能存在二度窦房传导阻滞呈2:1传导,但不能确诊。本图显著窦性心动过缓,心率<40次/分,因此推测可能存在二度窦房传导阻滞呈2:1传导。

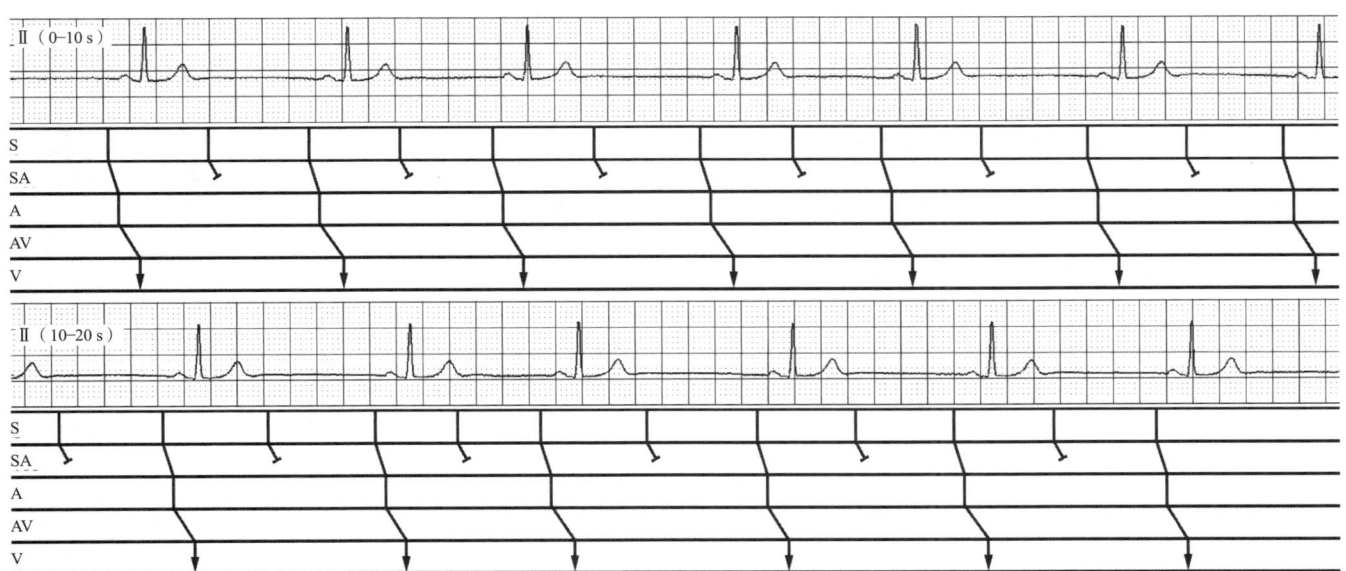

◎ 推测可能存在二度窦房传导阻滞呈2:1传导,但心电图上不能确诊。

图3-1-8 显著窦性心动过缓实例二形成机制图解

4. 窦性心动过缓与逸搏及逸搏心律

窦性心动过缓，频率低于窦房结以外的潜在起搏点的频率时，可见逸搏及逸搏心律。

（1）窦性心动过缓与房性逸搏

房性逸搏及逸搏心律常不易被发现和确认。

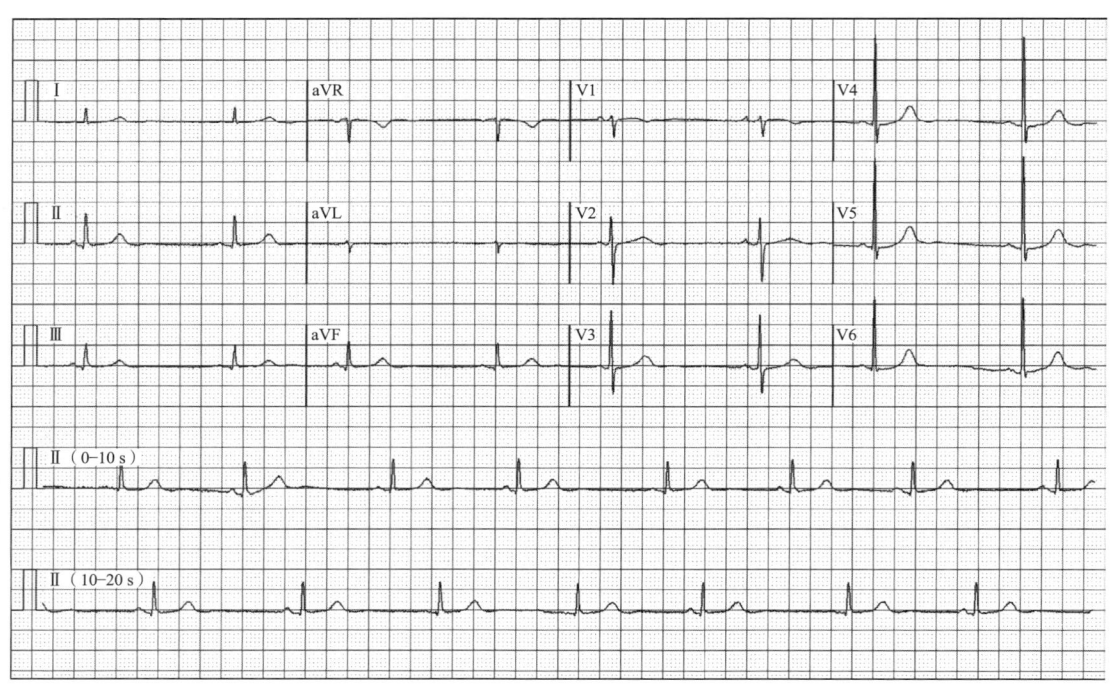

女性，86岁。
平均窦性心率45次/分；
PR间期162 ms；
QRS波时间82 ms。

窦性心动过缓
窦性心律不齐
房性逸搏

图3-1-9　窦性心动过缓与房性逸搏实例

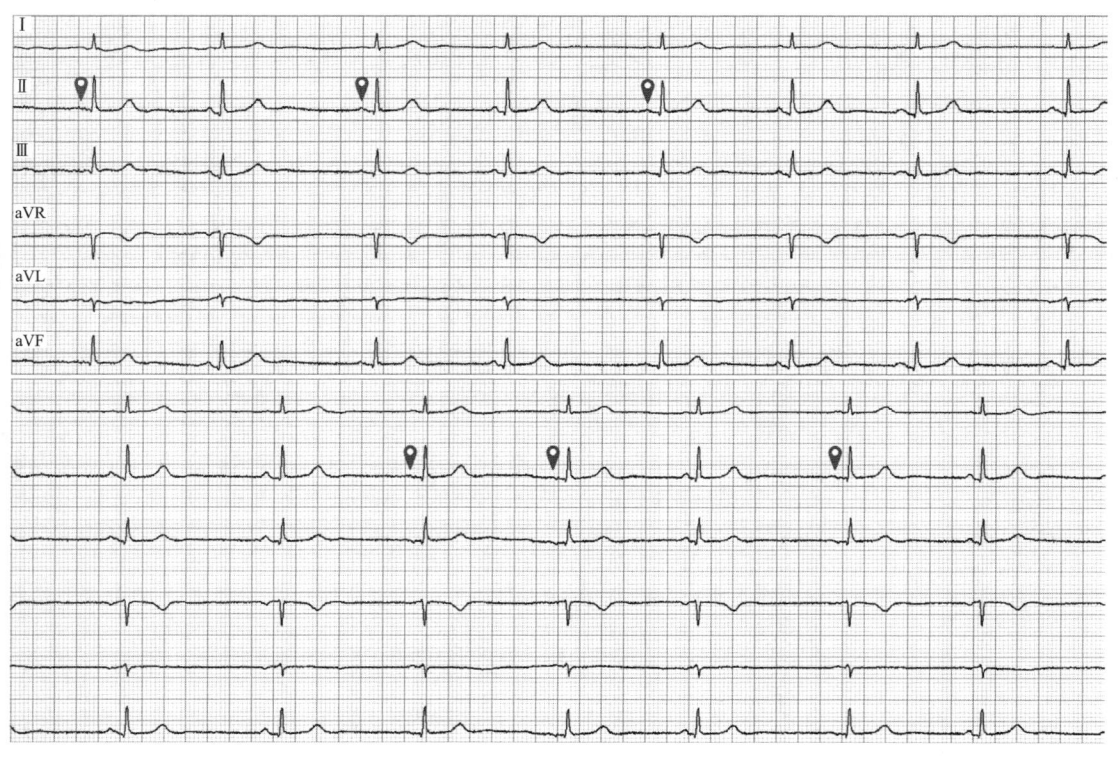

在窦性心动过缓中出现的房性逸搏及逸搏心律，其心电图的特点是在长间期后，出现P'-QRS-T波群，P'波与P波不同，P'R间期>120 ms。在多导联同步观察，便于P'波的确认。若发生长时间的房性逸搏心律，不能排除窦性停搏的可能。

◎ 在长间期后，P'波较P波低平，P'R间期>120 ms，其后QRS波形态正常，为房性逸搏（标记处）。

图3-1-10　窦性心动过缓与房性逸搏实例连续同步肢体导联图解

（2）窦性心动过缓与交界性逸搏

窦性心动过缓中，交界性逸搏是常见的逸搏及逸搏心律。

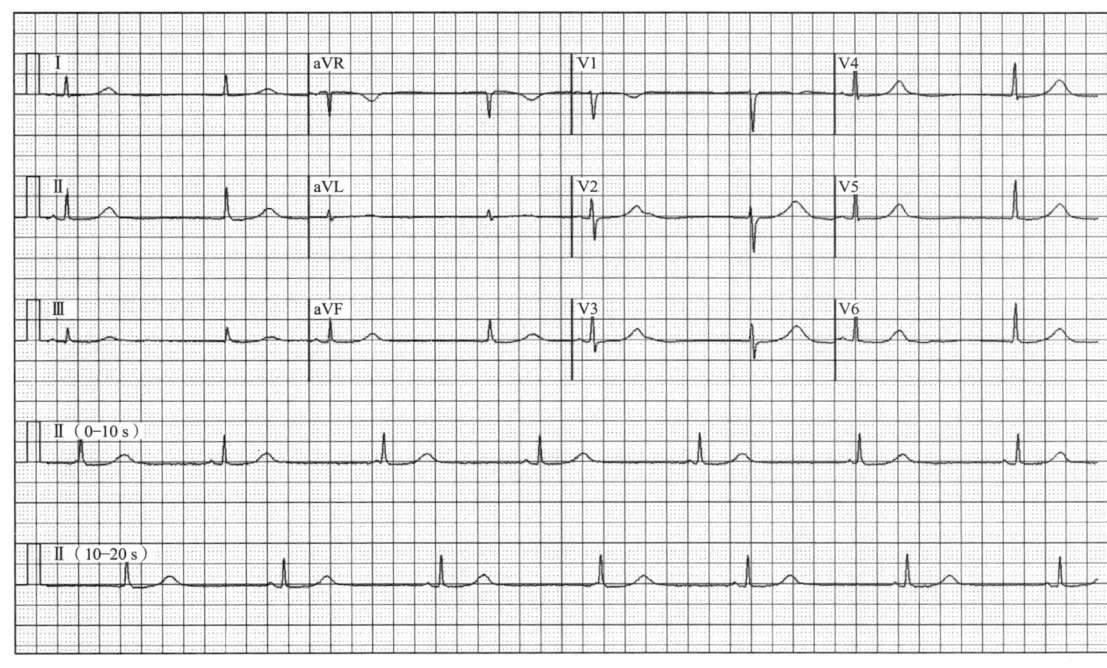

女性，36岁。
窦性心率42次/分；
PR间期137 ms；
QRS波时间85 ms。

窦性心动过缓
窦性心律不齐
交界性逸搏

图 3-1-11　窦性心动过缓与交界性逸搏实例

在窦性心动过缓中出现交界性逸搏的心电图特点是在长PP间期或长间期后，出现正常的QRS波。若有P波，P波与QRS波无关（PR间期<120 ms或P波与QRS波重叠）；若有P⁻波，P⁻波位于QRS波前或QRS波后；也可无P⁻波。本图在标记处可见部分P波重叠在正常QRS波中，或在QRS波前，PR间期<120 ms，即P波与QRS波无关，为交界性逸搏。

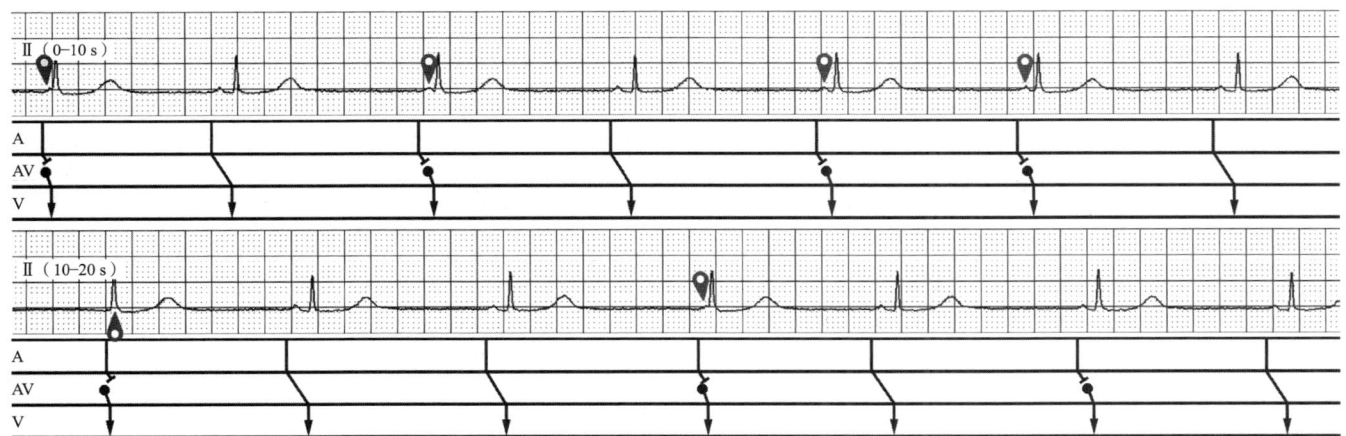

◎ 标记处P波重叠在QRS波中，或在QRS波前，PR间期<120 ms，为交界性逸搏。

图 3-1-12　窦性心动过缓与交界性逸搏实例形成机制图解

（3）窦性心动过缓与交界性逸搏心律

若连续窦性心率低于潜在起搏点的频率，可见逸搏心律。房性逸搏能激动整个心脏，而交界性和室性逸搏通常只能激动心室。在交界性和室性逸搏及逸搏心律中，若心房由窦性冲动激动，心室由交界性或室性异位冲动激动，可以形成干扰性房室分离现象。在窦性心动过缓中最常出现的是交界性逸搏心律，其频率在40～60次/分。

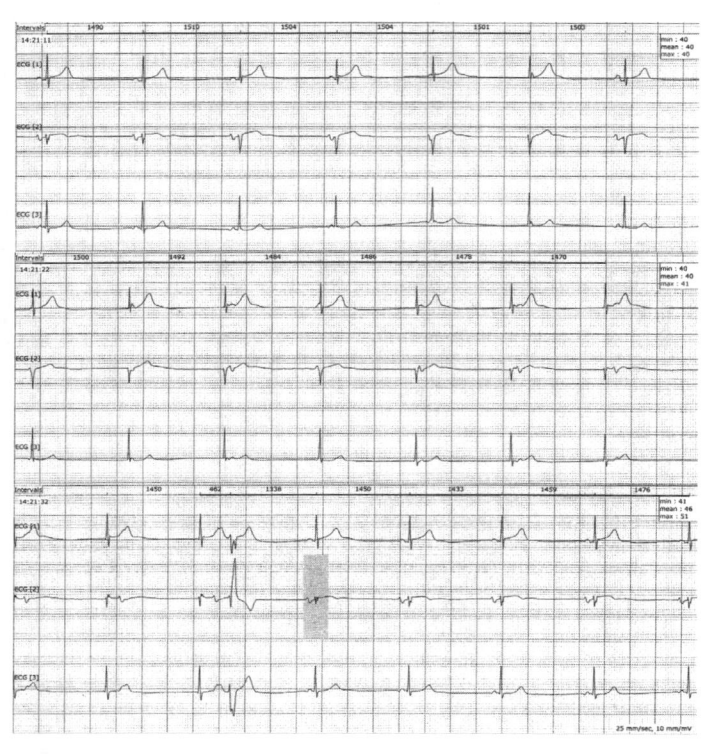

男性，64岁。
记录导联依次为：模拟Ⅱ导联、CM1导联和CC5导联。

窦性心动过缓
窦性心律不齐
交界性逸搏心律

图3-1-13　窦性心动过缓与交界性逸搏心律实例

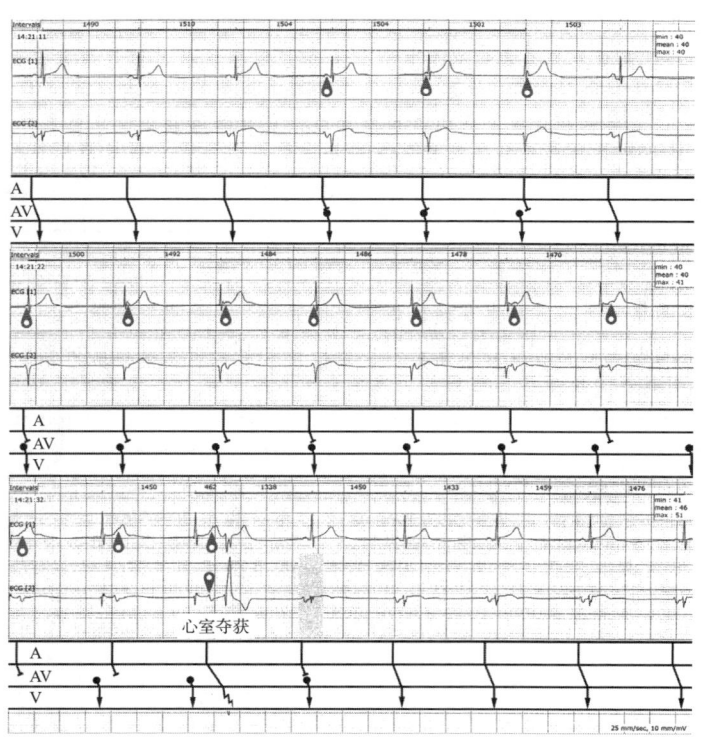

本图部分P波在QRS波前，PR间期<120 ms，或P波重叠在QRS波中，或重叠在ST段和T波上（标记处），表明P波与QRS波无关，即存在不完全性房室分离。图中一次P波后有宽大畸形的QRS波，PR间期>120 ms，为窦性冲动下传激动心室（伴心室内差异传导）。窦性冲动传导至心室，并激动心室的现象称为心室夺获。

◎ 窦性心率连续低于交界性逸搏心率，形成交界性逸搏心律。标记处的P波与QRS波无关，即不完全性房室分离。仅有一次心室夺获。

图3-1-14　窦性心动过缓与交界性逸搏心律实例形成机制图解

（4）窦性心动过缓与室性逸搏心律

窦性心动过缓的心率较少<40次/分，而室性逸搏及逸搏心律的心率通常在30～40次/分，因此室性逸搏心律较少见。

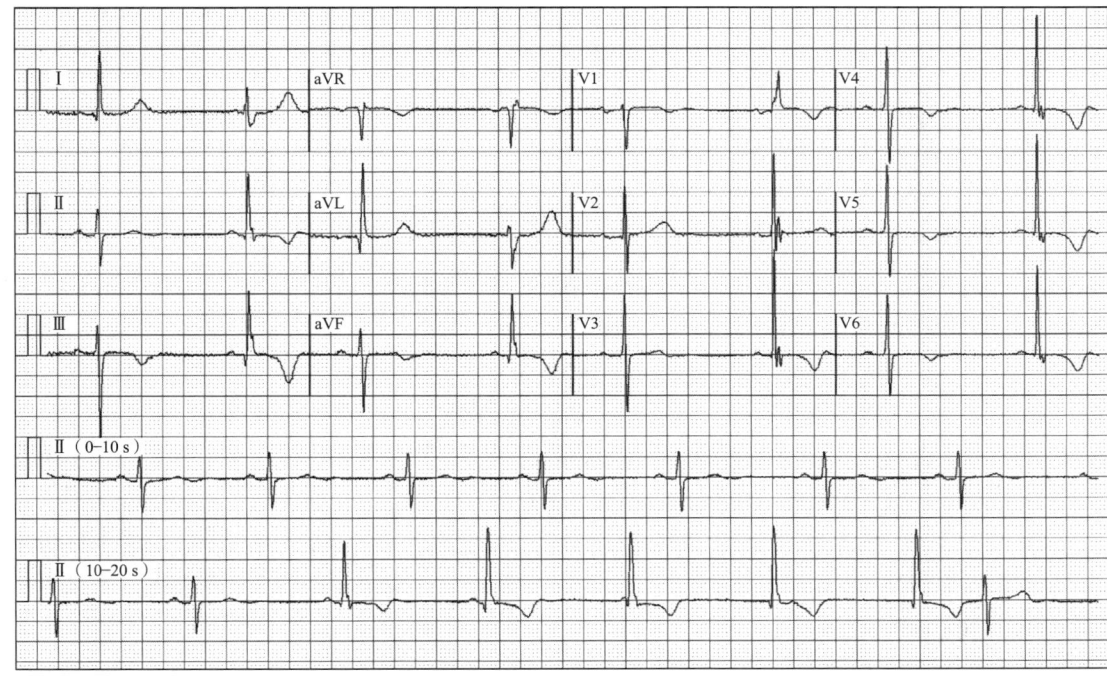

图3-1-15　窦性心动过缓与室性逸搏心律实例一

在窦性心动过缓中出现的室性逸搏及逸搏心律，其心电图的特点是在长PP间期或长间期后，出现宽大畸形的QRS波。QRS波前无P波，无相关P波（PR间期短于窦性下传的PR间期，PR间期<120 ms或P波与QRS波重叠）或无异位P波。本图中第一个宽大畸形的QRS波前有P波，PR间期短于窦性下传的PR间期，QRS波较其后的QRS波较窄，为窦性与室性逸搏形成的心室融合波。本图最后一个QRS波形态正常，前窦性P波重叠在前室性逸搏的T波中，为心室夺获。

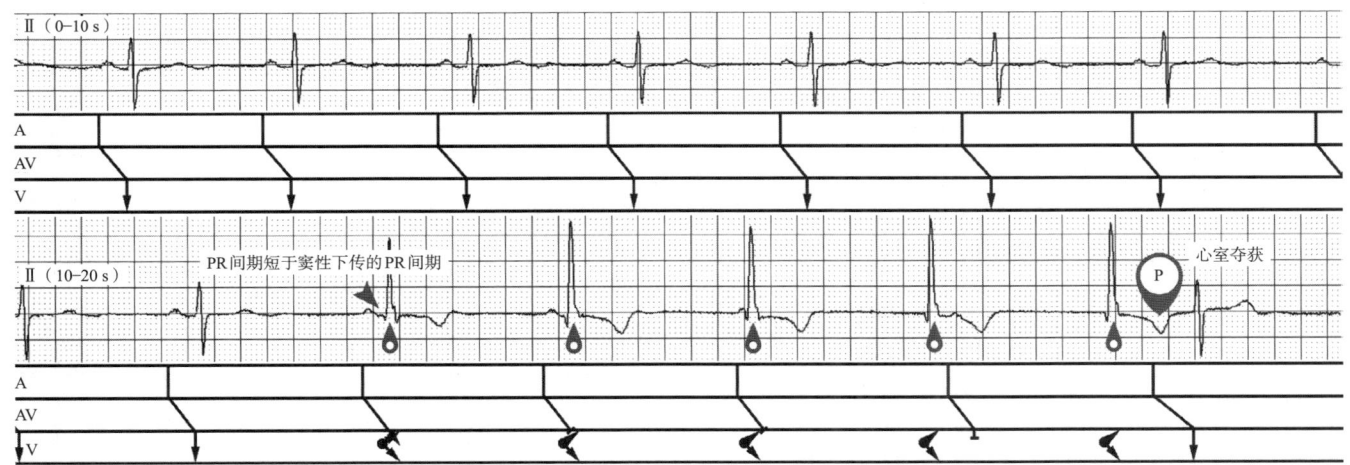

◎ 在长PP间期后连续的宽大畸形的QRS波，为室性逸搏心律（标记处），并形成干扰性房室分离。

图3-1-16　窦性心动过缓与室性逸搏心律实例一形成机制图解

室性逸搏的QRS波宽大畸形,有时不易确定窦性P波是否重叠其中。

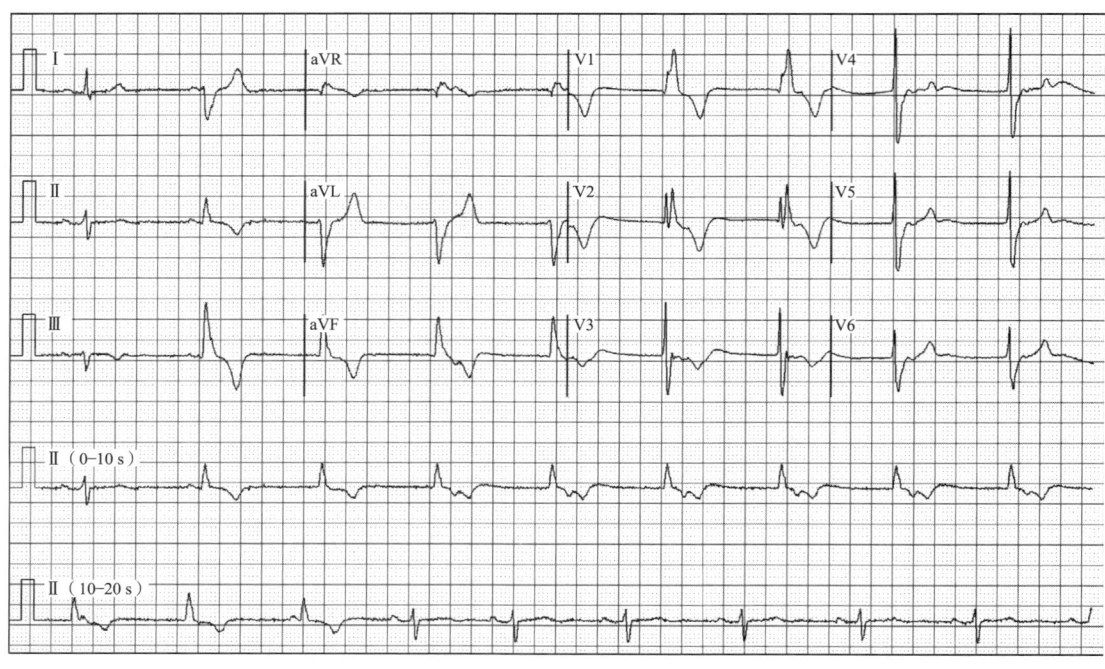

男性,69岁。
平均心室率55次/分;
PR间期196 ms;
QRS波时间98 ms。

窦性心动过缓
窦性心律不齐
室性逸搏心律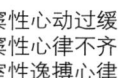

图3-1-17　窦性心动过缓与室性逸搏心律实例二

　　本图室性逸搏心律持续11次心动,其中有两次窦性P波重叠在宽大畸形的QRS波中,仅在V3导联的QRS波终末部,依稀可见P波。余P波与宽大畸形QRS波之间的关系清晰可见。若不能明确有P波重叠在QRS波中,不能与二度二型窦房传导阻滞鉴别。

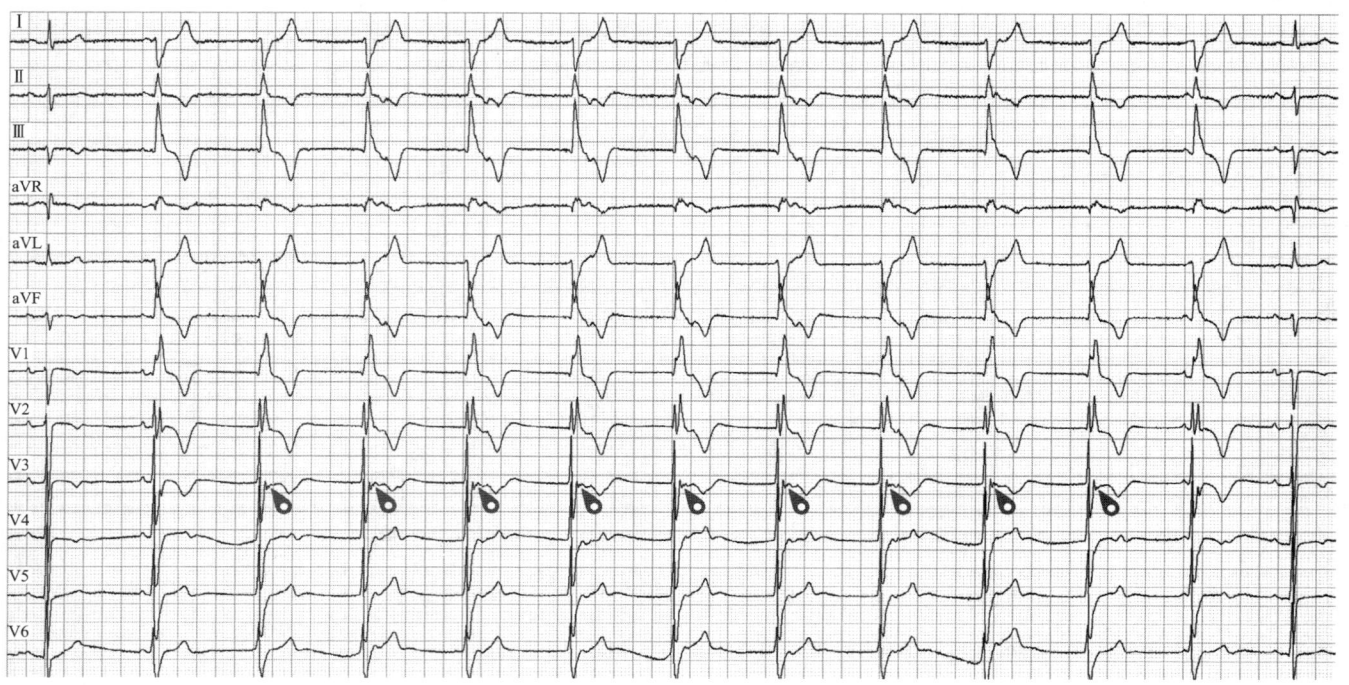

V3导联的QRS波终末部,标记处可见P波

图3-1-18　窦性心动过缓与室性逸搏心律实例二同步12导联图解

（二）窦性停搏

窦性停搏又称窦性静止，是指窦房结在一段时间内不发放冲动，以致不能激动心房或整个心脏。窦性停搏可以表现为短暂性或持久性。

1. 窦性停搏

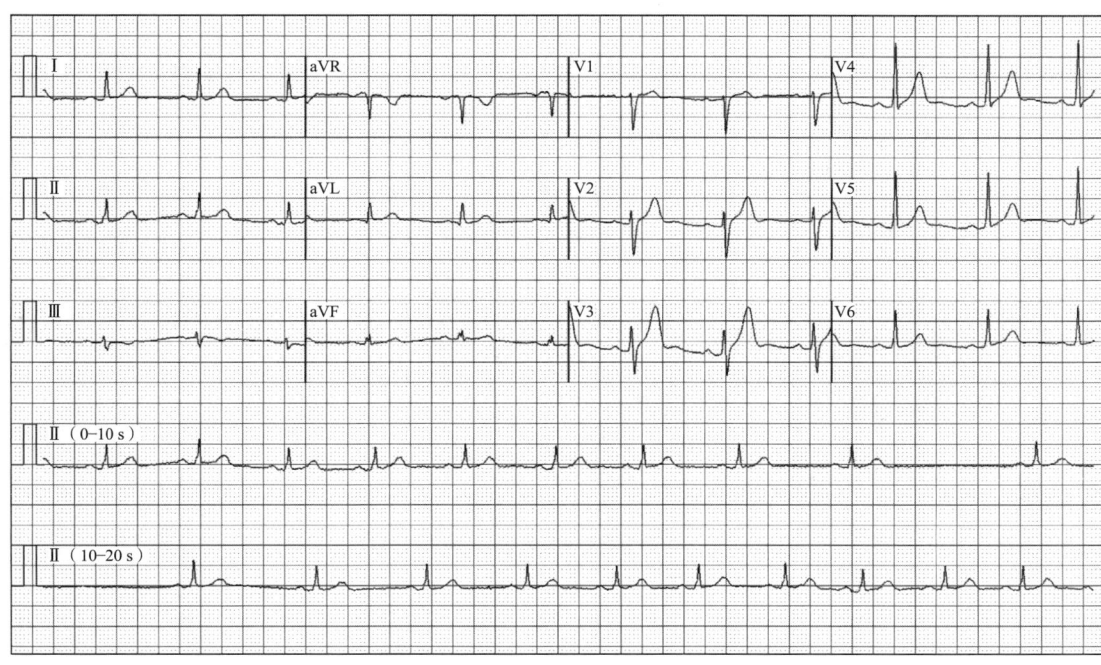

男性，55岁。
平均窦性心率60次/分；
PR间期171 ms；
QRS波时间86 ms；
最长PP间期2 000 ms。

窦性心律不齐
窦性停搏

图3-1-19　窦性停搏实例一

> 常见的窦性停搏为短暂性窦性停搏。较长的窦性停搏后可有逸搏，多为交界性逸搏。

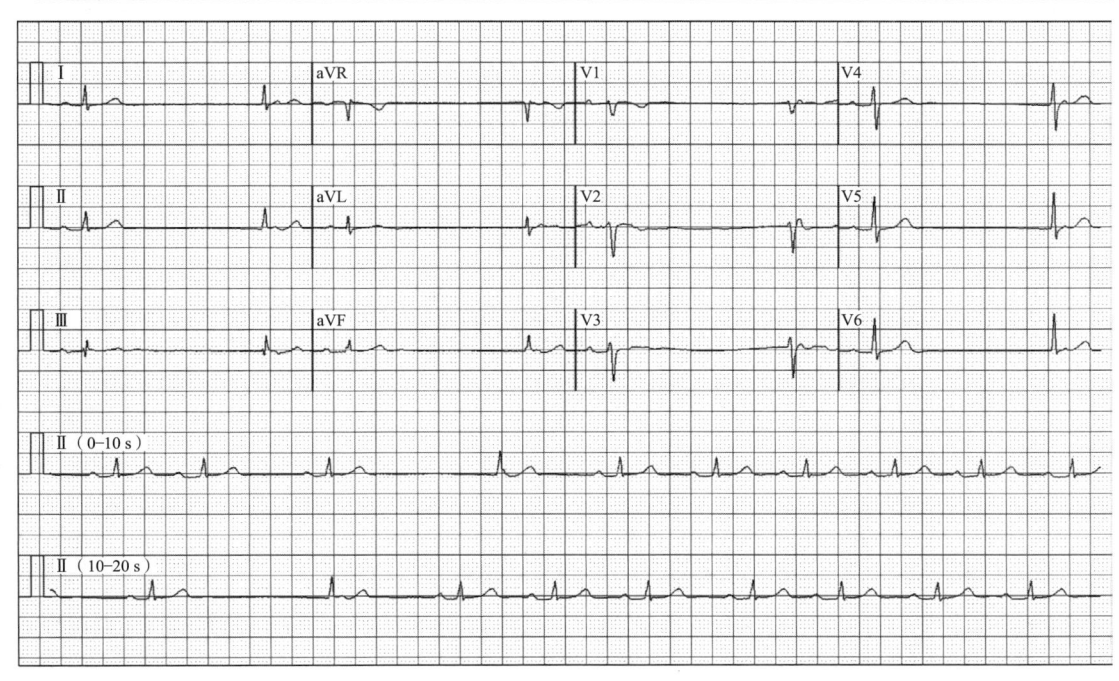

女性，70岁。
平均窦性心率57次/分；
PR间期236 ms；
QRS波时间89 ms；
最长PP间期2 000 ms。

窦性心律不齐
窦性停搏
一度房室传导阻滞
交界性逸搏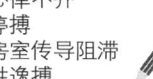

图3-1-20　窦性停搏实例二

窦性停搏是窦房结自律性异常，因此常与窦性心动过缓和窦性心律不齐并存。

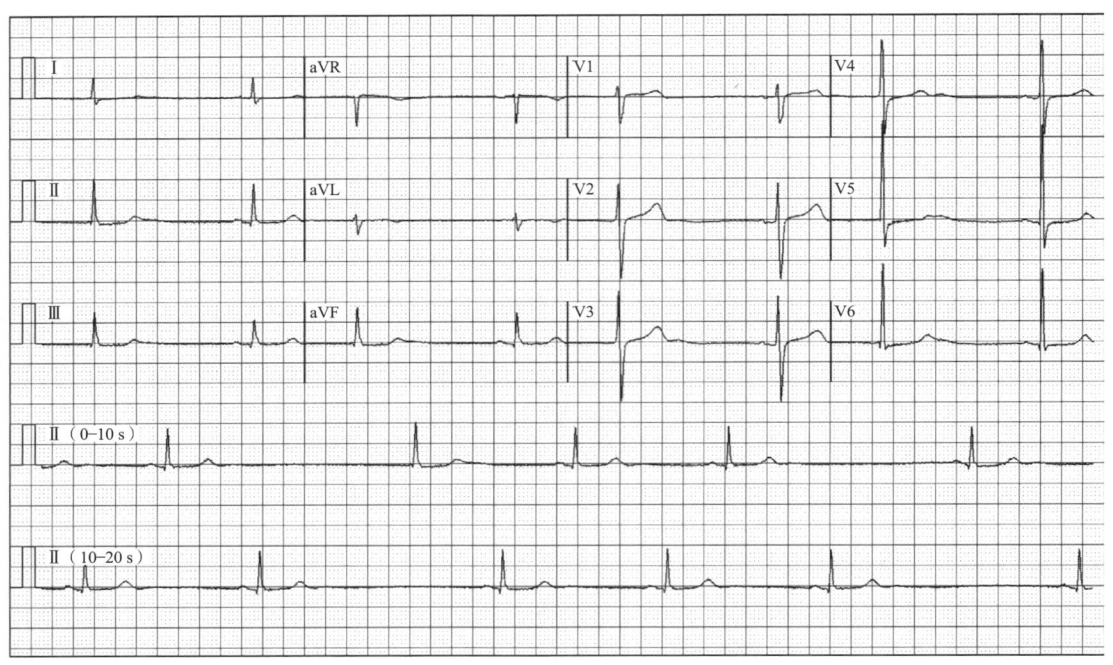

男性，55岁。
平均窦性心率33次/分；
PR间期164 ms；
QRS波时间71 ms；
最长PP间期2 530 ms。

窦性心动过缓
窦性心律不齐
窦性停搏
交界性逸搏

图 3-1-21　窦性停搏实例三

窦房结一次或多次不发放冲动，因此在心电图上出现长PP间期（通常诊断标准为>2 000 ms）。长PP间期的特点为不是基本窦性PP间期的整倍数。三个实例的共同特点是长PP间期均不是基本窦性PP间期的整倍数，符合窦性停搏。在同一心电图上，可出现一次或多次长PP间期，各次长PP间期的长度可不相等。实例一中有两次长PP间期，两次长PP间期的长度不等。实例二中两次长PP间期后第一个心动的QRS波前无相关P波，QRS波正常，为交界性逸搏。实例三基本窦性心率显著缓慢，共有4次长PP间期，长PP间期的长度不等，最长的长PP间期其后出现交界性逸搏。

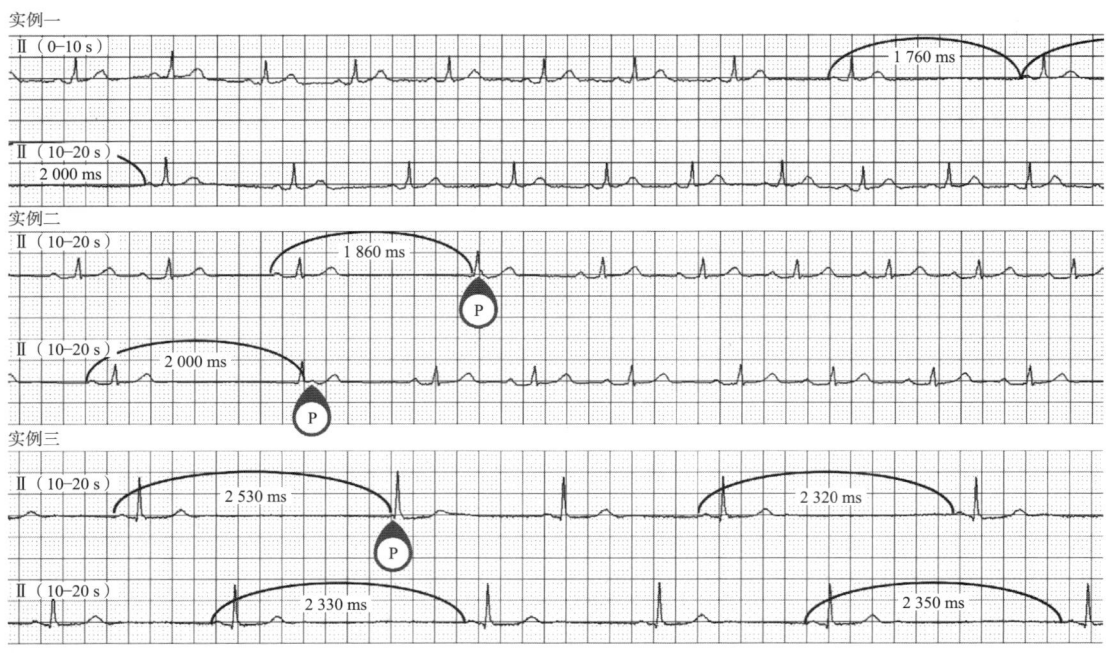

◎ 长PP间期不是基本窦性PP间期的整倍数。

图 3-1-22　窦性停搏三实例图解

2. 窦性停搏与显著缓慢心率

连续长时间窦性停搏，若无逸搏及逸搏心律出现，可以使得心率显著降低。

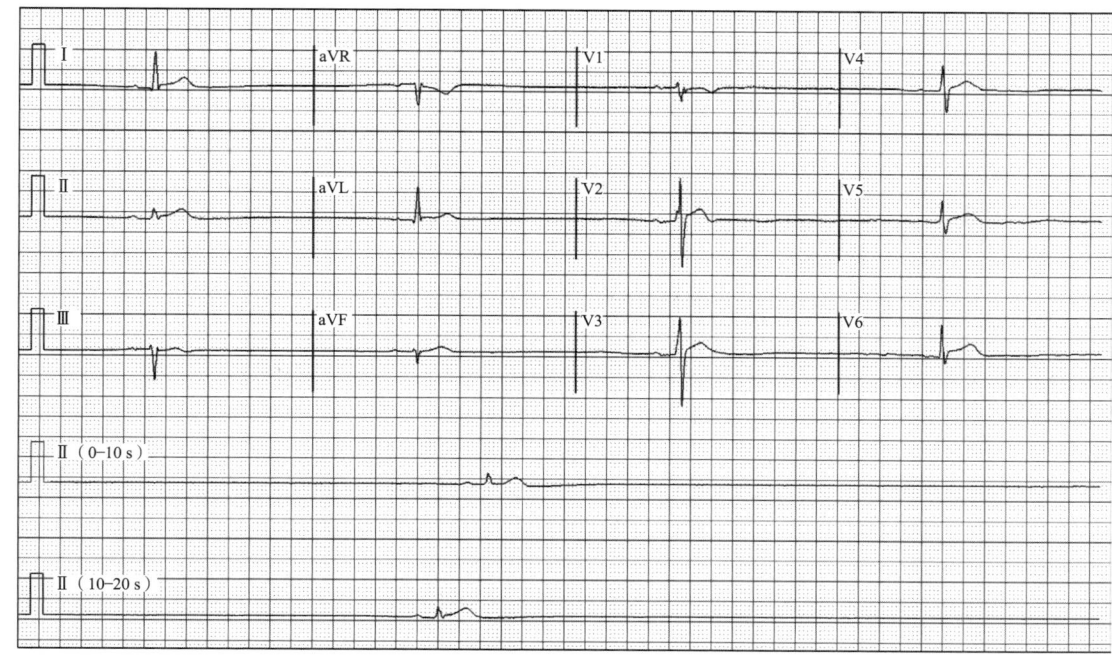

女性，87岁。
窦性心率6次/分；
PR间期240 ms；
QRS波时间100 ms。

窦性心律
窦性停搏
一度房室传导阻滞
ST段改变

图3-1-23　窦性停搏与显著缓慢心率实例

本图记录中仅有两次窦性心动。由于没有出现逸搏及逸搏心律，心率极其缓慢。连续长时间窦性停搏中未出现逸搏，提示房性、交界性和室性潜在起搏点的自律性异常降低。该病例原心电图中并未记录到缓慢性窦性心律失常。

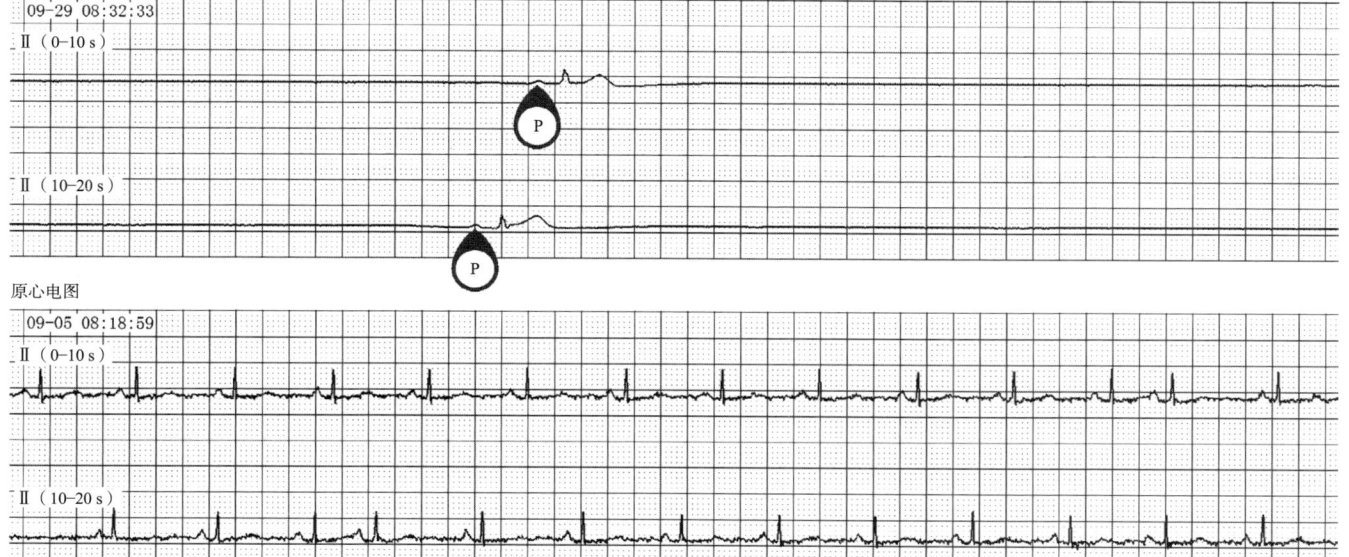

图3-1-24　窦性停搏与显著缓慢心率实例图解

临床意义：老年人在一些心脏疾病或全身性疾病时，可突然出现窦性停搏。连续长时间窦性停搏可以是危及生命的心律失常。

3. 窦性停搏与逸搏及逸搏心律

长时间的窦性停搏，可出现逸搏心律，或出现不同起源的逸搏及逸搏心律。

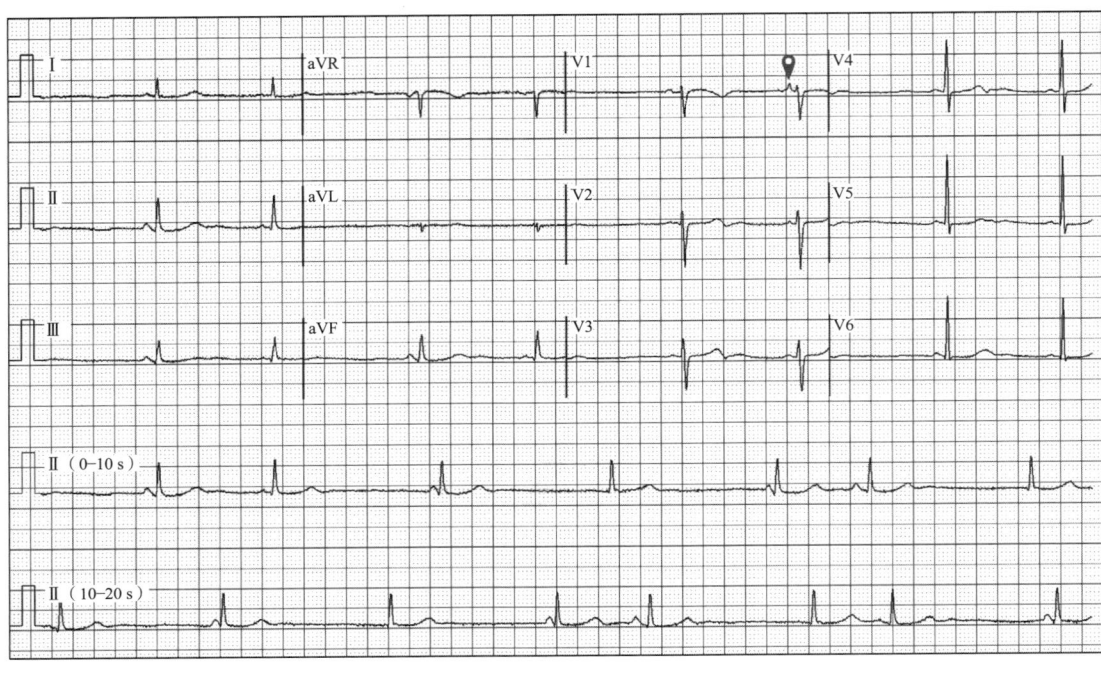

女性，58岁。
平均心室率45次/分；
PR间期160 ms；
QRS波时间84 ms。
标记处图解见图3-1-26。

窦性心律
窦性停搏
房性逸搏
交界性逸搏心律

图 3-1-25　窦性停搏与逸搏及逸搏心律实例

本图中标记的P波与窦性P波不同，在V1导联上与窦性P波的差异明显，为房性逸搏。图中仅有两次窦性P波下传心室，余窦性P波与交界性逸搏心律形成干扰性房室分离，未能下传心室。由于窦性停搏时间长，交界性逸搏连续出现3次，形成交界性逸搏心律。

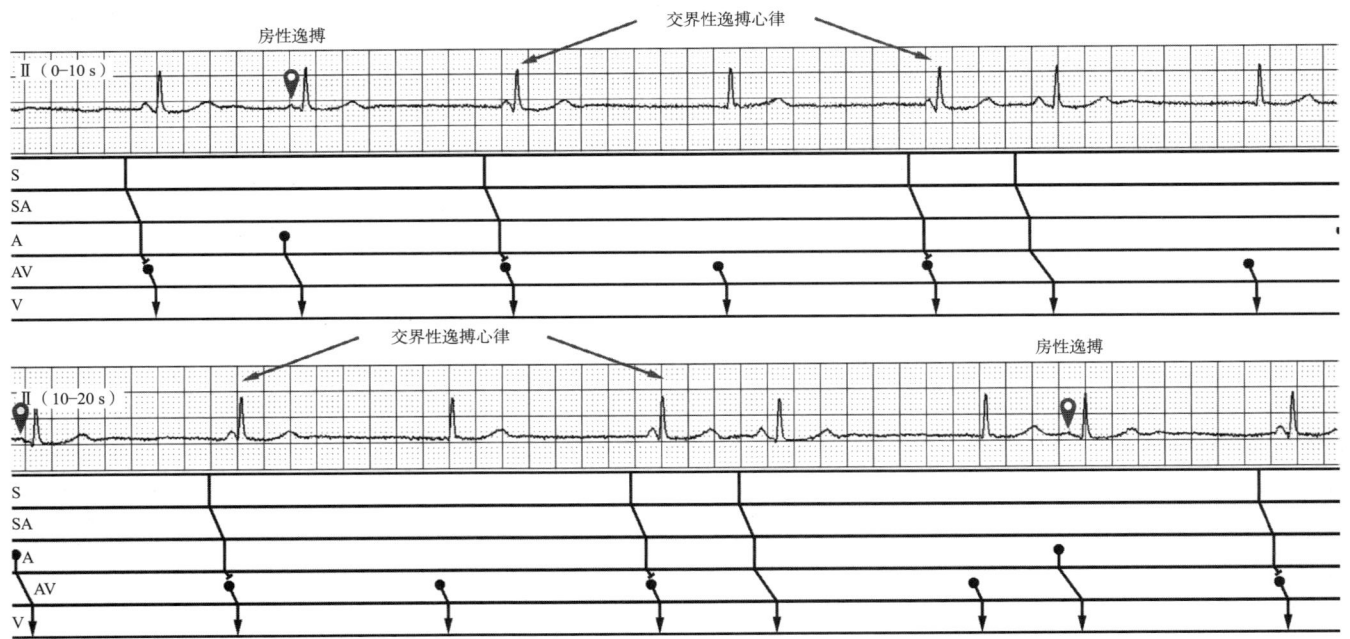

◎ 在长时间的窦性停搏中，出现房性逸搏和交界性逸搏心律。

图 3-1-26　窦性停搏与逸搏及逸搏心律实例图解

窦性停搏少见有室性逸搏心律。若窦性心动数过少，无法判断窦性基本心率。

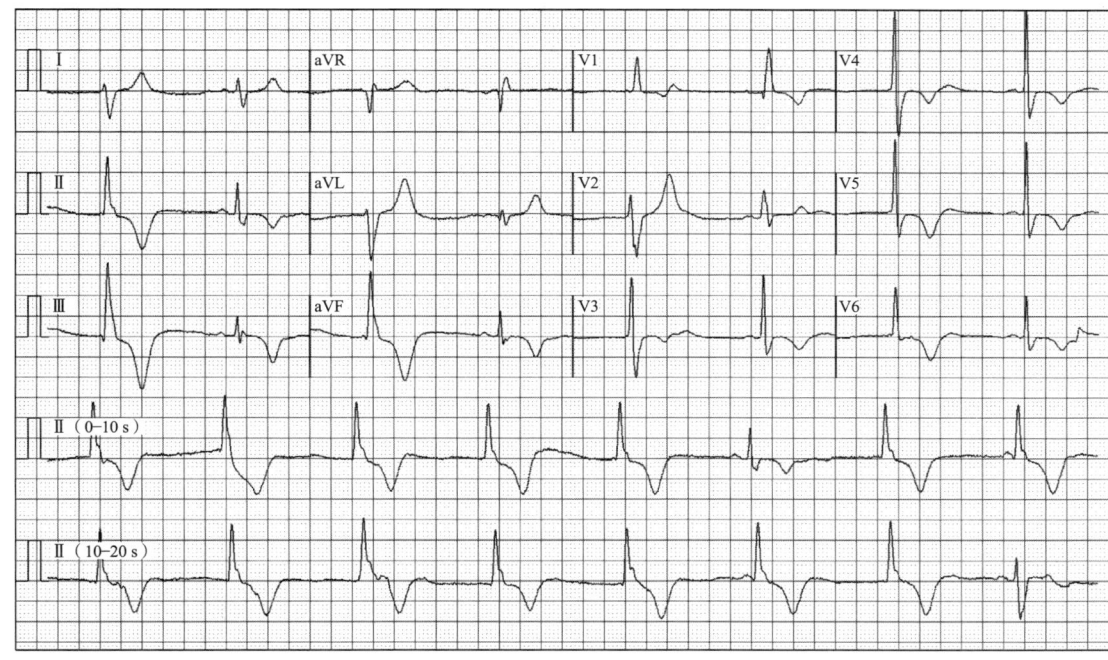

女性，73岁。
平均心室率48次/分；
PR间期160 ms；
QRS波时间130 ms。

窦性心律
窦性停搏
室性逸搏心律
完全性右束支传导阻滞

图3-1-27　逸搏及逸搏心律实例二

本图仅有两次窦性P波下传夺获心室（箭头标记处），余QRS波宽大畸形，为室性逸搏心律。图中长PP间期不等，长短PP间期不成倍数关系，为窦性停搏。窦性停搏中出现室性逸搏及逸搏心律，提示房性和交界性潜在起搏点的自律性异常降低。

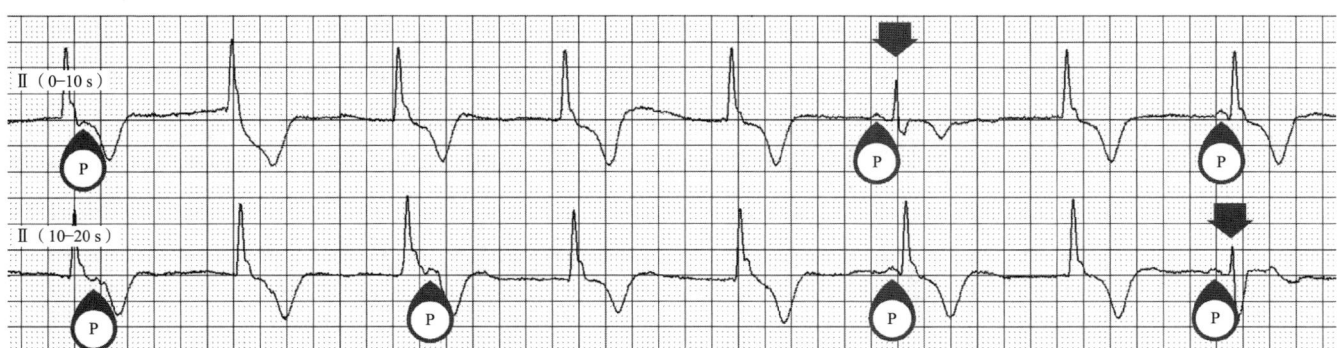

图3-1-28　窦性停搏与逸搏及逸搏心律实例二图解

二、窦房传导阻滞

窦房传导阻滞是指窦房结发出的冲动，向心房的传导时间延长或传导中断。理论上讲，窦房传导阻滞分为一度、二度和三度，但在体表心电图上只能诊断二度窦房传导阻滞（图3-2-1）。

一度窦房传导阻滞是指窦房结的冲动向心房传导时间延长。但是在体表心电图上，不能确切记录到窦房结的冲动，无法判断窦房结的冲动向心房的传导时间，因此一度窦房传导阻滞不能被诊断。

二度窦房传导阻滞是指窦房结的冲动部分发生传导中断，在心电图上可以发现部分窦性P波消失而形成的PP间期变化，因此通过测量PP间期，诊断二度窦房传导阻滞。根据PP间期的变化规律，分成二度一型和二度二型。

三度窦房传导阻滞是指窦房结的冲动全部发生传导中断，在心电图上表现为所有的P波消失，不能与窦性停搏鉴别，因此一般不诊断为三度窦房传导阻滞。

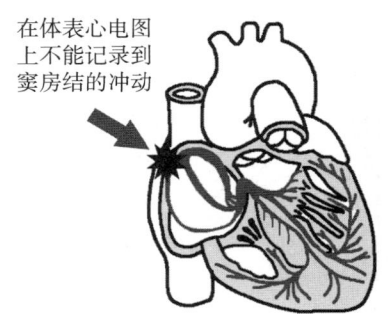

在体表心电图上不能记录到窦房结的冲动

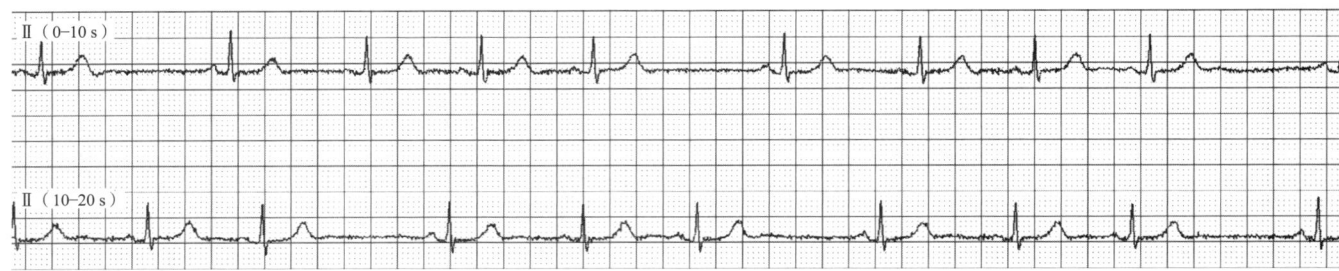

◎ 图中有短PP间期和长PP间期，长PP间期可能存在P波的消失。测量PP间期的变化特点，可以对窦房传导阻滞与窦性停搏进行鉴别，也可以对窦房传导阻滞进行分类诊断。

图3-2-1　窦房传导阻滞

（一）二度一型窦房传导阻滞

窦房结发出的冲动，在向心房的传导中，传导速度逐渐减慢，直至传导中断，不能激动心房，为二度一型窦房传导阻滞。

1. 二度一型窦房传导阻滞

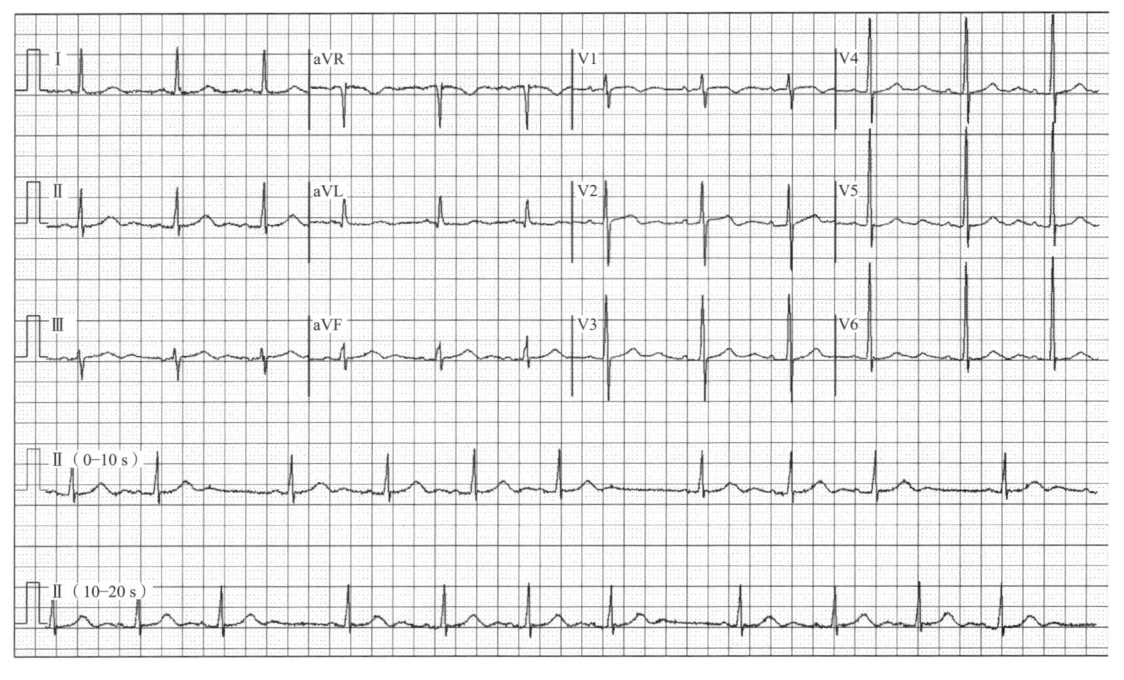

女性，76岁。
平均窦性心率66次/分；
PR间期172 ms；
QRS波时间82 ms。

窦性心律
二度一型窦房传导阻滞

图3-2-2　二度一型窦房传导阻滞实例

二度一型窦房传导阻滞的心电图特点：PP间期逐渐缩短，直至出现长PP间期；长PP间期前的PP间期最短，长PP间期＜最短PP间期的2倍，长PP间期后的第一个PP间期＞长PP间期前的任何一个PP间期。二度一型传导阻滞又称为文氏型窦房传导阻滞。文氏周期是指前一次心房脱落后的第一个P波，至后一次P波脱落后第一个P波之间的间期。根据文氏周期，可推算出窦性冲动的基本间期，即文氏周期长度÷（文氏周期内PP间期数+1）或文氏周期长度÷文氏周期内P波的个数。

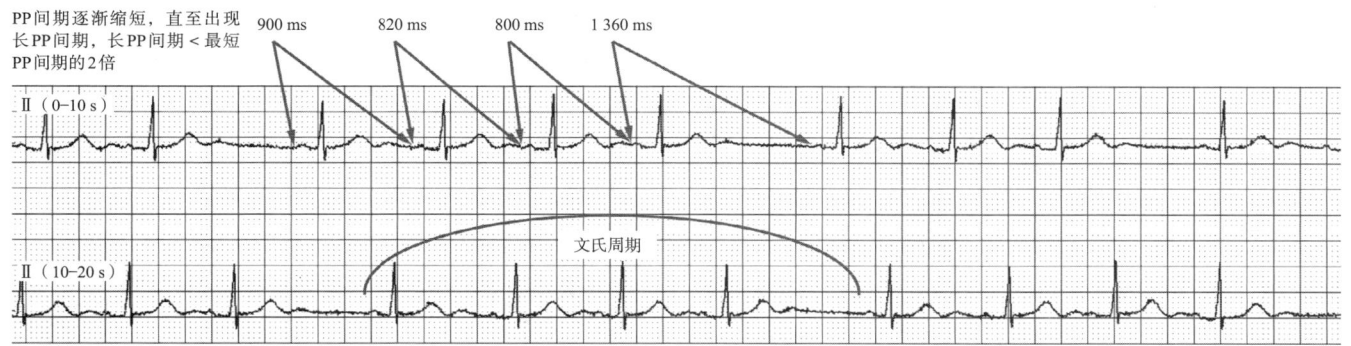

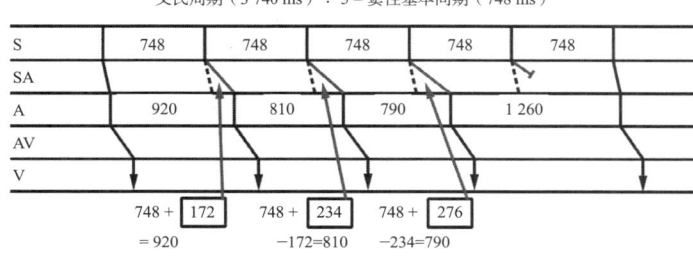

◎ 在文氏周期中，传导速度逐渐减慢。传导中断后第一个窦性间期延迟172 ms；第二个窦性间期在172 ms基础上再延迟62 ms（172+62=234 ms）；第三个窦性间期在234 ms基础上再延迟42 ms（234+42=276 ms）。每个间期所延迟的增量呈递减性。

图3-2-3 二度一型窦房传导阻滞实例形成机制图解

2. 二度一型窦房传导阻滞中的PP间期变化

二度一型窦房传导阻滞，文氏周期较长时，文氏周期中的PP间期差值较短，只有仔细测量PP间期，才能发现PP间期的变化规律。

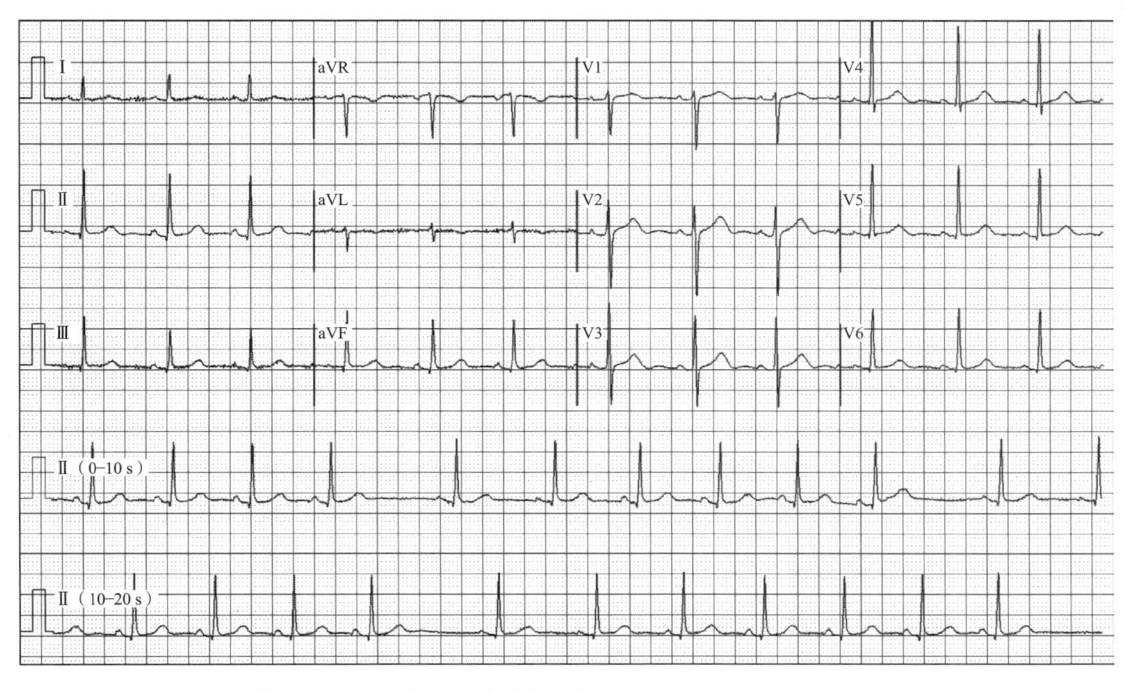

女性，64岁。
平均窦性心率69次/分；
PR间期146 ms；
QRS波时间83 ms。

窦性心律
二度一型窦房传导阻滞

图3-2-4 二度一型窦房传导阻滞中的PP间期变化实例一

窦房传导阻滞常伴有窦性心动过缓和窦性心律不齐。窦性心律不齐可使二度一型窦房传导阻滞的心电图改变不典型。

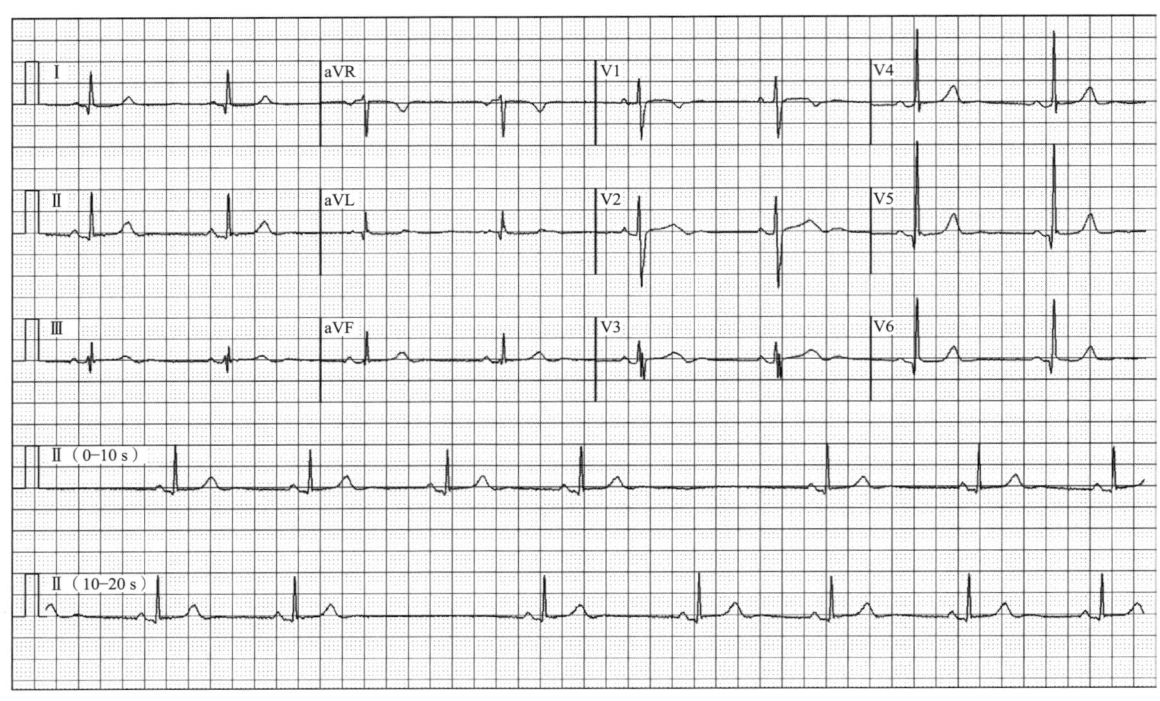

女性，45岁。
平均窦性心率42次/分；
PR间期149 ms；
QRS波时间86 ms。

窦性心动过缓
二度一型窦房传导阻滞

图 3-2-5　二度一型窦房传导阻滞中的 PP 间期变化实例二

实例一中窦性心率较快，文氏周期较长，PP间期的变量小，长PP间期较短。实例二中窦性心率缓慢，仔细测量PP间期，可以发现PP间期的变化规律，不完全符合典型二度一型窦房传导阻滞的特点，但符合二度一型窦房传导阻滞PP间期呈逐渐缩短趋势的特点。有时二度一型窦房传导阻滞难以与窦性心律不齐鉴别，必须结合临床资料。

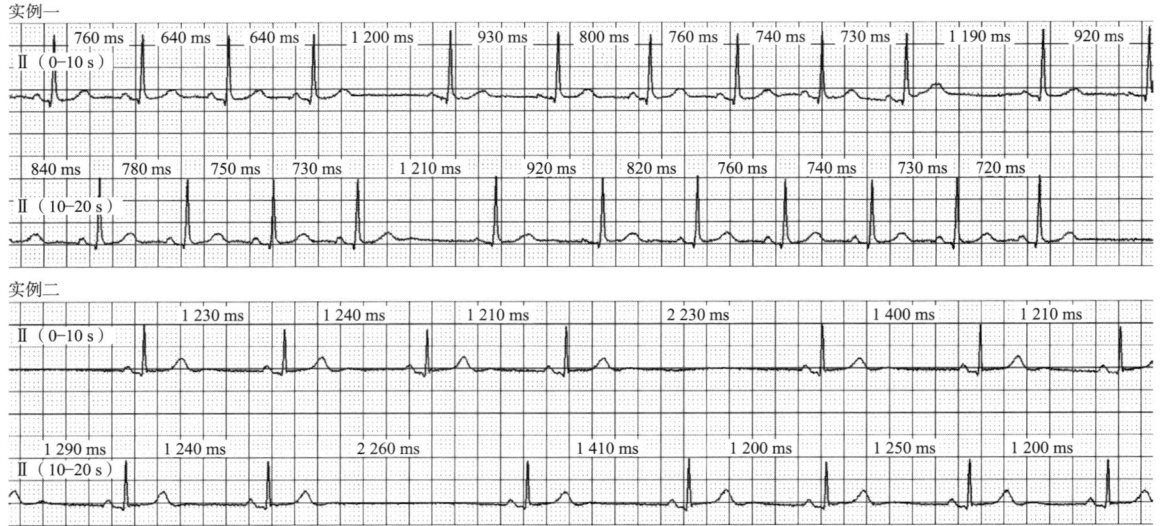

◎ 两图PP间期均呈逐渐缩短趋势，长PP间期后的第一个PP间期＞长PP间期前的任何一个PP间期，长PP间期＜最短PP间期的2倍，符合二度一型窦房传导阻滞的特点。

图 3-2-6　二度一型窦房传导阻滞实例一和实例二图解

3. 不典型二度一型窦房传导阻滞

不典型二度一型窦房传导阻滞又称不典型文氏型窦房传导阻滞，是指符合典型二度一型传导阻滞的基本规律，但PP间期变化和窦性P波脱落与典型的二度一型窦房传导阻滞有所不同。不典型二度一型窦房传导阻滞较典型二度一型窦房传导阻滞更为常见。

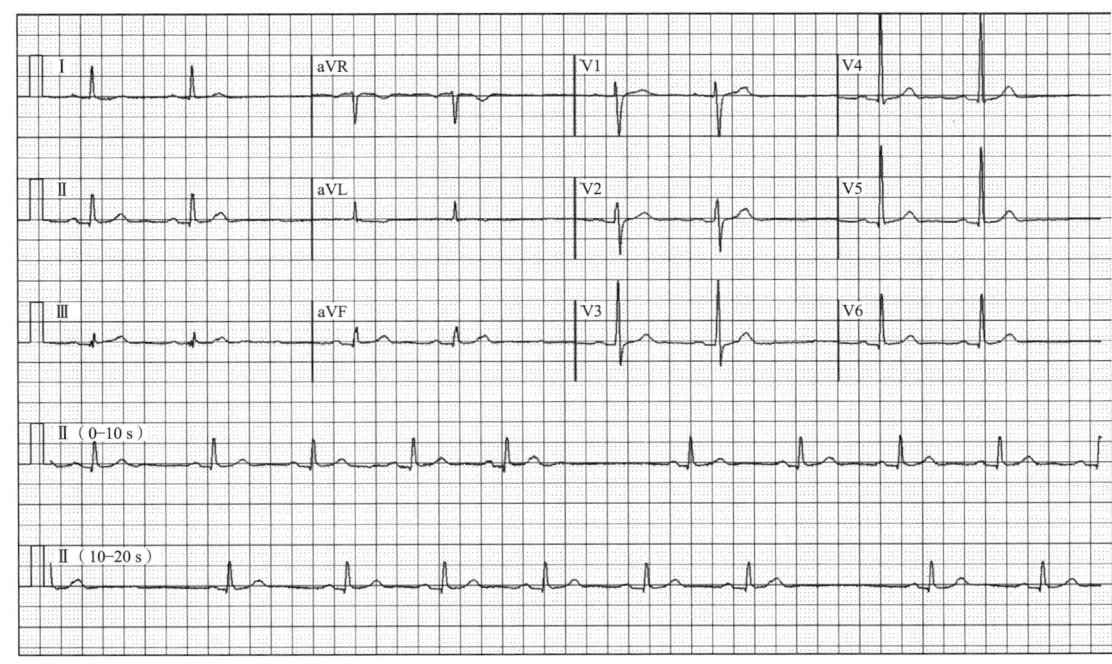

女性，68岁。
平均窦性心率54次/分；
PR间期200 ms；
QRS波时间85 ms。

窦性心律
不典型二度一型窦房传导阻滞

图 3-2-7 不典型二度一型窦房传导阻滞实例一

> 少数不典型二度一型窦房传导阻滞，与典型二度一型窦房传导阻滞相反，表现为PP间期逐渐延长，直至出现长PP间期。这一现象被称为反文氏型窦房传导阻滞，并不常见。

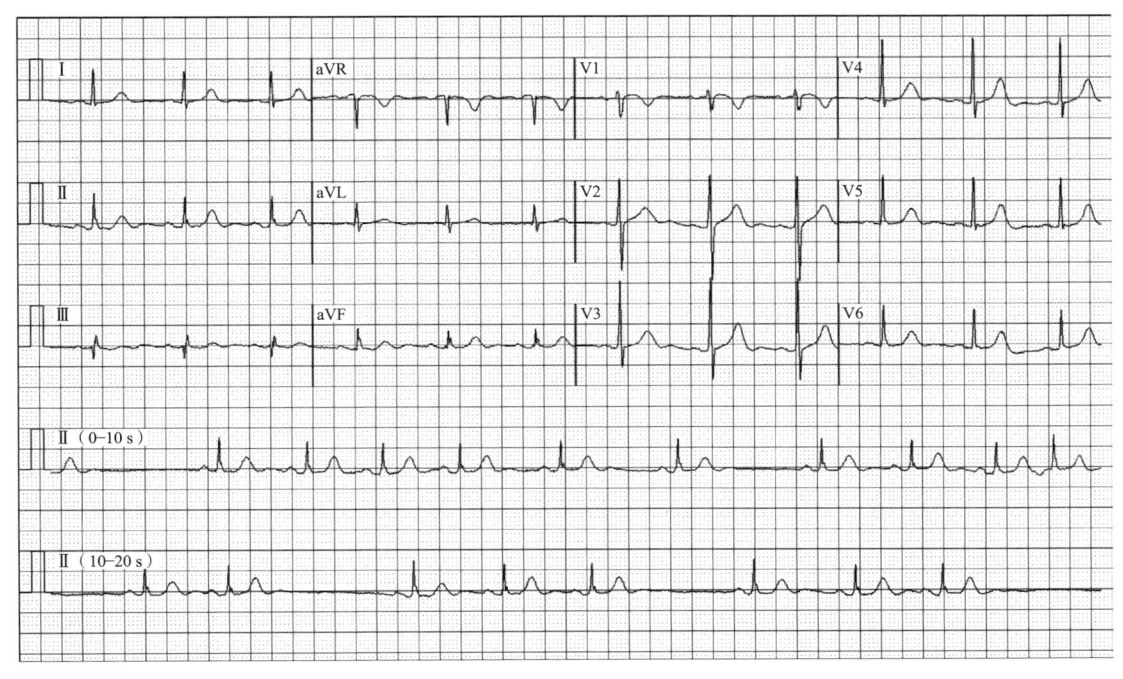

男性，68岁。
平均窦性心率55次/分；
PR间期166 ms；
QRS波时间83 ms。

窦性心律
房性期前收缩
不典型二度一型窦房传导阻滞

图 3-2-8 不典型二度一型窦房传导阻滞实例二

不典型二度一型窦房传导阻滞可以有多种表现，常见PP间期呈逐渐缩短趋势，但长PP间期前的PP间期并非最短，或长于前一PP间期；PP间期呈逐渐缩短趋势，但其中几次PP间期相等，或后一个PP间期长于前一个PP间期。二度一型窦房传导阻滞周期性脱落P波，周期越长，不典型的心电图表现越多见。实例一共有3次周期性P波脱落，基本特点是PP间期呈逐渐缩短趋势，长PP间期＜最短PP间期的2倍，长PP间期后的第一个PP间期＞长PP间期前的任何一个PP间期。图中第一次长PP间期前的PP间期最短，另两次长PP间期前的PP间期并非最短。在文氏周期中几次PP间期相等，或后一个PP间期长于前一个PP间期，属于不典型二度一型窦房传导阻滞。实例二有5次文氏周期，其中一次文氏周期中，可见PP间期逐渐延长，直至出现长PP间期，属于反文氏型窦房传导阻滞。不典型或反文氏型窦房传导阻滞应与窦性心律不齐鉴别。吸气后屏气再记录（吸屏试验），有助于鉴别诊断。

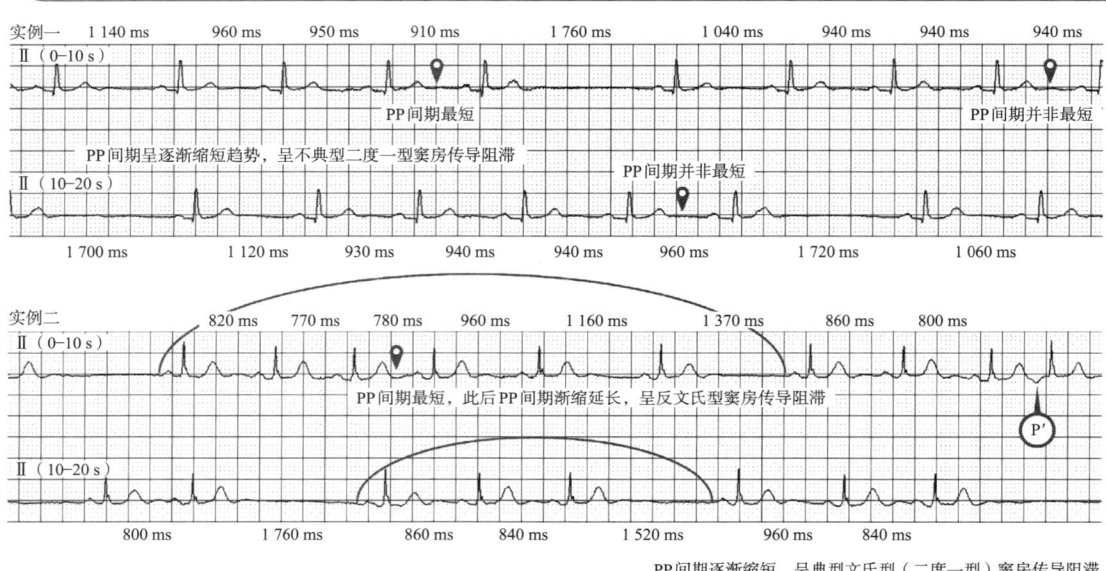

图3-2-9　不典型二度一型窦房传导阻滞实例一和实例二图解

4. 二度一型窦房传导阻滞呈3∶2传导

二度一型窦房传导阻滞呈3∶2传导是指3次窦性冲动，2次冲动被传导至心房，1次冲动被阻滞。

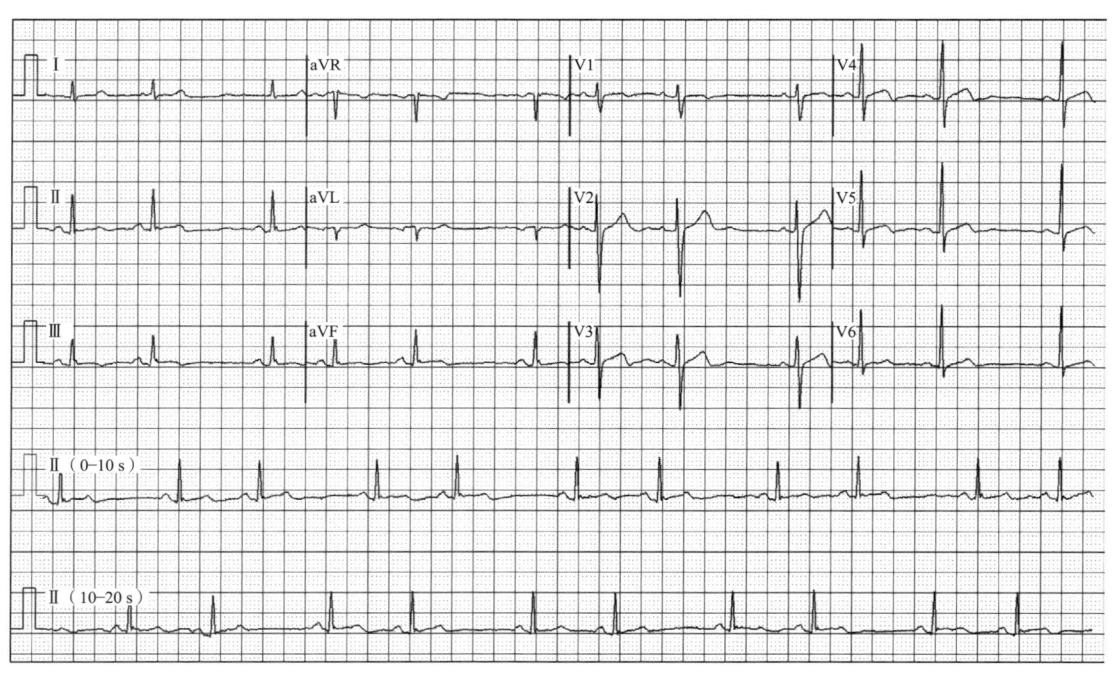

女性，76岁。
平均窦性心率63次/分；
PR间期156 ms；
QRS波时间91 ms。

窦性心律
二度一型窦房传导阻滞
T波改变

图3-2-10　二度一型窦房传导阻滞呈3∶2传导实例

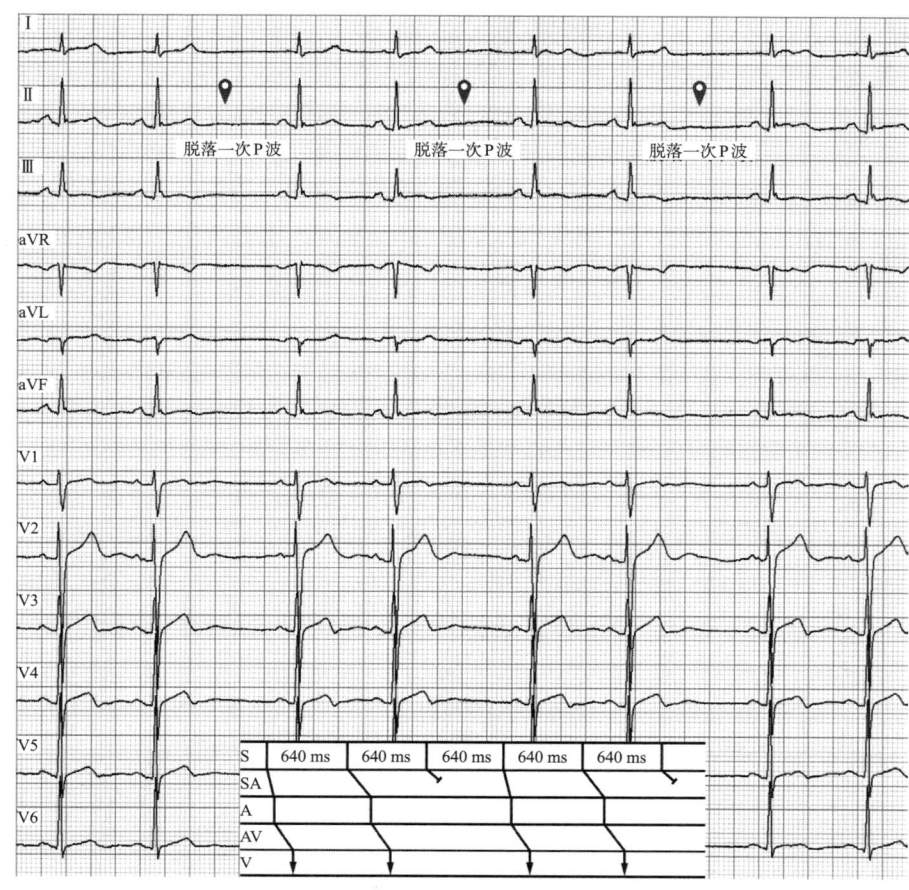

图 3-2-11　二度一型窦房传导阻滞呈 3：2 传导实例同步 12 导联图解

二度一型窦房传导阻滞连续呈 3：2 传导时，表现为 PP 间期长短交替，长 PP 间期 < 短 PP 间期的 2 倍。此时应与房性期前收缩二联律鉴别。在 12 导联上同步观察 P 波形态，有助于窦性 P 波的确定。本图在 12 导联上观察，P 波形态相同，各短 PP 间期和各长 PP 间期相等，图中所有 P 波均为窦性 P 波，为二度一型窦房传导阻滞呈 3：2 传导。

5. 二度一型窦房传导阻滞与房性逸搏

窦房传导阻滞常可见逸搏，其中房性逸搏不易被发现和确诊。

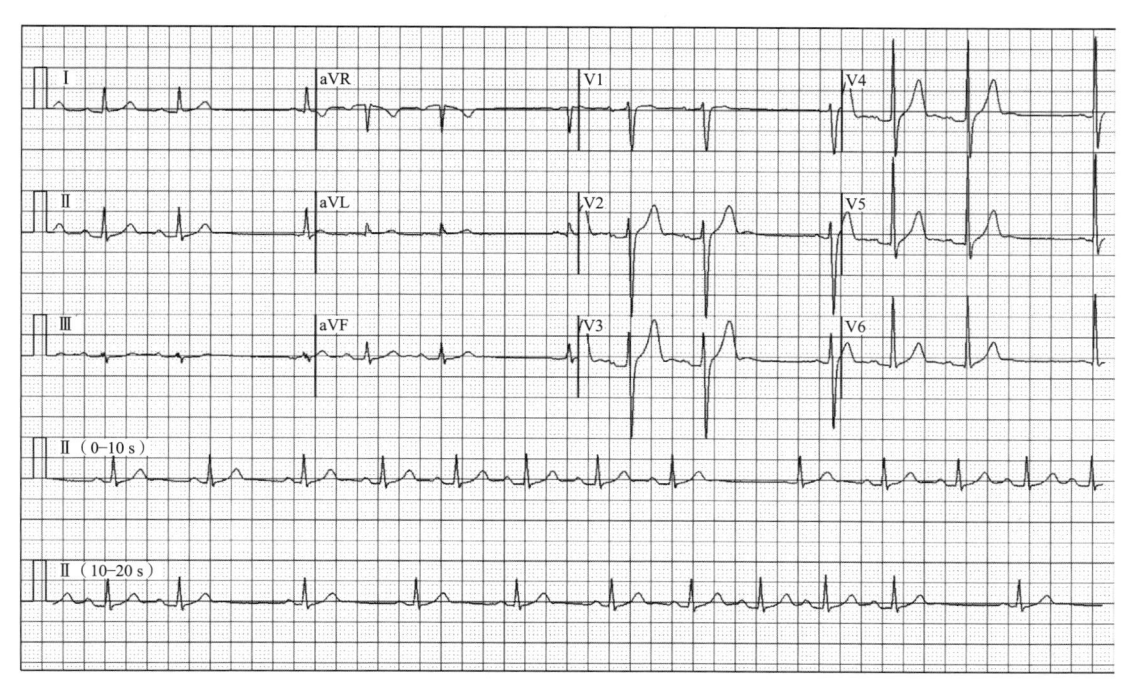

男性，37 岁。
平均心房率 77 次 / 分；
PR 间期 186 ms；
QRS 波时间 93 ms。

窦性心律
二度一型窦房传导阻滞
房性逸搏

图 3-2-12　二度一型窦房传导阻滞与房性逸搏实例

本图PP间期呈逐渐缩短趋势，长PP间期<最短PP间期的2倍，长PP间期后的第一个PP间期>长PP间期前的任何一个PP间期，符合二度一型窦房传导阻滞的特点。图中仅标记处P波与其他窦性P波不同，为房性逸搏。

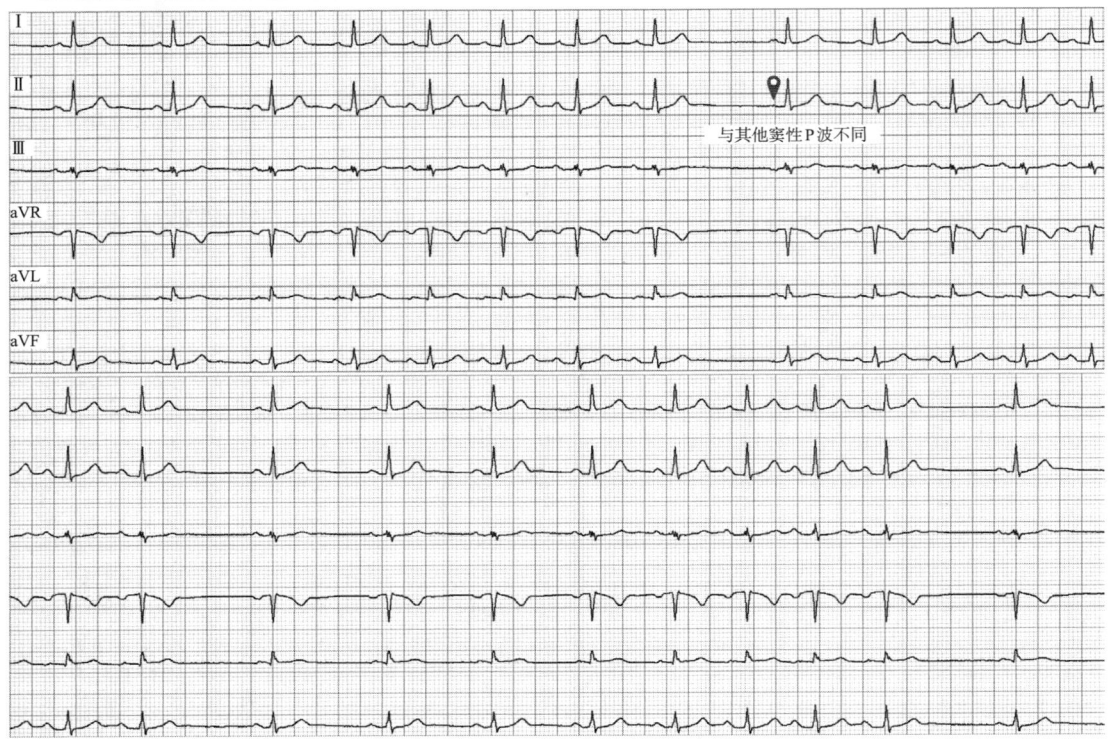

图3-2-13 二度一型窦房传导阻滞与房性逸搏实例连续同步肢体导联图解

6. 二度一型窦房传导阻滞与交界性逸搏

窦房传导阻滞常可见逸搏，其中以交界性逸搏最为常见。

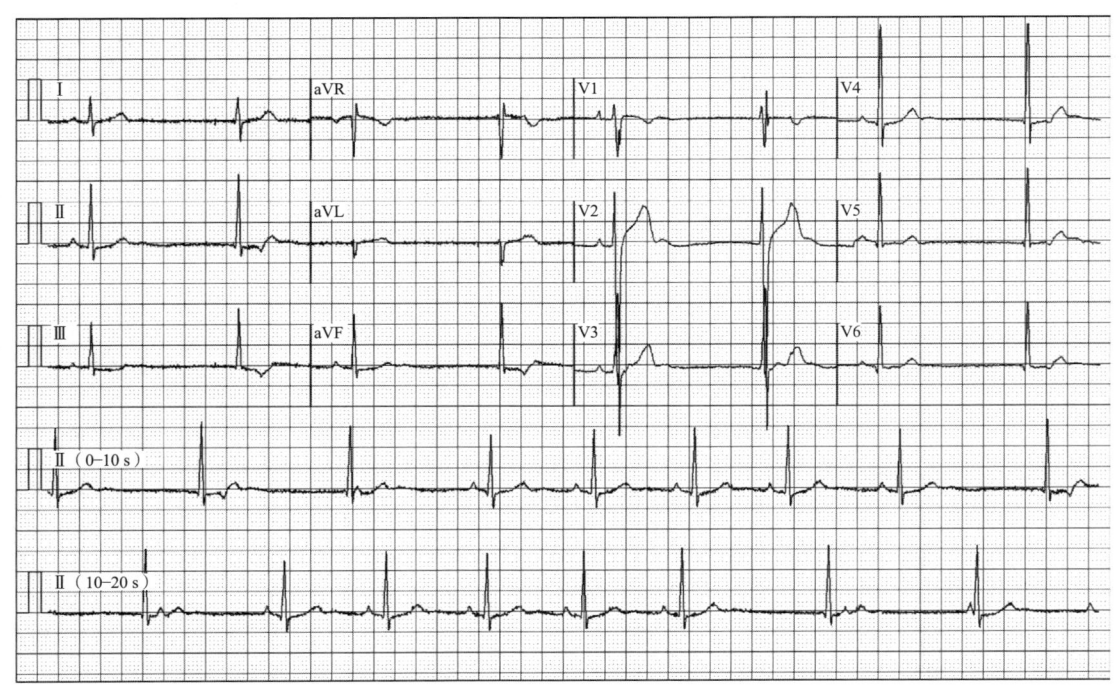

男性，37岁。
平均心室率56次/分；
PR间期162 ms；
QRS波时间93 ms。

窦性心律
二度一型窦房传导阻滞
交界性逸搏

图3-2-14 二度一型窦房传导阻滞与交界性逸搏实例

本图符合二度一型窦房传导阻滞的特点，只有在胸导联上，同步多导联观察，才能确定窦性P波重叠在交界性逸搏中。

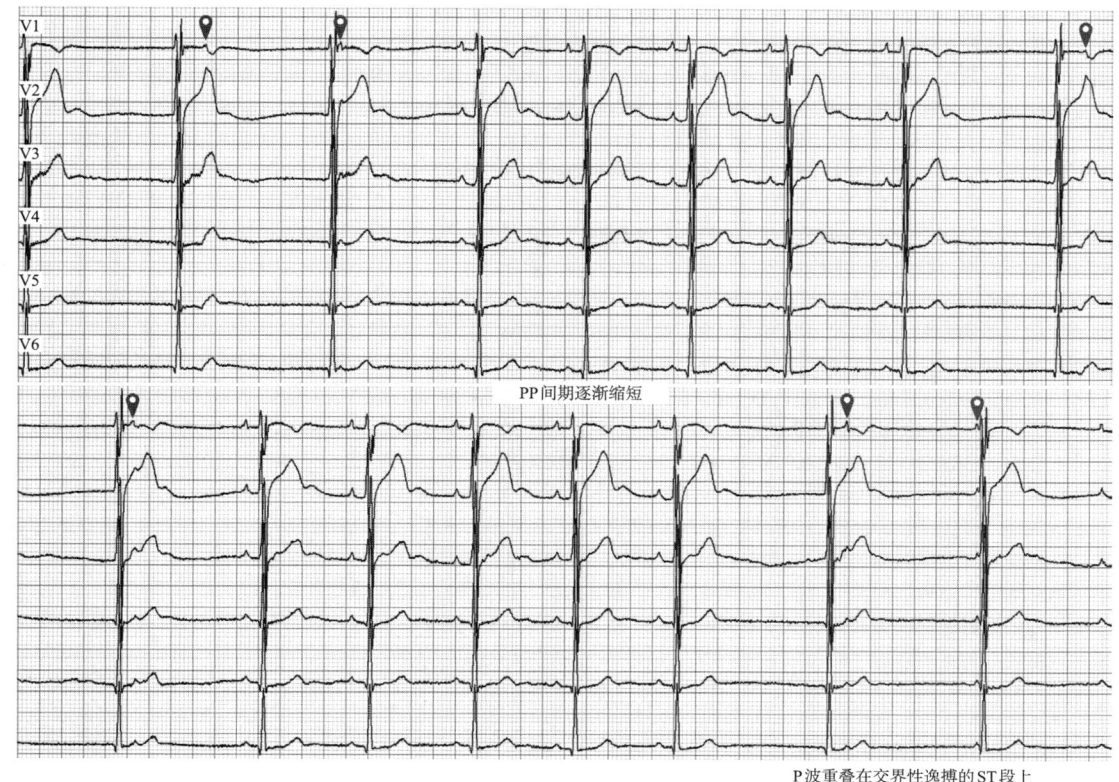

图 3-2-15　二度一型窦房传导阻滞与交界性逸搏实例连续同步胸导联图解

7. 二度一型窦房传导阻滞与室性逸搏

在窦房传导阻滞中出现室性逸搏并不常见。出现室性逸搏，提示房性和交界性潜在起搏点的自律性异常降低。

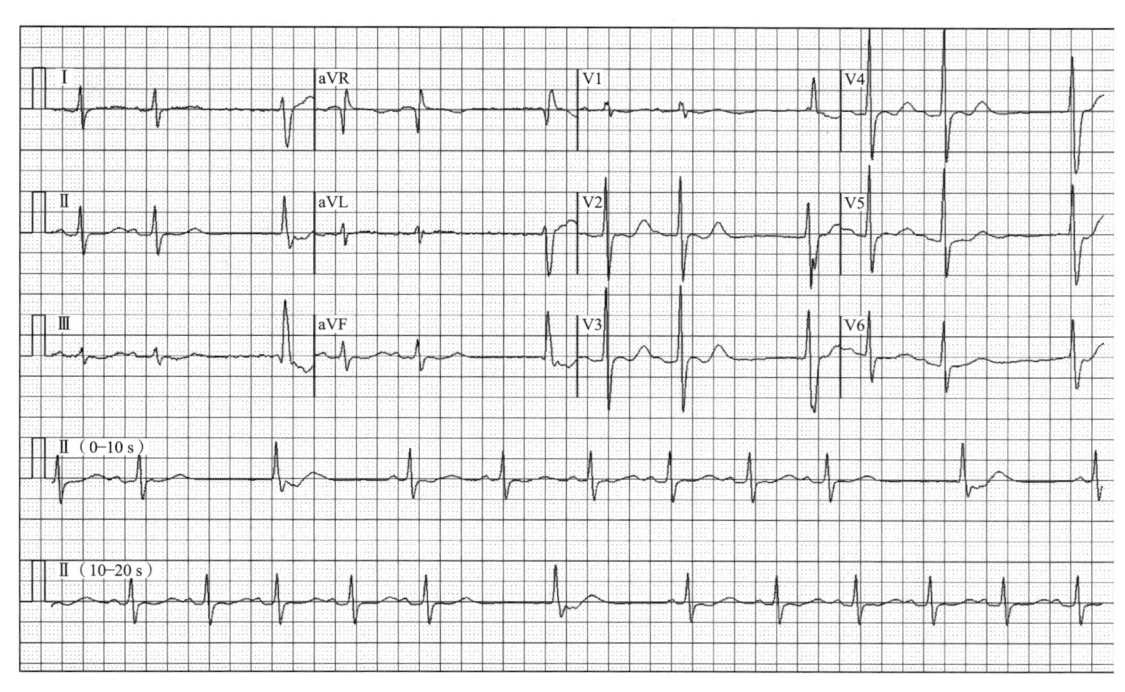

男性，32岁。
平均心室率69次/分；
PR间期140 ms；
QRS波时间100 ms。

窦性心律
二度一型窦房传导阻滞
室性逸搏
QT间期延长

图 3-2-16　二度一型窦房传导阻滞与室性逸搏实例

本图符合二度一型窦房传导阻滞的特点，在长间期后出现宽大畸形的QRS波，为室性逸搏。只有在胸导联上，同步多导联观察，才能确定窦性P波重叠在室性逸搏的ST段和T波上（标记处）。

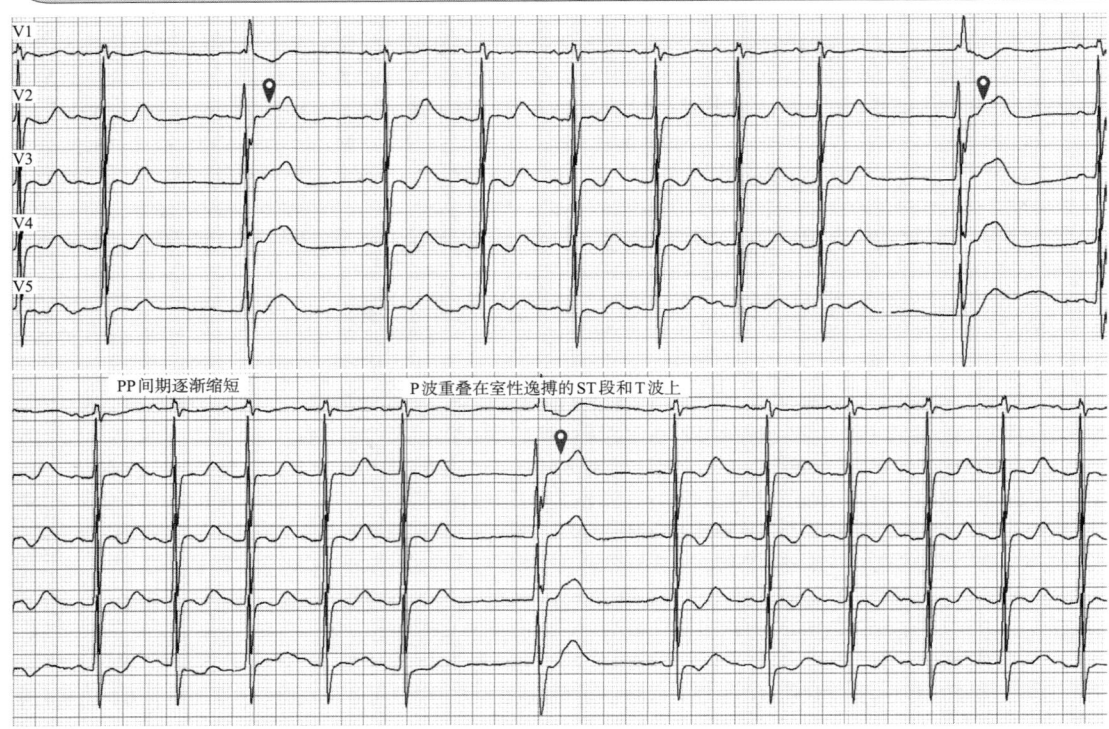

图3-2-17　二度一型窦房传导阻滞与室性逸搏实例连续同步胸导联图解

（二）二度二型窦房传导阻滞

窦房结发出的冲动，在向心房的传导中，周期性传导中断，不能激动心房，为二度二型窦房传导阻滞。

1. 二度二型窦房传导阻滞

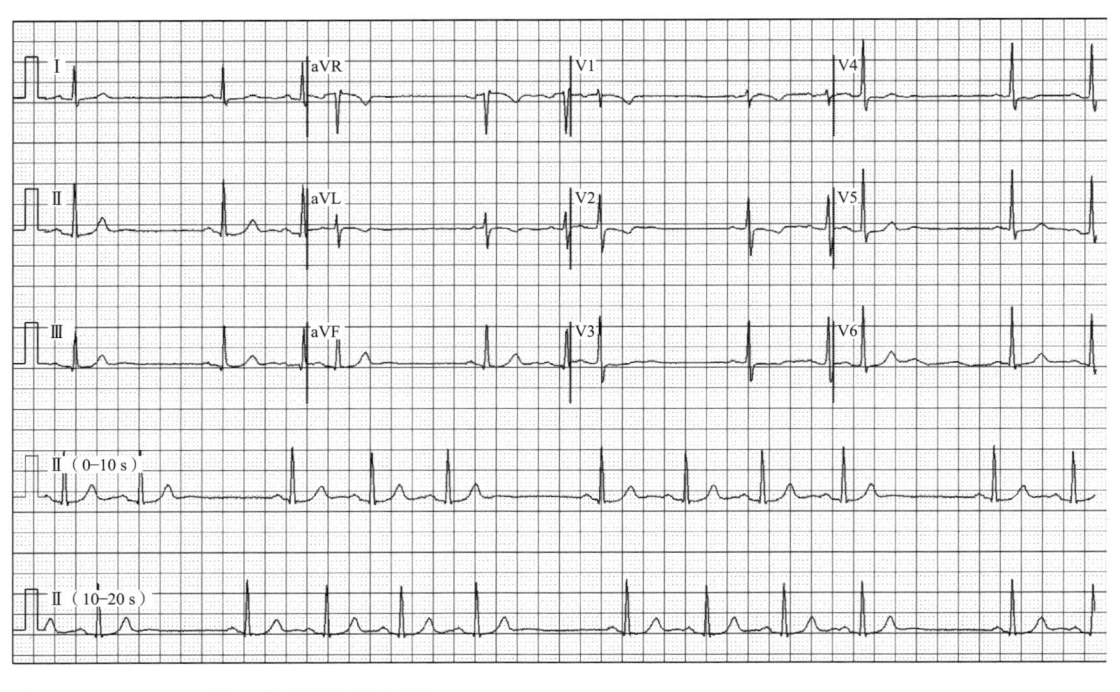

图3-2-18　二度二型窦房传导阻滞实例一

二度二型窦房传导阻滞是周期性突然传导中断，周期的长短因人而异。在未发生传导中断时，心电图可无异常发现。

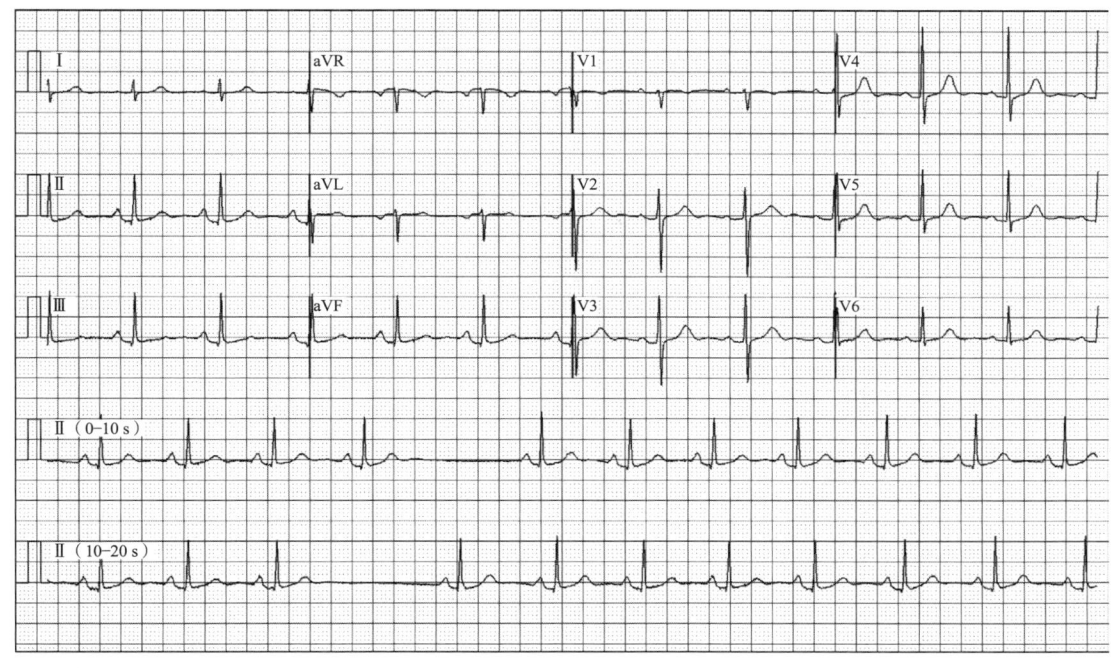

女性，67岁。
窦性心率73次/分；
PR间期181 ms；
QRS波时间80 ms。

窦性心律
二度二型窦房传导阻滞

图3-2-19 二度二型窦房传导阻滞实例二

二度二型窦房传导阻滞，窦性冲动向心房传导的速度不变，周期性突然传导中断。因此，心电图特点是：PP间期规则（短PP间期），在规则的PP间期中，突然出现长PP间期，长PP间期=短PP间期的2倍。实例一出现长PP间期的周期短，而实例二的周期较长。在未发生传导中断时的心电图未见异常，有时需长时间心电图来诊断。

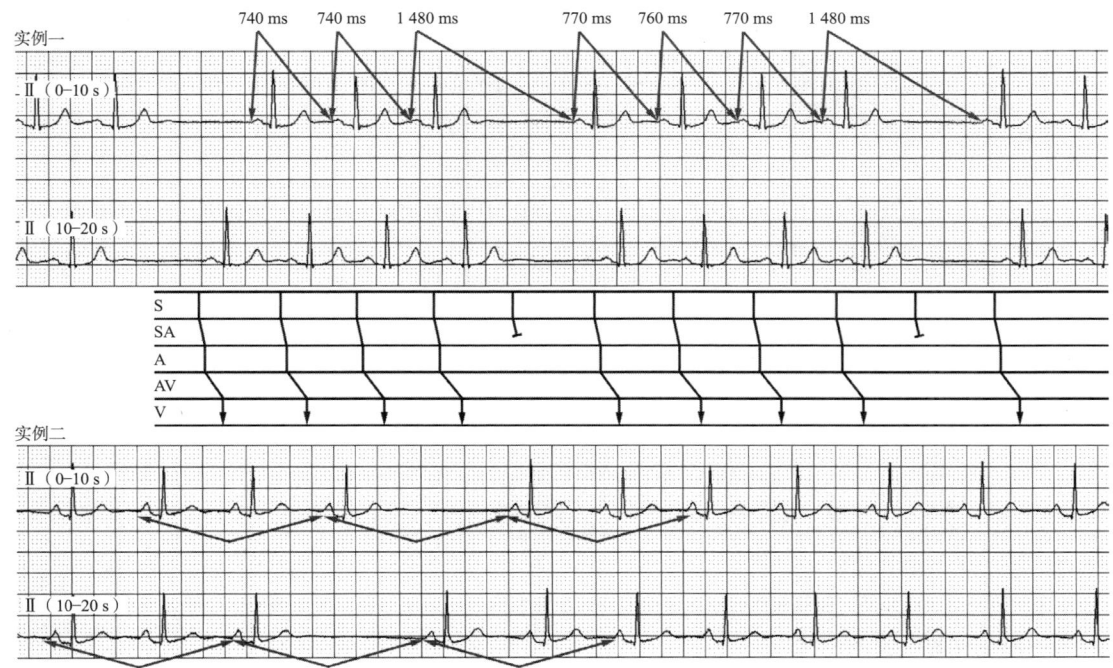

◎ 窦房传导速度不变，周期性突然传导中断。PP间期规则，长PP间期=短PP间期的2倍。

图3-2-20 二度二型窦房传导阻滞实例一和实例二形成机制图解

2. 二度二型窦房传导阻滞与窦性心率

二度二型窦房传导阻滞可以发生在窦性心动过速中，也可以发生在窦性心动过缓中。

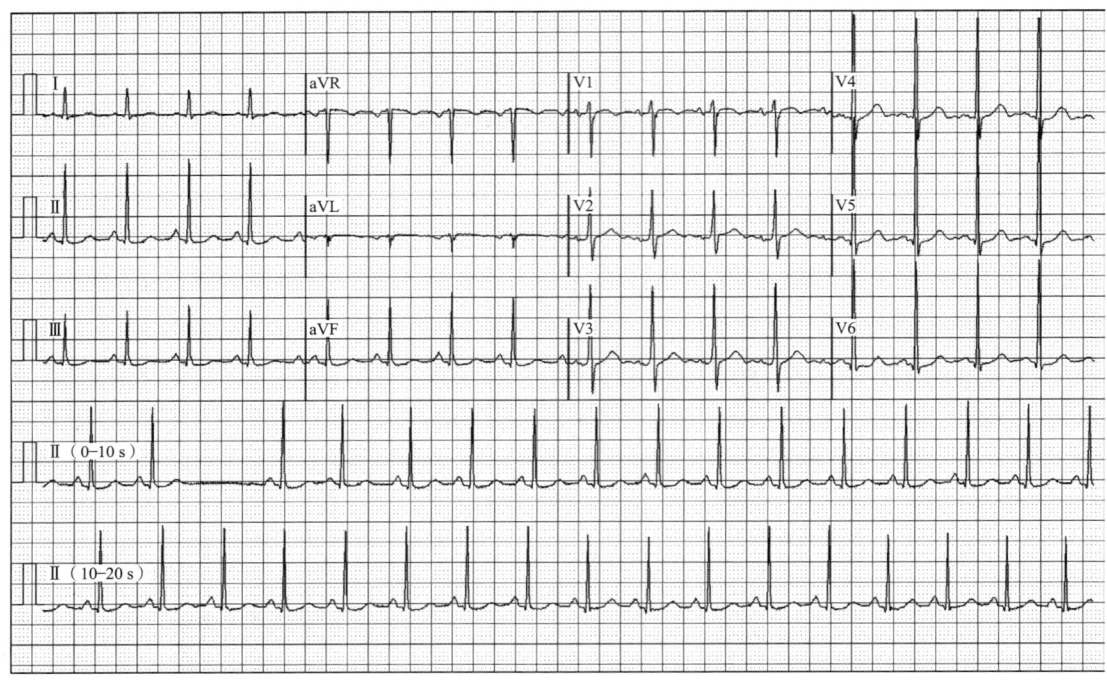

图3-2-21　二度二型窦房传导阻滞与窦性心率实例一

> 二度二型窦房传导阻滞常为快频率依赖性，因此常发生在窦性心动过速或较快的正常心率时，发生在窦性心动过缓时较为少见。

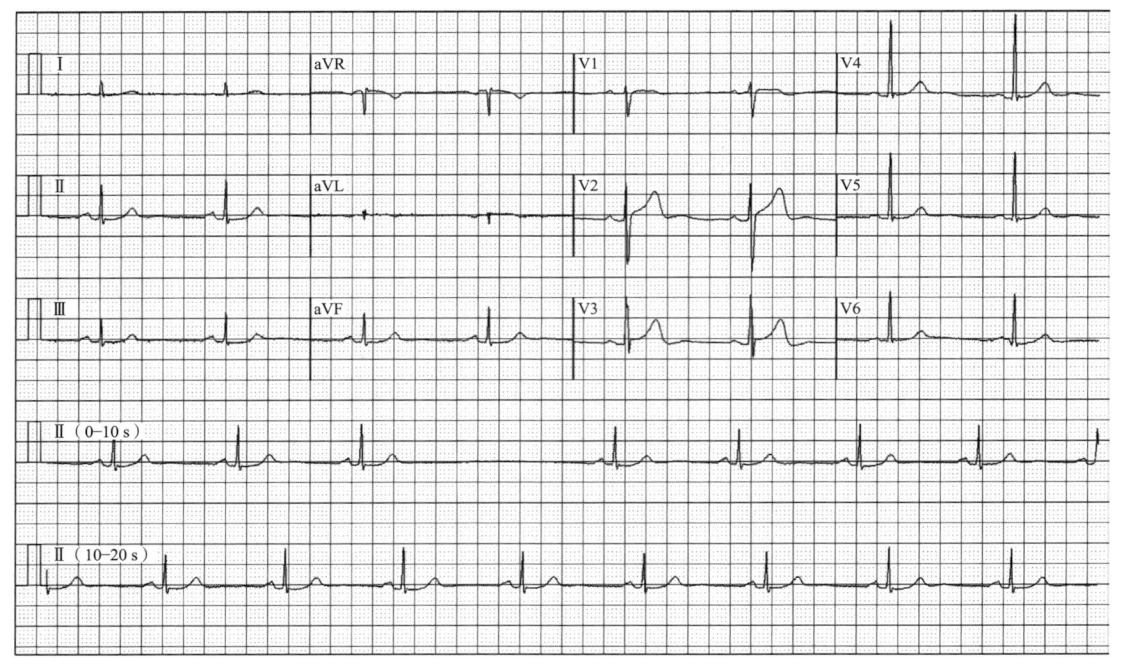

图3-2-22　二度二型窦房传导阻滞与窦性心率实例二

两实例分别在窦性心动过速和窦性心动过缓中发生二度二型窦房传导阻滞。在窦性心动过速中出现二度二型窦房传导阻滞时，其长PP间期较短，应避免遗漏诊断。

临床意义：二度二型窦房传导阻滞可见于任何年龄段的人群，但常见于中老年人。在年龄较轻的病例中，常发生在窦性心动过速中，有快频率依赖性。

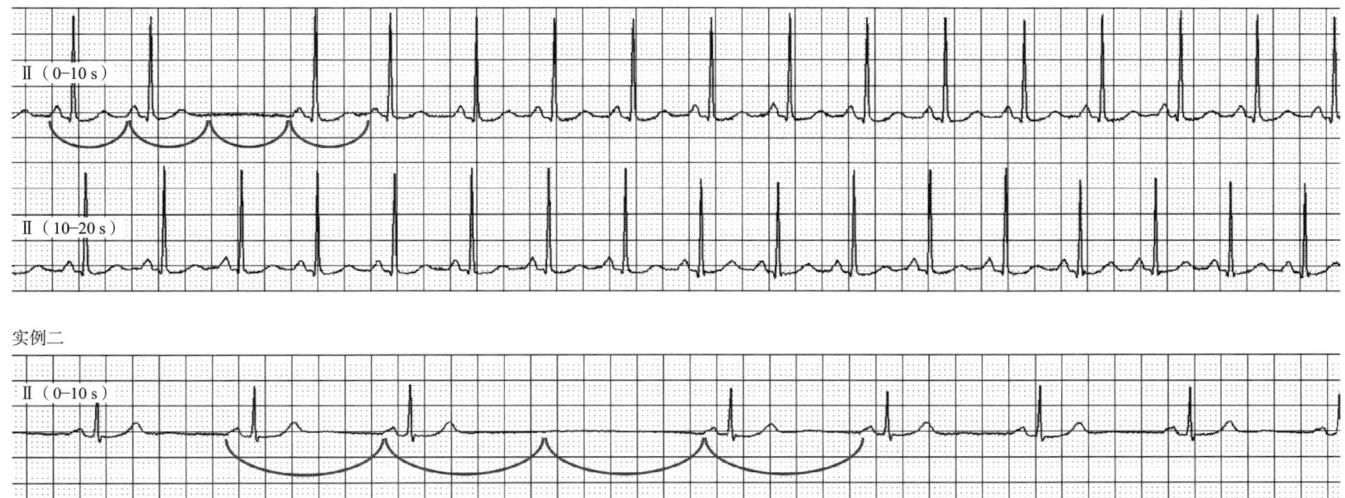

图 3-2-23　二度二型窦房传导阻滞与窦性心率实例一和实例二图解

3. 二度二型窦房传导阻滞的传导比例

二度二型窦房传导阻滞周期性传导中断，若窦性冲动传导中断的发生周期短，常规心电图可见频发长PP间期。可附加传导比例的描述性诊断，如4∶3传导、3∶2传导和2∶1传导。

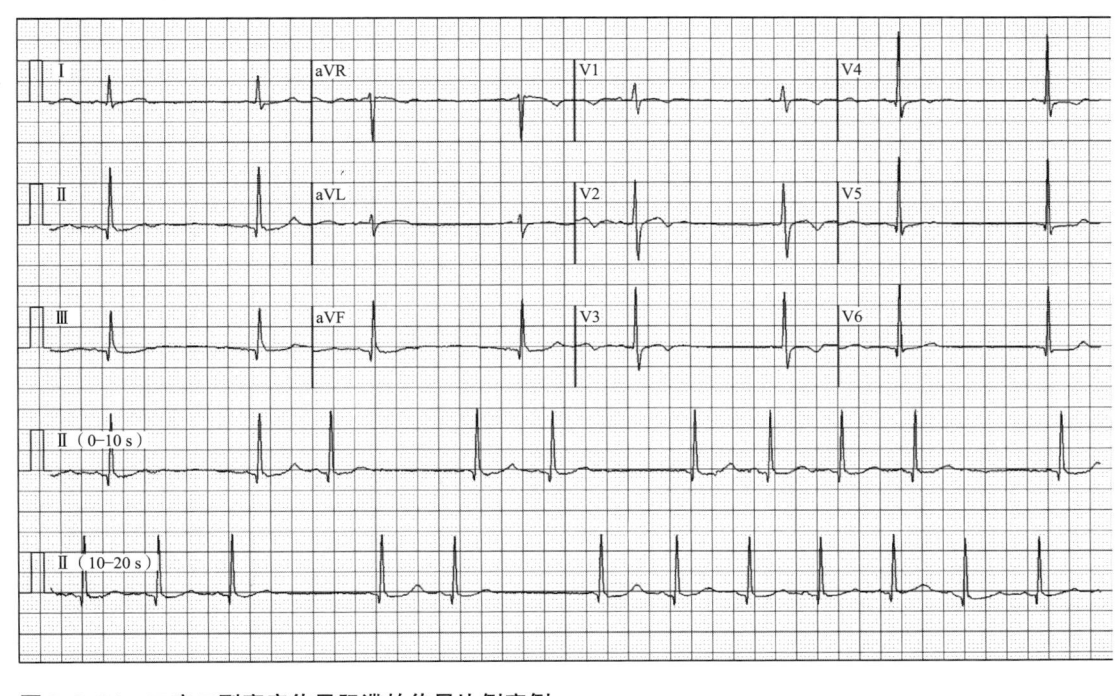

女性，68岁。
窦性心率86次/分；
PR间期140 ms；
QRS波时间100 ms。

窦性心律
二度二型窦房传导阻滞
部分呈3∶2传导

图 3-2-24　二度二型窦房传导阻滞的传导比例实例一

二度二型窦房传导阻滞，呈 3 : 2 传导时，应与二度一型窦房传导阻滞 3 : 2 传导鉴别；呈 2 : 1 传导时，应与窦性心动过缓鉴别。

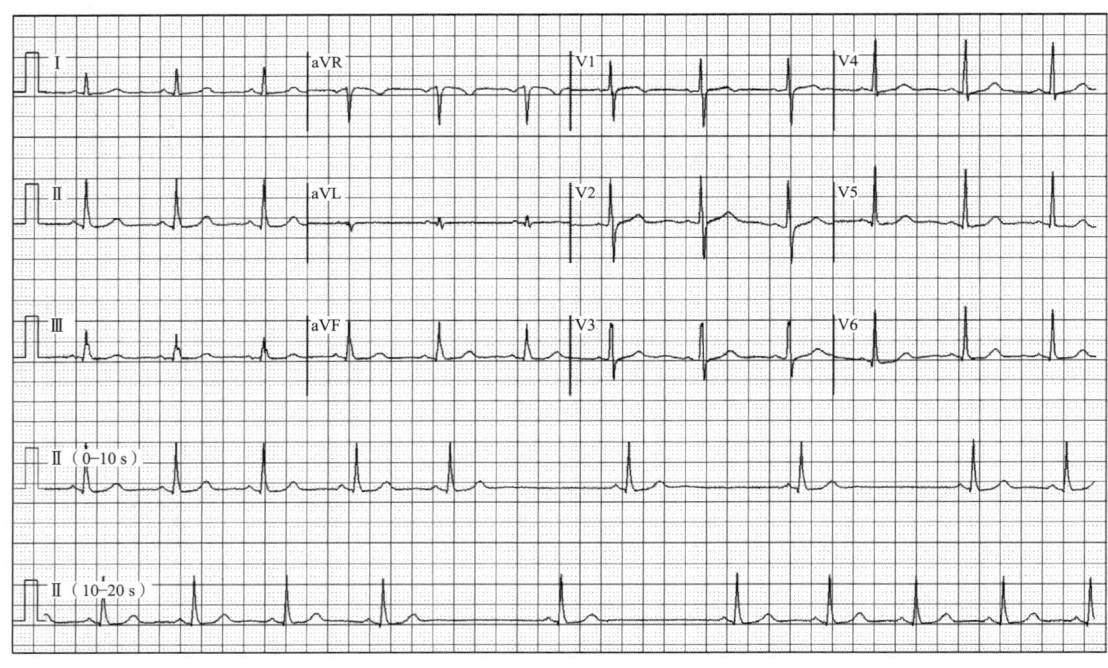

女性，66 岁。
窦性心率 68 次/分；
PR 间期 141 ms；
QRS 波时间 97 ms。

窦性心律
二度二型窦房传导阻滞
部分呈 2 : 1 传导

图 3-2-25　二度二型窦房传导阻滞的传导比例实例二

二度二型窦房传导阻滞呈 3 : 2 传导时，表现为 PP 间期长短交替，长 PP 间期是短 PP 间期的 2 倍，这是与二度一型窦房传导阻滞的鉴别点。无论是二度一型，还是二度二型窦房传导阻滞，若连续呈 2 : 1 传导，无其他传导比例时，无法与窦性心动过缓鉴别。

实例一　　　　　　　　　　　　　　　共有 3 次呈 3 : 2 传导，长 PP 间期是短 PP 间期的 2 倍。其他比例的传导阻滞中，PP 间期规则，为二度二型窦房传导阻滞

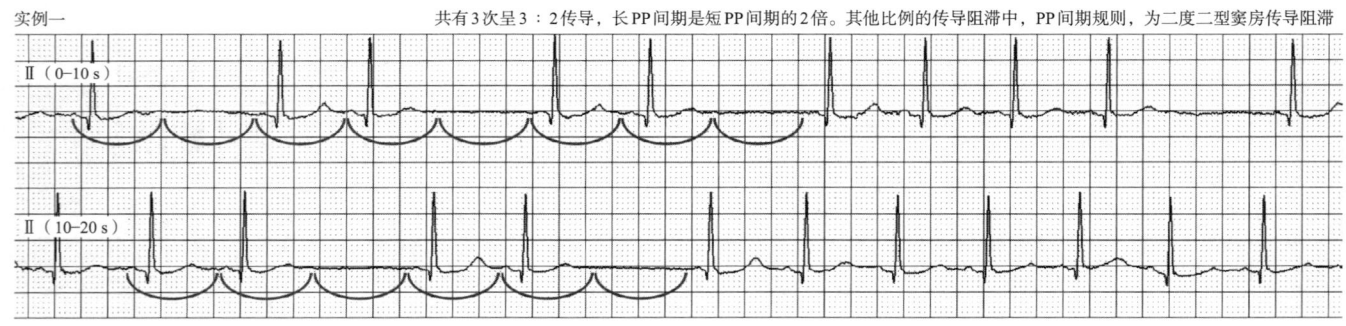

实例二　　　　　　　　　　　　　　　同时有呈 2 : 1 和 1 : 1 的传导，为二度二型窦房传导阻滞

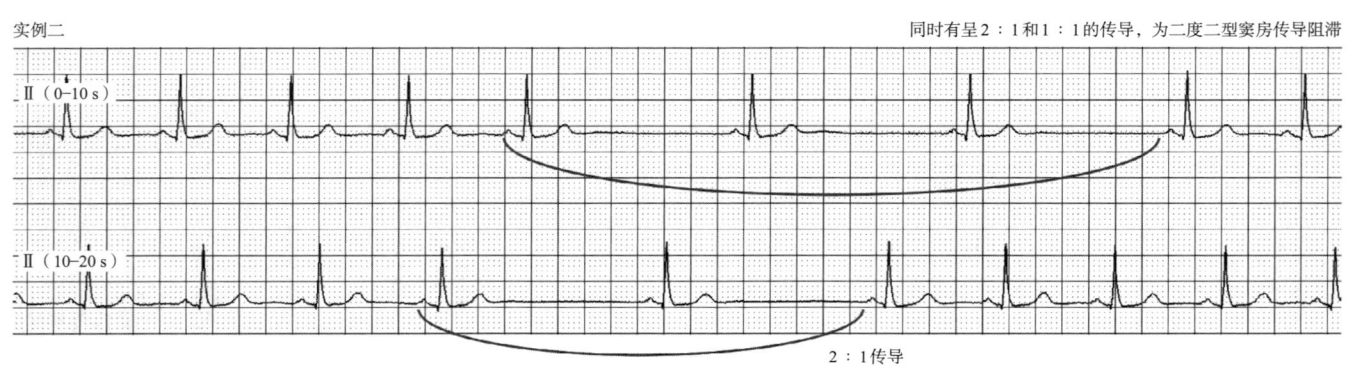

图 3-2-26　二度二型窦房传导阻滞的传导比例实例一和实例二图解

4. 二度二型窦房传导阻滞呈2∶1传导

二度二型窦房传导阻滞连续呈2∶1传导，常规心电图时间短暂，可仅表现为显著的窦性心动过缓。

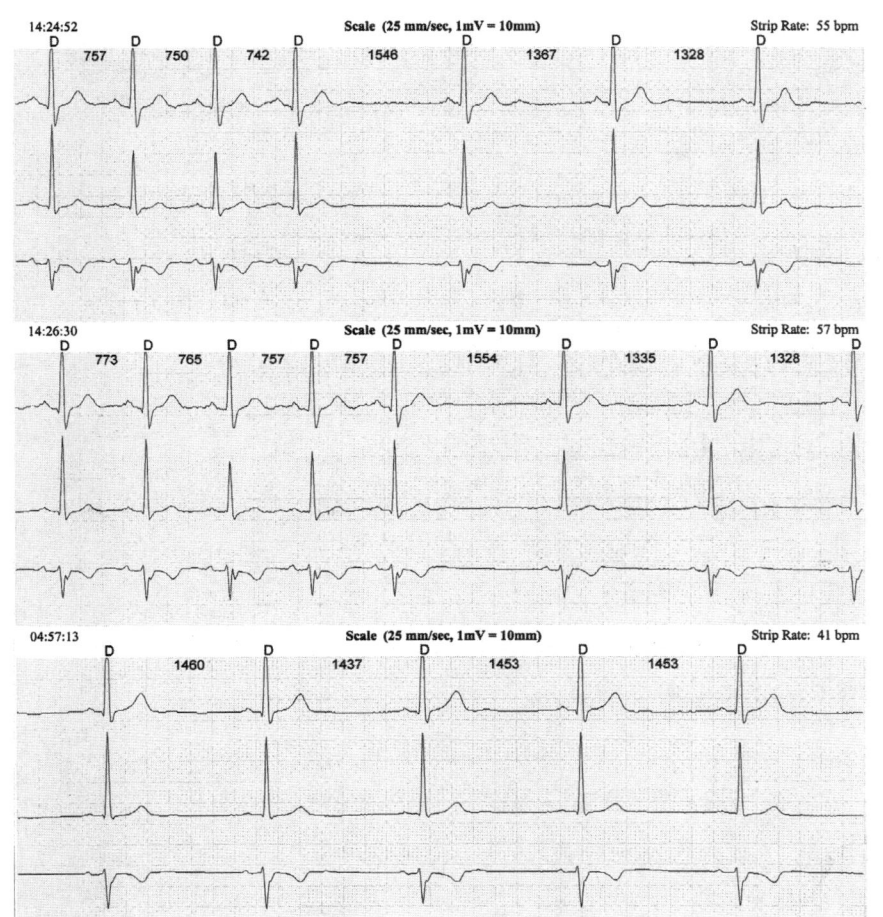

男性，70岁。
记录导联依次为：模拟Ⅱ导联、CC5导联和CM1导联。

窦性心律
二度二型窦房传导阻滞呈2∶1传导

图3-2-27 二度二型窦房传导阻滞呈2∶1传导实例

本病例动态心电图记录中全程绝大部分为显著窦性心动过缓，偶尔可见正常的窦性心率。测量正常窦性心率与显著窦性心动过缓开始时的第一个PP间期，可以发现长短PP间期呈倍数关系。因此，显著窦性心动过缓为二度二型窦房传导阻滞连续呈2∶1传导。随后的长PP间期略有缩短，可能与二度二型窦房传导阻滞中窦性心率有所增加有关。

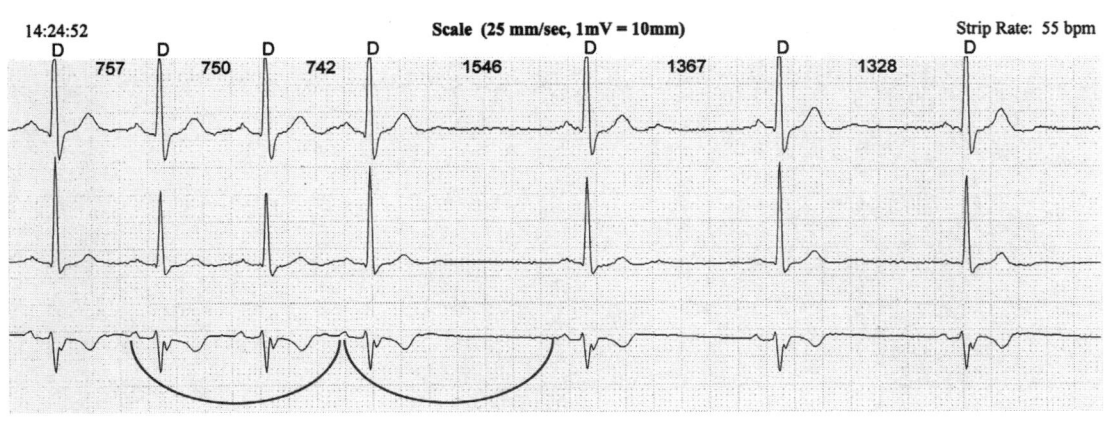

◎ 第一个长PP间期是短PP间期的2倍，随后的显著窦性心动过缓是二度二型窦房传导阻滞呈2∶1传导。

图3-2-28 二度二型窦房传导阻滞呈2∶1传导实例图解

5. 二度二型窦房传导阻滞与房性期前收缩未下传心室鉴别

二度二型窦房传导阻滞应与房性期前收缩未下传心室鉴别。

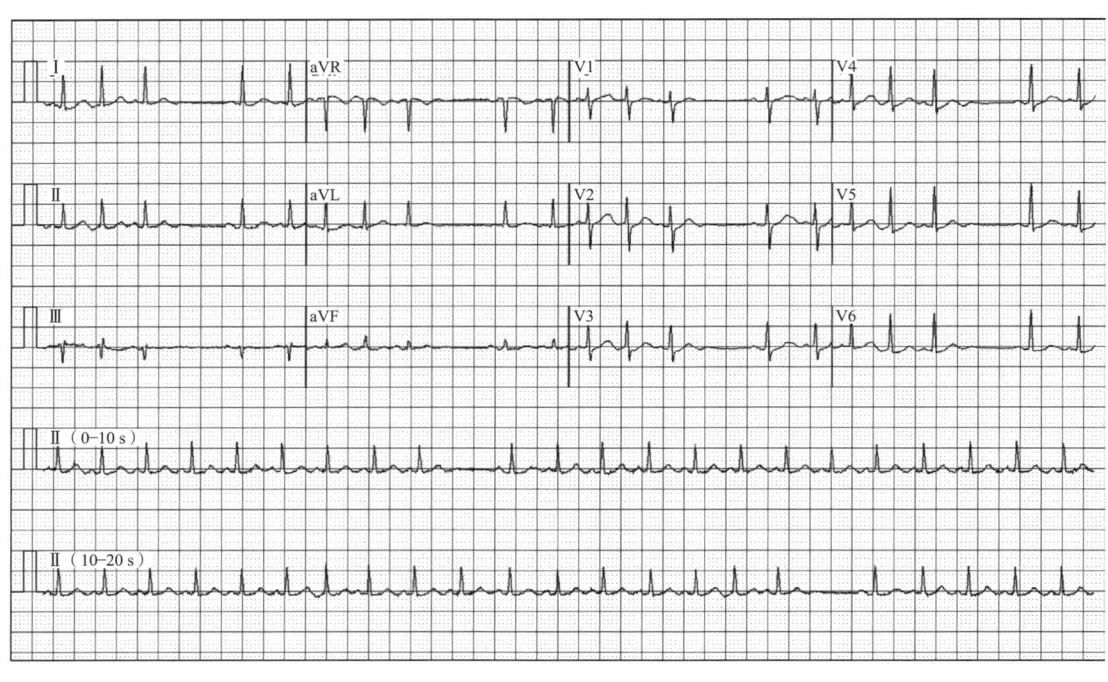

女性，67岁。
心率136次/分；
PR间期122 ms；
QRS波时间70 ms。

窦性心动过速
房性期前收缩
二度二型窦房传导阻滞

图3-2-29 二度二型窦房传导阻滞与房性期前收缩未下传心室鉴别实例

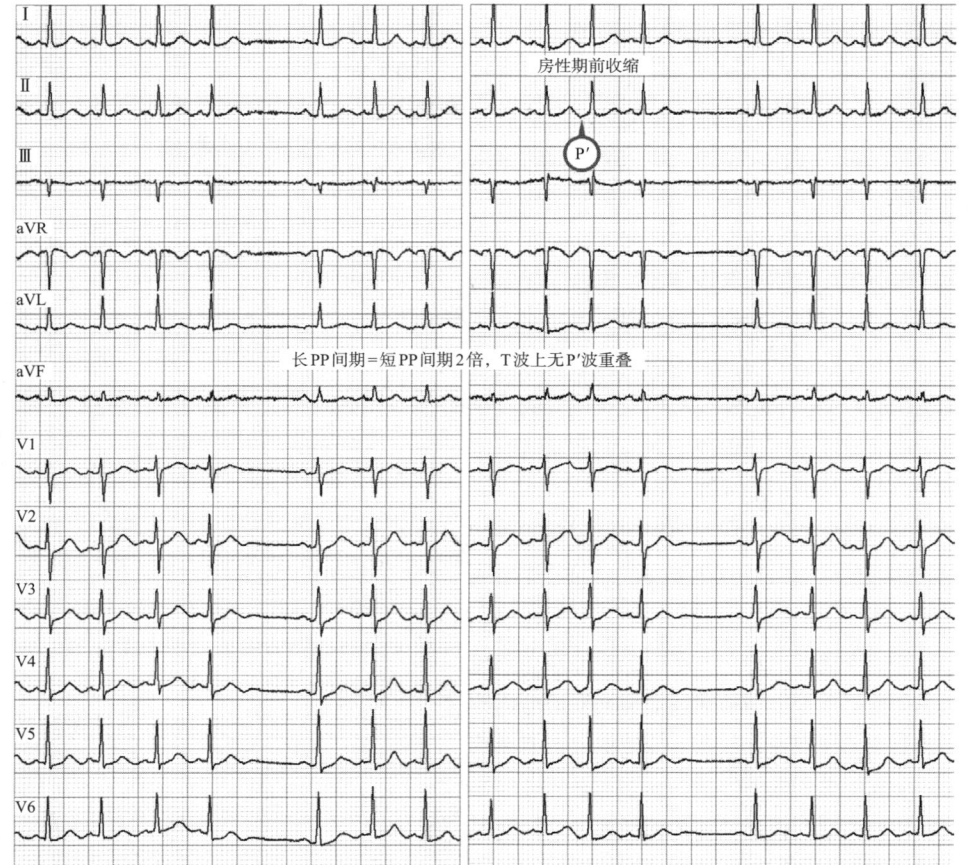

测量长短PP间期，在12导联上观察P波和T波形态，本图中有房性期前收缩（右图标记处）。图中共有两次长PP间期，长PP间期＝短PP间期2倍。T波上无P'波重叠。长PP间期为二度二型窦房传导阻滞。

图3-2-30 二度二型窦房传导阻滞与房性期前收缩未下传心室鉴别实例同步12导联图解

6. 二度二型窦房传导阻滞与房性逸搏

二度二型窦房传导阻滞后可见房性或交界性逸搏。房性逸搏不易被发现和诊断。

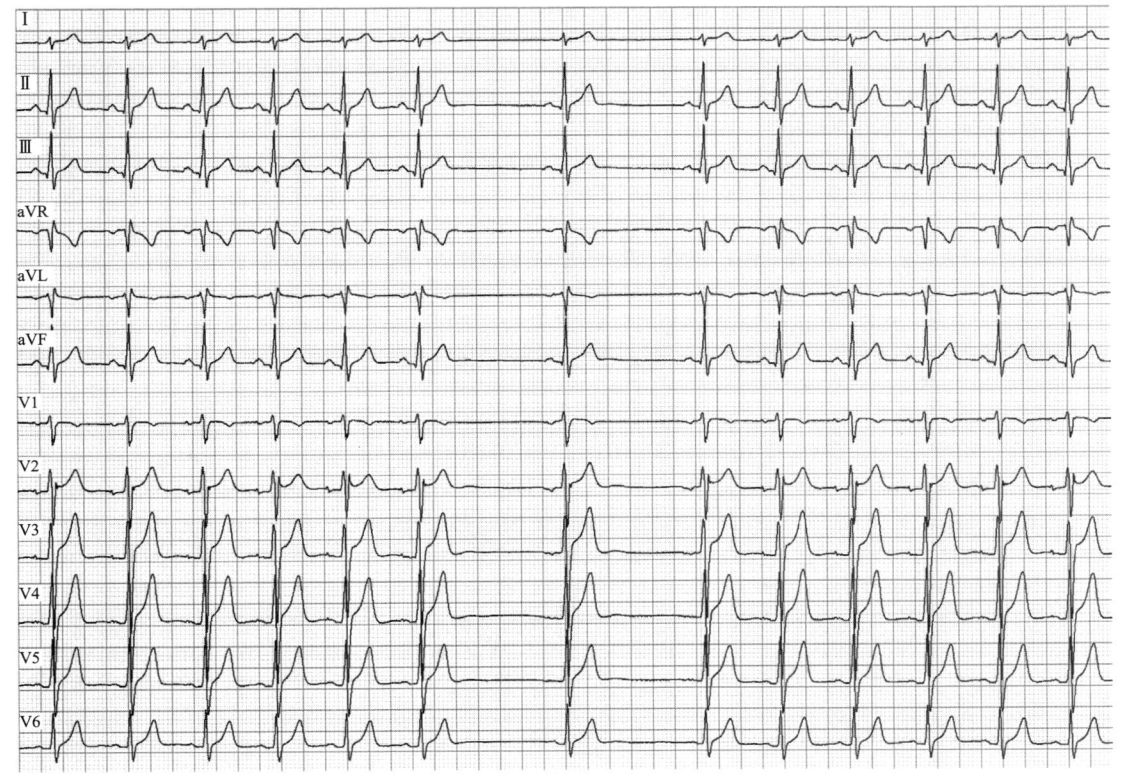

男性，20岁。
窦性心率91次/分；
PR间期139 ms；
QRS波时间100 ms。

窦性心律
二度二型窦房传导阻滞
房性逸搏

图3-2-31　二度二型窦房传导阻滞与房性逸搏实例

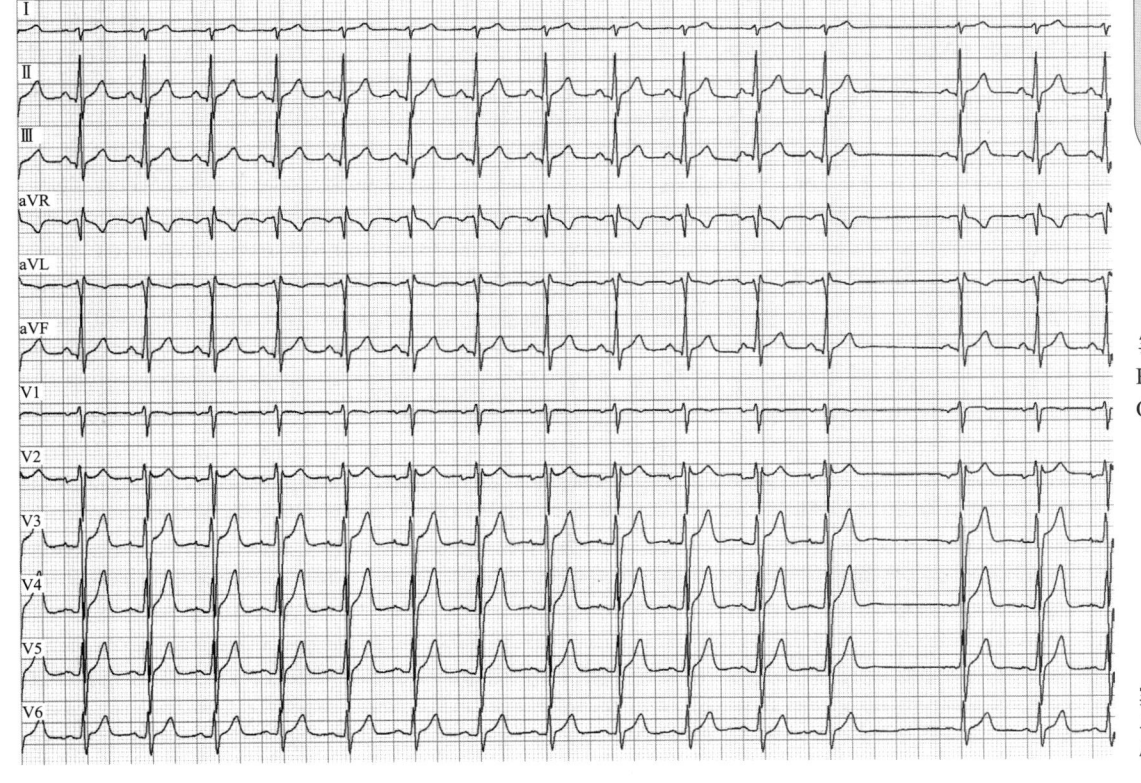

吸气后屏气中（吸屏试验）再次记录的心电图见下图。

窦性心率93次/分；
PR间期139 ms；
QRS波时间100 ms。

窦性心律
二度二型窦房传导阻滞
房性逸搏

图3-2-32　二度二型窦房传导阻滞与房性逸搏实例的其他心电图

吸屏前，长PP间期前的窦性PP间期略有不等，长PP间期略<短PP间期的2倍

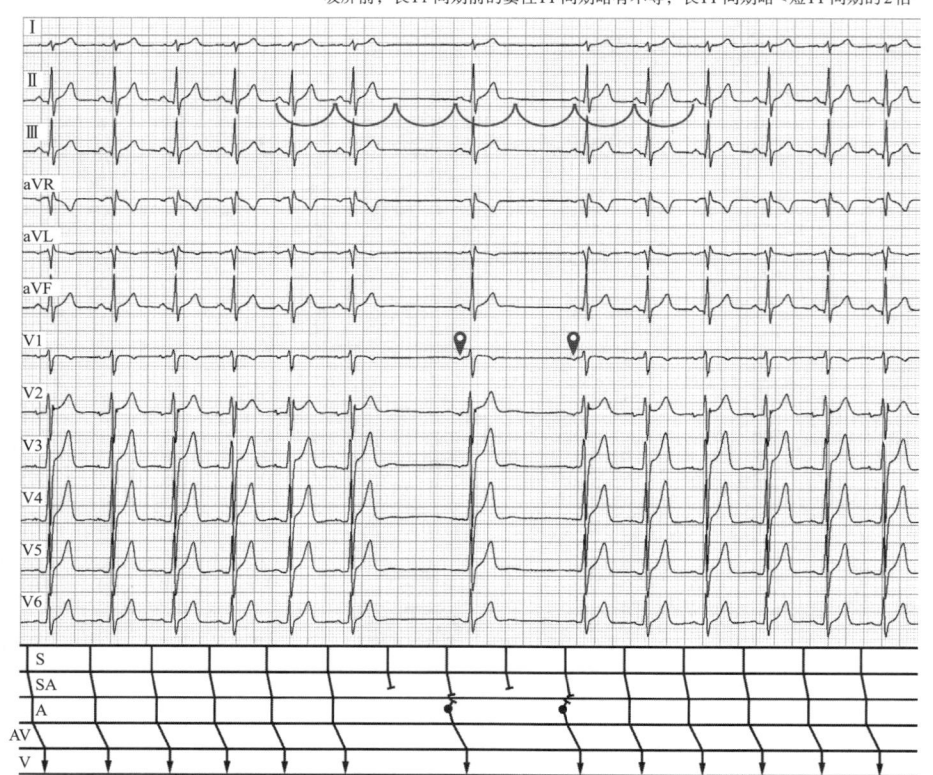

本图为年轻病例心电图，第一份心电图需与窦性心律不齐鉴别。窦性心律不齐常与呼吸运动有关，称为呼吸性窦性心律不齐，常见于小儿和青少年。吸屏试验的原理是屏气时可以去除呼吸运动对窦性心律节律的影响，使得窦性心律规则。因此，吸屏试验常用于窦房传导阻滞与窦性心律不齐的鉴别诊断，也可用于二度一型和二度二型窦房传导阻滞之间的鉴别诊断。

◎ 在12导联上观察，长PP间期后第一个P波与其他窦性P波不同，为房性逸搏。

图3-2-33 二度二型窦房传导阻滞与房性逸搏实例形成机制和同步12导联图解一

吸屏时，长PP间期前的窦性PP间期相等，长PP间期略<短PP间期的2倍

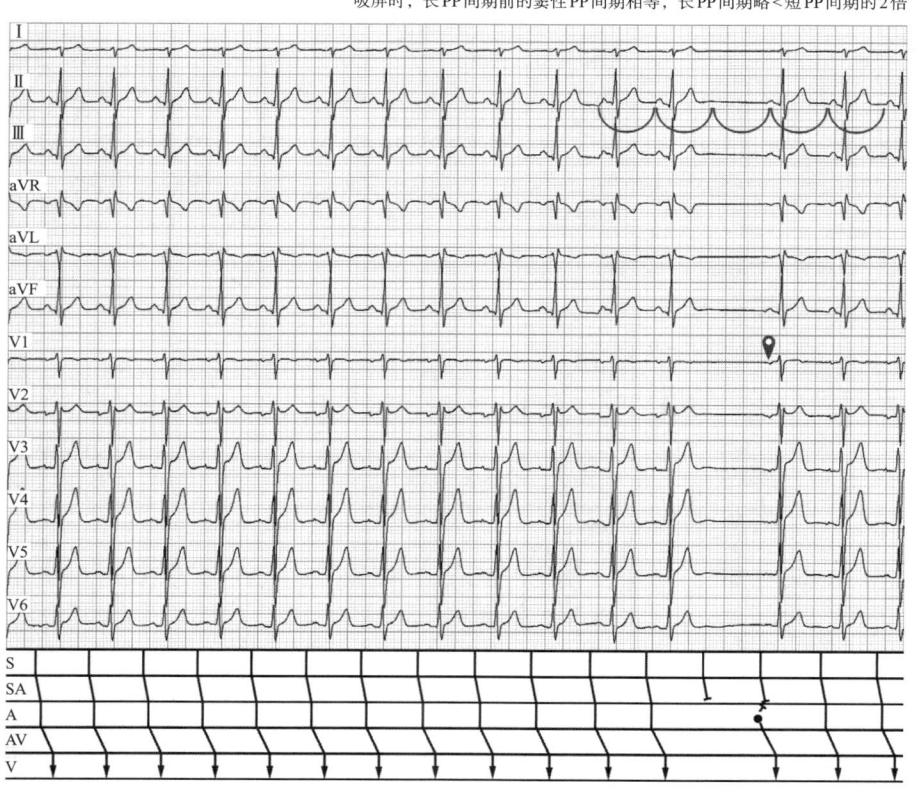

本病例吸屏试验中窦性心律规则，但长PP间期略<短PP间期的2倍。12导联上观察可发现长PP间期的第一个P波与其他窦性P波不同，在胸导联上更为明显。该P波与图3-2-23中长PP间期的第一个P波相同。该P波在Ⅱ导联上直立，在aVR导联上倒置，PR间期>120 ms，为房性逸搏。因此，图中长PP间期，实则是PP'间期，故略短PP间期的2倍。

◎ 应测量长PP间期，而不是长PP'间期。

图3-2-34 二度二型窦房传导阻滞与房性逸搏实例形成机制和同步12导联图解二

7. 二度二型窦房传导阻滞与窦性心律不齐和房性逸搏

二度二型窦房传导阻滞，若与窦性心律不齐和房性逸搏同时存在，不易诊断和鉴别诊断。

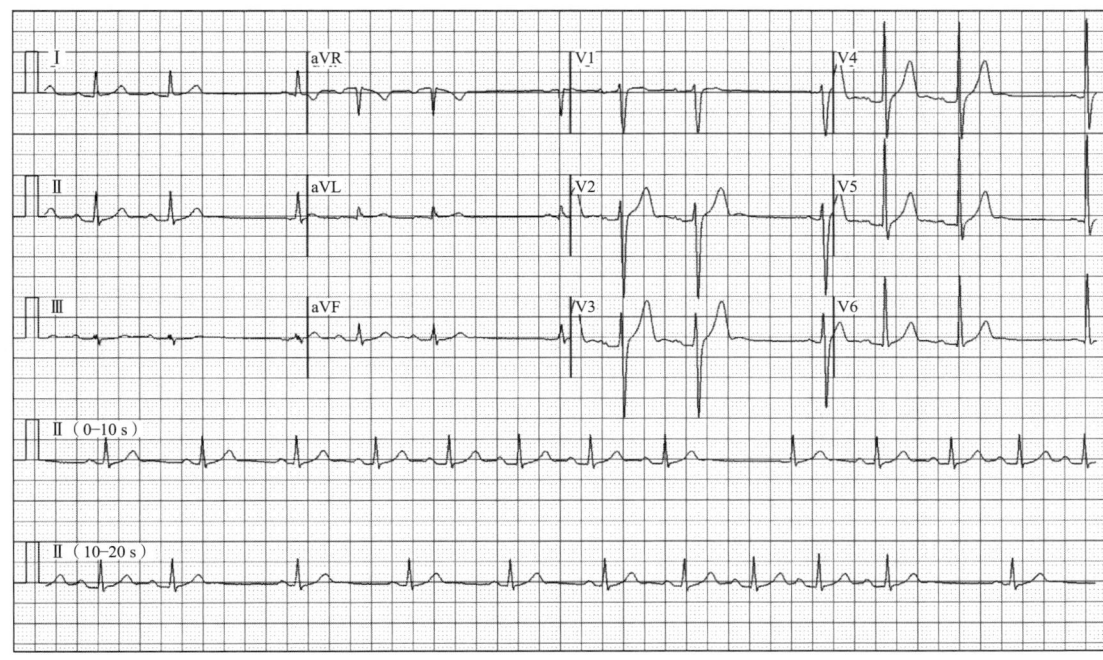

男性，37岁。
平均窦性心率88次/分；
PR间期186～220 ms；
QRS波时间93 ms。

窦性心律不齐
二度二型窦房传导阻滞
间歇性快频率依赖性
一度房室传导阻滞
房性逸搏

图 3-2-35　二度二型窦房传导阻滞与窦性心律不齐和房性逸搏实例

吸气后屏气中（吸屏试验）再次记录心电图见下图。

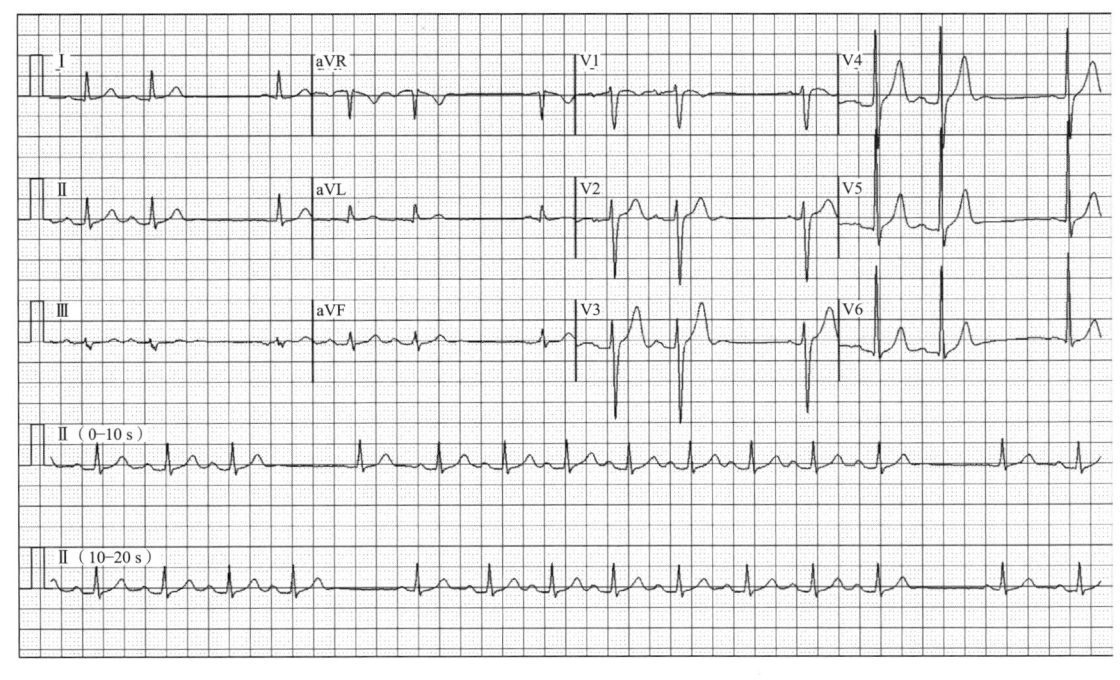

窦性心率100次/分；
PR间期210 ms；
QRS波时间94 ms。

窦性心律
二度二型窦房传导阻滞
一度房室传导阻滞
房性逸搏

图 3-2-36　二度二型窦房传导阻滞与窦性心律不齐和房性逸搏实例的其他心电图

第一次记录心电图,在肢体导联上观察,除了一次房性逸搏外,余P波方向相同。随心率增高,P波振幅增高,是窦性心律不齐,还是二度一型或二度二型窦房传导阻滞难以鉴别。

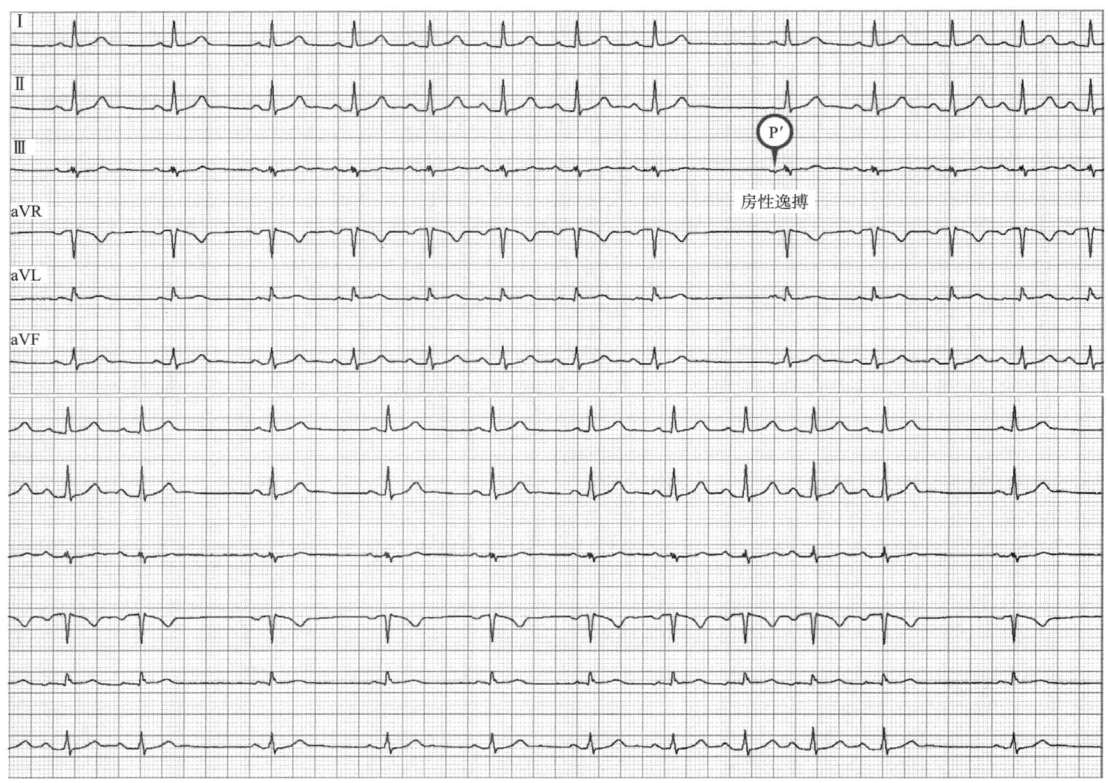

图3-2-37　二度二型窦房传导阻滞与窦性心律不齐和房性逸搏实例连续同步肢体导联图解

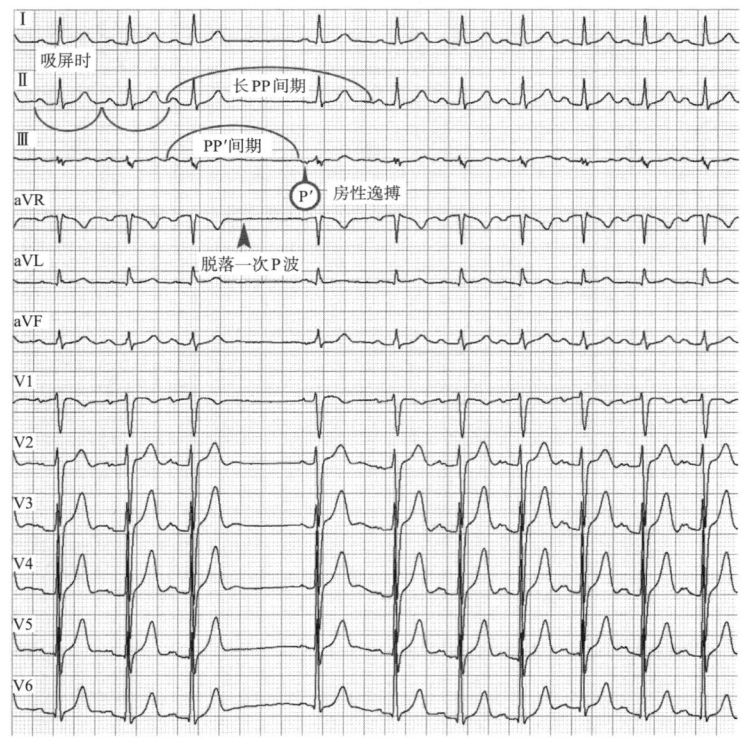

本病例吸屏试验中窦性心律基本规则,P波振幅基本相等。12导联上观察可发现长PP间期的第一个P波与其他窦性P波不同,为心房逸搏。当有房性逸搏时,应测量窦性长PP间期,而不是PP′间期。本图长PP间期=短PP间期的3倍,短PP间期相等,为二度二型窦房传导阻滞。

临床意义　窦房传导阻滞必须与窦性心律不齐鉴别。同时尽可能区分窦房传导阻滞的类型。三者之间的预后不同。

图3-2-38　二度二型窦房传导阻滞与窦性心律不齐和房性逸搏实例同步12导联图解

8. 二度二型窦房传导阻滞与交界性逸搏

二度二型窦房传导阻滞后常见的逸搏是交界性逸搏。

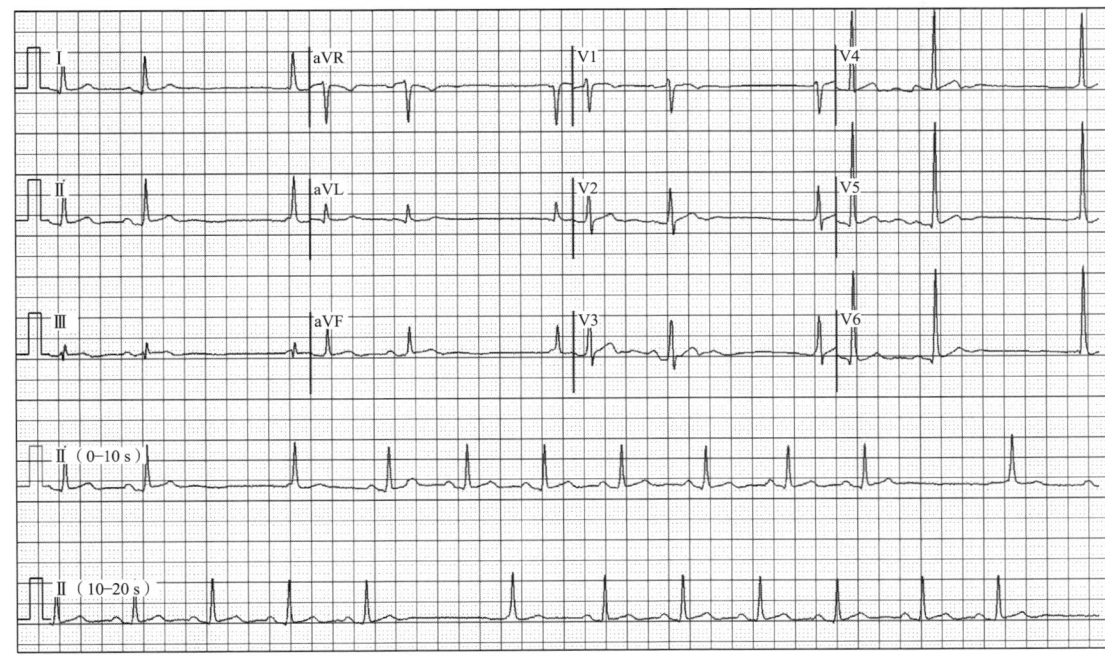

男性，71岁。
窦性心率83次/分；
PR间期178 ms；
QRS波时间94 ms。

窦性心律
二度二型窦房传导阻滞
交界性逸搏

图3-2-39　二度二型窦房传导阻滞与交界性逸搏实例一

> 本图在肢体导联上更易观察到长PP间期的第一个P波（标记处）重叠在QRS波中。该QRS波形态与窦性QRS波相同，为交界性逸搏。

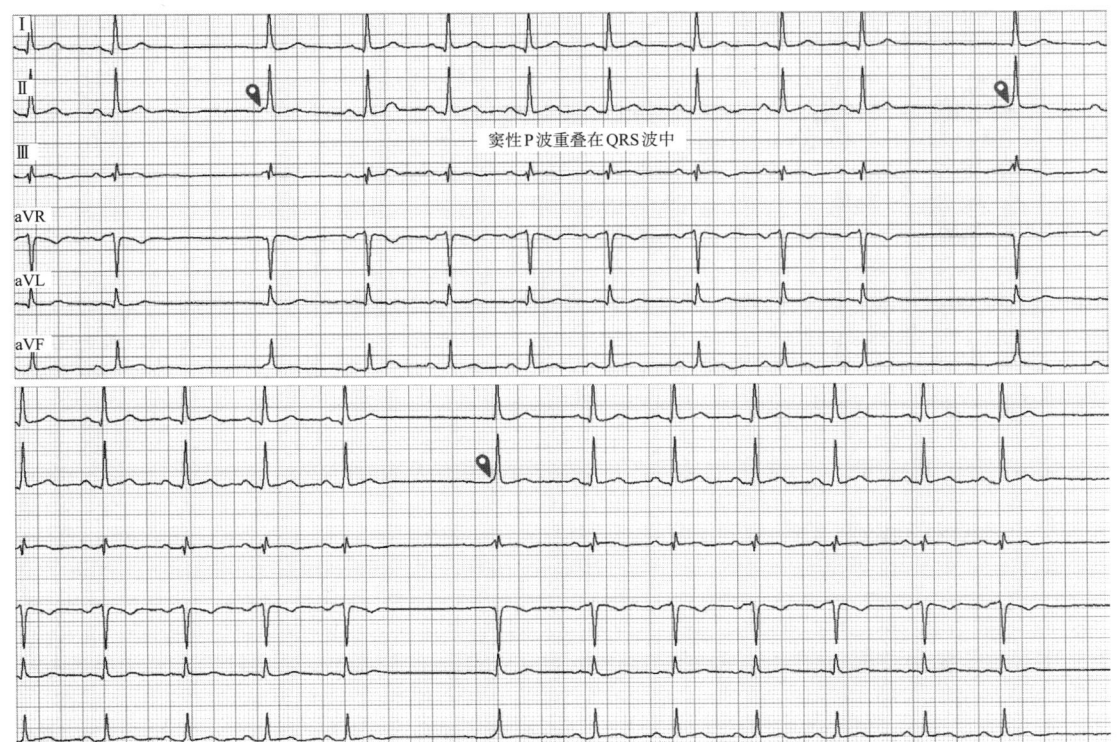

图3-2-40　二度二型窦房传导阻滞与交界性逸搏实例一连续同步肢体导联图解

通常交界性逸搏的QRS波形态与窦性的QRS波形态相同,应注意长PP间期后P波和QRS波之间的关系,才能发现交界性逸搏。

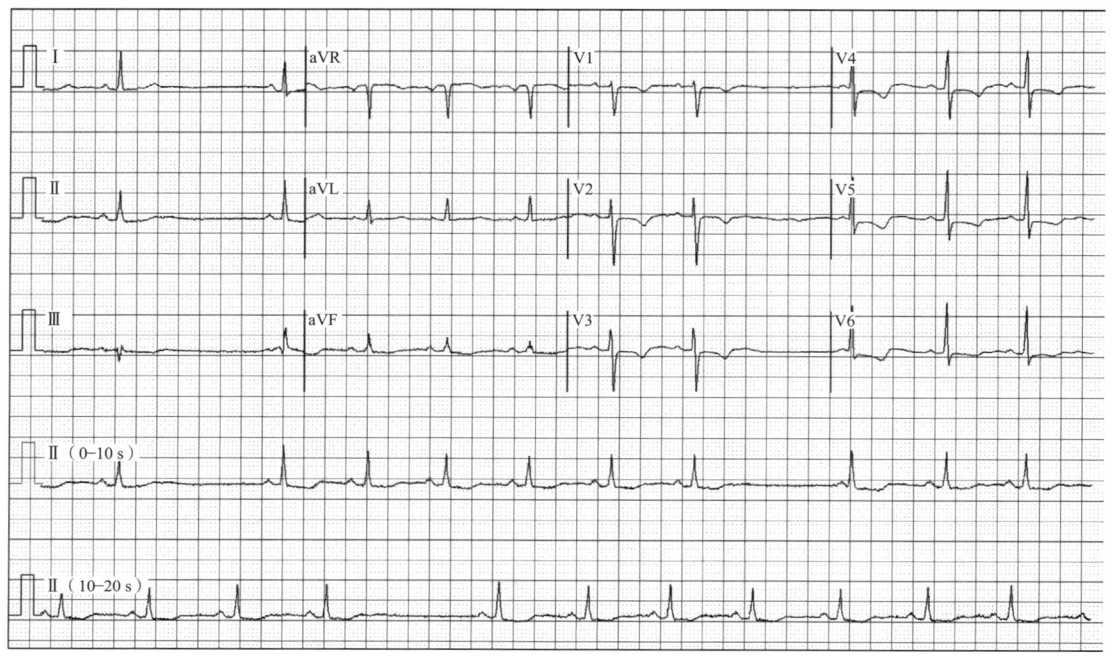

女性,54岁。
窦性心率83次/分;
PR间期166 ms;
QRS波时间85 ms。

窦性心律
二度二型窦房传导阻滞
交界性逸搏

图3-2-41　二度二型窦房传导阻滞与交界性逸搏实例二

本图长PP间期的第一个P波(标记处)与其后的QRS波之间的PR间期短于其他PR间期,且PR间期不等。该QRS波形态与窦性QRS波形态相似,但略有不同,为交界性逸搏。

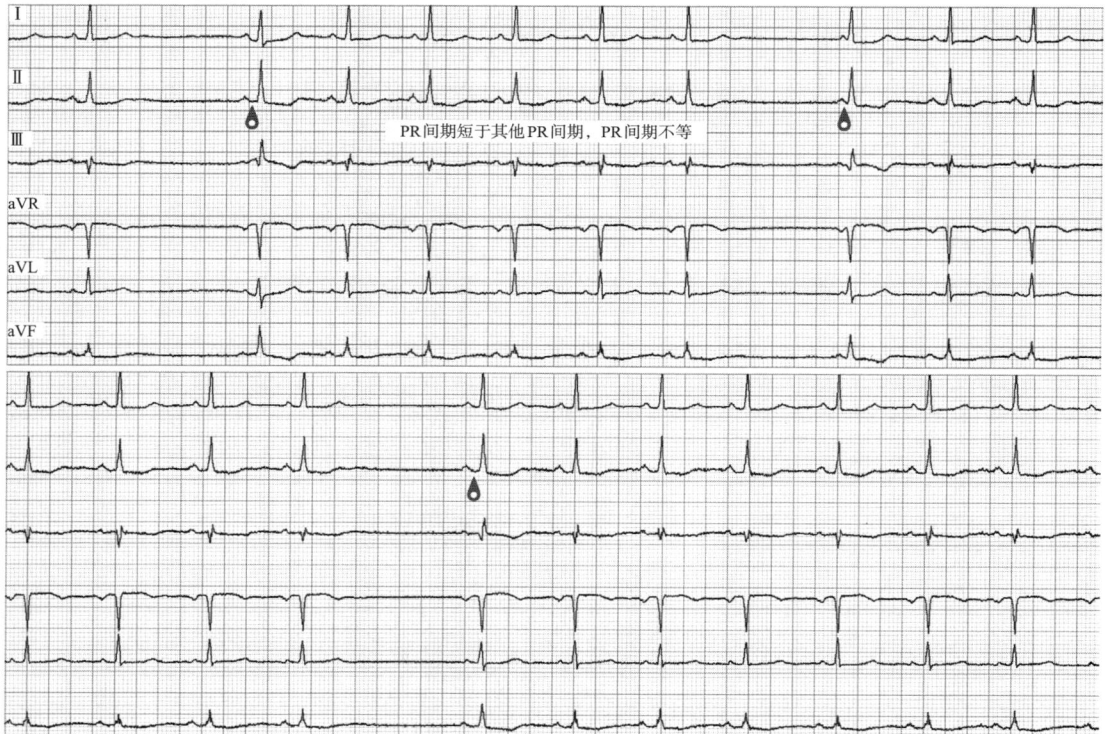

图3-2-42　二度二型窦房传导阻滞与交界性逸搏实例二连续同步肢体导联图解

9. 二度二型窦房传导阻滞与交界性逸搏和窦性夺获心室

窦房传导阻滞，窦性P波可在交界性逸搏后。在交界性逸搏后的窦性P波有可能下传并夺获心室，产生QRS波。

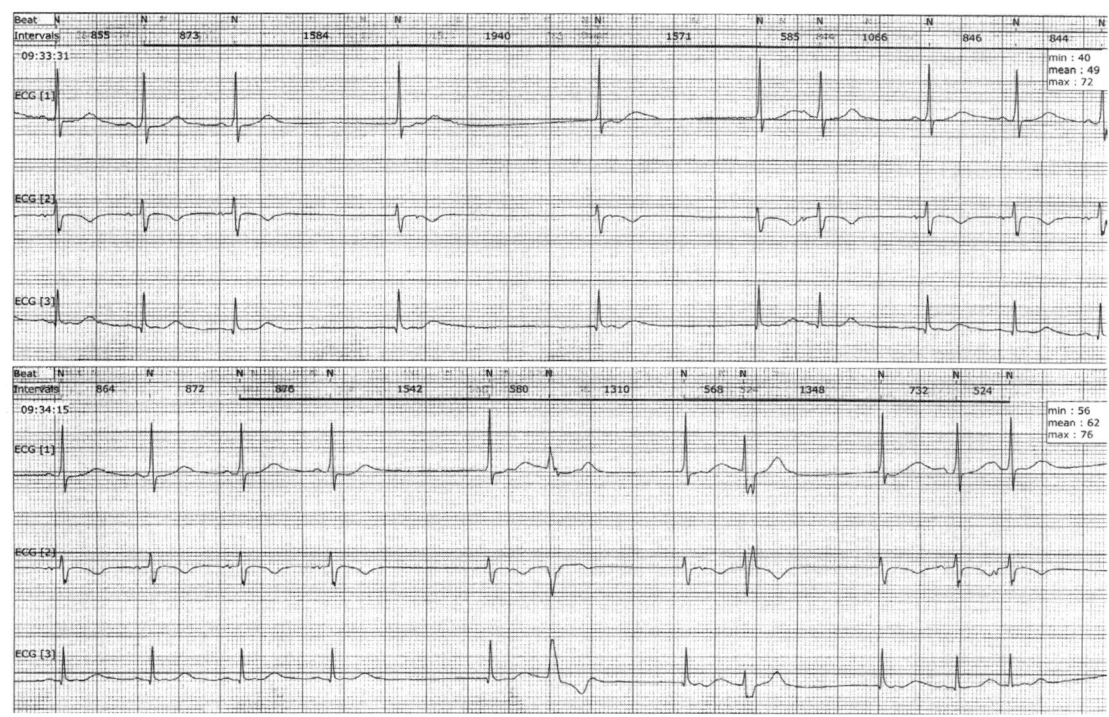

男性，59岁。
记录导联依次为：模拟Ⅱ导联、CM1导联和CC5导联。

窦性心律不齐
房性期前收缩连发
二度二型窦房传导阻滞
交界性逸搏
窦性夺获心室伴心室内差异传导

图3-2-43 二度二型窦房传导阻滞与交界性逸搏和窦性夺获心室实例

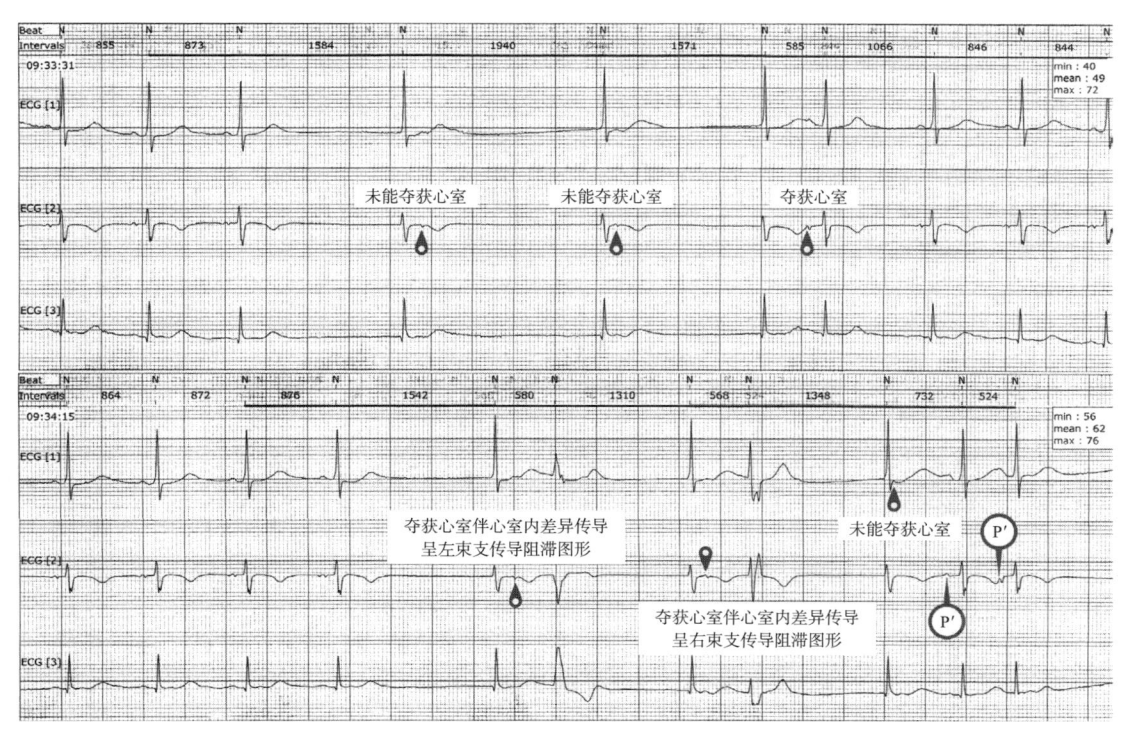

本图长PP间期的第一个P波（标记处），均在交界性逸搏的QRS波后。P波分别表现为后无QRS波（未能夺获心室）；后有QRS波，QRS波形态正常（夺获心室）；后有QRS波，QRS波宽大畸形（夺获心室伴心室内差异传导）。

图3-2-44 二度二型窦房传导阻滞与交界性逸搏和窦性夺获心室实例图解

10. 二度二型窦房传导阻滞与室性逸搏

有时二度二型窦房传导阻滞后可见逸搏心律，此时应与高度窦房传导阻滞鉴别。

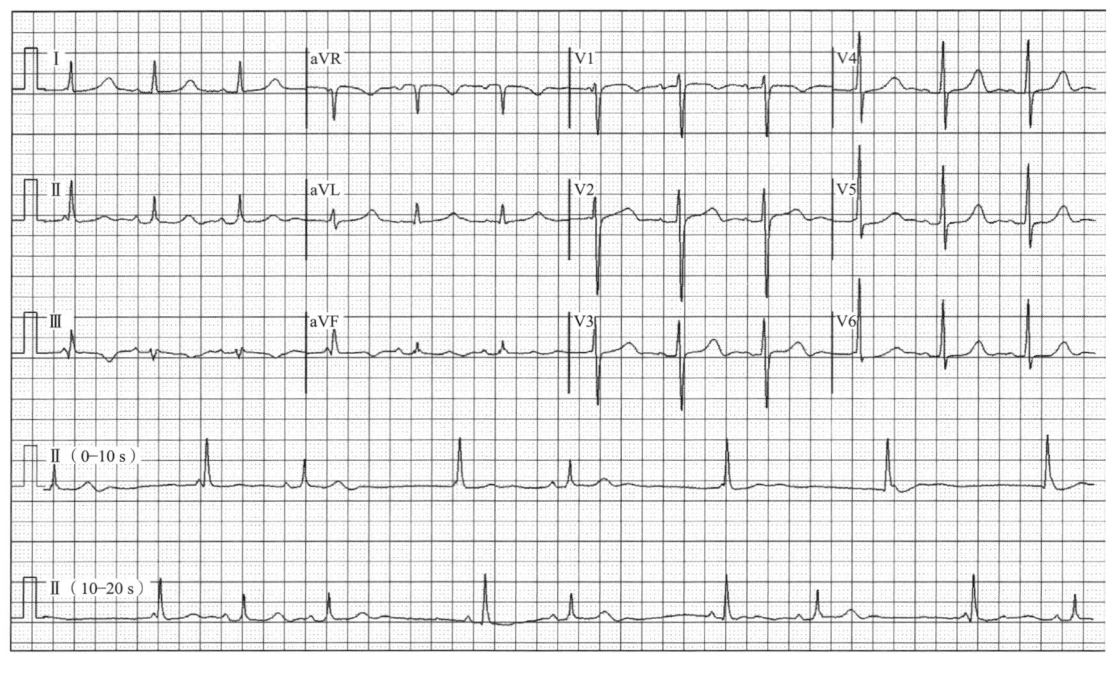

女性，53岁。
窦性心率74次/分；
PR间期123 ms；
QRS波时间95 ms。

窦性心律
二度二型窦房传导阻滞
室性逸搏及逸搏心律

图3-2-45　二度二型窦房传导阻滞与室性逸搏实例

> 本图在肢体导联上同步观察长PP间期的第一个P波与QRS波的关系，可见P波与QRS波重叠或PR间期短于其他PR间期，该QRS波略宽大畸形，为室性逸搏及逸搏心律。在逸搏心律中存在窦性P波，并非高度窦房传导阻滞。

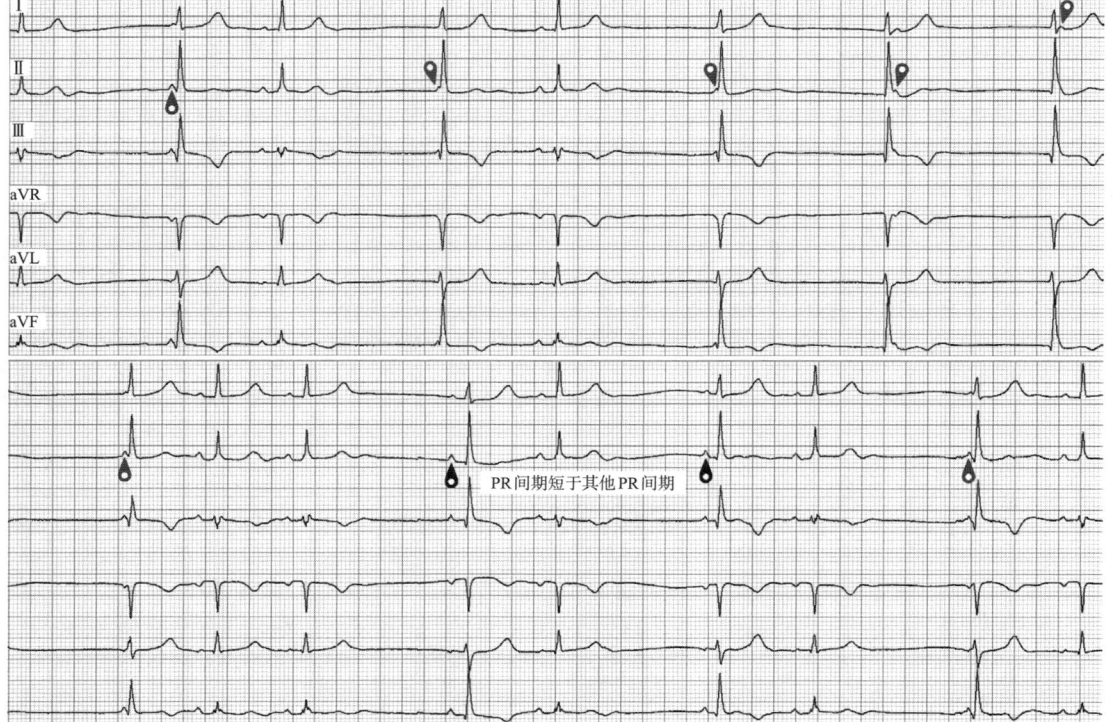

图3-2-46　二度二型窦房传导阻滞与室性逸搏实例连续同步肢体导联图解

(三)高度窦房传导阻滞

关于高度窦房传导阻滞,相对公认的诊断标准是连续脱落2次P波;也有诊断标准是连续脱落≥3次P波。

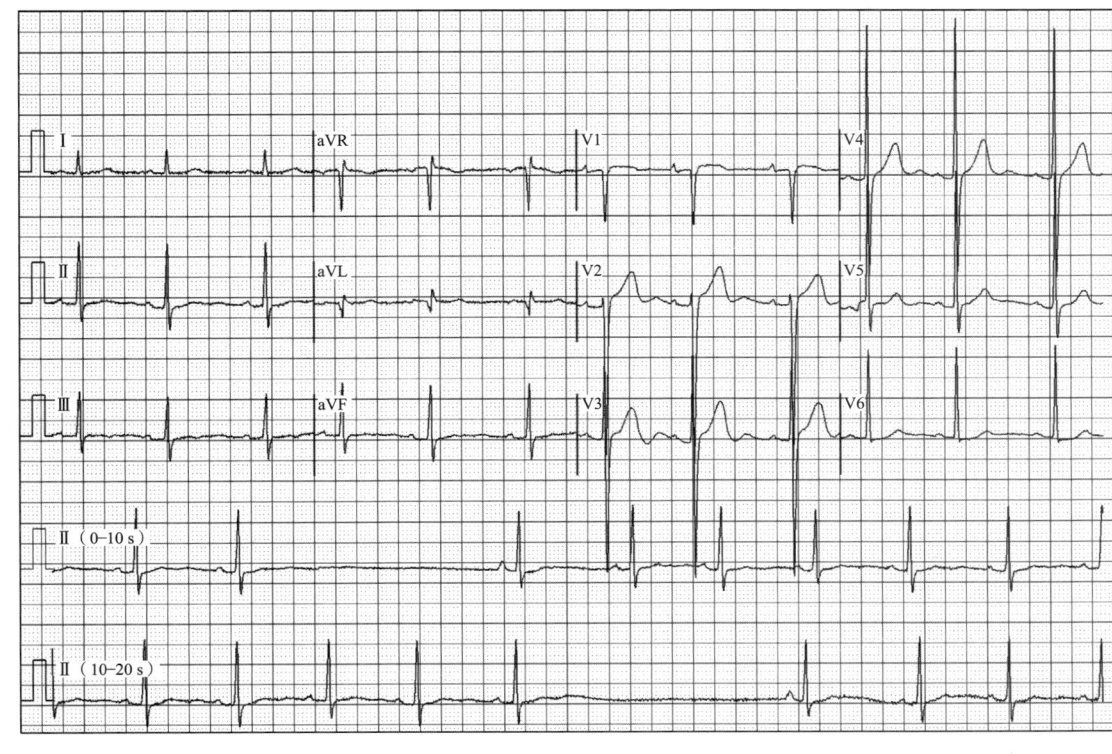

女性,54岁。
窦性心率90次/分;
PR间期183 ms;
QRS波时间95 ms。

窦性心律
高度窦房传导阻滞
房性逸搏
左心室肥厚

图3-2-47 高度窦房传导阻滞实例一

高度窦房传导阻滞,连续脱落多次P波所形成的长PP间期中,可出现逸搏心律。

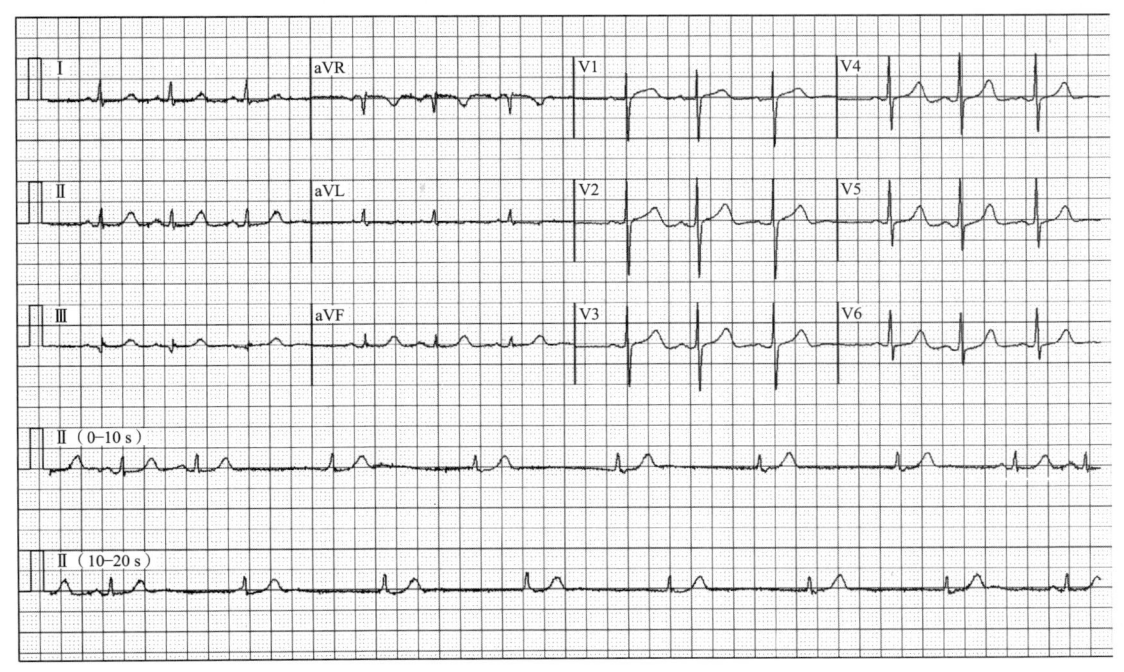

女性,82岁。
窦性心率88次/分;
PR间期143 ms;
QRS波时间77 ms。

窦性心律
高度窦房传导阻滞
交界性逸搏心律

图3-2-48 高度窦房传导阻滞实例二

实例一中短PP间期略有不等，长PP间期的第一个P波与其他窦性P波明显不同，首先考虑房性逸搏（标记处）。长PP间期是短PP间期的4倍，即在长PP′间期中有连续两次P波脱落，诊断为高度窦房传导阻滞。实例二中仅有8次窦性P波，余为交界性逸搏心律，不易明确高度窦房传导阻滞。测量长PP间期和短PP间期，长PP间期是短PP间期的倍数，以此与窦性停搏鉴别。

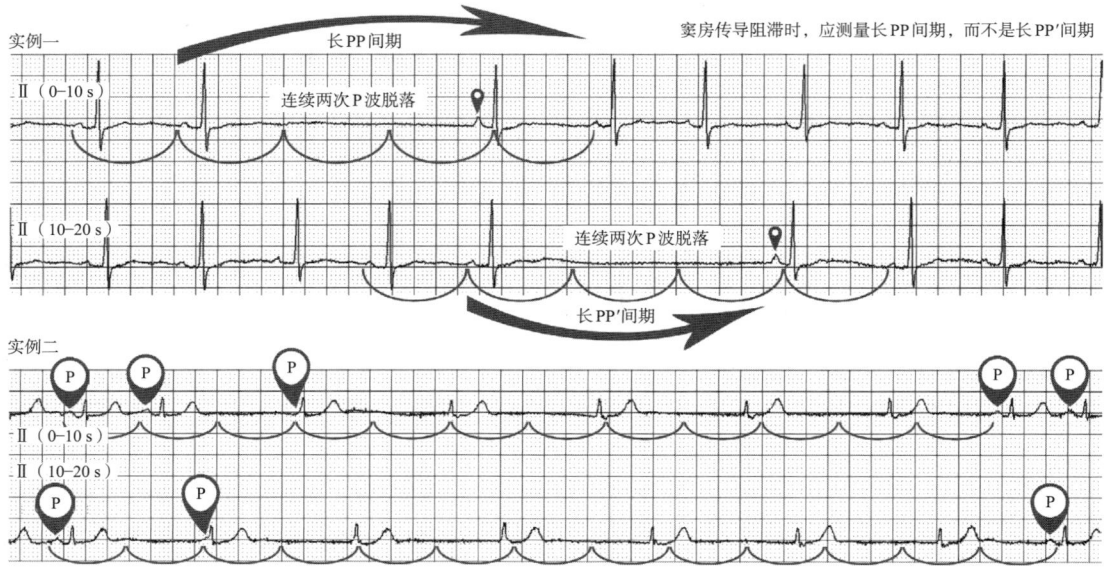

◎ 长PP间期是短PP间期的倍数，以此与窦性停搏鉴别。

图3-2-49　高度窦房传导阻滞实例一和实例二图解

1. 高度窦房传导阻滞与房性逸搏

高度窦房传导阻滞的长PP间期较长时，可出现逸搏。有时逸搏出现，可影响PP间期的测量。

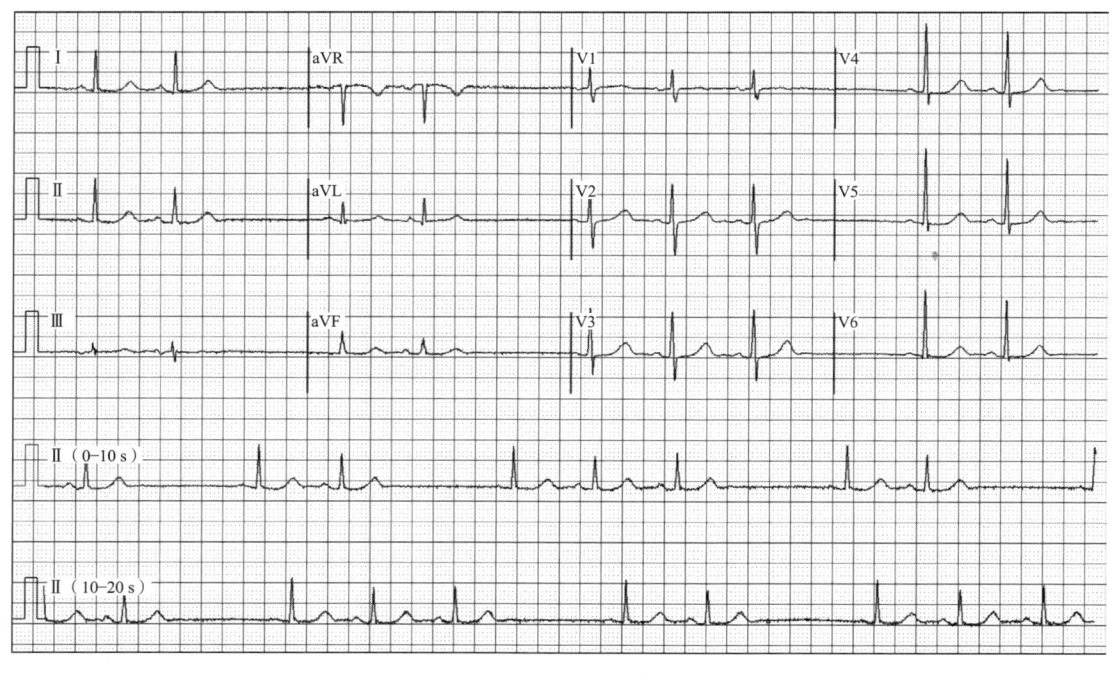

女性，73岁。
窦性心率76次/分；
PR间期164 ms；
QRS波时间79 ms。

窦性心律
高度窦房传导阻滞
部分呈3∶1传导
房性逸搏

图3-2-50　高度窦房传导阻滞与房性逸搏实例

本图尤其是在肢体导联上观察，可发现长PP间期的第一个P波与其他窦性P波不同，为心房逸搏。仔细测量可以发现，图中共有两次，P波脱落在先，P'波出现在后，为连续两次P波脱落，即高度窦房传导阻滞。

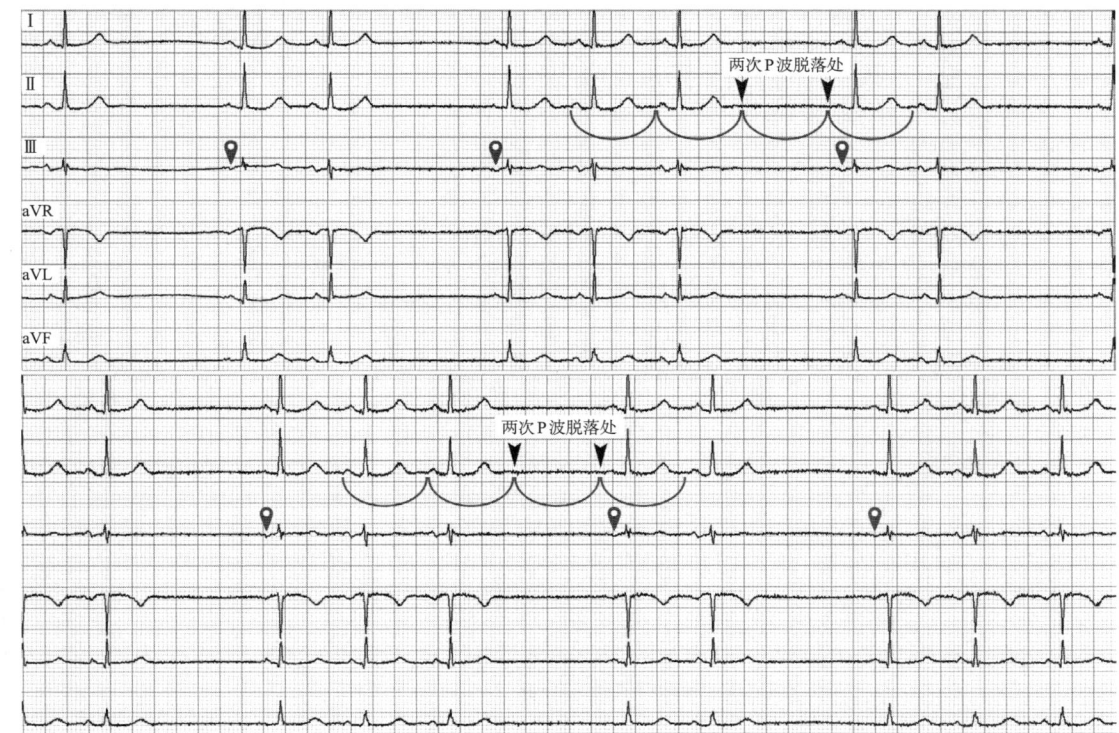

图3-2-51　高度窦房传导阻滞与房性逸搏实例连续同步肢体导联图解

2. 高度窦房传导阻滞与二度窦房传导阻滞并存

高度窦房传导阻滞常同时存在二度窦房传导阻滞，尤其是二度二型窦房传导阻滞。高度窦房传导阻滞发生在窦性心率相对较高时，或与快频率有关，为快频率依赖性传导阻滞。

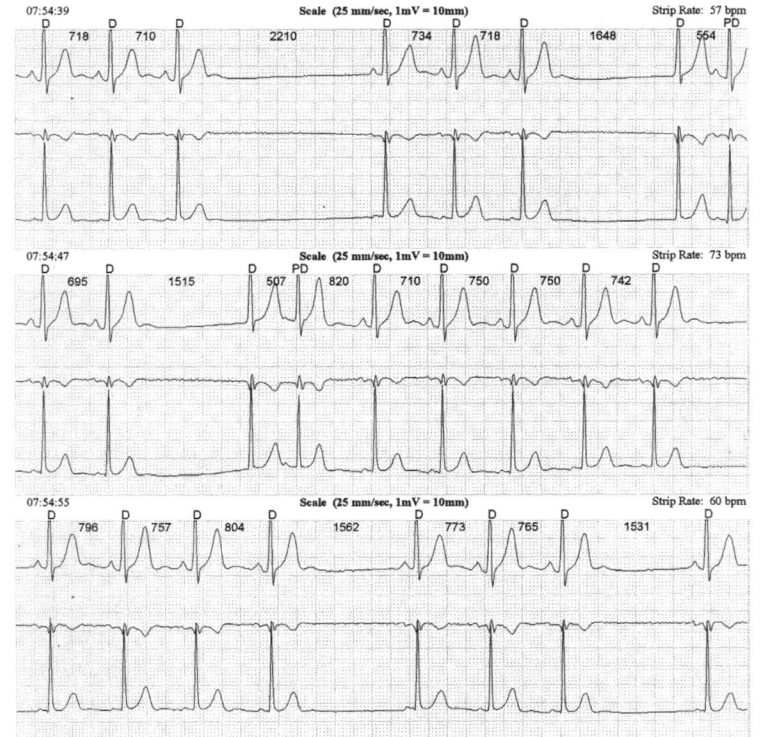

男性，72岁。
动态心电图中所有的长PP间期均发生在早晨活动中。
记录导联依次为：模拟Ⅱ导联、CM1导联和CC5导联。

窦性心律
二度二型和高度窦房传导阻滞
交界性逸搏

图3-2-52　高度窦房传导阻滞与二度窦房传导阻滞并存实例一

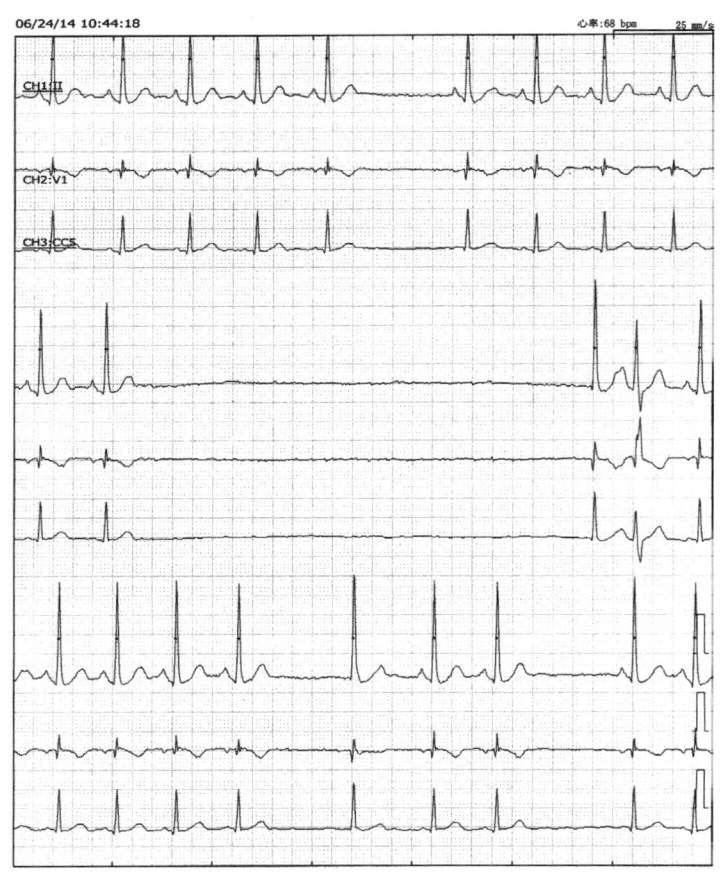

本病例在活动中晕厥，在活动中随着心率增加，先发生频发二度二型窦房传导阻滞，然后出现记录当日最长PP间期。在此长PP间期后继续频发二度二型窦房传导阻滞（本图未截取活动全过程心电图）。

女性，64岁。
动态心电图中最长PP间期。

窦性心律
二度二型和高度窦房传导阻滞
交界性逸搏

图3-2-53　高度窦房传导阻滞与二度窦房传导阻滞并存实例二

实例一和实例二的共同特点是同时有二度二型和高度窦房传导阻滞。由二度二型发展成高度窦房传导阻滞，与心率略有增加有关（快频率依赖性）。

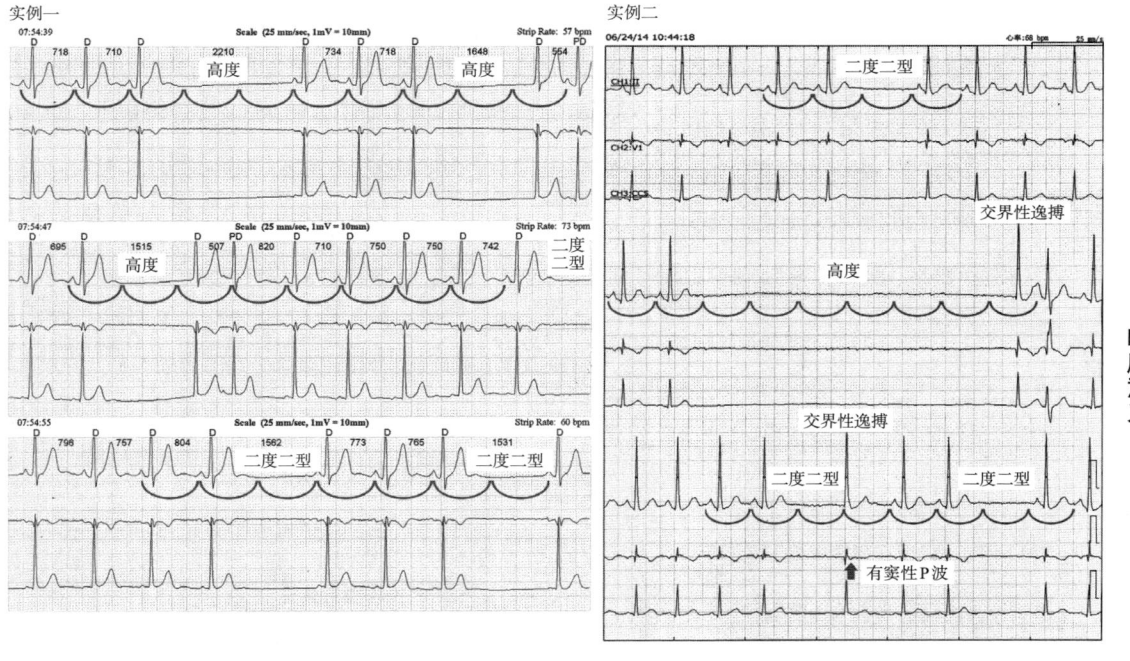

临床意义　高度窦房传导阻滞是危及生命的心律失常。认识高度窦房传导阻滞与二度二型窦房传导阻滞的关系，认识高度窦房传导阻滞的快频率依赖性，有助于临床决策。

图3-2-54　高度窦房传导阻滞与二度窦房传导阻滞并存实例一和实例二图解

三、与窦性缓慢心律失常和窦房传导阻滞相关的逸搏心律

长时间的窦性停搏或持续性完全性窦房传导阻滞，在心电图上无窦性P波，通常可见逸搏心律。

（一）房性逸搏心律

起源于心房的逸搏心律，通常心率在50～60次/分，是逸搏心律中心率最高的逸搏心律。

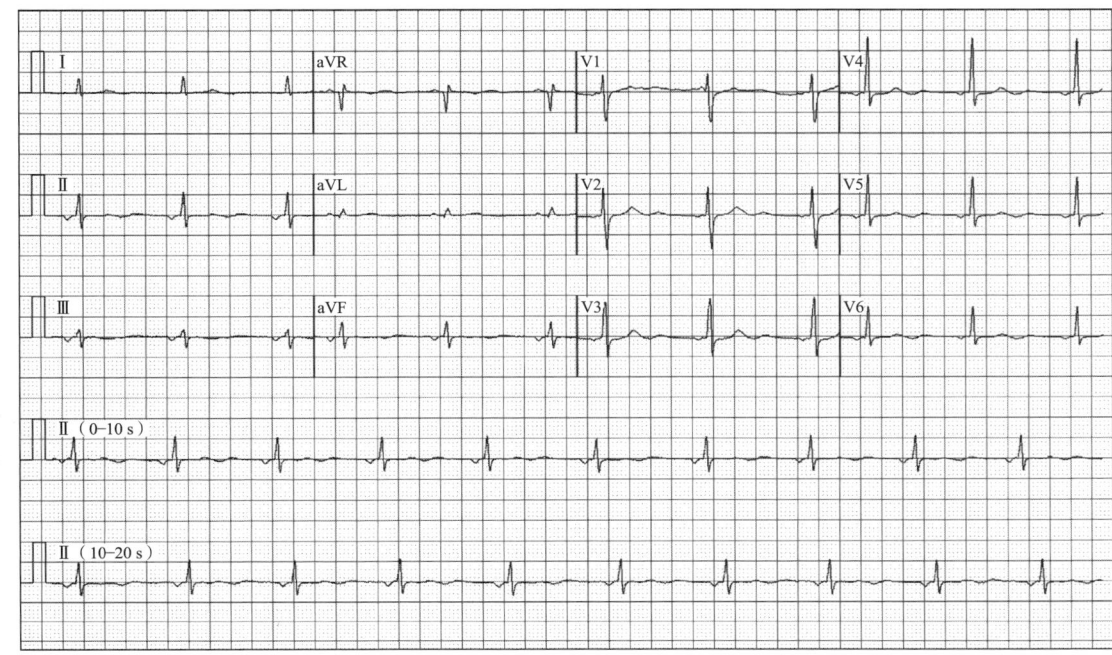

女性，68岁。
心房率59次/分；
PR间期124 ms；
QRS波时间81 ms。

房性逸搏心律
ST段和T波改变
U波明显

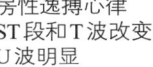

图 3-3-1　房性逸搏心律实例一

> 房性逸搏心律的心率在60～70次/分时，常称为加速性房性逸搏心律。若>70次/分，称为非阵发性房性心动过速。

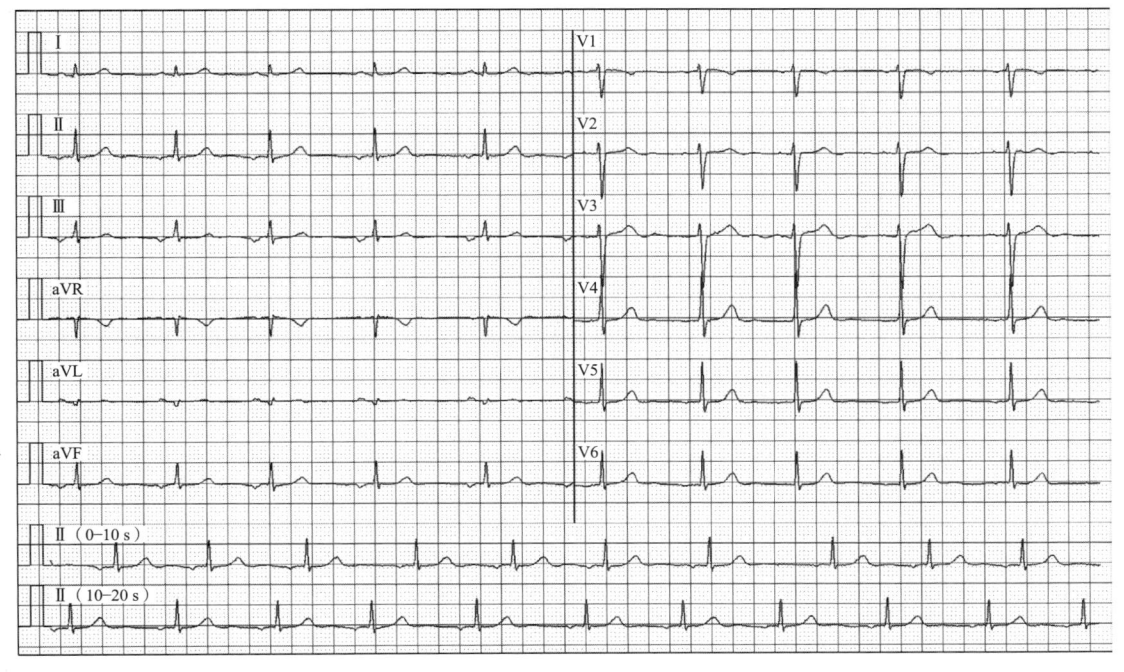

女性，26岁。
心房率62次/分；
PR间期150 ms；
QRS波时间94 ms。

加速性房性逸搏心律

图 3-3-2　房性逸搏心律实例二

房性逸搏心律的心率可缓慢，当心率<50次/分时，为过缓的房性逸搏心律，与房性逸搏点的自律性降低有关。

男性，21岁。
心房率49次/分；
PR间期158 ms；
QRS波时间96 ms。

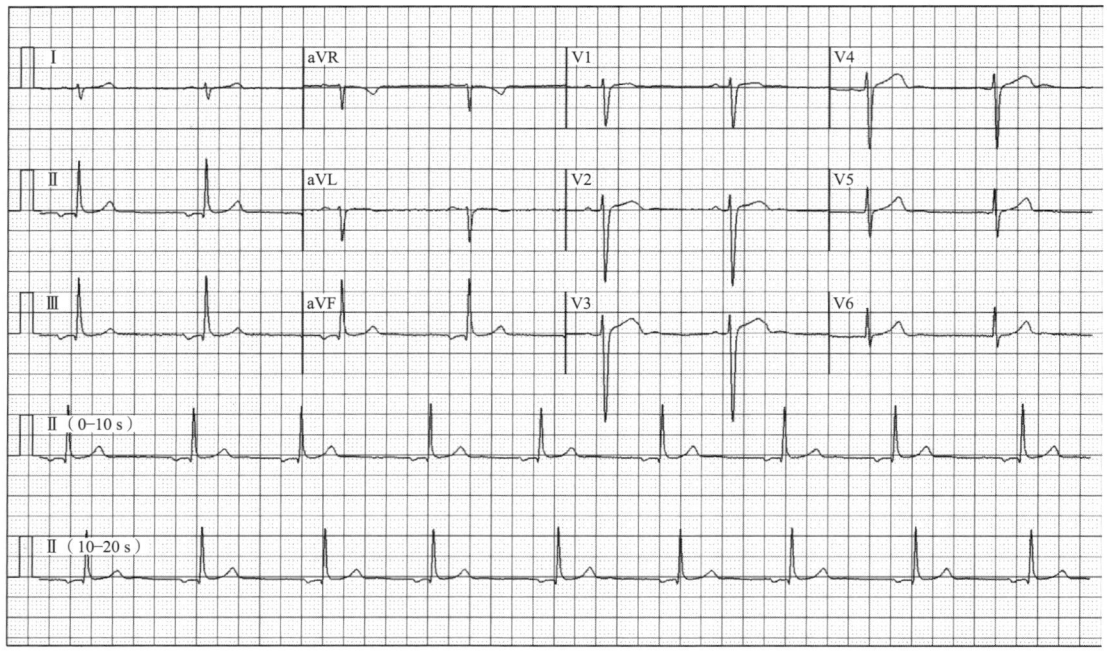

房性逸搏心律提示窦性停搏

图3-3-3　房性逸搏心律实例三

在有窦性心律时出现的房性逸搏心律，可以通过比较P波形态来诊断房性逸搏心律。若全程记录中无窦性P波比较时，通常依据P'波在Ⅱ、Ⅲ和aVF导联上倒置或负正双向，来诊断房性逸搏心律。房性逸搏心律的P'R间期>120 ms。三个实例所有P波在Ⅱ、Ⅲ和aVF导联上均倒置，P'R间期>120 ms，诊断为房性逸搏心律。房性逸搏心律，尤其是过缓的房性逸搏心律（实例三），提示窦性停搏。

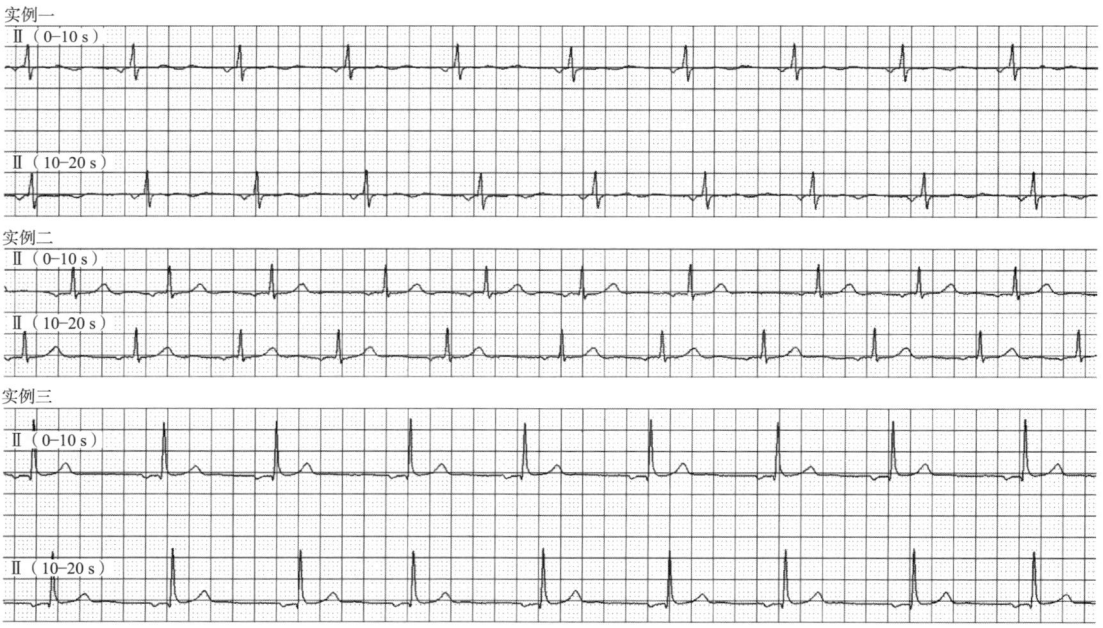

◎ P'波在Ⅱ、Ⅲ和aVF导联上倒置，P'R间期>120 ms。

图3-3-4　房性逸搏心律三实例图解

(二)交界性逸搏心律

在无窦性心律时,最常见的是交界性逸搏心律。交界性逸搏心律的心率通常在40～60次/分。

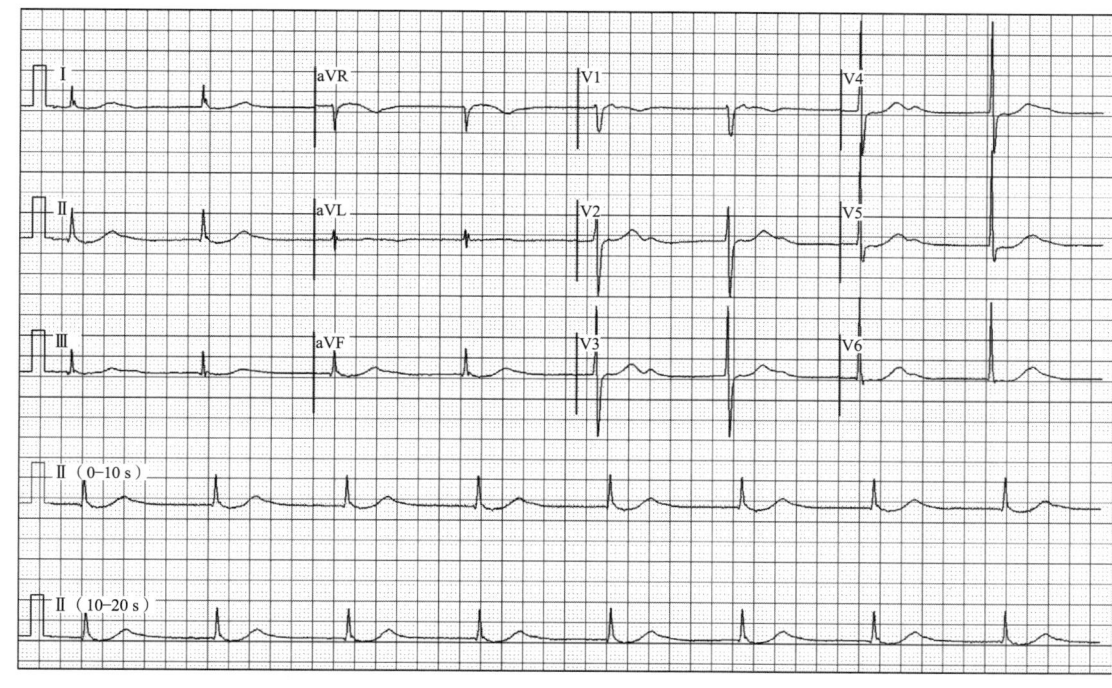

女性,77岁。
心室率48次/分;
QRS波时间90 ms。

交界性逸搏心律
提示窦性停搏
ST段和T波改变
U波明显

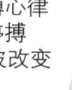

图3-3-5 交界性逸搏心律实例一

交界性逸搏心律的心率在60～70次/分时,常称为加速性交界性逸搏心律。若>70次/分,称为非阵发性交界性心动过速。

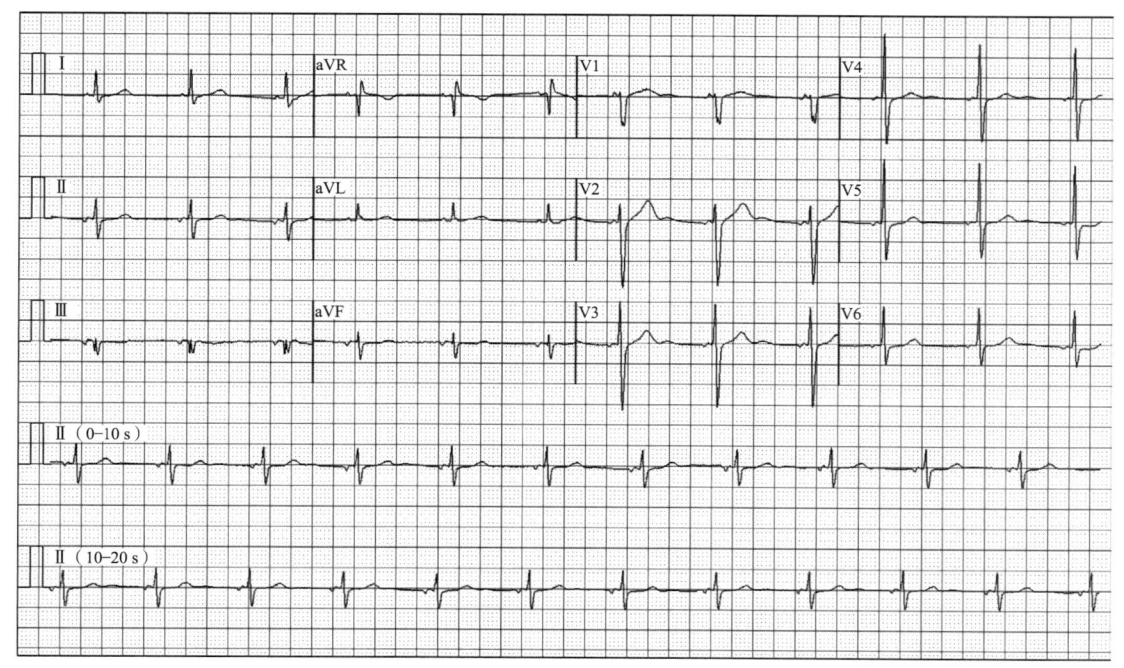

女性,74岁。
心室率67次/分;
PR间期99 ms;
QRS波时间90 ms。

加速性交界性逸搏心律

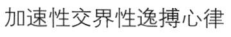

图3-3-6 交界性逸搏心律实例二

交界性逸搏心律的心率缓慢，当心率<40次/分时，为过缓的交界性逸搏心律，提示交界性逸搏点自律性降低。

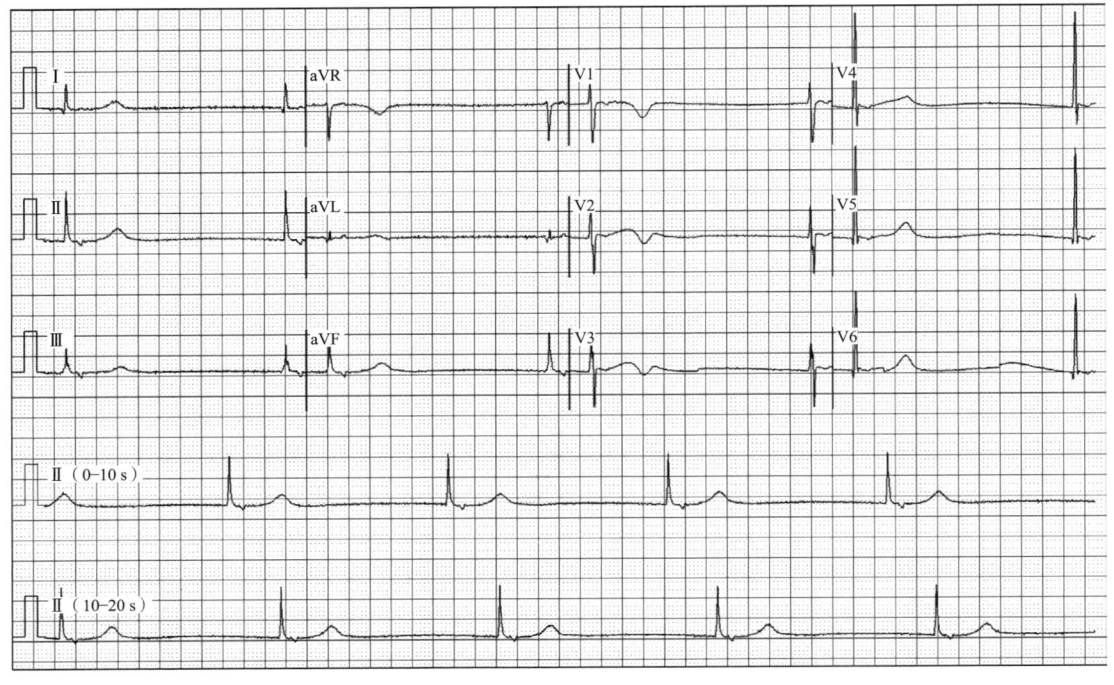

男性，87岁。
心室率28次/分；
QRS波时间85 ms。

交界性逸搏心律
提示窦性停搏

图3-3-7 交界性逸搏心律实例三

交界性逸搏心律的 P⁻波在QRS波前或QRS波后，也可无P⁻波。P⁻波在QRS波前，P⁻R间期<120 ms。P⁻波在QRS波后，RP⁻间期<200 ms。三个实例中交界性逸搏心律的心率各不相同，有无P⁻波和P⁻波与QRS波的关系各不相同。

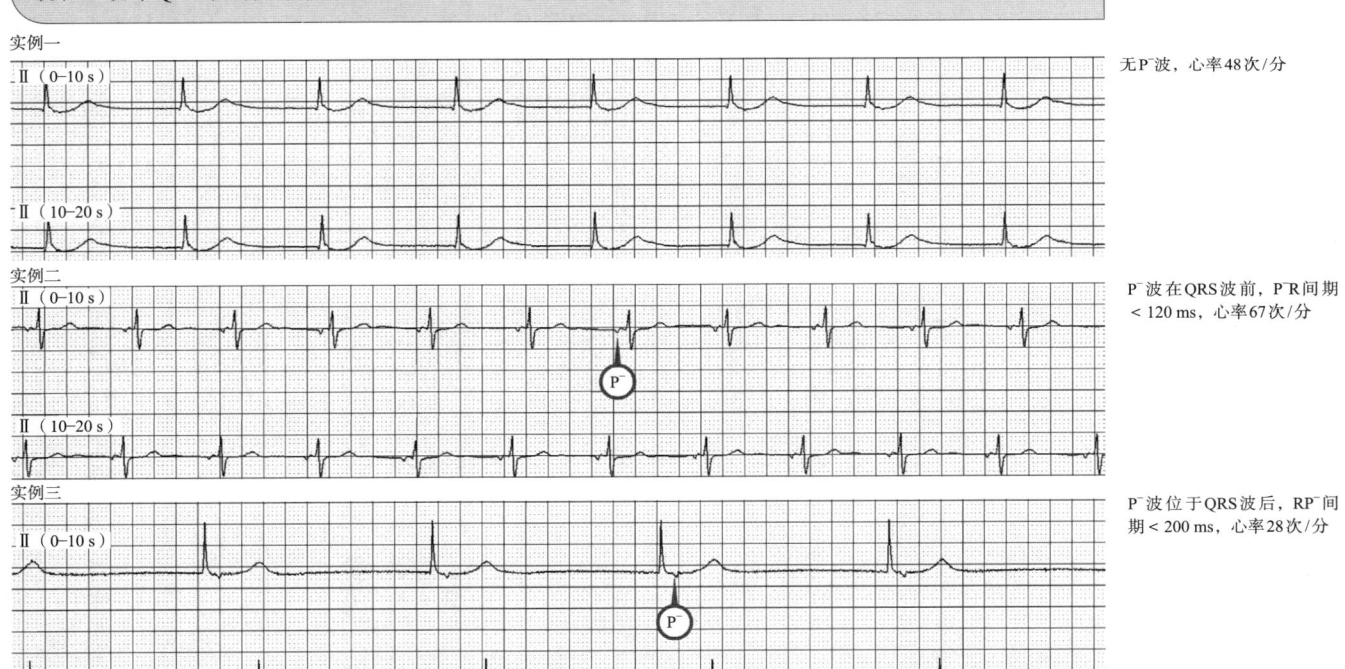

无P⁻波，心率48次/分

P⁻波在QRS波前，P⁻R间期<120 ms，心率67次/分

P⁻波位于QRS波后，RP⁻间期<200 ms，心率28次/分

图3-3-8 交界性逸搏心律三实例图解

(三)室性逸搏心律

在无窦性心律时,少数可见室性逸搏心律。室性逸搏心律的心率通常在 20～40 次/分。

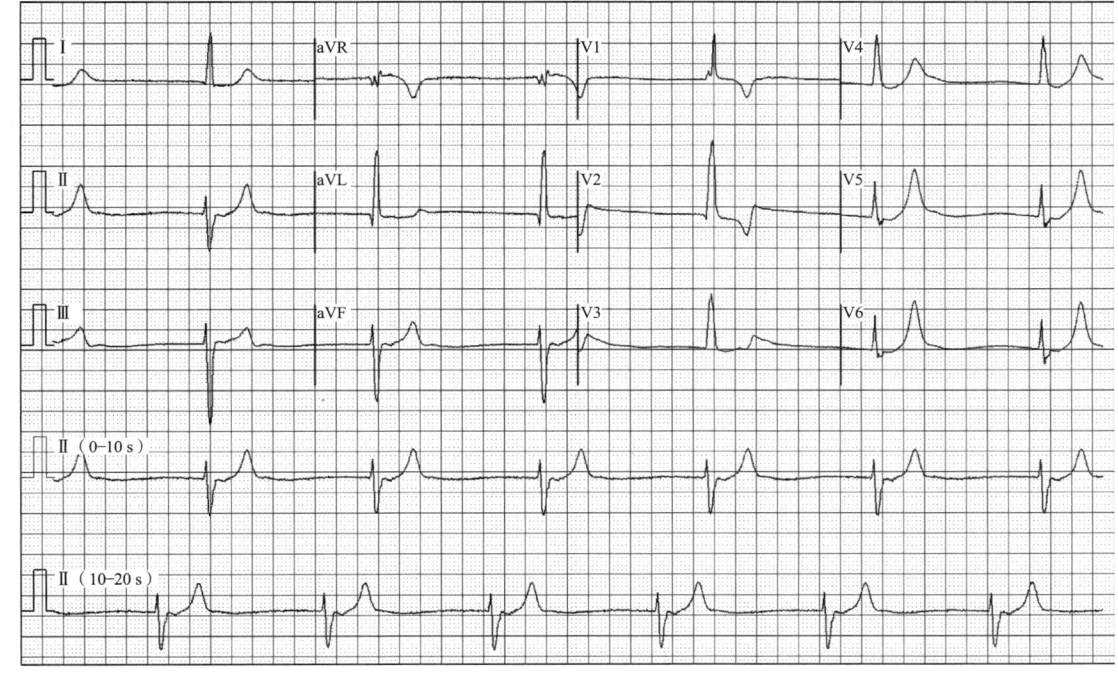

女性,79 岁。
心室率 35 次/分;
QRS 波时间 143 ms。

室性逸搏心律
提示窦性停搏

图 3-3-9　室性逸搏心律实例一

> 室性逸搏心律的心率在 40～60 次/分时,常称为加速性室性逸搏心律。若 >60 次/分,称为非阵发性室性心动过速。

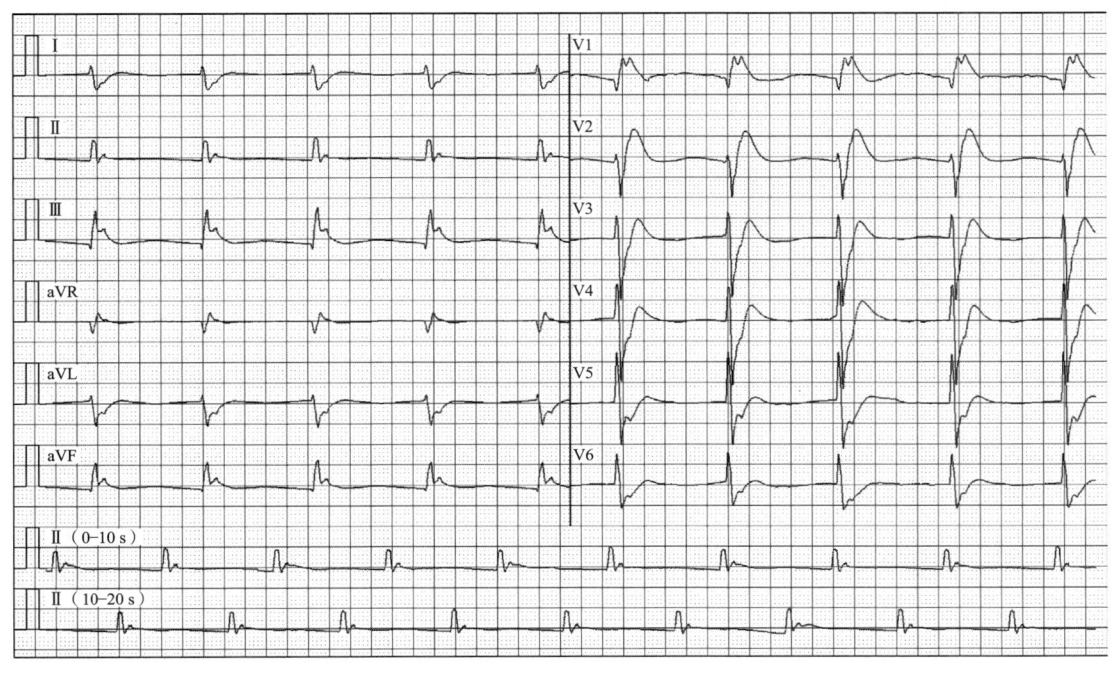

男性,66 岁。
心室率 57 次/分;
QRS 波时间 178 ms。

加速性室性逸搏心律
提示窦性停搏

图 3-3-10　室性逸搏心律实例二

大部分室性逸搏心律的节律规则，少数可以出现节律不规则，原因是室性逸搏点是不稳定的逸搏点。节律不规则的室性逸搏心律，有时心率可极其缓慢。

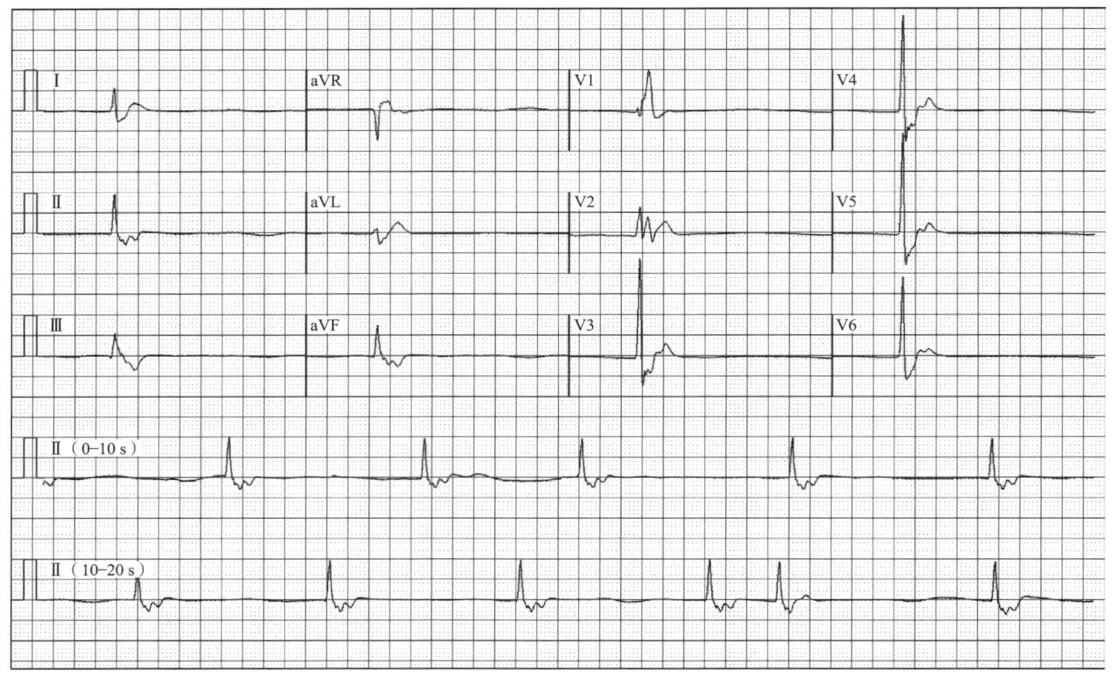

男性，58岁。
平均心室率31次/分；
QRS波时间180 ms。

室性逸搏心律
提示窦性停搏
室性期前收缩

图3-3-11　室性逸搏心律实例三

室性逸搏心律的QRS波宽大畸形，通常心率<40次/分。室性逸搏心律节律大部分规则，少数不规则。在无窦性时出现室性逸搏心律，提示房性和交界性潜在逸搏点的自律性降低。室性逸搏心律常是临终前的心律，通常不能长时间维持。

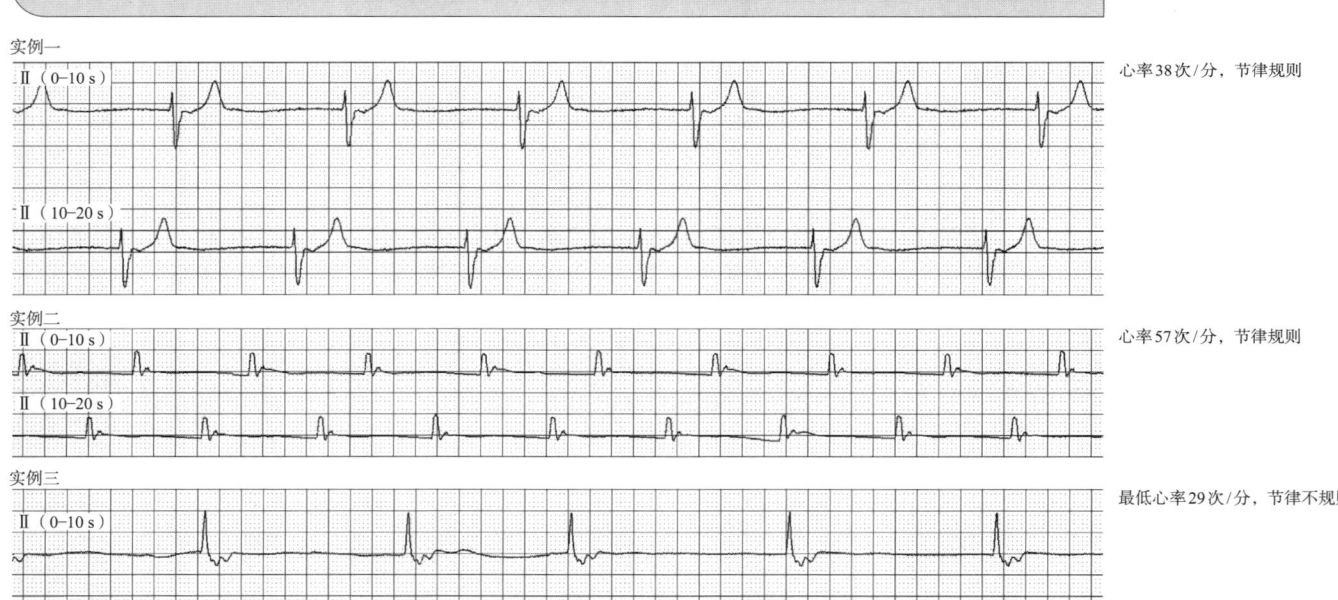

图3-3-12　室性逸搏心律三实例图解

（四）逸搏及逸搏心律与窦性夺获心室

逸搏后窦性夺获心室是指窦性冲动重新获得控制整个心脏激动的现象。

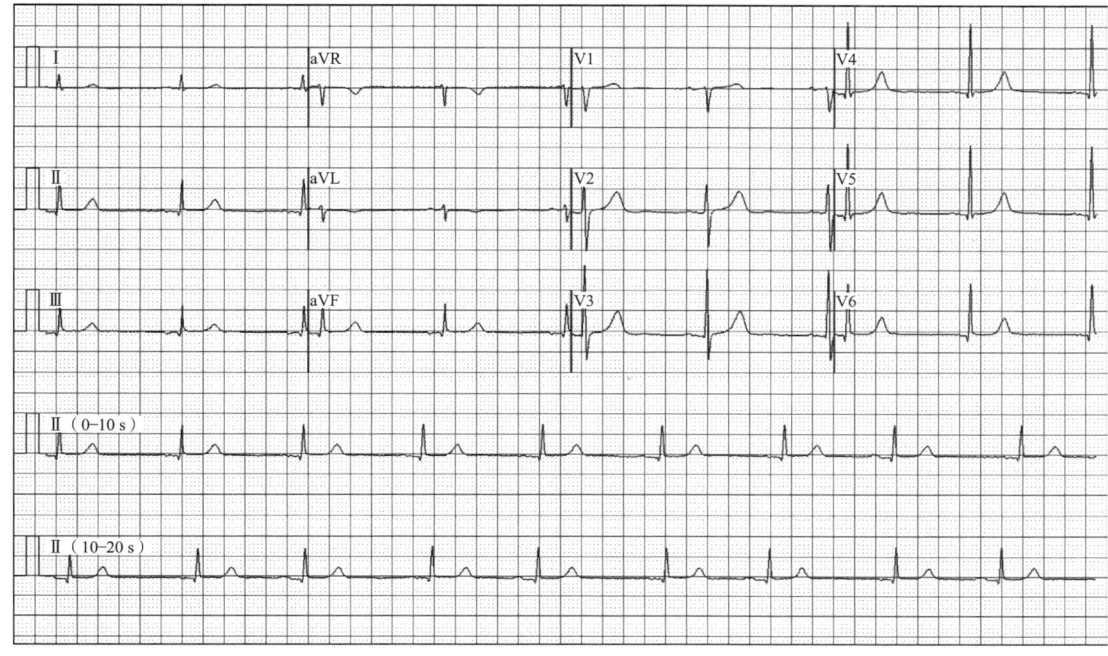

男性，79岁。
平均心室率52次/分；
PR间期180 ms；
QRS波时间80 ms。

房性逸搏心律
窦性夺获心室

图3-3-13　逸搏及逸搏心律与窦性夺获心室实例一

> 逸搏-窦性夺获心室二联律是连续出现逸搏-窦性夺获心室的现象。在窦性停搏和窦房传导阻滞中，均可出现逸搏-窦性夺获心室二联律的现象。

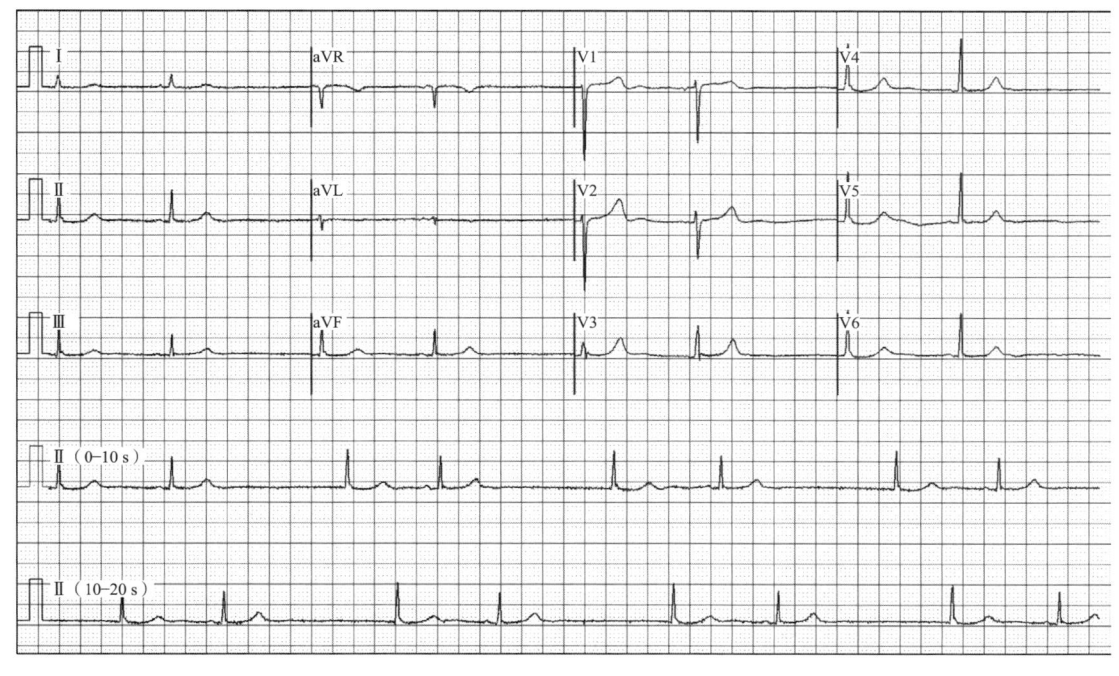

女性，61岁。
平均心室率46次/分；
PR间期132 ms；
QRS波时间76 ms。

窦性心律
高度窦房传导阻滞可能
交界性逸搏
逸搏-夺获二联律

图3-3-14　逸搏及逸搏心律与窦性夺获心室实例二

窦性夺获心室是窦性冲动提前下传激动心室，若心室内传导系统处于相对不应期，可出现心室内差异传导。

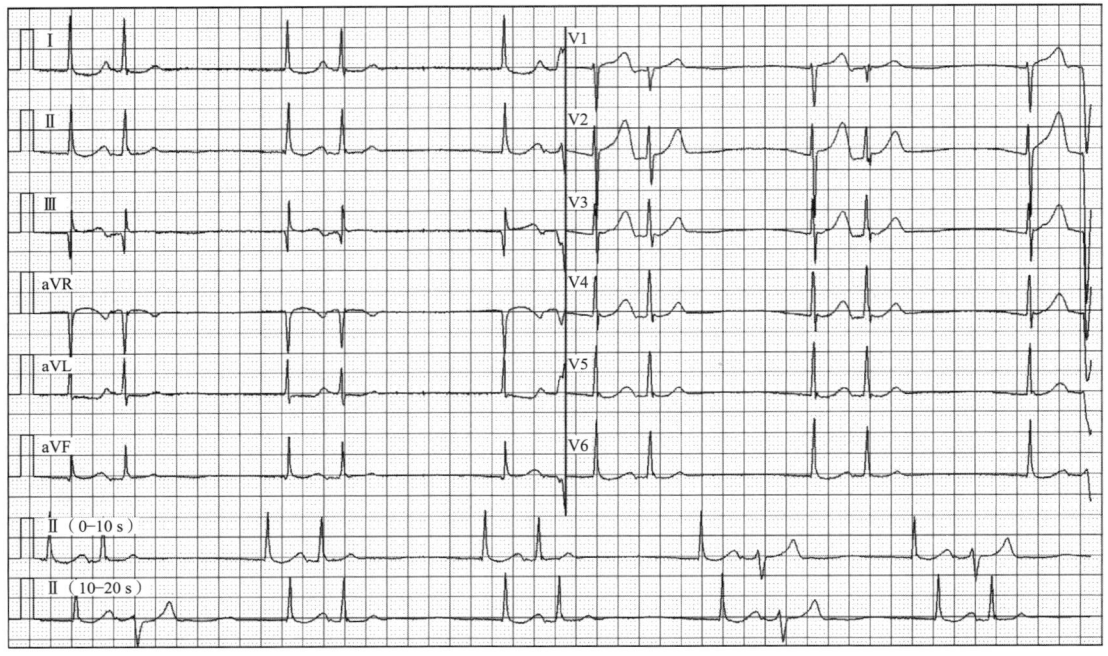

男性，81岁。
平均心室率57次/分；
PR间期152 ms；
QRS波时间82 ms。

窦性心律
高度窦房传导阻滞可能
交界性逸搏
逸搏-夺获二联律（部分伴心室内差异传导）

图3-3-15 逸搏及逸搏心律与窦性夺获心室实例三

实例一房性逸搏心律中出现窦性夺获，窦性P波提前量少，不易被发现。实例二呈逸搏-窦性夺获心室二联律，窦性夺获的PP间期相等，首先考虑高度窦房传导阻滞的可能。实例三也呈逸搏-窦性夺获心室二联律，窦性P波提前量大，下传心室的QRS波宽大畸形，为心室内差异传导，与室性期前收缩鉴别点是前有窦性P波。

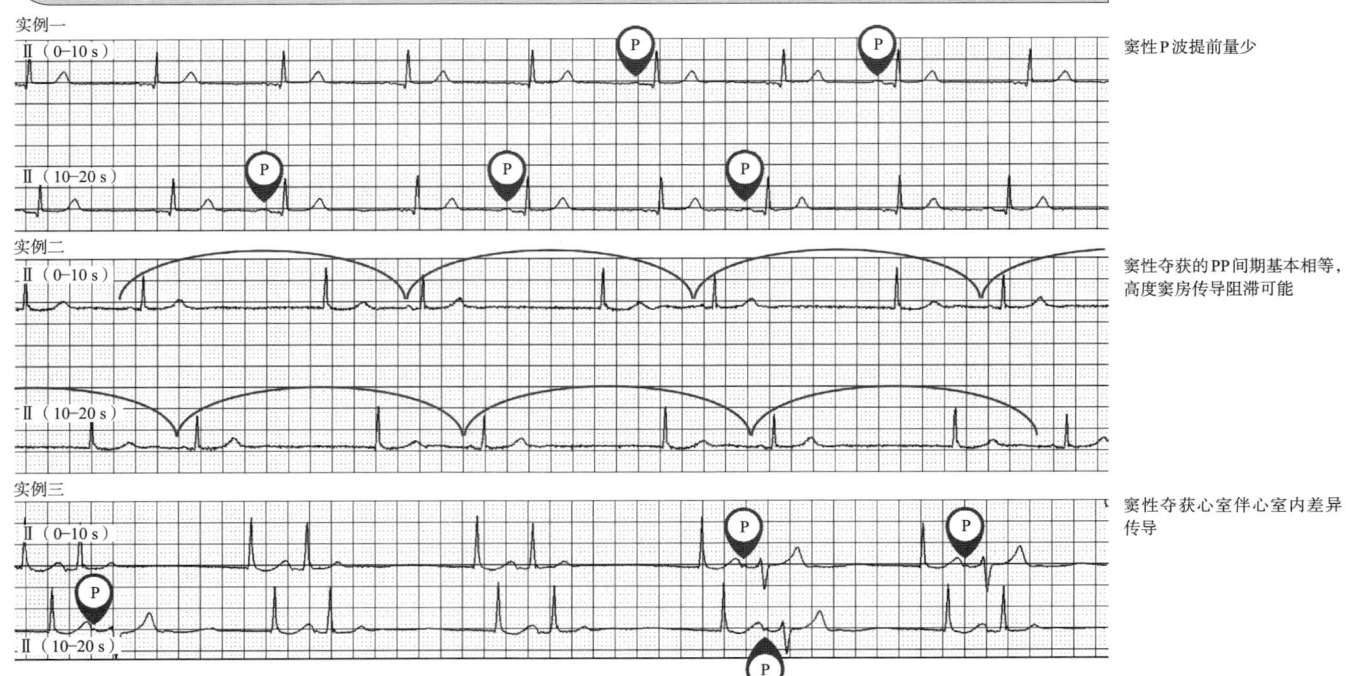

窦性P波提前量少

窦性夺获的PP间期基本相等，高度窦房传导阻滞可能

窦性夺获心室伴心室内差异传导

图3-3-16 逸搏及逸搏心律与窦性夺获心室三实例图解

四、心房内传导阻滞

正常时窦房结的冲动经结间束在右心房内传导,经结间束的房间支(又称巴赫曼纤维)将冲动从右心房传导到左心房。当结间束传导功能异常时,出现心房内传导阻滞。广义上,前述窦房传导阻滞,也是心房内传导阻滞中的一种类型。

(一)心房内传导阻滞

心房内传导阻滞可分为不完全性心房内传导阻滞和完全性心房内传导阻滞。心房内传导阻滞常见为不完全性心房内传导阻滞,其心电图改变是P波形态和方向改变。完全性心房内传导阻滞,极少见。表现为心房存在两种无关的节律、窦性和房性异位节律或两种房性异位节律。

1. 不完全性心房内传导阻滞

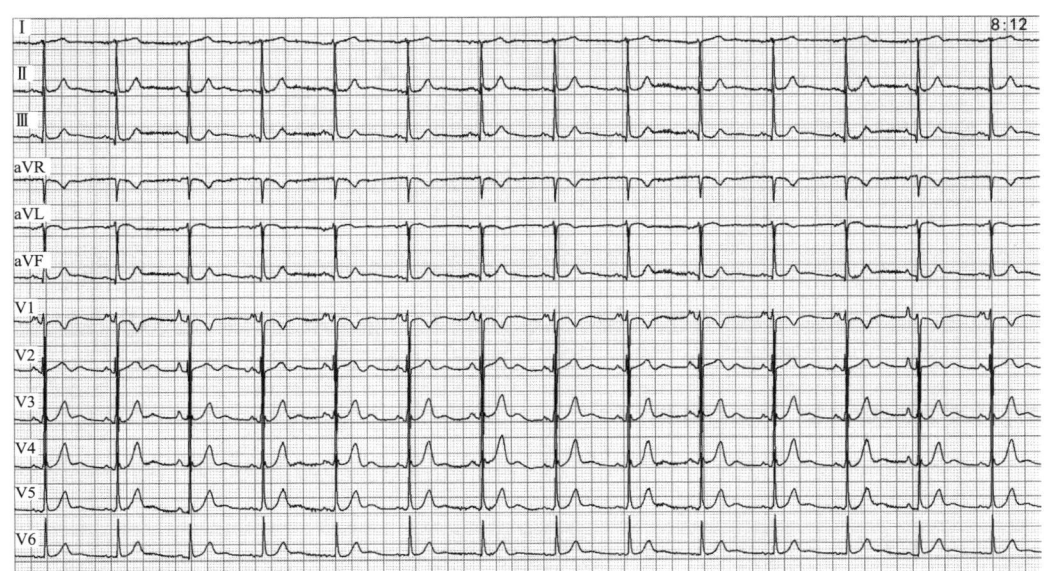

女性,59岁。
窦性心率68次/分;
PR间期141 ms;
QRS波时间83 ms。

窦性心律
不完全性心房内传导阻滞

图3-4-1 不完全性心房内传导阻滞实例

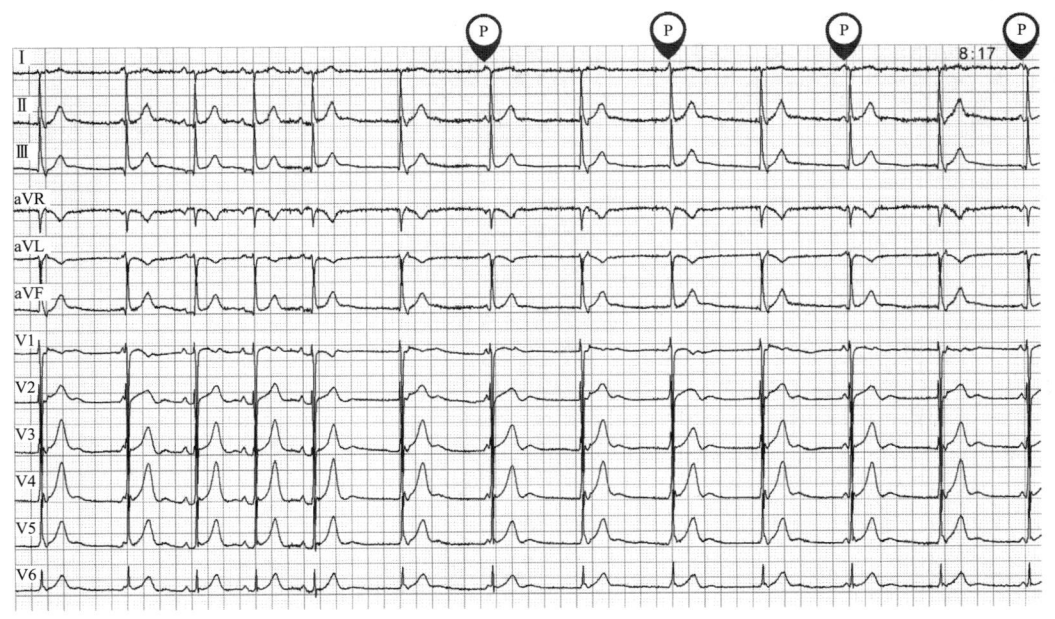

广义上而言,窦房传导阻滞也属于心房内传导阻滞。本病例在图3-4-1后数分钟发生二度二型窦房传导阻滞(见左图)。本图中窦性P波形态正常,不同于图3-4-1中窦性P波形态,提示前窦性P波可能存在心房内传导阻滞,图解见图3-4-3和图3-4-4。

窦性心率79次/分;
PR间期143 ms;
QRS波时间83 ms。

窦性心律
二度二型窦房传导阻滞
交界性逸搏及逸搏心律

图3-4-2 不完全性心房内传导阻滞实例的其他心电图

不完全性心房内传导阻滞的心电图改变是P波形态和方向改变。在诊断时首先须确认窦性心律。按照P波改变的特点，分为左心房或房间传导阻滞和右心房传导阻滞。

左心房或房间传导阻滞时，左心房除极延迟。心电图表现为P波增宽＞110 ms，振幅不增高；P波可出现切迹、双峰或双相，若为双峰，双峰的峰距≥40 ms。此心电图改变不易与左心房增大鉴别。

右心房传导阻滞时，右心房内传导延缓，除极时间延长，与后继的左心房除极重叠，左右心房同向同步除极。心电图表现为P波增高，在Ⅱ、Ⅲ、aVF导联上明显。此心电图改变不易与右心房增大鉴别。

若右心房向左心房的房间传导中断时，仅有右心房除极而无左心房除极，心电图表现为P波增高，P波变窄。

固定的不完全性心房内传导阻滞，P波形态异常保持不变，不易与心房增大鉴别诊断。只有间歇性不完全性心房内传导阻滞，心电图表现为规则的窦性P波，其形态发生突然变化，增宽或增高。此时在同一导联上，逐次观察P波形态来诊断和鉴别诊断。

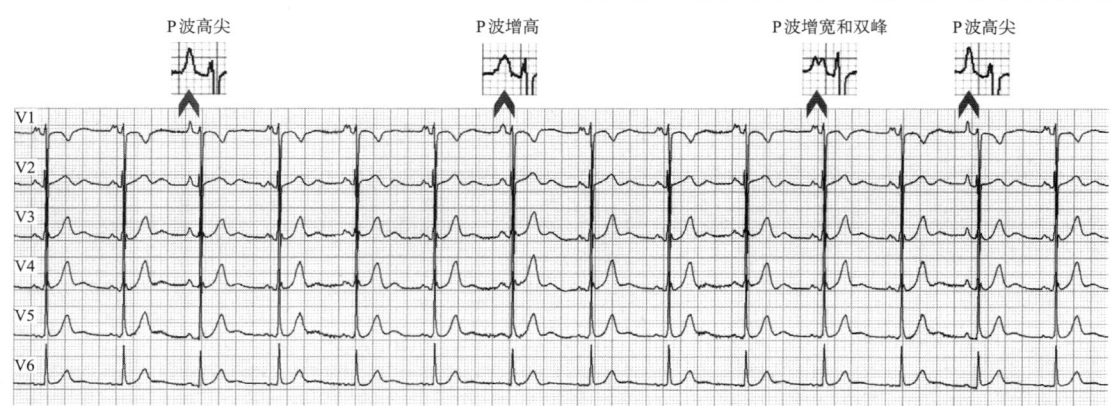

◎ P波形态改变在胸导联上，尤其是在V1导联上明显。P波呈三种形态，PP间期相等，提示存在心房内传导阻滞。

图3-4-3 不完全性心房内传导阻滞实例同步胸导联P波形态图解

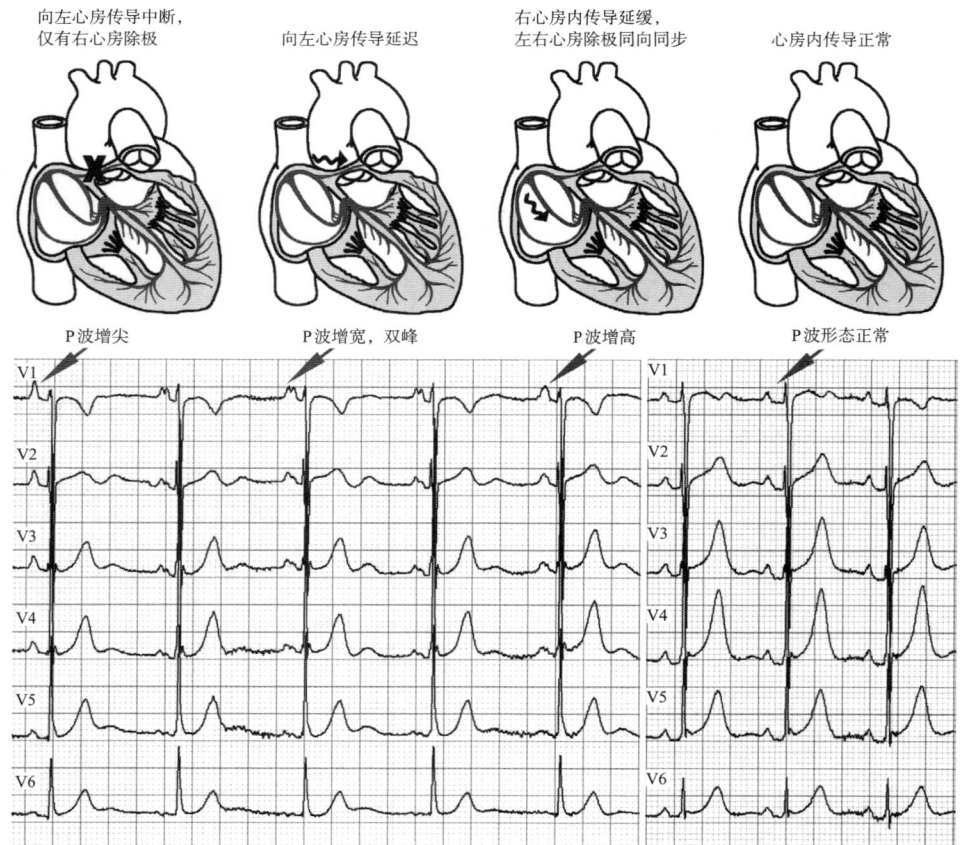

本病例前后两次心电图，在胸导联，尤其是在V1导联上，P波形态改变明显（左图为图3-4-1截图，右图为图3-4-2截图）。在同一导联上，逐次观察P波形态，可诊断为心房内传导阻滞，并判断可能的阻滞部位。

图3-4-4 不完全性心房内传导阻滞实例形成机制图解二

2. 间歇性不完全性右心房传导阻滞

间歇性不完全性右心房传导阻滞在心电图上仅有P波振幅的突然增加，不易被发现和确诊。

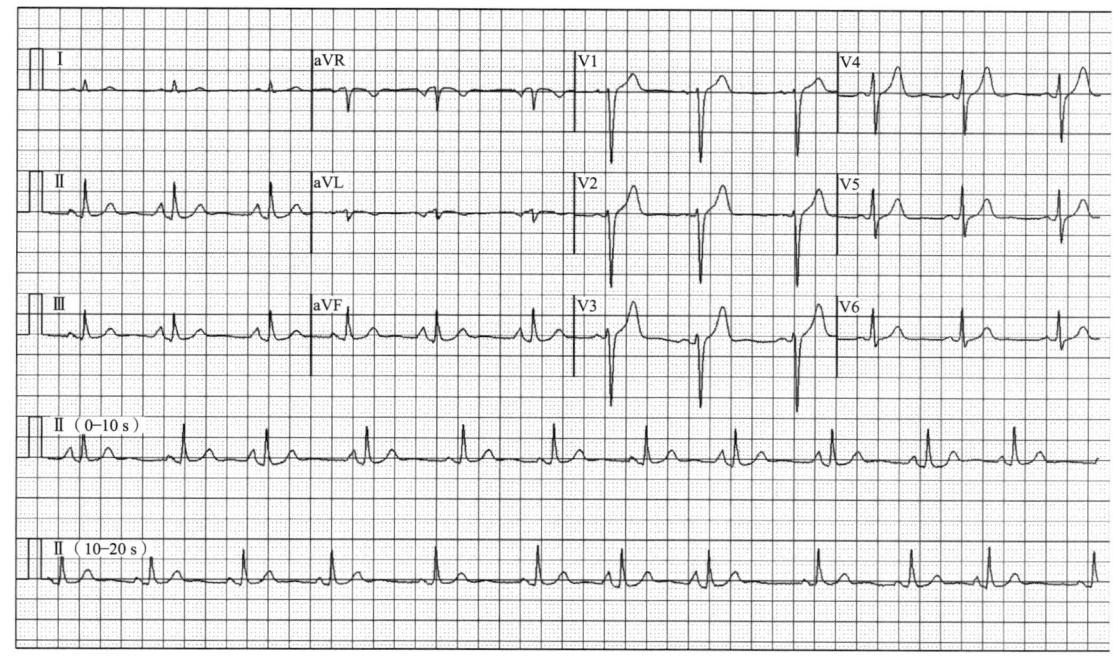

男性，66岁。
平均窦性心率66次/分；
PR间期127 ms；
QRS波时间107 ms。

窦性心律不齐
间歇性不完全性右心房传导阻滞

图 3-4-5　间歇性不完全性右心房传导阻滞实例

本图P波形态改变在肢体导联上，尤其是在Ⅱ、Ⅲ和aVF导联上明显。下图为前10 s心电图，图中有5次P波突然增高（标记处），其中两次增高的P波并未提前出现，不支持房性期前收缩。结合本图PP间期不等，但PR间期相等，诊断为窦性心律不齐。

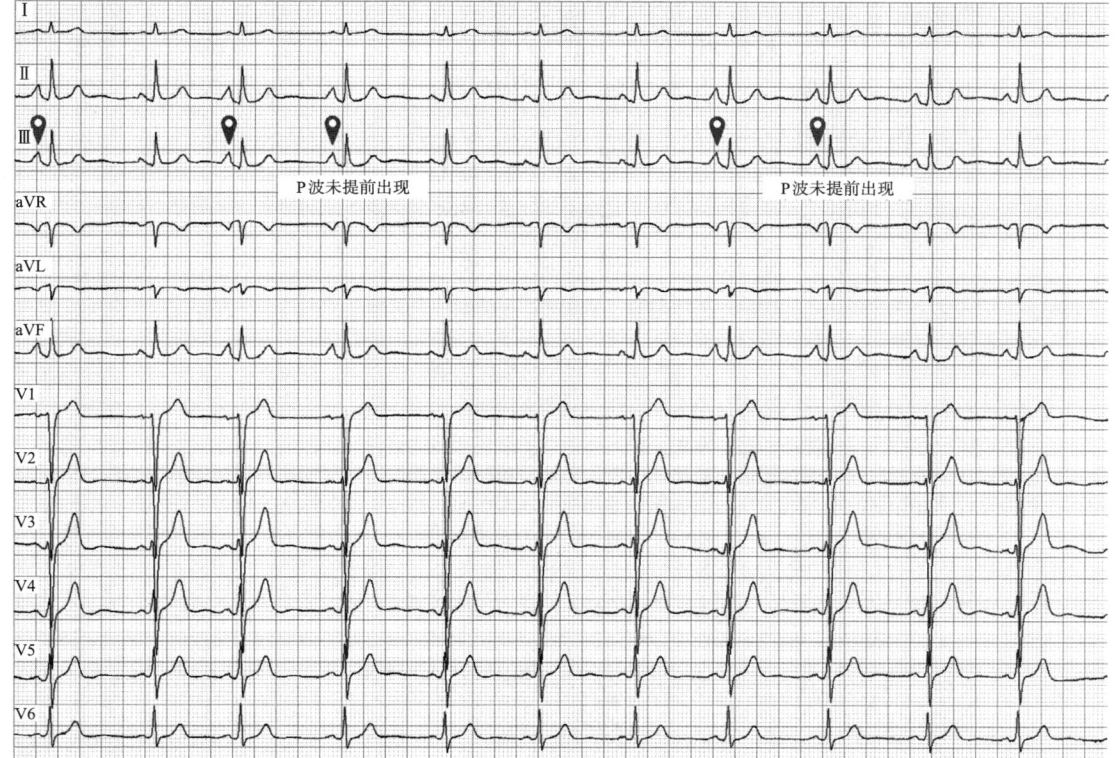

图 3-4-6　间歇性不完全性右心房传导阻滞实例同步12导联图解一

> 下图为后10 s心电图，有两次P波突然增高（空心标记处）和一次P波振幅介于高低之间（实心标记处）。P波突然增高，P波时间不变，PR间期不变，用间歇性不完全性右心房传导阻滞解释更为恰当。形成机制是：当窦性心律不齐，心率略有增加时，右心房发生传导阻滞，右心房内传导延缓，除极时间延长，与后继的左心房除极重叠，左右心房同向同步除极。P波增高，Ⅱ、Ⅲ、aVF导联上明显。

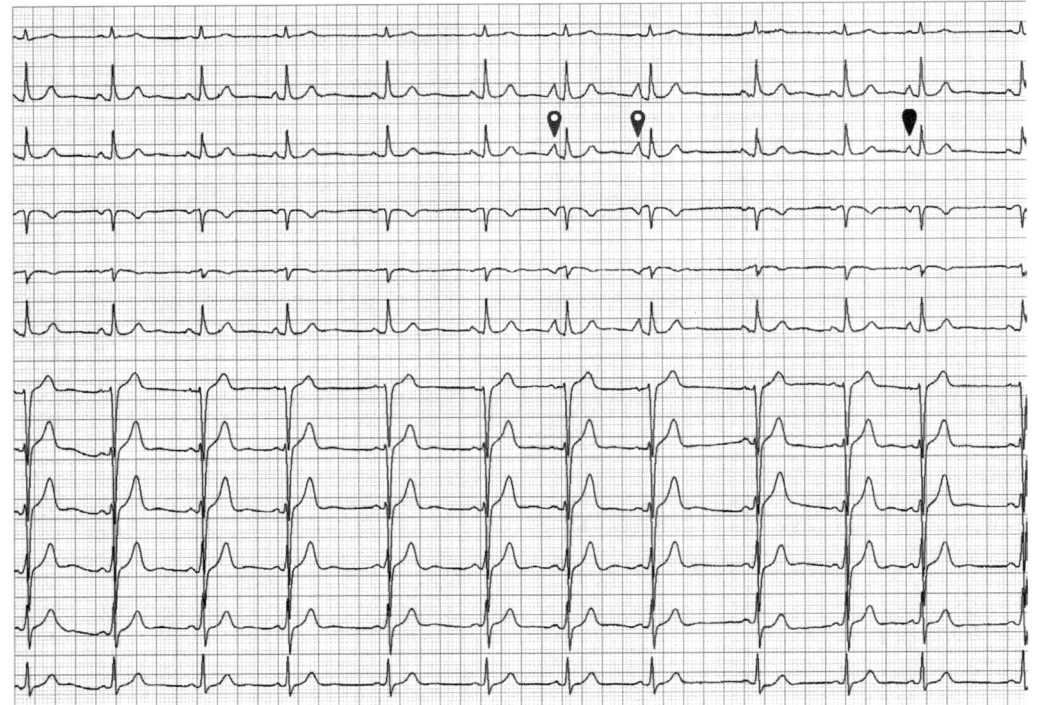

◎ 突然P波增高，P波时间不变，PR间期不变。

图3-4-7　间歇性不完全性右心房传导阻滞实例同步12导联图解二

3. 间歇性不完全性左心房传导阻滞

间歇性不完全性左心房传导阻滞在心电图上仅有P波突然增宽，同样不易被发现和确诊。间歇性不完全性心房内传导阻滞需与非时相性心房内差异传导鉴别。非时相性心房内差异性传导，又称为钟氏现象（Chung现象），是指各种期前收缩后，尤其是房性期前收缩后，第一个或若干个窦性P波形态发生改变。

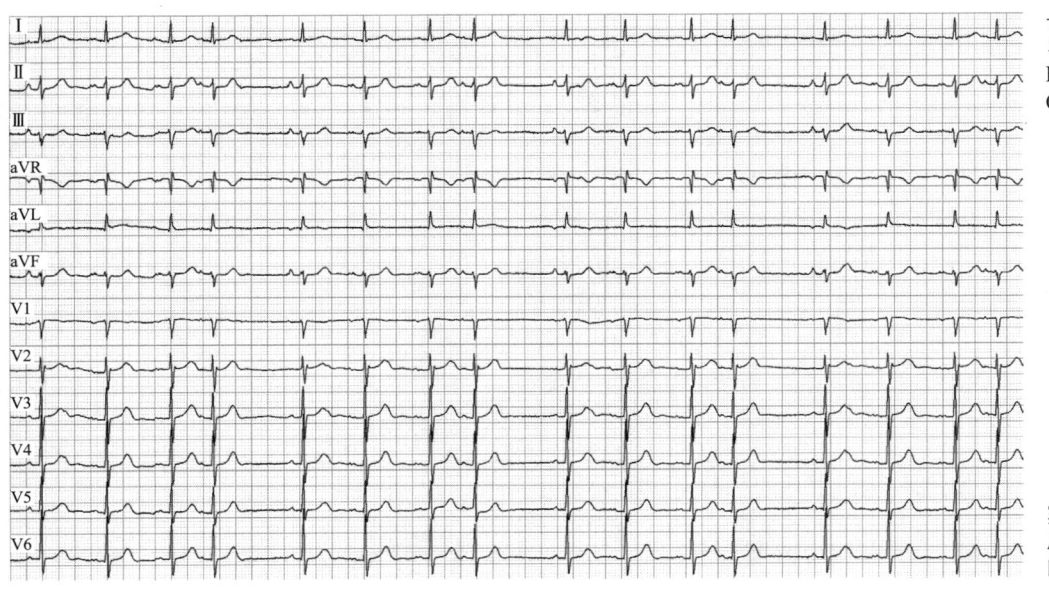

女性，85岁。
窦性心率75次/分；
PR间期174 ms；
QRS波时间84 ms。

窦性心律
房性期前收缩
间歇性不完全性左心房传导阻滞

图3-4-8　间歇性不完全性左心房传导阻滞实例

非时相性心房内差异性传导是指各种期前收缩后，第一个或若干个窦性P波形态发生改变。形态改变的P波位于窦性P波应该出现的时间。形成机制是期前收缩的冲动在心房传导系统内发生隐匿性传导，使其产生不应期，影响期前收缩后的窦性冲动在心房传导系统内的传导和心房除极，使得P波发生形态改变。本图房性期前收缩后，第一个P波形态正常，其后的连续两次P波发生形态改变，表现为P波增宽和双峰，不符合非时相性心房内差异性传导的形成机制和P波形态改变的特点。用间歇性不完全性左心房传导阻滞解释更为恰当，即原本不应期延长的心房传导系统，在房性期前收缩的代偿后，脱离不应期，第一个P波形态正常。随后的窦性冲动依旧落入心房传导系统延长的不应期中，产生心房内传导阻滞。本图P波形态改变在Ⅱ导联上最为明显。

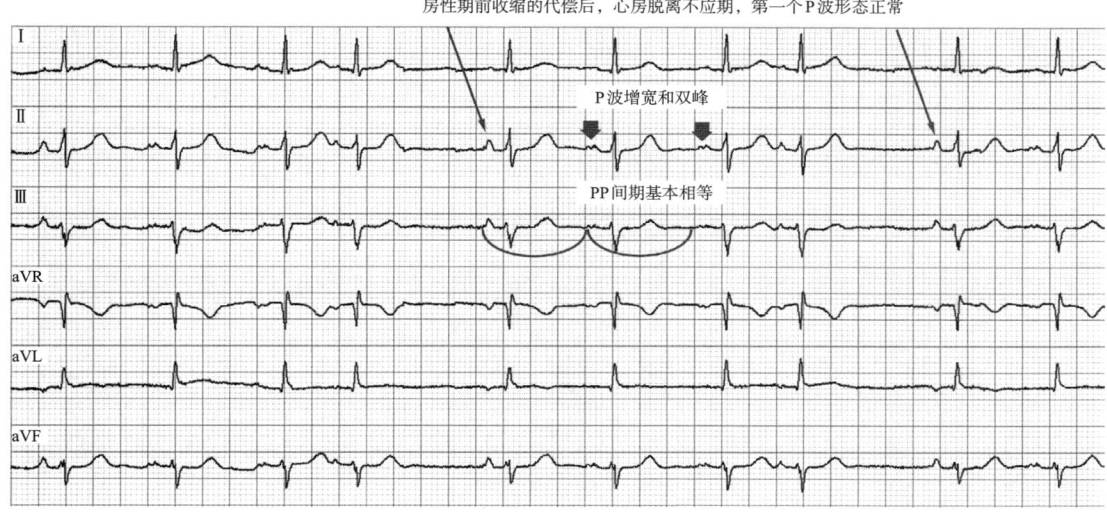

图3-4-9　间歇性不完全性左心房传导阻滞实例形成机制图解

（二）窦室传导

窦室传导通常由高血钾引起，过高的血钾使得广泛的心房肌失去兴奋性和传导性，产生弥漫性完全性心房肌传导阻滞。而窦房结、结间束和房室传导系统仍具有兴奋性和传导性，可将窦性冲动下传心室，由此形成窦室传导，是心房内传导阻滞的特殊表现。

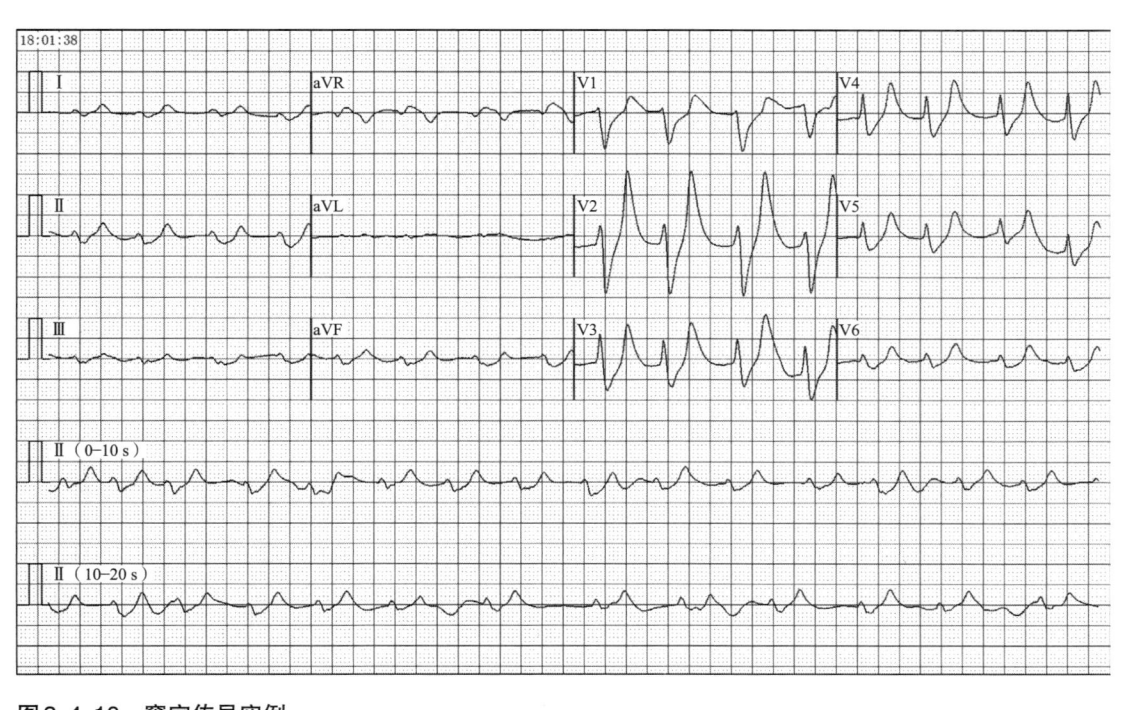

图3-4-10　窦室传导实例

本心电图为图3-4-10之前的心电图。图中可见高血钾的心电图改变：P波振幅低；QRS波增宽，肢体导联振幅低；T波高尖，呈帐篷样。

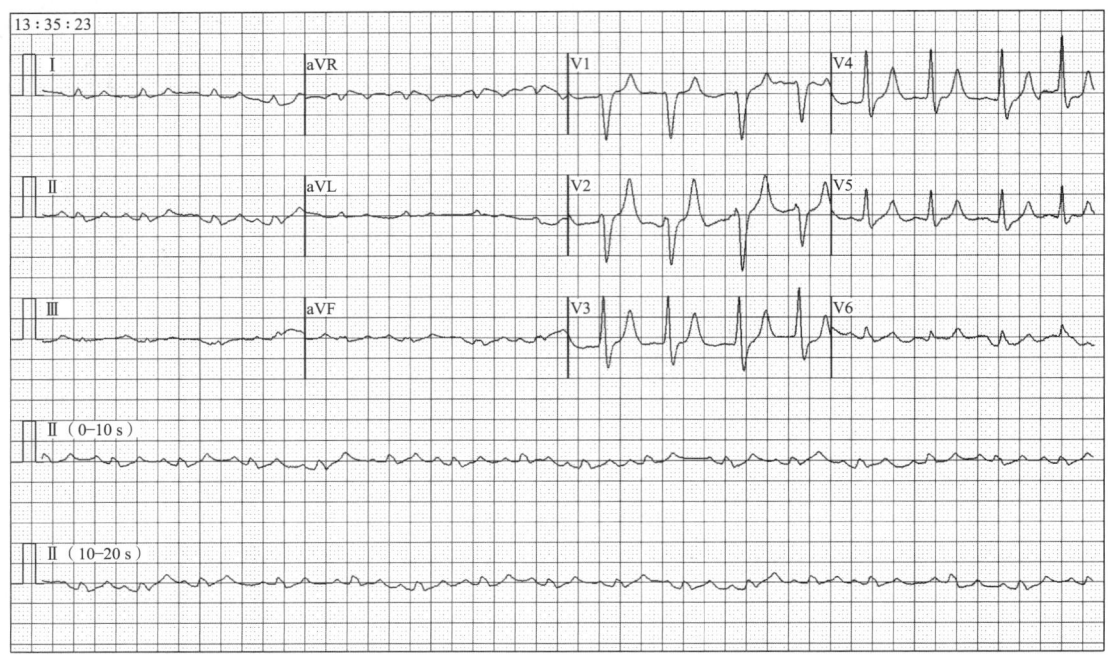

平均窦性心率92次/分；
PR间期150 ms；
QRS波时间152 ms。

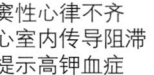

窦性心律不齐
心室内传导阻滞
提示高钾血症

图3-4-11 窦室传导实例的其他心电图

前后两图比较，前图可见P波（左图），后图P波消失，QRS波显著增宽，T波显著高尖（右图）。提示后图高血钾导致了心房肌完全性传导阻滞，发生窦室传导。窦室传导心律通常是临终前的心电图改变，此病例在记录此心电图后数小时死亡。

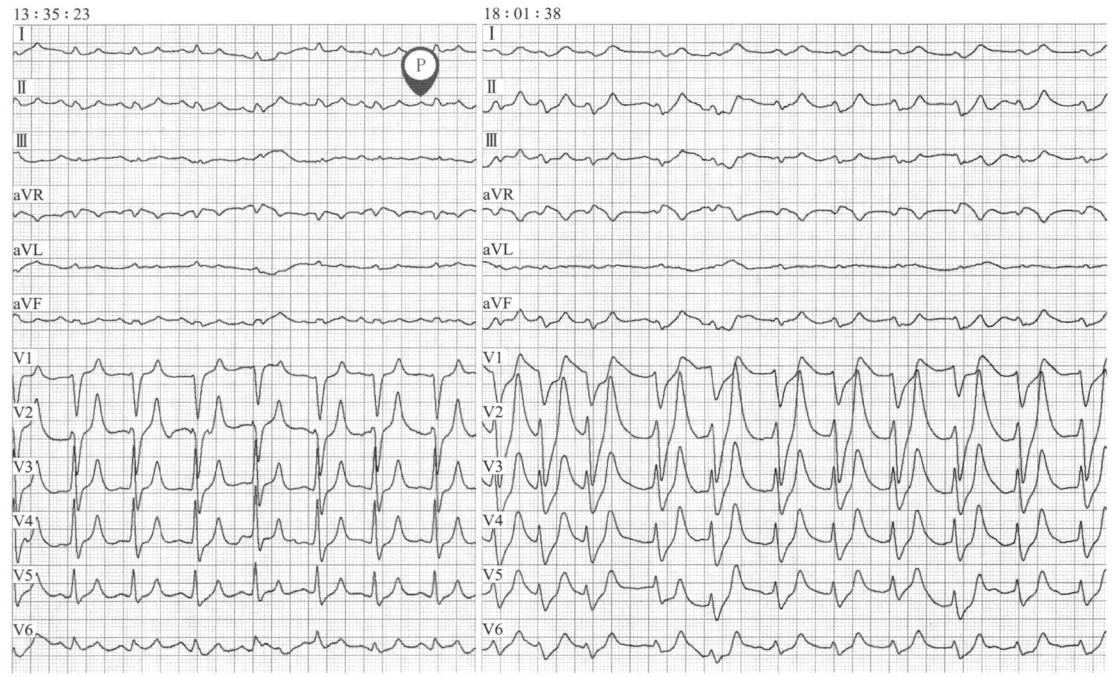

P波消失，QRS波显著增宽，T波显著高尖

图3-4-12 窦室传导实例形成机制和同步12导联图解

五、房室传导阻滞

冲动从心房至心室的传导延长或传导中断,即房室传导阻滞,是心脏传导阻滞常见的部位。

房室传导系统由房室结、房室束(希氏束)、束支与分支,以及浦氏纤维组成。任何一个部位功能异常,都将导致房室传导阻滞。房室传导阻滞可以发生在房室结、房室束、左右束支或三分支(右束支、左前分支和左后分支)等不同水平(图3-5-1)。通常将房室传导阻滞部位分为房室结和希浦系统。

在心电图上,P波代表心房的电活动,QRS波代表心室的电活动,因此分析P波与QRS波之间的关系,可用于判断房室传导。

房室传导阻滞分为一度、二度和三度。

一度房室传导阻滞是指心房的冲动向心室传导时间延长。在心电图上表现为PR间期延长。

二度房室传导阻滞是指心房的冲动向心室传导时部分发生传导中断。在心电图上表现为部分P波后脱落QRS波。

三度房室传导阻滞是指心房的冲动全部发生传导中断,不能向心室传导。在心电图上表现为所有的P波后无相关的QRS波。

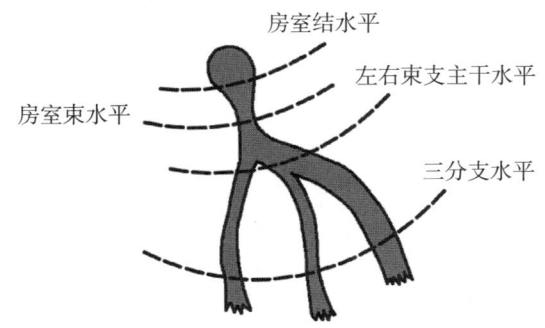

图3-5-1 房室传导阻滞发生部位

临床意义:各种心脏疾病、药物作用、电解质紊乱和心脏手术,均可引起房室传导阻滞。三种程度的房室传导阻滞,其临床意义和治疗有所不同,诊断主要依据心电图。因此,在心电图上应尽可能明确诊断。

(一)一度房室传导阻滞

一度房室传导阻滞是指房室传导时间延长,超过正常值,但每个心房冲动均能下传心室。

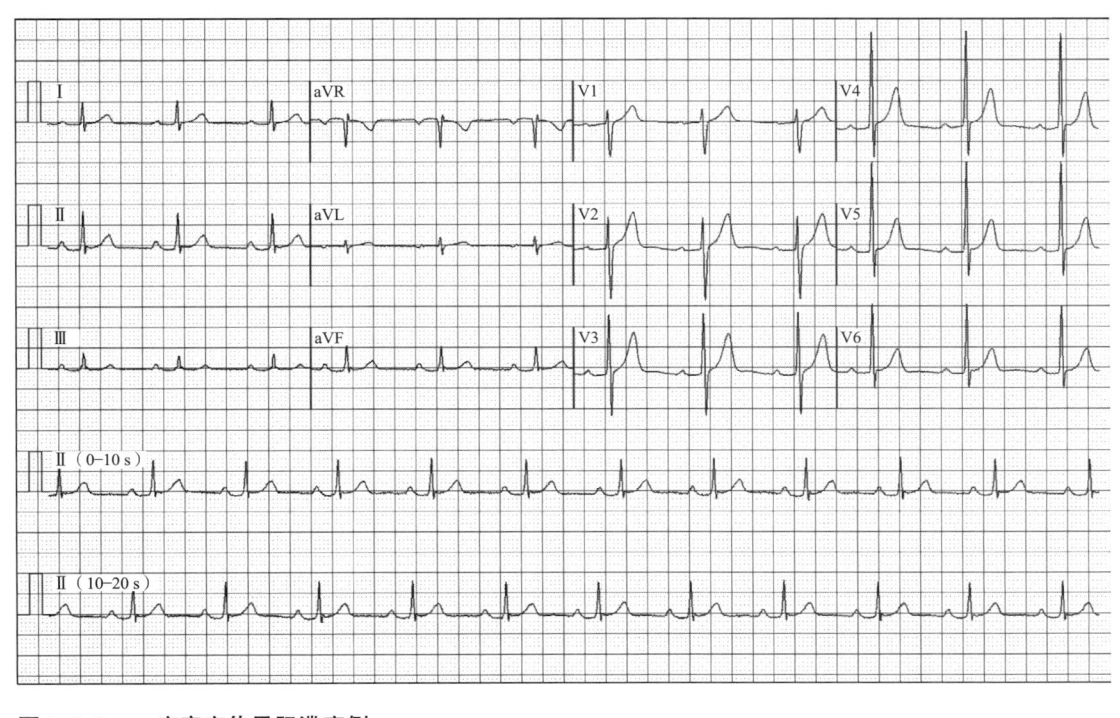

男性,62岁。
窦性心率67次/分;
PR间期214 ms;
QRS波时间80 ms。

窦性心律
一度房室传导阻滞

图3-5-2 一度房室传导阻滞实例一

在心电图上，房室传导时间延长表现为PR间期延长。成人心率在60～100次/分，PR间期>200 ms；老年人或窦性心动过缓时，PR间期>220 ms；14岁以下儿童>180 ms，通常被认为存在房室传导时间延长。

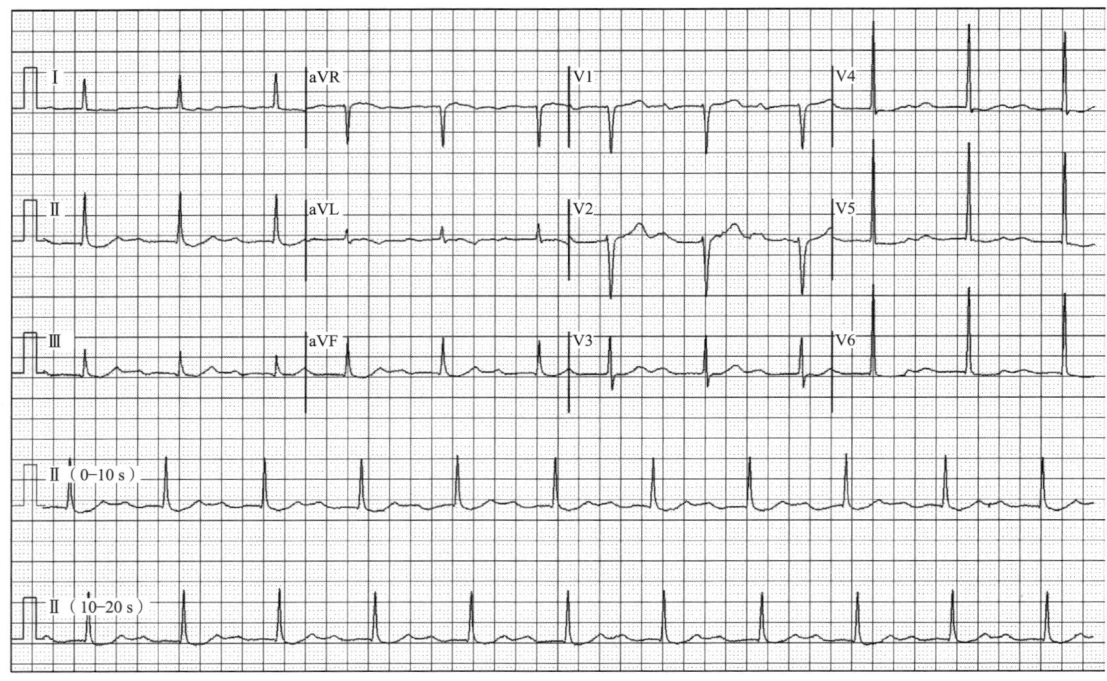

女性，71岁。
窦性心率65次/分；
PR间期392 ms；
QRS波时间80 ms。

窦性心律
一度房室传导阻滞
ST段和T波改变

图3-5-3　一度房室传导阻滞实例二

一度房室传导阻滞是指房室传导时间延长，但每次心房冲动均能下传心室。因此，心电图特点除了PR间期延长外，还有极为重要的特点是所有的P波后均有QRS波。PR间期的延长值通常在210～350 ms，较少>400 ms。一度房室传导阻滞，可以发生在房室结，也可以发生在希浦系统。PR间期有助于判断房室传导阻滞的发生部位，延长PR间期延长>300 ms，通常认为阻滞部位位于房室结。

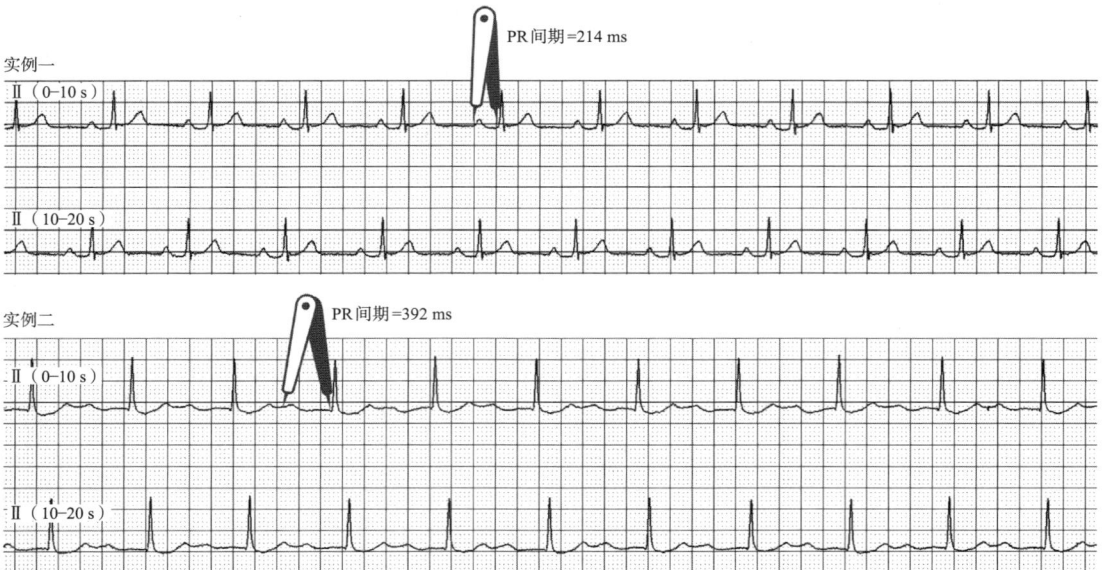

◎ PR间期延长，所有P波均有QRS波。

图3-5-4　一度房室传导阻滞实例一和实例二图解

1. 一度房室传导阻滞与PR间期显著延长

一度房室传导阻滞，PR间期显著延长时，P波可重叠在前心动的T波或ST段上，不易判断是否是窦性P波。

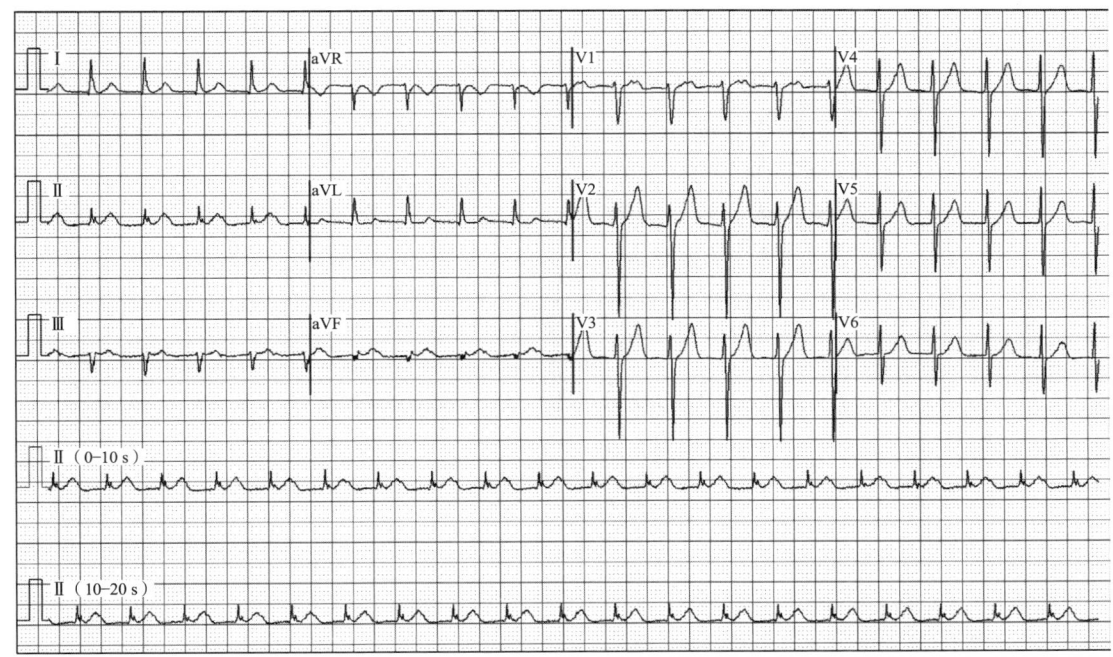

男性，40岁。
窦性心率116次/分；
PR间期360 ms；
QRS波时间90 ms。

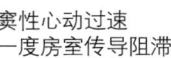

窦性心动过速
一度房室传导阻滞

图3-5-5 一度房室传导阻滞与PR间期显著延长实例

本图窦性心动过速，PR间期显著延长，PR间期相等，所有P波后有QRS波。仅V1导联上P波最为清晰，胸导联同步观察，P波重叠在前心动的ST段和T波上。

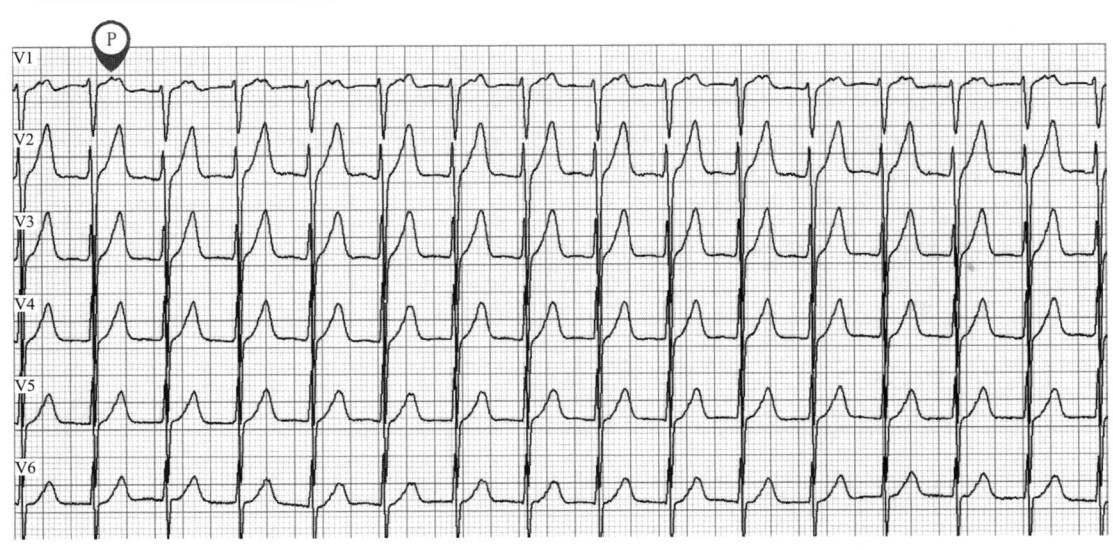

◎ PR间期显著延长，所有P波后有QRS波。

图3-5-6 一度房室传导阻滞与PR间期显著延长实例同步胸导联图解

2. 一度房室传导阻滞与窦性心动过速

当窦性心率显著增加，同时PR间期显著延长，P波可重叠在前心动的QRS波中，不易发现P波和判断是否是窦性P波，易被误诊为阵发性室上性心动过速或心房扑动呈2∶1房室传导。

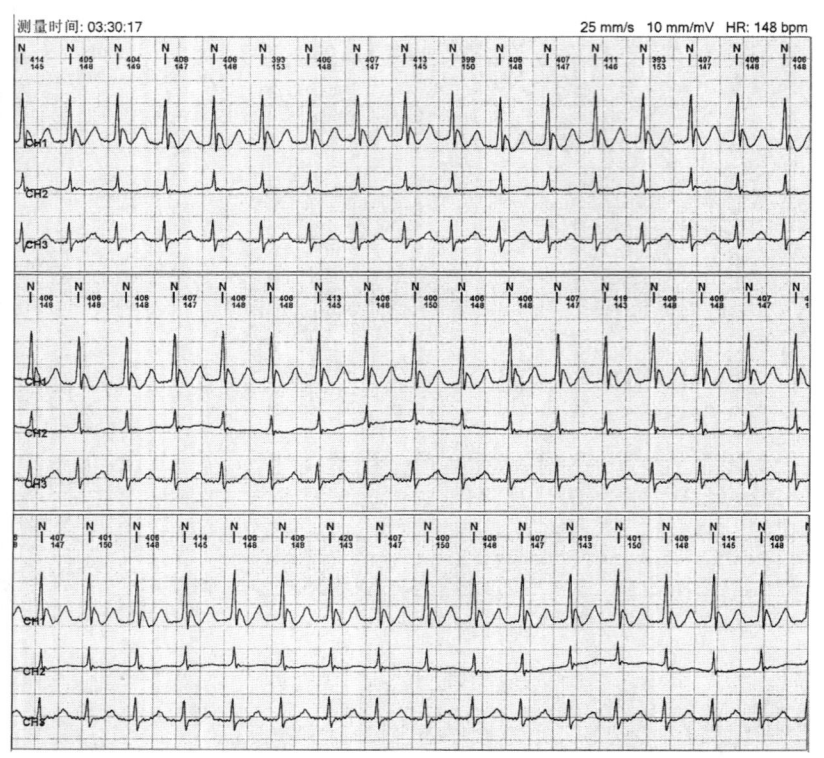

女性，42岁。
最高窦性心率150次/分。
记录导联依次为：模拟Ⅱ导联、CM1导联和CC5导联。

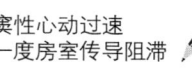

窦性心动过速
一度房室传导阻滞

图3-5-7 一度房室传导阻滞与窦性心动过速实例

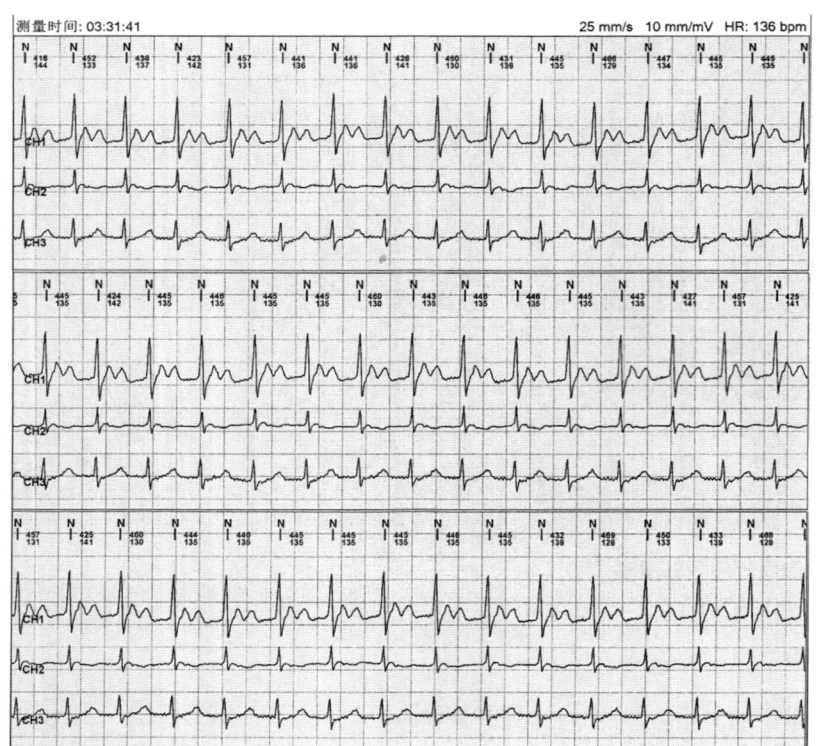

本图为图3-5-7的后续心电图。窦性心率降至约136次/分。

图3-5-8 一度房室传导阻滞与窦性心动过速实例的其他心电图一

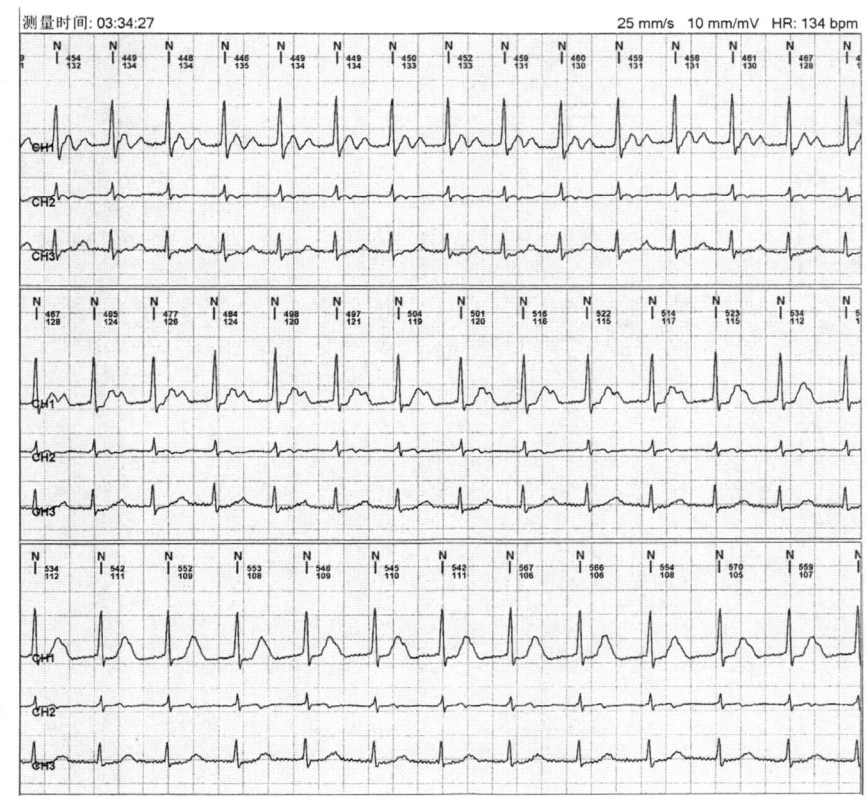

图 3-5-9　一度房室传导阻滞与窦性心动过速实例的其他心电图二

> 本病例PR间期显著延长，接近400 ms。延长的PR间期基本相等，在较高的窦性心率时，P波重叠在前心动的QRS波中，不易发现P波和判断是否是窦性P波。随着窦性心率的减慢，P波逐渐从前心动的QRS波中显露，重叠进前心动的T波上。只有连续观察，才能判断是否是窦性P波。

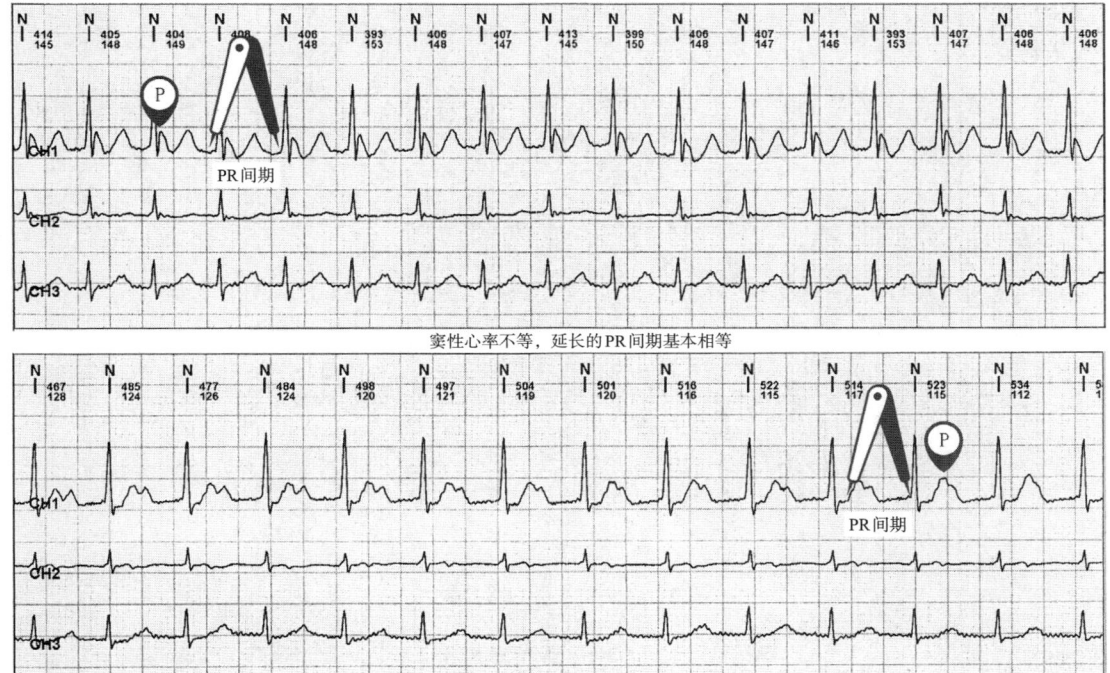

图 3-5-10　一度房室传导阻滞与窦性心动过速实例图解

3. 一度房室传导阻滞与房性期前收缩

房性期前收缩出现在一度房室传导阻滞时，P'R间期可显著延长。

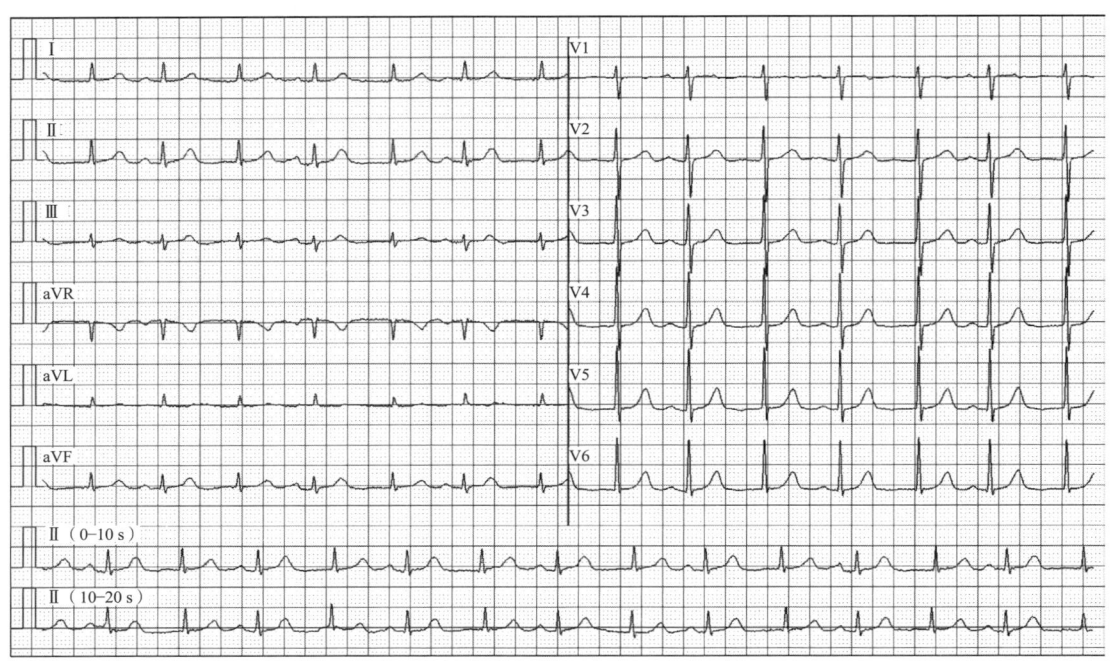

女性，66岁。
平均心室率84次/分；
PR间期220 ms；
QRS波时间82 ms。

窦性心律
房性期前收缩
一度房室传导阻滞

图3-5-11 一度房室传导阻滞与房性期前收缩实例

本图为房性期前收缩二联律。PR间期延长，P'R间期显著延长，P'波重叠在前心动的T波上，仅V1导联上清晰可见。由于房性期前收缩的QRS波并未提前，从RR间期观察，并不能发现房性期前收缩。

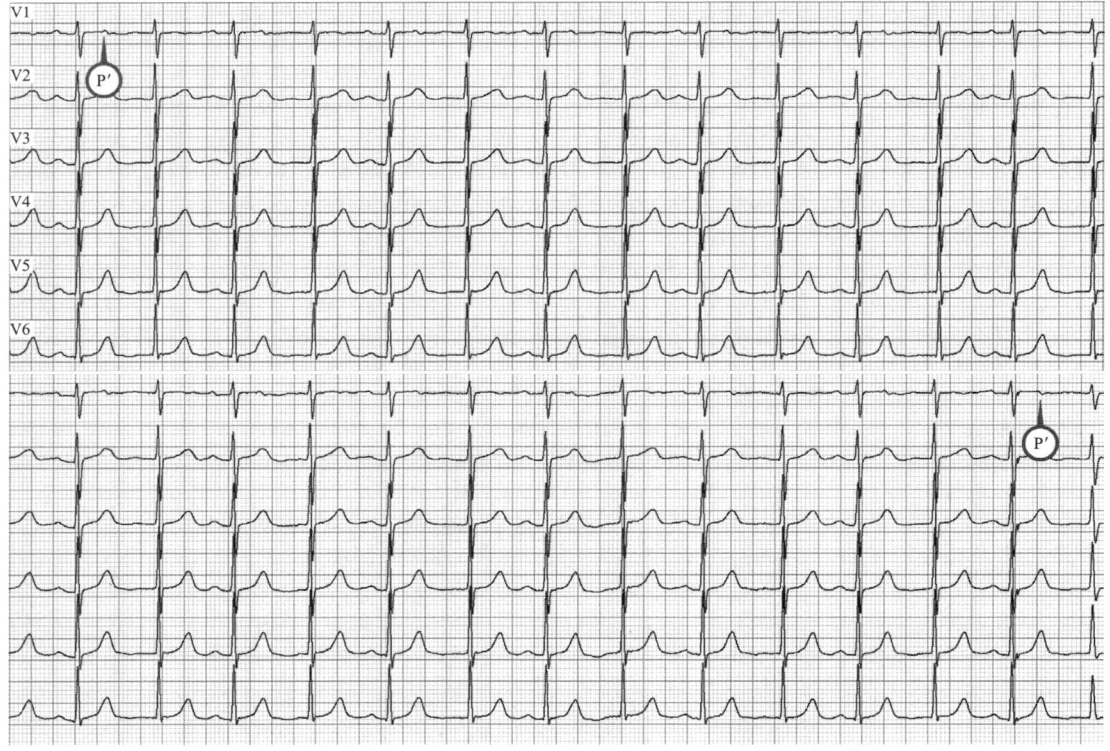

P'R间期显著延长

图3-5-12 一度房室传导阻滞与房性期前收缩实例连续同步胸导联图解

4. 间歇性一度房室传导阻滞与频率依赖性

一度房室传导阻滞可表现为持续性和间歇性。间歇性一度房室传导阻滞可与窦性心率变化无关，也可与窦性心率变化有关。与窦性心率变化有关的间歇性一度房室传导阻滞，称为间歇性频率依赖性一度房室传导阻滞。

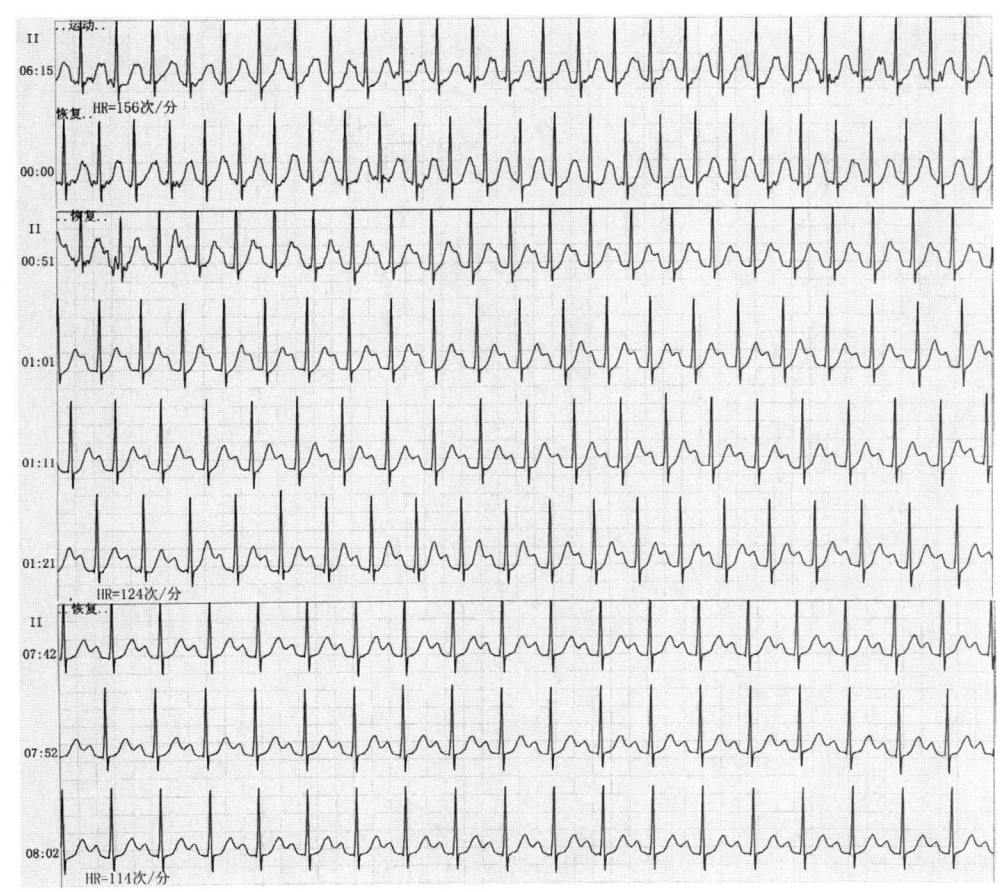

男性，52岁。
窦性心率114～150次/分；
PR间期200～220 ms。

窦性心动过速
间歇性快频率依赖性
一度房室传导阻滞

图3-5-13　间歇性一度房室传导阻滞与快频率依赖性实例

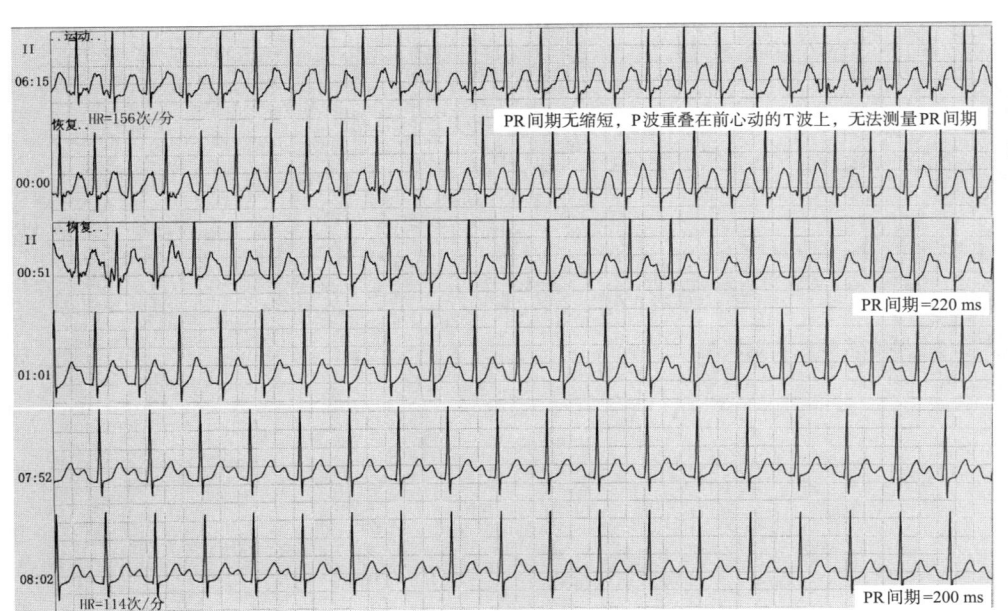

频率依赖性一度房室传导阻滞又分为快频率依赖性和慢频率依赖性两类，分别与窦性心率增快或减慢有关。正常时，房室传导时间随心率变化而不同，通常在一定的心率范围内（<150次/分），PR间期随心率增加而缩短。若PR间期不能随心率增加而缩短，或相反延长，而心率减慢后PR间期又恢复正常，为快频率依赖性一度房室传导阻滞。本图显示在运动中，PR间期不能随心率增加而缩短，P波重叠在前心动的T波上，为此终止运动。运动终止后心率减慢，PR间期恢复正常，为快频率依赖性一度房室传导阻滞。

图3-5-14　间歇性一度房室传导阻滞与快频率依赖性实例图解

快频率依赖性一度房室传导阻滞，被认为与房室交界区3相传导阻滞有关；相反，若房室传导系统存在4相传导阻滞，则出现慢频率依赖性一度房室传导阻滞。

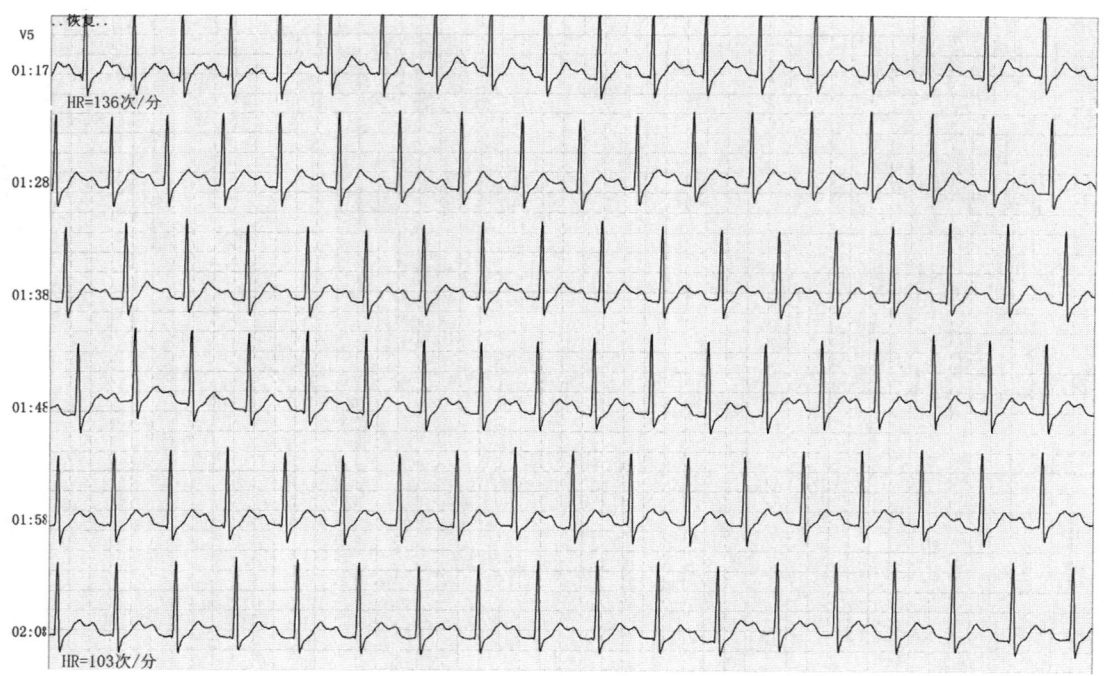

男性，65岁。
窦性心率103～136次/分
PR间期180～260 ms。

窦性心动过速
间歇性慢频率依赖性一度房室传导阻滞

图3-5-15　间歇性一度房室传导阻滞与慢频率依赖性实例

常规心电图记录时间短暂，不易发现间歇性一度房室传导阻滞，通常在动态心电图和运动心电图中可以发现，并且能判断与窦性心率的相关性。本图显示在运动终止后，随着心率减慢，PR间期逐渐延长，为慢频率依赖性一度房室传导阻滞。

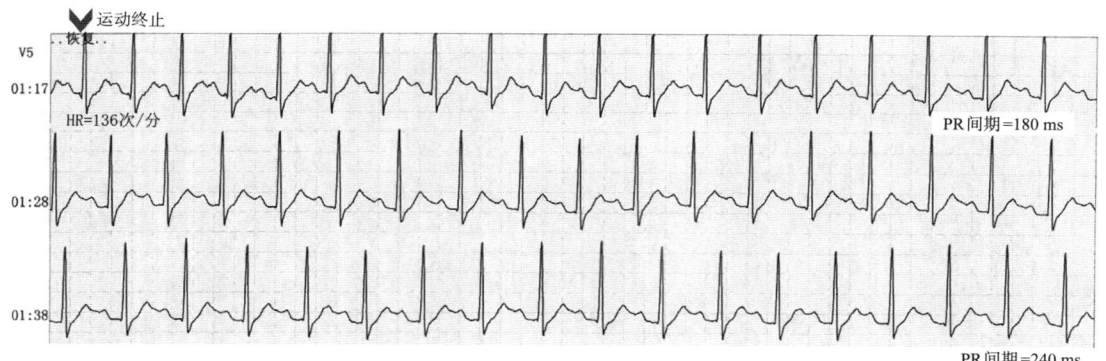

◎ 随着心率减慢，PR间期逐渐延长，为慢频率依赖性一度房室传导阻滞。

图3-5-16　间歇性一度房室传导阻滞与慢频率依赖性实例图解

5. 间歇性一度房室传导阻滞与PR间期跳跃现象

间歇性一度房室传导阻滞，通常PR间期呈逐渐变化过程，即逐渐延长，直至大于正常值；或逐渐缩短，恢复至正常值。少数PR间期变化呈跳跃式延长或缩短，称为PR间期跳跃现象。

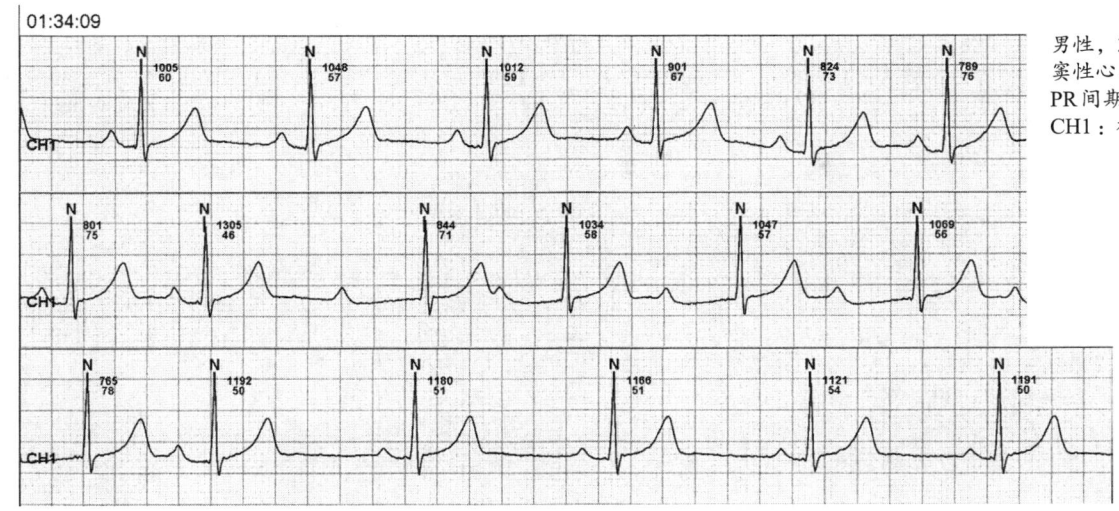

男性，36岁。
窦性心率47～70次/分；
PR间期200～560 ms。
CH1：模拟Ⅱ导联。

窦性心动过缓伴窦性心律不齐
间歇性非频率依赖性
一度房室传导阻滞
提示房室结双径路

图3-5-17　间歇性一度房室传导阻滞与PR间期跳跃现象实例

PP间期基本规则，PR间期跳跃式延长或呈短-长交替，差值≥60 ms，通常认为与房室结双径路有关，为快、慢径路交替性传导的结果。本图PP间期少有变化，PR间期显著变化，呈跳跃式延长和缩短，可能与房室结双径路有关。

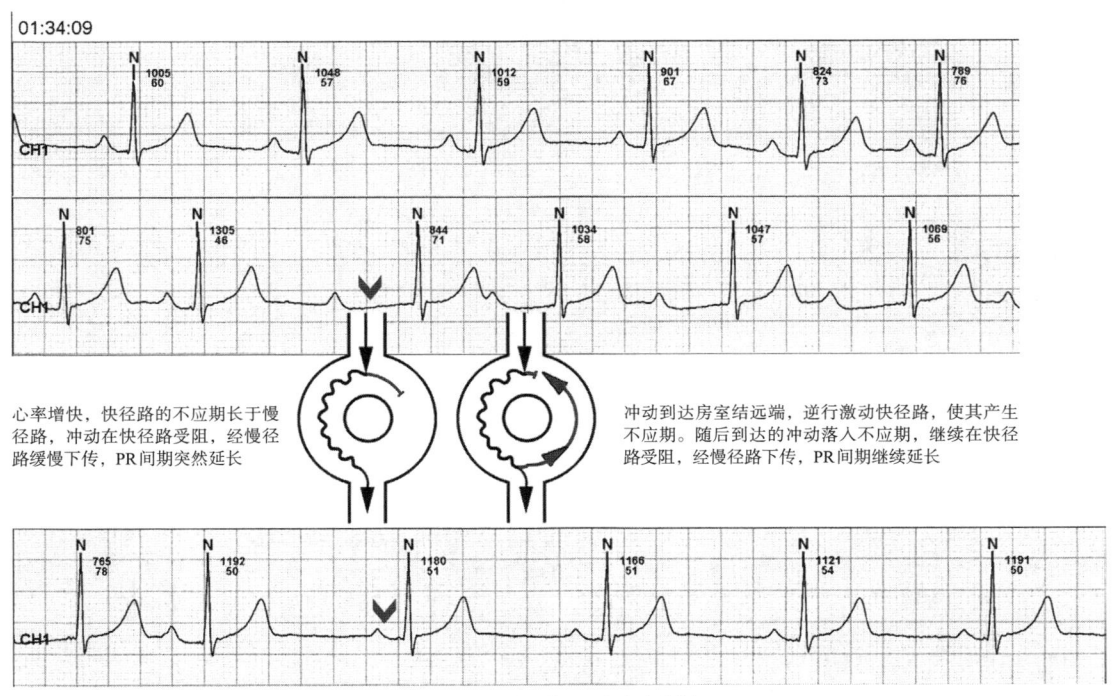

心率增快，快径路的不应期长于慢径路，冲动在快径路受阻，经慢径路缓慢下传，PR间期突然延长

冲动到达房室结远端，逆行激动快径路，使其产生不应期。随后到达的冲动落入不应期，继续在快径路受阻，经慢径路下传，PR间期继续延长

心率减慢，冲动到达时，快径路不应期已过，冲动经快径路下传，PR间期突然缩短

◎ PR间期长短变化，呈跳跃现象。

图3-5-18　间歇性一度房室传导阻滞与PR间期跳跃现象实例形成机制图解

(二)二度一型房室传导阻滞

二度房室传导阻滞,根据PR间期的变化特点,分为一型和二型。二度一型房室传导阻滞是二度房室传导阻滞的常见类型。

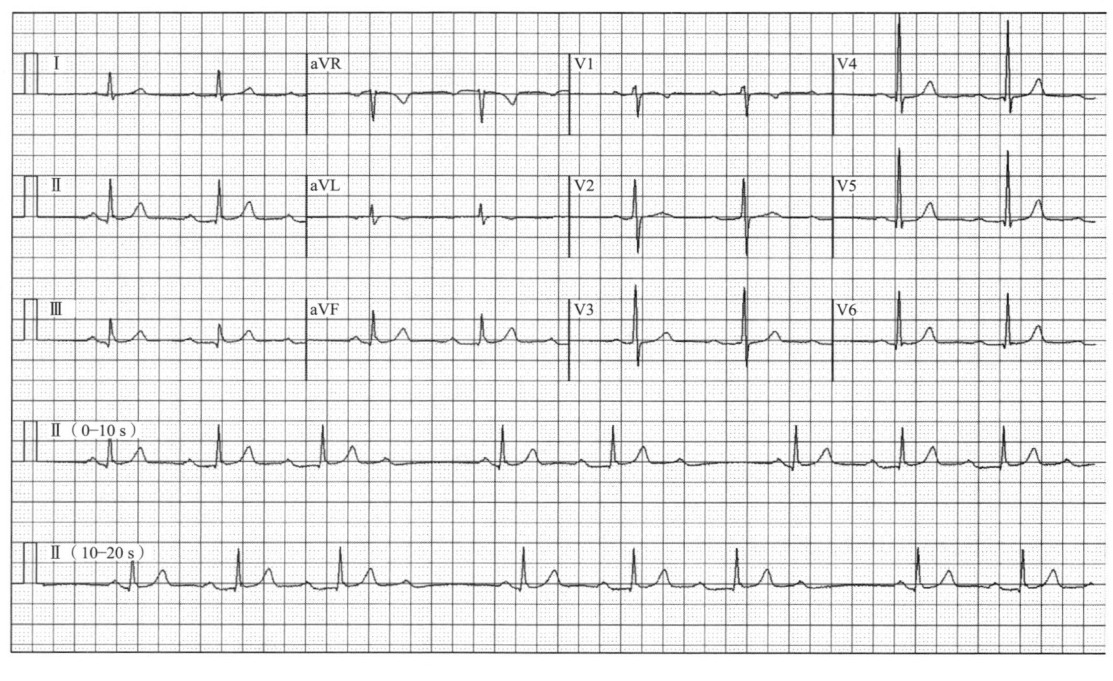

女性,65岁。
窦性心率61次/分;
PR间期181～380 ms;
QRS波时间89 ms。

窦性心律
二度一型房室传导阻滞

图3-5-19 二度一型房室传导阻滞实例

> 二度一型房室传导阻滞,窦性冲动从心房到心室的传导时间逐渐延长,直到一次窦性冲动不能下传到心室。因此,心电图特点是PR间期逐渐延长,直至P波后脱落QRS波。然后PR间期恢复至最初的长度,即脱落QRS波后的PR间期最短(通常<200 ms),脱落QRS波前的PR间期最长,周期性脱落P波。

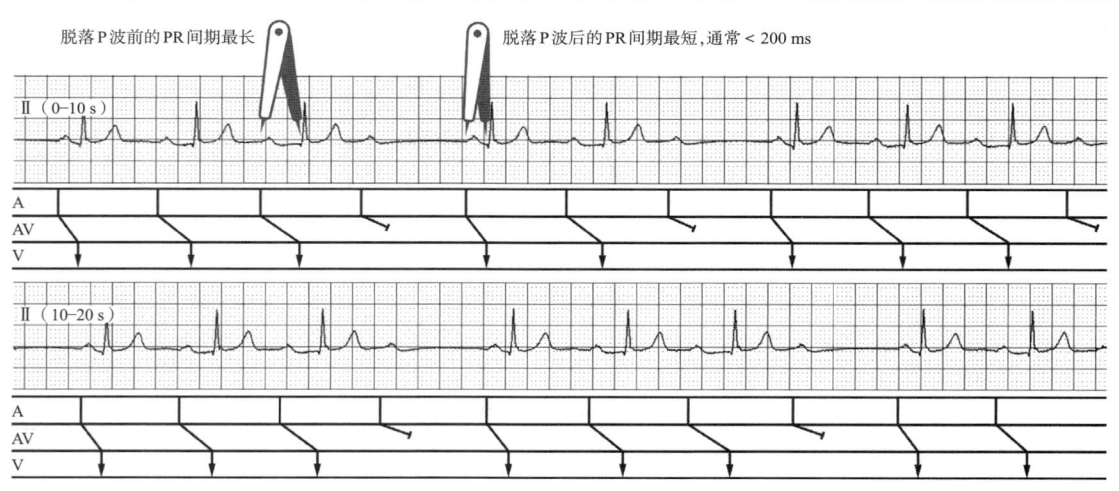

◎ PR间期逐渐延长,直至P波后脱落QRS波,周期性脱落P波。

图3-5-20 二度一型房室传导阻滞实例形成机制图解

1. 二度一型房室传导阻滞的最大PR间期差值与阻滞部位

二度一型房室传导阻滞，传导间期逐渐延长，最后窦性冲动未能下传心室，发生传导阻滞。窦性冲动阻滞后第一次下传的心动，至窦性冲动未能下传心室之间的周期，称为文氏周期。在文氏周期中，最长PR间期与最短PR间期之间的差值，称为最大PR间期差值。

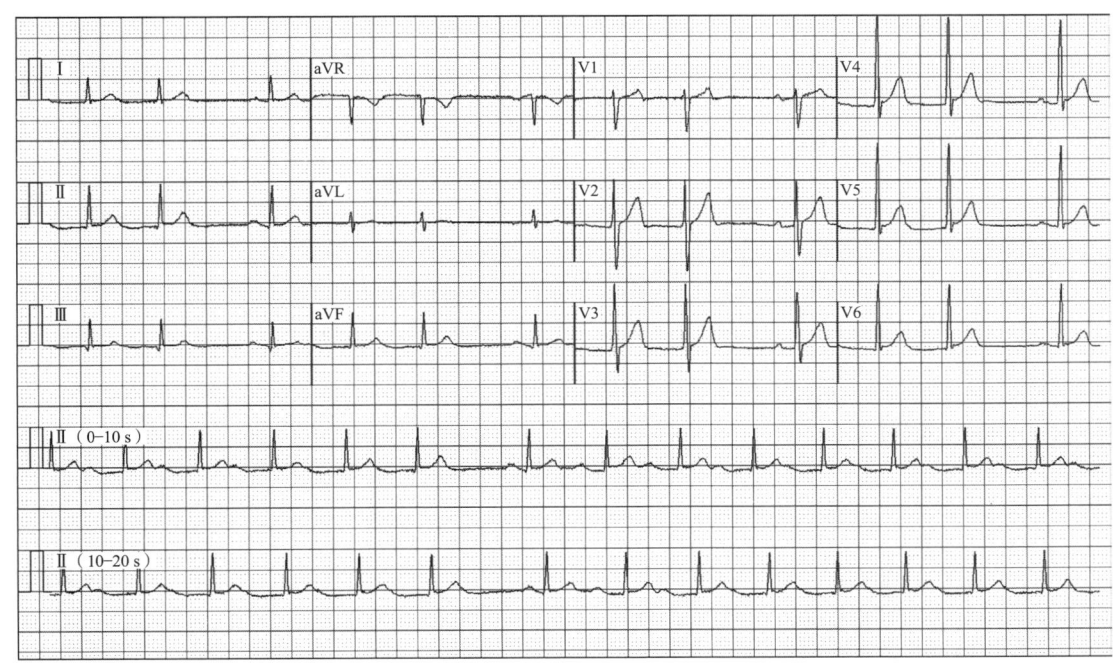

男性，58岁。
窦性心率94次/分；
PR间期200～400 ms；
QRS波时间84 ms。

窦性心律
二度一型房室传导阻滞

图3-5-21 二度一型房室传导阻滞的最大PR间期差值与阻滞部位实例一

二度一型房室传导阻滞的阻滞部位，大部分位于房室结，少部分位于希浦系统。阻滞部位位于房室结，最大PR间期差值大（>100 ms），在PR间期逐渐延长过程中，最大延长值常出现在QRS波脱落后的第二个心动周期。阻滞部位位于希浦系统，最大PR间期差值小（<100 ms），各心动周期中PR间期延长值相对稳定。阻滞部位位于房室结时，通常文氏周期较长，PR间期逐渐延长的心动周期多，最大的PR间期差值大，可使得P波重叠在前心动的T波上，不易被发现和确认。本图可见完整一次文氏周期，最大PR间期差值大=100 ms，最大延长值出现在QRS波脱落后的第二个心动周期，提示阻滞部位在房室结。

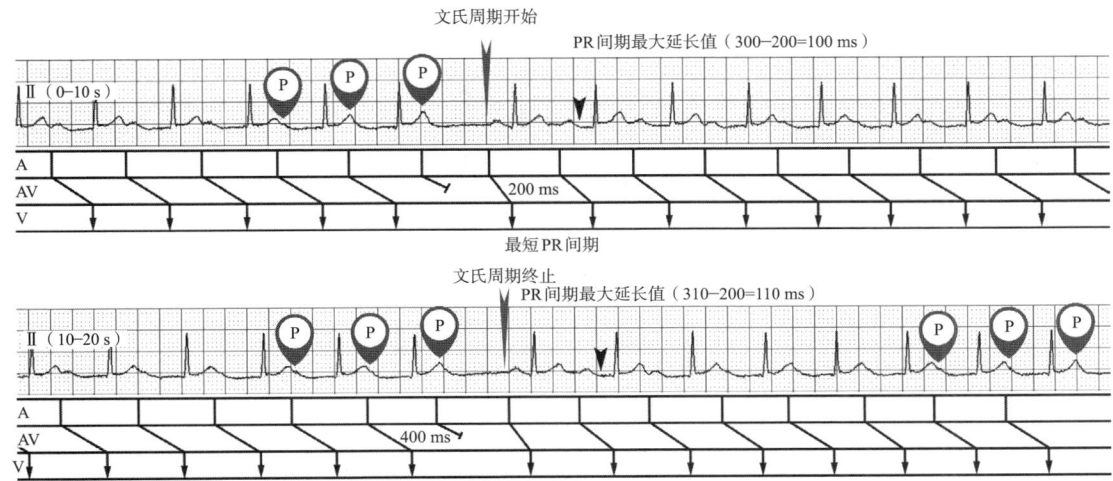

◎ 在文氏周期中，最大PR间期差值：400-200=200 ms；PR间期最大延长值出现在QRS波脱落后的第二个心动周期，提示阻滞部位位于房室结。

图3-5-22 二度一型房室传导阻滞的最大PR间期差值与阻滞部位实例一图解

二度一型房室传导阻滞，少见的阻滞部位位于希浦系统。PR 间期的差值可用于对阻滞部位的判断。

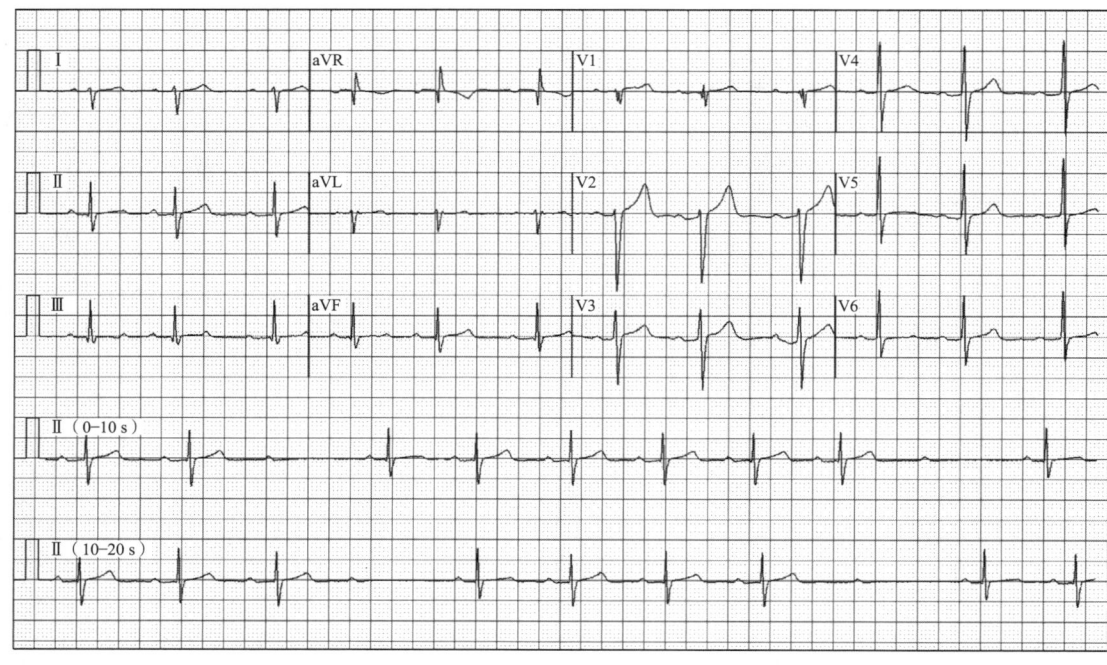

男性，19 岁。
窦性心率 71 次/分；
PR 间期 190～280 ms；
QRS 波时间 92 ms。

窦性心律
二度一型房室传导阻滞

图 3-5-23　二度一型房室传导阻滞的最大 PR 间期差值与阻滞部位实例二

二度一型房室传导阻滞，阻滞部位位于希浦系统，最大 PR 间期差值小（<100 ms）；若差值 <50 ms，强烈提示希浦系统阻滞。本图文氏周期短，最大 PR 间期差值=90 ms，各心动周期中 PR 间期延长量相对稳定，提示阻滞部位位于希浦系统。

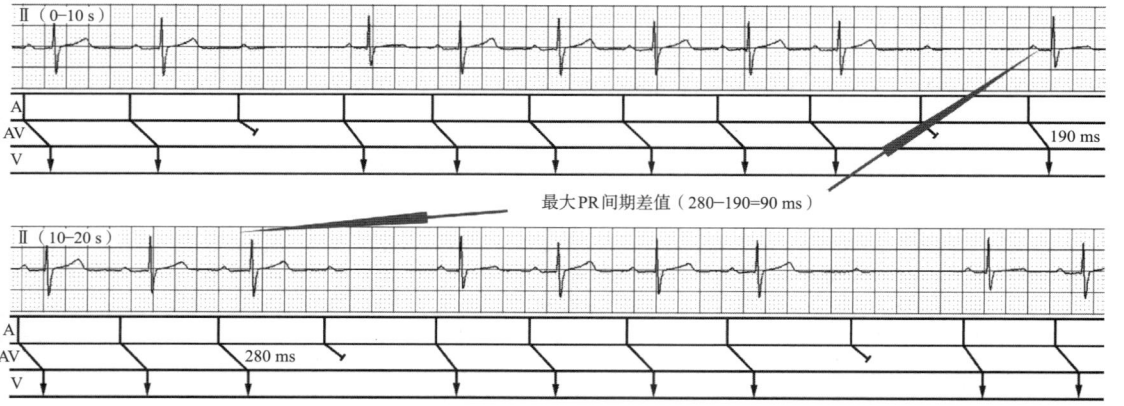

临床意义：房室传导阻滞的部位不同，其预后意义不同。位于希浦系统的阻滞，预后较差。

图 3-5-24　二度一型房室传导阻滞的最大 PR 间期差值与阻滞部位实例二图解

2. 二度一型房室传导阻滞与脱落QRS波后的第一个PR间期延长

二度一型房室传导阻滞，脱落QRS波后的第一个PR间期大部分<200 ms，少部分PR间期>200 ms。通常以P波数与P波下传数的比例来表示房室阻滞的程度，如4∶3传导表示4次P波中有3次P波下传心室（P波后有QRS波），一次P波不能下传心室（P波后脱落QRS波）。

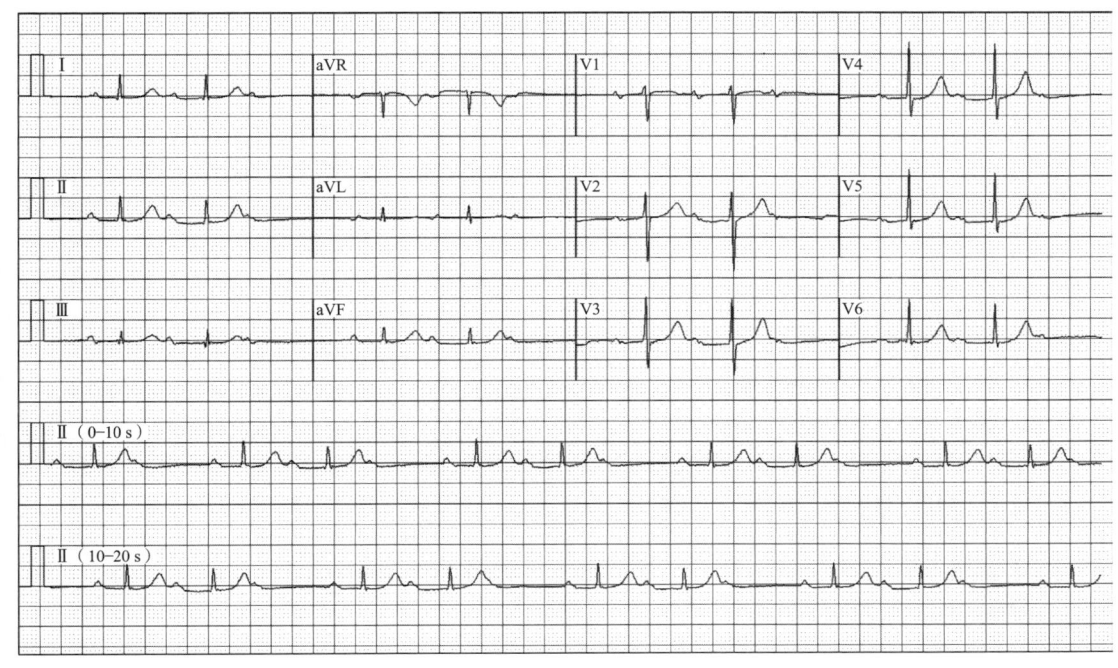

男性，76岁。
窦性心率78次/分；
PR间期310～350 ms；
QRS波时间79 ms。

窦性心律
二度一型房室传导阻滞

图3-5-25　二度一型房室传导阻滞与脱落QRS波后的第一个PR间期延长实例一

> 窦性心动过速时发生二度一型房室传导阻滞，随着PR间期延长，P波可能重叠在前心动的T波或ST段上，不易辨认。

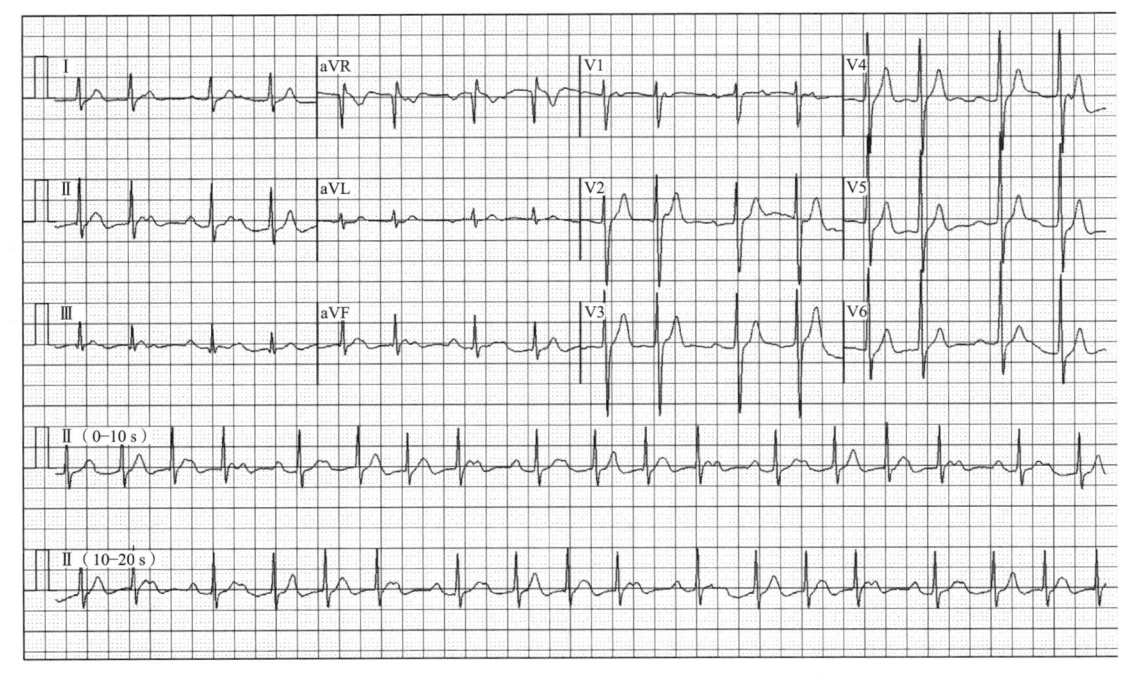

男性，28岁。
窦性心率136次/分；
PR间期220～340 ms；
QRS波时间91 ms。

窦性心动过速
二度一型房室传导阻滞

图3-5-26　二度一型房室传导阻滞与脱落QRS波后的第一个PR间期延长实例二

对于脱落QRS波后第一个PR间期>200 ms的二度一型房室传导阻滞，是否同时诊断一度房室传导阻滞，尚需商榷。第一个PR间期延长提示阻滞部位位于房室结，机制是房室结相对不应期延长，冲动在相对不应期中缓慢下传。实例一二度一型房室传导阻滞呈3∶2传导，脱落QRS波后的第一个PR间期>200 ms，但最大PR间期差值<50 ms，提示阻滞部位位于希浦系统。对于这一类的二度一型房室传导阻滞，有观点认为可能存在房室结和希浦系统双重阻滞，提示预后不良。实例二二度一型房室传导阻滞呈5∶4传导，脱落QRS波后的第一个PR间期>200 ms，最大PR间期差值>100 ms，提示阻滞部位位于房室结。由于窦性心率快，延长的PR间期长，在第一个P波后，能下传心室的三个P波，均重叠在前心动的T波上，而未能下传的P波（标记处）均重叠在前心动的ST段上。

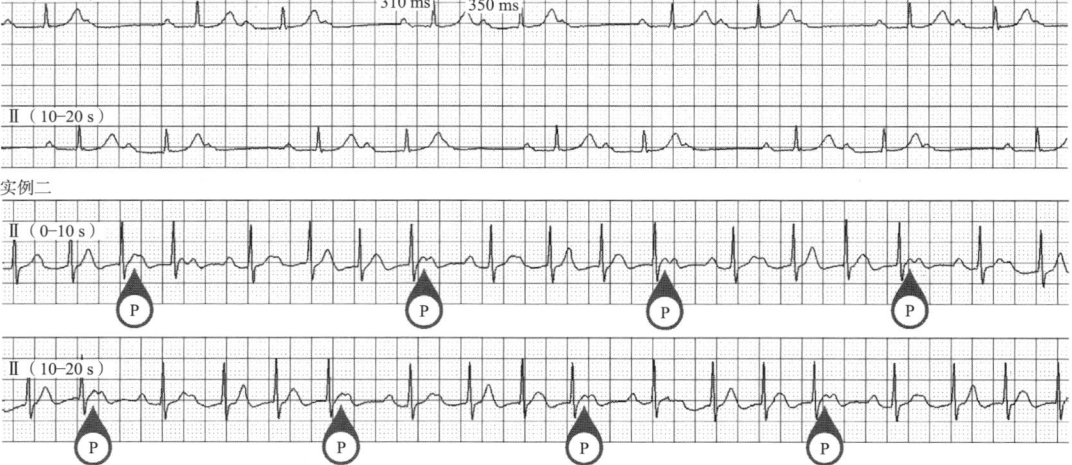

图 3-5-27　二度一型房室传导阻滞与脱落QRS波后的第一个PR间期延长实例一和实例二图解

3. 二度一型房室传导阻滞与脱落QRS波后的第一个PR间期显著延长

二度一型房室传导阻滞，脱落QRS波后的第一个PR间期及其后的PR间期显著延长，有时难以判断P波与QRS波的关系，由此难以判断窦性冲动是否能下传心室。

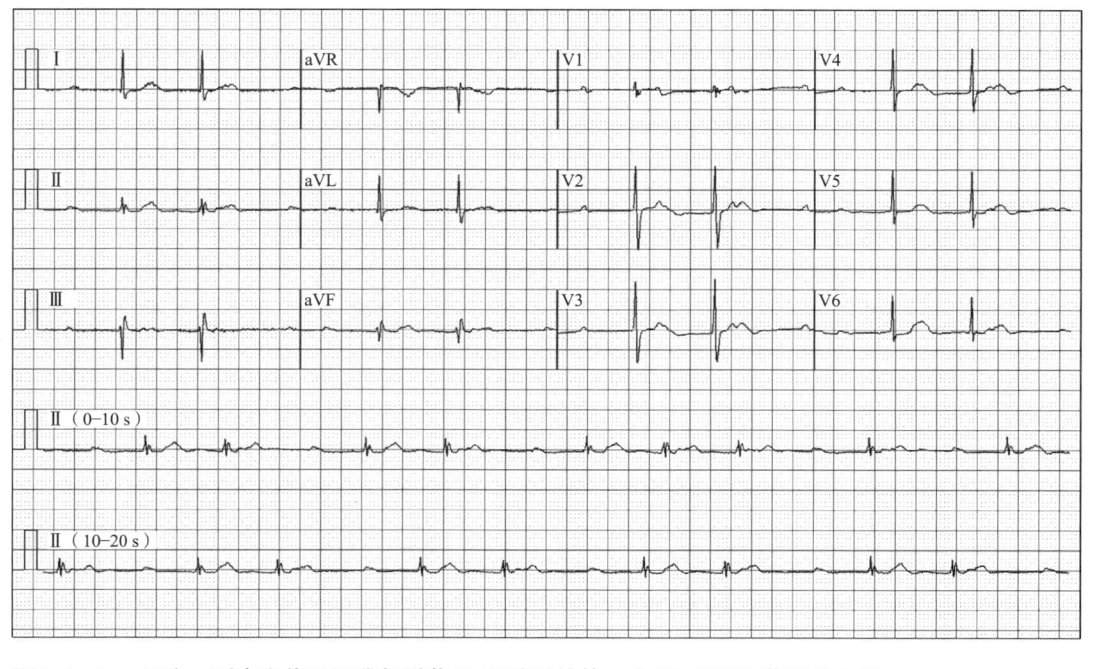

男性，73岁。
窦性心率83次/分；
PR间期520～580 ms；
QRS波时间83 ms。

窦性心律
二度一型房室传导阻滞

图 3-5-28　二度一型房室传导阻滞与脱落QRS波后的第一个PR间期显著延长实例

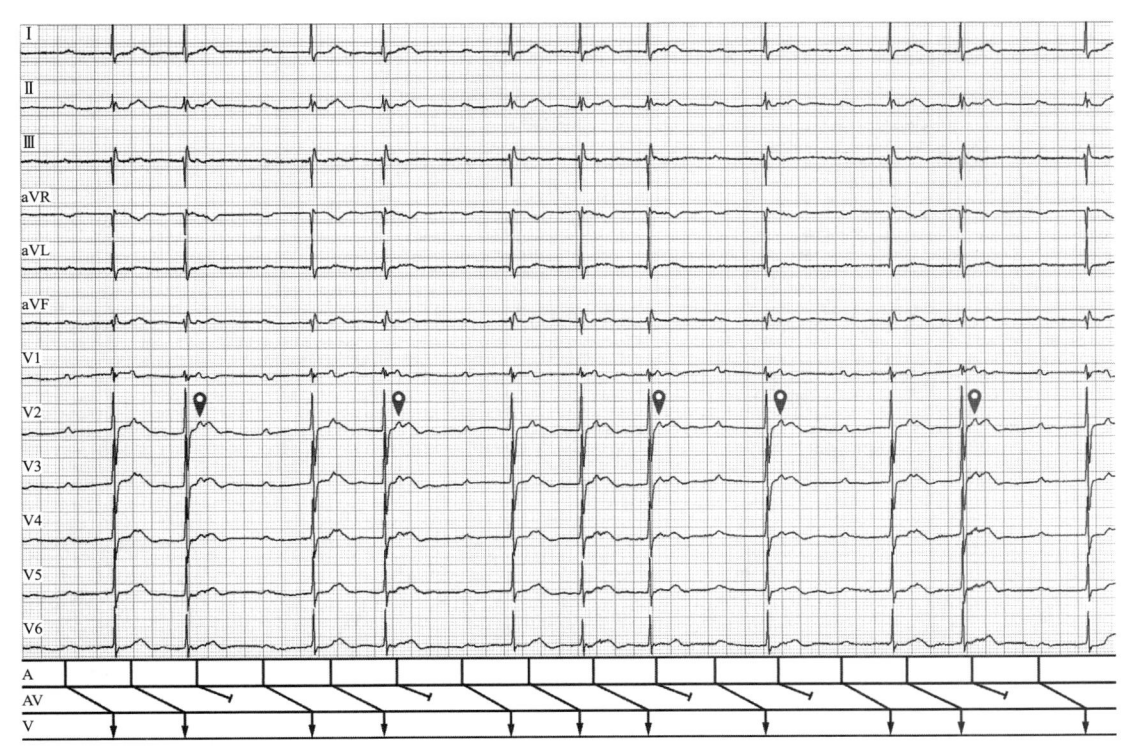

图 3-5-29　二度一型房室传导阻滞与脱落 QRS 波后的第一个 PR 间期显著延长实例同步 12 导联图解

本图为二度一型房室传导阻滞，脱落 QRS 波后的第一个 PR 间期 >200 ms，其后的 PR 间期显著延长，脱落 QRS 波的 P 波（标记处）重叠在前心动的 ST 段上，不易被发现和确认。

脱落 QRS 波的 P 波重叠在前心动的 ST 段上

4. 不典型二度一型房室传导阻滞

典型的二度一型房室传导阻滞，PR 间期逐渐延长，延长呈递减规律。不典型二度一型房室传导阻滞，PR 间期延长不符合典型的规律，但其基本特征是 QRS 波脱落后的第一个 PR 间期缩短，脱落前的 PR 间期延长，符合二度一型房室传导阻滞的最基本的两大特征。

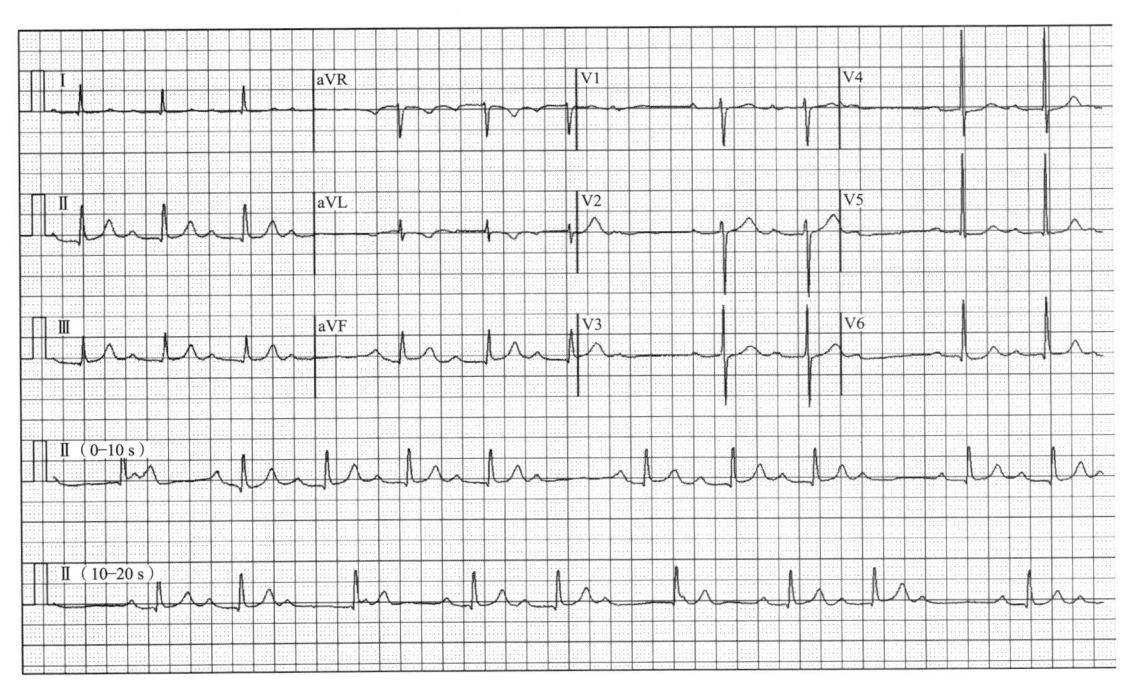

男性，70 岁。
窦性心率 82 次 / 分；
PR 间期 280～720 ms；
QRS 波时间 89 ms。

窦性心律
不典型二度一型房室传导阻滞

图 3-5-30　不典型二度一型房室传导阻滞实例一

本图文氏周期短，共有6次完整的文氏周期，其中两次可见PR间期显著长于前心动的PR间期（标记处），不符合典型二度一型房室传导PR间期延长呈递减规律。但QRS波脱落后的第一个PR间期缩短，脱落前的PR间期延长，符合二度一型房室传导阻滞最基本的两大特征，属于不典型二度一型房室传导阻滞。此处的QRS波还须与交界性逸搏鉴别。图中另有4次脱落QRS波形成的长RR间期，长RR间期不等，均长于标记处的RR间期，不支持标记处的QRS波为交界性逸搏，通常交界性逸搏出现在最长RR间期后。

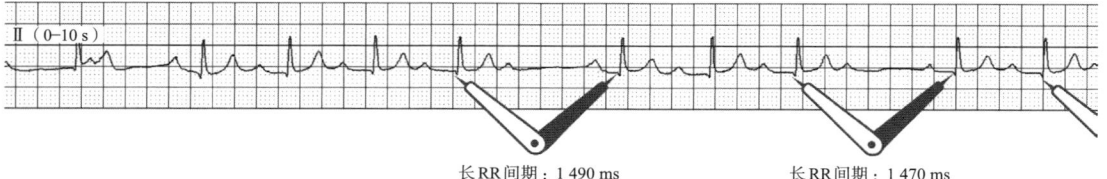

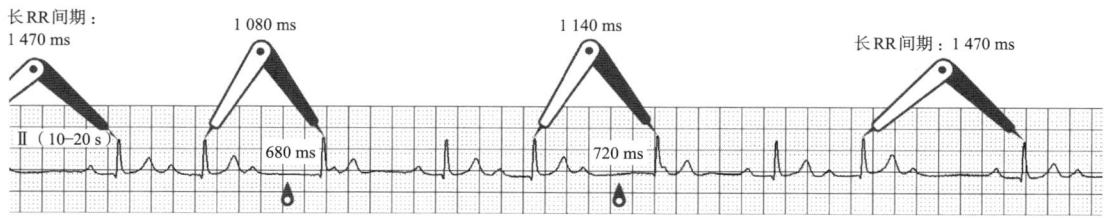

◎ 脱落QRS波所形成的RR间期长，PR间期显著延长所形成的RR间期短，不支持该QRS波为交界性逸搏。

图3-5-31 不典型二度一型房室传导阻滞实例一图解

不典型二度一型房室传导阻滞，PR间期延长有多种表现，诊断关键是符合二度一型房室传导阻滞的两大基本特征。

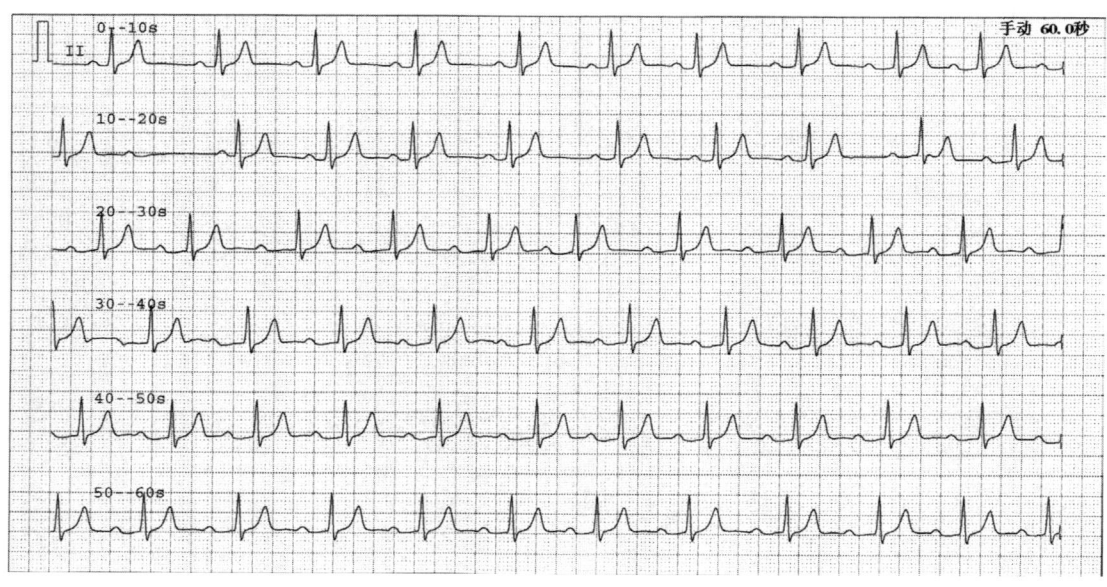

男性，14岁。
窦性心率56～71次/分；
PR间期200～400 ms；
QRS波时间90 ms。

窦性心律不齐
不典型二度一型房室传导阻滞

图3-5-32 不典型二度一型房室传导阻滞实例二

本图文氏周期长，在1 min的记录中仅有一次P波后脱落QRS波。QRS波脱落前的PR间期延长，QRS波脱落后的第一个PR间期缩短，符合二度一型房室传导阻滞最基本的两大特征。在脱落QRS波后的文氏周期开始时，可见PR间期逐渐延长，最长PR间期达400 ms。随后并非呈再逐渐延长的规律，属于不典型二度一型房室传导阻滞。文氏周期越长，不典型越常见。

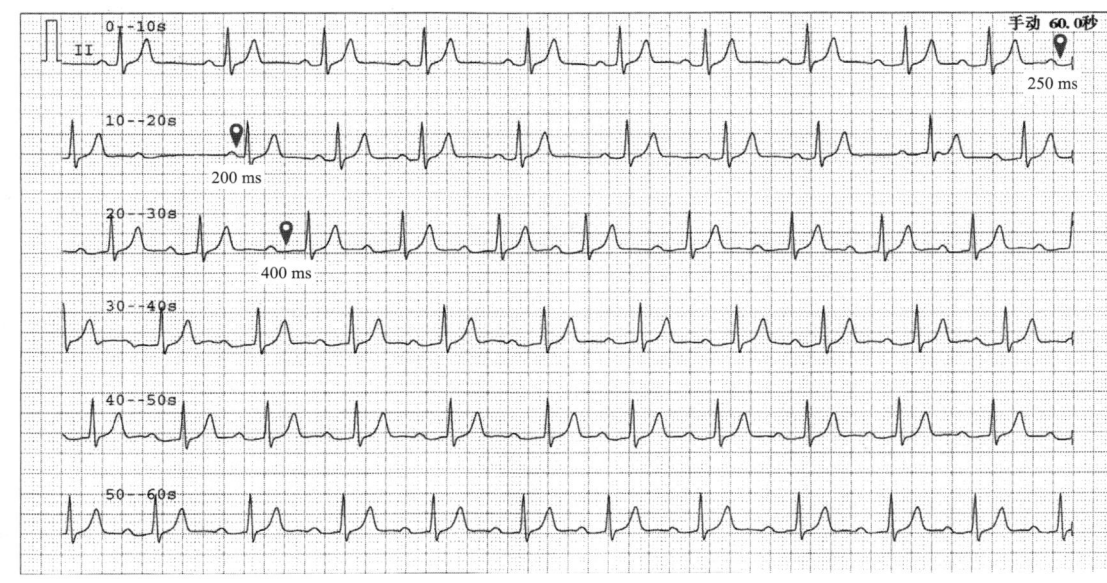

◎ PR间期延长不典型，依据最基本的两大特征诊断。

图3-5-33　不典型二度一型房室传导阻滞实例二图解

5. 二度一型房室传导阻滞与房性期前收缩未下传心室

房室传导阻滞时，若有房性期前收缩，常不能下传心室。

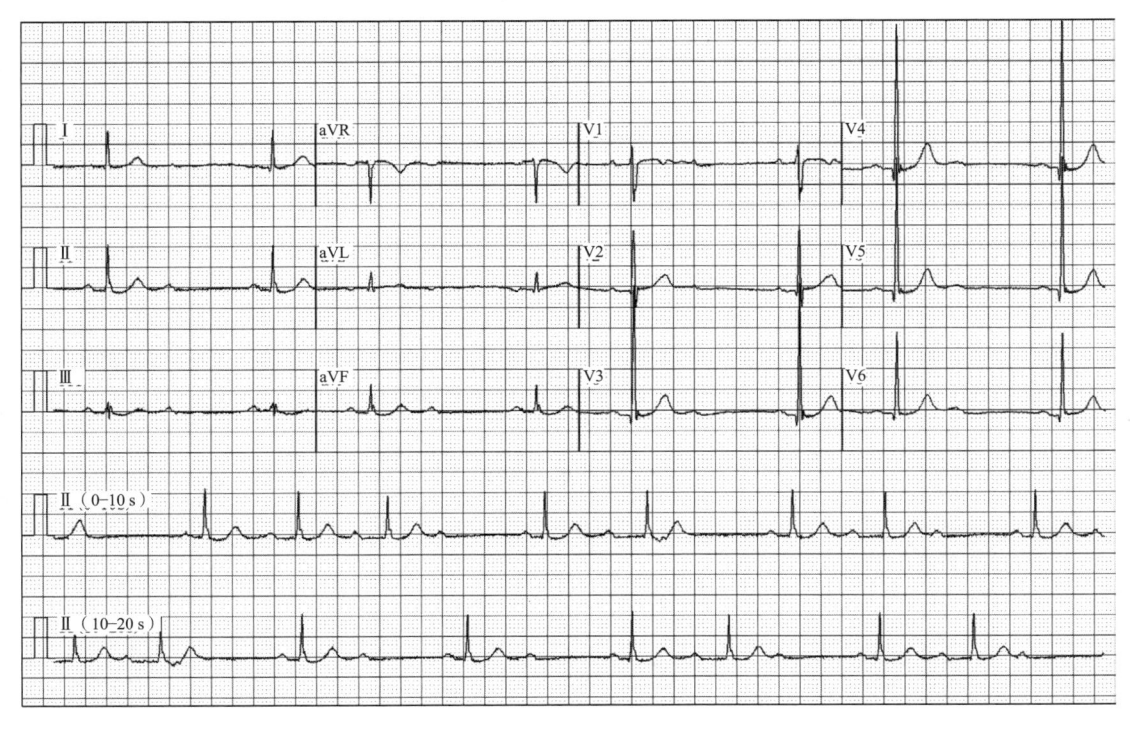

男性，83岁。
窦性心率75次/分；
PR间期210～380 ms；
QRS波时间86 ms。

窦性心律
房性期前收缩未下传心室
二度一型房室传导阻滞
左心室肥厚

图3-5-34　二度一型房室传导阻滞与房性期前收缩未下传心室实例一

房室传导阻滞时，若频发房性期前收缩未下传心室，有可能中断二度一型房室传导阻滞的文氏周期，即在发生窦性P波不能下传心室前，先发生房性期前收缩未下传心室。

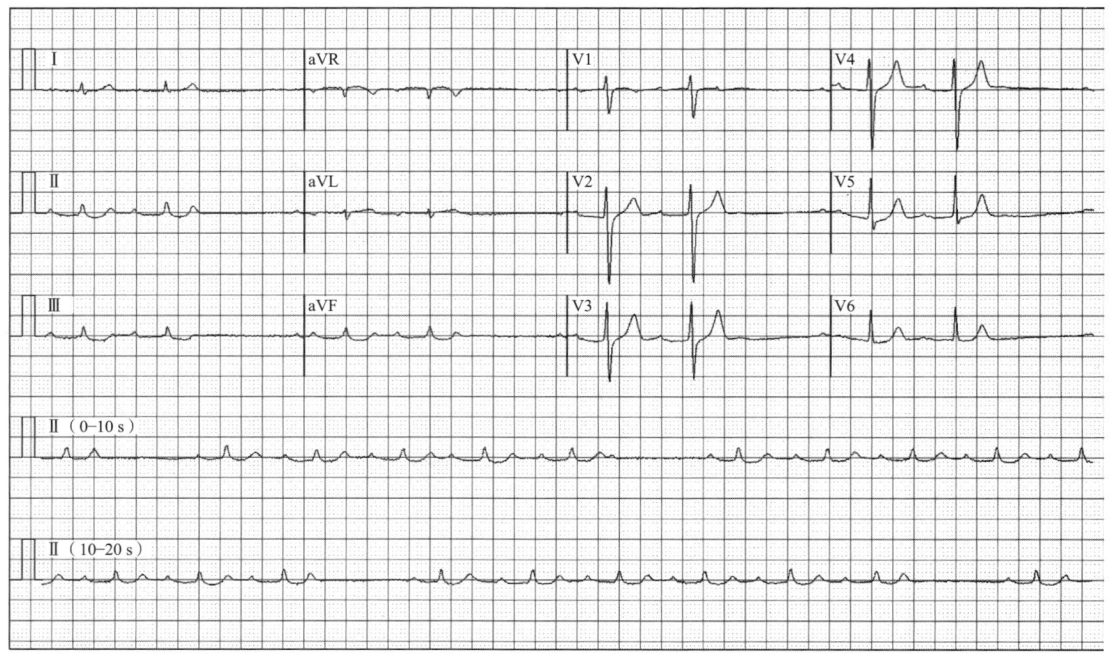

男性，87岁。
窦性心率75次/分；
PR间期280～320 ms；
QRS波时间104 ms。

窦性心律
房性期前收缩未下传心室
提示二度一型房室传导阻滞

图3-5-35　二度一型房室传导阻滞与房性期前收缩未下传心室实例二

实例一中有完整的文氏周期，能明确二度一型房室传导阻滞。图中共有两次房性期前收缩未下传心室，中断了文氏周期。实例二中有4次房性期前收缩未下传心室，中断了图中所有文氏周期，使得图中仅见PR间期逐渐延长，未见窦性P波后脱落QRS波。因此，仅能提示二度一型房室传导阻滞。本图在房性期前收缩未下传心室形成的类文氏周期中，PR间期逐渐延长的增量极小，应与二度二型房室传导阻滞鉴别。

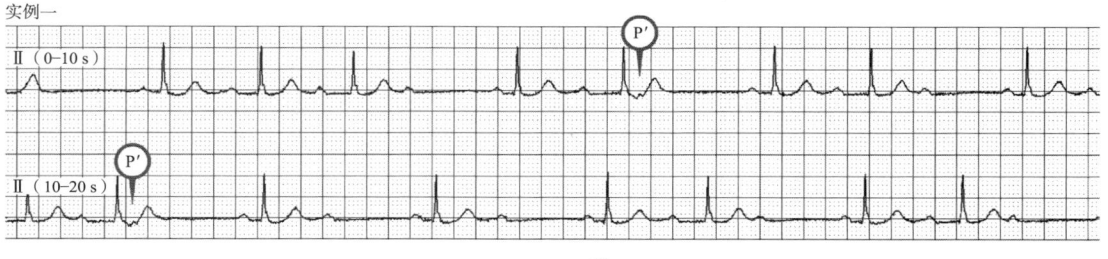

两次提前的P'波后均无QRS波，中断文氏周期

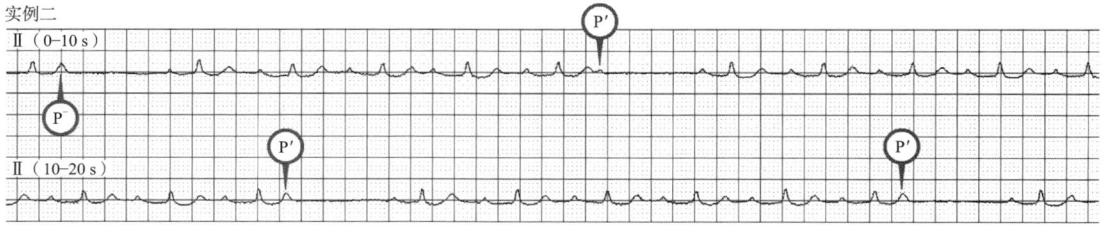

4次提前的P'波后均无QRS波，中断文氏周期

图3-5-36　二度一型房室传导阻滞与房性期前收缩未下传心室实例一和实例二图解

6. 二度一型房室传导阻滞与室性期前收缩

二度一型房室传导阻滞，频发室性期前收缩，可改变文氏周期中PR间期逐渐延长的变化规律。

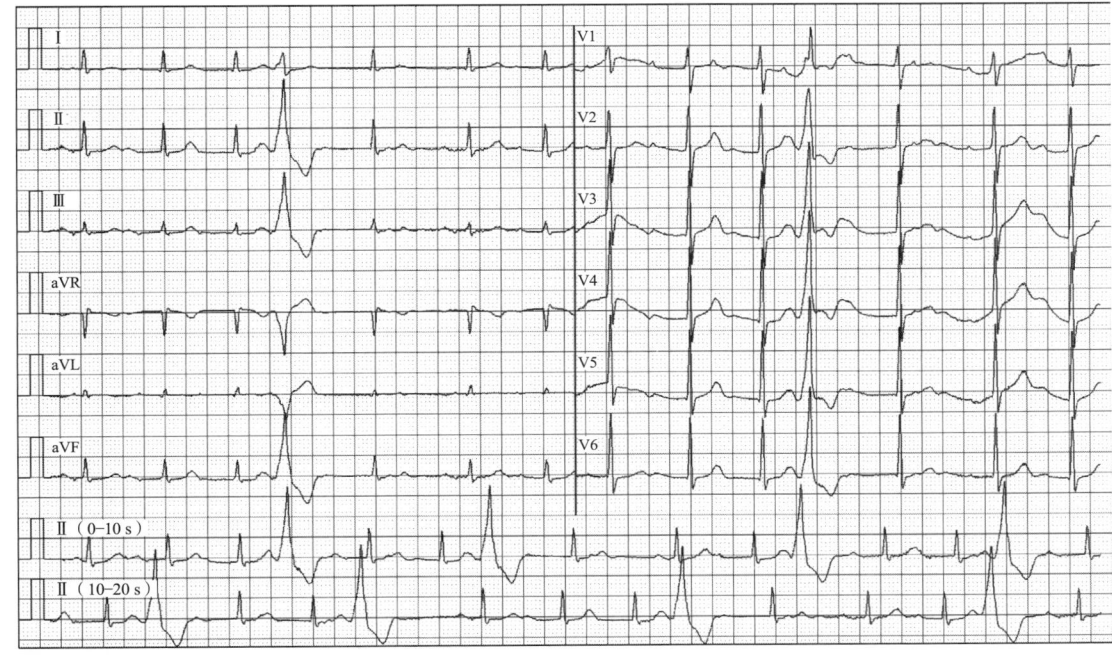

男性，85岁。
窦性心率94次/分；
PR间期260～460 ms；
QRS波时间84 ms。

窦性心律
房性期前收缩
室性期前收缩
二度一型房室传导阻滞

图 3-5-37　二度一型房室传导阻滞与室性期前收缩实例

选择P波清晰的V1导联，逐一分析P波与QRS波之间的关系，发现共有3次窦性P波后脱落QRS波（标记处）。在文氏周期中，PR间期延长不符合典型的二度一型房室传导阻滞的特点，但符合二度一型房室传导阻滞最基本的两大特征。引起PR间期变化不典型的机制之一是室性期前收缩对房室交界区的逆向隐匿传导，影响了房室交界区的兴奋性和传导性。

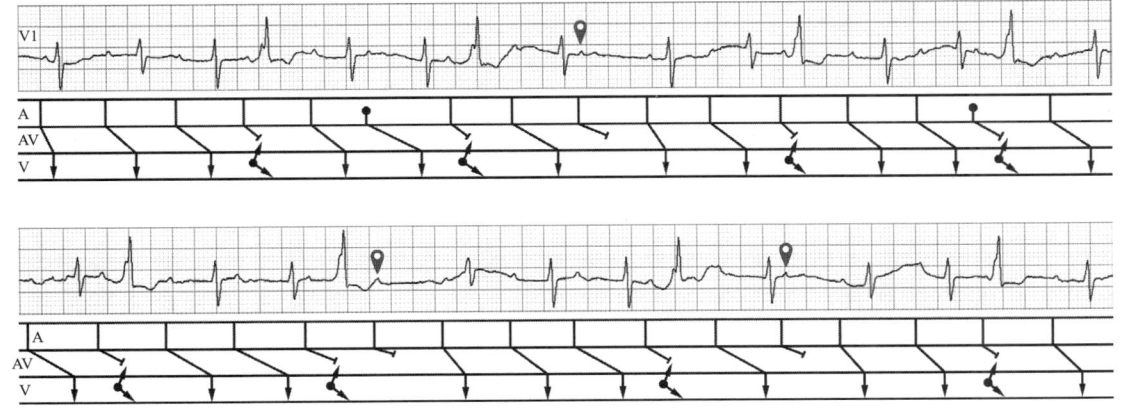

◎ 室性期前收缩，使得文氏周期中，PR间期变化不典型。

图 3-5-38　二度一型房室传导阻滞与室性期前收缩实例形成机制图解

7. 二度一型房室传导阻滞与交界性逸搏

二度一型房室传导阻滞，脱落QRS波形成长RR间期，在长RR间期后有时可见交界性和室性逸搏，其中以交界性逸搏为常见。

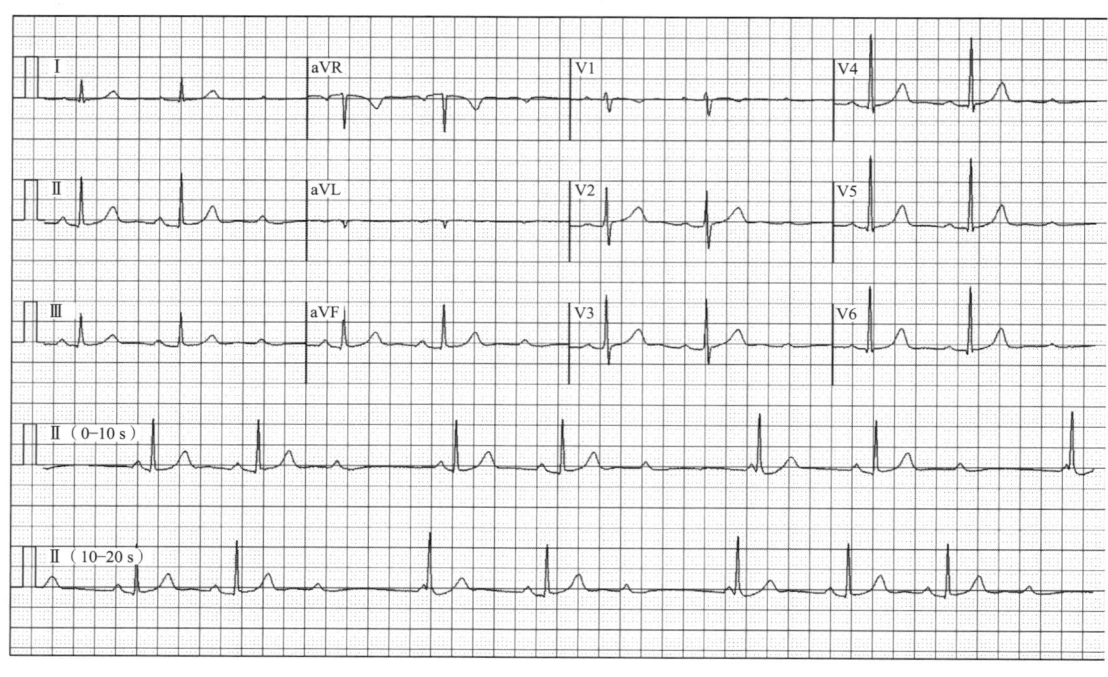

图3-5-39 二度一型房室传导阻滞与交界性逸搏实例

本图在P波脱落QRS波所形成的长RR间期后，共有4次P波重叠在QRS波前，QRS波形态正常，为交界性逸搏。根据图中标记的间期，可以发现出现交界性逸搏前的PP间期均略微长于未出现交界性逸搏的PP间期，即窦性冲动更迟到达房室交界区，使得交界性逸搏出现，并在窦性冲动下传心室前，下传并激动心室。测量交界性逸搏与前QRS波之间的RR间期，代表逸搏间期。逸搏间期常相等，差值通常<80 ms。

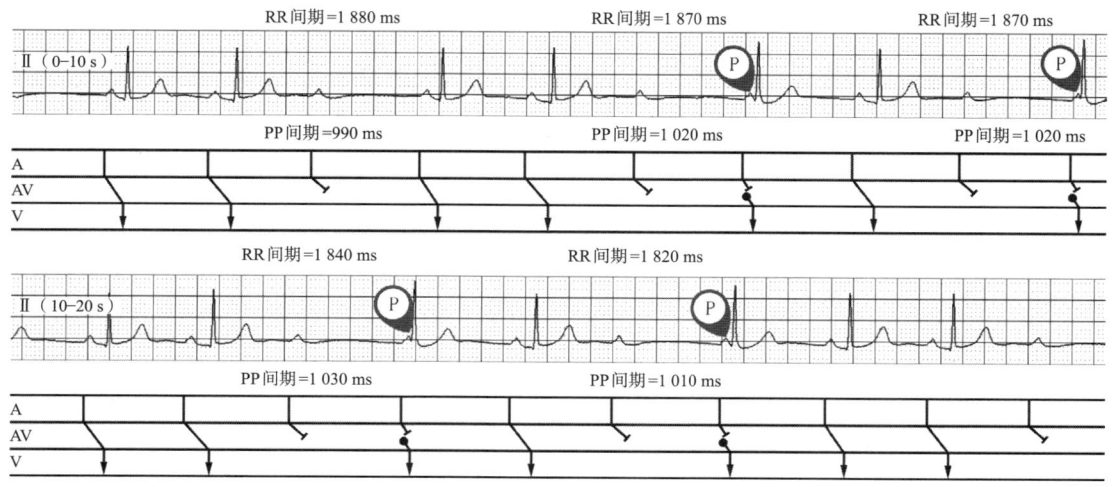

◎ 4次逸搏间期基本相等差值<80 ms（1 870−1 820=50 ms）。

图3-5-40 二度一型房室传导阻滞与交界性逸搏实例形成机制图解

8. 二度一型房室传导阻滞与室性逸搏

二度一型房室传导阻滞，脱落QRS波形成长RR间期，在长RR间期后少见有室性逸搏。

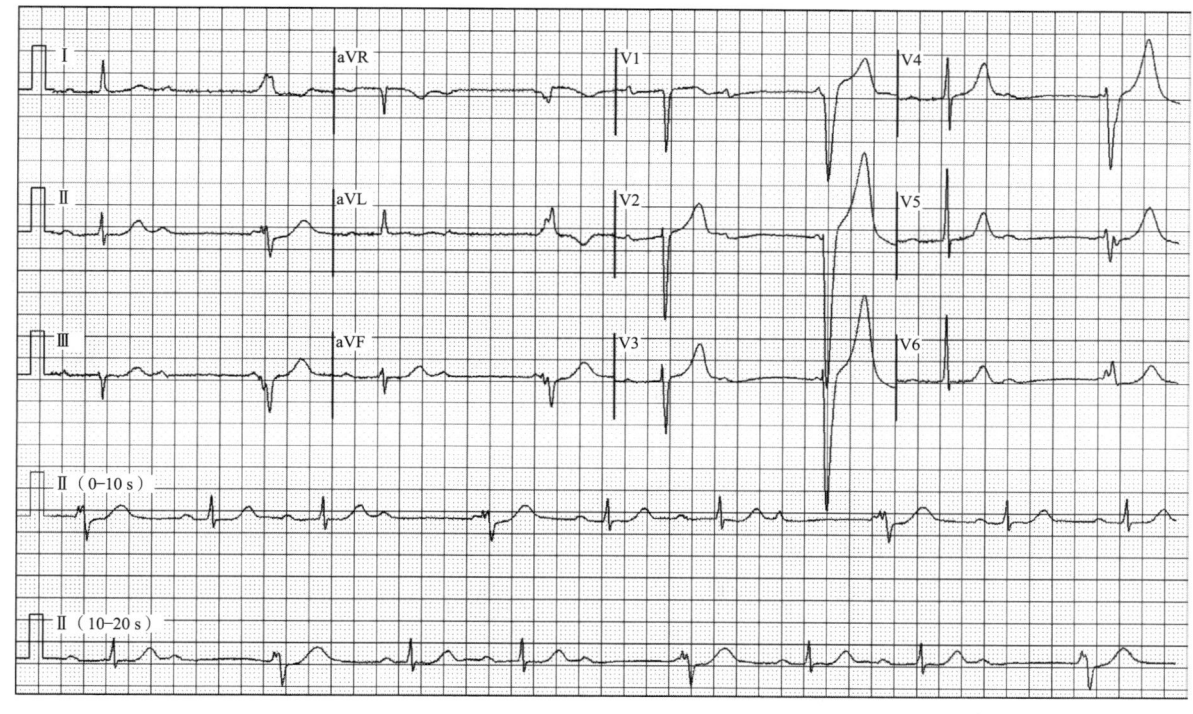

男性，71岁。
窦性心率68次/分；
PR间期240～320 ms；
QRS波时间79 ms。

窦性心律
二度一型房室传导阻滞
室性逸搏

图 3-5-41　二度一型房室传导阻滞与室性逸搏实例

> 本图在P波脱落QRS波所形成的长RR间期后，均可见宽大畸形的QRS波，为室性逸搏。P波重叠在宽大畸形QRS波前或QRS波中，室性逸搏激动心室后所产生的心室不应期，使得此窦性冲动不能下传心室，形成干扰性房室分离。测定室性逸搏的逸搏间期，所有逸搏间期相等（1 440 ms）。

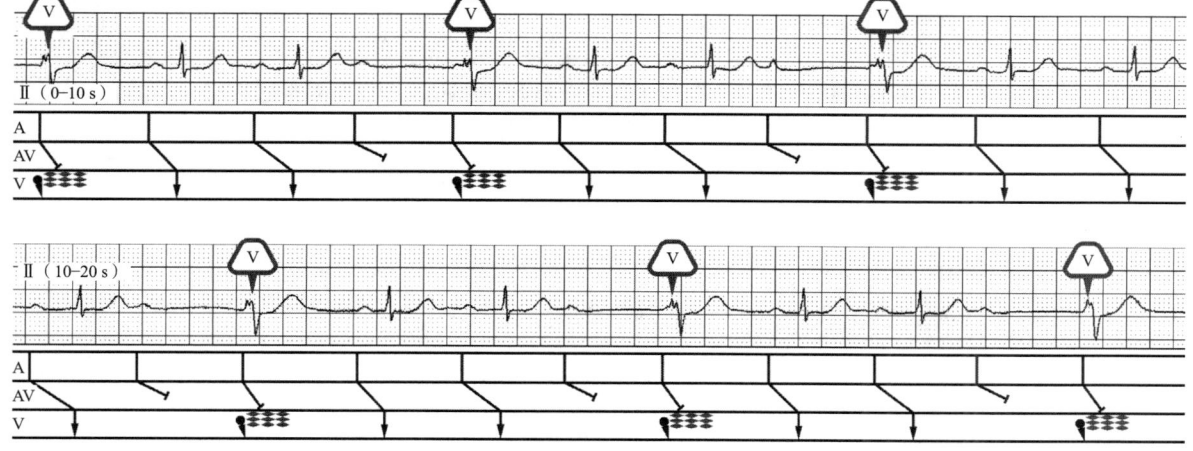

◎ 室性逸搏所产生的心室不应期，干扰了窦性冲动下传心室。

图 3-5-42　二度一型房室传导阻滞与室性逸搏实例形成机制图解

9. 二度一型房室传导阻滞与频率依赖性

二度一型房室传导阻滞可表现为频率依赖性。频率依赖可以有多种心电图表现，如随着心率增快或减慢，PR间期由正常逐渐延长，并发生QRS波脱落。下图中第一个标记处PR间期开始延长，但仍<200 ms；此后PR间期逐渐延长至400 ms后，脱落QRS波。

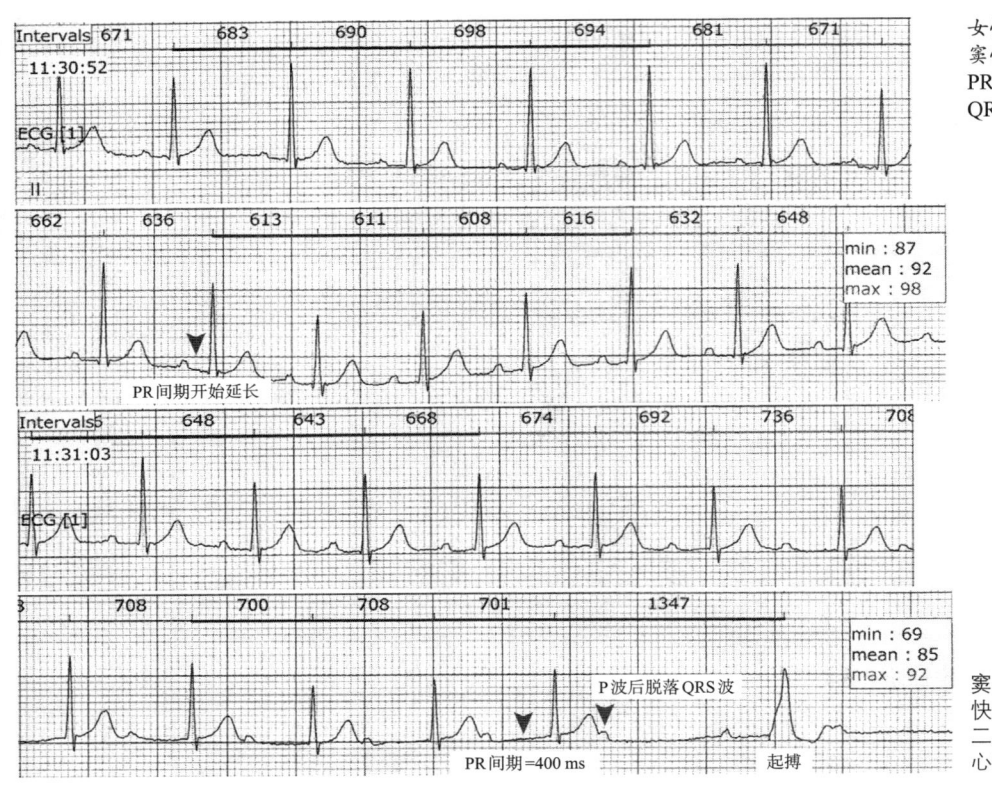

图3-5-43 二度一型房室传导阻滞与频率依赖性实例一

快频率依赖性二度一型房室传导阻滞，也可表现为随着心率增快，PR间期延长增量增加，文氏周期缩短（房室传导的比例下降）。下图中存在明显窦性心律不齐。图中共有两次P波后脱落QRS波。第一次文氏周期长，在心率突然增快时，房室传导的比例下降至3∶2。此后随着心率减慢，文氏周期变长（本图中未截取全过程）。由于频率依赖性，可以表现为不典型二度一型房室传导阻滞。

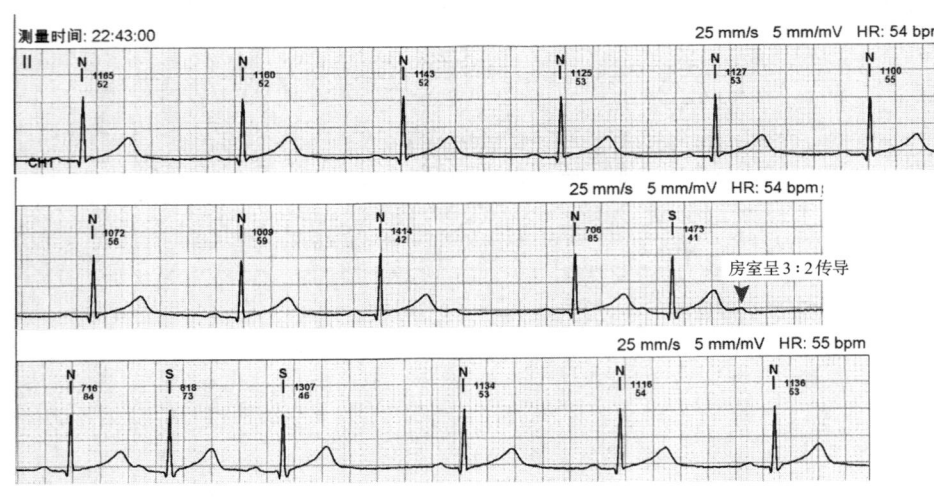

图3-5-44 二度一型房室传导阻滞与频率依赖性实例二

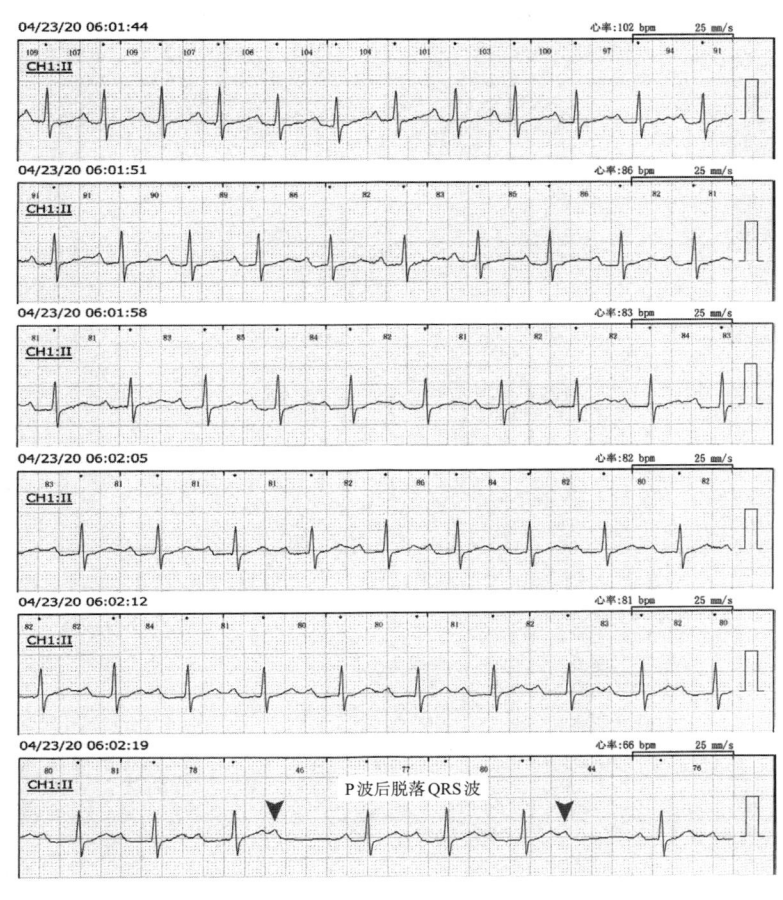

慢频率依赖性二度一型房室传导阻滞,同样可以有类似快频率依赖性的多种心电图表现,但发生在心率减慢时。本图窦性心率由109次/分逐渐下降至78次/分过程中,PR间期逐渐延长,直至脱落QRS波,为慢频率依赖性二度一型房室传导阻滞。

男性,46岁。
窦性心率76～109次/分;
PR间期210～360 ms;
QRS波时间90 ms。

窦性心律不齐
慢频率依赖性
二度一型房室
传导阻滞

图3-5-45 二度一型房室传导阻滞与频率依赖性实例三

(三)二度二型房室传导阻滞

二度二型房室传导阻滞是二度房室传导阻滞的少见类型,但通常预后不良。

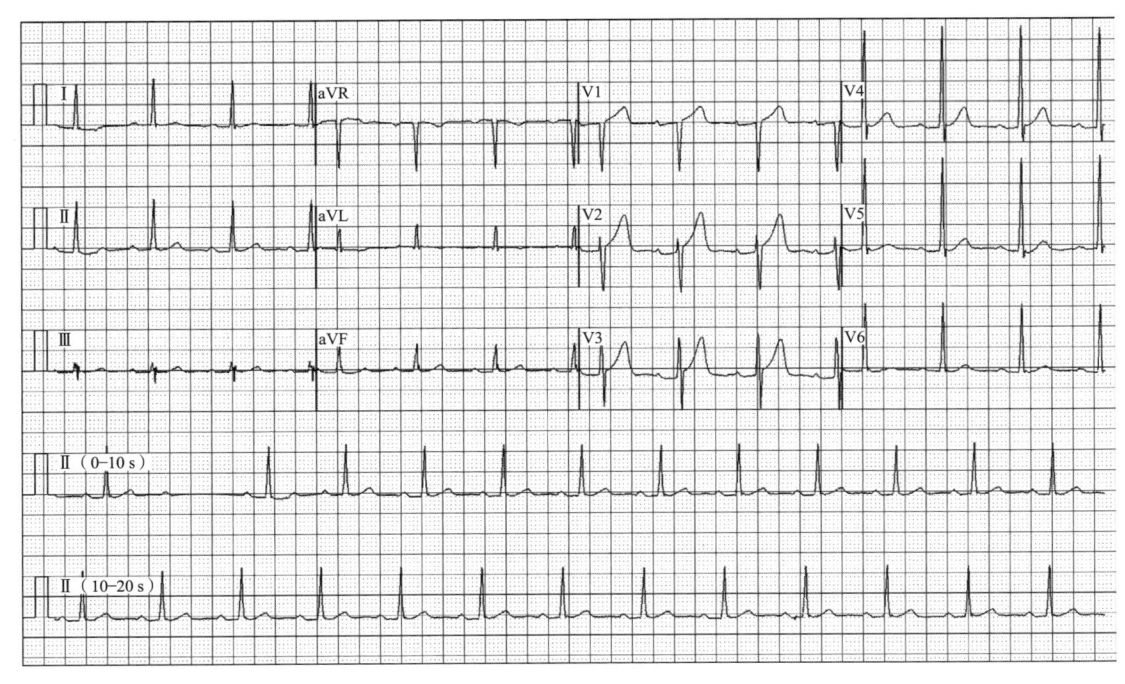

男性,65岁。
窦性心率79次/分;
PR间期203 ms;
QRS波时间77 ms。

窦性心律
二度二型房室传导阻滞

图3-5-46 二度二型房室传导阻滞实例

> 二度二型房室传导阻滞是指窦性冲动突然不能下传心室，心电图特点是周期性P波后脱落QRS波。在QRS波脱落的周期中，PR间期恒定不变。大部分二度二型房室传导阻滞的PR间期正常，少部分PR间期延长。比较脱落QRS波前和脱落QRS波后的PR间期是否相等，是与二度一型房室传导阻滞鉴别的主要依据。本图中仅一次P波后脱落QRS波，脱落QRS波前和脱落QRS波后的PR间期相等，以及此后的PR间期恒定不变，为二度二型房室传导阻滞。

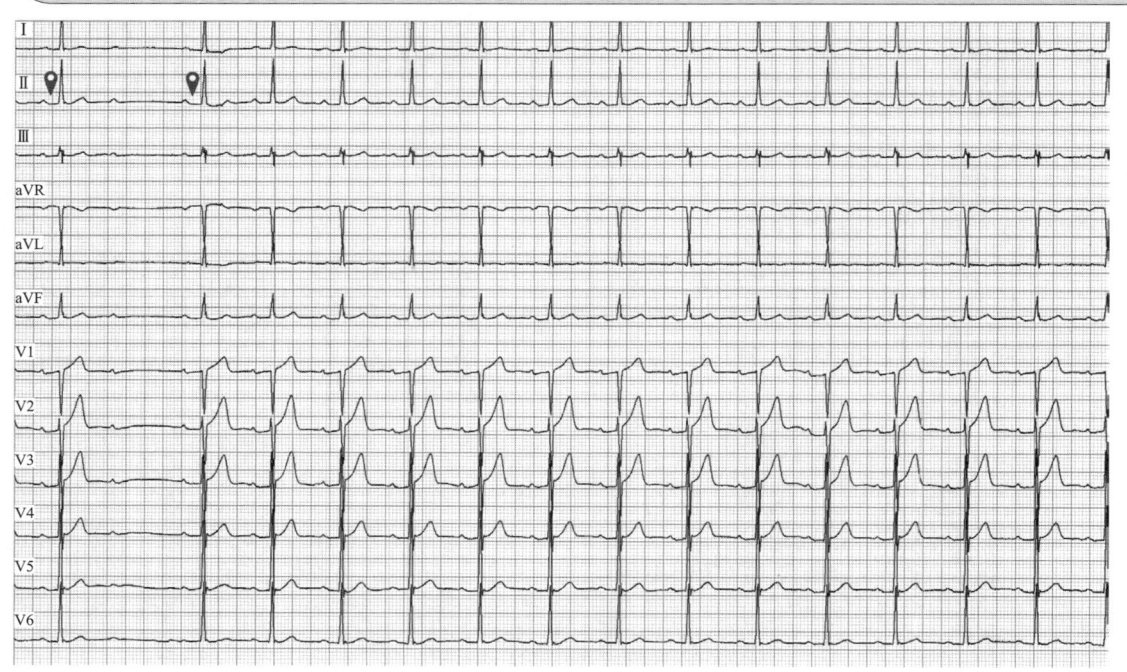

◎ 脱落QRS波前的PR间期，与脱落QRS波后的PR间期相等，PR间期恒定不变。

图3-5-47　二度二型房室传导阻滞实例同步12导联图解

1. 二度二型房室传导阻滞的PR间期恒定

二度二型房室传导阻滞，阻滞部位几乎全部位于希浦系统。位于希浦系统的传导阻滞的特点是传导阻滞常发生在较快的窦性心率时，或者随着窦性心率的增加，增加传导阻滞的发生频度。在心率改变中，PR间期恒定不变。

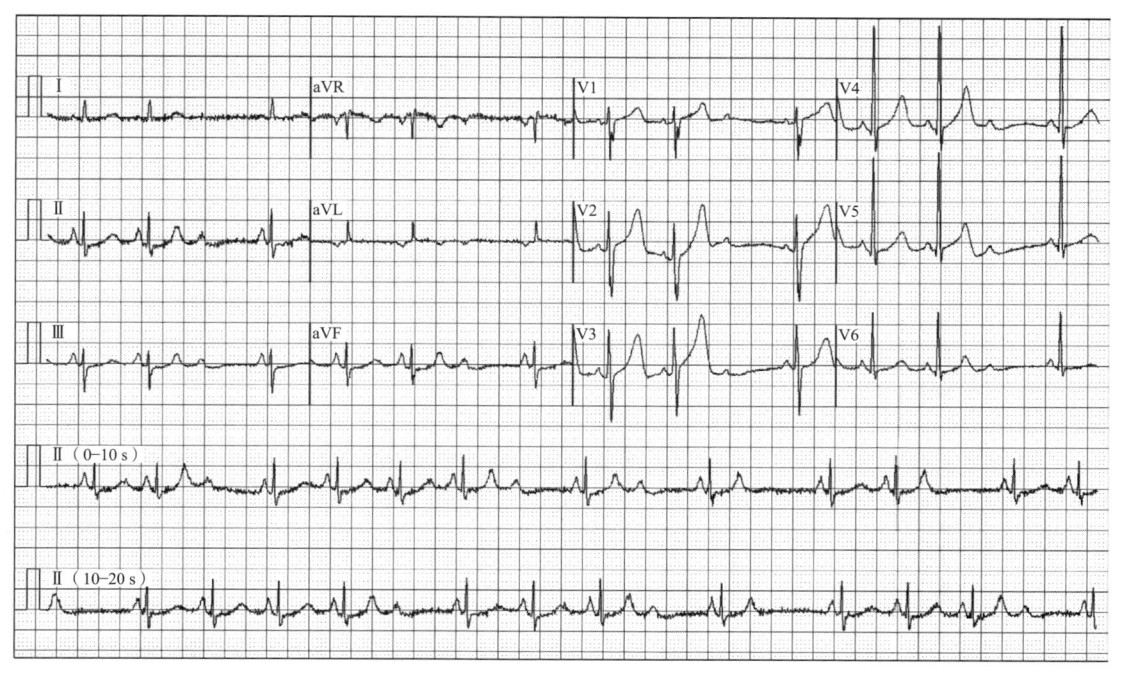

男性，65岁。
窦性心率100次/分；
PR间期130 ms；
QRS波时间80 ms。

窦性心律
房性期前收缩未下传
二度二型房室传导阻滞
电轴左偏
P波异常

图3-5-48　二度二型房室传导阻滞的PR间期恒定实例一

二度二型房室传导阻滞的重要特征是在P波后脱落QRS波的周期中，PR间期恒定不变，尽管脱落后第一个PR间期可略微缩短。

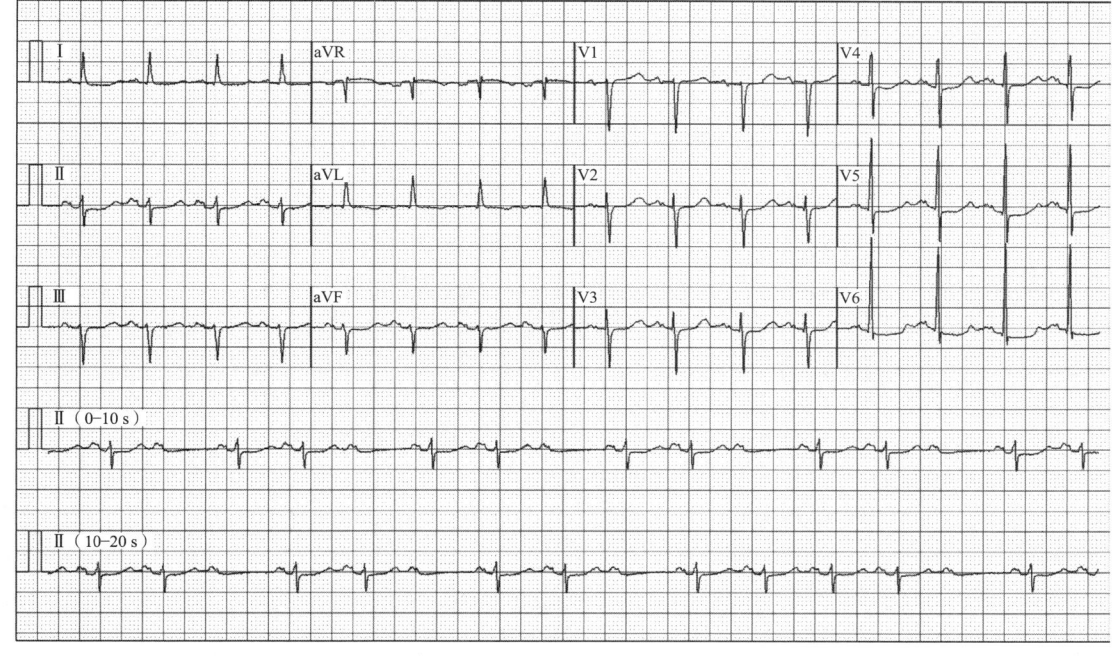

男性，86岁。
窦性心率94次/分；
PR间期166 ms；
QRS波时间91 ms。

窦性心律
二度二型房室传导阻滞
电轴左偏
P波异常
T波改变

图3-5-49　二度二型房室传导阻滞的PR间期恒定实例二

实例一中窦性心率达100次/分，频发P波后脱落QRS波，呈2：1～5：4传导。PR间期正常，在不同的传导比例中，PR间期恒定不变。实例二中窦性心率<100次/分，频发P波后脱落QRS波，除一次周期外，余均呈3：2传导。PR间期正常，脱落后第一个PR间期似略微缩短，但在5：4传导的周期中，能明确PR间期恒定不变（标记处）。

实例一
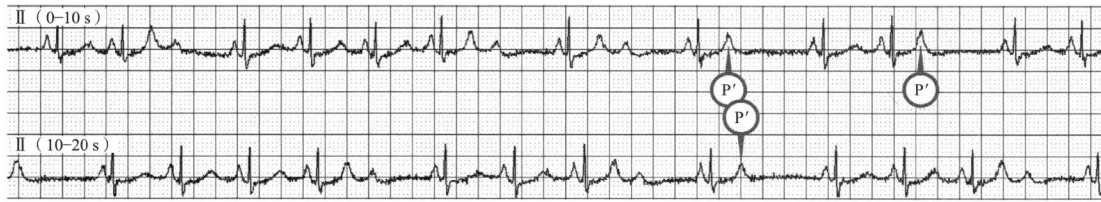

实例二
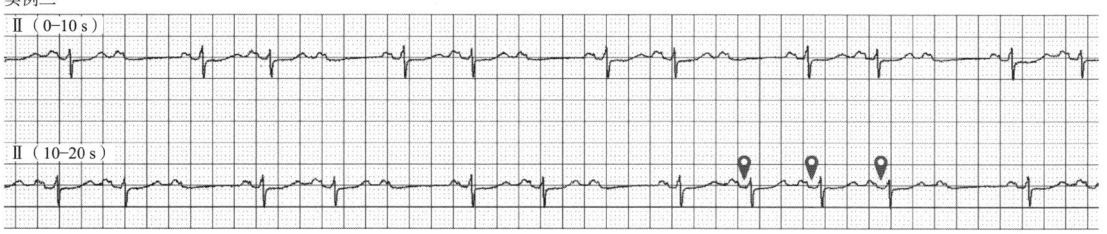

◎ 在P波后脱落QRS波的周期中，PR间期恒定不变。

图3-5-50　二度二型房室传导阻滞的PR间期恒定实例一和实例二图解

2. 二度二型房室传导阻滞与交界性逸搏

二度二型房室传导阻滞，由于阻滞部位几乎全部位于希浦系统，通常PR间期<200 ms，少见有PR间期>200 ms。脱落QRS波形成的长RR间期后少见有逸搏，若有逸搏，少见有交界性逸搏（起源于希氏束远端），常见有室性逸搏（起源于希氏束以下）。

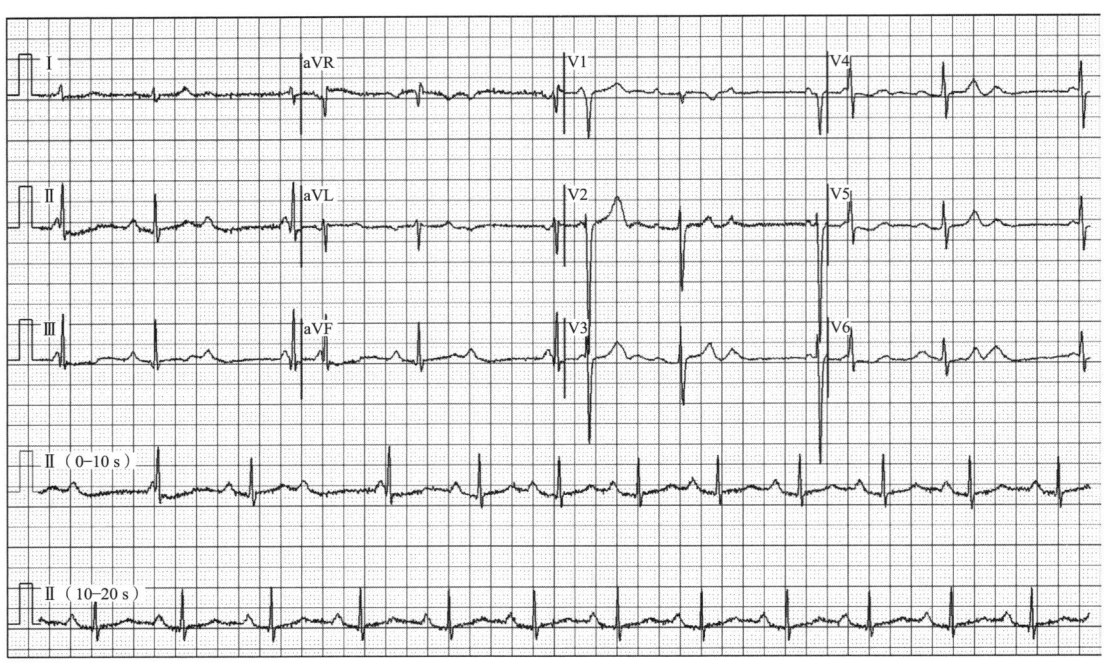

女性，63岁。
窦性心率81次/分；
PR间期250 ms；
QRS波时间84 ms。

窦性心律
二度二型房室传导阻滞
交界性逸搏

图3-5-51　二度二型房室传导阻滞与交界性逸搏实例

交界性逸搏，邻近逸搏点的束支较早下传激动心室，使得左右心室传导速度略有不同，结果是交界性逸搏的QRS波形态与窦性的QRS波略有不同，但QRS波时间通常<110 ms。本图中标记处为逸搏，QRS波形态与其他QRS波形态略有不同，但QRS波时间<110 ms，为交界性逸搏。逸搏的QRS波与窦性P波重叠，或前无相关窦性P波（干扰性房室分离）。QRS波脱落前的PR间期，应与交界性逸搏后窦性P波下传的PR间期相比较。

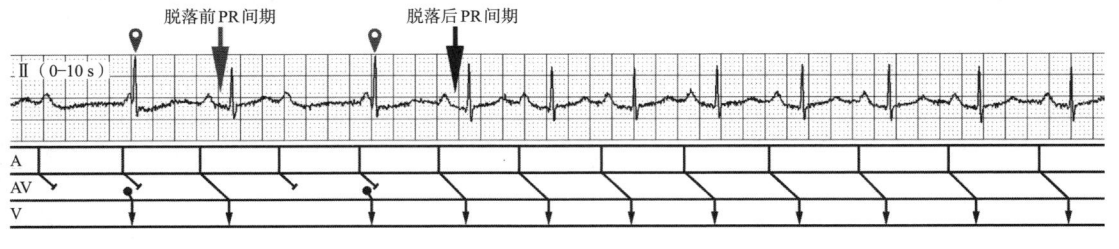

◎ 脱落QRS波前后的PR间期比较，应在交界性逸搏后PR间期。

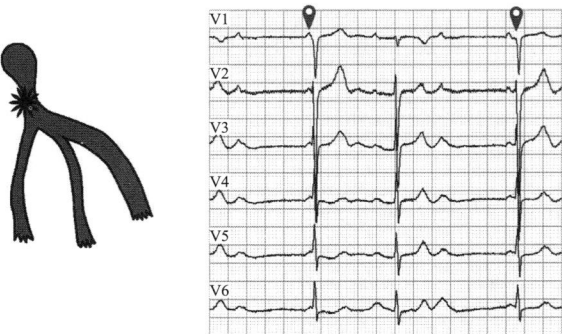

◎ 在胸导联观察，交界性逸搏的QRS波略呈左束支传导阻滞图形，提示逸搏点邻近右束支。

图3-5-52　二度二型房室传导阻滞与交界性逸搏实例形成机制图解

3. 二度二型房室传导阻滞与室性逸搏

二度二型房室传导阻滞，阻滞部位位于希氏束以下者，仅可见室性逸搏。

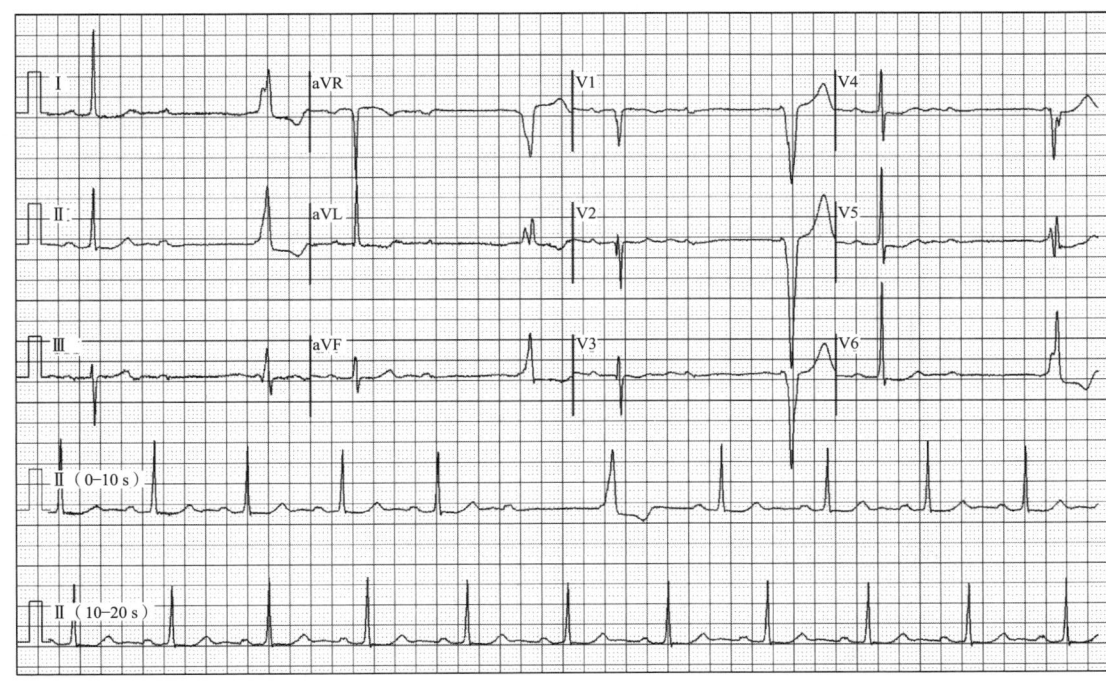

男性，65岁。
窦性心率66次/分；
PR间期203 ms；
QRS波时间77 ms。

窦性心律
二度二型房室传导阻滞
室性逸搏

图 3-5-53　二度二型房室传导阻滞与室性逸搏实例

> 本图PR间期略延长，仅一次P波后脱落QRS波，形成长RR间期。在长RR间期后，可见宽大畸形的QRS波，P波重叠在宽大畸形QRS波中，为室性逸搏。测定QRS波脱落前后PR间期，以及其他PR间期，PR间期恒定不变，为二度二型房室传导阻滞。

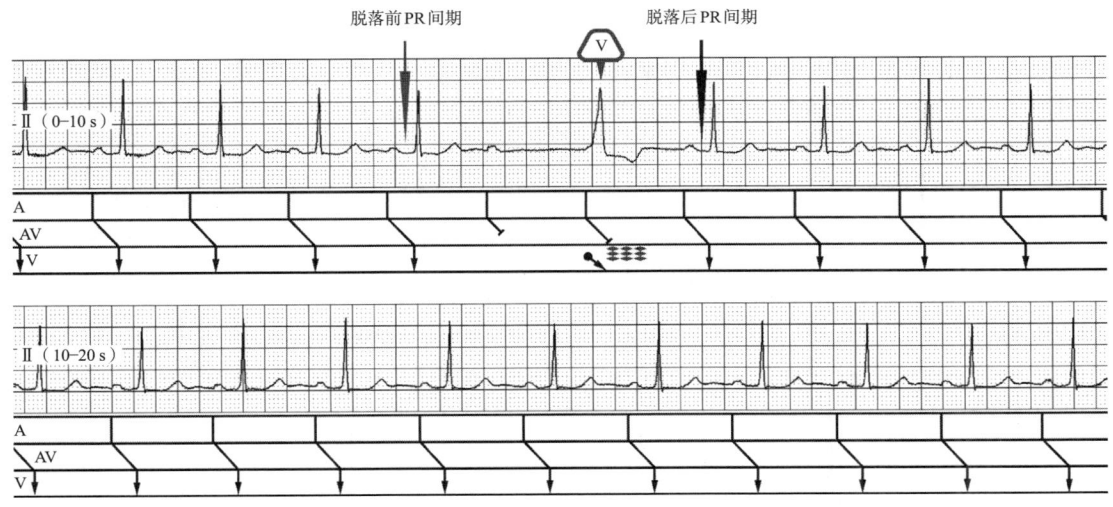

◎ QRS波脱落前后PR间期，以及其他PR间期，PR间期恒定不变。

图 3-5-54　二度二型房室传导阻滞与室性逸搏实例形成机制图解

4. 二度二型房室传导阻滞与频率依赖性

二度二型房室传导阻滞可表现为频率依赖性。大部分二度二型房室传导阻滞发生在活动中，为快频率依赖性，可表现为随着心率增快，QRS波脱落的周期缩短，即房室传导的比例下降。

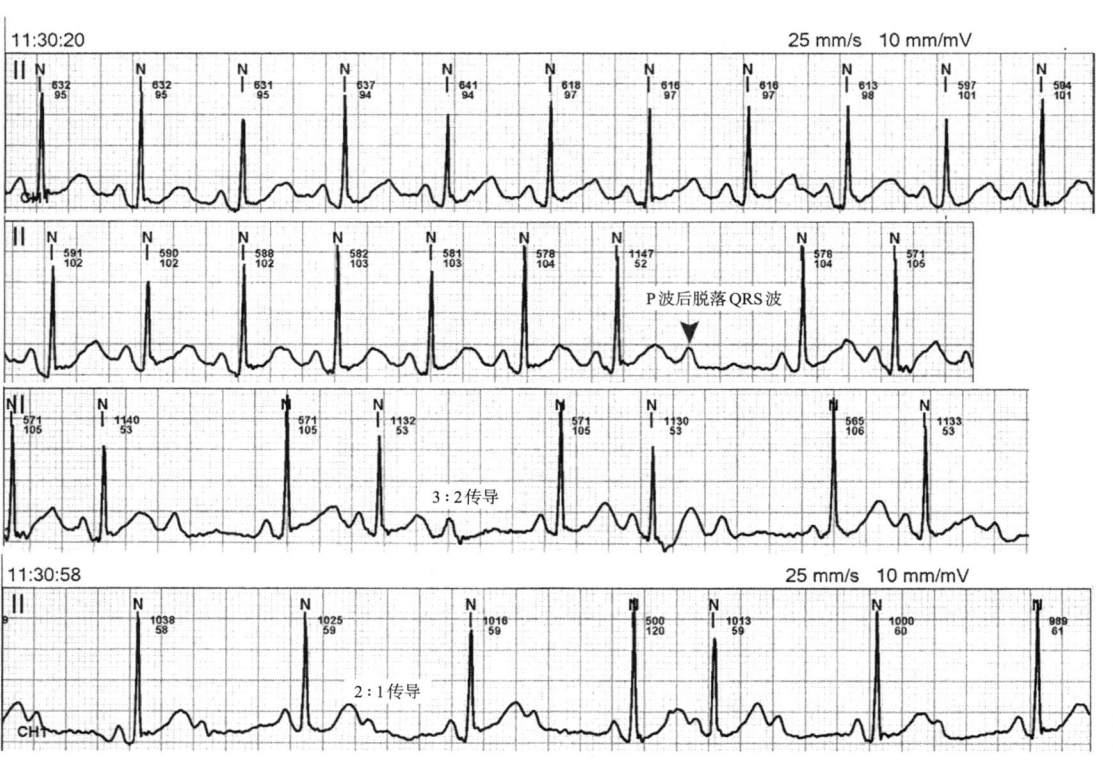

男性，45岁。
窦性心率95～127次/分
PR间期160 ms。

随着窦性心率的增快，发生P波后脱落QRS波，房室传导的比例下降至2∶1

图3-5-55　二度二型房室传导阻滞与频率依赖性实例一

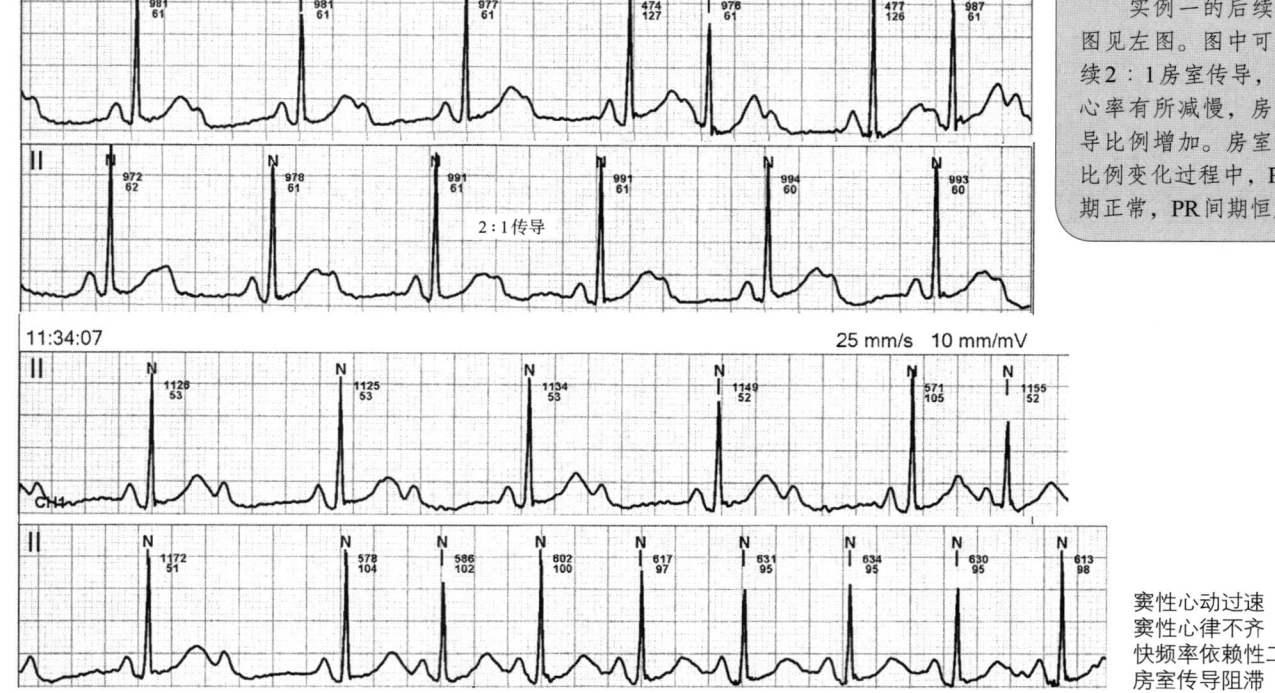

实例一的后续心电图见左图。图中可见持续2∶1房室传导，直到心率有所减慢，房室传导比例增加。房室传导比例变化过程中，PR间期正常，PR间期恒定。

窦性心动过速
窦性心律不齐
快频率依赖性二度二型房室传导阻滞

图3-5-56　二度二型房室传导阻滞与频率依赖性实例一的其他心电图

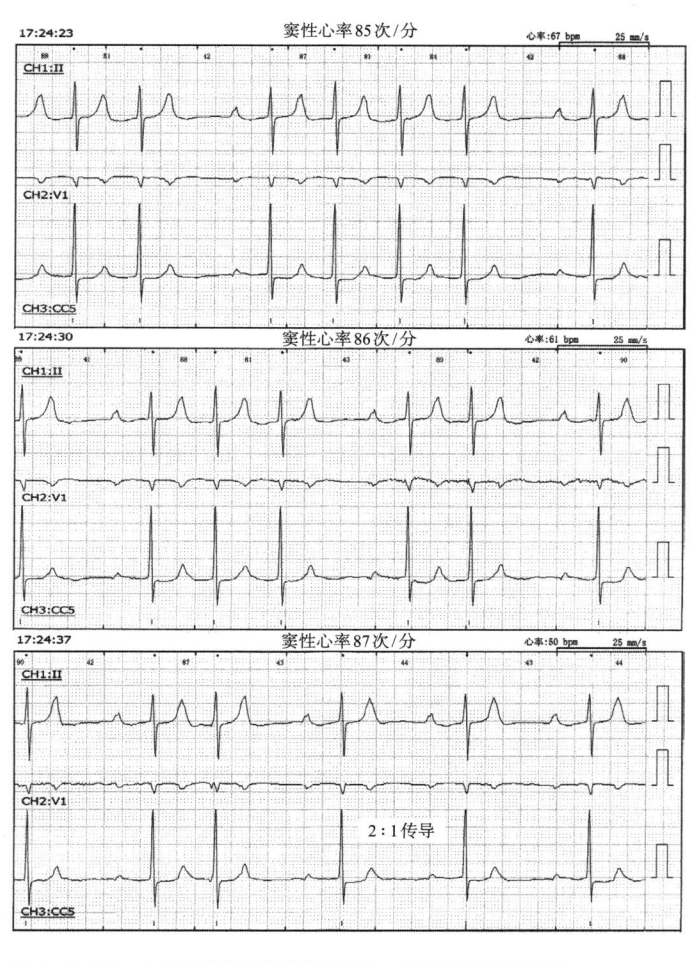

本图窦性心率由85次/分稍增至87次/分，房室传导比例由4∶3，下降至2∶1。房室传导比例变化过程中，PR间期恒定延长，P波重叠在前心动的T波上，不易辨认。房室呈2∶1传导时，易被误诊为窦性心动过缓和一度房室传导阻滞。

女性，65岁。
窦性心率85～87次/分；
PR间期420 ms。

窦性心律不齐
快频率依赖性二度
二型房室传导阻滞

图3-5-57　二度二型房室传导阻滞与频率依赖性实例二

慢频率依赖性二度二型房室传导阻滞少见，主要见于夜间睡眠，同样可以有类似快频率依赖性的多种心电图表现，但发生在心率减慢时。本病例夜间偶见二度二型房室传导阻滞，发生在缓慢心率时。下图为其中一次P波后脱落QRS波，发生在窦性心率由65次/分逐渐下降至47次/分的过程中。PR间期恒定延长，为慢频率依赖性二度二型房室传导阻滞。

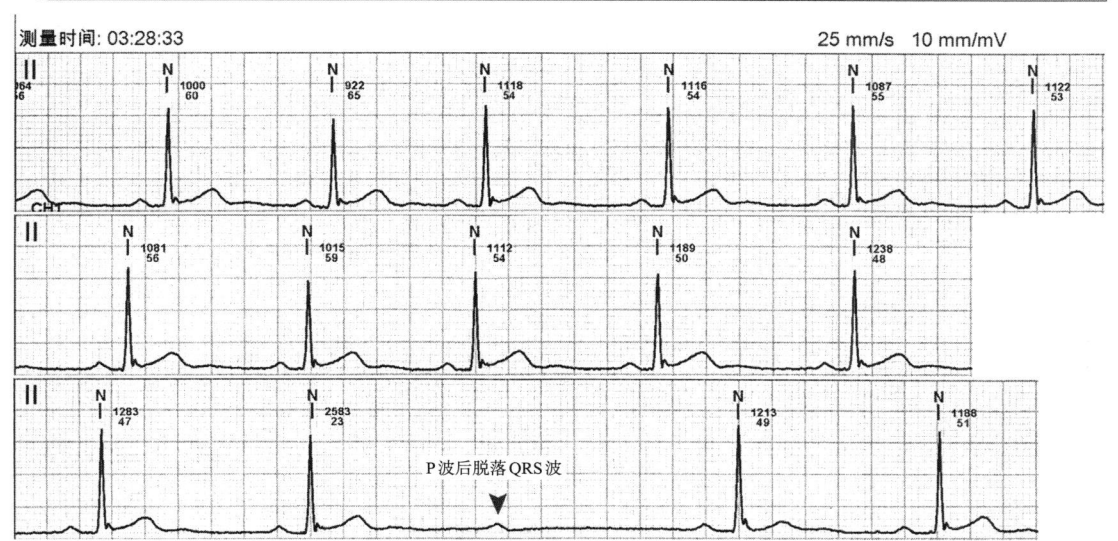

男性，74岁。
窦性心率65～47次/分；
PR间期210 ms。

窦性心动过缓
窦性心律不齐
慢频率依赖性二度二型
房室传导阻滞

图3-5-58　二度二型房室传导阻滞与频率依赖性实例三

(四)二度房室传导阻滞与2:1传导

二度房室传导阻滞若连续以2:1的比例下传心室,每两次P波后仅一次有QRS波,可以是二度一型房室传导阻滞,也可是二度二型房室传导阻滞,此时在心电图上不能根据PR间期的变化规律来区分传导阻滞的分型。

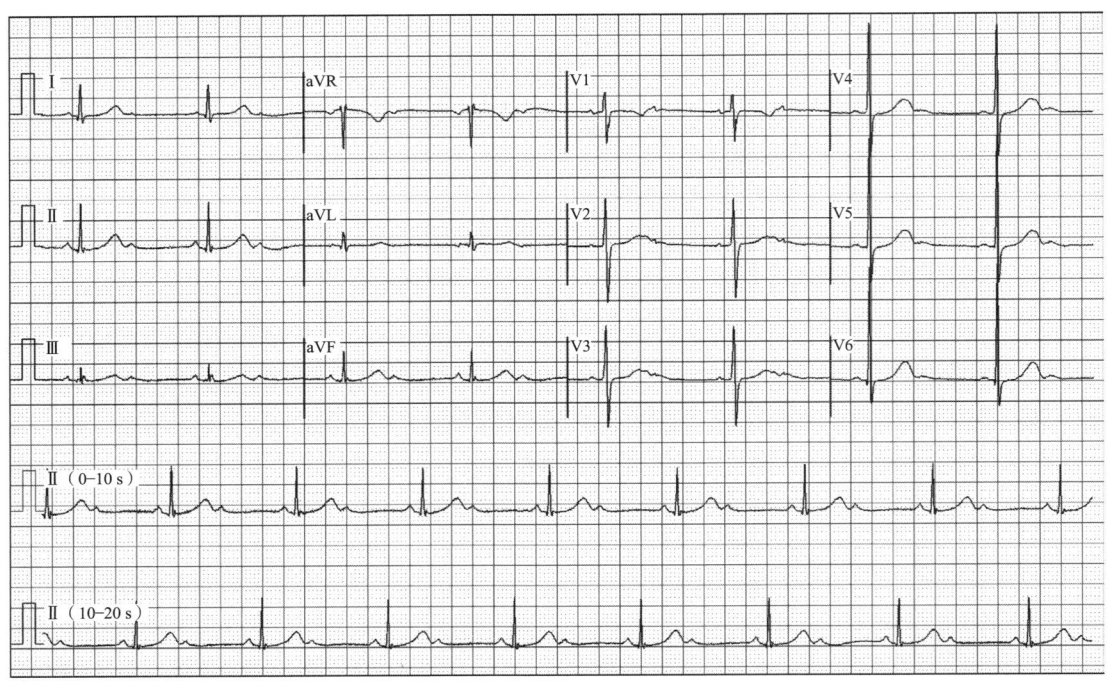

女性,72岁。
窦性心率98次/分;
PR间期142 ms;
QRS波时间78 ms。

窦性心律
二度房室传导阻滞
2:1传导

图3-5-59 二度房室传导阻滞与2:1传导实例一

> 二度房室传导阻滞2:1传导是房室传导阻滞的特殊类型,常见PR间期在正常范围内,少数PR间期延长>200 ms。若过长的PR间期,QRS波延迟出现,可使得随后脱落QRS波的P波,重叠在该心动的T波上,不易被发现和确认。

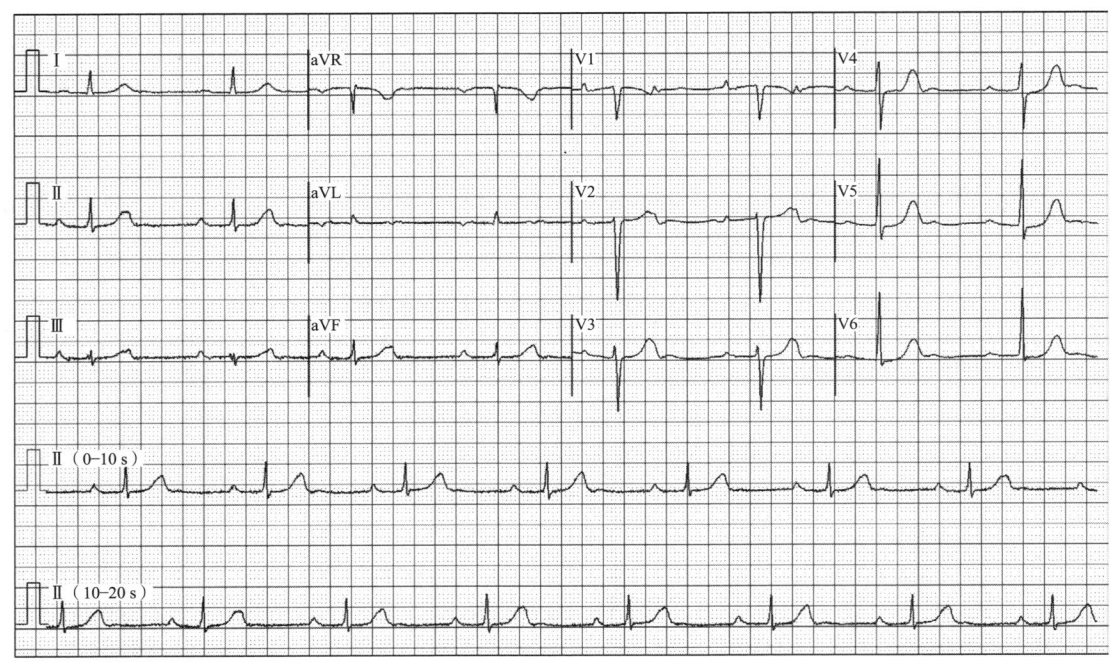

男性,76岁。
窦性心率88次/分;
PR间期320 ms;
QRS波时间93 ms。

窦性心律
二度房室传导阻滞
2:1传导

图3-5-60 二度房室传导阻滞与2:1传导实例二

实例一中每两次P波后仅一次有QRS波，PR间期正常。在Ⅱ导联节律图中，脱落QRS波的窦性P波清晰，不易漏诊。实例二中每两次P波后仅一次有QRS波，PR间期显著延长。Ⅱ导联节律图中，脱落QRS波的窦性P波重叠在前心动的T波上，不易被发现和确认，易被误诊为窦性心动过缓和一度房室传导阻滞。仅在V1导联上，窦性P波清晰可见。

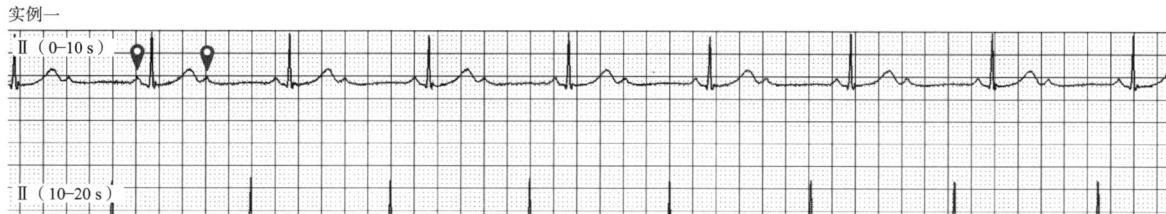

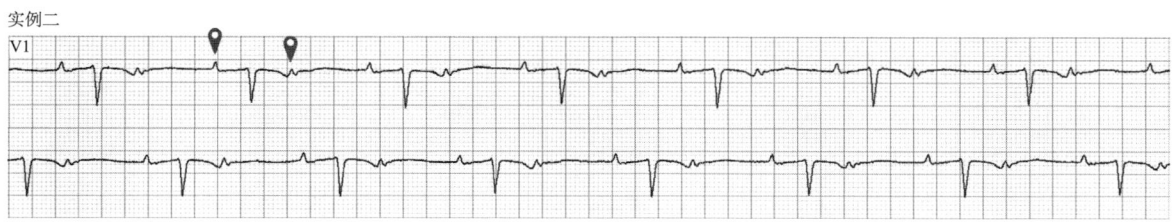

◎ 二度房室传导阻滞2：1传导，每两次P波后仅一次有QRS波，PR间期正常或延长。

图3-5-61　二度房室传导阻滞与2：1传导实例一和实例二图解

只有图中有3：2或以上传导比例，才能区分二度房室传导阻滞的两种分型。

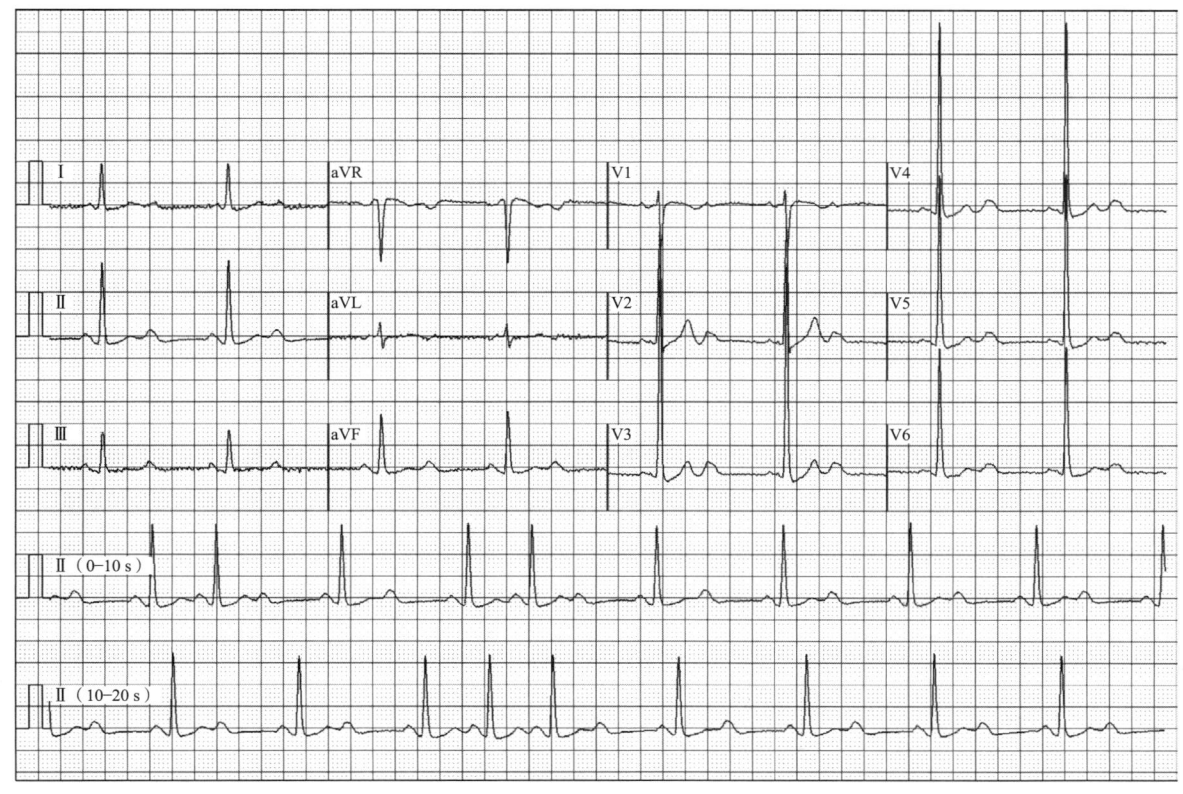

女性，74岁。
窦性心率103次/分；
PR间期146 ms；
QRS波时间110 ms。

窦性心动过速
二度二型房室传导阻滞
左心室肥厚
ST段和T波改变

图3-5-62　二度房室传导阻滞与2：1传导实例三

通常在同一图中，二度房室传导阻滞的分型是相同的。当图中有3∶2或以上传导比例，可根据这一传导比例中PR间期的变化规律，判断二度房室传导阻滞的分型，由此推断二度房室传导阻滞2∶1传导的分型。

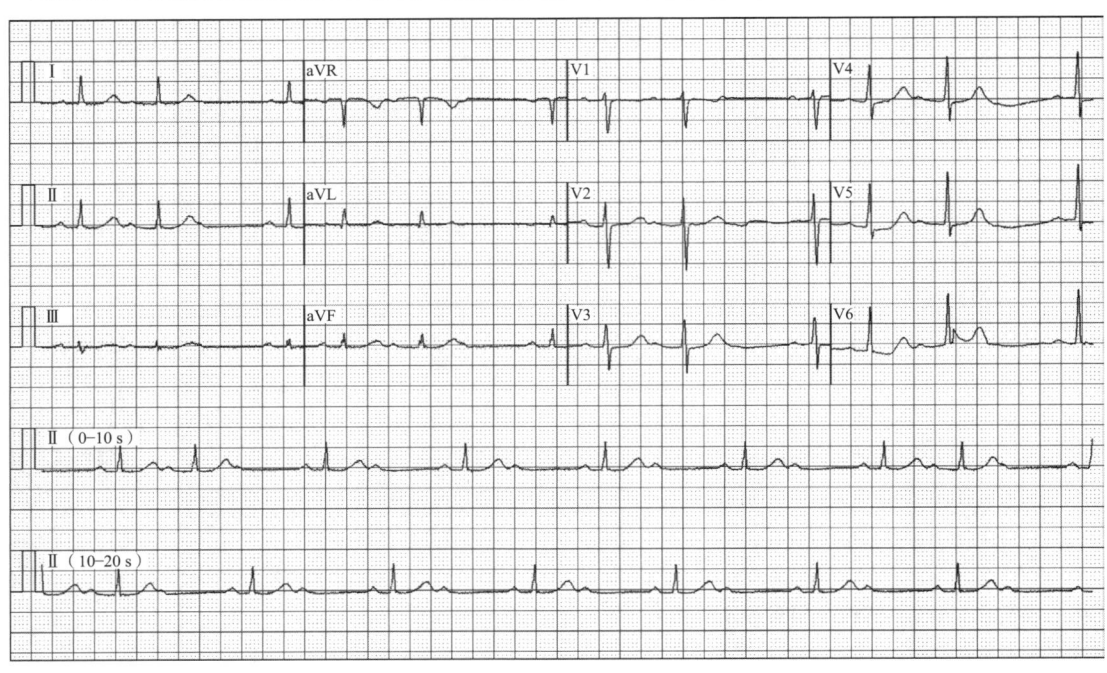

男性，64岁。
窦性心率91次/分；
PR间期210～280 ms；
QRS波时间79 ms。

窦性心律
二度一型房室传导阻滞

图3-5-63　二度房室传导阻滞与2∶1传导实例四

实例三中有两次3∶2传导和一次4∶3传导，在这传导比例中，PR间期恒定不变，为二度二型房室传导阻滞，由此可判断2∶1传导的分型为二度二型房室传导阻滞。实例四中有三次3∶2传导，在这传导比例中，第二个下传的PR间期有延迟，为二度一型房室传导阻滞，由此可判断2∶1传导的分型为二度一型房室传导阻滞。

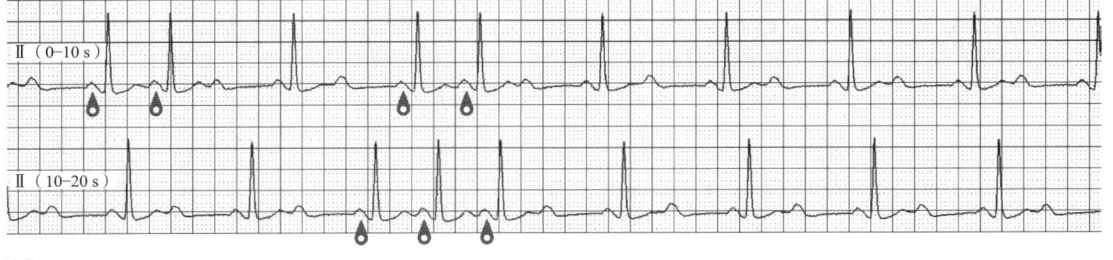

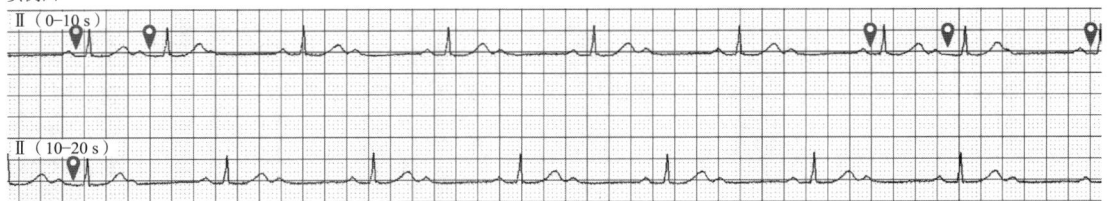

◎ 根据其他传导比例中的PR间期变化规律，推断二度房室传导阻滞2∶1传导的分型。

图3-5-64　二度房室传导阻滞与2∶1传导实例三和实例四图解

临床意义：二度房室传导阻滞2∶1传导是一类严重的传导阻滞，应尽可能明确传导阻滞的分型，以便决定治疗原则。

二度房室传导阻滞2∶1传导，逸搏连续出现，心室率低，可形成逸搏心律。在逸搏心律中，将出现连续的干扰性房室分离，酷似高度房室传导阻滞。

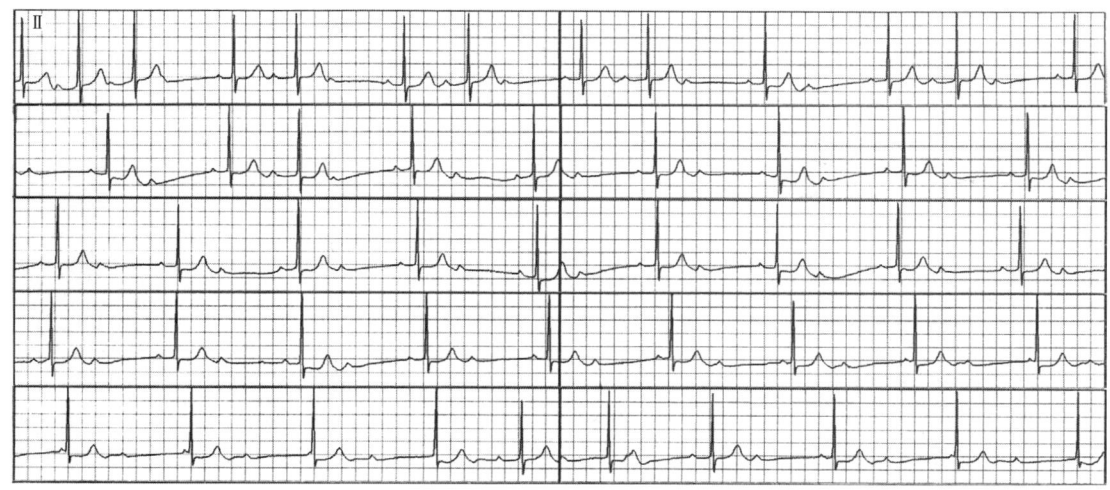

男性，82岁。
窦性心率71次/分；
PR间期244 ms；
QRS波时间96 ms。

窦性心律
二度一型房室传导阻滞
交界性逸搏及逸搏心律

图3-5-65　二度房室传导阻滞2∶1传导与干扰性房室分离实例

当二度一型房室传导阻滞呈2∶1传导时，在标记处可见PR间期突然缩短，为交界性逸搏在窦性冲动下传心室前，提前下传心室形成逸搏。交界性逸搏所产生的交界区不应期，干扰了2∶1中一个窦性冲动下传心室，形成干扰性房室分离。连续的房室分离，酷似高度房室传导阻滞。逐一分析P波与QRS波之间的关系，是鉴别诊断的关键。

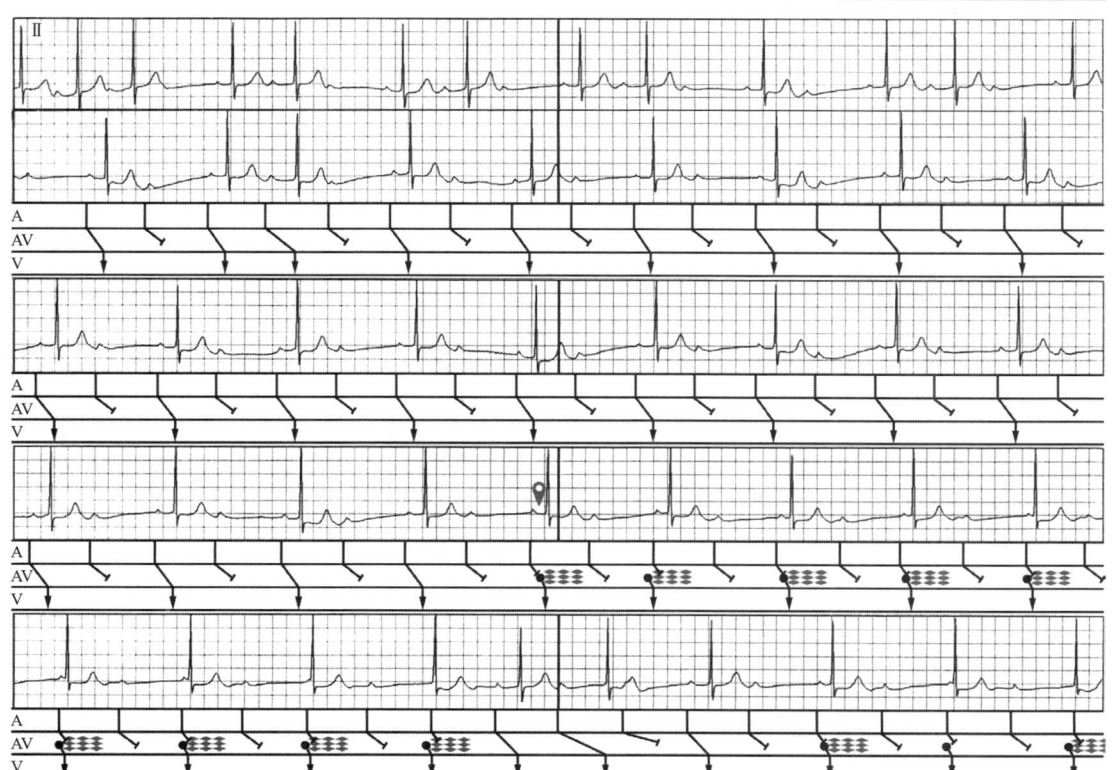

图3-5-66　二度房室传导阻滞2∶1传导与干扰性房室分离实例形成机制图解

（五）二度房室传导阻滞与逸搏夺获二联律

二度房室传导阻滞若出现逸搏夺获二联律，干扰性房室分离的结果是每两次P波后仅一次有QRS波，可以是二度一型房室传导阻滞，也可以是二度二型房室传导阻滞，此时在心电图上不能根据PR间期的变化规律来区分传导阻滞的分型。

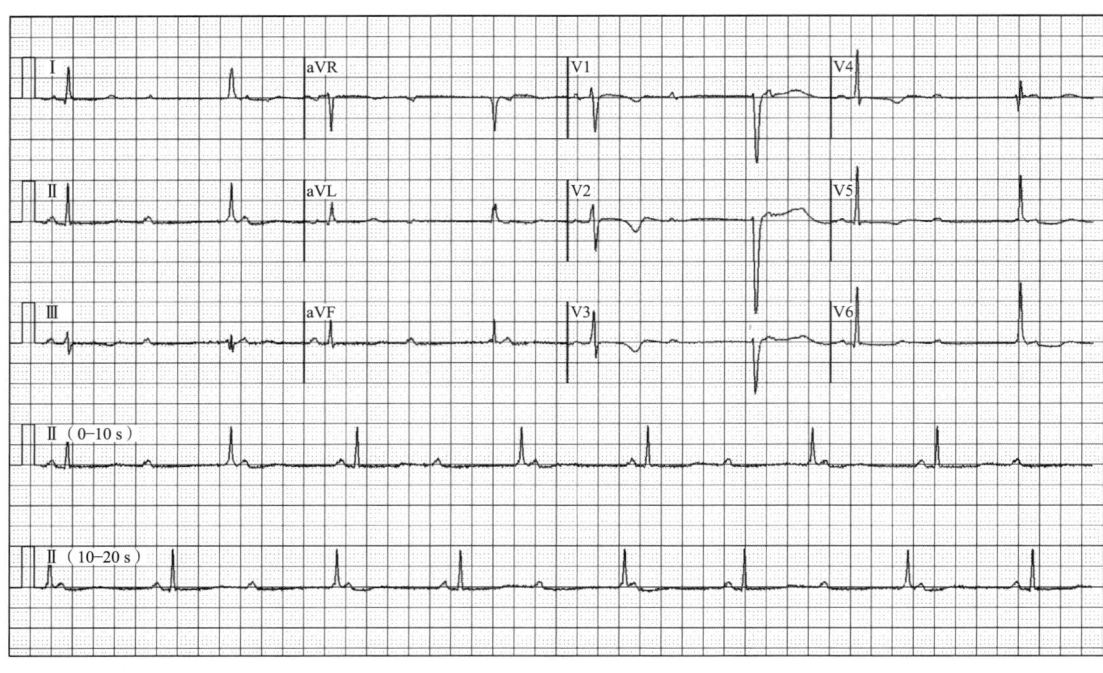

女性，51岁。
窦性心率65次/分；
PR间期166 ms；
QRS波时间86 ms。

窦性心律
二度房室传导阻滞
交界性逸搏
逸搏夺获二联律
T波改变

图3-5-67　二度房室传导阻滞与逸搏夺获二联律实例一

> 在逸搏形成的干扰性房室分离中，窦性P波未能下传心室是生理现象，并非传导阻滞。窦性P波可重叠在逸搏的QRS波中或QRS波后，应与高度房室传导阻滞鉴别。

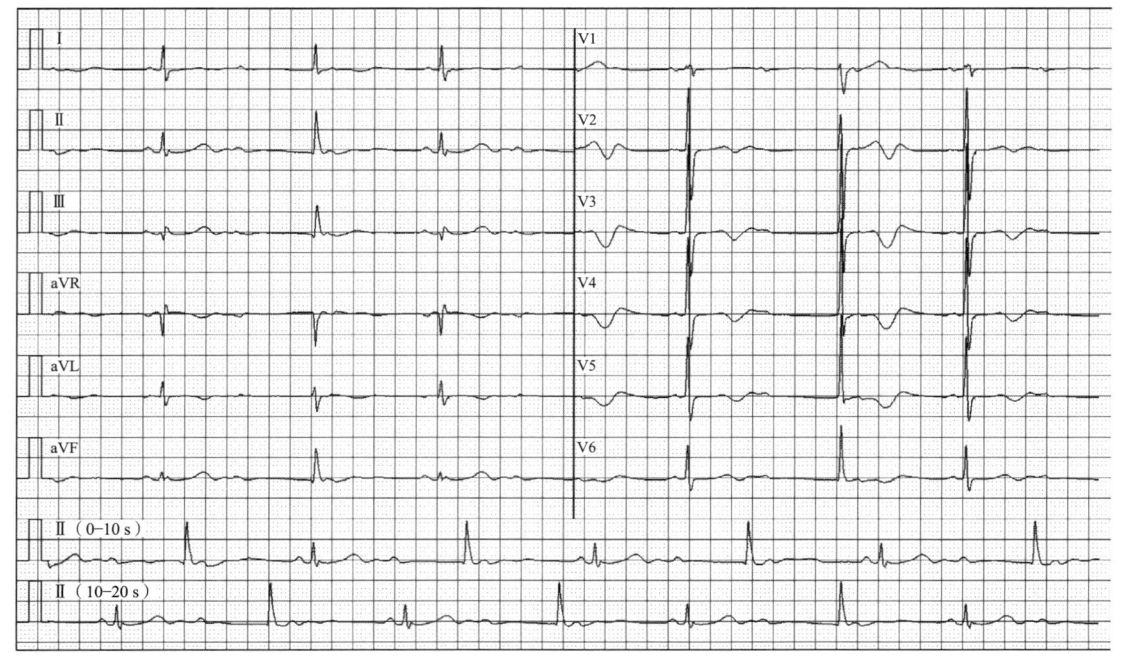

女性，83岁。
窦性心率70次/分；
PR间期152 ms；
QRS波时间100 ms。

窦性心律
二度房室传导阻滞
室性逸搏
逸搏夺获二联律
ST段和T波改变
QT间期延长

图3-5-68　二度房室传导阻滞与逸搏夺获二联律实例二

实例一（上图）中从胸导联上观察逸搏的QRS波与夺获的QRS波略有不同，但QRS波时间<110 ms，为交界性逸搏。实例一为二度房室传导阻滞，交界性逸搏，逸搏夺获二联律。实例二（下图）中逸搏的QRS形态与夺获的QRS波形态不同，QRS波时间=120 ms，为室性逸搏。实例二为二度房室传导阻滞，室性逸搏，逸搏夺获二联律。连续的逸搏夺获二联律，在心电图上不能根据PR间期的变化规律来分型。交界性逸搏下传激动心室或室性逸搏激动心室，其后产生的心室不应期，使得窦性P波不能下传激动心室。

◎ 逸搏所产生的心室不应期，干扰了窦性冲动下传心室。

图 3-5-69　二度房室传导阻滞逸搏夺获二联律实例一和实例二图解

临床意义：二度房室传导阻滞逸搏夺获二联律，二度房室传导阻滞不能分型。干扰性房室分离应与高度房室传导阻滞鉴别。

常规心电图记录时间短暂，有时难以记录到连续逸搏夺获二联律的终止。

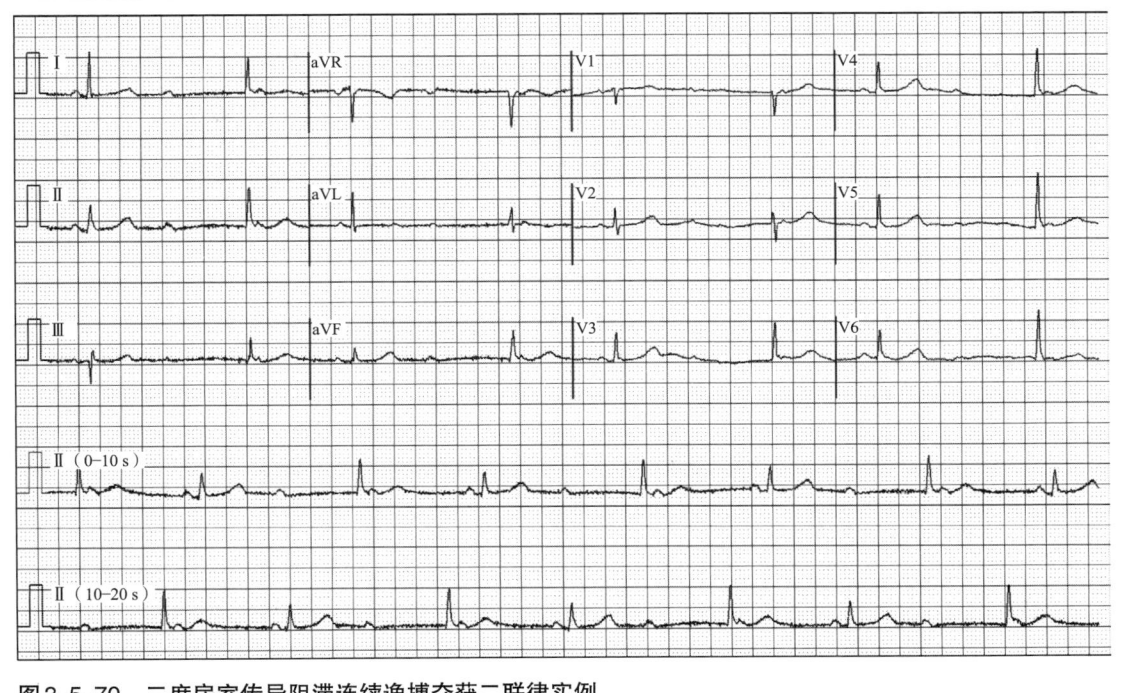

女性，85岁。
窦性心率67次/分；
PR间期149 ms；
QRS波时间84 ms。

窦性心律
二度房室传导阻滞
交界性逸搏
逸搏夺获二联律

图 3-5-70　二度房室传导阻滞连续逸搏夺获二联律实例

多次记录心电图,在非同次记录的心电图上,一些心电图特点可能有助于二度房室传导阻滞的分型。该病例再次记录的心电图见下图。

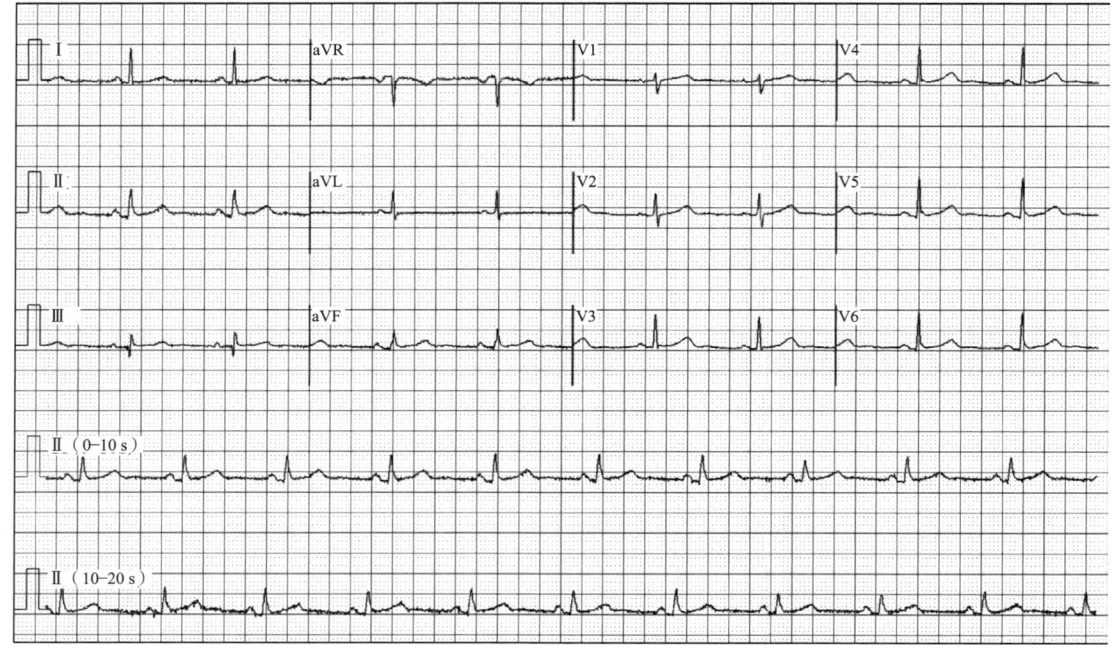

窦性心率61次/分;
PR间期149 ms;
QRS波时间85 ms。

正常心电图 ✎

图3-5-71　二度房室传导阻滞连续逸搏夺获二联律实例的其他心电图

该病例前后两次心电图比较,可见窦性心率降低后,房室传导阻滞消失,图中PR间期恒定不变,呈现正常心电图。测定两次心电图的PR间期,PR间期相等。由此推断呈现逸搏夺获二联律的房室传导阻滞,为二度二型房室传导阻滞。在窦性心率增快时,出现或加重房室传导阻滞,也是二度二型房室传导阻滞的特点。

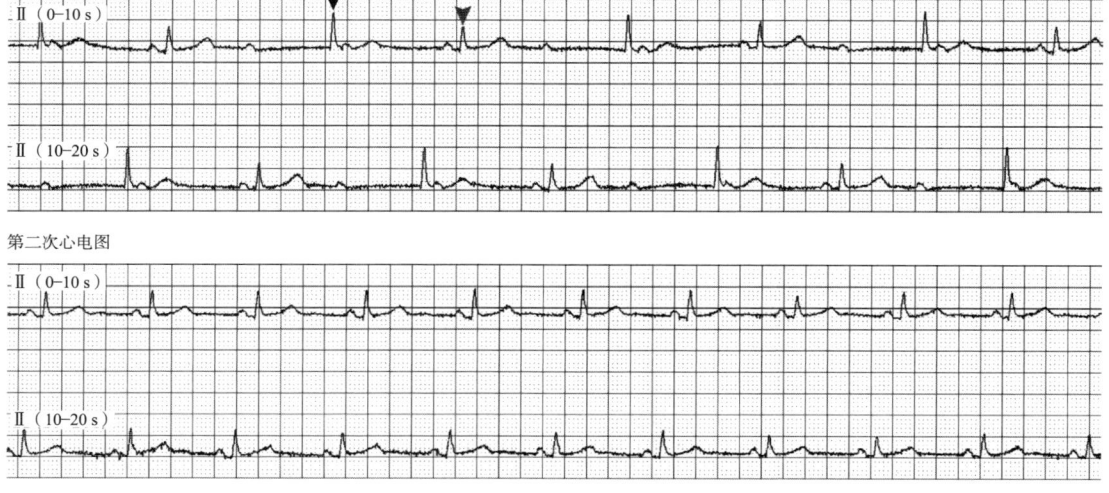

◎ 根据非同次心电图中PR间期,推断二度房室传导阻滞逸搏夺获的分型。

图3-5-72　二度房室传导阻滞连续逸搏夺获二联律实例图解

（六）高度房室传导阻滞

高度房室传导阻滞属于不完全性房室传导阻滞，因此是二度房室传导阻滞的特殊类型。目前公认的诊断标准是，P波后脱落QRS波，连续两次或两次以上。

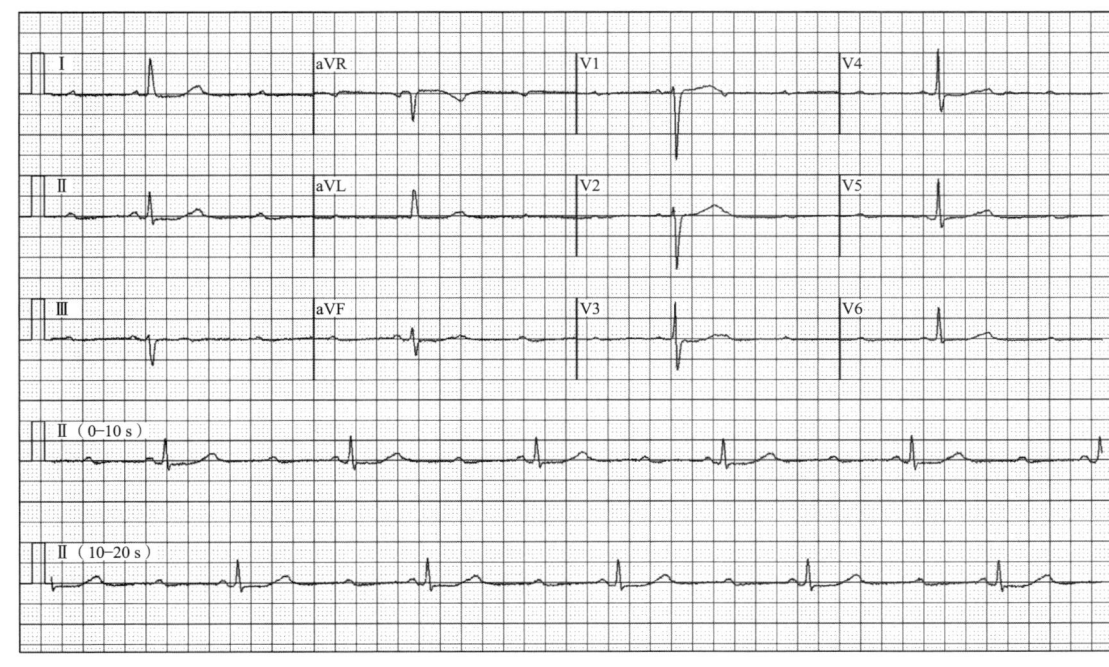

女性，82岁。
窦性心率99次/分；
PR间期162 ms；
QRS波时间110 ms。

窦性心律
高度房室传导阻滞

图3-5-73　高度房室传导阻滞实例

本图中每3次P波，仅一次下传有QRS波，呈3∶1传导，即连续两次P波后脱落QRS波，属于高度房室传导阻滞。

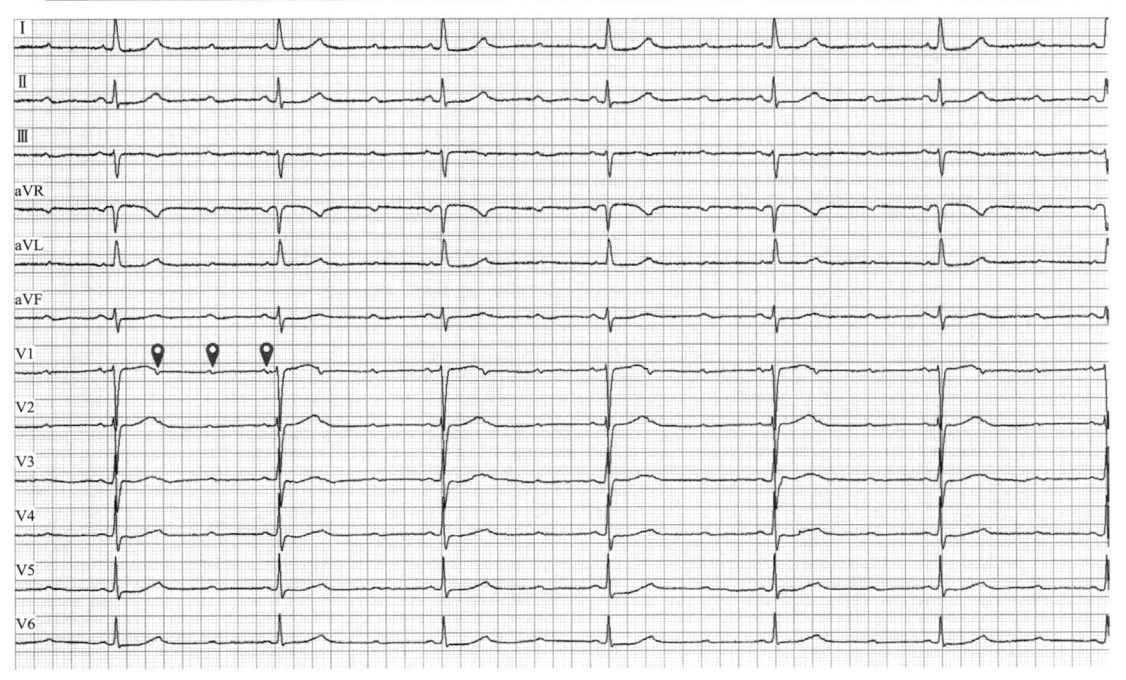

◎ 每3次P波，仅一次下传有QRS波，PR间期恒定不变。

临床意义：高度房室传导阻滞是一种严重的房室传导阻滞，被视为三度房室传导阻滞的先兆，应引起临床更多的关注。

图3-5-74　高度房室传导阻滞实例同步12导联图解

1. 高度房室传导阻滞与二度房室传导阻滞并存

同一病例,高度房室传导阻滞可以与二度房室传导阻滞并存。高度房室传导阻滞常发生在心率较快时。

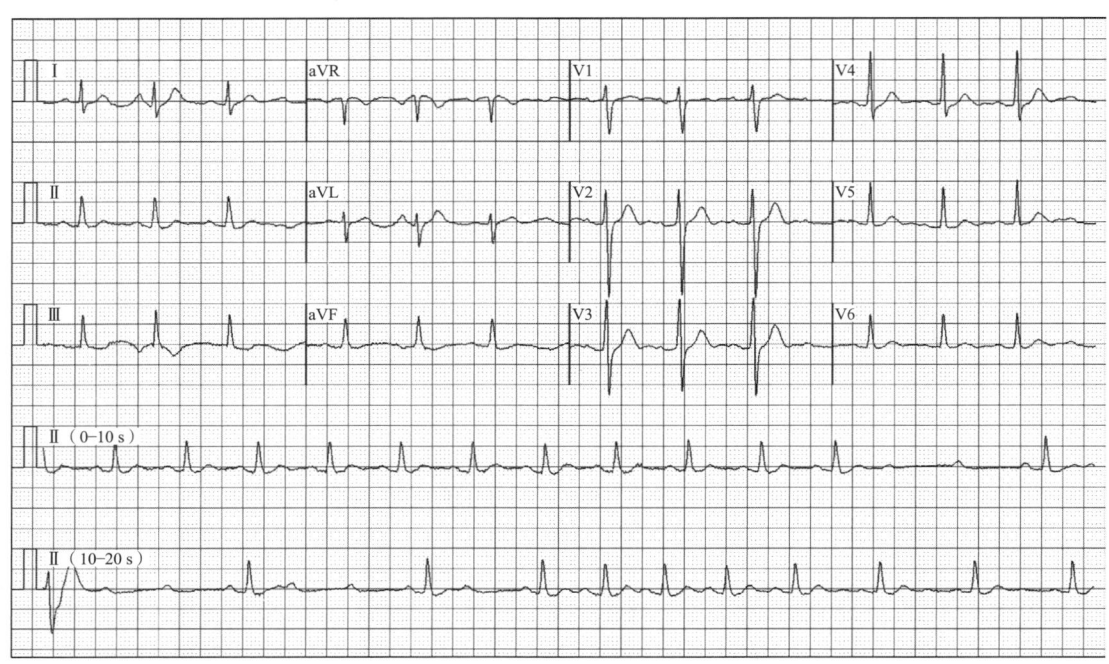

男性,41岁。
平均窦性心率93次/分;
PR间期189 ms;
QRS波时间105 ms。

窦性心律不齐
室性期前收缩
高度房室传导阻滞
二度二型房室传导阻滞

图3-5-75 高度房室传导阻滞二度房室传导阻滞并存实例

本图存在明显窦性心律不齐,在窦性心率较快时,出现3次连续两次P波后脱落QRS波,属于高度房室传导阻滞。本图另可见P波后脱落一次QRS波,测量脱落前后的PR间期,以及在窦性心率变化中的PR间期,PR间期基本不变。因此,本病例是在二度二型房室传导阻滞的基础上,随着窦性心率的增高,出现高度房室传导阻滞。

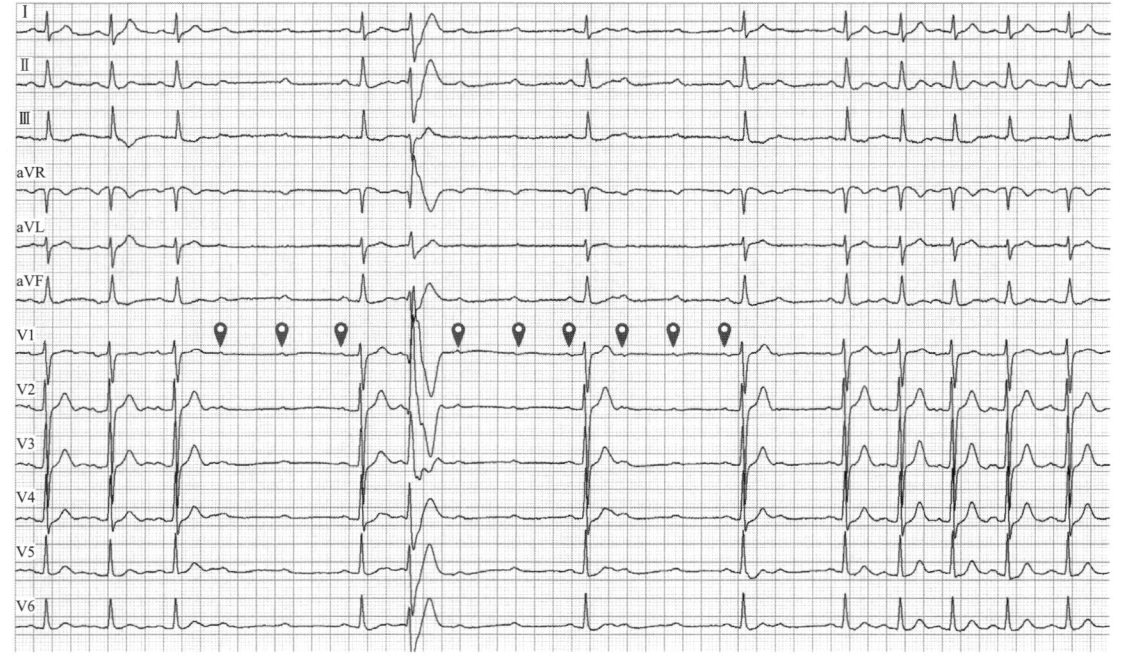

◎ 高度房室传导阻滞与二度二型房室传导阻滞并存。

图3-5-76 高度房室传导阻滞二度房室传导阻滞并存实例同步12导联图解

2. 高度房室传导阻滞与交界性逸搏

高度房室传导阻滞，连续P波后脱落QRS波形成长RR间期，其后少见有逸搏。若有逸搏，可以起源于希氏束远端（交界性逸搏）或希氏束下（室性逸搏）。

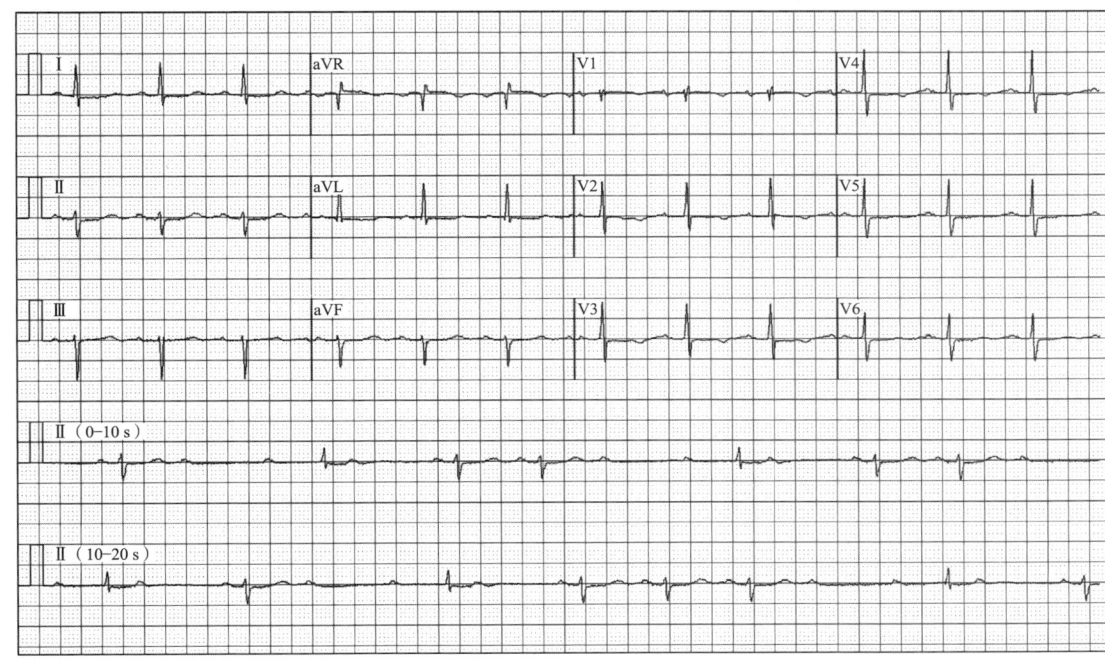

女性，90岁。
窦性心率75次/分；
PR间期200 ms；
QRS波时间71 ms。

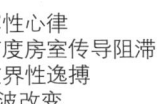

窦性心律
高度房室传导阻滞
交界性逸搏
T波改变

图3-5-77 高度房室传导阻滞与交界性逸搏实例

高度房室传导阻滞，连续P波后脱落QRS波，应与干扰性房室分离鉴别。本图共有5次交界性逸搏（标记处）。在交界性逸搏前的P波未能下传，与P波下传心室的PR间期相比，有足够长的时间在交界性逸搏前下传心室，因此未能下传心室的机制是传导阻滞。逐一分析P波与QRS之间的关系，是鉴别诊断的关键。

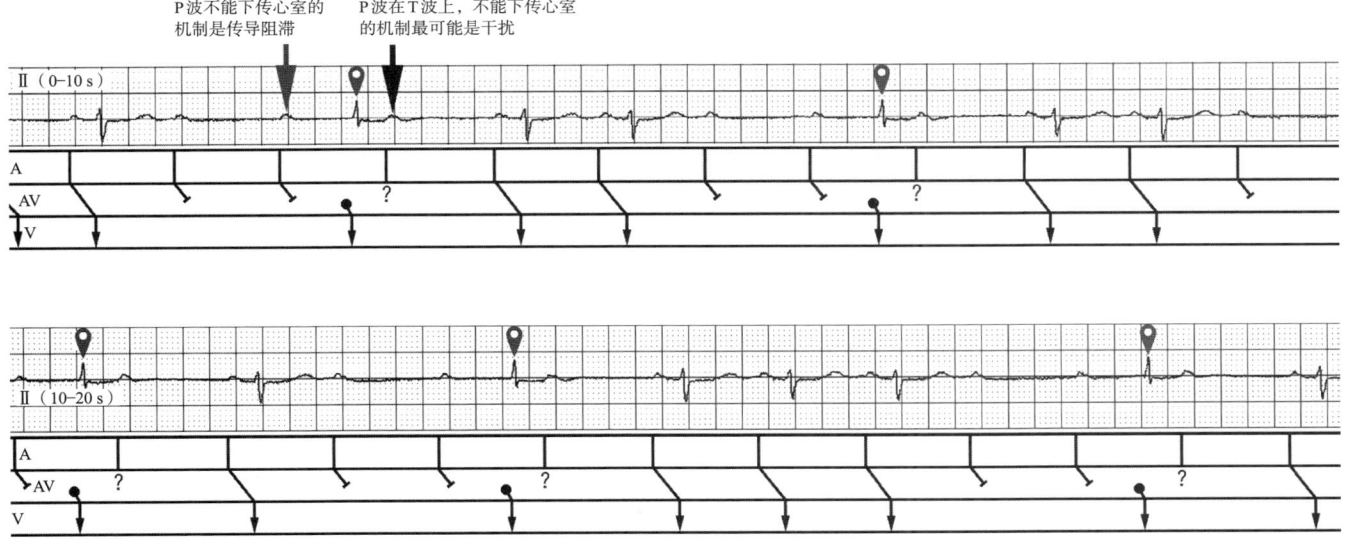

◎ P波不能下传心室，应区分其形成机制。

图3-5-78 高度房室传导阻滞与交界性逸搏实例形成机制图解

3. 几乎完全性房室传导阻滞

几乎完全性房室传导阻滞是指偶有窦性P波下传心室，产生QRS波。

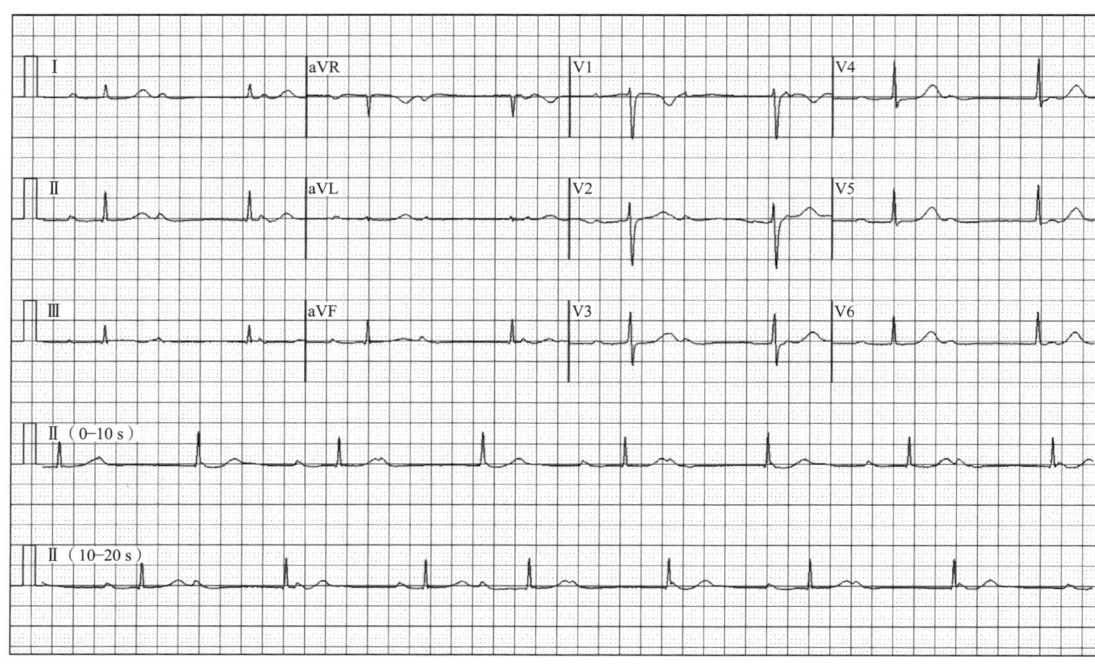

女性，22岁。
窦性心率75次/分；
PR间期460 ms；
QRS波时间88 ms。

窦性心律
几乎完全性房室
传导阻滞

图3-5-79　几乎完全性房室传导阻滞实例

> 本图仅一次P波后有提前的QRS波，为下传心室产生的QRS波（箭头标记处）。余P波与QRS波无关，PP间期相等，RR间期相等，为几乎完全性房室传导阻滞。

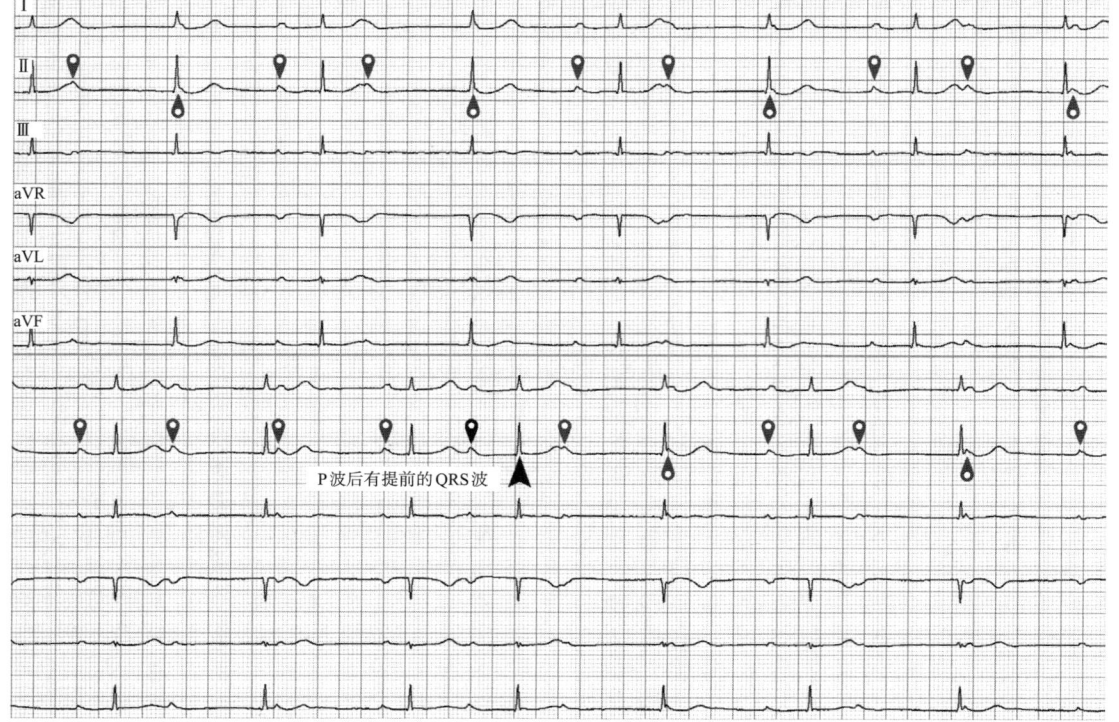

图3-5-80　几乎完全性房室传导阻滞实例连续同步肢体导联图解

(七)三度房室传导阻滞

三度房室传导阻滞即完全性房室传导阻滞,是指心房向心室的传导完全被阻滞,全部心房的冲动不能下传心室,心房心室由各自的节律点所激动。在心电图上表现为所有的P波后无相关的QRS波。

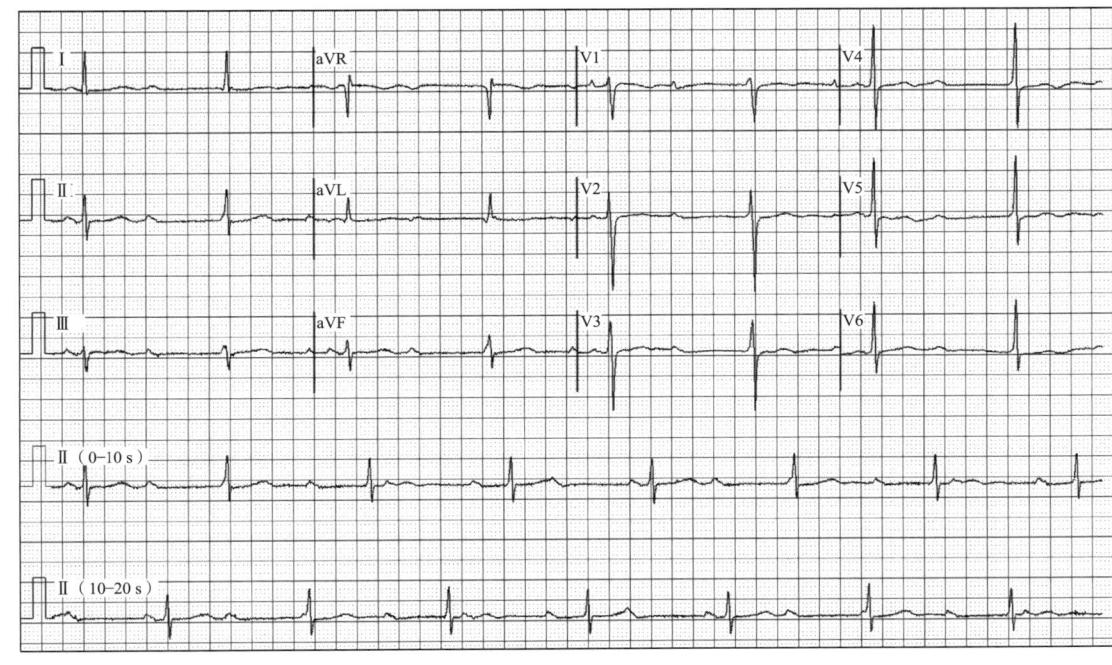

女性,85岁。
窦性心率83次/分;
心室率44次/分;
QRS波时间100 ms。

窦性心律
三度房室传导阻滞
交界性逸搏心律

图3-5-81 三度房室传导阻滞与交界性逸搏心律实例

> 三度房室传导阻滞可发生在房室结、希氏束或双侧束支系统。阻滞后心室律依赖阻滞远端的潜在逸搏点,阻滞发生在希氏束以上,逸搏起源于希氏束及希氏束以上,为交界性逸搏心律。阻滞发生在希氏束及希氏束以下,逸搏起源于希氏束以下,为室性逸搏心律。

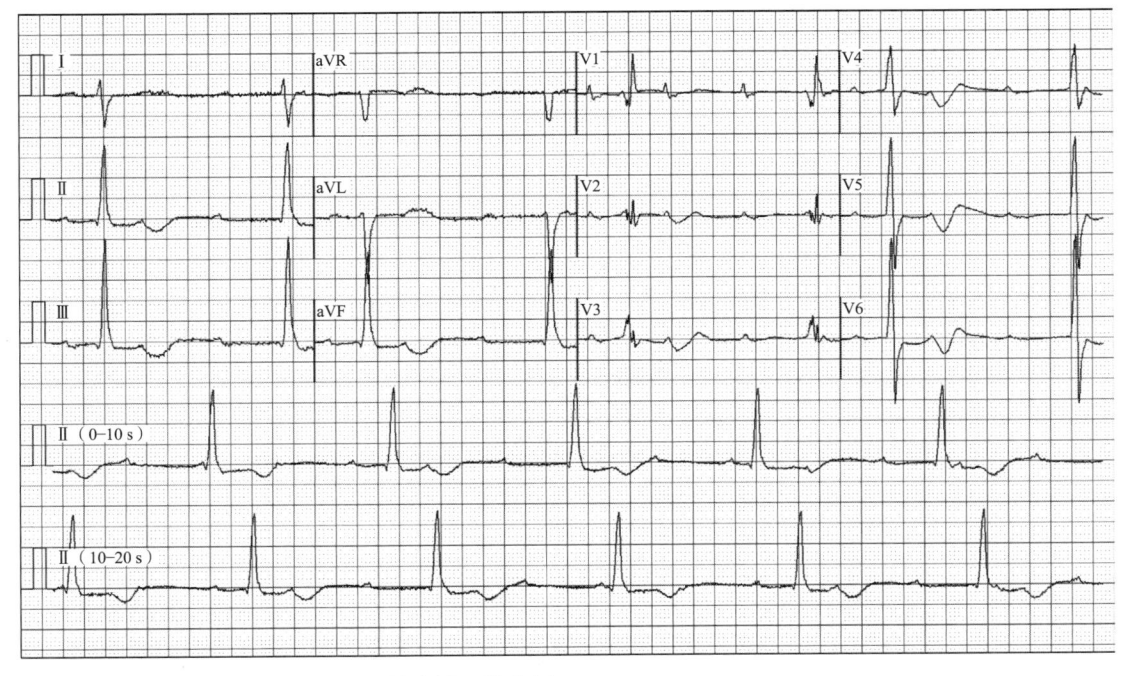

女性,92岁。
窦性心率83次/分;
心室率34次/分;
QRS波时间148 ms。

窦性心律
三度房室传导阻滞
室性逸搏心律

图3-5-82 三度房室传导阻滞与室性逸搏心律实例

三度房室传导阻滞的心电图特点：所有的P波后无相关的QRS波，窦性心率高于逸搏心律的心率。鉴别逸搏心律的主要依据是QRS波形态，其次是心率。交界性逸搏心律的QRS波形态正常，通常心率为40～60次/分（上图）。室性逸搏心律，QRS波形态增宽，心率常<40次/分（下图）。通常逸搏心律的RR间期相等。

交界性逸搏心律：QRS波形态正常，心率44次/分

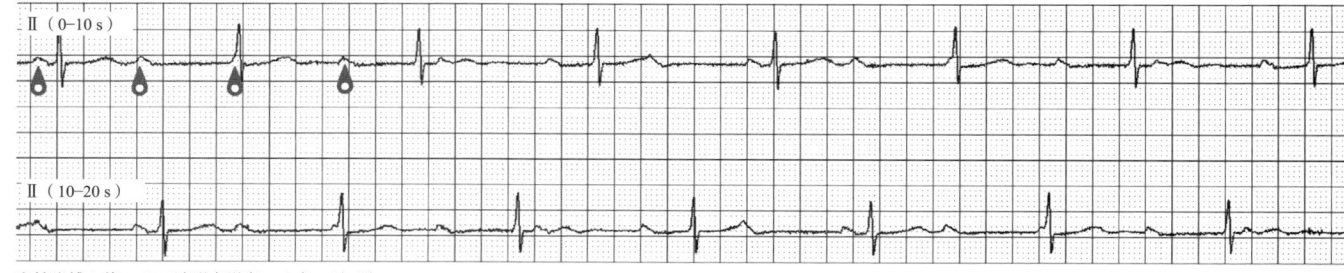

室性逸搏心律：QRS波形态增宽，心率34次/分

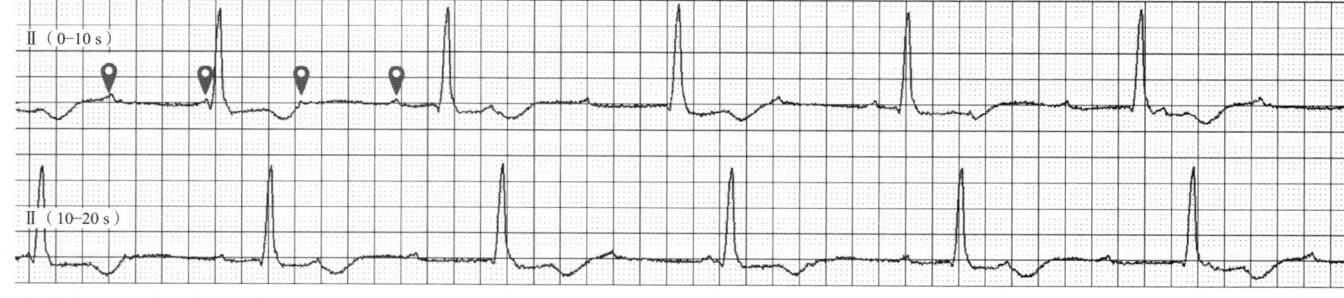

◎ 根据QRS波形态和心率来鉴别逸搏心律。

图3-5-83 三度房室传导阻滞交界性和室性逸搏心律实例图解

临床意义：在诊断三度房室传导阻滞的同时，应明确逸搏心律，以便决定临床治疗原则。

1. 三度房室传导阻滞与房室正向传导

心房向心室的传导是房室间的正向传导，在三度房室传导阻滞中，房室正向传导完全被阻滞，表现为窦性心律的节律和频率的改变，并不改变逸搏心律的节律和频率。

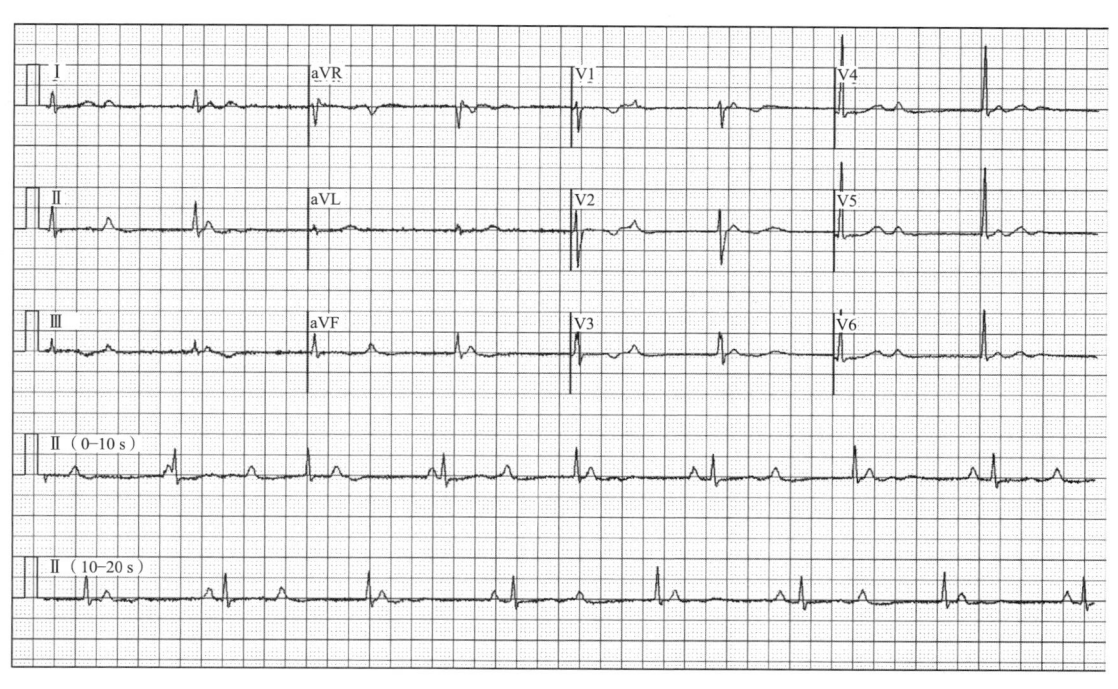

女性，20岁。
平均窦性心率75次/分；
平均心室率44次/分；
QRS波时间90 ms。

窦性心律不齐
三度房室传导阻滞
交界性逸搏心律

图3-5-84 三度房室传导阻滞与房室正向传导实例一

完全的房室正向传导阻滞，心室以上所有的冲动被阻滞，包括窦性冲动和房性冲动。因此，房性期前收缩、房性心动过速、心房扑动和颤动的房性冲动均不能下传心室，激动心室的逸搏心律，其节律和频率仍保持不变。

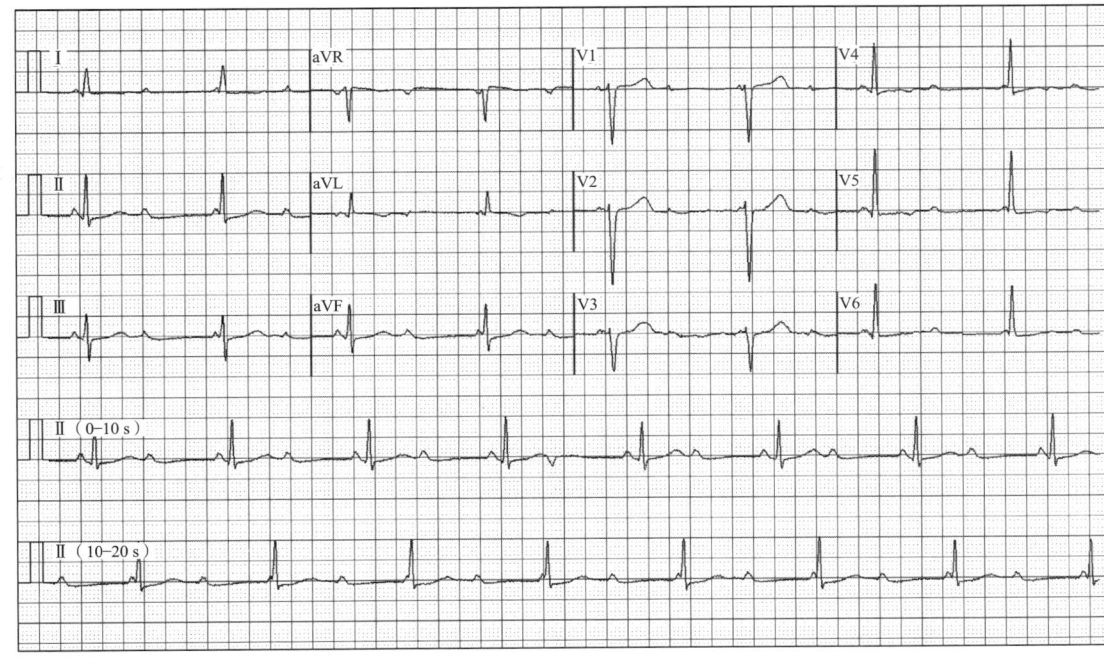

男性，70岁。
窦性心率88次/分；
心室率46次/分；
QRS波时间110 ms。

窦性心律
房性期前收缩未下传
三度房室传导阻滞
交界性逸搏心律

图3-5-85　三度房室传导阻滞与房室正向传导实例二

实例一存在窦性心律不齐，窦性心率在60~75次/分变化，在窦性心率变化中交界性逸搏心律仍保持自身的节律和频率。实例二可见一次房性期前收缩的P'波，并未下传心室。由房性期前收缩所致的窦性节律改变，并未改变交界性逸搏心律的节律和频率。

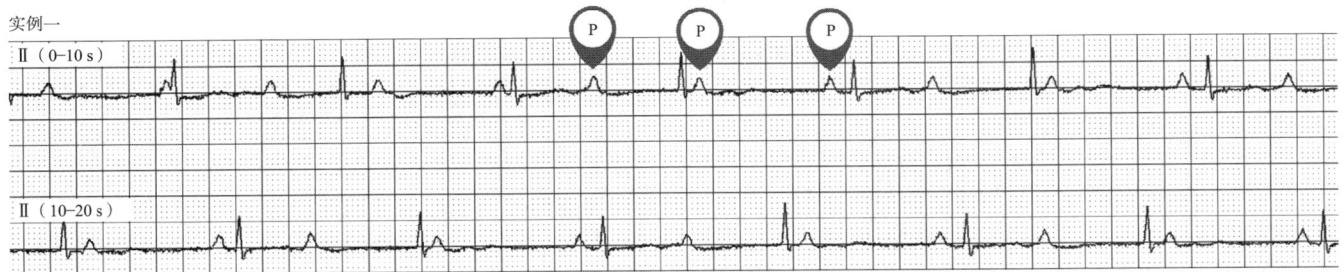

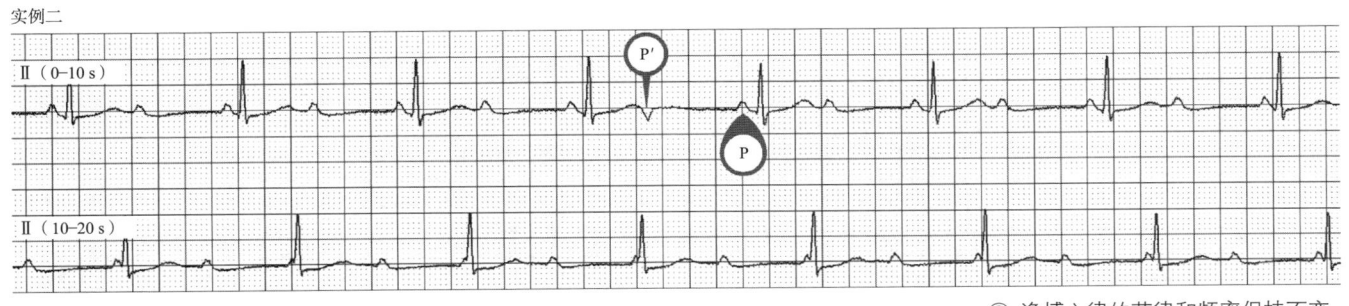

◎ 逸搏心律的节律和频率保持不变。

图3-5-86　三度房室传导阻滞与房室正向传导实例一和实例二图解

2. 三度房室传导阻滞与室房逆向传导

三度房室传导阻滞，房室正向传导完全被阻滞，但部分病例可存在心室向心房的逆向传导。

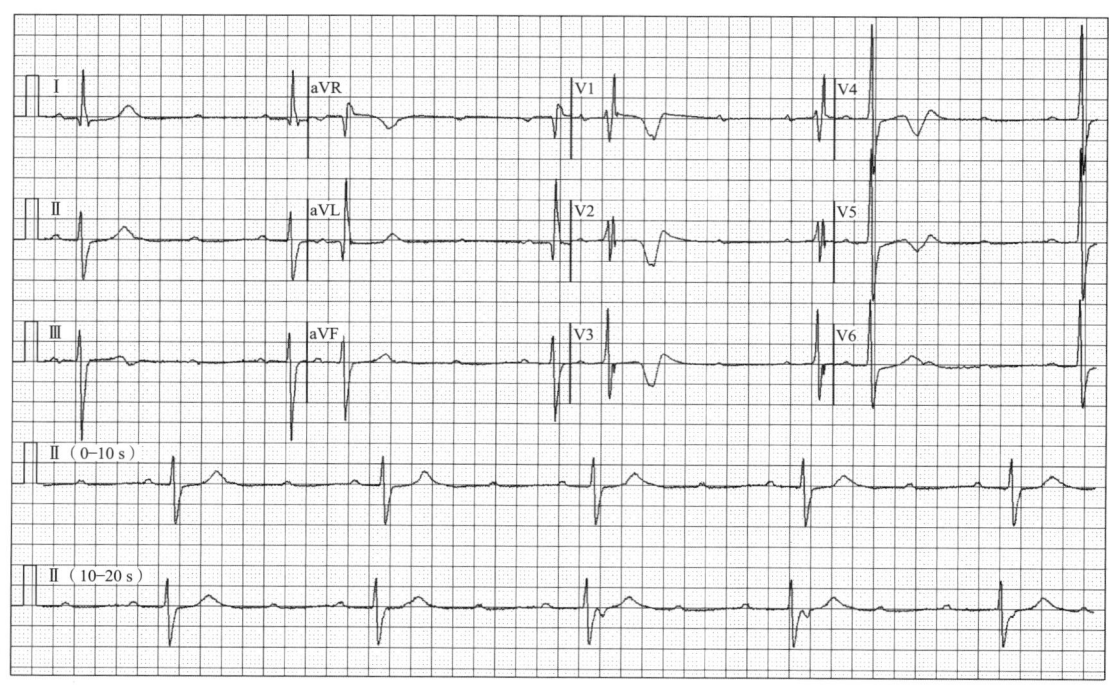

男性，68岁。
窦性心率94次/分；
心室率30次/分；
QRS波时间128 ms。

窦性心律
三度房室传导阻滞
室性逸搏心律

图3-5-87　三度房室传导阻滞与室房逆向传导实例

> 本图标记处可见两次倒置的P波，两次倒置的P波与室性逸搏的RP间期相等，为室性逸搏伴室房逆向传导激动心房的P波。逆向传导的冲动重整了窦房结的节律。图中所有室性逸搏都可能存在逆向传导，但能否激动心房，取决于心房是否脱离不应期。三度房室传导阻滞，室房逆向传导的可能机制是房室结正/逆向传导的径路不同，其中一条允许心室冲动逆向传导，或者存在只允许逆向传导的隐匿性传导径路。尽管RP⁻间期<200 ms，但根据QRS波形态和逸搏心率，仍考虑为室性逸搏。

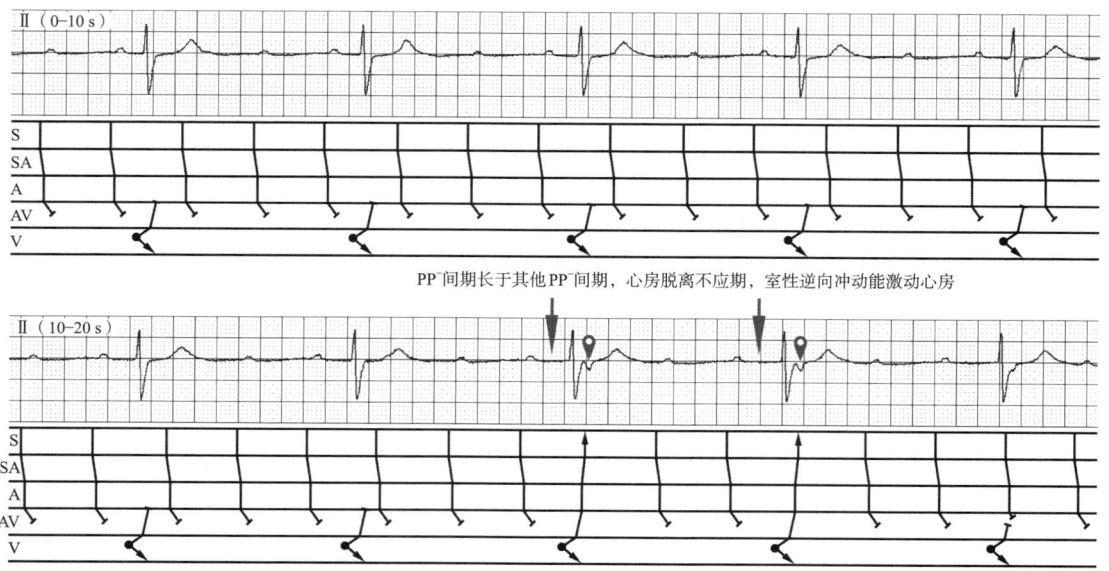

图3-5-88　三度房室传导阻滞与室房逆向传导实例形成机制图解

3. 三度房室传导阻滞与交界性逸搏心律

三度房室传导阻滞出现交界性逸搏心律,提示阻滞发生在希氏束以上,尽管通常的心率是40～60次/分,但有时心率也可<40次/分。

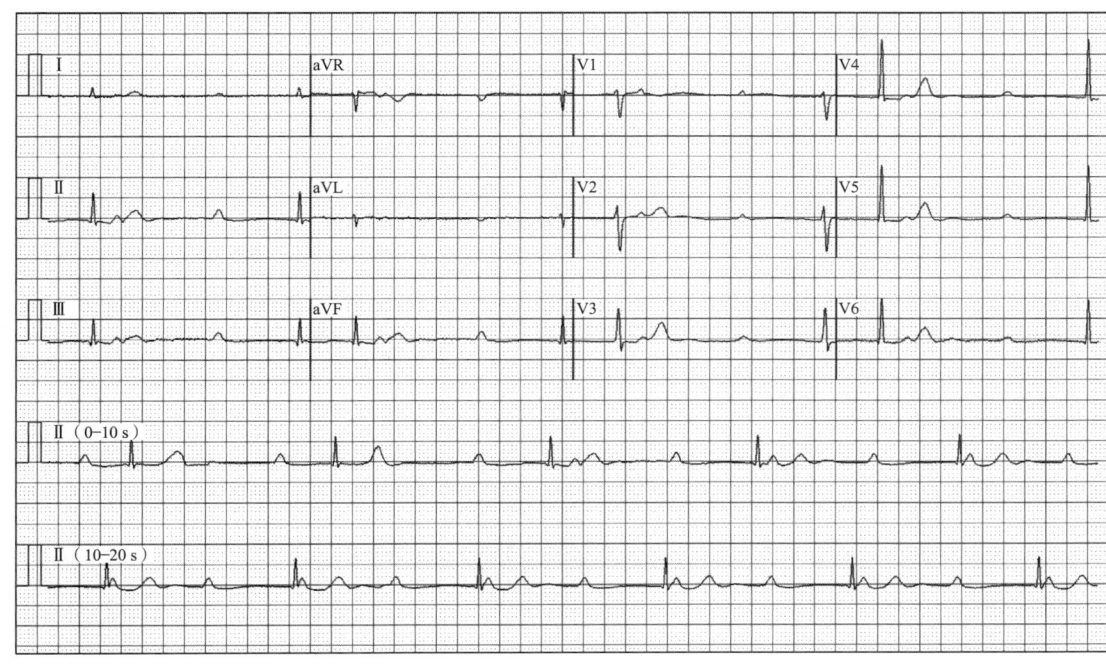

女性,52岁。
窦性心率63次/分;
心室率33次/分;
QRS波时间79 ms。

窦性心律
三度房室传导阻滞
交界性逸搏心律

图3-5-89 三度房室传导阻滞与交界性逸搏心律实例一

一些先天性三度房室传导阻滞生存者,阻滞常发生在希氏束以上,可有较高心率的交界性逸搏心律。

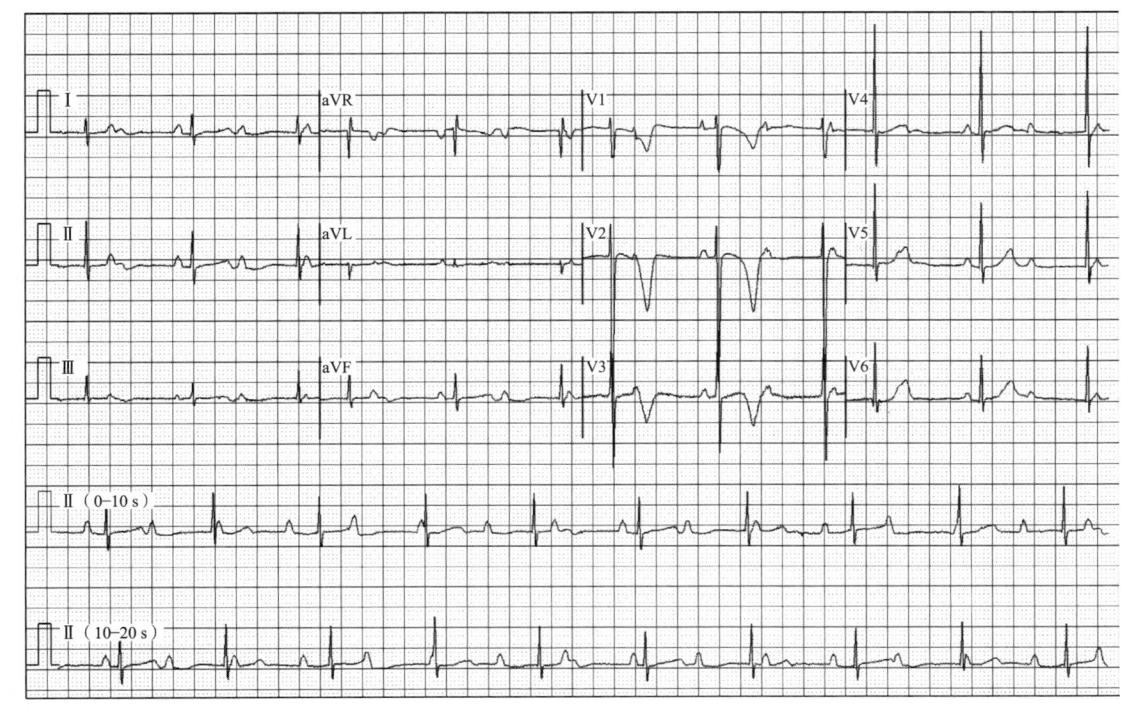

男性,3岁。
窦性心率93次/分;
心室率59次/分;
QRS波时间75 ms。

窦性心律
三度房室传导阻滞
交界性逸搏心律

图3-5-90 三度房室传导阻滞与交界性逸搏心律实例二

三度房室传导阻滞，阻滞在希氏束以上，逸搏心律可起源于希氏束或希氏束以上。此时逸搏冲动在心室内经左右束支同步激动左右心室，QRS波时间和形态正常。与室性逸搏心律相比，交界性逸搏心律是相对稳定的逸搏心律，在先天性三度房室传导阻滞者，交界性逸搏心律可长期存在。

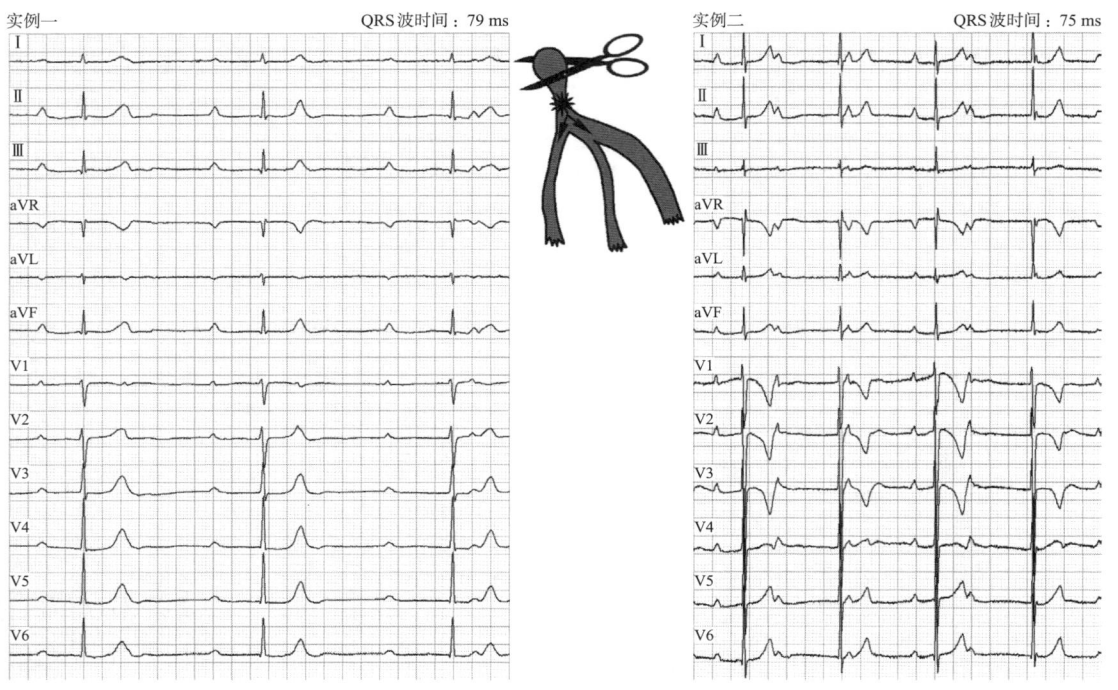

◎ 经左右束支同步激动左右心室，QRS波时间和形态正常。

图3-5-91　三度房室传导阻滞与交界性逸搏心律实例一和实例二同步12导联图解

4. 三度房室传导阻滞与室性逸搏心律

三度房室传导阻滞，阻滞发生在希氏束及希氏束以下，阻滞远端起源的逸搏为室性逸搏心律。

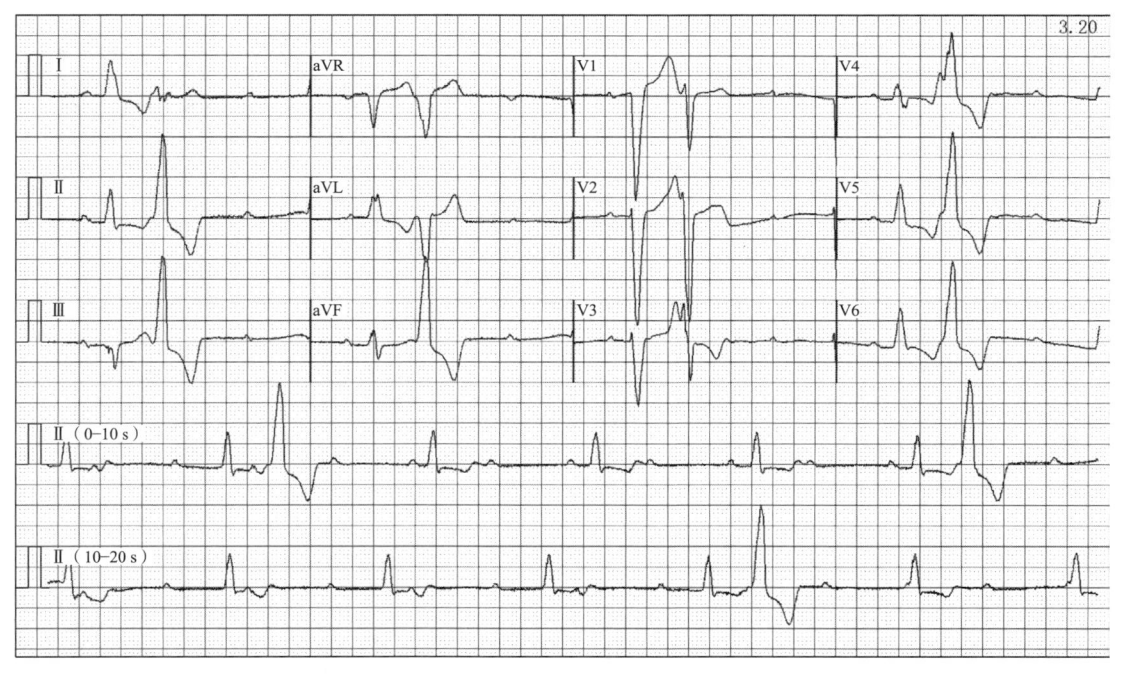

男性，67岁。
窦性心率79次/分；
心室率39次/分；
QRS波时间144 ms。

窦性心律
室性期前收缩
三度房室传导阻滞
室性逸搏心律

图3-5-92　三度房室传导阻滞与室性逸搏心律实例

> 与交界性逸搏心律相比，室性逸搏心律是不稳定的逸搏心律。通常心率<40次/分。

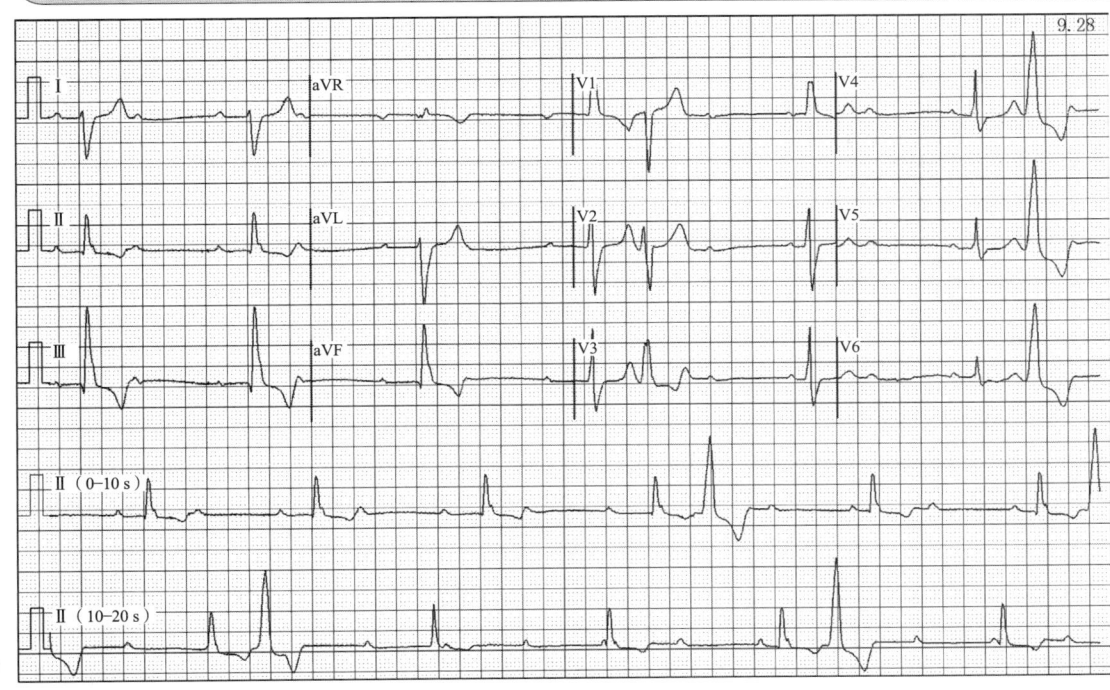

窦性心率75次/分；
心室率38次/分；
QRS波时间143 ms。

窦性心律
室性期前收缩
三度房室传导阻滞
室性逸搏心律

图3-5-93 三度房室传导阻滞与室性逸搏心律实例的其他心电图

　　三度房室传导阻滞，阻滞发生在希氏束及希氏束以下，阻滞远端起源的室性逸搏心律，在心室内不能经左右束支同步激动左右心室，QRS波宽大畸形。逸搏最常起源于一侧束支，在心室内经室间隔激动对侧心室，因此宽大的QRS波常呈对侧束支传导阻滞图形。室性逸搏心律不是稳定的逸搏心律，图3-5-92和图3-5-93为同一病例不同时间的心电图，逸搏心律的QRS波形态分别呈左束支和右束支伴左后分支传导阻滞图形，心率不同，为不同起源的室性逸搏心律。

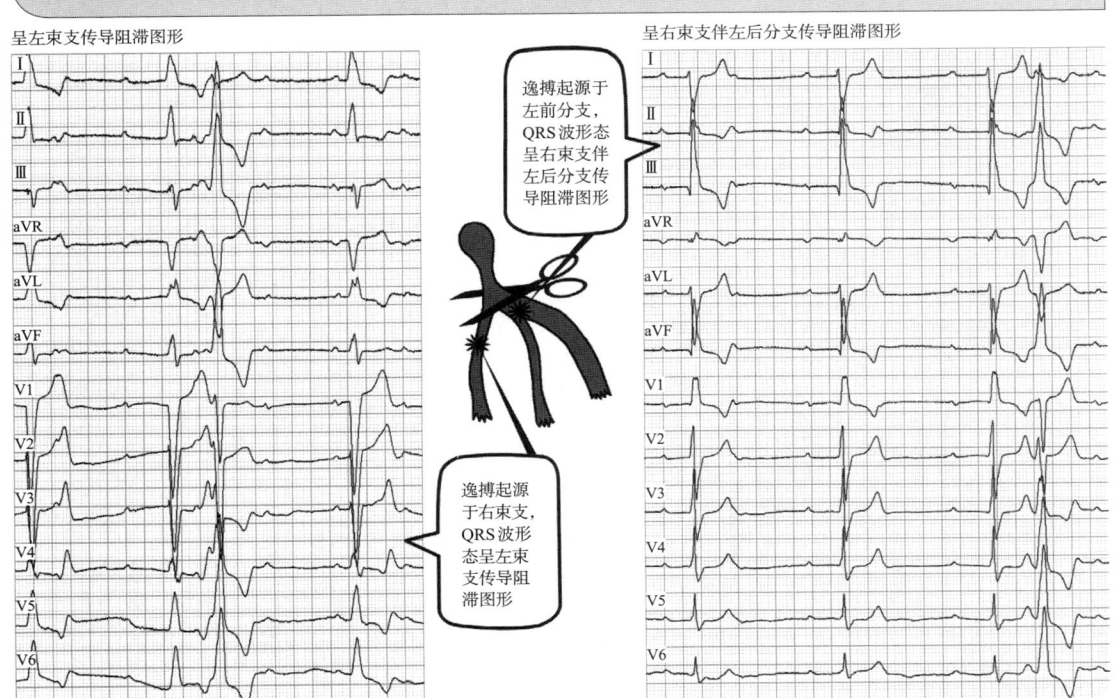

图3-5-94 三度房室传导阻滞与室性逸搏心律实例同步12导联图解

5. 三度房室传导阻滞与多源性室性逸搏心律

三度房室传导阻滞，室性逸搏心律的不稳定性可表现为逸搏节律不规则或存在多个不固定的逸搏起源点。

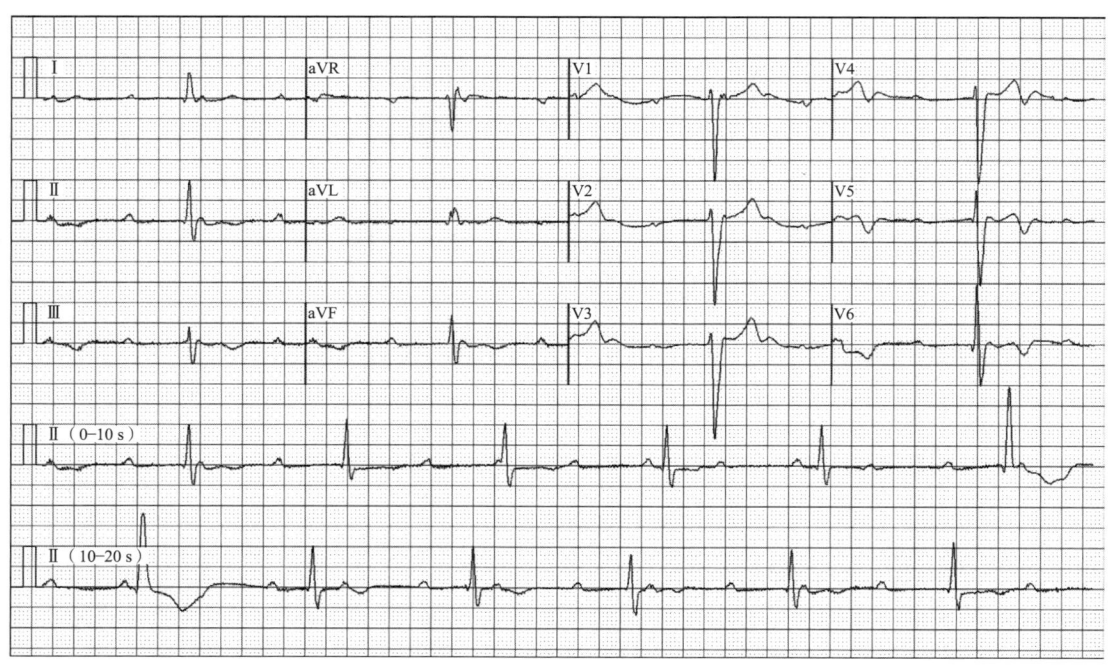

男性，83岁。
窦性心率86次/分；
心室率40/34次/分；
QRS波时间148/160 ms。

窦性心律
三度房室传导阻滞
多源性室性逸搏心律

图3-5-95　三度房室传导阻滞与多源性室性逸搏心律实例

三度房室传导阻滞，室性逸搏心律呈两种频率，QRS波呈两种形态，提示室性逸搏心律起源于两个逸搏点。通常逸搏点的位置越低，频率越低，QRS波越为宽大畸形。本图标记处的室性逸搏频率低，QRS波更为宽大畸形，符合这一特点。

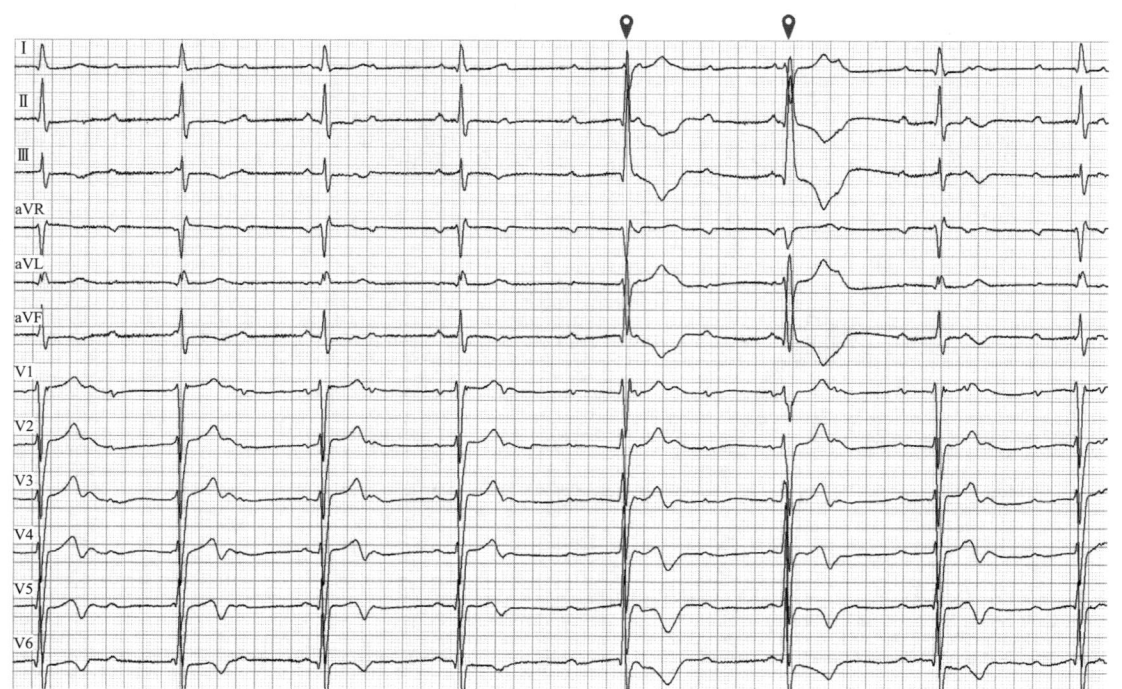

◎ 两种频率和两种QRS波形态的室性逸搏组成了室性逸搏心律。

图3-5-96　三度房室传导阻滞与多源性室性逸搏心律实例同步12导联图解

6. 三度房室传导阻滞与心室停顿

三度房室传导阻滞可以是急性突然发生，也可由其他类型的房室传导阻滞缓慢发展而来。阻滞发生在希氏束及希氏束以下，若出现不稳定的室性逸搏心律，可发生心室停顿，可能危及生命。详见阵发性完全性房室传导阻滞与心室停顿。

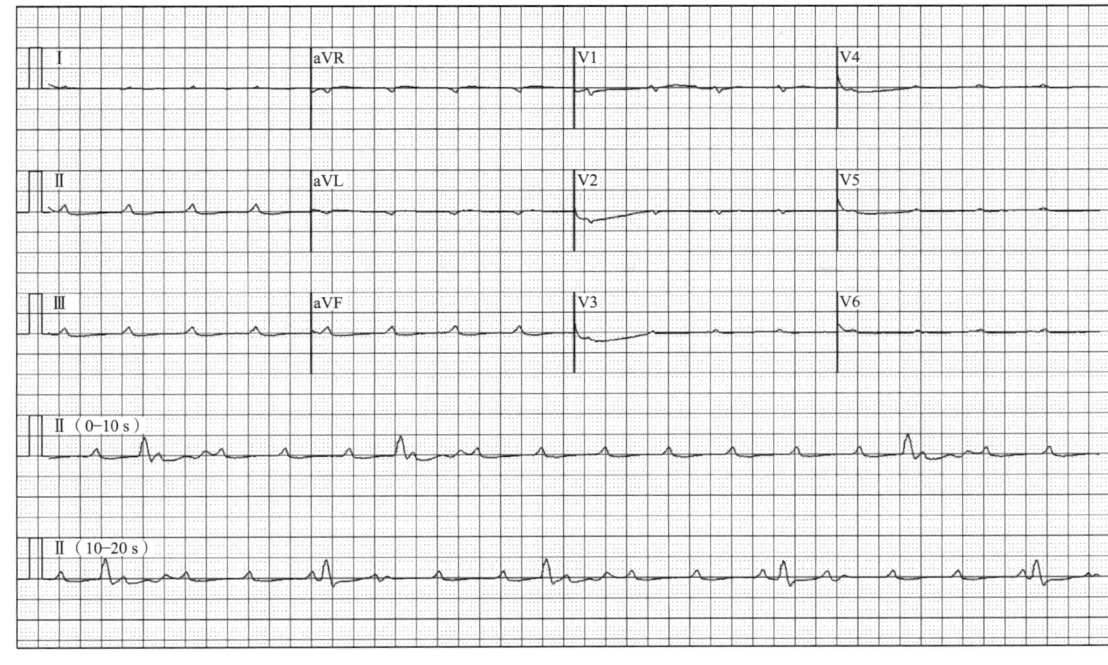

图 3-5-97　三度房室传导阻滞与心室停顿实例一

> 三度房室传导阻滞，阻滞发生在希氏束以下，由于逸搏最常起源于一侧束支，若无稳定的一侧束支作为心室逸搏点，有可能发生长时间的心室停顿。

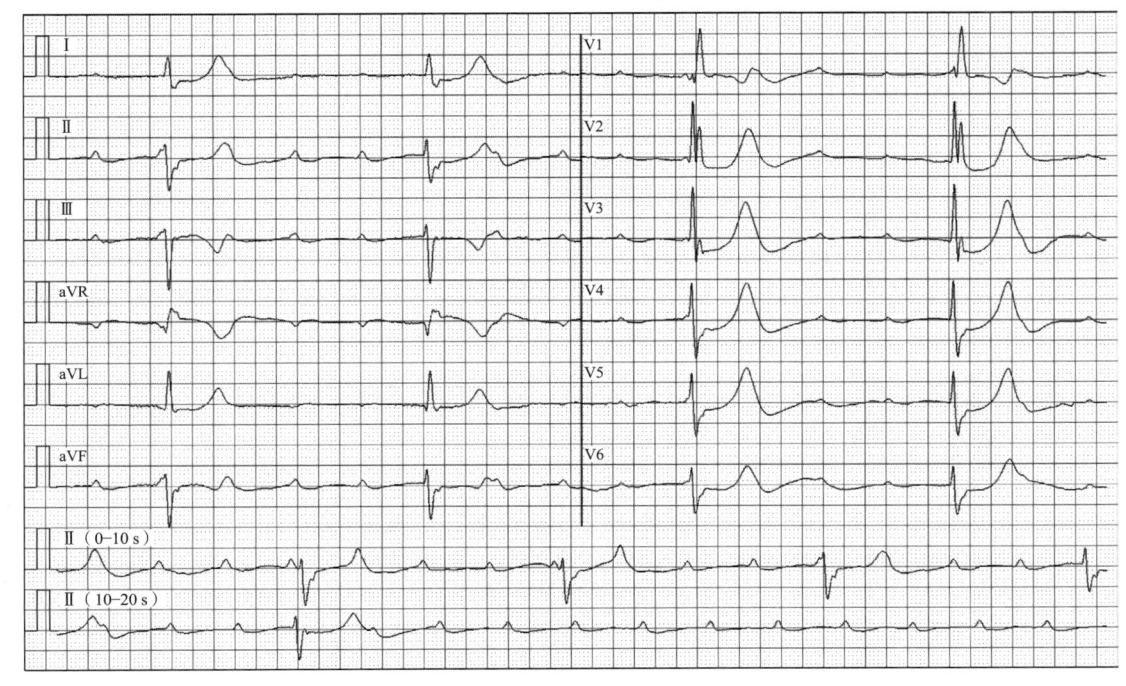

图 3-5-98　三度房室传导阻滞与心室停顿实例二

实例一是年轻病例，为急性发病的三度房室传导阻滞，逸搏心律的QRS波宽大畸形，呈左束支传导阻滞图形，提示室性逸搏心律的逸搏点位于右束支。右束支逸搏节律不稳定，出现4 830 ms的长时间心室停顿。

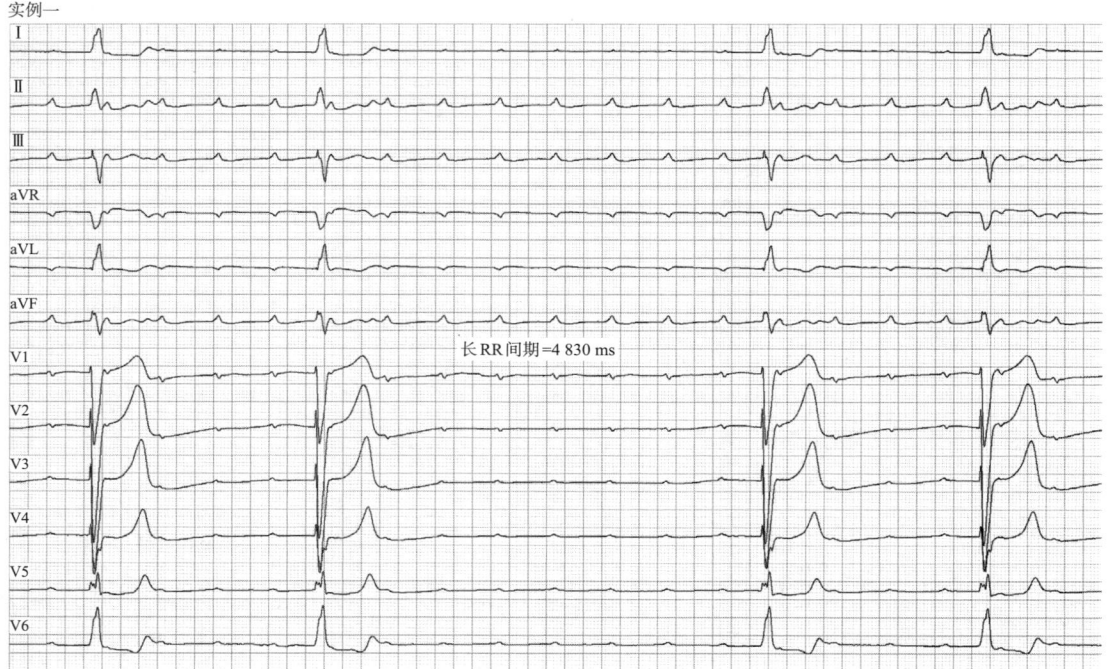

图 3-5-99　三度房室传导阻滞与心室停顿实例一同步12导联图解

实例二是老年病例，可能为慢性发病的三度房室传导阻滞，逸搏心律的QRS波宽大畸形，呈右束支伴左前分支传导阻滞图形，提示室性逸搏心律的逸搏点位于左后分支。左后分支逸搏节律不稳定滞，出现>4 880 ms的长时间心室停顿。

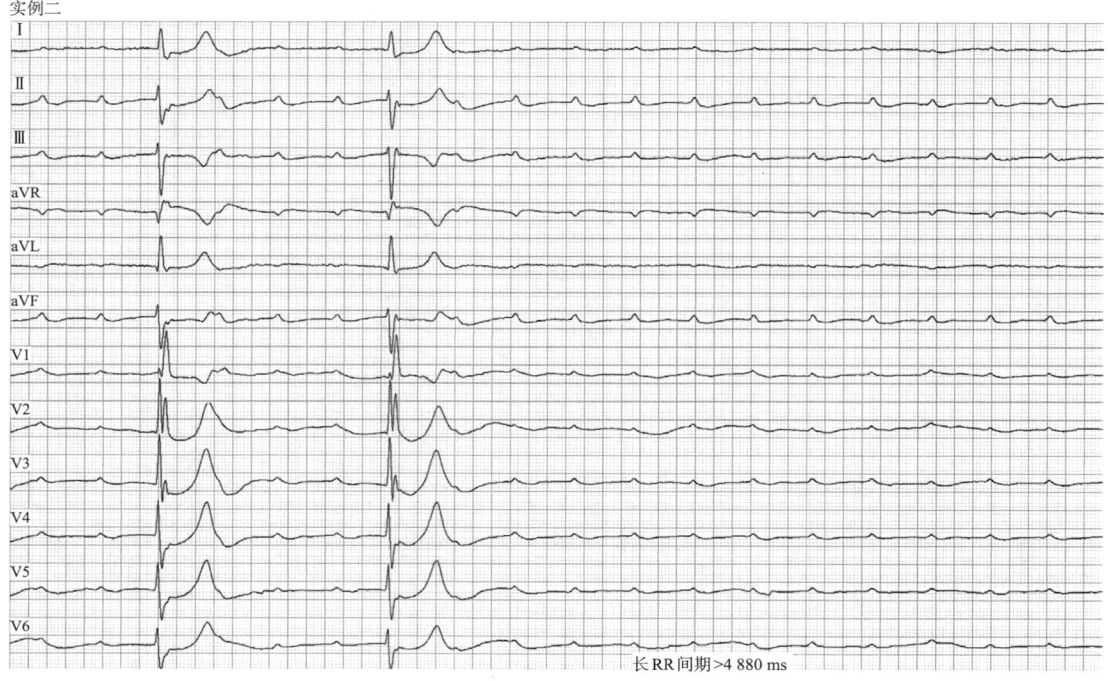

图 3-5-100　三度房室传导阻滞与心室停顿实例二同步12导联图解

7. 三度房室传导阻滞逸搏心律的鉴别

三度房室传导阻滞的预后取决于逸搏心律,因此有必要鉴别。逸搏心律的鉴别主要依据QRS波形态。对于QRS波宽大畸形,呈典型束支传导阻滞图形的逸搏心律,能否诊断为交界性逸搏心律伴束支传导阻滞,存在争议。

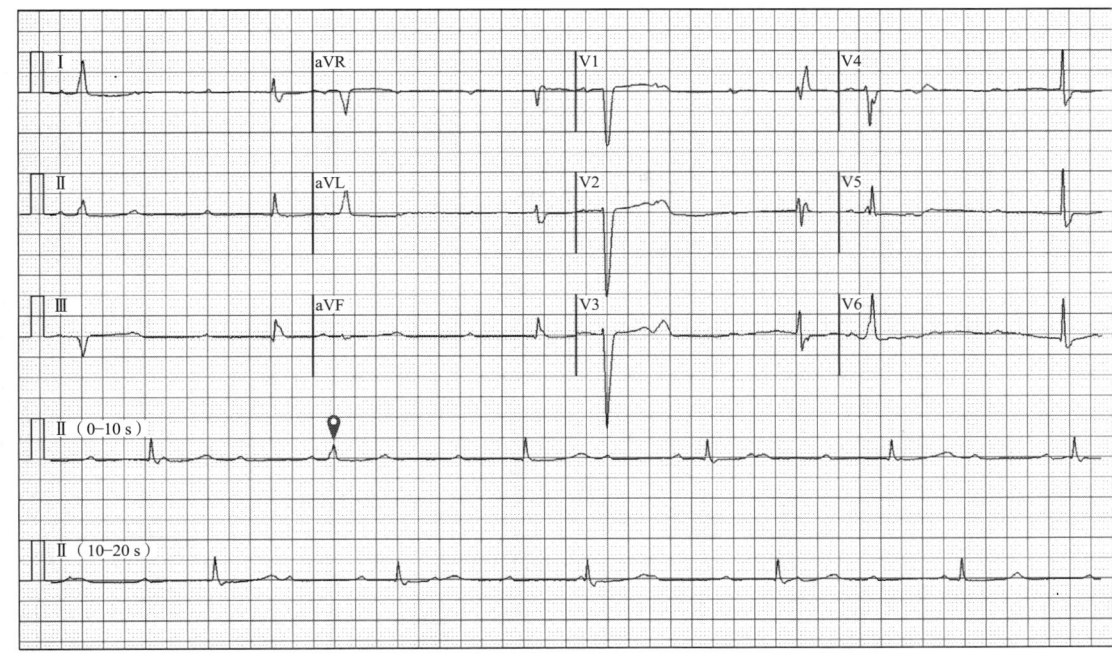

女性,92岁。
窦性心率88次/分;
心室率33/34次/分;
QRS波时间120/140 ms。
标记处图解见图3-5-102。

窦性心律
三度房室传导阻滞
多源性室性逸搏心律

图3-5-101　三度房室传导阻滞逸搏心律的鉴别实例

> 本图逸搏心律的QRS波宽大畸形,其中一次左束支传导阻滞图形(圆圈标记处),余均为右束支传导阻滞图形,P波与QRS波无关。呈左束支传导阻滞图形的QRS波前有P波,该QRS波能否下传形成QRS波?与原心电图比较能明确诊断。原心电图为二度房室传导阻滞呈2∶1传导,QRS波形态正常,PR间期长于逸搏心律中呈左束支传导阻滞的PR间期,因此不支持该QRS波为下传的QRS波。原下传的QRS波无束支传导阻滞,现逸搏心率低,QRS波呈左右束支传导阻滞图形,为多源性室性逸搏心律。

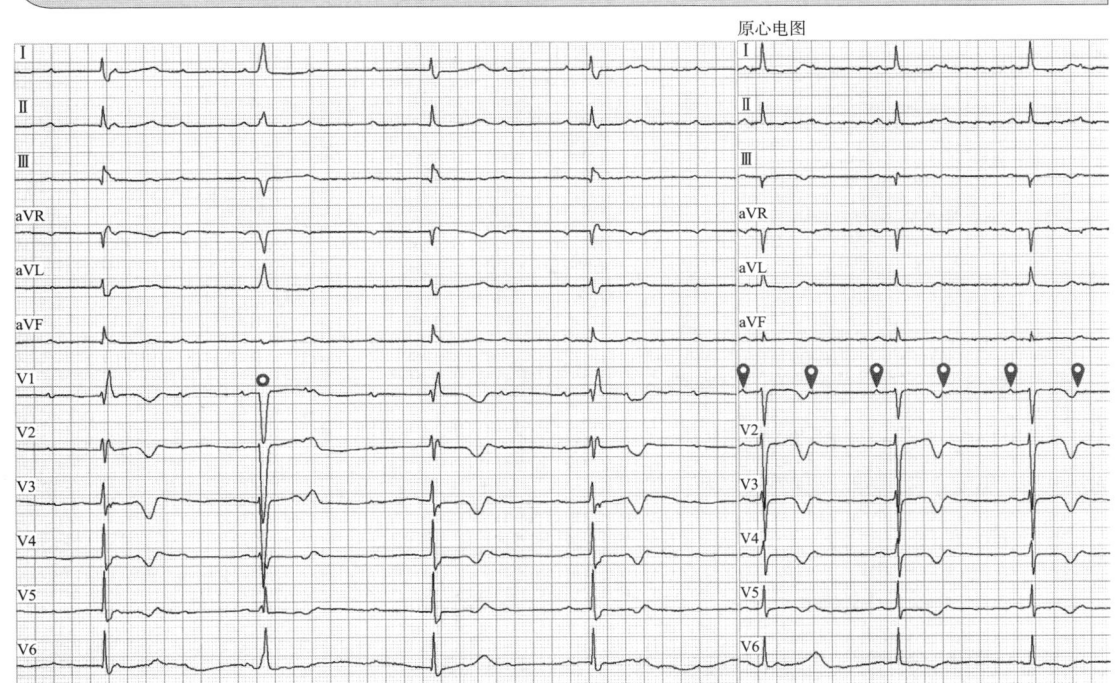

◎ 与原心电图的QRS波形态和PR间期比较,可为鉴别诊断提供重要的依据。

图3-5-102　三度房室传导阻滞逸搏心律的鉴别实例同步12导联图解

（1）三度房室传导阻滞原有束支传导阻滞逸搏心律鉴别

在发生三度房室传导阻滞前，若存在束支传导阻滞，将束支传导阻滞的QRS波与逸搏心律的QRS波比较，结合心室率，有助于鉴别逸搏心律。

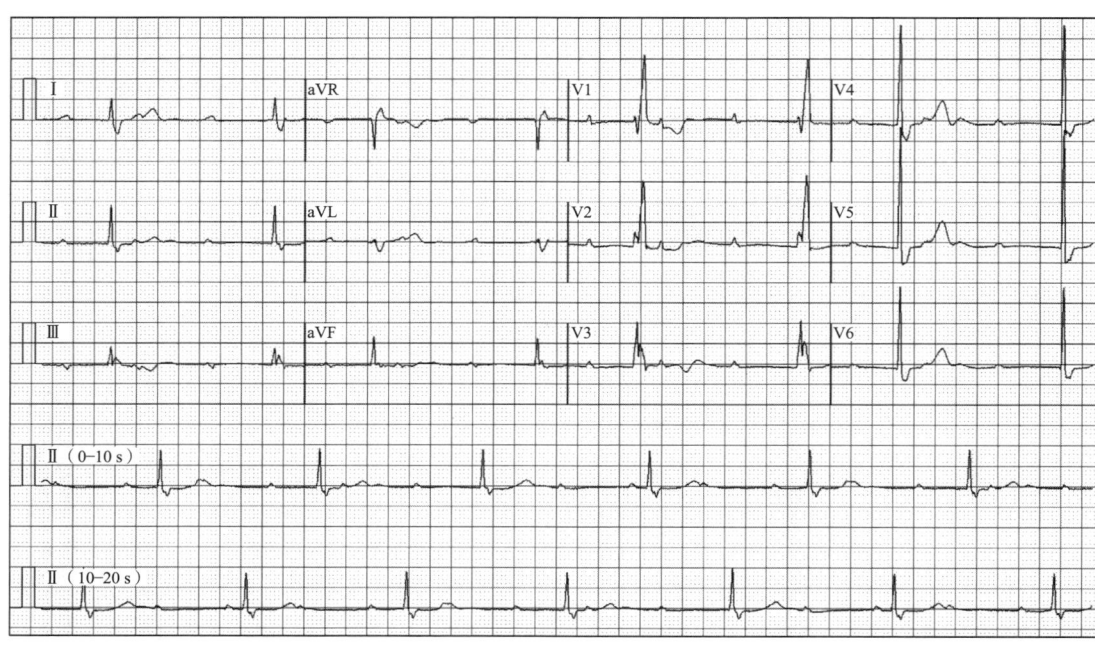

女性，78岁。
窦性心率86次/分；
心室率39次/分；
QRS波时间140 ms。

窦性心律
三度房室传导阻滞
交界性逸搏心律可能
完全性右束支传导阻滞
左心室高电压

图3-5-103　三度房室传导阻滞原有束支传导阻滞逸搏心律鉴别实例一

> 逸搏心律的QRS波宽大畸形，呈典型的右束支传导阻滞图形。在发生三度房室传导前，原心电图存在右束支传导阻滞。将束支传导阻滞的QRS波与逸搏心律的QRS波比较，QRS波形态基本相同，结合心室率接近40次/分，可谨慎考虑交界性逸搏心律伴右束支传导阻滞。

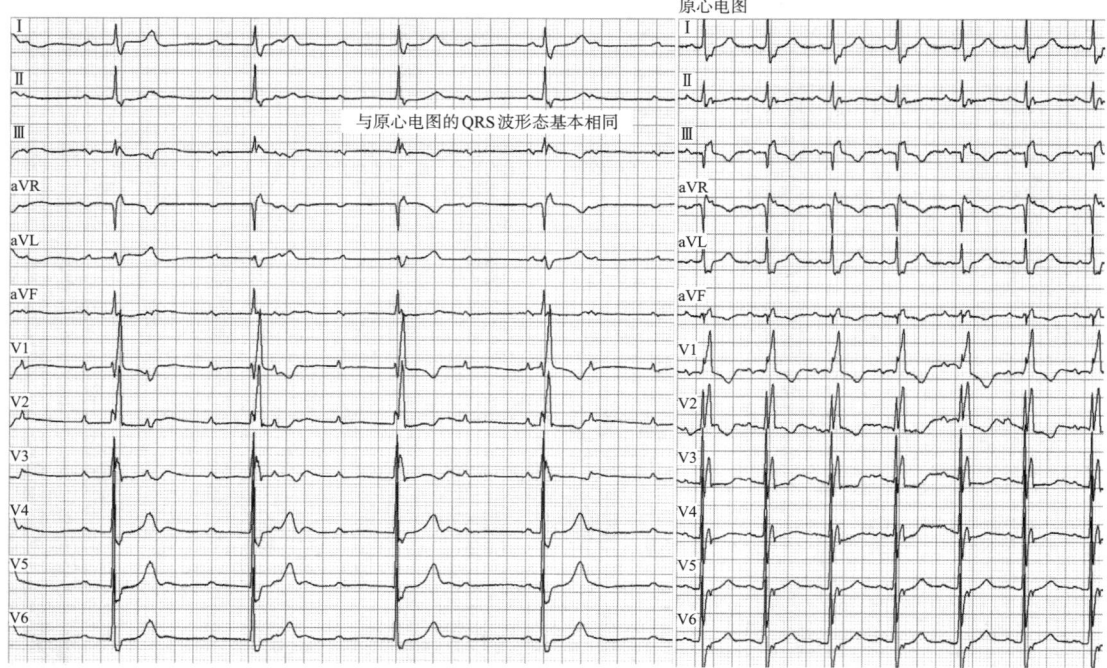

图3-5-104　三度房室传导阻滞原有束支传导阻滞逸搏心律鉴别实例一同步12导联图解

对于无原心电图可比较或原无束支传导阻滞的病例，尽管QRS波形态呈典型的束支传导阻滞图形，仍应考虑室性逸搏心律，诊断交界性逸搏心律伴束支传导阻滞应谨慎。

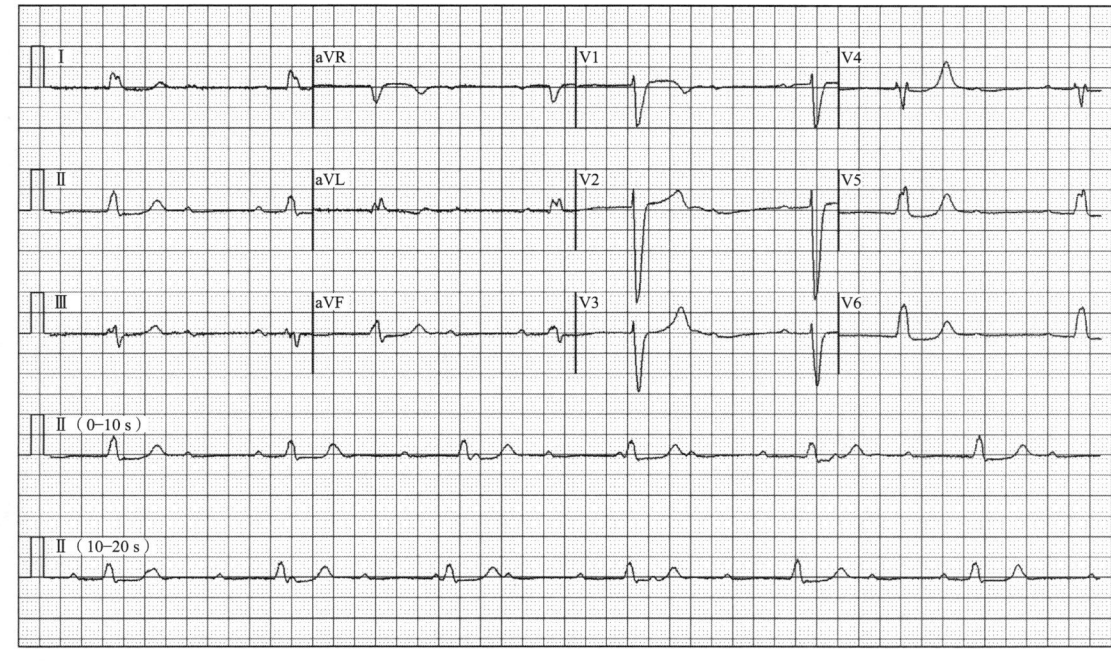

女性，92岁。
窦性心率86次/分；
心室率36次/分；
QRS波时间150 ms。

窦性心律
三度房室传导阻滞
交界性逸搏心律可能
完全性左束支传导阻滞

图3-5-105　三度房室传导阻滞原有束支传导阻滞逸搏心律鉴别实例二

原心电图中PR间期长，P波重叠在前心动的T波上，不易确认，仅在一次室性期前收缩连发后可见明确P波。原心电图中另可见左束支传导阻滞。将束支传导阻滞的QRS波与逸搏心律的QRS波比较，QRS波形态基本相同，但心室率较低，考虑交界性逸搏心律伴左束支传导阻滞更应谨慎。

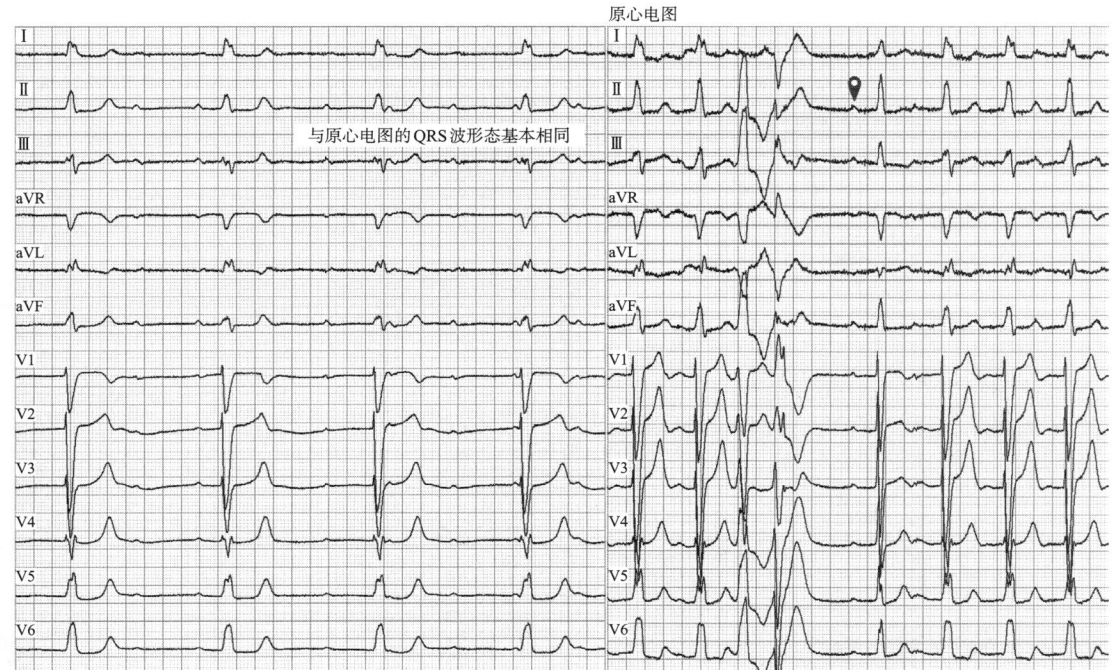

图3-5-106　三度房室传导阻滞原有束支传导阻滞逸搏心律鉴别实例二同步12导联图解

（2）三度房室传导阻滞逸搏心律的QRS波形态多变

一些逸搏心律QRS波形态在正常和宽大畸形之间变化，同样应根据QRS波形态，结合心率来鉴别。

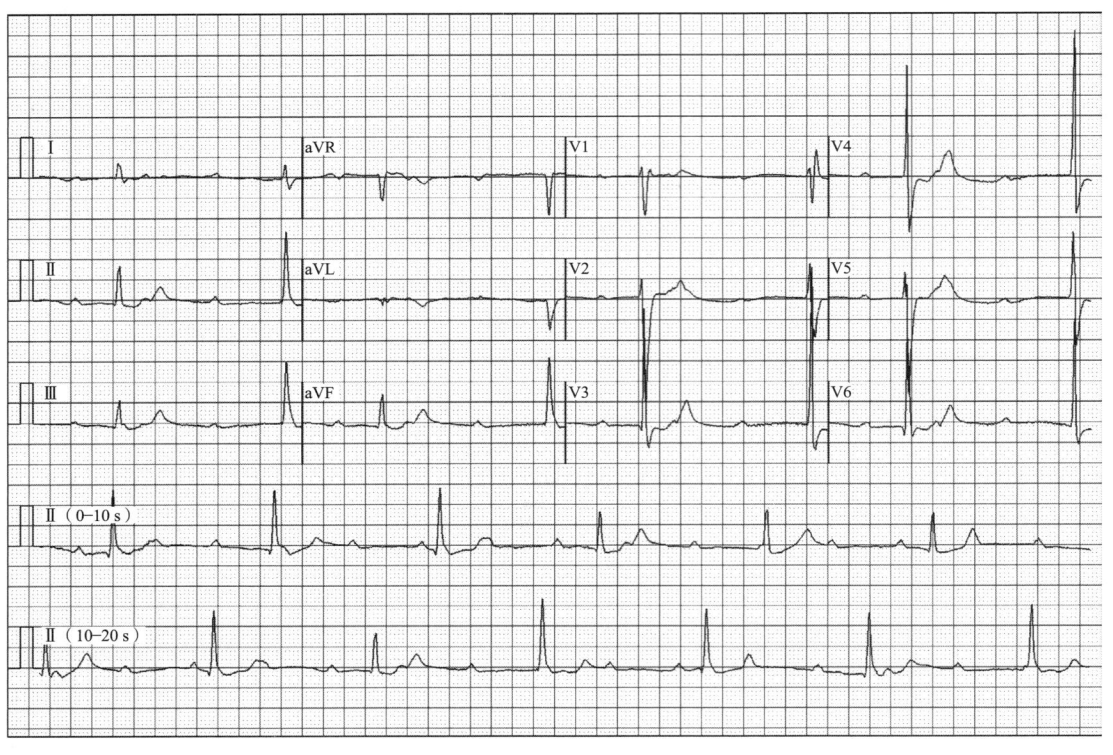

男性，73岁。
窦性心率86次/分；
心室率38次/分；
QRS波时间140～150 ms

窦性心律
三度房室传导阻滞
交界性逸搏心律可能
间歇性完全性右束支
传导阻滞

图3-5-107　三度房室传导阻滞逸搏心律的QRS波形态多变实例一

> 三度房室传导阻滞，可交替出现交界性逸搏心律和室性逸搏心律，此时QRS波形态在正常和宽大畸形之间变化。通常室性逸搏心律的心率低于交界性逸搏心律的心率。

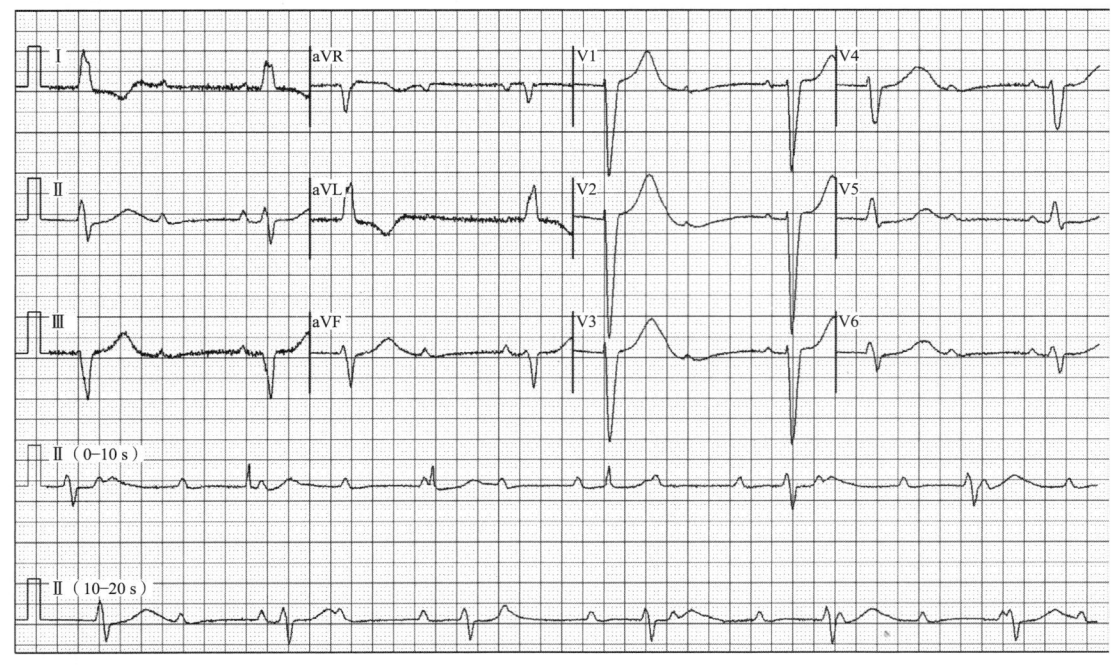

女性，76岁。
窦性心率83次/分；
心室率36次/分；
QRS波时间80/150 ms

窦性心律
三度房室传导阻滞
交界性逸搏心律与
室性逸搏心律交替

图3-5-108　三度房室传导阻滞逸搏心律的QRS波形态多变实例二

实例一的QRS波形态在完全性和不完全性右束支传导阻滞之间变化，心率不变，为交界性逸搏心律伴间歇性完全性右束支传导阻滞可能。实例二的QRS波形态在正常和宽大畸形之间，宽大畸形的QRS波不呈典型束支传导阻滞图形，心率略有降低，可能为交界性逸搏心律与室性逸搏心律交替。

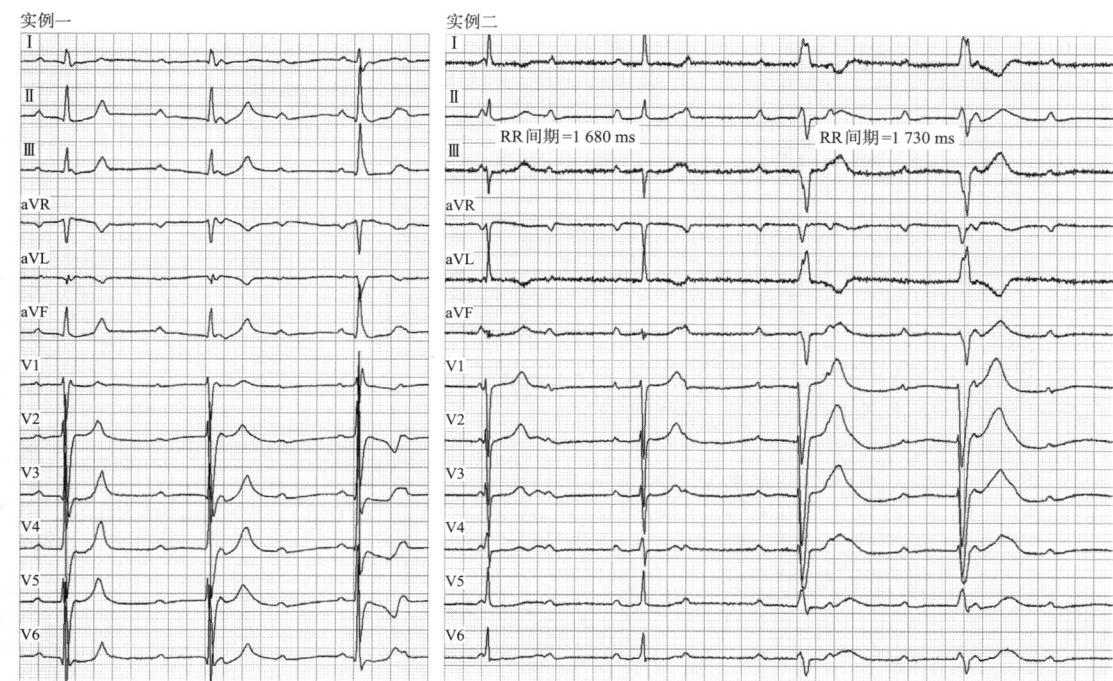

图3-5-109　三度房室传导阻滞逸搏心律的QRS波形态多变实例一和实例二同步12导联图解

8. 三度房室传导阻滞与室性期前收缩

三度房室传导阻滞，在逸搏心律中可同时存在室性期前收缩。

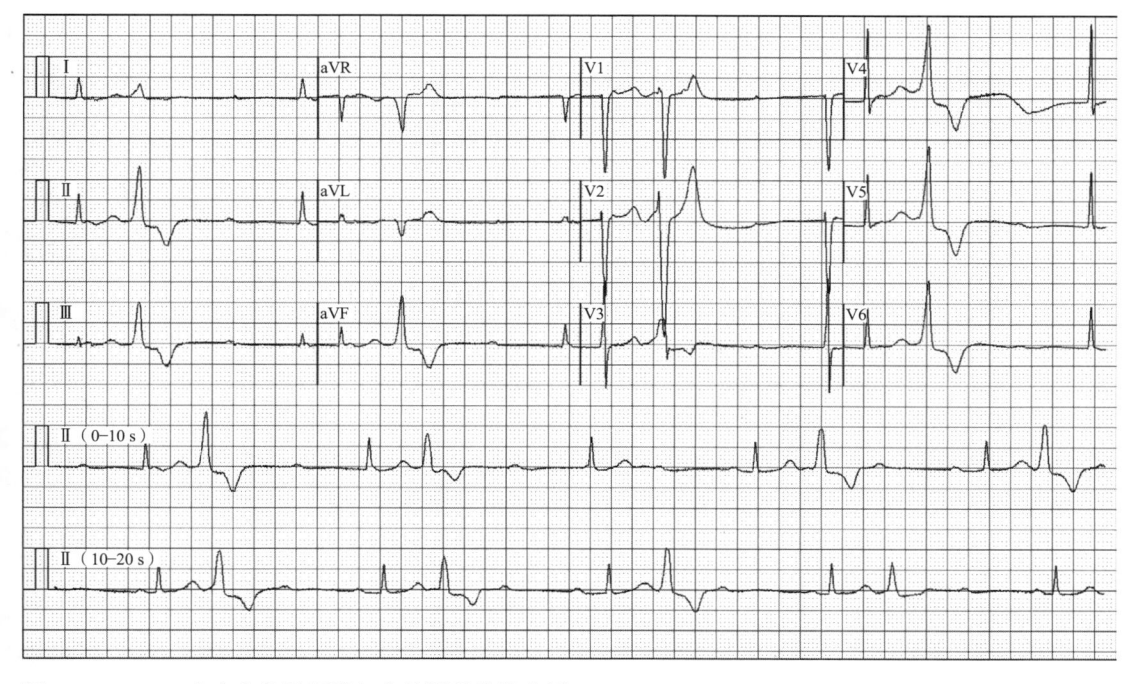

女性，102岁。
窦性心率88次/分；
平均心室率56次/分；
QRS波时间99 ms。

窦性心律
室性期前收缩二联律
三度房室传导阻滞
交界性逸搏心律

图3-5-110　三度房室传导阻滞与室性期前收缩实例一

分析P波与宽大畸形QRS波的关系，可以鉴别室性期前收缩与窦性夺获心室伴心室内差异传导。

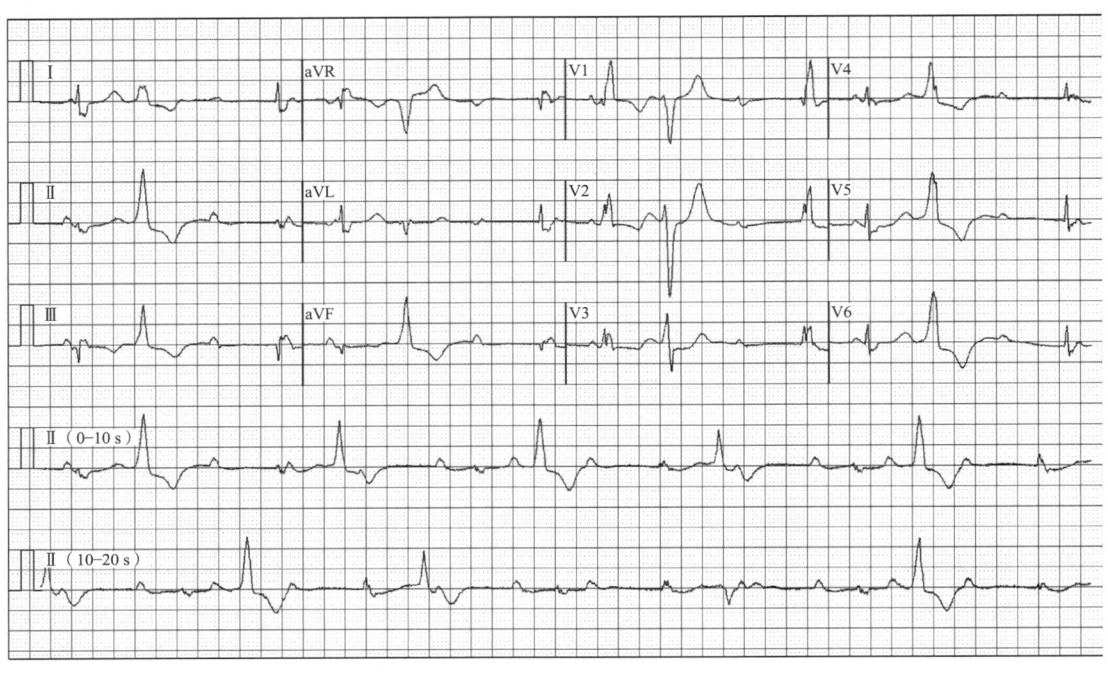

女性，69岁。
窦性心率88次/分；
平均心室率58次/分；
QRS波时间131 ms。

窦性心律
多源性室性期前收缩
二联律
三度房室传导阻滞
室性逸搏心律

图3-5-111　三度房室传导阻滞与室性期前收缩实例二

两实例均在V1导联上P波最为清晰。逐一标记宽大畸形QRS波前的P波，可以明确所有提前的宽大畸形的QRS波前无相关P波，该QRS波为室性期前收缩。

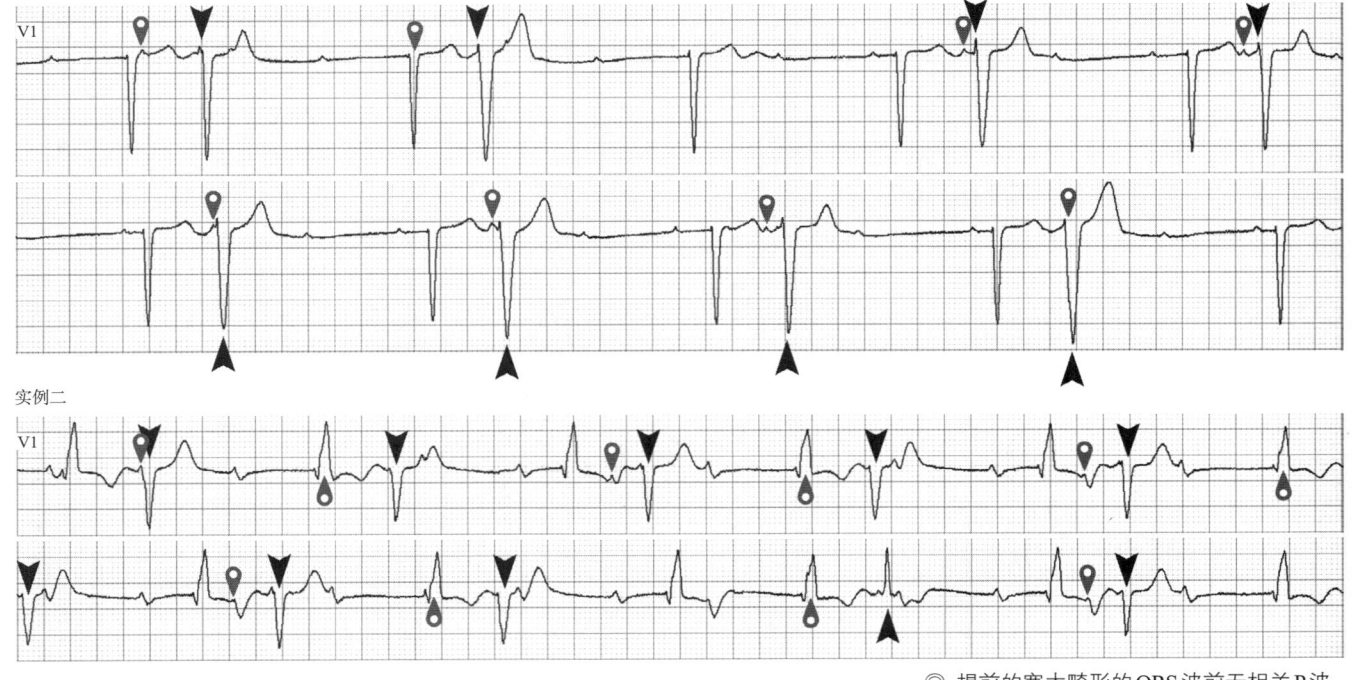

◎ 提前的宽大畸形的QRS波前无相关P波。

图3-5-112　三度房室传导阻滞与室性期前收缩实例一和实例二图解

9. 三度房室传导阻滞与急性心肌梗死和室性期前收缩

急性心肌缺血和心肌梗死中发生的三度房室传导阻滞，常同时存在室性期前收缩。

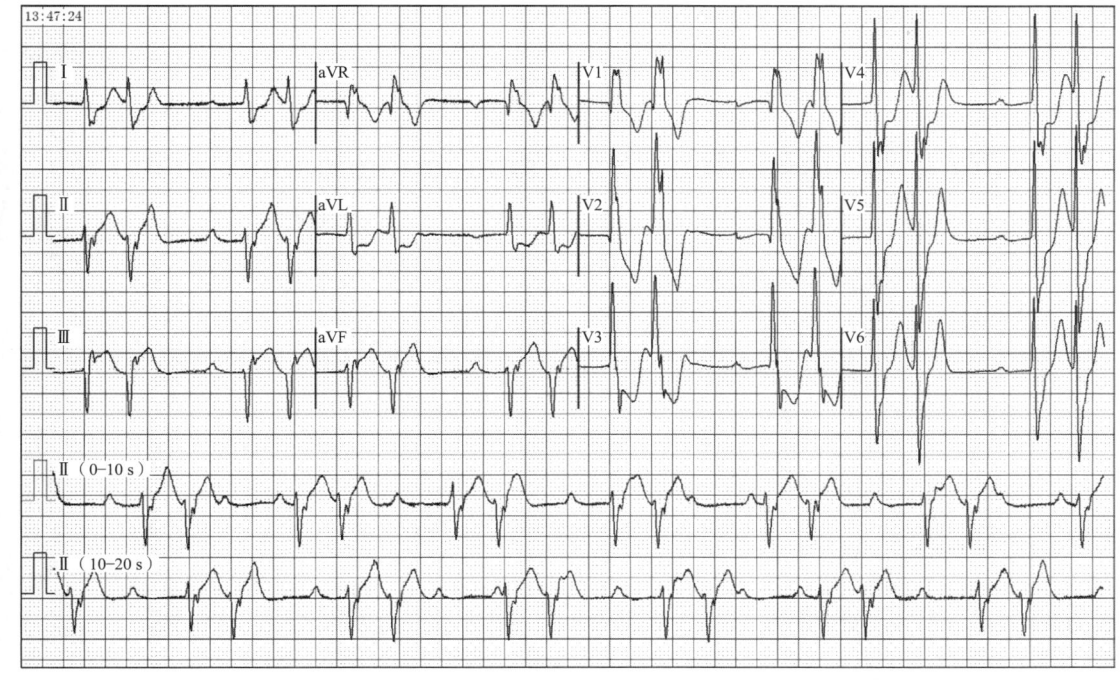

图 3-5-113　三度房室传导阻滞与急性心肌梗死和室性期前收缩实例

> 三度房室传导阻滞可以发生在急性心肌梗死的早期，可快速发生，是危及生命的心律失常。下图为图 3-5-113 约 1 h 前所记录的心电图。记录终末可见 P 波后脱落 QRS 波。

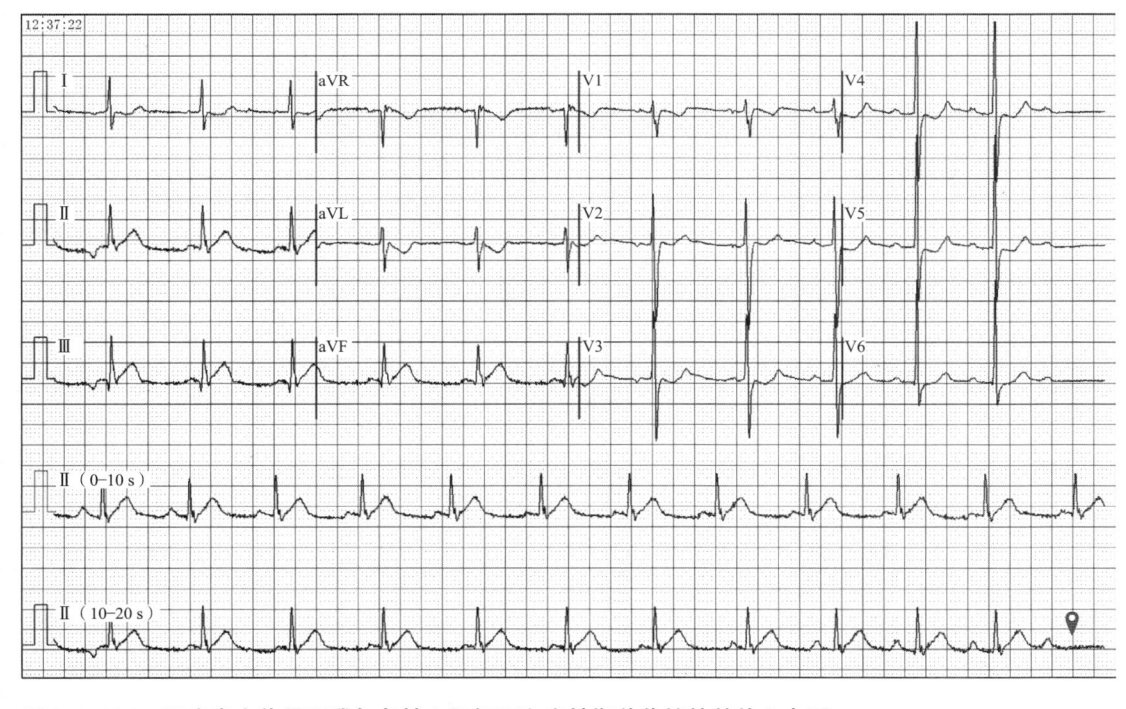

图 3-5-114　三度房室传导阻滞与急性心肌梗死和室性期前收缩的其他心电图

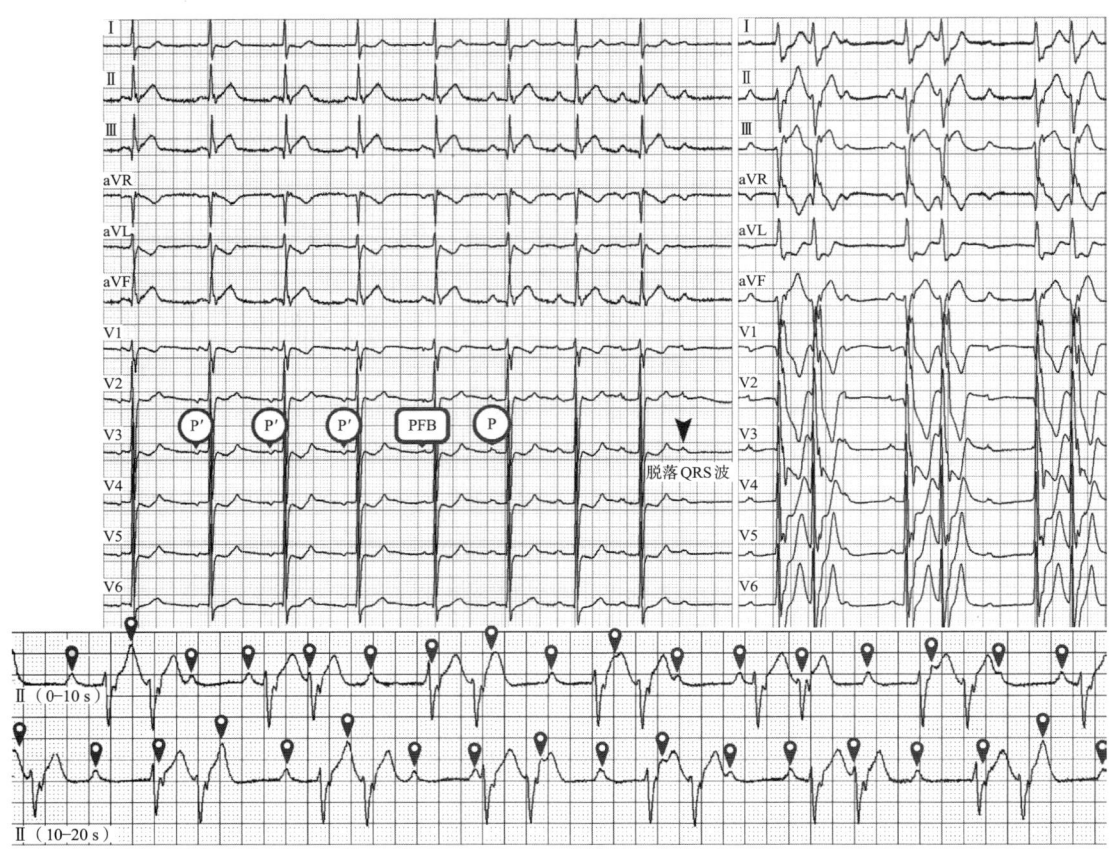

图 3-5-115 三度房室传导阻滞与急性心肌梗死和室性期前收缩图解

◎ 室性逸搏和室性期前收缩形成二联律。

> 本病例在发生三度房室传导阻滞前主导心律为窦性心律和非阵发性房性心动过速,在记录终末可见窦性P波后脱落QRS波,可能为二度二型房室传导阻滞。随后快速发展成三度房室传导阻滞,逸搏心律的QRS波宽大畸形,形态与前QRS波形态不同,为室性逸搏心律。在每个室性逸搏中插入室性期前收缩,平均心室率快,窦性P波大部分重叠在QRS波和T波中,逸搏和期前收缩的QRS波形态相同,同为心室起源。

10. 三度房室传导阻滞与加速性室性自主心律

加速性室性自主心律是一种心率缓慢的室性心动过速,通常心率在60~80次/分,极少>100次/分。三度房室传导阻滞后,尤其是在急性心肌梗死时,常出现加速性室性自主心律。

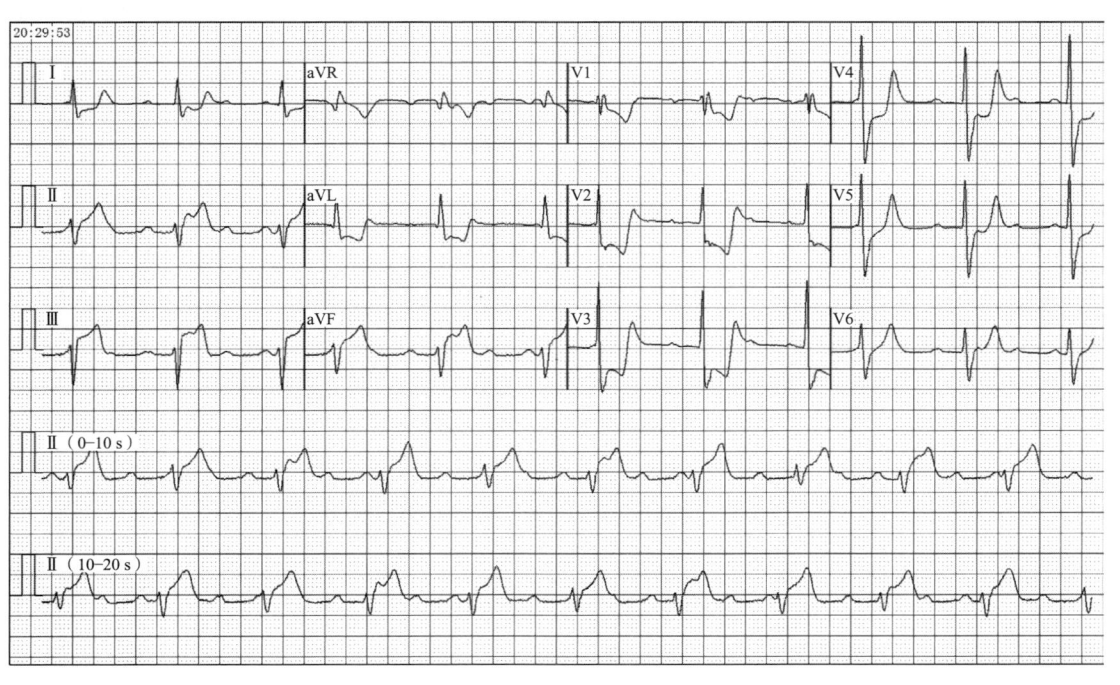

男性,76岁。
窦性心率166次/分;
心室率60次/分;
QRS波时间145 ms。

窦性心动过速
三度房室传导阻滞
加速性室性自主心律
急性下壁心肌梗死

图 3-5-116 三度房室传导阻滞与加速性室性自主心律实例

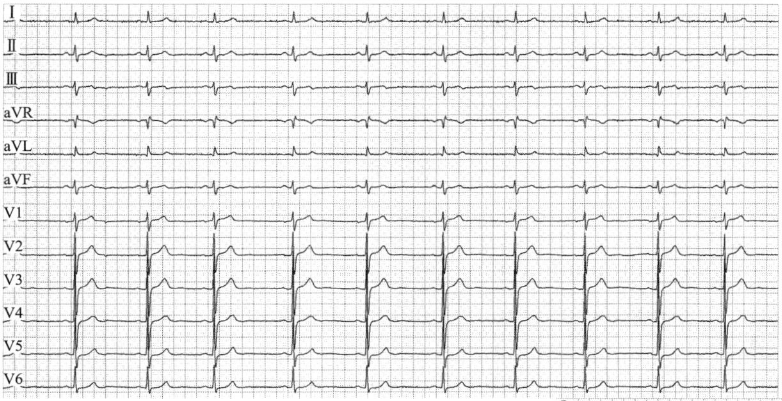

第三章 缓慢型心律失常 477

17:39:47
窦性心率46次/分；
PR间期184 ms；
QRS波时间131 ms。

上下两图为实例的另两次心电图。

窦性心动过缓
电轴左偏

20:28:10
窦性心率108次/分；
心室率36次/分；
QRS波时间100 ms。

窦性心动过速
三度房室传导阻滞
交界性逸搏心律
急性下壁心肌梗死

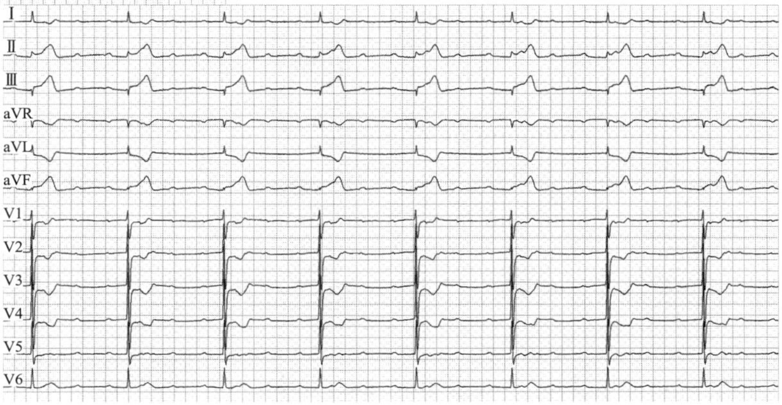

图3-5-117 三度房室传导阻滞与加速性室性自主心律实例的其他心电图

三度房室传导阻滞，可以是疾病本身，也可以在药物治疗后，发生加速性室性自主心律。以时间顺序列图见下。本病例第一次记录（左图）时为窦性心动过缓。第二次记录（中图）可见缓慢的交界性逸搏心律，酷似高度房室传导阻滞，但PR间期不固定。第三次记录（右图）出现较快的心室率，同时可见QRS波宽大畸形，与交界性逸搏心律的QRS波形态不同，根据心室率属于加速性室性自主心律。

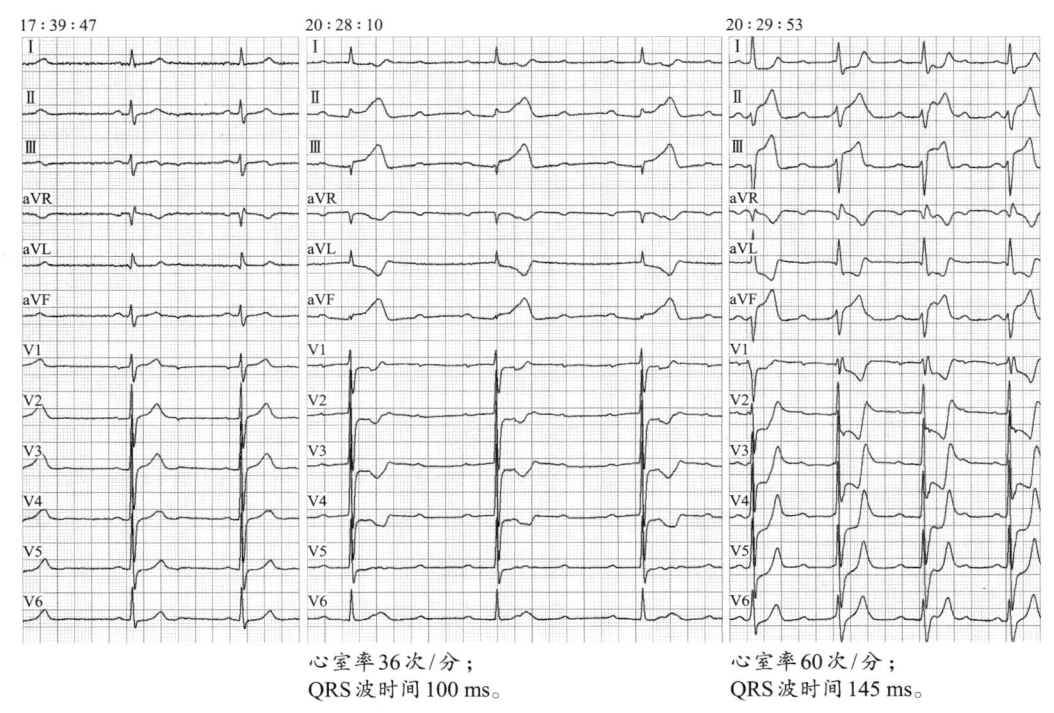

17:39:47　　　　　　20:28:10　　　　　　20:29:53

心室率36次/分；　　　心室率60次/分；
QRS波时间100 ms。　　QRS波时间145 ms。

图3-5-118 三度房室传导阻滞与加速性室性自主心律实例同步12导联图解

11. 三度房室传导阻滞与QT间期延长

三度房室传导阻滞，缓慢心室率是继发性QT间期延长的重要因素，尤其是老年人。

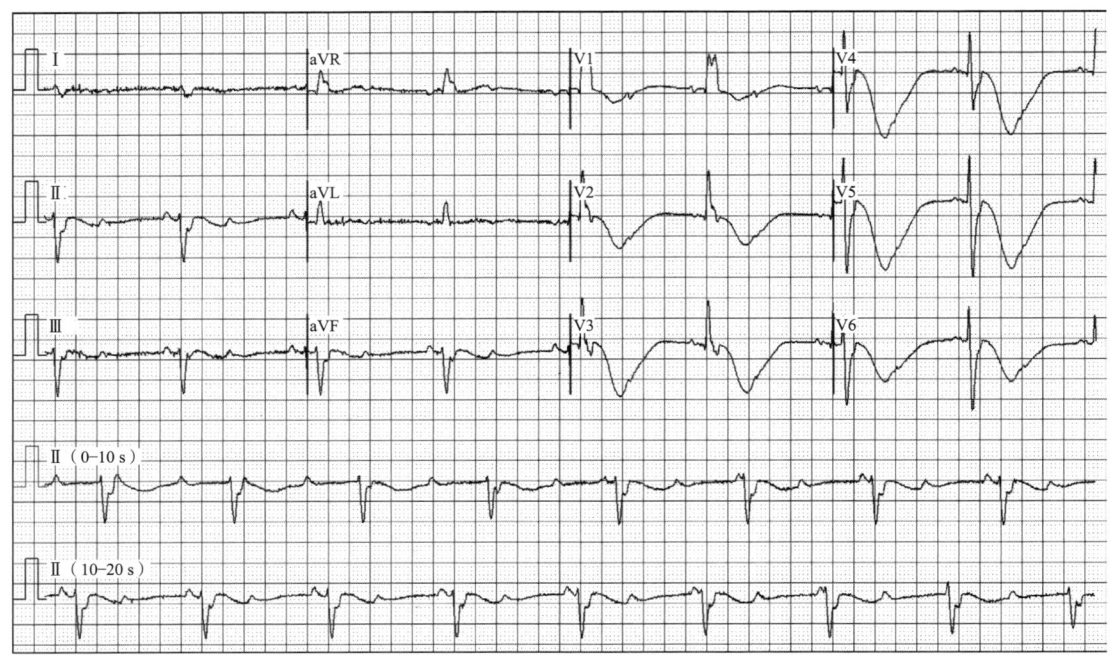

女性，94岁。
窦性心率97次/分；
心室率50次/分；
QRS波时间140 ms；
QT/QTc间期760/687 ms。

窦性心律
三度房室传导阻滞
室性逸搏心律
T波改变
QT间期延长

图3-5-119 三度房室传导阻滞与QT间期延长实例

本病例三度房室传导阻滞，原交界性逸搏心律的心电图见下图。图中QT间期无延长。

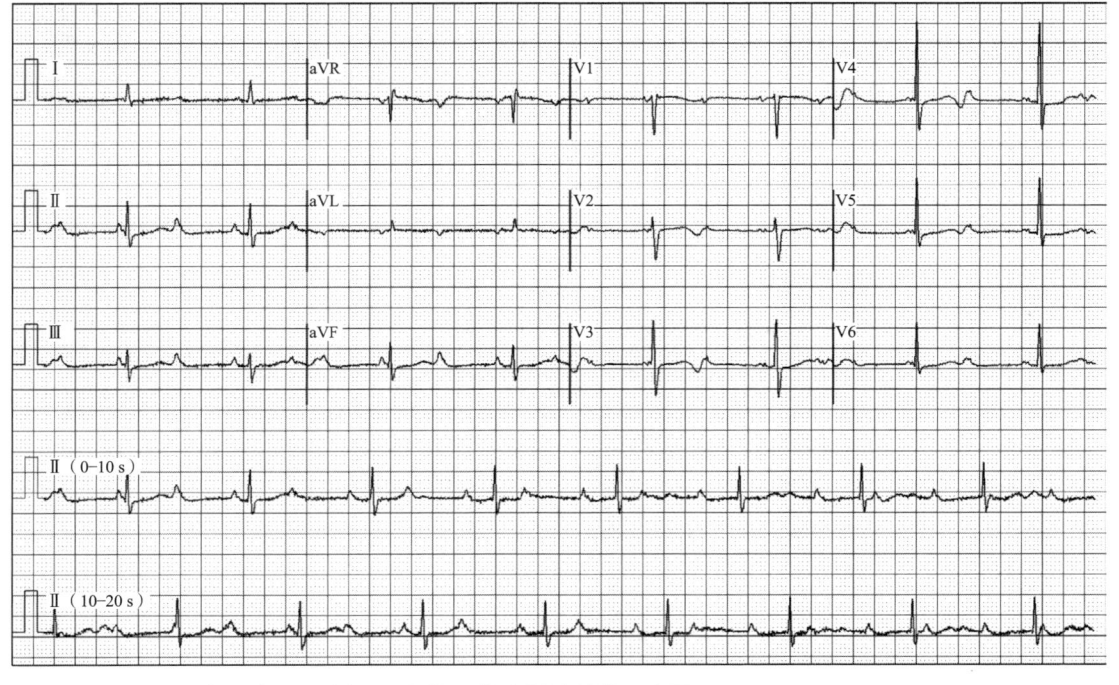

窦性心率112次/分；
心室率52次/分；
QRS波时间91 ms；
QT/QTc间期470/433 ms。

窦性心动过速
三度房室传导阻滞
交界性逸搏心律
T波改变

图3-5-120 三度房室传导阻滞与QT间期延长实例的其他心电图

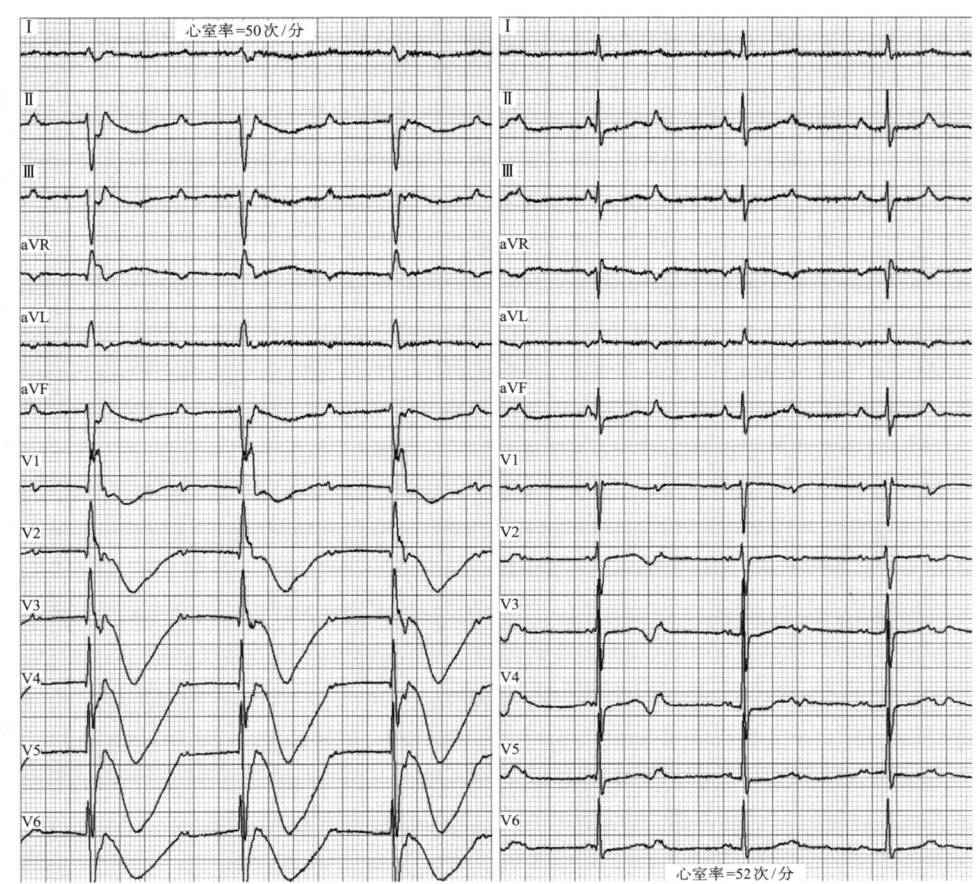

图3-5-121 三度房室传导阻滞与QT间期延长实例同步12导联图解

本病例三度房室传导阻滞，由交界性逸搏心律转为室性逸搏心律，尽管心室率略微降低，但出现了明显的QT间期延长，伴胸导联巨大倒置的T波。可能是疾病本身，也可能是心律和心率的改变。心室率缓慢伴QT间期延长是诱发室性心律失常的重要因素。

12. 三度房室传导阻滞与二度房室传导阻滞2∶1传导的鉴别

当窦性心率约是逸搏心率的2倍时，有时图中可酷似二度房室传导阻滞2∶1传导，应加以鉴别。

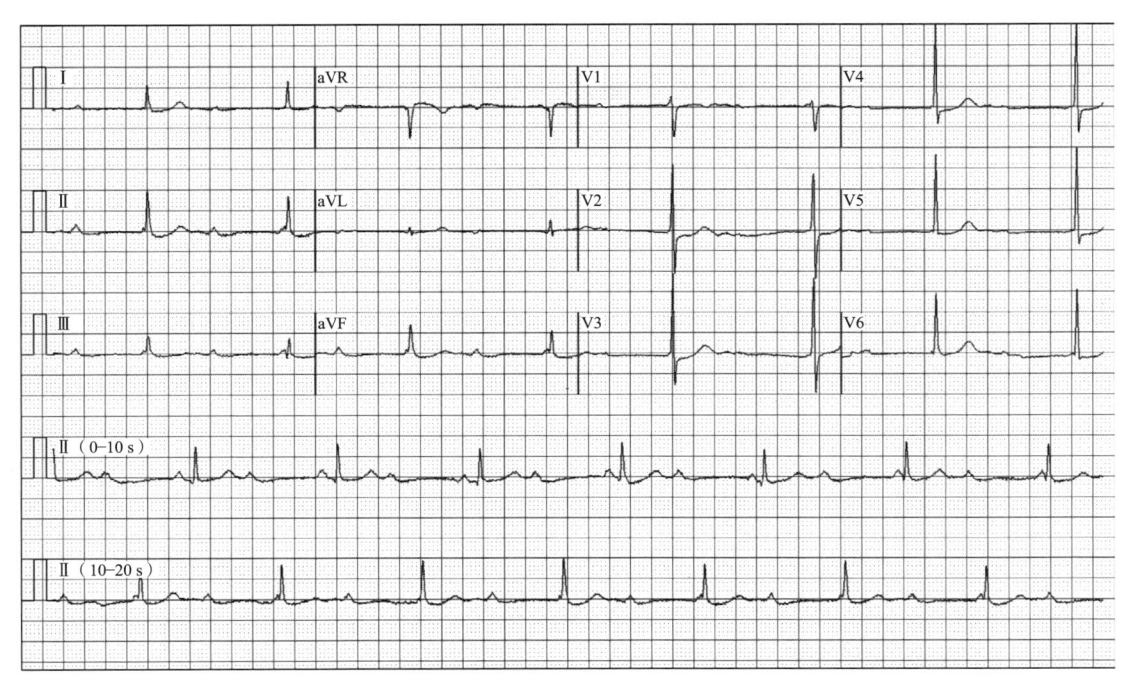

女性，72岁。
窦性心率94次/分；
心室率44次/分；
QRS波时间86 ms。

窦性心律
三度房室传导阻滞
交界性逸搏心律

图3-5-122 三度房室传导阻滞与二度房室传导阻滞2∶1传导的鉴别实例一

三度房室传导阻滞为完全性传导阻滞，诊断的关键是任何心室以上的节律改变，都不能改变逸搏心律的节律。

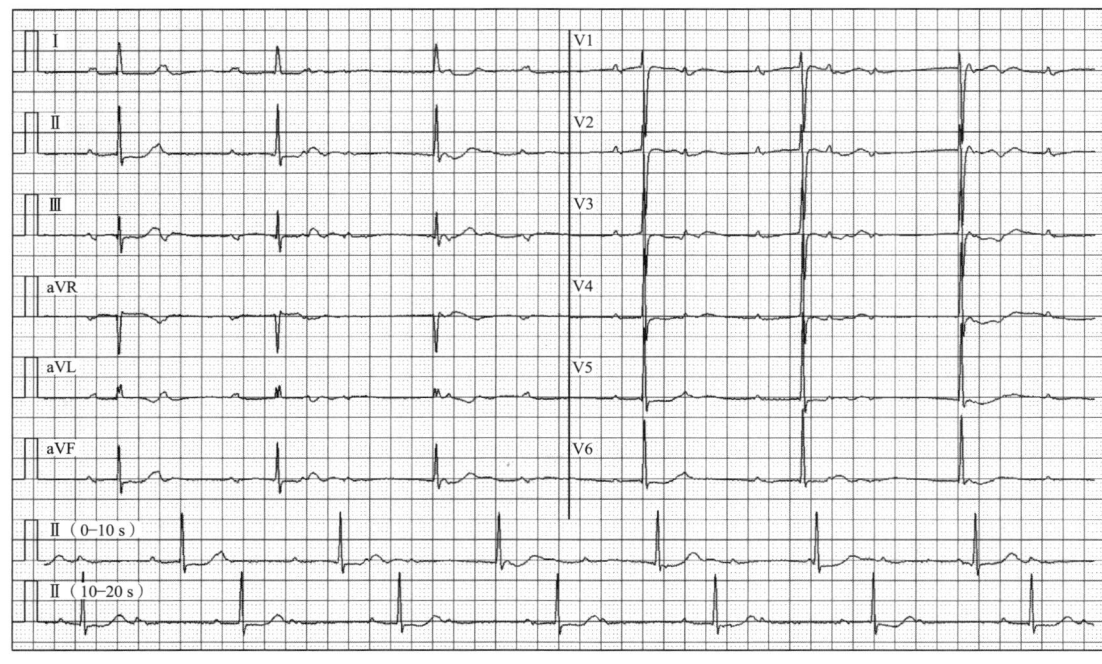

女性，65岁。
窦性心率76次/分；
心室率39次/分；
QRS波时间86 ms。

窦性心律
房性期前收缩
三度房室传导阻滞
交界性逸搏心律

图3-5-123　三度房室传导阻滞与二度房室传导阻滞2∶1传导的鉴别实例二

实例一中三度房室传导阻滞，窦性心率略高于交界性逸搏心率的2倍。在前7 s的图中，每两次P波中，一次P波恰巧在QRS波前，酷似二度房室传导阻滞2∶1传导。在此后的图中，P波与QRS波的关系发生变化，可明确P波与QRS波无关。实例二中有窦性心律略有不齐，前10 s中窦性心率略高于，后10 s中等于交界性逸搏心率的2倍。在后10 s图中，每两次P波中，一次P波恰巧在QRS波前，酷似二度房室传导阻滞2∶1传导。但窦性心率的变化和房性期前收缩，逸搏心律的节律不变。延长记录时间，可以规避巧合现象，是鉴别诊断的主要方法。

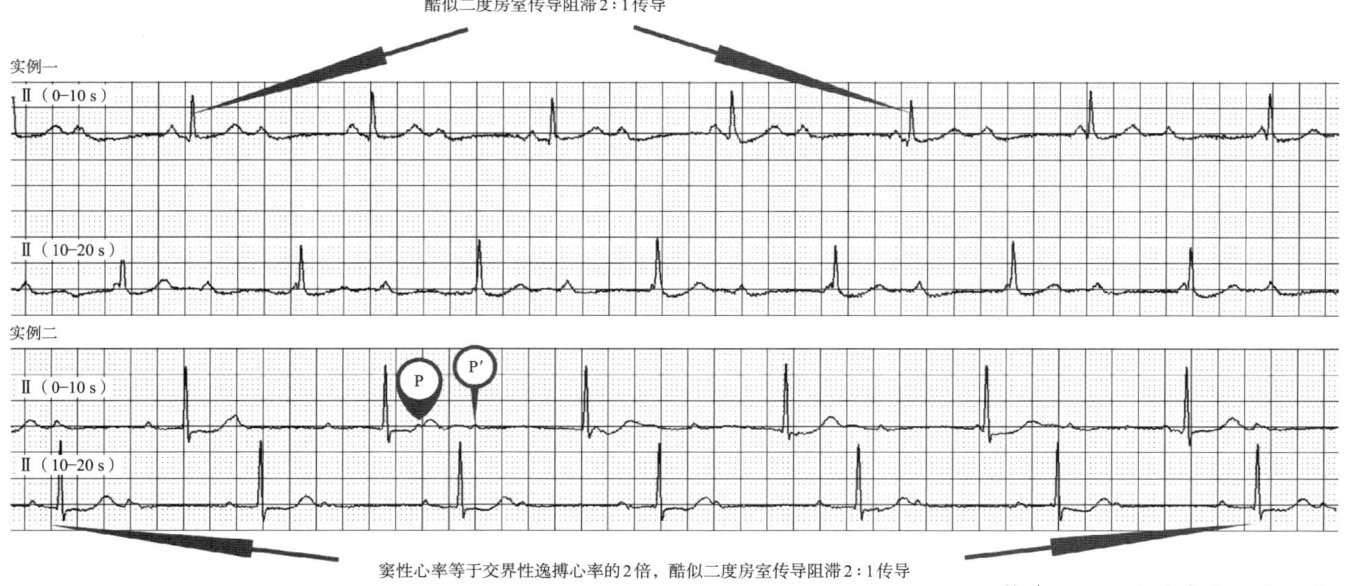

图3-5-124　三度房室传导阻滞与二度房室传导阻滞2∶1传导的鉴别实例一和实例二图解

临床意义｜不同程度的房室传导阻滞，其临床意义不同，心电图应明确诊断，以便选择临床处理原则。

六、心室内传导阻滞

心室内传导阻滞指的是房室束（希氏束）以下各部位的传导阻滞（图3-6-1），一般分为束支传导阻滞、分支传导阻滞，以及不定型心室内传导阻滞。

束支传导阻滞是指左束支主干和右束支近端传导阻滞，可见左束支传导阻滞、右束支传导阻滞和双束支传导阻滞。正常窦性冲动经束支及三分支系统几乎同时激动左右心室，QRS波时间<100 ms。束支传导阻滞，正常窦性冲动不能经左和右束支同时激动左右心室，因此束支传导阻滞的共同特征是QRS时间延长。QRS波时间在110～120 ms，为不完全性束支传导阻滞；QRS波时间>120 ms，为完全性束支传导阻滞。

分支传导阻滞是指左束支分支（左前分支和左后分支）和右束支远端传导阻滞。可见左前分支传导阻滞、左后分支传导阻滞、右束支合并左前分支传导阻滞、右束支合并左后分支传导阻滞和三分支传导阻滞（右束支合并左前和左后分支传导阻滞）。左前和左后分支传导阻滞，阻滞区域除极延迟，心室除极顺序发生改变，形成分支传导阻滞特有的改变。由于延迟激动在单个心腔内，不存在经室间隔的延迟，QRS波时间通常<120 ms。

不定型心室内传导阻滞是指无束支或分支传导阻滞特征的心室内传导阻滞。通常是心室内冲动传导普遍延迟的结果。

心室内传导阻滞，心室除极顺序和方向发生改变，在心电图上表现为QRS波形态、电轴和时间改变。继发于心室除极改变，心室复极也将改变，表现为ST段和T波改变。在心电图上主要依据QRS波来诊断心室内传导阻滞。

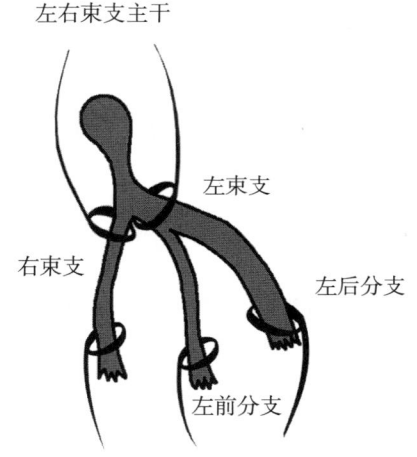

图3-6-1 心室内传导阻滞发生部位

临床意义：各种心脏疾病、药物的作用、电解质紊乱和心脏手术，均可引起心室内传导阻滞。各种类型的心室内传导阻滞，其临床意义和治疗有所不同，诊断主要依据心电图。因此，在心电图上应尽可能明确诊断。

（一）束支传导阻滞

束支传导阻滞的特征性改变包括QRS波时间延长和形态改变。根据QRS波时间分为不完全性（110～120 ms）和完全性（>120 ms）。

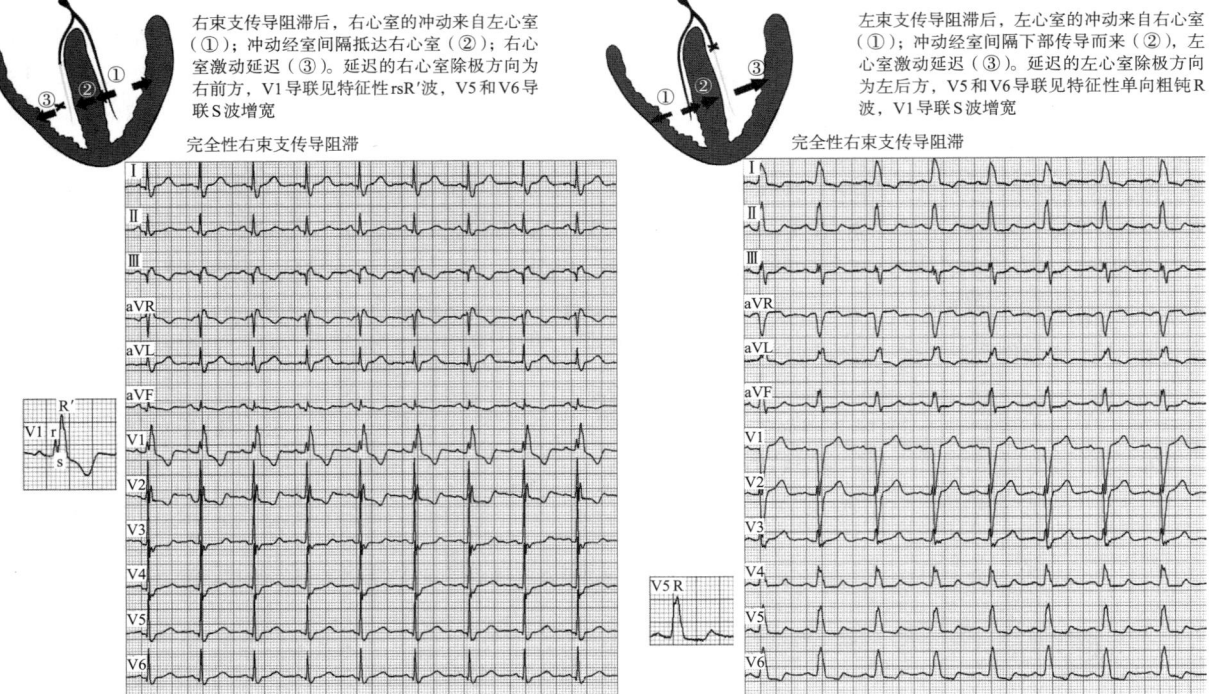

图3-6-2　右束支和左束支传导阻滞实例形成机制图解

1. 间歇性右束支传导阻滞

间歇性右束支传导阻滞，在心电图上间歇性出现典型的右束支传导阻滞的图形。间歇性右束支传导阻滞常与窦性心率有关。

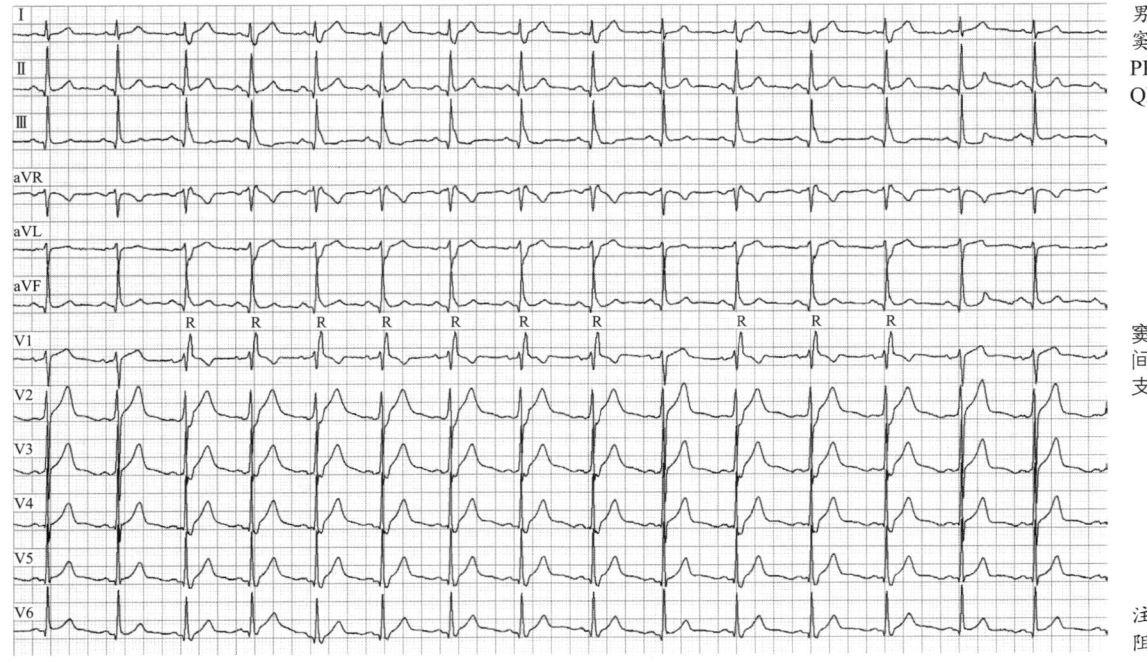

图3-6-3　间歇性右束支传导阻滞实例一

间歇性右束支传导阻滞可以表现为正常、不完全性和完全性传导阻滞间歇交替出现。下图在完全性右束支传导阻滞的图形中，间歇性出现不完全性右束支传导阻滞的图形。

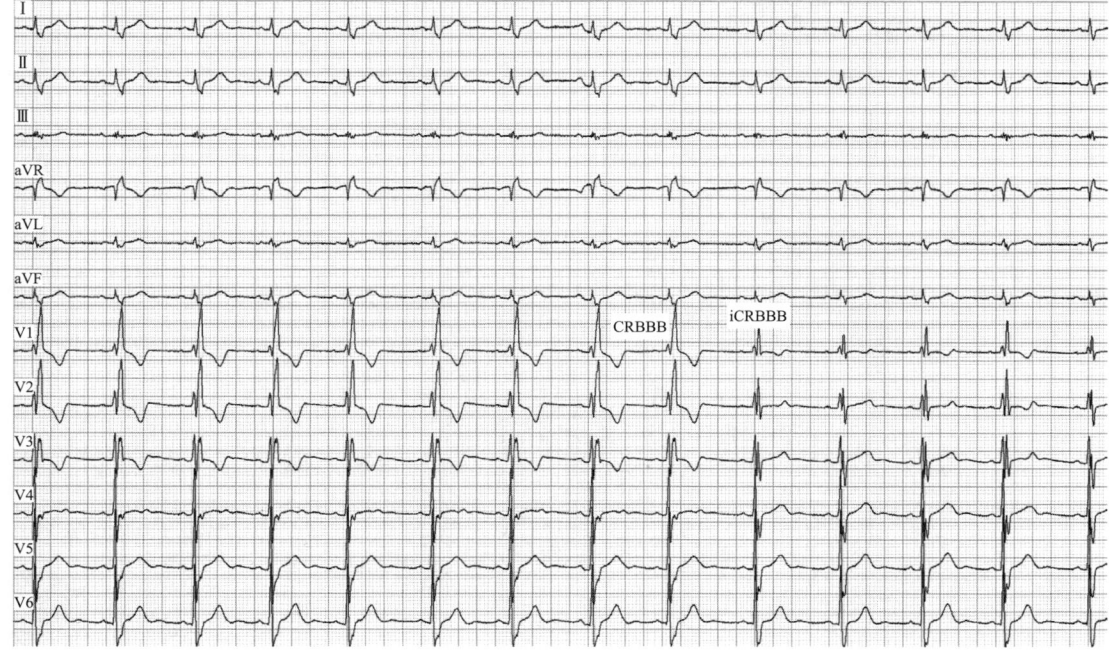

男性，67岁。
窦性心率69次/分；
PR间期150 ms；
QRS波时间106～156 ms。

窦性心律
完全性右束支传导阻滞
间歇性不完全性右束支传导阻滞

注：CRBBB为完全性右束支传导阻滞；iCRBBB为不完全性右束支传导阻滞。

图3-6-4　间歇性右束支传导阻滞实例二

间歇性频率依赖性右束支传导阻滞，指心率增快或减慢时，间歇出现典型的右束支传导阻滞的图形。下图随着窦性心率增快，出现右束支传导阻滞的图形；随着窦性心率减慢，右束支传导阻滞的图形消失，为快频率依赖性。

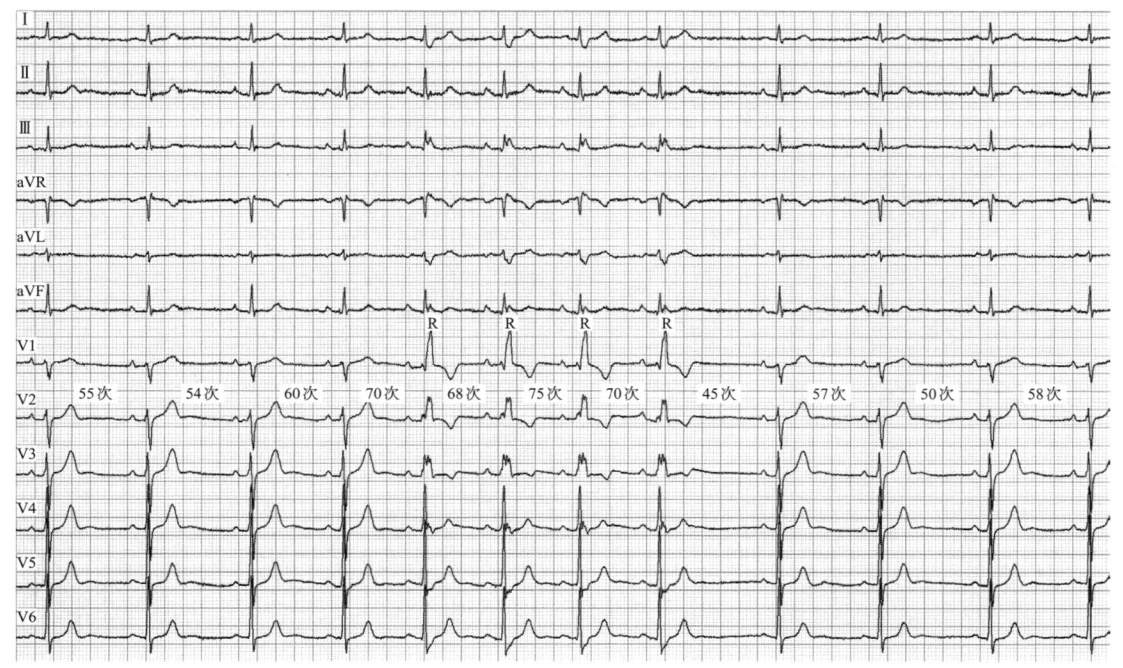

女性，84岁。
平均窦性心率60次/分；
PR间期180 ms；
QRS波时间86/126 ms。

窦性心律不齐
间歇性快频率依赖性完全性右束支传导阻滞

图3-6-5　间歇性快频率依赖性右束支传导阻滞实例一

下图在房性期前收缩未下传后和房性期前收缩代偿后，即在较长的间期后，右束支传导阻滞的图形消失。此后随着窦性心率略增快，再次出现右束支传导阻滞图形，也属于快频率依赖性。

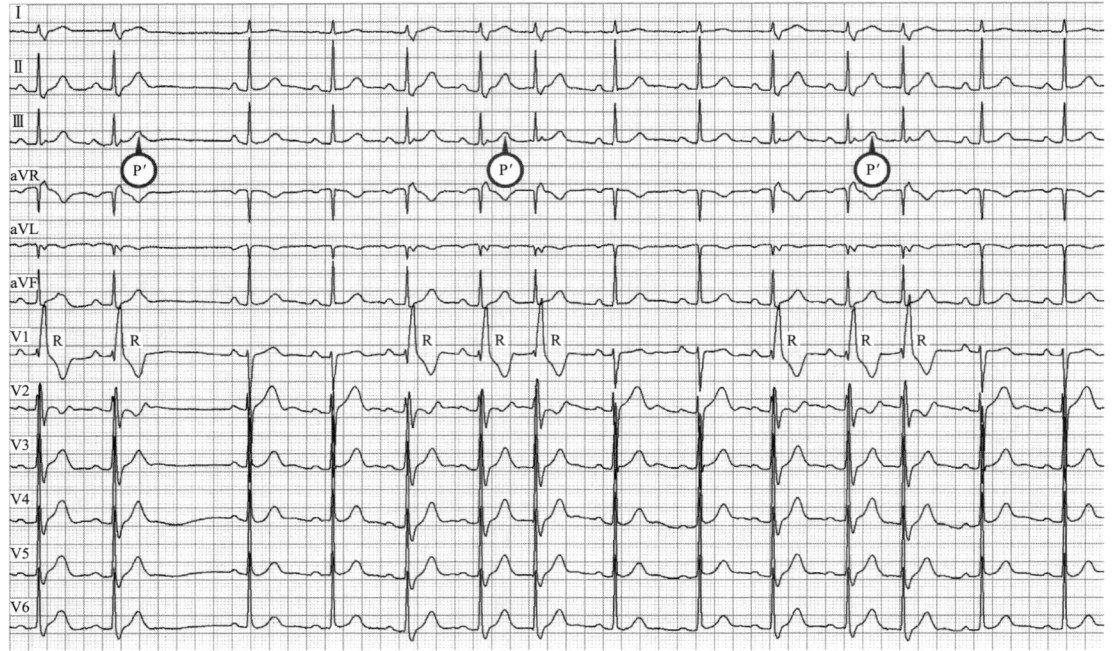

男性，87岁。
窦性心率72次/分；
PR间期210 ms；
QRS波时间90/156 ms。

窦性心律
房性期前收缩/房性期
前收缩未下传
一度房室传导阻滞
间歇性快频率依赖性
完全性右束支传导阻滞

图3-6-6　间歇性快频率依赖性右束支传导阻滞实例二

下图在室性期前收缩中的窦性P波未下传心室，形成较长的间期（代偿），此后第一个QRS波，右束支传导阻滞的图形消失。随后的QRS波再次出现右束支传导阻滞图形，也属于快频率依赖性。

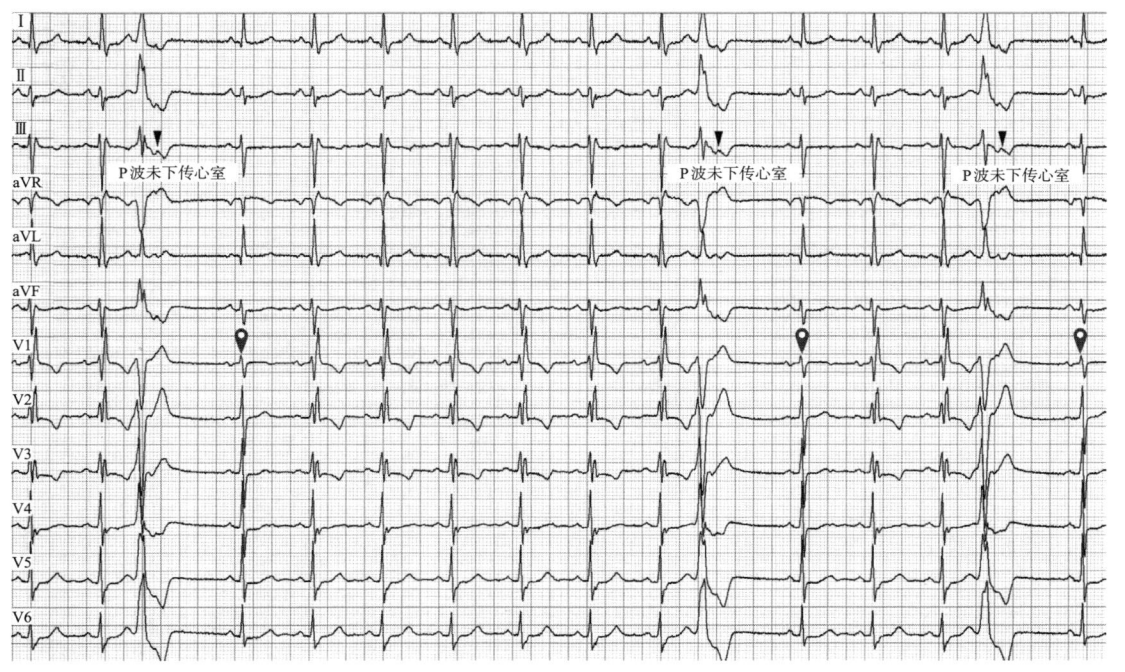

女性，69岁。
窦性心率80次/分；
PR间期160 ms；
QRS波时间80/126 ms。

窦性心律
室性期前收缩
间歇性快频率依赖性
完全性右束支传导阻滞

图3-6-7　间歇性快频率依赖性右束支传导阻滞实例三

间歇性慢频率依赖性右束支传导阻滞少见,下图第一次、第二次窦性心动和房性期前收缩有右束支传导阻滞,不能判断是否与频率有关。图中标记处,在房性期前收缩代偿后出现右束支传导阻滞,属于慢频率依赖性。在房室传导阻滞中出现的慢频率依赖性右束支传导阻滞见图3-6-35。

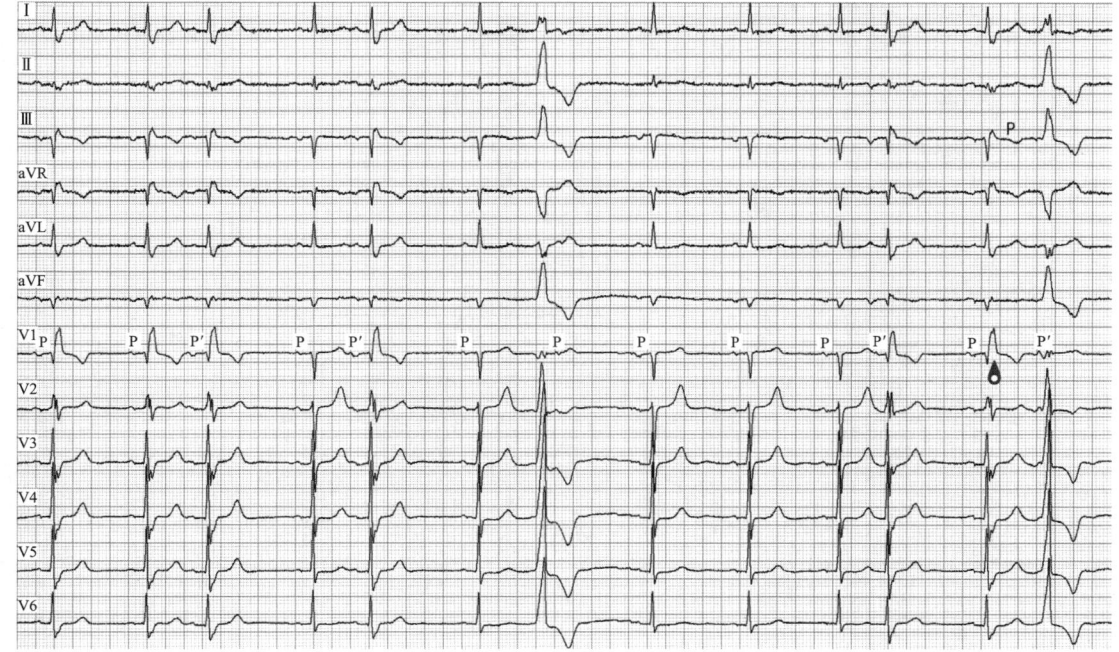

图3-6-8　间歇性快频率/慢频率依赖性右束支传导阻滞实例

2. 间歇性左束支传导阻滞

间歇性左束支传导阻滞,在心电图上间歇性出现典型的左束支传导阻滞的图形。间歇性左束支传导阻滞较间歇性右束支传导阻滞少见。

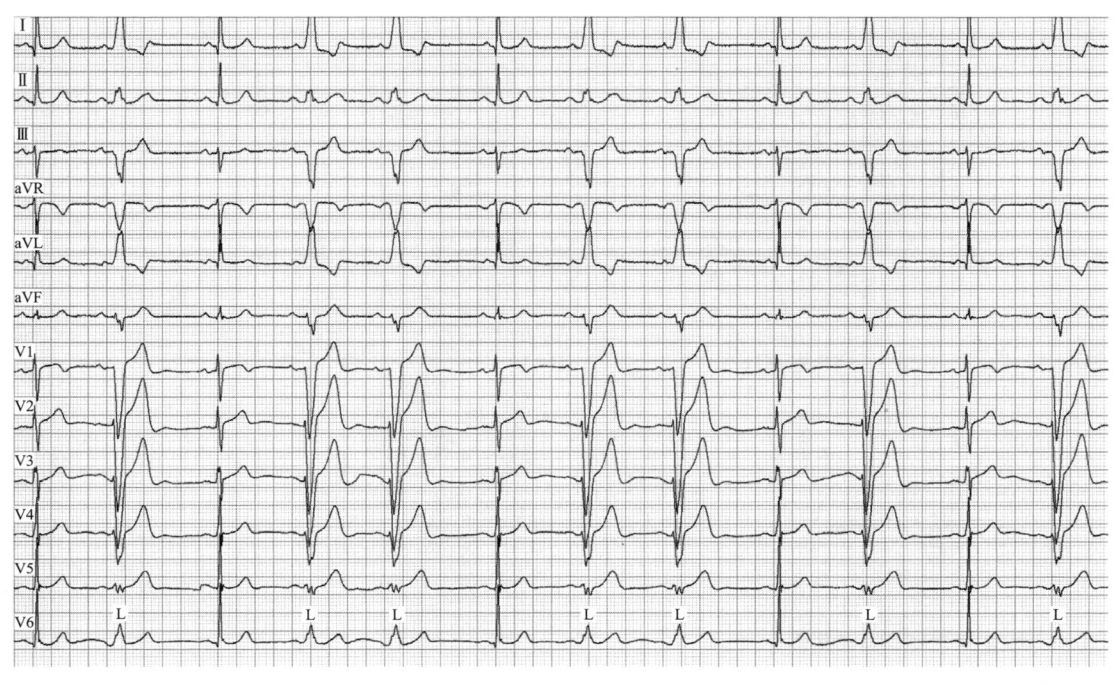

图3-6-9　间歇性左束支传导阻滞实例一

左束支传导阻滞少见有不完全性，因此完全性与不完全性左束支传导阻滞间歇性交替出现更为少见。下图在完全性左束支传导阻滞的图形中，间歇性出现不完全性左束支传导阻滞的图形。

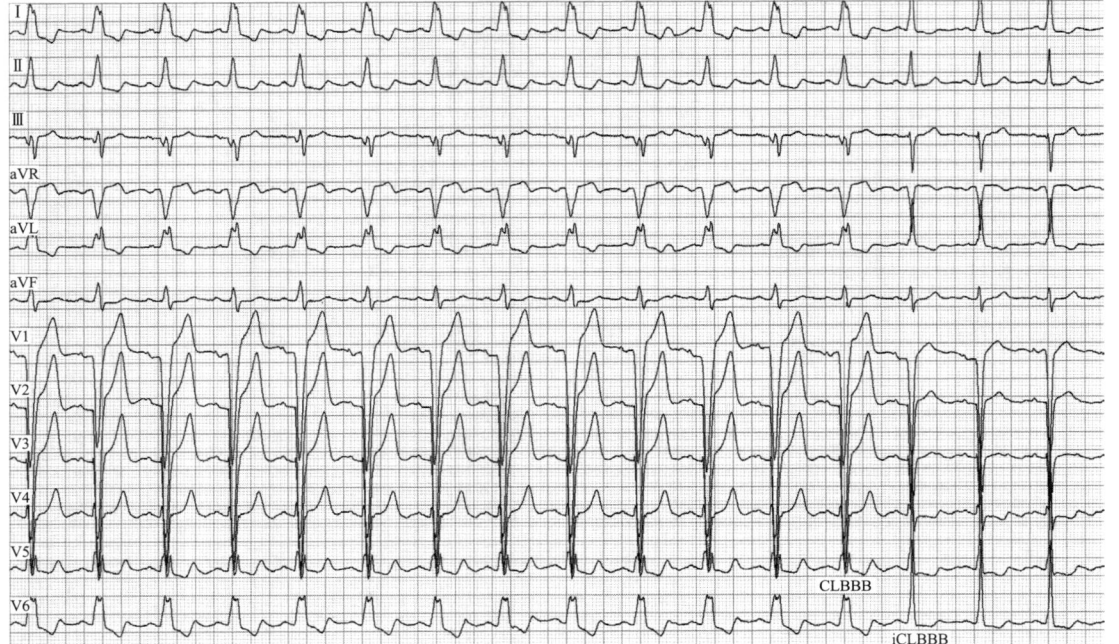

女性，79岁。
窦性心率81次/分；
PR间期162 ms；
QRS波时间118～166 ms

窦性心律
完全性左束支传导阻滞
间歇性不完全性左束支传导阻滞

注：CLBBB为完全性右束支传导阻滞；iCLBBB为不完全性右束支传导阻滞。

图3-6-10　间歇性右束支传导阻滞实例二

间歇性频率依赖性左束支传导阻滞，常见为快频率依赖性。下图中随着窦性心率增快，出现左束支传导阻滞的图形；随着窦性心率减慢，左束支传导阻滞的图形消失，为快频率依赖性。

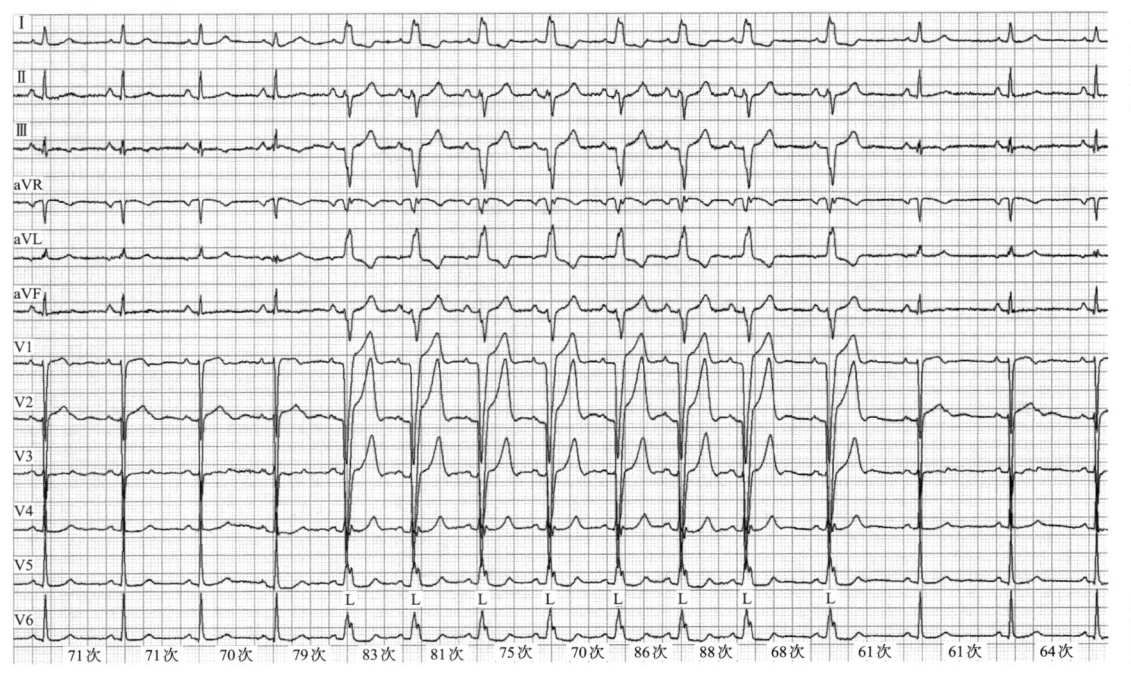

女性，55岁。
平均窦性心率73次/分；
PR间期149 ms；
QRS波时间82/148 ms。

窦性心律不齐
间歇性快频率依赖性
完全性左束支传导阻滞

图3-6-11　间歇性快频率依赖性左束支传导阻滞实例一

下图在室性期前收缩中的窦性P波未下传心室,形成较长的间期(代偿),此后第一个和第二个QRS波左束支传导阻滞的图形消失。随后的QRS波再次出现左束支传导阻滞的图形,也属于快频率依赖性。

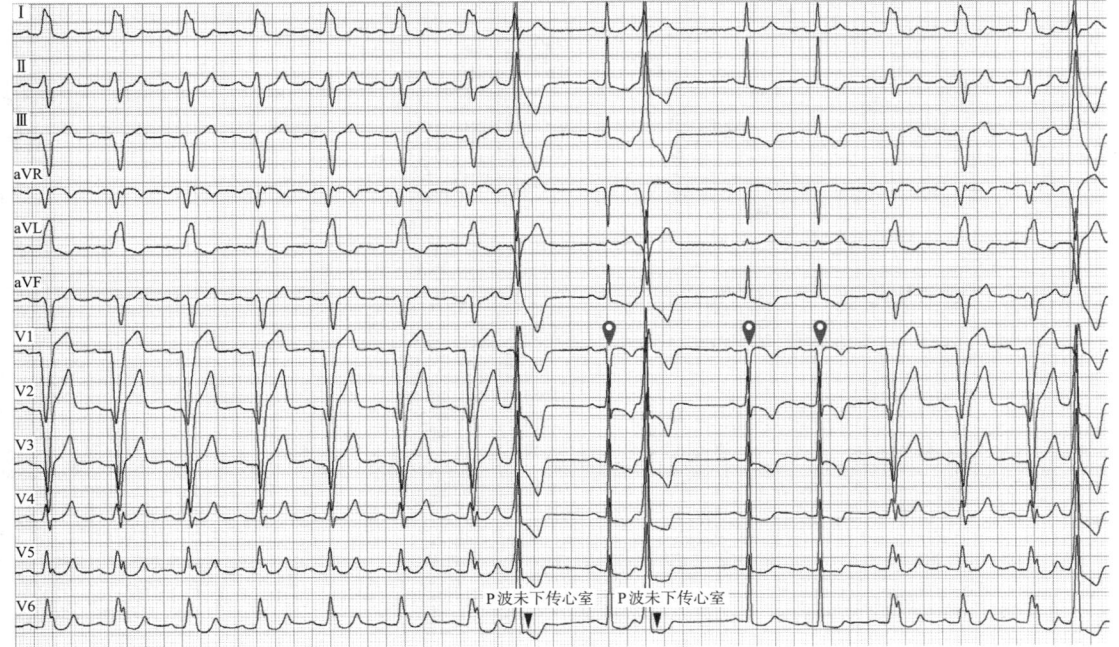

女性,81岁。
窦性心率78次/分;
PR间期215 ms;
QRS波时间78/160 ms。

窦性心律
室性期前收缩
一度房室传导阻滞
间歇性快频率依赖性
完全性左束支传导阻滞

图3-6-12　间歇性快频率依赖性左束支传导阻滞实例二

下图二度二型房室传导阻滞,P波后脱落QRS波形成长间期,其后第一个QRS波左束支传导阻滞的图形消失。随后再次出现左束支传导阻滞图形,属于间歇性快频率依赖性左束支传导阻滞。

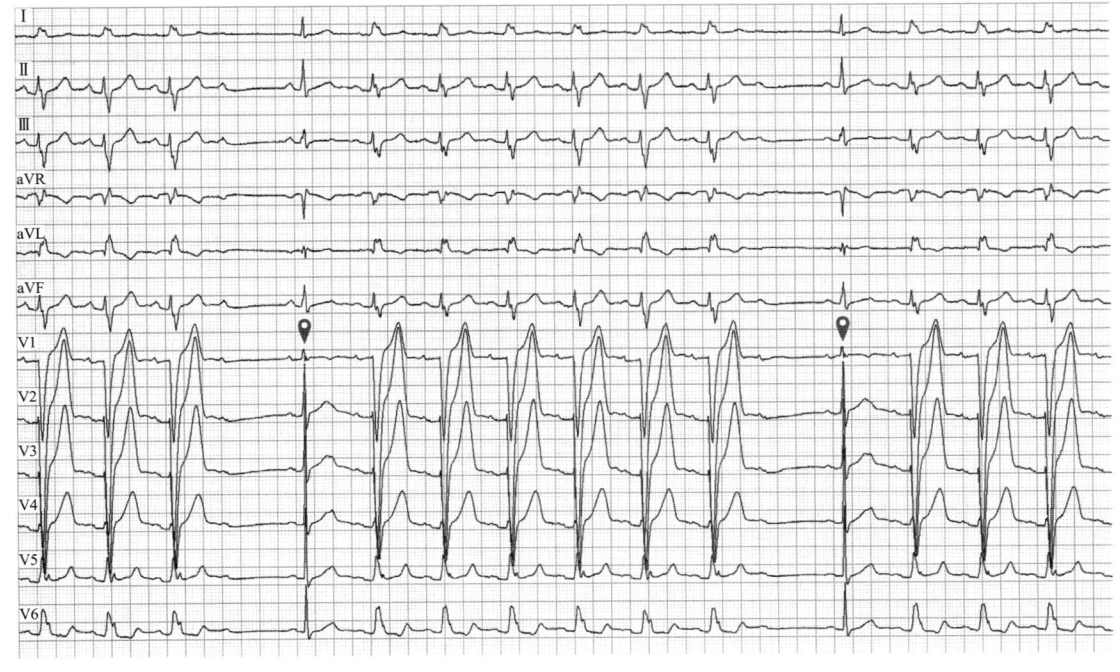

男性,66岁。
窦性心率81次/分;
PR间期198 ms;
QRS波时间90/138 ms。

窦性心律
二度二型房室传导阻滞
间歇性快频率依赖性
完全性左束支传导阻滞

图3-6-13　间歇性快频率依赖性左束支传导阻滞实例三

间歇性慢频率依赖性左束支传导阻滞少见。室性期前收缩三联律，期前收缩后第一个QRS波出现左束支传导阻滞的图形，第二个QRS波左束支传导阻滞的图形消失，属于慢频率依赖性间歇性左束支传导阻滞。

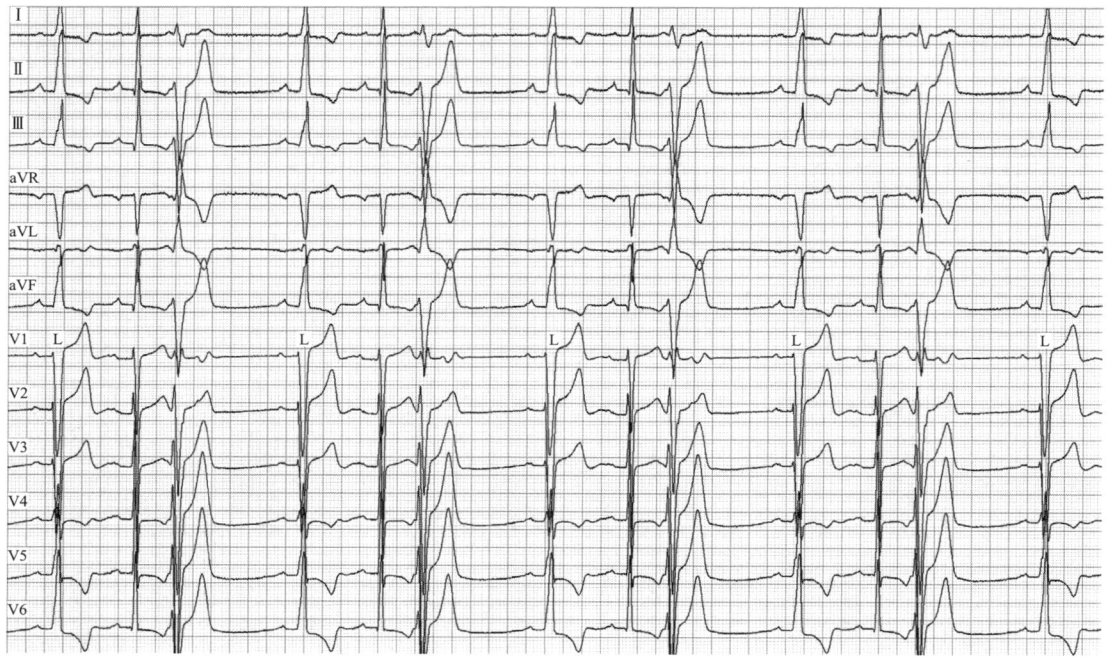

女性，64岁。
窦性心率68次/分；
PR间期208 ms；
QRS波时间100/124 ms。

窦性心律
室性期前收缩
一度房室传导阻滞
间歇性慢频率依赖性
完全性左束支传导阻滞
ST段和T波改变

图3-6-14　间歇性慢频率依赖性左束支传导阻滞实例一

下图二度一型房室传导阻滞，P波后脱落QRS波形成长间期，其后第一个QRS波出现左束支传导阻滞的图形，属于慢频率依赖性。与室性逸搏的鉴别要点是左束支传导阻滞图形的QRS波前有相关P波，其后心电图得到进一步确诊（图3-6-16）。

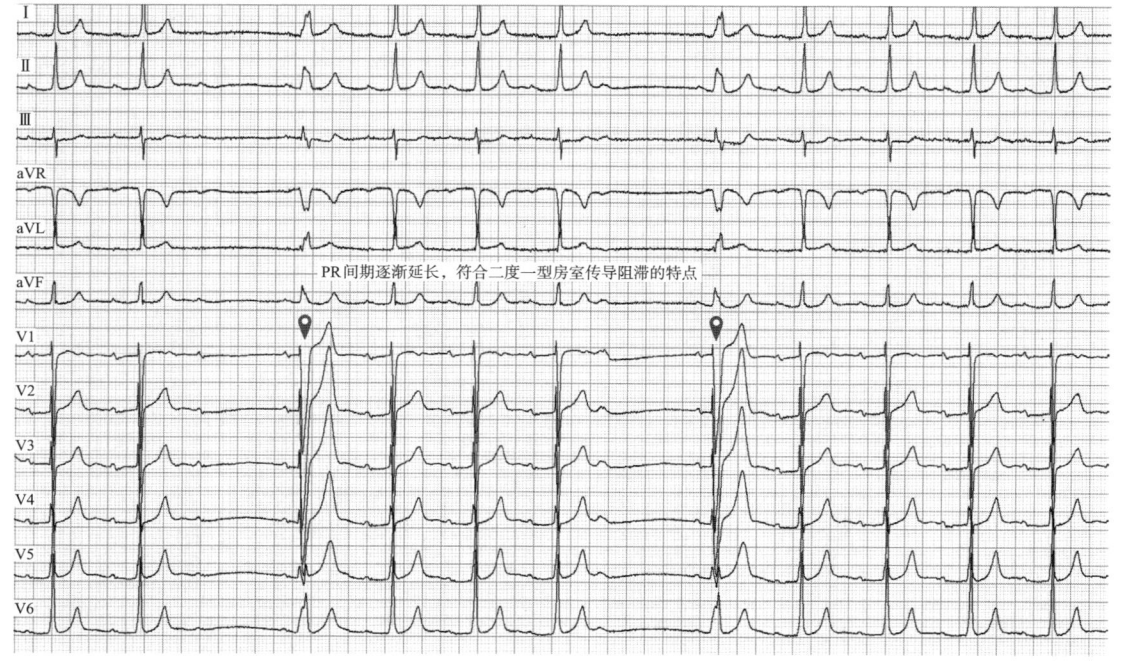

女性，61岁。
窦性心率68次/分；
PR间期170～300 ms；
QRS波时间86/126 ms。

窦性心律
二度一型房室传导阻滞
间歇性慢频率依赖性
完全性左束支传导阻滞

图3-6-15　间歇性慢频率依赖性左束支传导阻滞实例二

下图为实例二图3-6-15病例约2年后的心电图,图中仍可见二度一型房室传导阻滞,所有QRS波均呈左束支传导阻滞图形,与图3-6-15中呈左束支传导阻滞的图形相同,可以确诊。本图P波脱落QRS波后,第一个QRS波与前P波无关,QRS波形态与窦性下传的QRS波形态相同,为交界性逸搏伴左束支传导阻滞。

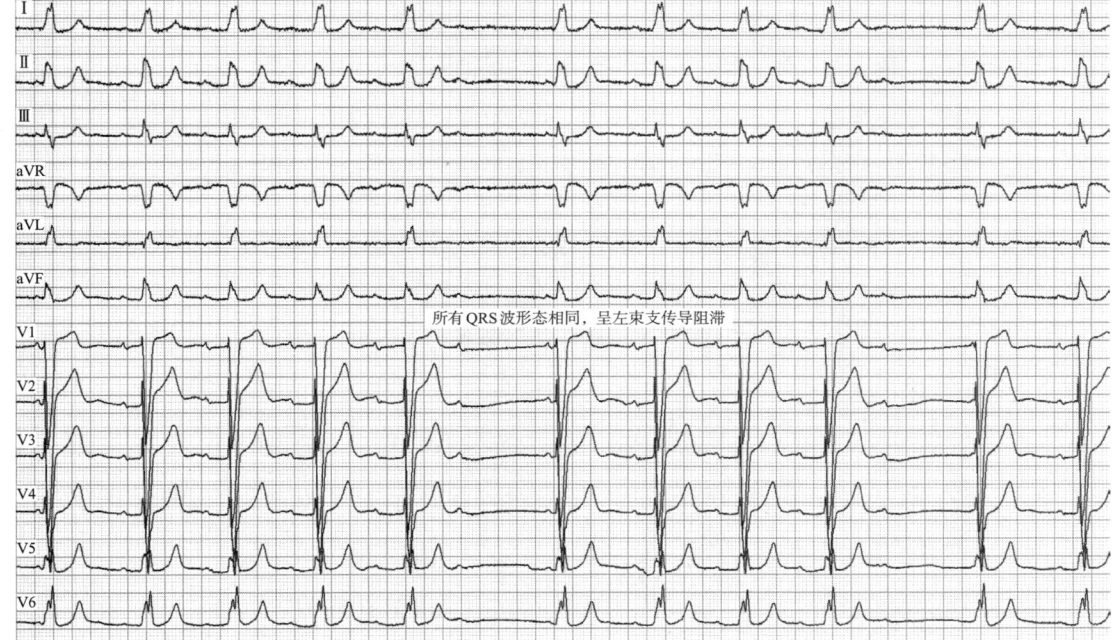

窦性心率65次/分;
PR间期230～310 ms;
QRS波时间146 ms。

窦性心律
二度一型房室传导阻滞
完全性左束支传导阻滞
交界性逸搏

图3-6-16　间歇性慢频率依赖性左束支传导阻滞实例二的其他心电图

间歇性慢频率依赖性左束支传导阻滞,与室性逸搏的鉴别要点是,左束支传导阻滞图形的QRS波前有相关P波。下图在窦性心动过缓中,QRS波出现左束支传导阻滞的图形,PR间期<120 ms,或窦性P波与QRS波重叠,P波与QRS波无关,提示存在房室分离,因此呈左束支传导阻滞图形的QRS波并非窦性下传的QRS波,为室性逸搏心律。

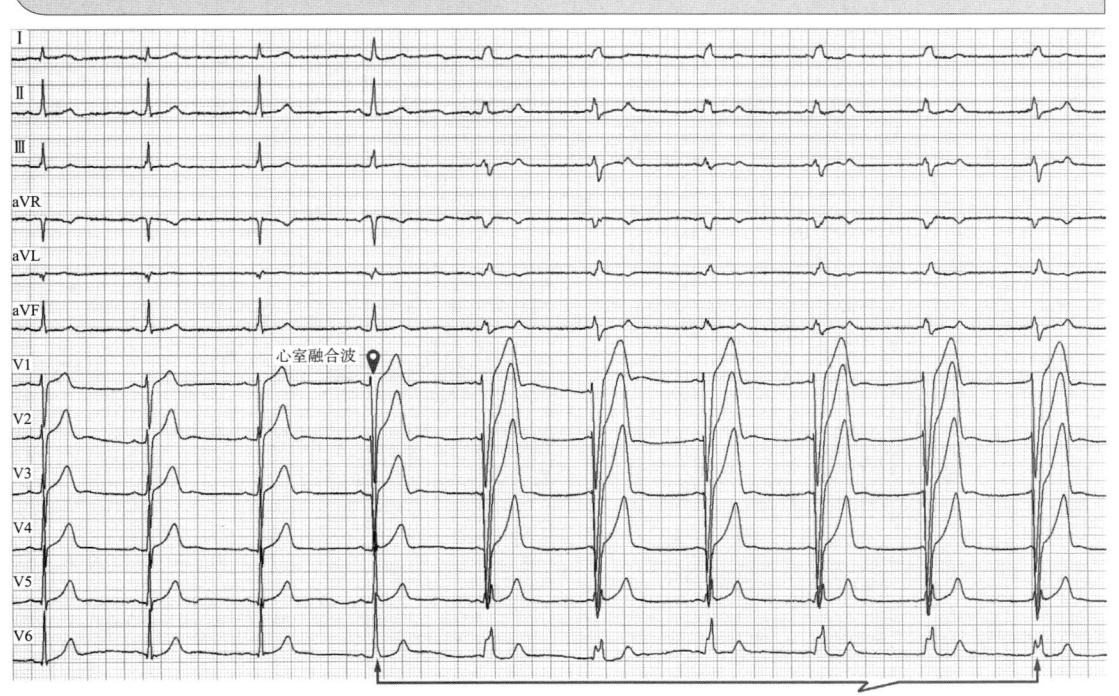

男性,50岁。
窦性心率53次/分;
PR间期165 ms;
QRS波时间86 ms。

图3-6-17　间歇性左束支传导阻滞与室性逸搏鉴别实例

3. 间歇性交替性束支传导阻滞

间歇性交替性束支传导阻滞是指在窦性心律时，正常心室内传导与束支传导阻滞交替出现。此时应与室性期前收缩二联律鉴别。鉴别要点是宽大畸形的QRS波前有窦性P波，PR间期与正常QRS波的PR间期相等。下图在窦性心动过速中，正常QRS波与右束支传导阻滞图形的QRS波交替出现，PR间期相等，为间歇性交替性右束支传导阻滞。

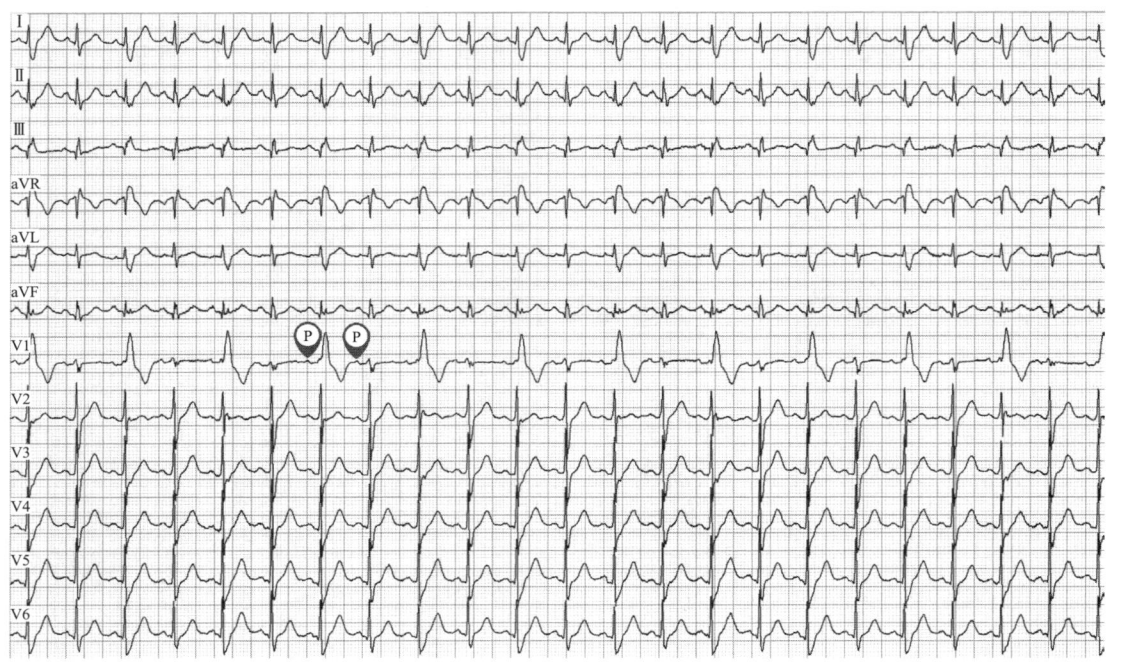

图3-6-18　间歇性交替性右束支传导阻滞实例

> 下图窦性心动过速中，正常QRS波与左束支传导阻滞图形的QRS波交替出现，PR间期相等，为间歇性交替性左束支传导阻滞。

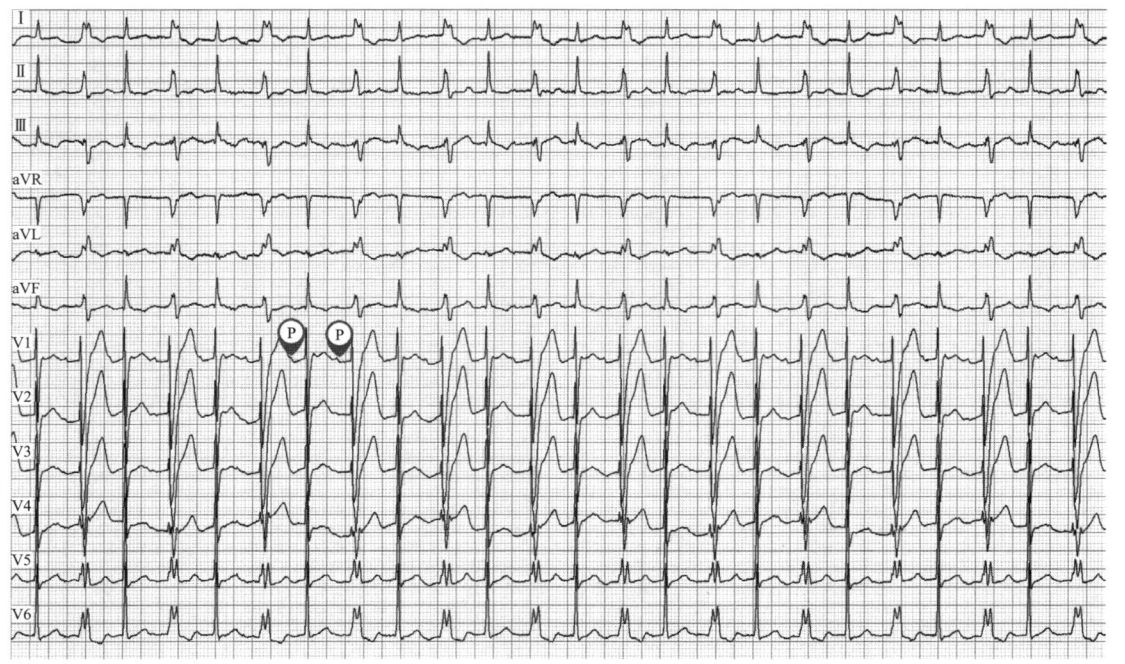

图3-6-19　间歇性交替性左束支传导阻滞实例

> 间歇性交替性束支传导阻滞常见于窦性心动过速中，形成机制是一侧束支存在快频率依赖性前向传导阻滞，对侧束支经室间隔隐匿传导，逆向激动阻滞侧束支，是蝉联现象的一种表现。

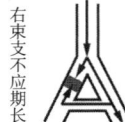

◎ 当窦性心率增加到一定频率时，一侧束支不应期长，发生传导阻滞。冲动经对侧束支下传心室，并经室间隔隐匿传导，逆向激动阻滞侧束支，阻滞侧束支激动晚。下一次窦性冲动到时，阻滞侧束支的前周期短，不应期缩短，冲动经双侧束支下传。再下一次窦性冲动到时，阻滞侧束支的前周期未缩短，不应期不能缩短，再次发生传导阻滞。如此循环，形成间歇性交替性束支传导阻滞。

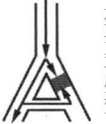

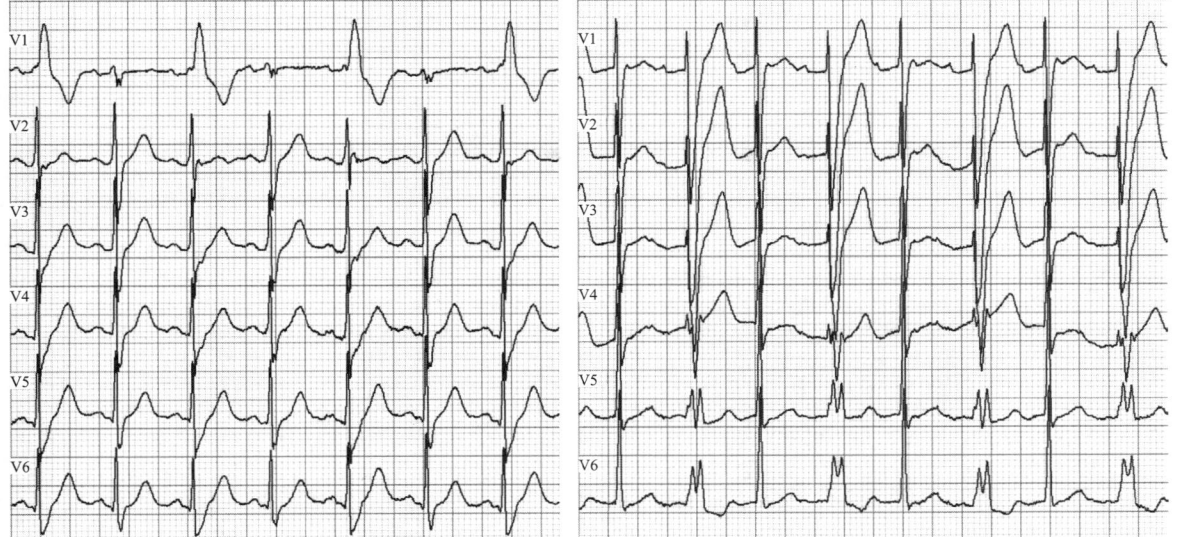

图3-6-20　间歇性交替性束支传导阻滞形成机制图解

> 间歇性交替性束支传导阻滞，应与室性期前收缩二联律鉴别。鉴别要点是前者呈束支传导阻滞图形的QRS波，其PR间期≥120 ms。下图中QRS波呈左束支传导阻滞图形的PR间期<120 ms，为室性期前收缩（PVC）。

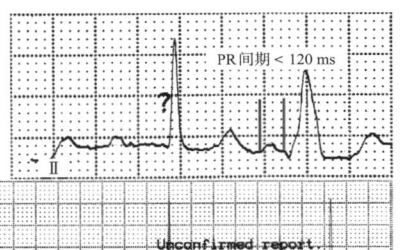

女性，55岁。
窦性心率81次/分；
PR间期270 ms；
QRS波时间100 ms。

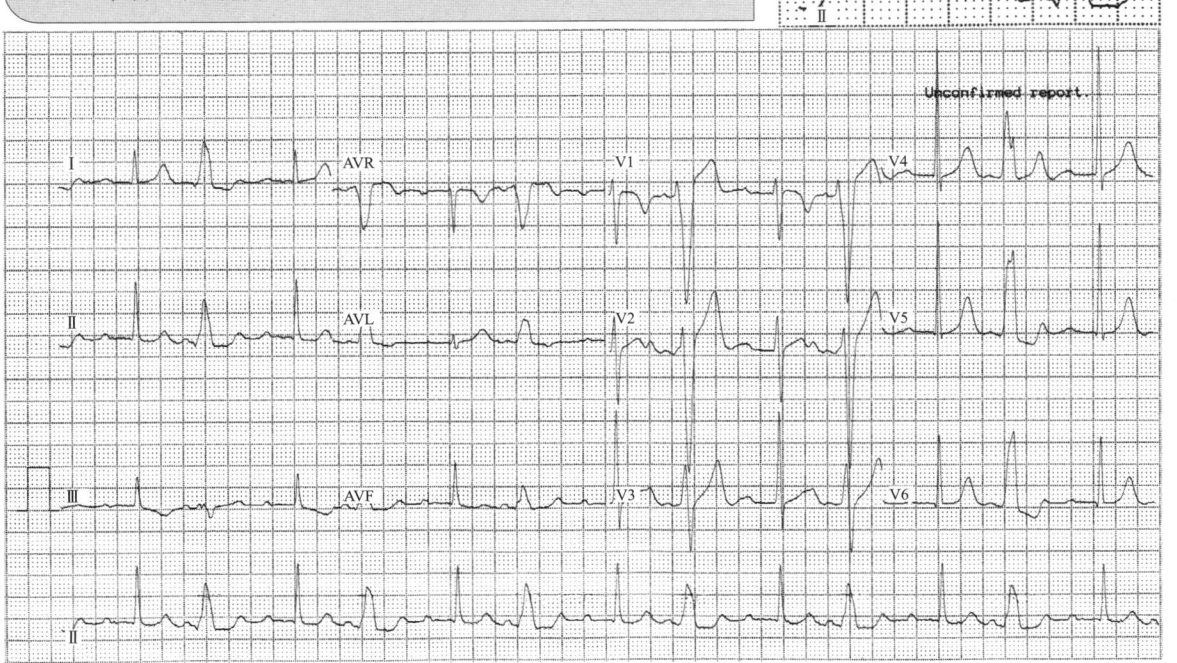

窦性心律
室性期前收缩二联律
一度房室传导阻滞

图3-6-21　间歇性交替性束支传导阻滞与室性期前收缩的鉴别实例

4. 束支传导阻滞与室性期前收缩

适时的、起源于束支传导阻滞侧的室性期前收缩，提前激动阻滞侧心室肌，可使得室性期前收缩的QRS波窄于窦性下传的QRS波（详见室性期前收缩与束支传导阻滞）。

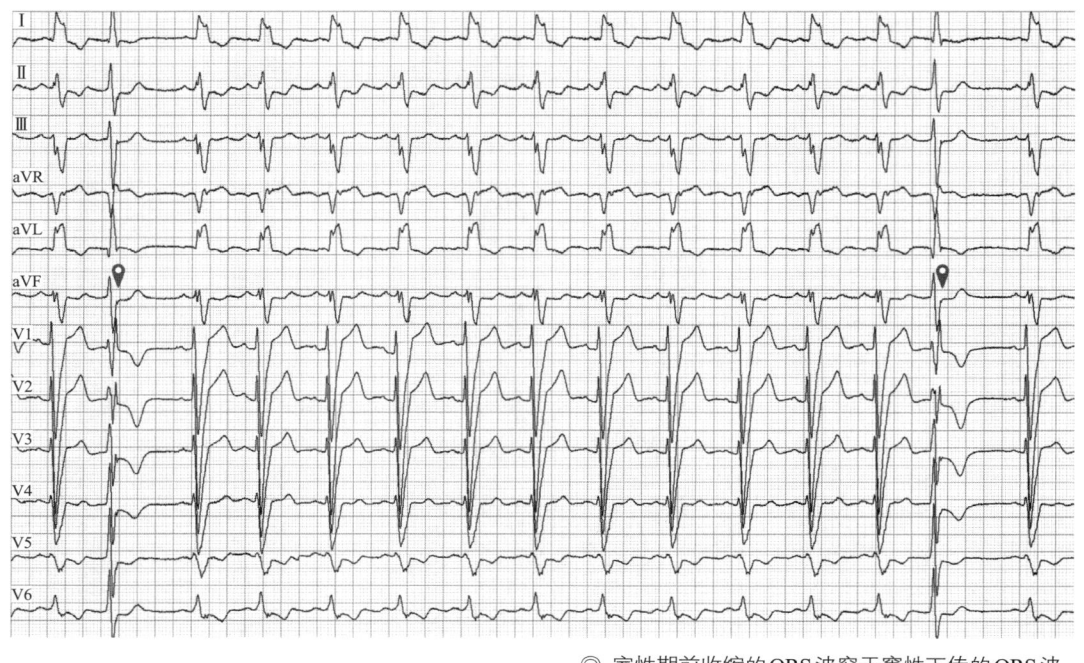

◎ 室性期前收缩的QRS波窄于窦性下传的QRS波。

窦性心律
室性期前收缩
完全性左束支传导阻滞

女性，73岁。
窦性心率77次/分；
PR间期167 ms；
QRS波时间178 ms。

图中有两次提前的QRS波（标记处），前无相关P波，QRS波宽大畸形，为室性期前收缩。室性期前收缩的QRS波呈右束支传导阻滞图形，提示室性冲动起源于左心室，提前激动左心室，使得室性期前收缩的QRS波窄于窦性下传呈左束支传导阻滞图形的QRS波。

图3-6-22　束支传导阻滞与室性期前收缩实例一

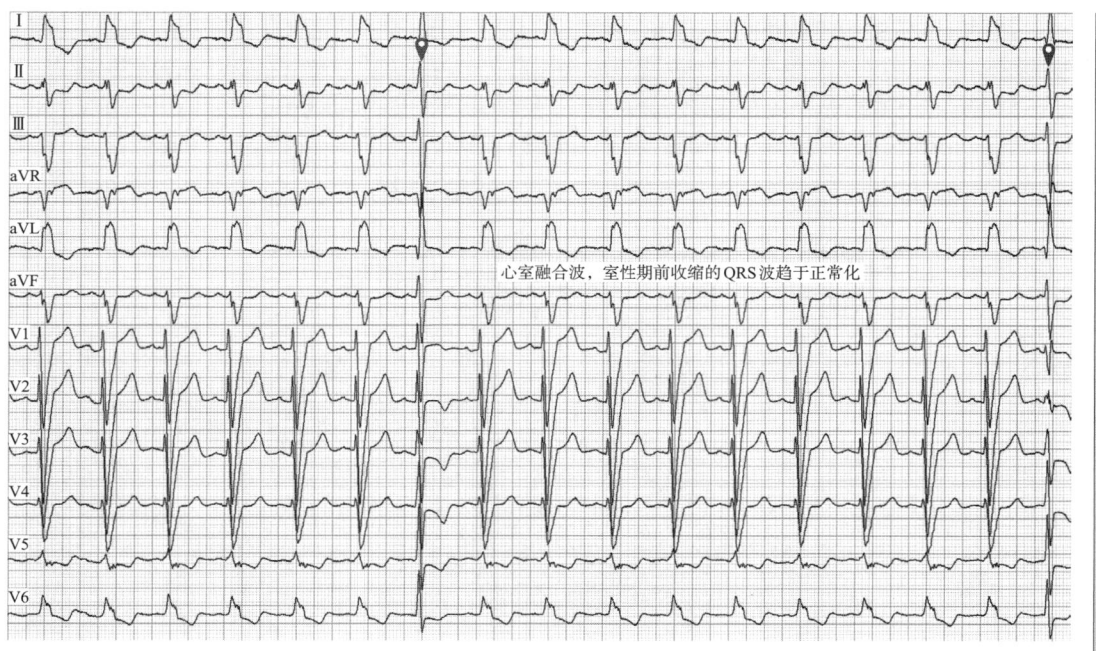

心室融合波，室性期前收缩的QRS波趋于正常化

窦性心率85次/分；
PR间期172 ms；
QRS波时间178 ms。

左图为图3-6-22病例次日心电图。图中可见一次形态基本正常的QRS波（标记处），QRS波前有窦性P波，但PR间期短于其他PR间期，属于心室融合波，也为室性期前收缩。最后一次QRS波呈不完全性右束支传导阻滞图形，窦性P波终末重叠在QRS波起始，也属于室性期前收缩的心室融合波，但融合程度少于前一次室性期前收缩。

图3-6-23　束支传导阻滞与室性期前收缩实例的其他心电图

(二)双束支传导阻滞

双束支传导阻滞是指左右束支主干同时发生传导阻滞。

束支传导阻滞程度可呈一度、二度和三度。当双束支均呈三度传导阻滞时,称为完全性双束支阻滞。当双束支呈一度和(或)二度传导阻滞,称为不完全性双束支传导阻滞。不完全性双束支传导阻滞可各自出现或合并不同程度的传导阻滞,心电图表现复杂。

- 心电图表现为PR间期延长,QRS波正常。
- 机制:双束支同时为一度传导阻滞,传导速度延缓的程度相等(图3-6-24A)。

此类型心电图被诊断为一度房室传导阻滞,心电图不能确诊阻滞部位在双束支。

- 心电图表现为PR间期延长,QRS波呈一侧束支传导阻滞图形。
- 机制:双束支同时为一度传导阻滞,但双束支传导速度延缓的程度不同,一侧束支传导速度更延缓(图3-6-24B);或一侧束支为一度传导阻滞,而另一侧束支为三度传导阻滞(图3-6-24C)。

此类型心电图被诊断为一度房室传导阻滞伴束支传导阻滞,心电图可提示阻滞部位在双束支。

- 心电图表现为房室呈2∶1传导,QRS波正常,PR间期可延长。
- 机制:双束支同时为二度传导阻滞,均以同步2∶1传导(图3-6-24D)。

此类型心电图被诊断为二度房室传导阻滞呈2∶1传导,心电图不能确诊阻滞部位在双束支。

- 心电图表现为房室呈2∶1传导,QRS波呈一侧束支传导阻滞图形。
- 机制:双束支同时为二度传导阻滞,均以同步2∶1传导,但传导速度不等,一侧束支传导速度更延缓(图3-6-25A)。一侧束支为三度传导阻滞,另一侧束支为二度传导阻滞呈2∶1传导(图3-6-25B)。

此类型心电图被诊断为二度房室传导阻滞呈2∶1传导,伴束支传导阻滞,心电图可提示阻滞部位在双束支。

- 心电图表现为交替出现左右束支传导阻滞图形。
- 机制:双束支同时为二度传导阻滞呈2∶1,但不是同步传导,双束支传导速度相等或不相等(图3-6-25C)。一侧束支为一度传导阻滞,另一侧束支为二度传导阻滞(图3-6-25D)。

此类型心电图被诊断为交替性双束支传导阻滞,可以提示阻滞部位在双束支。

- 心电图表现为房室传导完全中断,逸搏点位于阻滞区以下,QRS波明显宽大畸形,心率低,通常<40次/分。
- 机制:当双侧束支均为三度传导阻滞(图3-6-25E)。此类型心电图被诊断为三度房室传导阻滞,室性逸搏心律,心电图可提示阻滞部位在双束支。

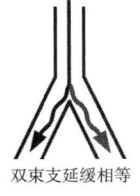
双束支延缓相等
A

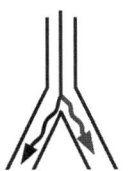
右束支更缓慢　左束支更缓慢
B

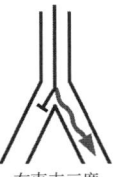
右束支三度　左束支三度
左束支一度　右束支一度
C

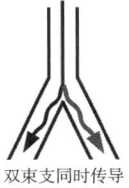
双束支同时传导速度相同

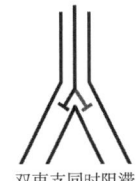
双束支同时阻滞
D

图3-6-24　双束支传导阻滞形成机制示意图(A~D)

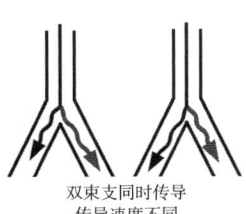
双束支同时传导
传导速度不同
A

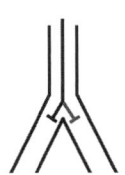
双束支同时阻滞

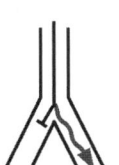
右束支三度　左束支二度2∶1

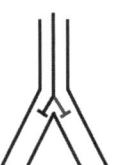
左束支三度　右束支二度2∶1
B

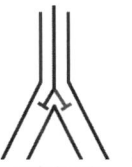

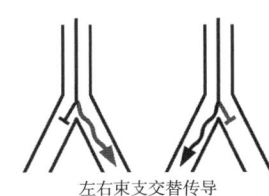
左右束支交替传导
C

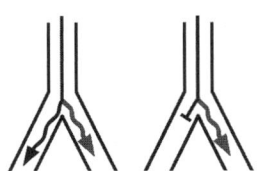
右束支一度,传导速度慢于左束支　左束支一度,传导速度慢于右束支
左束支二度2∶1　　　　　　　　　右束支二度2∶1
D

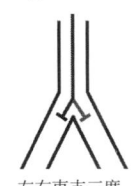
左右束支三度
E

图3-6-25　双束支传导阻滞形成机制示意图(A~E)

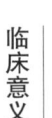

临床意义：双束支传导阻滞尽可能在心电图上明确诊断,以便选择临床处理原则。

1. 一度房室传导阻滞伴一侧束支传导阻滞

一度房室传导阻滞（PR间期延长）伴一侧束支传导阻滞，阻滞部位可以是房室结或房室束，并合并一侧束支传导阻滞；也可以是双束支传导阻滞。从双束支传导阻滞角度分析，提示双束支同时为一度传导阻滞，但双束支传导速度延缓的程度不同；或一侧束支为一度传导阻滞，而另一侧束支为三度传导阻滞。以下两个心电图均表现为一度房室传导阻滞，QRS波呈一侧束支传导阻滞。

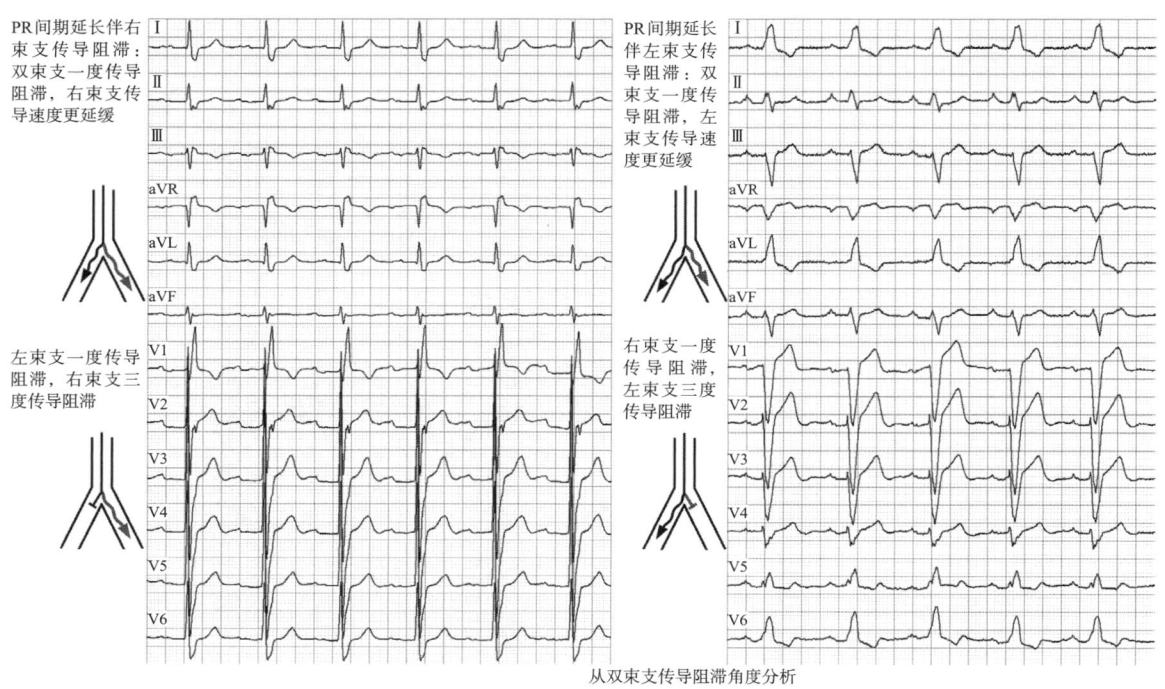

图3-6-26　一度房室传导阻滞伴一侧束支传导阻滞实例形成机制图解

（1）一度房室传导阻滞伴右束支传导阻滞

一度房室传导阻滞伴右束支传导阻滞是常见的，常不被关注。单次心电图很难确认双束支传导阻滞，复查心电图，有助于明确诊断。

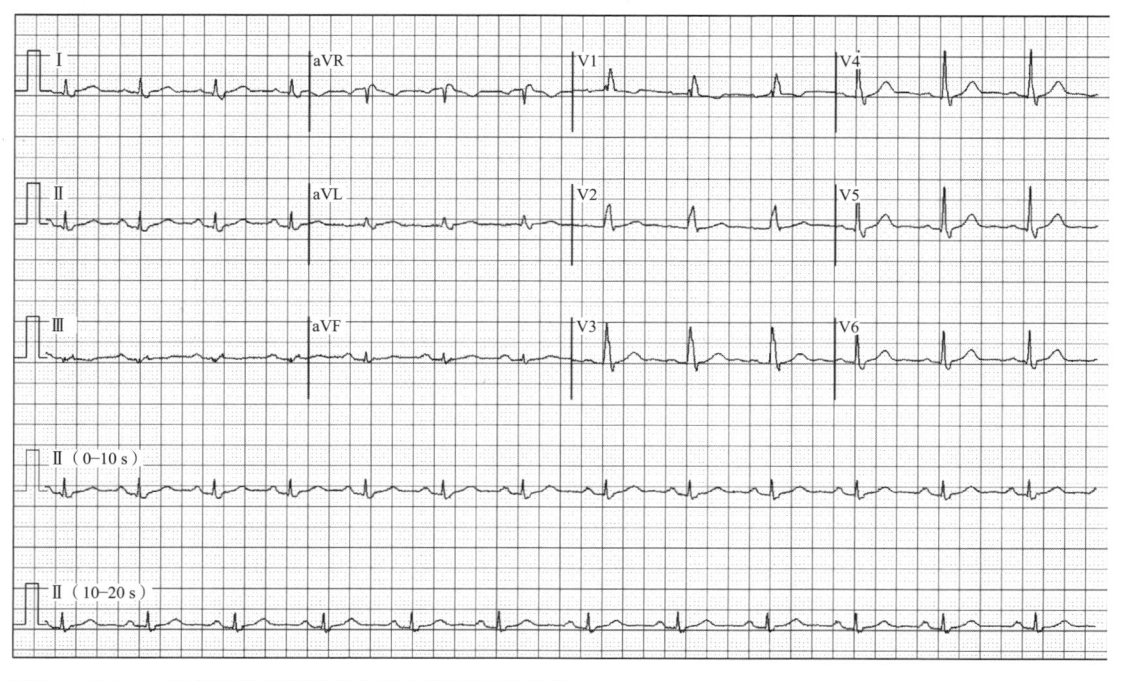

图3-6-27　一度房室传导阻滞伴右束支传导阻滞实例

本病例约3年后的心电图见下图。图中大部分呈2:1房室传导，并有一次呈3:1房室传导，PR间期延长，所有的PR间期相等，QRS波呈左束支传导阻滞图形。

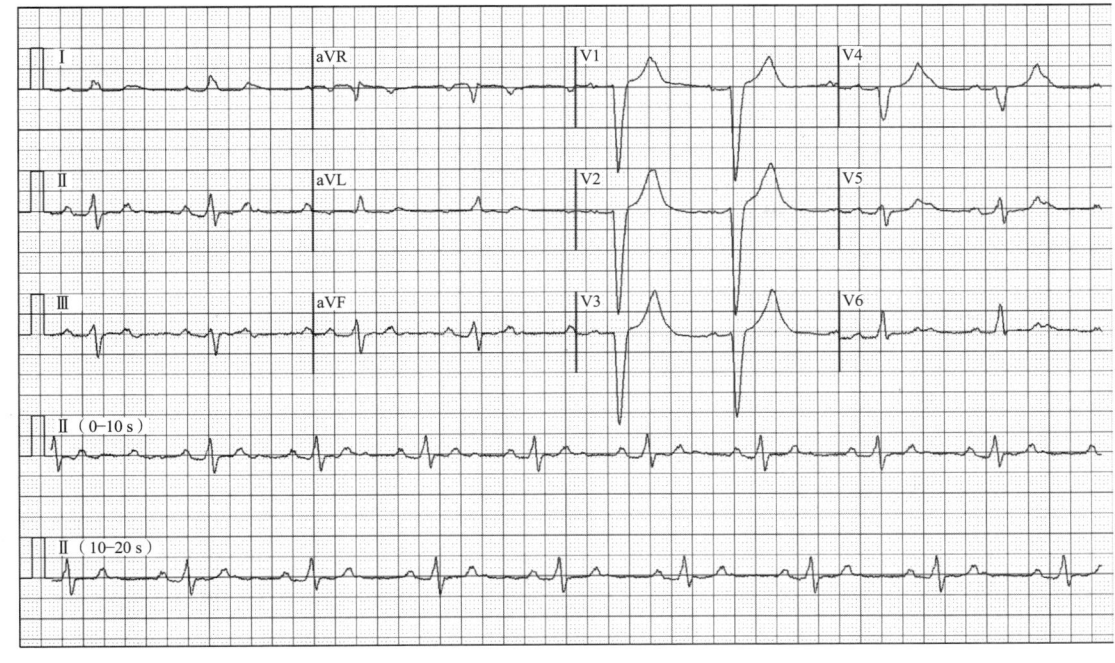

窦性心率100次/分；
PR间期240 ms；
QRS波时间152 ms。

窦性心律
二度二型房室传导阻滞
高度房室传导阻滞
完全性左束支传导阻滞

图3-6-28　一度房室传导阻滞伴右束支传导阻滞实例的其他心电图

后心电图大部分为二度房室传导阻滞呈2:1传导伴左束支传导阻滞，提示双束支同时为二度传导阻滞，均以同步2:1传导，但左束支传导更延缓；或左束支为三度传导阻滞，右束支为二度传导阻滞呈2:1传导。根据后心电图推测前心电图，前心电图一度房室传导阻滞伴右束支传导阻滞，是双束支同时为一度传导阻滞，右束支传导速度更延缓。心电图复查，能确诊均存在双束支传导阻滞。

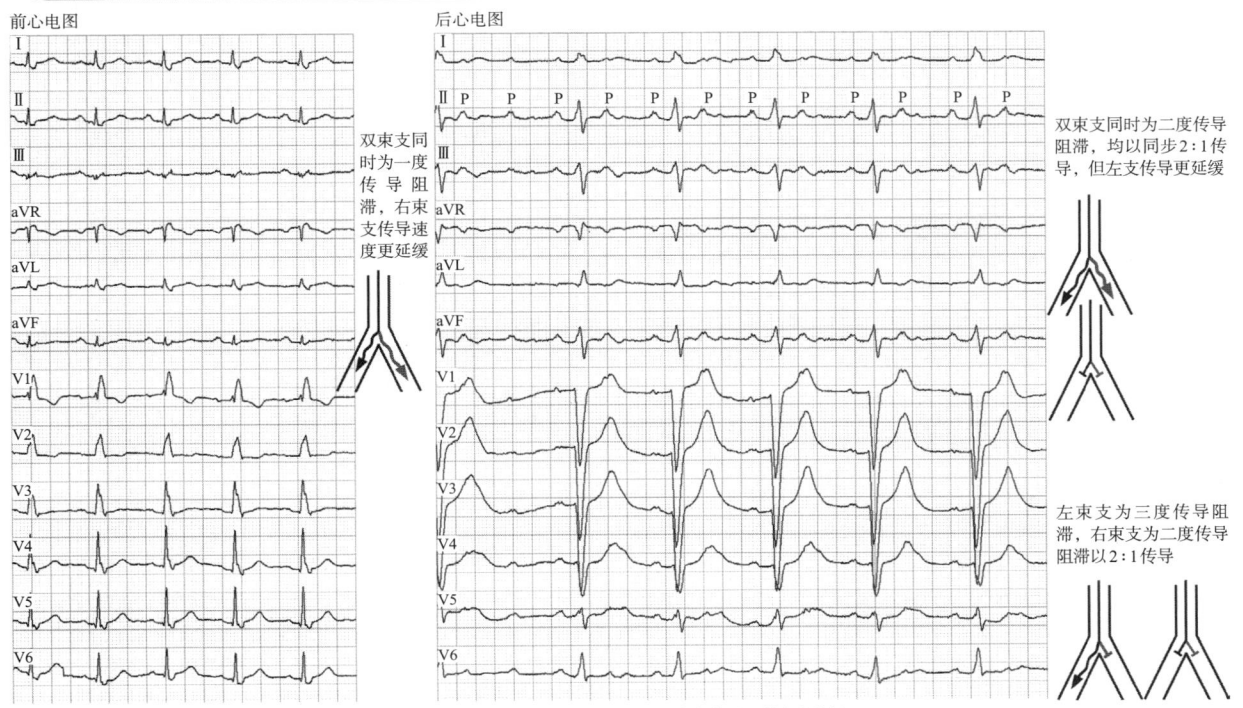

从双束支传导阻滞角度分析

图3-6-29　一度房室传导阻滞伴右束支传导阻滞实例形成机制图解

（2）一度房室传导阻滞伴左束支传导阻滞

一度房室传导阻滞伴左束支传导阻滞，从双束支传导阻滞角度分析，提示双束支为一度传导阻滞、左束支传导速度慢于右束支；或右束支为一度传导阻滞，左束支为三度传导阻滞。

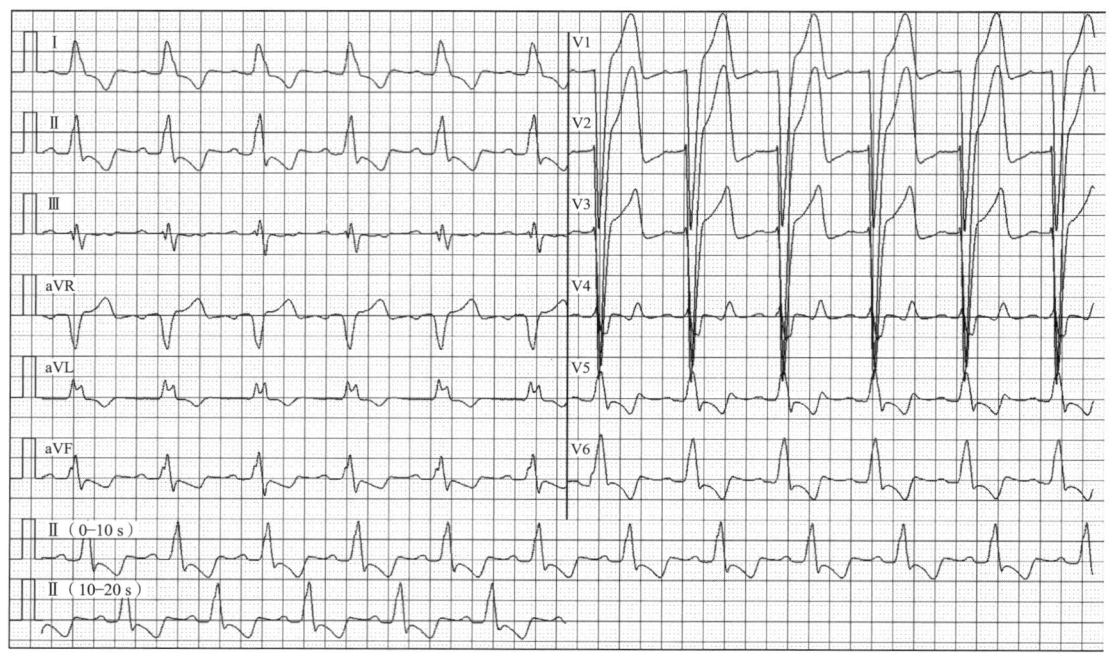

图 3-6-30　一度房室传导阻滞伴左束支传导阻滞实例

本病例约4个月后的心电图见下图。图中见二度二型房室传导阻滞，PR间期更为延长，QRS波呈左束支传导阻滞图形，更为宽大，QT间期更为延长。

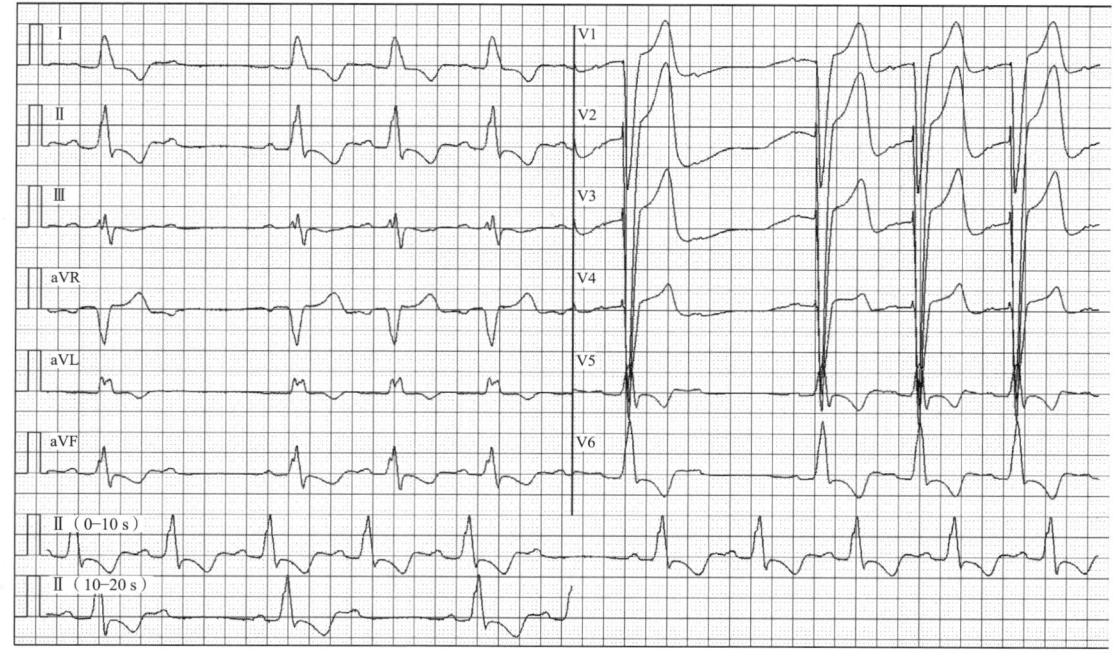

图 3-6-31　一度房室传导阻滞伴左束支传导阻滞实例的其他心电图一

图3-6-31病例次日的心电图见下图。图中见二度房室传导阻滞呈2∶1传导，依据图3-6-31，诊断为二度二型房室传导阻滞呈2∶1传导。PR间期更为延长，QRS波呈左束支传导阻滞图形，更为宽大。QT间期甚延长。

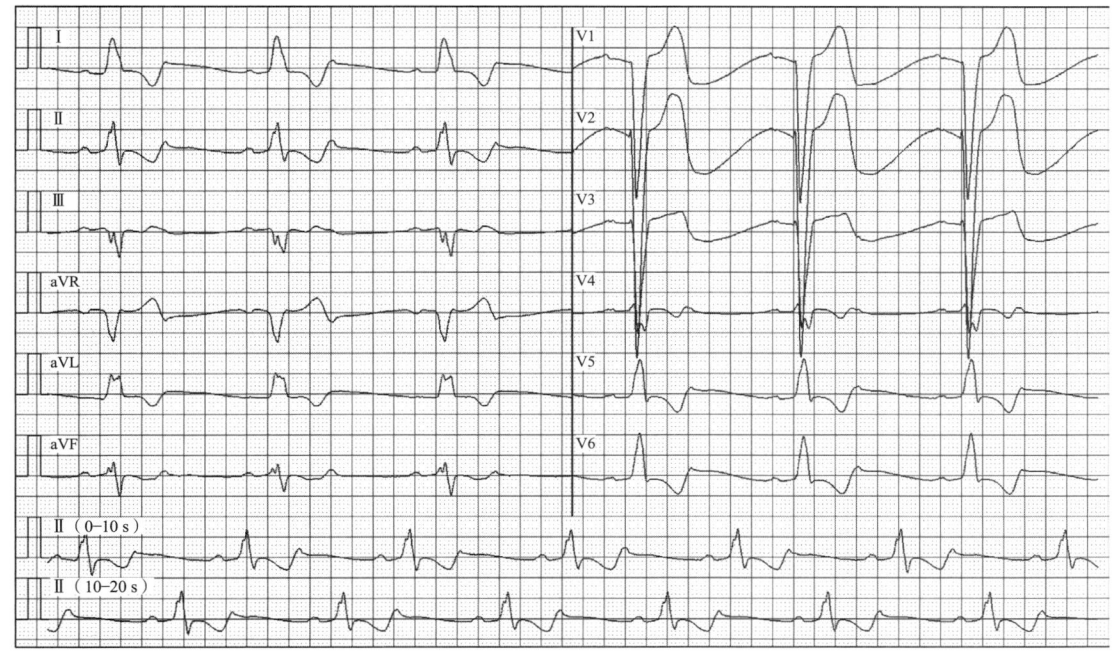

窦性心率76次/分；
PR间期258 ms；
QRS波时间190 ms。

窦性心律
二度二型房室传导阻滞
2∶1传导
完全性左束支传导阻滞
QT间期延长

图3-6-32　一度房室传导阻滞伴左束支传导阻滞实例的其他心电图二

本病例3次心电图演变，可以确诊存在双束支传导阻滞。左束支始终为三度传导阻滞。出现房室传导阻滞是因为右束支传导阻滞在进展，从一度传导阻滞（第一次，左图，PR间期延长），进展为间歇性二度传导阻滞（第二次，中图，部分P波后脱落QRS波），再进展为持续性二度传导阻滞呈2∶1传导（第三次，右图，房室呈2∶1传导）。

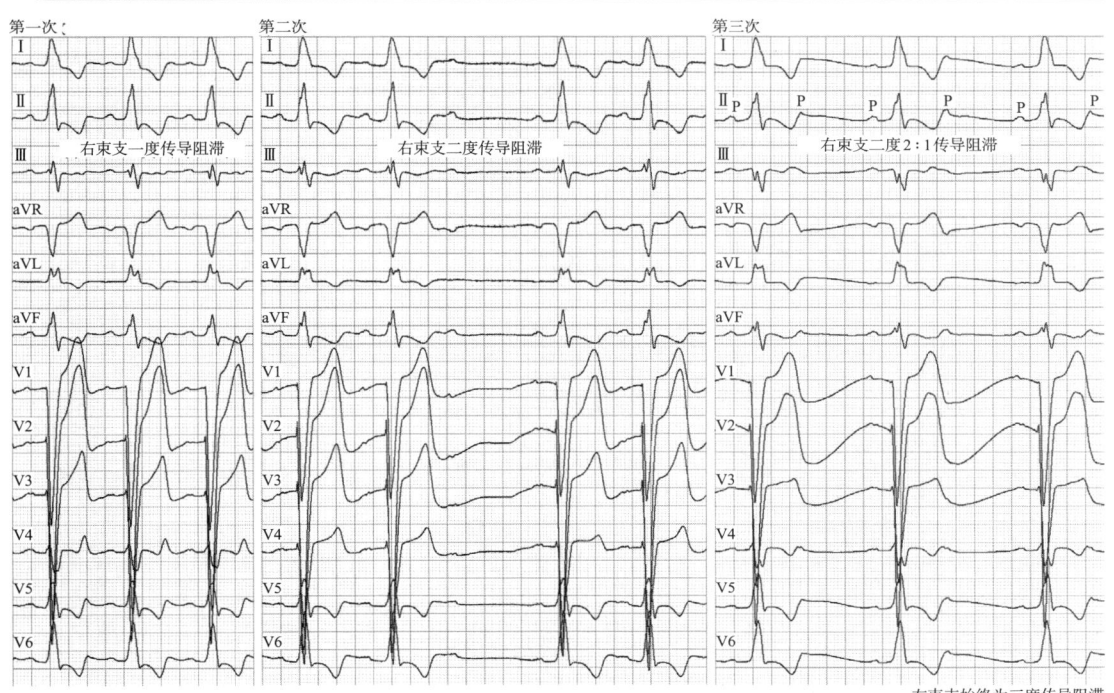

左束支始终为三度传导阻滞

图3-6-33　一度房室传导阻滞伴左束支传导阻滞实例形成机制图解

2. 二度房室传导阻滞呈2∶1传导QRS波正常与双束支传导阻滞

二度房室传导阻滞呈2∶1传导，QRS波正常，尽管存在双束支传导阻滞的可能，但心电图不能确诊。从束支传导阻滞角度分析，提示双束支同时为二度传导阻滞，均以同步2∶1传导。

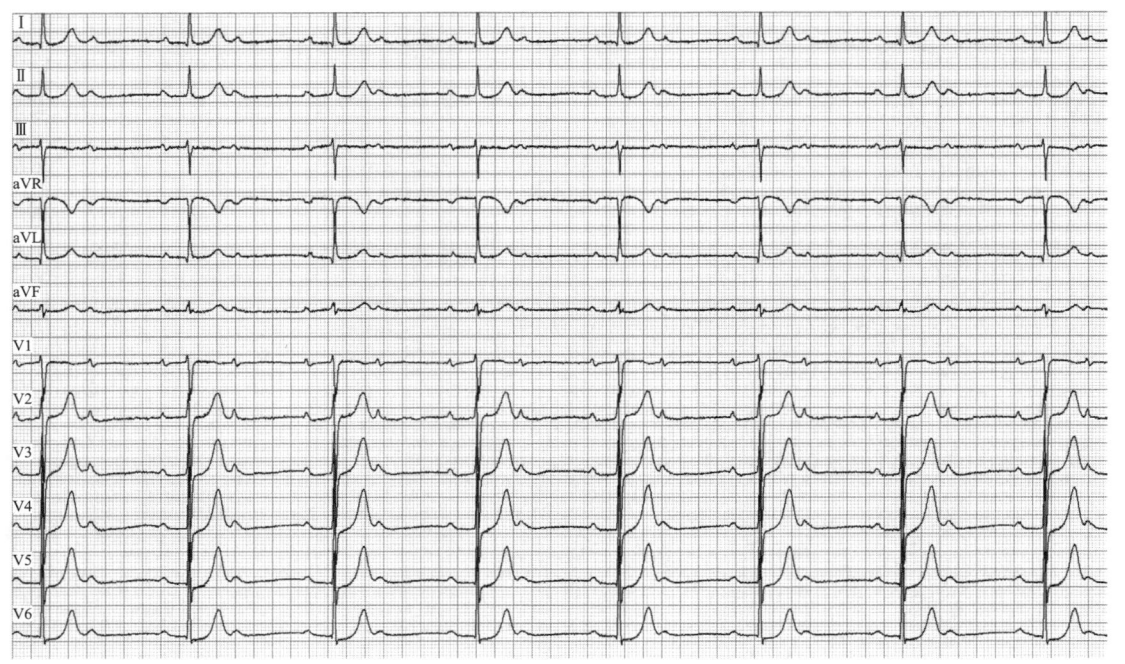

男性，75岁。
窦性心率79次/分；
PR间期278 ms；
QRS波时间99 ms。

窦性心律
二度房室传导阻滞
2∶1传导

图3-6-34　二度房室传导阻滞呈2∶1传导QRS波正常与双束支传导阻滞实例

本病例约2年前的心电图见下图。图中见二度一型房室传导阻滞，第一个下传的PR间期延长。另可见一次QRS波呈右束支传导阻滞图形（标记处）。

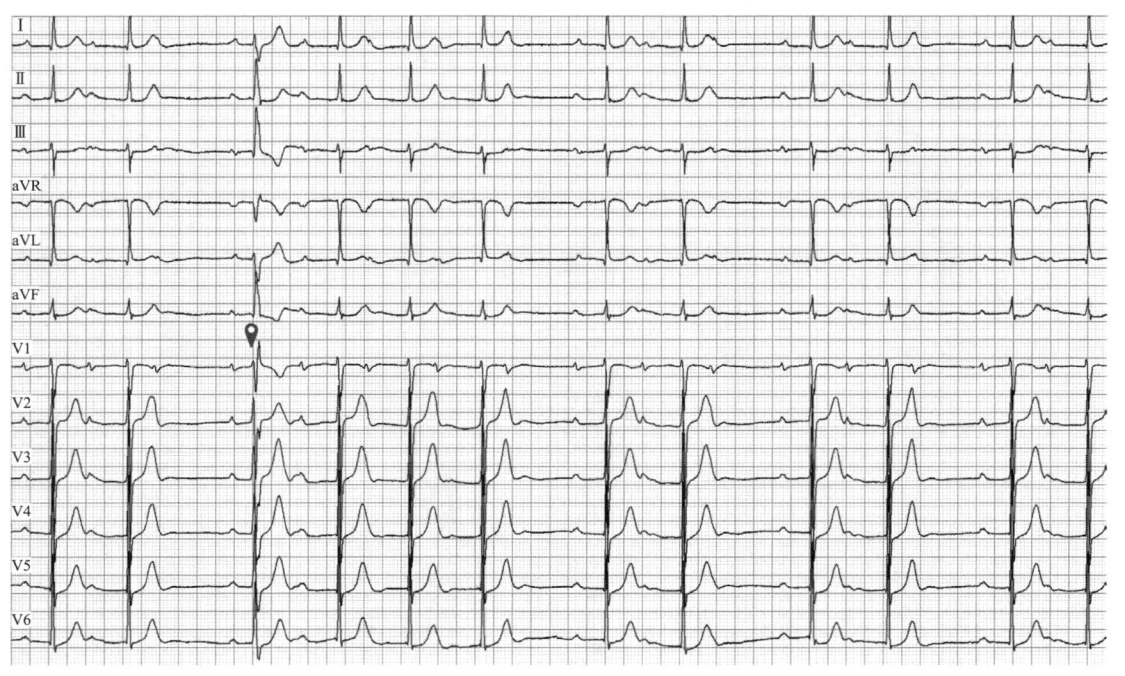

窦性心率78次/分；
PR间期254 ms；
QRS波时间184 ms。

窦性心律
二度一型房室传导阻滞
间歇性慢频率依赖性完全性右束支传导阻滞

图3-6-35　二度房室传导阻滞呈2∶1传导QRS波正常与双束支传导阻滞实例的其他心电图

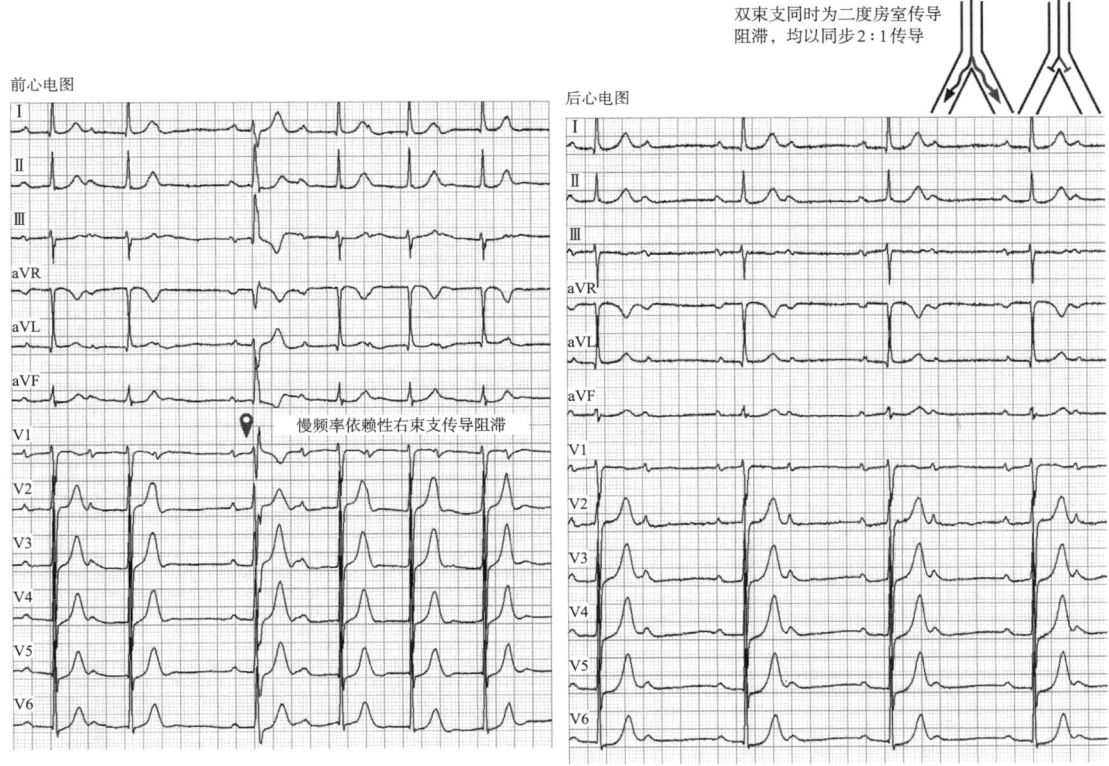

图3-6-36　二度房室传导阻滞呈2∶1传导QRS波正常与双束支传导阻滞实例形成机制图解

3. 二度房室传导阻滞呈2∶1传导伴束支传导阻滞与双束支传导阻滞

二度房室传导阻滞呈2∶1传导，伴束支传导阻滞，提示双束支同时为二度传导阻滞，均以同步2∶1传导，一侧束支传导更延缓；或一侧束支为三度传导阻滞，另一侧束支为二度传导阻滞呈2∶1传导。下图二度房室传导阻滞呈2∶1传导，伴右束支传导阻滞，提示双束支同时为二度传导阻滞，均以同步2∶1传导，右束支传导更延缓；或右束支为三度传导阻滞，左束支为二度传导阻滞以2∶1传导。

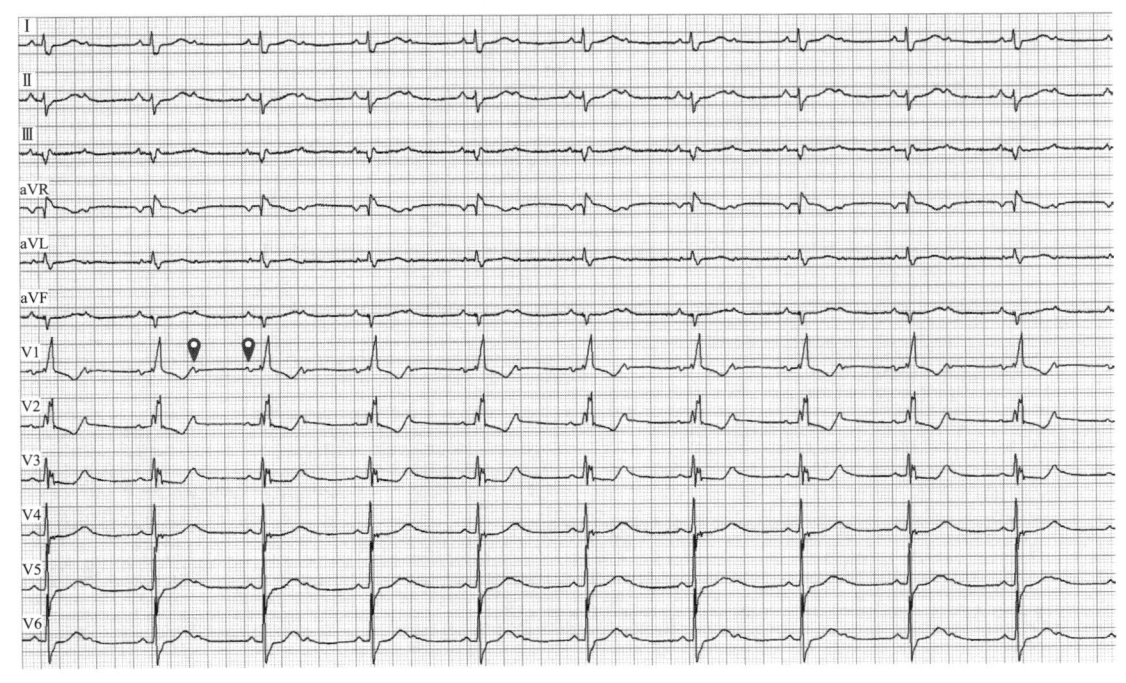

图3-6-37　二度房室传导阻滞呈2∶1传导伴束支传导阻滞与双束支传导阻滞实例一

下图二度房室传导阻滞呈2∶1传导，伴左束支传导阻滞，提示双束支同时为二度传导阻滞，均以同步2∶1传导，左束支传导更延缓；或左束支为三度传导阻滞，右束支为二度传导阻滞呈2∶1传导。

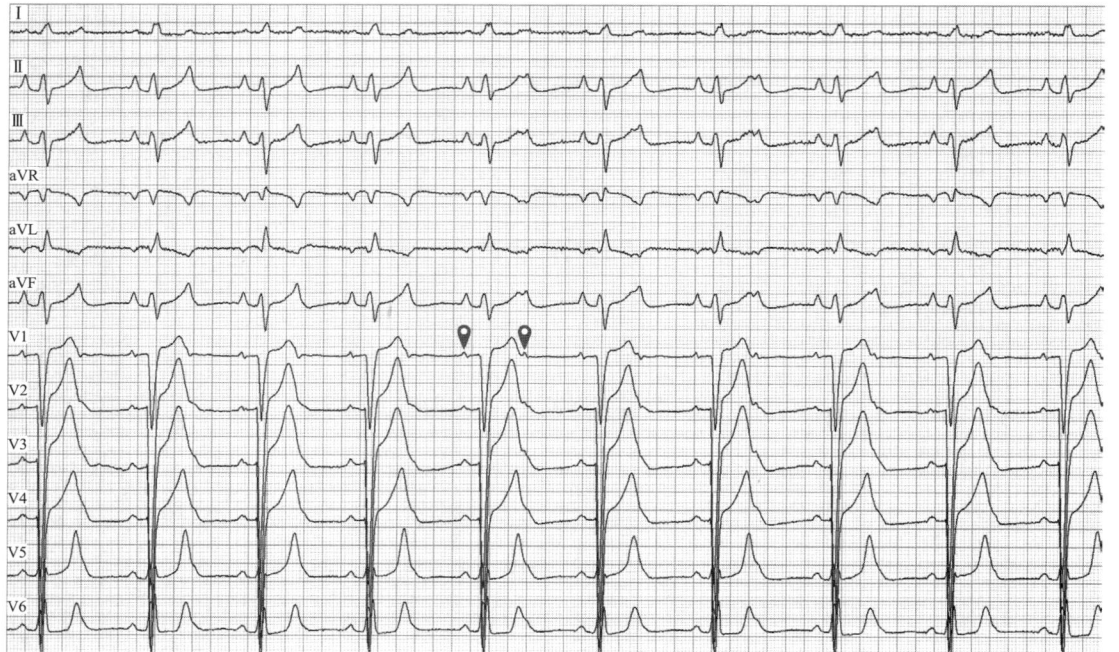

男性，63岁。
窦性心率98次/分；
PR间期197 ms；
QRS波时间150 ms。

窦性心律
二度房室传导阻滞
2∶1传导
完全性左束支传导阻滞
P波异常

图3-6-38　二度房室传导阻滞呈2∶1传导伴束支传导阻滞与双束支传导阻滞实例二

二度房室传导阻滞呈2∶1传导，伴束支传导阻滞，根据心电图演变，可以明确阻滞部位在双束支。

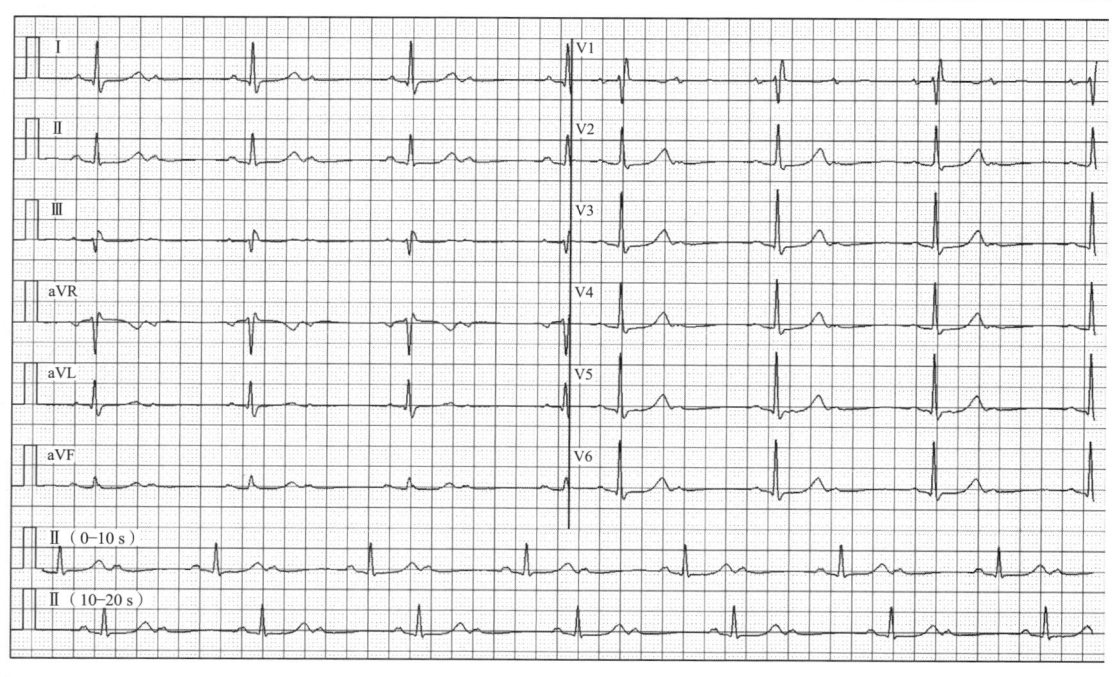

女性，64岁。
窦性心率80次/分；
PR间期190 ms；
QRS波时间122 ms。

窦性心律
二度房室传导阻滞
2∶1传导
完全性右束支传导阻滞

图3-6-39　二度房室传导阻滞呈2∶1传导伴束支传导阻滞与双束支传导阻滞实例三

实例三为急性发病的心电图,右图为治疗后心电图。右图中PR间期正常,仅见完全性左束支传导阻滞。前后心电图比较,可以确定急性发病二度房室传导阻滞是由双束支传导阻滞所导致的。双束支同时为二度传导阻滞,均以同步2∶1传导,右束支传导更延缓,右束支并非三度传导阻滞。治疗后仅见左束支传导阻滞,PR间期正常,提示右束支传导性恢复,左束支由二度传导阻滞恢复为一度传导阻滞。

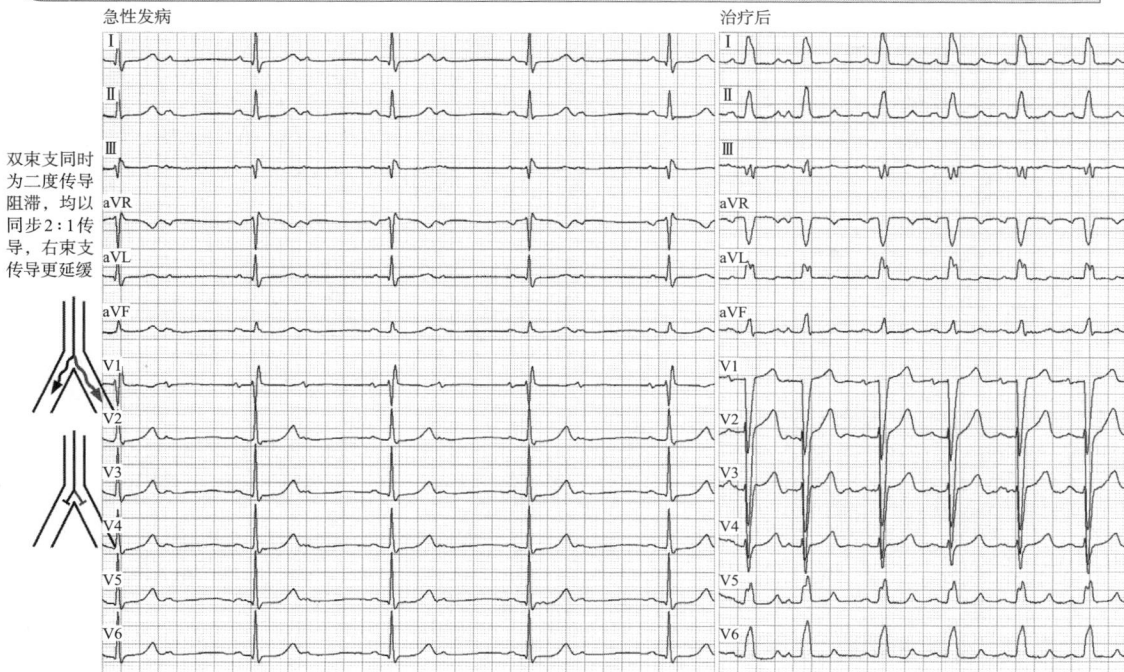

图3-6-40 二度房室传导阻滞呈2∶1传导伴束支传导阻滞与双束支传导阻滞实例三的其他心电图和图解

4. 交替性双束支传导阻滞

交替出现左右束支传导阻滞,提示双束支同时为二度传导阻滞,但不是同步传导,双束支传导速度相等或不相等;或一侧束支为一度传导阻滞,另一侧束支为二度传导阻滞。

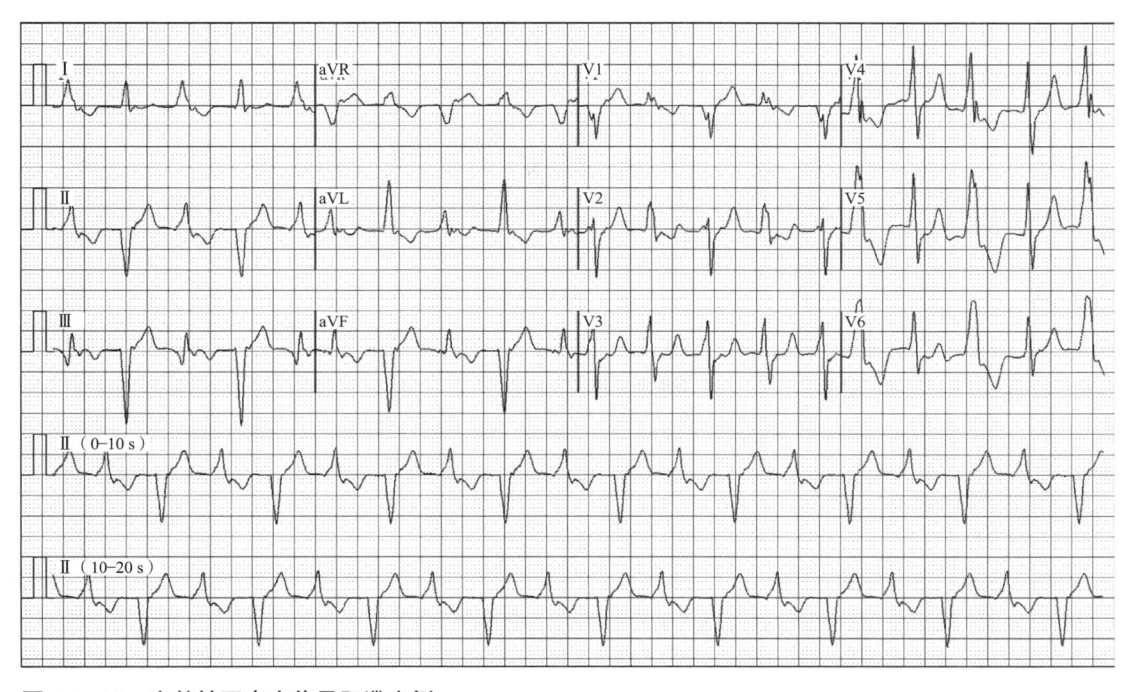

男性,44岁。
窦性心率109次/分;
PR间期400 ms;
QRS波时间150/200 ms。

窦性心动过速
一度房室传导阻滞
交替性双束支传导阻滞

图3-6-41 交替性双束支传导阻滞实例

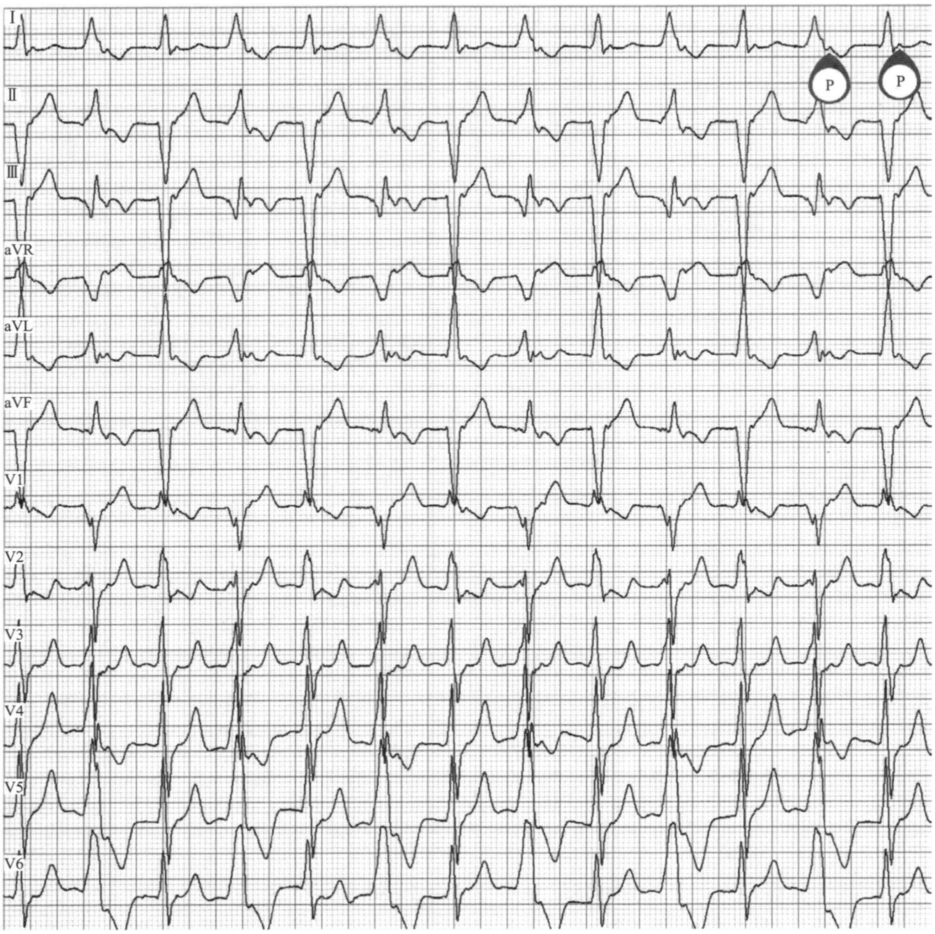

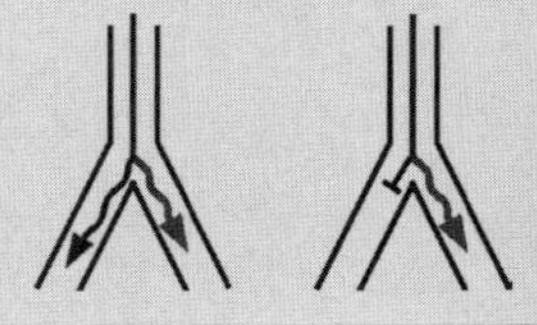

图3-6-42　交替性双束支传导阻滞实例形成机制图解

◎ PR间期延长，P波与QRS波关系恒定，确定QRS波是P波下传的QRS波。

本图PR间期延长伴双束支交替性传导阻滞，有两种机制：
双束支同时为二度传导阻滞2∶1，但不是同步传导。

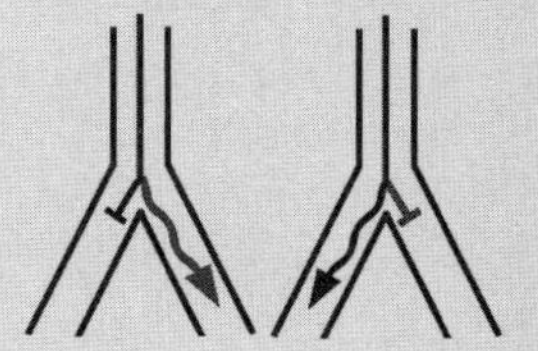

一侧束支为一度传导阻滞，另一侧束支为二度传导阻滞。一度传导阻滞侧的传导速度慢于二度传导阻滞侧的传导速度。

右束支一度，传导速度慢，左束支二度

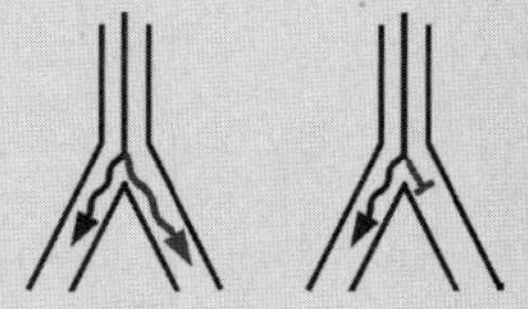

左束支一度，传导速度慢，右束支二度

（1）交替性双束支传导阻滞与室性期前收缩二联律的鉴别

交替性双束支传导阻滞应与室性期前收缩二联律鉴别。窦性下传的QRS波呈一侧束支传导阻滞，若室性期前收缩的QRS波呈对侧束支传导阻滞的图形，有时酷似交替性双束支传导阻滞。

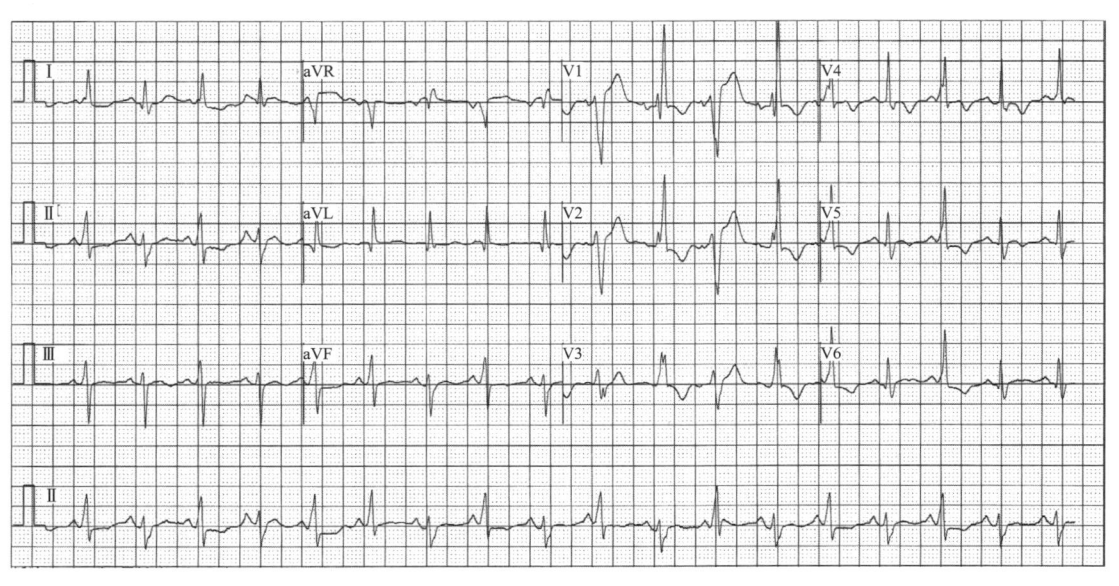

女性，76岁。
窦性心率109次/分；
PR间期120/134 ms；
QRS波时间120 ms。

窦性心动过速
交替性双束支传导阻滞

图3-6-43　交替性双束支传导阻滞与室性期前收缩二联律的鉴别实例一

第一次心电图中QRS波交替呈左右束支传导阻滞图形。呈右束支传导阻滞图形的PR间期>120 ms，可以确定是窦性下传的QRS波，呈左束支传导阻滞图形的PR间期=120 ms，需与室性期前收缩鉴别。再次记录心电图，连续呈左束支传导阻滞的QRS波与P波关系恒定，为窦性下传的QRS波。诊断为交替性双束支传导阻滞。

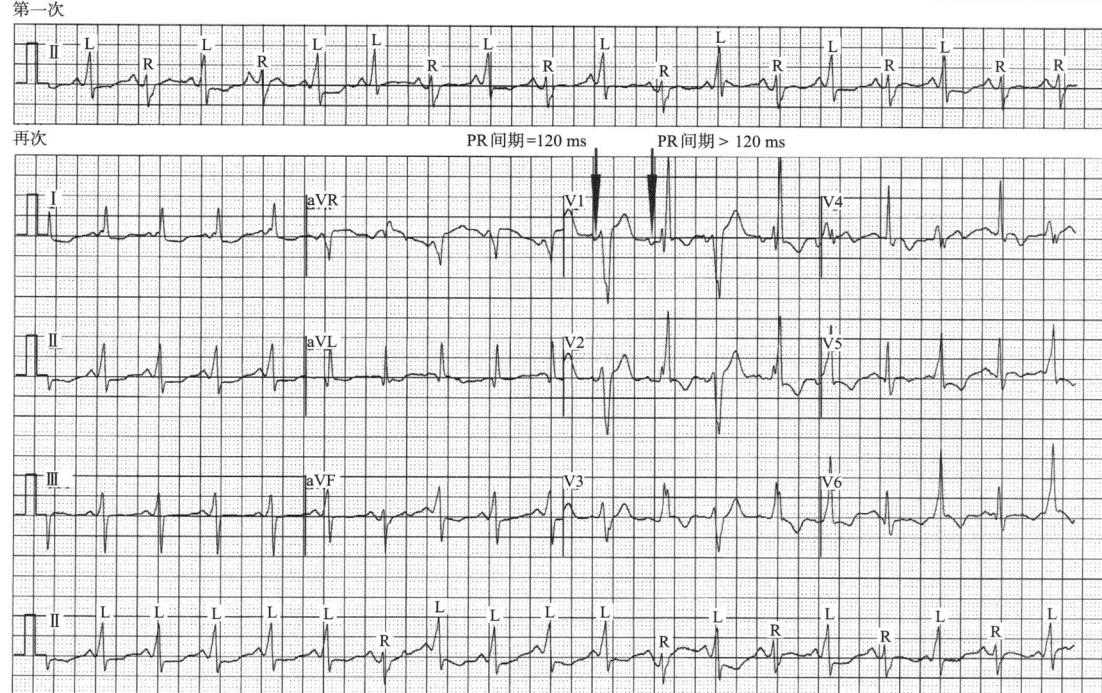

窦性心率111次/分；
PR间期120/136 ms；
QRS波时间120 ms。

◎ 连续呈左束支传导阻滞的QRS波与P波关系恒定，为窦性下传的QRS波。交替性双束支传导阻滞。

图3-6-44　交替性双束支传导阻滞与室性期前收缩二联律的鉴别实例一的其他心电图和图解

交替性双束支传导阻滞与室性期前收缩的鉴别要点是P波与QRS波的关系，有时难以鉴别，需多次记录心电图来鉴别。

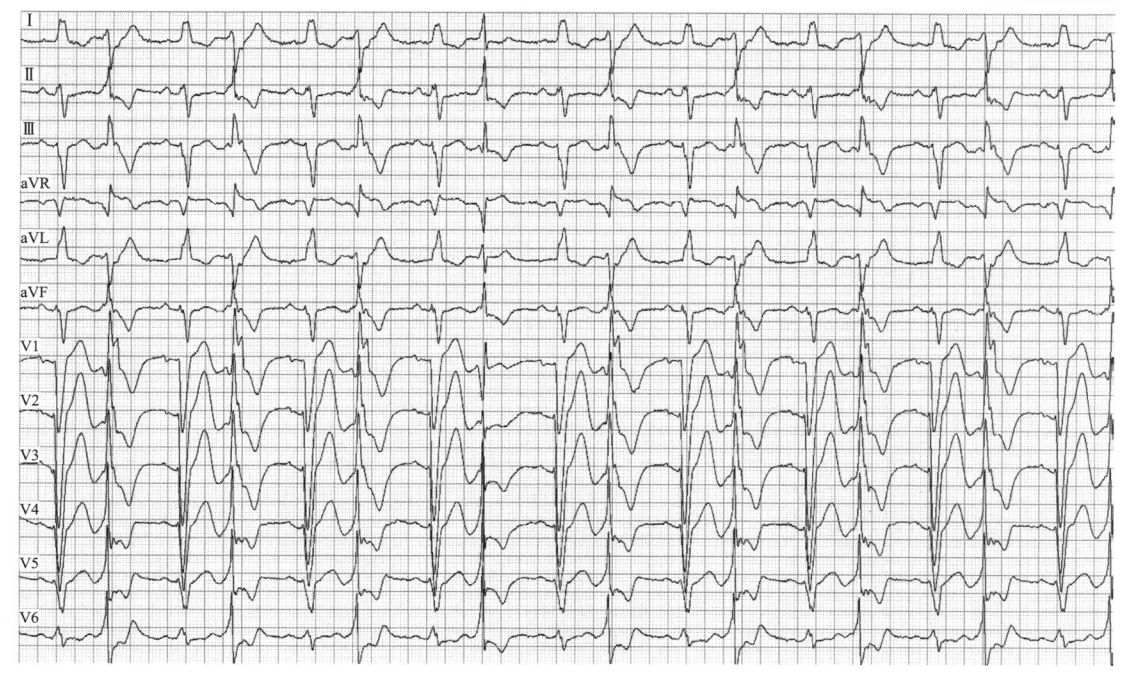

男性，83岁。
窦性心率90次/分；
PR间期206 ms；
QRS波时间156 ms。

窦性心律
室性期前收缩二联律
一度房室传导阻滞
完全性左束支传导阻滞

图3-6-45　交替性双束支传导阻滞与室性期前收缩二联律的鉴别实例二

第一次心电图呈右束支传导阻滞图形的QRS波，其前均有P波，PR间期接近120 ms，疑是下传的QRS波。仅有一次提前的QRS波前无P波（标记处），为室性期前收缩。其QRS波形态与其他呈右束支传导阻滞图形的QRS波相似，提示呈右束支传导阻滞图形的QRS波可能为室性期前收缩。第二次心电图，两图比较，能确诊呈右束支传导阻滞图形的QRS波前无P波，为室性期前收缩。

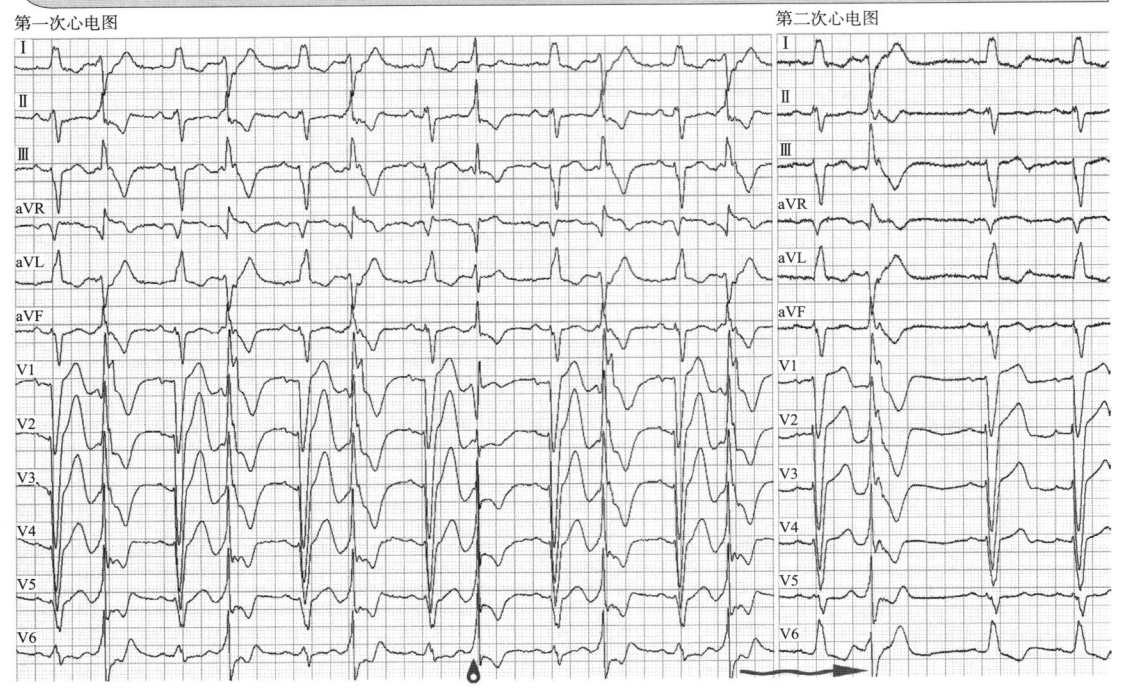

◎ QRS波形态相同，同为室性期前收缩。

图3-6-46　交替性双束支传导阻滞与室性期前收缩二联律的鉴别实例二图解

（2）间歇性交替性双束支传导阻滞

交替性双束支传导阻滞可表现为一侧束支持续性传导阻滞，另一侧束支呈间歇性传导阻滞。间歇性传导阻滞可为偶发性，可有频率依赖性。

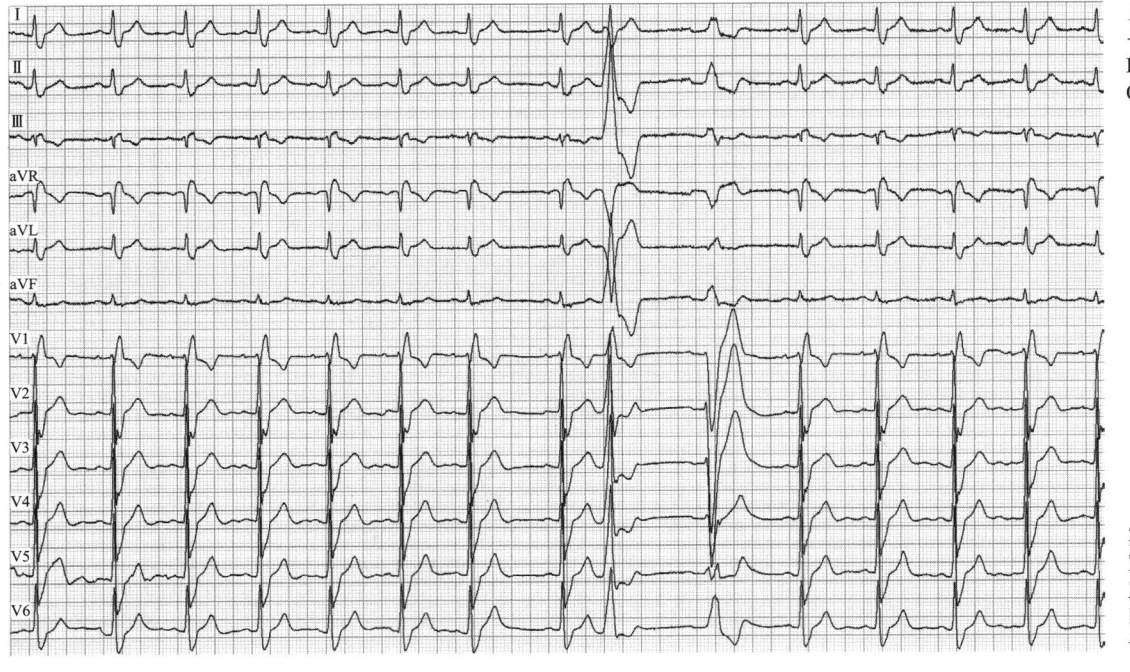

男性，68岁。
平均窦性心率76次/分；
PR间期171/240 ms；
QRS波时间133/165 ms。

窦性心律不齐
室性期前收缩
完全性右束支传导阻滞
间歇性完全性左束支传导阻滞

图3-6-47　间歇性交替性双束支传导阻滞实例一

本病例3年后的心电图见下图，图中QRS波分别呈左右束支传导阻滞图形。呈左束支传导阻滞的PR间期长于呈右束支传导阻滞的PR间期。

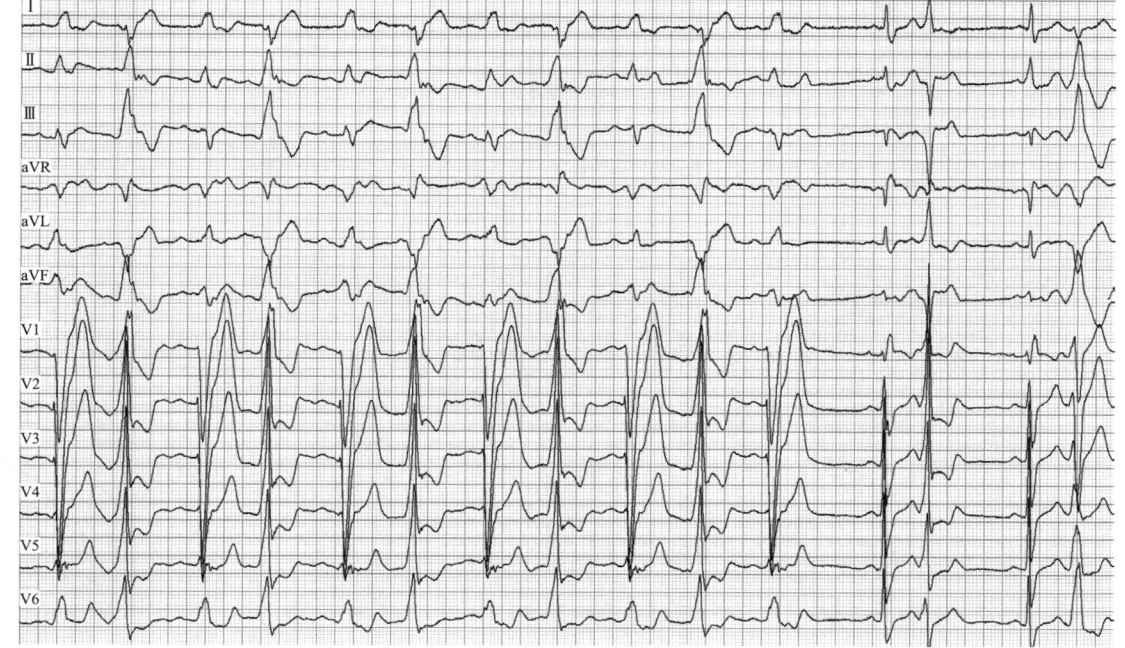

平均窦性心率80次/分；
PR间期160/240 ms；
QRS波时间140/170 ms。

窦性心律不齐
室性期前收缩
完全性左束支传导阻滞
间歇性完全性右束支传导阻滞

图3-6-48　间歇性交替性双束支传导阻滞实例一的其他心电图

不完全性双束支传导阻滞可各自出现或合并不同程度的传导阻滞，间歇性交替性双束支传导阻滞是少见的现象。本病例前后心电图比较可以推测，右束支为持续性一度传导阻滞，而左束支为间歇性一度传导阻滞，且与频率有关。

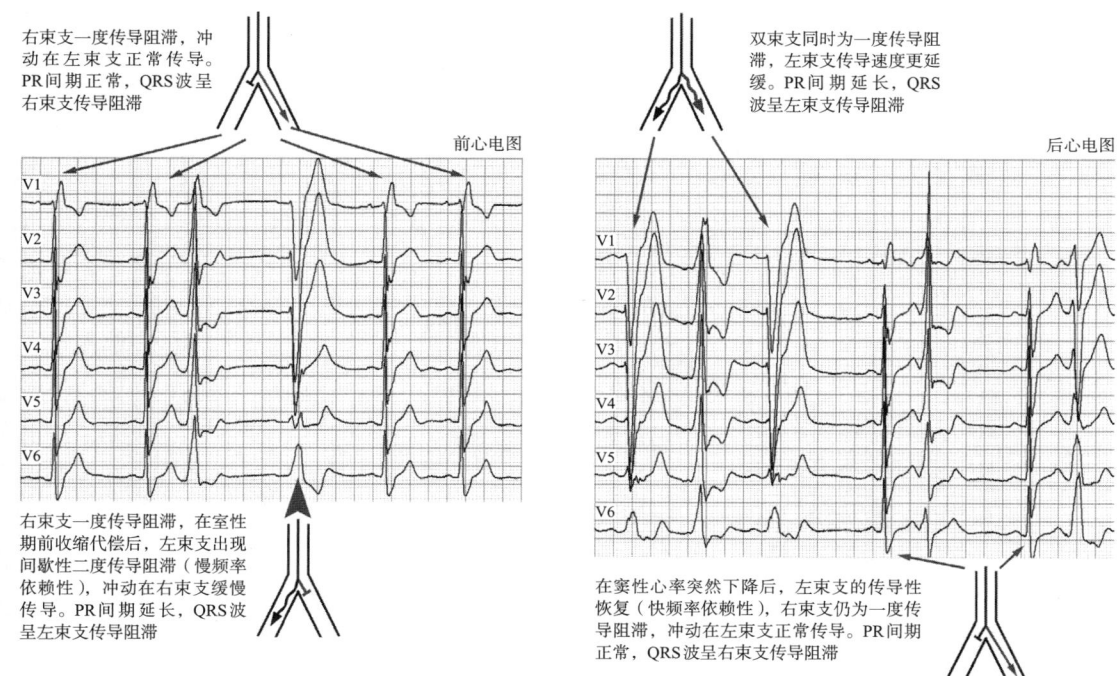

图3-6-49　间歇性交替性双束支传导阻滞实例一形成机制图解

双束支间歇出现交替性传导阻滞，有时有助于阻滞部位的确诊。

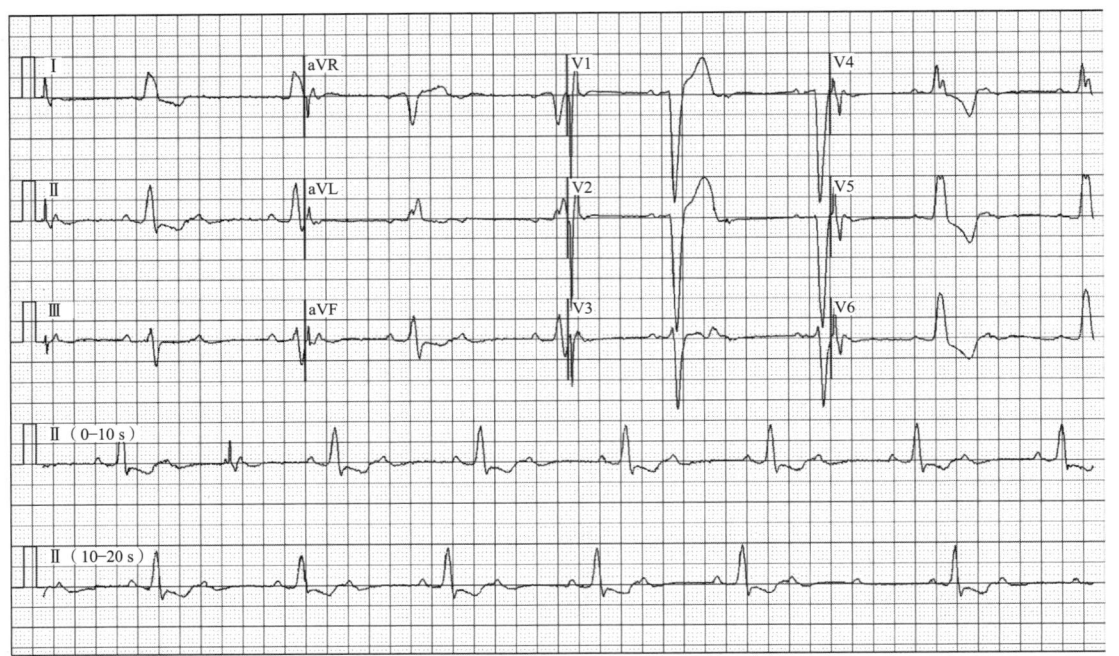

男性，84岁。
窦性心率87次/分；
PR间期207 ms；
QRS波时间144 ms。

窦性心律
二度二型房室传导阻滞
高度房室传导阻滞
完全性左束支传导阻滞
间歇性完全性右束支传导阻滞

图3-6-50　间歇性交替性双束支传导阻滞实例二

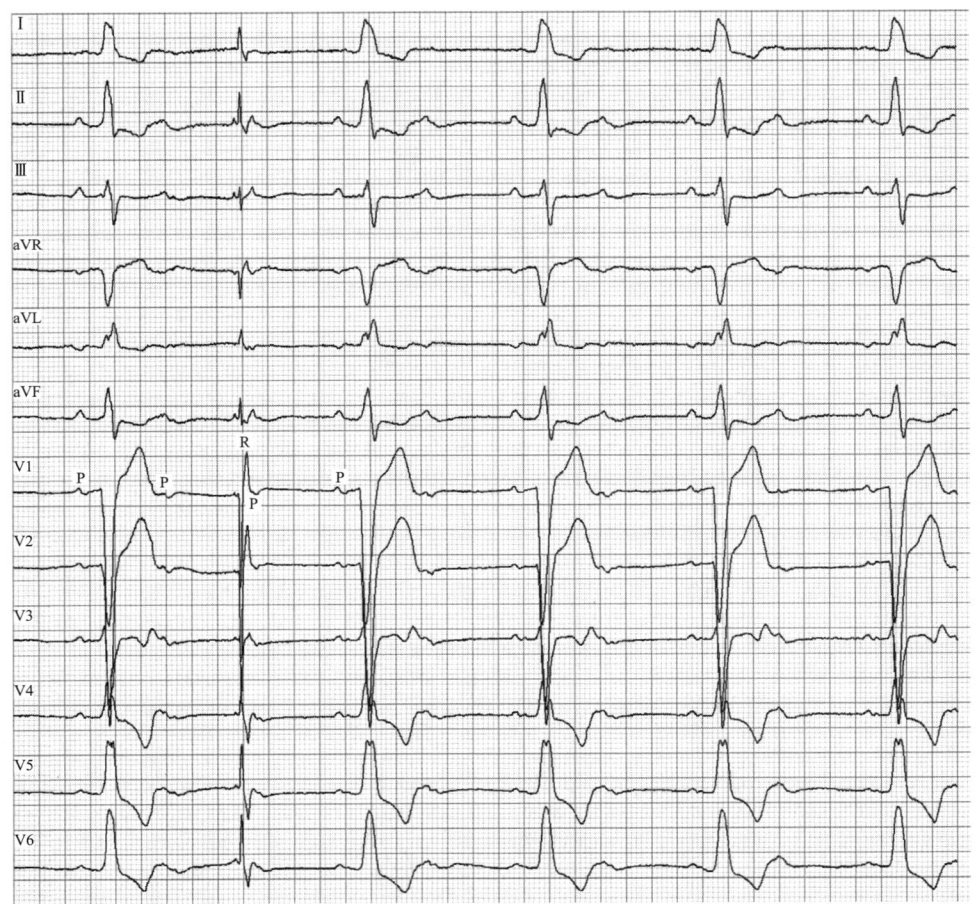

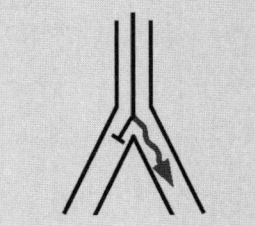

本图均呈二度房室传导阻滞2∶1传导，偶见高度房室传导3∶1传导，伴左束支传导阻滞。图中见一次QRS波呈右束支传导阻滞，并未提前出现。前有P波，PR间期延长，考虑为P波下传的QRS波，提示该冲动在右束支阻滞，经左束支缓慢传导。房室2∶1传导是由于双束支同时为二度传导阻滞，均以同步2∶1传导，左束支传导速度更延缓。

图3-6-51　间歇性交替性双束支传导阻滞实例二图解

双束支传导阻滞，QRS波形态取决于双束支传导的时间差。若双束支的传导速度延缓相等，则QRS波形态正常；若一侧束支传导更延缓，则QRS波形态呈更延缓侧传导阻滞的图形。

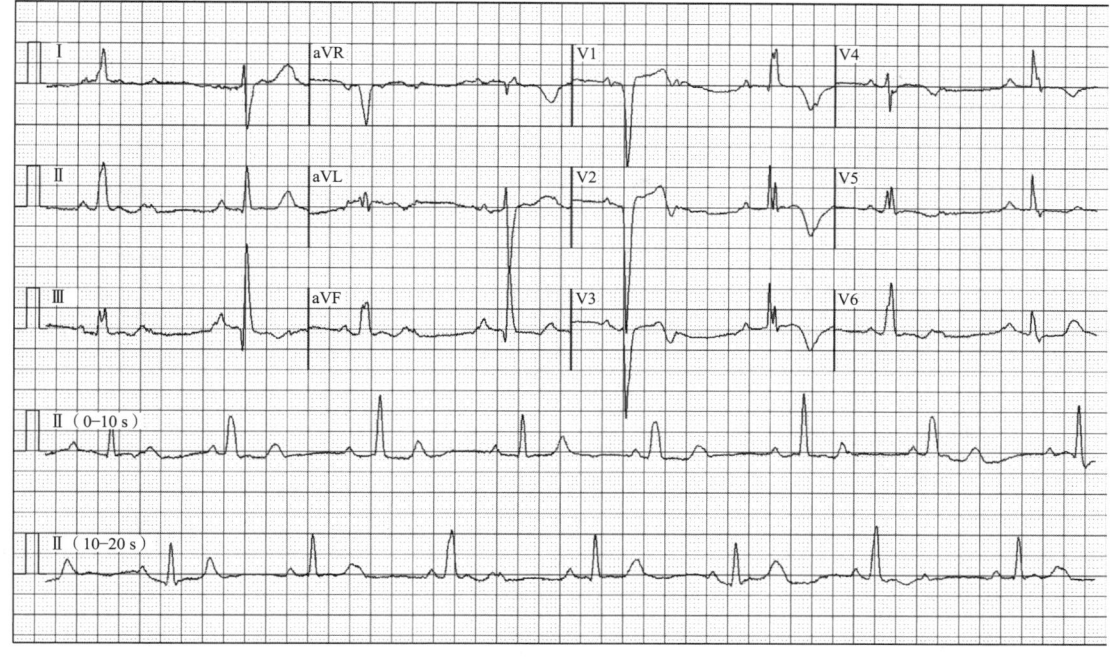

男性，41岁。
窦性心率90次/分；
PR间期180～290 ms；
QRS波时间90～130 ms。

窦性心律
二度房室传导阻滞2∶1传导
交替性双束支传导阻滞

图3-6-52　间歇性交替性双束支传导阻滞实例三

本图房室呈2∶1传导，提示双束支同时为二度传导阻滞，均以同步2∶1传导。但双束支的传导速度延缓并不相等。从下图的分析中可见右束支的传导速度在变化，而左束支的传导速度不变，使得下传的PR间期不等和QRS波呈三种形态。右图为本病例约1 h前的正常心电图，前后比较可见双束支传导阻滞与快频率有关，可能与传导系统急性炎性病变有关。

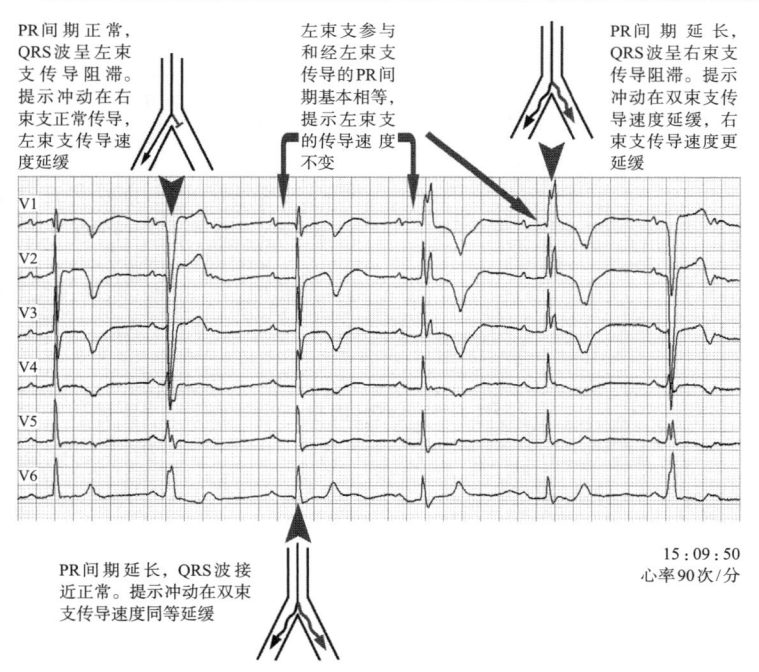
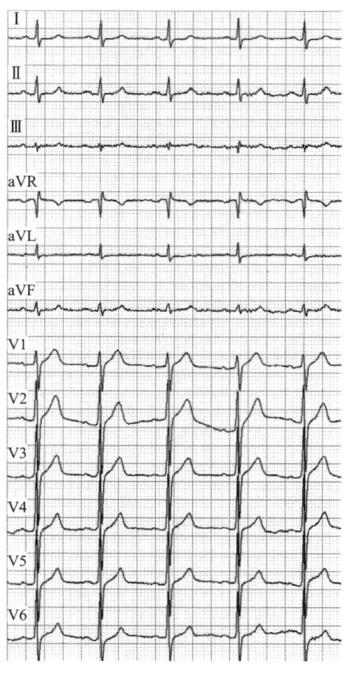

图3-6-53　间歇性交替性束支传导阻滞实例三形成机制图解

（3）间歇性交替性双束支传导阻滞的频率依赖性

间歇性交替性双束支传导阻滞常与心率有关。常规心电图记录时间短暂，不易观察其频率依赖性。动态心电图有足够长的时间，观察双束支传导阻滞与心率的关系，以明确其频率依赖性。下图为一病例夜间睡眠中最低心率时的心电图。

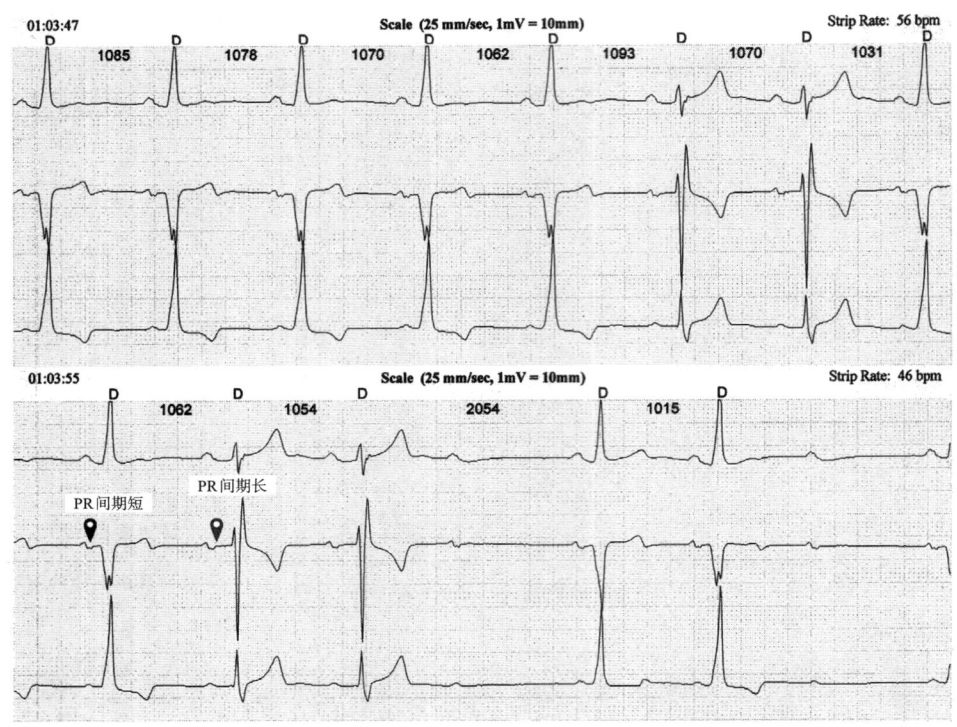

图3-6-54　间歇性交替性双束支传导阻滞的频率依赖性实例

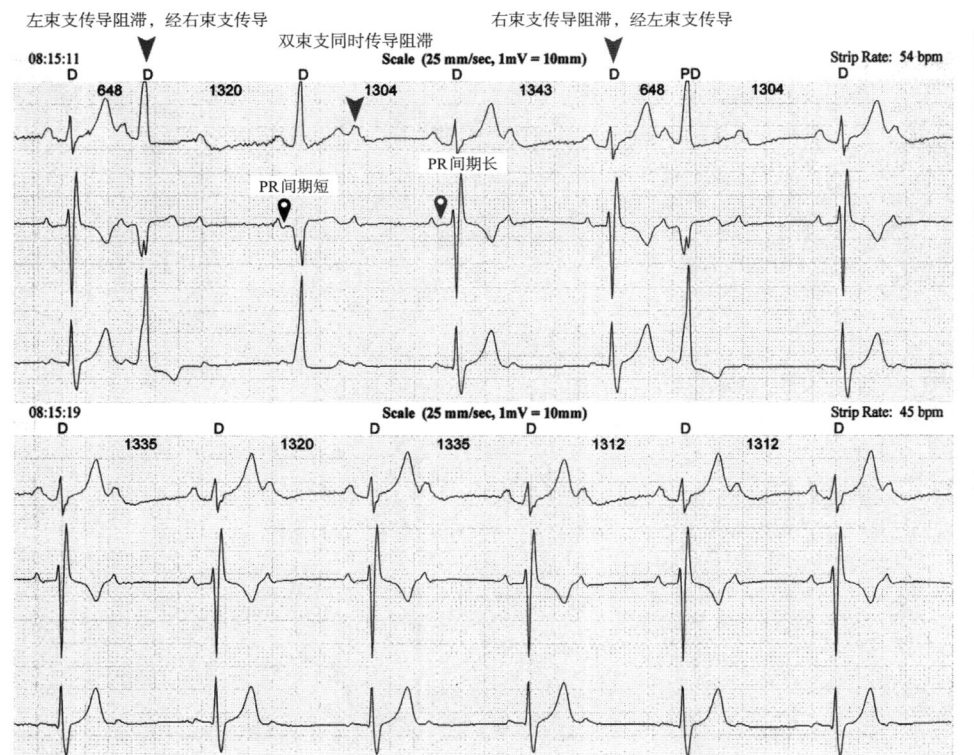

图3-6-55　间歇性交替性双束支传导阻滞的频率依赖性实例的其他心电图和图解一

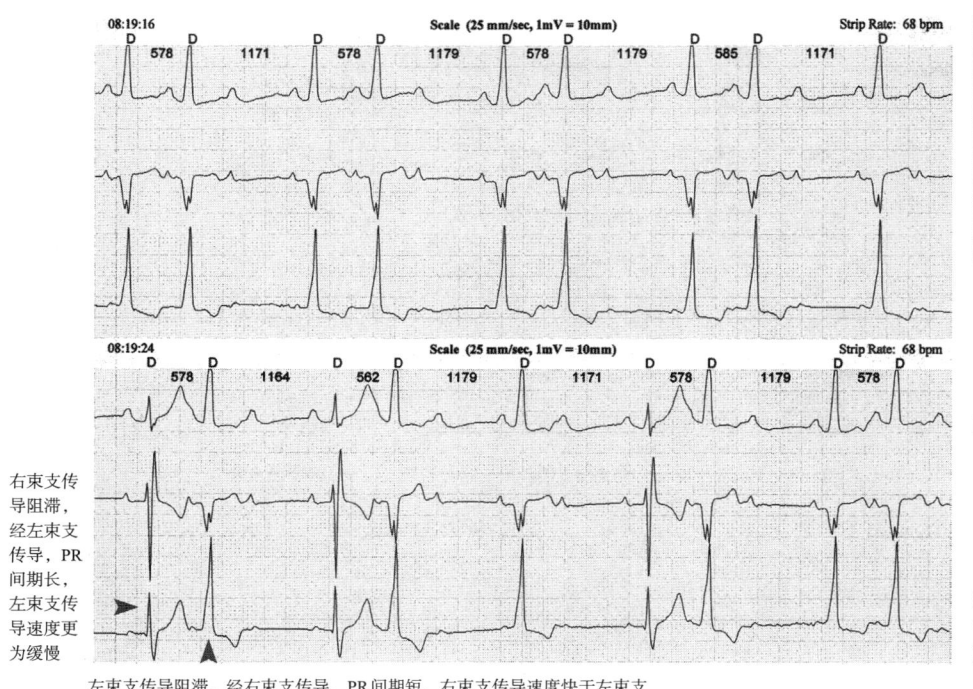

图 3-6-56　间歇性交替性双束支传导阻滞的频率依赖性实例的其他心电图和图解二

5. 双束支传导阻滞的演变

通常束支传导阻滞可以呈现逐渐加重的演变过程。本图至图 3-6-63 为一男性老年病例（79岁），图中可见束支传导阻滞逐渐加重的演变过程。在这演变过程中，依次出现了双束支传导阻滞常见的6种心电图表现。

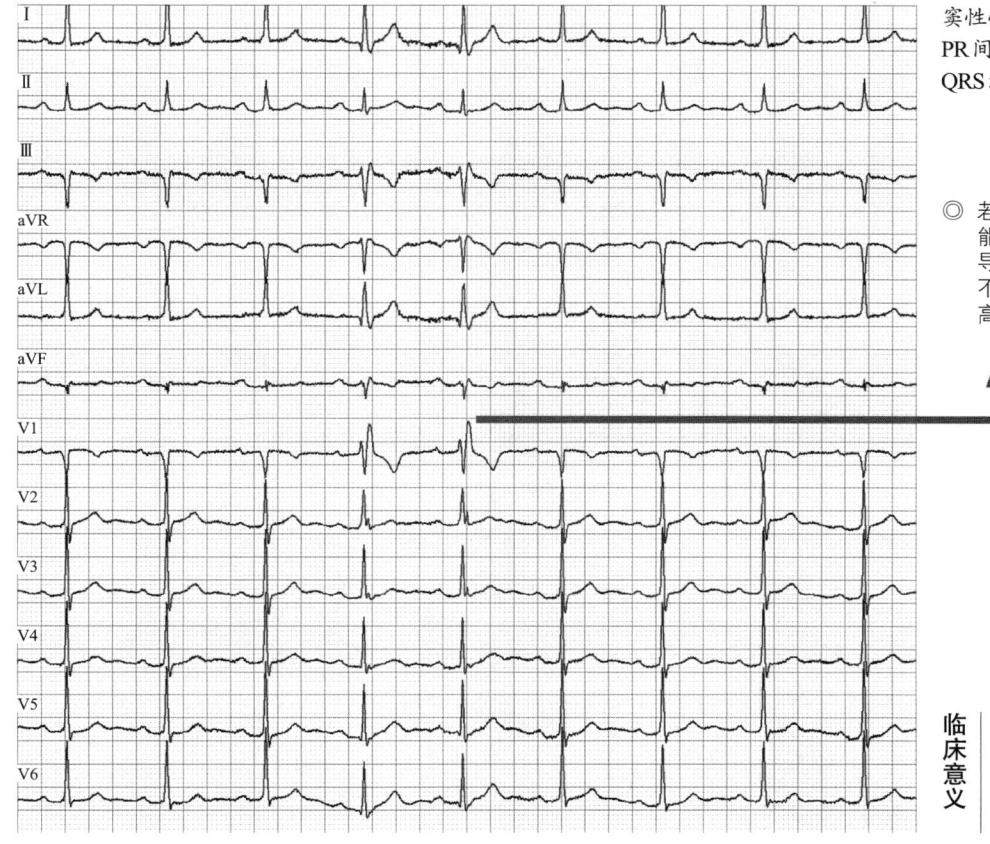

图 3-6-57　双束支传导阻滞的演变实例心电图一

左右两图分别为不同次的心电图。图中可见PR间期延长，QRS波分别呈右束支或左束支传导阻滞图形。

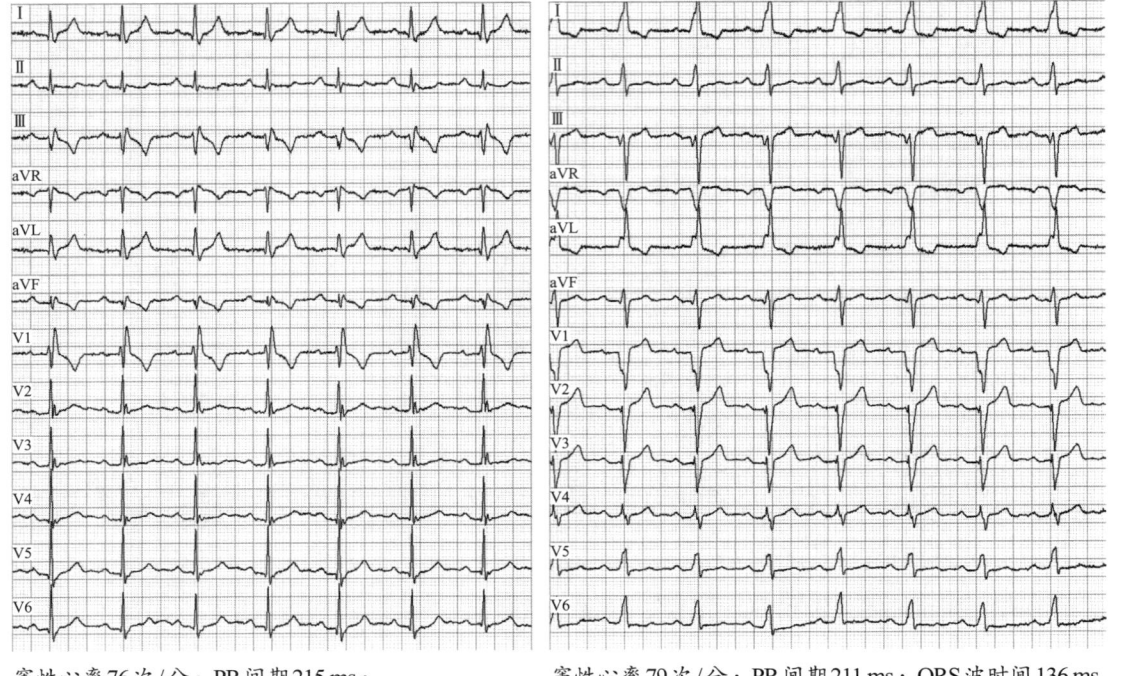

窦性心率76次/分；PR间期215 ms；QRS波时间131 ms。

窦性心率79次/分；PR间期211 ms；QRS波时间136 ms。

◎ PR间期延长，伴一侧束支传导阻滞，提示阻滞部位在双束支。不同次记录，分别出现右束支或左束支传导阻滞，可以确诊双束支传导阻滞。

图3-6-58 双束支传导阻滞的演变实例心电图二

此后房室呈1∶1传导伴PR间期延长进展为房室不等比传导，不同次记录心电图表现不同。下图房室大部分呈2∶1传导，QRS波呈左右束支交替传导阻滞图形。

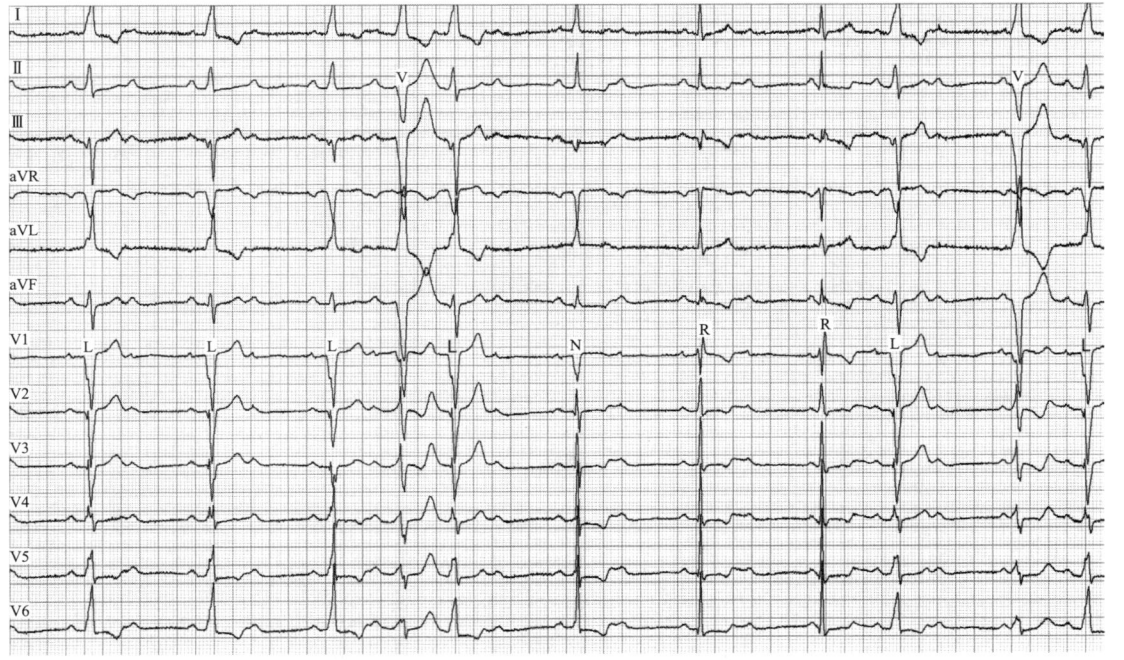

窦性心率92次/分；PR间期200/240 ms；QRS波时间122 ms。

◎ 房室呈2∶1传导伴左右束支交替传导阻滞图形，心电图可以确诊双束支传导阻滞。

注：L为左束支传导阻滞图形；R为右束支传导阻滞图形；N为基本正常图形；V为室性心动。

图3-6-59 双束支传导阻滞的演变实例心电图三

> 下图房室大部分呈3∶2传导，仅一次呈2∶1传导，PR间期延长，恒定不变，QRS波呈左束支传导阻滞图形。

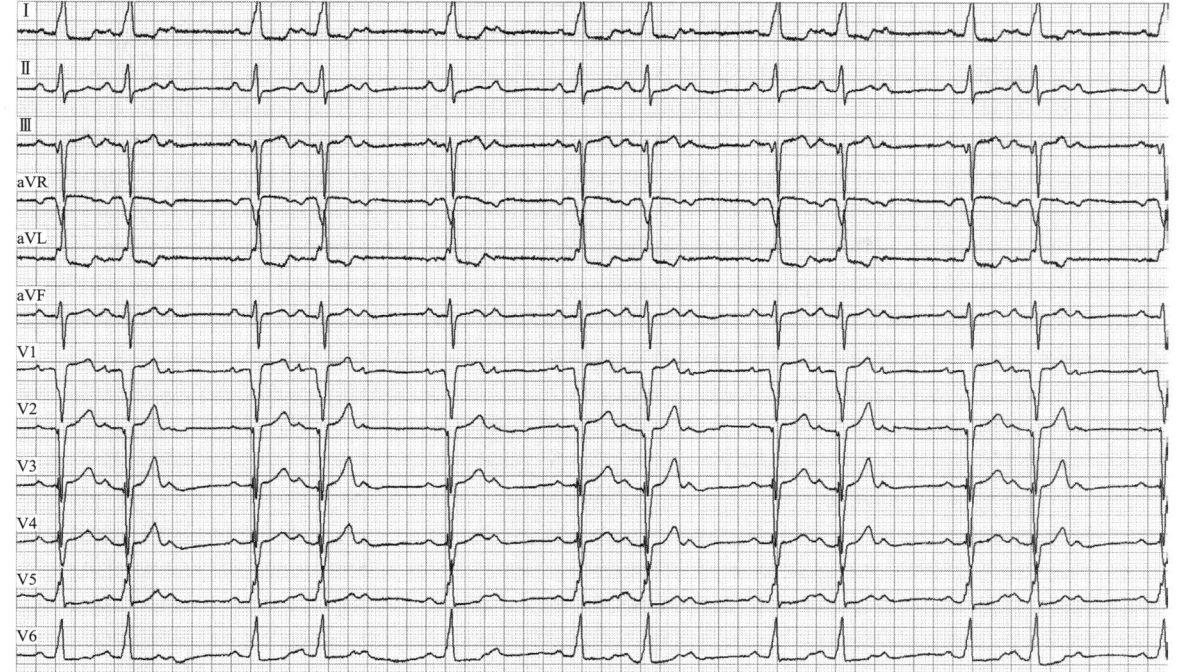

窦性心率83次/分；
PR间期230 ms；
QRS波时间146 ms。

◎ 有前心电图比较，心电图能确诊双束支传导阻滞。

图3-6-60 双束支传导阻滞的演变实例心电图四

> 下图房室呈2∶1传导伴PR间期延长，仅第一个QRS波呈右束支传导阻滞图形，余QRS波呈左束支传导阻滞图形。

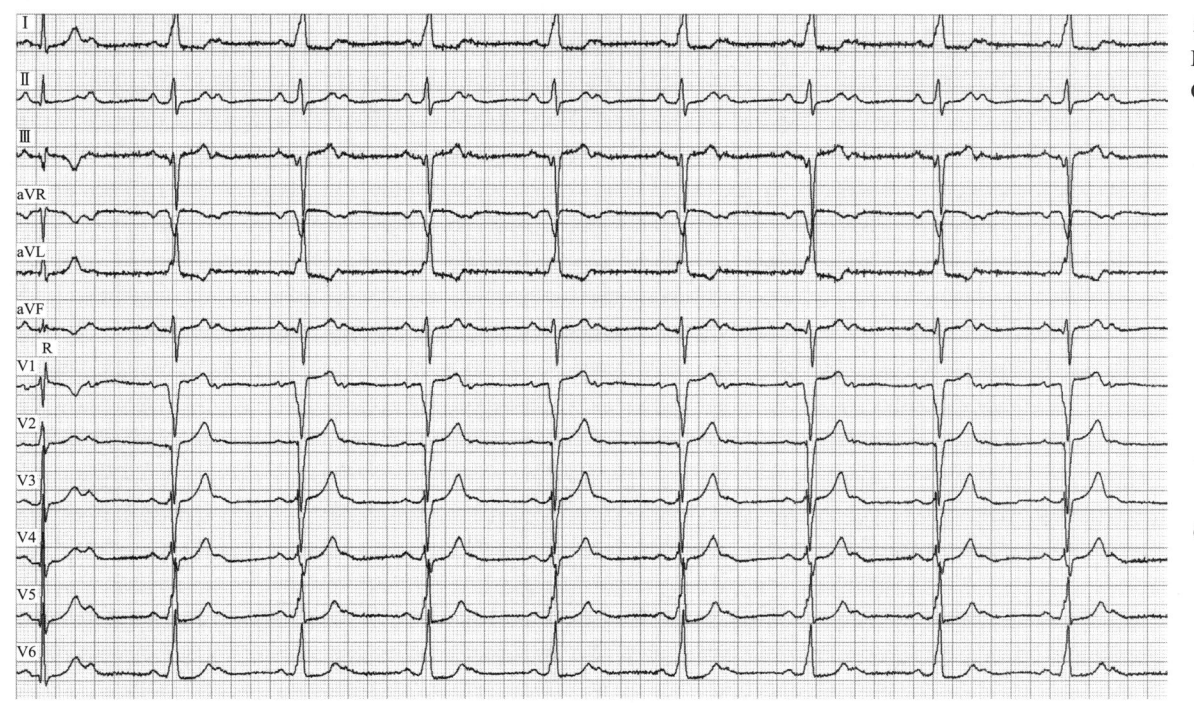

窦性心率90次/分；
PR间期230 ms；
QRS波时间146 ms。

◎ 房室2∶1传导伴左右束支传导阻滞图形，心电图可以确诊双束支传导阻滞。

图3-6-61 双束支传导阻滞的演变实例心电图五

下图仅一次QRS波为下传的QRS波，呈左束支传导阻滞图形。余QRS波与P波无关，形态为右束支传导阻滞图形。

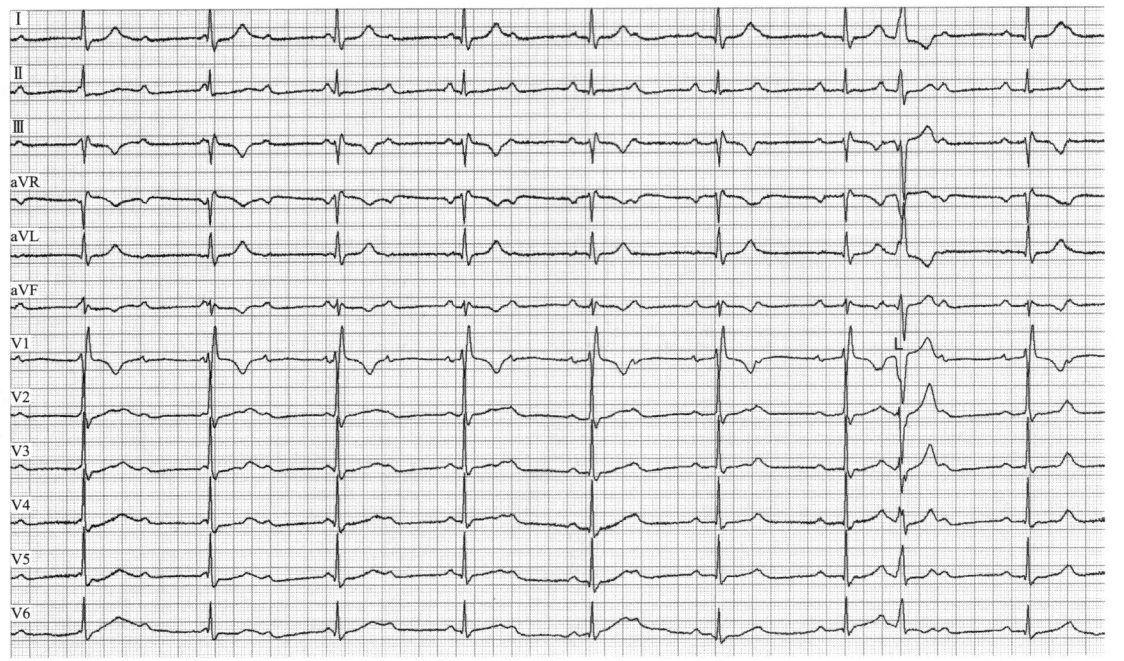

窦性心率93次/分；
PR间期220 ms；
QRS波时间134 ms。

◎ 心电图为几乎完全房室传导阻滞，室性逸搏心律。但极易被误诊为三度房室传导阻滞，交界性逸搏心律伴右束支传导阻滞和室性期前收缩。

图3-6-62 双束支传导阻滞的演变实例心电图六

下右图为最后进展的心电图，所有的QRS波与P波无关，为三度房室传导阻滞。逸搏心律的QRS波形态为右束支传导阻滞图形，较图3-6-58中下传的QRS波更宽大畸形（下左图），为室性逸搏心律。

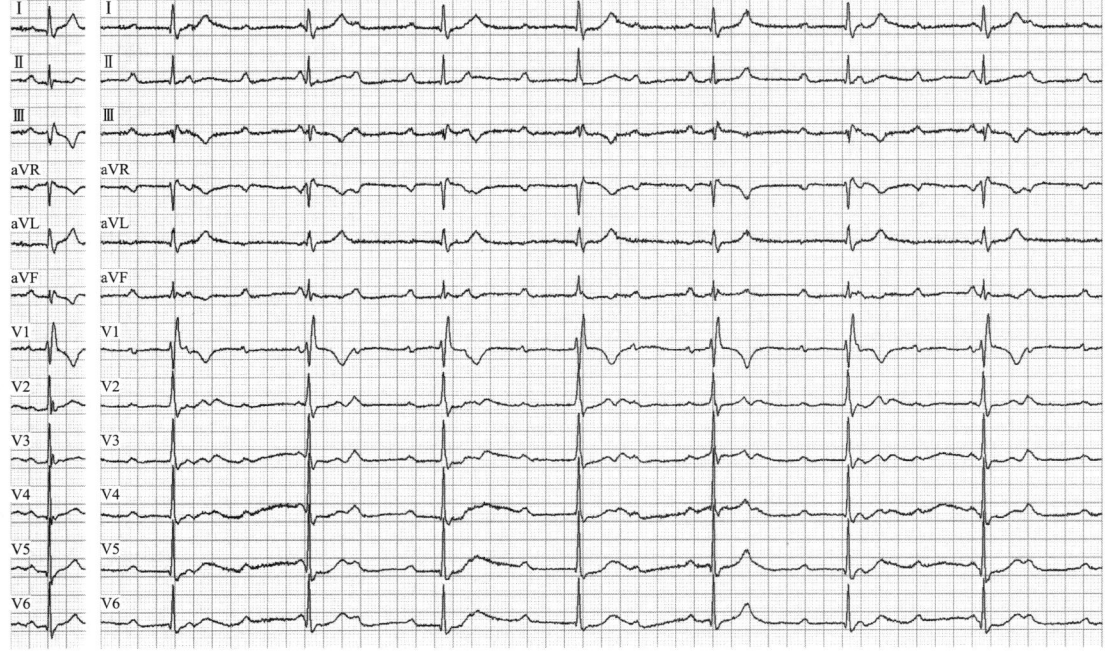

窦性心率100次/分；
心室率41次/分；
QRS波时间140 ms。

◎ 根据原有双束支传导阻滞，三度房室传导阻滞，逸搏心律的QRS波，在胸导联上，较下传的QRS波更为宽大畸形，为室性逸搏心律。

图3-6-63 双束支传导阻滞的演变实例图解

（三）分支传导阻滞

左前分支和左后分支传导阻滞，是能在心电图上明确诊断的单一的分支传导阻滞。左前分支和左后分支同在左心室内，左前或左后分支传导阻滞，阻滞区域除极延迟，左心室除极顺序发生改变，形成分支传导阻滞特有的改变，主要是QRS波电轴改变。左前分支传导阻滞是常见的分支传导阻滞。

1. 左前分支传导阻滞

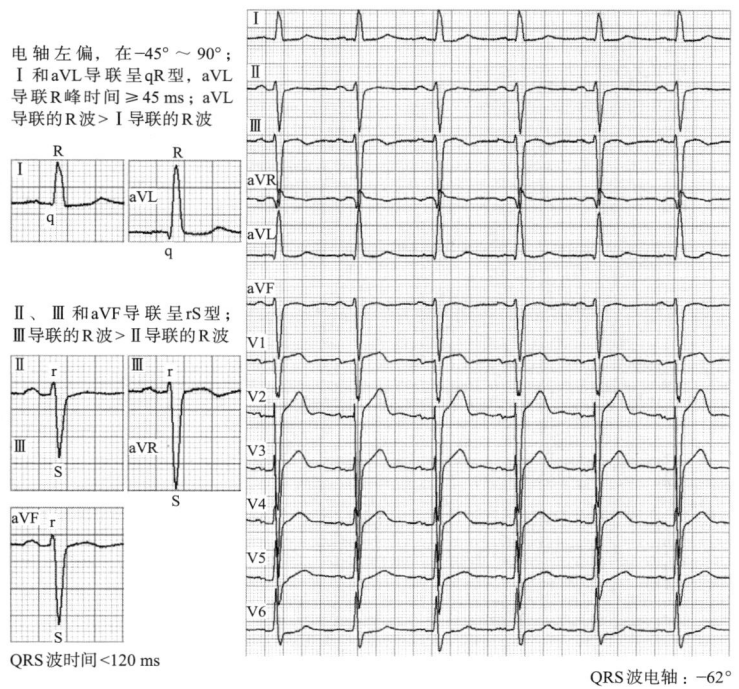

电轴左偏，在-45°～90°；
Ⅰ和aVL导联呈qR型，aVL导联R峰时间≥45 ms；aVL导联的R波＞Ⅰ导联的R波

Ⅱ、Ⅲ和aVF导联呈rS型；Ⅲ导联的R波＞Ⅱ导联的R波

QRS波时间<120 ms

QRS波电轴：-62°

图3-6-64　左前分支传导阻滞形成机制

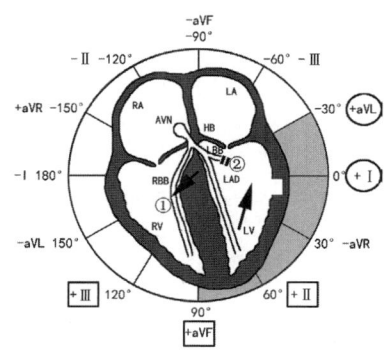

◎ 左前分支阻滞时，最初的除极位于右心室、室间隔中部和左心室后乳头肌。QRS波初始除极方向向右下方（①）。
在aVL和Ⅰ导联形成q波，aVL导联的q波＞Ⅰ导联的q波；在Ⅱ、Ⅲ和aVF导联形成r波。

◎ 随后左心室下壁和心尖部除极，最后左心室侧壁和前壁除极，除极方向向左上方（②）在aVL和Ⅰ导联形成R型，aVL导联的R波＞Ⅰ导联的R波；在Ⅱ、Ⅲ和aVF导联形成S波，Ⅲ导联的S波＞Ⅱ导联的S波。

2. 左后分支传导阻滞

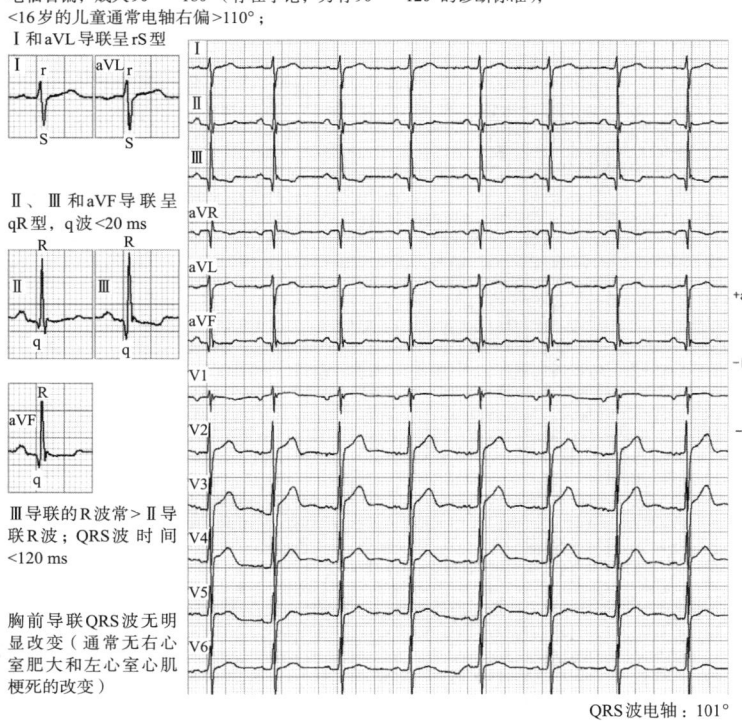

电轴右偏，成人90°～180°（存在争论，另有90°～120°的诊断标准），<16岁的儿童通常电轴右偏>110°；
Ⅰ和aVL导联呈rS型

Ⅱ、Ⅲ和aVF导联呈qR型，q波<20 ms

Ⅲ导联的R波常＞Ⅱ导联R波；QRS波时间<120 ms

胸前导联QRS波无明显改变（通常无右心室肥大和左心室心肌梗死的改变）

QRS波电轴：101°

图3-6-65　左后分支传导阻滞形成机制

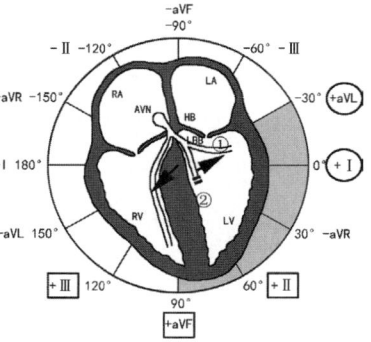

◎ 左后分支阻滞时，最初的除极位于左心室前乳头肌和室间隔中部，QRS波初始除极方向向左上方（①）。
在Ⅰ和aVL导联形成r波；在Ⅱ、Ⅲ和aVF导联形成q波。

◎ 随后左心室前壁除极，最后左心室下侧壁除极。这部位的除极方向向右后和下方（②）在Ⅰ和aVL导联形成S波；在Ⅱ、Ⅲ和aVF导联形成R波。

左后分支传导阻滞的诊断主要依据电轴右偏，但对于电轴右偏值，尚未得到公认。若电轴逐渐右偏到120°，并且QRS时间较前稍增宽约20 ms时，则可肯定诊断为左后分支传导阻滞；若电轴突然又回转，则可更进一步诊断。下图电轴在110°～130°变化，有助于确诊左后分支传导阻滞。

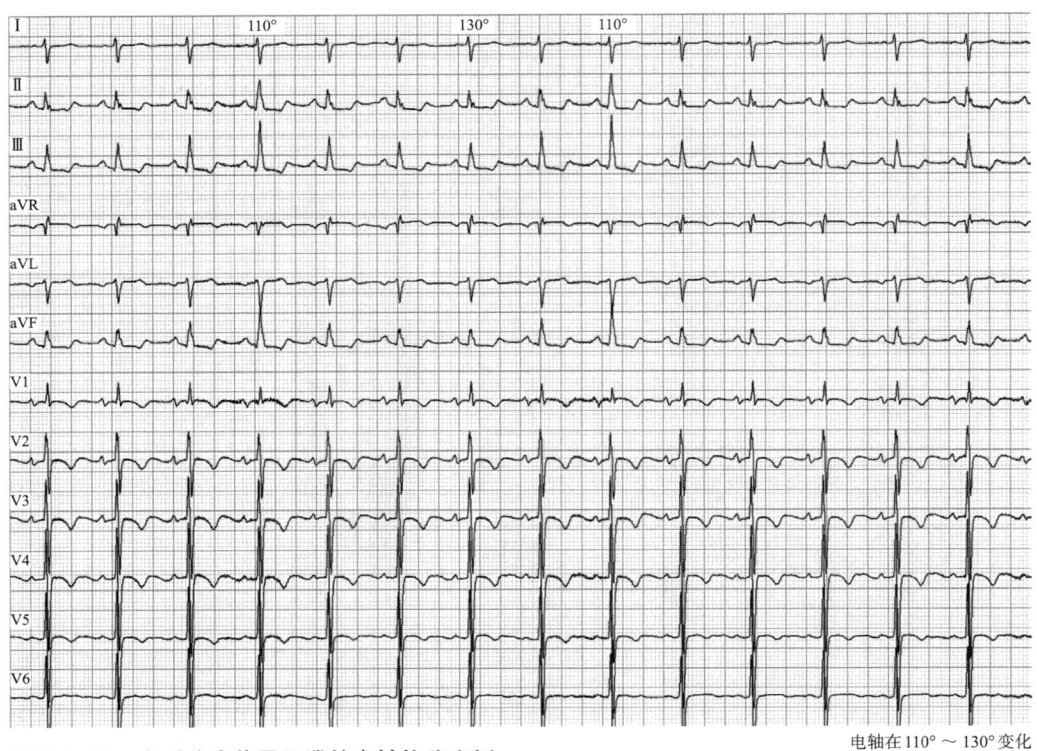

男性，78岁。
窦性心率86次/分；
PR间期151 ms；
QRS波时间91 ms；
QRS波电轴110°～130°。

电轴在110°～130°变化

图3-6-66　左后分支传导阻滞的电轴偏移实例

3. 间歇性左前和左后分支传导阻滞

间歇性分支传导阻滞较为少见，其中以间歇性左前分支传导阻滞多见，间歇性左后分支传导阻滞极少见。主要表现为间歇性出现QRS波电轴偏移。

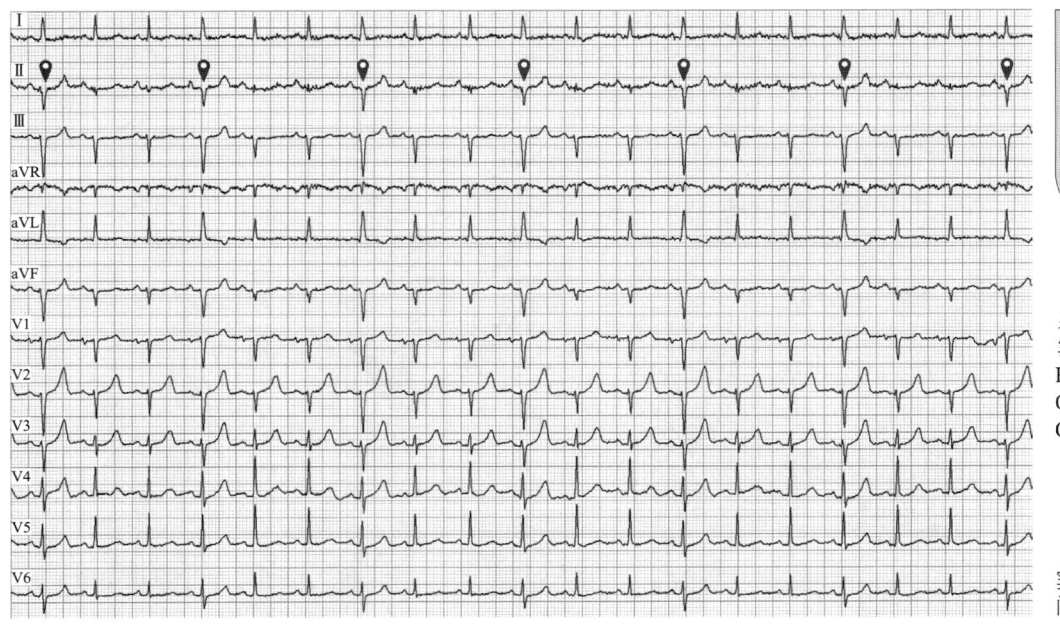

左图部分QRS波的电轴正常，部分QRS波出现电轴左偏（标记处），达到左前分支传导阻滞的诊断标准。

男性，65岁。
窦性心率95次/分；
PR间期154 ms；
QRS波时间71 ms；
QRS波电轴−32°/−53°。

窦性心律
间歇性左前分支传导阻滞

图3-6-67　间歇性左前分支传导阻滞实例

间歇性分支传导阻滞可以表现为电轴逐渐改变，也可以表现为电轴突然改变。下图部分QRS波的电轴正常，部分QRS波出现电轴右偏（标记处），达到左后分支传导阻滞的诊断标准。

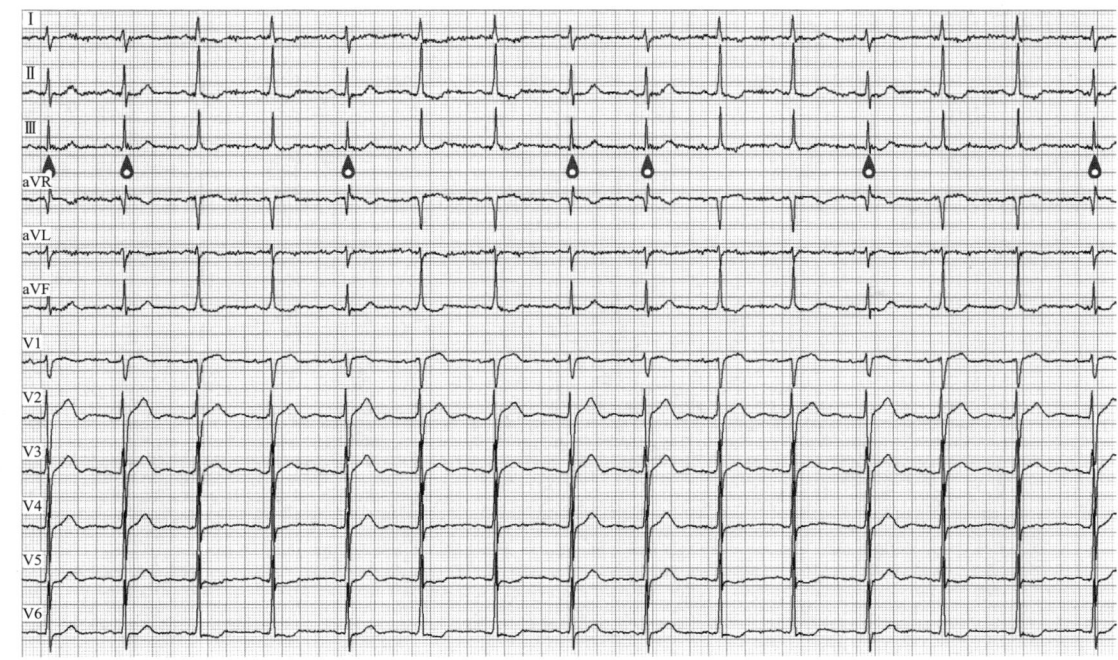

男性，66岁。
窦性心率74次/分；
PR间期184 ms；
QRS波时间104 ms；
QRS波电轴69°/97°。

窦性心律
间歇性左后分支传导阻滞

图3-6-68　间歇性左后分支传导阻滞实例

间歇性分支传导阻滞的诊断，应排除室性融合波。要点是电轴偏移的QRS波前有相关的P波，且PR间期与其他无电轴偏移的PR间期相等。

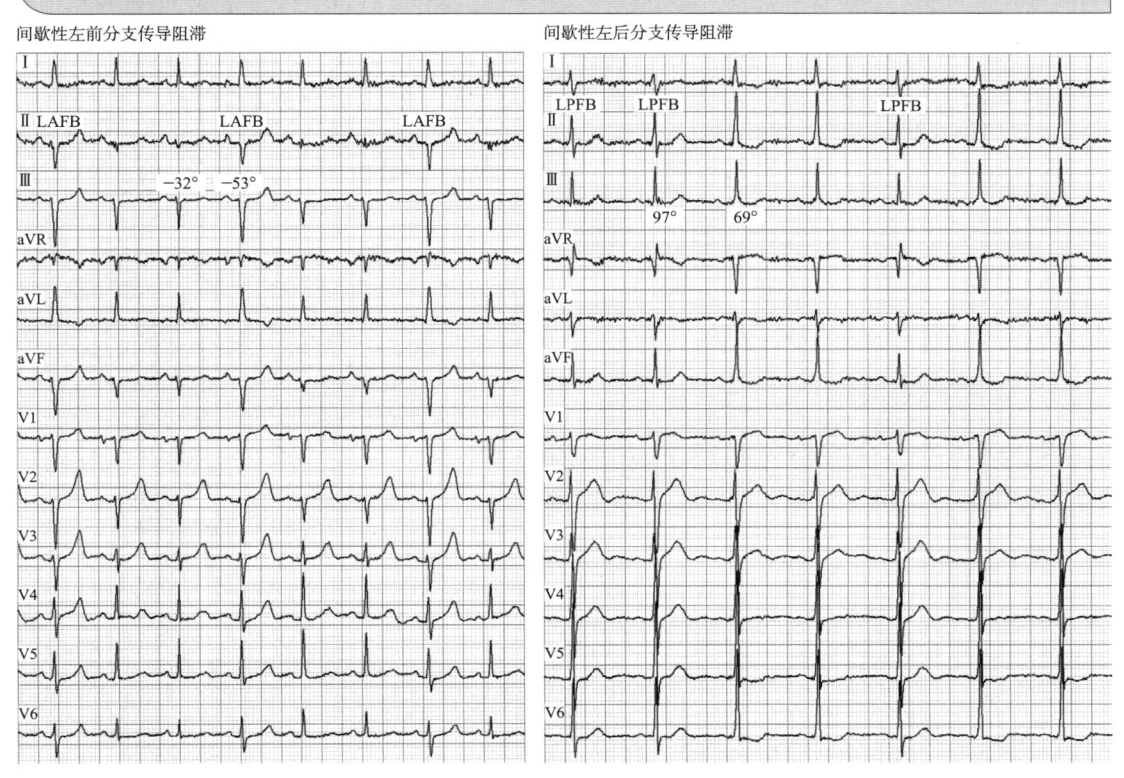

◎ 电轴偏移的QRS波前有相关的P波，PR间期与其他PR间期相等。

注：LAFB为左前分支传导阻滞；LPFB为左后分支传导阻滞。

图3-6-69　间歇性左前分支和左后分支传导阻滞实例同步12导联图解

(四)双分支传导阻滞

双分支传导阻滞是指右束支传导阻滞合并左束支某一分支传导阻滞,即右束支合并左前分支传导阻滞和右束支合并左后分支传导阻滞两种,其中前者远较后者常见。

1. 右束支合并左前分支传导阻滞

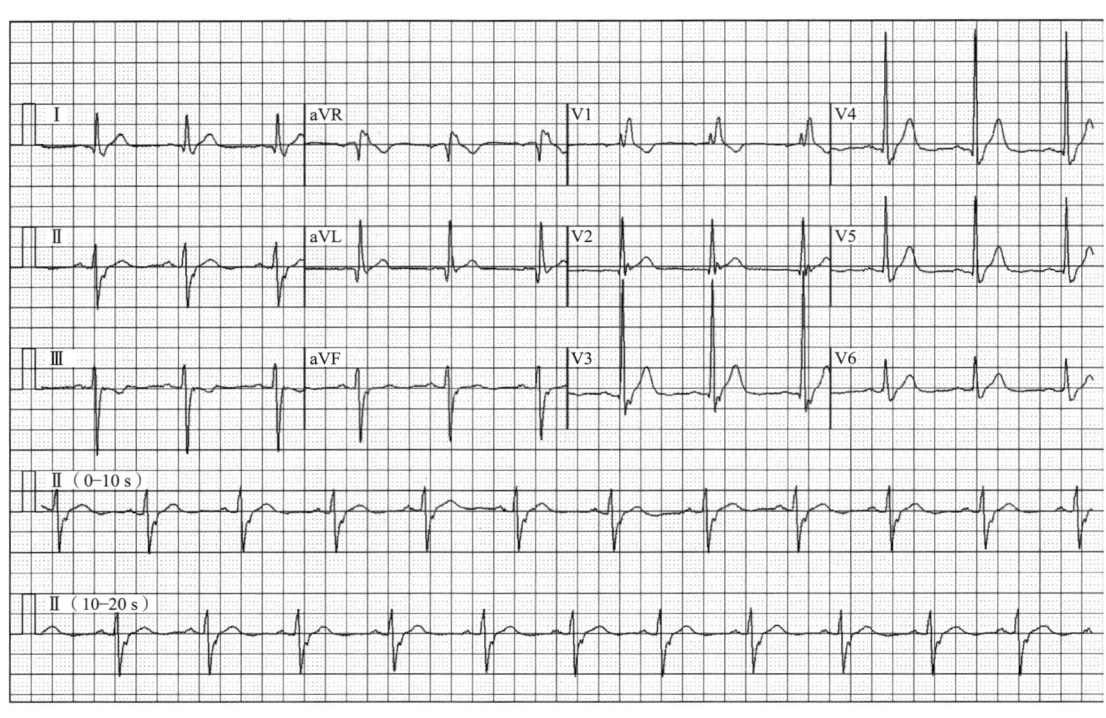

男性,64岁。
窦性心率68次/分;
PR间期174 ms;
QRS波时间155 ms;
QRS波电轴−61°。

窦性心律
完全性右束支传导阻滞
左前分支传导阻滞

图3-6-70 右束支合并左前分支传导阻滞实例

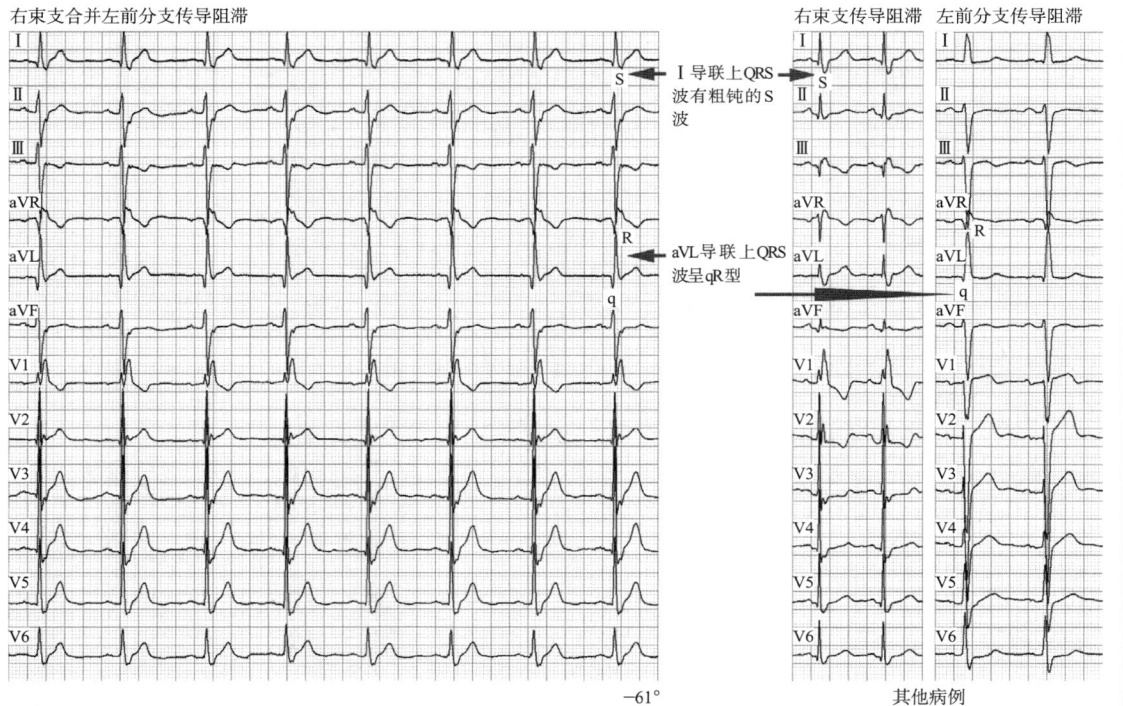

图3-6-71 右束支合并左前分支传导阻滞实例同步12导联图解

右束支合并左前分支传导阻滞,在心电图上表现为完全性右束支传导阻滞及左前分支传导阻滞各自的特征。单纯左前分支传导阻滞在Ⅰ导联上QRS波呈qR型(右图,其他病例),右束支传导阻滞在Ⅰ导联上QRS波有粗钝的S波(中图,其他病例),两者合并阻滞后,在Ⅰ导联上QRS波有粗钝的S波,而不是qR型,但是aVL导联QRS波仍保持qR型。

2. 右束支合并左后分支传导阻滞

右束支和左前分支两者在解剖上相邻,常同时发生传导。右束支和左后分支两者解剖上相距远,若同时发生传导阻滞,提示病变广泛。

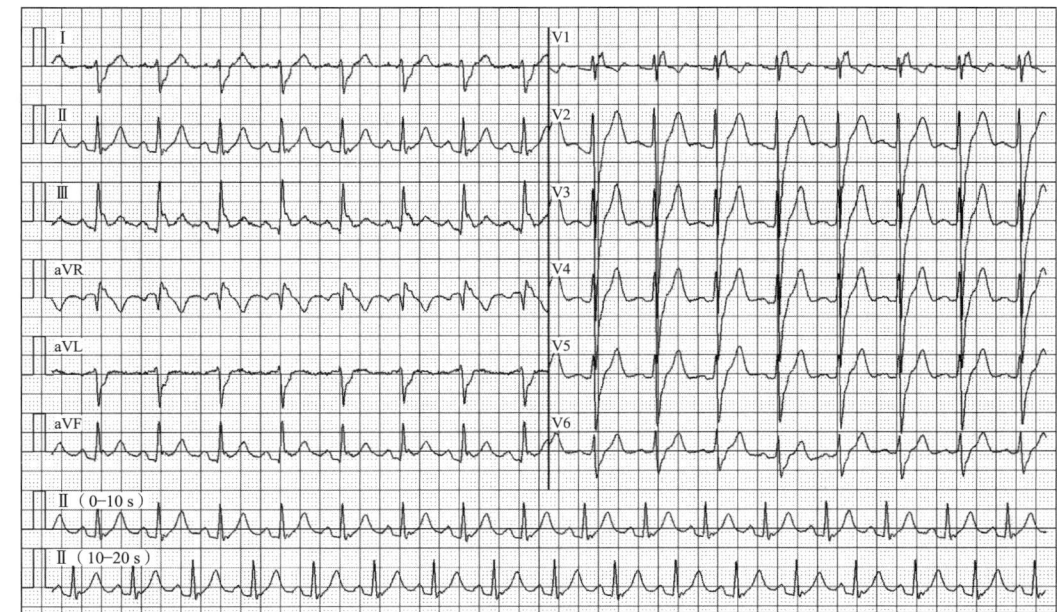

图 3-6-72　右束支合并左后分支传导阻滞实例

> 右束支合并左后分支传导阻滞,在心电图上表现为完全性右束支传导阻滞及左后分支传导阻滞各自的特征。右束支传导阻滞在 I 和 aVL 导联上 QRS 波有粗钝的 S 波(中图,其他病例),左后分支传导阻滞在 I 和 aVL 导联呈 rS 型,II、III 和 aVF 导联呈 qR 型(右图,其他病例),两者合并阻滞后,I 和 aVL 导联上呈 rS 型,S 波粗钝;III 和 aVF 导联上呈 qR 型或 qRs 型,III 和 aVF 导联上 R 波振幅高,并且 R 波粗钝。

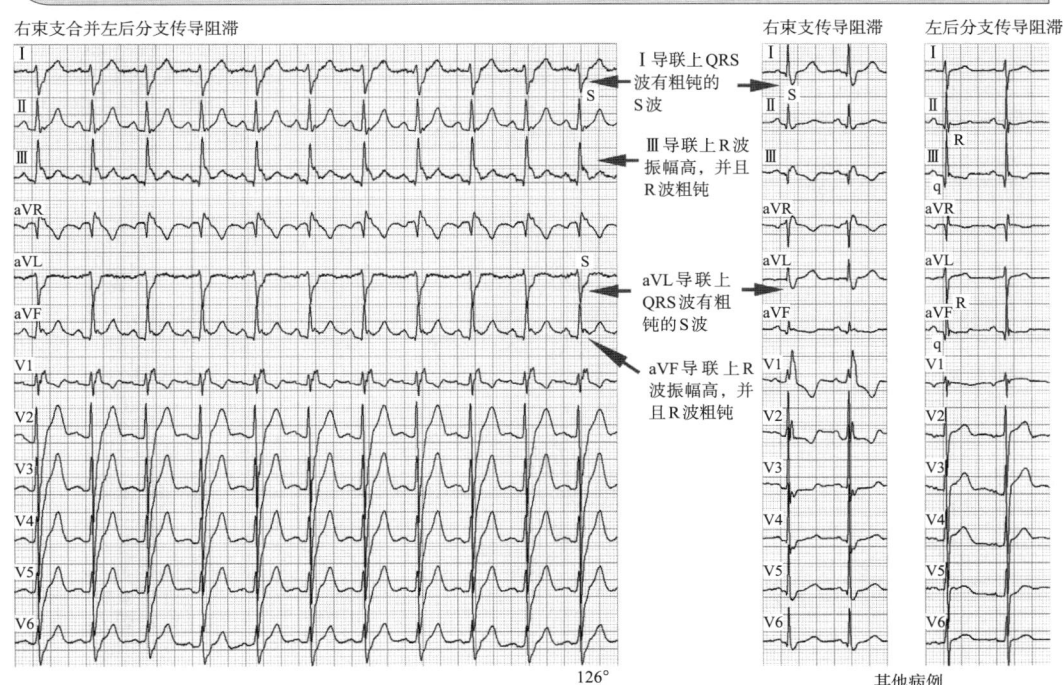

图 3-6-73　右束支合并左后分支传导阻滞实例同步 12 导联图解

3. 间歇性双分支传导阻滞

间歇性双分支传导阻滞有多种组合，可以表现为持续性右束支传导阻滞伴间歇性左前或左后分支传导阻滞，或持续性左前或左后分支传导阻滞伴间歇性右束支传导阻滞。

（1）右束支合并间歇性左前或左后分支传导阻滞

右束支传导阻滞伴间歇性左前分支或左后分支传导阻滞，仅肢体导联出现QRS波电轴改变，不易被发现和确诊。

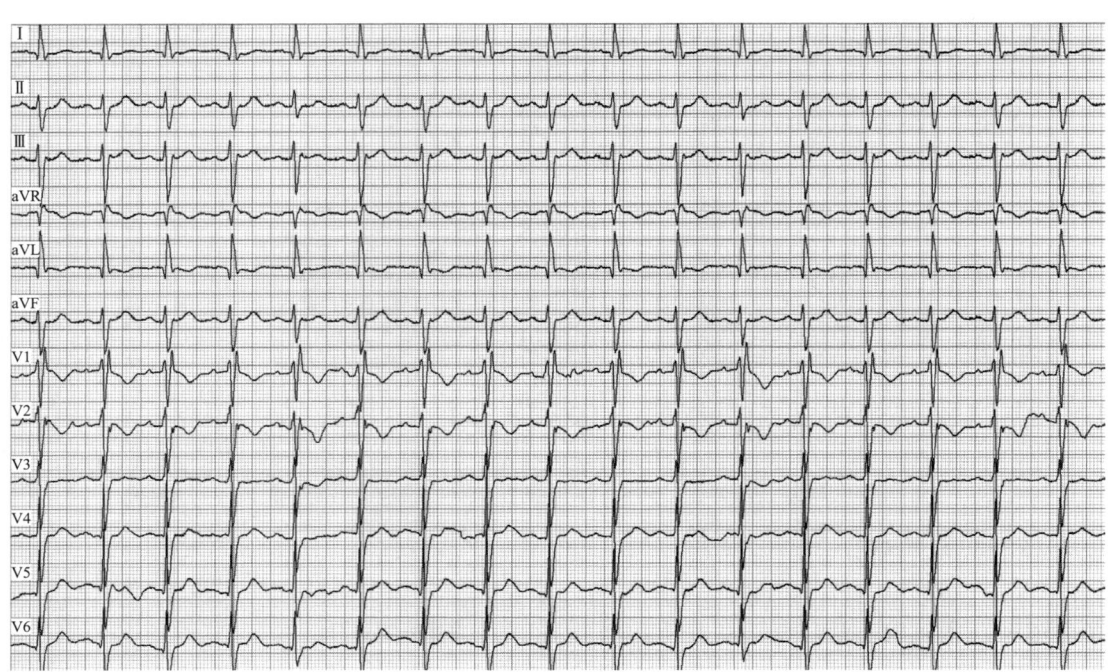

男性，62岁。
窦性心率86次/分；
PR间期190 ms；
QRS波时间139 ms；
QRS波电轴-35°/-49°。

窦性心律
完全性右束支传导阻滞
间歇性左前分支传导阻滞

图3-6-74　右束支合并间歇性左前分支传导阻滞实例

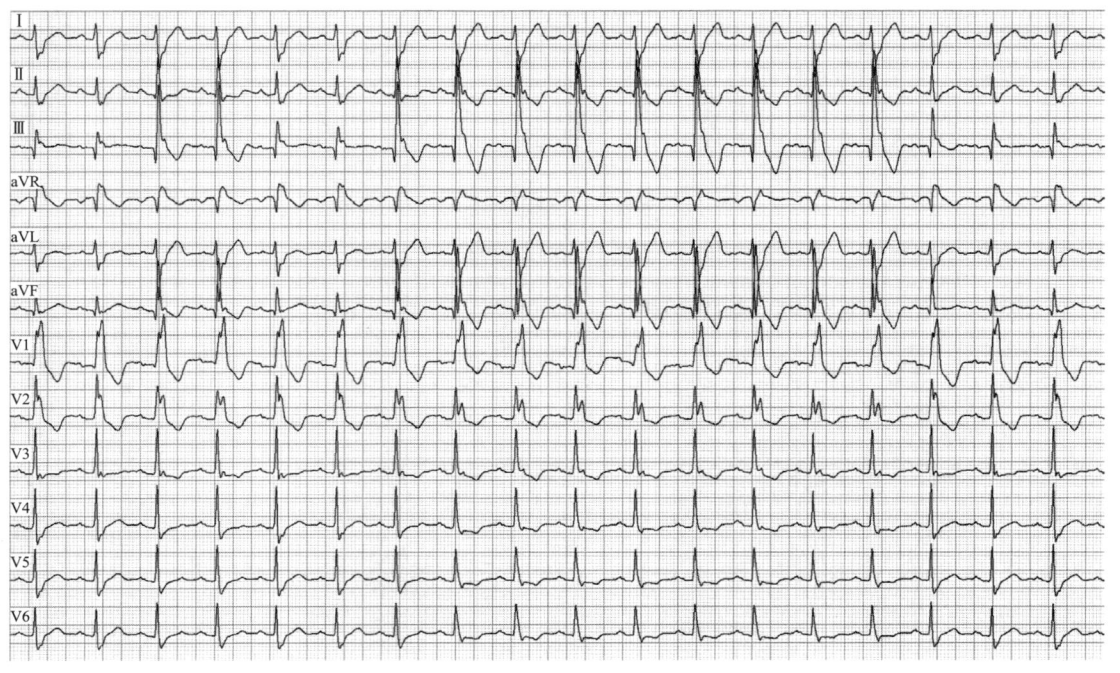

男性，72岁。
窦性心率92次/分；
PR间期175 ms；
QRS波时间151 ms；
QRS波电轴100°/112°。

窦性心律
完全性右束支传导阻滞
间歇性左后分支传导阻滞

图3-6-75　右束支合并间歇性左后分支传导阻滞实例

> 与间歇性分支传导阻滞的诊断相同，间歇性双分支传导阻滞应排除室性融合波。要点是电轴偏移程度在变化的QRS波前有相关的P波，且PR间期与其他电轴偏移程度无变化的PR间期相等。

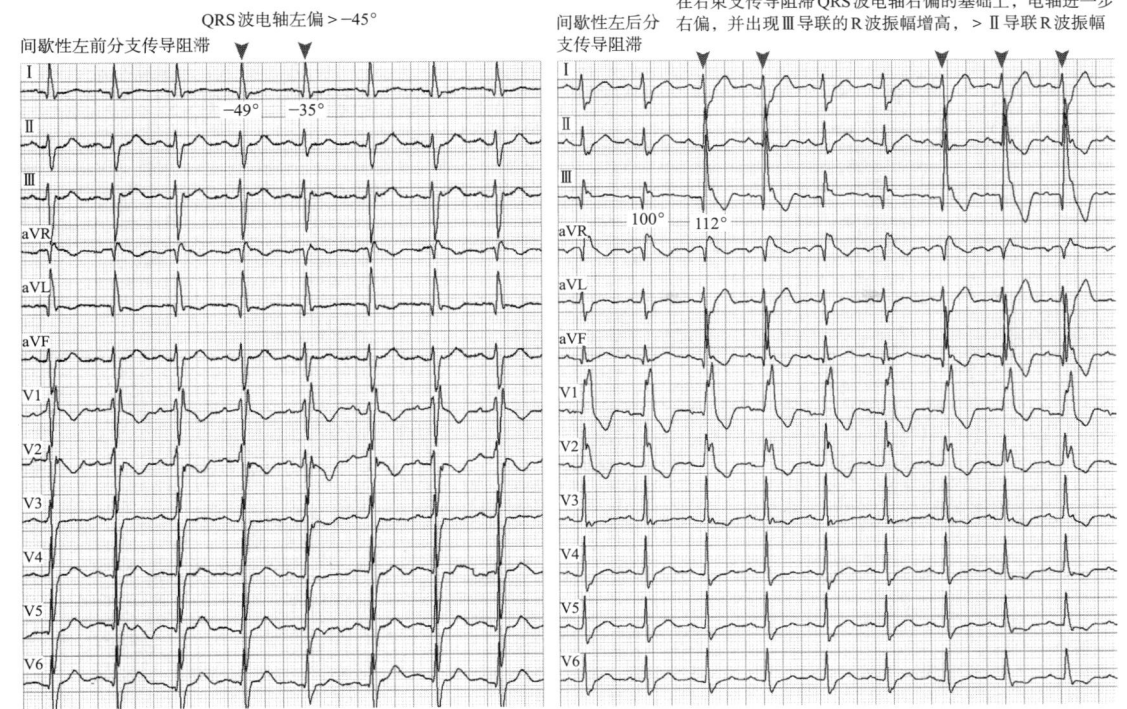

◎ 电轴偏移时，PR间期恒定。

图3-6-76　右束支合并间歇性左前和左后分支传导阻滞实例同步12导联图解

（2）左前或左后分支合并间歇性右束支传导阻滞

间歇性双分支传导阻滞并不常见，但常提示预后不良。

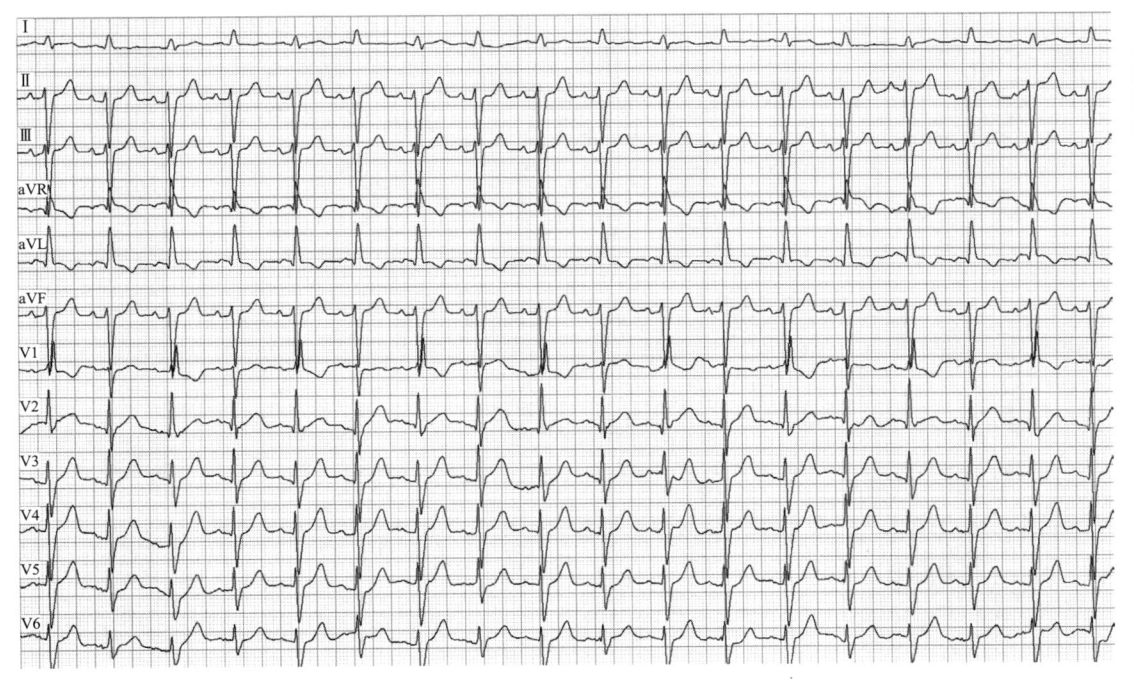

男性，95岁。
窦性心率90次/分；
PR间期172 ms；
QRS波时间110/120 ms；
QRS波电轴-79°/-85°。

窦性心律
间歇性完全性右束支传导阻滞
左前分支传导阻滞

图3-6-77　左前分支合并间歇性右束支传导阻滞实例

> 右束支传导阻滞可以有电轴右偏，自动电轴测量可能不能精确测量有无分支传导阻滞时的电轴，影响分支传导阻滞的发现和确诊。

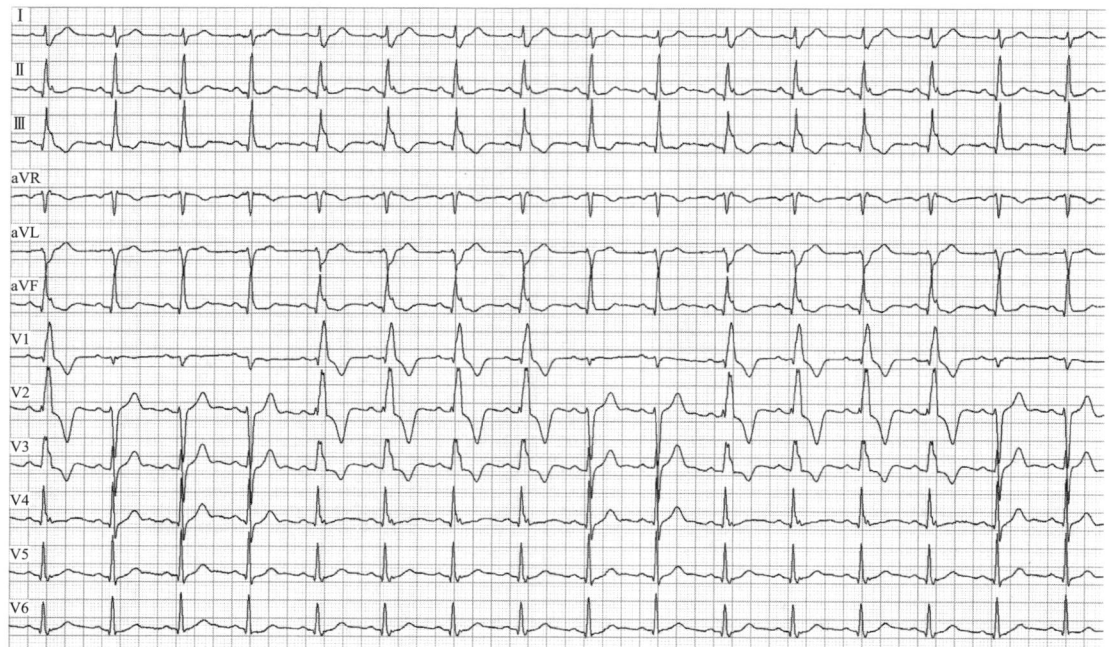

男性，65岁。
窦性心率81次/分；
PR间期170 ms；
QRS波时间89/122 ms；
QRS波电轴98°/102°。

窦性心律
间歇性完全性右束支传导阻滞
左后分支传导阻滞

图3-6-78　左后分支合并间歇性右束支传导阻滞实例

> 两实例在V1导联上清晰可见QRS波形态呈间歇性右束支传导阻滞图形。左前或左后分支传导阻滞合并间歇性右束支传导阻滞，常需人工复核电轴，来诊断左前或左后分支传导阻滞。同样也需与室性融合波鉴别。

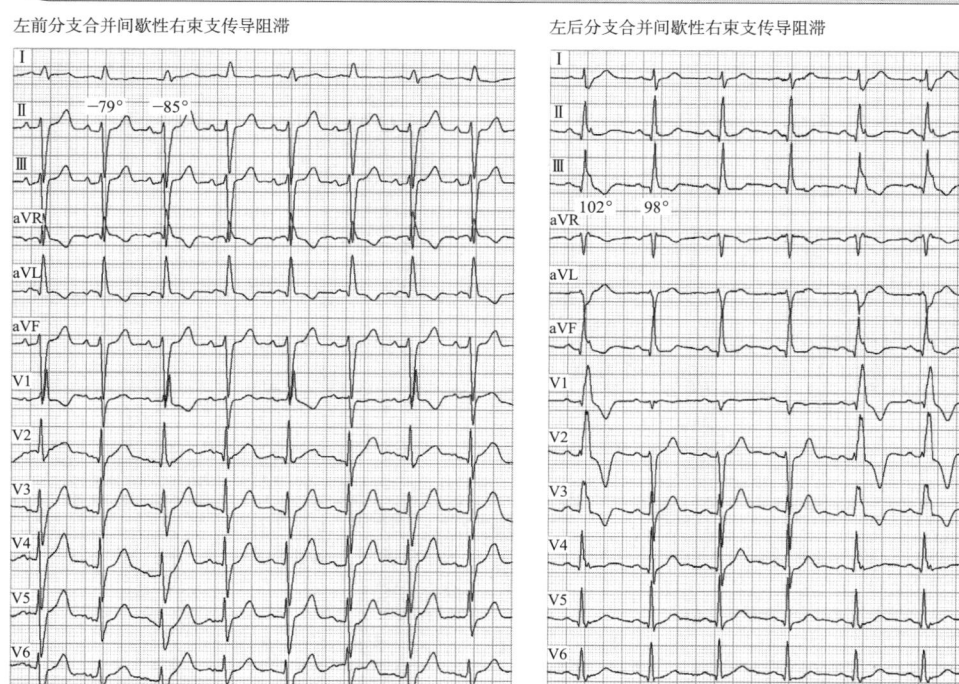

◎ 合并右束支传导阻滞后，电轴偏移有所改变。诊断要点是PR间期恒定。

图3-6-79　左前和左后分支合并间歇性右束支传导阻滞实例同步12导联图解

(五)三分支传导阻滞

三分支传导阻滞是指右束支、左前和左后分支均存在传导阻滞。

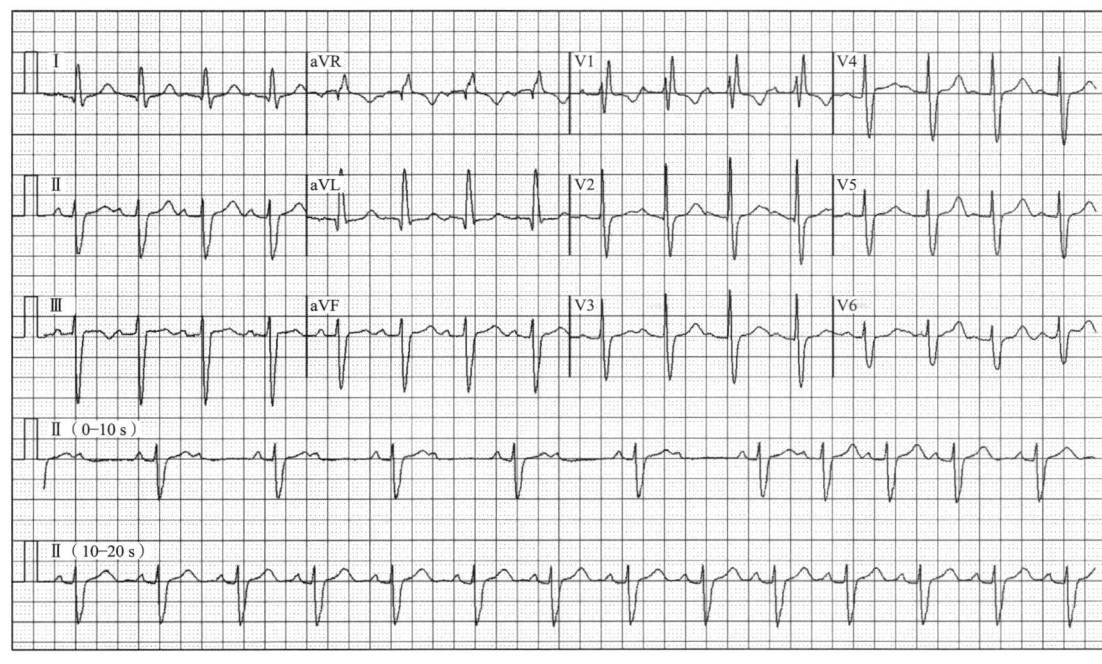

男性，32岁。
平均窦性心率90次/分；
PR间期196 ms；
QRS波时间137 ms；
QRS波电轴-77°。

窦性心律不齐
二度二型房室传导阻滞
完全性右束支传导阻滞
左前分支传导阻滞
提示三分支传导阻滞

图3-6-80　三分支传导阻滞实例一

> 诊断三分支传导阻滞，必须有右束支、左前和左后分支传导同时有传导阻滞的依据。

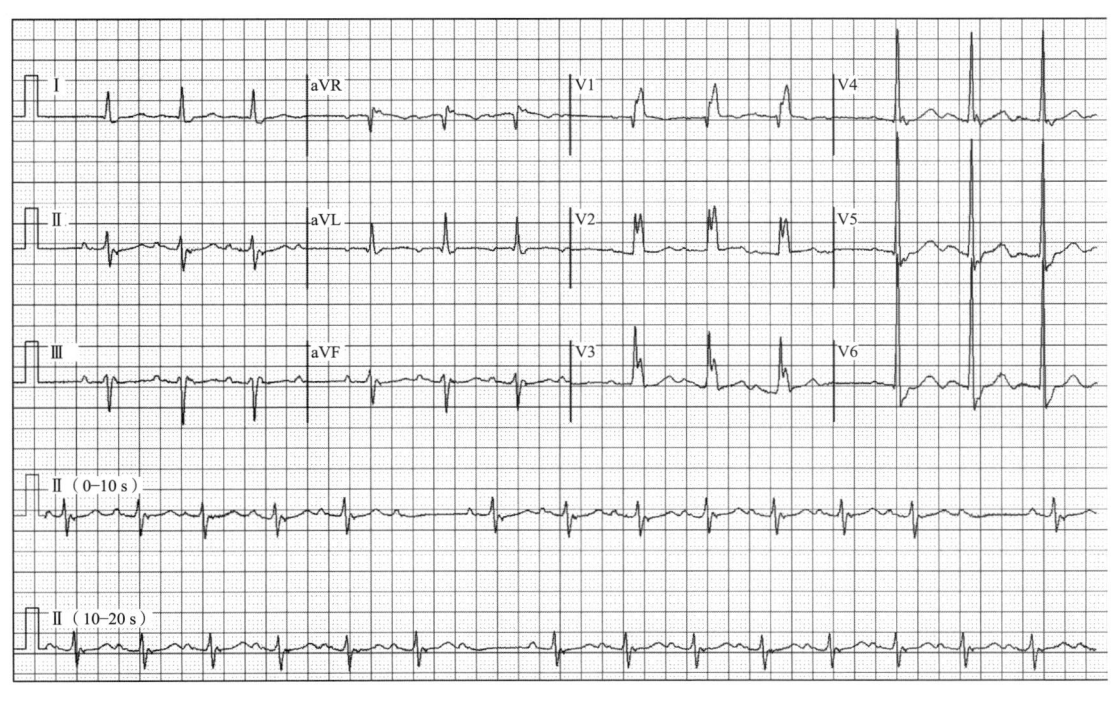

男性，81岁。
窦性心率82次/分；
PR间期240 ms；
QRS波时间150 ms；
QRS波电轴-70°。

窦性心律
二度二型房室传导阻滞
完全性右束支传导阻滞
左前分支传导阻滞
提示三分支传导阻滞
左心室肥大

图3-6-81　三分支传导阻滞实例二

三分支传导阻滞的诊断依据包括双分支传导阻滞伴二度二型房室传导阻滞（PR间期延长或无延长）。两实例均符合三分支传导阻滞。

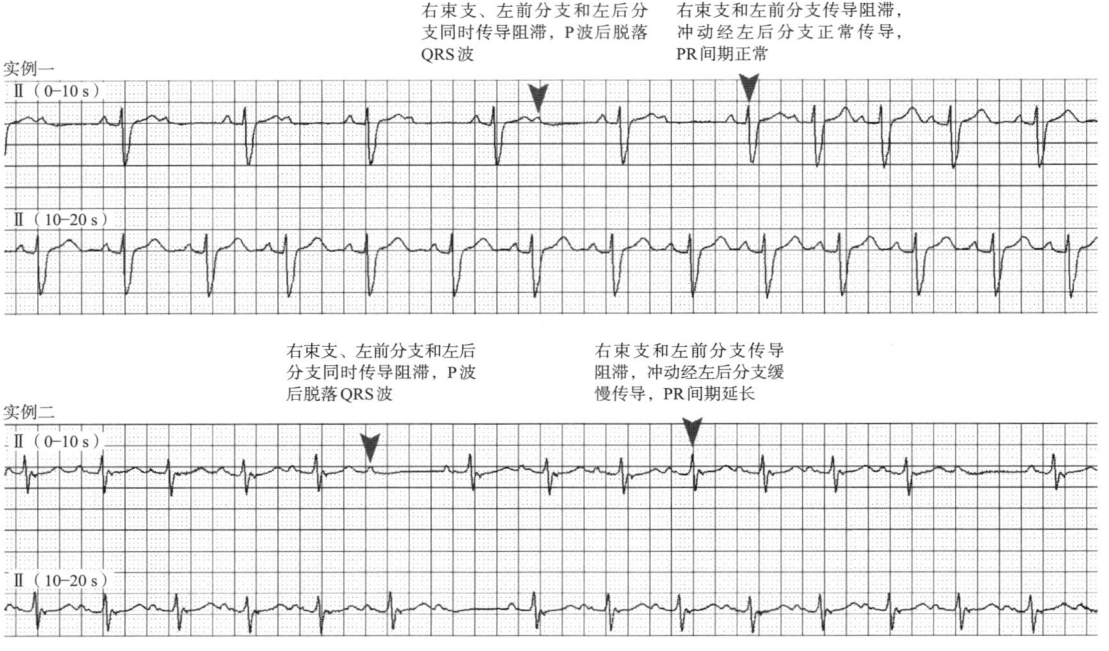

图 3-6-82　三分支传导阻滞实例一和实例二形成机制图解

1. 持续性右束支伴间歇性左前和左后分支传导阻滞

三分支传导阻滞可有不同的组合，心电图表现不同。持续性右束支伴间歇性左前和左后分支传导阻滞是其中一种组合。

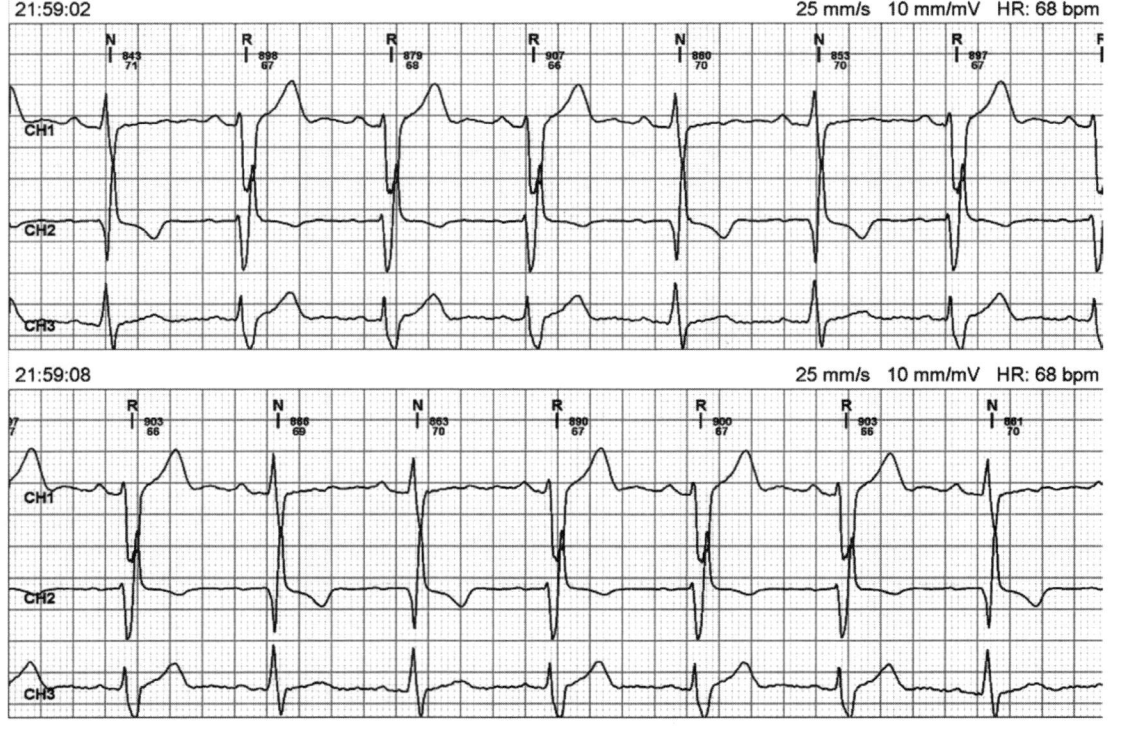

男性，55 岁。
窦性心率 68 次/分；
PR 间期 180/220 ms；
QRS 波时间 120/140 ms。

注：记录导联依次为：模拟 II 导联、CM1 导联和 CC5 导联。

图 3-6-83　持续性右束支伴间歇性左前和左后分支传导阻滞实例

下图与图3-6-83相同，QRS波呈两种形态，两种QRS波形态的PR间期不等。另可见二度二型房室传导阻滞和房性期前收缩未下传心室。

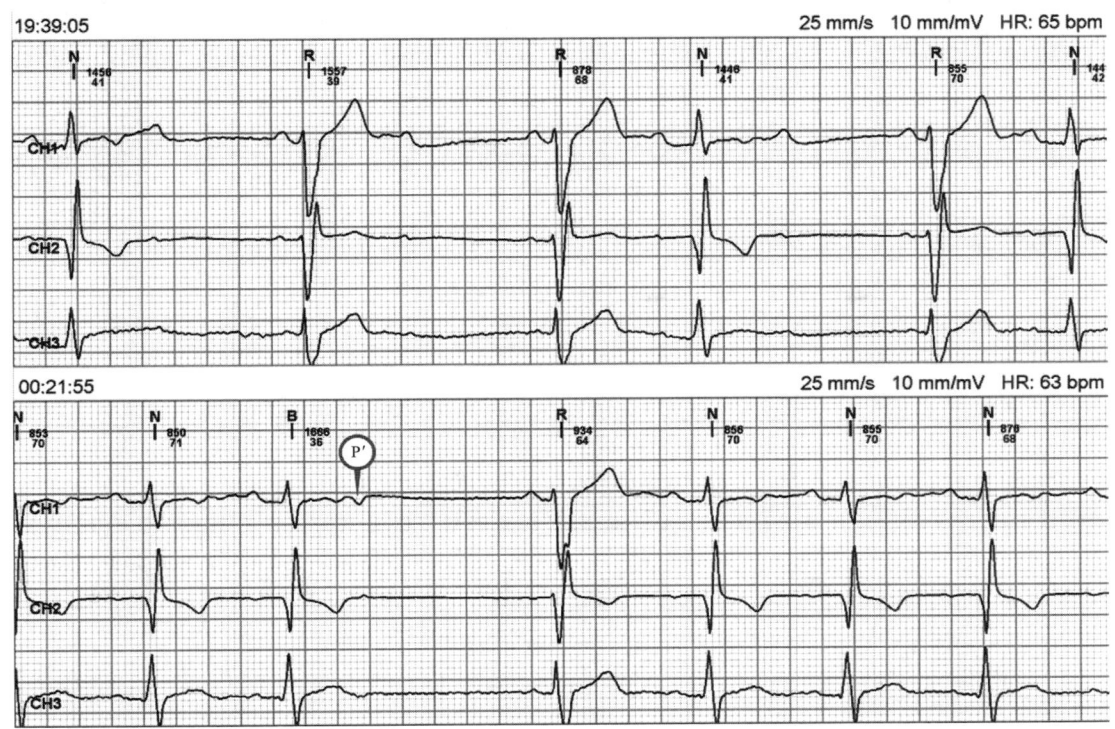

图3-6-84 持续性右束支伴间歇性左前和左后分支传导阻滞实例的其他心电图一

下图中PR间期和QRS波形态与图3-6-83和图3-6-84相同。另可见两源室性期前收缩。

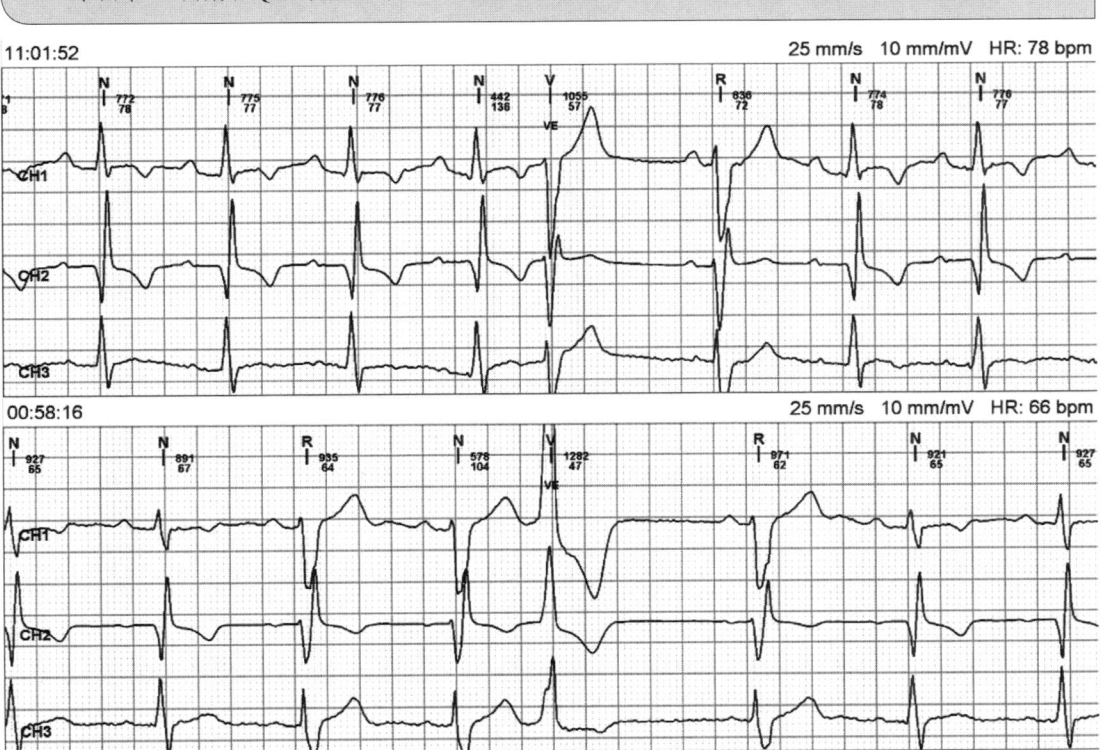

窦性心律
房性期前收缩未下传心室
多源性室性期前收缩
二度二型房室传导阻滞
完全性右束支传导阻滞
间歇性左前分支传导阻滞
间歇性左后分支传导阻滞

图3-6-85 持续性右束支伴间歇性左前和左后分支传导阻滞实例的其他心电图二

第一需要解释的是：PR间期延长时，心室内呈不完全性右束支传导阻滞；PR间期正常时，心室内呈完全性右束支传导阻滞，同时模拟Ⅱ导联呈rS型，即QRS波电轴左偏，提示左前分支传导阻滞。提示心室内的传导与房室结和房室束的传导速度有关，形成机制可用分层阻滞现象来解释。分层阻滞现象指由于房室传导系统在传导时存在着水平分离，不同层次的组织其传导性不相同，从而引起不同的传导阻滞。当房室结和房室束传导时间延长时，冲动到达心室内的时间延迟，减少右束支传导延长时间，呈不完全性右束支传导阻滞；左前分支脱离不应期，QRS波电轴无偏移。当房室结和房室束传导时间正常时，冲动到达心室内的时间提前，增加右束支传导延长时间，呈完全性右束支传导阻滞；QRS波电轴左偏，提示左前分支传导阻滞左前分支未脱离不应期。在二度二型房室传导阻滞中，P波脱落QRS波后第一次P波下传时，房性期前收缩未下传心室和室性期前收缩代偿后，PR间期更为缩短，QRS波形态出现相同的改变，进一步证实心室内的传导与房室结和房室束的传导速度有关。第二需要解释的是：引起二度二型房室传导阻滞，最可能是右束支、左前和左后分支同时发生传导阻滞，即三分支传导阻滞。

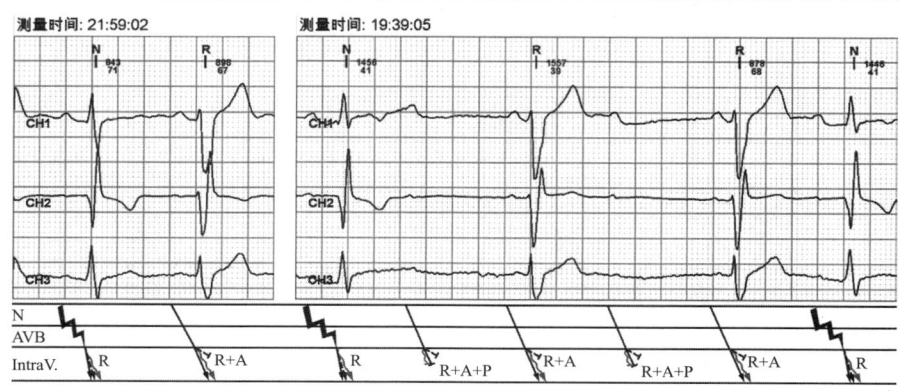

注：N为房室结；AVB为房室束；IntraV.为心室内传导系统；R为右束支；A为左前分支；P为左后分支。

图3-6-86　持续性右束支伴间歇性左前和左后分支传导阻滞实例形成机制图解

2. 左束支传导阻滞与左前和左后分支传导阻滞

左前和左后分支是左束支的两大分支。单独传导阻滞时，各自出现特征性心电图改变。若同时发生传导阻滞，则可出现左束支传导阻滞的心电图改变。因此，在心电图上表现为左束支传导阻滞，可能真正的阻滞部位位于左前和左后分支。

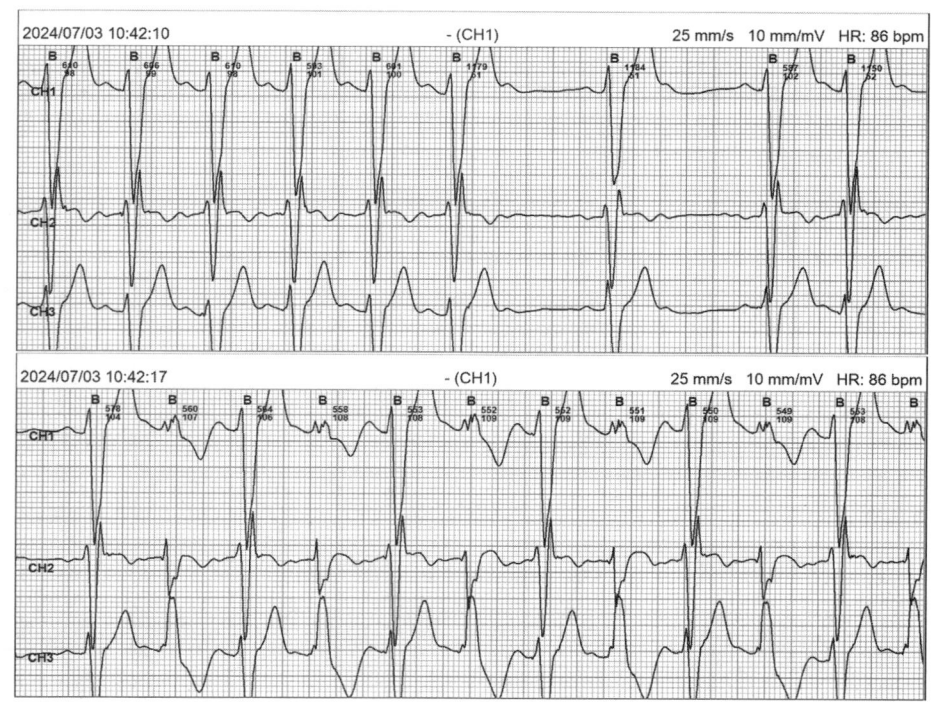

男性，78岁。
窦性心率98～109次/分。
记录导联依次为：模拟Ⅱ导联、CM1导联和CC5导联。

图3-6-87　左束支传导阻滞与左前和左后分支传导阻滞实例

在图3-6-87中，QRS波呈两种形态。下图中QRS波呈三种形态，其中两种形态与图3-6-87相同。平均窦性心率>100次/分。

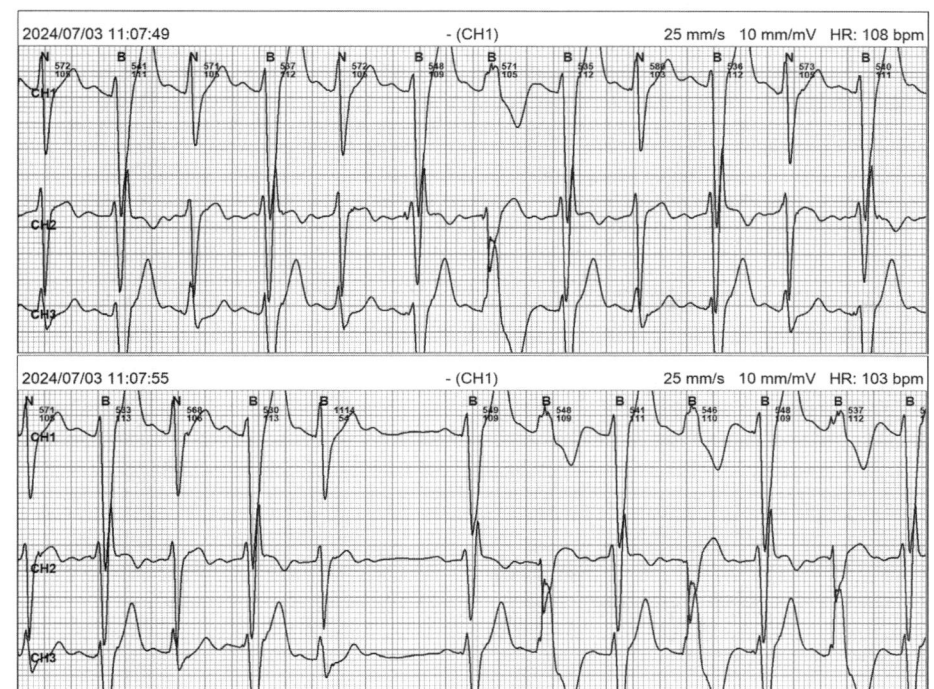

窦性心率105～112次/分。

窦性心律
二度二型房室传导阻滞
三分支传导阻滞

图3-6-88　左束支传导阻滞与左前和左后分支传导阻滞实例的其他心电图一

本病例窦性心率<100次/分和夜间最低心率时的心电图见下图。最低心率时QRS波呈两种形态，PR间期略有不等。

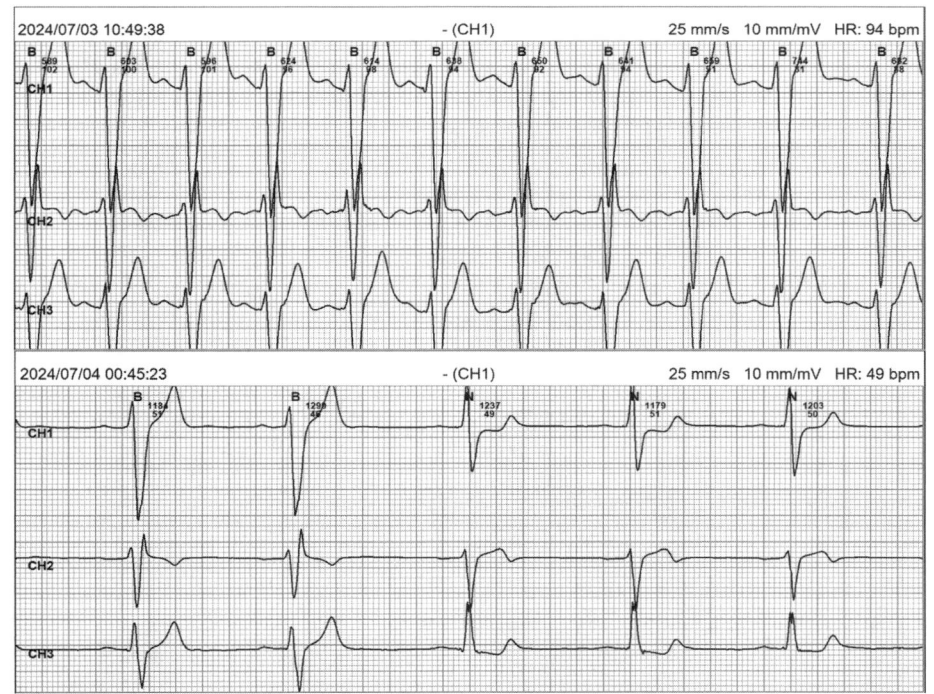

图3-6-89　左束支传导阻滞与左前和左后分支传导阻滞实例的其他心电图二

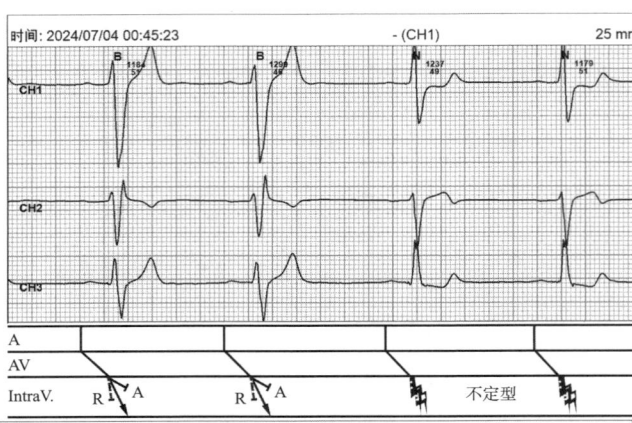

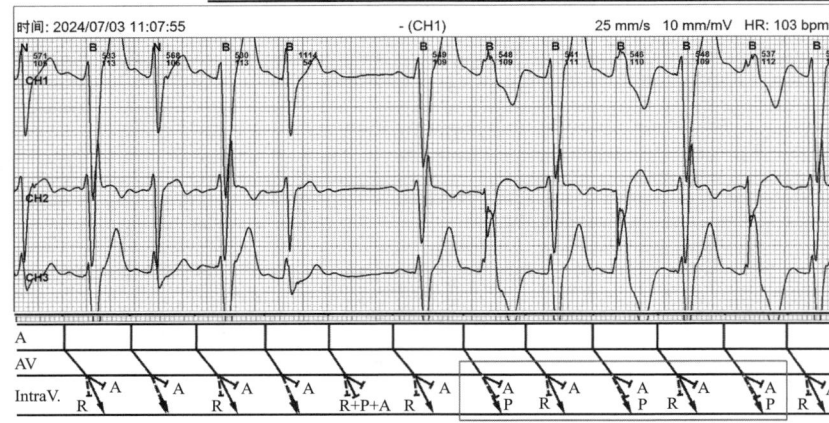

本病例在最低心率时呈两种QRS波形态：右束支伴左前分支和不定型心室内传导阻滞图形，后者的PR间期略缩短，即冲动到达心室内的时间略提前，三分支均出现不同程度的传导阻滞，形成不定型心室内传导阻滞图形，提示三分支传导阻滞。当心率增高时，QRS波呈三种形态：左前分支、右束支伴左前分支和右束支传导阻滞图形，同时出现二度二型房室传导阻滞，三分支传导阻滞确立。解释呈左束支传导阻滞的形成机制，最可能是左前和左后分支同时传导阻滞。

◎ 三分支传导阻滞有着复杂的心电图改变。

图3-6-90　左束支传导阻滞与左前和左后分支传导阻滞实例形成机制图解

3. 三分支传导阻滞的演变

左前和左后分支传导阻滞进展成左束支传导是一个逐渐变化的过程，复查心电图，前后比较，可以观察这一变化过程。

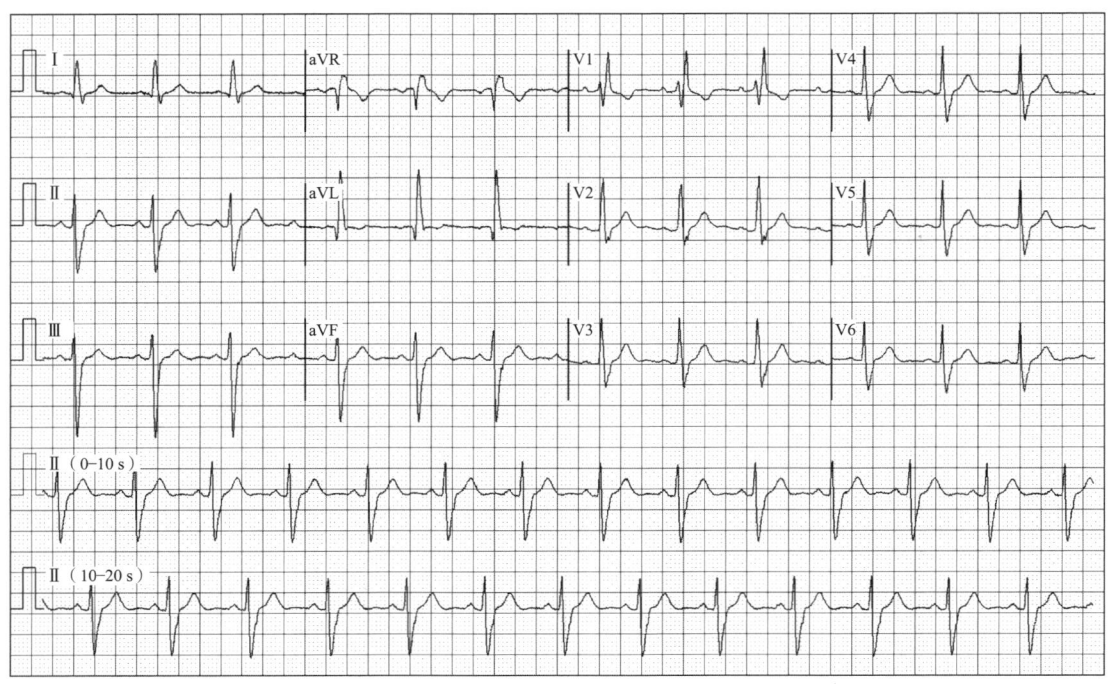

男性，77岁。
窦性心率81次/分；
PR间期152 ms；
QRS波时间138 ms；
QRS波电轴-69°。

窦性心律
完全性右束支传导阻滞
左前分支传导阻滞

图3-6-91　三分支传导阻滞的演变实例一

病例约2年后的心电图见下。图中可见完全性左束支传导阻滞,结合图3-6-91,提示左前和左后分支已进展为同时传导阻滞。此图PR间期较前图延长,但仍在正常范围内,此图不能判断右束支传导状态。

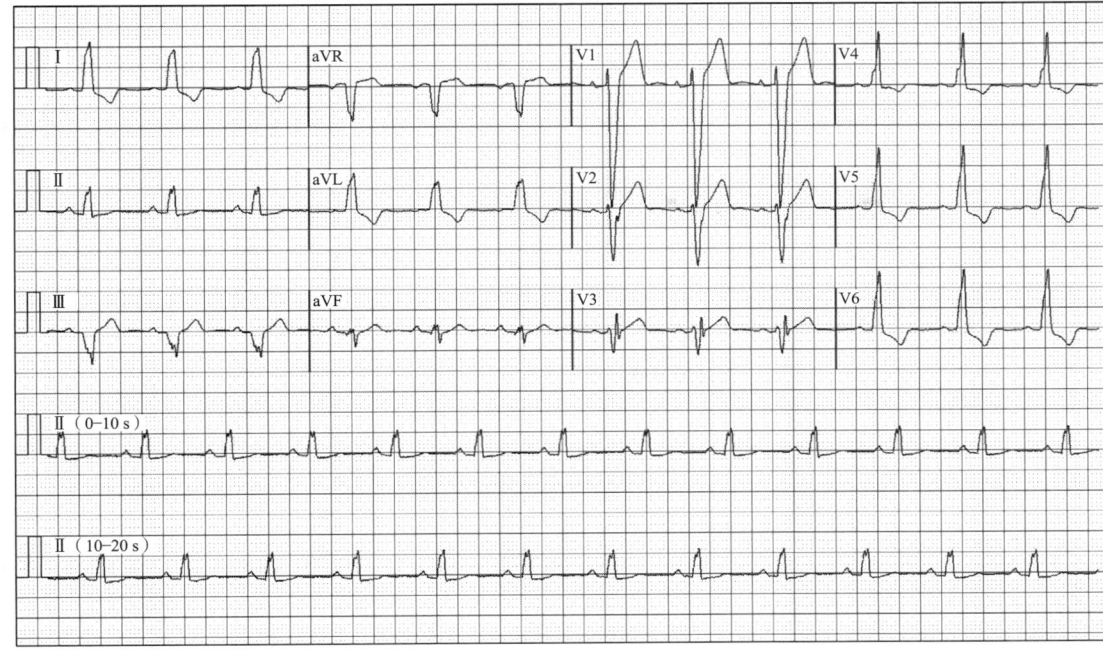

窦性心率74次/分;
PR间期166 ms;
QRS波时间133 ms;
QRS波电轴−3°。

窦性心律
完全性左束支传导阻滞

图3-6-92 三分支传导阻滞的演变实例一的其他心电图一

病例约4年后的心电图见下。图中可见右束支伴左前分支传导阻滞和左束支传导阻滞间歇性出现,PR间期延长和二度二型房室传导阻滞。

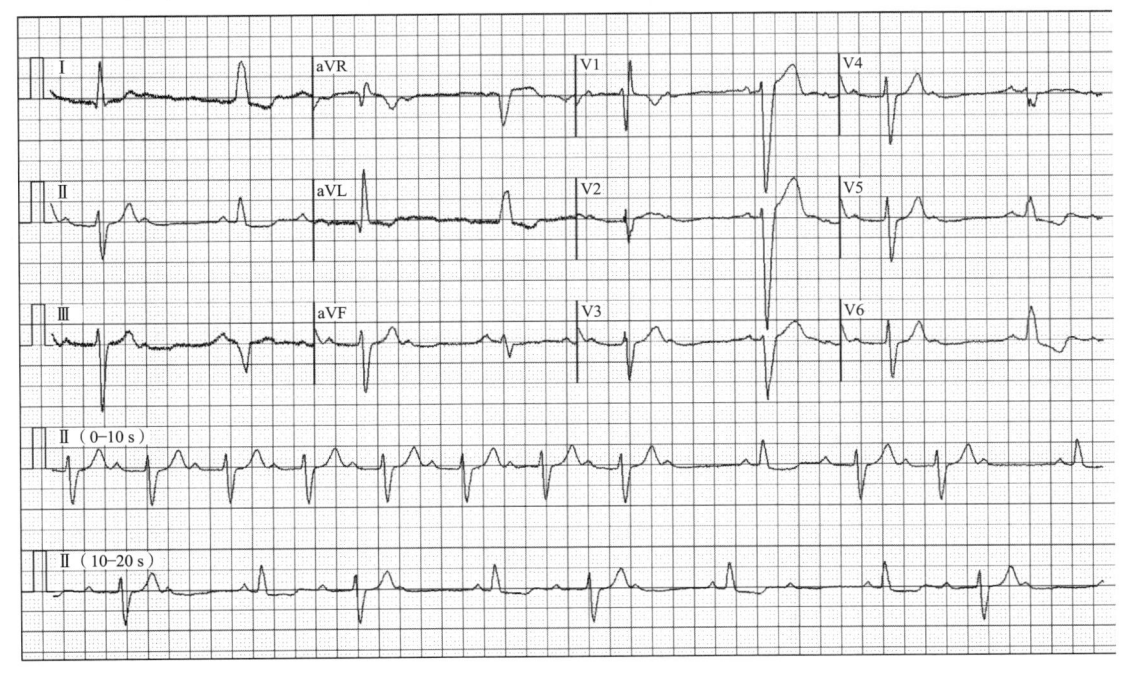

窦性心率80次/分;
PR间期170/320 ms;
QRS波时间137 ms。

窦性心律
二度二型房室传导阻滞
三分支传导阻滞

图3-6-93 三分支传导阻滞的演变实例一的其他心电图二

本病例4年的心电图演变，由右束支伴左前分支传导阻滞（双分支传导阻滞），逐渐进展为三分支传导阻滞，最终表现为右束支伴左前分支传导阻滞和左束支传导阻滞间隔出现，并出现二度二型房室传导阻滞。

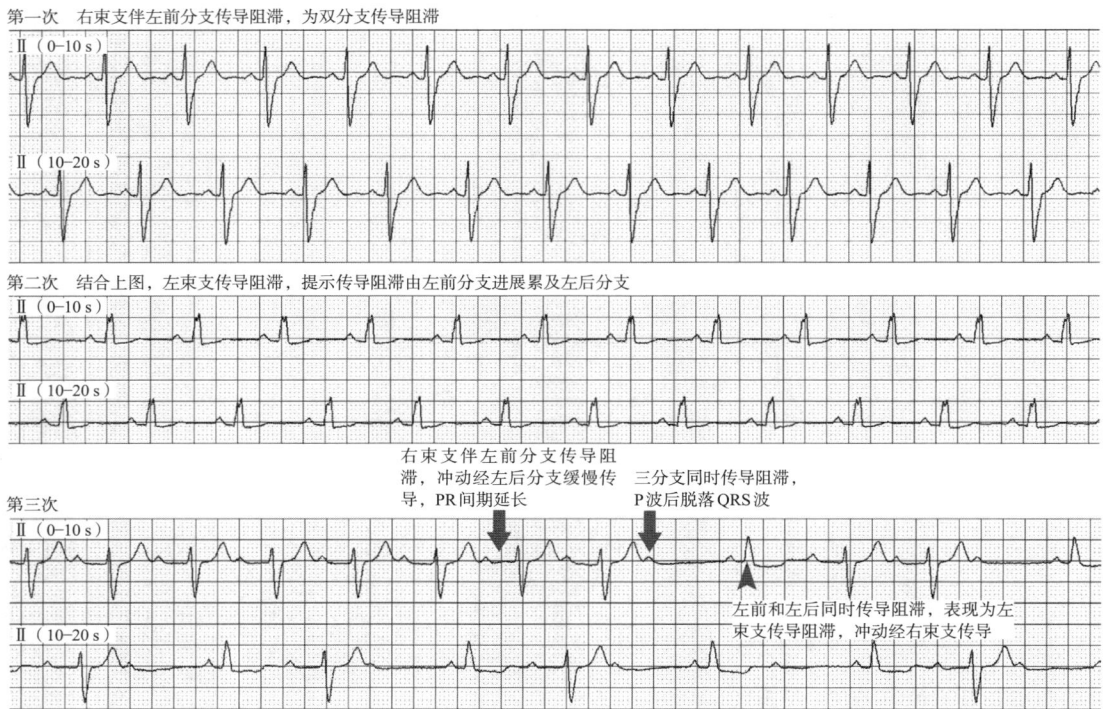

图3-6-94 三分支传导阻滞的演变实例一形成机制图解

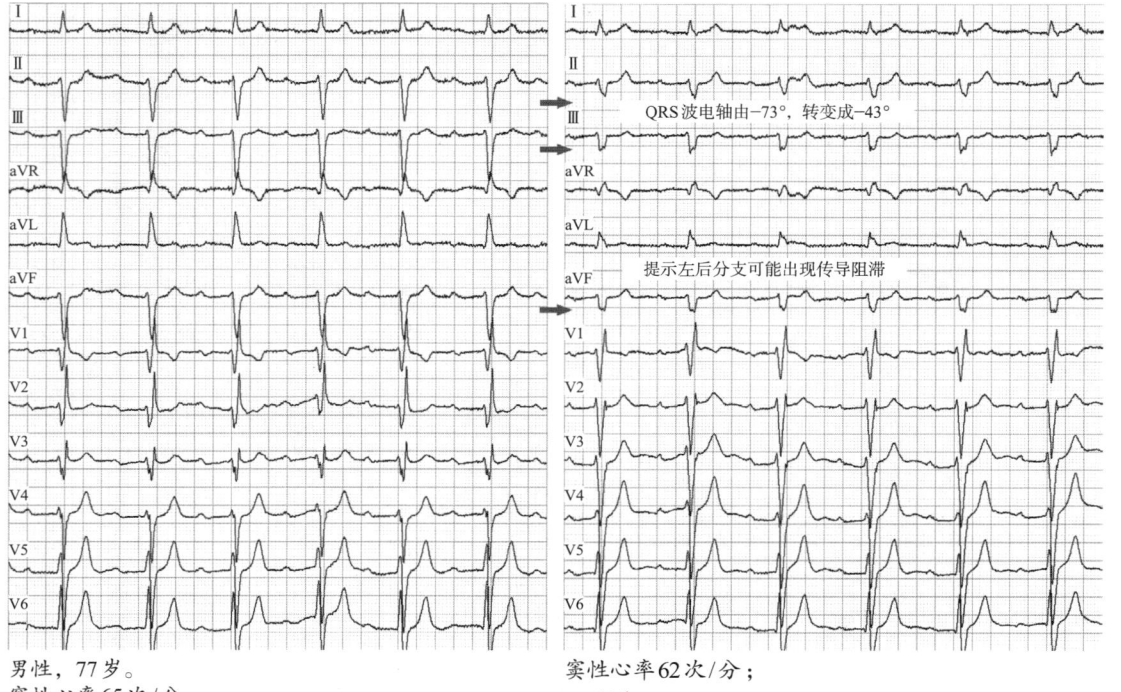

男性，77岁。
窦性心率65次/分；
PR间期360 ms；
QRS波时间142 ms；
QRS波电轴−73°。

窦性心率62次/分；
PR间期296 ms；
QRS波时间139 ms；
QRS波电轴−43°。

图3-6-95 三分支传导阻滞的演变实例二

双分支传导阻滞伴一度房室传导阻滞，并不能明确诊断三分支传导阻滞，但可从心电图的演变中得到确诊。实例二多次记录心电图，最后确诊为三分支传导阻滞。第一次（左图）和第二次（右图）心电图记录前后相差约1年。

窦性心律
一度房室传导阻滞
完全性右束支传导阻滞
左前分支传导阻滞

图3-6-95中，前后两次心电图比较，从电轴左偏减少分析，提示左后分支可能出现传导阻滞，但不能明确。下图为实例二约1年后的心电图，图中出现二度一型房室传导阻滞。尽管是二度一型房室传导阻滞，但结合前图，提示三分支传导阻滞。

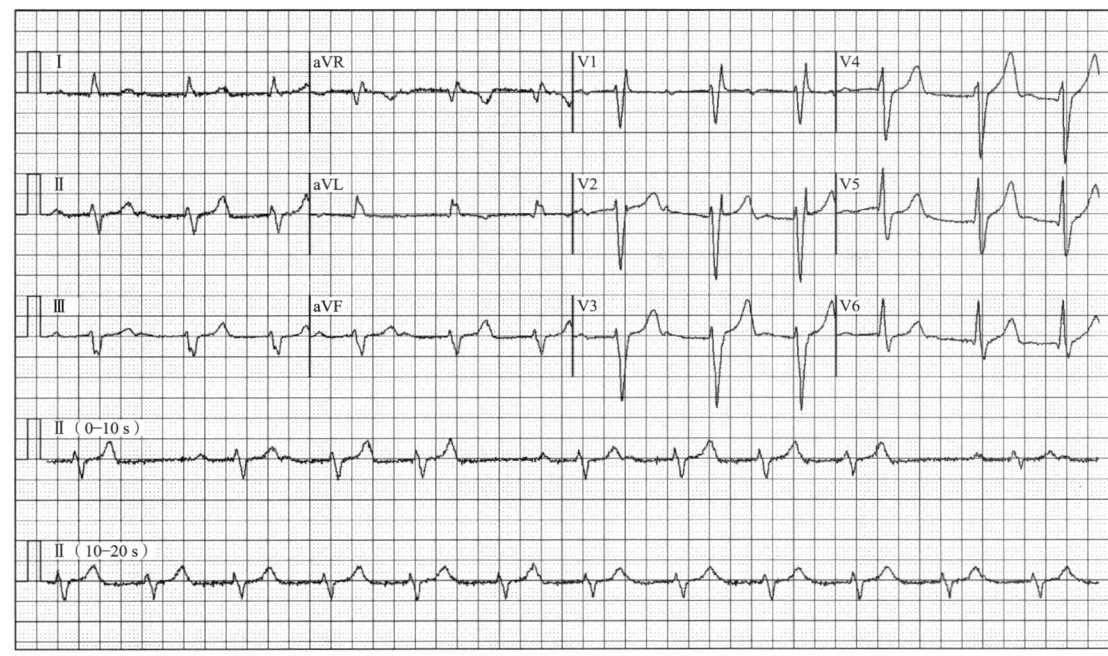

窦性心率75次/分；
PR间期320～480 ms；
QRS波时间149 ms；
QRS波电轴−51°。

窦性心律
二度一型房室传导阻滞
完全性右束支传导阻滞
左前分支传导阻滞
提示三分支传导阻滞

图3-6-96　三分支传导阻滞的演变实例二的其他心电图一

下图为实例二，图3-6-96约1年后的心电图。图中右束支伴左后分支传导阻滞明确，同时出现二度一型房室传导阻滞，呈3∶2传导。结合前图，三分支传导阻滞明确。

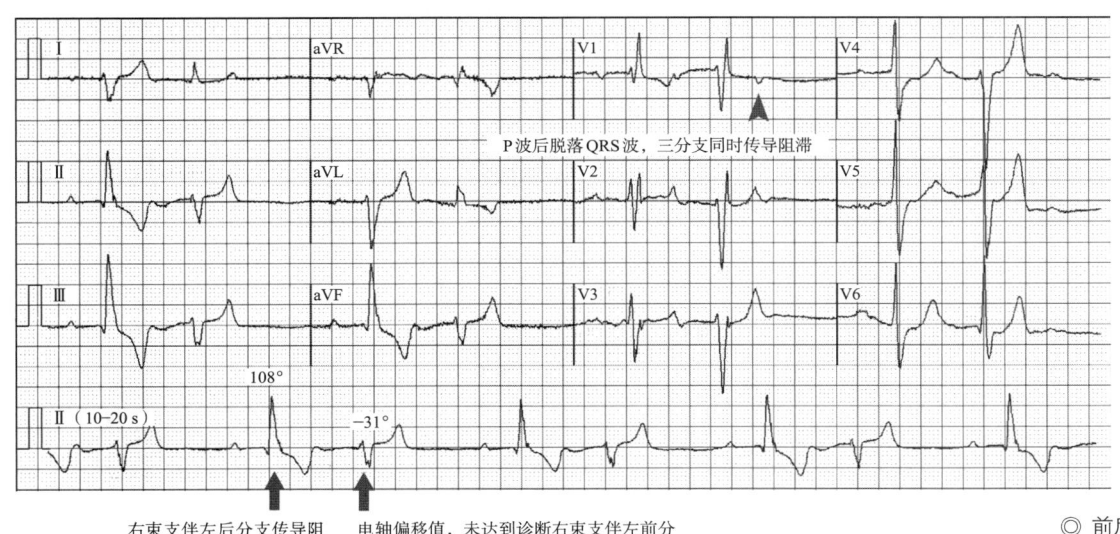

窦性心率75次/分；
PR间期320/420 ms；
QRS波时间170 ms；
QRS波电轴−31°/108°。

P波后脱落QRS波，三分支同时传导阻滞

窦性心律
二度一型房室传导阻滞
三分支传导阻滞

右束支伴左后分支传导阻滞，冲动在左前分支缓慢传导，PR间期延长

电轴偏移值，未达到诊断右束支伴左前分支传导阻滞的标准。PR间期更为延长，提示冲动在左前和左后分支缓慢传导

◎ 前后心电图比较至关重要。

图3-6-97　三分支传导阻滞的演变实例二的其他心电图二

下图为实例二，图3-6-97约半年后的心电图。图中见右束支伴左后分支传导阻滞，二度二型房室传导阻滞，部分呈2∶1传导。结合前图，进一步确诊三分支传导阻滞。

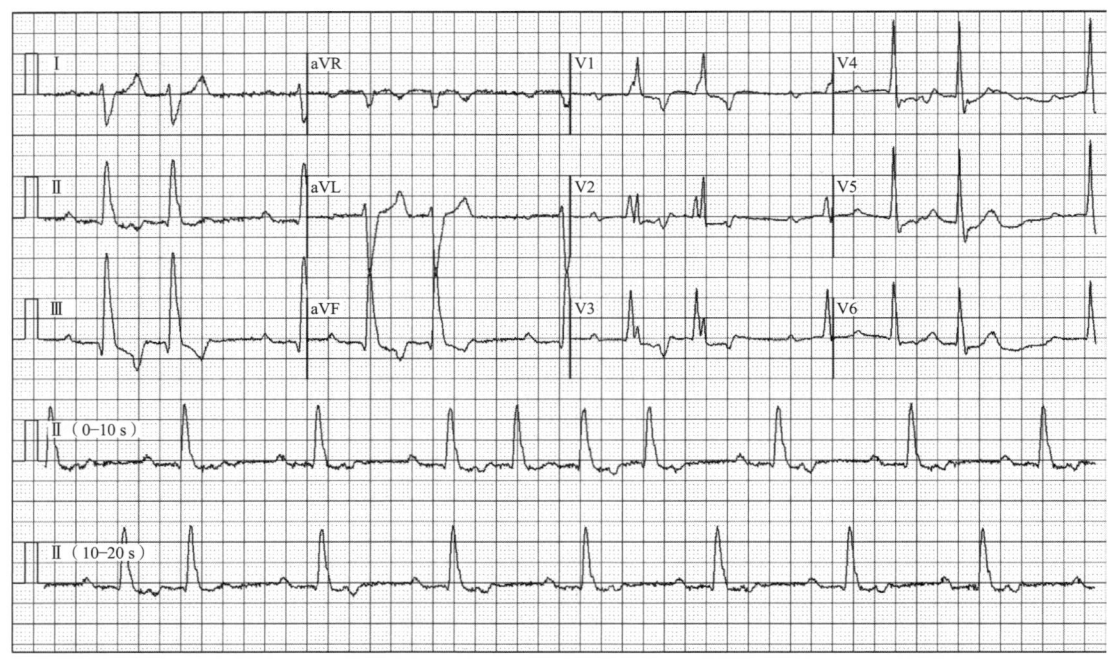

窦性心率94次/分；
PR间期360 ms；
QRS波时间166 ms；
QRS波电轴108°。

窦性心律
二度二型房室传导阻滞
三分支传导阻滞

图3-6-98　三分支传导阻滞的演变实例二的其他心电图三

下图为实例二，图3-6-98约1个月后的心电图。图中右束支伴左后分支传导阻滞，同时出现二度房室传导阻滞，呈2∶1传导。虽然二度房室传导阻滞2∶1传导不能确诊三分支传导阻滞，但结合前图，三分支传导阻滞明确。

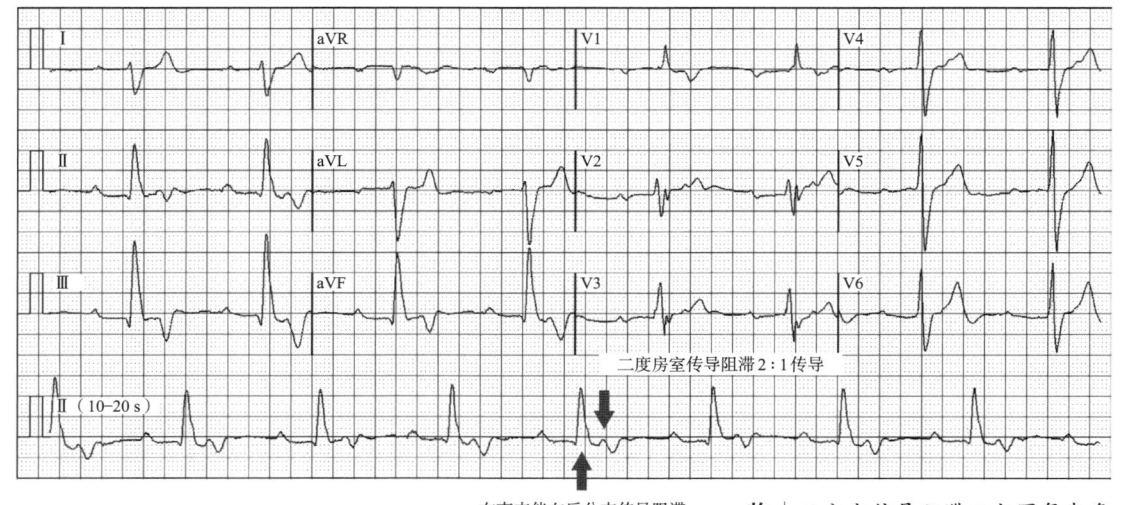

窦性心率96次/分；
PR间期356 ms；
QRS波时间174 ms；
QRS波电轴105°。

窦性心律
二度二型房室传导阻滞
2∶1传导
三分支传导阻滞

图3-6-99　三分支传导阻滞的演变实例二的其他心电图四

临床意义　三分支传导阻滞心电图复杂多变，但常有逐渐演变的过程，可以从多次心电图复查中明确诊断。

4. 三分支传导阻滞的最终结果

三分支传导阻滞进展最终形成完全性房室传导阻滞，出现室性逸搏。以下为一病例依次记录的心电图，最后进展为完全性房室传导阻滞伴室性逸搏心律。

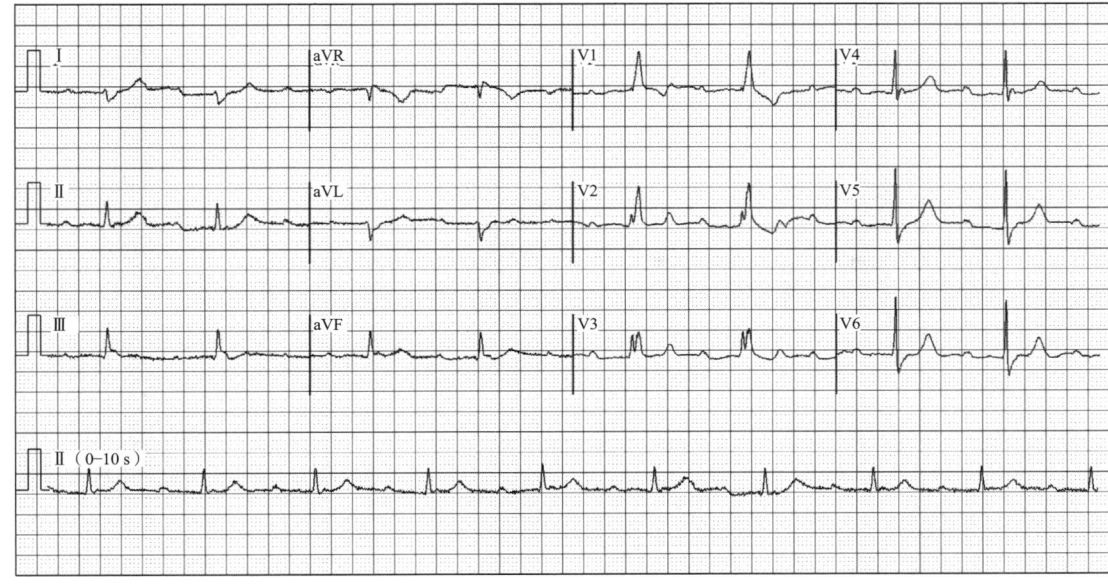

男性，78岁。
窦性心率56次/分；
PR间期385 ms；
QRS波时间129 ms；
QRS波电轴118°。

窦性心动过缓
一度房室传导阻滞
完全性右束支传导阻滞
左后分支传导阻滞

◎ 双分支传导阻滞伴一度房室传导阻滞，并不能确诊三分支传导阻滞。

图3-6-100 三分支传导阻滞的最终结果实例

下图为图3-6-100约2年后的心电图。

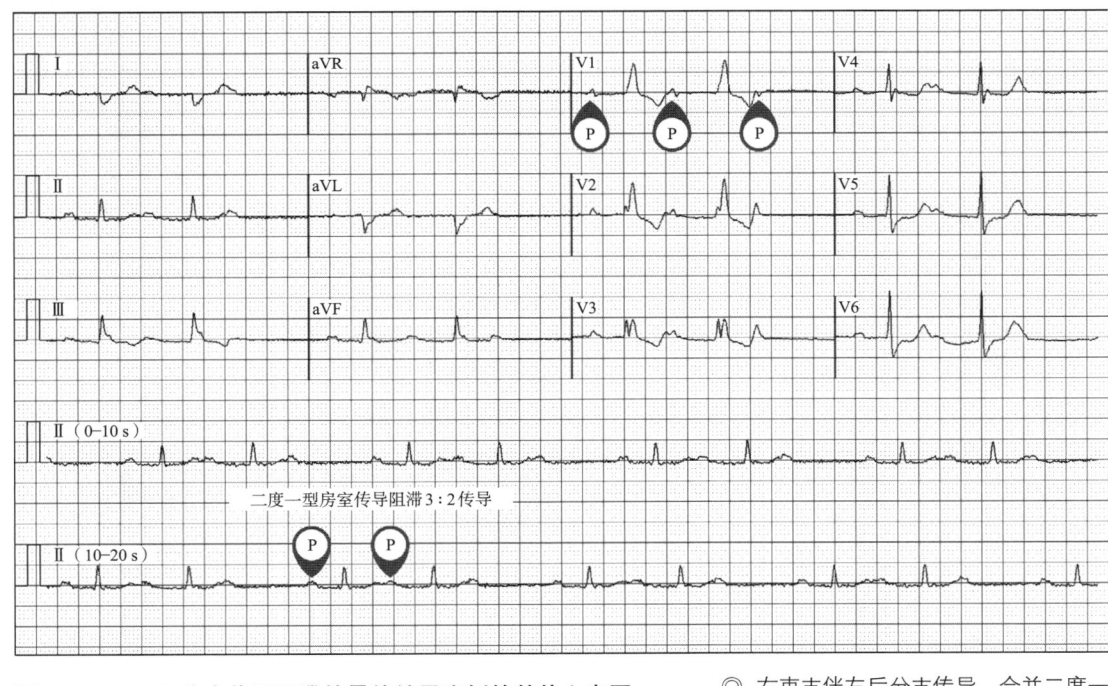

窦性心率96次/分；
PR间期340～420 ms；
QRS波时间130 ms；
QRS波电轴117°。

窦性心律
二度一房室传导阻滞
3∶2传导
完全性右束支传导阻滞
左后分支传导阻滞

图3-6-101 三分支传导阻滞的最终结果实例的其他心电图一

◎ 右束支伴左后分支传导，合并二度一型房室传导阻滞，提示可能是房室结和希浦系统多部位的传导阻滞，包括三分支传导阻滞。

下图为图 3-6-101 约半年后的心电图。

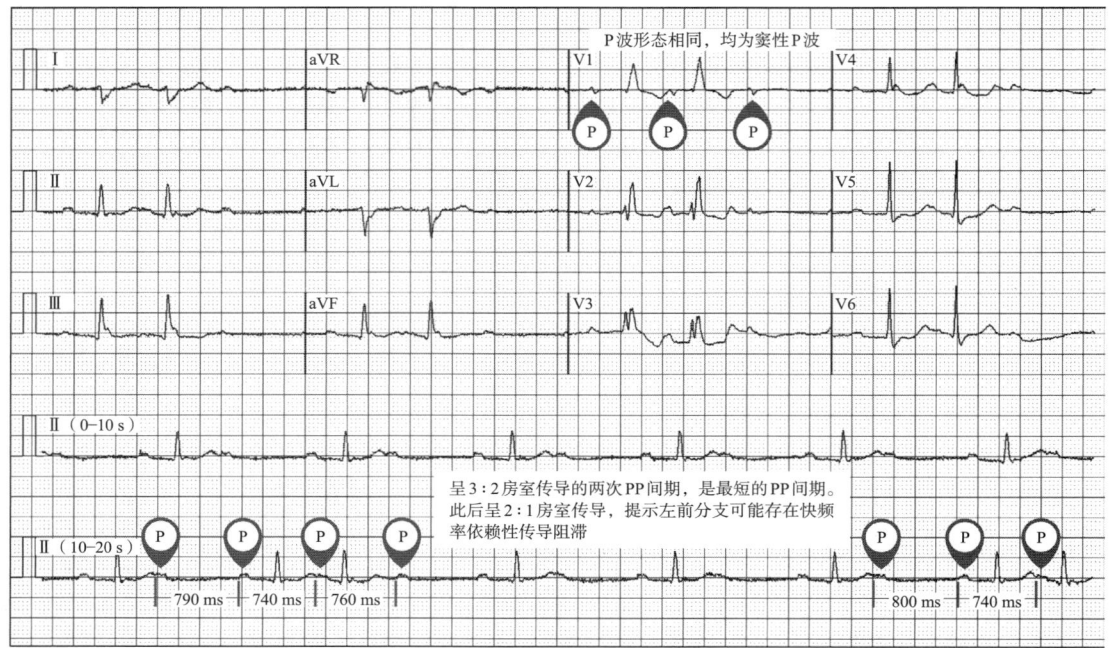

窦性心率 76 次/分；
PR 间期 360 ms；
QRS 波时间 133 ms；
QRS 波电轴 122°。

窦性心律
二度反文氏型房室
传导阻滞
完全性右束支传导阻滞
左后分支传导阻滞

◎ 二度反文氏型房室传导阻滞，常发生在 2∶1 房室传导基础上，提示可能是房室结和希浦系统多部位的传导阻滞，包括三分支传导阻滞。

图 3-6-102　三分支传导阻滞的最终结果实例的其他心电图二

下图为图 3-6-102 约 1 个月后的心电图。

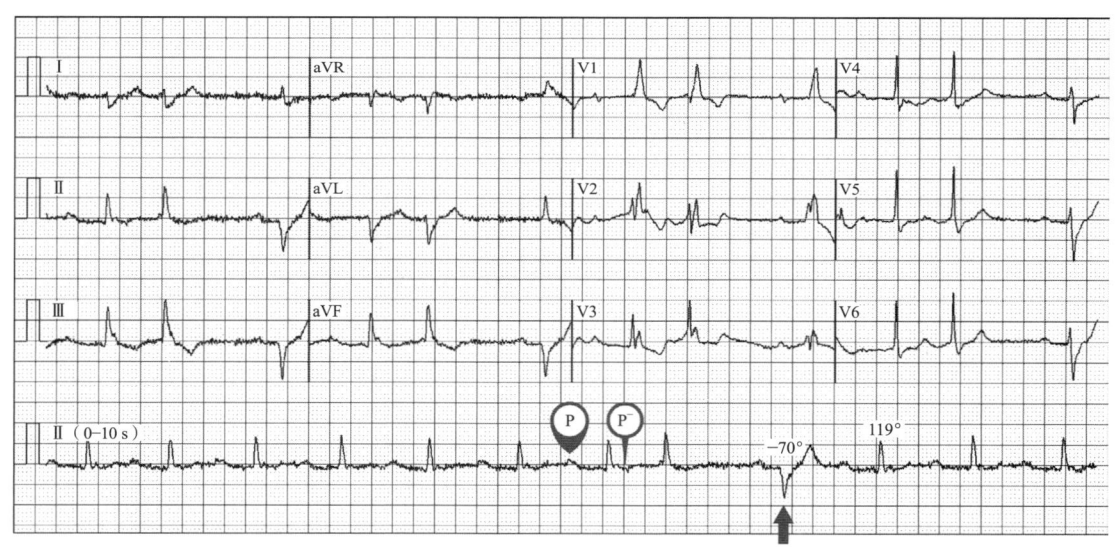

窦性心率 74 次/分；
PR 间期 270/370 ms；
QRS 波时间 130 ms；
QRS 波电轴 119°/−70°。

窦性心律
房性期前收缩
一度房室传导阻滞
完全性右束支传导阻滞
左后分支传导阻滞
间歇性左前分支传导阻滞

◎ 右束支伴左后分支传导阻滞，在房性期前收缩代偿后，出现右束支伴左前分支传导阻滞，提示左前分支存在间歇性慢频率依赖性传导阻滞。三分支传导阻滞可以确诊。

图 3-6-103　三分支传导阻滞的最终结果实例的其他心电图三

下图为图3-6-103约9个月后的心电图,为本病例最后的心电图。图中见三度房室传导阻滞,室性逸搏心律。由于三分支传导阻滞,逸搏起源于三分支以下浦肯野纤维,心室率缓慢。

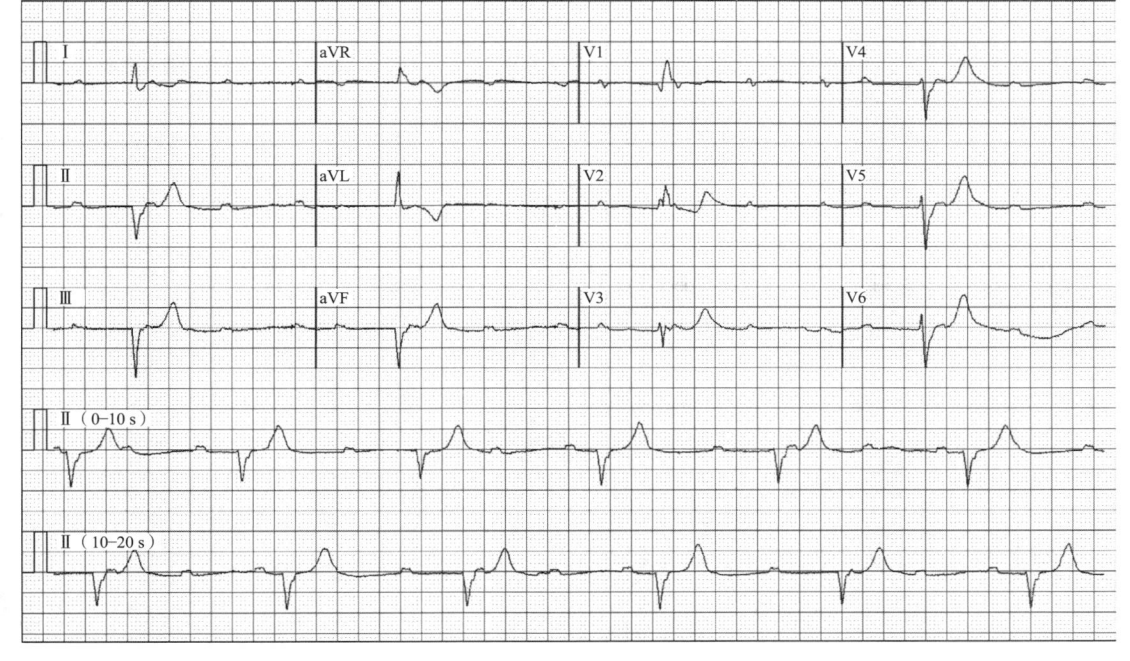

窦性心率96次/分;
心室率33次/分;
QRS波时间160 ms。

窦性心律
三度房室传导阻滞
室性逸搏心律

临床意义：三分支传导阻滞预后不良,最终将导致完全性房室传导,缓慢的室性逸搏心律。

图3-6-104　三分支传导阻滞的最终结果实例的其他心电图四

（六）不定型室内传导阻滞

不定型室内传导阻滞是指QRS波增宽>120 ms,胸导联不符合束支传导阻滞的特征,肢导联也不符合分支传导阻滞的特征。

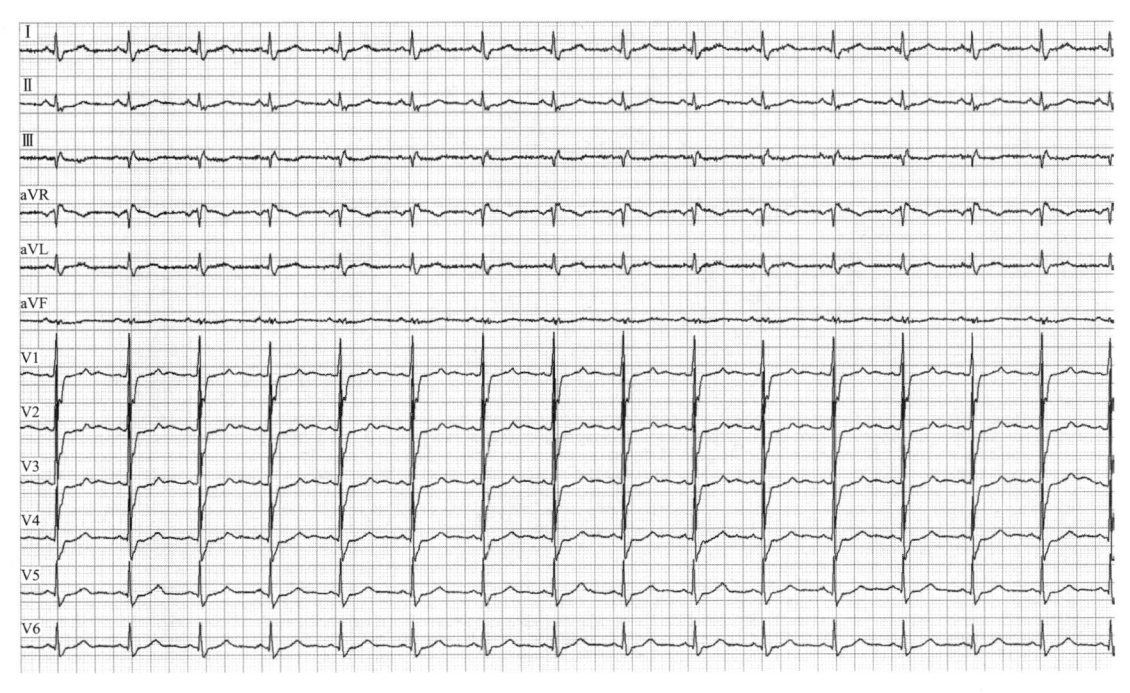

女性,65岁。
窦性心率78次/分;
PR间期131 ms;
QRS波时间127 ms。

窦性心律
不定型心室内传导阻滞

图3-6-105　不定型室内传导阻滞不符合右束支传导阻滞实例一

不定型室内传导阻滞,若呈类似右束支传导阻滞图形,与右束支传导阻滞的差别常在于右胸导联,主要是V1导联。

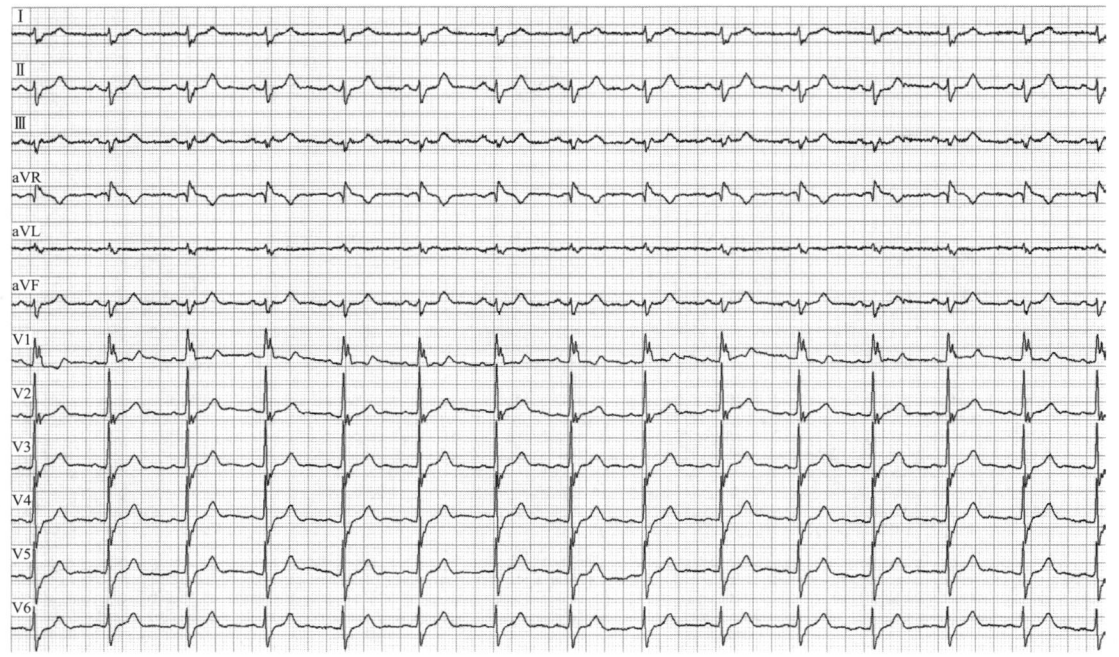

男性,77岁。
窦性心率73次/分;
PR间期162 ms;
QRS波时间125 ms。

窦性心律
不定型心室内传导阻滞

图3-6-106　不定型室内传导阻滞不符合右束支传导阻滞实例二

右束支传导阻滞,在V1导联上QRS波呈特征性rsR′型。不定型室内传导阻滞,V1导联上QRS波形态与此不同。

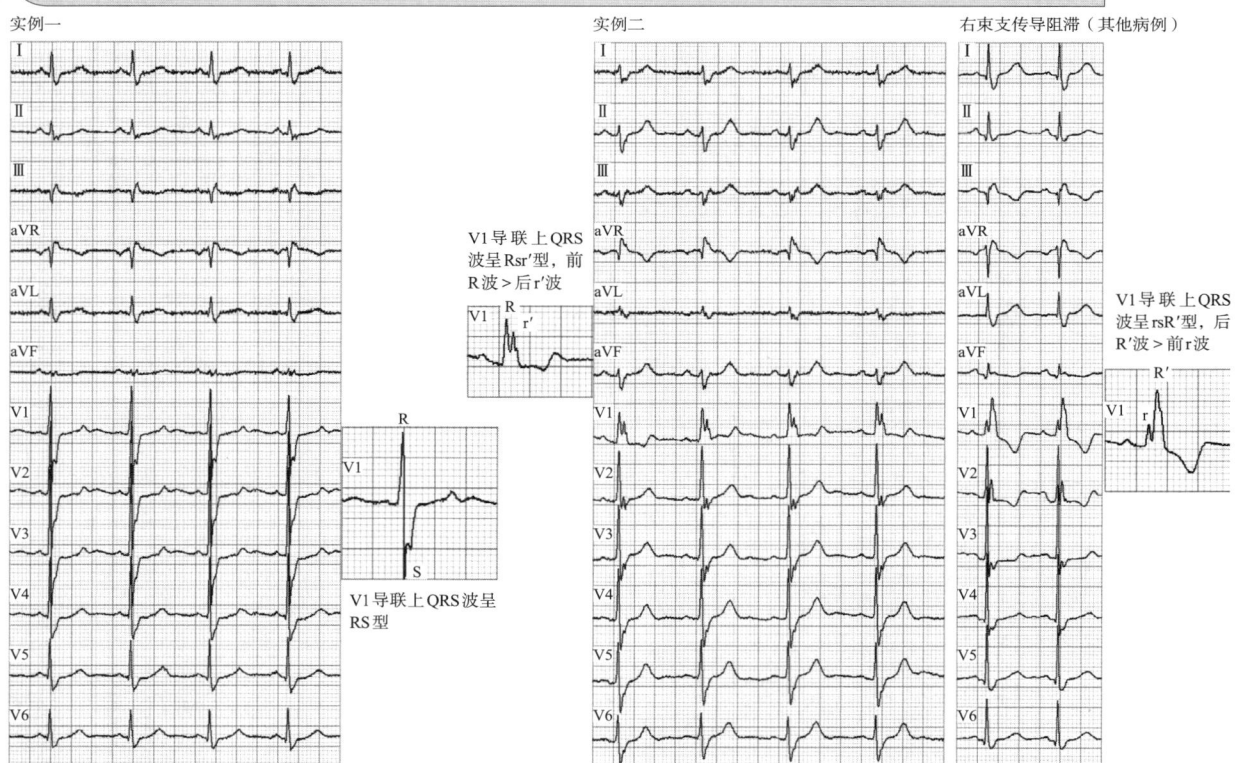

图3-6-107　不定型室内传导阻滞不符合右束支传导阻滞实例一和实例二同步12导联图解

不定型室内传导阻滞，若呈类似左束支传导阻滞图形，QRS波形态更为多变。

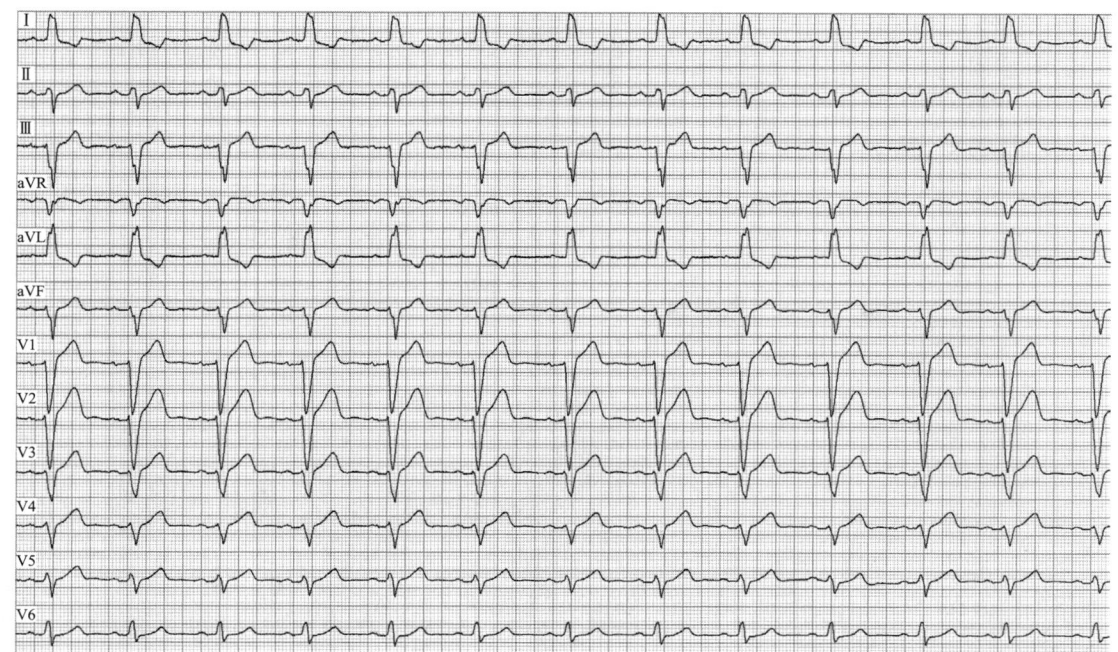

女性，66岁。
窦性心率64次/分；
PR间期197 ms；
QRS波时间140 ms。

窦性心律
不定型心室内传导阻滞

图3-6-108　不定型室内传导阻滞不符合左束支传导阻滞实例一

呈类似左束支传导阻滞的不定型室内传导阻滞，与左束支传导阻滞的差别常在于左胸导联，尤其是V5和V6导联。

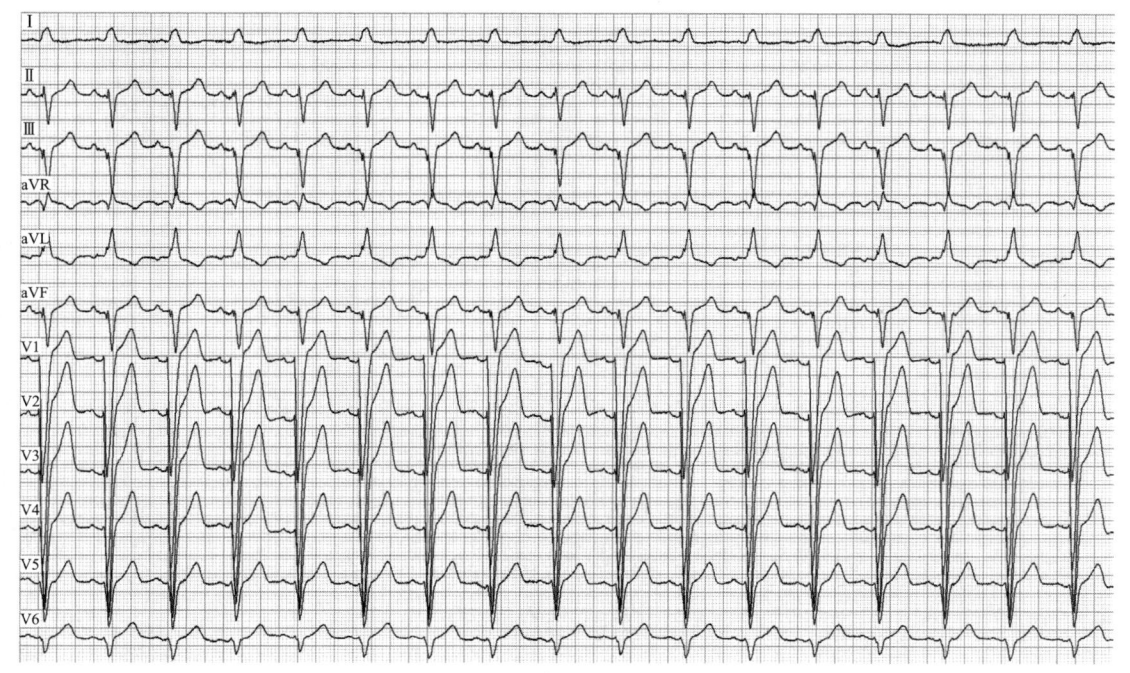

男性，83岁。
窦性心率86次/分；
PR间期155 ms；
QRS波时间154 ms。

窦性心律
不定型室内传导阻滞

图3-6-109　不定型室内传导阻滞不符合左束支传导阻滞实例二

> 左束支传导阻滞，V5和V6导联QRS波呈特征性单向粗钝R波。不定型室内传导阻滞，V5和V6导联QRS波形态呈多种改变。

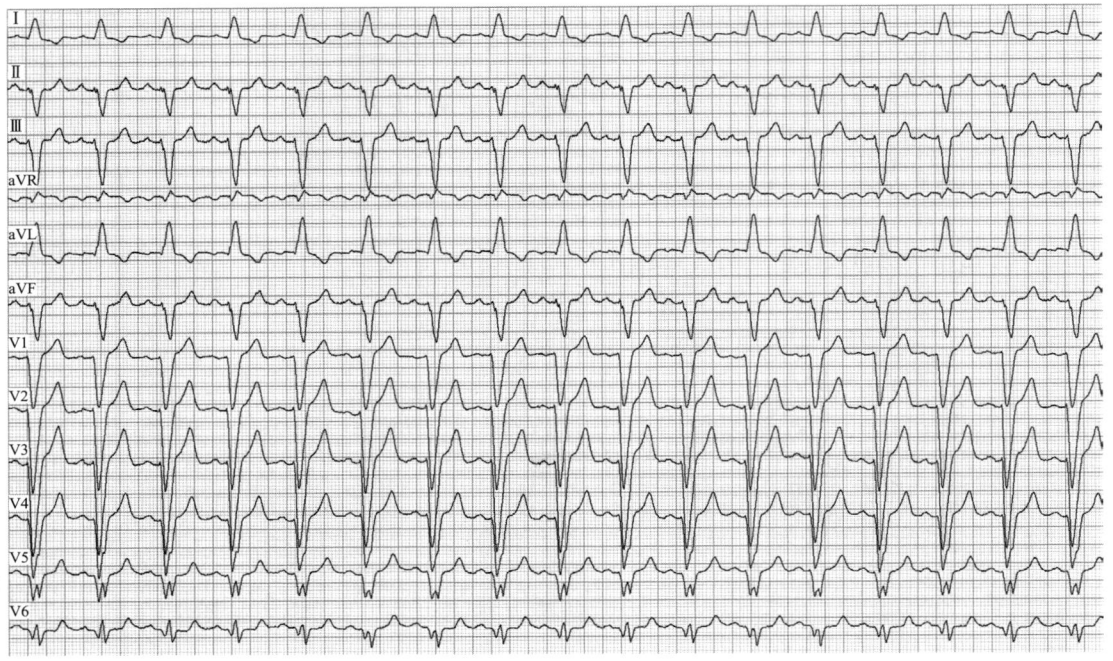

男性，64岁。
窦性心率85次/分；
PR间期181 ms；
QRS波时间173 ms。

窦性心律
不定型室内传导阻滞

图3-6-110　不定型室内传导阻滞不符合左束支传导阻滞实例三

> 左束支传导阻滞，V1导联上QRS波呈rS型，S波增宽。不定型室内传导阻滞与左束支传导阻滞的差别，不常见于右胸导联。

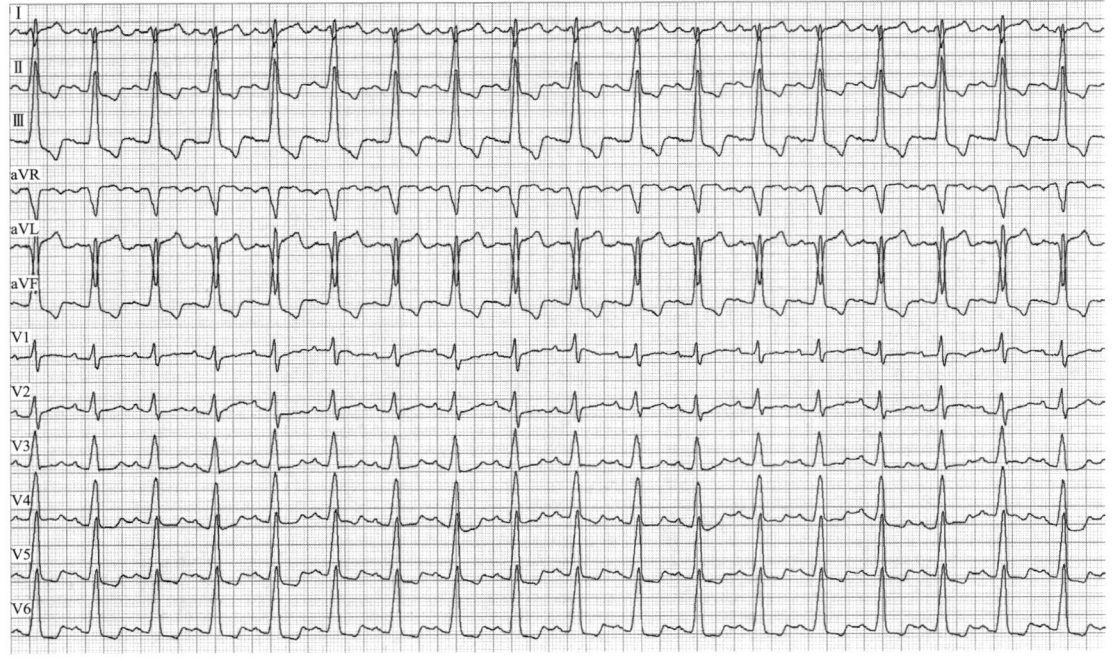

女性，74岁。
窦性心率92次/分；
PR间期179 ms；
QRS波时间152 ms。

窦性心律
不定型室内传导阻滞

图3-6-111　不定型室内传导阻滞不符合左束支传导阻滞实例四

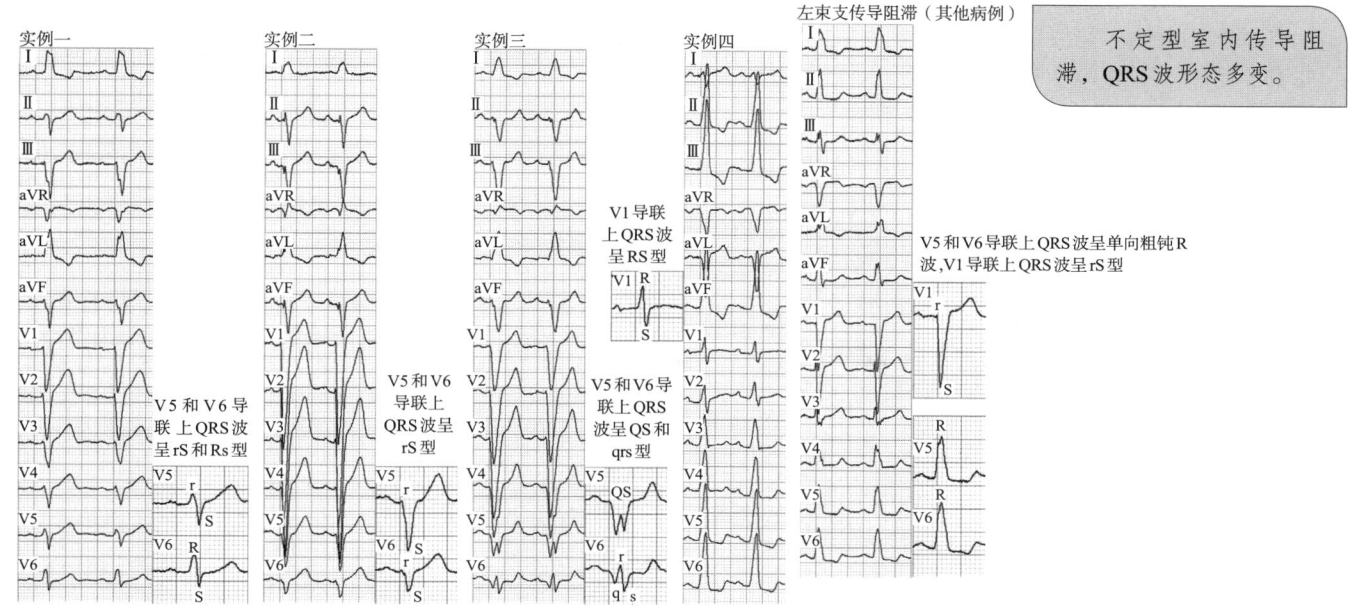

图 3-6-112　不定型室内传导阻滞不符合左束支传导阻滞实例一～四同步 12 导联图解

七、阵发性完全性房室传导阻滞与心室停顿

阵发性完全性房室传导阻滞，是房室传导阻滞中不常见的特殊类型。表现为呈 1：1 房室传导，突然发生连续多次房室传导中断，逸搏点的逸搏常延迟出现，出现心室停顿。

这种传导阻滞常与心率的增快或减慢相关，可分为快频率依赖性和慢频率依赖性。房室束（希氏束）是发生传导阻滞的关键部位（图 3-7-1）。

传导阻滞可发生在房室束内和房室束以下。

- 传导阻滞发生在房室束内。
- 当房室结近端存在快频率依赖性传导阻滞时，在心率增加时，冲动延迟到达房室结远端，若房室结远端存在慢频率依赖性传导阻滞，冲动将在房室结远端受阻，不能激动房室束，表现为快频率依赖性。
- 当房室结近端和远端均存在慢频率依赖性传导阻滞时，在心率减慢时，冲动延迟到达房室结远端，冲动将在房室结远端受阻，不能激动房室束，表现为慢频率依赖性。
- 由于传导阻滞发生在房室束内，房室束不能产生逸搏，形成长时间的心室停顿。
- 传导阻滞发生在房室束内的心电图特点是未发生传导阻滞时的 QRS 波正常。
- 阵发性完全性房室束传导阻滞常与二度房室传导阻滞有关。
- 传导阻滞发生在房室束以下。
- 阻滞部位通常是双侧束支主干。一侧束支存在快频率依赖性传导阻滞，对侧束支存在慢频率依赖性传导阻滞，是形成阵发性完全性房室传导阻滞的机制。
- 阻滞部位也可在三分支。
- 传导阻滞发生在房室束以下的心电图特点是未发生传导阻滞时的 QRS 波呈束支传导阻滞或分支传导阻滞图形。
- 心率减慢或期前收缩后代偿，是诱发阵发性完全性房室传导阻滞的常见原因。

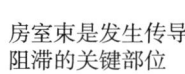

房室束是发生传导阻滞的关键部位

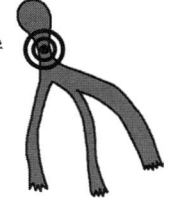

临床意义　阵发性完全性房室传导阻滞，常可导致长时间的心室停顿，引起血流动力学障碍，出现晕厥，甚至猝死。因此，是危及生命的心律失常。

图 3-7-1　阵发性完全性房室传导阻滞的部位

(一)传导阻滞在房室束内

阵发性完全性房室传导阻滞,传导阻滞发生在房室束内的心电图特点是未发生传导阻滞时的QRS波正常。PR间期通常正常,在发生传导阻滞前可有PR间期突然延长。

1. 传导阻滞在房室束内与快频率依赖性

常见为快频率依赖性。

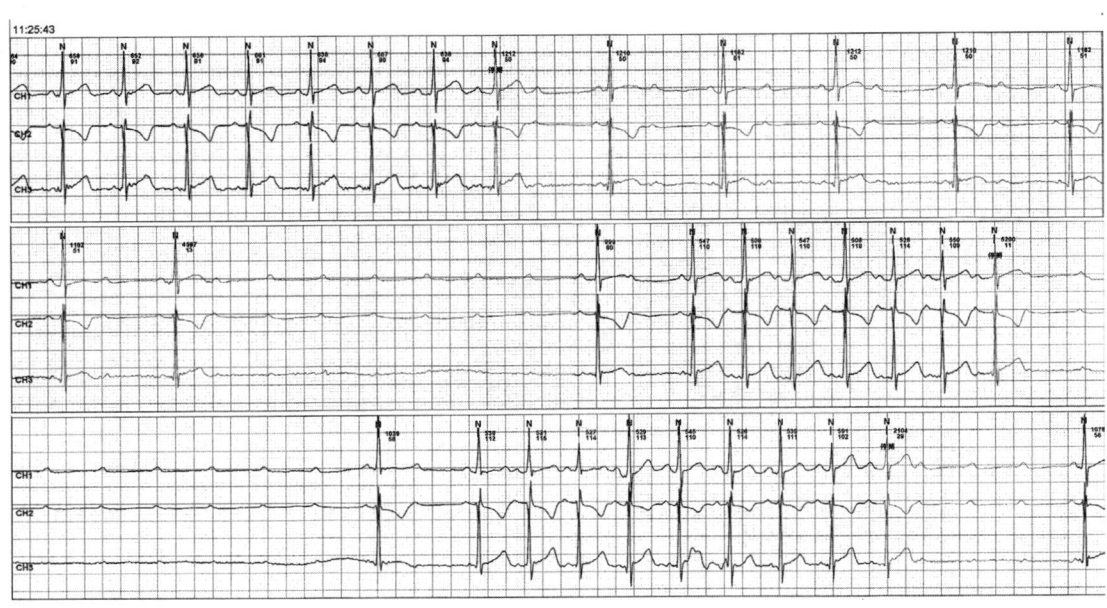

男性,35岁。
最长RR间期5 200 ms。
记录导联依次为:模拟Ⅱ导联、CM1导联和CC5导联。条图为连续记录。

窦性心律不齐
二度一型房室传导
传导阻滞
阵发性完全性房室
传导阻滞
心室停顿

图3-7-2 传导阻滞在房室束内与快频率依赖性实例

> 本病例在运动中频发晕厥。本图为运动中所记录的心电图,图中存在明显的窦性心律不齐。由于房室结近端存在快频率依赖性传导阻滞,随着心率增加,在发生阵发性完全性房室传导阻滞前,可见PR间期突然明显延长,即房室结近端向远端的传导明显延缓。由于房室结远端存在慢频率依赖性传导阻滞,延缓到达的冲动受阻(远端受阻)。由于连续快速的冲动在房室结近端传导逐一延缓(不应期),直至近端不能被激动(近端受阻),此后房室结近端传导性恢复,经房室结远端传导,激动房室束。

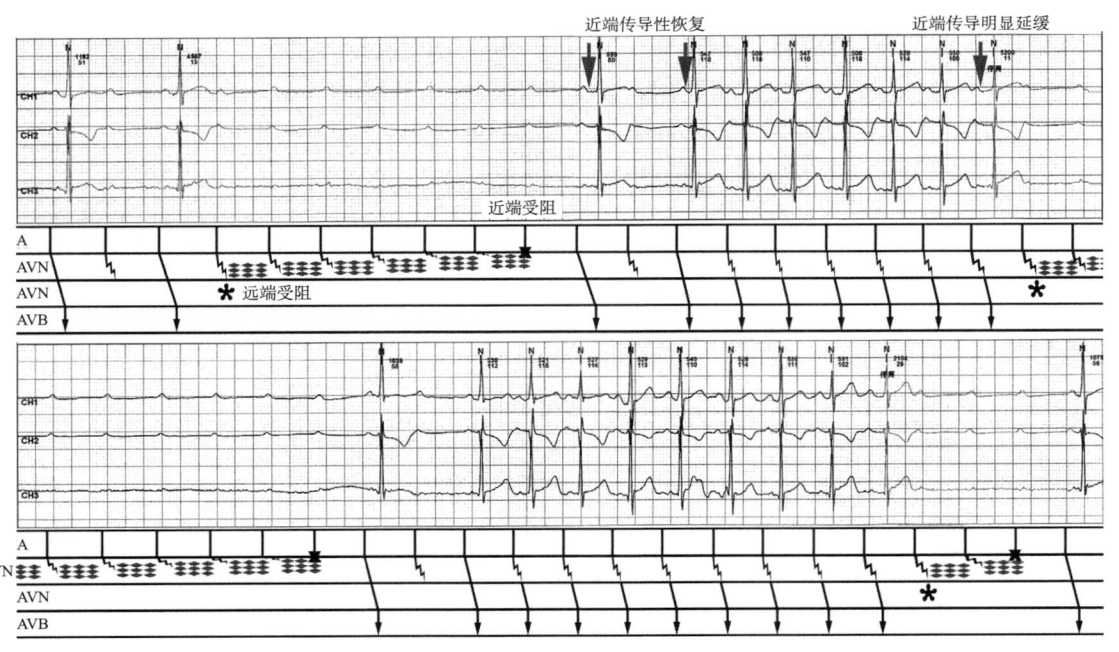

注:AVN为房室结近端(上)和远端(下)。

图3-7-3 传导阻滞在房室束内与快频率依赖性实例形成机制图解

2. 传导阻滞在房室束内与慢频率依赖性

阵发性完全性房室传导阻滞，传导阻滞在房室束内，少见有慢频率依赖性。

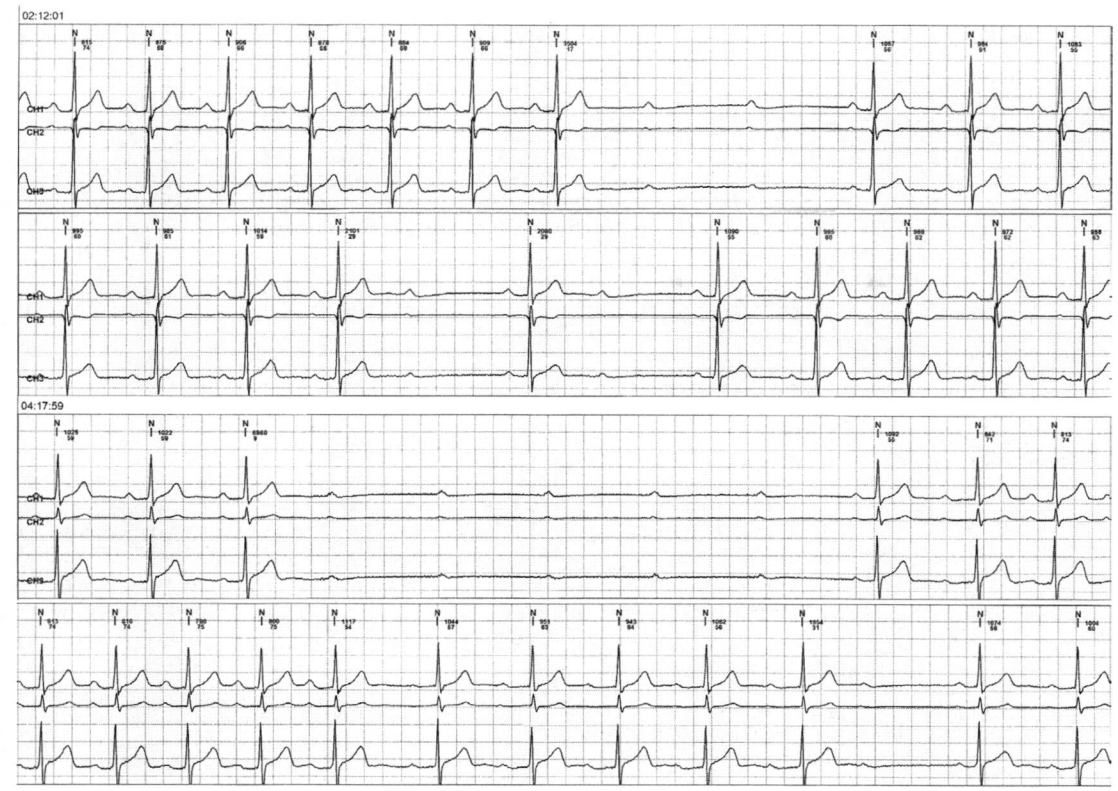

图 3-7-4　传导阻滞在房室束内与慢频率依赖性实例

本病例在夜间偶尔发生房室传导阻滞，在发生阵发性完全性房室束传导阻滞前的心电图特点是 QRS 波正常，PR 间期延长。图中存在明显的窦性心律不齐，当心率突然减慢时，发生房室传导中断。直到心率增加到一定值，房室传导恢复。形成机制是房室结近端和远端均存在慢频率依赖性传导阻滞。

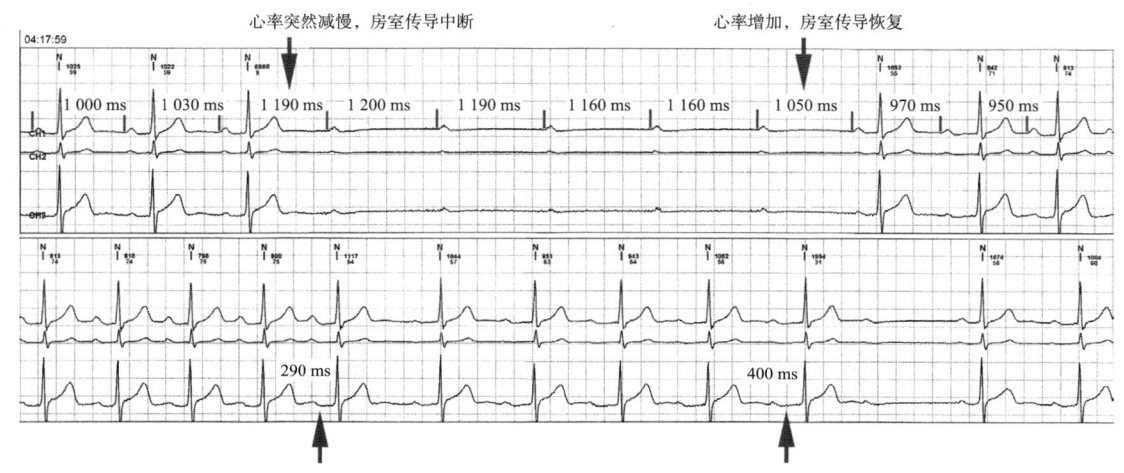

图 3-7-5　传导阻滞在房室束内与快频率依赖性实例形成机制图解

(二) 传导阻滞在房室束以下

阵发性完全性房室传导阻滞,传导阻滞发生在房室束以下,通常是双侧束支主干。

1. 传导阻滞在房室束以下与双束支传导阻滞

传导阻滞发生在房室束以下的双侧束支主干,其心电图特点是未发生传导阻滞时的QRS波呈束支传导阻滞图形。

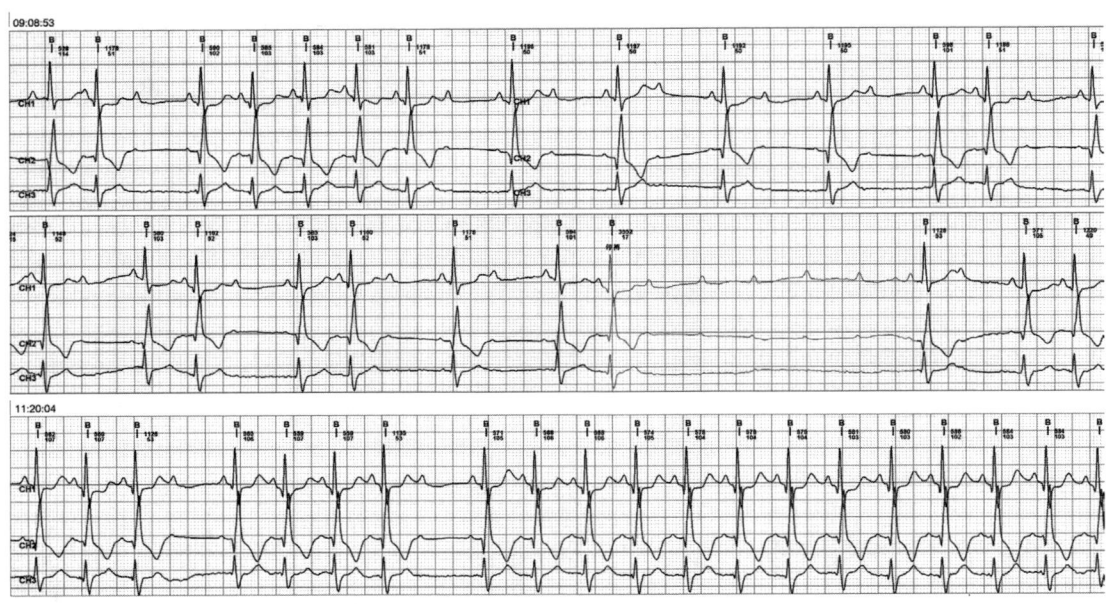

女性,74岁。
最长RR间期3 552 ms。
记录导联依次为:模拟Ⅱ导联、CM1导联和CC5导联。
上两条图为连续记录。

窦性心动过速
二度二型房室传导
传导阻滞
完全性右束支传导阻滞
阵发性完全性房室
传导阻滞
心室停顿

图3-7-6 传导阻滞在房室束以下与双束支传导阻滞实例一

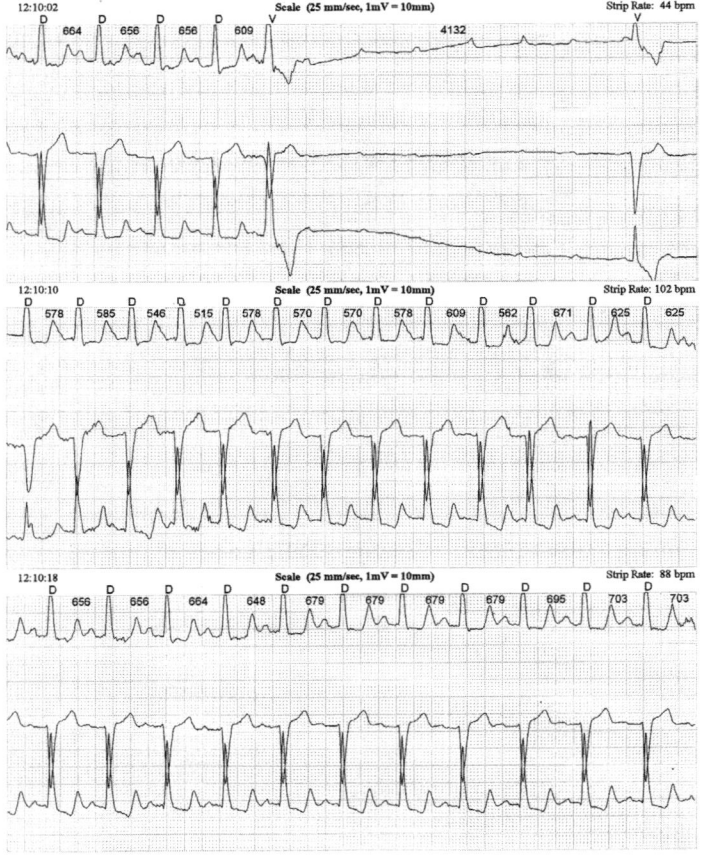

阵发性完全性房室束传导阻滞,传导阻滞发生在房室束以下的双侧束支主干,引发突然传导中断的常见原因是心率减慢、期前收缩收缩后的代偿、房性期前收缩未下传或交界性期前收缩伴前向阻滞。

男性,65岁。
最长RR间期4 132 ms。
记录导联依次为:模拟Ⅱ导联、CM1导联和CC5导联。图为连续记录。

窦性心动过速
室性期前收缩
完全性左束支传导阻滞
阵发性完全性房室传导阻滞
心室停顿
室性逸搏

图3-7-7 传导阻滞在房室束以下与双束支传导阻滞实例二

实例一：快频率依赖性右束支传导阻滞

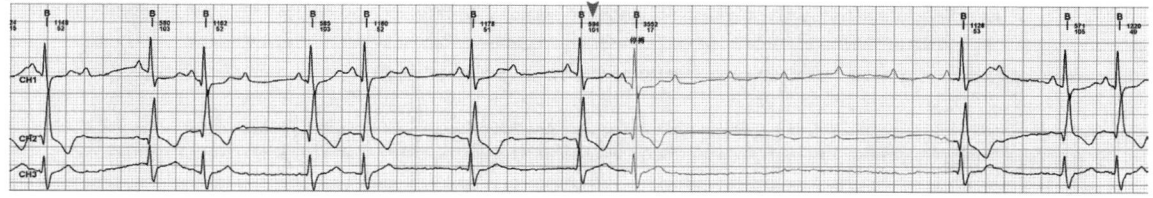

发生传导阻滞时心率相对缓慢，左束支发生慢频率依赖性传导阻滞，此时右束支传导阻滞同时存在，发生阵发性完全性房室传导阻滞

实例二：快频率依赖性左束支传导阻滞

两实例在发生阵发性完全性房室传导阻滞前，分别呈右束支（上图）或左束支（右图）传导阻滞，提示一侧束支存在快频率依赖性传导阻滞，对侧束支存在慢频率依赖性传导阻滞，是形成阵发性完全性房室阻滞的机制。

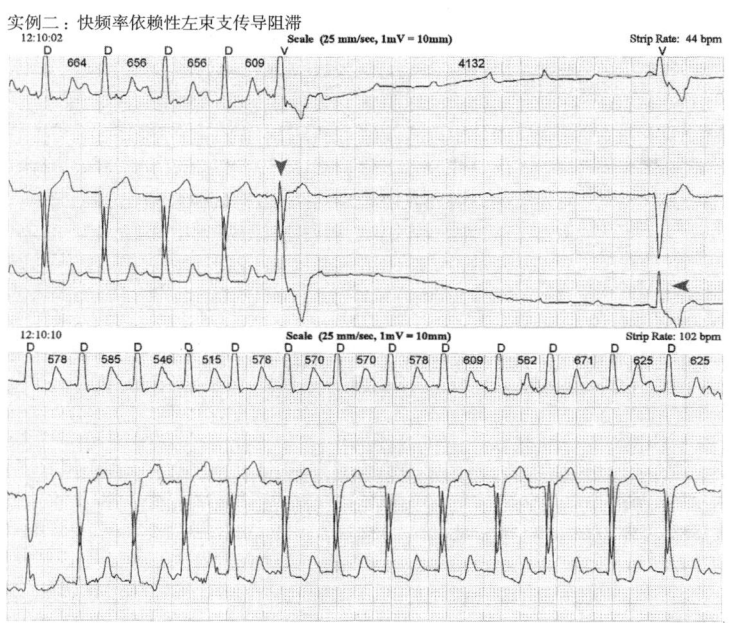

在室性期前收缩代偿后，右束支发生慢频率依赖性传导阻滞，此时左束支传导阻滞同时存在，发生阵发性完全性房室传导阻滞

当室性逸搏出现后，隐匿冲动右束支，随后激动到达时，右束支脱离慢频率依赖性传导阻滞，房室传导恢复

图3-7-8 传导阻滞在房室束以下与双束支传导阻滞实例一和实例二形成机制图解

交界性期前收缩或心动过速，冲动产生于房室结，房室束以下存在传导阻滞，可发生前向传导阻滞，甚至是阵发性完全性房室传导阻滞。

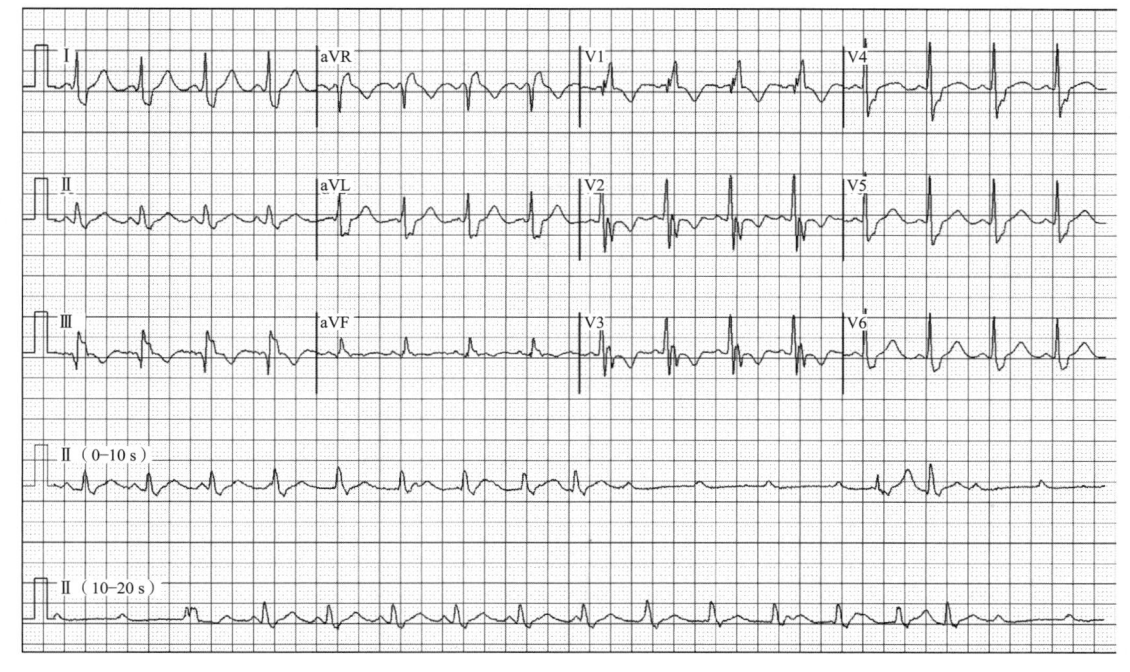

女性，28岁。
窦性心率88～94次/分；
PR间期180 ms；
QRS波时间145 ms。

窦性心律不齐
非阵发性交界性心动过速
完全性右束支传导阻滞
阵发性完全性房室传导阻滞
心室停顿

图3-7-9 传导阻滞在房室束以下与双束支传导阻滞实例三

实例三图3-7-9的后续记录。图中同样可见阵发性完全性房室传导阻滞和心室停顿。

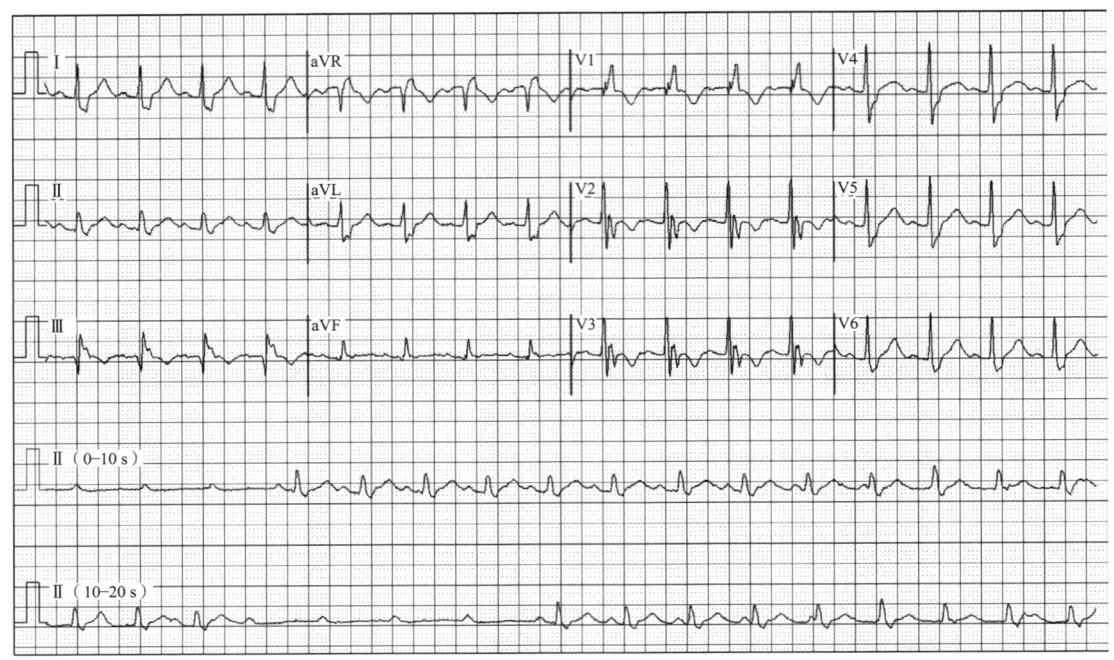

图3-7-10　传导阻滞在房室束以下与双束支传导阻滞实例三的其他心电图

这是一例窦性心律和非阵发性交界性心动过速交替出现的病例。在心动过速中右束支发生快频率依赖性传导阻滞，冲动经左束支传导。当窦性心律夺获心室后，窦性心率略慢于交界性心率，左束支发生慢频率依赖性传导阻滞，此时右束支仍然处于快频率依赖性传导阻滞中，随即出现阵发性完全性房室传导阻滞。

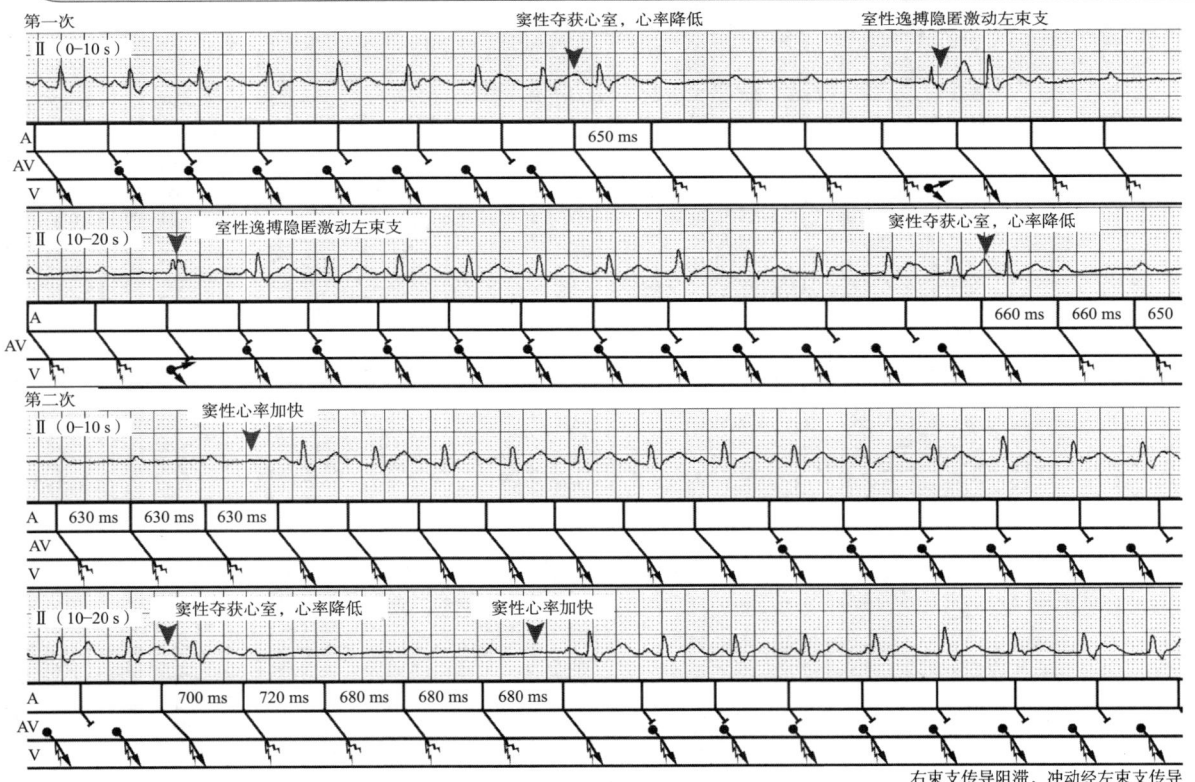

图3-7-11　传导阻滞在房室束以下与双束支传导阻滞实例三形成机制图解

2. 传导阻滞在房室束以下与三分支传导阻滞

阵发性完全性房室传导阻滞，传导阻滞发生在房室束以下，也可以在三分支。其心电图特点是未发生传导阻滞时的QRS波可见分支传导阻滞。

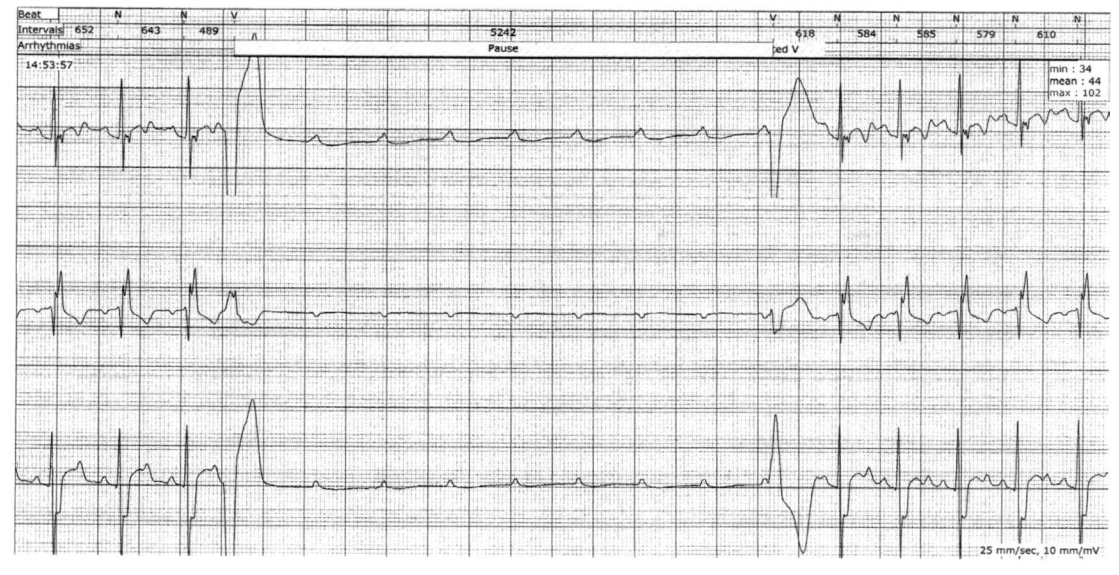

男性，44岁。
最长RR间期5 242 ms。
记录导联依次为：CC5导联、CM1导联和模拟Ⅱ导联。

窦性心动过速
室性期前收缩
完全性右束支传导阻滞
左前分支传导阻滞
阵发性完全性房室传导阻滞
心室停顿
室性逸搏

图3-7-12　传导阻滞在房室束以下与三分支传导阻滞实例

在动态心电图开始记录前的心电图。图中下传心室的QRS波呈完全性右束支传导阻滞伴左前分支传导阻滞。连续P波不能下传心室，可见宽大畸形的QRS波，P波与QRS波无固定关系，为室性逸搏。

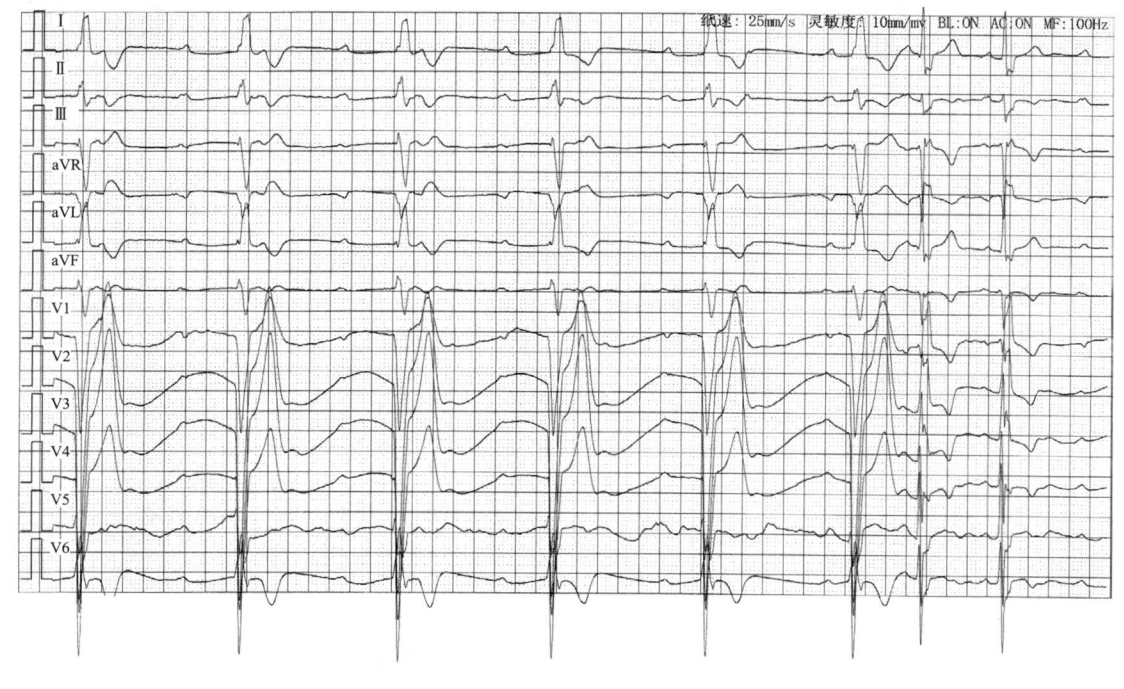

平均心室率52次/分；
PR间期177 ms；
QRS波时间160 ms。

窦性心律
完全性右束支传导阻滞
左前分支传导阻滞
阵发性完全性房室传导阻滞
室性逸搏心律

图3-7-13　传导阻滞在房室束以下与三分支传导阻滞实例的其他心电图一

在动态心电图开始记录前的另一心电图。图中二次P波后脱落QRS波后，第一次下传心室的QRS波呈完全性右束支传导阻滞伴左后分支传导阻滞（标记处），余下传心室的QRS波呈右束支传导阻滞伴前后分支传导阻滞。

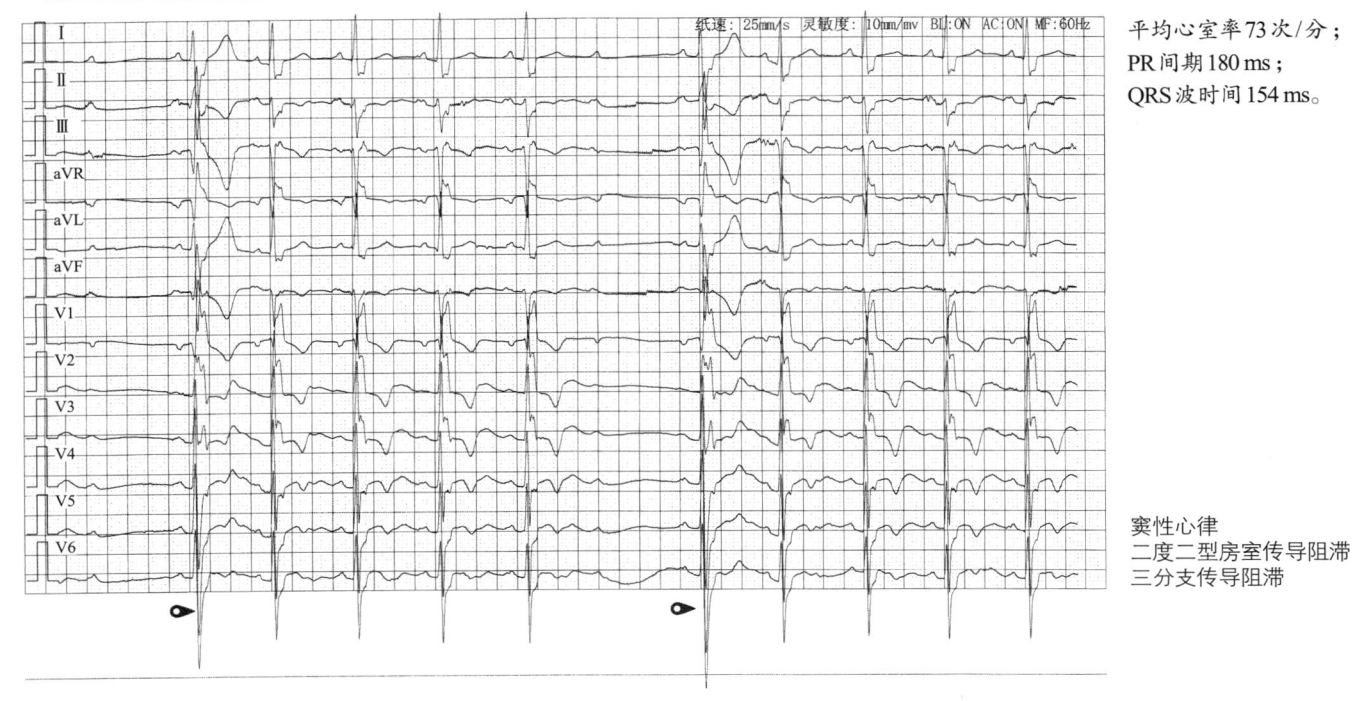

平均心室率73次/分；
PR间期180 ms；
QRS波时间154 ms。

窦性心律
二度二型房室传导阻滞
三分支传导阻滞

图3-7-14 传导阻滞在房室束以下与三分支传导阻滞实例的其他心电图二

本病例在动态心电图中频发阵发性完全性房室束传导阻滞，均由室性期前收缩诱发，由室性逸搏终止。形成机制是右束支和左前分支为快频率依赖性传导阻滞，左后分支为慢频率依赖性传导阻滞。室性期前收缩后，窦性冲动不能下传心室，形成长RR间期，左后分支发生慢频率依赖性传导阻滞，此时右束支和左前分支传导阻滞同时存在，使得其后的窦性冲动连续不能下传心室。室性逸搏隐匿激动左后分支，随后冲动到达时，左后分支脱离慢频率依赖性传导阻滞，房室传导恢复。

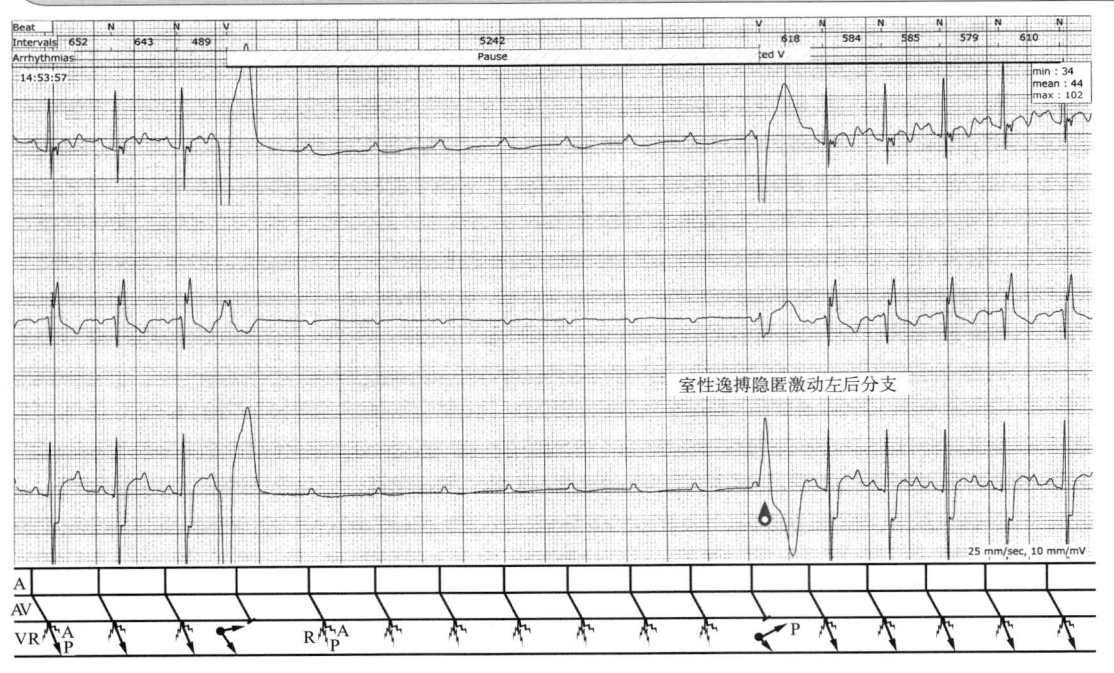

注：R代表右束支；A代表左前分支；P代表左后分支；╱代表隐匿传导。

图3-7-15 传导阻滞在房室束以下与三分支传导阻滞实例形成机制图解

第四章
与心律失常相关的先天性或遗传性心电异常

与心律失常相关的先天性或遗传性心电异常包括多种心电图改变。

先天性心电异常是指心脏起搏传导系统的先天性异常，常可引起各种心律失常。

先天性心电异常可能由胚胎发育异常或基因突变等因素引起。

胚胎发育异常

病理基础主要是心电传导异常。

常见有：

- 心室预激（预激综合征）。
- 房室结双径路。
- 先天性三度房室传导阻滞。
- 先天性右束支传导阻滞。

> 临床意义：结合临床，及时发现和诊断。

基因突变

这是一类与遗传相关的、由基因突变导致细胞膜离子通道功能异常所致的心电异常，称为遗传性心电疾病，也称为遗传性心肌细胞离子通道病。遗传性心电疾病常与心律失常相关，尤其是室性心律失常，属于遗传性心律失常中的一类。

各种遗传性心电疾病有独特的离子流改变，其特征性可表现在心电图波和段上。

因此，能在心电图上得到明确的诊断，或得到诊断线索。

常见有：

- 长QT综合征。
- 短QT综合征。
- 早期复极综合征。
- Brugada综合征。
- 致心律失常性右心室心肌病。
- 儿茶酚胺敏感性多形性室性心动过速。

遗传性心律失常是一种具有家族聚集性的遗传性疾病，可表现为多种快速型心律失常和缓慢型心律失常。

遗传性心律失常的特征是基因突变引起细胞膜离子通道的结构和功能异常，引起心电活动异常，也可伴心脏结构异常。

遗传性心律失常可分为三大类：① 遗传性心电疾病；② 遗传性心脏病伴室性心律失常；③ 以非室性心律失常为主的遗传性心律失常。

一、心室预激（预激综合征）

在正常的房室传导系统外，存在附加旁道。心室以上的冲动经附加旁道下传，提早激动心室的一部分或全部，称为心室预激，是一种房室传导的异常现象，有多种类型的旁道，在心电图上常分为典型心室预激和变异性心室预激两大类。

（一）典型心室预激

经典的旁道是房室旁道，传统称为Kent束。心电图改变为典型心室预激，常简称为心室预激。

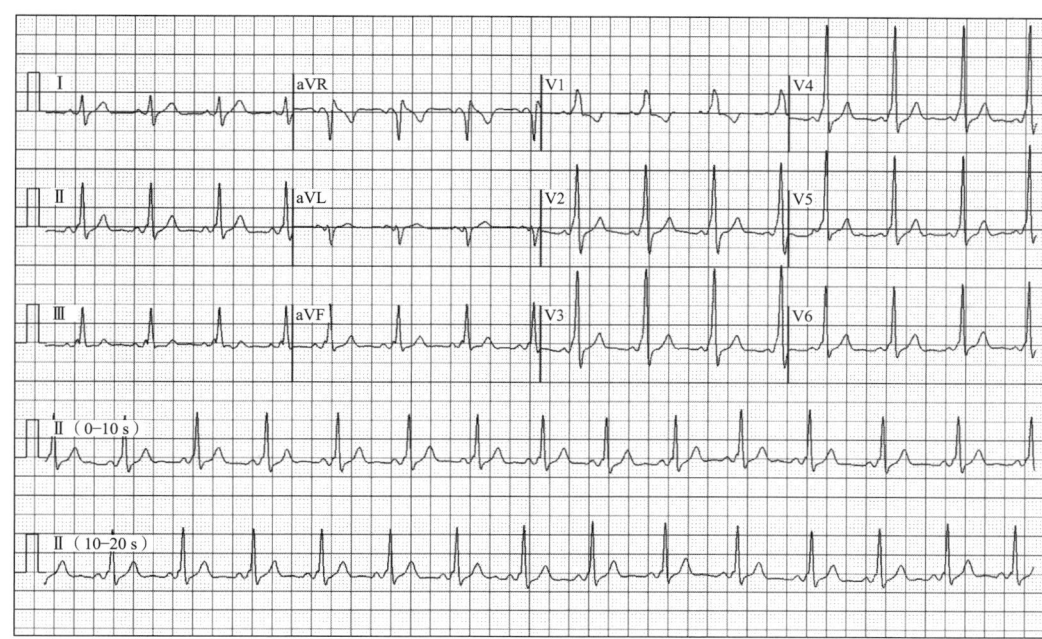

男性，26岁。
窦性心率85次/分；
PR间期114 ms；
QRS波时间142 ms。

窦性心律
心室预激A型

图4-1-1　典型心室预激A型实例

> 典型心室预激，根据心电图改变的特点，传统的分型是按照V1导联，预激波方向（QRS波前40 ms的方向）和QRS波主波方向，分为A型和B型两型。

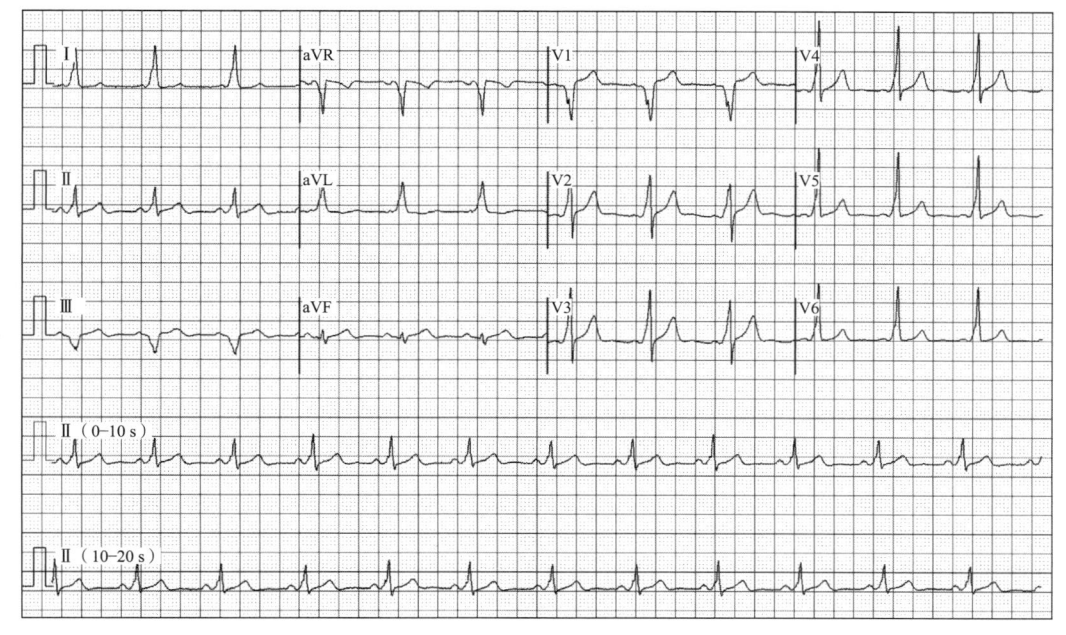

男性，37岁。
窦性心率71次/分；
PR间期100 ms；
QRS波时间138 ms。

窦性心律
心室预激B型

图4-1-2　典型心室预激B型实例

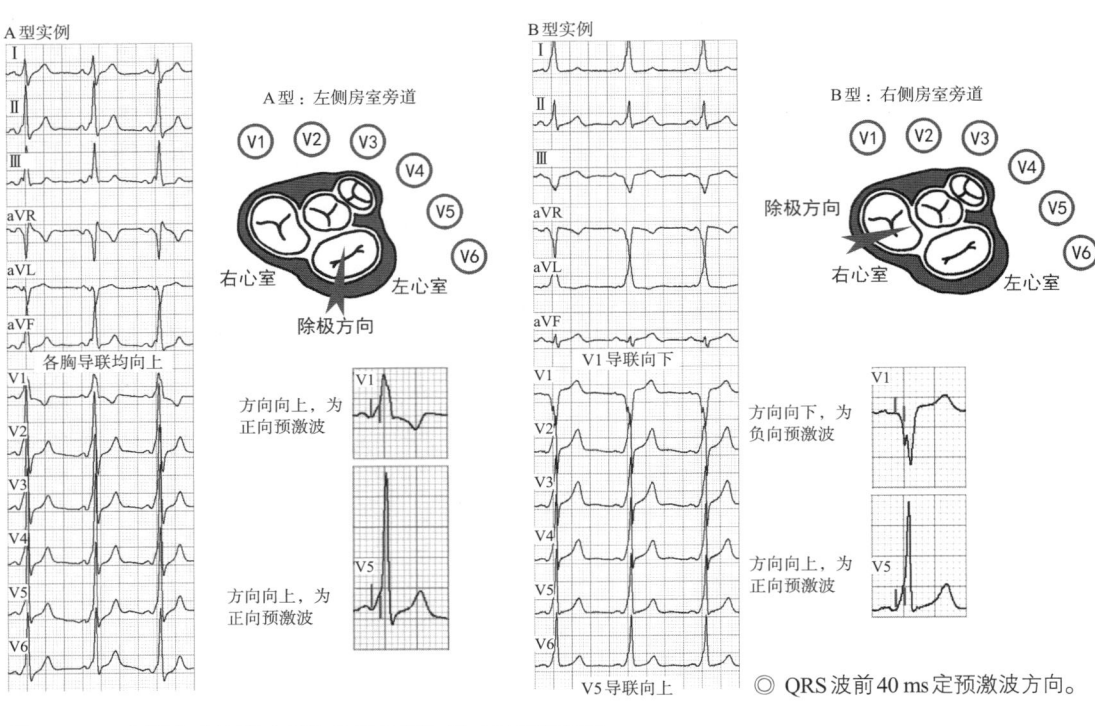

图4-1-3 典型心室预激A型和B型实例同步12导联图解

心室以上的冲动经房室旁道下传，提早激动心室的一部分或全部，形成典型心室预激：PR间期缩短<120 ms；QRS波增宽>110 ms；QRS波起始部粗钝，有预激波；继发性ST段和T波改变。A型：预激波和QRS波主波在各胸导联均向上，常为左侧房室旁道。B型：预激波和QRS波主波在V1导联向下，在V5导联向上，常为右侧旁道。

1. 典型心室预激的旁道定位

根据预激波（QRS波前40 ms）和QRS波主波方向，可在体表心电图上，对典型心室预激A型和B型，进行初步定位。

第一步：根据V1导联预激波方向，判断左右侧。

V1导联预激波向上（正向），为左侧旁道（图4-1-4A）。预激波向下（负向），为右侧旁道（图4-1-4B）。

第二步：根据Ⅱ、Ⅲ和aVF导联预激波和QRS主波方向，判断上下。方向向上，提示旁道靠前；方向向下，提示旁道靠后（图4-1-4C）。根据Ⅰ和aVL导联QRS主波方向，判断左右，方向向上，提示旁道在右侧，为右心室游离壁或左侧间隔部；方向向下，提示旁道在左侧，为左心室游离壁或右侧间隔部（图4-1-4D）。

◎ 根据预激波和QRS波主波方向，初步定位。

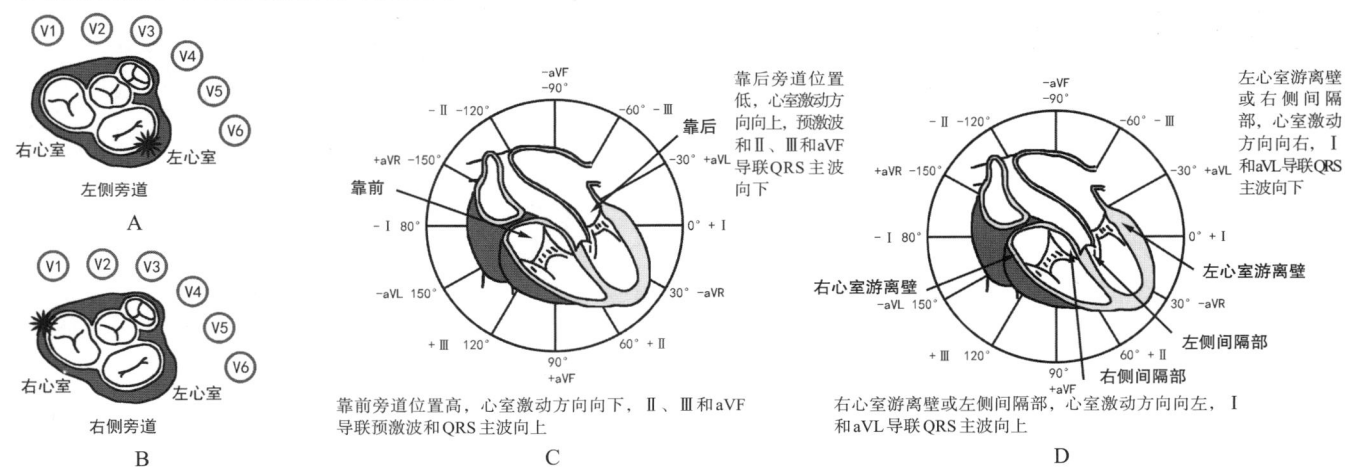

图4-1-4 典型心室预激的旁道定位步骤（A～D）

第三步：判断游离壁和间隔部。根据V1导联，Ⅰ和aVL导联，Ⅱ、Ⅲ和aVF导联，预激波和QRS主波方向判断。

左侧旁道：V1导联预激波向上，Ⅰ和aVL导联预激波等电位线或向下，提示左心室游离壁（图4-1-5A）；V1导联，Ⅰ和aVL导联预激波和QRS主波向上，提示左侧间隔部。Ⅱ、Ⅲ和aVF导联，预激波和QRS主波向上，前间隔部（图4-1-5B）；向下，后间隔部（图4-1-5C）。

右侧旁道：V1导联预激波宽大向上，QRS波呈rS型，提示右心室游离壁（图4-1-5D）；V1导联预激波等电位线或向下，QRS波呈QS型或Qr型，提示右侧间隔部。Ⅱ、Ⅲ和aVF导联，预激波向上，前间隔部（图4-1-5E）；Ⅱ导联预激波向上，Ⅲ导联向下，后间隔部（图4-1-5F）。

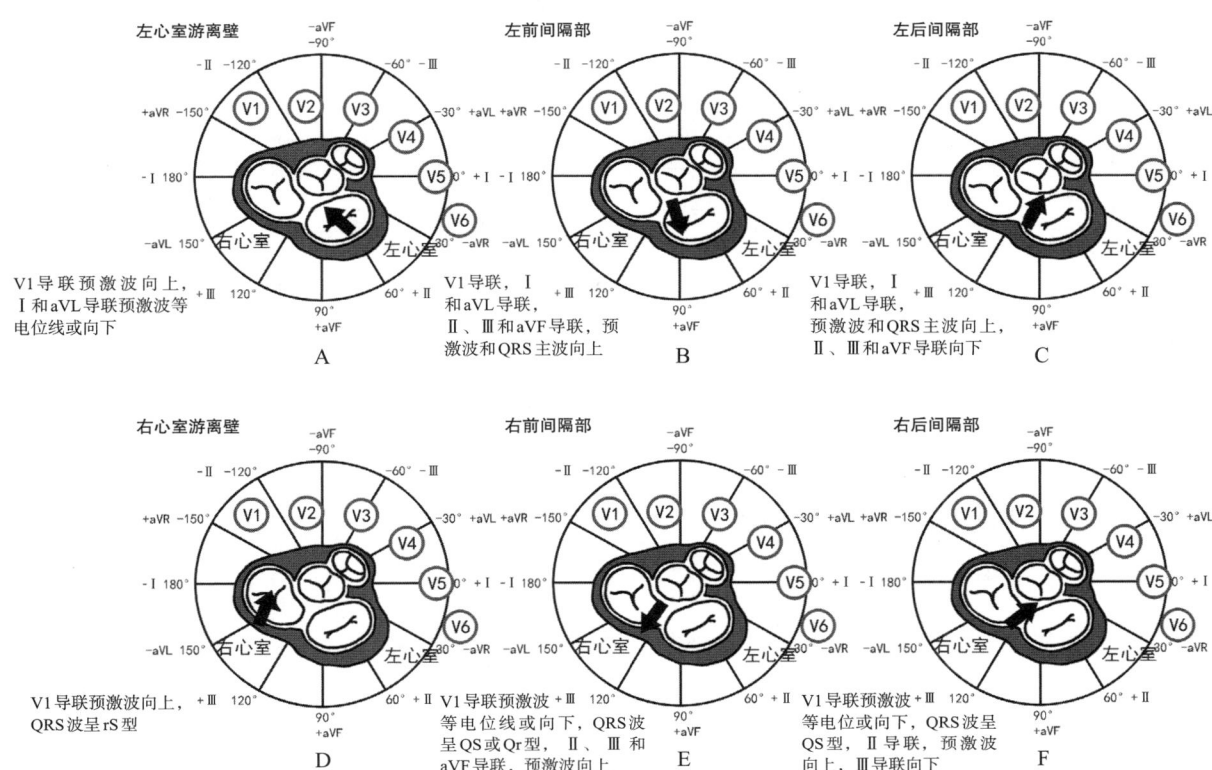

图4-1-5　典型心室预激的旁道定位步骤（A～F）

（1）典型心室预激A型旁道定位

心室预激A型，在各胸导联上，预激波和QRS波主波均向上。房室旁道位置不同，在各肢体导联上预激波和QRS波主波方向可有不同的改变。

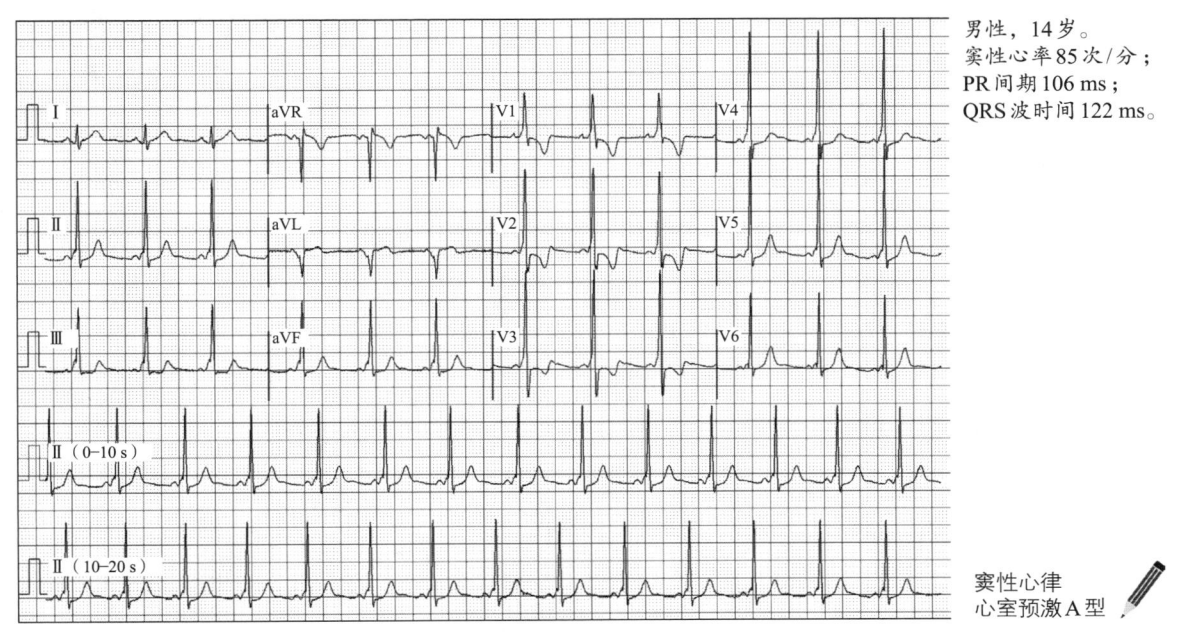

图4-1-6　典型心室预激A型旁道定位实例一

> 根据各导联上预激波和QRS波主波方向，可对房室旁道进行初步定位诊断。

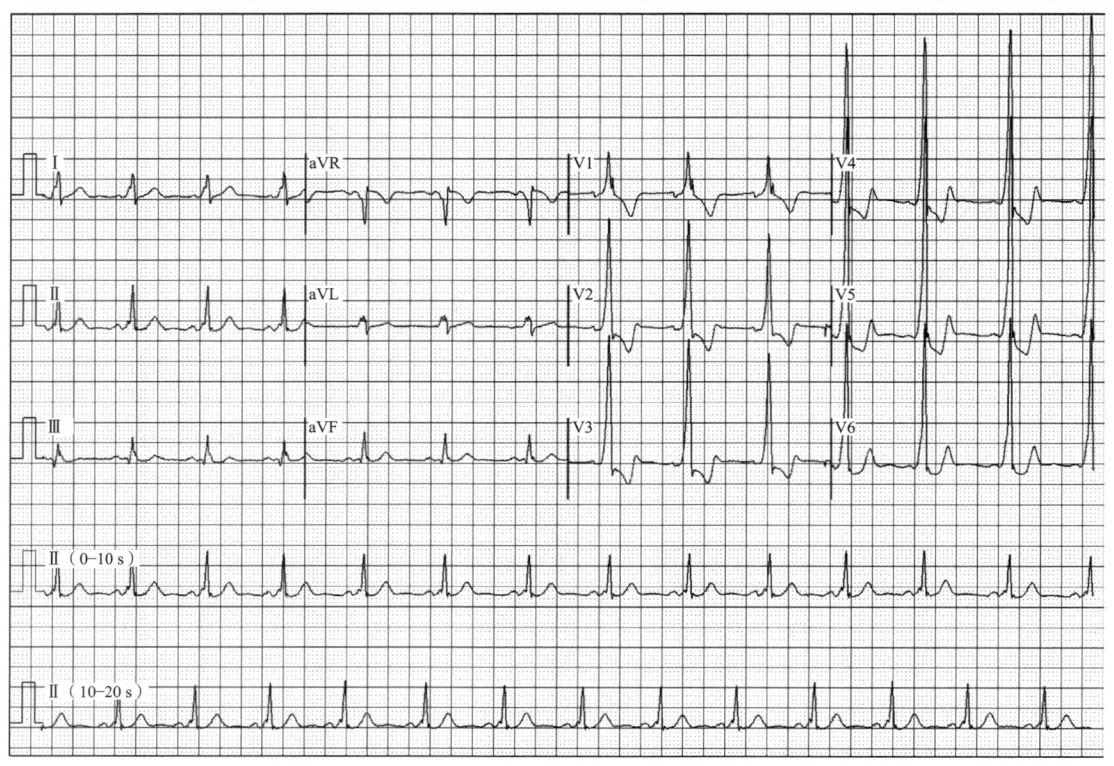

男性，23岁。
窦性心率79次/分；
PR间期110 ms；
QRS波时间142 ms。

窦性心律
心室预激A型

图 4-1-7　典型心室预激A型旁道定位实例二

> 心室预激A型，多为左侧房室旁道。主要根据V1、I和aVL导联上预激波和QRS波主波方向来定位。

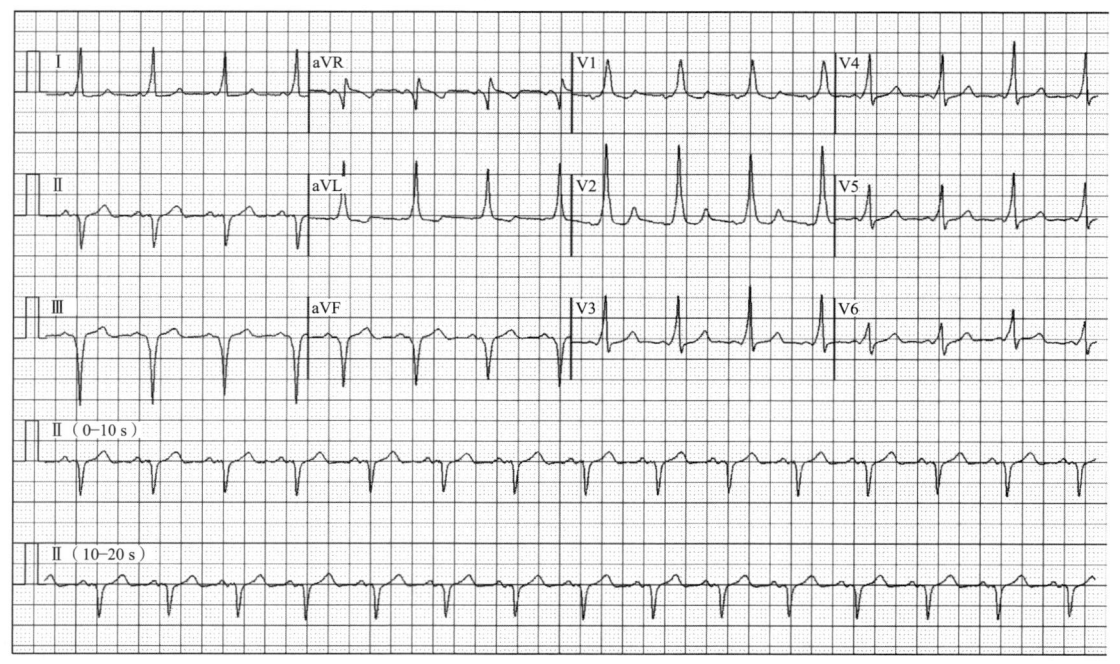

男性，34岁。
窦性心率88次/分；
PR间期116 ms；
QRS波时间139 ms。

窦性心律
心室预激A型

图 4-1-8　典型心室预激A型旁道定位实例三

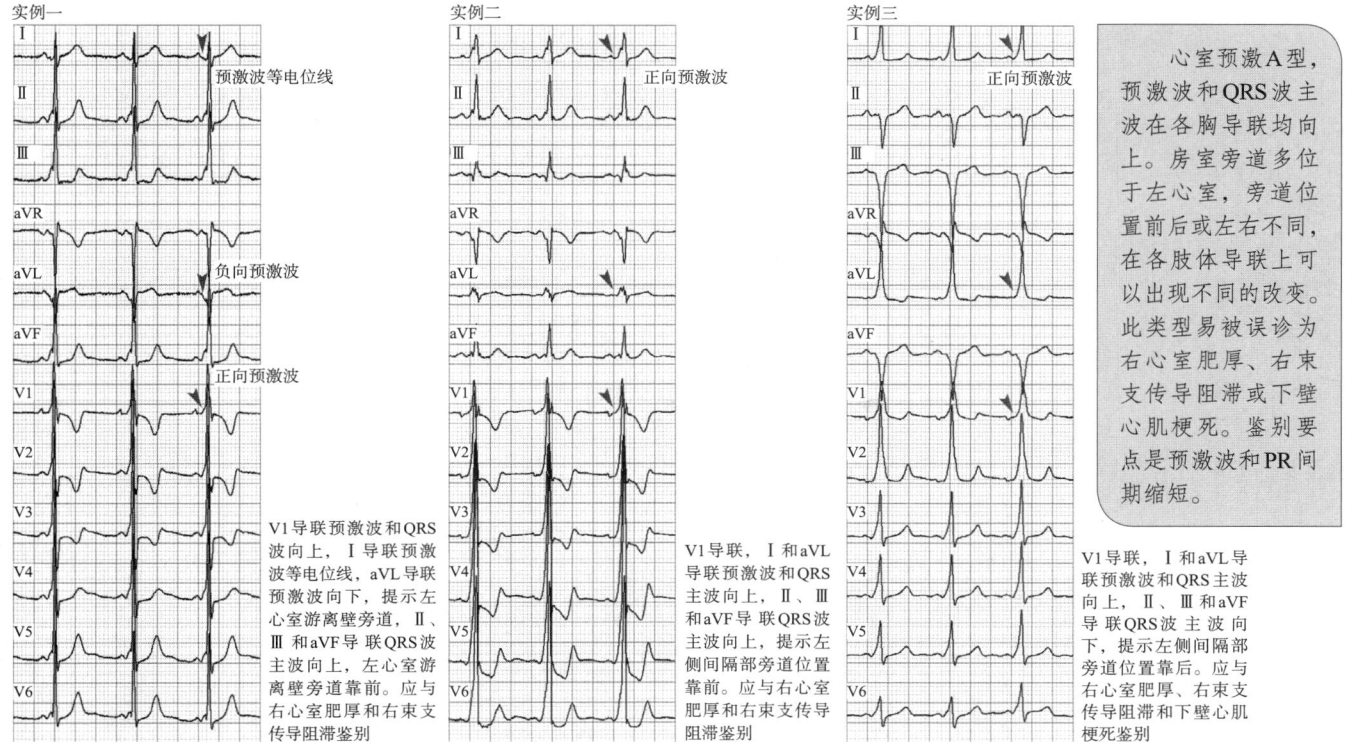

图 4-1-9　典型心室预激 A 型旁道定位实例一～三同步 12 导联图解

（2）典型心室预激 B 型旁道定位

心室预激 B 型，QRS 波主波在 V1 导联向下，在 V5 导联向上。房室旁道位置不同，在各导联上预激波和 QRS 波主波方向可有不同的改变。

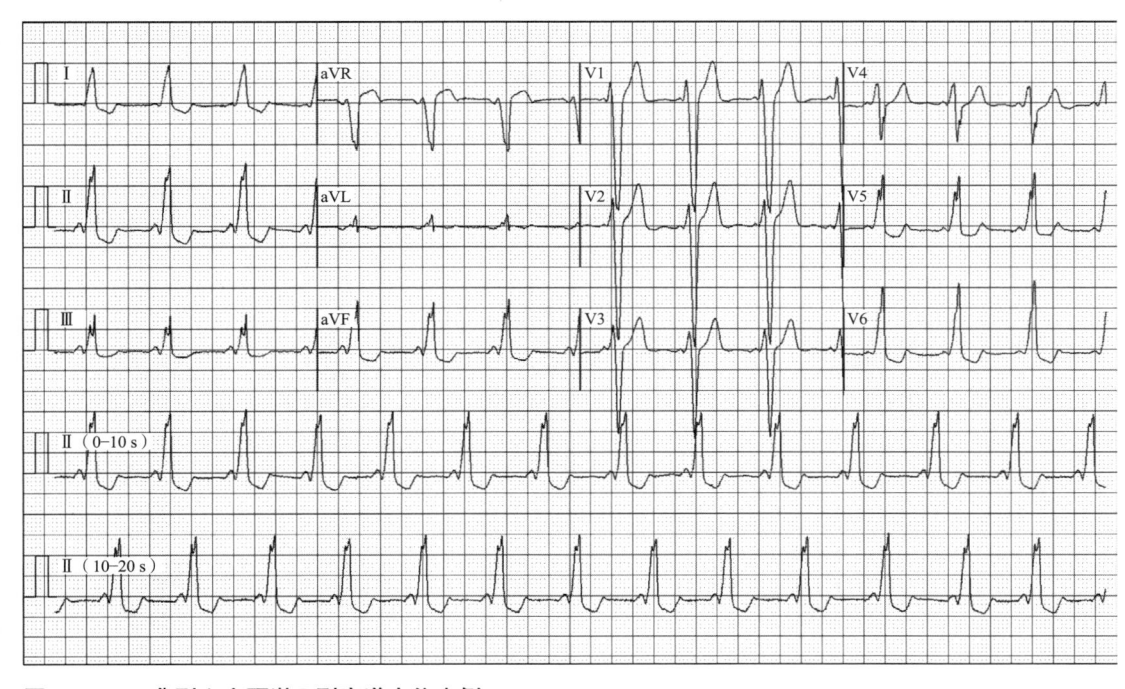

男性，33 岁。
窦性心率 82 次/分；
PR 间期 100 ms；
QRS 波时间 142 ms。

窦性心律
心室预激 B 型

图 4-1-10　典型心室预激 B 型旁道定位实例一

根据各导联上预激波和QRS波主波方向，可对房室旁道进行初步定位诊断。

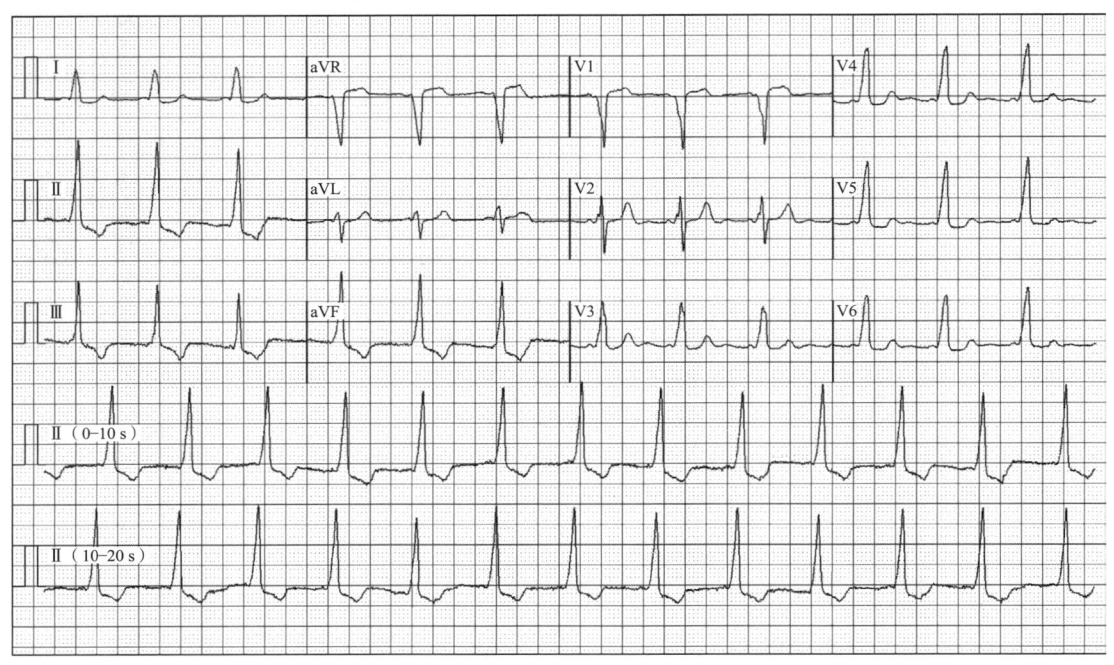

女性，28岁。
窦性心率79次/分；
PR间期95 ms；
QRS波时间132 ms。

窦性心律
心室预激B型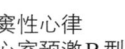

图4-1-11　典型心室预激B型旁道定位实例二

心室预激B型，多为右侧房室旁道。主要根据V1导联上预激波方向和QRS波主波方向，以及Ⅱ、Ⅲ、aVF导联上预激波方向和QRS波主波方向来定位。

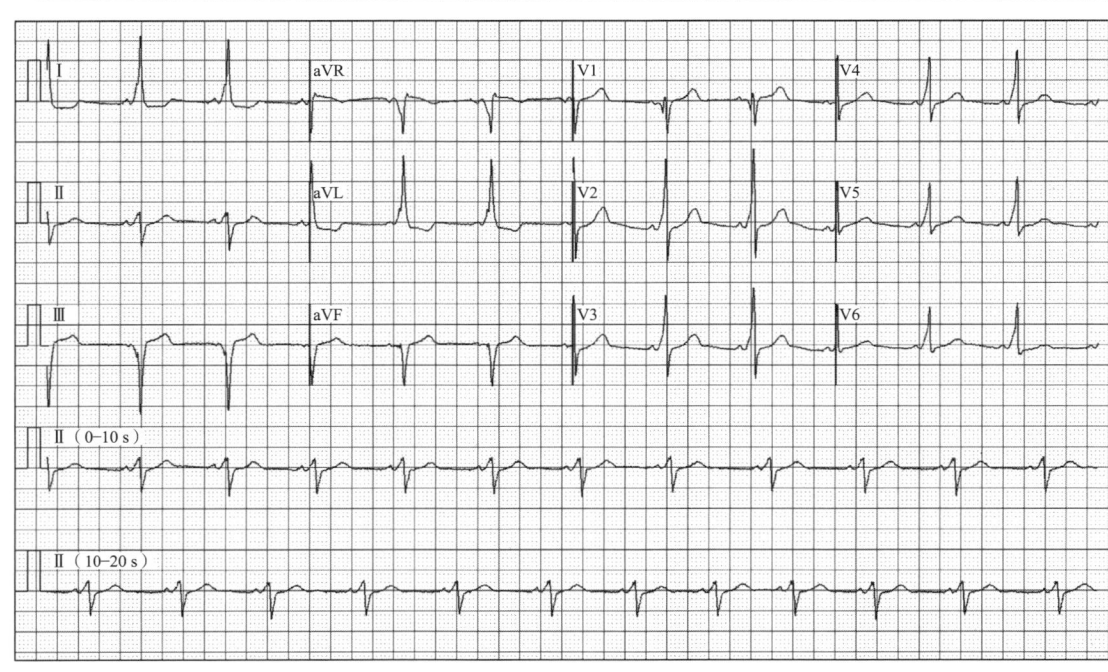

男性，27岁。
窦性心率70次/分；
PR间期102 ms；
QRS波时间131 ms。

窦性心律
心室预激B型

图4-1-12　典型心室预激B型旁道定位实例三

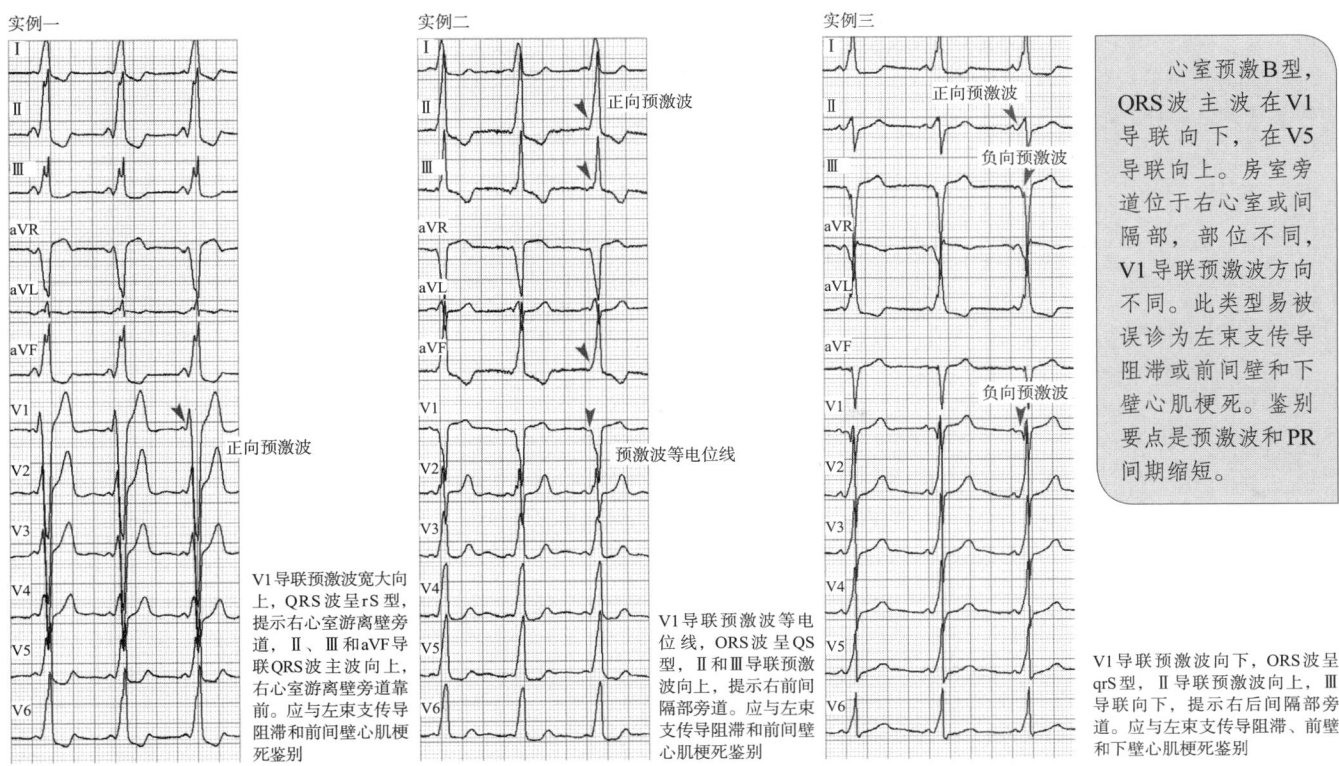

图 4-1-13 典型心室预激 B 型旁道定位实例一~三同步 12 导联图解

（3）典型心室预激其他类型旁道定位

典型心室预激，除了常见的 A 型和 B 型外，还有其他少见的类型。有学者认为在 A 型与 B 型之间尚存在中间型，其房室旁道位于右心室后基底部。心电图表现为 V1 导联 QRS 波呈 QS、Qr 或 rs 型，V2 导联 QRS 波呈高 R 波。

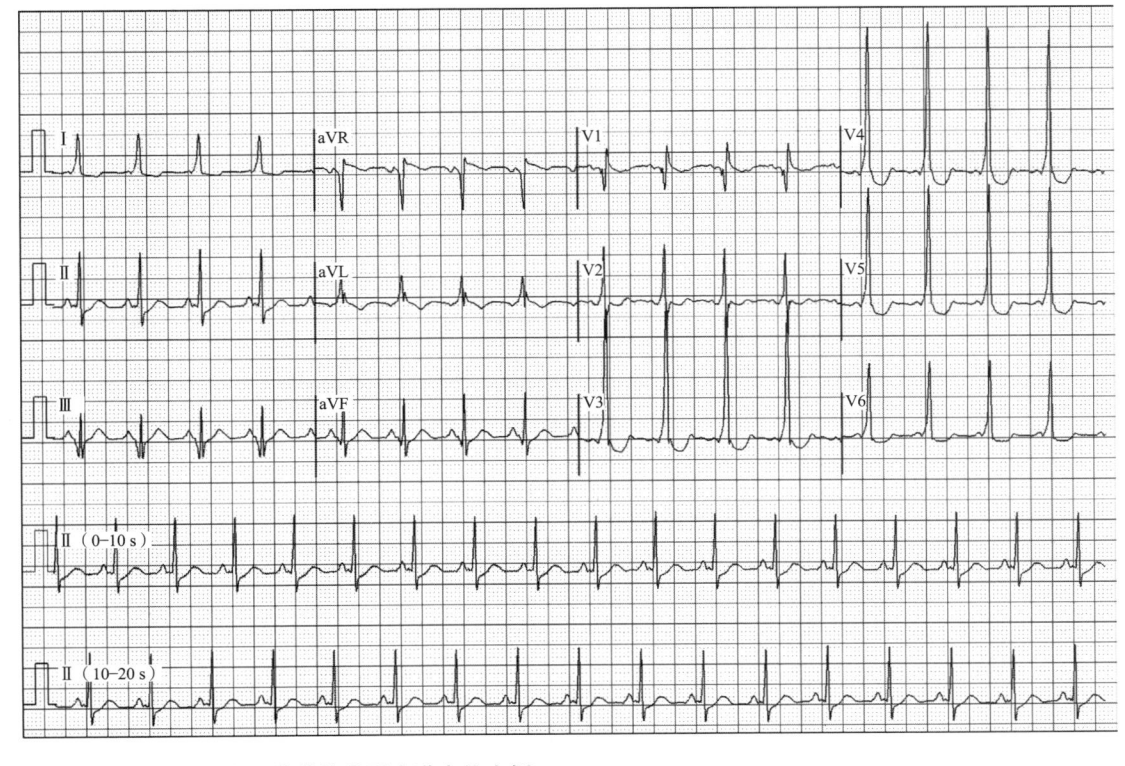

男性，31岁。
窦性心率102次/分；
PR间期106 ms；
QRS波时间122 ms。

窦性心动过速
心室预激中间型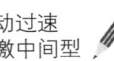

图 4-1-14 典型心室预激其他类型旁道定位实例一

对于典型心室预激，曾还有一个C型，指的是V1～V3导联预激波和QRS波主波向上，而V5和V6导联出现深Q波或QS波，I和aVL导联预激波向下。C型实际上是左侧旁道的一个亚型，其房室旁道一般位于左心室前侧壁。

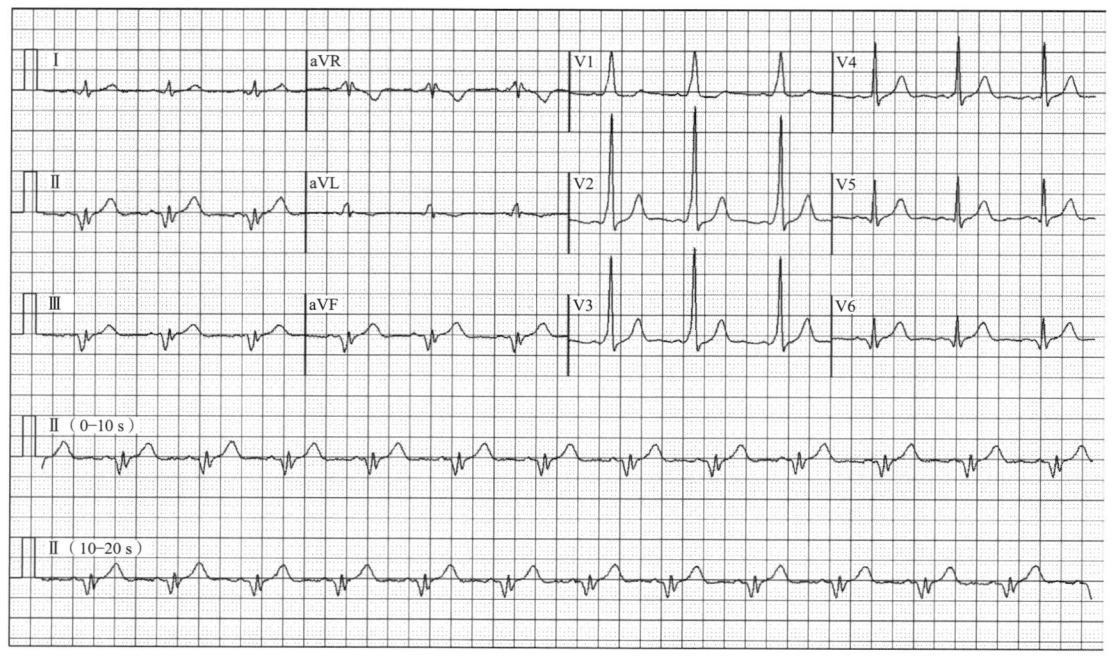

男性，20岁。
窦性心率74次/分；
PR间期100 ms；
QRS波时间150 ms。

窦性心律
心室预激C型

图4-1-15　典型心室预激其他类型旁道定位实例二

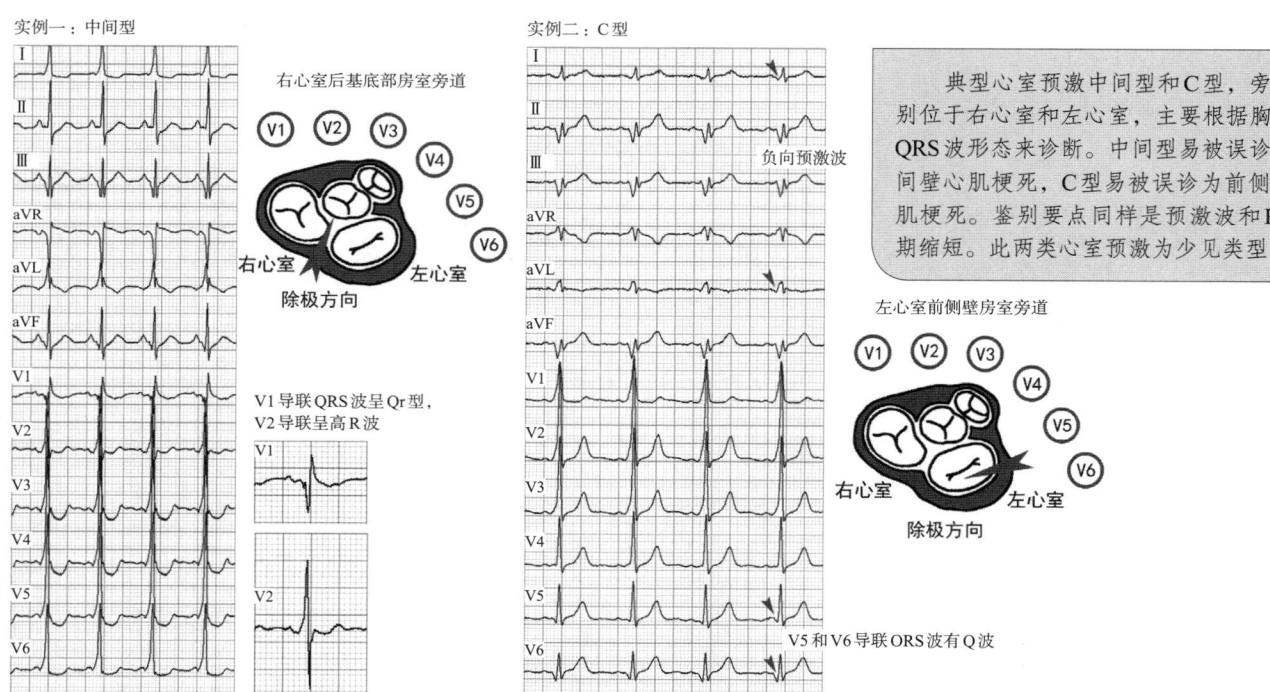

典型心室预激中间型和C型，旁道分别位于右心室和左心室，主要根据胸导联QRS波形态来诊断。中间型易被误诊为前间壁心肌梗死，C型易被误诊为前侧壁心肌梗死。鉴别要点同样是预激波和PR间期缩短。此两类心室预激为少见类型。

图4-1-16　典型心室预激其他类型旁道定位实例一和实例二同步12导联图解

2. 间歇性典型心室预激

间歇性典型心室预激是指心室以上的冲动，并非持续经房室旁道下传心室。在心电图上间歇性出现典型心室预激的改变。

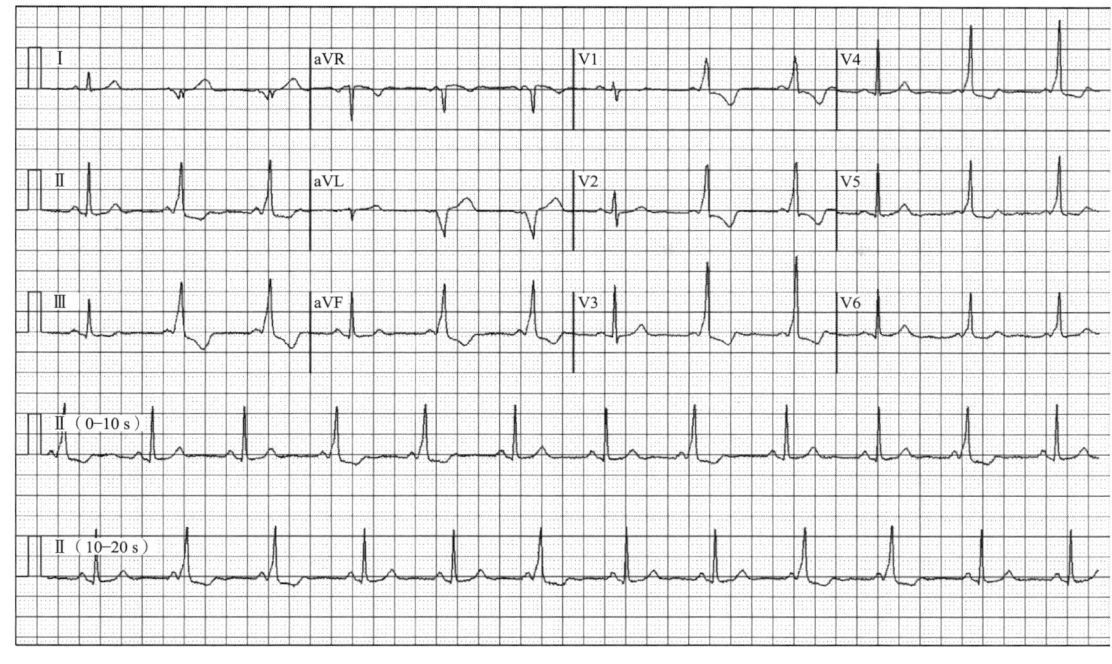

图 4-1-17　间歇性典型心室预激实例一

> 间歇性典型心室预激是房室旁道发生间歇性前向阻滞，在一定状态下才能显示前向传导，如当正常房室传导系统传导速度减慢时。

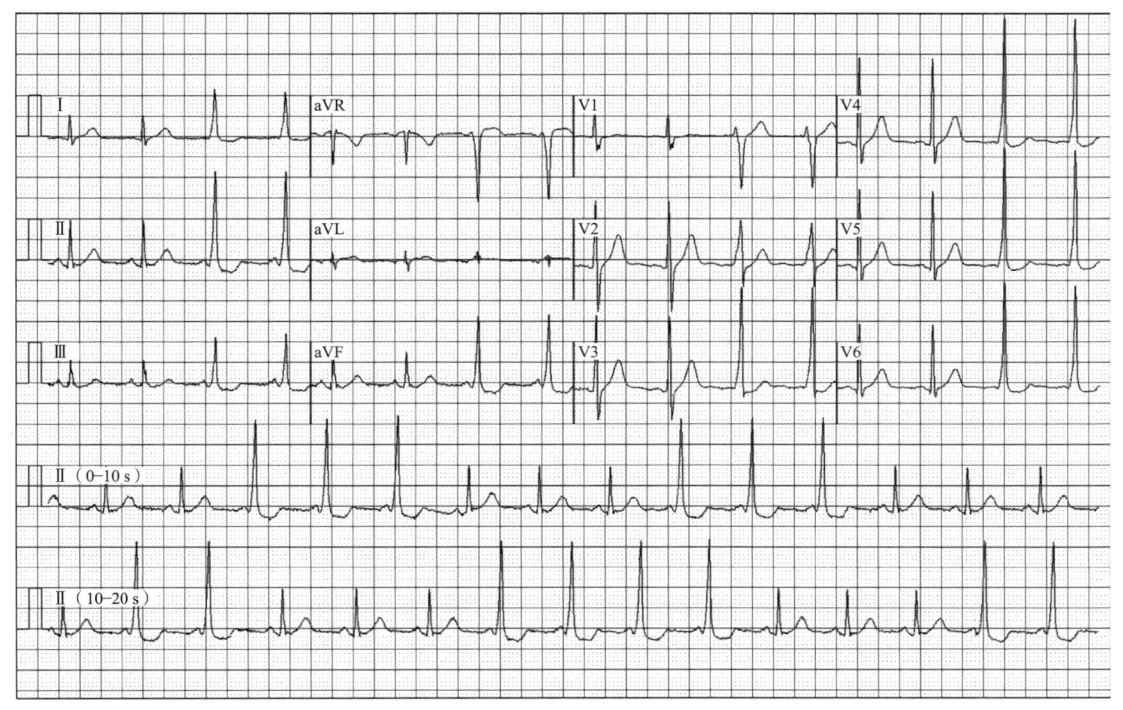

图 4-1-18　间歇性典型心室预激实例二

实例一和实例二分别间歇性出现 PR 间期缩短（短 PR 间期相等），QRS 波增宽，有预激波的心电图改变。这些改变时，预激波和 QRS 波形态分别符合典型心室预激 A 型或 B 型的心电图改变。

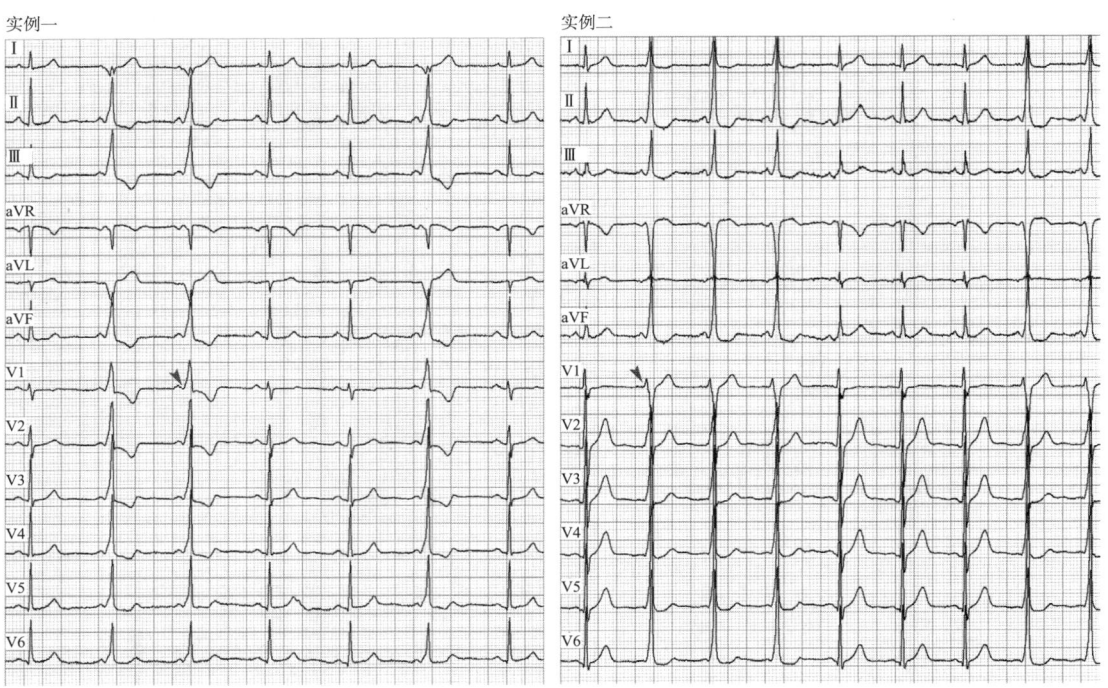

◎ PR 间期缩短，QRS 波增宽，有预激波。

图 4-1-19　间歇性典型心室预激实例一和实例二同步 12 导联图解

（1）间歇性典型心室预激与室性期前收缩的鉴别：PR 间期

室性期前收缩的联律间期长，宽大畸形的 QRS 波可跟随在 P 波后，常称为舒张晚期室性期前收缩。有时可酷似间歇性典型心室预激，需加以鉴别。

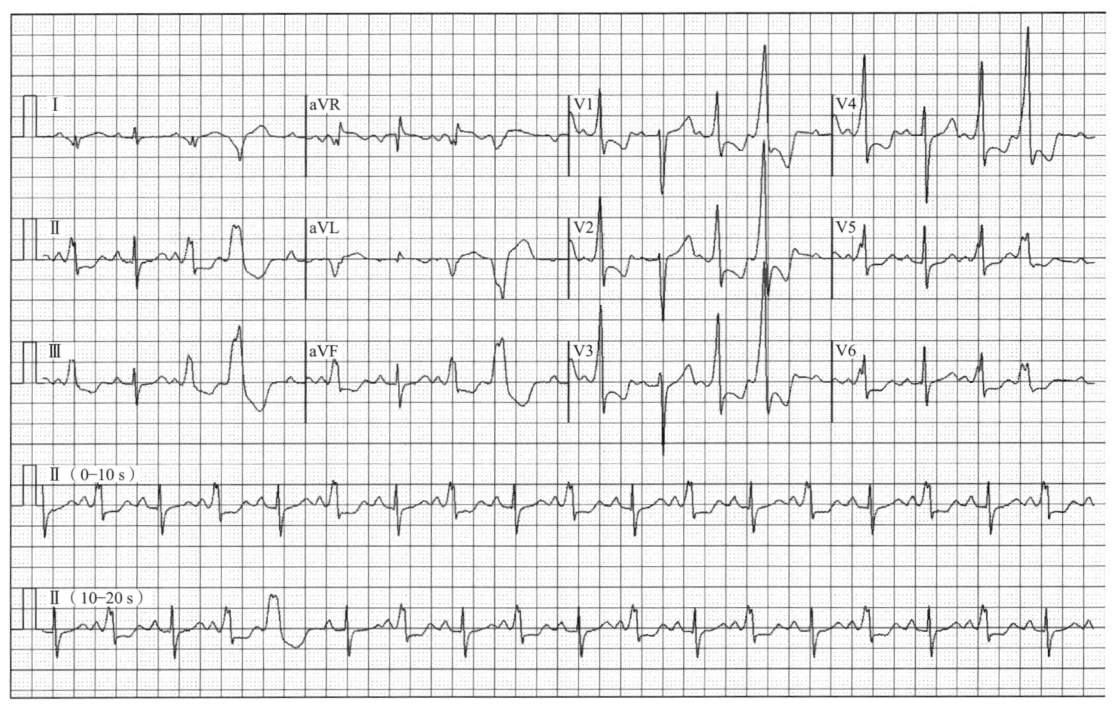

男性，45 岁。
窦性心率 108 次/分；
PR 间期 115/192 ms；
QRS 波时间 86/135 ms。

窦性心动过速
室性期前收缩
间歇性心室预激 A 型

图 4-1-20　间歇性典型心室预激与室性期前收缩的鉴别：PR 间期实例一

心室预激的 QRS 波形态取决于经正常房室传导系统和房室旁道下传心室的比例，比例不同，间歇性典型心室预激的 QRS 波形态可有所不同，但呈典型心室预激时短的 PR 间期通常相等。舒张晚期室性期前收缩的 QRS 波是窦性冲动下传激动心室和室性冲动激动心室的融合，不同的融合时，P 波与 QRS 波的关系不同。

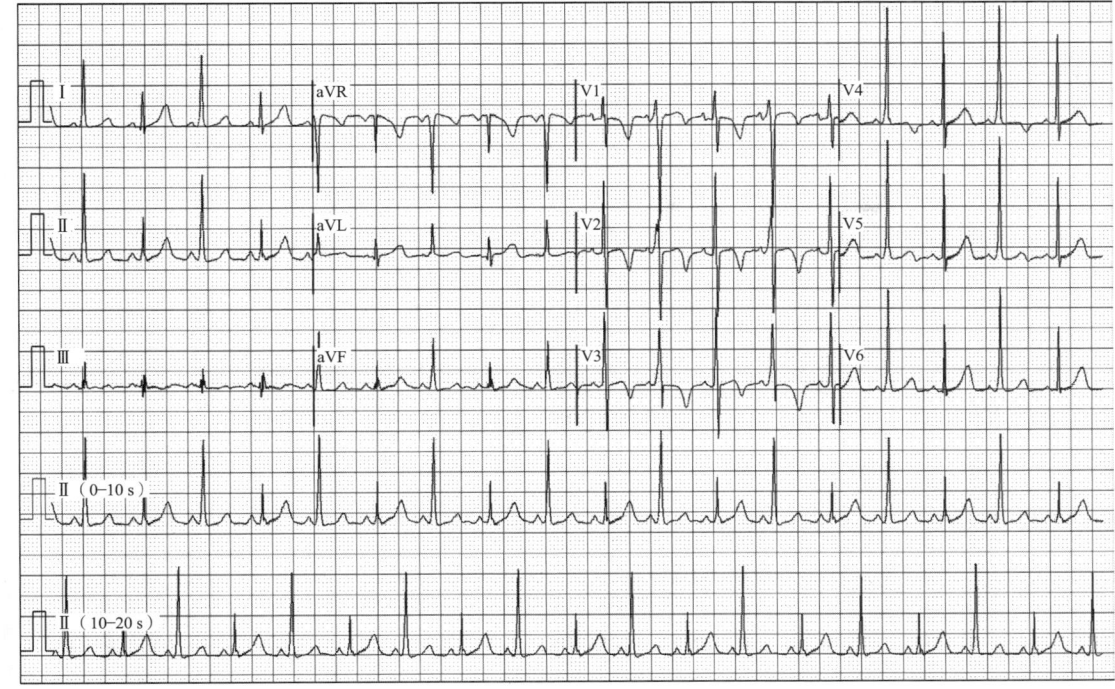

男性，4 岁。
窦性心率 110 次/分；
PR 间期 100/120 ms；
QRS 波时间 80/130 ms。

窦性心律
间歇性心室预激 B 型

图 4-1-21　间歇性典型心室预激与室性期前收缩的鉴别：PR 间期实例二

间歇性典型心室预激，若以单个心动间歇出现，酷似舒张晚期室性期前收缩。实例一和实例二中，正常与间歇性典型心室预激间隔出现，酷似室性期前收缩二联律，但间歇性出现的短 PR 间期相等，是与室性期前收缩的主要鉴别点。实例一中可见一提前出现的宽大畸形的 QRS 波，其形态不同于心室预激，前无相关 P 波，为室性期前收缩。

实例一

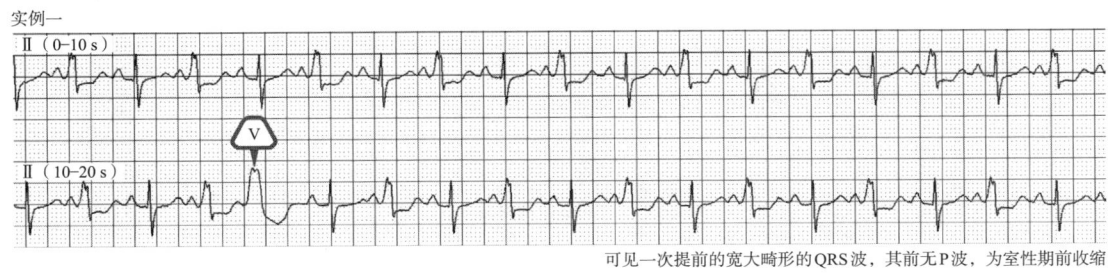

可见一次提前的宽大畸形的 QRS 波，其前无 P 波，为室性期前收缩

实例二

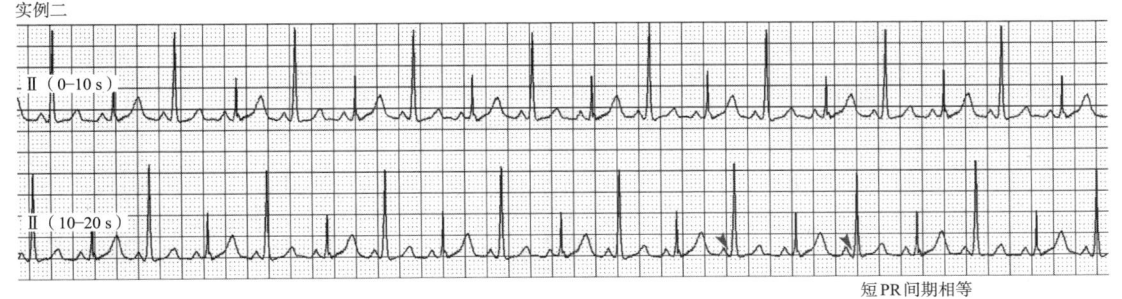

短 PR 间期相等

◎ PR 间期缩短，短 PR 间期相等，增宽的 QRS 波形态基本相同，有助于与室性期前收缩鉴别。

图 4-1-22　间歇性典型心室预激与室性期前收缩：PR 间期实例一和实例二图解

（2）间歇性典型心室预激与室性期前收缩的鉴别：PJ间期

PJ间期是指P波开始到J点结束，代表心房除极开始到心室除极结束所需的时间，包括PR间期和QRS波时间。测量PJ间期可用于间歇性典型心室预激与室性期前收缩的鉴别。

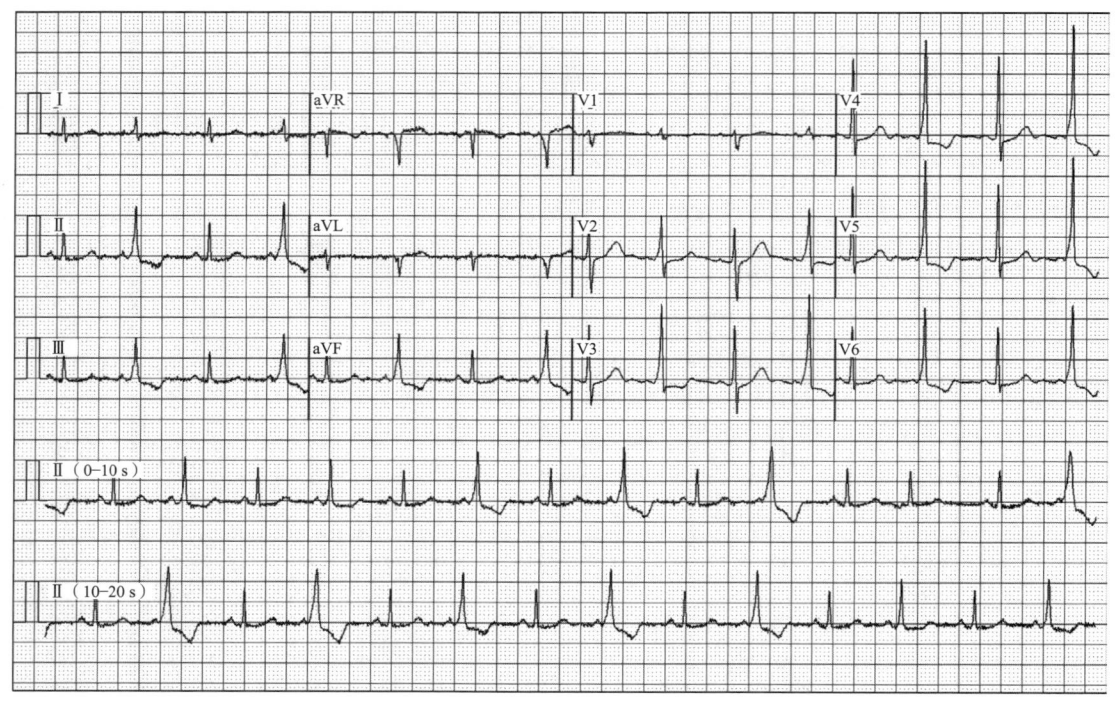

图4-1-23　间歇性典型心室预激与室性期前收缩的鉴别：PJ间期实例一

> 间歇性心室预激，心房除极开始到心室除极结束的时间不变，PJ间期与正常下传的PJ间期相等。室性期前收缩，心室除极结束提前，PJ间期缩短。

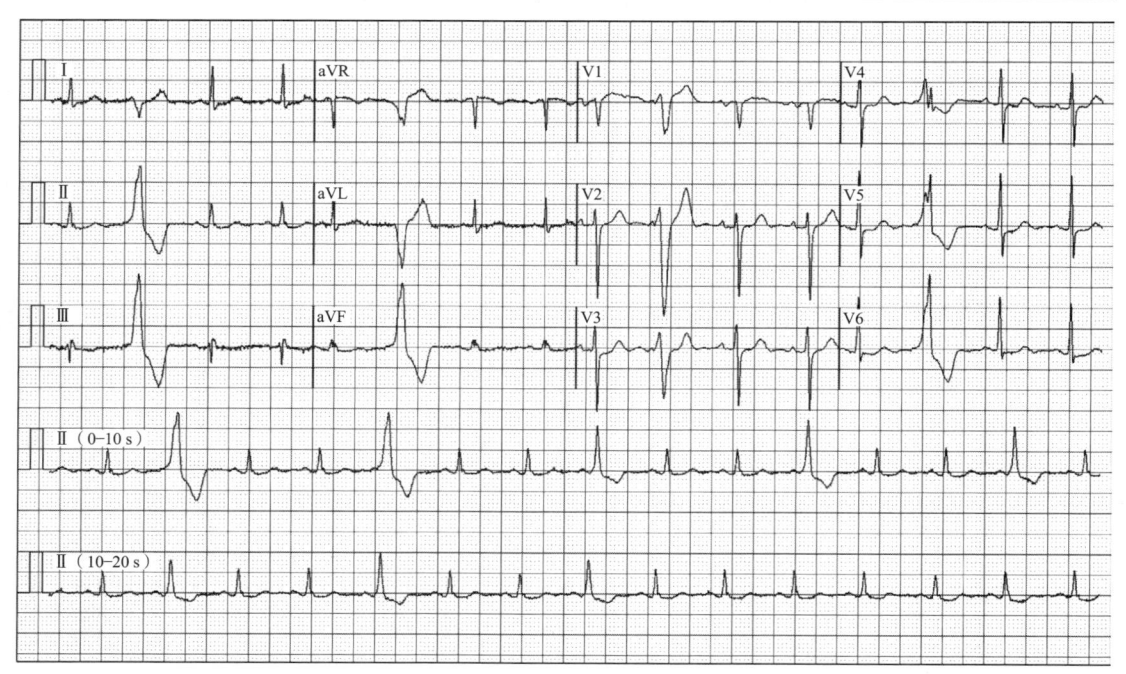

图4-1-24　间歇性典型心室预激与室性期前收缩的鉴别：PJ间期实例二

实例一（上图和中间右图）中PR间期缩短的QRS波，与P波的关系不固定，但PJ间期无缩短，为间歇性典型心室预激。实例二（下图和中间左图）中提早的宽大畸形的QRS波，与P波关系也不固定。前两次提早的QRS波落到P波上，PJ间期缩短，为室性期前收缩。

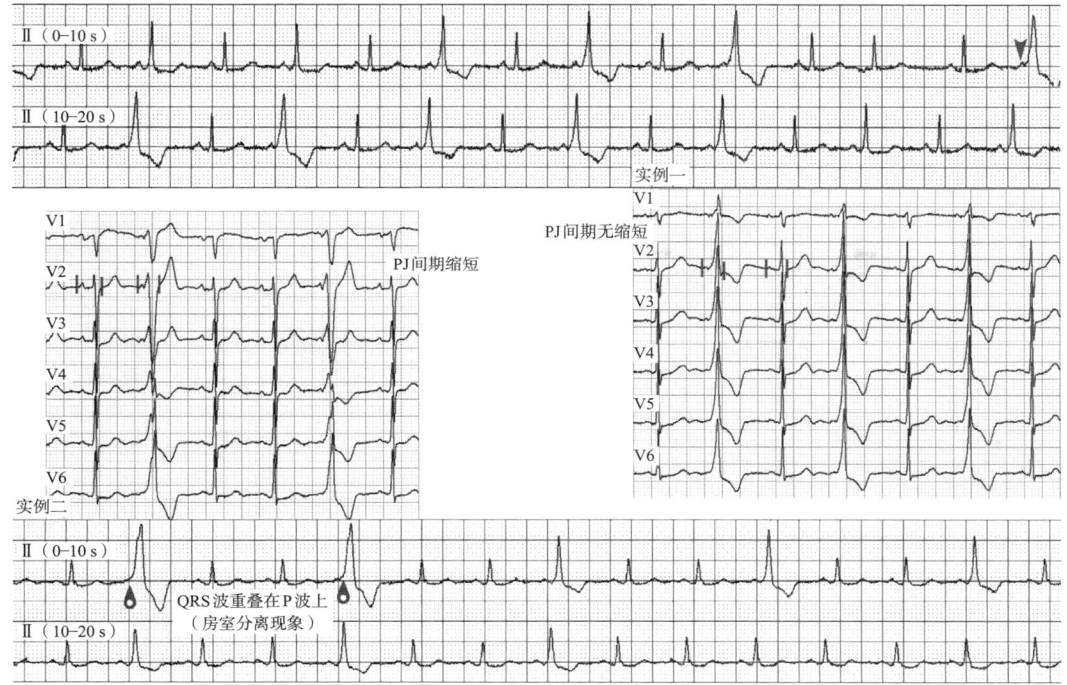

图 4-1-25　间歇性典型心室预激与室性期前收缩：PJ间期实例一和实例二图解

3. 典型心室预激与房室传导阻滞

冲动经房室旁道下传心室，可以掩盖正常房室传导系统的传导阻滞。只有当典型心室预激呈间歇性时，才能显现房室传导阻滞。

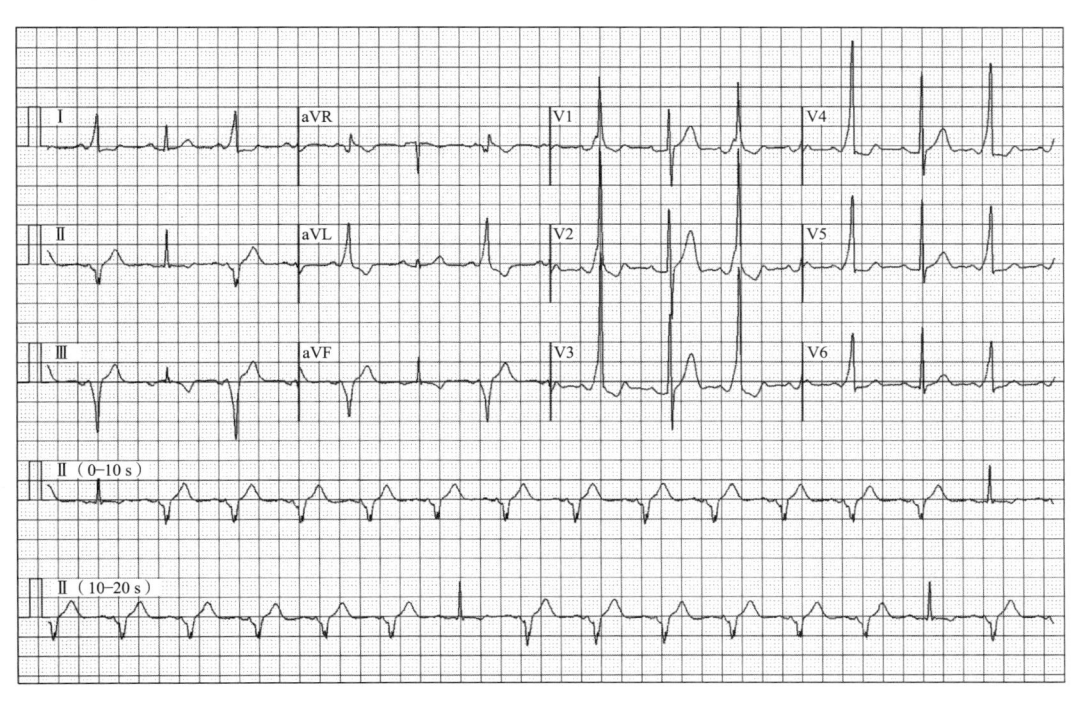

男性，60岁。
窦性心率88次/分；
PR间期120/206 ms；
QRS波时间82/144 ms。

窦性心律
一度房室传导阻滞
间歇性心室预激A型

图 4-1-26　典型心室预激与房室传导阻滞实例一

部分间歇性典型心室预激，可能与正常房室传导系统传导速度减慢有关。当正常房室传导系统传导速度减慢时，才显现房室旁道的前向传导，可出现典型心室预激的心电图改变。

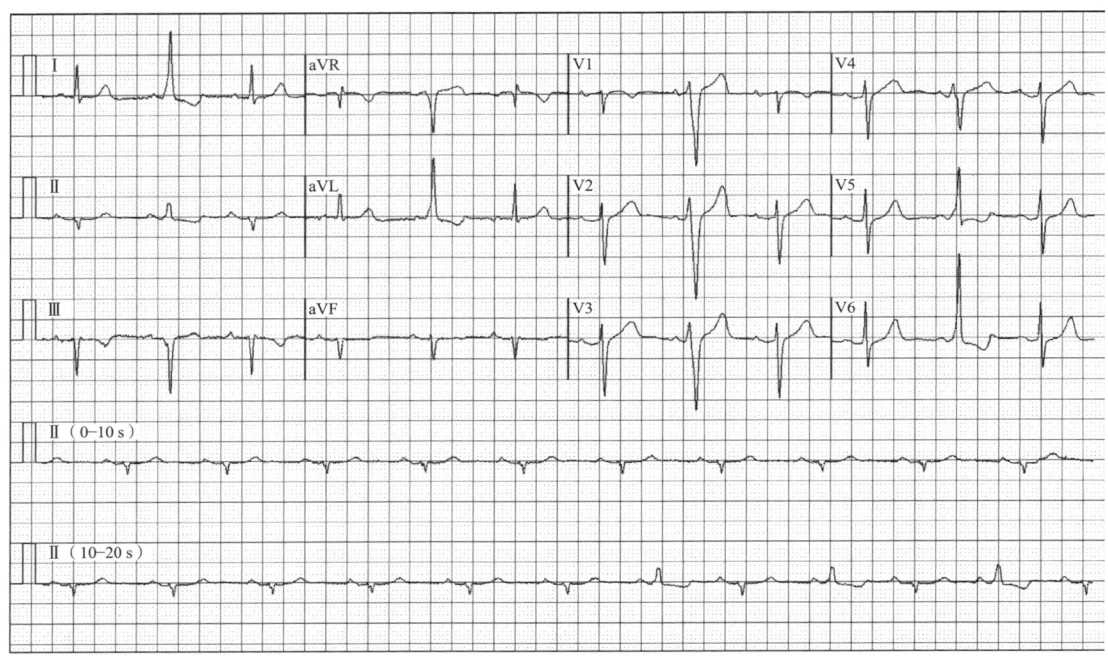

男性，81岁。
窦性心率63次/分；
PR间期110/202 ms；
QRS波时间97/165 ms。

窦性心律
一度房室传导阻滞
间歇性心室预激B型

图4-1-27　典型心室预激与房室传导阻滞实例二

实例一和实例二在无典型心室预激时，可见PR间期延长。典型心室预激的出现，掩盖了原有的一度房室传导阻滞。实例二为高龄病例，原有一度房室传导阻滞（图略），出现间歇性典型心室预激可能与房室传导阻滞有关。

实例一

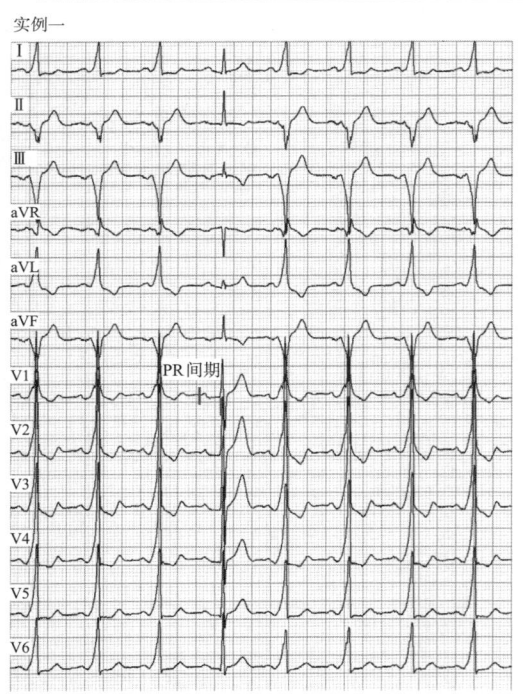

实例二

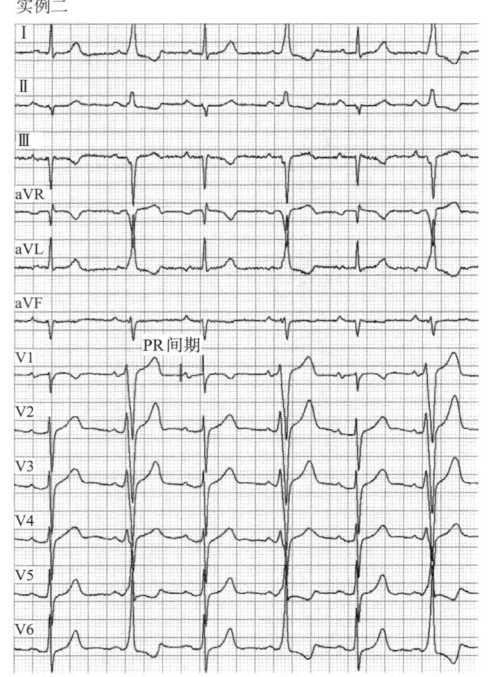

◎ 无典型心室预激时，PR间期延长。

图4-1-28　典型心室预激与房室传导阻滞实例一和实例二同步12导联图解

4. 典型心室预激与束支传导阻滞

典型心室预激和束支传导阻滞共同的特点是QRS波宽大畸形，有时不易鉴别。典型心室预激可合并束支传导阻滞，若房室旁道和束支传导阻滞在同一侧心室，经旁道下传提前激动束支阻滞侧心室肌，可掩盖束支传导阻滞的心电图改变，不易明确诊断。

（1）典型心室预激与右束支传导阻滞

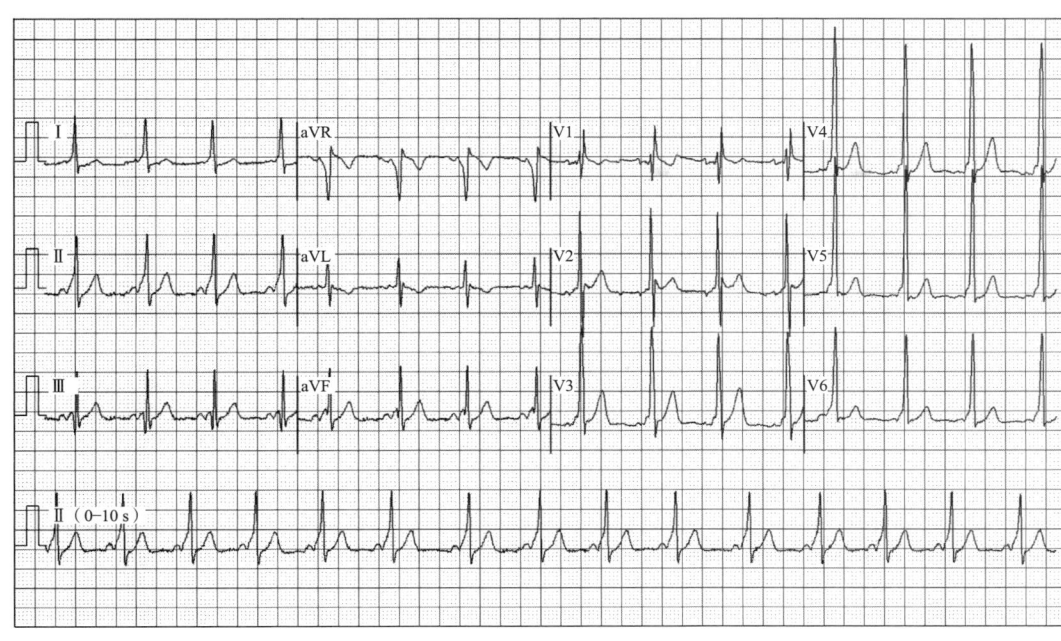

男性，23岁。
窦性心率89次/分；
PR间期100 ms；
QRS波时间132 ms。

窦性心律
心室预激A型

图4-1-29　典型心室预激与右束支传导阻滞实例一

典型心室预激伴束支传导阻滞中，以右束支传导阻滞为常见。心室预激A型，在V1导联上QRS波主波均向上，QRS波形态可形似右束支传导阻滞，易被误诊。但心室预激A型旁道多位于左心室，与右束支不在同一侧心室，通常不影响右束支传导阻滞所引起的右心室激动延迟，心电图上仍可见右束支传导阻滞的特点。

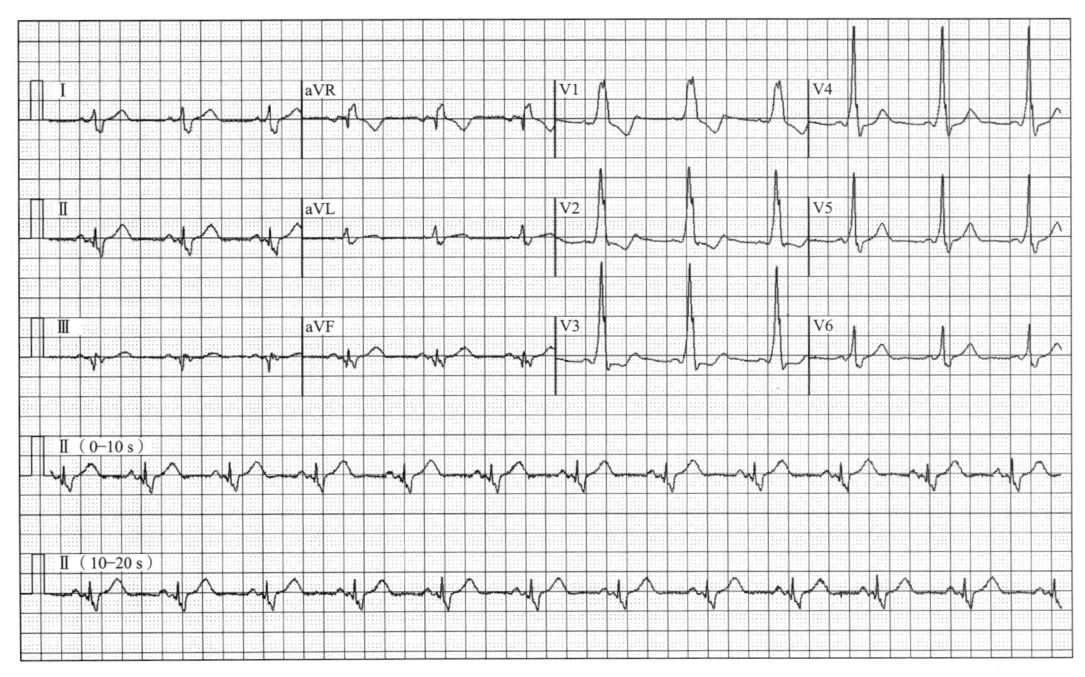

女性，66岁。
窦性心率70次/分；
PR间期115 ms；
QRS波时间165 ms。

窦性心律
完全性右束支传导阻滞
心室预激A型

图4-1-30　典型心室预激与右束支传导阻滞实例二

当心室预激A型呈间歇性时，可显现出右束支传导阻滞的心电图改变，有助于明确伴有右束支传导阻滞的诊断。

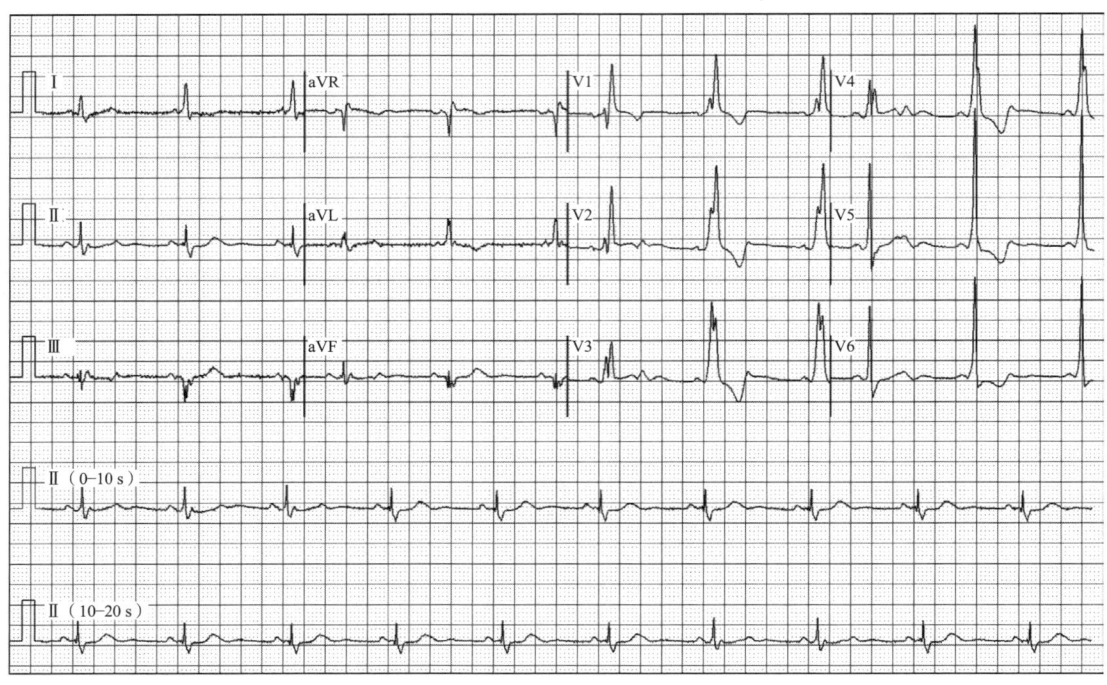

男性，57岁。
窦性心率59次/分；
PR间期116/160 ms；
QRS波时间140/180 ms。

窦性心动过缓
完全性右束支传导阻滞
间歇性心室预激A型

图4-1-31　典型心室预激与右束支传导阻滞实例三

心室预激B型旁道多位于右心室，与右束支在同一侧心室，可掩盖右束支传导阻滞的心电图改变，不易诊断。只有在心室预激B型呈间歇性时，才能诊断。

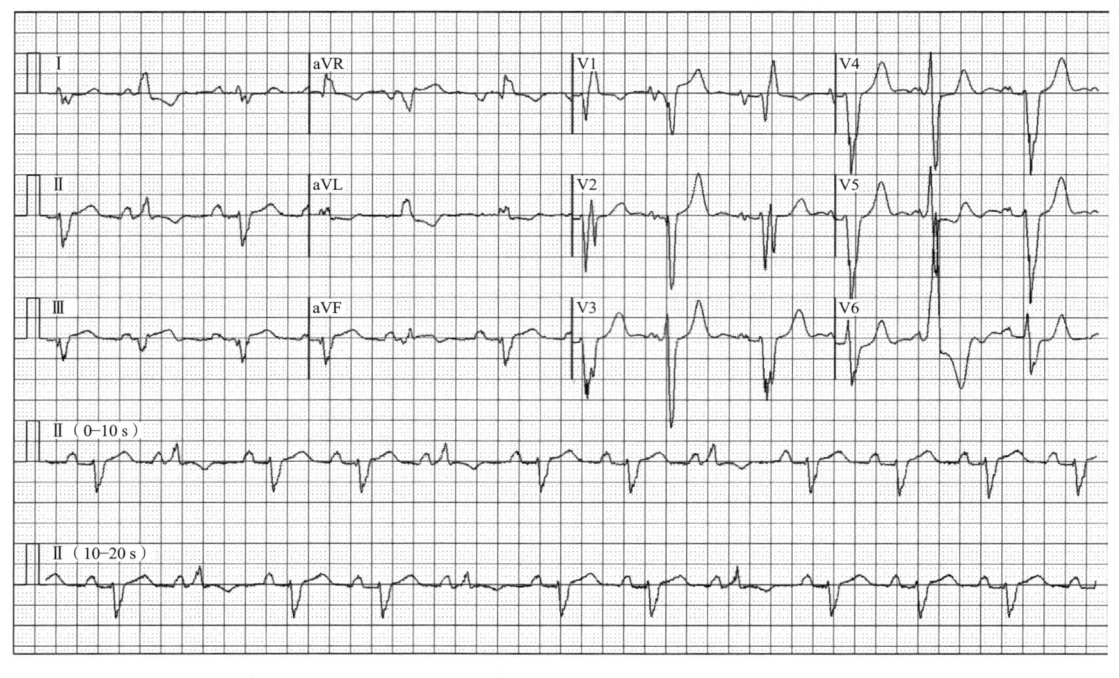

男性，67岁。
窦性心率70次/分；
PR间期115/220 ms；
QRS波时间155/160 ms。

窦性心律
一度房室传导阻滞
完全性右束支传导阻滞
左前分支传导阻滞
间歇性心室预激B型
P波异常

图4-1-32　典型心室预激与右束支传导阻滞实例四

冲动经房室旁道下传心室，提早激动心室的一部分。这一改变是在整个心室激动的初始部分，因此在心电图上，粗钝的心室预激波在QRS波的起始部。右束支传导阻滞引起右心室激动延迟，延迟的右心室激动在心电图上表现为QRS波终末部粗钝。因此，在心室预激A型合并右束支传导阻滞时，QRS波起始部和终末部均粗钝，通常QRS波更为增宽。实例一QRS波起始部粗钝，终末部尖锐，为心室预激A型。实例二QRS波起始部和终末部均粗钝，右图为该病例不同次心电图记录，可见单纯右束支传导阻滞的心电图，两图比较，可明确诊断。

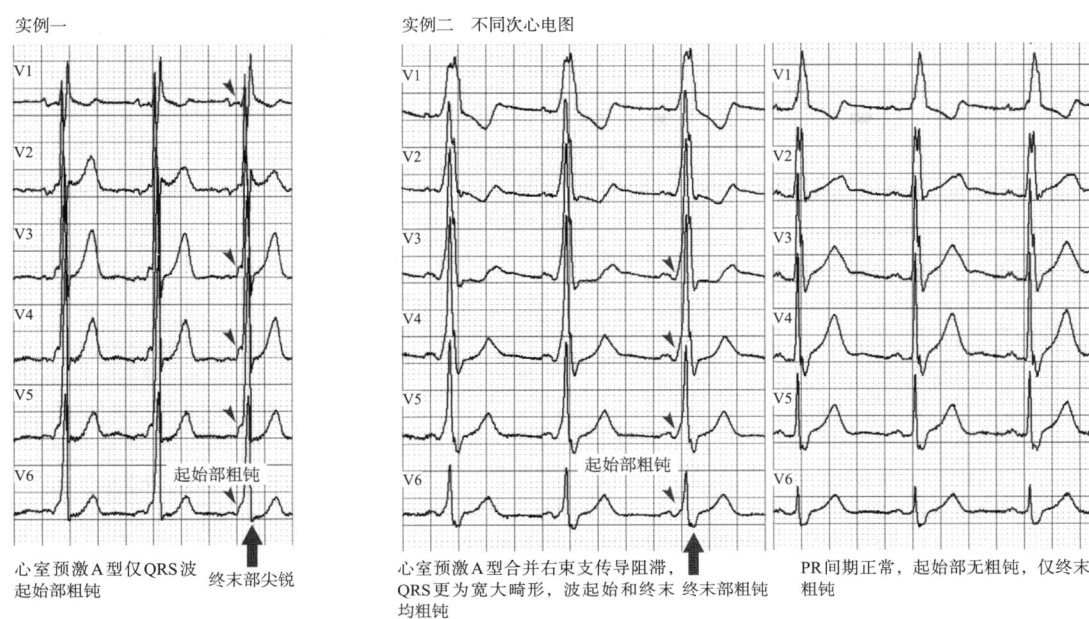

图4-1-33　典型心室预激与右束支传导阻滞实例实例一和实例二图解

实例三中见间歇性心室预激A型和右束支传导阻滞，心室预激A型并不完全掩盖右束支传导阻滞的心电图改变。实例四中见间歇性心室预激B型和右束支伴左前分支传导阻滞，心室预激B型旁道多位于右心室，与右束支在同一侧心室，当间歇性出现心室预激B型时，完全掩盖了右束支伴左前分支传导阻滞的心电图改变。

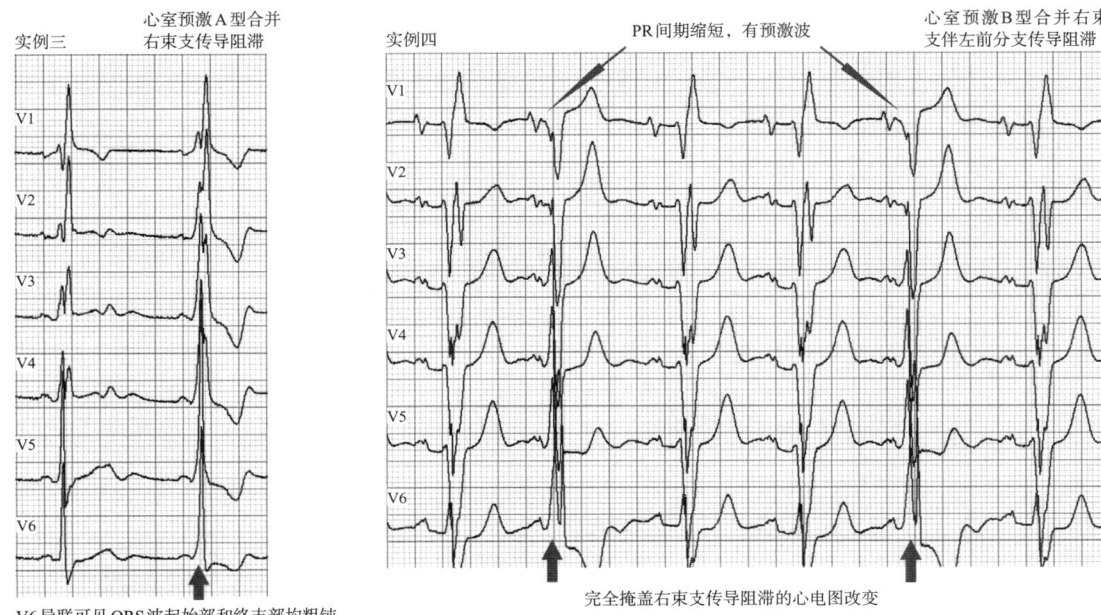

图4-1-34　典型心室预激与右束支传导阻滞实例实例三和实例四图解

（2）典型心室预激与左束支传导阻滞

典型心室预激伴束支传导阻滞中，伴左束支传导阻滞极少见，且不易明确诊断。

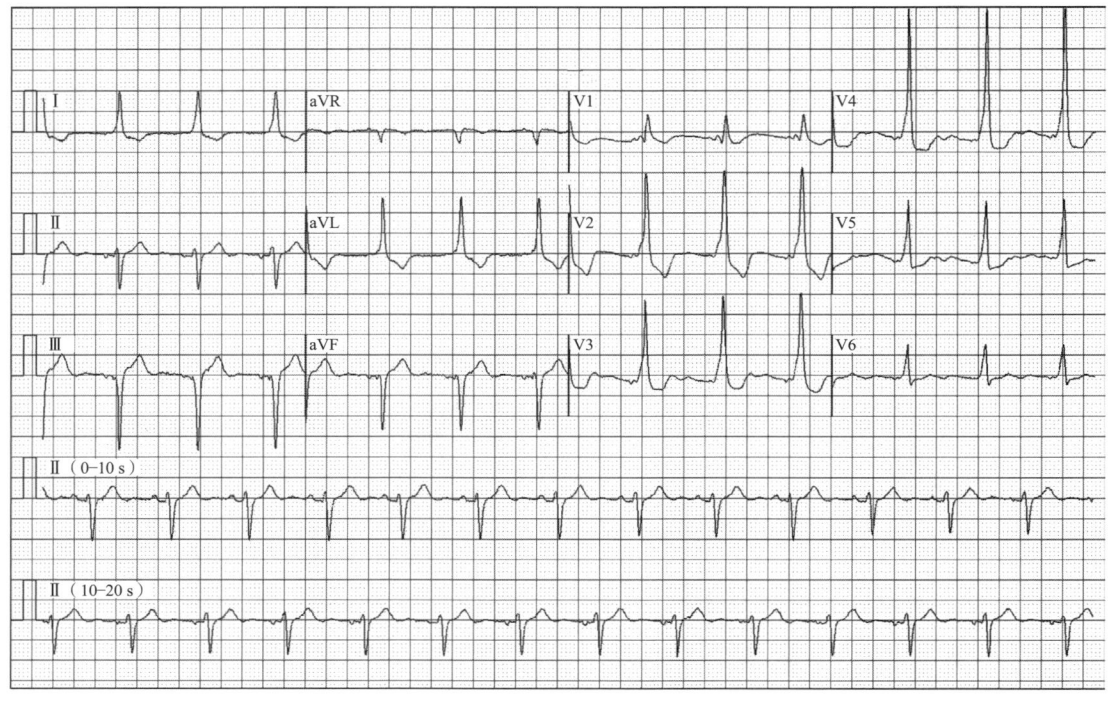

女性，85岁。
窦性心率81次/分；
PR间期114 ms；
QRS波时间150 ms。

窦房游走节律
心室预激A型

图4-1-35　典型心室预激与左束支传导阻滞实例一

心室预激A型，房室旁道与左束支在同一侧心室，合并左束支传导阻滞时，将掩盖左束支传导阻滞的心电图改变。

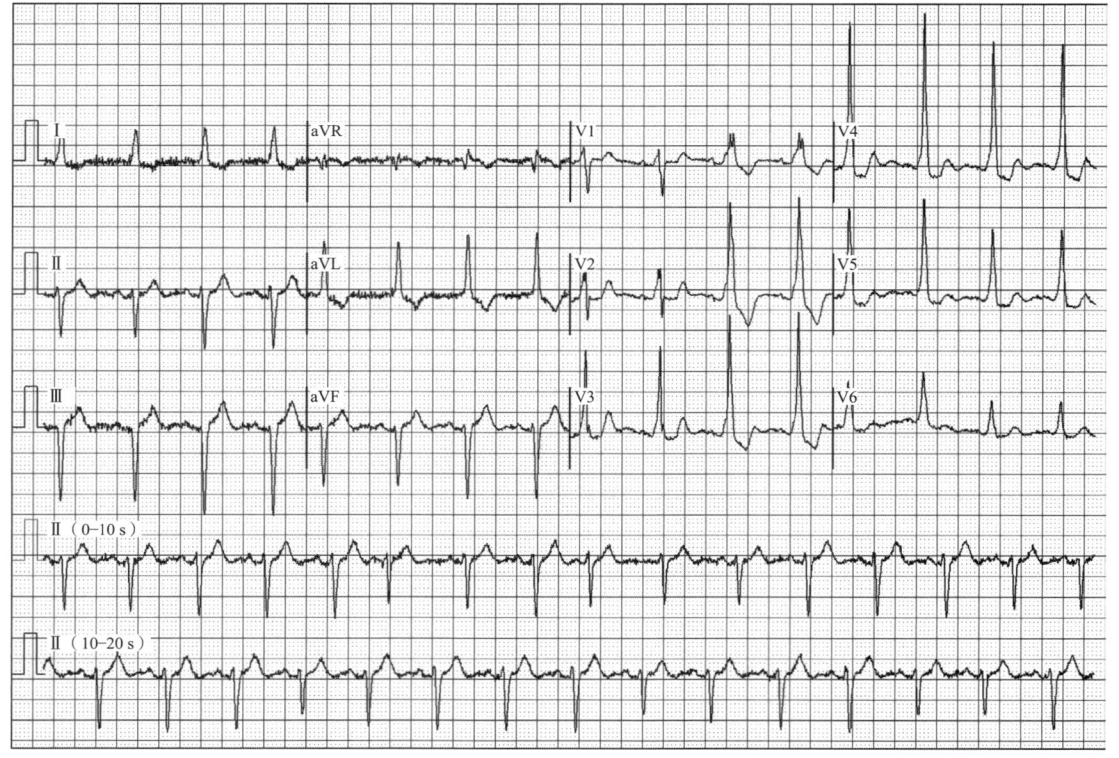

窦性心率95次/分；
PR间期80/135 ms；
QRS波时间126/146 ms。

窦性心律
房性期前收缩
完全性左束支传导阻滞
间歇性心室预激A型

图4-1-36　典型心室预激与左束支传导阻滞实例一的其他心电图

图4-1-35和图4-1-36为同一病例前后心电图。前图持续呈典型心室预激A型的心电图改变，无法明确是否合并左束支传导阻滞。后图间歇性呈典型心室预激A型的心电图改变，在无心室预激改变时，QRS波增宽，呈左束支传导阻滞图形。提示间歇性心室预激A型伴持续性左束支传导阻滞。

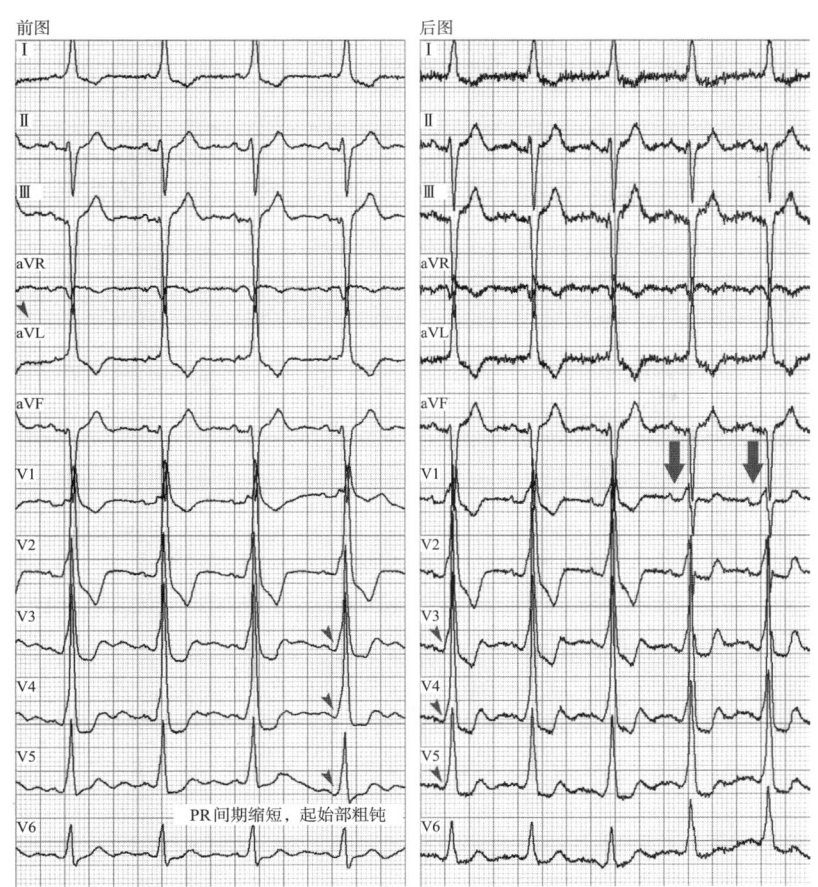

PR间期正常，QRS波宽大畸形，呈左束支传导阻滞图形

PR间期缩短，起始部粗钝

图4-1-37 典型心室预激与左束支传导阻滞实例一同步12导联图解

心室预激B型，在V1导联上QRS波主波向下，在V5和V6导联上QRS波主波向上，QRS波形态可形似左束支传导阻滞。

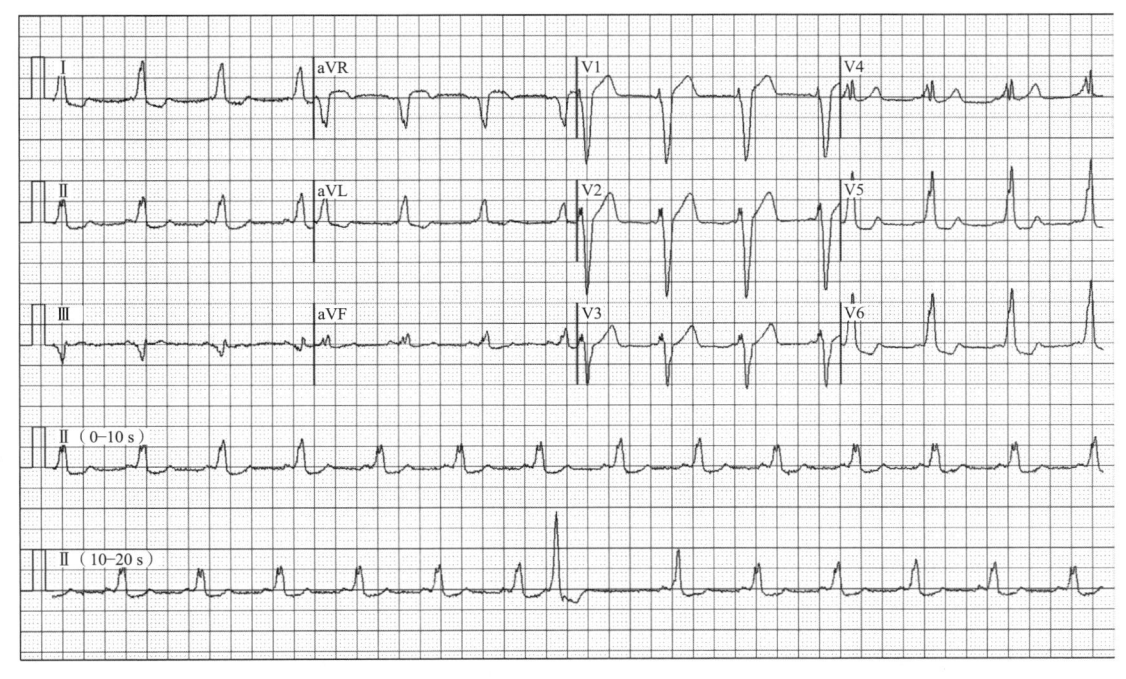

男性，67岁。
窦性心率79次/分；
PR间期109 ms；
QRS波时间120/129 ms。

窦性心律
室性期前收缩
提示完全性左束支传导阻滞
心室预激B型

图4-1-38 典型心室预激与左束支传导阻滞实例二

典型心室预激B型，只有当心室预激呈间歇性时，才能明确是否合并左束支传导阻滞。

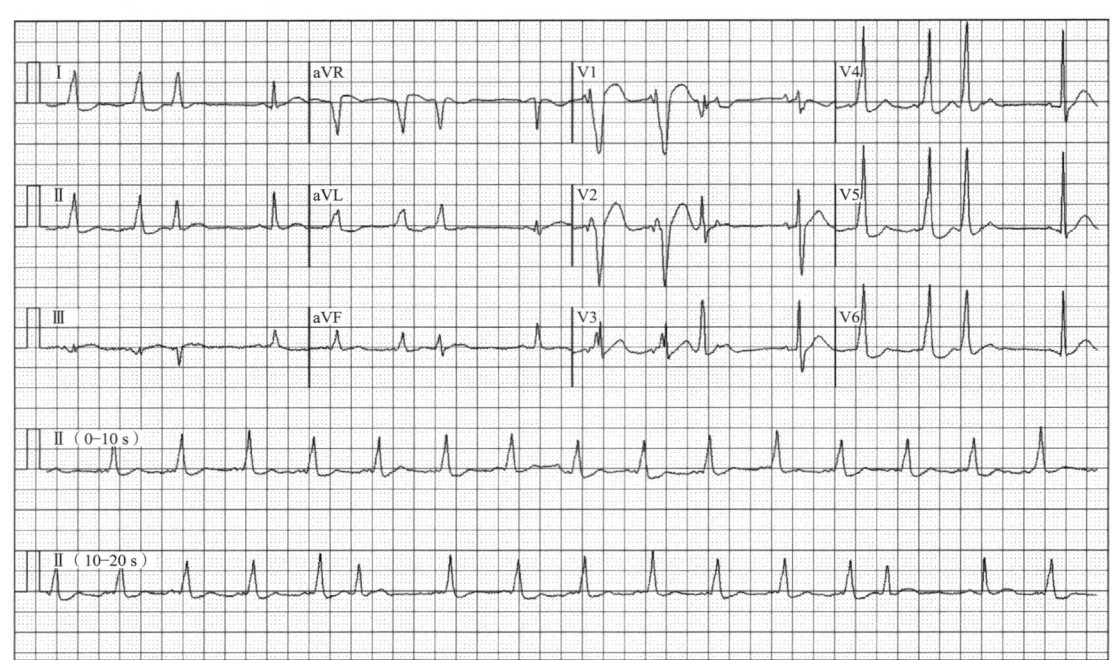

女性，86岁。
窦性心率94次/分；
PR间期80/140 ms；
QRS波时间80/156 ms。

窦性心律
室性期前收缩
间歇性心室预激B型

图4-1-39 典型心室预激与左束支传导阻滞实例三

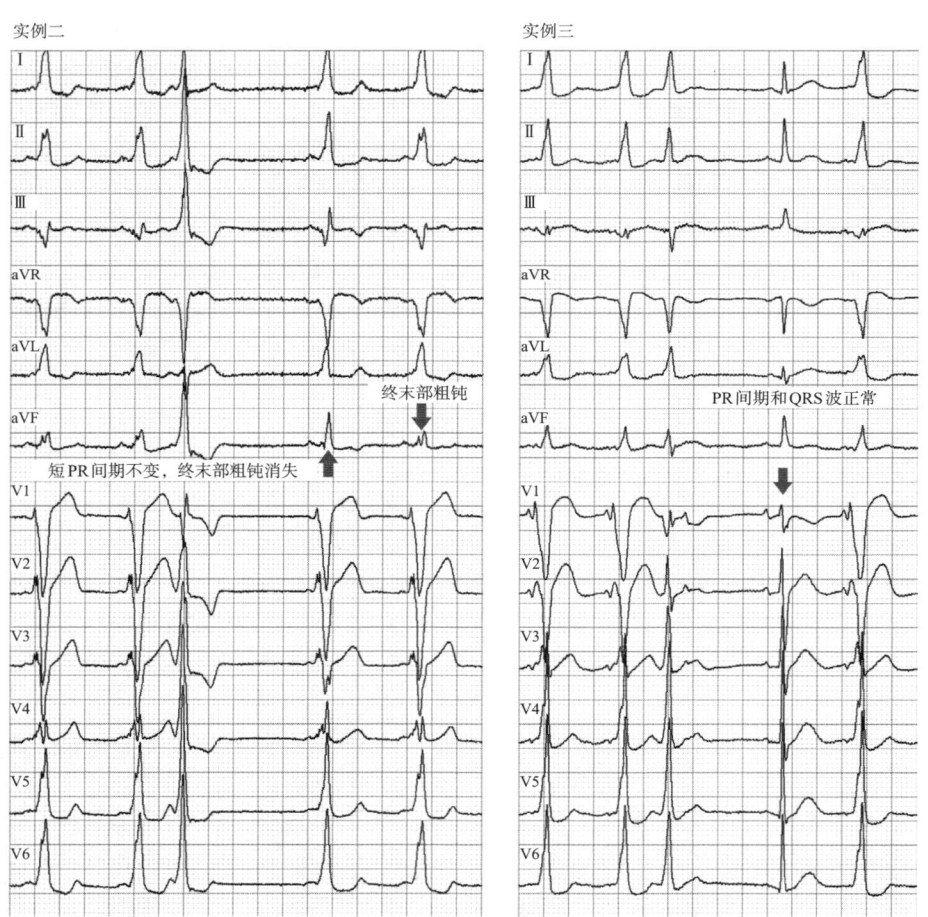

实例二和实例三均符合典型心室预激B型，QRS波形似左束支传导阻滞。左束支传导阻滞表现为QRS波中和终末部粗钝。实例二在室性期前收缩代偿后第一个QRS波中和终末部变窄，短PR间期不变，提示在代偿后，原本合并的左束支传导阻滞可能消失。实例三在室性期前收缩代偿后第一个PR间期正常，未出现心室预激改变，此时QRS波正常，提示未合并左束支传导阻滞。

图4-1-40 典型心室预激与左束支传导阻滞实例二和实例三同步12导联图解

(二)变异型心室预激

心房和心室之间,除了经典的房室旁道外,还有其他旁道。这些旁道所形成的心电图改变与典型心室预激不同,称为变异型心室预激。变异型心室预激有两类心电图改变,其中常见的一类表现为PR间期缩短,QRS波正常,有时也被称为不典型心室预激。

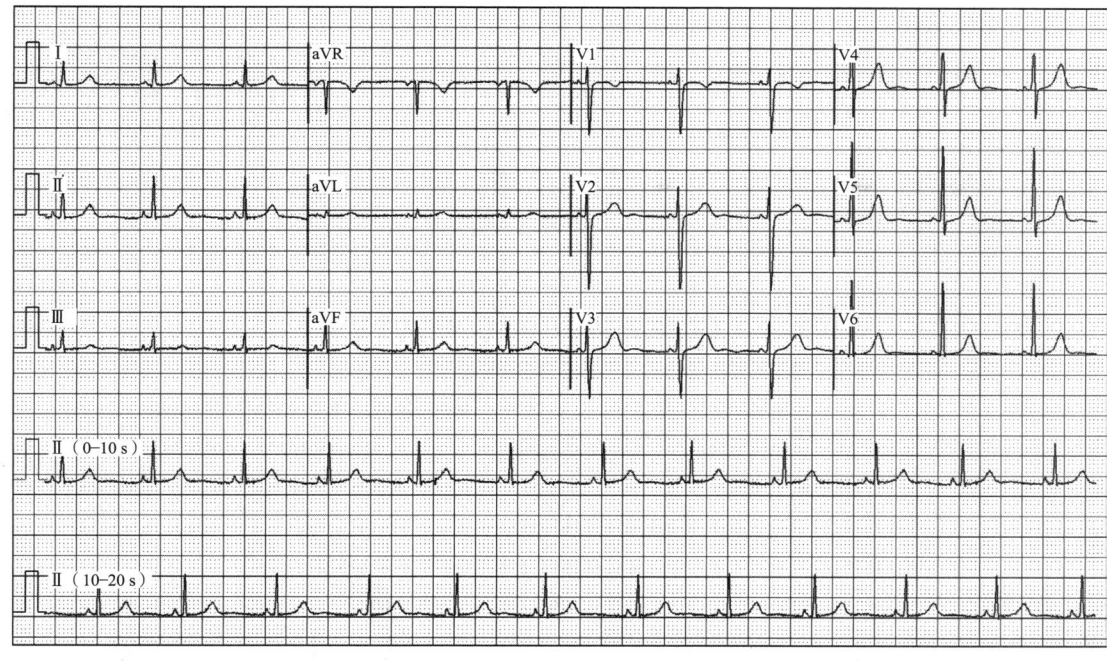

图4-1-41 变异型心室预激实例一

> 变异型心室预激中不常见的一类表现为PR间期正常,QRS波增宽,有预激波。有时变异型心室预激特指这类心室预激。

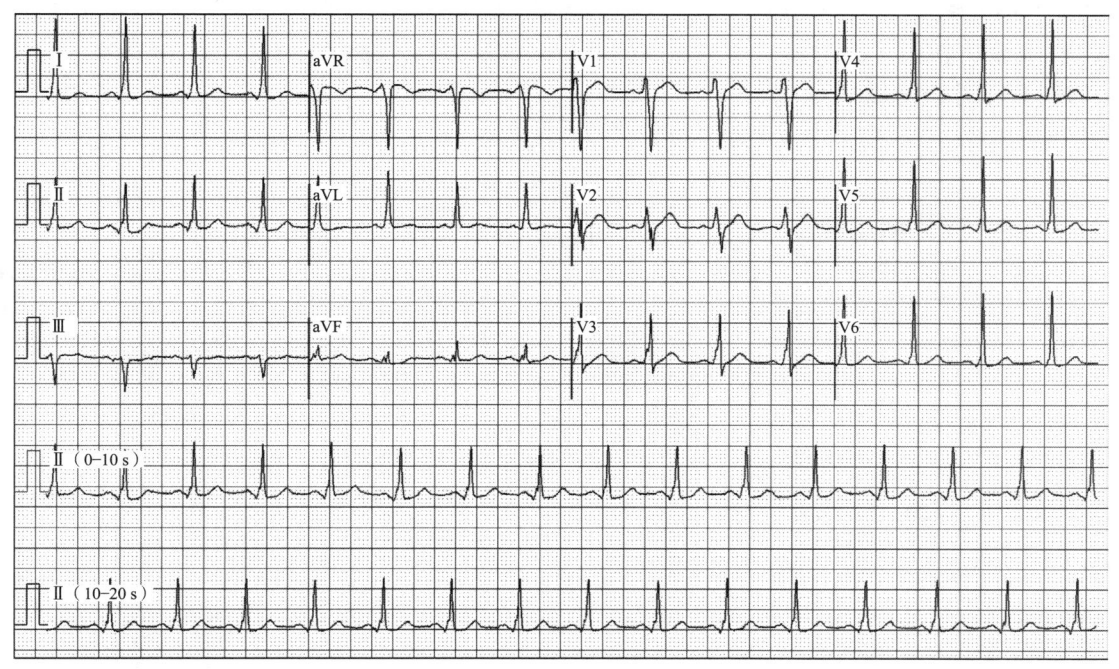

图4-1-42 变异型心室预激实例二

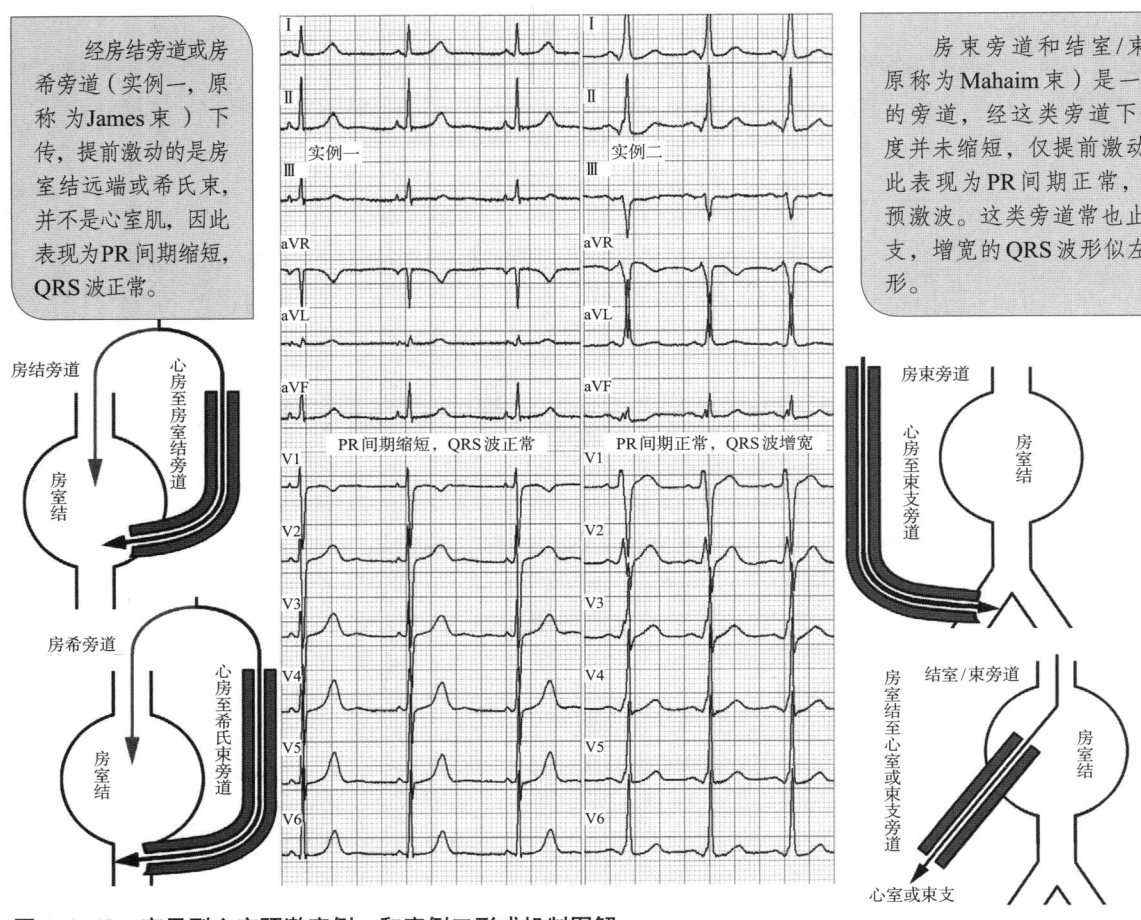

图4-1-43 变异型心室预激实例一和实例二形成机制图解

二、房室结双径路

房室结内存在着两条不同性能的传导径路，即房室结双径路。传导速度快的径路不应期长，传导速度慢的径路不应期短。受传导速度影响，通常冲动通过快径路先下传激动心室，所以大多数房室结双径路者不易看到慢径路传导。

（一）窦性心律时的PR间期跳跃式延长

窦性心律时出现PR间期跳跃式延长，是诊断房室结双径路的可靠依据。

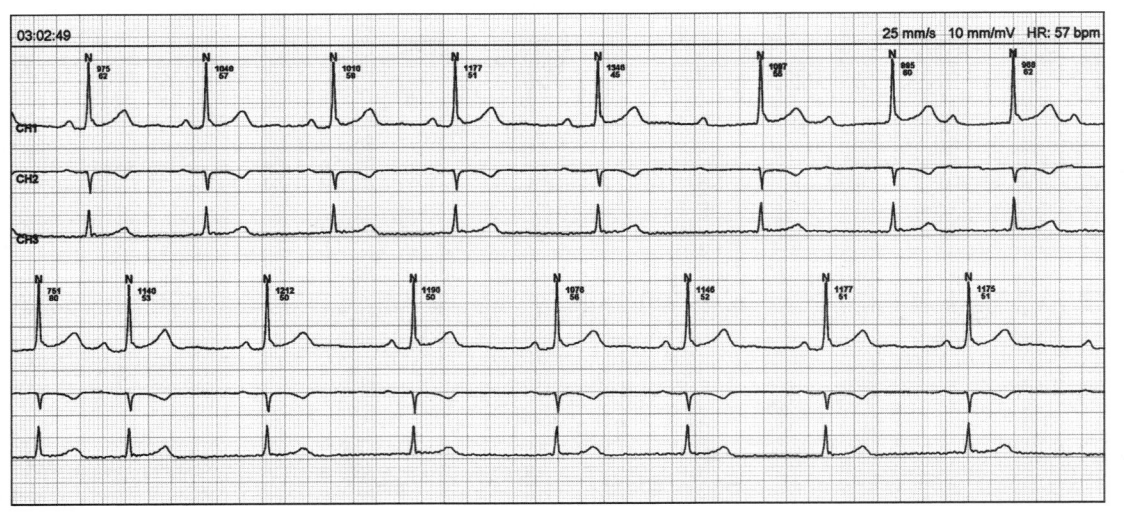

图4-2-1 窦性心律时的PR间期跳跃式延长

当快径路前向传导阻滞时,窦性冲动经慢径路下传,出现PR间期突然延长(跳跃式延长)。诊断房室结内双径路传导,前提是窦性P波,且PP间期基本规则,出现长、短两种PR间期,差值≥60 ms。常规心电图时间短暂,极少能记录到窦性冲动经慢径路下传心室。房室结双径路可介导房室结阵发性心动过速。

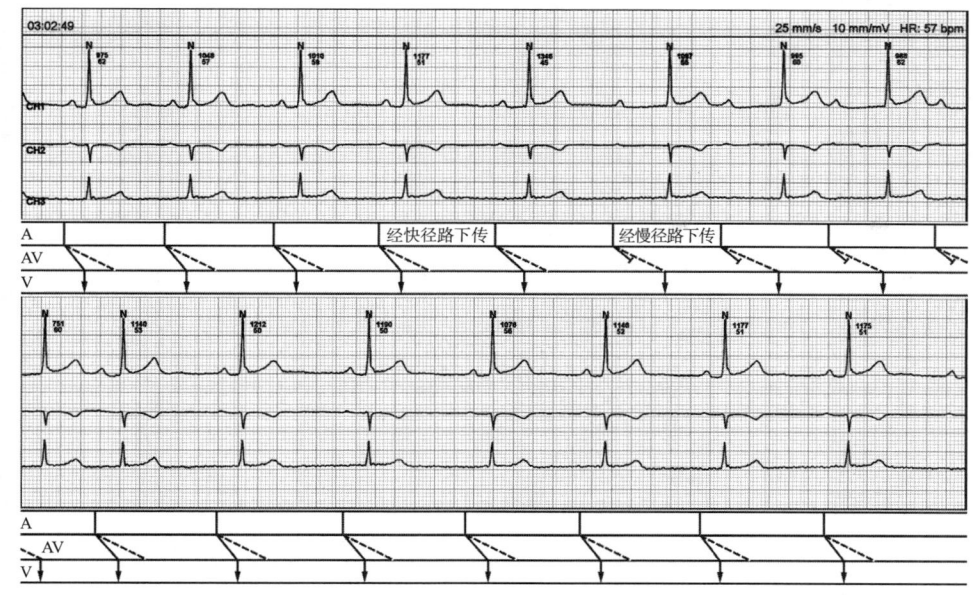

图4-2-2　窦性心律时的PR间期跳跃式延长实例形成机制图解

(二)其他PR间期跳跃式延长

PR间期跳跃式延长,也可以出现在期前收缩时。

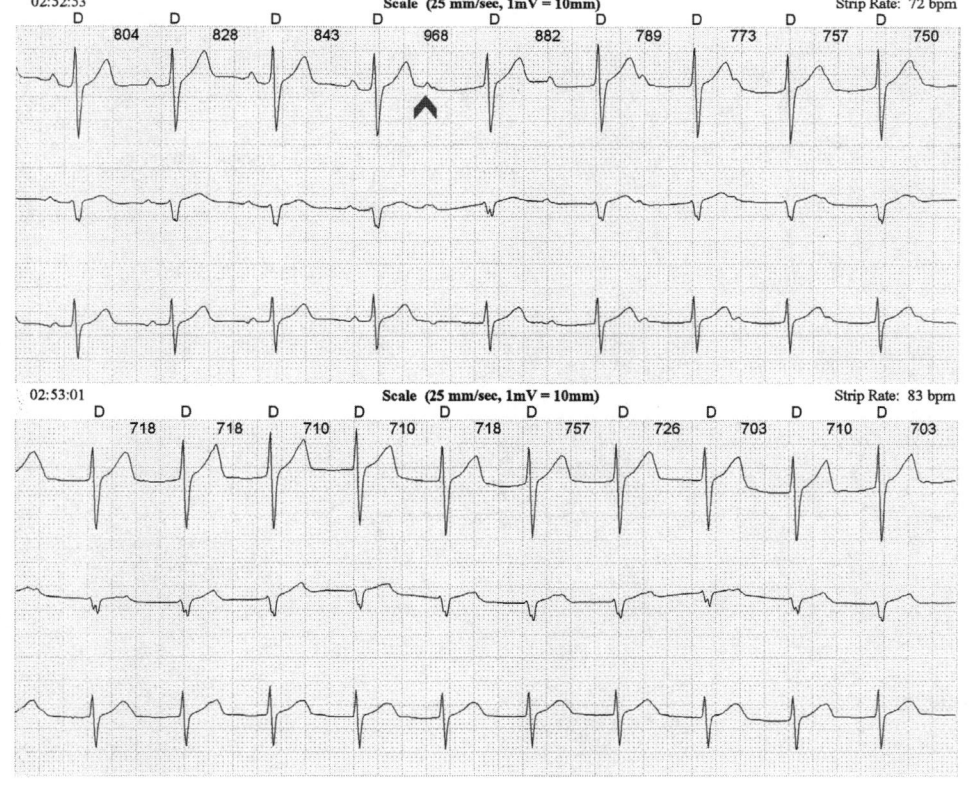

男性,45岁。
窦性心率72～85次/分;
PR间期180～400 ms。
记录导联依次为:模拟Ⅱ导联、CM1导联和CC5导联。
标记处图解见图4-2-7。

窦性心律不齐
房性期前收缩
间歇性一度房室传导阻滞
提示房室结双径路

图4-2-3　其他PR间期跳跃式延长实例一

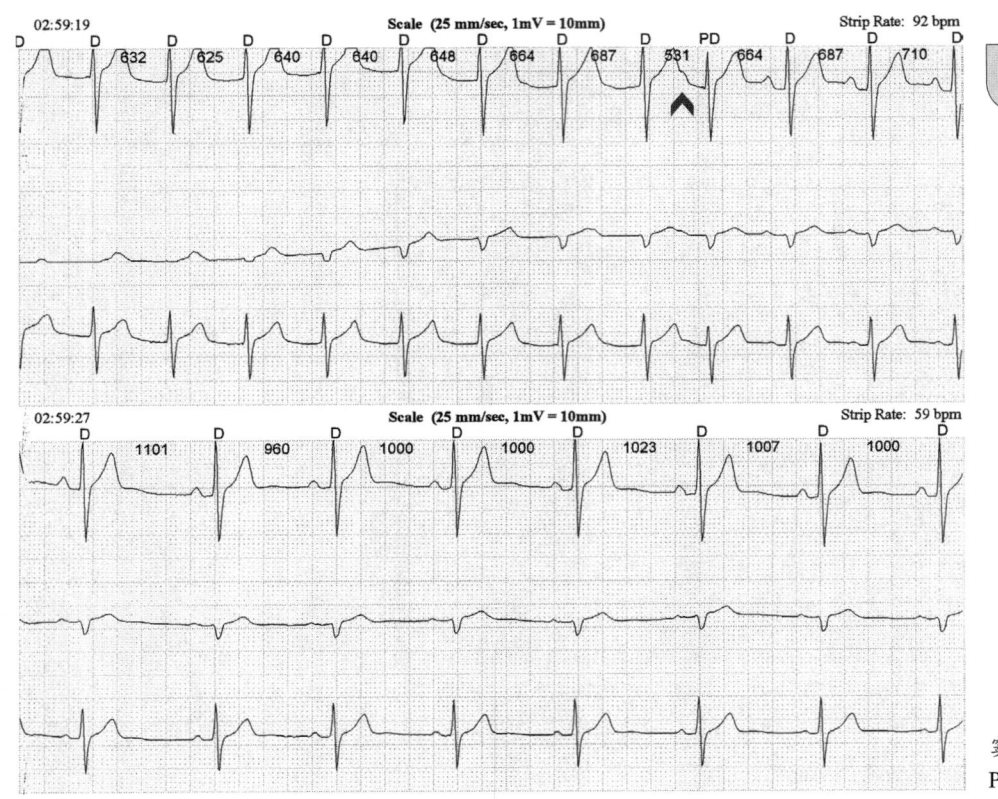

实例一图4-2-3后续的图。

窦性心率54～96次/分；
PR间期180～400 ms。

图4-2-4 其他PR间期跳跃式延长实例一的其他心电图

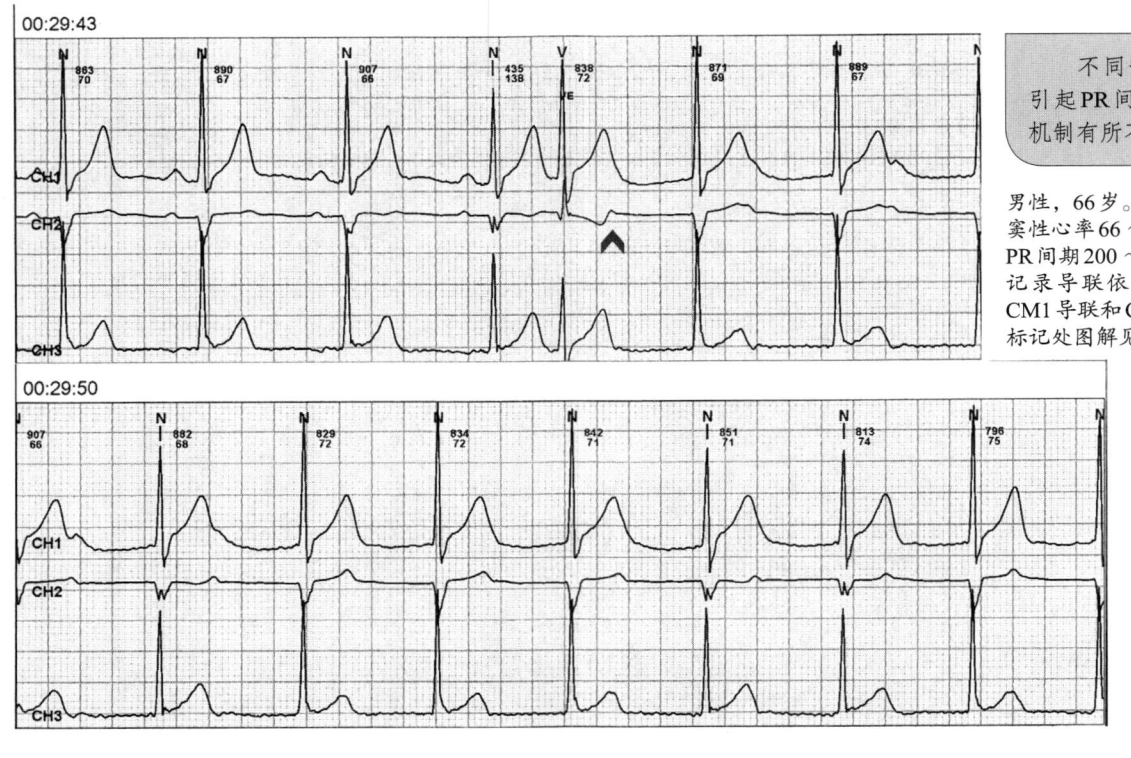

不同部位的期前收缩，引起PR间期跳跃式延长的机制有所不同。

男性，66岁。
窦性心率66～75次/分；
PR间期200～520 ms。
记录导联依次为：模拟Ⅱ导联、CM1导联和CC5导联。
标记处图解见图4-2-7。

窦性心律不齐
室性期前收缩
间歇性一度房室传导阻滞
提示房室结双径路

图4-2-5 其他PR间期跳跃式延长实例二

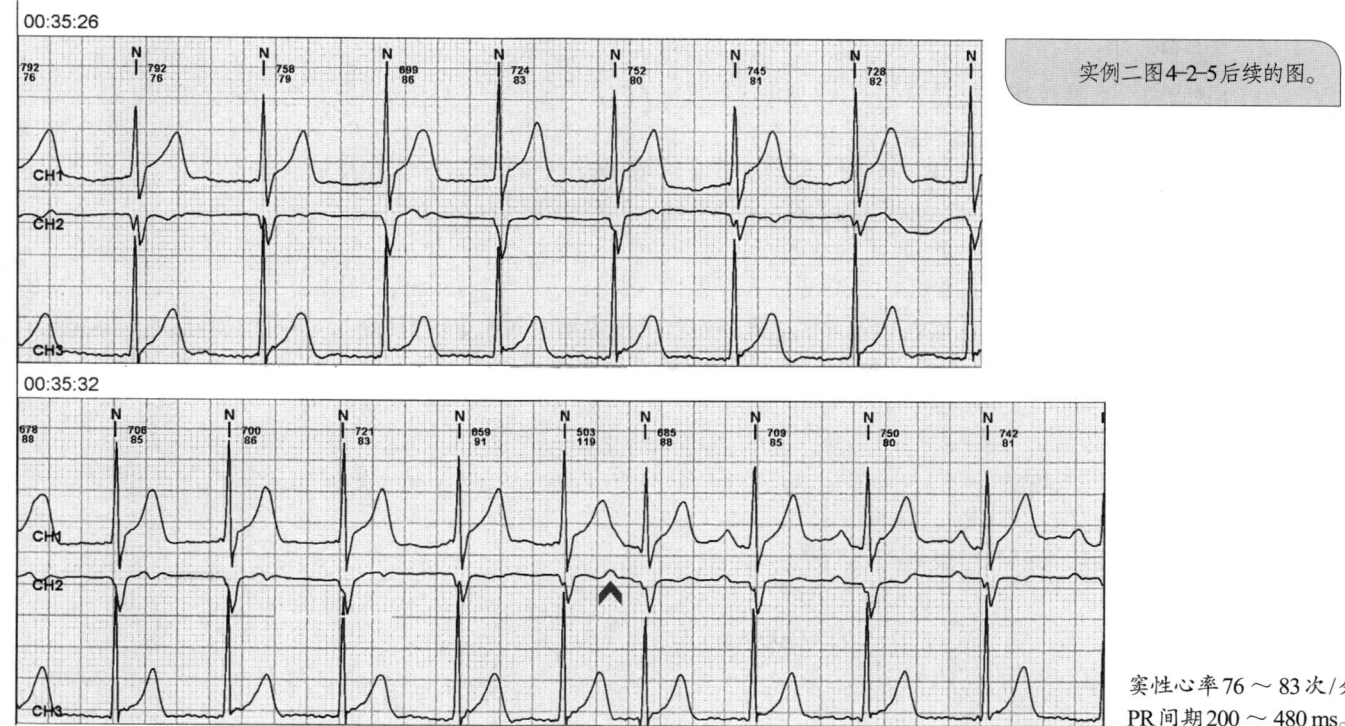

实例二图4-2-5后续的图。

窦性心率76～83次/分；
PR间期200～480 ms。

图4-2-6　其他跳跃式PR间期延长实例二的其他心电图

实例一

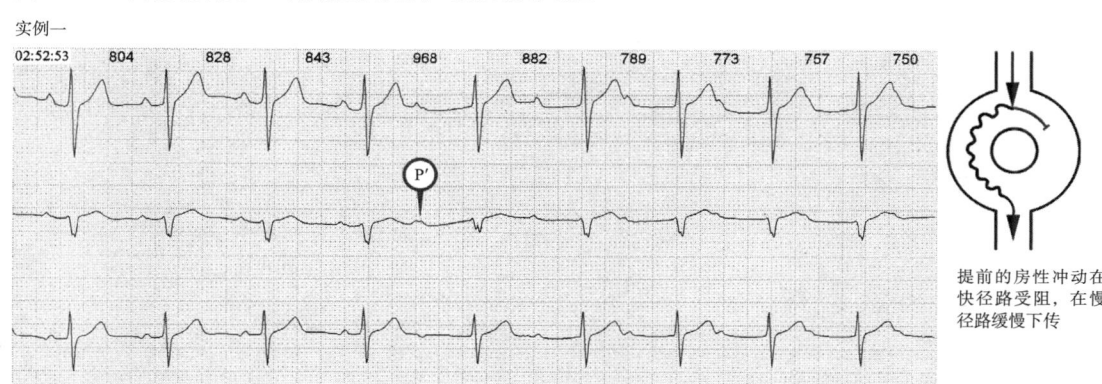

提前的房性冲动在快径路受阻，在慢径路缓慢下传

实例一房性期前收缩发生PR间期的形成机制是提早的房性冲动在快径路受阻，经慢径路下传。实例二的室性期前收缩呈插入性，随后PR间期延长的形成机制是室性冲动逆向隐匿激动房室结，激动快慢径路，产生不应期，快径路不应期长。随后的窦性冲动在快径路受阻，经慢径路下传。两图中延长的PR间期均在心率减慢后缩短（图4-2-4和图4-2-6标记处）。

实例二

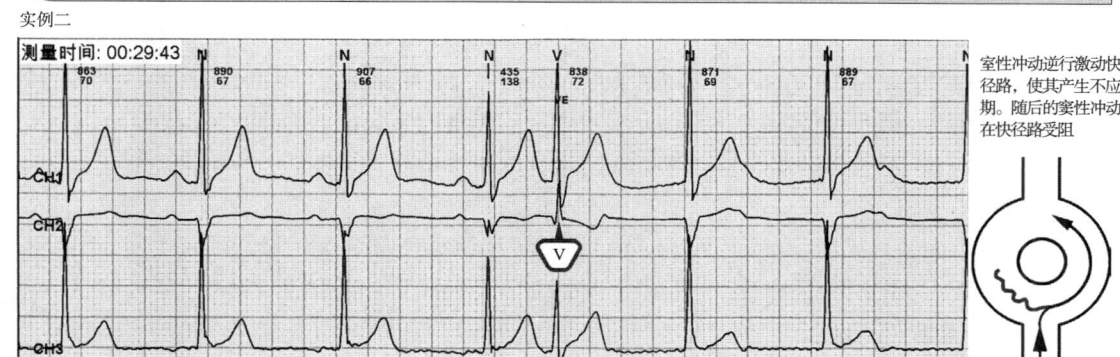

室性冲动逆行激动快径路，使其产生不应期。随后的窦性冲动在快径路受阻

图4-2-7　其他PR间期跳跃式延长实例一和实例二形成机制图解

三、QT间期异常

QT间期代表心室除极和复极总时间，为QRS波起始至T波终点的时间。QT间期与心率快慢有密切关系，正常人心率增加则QT间期缩短，反之则延长。心率在60～100次/分时，正常范围是320～440 ms。因为心率直接影响QT间期，需用经心率纠正QT间期（QTc）来判断，常采用Bazett公式（QTc=QT/RR）校正。

QT间期异常分为QT间期延长和缩短两大类。

- QT间期延长。

通常QT间期延长，用QTc间期作为诊断的标准，男性>450 ms，女性>460 ms（图4-3-1）。

QT间期延长可分为两类：获得性和先天性。获得性为各种因素引起的QT间期延长，先天性常与遗传有关。

长QT间期综合征是指心电图QT间期延长和T波异常，易导致恶性室性心律失常、晕厥和猝死的一组综合征。狭义的长QT间期综合征特指遗传性长QT间期综合征，心电图是主要的诊断依据，QTc间期常>480 ms。常见的类型有三种。

- 一型：T波基底部增宽。
- 二型：T波振幅低，有切迹或双峰。
- 三型：ST段延长，延迟出现的高尖T波。

- QT间期缩短。

通常QT间期缩短的诊断标准是QT间期≤300 ms（图4-3-2）。

短QT综合征是以心电图QT间期缩短、胸导联T波对称性高尖、反复发作晕厥或猝死的一组综合征，通常与遗传有关。

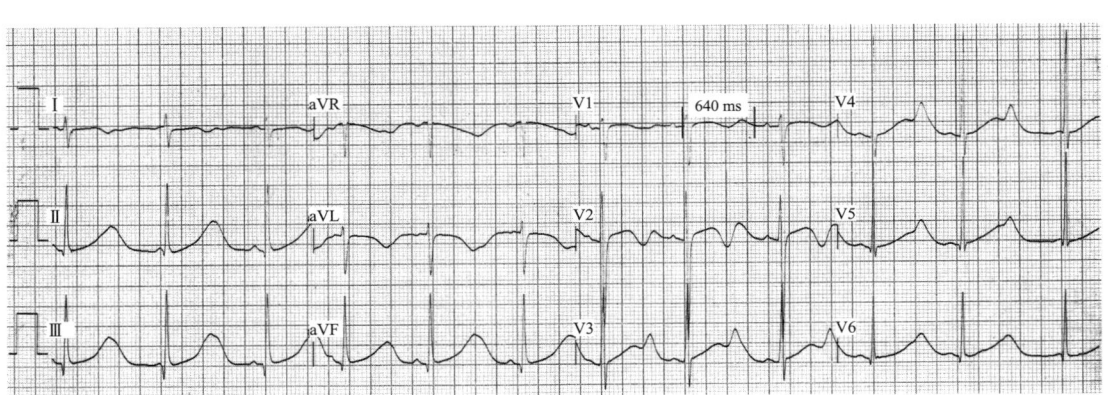

图4-3-1　QT间期延长示意图

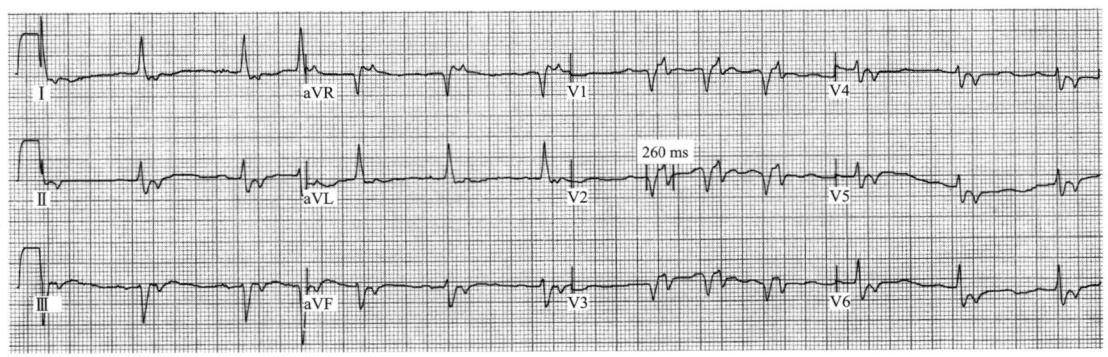

图4-3-2　QT间期缩短示意图

(一)长QT间期综合征

长QT间期综合征的心电图改变多样,QT间期延长是其特征性改变。除此之外,常有其他异常心电图改变,如T波改变和U波明显等。长QT间期综合征分为三种类型,不同的类型,心电图有其独特的表现。

1. 一型长QT间期综合征

一型长QT间期综合征的心电图特点是:T波基底部增宽,据报道有四种心电图形态。

第一种形态是"婴儿型"T波,T波为非对称性高耸、基底增宽。

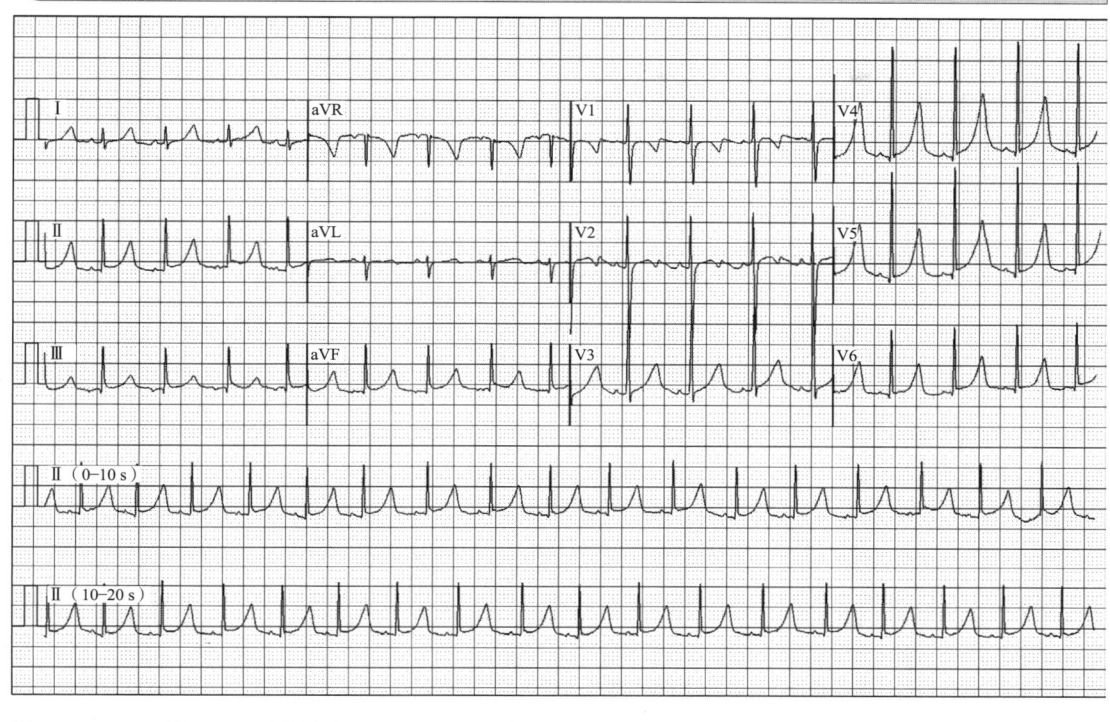

男性,7岁。
窦性心率105次/分;
PR间期120 ms;
QRS波时间73 ms;
QT/QTc间期370/489 ms。

窦性心律
QT间期延长

图4-3-3 一型长QT间期综合征实例一

第二种形态是宽大的T波,T波基底增宽,起始点不明显,T波呈单峰。

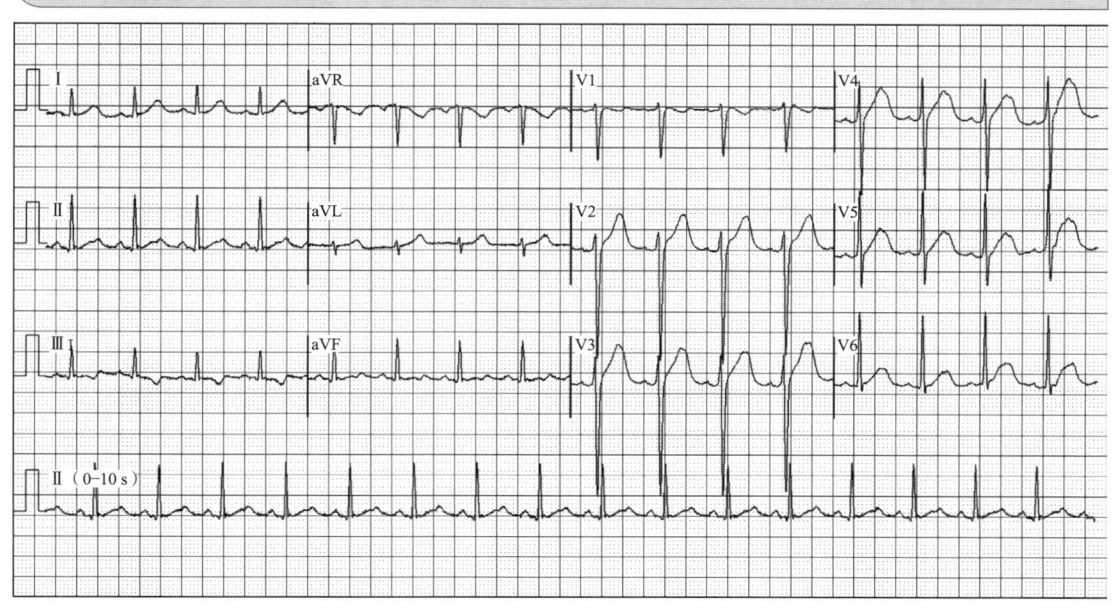

男性,28岁。
窦性心率100次/分;
PR间期136 ms;
QRS波时间84 ms;
QT/QTc间期377/487 ms。

窦性心律
QT间期延长

图4-3-4 一型长QT间期综合征实例二

第三种形态是T波形态正常。

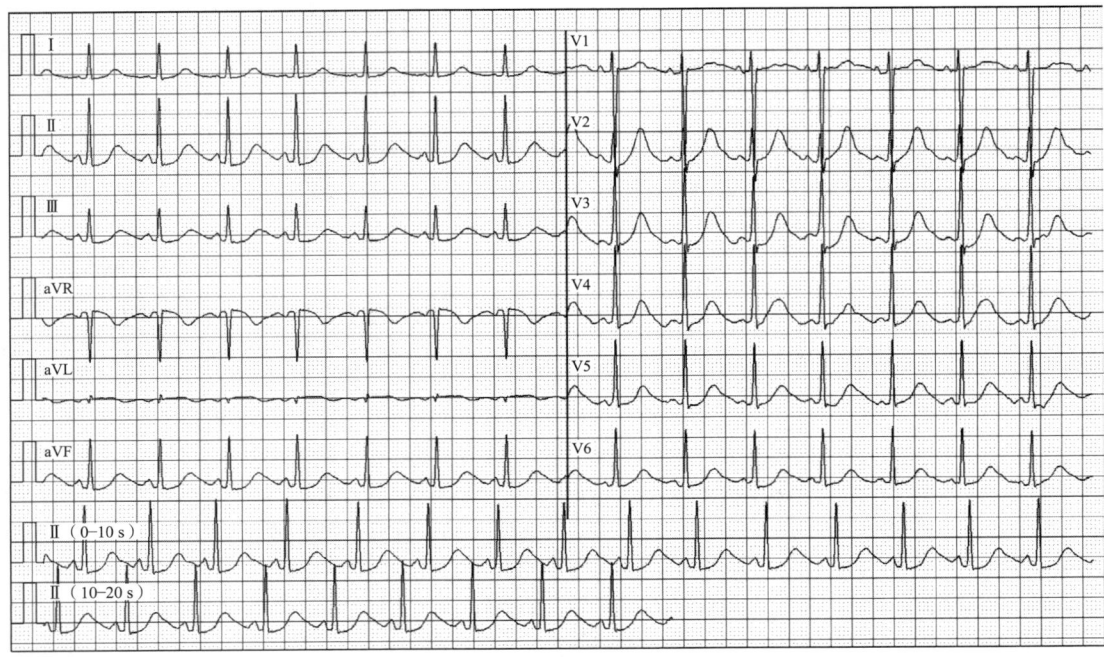

女性,36岁。
窦性心率92次/分;
PR间期124 ms;
QRS波时间88 ms;
QT/QTc间期432/535 ms。

窦性心律
QT间期延长

图4-3-5　一型长QT间期综合征实例三

第四种形态是ST段延长,T波延迟出现,T波形态正常。

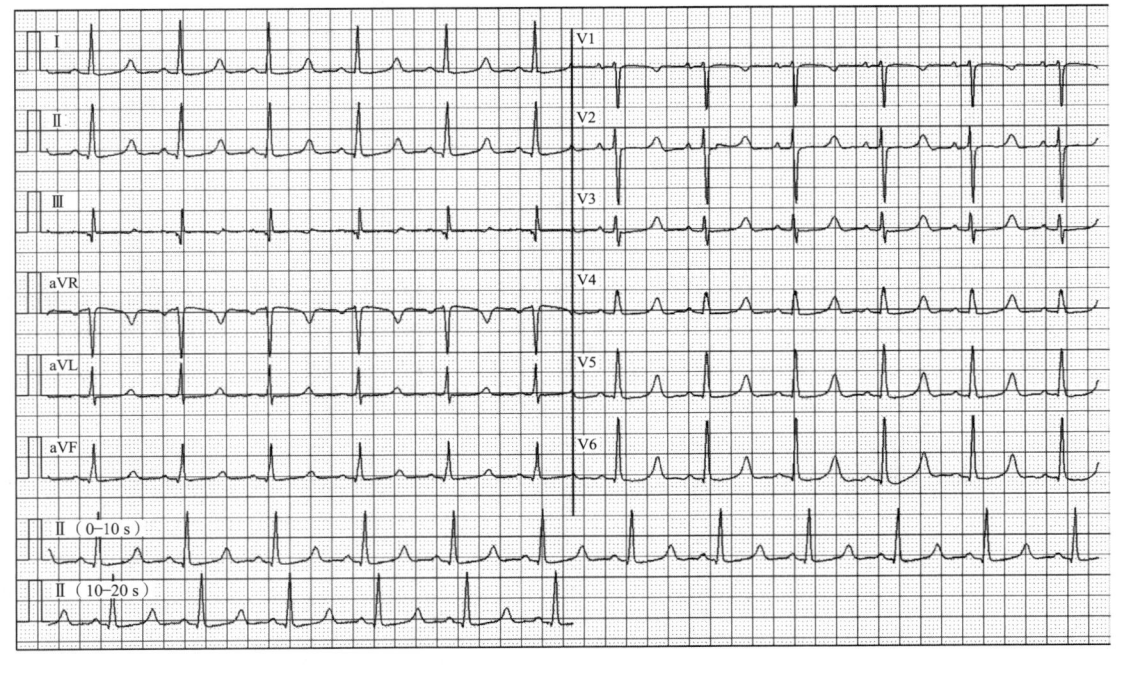

女性,44岁。
窦性心率71次/分;
PR间期162 ms;
QRS波时间86 ms;
QT/QTc间期458/499 ms。

窦性心律
QT间期延长

图4-3-6　一型长QT间期综合征实例四

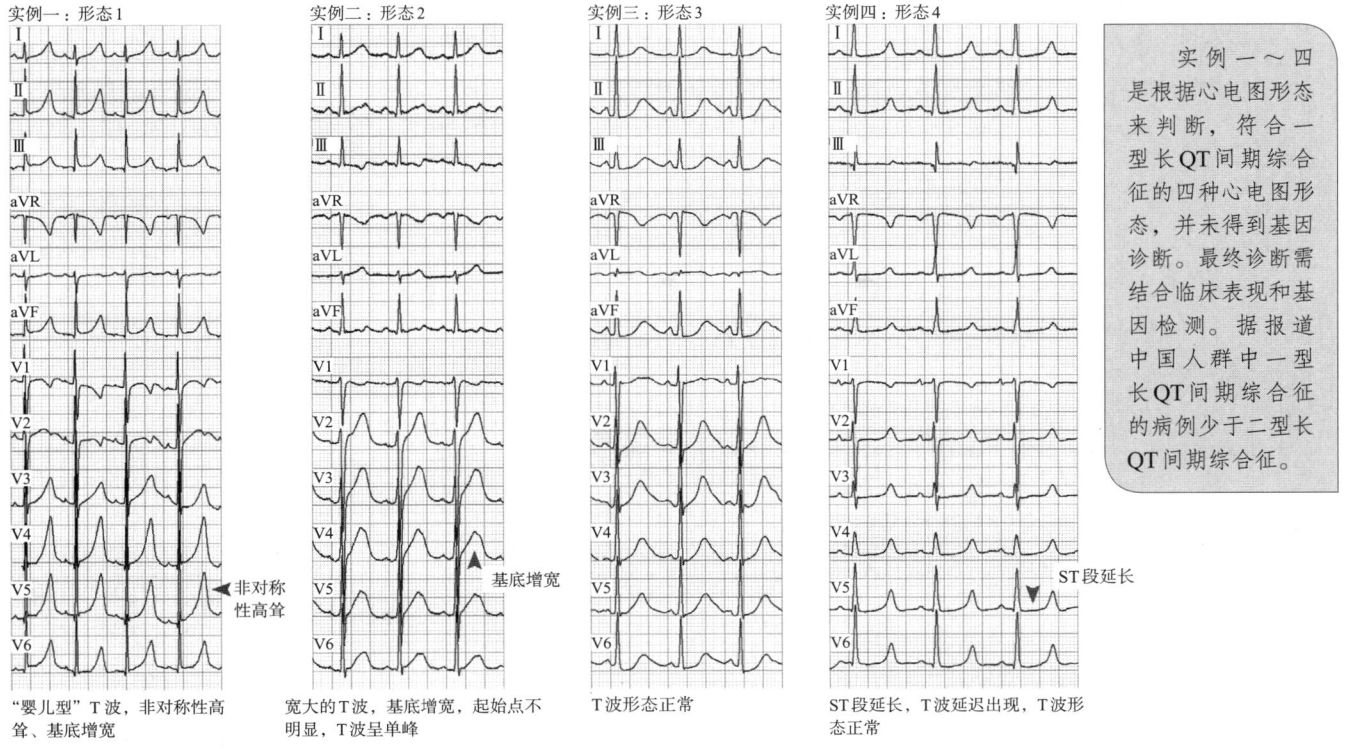

图 4-3-7　一型长 QT 间期综合征实例同步 12 导联图解

2. 二型长 QT 间期综合征

二型长 QT 间期综合征的心电图特点是 T 波振幅低，双峰或有切迹，据报道有四种心电图形态。

> 第一种形态是明显 T 波双峰。

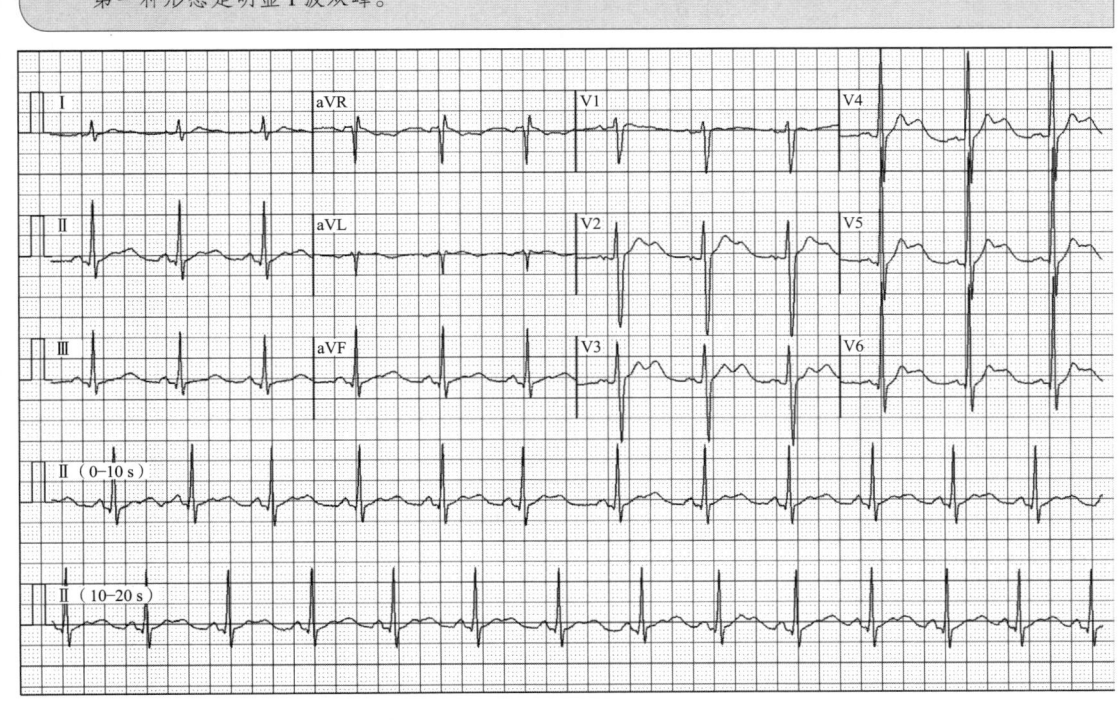

男性，32 岁。
窦性心率 80 次/分；
PR 间期 166 ms；
QRS 波时间 105 ms；
QT/QTc 间期 512/591 ms。

窦性心律
左心室高电压
T 波改变
QT 间期延长

图 4-3-8　二型长 QT 间期综合征实例一

> 第二种形态是微小T波双峰，第二峰在T波顶端，形成T波顶部。

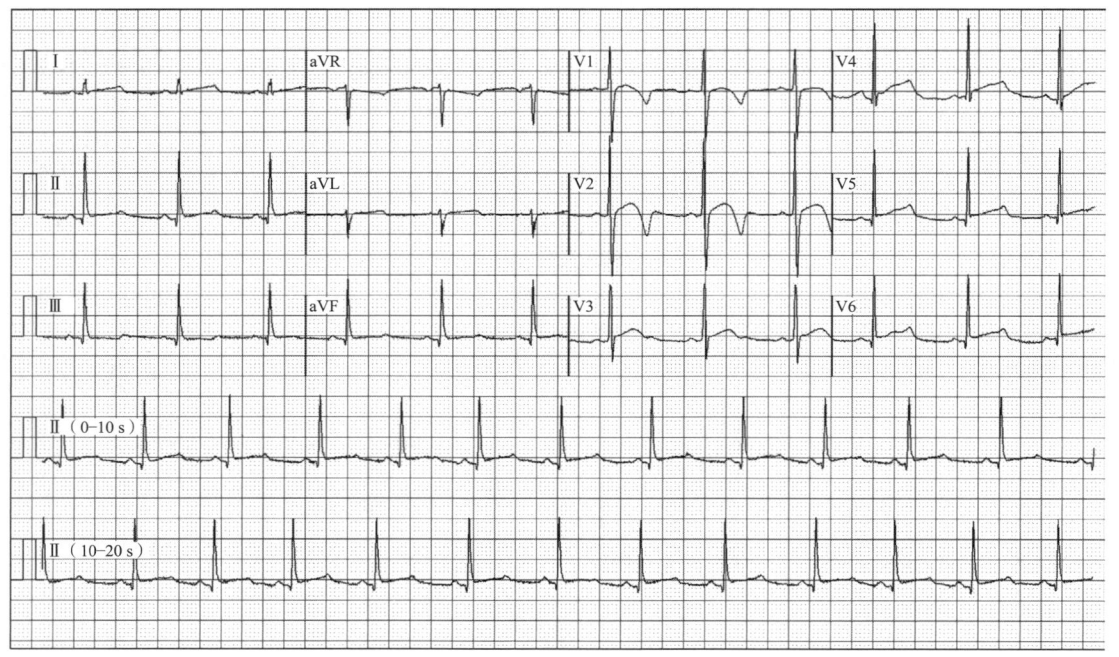

女性，12岁。
窦性心率74次/分；
PR间期148 ms；
QRS波时间83 ms；
QT/QTc间期440/489 ms。

窦性心律
QT间期延长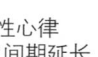

图4-3-9　二型长QT间期综合征实例二

> 第三种形态是微小T波双峰，第二峰在T波下降支。

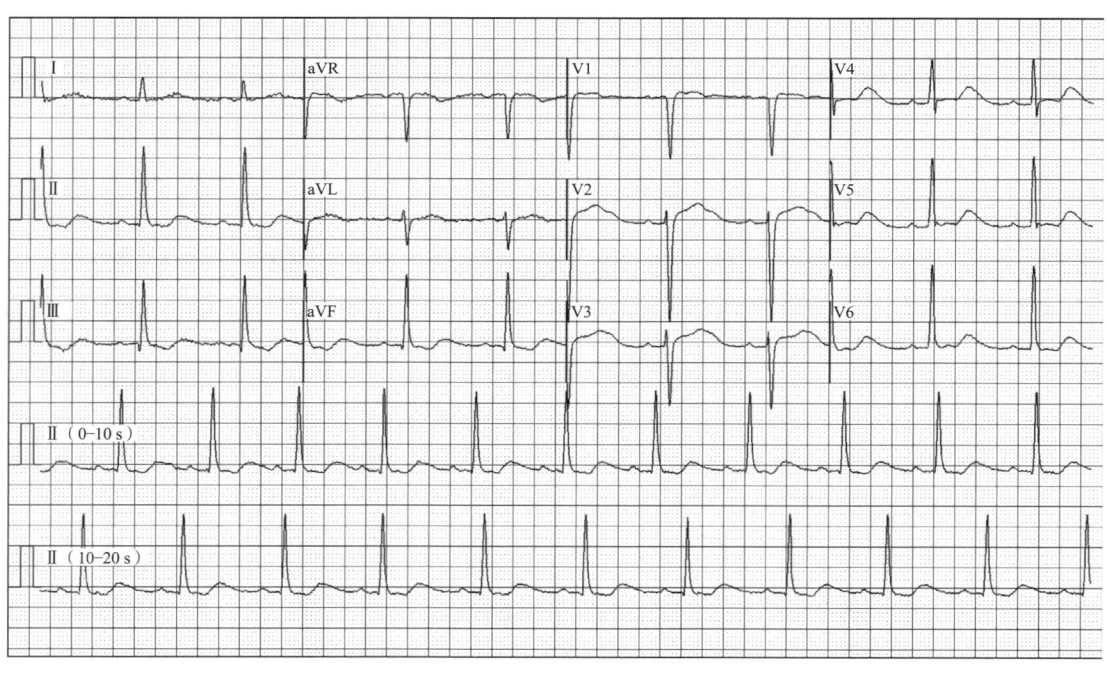

男性，24岁。
窦性心率66次/分；
PR间期200 ms；
QRS波时间104 ms；
QT/QTc间期576/604 ms。

窦性心律
T波改变
QT间期延长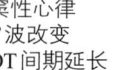

图4-3-10　二型长QT间期综合征实例三

> 第四种形态是振幅低平的T波双峰。此种形态不易被发现。

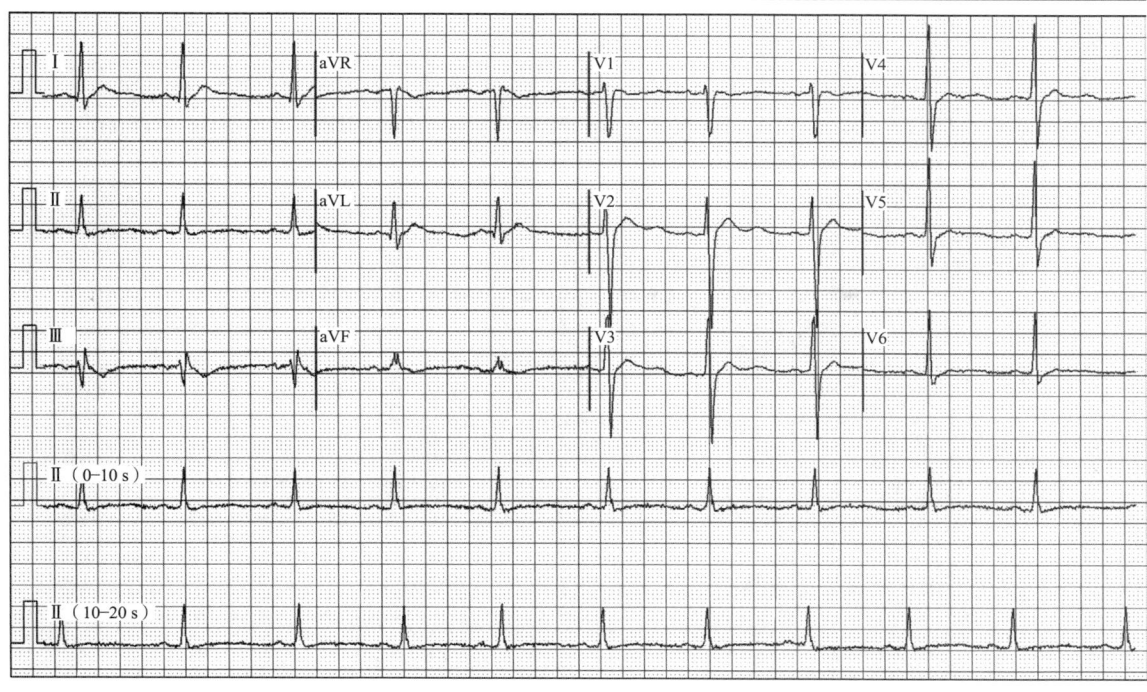

男性，27岁。
窦性心率62次/分；
PR间期200 ms；
QRS波时间102 ms；
QT/QTc间期600/609 ms。

窦性心律
T波改变
QT间期延长

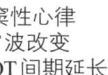

图4-3-11　二型长QT间期综合征实例四

> 实例一～四是根据心电图形态来判断，符合二型长QT间期综合征的四种心电图形态，并未得到基因诊断。最终诊断需结合临床表现和基因检测。据报道中国人群中二型长QT间期综合征最多见。

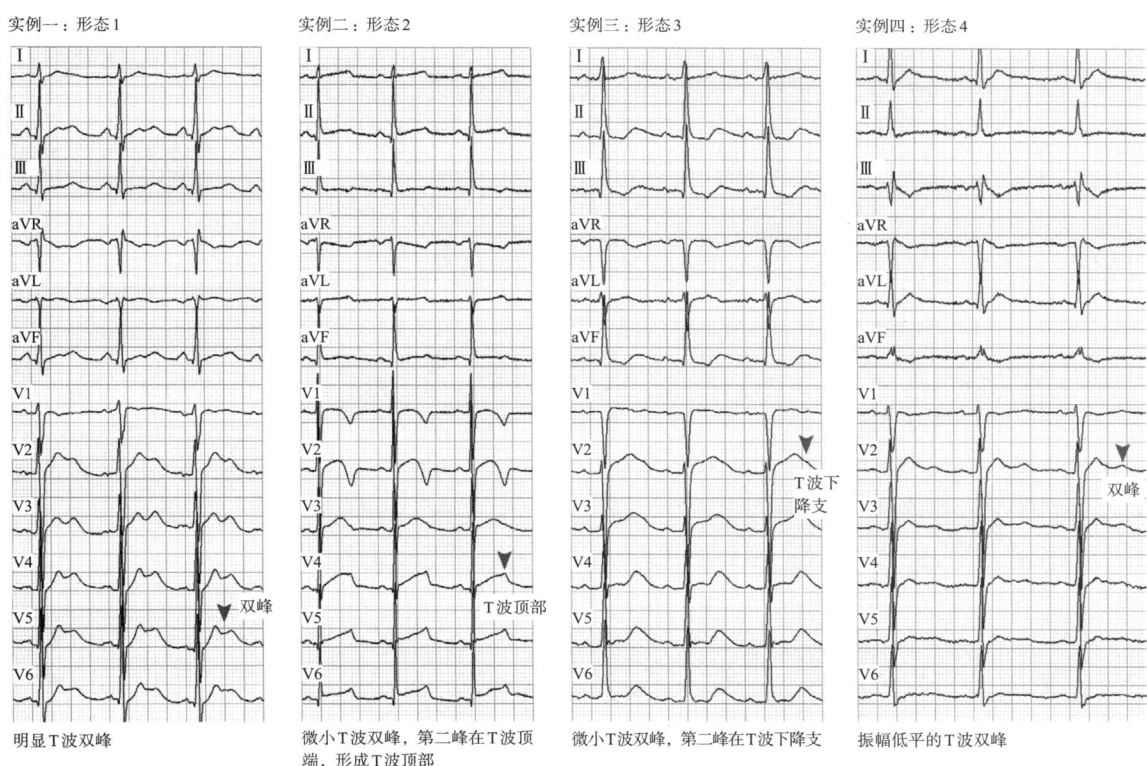

图4-3-12　二型长QT间期综合征实例同步12导联图解

3. 三型长QT间期综合征

三型长QT间期综合征的心电图特点是ST段延长，T波延迟出现。T波有两种形态。

一种形态是T波高耸或呈双向。

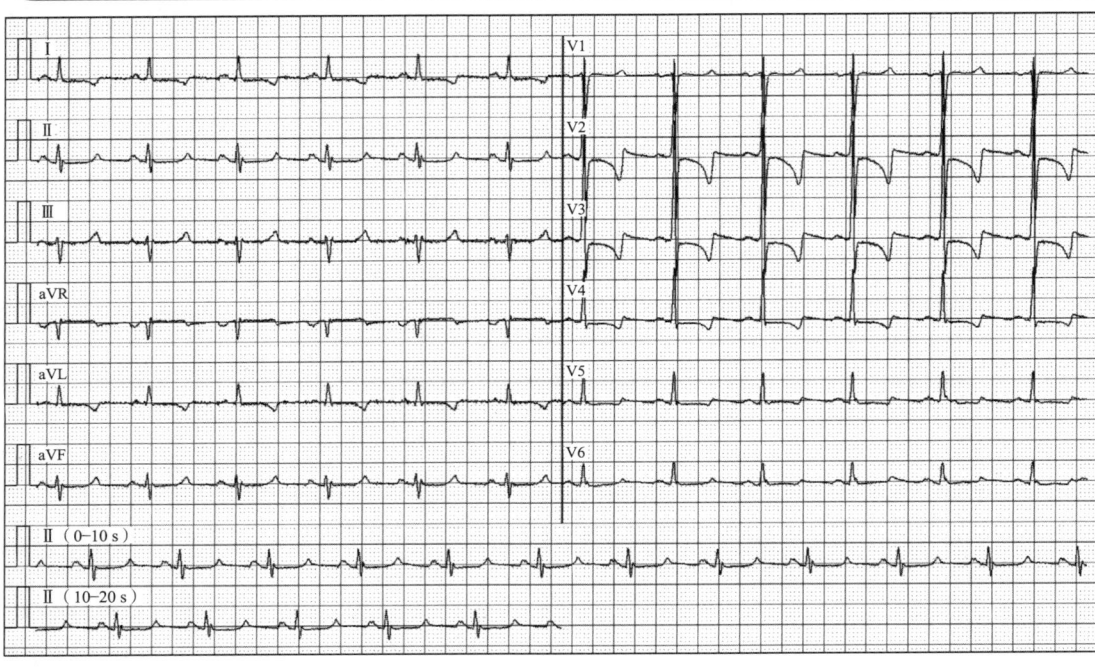

男性，43岁。
窦性心率70次/分；
PR间期154 ms；
QRS波时间96 ms；
QT/QTc间期462/499 ms。

窦性心律
T波改变
QT间期延长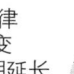

图4-3-13　三型长QT间期综合征实例一

另一种形态是T波非对称性高耸。

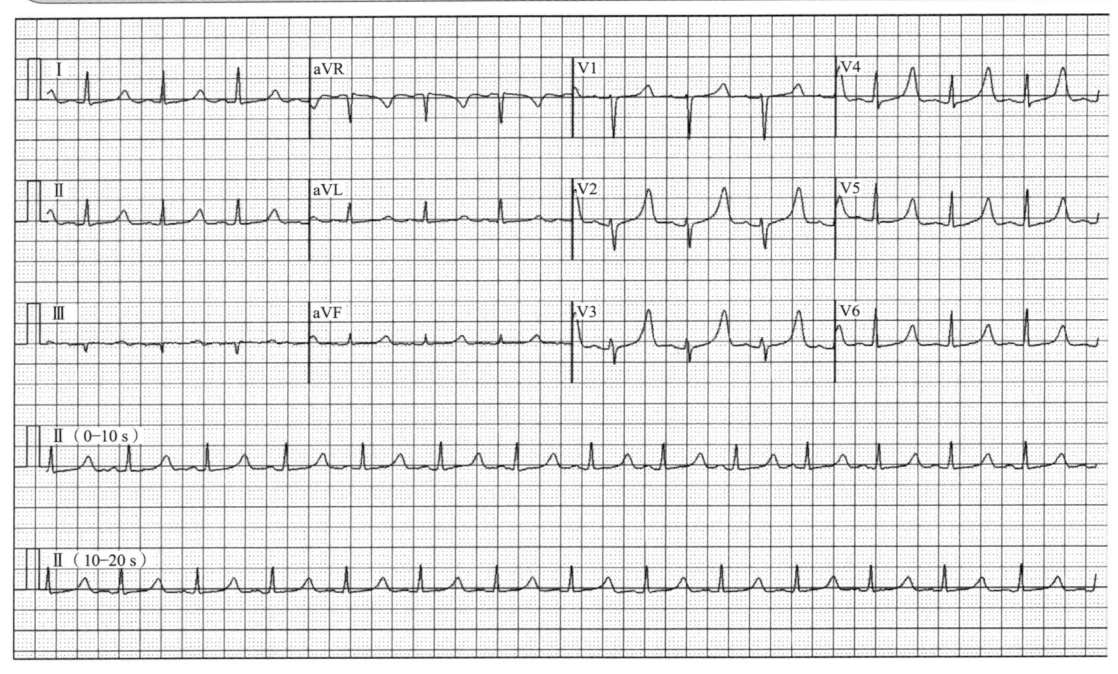

女性，26岁。
窦性心率89次/分；
PR间期159 ms；
QRS波时间81 ms；
QT/QTc间期473/576 ms。

窦性心律
QT间期延长

图4-3-14　三型长QT间期综合征实例二

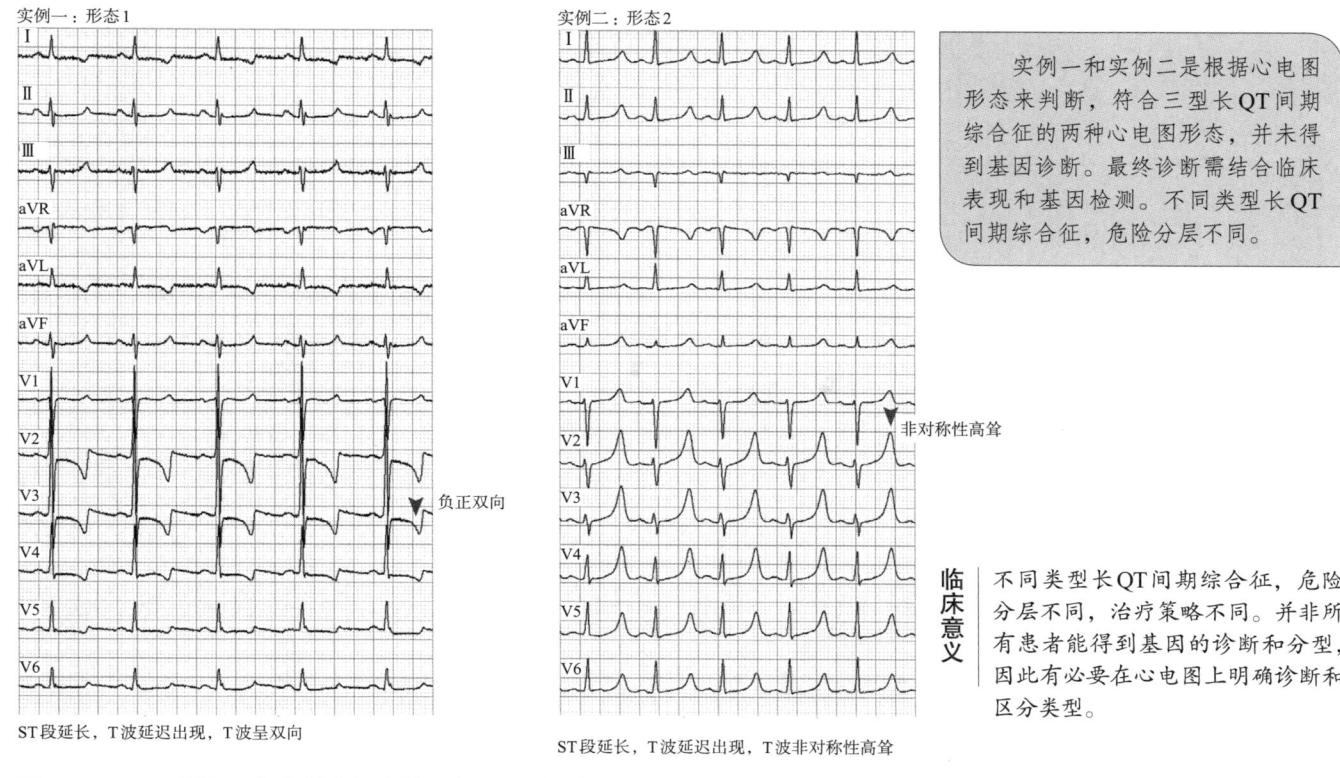

图 4-3-15　三型长 QT 间期综合征实例同步 12 导联图解

4. 长 QT 间期综合征实例

对于静息心电图无法确诊的长 QT 间期，运动心电图有助于明确诊断，但存在风险性。动态心电图可记录昼夜间，各种状态下 QT 间期和 T 波的改变，也有助于明确诊断。

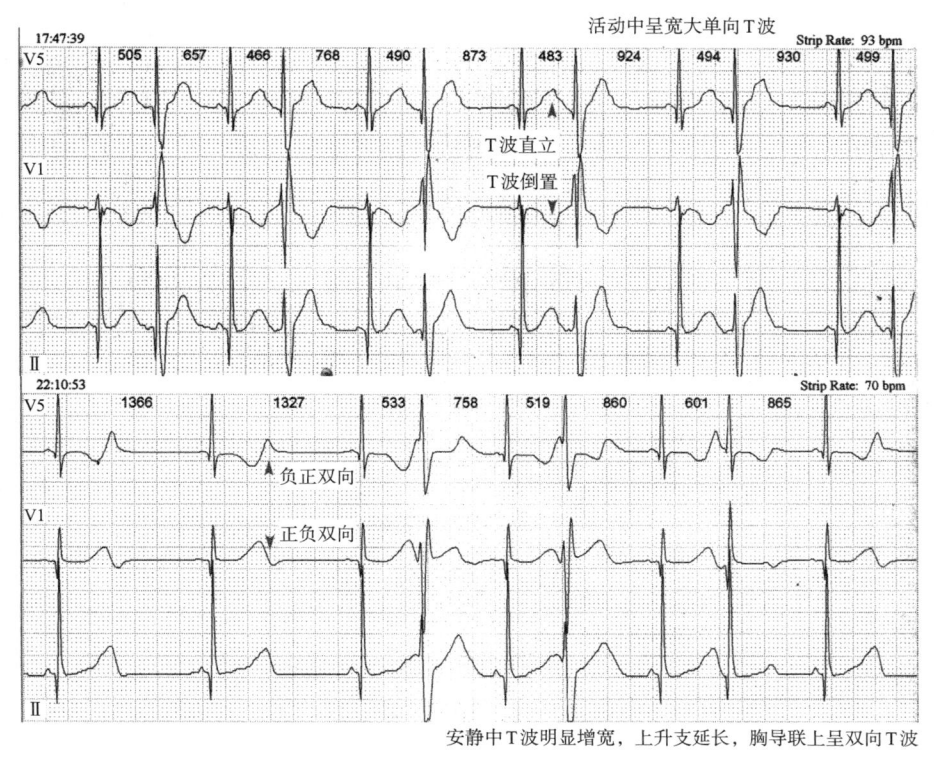

图 4-3-16　长 QT 间期综合征实例一和图解

长QT间期综合征表现为微小或低平的T波双峰,在静息心电图上难以与U波鉴别。动态心电图有助于明确诊断。

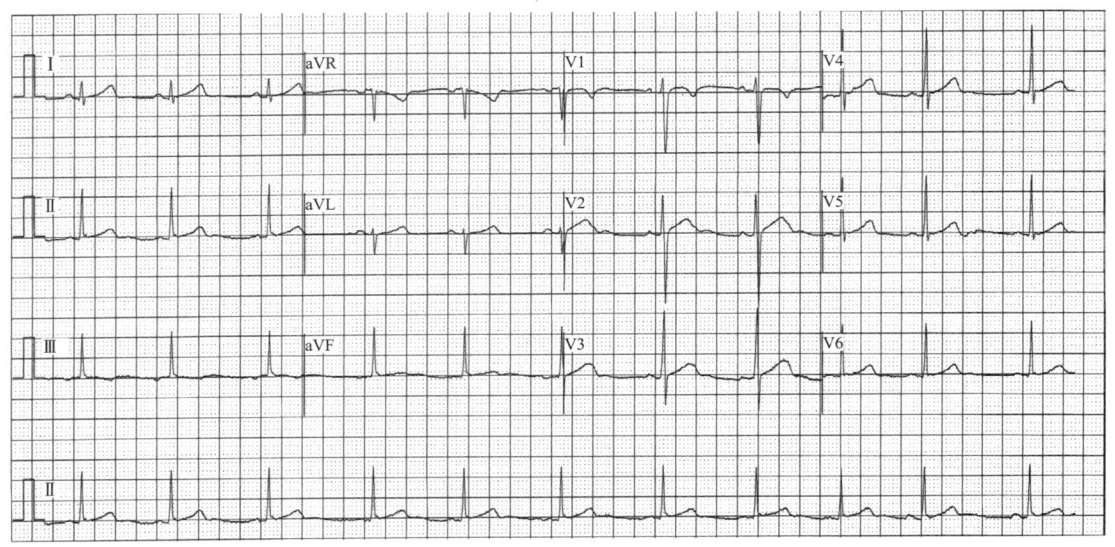

男性,15岁。
窦性心率66次/分;
PR间期140 ms;
QRS波时间82 ms;
QT/QTc间期370/489 ms。

窦性心律
QT间期延长

反复晕厥史,静息心电图上表现为微小T波双峰,第二峰在T波下降支,第二峰低平,不易与U波鉴别。图4-2-18和图4-2-19为患者动态心电图。记录当日有心悸,未发生晕厥。记录导联依次为:模拟Ⅱ导联、CM1导联和CC5导联。

图4-3-17 长QT间期综合征实例二

与静息心电图不同,模拟Ⅱ导联(上)、CM1导联(中)和CC5导联(下),在不同的心率时,T波呈现不同的改变。

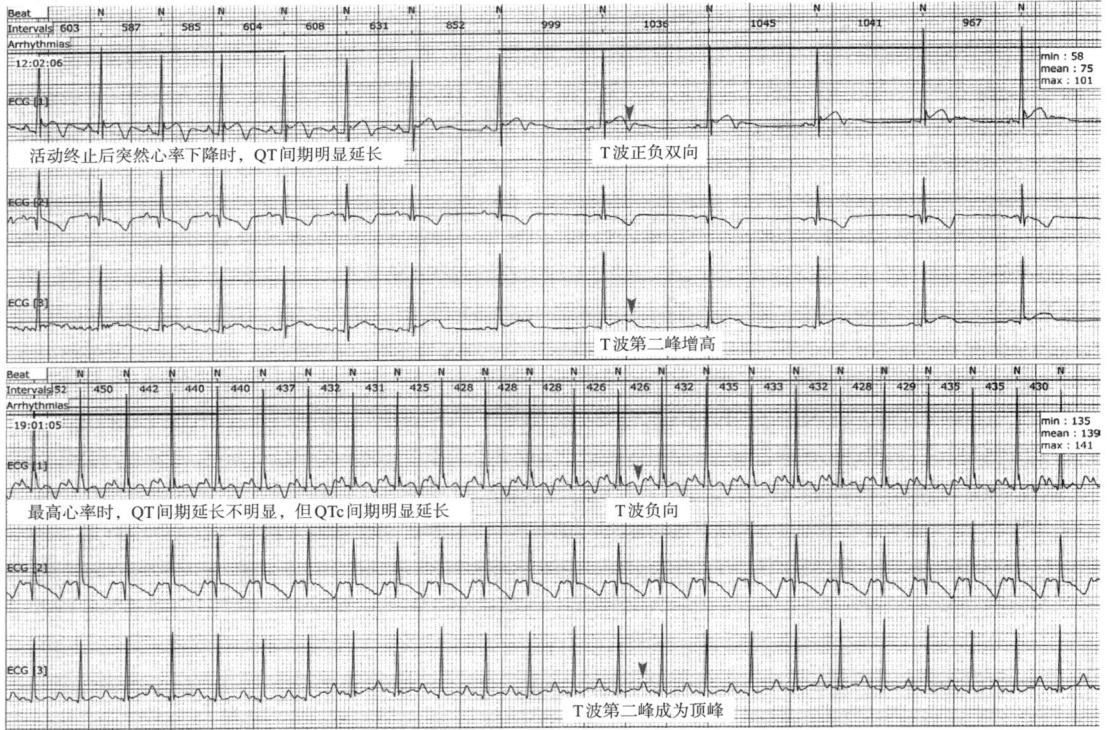

图4-3-18 长QT间期综合征实例二动态心电图和图解一

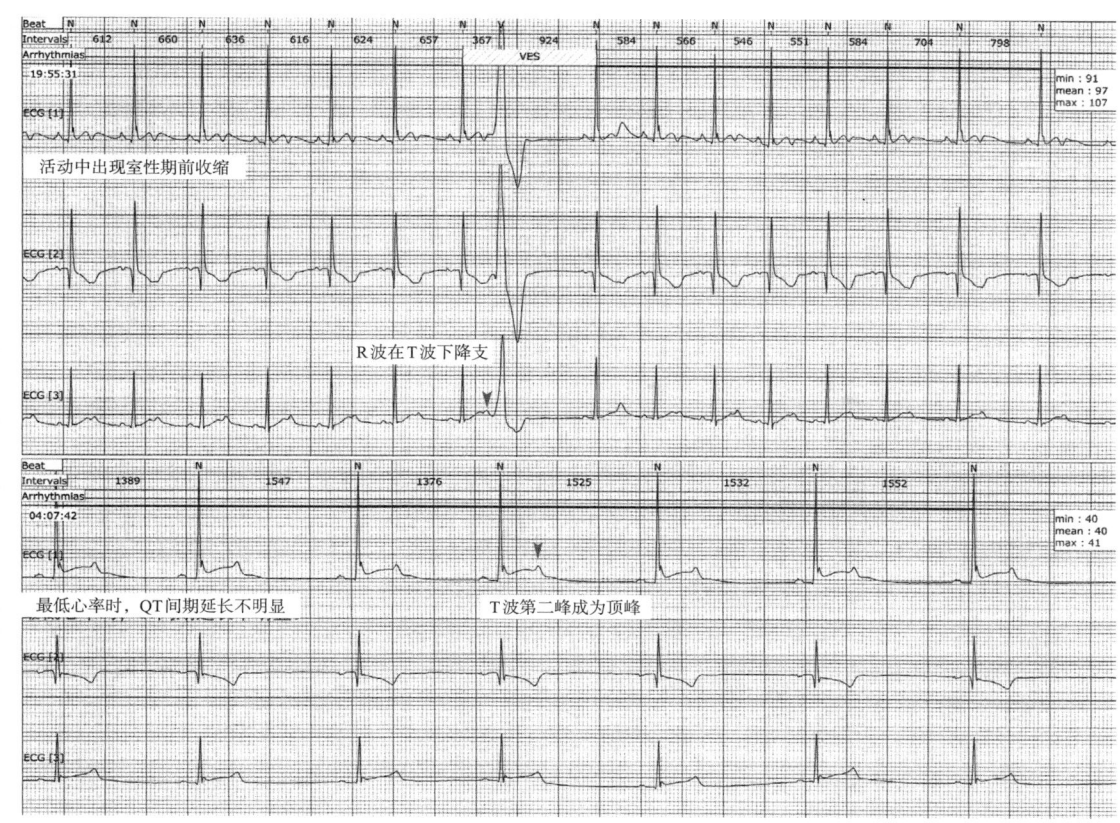

图 4-3-19　长 QT 间期综合征实例二动态心电图和图解二

> 长 QT 间期综合征在活动时，或者在睡眠中，都可呈现不同的心电图改变。动态观察有助于治疗策略的选择。

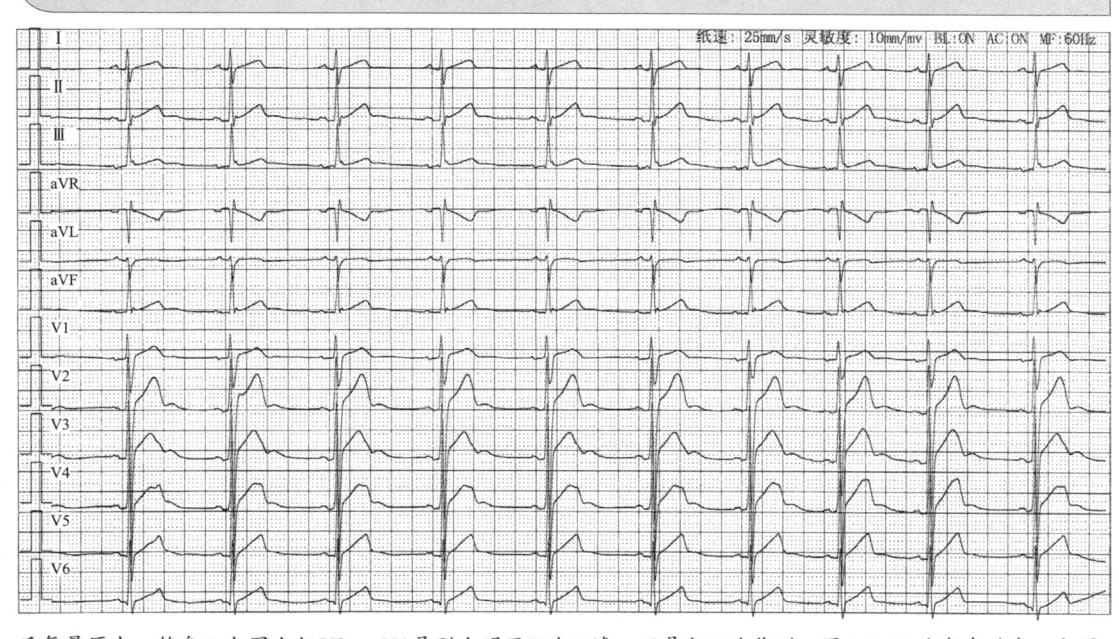

男性，16 岁。
平均窦性心率 61 次/分；
PR 间期 132 ms；
QRS 波时间 100 ms；
QT/QTc 间期 560/564 ms。

窦性心律不齐
QT 间期延长

反复晕厥史，静息心电图上仅 V2～V4 导联上明显 T 波双峰，不易与 U 波鉴别。图 4-2-21 为患者动态心电图。记录当日无心悸和晕厥。记录导联依次为：模拟Ⅱ导联、CM1 导联和 CC5 导联。

图 4-3-20　长 QT 间期综合征实例三

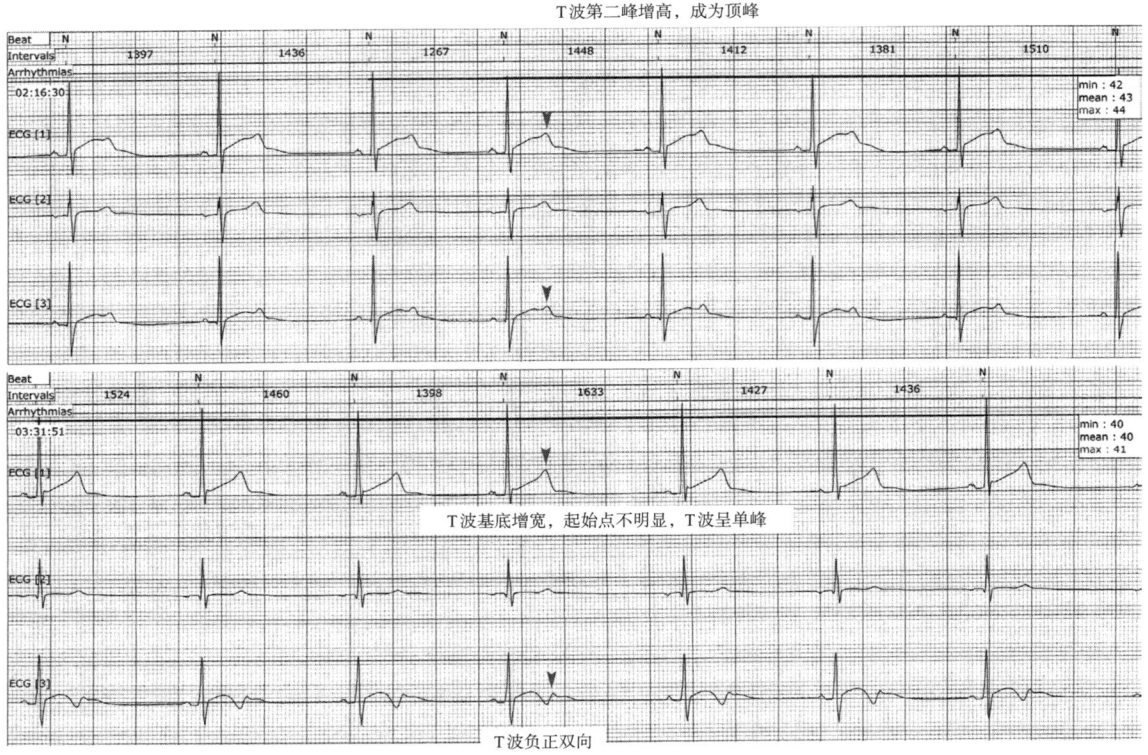

图 4-3-21　长 QT 间期综合征实例三动态心电图和图解

日间活动中动态心电图与静息心电图相似，但在夜间睡眠中出现明显 QT 间期延长和 T 波不同的形态改变。

长 QT 间期综合征，静息心电图不易记录到突然心率增加所引起的一过性短暂的 QT 间期和 T 波改变。

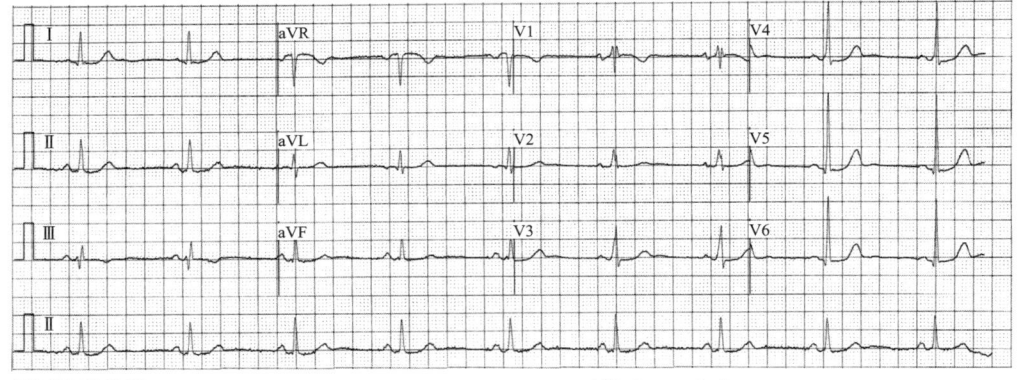

女性，60 岁。
窦性心率 53 次/分；
PR 间期 136 ms；
QRS 波时间 96 ms；
QT/QTc 间期 422/396 ms。

窦性心动过缓

自幼心率缓慢，遇突发心率增加时出现心悸史。静息心电图上未见 QT 间期延长和 T 波改变（上图）。动态心电图中晨起心率最高时可见 QT 间期延长（左图），变化过程见后。

图 4-3-22　长 QT 间期综合征实例四

患者接受心源性猝死遗传病因学基因筛查，检测到"意义未明"的基因变异。动态心电图中除晨起突然心率增加时出现QT间期延长外，余时段未见异常。下图和图4-2-24左图为连续心电图记录，可见在心率突然增加和缓慢下降过程中，QT间期的连续变化过程。另下图右为记录当日最高心率。

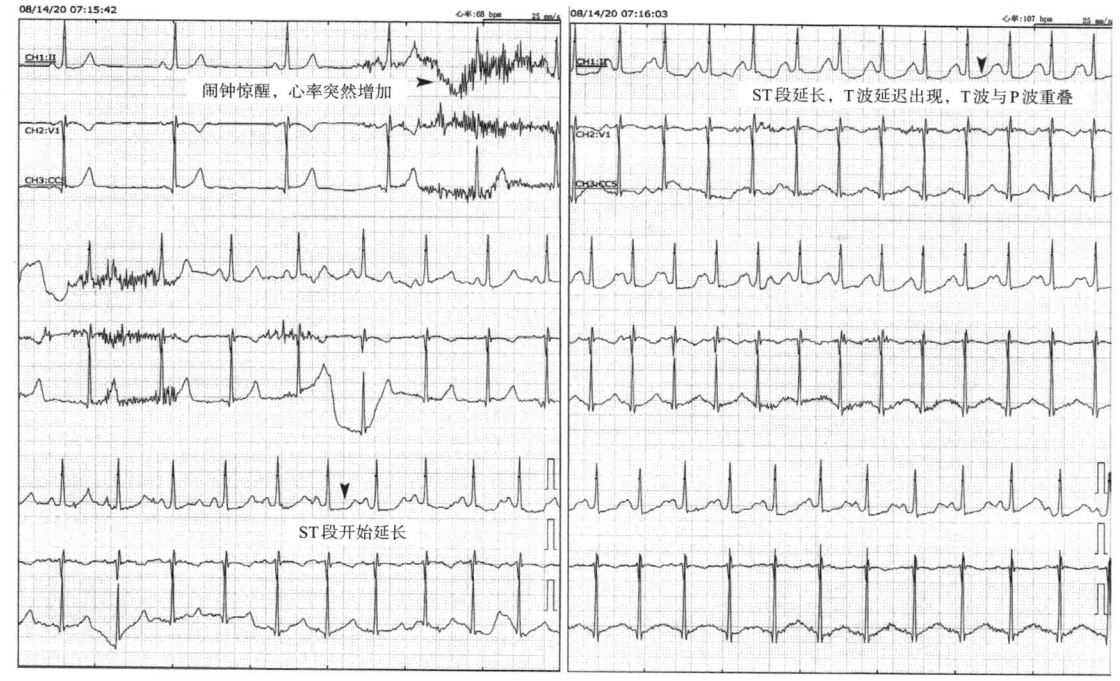

图4-3-23　长QT间期综合征实例四的动态心电图和图解一

下图左侧是图4-3-23的连续心电图记录，可见随着心率缓慢下降，延长的ST段开始恢复。下图右侧为记录当日最低心率时的动态心电图，QT间期和T波正常。

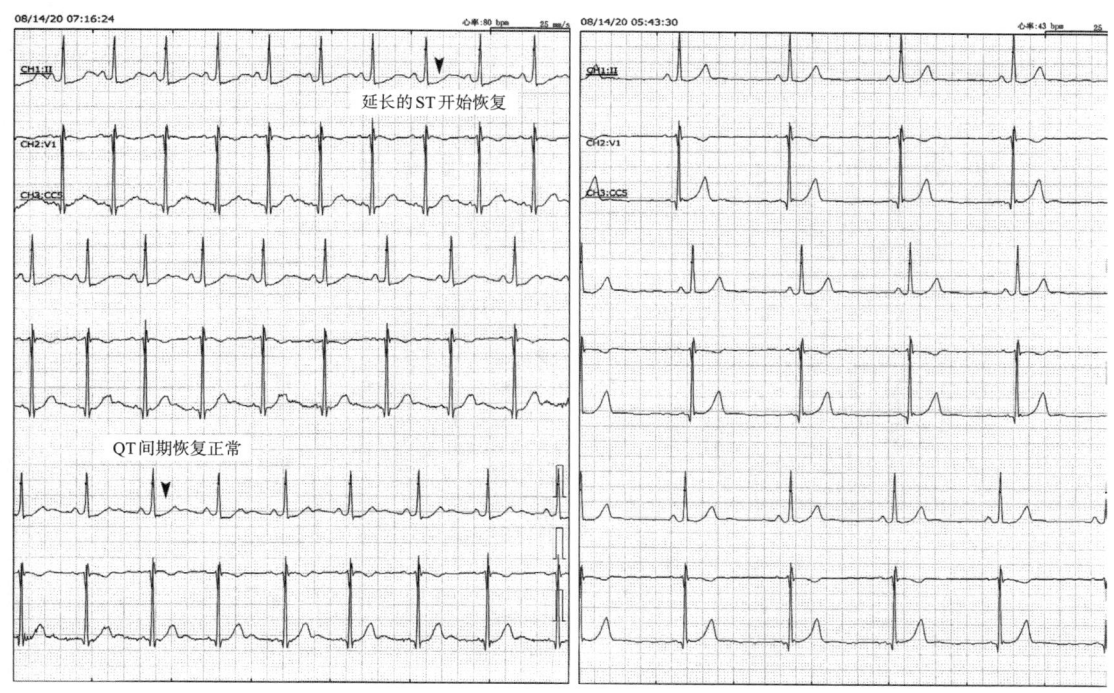

图4-3-24　长QT间期综合征实例四的动态心电图和图解二

长QT间期综合征的危险性是易发生快速型室性心律失常。遗传性长QT间期综合征者，症状多由室性心律失常引起，多首发于青少年。

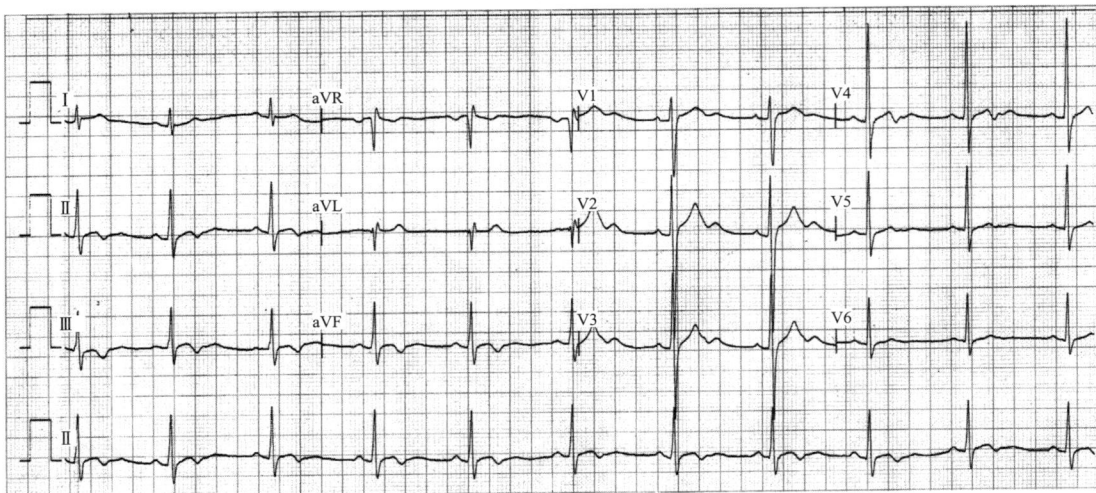

男性，16岁。
窦性心率62次/分；
PR间期158 ms；
QRS波时间94 ms；
QT/QTc间期530/539 ms。

窦性心律
长QT间期综合征

图4-3-25 长QT间期综合征实例五

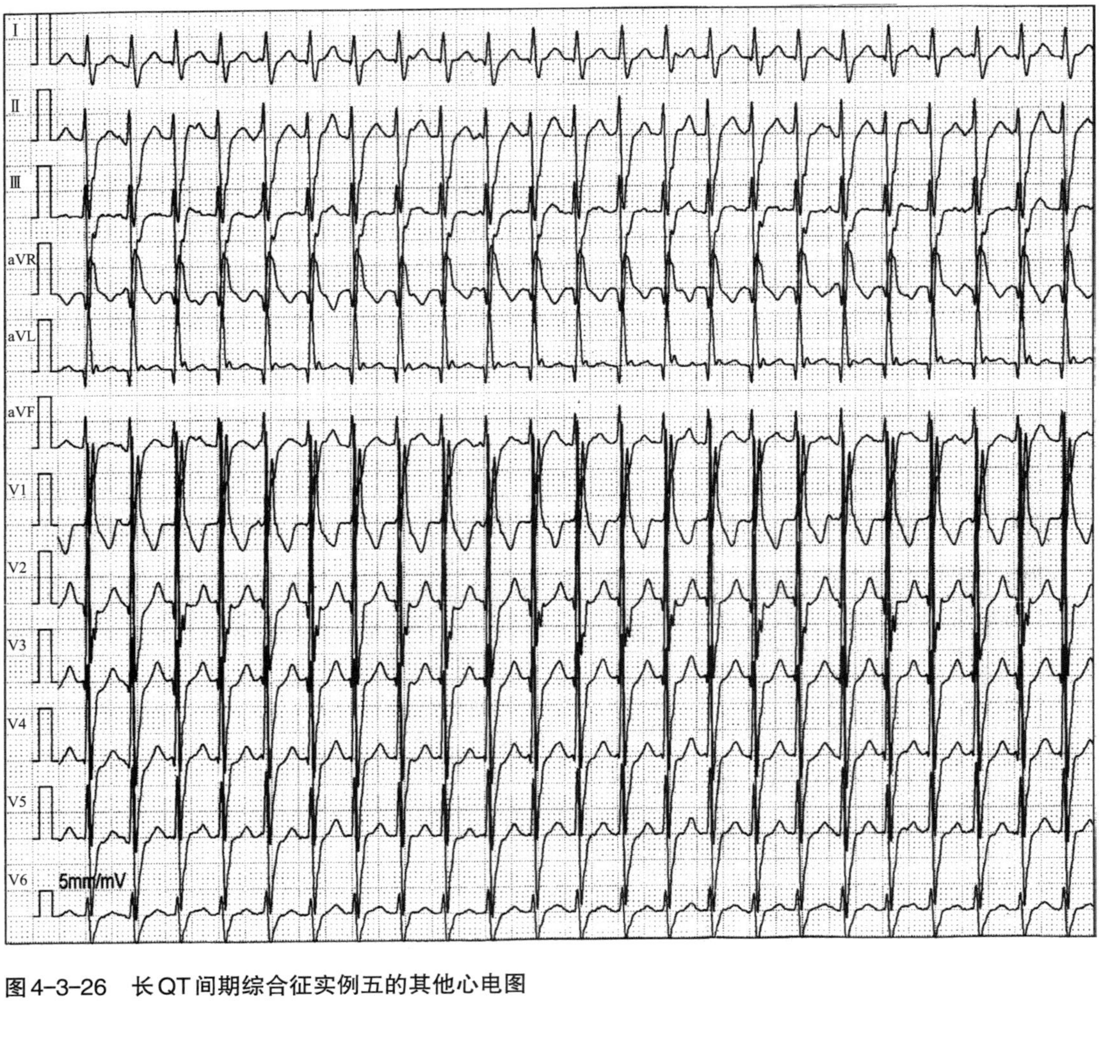

本图是实例五首发症状时的心电图，为持续性室性心动过速。根据图4-3-25的心电图特点，符合二型长QT间期综合征。

图4-3-26 长QT间期综合征实例五的其他心电图

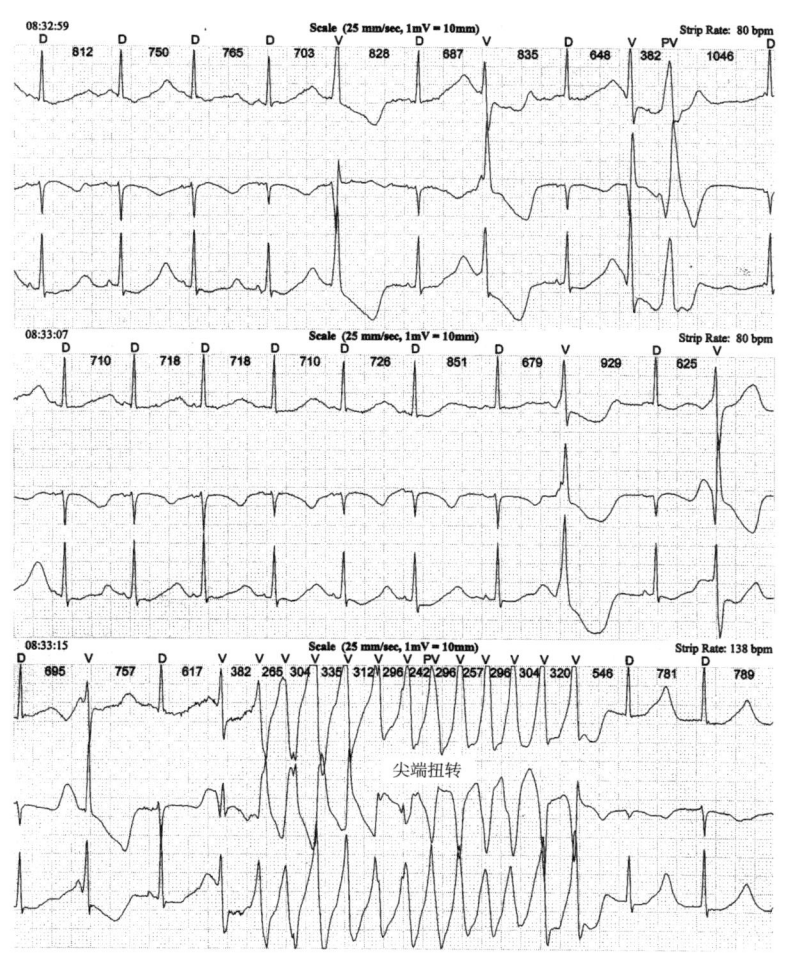

在长QT间期综合征伴发的快速型室性心律失常中，最为危险的是易发生尖端扭转性室性心动过速、心室颤动和心源性猝死。

女性，38岁。
发作性晕厥与心悸10年，加重1个月。
每次发作晕厥均在情绪紧张或环境嘈杂时，每次持续1～2min，偶伴尿失禁及抽搐。佩戴完记录盒开始记录时间为8：28。
离开诊室，数分钟后发生一次意识不清和抽搐。
动态心电图共记录23小时58分钟。平均心率为53次/分。记录导联依次为：模拟Ⅱ导联、CM1导联和CC5导联。

窦性心律
多源性室性期前收缩
室性期前收缩连发
多形性室性心动过速（尖端扭转型）
心室扑动和颤动
长QT间期综合征

图4-3-27　长QT间期综合征实例六

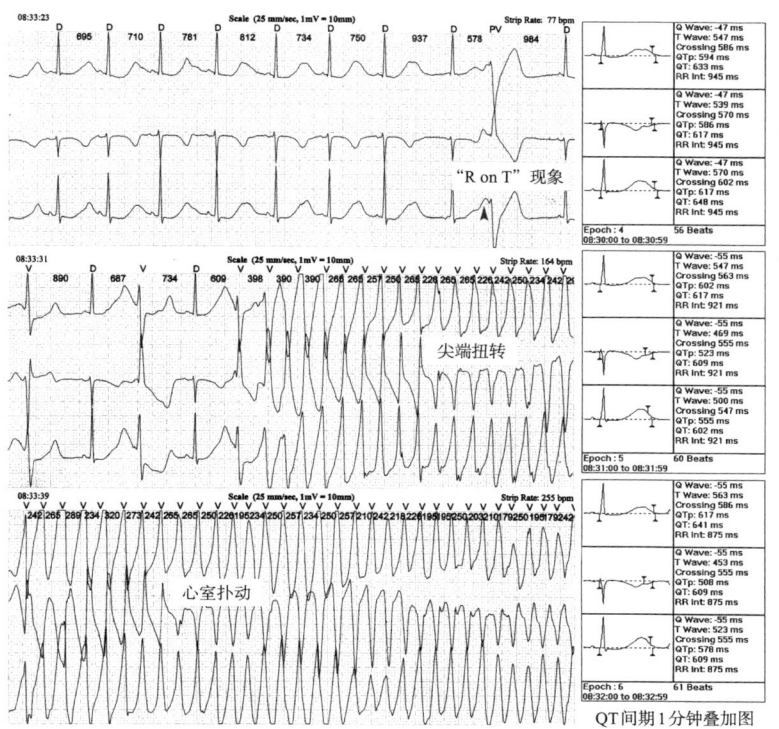

QT间期1分钟叠加图

图4-3-28　长QT间期综合征实例六的其他心电图和图解一

本图为图4-3-27的后续连续记录。在前一阵短阵尖端扭转型室性心动过速后10余秒，再次发生尖端扭转型室性心动过速，并快速进展为心室扑动和颤动（全过程见图4-3-29）。在发生室性心动过速前可见QT间期明显延长，测值见1分钟叠加图。一次室性期前收缩有"R on T"现象。

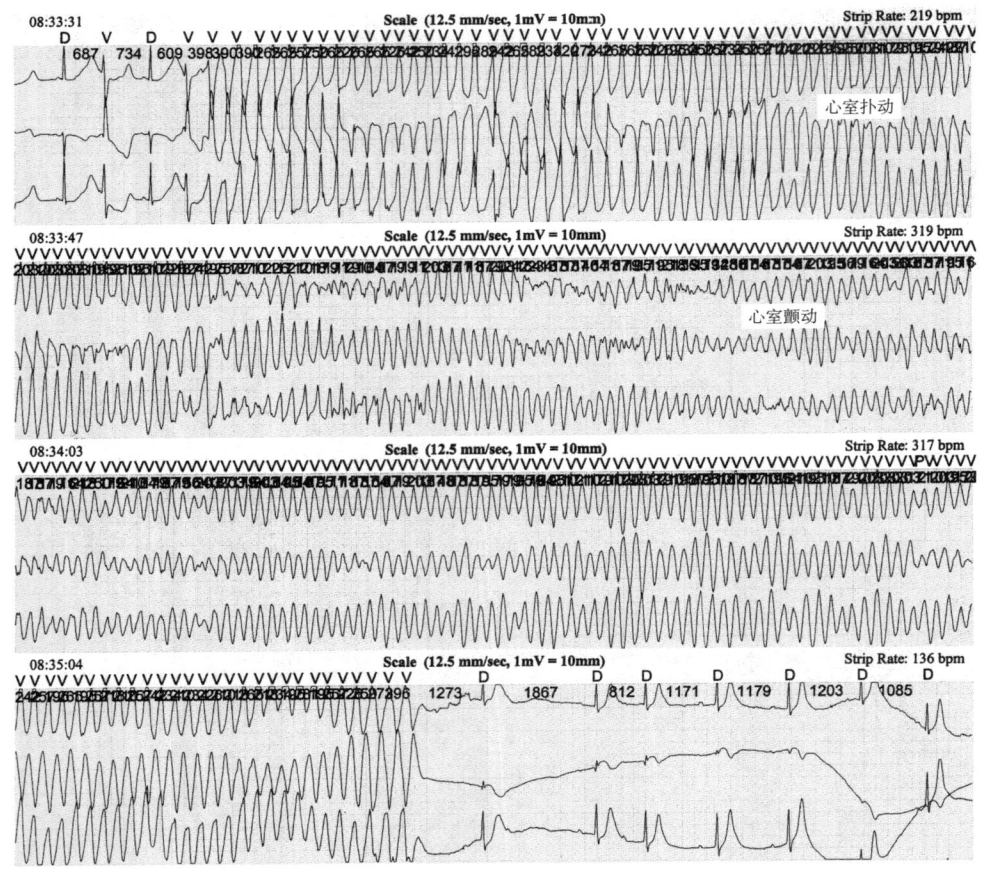

图 4-3-29 长 QT 间期综合征实例六的其他心电图和图解二

（二）短 QT 间期综合征

短 QT 间期综合征是晚近发现的临床综合征，以 QT 间期缩短（一般 ≤ 300 ms）为心电图特征。

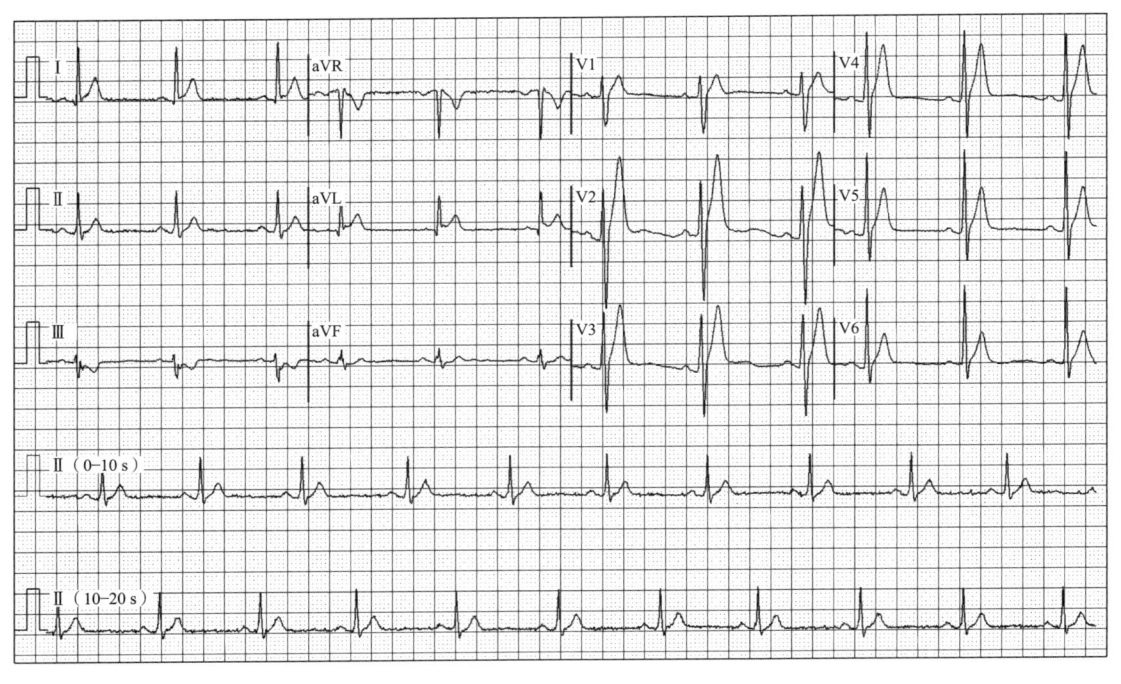

男性，33 岁。
窦性心率 62 次/分；
PR 间期 158 ms；
QRS 波时间 100 ms；
QT/QTc 间期 295/301 ms。

窦性心律
QT 间期缩短

图 4-3-30 短 QT 间期综合征实例

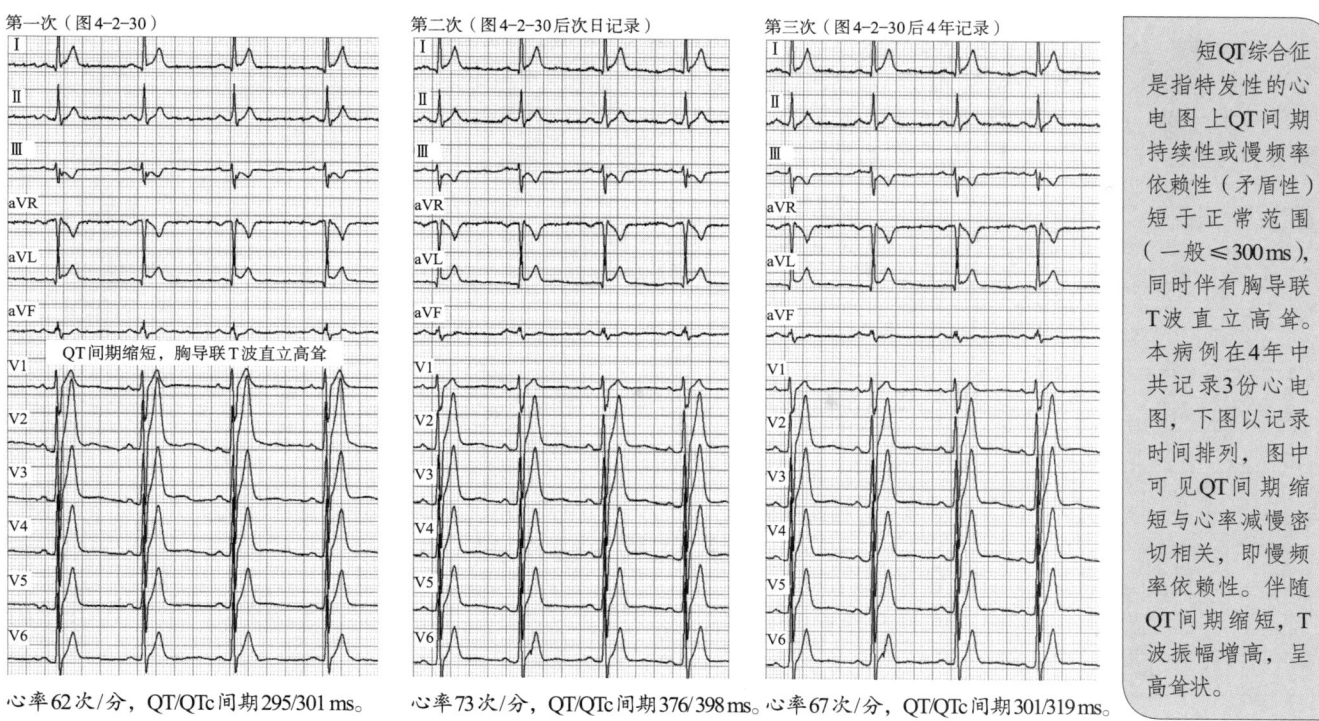

图4-3-31　短QT间期综合征实例的其他心电图和图解

> 短QT综合征是指特发性的心电图上QT间期持续性或慢频率依赖性（矛盾性）短于正常范围（一般≤300ms），同时伴有胸导联T波直立高耸。本病例在4年中共记录3份心电图，下图以记录时间排列，图中可见QT间期缩短与心率减慢密切相关，即慢频率依赖性。伴随QT间期缩短，T波振幅增高，呈高耸状。

四、早期复极综合征

早期复极综合征是心电复极异常的一种，也称为心室早期复极，多为生理性心电图变异，可能与迷走神经张力增强有关；多数情况下早期复极综合征为良性临床过程，但有可能同时伴有室性心律失常。早期复极综合征的心电图特点是QRS波终点与ST段连接处的J点抬高，可形成明显的J波。

（一）早期复极综合征类型

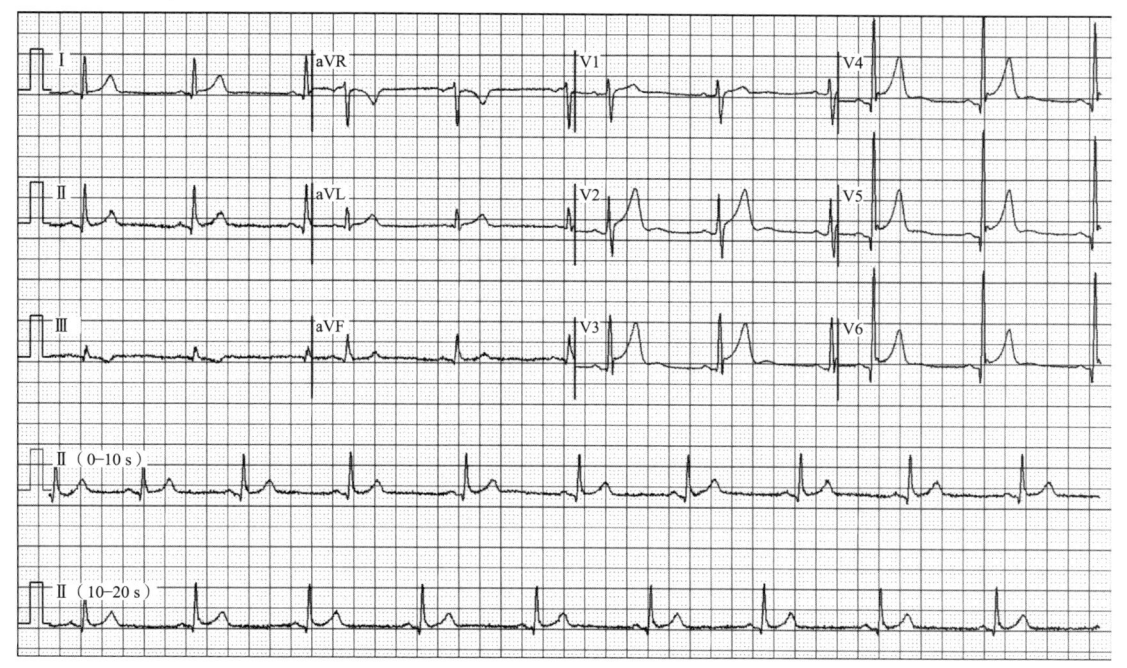

图4-4-1　早期复极综合征类型实例一

早复极综合征是指12导联心电图QRS波时间正常时（≤110 ms），出现两个或两个以上相邻的以R波为主的导联（除外V1～V3导联），J点或J波≥0.1 mV，伴或不伴ST段抬高。J波常在V2～V5或Ⅱ、Ⅲ和aVF导联上最为明显。ST段抬高通常在V2～V5导联和Ⅱ、Ⅲ和aVF导联上明显，aVR导联不抬高。

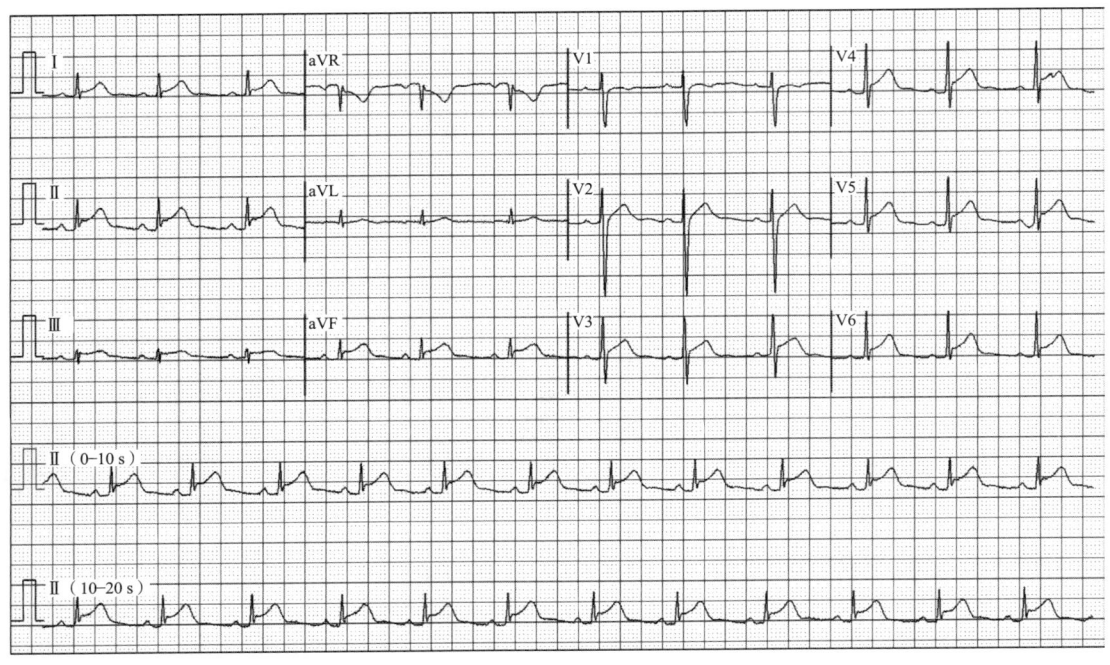

男性，16岁。
窦性心率73次/分；
PR间期141 ms；
QRS波时间81 ms。

窦性心律
早期复极综合征

图4-4-2　早期复极综合征类型实例二

早期复极综合征的ST段呈凹面向上及弓背向下抬高。ST段抬高不伴有对应导联ST段压低。在ST段抬高的导联上可以出现高耸的T波，上升支缓慢，下降支陡直。胸导联R波增高，S波变小或消失。

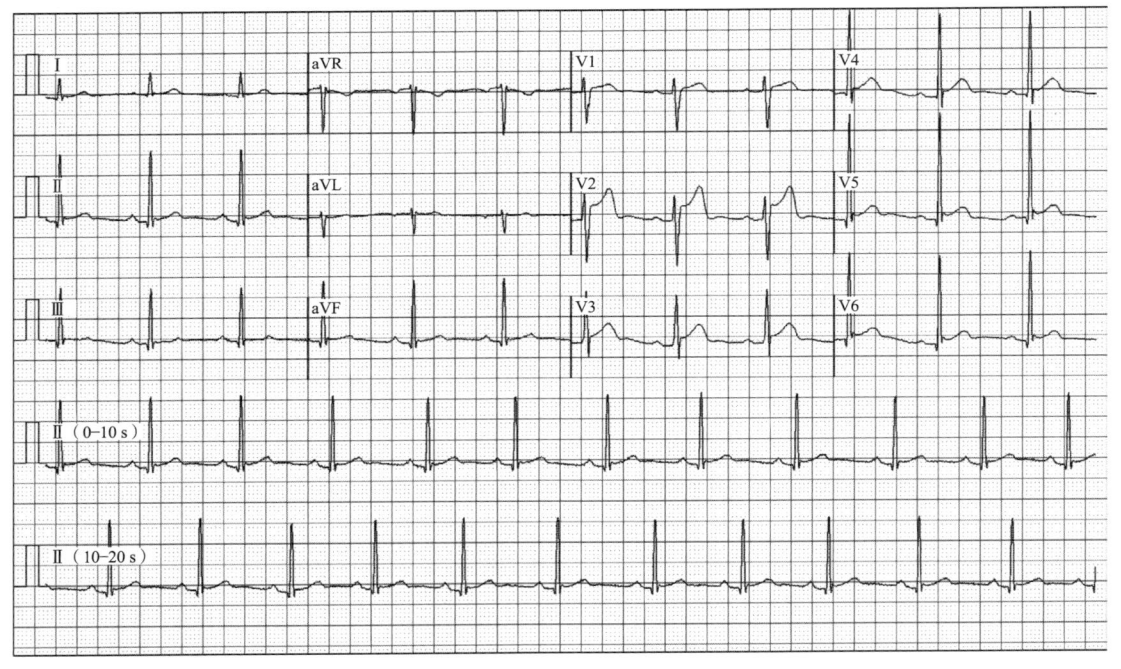

男性，20岁。
窦性心率69次/分；
PR间期189 ms；
QRS波时间92 ms。

窦性心律
早期复极综合征

图4-4-3　早期复极综合征类型实例三

> 早期复极综合征，不同的病例，J波在12导联中的分布不同。根据J波的分布，可分为三种类型。一型：J波在 I 导联和V4～V6导联；二型：J波在 II、III 和aVF导联；三型：J波在 I 导联、V4～V6导联、II、III 和aVF导联。J波分布的导联不同，可能与发生室性心律失常的危险性有关。

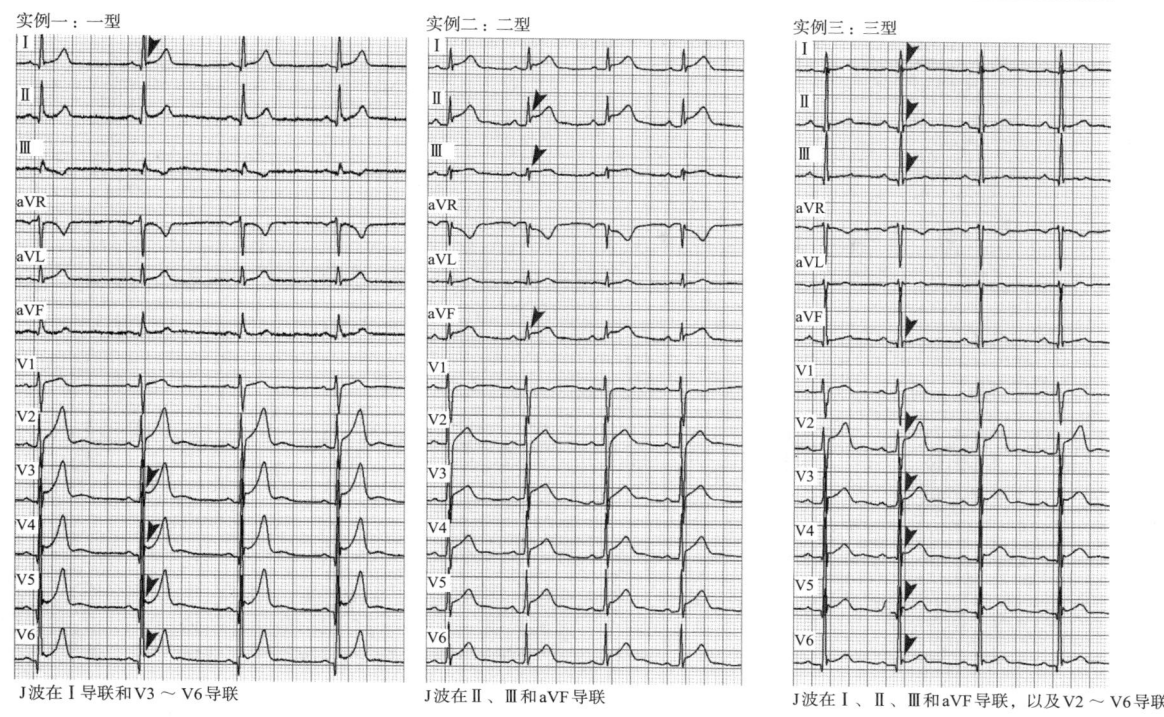

图 4-4-4　早期复极综合征类似实例同步12导联图解

（二）早期复极综合征与心率

早期复极综合征的J波明显和ST段抬高，绝大部分伴有心动过缓或见于心动过缓中。随心率增加，部分病例J波可不明显，ST段可下降至正常。

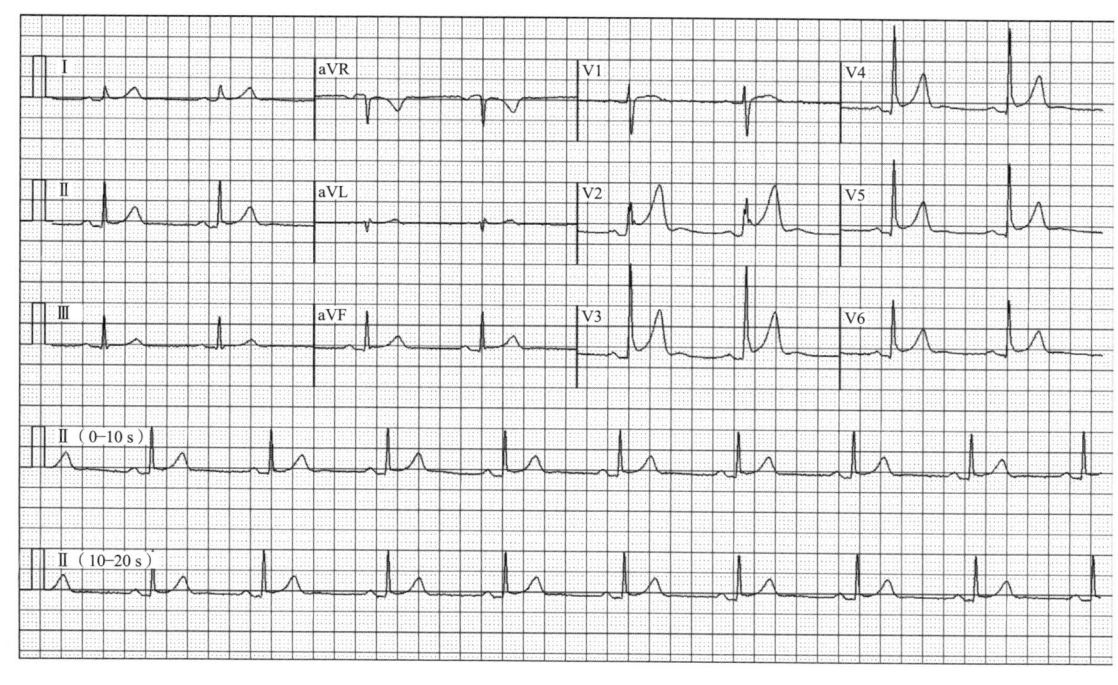

男性，30岁。
窦性心率53次/分；
PR间期180 ms；
QRS波时间95 ms。

窦性心动过缓
早期复极综合征

图 4-4-5　早期复极综合征与心率实例

本病例J波和ST段抬高在V2导联上最为明显。本病例在3年中多次记录心电图，大部分记录在窦性心动过缓时。图4-3-5为窦性心率最为缓慢的心电图（左图），仅有一次在正常窦性心率时（中图），另一次在窦性心动过速中（右图）。比较不同心率时的三个心电图，可见随心率增加，J波消失，ST段下降至正常。

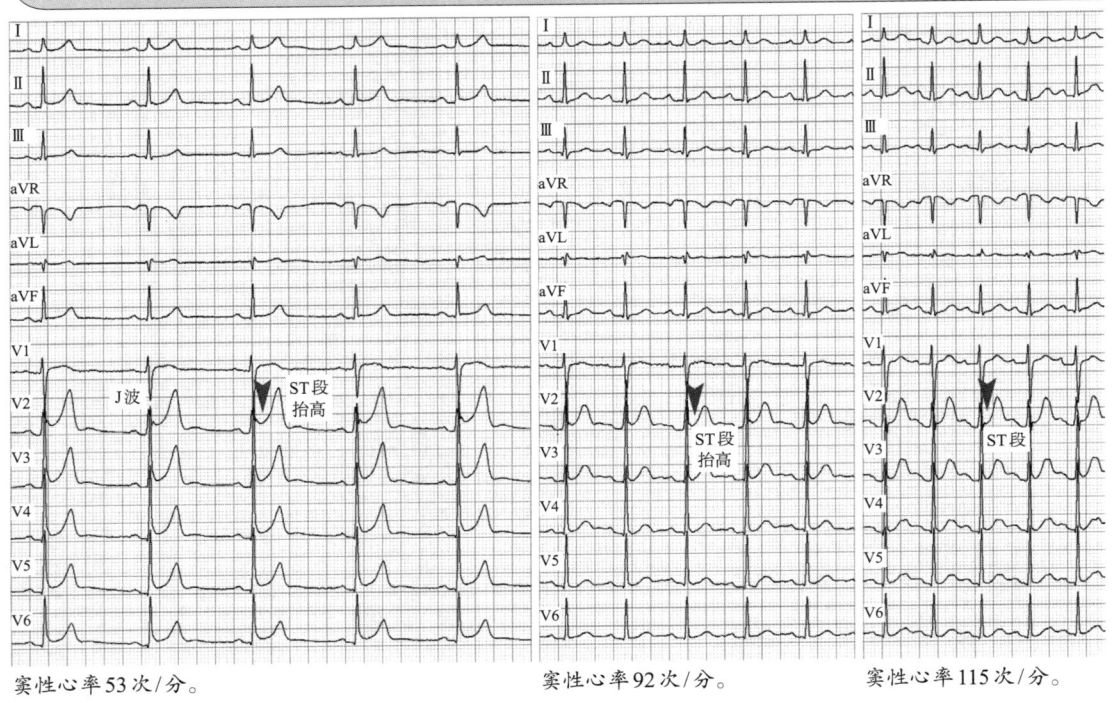

图4-4-6　早期复极综合征与心率实例的其他心电图和同步12导联图解

（三）早期复极综合征与年龄

早期复极综合征好发于男性青壮年，J波和ST段抬高可以持续数年。不同次心电图记录，J波和ST段可有变化。随年龄的增大，ST段抬高的程度可以逐渐下降。下图中J波见于V4～V6导联，ST段抬高见于V1～V6导联。

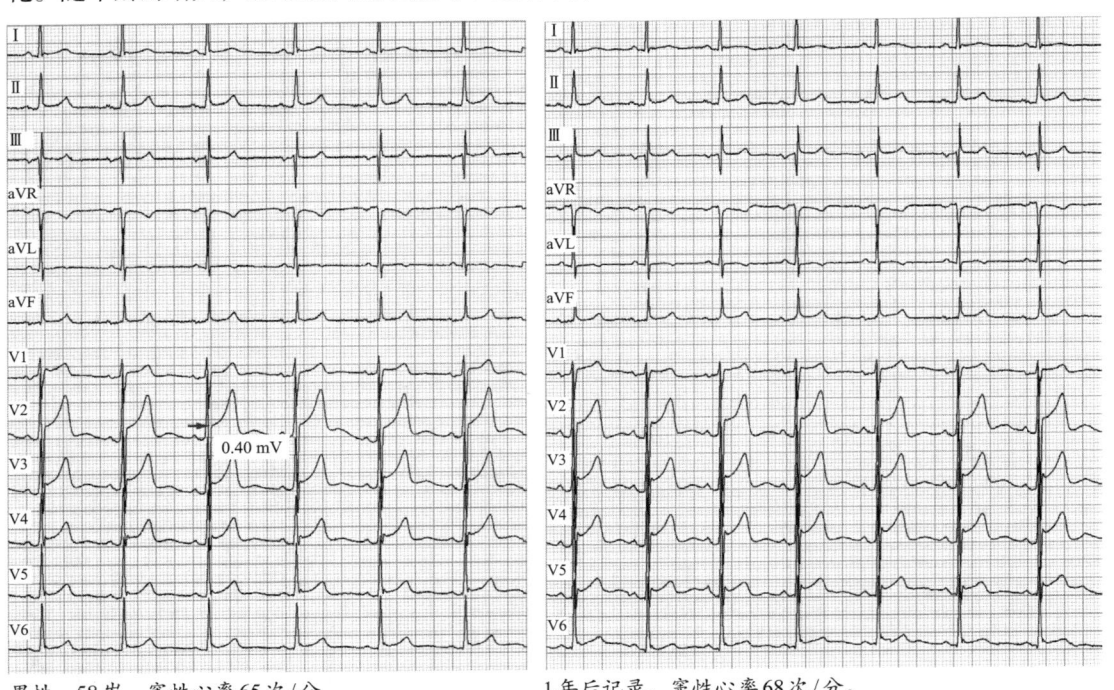

图4-4-7　早期复极综合征与年龄实例

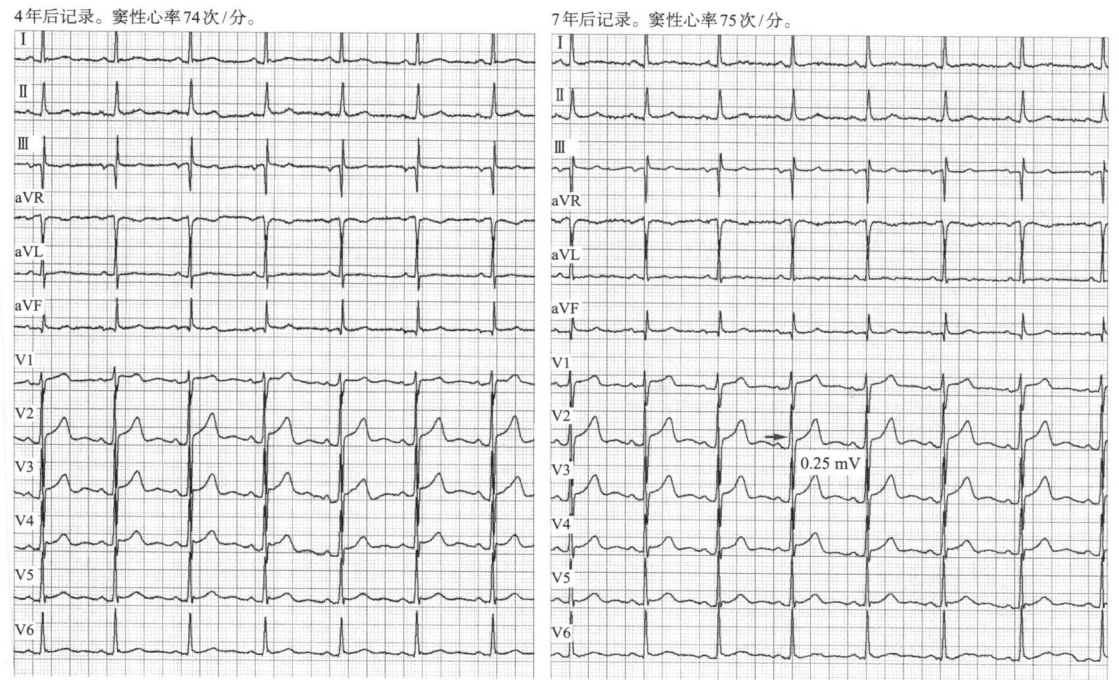

4年后记录。窦性心率74次/分。

7年后记录。窦性心率75次/分。

0.25 mV

本病例自发现心电图异常后7年内,逐年记录心电图。选择4次心率相近的图比较,可见随年龄增加,J波依然存在,但ST段已有所下降。ST段抬高最大位于V2导联,首次记录ST段抬高0.40mV(图4-4-7左图),末次记录ST段抬高0.25mV(右图)。前后4次心电图中,QRS波形态无改变。

图4-4-8　早期复极综合征与年龄实例的其他心电图和同步12导联图解

五、Brugada波与Brugada综合征

Brugada波是指V1～V3导联出现J波、ST段抬高、T波倒置酷似右束支传导阻滞图形,又称为右胸导联三联征。Brugada波伴发室性心动过速、心室颤动、反复发作晕厥和心性猝死,称为Brugada综合征。

(一)Brugada波和分型

根据心电图特征,Brugada波为三型。

一型:以突出的穹隆型ST段抬高为特征,表现为J波或抬高的ST段顶点>0.2 mV,其ST段随即向下倾斜伴T波倒置。

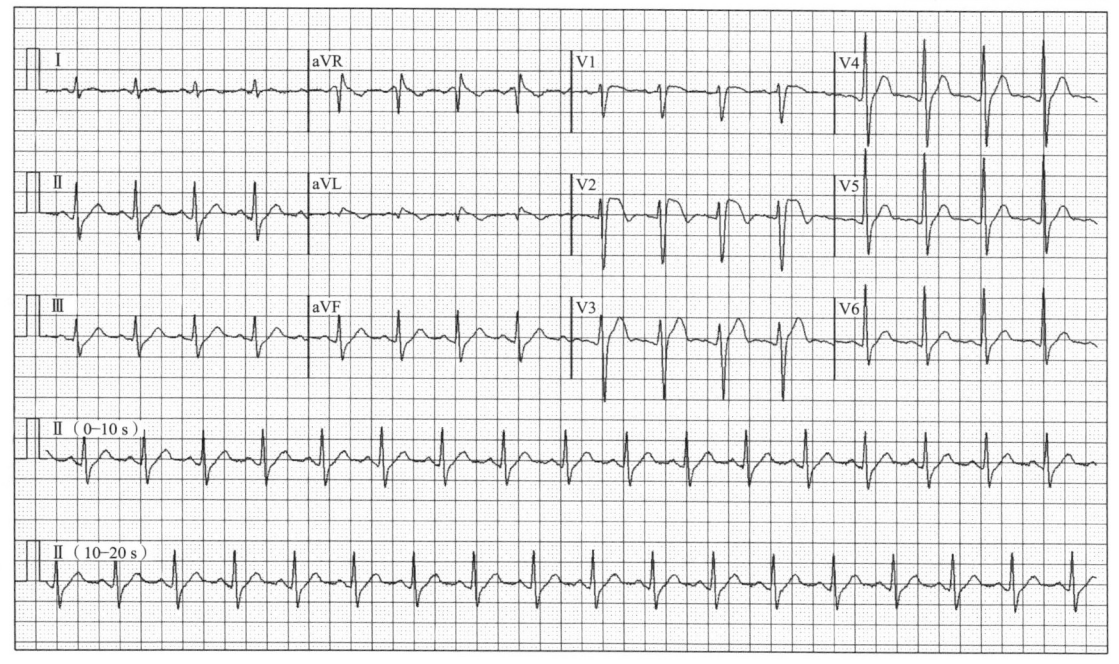

男性,29岁。
窦性心率104次/分;
PR间期147 ms;
QRS波时间100 ms。

窦性心动过速
Brugada波(一型)

图4-5-1　Brugada波(一型)实例

二型：呈马鞍型ST段抬高，表现为J波抬高（≥0.2 mV），ST段呈下斜型抬高（在基线上方，仍然≥0.1 mV），紧随直立或双向T波。

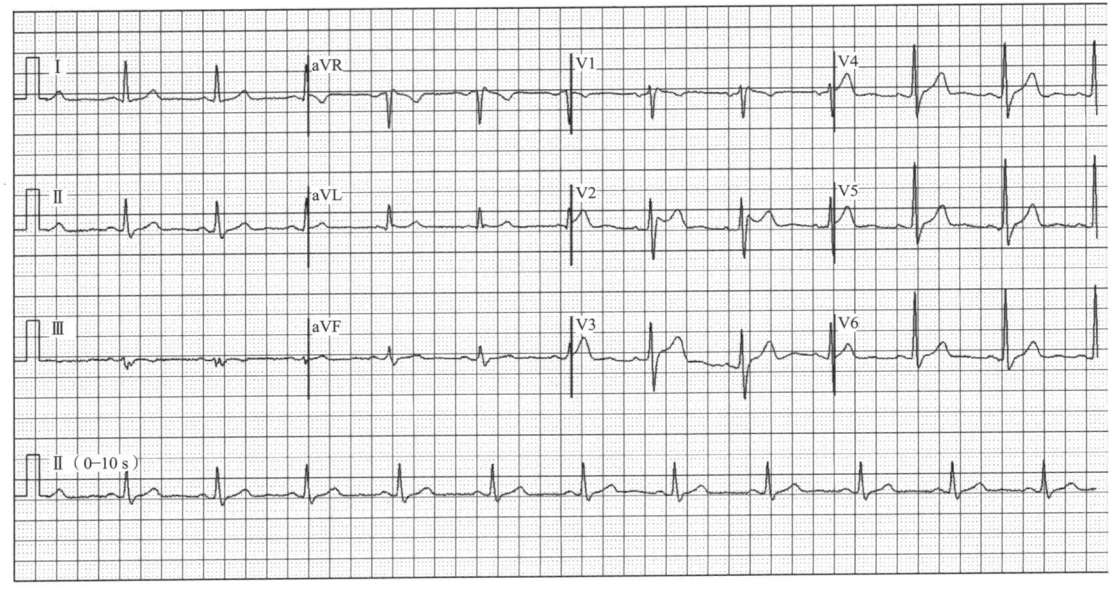

男性，46岁。
窦性心率68次/分；
PR间期153 ms；
QRS波时间100 ms。

窦性心律
Brugada波（二型）

图 4-5-2　Brugada波（二型）实例

三型：呈马鞍型或穹隆型，或两者兼有，ST段抬高（<0.1 mV），T波直立。有学者建议将二型和三型合并为新Brugada波二型。

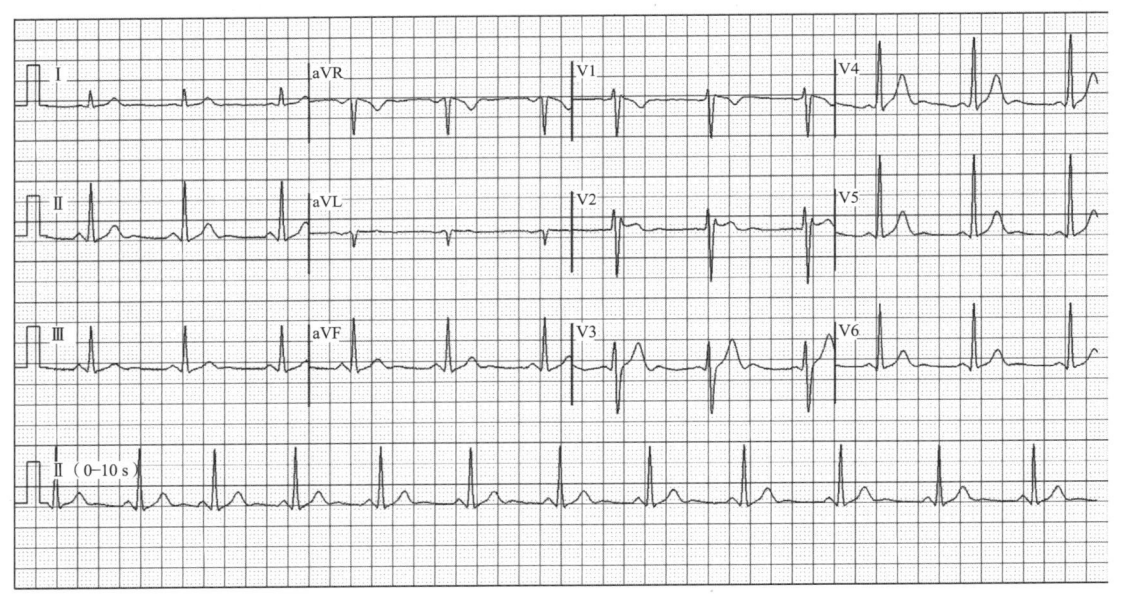

男性，28岁。
平均窦性心率71次/分；
PR间期130 ms；
QRS波时间98 ms。

窦性心律不齐
Brugada波（三型）

图 4-5-3　Brugada波（三型）实例

Brugada波又称"Brugada样心电图改变",特征性改变在V1～V3导联,表现为出现J波、ST段抬高、T波倒置,酷似右束支阻滞图形。Brugada波根据心电图特征合为三型,只有一型Brugada波才具有诊断Brugada综合征的意义,二型和三型Brugada波不具有诊断价值。三个实例无临床资料,仅能诊断Brugada波。

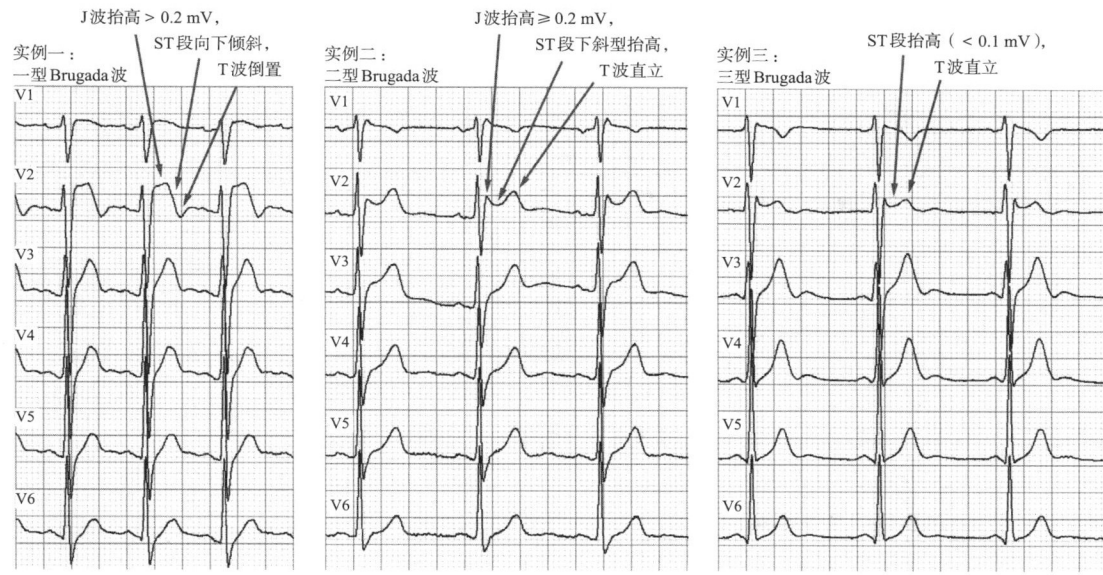

图4-5-4　Brugada波三实例同步胸导联图解

1. Brugada波的多变性和隐匿性

Brugada波的三型图形,可在同一病例不同时间出现。一些病例在通常状态下Brugada波可不显现,只在一些特定的状态下才出现。有多种因素诱发Brugada波出现或明显,如发热和某些药物治疗后。

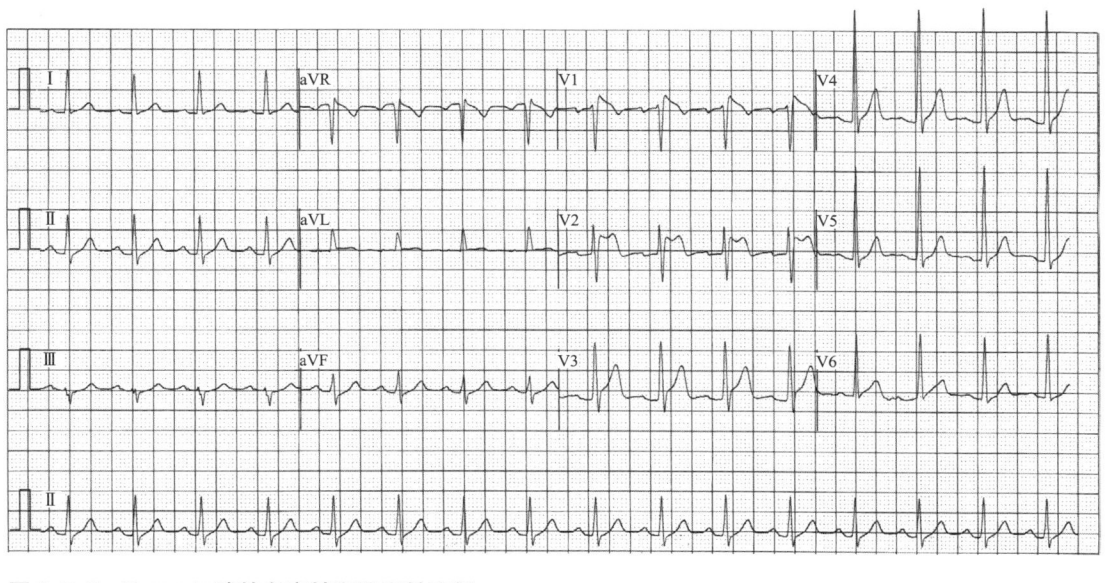

男性,65岁。窦性心率95次/分;PR间期172次/分;QRS波时间90 ms。原在发热时曾有类似心电图改变,本次再次发热急诊,左图为首次记录的心电图。图中V1和V2导联ST段抬高。V1导联ST段和T波改变,形似一型Brugada波,而V2导联ST段和T波改变,形似二型Brugada波。

窦性心律
Brugada波

图4-5-5　Brugada波的多变性和隐匿性实例

下图为本病例8h后，体温有所下降时的心电图。图中V1和V2导联ST段抬高，ST段和T波形态与图4-5-5相似。

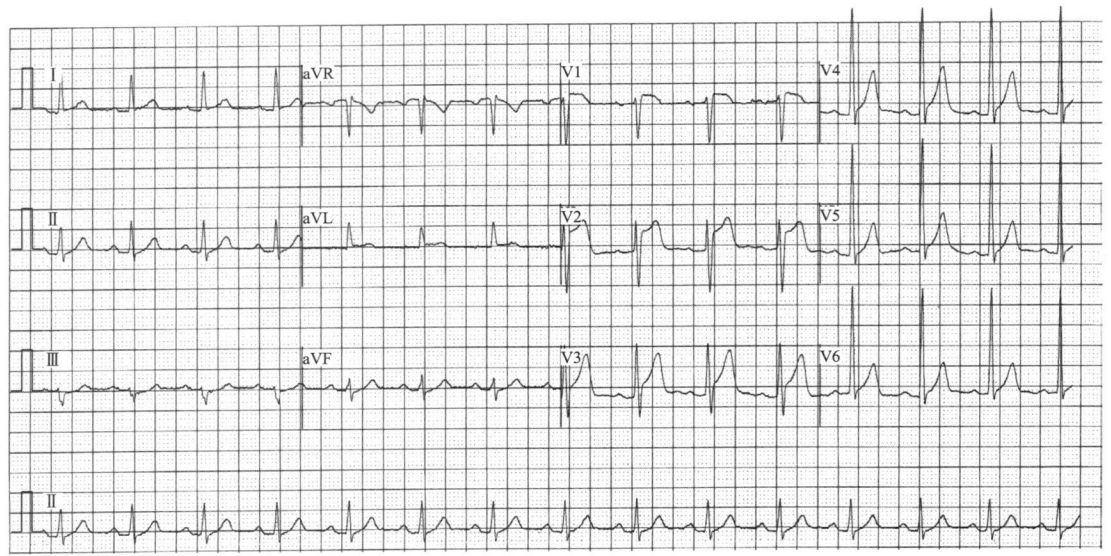

窦性心率86次/分；
PR间期176次/分；
QRS波时间90 ms。

图4-5-6　Brugada波的多变性和隐匿性实例的其他心电图一

下图为本病例36h后，体温基本正常时的心电图。图中V1和V2导联ST段抬高，ST段和T波形态与二型Brugada波更为接近。

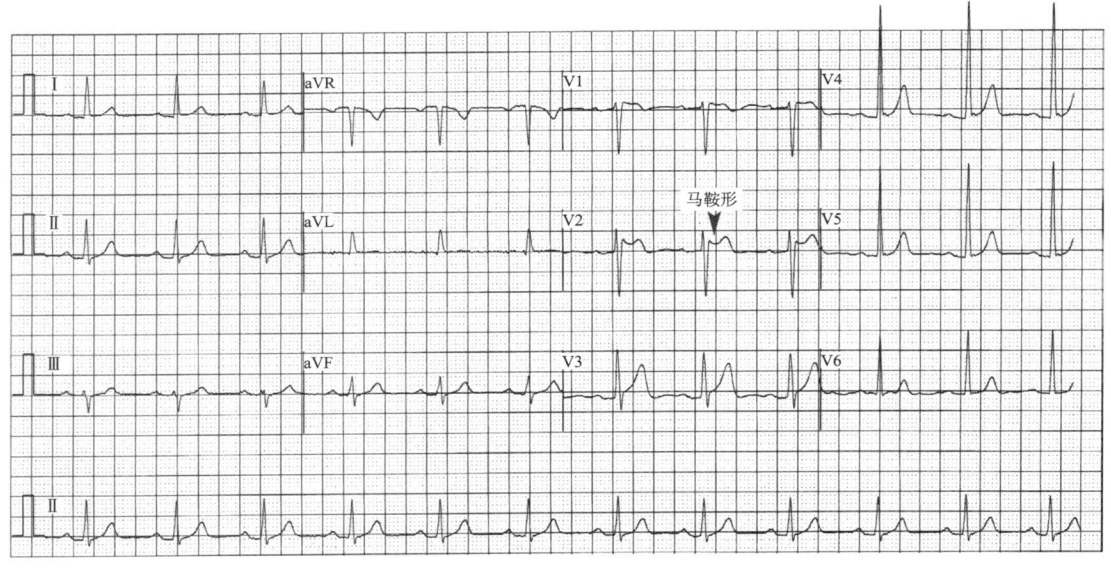

窦性心率71次/分；
PR间期210次/分；
QRS波时间88 ms。

窦性心律
一度房室传导阻滞
Brugada波（二型）

图4-5-7　Brugada波的多变性和隐匿性实例的其他心电图二

下图为本病例4天后，体温正常出院时的心电图。图中V1和V2导联ST段抬高基本接近正常，结合前心电图，仅符合三型Brugada波。

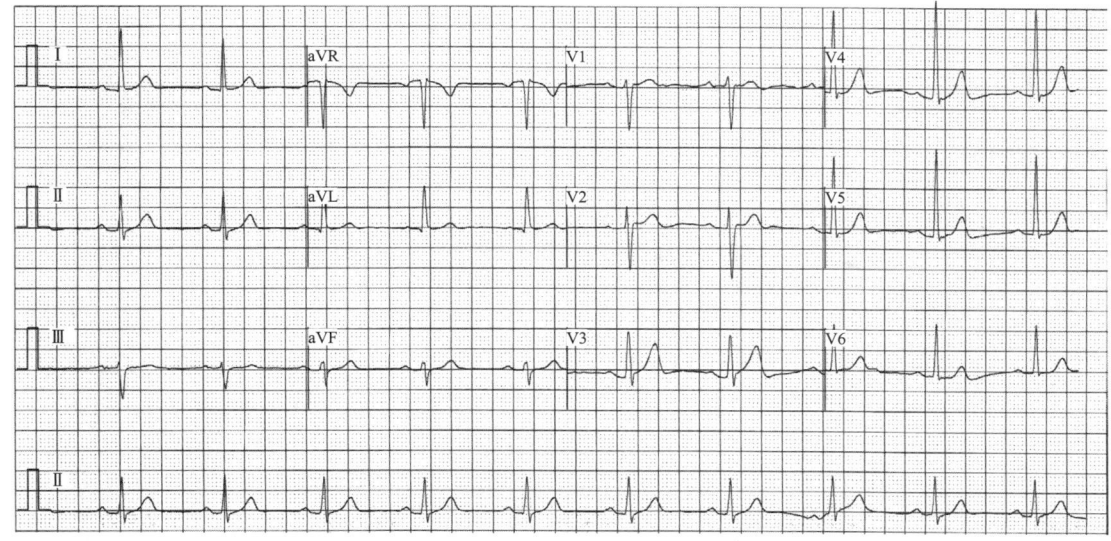

窦性心率61次/分；
PR间期198次/分；
QRS波时间86 ms。

窦性心律
Brugada波（三型）

图4-5-8　Brugada波的多变性和隐匿性实例的其他心电图三

2. Brugada波的诱发因素

多种因素可诱发Brugada波或使得Brugada波更为明显，其中药物，尤其是抗心律失常药物，备受关注。

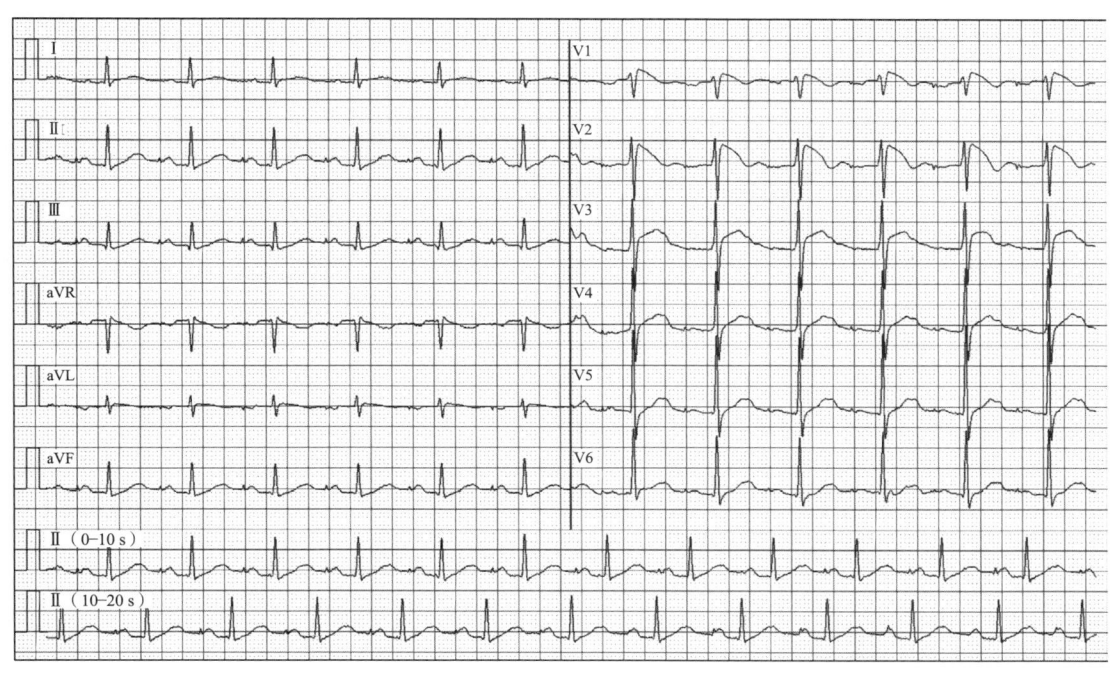

男性，68岁。
心房起搏心率75次/分；
PR间期244次/分；
QRS波时间88 ms；
QT/QTc间期434/486 ms。

心房起搏心律
QT间期延长
Brugada波（一型）

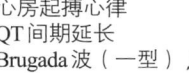

图4-5-9　Brugada波的诱发因素实例

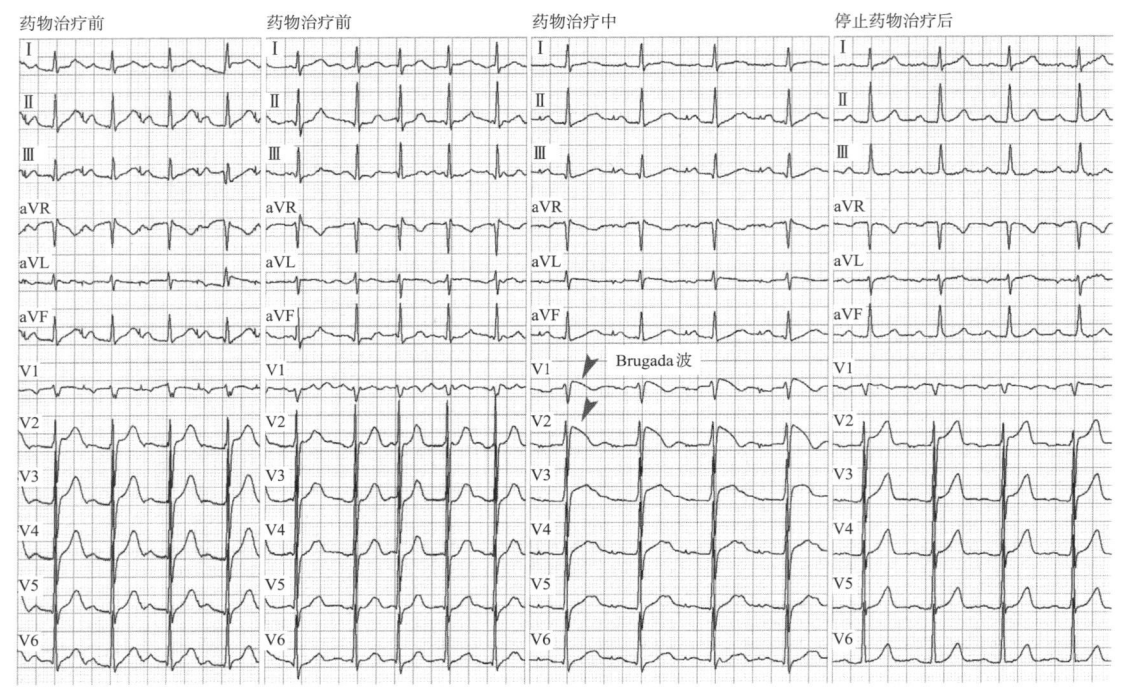

图 4-5-10 Brugada波的诱发因素实例的其他心电图和同步12导联图解

本病例原心房起搏（左一图）和阵发性心房颤动（左二图）时的心电图，未见QT间期延长和Brugada波。图4-5-9为本病例抗心律失常药物治疗中的心电图，可见QT间期延长，V1和V2导联上可见典型的一型Brugada波。停止药物治疗后的心电图，QT间期恢复正常，一型Brugada波消失。

（二）Brugada综合征

Brugada综合征主要临床特征是伴发室性心律失常，多发生在夜间睡眠状态或心动过缓中。

1. Brugada综合征室性心律失常与前长心动周期

本病例在动态心电图中可见两源性室性期前收缩，其中一源性室性期前收缩的联律间期短，出现与前长心动周期密切相关。

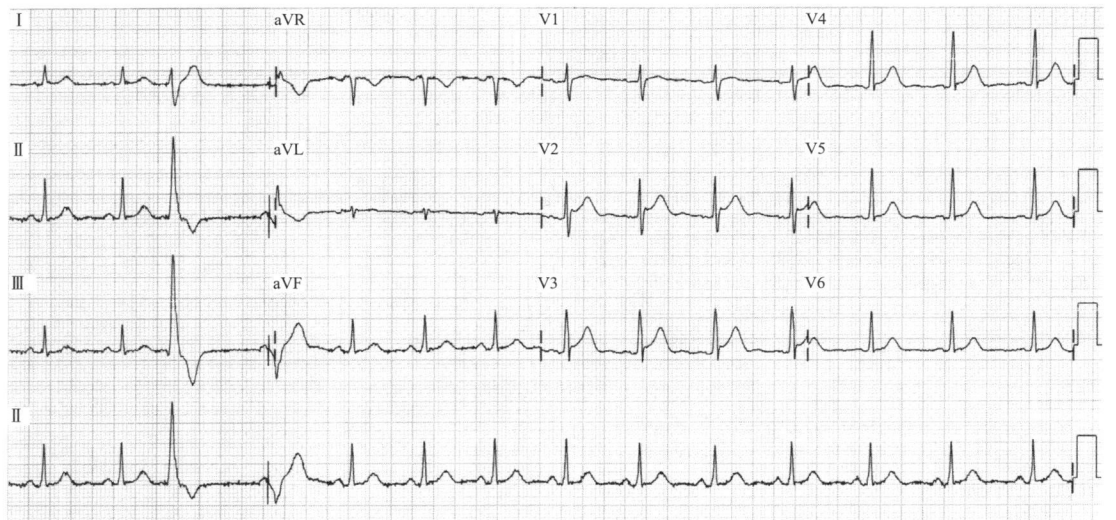

男性，49岁。
窦性心率84次/分；
PR间期144 ms；
QRS波时间82 ms。

临床诊断为Brugada综合征而两次安装植入型心律转复除颤器（ICD）。上图为第一次ICD术后的心电图记录。图中V2导联J波抬高（≥0.2 mV），ST段呈下斜型抬高，T波直立。符合Brugada波（二型）。两次ICD术后动态心电图记录见图4-5-12和图4-5-13。记录导联依次为：模拟Ⅱ导联、CM1导联和CC5导联。

图 4-5-11 Brugada综合征室性心律失常与前长心动周期实例

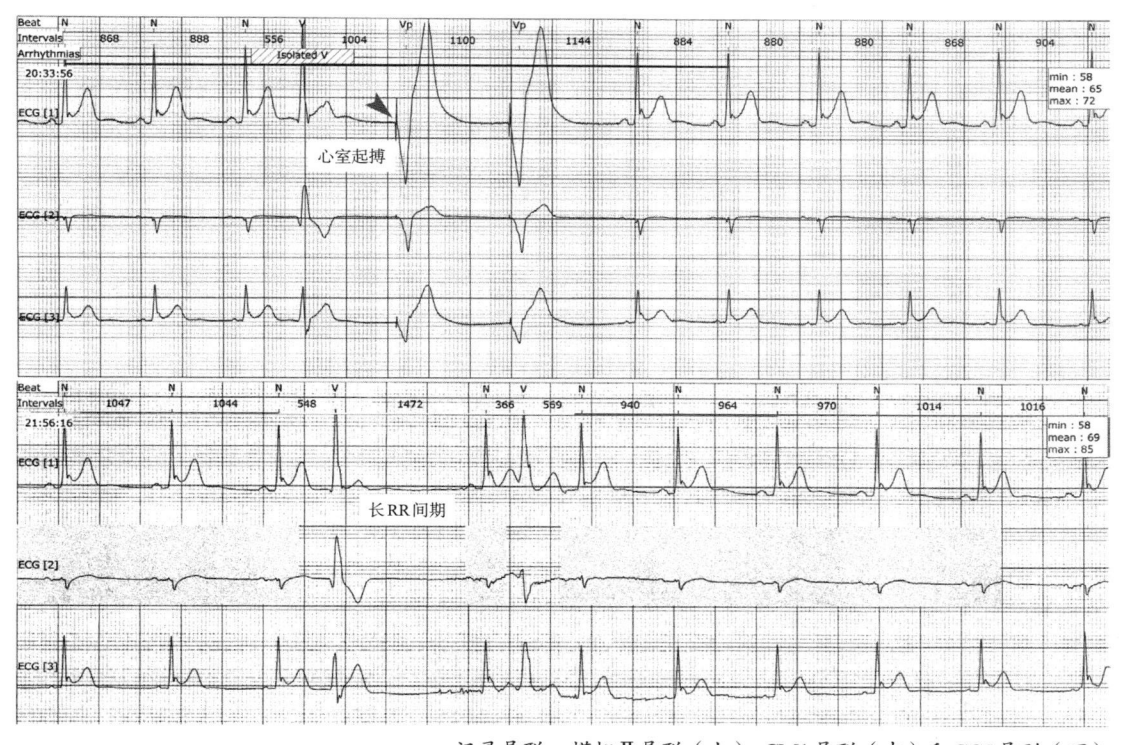

记录导联：模拟Ⅱ导联（上）、CM1导联（中）和CC5导联（下）。

图4-5-12 Brugada综合征室性心律失常与前长心动周期实例的其他心电图和图解一

左上图为第一台心室单腔ICD，设置的逸搏间期为1 000 ms。在室性期前收缩后起搏心室两次，后未见再次出现室性期前收缩。左下图为5年后第二台房室双腔ICD，设置的逸搏间期为1 500 ms。室性期前收缩代偿后未见起搏脉冲，在自身窦性心动后再次出现另一源性室性期前收缩，联律间期短。

图4-5-12下图当日动态心电图记录见图4-5-13。上图起搏器在长PP间期后感知自身窦性P波起搏心室，此后出现室性期前收缩。下图长PP间期未达逸搏间期，起搏器并未起搏，此后出现室性期前收缩（室性期前收缩与心室起搏无关）。在当日记录中，前无长心动周期时并不出现此类室性期前收缩。室性期前收缩的QRS波略有不同，共同点是联律间期短。

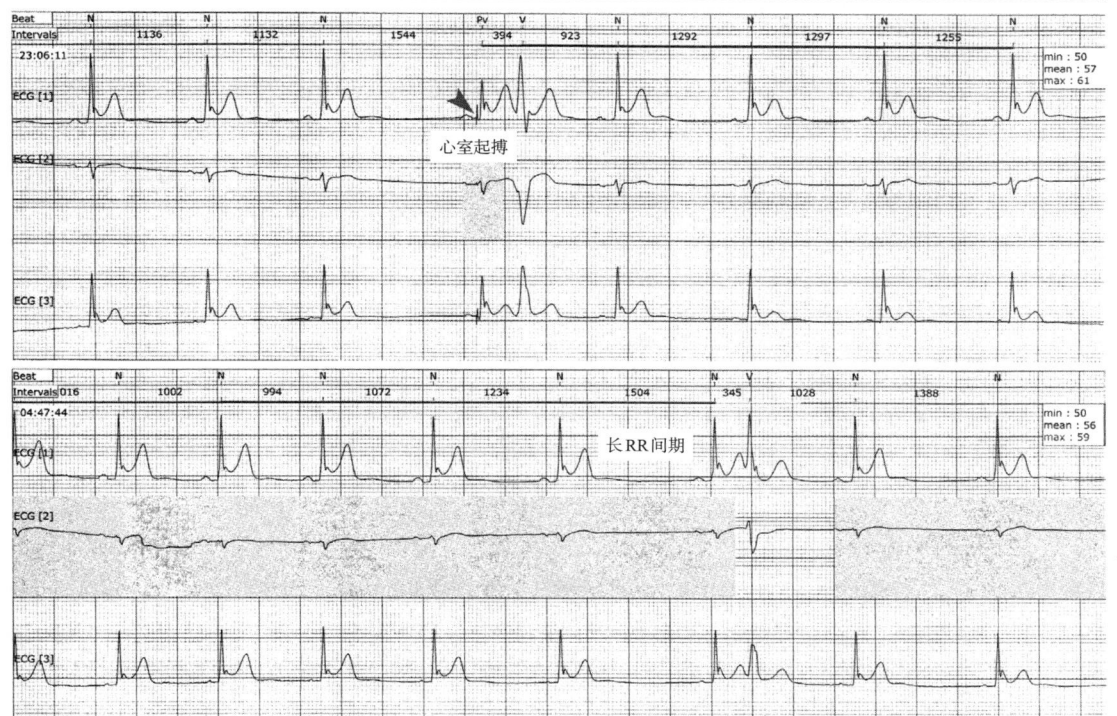

窦性心律
多源性室性期前收缩
Brugada综合征
植入型心律转复除颤器术后

图4-5-13 Brugada综合征室性心律失常与前长心动周期实例的其他心电图和图解二

2. Brugada综合征与其他遗传性心肌细胞离子通道病

Brugada综合征属于遗传性心肌细胞离子通道病。可能同时出现其他遗传性心肌细胞离子通道病的心电图改变，或出现与其他遗传性心肌细胞离子通道病相似的心电图改变。

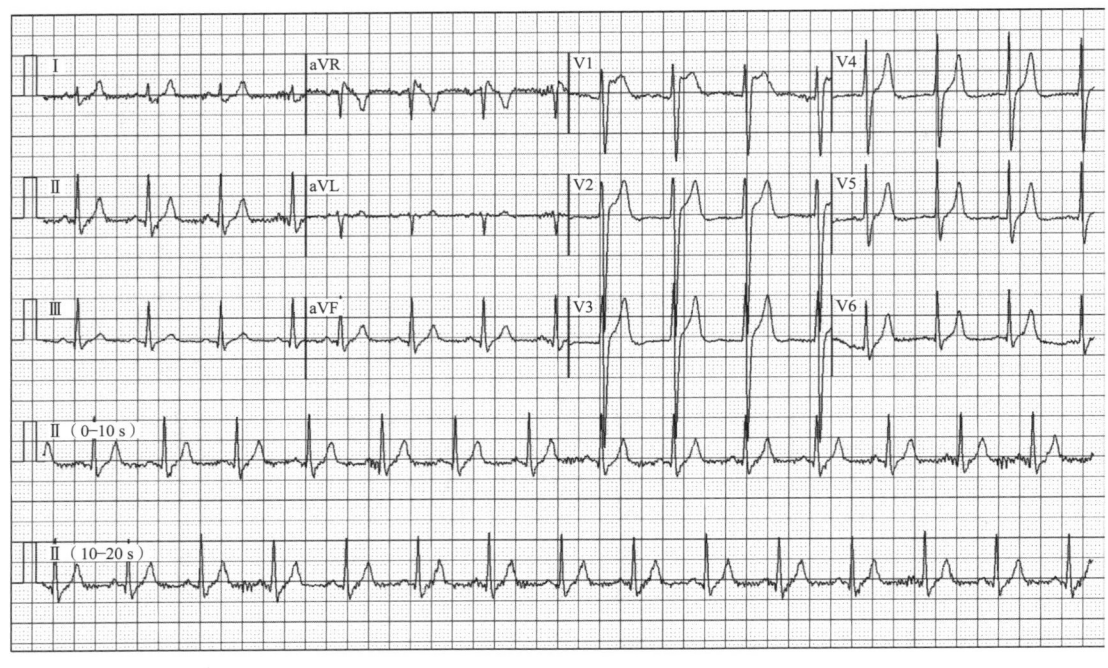

男性，33岁。
窦性心率87次/分；
PR间期145 ms；
QRS波时间100 ms；
QT/QTc间期325/392 ms。

窦性心律
Brugada波（一型）

图4-5-14　Brugada综合征与其他遗传性心肌细胞离子通道病实例

> 阵发性心动过速急诊，首次心电图未记录到心动过速。在图4-5-14后约2 h，再次发生心动过速，心电图见下图。图中可见阵发性心动过速终止。

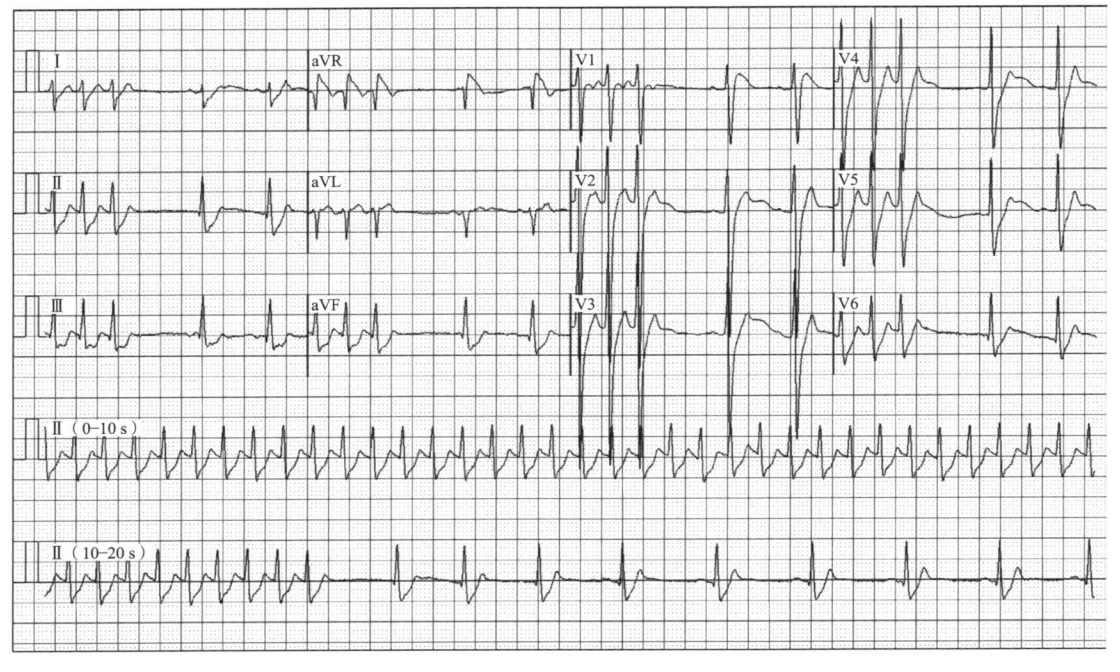

平均窦性心率80次/分；
PR间期150 ms；
QRS波时间100 ms；
窦性QT/QTc间期280/298 ms。
室上性心动过速心率210次/分。

窦性心律不齐
阵发性室上性心动过速
Brugada波（一型）
短QT间期综合征

图4-5-15　Brugada综合征与其他遗传性心肌细胞离子通道病实例的其他心电图

> 本病例心动过速前后心电图（左图和右图），V1和V2导联ST段抬高的特征，符合Brugada波。在心动过速前和后，窦性心律的QT间期正常，但在心动过速终止后短阵的窦性心律中，可见明显的QT间期缩短，达到了短QT间期综合征的诊断标准。据报道短QT间期综合征可有类似Brugada综合征的表现。本病例是Brugada综合征，还是短QT间期综合征，或两者兼有也，需进一步临床和基因检查。

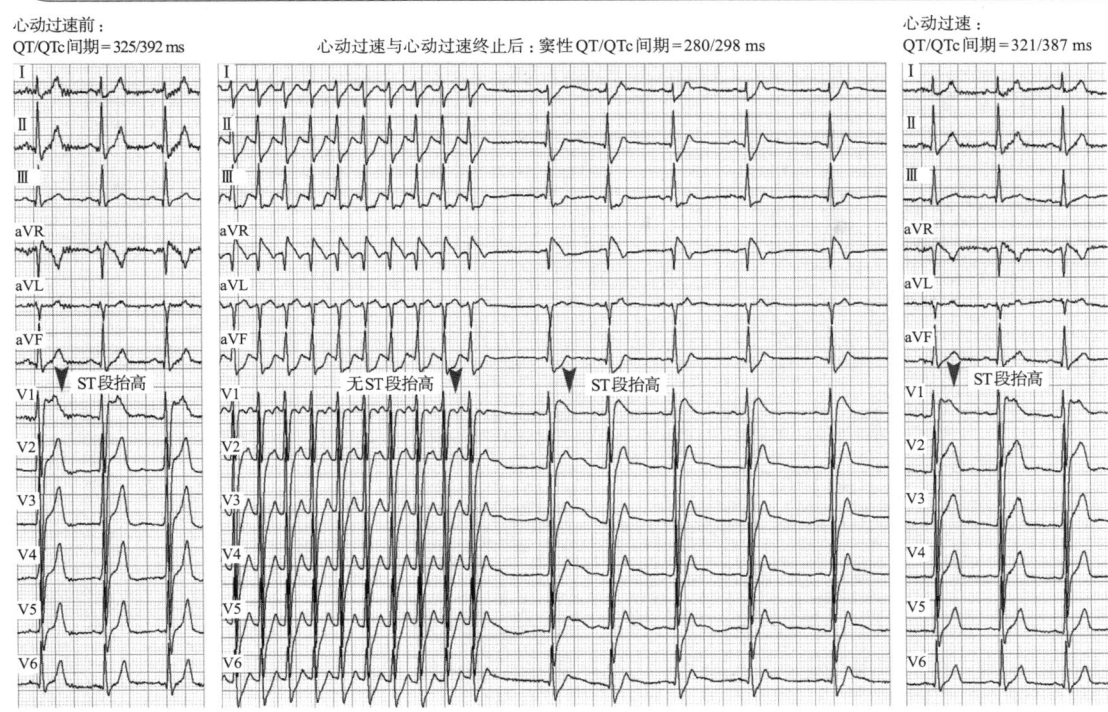

图 4-5-16　Brugada综合征与其他遗传性心肌细胞离子通道病实例图解

六、致心律失常性右心室心肌病

致心律失常性右心室心肌病，其特征为右心室扩大、心律失常和猝死。一些心电图特点有助于发现这一疾病，如V1导联上QRS波终末部分，可见一直立的尖波（Epsilon波）。

（一）致心律失常右心室心肌病与Epsilon波

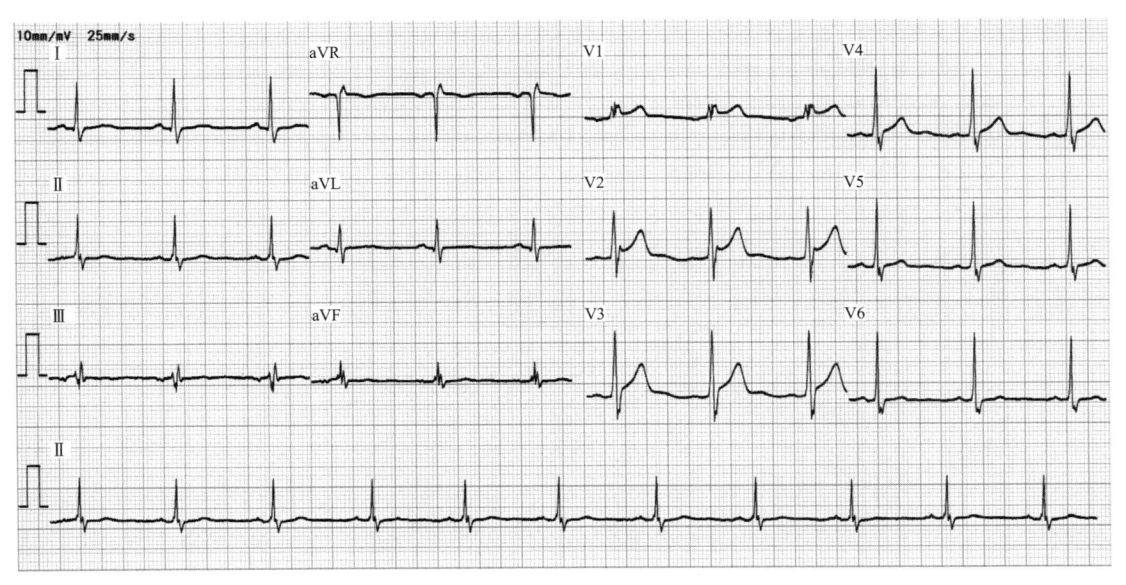

图 4-6-1　致心律失常右心室心肌病与Epsilon波实例

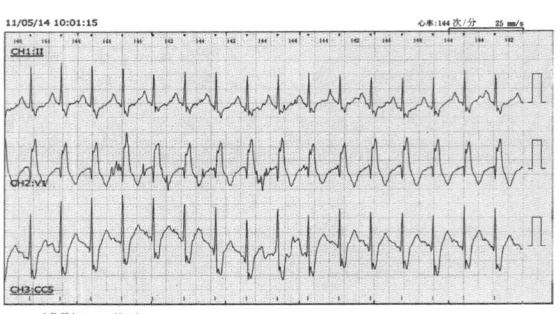

因反复发生晕厥接受动态心电图检查。在记录当日未发生晕厥。在活动中达最高心率时可见完全性右束支传导阻滞（右图）。全程记录中均可见间歇性完全性右束支传导阻滞，与心率增加有一定关系（下图）。

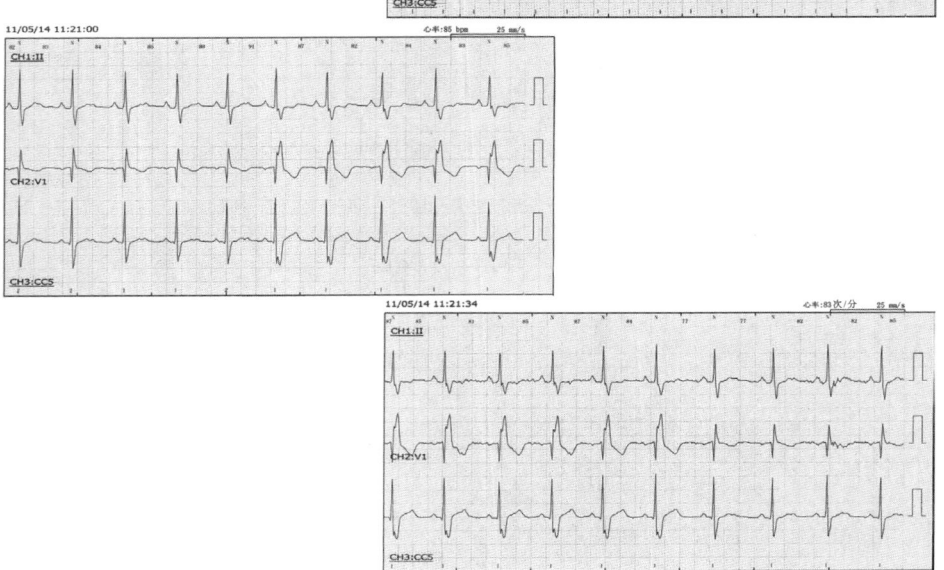

图 4-6-2　致心律失常右心室心肌病与 Epsilon 波实例的其他心电图

致心律失常右心室心肌病常见心电图表现有：V1 导联 QRS 波时间通常 > Ⅰ 导联和 V6 导联 QRS 波的时间，若 V1 导联 QRS 波时间 >110 ms，对诊断有极高的特异性；另可有完全性或不完全性右束支传导阻滞。除此之外，值得关注的是 Epsilon 波。Epsilon 波是因右心室的一部分激动延迟所产生，位于 V1～V3 导联（常见于 V1 导联），在 QRS 波终末部分，可见一直立的尖波。本病例反复晕厥，在常规心电图上，V1 导联可清晰的 Epsilon 波。本图为 12 导联同步描记，总体 QRS 波时间 >110 ms，测量 Ⅰ 导联、V1 和 V6 导联 QRS 波的时间，V1 导联 QRS 波时间 > Ⅰ 导联和 V6 导联 QRS 波的时间。动态心电图中可见间歇性快频率依赖性右束支传导阻滞，强烈提示致心律失常右心室心肌病。

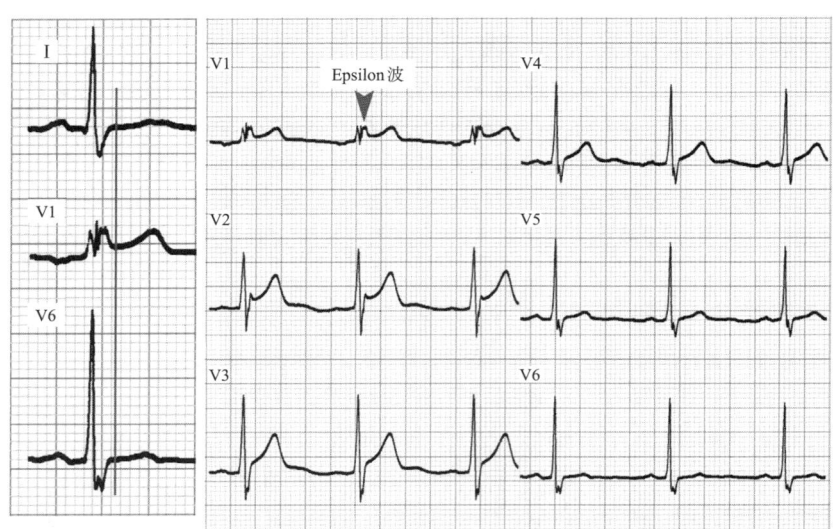

◎ V1 导联 QRS 波时间 > Ⅰ 导联和 V6 导联 QRS 波的时间。

图 4-6-3　致心律失常右心室心肌病与 Epsilon 波实例图解

(二)致心律失常右心室心肌病与室性心律失常

Epsilon波在致心律失常右心室心肌病中检出率不高。除Epsilon波外，还有多种心电图改变，其中V1导联QRS波时间>110 ms，是有价值的指标。胸前导联T波倒置，多在右胸导联，T波倒置范围与右心室增大程度成正比。大部分病例主要表现为充血性心力衰竭，部分病例以室性心律失常为主要表现。在发病初期，心电图改变不一定具体特征性。

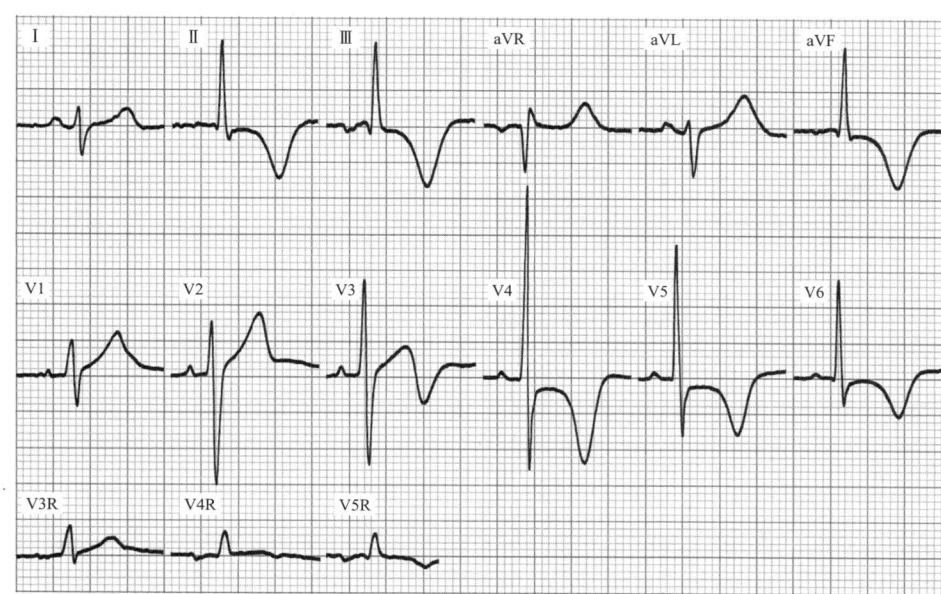

男性，15岁。
PR间期130 ms；
QRS波时间110 ms。

窦性心律
ST段和T波改变

图4-6-4 致心律失常右心室心肌病与室性心律失常实例

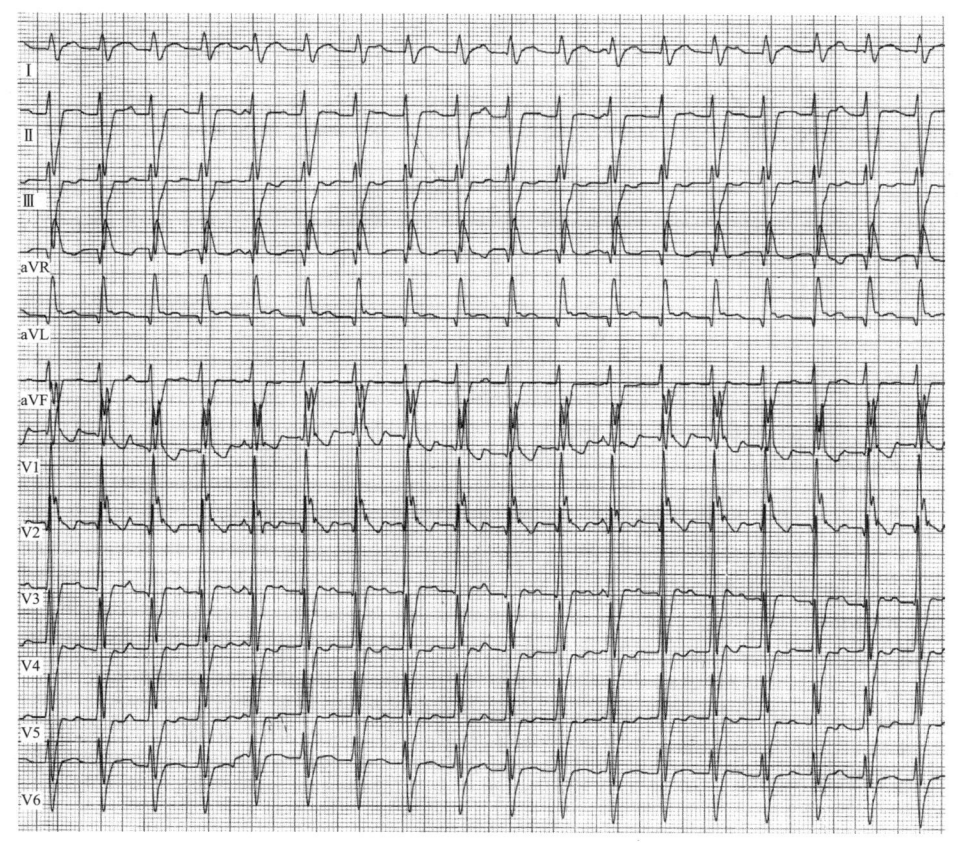

本图是图4-6-5病例首发症状时的心电图，为持续性室性心动过速，QRS波形态呈右束支伴左前分支传导阻滞图形。超声心电图提示右心室心肌病。本病例为初发病例，心电图仅有QRS波时间为110 ms和T波改变，尚需复查。

图4-6-5 致心律失常右心室心肌病与室性心律失常实例的其他心电图

(三) Epsilon 波

Epsilon 波是致心律失常右心室心肌病的一个特异性指标,但常规心电图的检出率较低,尤其在发病初期。

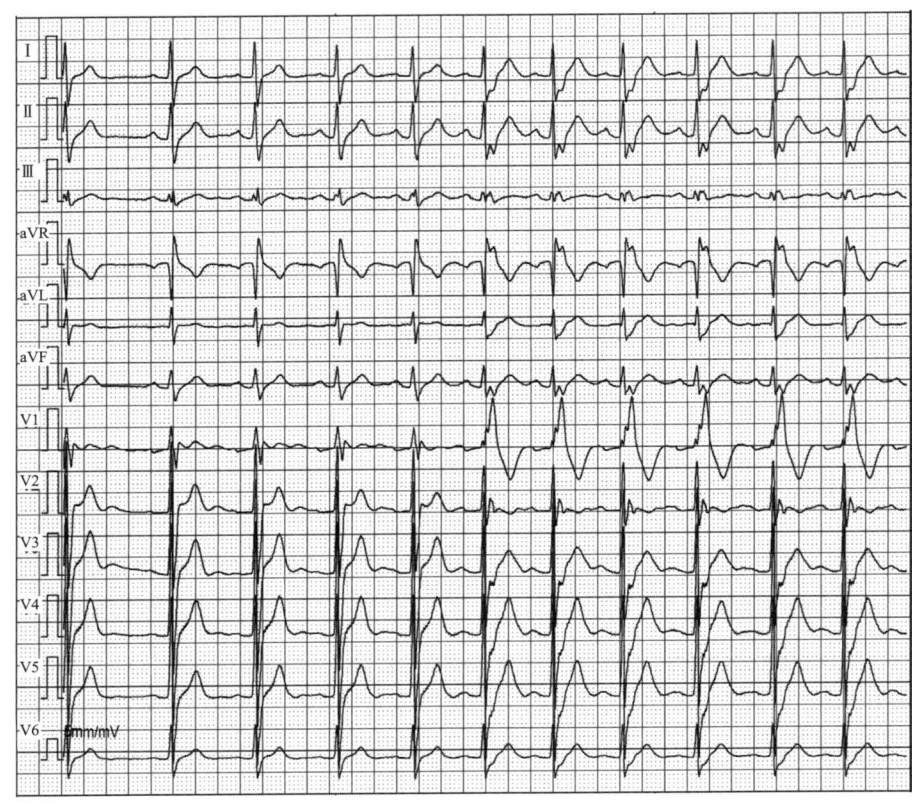

男性,37岁。
平均窦性心率 77 次/分;
PR 间期 181 ms;
QRS 波时间 104/160 ms。

窦性心律不齐
间歇性完全性右束支传导阻滞

图 4-6-6 Epsilon 波实例

图 4-6-6 为体检心电图。在此后近 1 年时,暴饮暴食后发生呕吐急诊。急诊期间,在剧烈呕吐中突发心悸伴晕厥,行电复律治疗,电复律时记录心电图见下图。上图为晕厥后电复律前后心电图,复律前可能为心房颤动。中图为电复律后心电图,也可能为心房颤动。下图可能为窦性心动过速,也可能为房性心动过速。三图中均存在心室内传导阻滞。

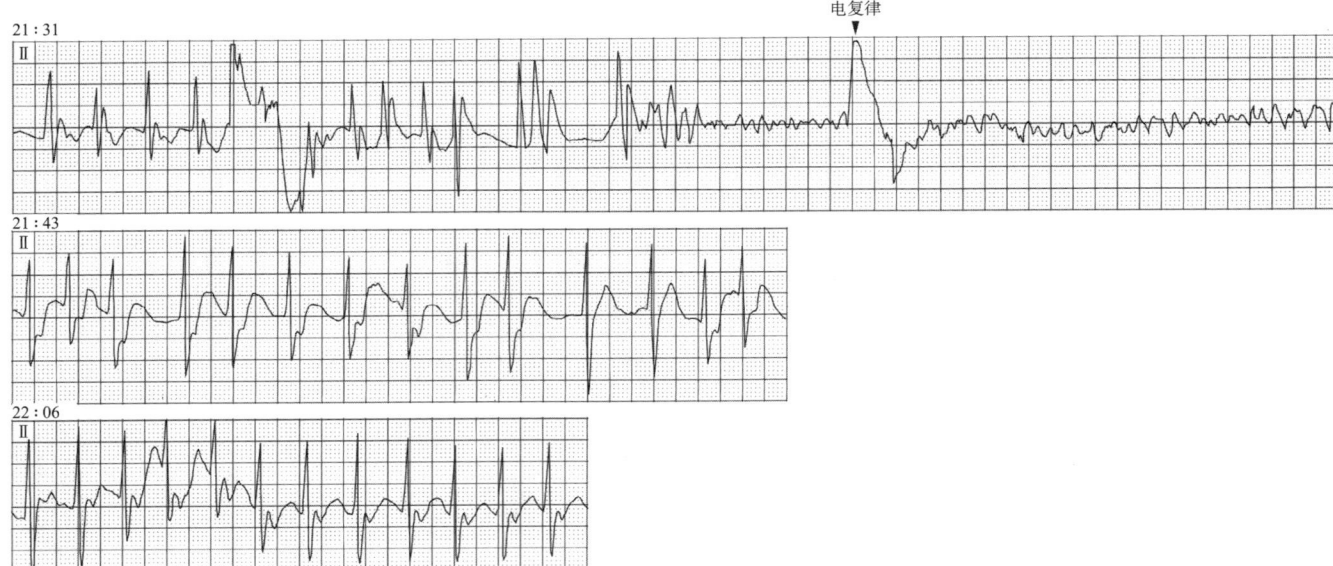

图 4-6-7 Epsilon 波实例的其他心电图一

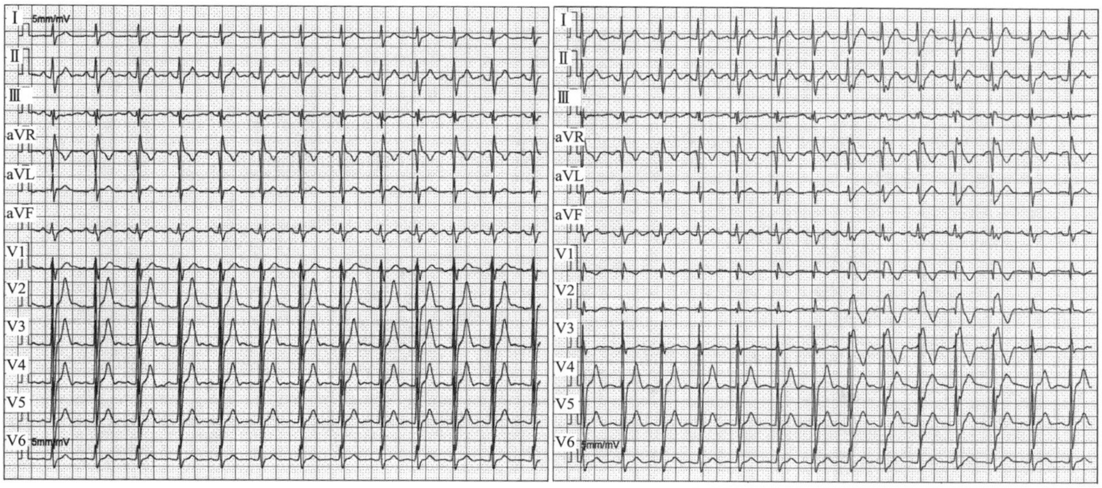

此后患者无不适，近1年及再往后复查心电图。

窦性心律
间歇性完全性右束支传导阻滞

图4-6-8 Epsilon波实例的其他心电图二

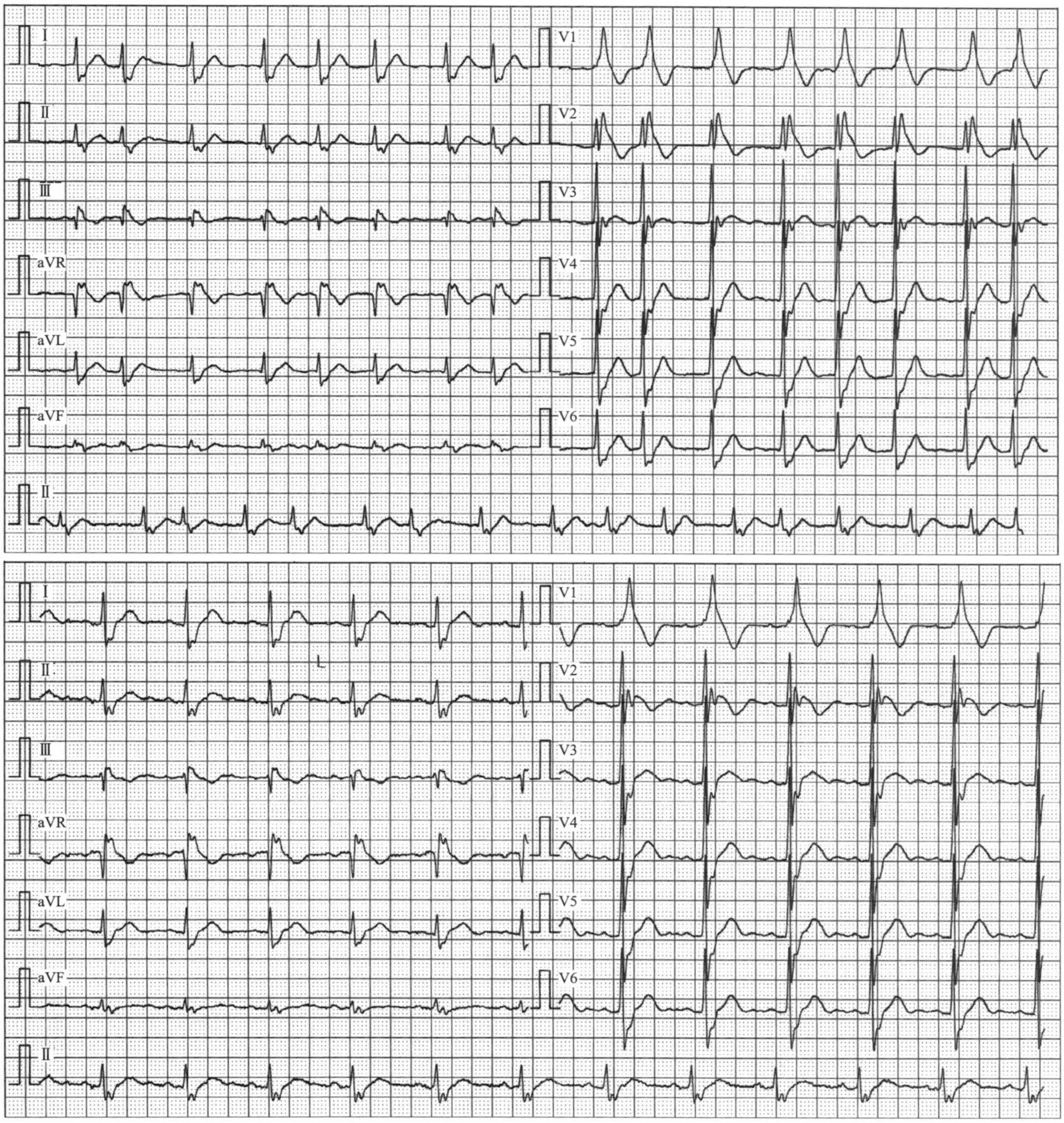

11年后在疲劳和紧张时突发心悸，无晕厥发生，急诊心电图见上图。约4个月复查心电图见下图。

心房颤动（上图）
窦性心律（下图）
完全性右束支传导阻滞

图4-6-9 Epsilon波实例的其他心电图三

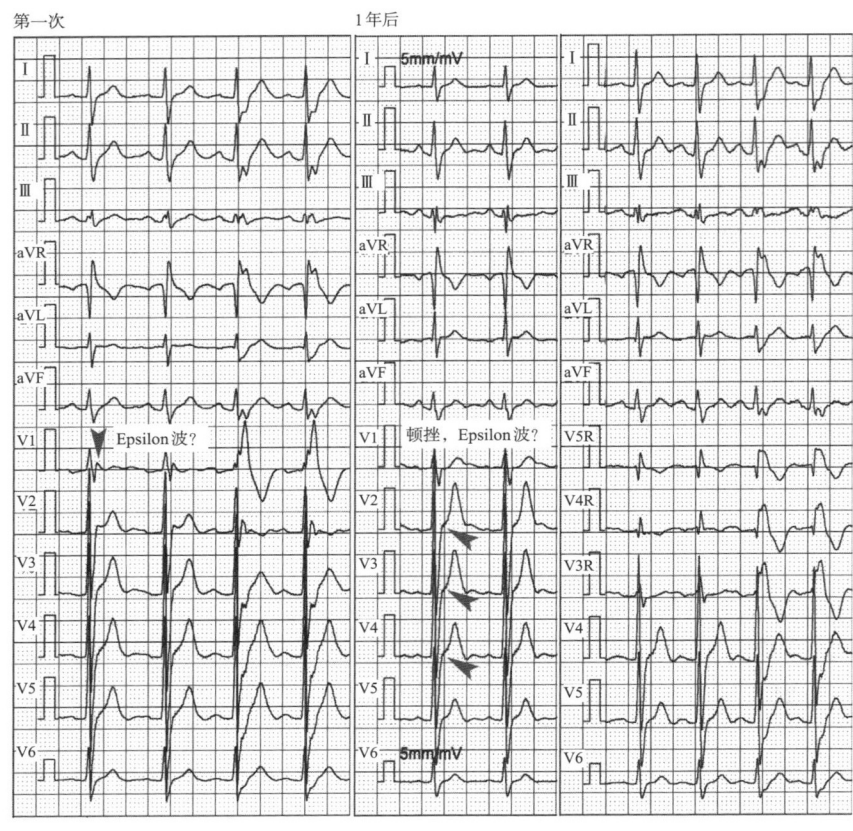

图 4-6-10　Epsilon 波实例同步 12 导联图解

七、儿茶酚胺敏感性室性心动过速

儿茶酚胺敏感性室性心动过速是心脏结构正常而对儿茶酚胺敏感的遗传性心肌细胞离子通道病，以双向性或多形性室性心动过速为特征，多发生于儿童或青少年。

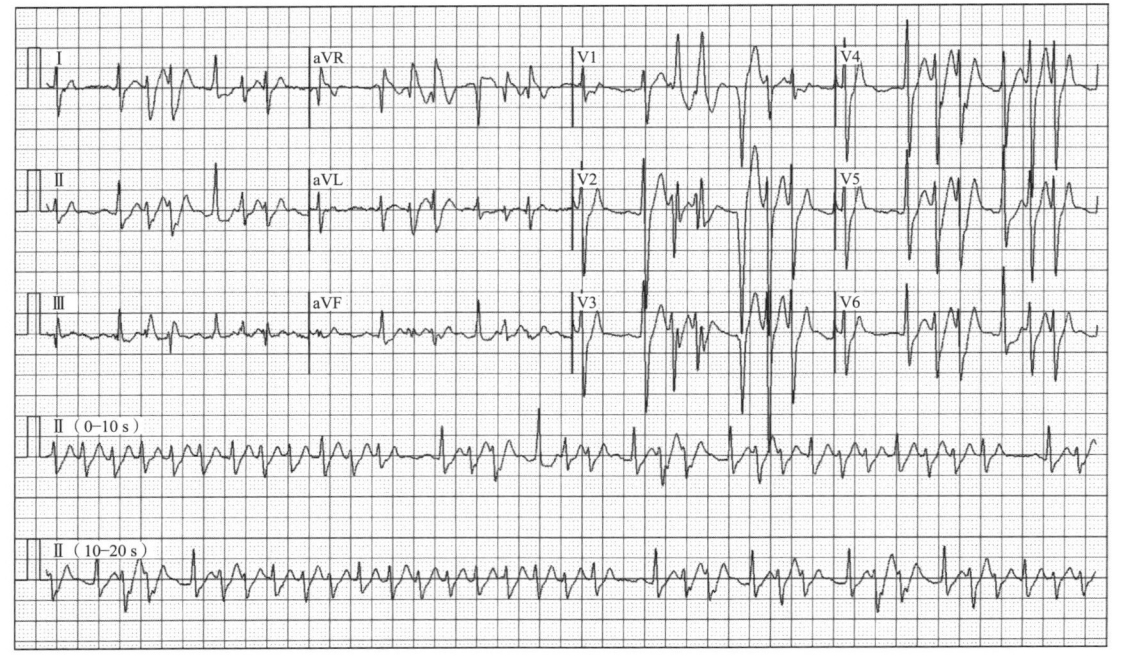

男性，18岁。
平均心室率204次/分；
PR 间期 160 ms。

窦性心律
多源性室性期前收缩连发
双向性室性心动过速

图 4-7-1　儿茶酚胺敏感性室性心动过速实例

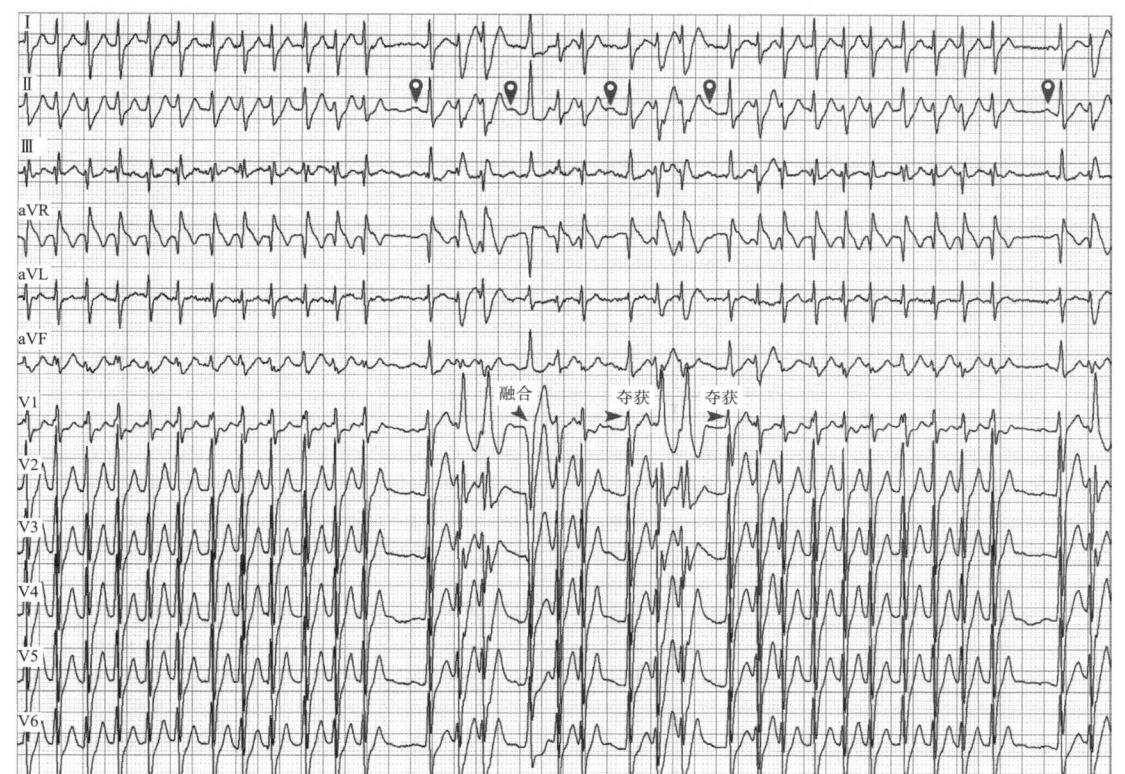

图 4-7-2　儿茶酚胺敏感性室性心动过速同步12导联图解一

寻找窦性P波，判断P波与QRS波的关系，可发现宽QRS波心动过速中存在融合和夺获现象，因此为室性心动过速。观察QRS波形态，在V1导联上，室性心动过速的QRS波呈双向性。

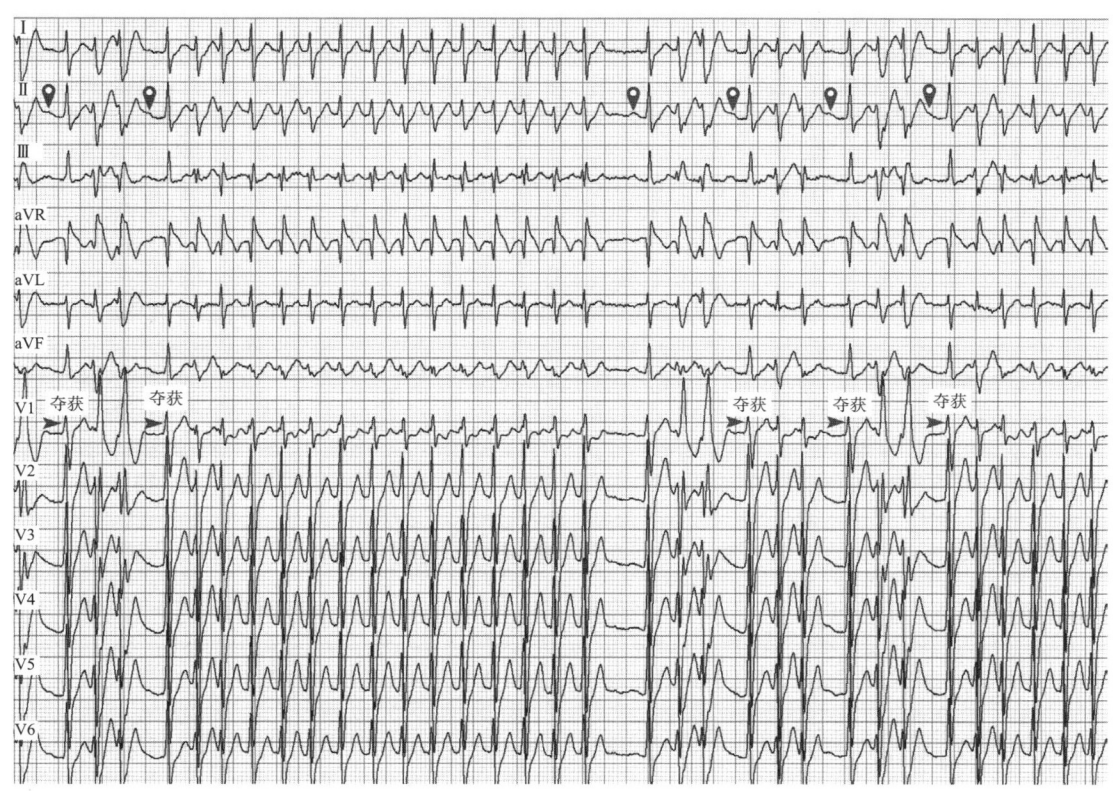

图 4-7-3　儿茶酚胺敏感性室性心动过速实例同步12导联图解二

18岁男性活动中突发双向性室性心动过速，应考虑儿茶酚胺敏感性室性心动过速，明确诊断需进一步临床检查。